D. Dölcker

Heilpraktiker-Ausbildungswissen 2

Dagmar Dölcker

Heilpraktiker-Ausbildungswissen 2

2. Auflage

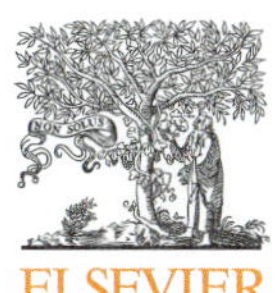

Elsevier GmbH, Bernhard-Wicki-Str. 5, 80636 München, Deutschland
Wir freuen uns über Ihr Feedback und Ihre Anregungen an kundendienst@elsevier.com

ISBN 978-3-437-58796-2
eISBN 978-3-437-06301-5

2. Auflage 2021

Wichtiger Hinweis für den Benutzer
Die medizinischen Wissenschaften unterliegen einem sehr schnellen Wissenszuwachs. Der stetige Wandel von Methoden, Wirkstoffen und Erkenntnissen ist allen an diesem Werk Beteiligten bewusst. Sowohl der Verlag als auch die Autorinnen und Autoren und alle, die an der Entstehung dieses Werkes beteiligt waren, haben große Sorgfalt darauf verwandt, dass die Angaben zu Methoden, Anweisungen, Produkten, Anwendungen oder Konzepten dem aktuellen Wissenstand zum Zeitpunkt der Fertigstellung des Werkes entsprechen.
Der Verlag kann jedoch keine Gewähr für Angaben zu Dosierung und Applikationsformen übernehmen. Es sollte stets eine unabhängige und sorgfältige Überprüfung von Diagnosen und Arzneimitteldosierungen sowie möglicher Kontraindikationen erfolgen. Jede Dosierung oder Applikation liegt in der Verantwortung der Anwenderin oder des Anwenders. Die Elsevier GmbH, die Autorinnen und Autoren und alle, die an der Entstehung des Werkes mitgewirkt haben, können keinerlei Haftung in Bezug auf jegliche Verletzung und/oder Schäden an Personen oder Eigentum, im Rahmen von Produkthaftung, Fahrlässigkeit oder anderweitig übernehmen.

Für die Vollständigkeit und Auswahl der aufgeführten Medikamente übernimmt der Verlag keine Gewähr.
Geschützte Warennamen (Warenzeichen) werden in der Regel besonders kenntlich gemacht (®). Aus dem Fehlen eines solchen Hinweises kann jedoch nicht automatisch geschlossen werden, dass es sich um einen freien Warennamen handelt.

Bibliografische Information der Deutschen Nationalbibliothek
Die Deutsche Nationalbibliothek verzeichnet diese Publikation in der Deutschen Nationalbibliografie; detaillierte bibliografische Daten sind im Internet über https://www.dnb.de abrufbar.

21 22 23 24 25 5 4 3 2 1

In ihren Veröffentlichungen verfolgt die Elsevier GmbH das Ziel, genderneutrale Formulierungen für Personengruppen zu verwenden. Um jedoch den Textfluss nicht zu stören sowie die gestalterische Freiheit nicht einzuschränken, wurden bisweilen Kompromisse eingegangen. Selbstverständlich sind **immer alle Geschlechter** gemeint.

Planung: Ingrid Puchner, München
Projektmanagement: Martina Gärtner, München
Redaktion: Stefanie Gräfin von Pfeil, Kirchheim/Teck
Bildrechteklärung: Sophia Höver, München
Herstellung: Kadja Gericke, PROPRINT, Herrenberg
Satz: Thomson Digital, Noida/Indien;
Druck und Bindung: EGEDSA, Sabadell (Barcelona)/Spanien
Umschlaggestaltung: FAVORITBUERO, München
Umschlagherstellung: SpieszDesign, Neu-Ulm
Titelfotografie: © VectorMine/shutterstock

Aktuelle Informationen finden Sie im Internet unter **www.elsevier.de.**

Vorwort

Das vorliegende Werk ist ursprünglich aus Unterrichtsmaterialien der letzten 20 Jahre hervorgegangen, die inhaltlich und didaktisch optimiert und an die Prüfungsanforderungen gemäß den Leitlinien für die Heilpraktikerüberprüfung angepasst wurden. All die Informationen in den einzelnen Kapiteln stellen neben den Kenntnissen der Anatomie, Physiologie und Krankheitslehre, die Sie im *Heilpraktiker Ausbildungswissen 1* finden, einen sehr soliden Wissensgrundstock im Hinblick auf die Inhalte der schriftlichen und mündlichen Überprüfung dar. Für den praktischen Alltag sind sie ebenfalls bestens geeignet.

Das Kapitel der körperlichen Untersuchung umfasst sämtliche Untersuchungstechniken, pathologischen Befunde und die weiterführende Diagnostik, die prüfungsrelevant und im praktischen Alltag unabdingbar sind. Die körperliche Untersuchung ist und bleibt das erste und wichtigste Werkzeug bei der Diagnostik von Erkrankungen und liefert dem aufmerksamen Therapeuten eine ganze Flut von Eindrücken, Befunden und Besonderheiten des Körpers.

Das Kapitel Blickdiagnostik umfasst häufige und prüfungsrelevante Krankheitsbilder. In der mündlichen Überprüfung ist die korrekte Beschreibung der Bilder wichtig. Darüber hinaus sind die Differenzialdiagnostik der Hauterscheinungen und die dazugehörigen anamnestischen Fragen und Untersuchungsbefunde, welche die Diagnose stützen oder unwahrscheinlich machen, von Bedeutung.

Die Differenzialdiagnosen sind nach Fachgebieten gegliedert. Im Kapitel 5 sind die wichtigsten Erkrankungen, deren Leitsymptome und Begleitsymptome zusammengefasst. Die tabellarische Darstellung eignet sich bestens zur Auffrischung und Wiederholung des zuvor gelernten Stoffs kurz vor der Prüfung. Im Abschnitt der Hygiene und Injektionen sind die hygienischen Vorgaben und alle gängigen Injektionstechniken zusammengefasst. Hier ist es ratsam, die Injektionstechniken zunächst am Phantomarm zu üben, bis der Ablauf und die Handhabung der Materialien sicher beherrscht werden. Erst dann sollten Injektionen am Menschen vorgenommen werden. Dabei müssen die Hygieneregeln und Kontraindikationen sehr streng beachtet werden, will man Schäden vom Patienten abwenden. Zahlreiche Abbildungen sollen Ihnen eine Hilfestellung im Umgang mit den Injektionsmaterialien und den unterschiedlichen Injektionstechniken geben.

Im Labor-Kapitel sind die wichtigsten Parameter mit Referenzwerten und Abweichungen erfasst. Laboruntersuchungen ersetzen die Anamnese und die körperliche Untersuchung nicht, sind aber ein wichtiges Mittel zur Sicherung der Diagnose und der Beurteilung des Krankheitsverlaufs.

Im letzten Kapitel sind 30 mündliche Prüfungen exemplarisch dargestellt. Sie sollen einen Einblick in Fragenart, Umfang und Detailtiefe geben.

Zu Beginn eines jeden Kapitels finden Sie Lernziele formuliert, die Ihnen einen Überblick über die Relevanz des Prüfungsstoffs vermitteln sollen. In der Marginalspalte finden Sie essenzielle Informationen, die für eine Schnellwiederholung oder Prüfungsvorbereitung wichtig sind. Der restliche Platz kann für eigene Notizen genutzt werden. Am Kapitelende finden Sie Lernzielkontrollen, die zum großen Teil aus den mündlichen Prüfungen stammen und der Eigenüberprüfung dienen.

Abschließend möchte ich denjenigen Menschen danken, die an der Entstehung und Realisierung des Werks mitbeteiligt waren. Ein großer Dank gilt den Prüfungsanwärtern der vielen Jahre, die für zahlreiche Anregungen bei der Erstellung der Unterrichtsmaterialien gesorgt haben. Meinen besonderen Dank möchte ich an Frau Puchner und Frau Gärtner vom Elsevier-Verlag für die vielfältige und motivierende Unterstützung während der Projektrealisation richten. Meiner Kollegin Dr. Gräfin von Pfeil danke ich herzlich für die redaktionelle Überarbeitung des Manuskripts.

Ich wünsche Ihnen viele Erkenntnisse beim Lernen und viel Erfolg bei der Überprüfung und Ihrer Praxistätigkeit.

München, im März 2021
Dagmar Dölcker

Abkürzungen

A./Aa.	Arteria/Arteriae
ABI	Ankle-Brachial-Index
ACE	Angiotensin-Converting-Enzyme
ADH	antidiuretisches Hormon
ALL	akute lymphatische Leukämie
ALT	Alanin-Aminotransferase
AML	akute myeloische Leukämie
ANA	antinukleäre Antikörper
AP	alkalische Phosphatase
ASL	Anti-Streptolysin
ASR	Achillessehnenreflex
ASS	Acetylsalicylsäure
AST	Aspartat-Aminotransferase
AT III	Antithrombin III
BMI	Body-Mass-Index
BNP	Brain Natriuretic Peptide, natriuretisches Peptid Typ B
BSG	Blutsenkungsgeschwindigkeit
BWS	Brustwirbelsäule
CCP-AK	zyklische Citrullin-Peptid-Antikörper
CDT	Carbohydrate Deficient Transferrin
CED	chronisch entzündliche Darmerkrankungen
ChE	Cholinesterase
CK	Kreatinkinase
CLL	chronische lymphatische Leukämie
CML	chronische myeloische Leukämie
CMV	Zytomegalievirus
COPD	Chronic Obstructive Pulmonary Disease
CRP	C-reaktives Protein
CT	Computertomografie
CVI	Chronisch-venöse Insuffizienz
DGHM	Deutsche Gesellschaft für Hygiene und Mikrobiologie
DIC	disseminierte intravaskuläre Koagulation
DNA	Desoxyribonucleic Acid = (Desoxyribonukleinsäure)
EBV	Ebstein-Barr-Virus
EDTA	Ethylendiamidtetraacetat
EEG	Elektroenzephalografie
EHEC	entero-hämorrhagische E. coli
EKG	Elektrokardiogramm
ERCP	endoskopische retrograde Cholagio-Pankreatikografie
ESBL	Extended-Spectrum Beta-Lactamasen
ETEC	enterotoxische Escherichia coli
FEV_1	forciertes exspiratorisches Volumen in der 1. Sekunde
FSME	Frühsommermeningoenzephalitis
GFR	Glomeruläre Filtrationsrate
γ-GT	Gamma-Glutamyltransferase
GLDH	Glutamatdehydrogenase
GOT	Glutamat-Oxalacetat-Transaminase
GPT	Glutamat-Pyruvat-Transaminase
HDL	High Density Lipoprotein
HF	Herzfrequenz
HiB	Haemophilus influenzae Typ B
HIV	Human Immunodeficiency Virus
HLA	Humanes Leukozyten-Antigen
HPV	humane Papillomviren
HUS	hämolytisch-urämisches Syndrom
HWS	Halswirbelsäule
ICR	Interkostalraum
IL	Interleukin
INR	International Normalized Ratio
IfSG	Infektionsschutzgesetz
ISG	Iliosakralgelenk
KHK	koronare Herzkrankheit
KRINKO	Kommission für Krankenhaushygiene und Infektionsprävention
LDH	Lactatdehydrogenase
LDL	Low Density Lipoprotein
Lj.	Lebensjahr
LK	Lymphknoten
LSD	Lysergsäurediethylamid
LWS	Lendenwirbelsäule
M./Mm.	Musculus/Musculi
MAK	mikrosomale Antikörper
MCH	mittleres korpuskuläres Hämoglobin
MCHC	mittlere korpuskuläre Hämoglobinkonzentration
MCL	Medioklavikularlinie
MCV	mittleres korpuskuläres Volumen
Min.	Minute(n)
mind.	mindestens
MRSA	methicillinresistenter Staphylococcus aureus
MRT	Magnetresonanztomografie
N./Nn.	Nervus/Nervi
NSAR	nichtsteroidale Antirheumatika
oGTT	oraler Glukosetoleranztest
OSAS	obstruktives Schlafapnoesyndrom
pAVK	periphere arterielle Verschlusskrankheit
PCHE	Pseudocholinesterase
p. m.	punctum maximum (am lautesten hörbar)
PSA	prostataspezifisches Antigen
PSR	Patellarsehnenreflex
PTT	partielle Thromboplastinzeit
RDW	Red Cell Distribution Width
RF	Rheumafaktor
RG	Rasselgeräusche
RKI	Robert-Koch-Institut
RNA	Ribonucleic Acid
RR	Riva Rocci
RS-Viren	respiratorische Synzytialviren
Sek.	Sekunde(n)
SIADH	Syndrom der inadäquaten ADH-Sekretion
SLE	Systemischer Lupus erythematodes
STH	Somatotropin
STIKO	Ständige Impfkommission
T_3	Trijodthyronin
T_4	Tetrajodthyronin (Thyroxin)
TIA	transitorisch ischämische Attacke
TPO	Thyreoperoxidase-Antikörper
TRAK	TSH-Rezeptor-Antikörper
TRBA	Technische Regeln für Biologische Arbeitsstoffe
TSH	Thyroidea-stimulierendes Hormon
TVT	tiefe Beinvenenthrombose
V./Vv.	Vena/Venae
V. a.	Verdacht auf
VAH	Verbund für angewandte Hygiene
VLDL	Very Low Density Lipoprotein
VRE	Vancomycin-resistente Enterokokken
Z. n.	Zustand nach
ZNS	zentrales Nervensystem

Abbildungsnachweis

Der Verweis auf die jeweilige Abbildungsquelle befindet sich bei allen Abbildungen im Werk am Ende des Legendentextes in eckigen Klammern. Alle nicht besonders gekennzeichneten Grafiken und Abbildungen © Elsevier GmbH, München.
Zeichner der Kapitelauftaktbilder: M. Hoffmann, Neu- Ulm.

A400 Reihe Pflege konkret, Elsevier/Urban & Fischer.
E273 Mir, A.: Atlas of Clinical Diagnosis. Elsevier/Saunders, 2nd ed. 2003.
E306 Wilkison, J.D./Shaw, S./Orton, D.: Dermatology In Focus. Elsevier/Churchill Livingstone, 1. Aufl. 2005.
E316 Forbes, C.D./Jackson, W.: Color Atlas and Text of Clinical Medicine. Elsevier/Mosby, 3. Aufl. 2003.
E321 Cohen, J./Powderly, W.G./Opal, S.M.: Infectious Diseases. Elsevier/Mosby, 3. Aufl. 2010.
E325 Kumar, P./Clark, M. L./Brown, P.: Kumar and Clark's Clinical Medicine (MRCP Study Guide). Elsevier/Saunders, 7. Aufl. 2009.
E355 Goldman/Ausiello: Cecil Medicine: Expert Consult Premium Edition. Elsevier/Saunders, 23. Aufl. 2008.
E382 Coughlin, M.J./Saltzman, C. L.: Surgery of the foot and ankle. Elsevier/Mosby, 8. Aufl. 2006.
E383 Monahan, F.D.: PHIPPS' Medical-Surgical Nursing: Health and Illness Perspectives, Elsevier, 2007.
E386 Seidel, H.M. et al.: Mosby's guide to physical examination. Elsevier/Mosby, 6. Aufl. 2006.
E387 Zitelli, B.J./Davis, H.W.: Atlas of pediatric physical Diagnosis. Elsevier/Mosby, 5. Auf. 2007.
E396 Schapira, A.H.V.: Neurology and Clinical Neuroscience. Elsevier/Mosby, 1. Aufl. 2007.
E397 Ferri, F. F.: Ferri's Color Atlas and Text of Clinical Medicine. Elsevier/Saunders, 1. Aufl. 2008.
E402 Drake R. L. et al.: Gray's Anatomy for Students. Philadelphia: Elsevier/Churchill Livingstone, 1. Aufl. 2005.
E413 Young, N. S./Gerson, S. L./High, K.A.: Clinical hematology. Elsevier/Mosby, 1.Aufl. 2006.
E415 Ignatavicius/Workman: Medical-Surgical Nursing: Patient-Centered Collaborative Care. Elsevier/Saunders, 6. Aufl. 2009.
E420 Talley, N.J.: Clinical Examination: A Systematic Guide to Physical Diagnosis. Elsevier/Churchill Livingstone, 6. Aufl. 2010.
E422 Wiliam, L.W.: Color Textbook of Pediatric Dermatology. Elsevier/Mosby, 4. Aufl. 2007.
E425 Lewis, S./et al.: Medical-Surgical Nursing in Canada: Assessment and management of Clinical Problem. Elsevier/Mosby, 8. Aufl. 2010.
E426 Kanski, J.: Clinical Diagnosis in Ophthalmology. Elsevier/Mosby, 1. Aufl. 2005.
E427 DeWitt, S.C.: Medical-Surgical Nursing – Concepts & Practice. Elsevier/Saunders, 1. Aufl. 2009.
E432 Little, J.W.: Dental management of the Medically Compromised Patient. Elsevier/Mosby, 7. Aufl. 2007.
E433 Neville, B.W./Damm, D.D./Allen, C.M. et al.: Oral and Maxillofacial Pathology. Elsevier/Saunders, 3. Aufl. 2008.
E434–003 Bolognia, J./Jorizzo, J./Rapini, R.: Dermatology. Elsevier/Saunders, 3. Aufl. 2012.
E437 Salvo, S.G./Fritz, S.: Mosby's Pathology for Massage Therapists. Elsevier/Mosby, 2. Aufl. 2008.
E438 Swartz, M.H.: Textbook of Physical Diagnosis. History and Examination. Elsevier/Saunders, 6. Aufl. 2010.
E452 Kliegman, R.M. et al.: Nelson Textbook of Pediatrics. Elsevier/Saunders, 19. Aufl. 2011.
E460 Drake, R./ Vogl, A.W./ et al: Gray´s anatomy for students. Elsevier/Churchill Livingstone, 1. Aufl. 2007.
E497 Mahon, C.R./Lehman, D.C./Manuselis, G.: Textbook of Diagnostic Microbiology. Elsevier/Saunders, 3. Aufl. 2006.
E503 Kliegman/Behrman/Jenson et al.: Nelson Textbook of Pediatrics. Elsevier/Saunders, 18. Aufl. 2007.
E508 Swartz, M.H.: Textbook of Physical Diagnosis. History and Examination. Elsevier/Saunders, 5. Aufl. 2006.
E527 Brooker, C.: Mosby's Dictionary of Medicine, Nursing and Health Professions. Elsevier/Mosby, 2010.
E536 Colledge, D. et al.: Davidson's Principles and Practice of Medicine. Elsevier/Churchill Livingstone, 21. Aufl. 2010.
E543 Crispian, S.: Medical problems in dentistry. Elsevier/Churchill Livingstone, 6. Aufl. 2010.
E570 Colledge, D. et al.: Davidson's Principles and Practice of Medicine. Elsevier/Churchill Livingstone, 21. Aufl. 2010.
E576 Sapp, J.P./Eversole, L..R./Wysocki, G.P.: Contemporary oral and maxillofacial pathology. Elsevier/Mosby, 2. Aufl. 2003.
E606-003 Walls, R./ Hockberger, R.: Rosen's Emergency Medicine: Concepts And Clinical Practice. Elsevier/Mosby, 9. Aufl. 2017.
E606-005 Janz, T./ Dupré, A..: Rosen's Emergency Medicine: Concepts and Clinical Practice. Elsevier/Mosby, 9. Aufl. 2017.
E650 Cohen, B.A.: Pediadtric Dermatology, Elsevier/Mosby, 3. Aufl. 2005.
E652 Rutter, P.: Community Pharmacy: Symptoms, Diagnosis and Treatment. Elsevier, 2. Aufl. 2008.
E664 Fitzpatrick, J.E./Morelli, J.G.: Dermatology Secrets. Elsevier/Mosby, 3. Aufl. 2006.
E676 Hochberg, M.C. et al.: Rheumatology. Elsevier/Mosby, 4. Aufl. 2007.
E682 Cohen, B.A.: Pediatric Dermatology. Mosby, 2. Aufl. 1993.
E685 Marks, J.G./Miller, J.J.: LOOKINGBILL AND MARKS' PRINCIPLES OF DERMATOLOGY. Elsevier/Saunders, 4. Aufl. 2006.
E708 Marx/Hockberger/Walls: Rosen's Emergency Medicine – Concepts and Clinical Practice. Elsevier/Mosby, 7. Aufl. 2010.
E745 Thibodeau, G. A./Patton, K. T.: Structure and Function of the Body. Elsevier/Mosby, 13. Aufl. 2008.
E748 Seidel, H. et al.: Mosby's Guide to Physical Examination. Elsevier/Mosby, 7. Aufl. 2011.
E772 Regezi, J. et al.: Oral Pathology. Elsevier/Saunders, 5. Aufl. 2007.
E808 Phelps, K./Hassed, C.: General Practice. The Integrative Approach. Elsevier/Churchill Livingstone, 1. Aufl. 2010.
E847 Krachmer, J.H./et al.: Cornea. Elsevier/Mosby, 3. Aufl. 2010.
E894 Sorrentino, S.: Mosby's Textbook for Long-Tem Care Nursing Assistants. Elsevier/Mosby, 5. Aufl. 2007.
E920 Seidel, H.M. et al.: Mosby's guide to physical examination. Elsevier/Mosby, 6. Aufl. 2006.
E939 Habif, T.P. et al.: Skin Disease: Diagnosis and treatment. Elsevier/Saunders, 3. Aufl. 2011.
E940 Kanski, J.J./Bowling, B.: Clinical Ophthalmology: A Systematic Approach. Elsevier, 7. Aufl. 2011.
E948 James, W.D./Elston, D./Berger, T.: Andrews' Diseases of the Skin: Clinical Dermatology. Elsevier/Saunders, 10. Aufl. 2006.

E955 Liu, G.T./Volpe, N.J./Galetta, S. L.: Neuro-Ophthalmology: Diagnosis and Management. Elsevier/Saunders, 2. Aufl. 2010.

E983 Leonard A./Daniel M.: Ocular Disease: Mechanisms and Management. Saunders, 1. Aufl. 2010.

E987 Des Jardins, T.: Clinical Manifestations and Assessment of Respiratory Disease. Elsevier/Mosby, 6. Aufl. 2010.

E989 Magee, D.: Orthopedic Physical Assessment. Elsevier/Saunders, 5. Aufl. 2008.

E990 Arndt, K.: Procedures in Cosmetic Dermatology: Scar Revision. Elsevier/Saunders, 1. Aufl. 2006.

E991 Nouri, K.: Techniques in Dermatologic Surgery. Elsevier/Mosby, 1. Aufl. 2003.

E992 Firestein, G. et al.: Kelley's Textbook of Rheumatology. Elsevier/Saunders, 9. Aufl. 2013.

F255 Wirbelauer. Management of the Red Eye for the primary care physician. The American Journal of Medicine, Vol. 119 Issue 4, p.302-306, Elsevier, 2006.

F296–004 Cuervo, J. L./Grillo, A./Vecchiarelli; A.C. et al.: Perinatal testicular torsion: A unique strategy. In: Journal of Pediatric Surgery. Volume 42, Issue 4, Pages 699–703. Elsevier, April 2007.

F384–003 Brandt, M. L.: Pediatric Hernias. In: Surgical Clinics of America. Volume 88, Issue 1, Pages 27–43. Elsevier, February 2008.

F389 Carmichael R.P. et al.: Use of dental implants in the Management of Syndromal Oligodontia. Dental implants in Children, Adolescents and Young adults. In: Atlas of the Oral Maxillofacial Surgery clinics of North America. Vol 16. Issue 1. Pages 33–47. Elsevier, March 2008.

F500 Aguilar-Bernier, M. et al.: Presence of perineuritis in a case of papular purpuric gloves. In: Journal of the American Academy of Dermatology. Volume 54, Issue 5, Pages 896–899, Elsevier, May 2006.

F501 Minsue Chen, T.: A much-delayed complication. In: The American Journal of Medicine. Vol. 118, Issue 8, Pages 833–835. Elsevier, 2005.

F538-007 Murphy, E. H., Davis, C. M., Journeycake, J. M., et al. [2009]. Symptomatic ileofemoral DVT after onset of oral contraceptive use in women with previously undiagnosed May-Thurner Syndrome. Journal of Vascular Surgery, 49[3], 697–703. Elsevier, March 2009.

F542-002 Marijon, E. et al.: Typical clinical aspect of endomyocardial fibrosis. In: International Journal of Cardiology. Vol. 112, Issue 2, Pages 259-260. Elsevier, September 2006.

F853-002 Scully, C./ Mignogna, M.: Oral mucosal disease: Pemphigus. In: British Journal of Oral and Maxillofacial Surgery. Vol. 46, Issue 4, Pages 272–277. Elsevier, June 2008.

F964-001 Singhal, P./Ullal, R.: FRACS Mitral valve replacement in patient with absent right superior vena cava, pectus exavatum, marfan syndrome and severe mitral regurgitation. In: Heart, Lung and circulation. Vol 17, Issue 6, Pages 507-510. Elsevier, December 2008.

F965–001 Martinez-Ferrero, M.: Dynamic compression system for the correction of pectus carinatum. In: Seminars in pediatric surgery. Vol. 17, Issue 3, Pages 194–200. Elsevier, August 2008.

F966–001 Lowe, G.T.: Scheuermann's Kyphosis. In: Neurosurgery Clinics of North America. Vol. 18, Issue 2, Pages 305–315. Elsevier, April 2007.

F975-1 Parra-Garciáa, G.D.: Acta Otorrinolaringologica (English Edition). In: Otolaryngologic Manifestations of Systemic Vasculitis. Vol. 63, Issue 4, Pages 303-310. Elsevier, 2012.

G039 Duderstadt, K.: Pediatric Phiyscal Examination. Elsevier/Mosby, 1. Aufl. 2006.

G086 Ward, K.N.: Notes of Microbiology: Including Virology, Mycology and Parasitology. Churchill Livingstone, 2. Aufl. 2008.

G154 Pfenninger, J. L./Fowler, G.C.: Pfenninger and Fowler's Procedures for Primary Care. Elsevier/Saunders, 3. Aufl. 2011.

G165 Auerbach, P. S.: Wilderness Medicine. Elsevier/Mosby, 5. Aufl. 2007.

G194 Black, M.M./Ambros-Rudolph, C./Edwards, L. et al.: OBSTETRIC AND GYNECOLOGIC DERMATOLOGY. Elsevier/Mosby, 3. Aufl. 2008.

G207 Herkowitz H.N. et al.: Rothman Simeone The Spine. Elsevier/Saunders, 6. Aufl. 2011.

G217 Waldman, S.D.: Physical Diagnosis of Pain. Elsevier/Saunders, 2. Aufl. 2009.

G435 Perkin, G.D./Miller, D.C./Lane R.J.M.: Atlas of Clinical Neurology. Elsevier/Saudners, 3. Aufl. 2010.

G476 Hopper, T.: Mosby's Pharmacy Technician principles and practice. Elsevier/Mosby, 2. Aufl. 2007.

G523 Hochberg et al.: Rheumatology. Elsevier/Mosby, 6. Aufl. 2015.

G559 Sainani, G. S.: Manual of Clinical and Practical Medicine. Elsevier, 2010.

G624 Paller, A. S./Mancini, A.J.: A Textbook of Skin Disorders of childhood and Adolescense. Elsevier/Mosby, 4. Aufl. 2011.

G625 Puri, B.K./Treasaden, I.H.: Textbook of Psychiatry. Churchill Livingstone, 3. Aufl. 2011.

G626 Stern TH et al.: Massachusetts General Hospital Comprehensive Clinical Psychiatry: Laboratory Tests and Diagnostic Procedures. Elsevier/Mosby, 1. Aufl. 2008.

G628 Taeusch, H.W./Ballard, R.W./Gleason, C.A.: Avery's Diseases of the Newborn. Elsevier/Saunders, 8. Aufl. 2004.

G639 Thomas, R.: Paediatrics and Neonatology in focus. Elsevier, 1. Aufl. 2005.

G640 Lemmi, F.O., & Lemmi, C.A.E: Physical assessment findings CD-ROM. Elsevier/Saunders, 2000.

G659 Jorde, L.B./Carey, J.C./Bamshad, M.J.: Medical Genetics. Elsevier/Mosby, 4. Aufl. 2009.

G753 Bowling, B. / et al.: Kanski's Clinical Ophthalmology. Elsevier/Saunders, 8. Aufl. 2016.

G765 Elena Borzova, Clive E.H. Grattan (Rich, R.): Clinical Immunology. Elsevier/Saunders, 3. Aufl. 2008.

G769 Bolognia, J./et al.: Dermatology. Elsevier/Saunders, 4. Aufl. 2017.

J787 Colourbox.com

K115 Andreas Walle, Hamburg.

K116 G. Kaiser, München.

K157 W. Krüper, Bielefeld.

K183 Eckhard Weimer, Würselen.

K330 Lisa Renninger, München.

L106 Henriette Rintelen, Velbert.

L126 Katja Dalkowski, Buckenhof.

L138 Martha Kosthorst, Borken.

L141 Stefan Elsberger, Planegg.

L143 Heike Hübner, Berlin.

L157 Susanne Adler, Lübeck.

L190 Gerda Raichle, Ulm.

L231 Stefan Dangl, München.

L234 Helmut Holtermann, Dannenberg.

L238 Sonja Klebe, Großhelfendorf.

L255 Irina Kart, Berlin.

L275 Martin Hoffmann.

M107 Prof. Dr. Ch. Dodt, München.

M108 H.J. Frercks, Bad Malente.

M111 Prof. Dr. med. U. Amon, Hohenstadt.

M114 Dr. med. Matthias Braun, Cuxhaven.

M117 Prof. Dr. Gerhard Grevers, München.
M122 R. Strößenreuther, München.
M123 Prof. Dr. T. Dirschka, Wuppertal.
M180 Prof. Dr. Viola Hach-Wunderle, Praxis Innere Medizin & Gefäßchirurgie, Frankfurt a.M.
M186 H. Goebell, Essen.
M235 J. Luxem, Aschaffenburg.
M438 Prof. Dr. med. M. Kiechle, München.
M537 Gruber, G./Hansch, A.: Kompaktatlas Blickdiagnosen in der Medizin. Elsevier/Urban & Fischer, 2. Aufl. 2009.
O530 Prof. Dr. Christoph Klein, München.
R186 Gruber G., Hansch A.: Kompaktatlas Blickdiagnosen, Elsevier/Urban& Fischer, 1. Aufl. 2006.
R189 Marre, R./Merthens, T.: Klinische Infektiologie: Infektionskrankheiten erkennen und behandeln. Elsevier, 1. Aufl. 2007.
R236 Classen, M./Diehl, V./Kochsiek, K.: Innere Medizin. Elsevier, 6. Aufl. 2009.
R284 Kiechle, M.: Gynäkologie und Geburtshilfe. Elsevier, 2. Aufl. 2010.
S007-1-22 Paulsen, F./ Waschke, J.: Sobotta – Atlas der Anatomie des Menschen Band 1. Elsevier, 22. Aufl. 2006.
S007-1-23 Paulsen, F./ Waschke, J.: Sobotta – Atlas der Anatomie des Menschen Band 1. Elsevier, 23.Aufl. 2010.
S007-3-23 Paulsen, F./ Waschke, J.: Sobotta – Atlas der Anatomie des Menschen Band 3. Elsevier, 23. Aufl. 2010.
S123 Classen, Diehl, Kochsiek: Innere Medizin. Urban & Schwarzenberg, 3. Aufl. 1994.
T127 P. Scriba, München.
T195 R. Bühler, Giengen/Brenz.
T351 Dr. Heinrich Rasokat, Universitätshautklinik Köln.
T447 Dagmar Schoeler, HELIOS Klinikum Berlin-Buch.
U120 Bode Chemie GmbH & Co., Hamburg.
U243 B. Braun Avitum AG, Melsungen.
V153 Sarstedt AG & Co., Nümbrecht.
V492 Abavo GmbH, Buchloe.

Übersicht Lehrvideos

Über die nachfolgenden QR-Codes stehen Ihnen 12 Lehrvideos zur Körperlichen Untersuchung und zum Thema Injektionen zur Verfügung.

 **Untersuchung Herz** ➢ Kap. 2.4: Seite 41 https://else4.de/doelcker_video_Untersuchung_Herz	 **Medikament aufziehen** ➢ Kap. 6.2.8: S. 454 https://else4.de/doelcker_video_Medikament_aufziehen
Untersuchung Leber ➢ Kap. 2.10: S. 95 https://else4.de/doelcker_video_Untersuchung_Leber 	**Intramuskuläre Injektion** ➢ Kap. 6.4: S. 469 https://else4.de/doelcker_video_im-_Injektion 
 **Untersuchung Lunge** ➢ Kap. 2.6: S. 65 https://else4.de/doelcker_video_Untersuchung_Lunge	 **Intravenöse Injektion** ➢ Kap. 6.3: S. 461 https://else4.de/doelcker_video_iv-_Injektion
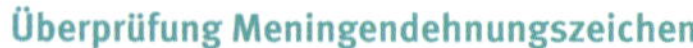 **Überprüfung Meningendehnungszeichen** ➢ Kap. 2.17.4: S. 114 https://else4.de/doelcker_video_ueberpruefung_Meningen 	**Subkutane Injektion** ➢ Kap. 6.5: S. 477 https://else4.de/doelcker_video_subkutane_Injektion 
 **Prüfung Eigenreflexe** ➢ Kap. 2.17.7: S. 122 https://else4.de/doelcker_video_Pruefung_Eigenreflexe	 **Infusion und periphervenöser Zugang** ➢ Kap. 6.9: S.510 https://else4.de/doelcker_video_Periphervenoeser_Zugang
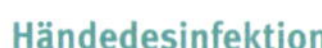 **Händedesinfektion** ➢ Kap. 6.1.5: S. 443 https://else4.de/doelcker_video_Haendedesinfektion 	**Blutentnahme** ➢ Kap. 6.7: S. 489 https://else4.de/doelcker_video_Blutentnahme 

Angebot freibleibend. Stand Mai 2021

Fehler gefunden?

An unsere Inhalte haben wir sehr hohe Ansprüche. Trotz aller Sorgfalt kann es jedoch passieren, dass sich ein Fehler einschleicht oder fachlich-inhaltliche Aktualisierungen notwendig geworden sind.
Sobald ein relevanter Fehler entdeckt wird, stellen wir eine Korrektur zur Verfügung.
Mit diesem QR-Code gelingt der schnelle Zugriff.
Wir sind dankbar für jeden Hinweis, der uns hilft , dieses Werk zu verbessern. Bitte richten Sie Ihre Anregungen, Lob und Kritik an folgende E-Mailadresse: kundendienst@elsevier.com

https://else4.de/978-3-437-58796-2

Inhaltsverzeichnis

KAPITEL

1 Prüfungsempfehlungen

Schriftliche Prüfung

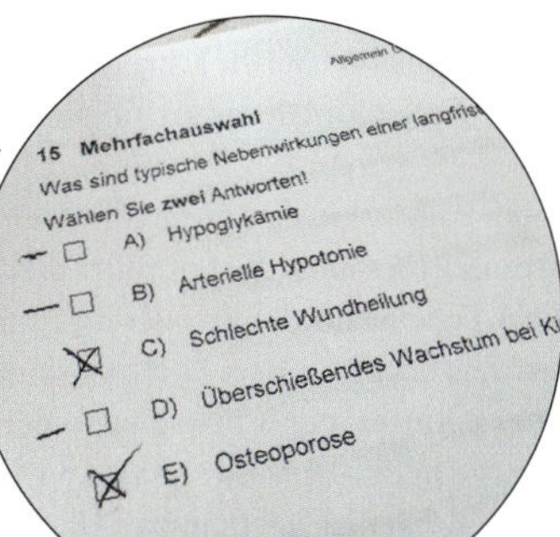

60 Multiple Choice Fragen

- Einfachauswahl
- Mehrfachauswahl
- Zuordnungsfrage
- Aussagenkombination

Termine März/Oktober

- Berufs- und Gesetzeskunde
- Grenzen und Gefahren diagnostischer und therapeutischer Methoden der Heilpraktiker
- Anatomie, Physiologie und Pathophysiologie
- Allgemeine Krankheitslehre, Volkskrankheiten, Infektionserkrankungen, psychiatrische Erkrankungen
- Notfälle
- Anamneseerhebung und körperliche Untersuchung
- Praxishygiene, Desinfektion und Sterilisation
- Injektions- und Punktionstechniken
- Laborwerte

Mündliche Prüfung

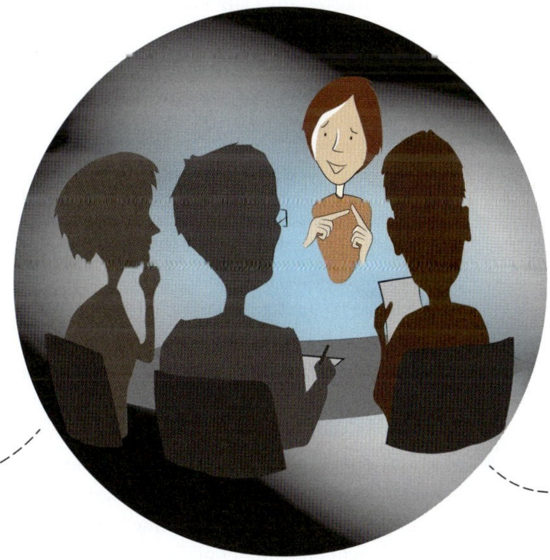

Theoretisch

- Fallbeispiele
- Differenzialdiagnostik
- Leitsymptome
- Laborbefunde
- Anatomie und Physiologie
- Bunt gemischte Fragen

Praktisch

- Untersuchungstechniken
- Injektionstechniken
- Notfallprozedere

Auf den Punkt gebracht

1.1 Allgemeines zur Prüfung und Anmeldungsmodalitäten

1.1.1 Anmeldung

Checkliste Voraussetzungen

☐ Abgeschlossenes 25. Lebensjahr
☐ Mindestens Volks- oder Hauptschulabschluss
☐ Gesund
☐ Sittlich zuverlässig

Checkliste Anmeldung

☐ Antragsformular
☐ Vollständiger Lebenslauf
☐ Gültiger Personalausweis oder Reisepass
☐ Hauptschulabschlusszeugnis bzw. gleich- oder höherwertige Bildungsnachweise
☐ Führungszeugnis zur Vorlage bei Behörden (Belegart O)
☐ Gesundheitszeugnis/ärztliches Attest
☐ Ggf. gültige Aufenthalts- wie auch Arbeitserlaubnis für Nicht-EU-Staatsangehörige

1.1 Allgemeines zur Prüfung und Anmeldungsmodalitäten

1.1.1 Anmeldung

Die Anmeldung zur Heilpraktikerüberprüfung erfolgt beim zuständigen Gesundheitsamt/Landratsamt bzw. dem Amt, wo Sie künftig Ihre Tätigkeit als Heilpraktiker ausüben möchten. Zunächst ist es sinnvoll, sich vorab beim zuständigen Amt Informationen einzuholen, was für die Anmeldung benötigt wird. Es können sowohl Merkblätter als auch Anmeldeformulare online eingesehen und heruntergeladen werden.

Die **Termine** der Überprüfung finden (bis auf wenige Ausnahmen)

- am dritten Mittwoch im März (Anmeldung bis zum 15. oder 31. Dezember des Vorjahres, je nach Gesundheitsamt) und
- am zweiten Mittwoch im Oktober (Anmeldung bis 15. oder 30. Juni des laufenden Jahres, je nach Gesundheitsamt) statt.

Nach der Ersten Durchführungsverordnung (§2) vom 17.2 1939, zuletzt am 23.12.2016 geändert, **setzt** die Erteilung der Erlaubnis **voraus,** dass Sie

- das 25. Lebensjahr vollendet haben,
- mindestens die Volks- oder Hauptschule erfolgreich abgeschlossen haben,
- die erforderliche Eignung und sittliche Zuverlässigkeit für die Berufsausübung besitzen und
- nachweisen, dass Sie keine Gefahr für die Gesundheit der Bevölkerung und auch des einzelnen Patienten sind. Dafür müssen Sie die schriftliche und mündliche Prüfung bestehen.

Zusätzlich weisen einige Ämter darauf hin, dass der Prüfling die deutsche Sprache hinreichend beherrschen sollte.

In den meisten Fällen sind dem Gesundheitsamt folgende **Unterlagen** vorzulegen:

- **Antragsformular** (das amtliche Formular des Gesundheitsamtes ist zu verwenden).
- **Vollständiger Lebenslauf** (hand- oder maschinenschriftlich, tabellarisch oder als Fließtext).
- **Personalausweis** oder Pass bzw. Geburtsurkunde (einfache Kopie).
- **Hauptschulabschlusszeugnis** bzw. **gleich- oder höherwertige Bildungsnachweise** (beglaubigte Kopie; ausländische Bildungsnachweise sind nach Rücksprache mit dem Gesundheitsamt in Übersetzung durch einen staatlich anerkannten Übersetzer vorzulegen; Kosten hierfür werden nicht übernommen; Nachweise über die Besuche von Heilpraktikerausbildungseinrichtungen sind nicht erforderlich).
- **Führungszeugnis zur Vorlage bei Behörden** (Belegart O): Das Führungszeugnis ist beim Bürgeramt bzw. Kreisverwaltungsreferat oder in Ihrer örtlich zuständigen Gemeinde zu beantragen und wird von dort innerhalb von ca. vier Wochen direkt an das Gesundheitsamt geleitet. Bei Antragstellung darf das Führungszeugnis **nicht älter als drei Monate** sein; der Beleg über die Beantragung ist dem Gesundheitsamt am Tag der Anmeldung vorzulegen.
- **Gesundheitszeugnis** (ärztliches Attest), wonach Sie in gesundheitlicher, d. h. physischer und psychischer Hinsicht, zur ordnungsgemäßen Berufsausübung als Heilpraktiker geeignet sind. Das Gesundheitszeugnis kann jeder niedergelassene Arzt – mit Ausnahme eines Zahnarztes – ausstellen. Es ist das Formblatt des Gesundheitsamtes zu verwenden, die Untersuchung darf bei Antragstellung **nicht länger als drei Monate** zurückliegen.
- Nicht-EU-Staatsangehörige haben eine gültige **Aufenthalts**- wie auch **Arbeitserlaubnis** nachzuweisen. Ist der ausländische Antragsteller nicht berechtigt, im Bundesgebiet einer Erwerbstätigkeit nachzugehen, kann die Erlaubnis versagt werden, da ein berechtigtes Interesse an deren Ausstellung fehlt.

Ferner müssen Sie bei der Antragstellung Folgendes **angeben:**

- Erklärung darüber, ob gegen die Antrag stellende Person ein gerichtliches Strafverfahren oder ein staatsanwaltschaftliches Ermittlungsverfahren anhängig ist
- Erklärung, ob Sie die allgemeine Heilpraktikererlaubnis oder eine auf die heilkundliche Psychotherapie beschränkte Erlaubnis beantragen
- Erklärung, ob und ggf. bei welcher Behörde Sie zuvor bereits eine Erlaubnis nach dem Heilpraktikergesetz beantragt haben

Wenn die Unterlagen komplett sind, kann die Anmeldung zur Prüfung beim zuständigen Gesundheitsamt/Landratsamt erfolgen. Es empfiehlt sich, die Unterlagen entweder persönlich einzureichen oder postalisch als Einschreiben mit Rückschein zu verschicken. Denken Sie an eine rechtzeitige Anmeldung. Zahlreiche Ämter lassen nur eine begrenzte Teilnehmerzahl zur Prüfung zu; späte Anmeldungen werden unter Umständen nicht berücksichtigt.

Im Zusammenhang mit der Corona-Pandemie (oder möglichen künftigen Pandemien) kann es durchaus zu Verschiebungen der Prüfungstermine kommen oder wie im März 2020 sogar zu einer kompletten Absage der Prüfung. Aktuelle Informationen sind beim zuständigen Gesundheitsamt zu erfragen.

Wenige Wochen vor der mündlichen Prüfung erhalten Sie von Ihrem zuständigen Gesundheitsamt eine Einladung zur schriftlichen Prüfung und zusätzlich Informationen über Ablauf, Fragentypen und den Umgang mit den Lösungsbögen, ferner meist einen Überblick über die Kosten, ggf. eine Platzziffer und eine Anfahrtsbeschreibung.

1.1.2 Prüfungsverfahren

Die Überprüfung besteht aus einem schriftlichen und einem mündlichen Teil. Der schriftliche wird vor dem mündlichen Teil durchgeführt. Eine Einladung zum schriftlichen Überprüfungsteil erhalten Sie ca. drei Wochen vor dem Termin.

Gegenstände der Überprüfung und Leitlinien zur Überprüfung von Heilpraktikeranwärtern

Mit der Einführung der Leitlinien zur Überprüfung von Heilpraktikeranwärterinnen und -anwärtern nach § 2 des Heilpraktikergesetzes in Verbindung mit § 2 Abs. 1 Buchstabe i der Ersten Durchführungsverordnung zum Heilpraktikergesetz vom 7. Dezember 2017, veröffentlicht am 22.12.2017, in Kraft getreten am 22.03.2018, sind folgende Inhalte Gegenstand der Überprüfung:

- Eigeneinschätzung des Heilpraktikeranwärters bezüglich seiner sachlichen Kenntnisse, Fähigkeiten und deren Grenzen
- Rechtliche Grundlagen, v. a. das Heilpraktikergesetz, das Patientenrechtegesetz, Heilmittelwerbegesetz, Infektionsschutzgesetz, Arzneimittel- und das Medizinprodukterecht
- Grundlagen über die Qualitätssicherung und dem Qualitätsmanagement in der Heilpraktikerpraxis
- Erkennung von Notfallsituationen und die adäquate Erstversorgung
- Medizinischer Kenntnisse, v. a. Anatomie, Physiologie, Krankheitslehre, Pharmakologie im Hinblick auf alle medizinischen Disziplinen
- Erhebung der Anamnese und die Patientenuntersuchung (körperliche Untersuchung)
- Kenntnisse über Hygienevorschriften
- Fähigkeit, ärztliche Befunde und Laborergebnisse zu verstehen, zu bewerten und in der Therapie zu berücksichtigen
- Darstellung eigener naturheilkundlichen Therapien bezogen auf ein Krankheitsbild bzw. einen Patientenfall
- Demonstration von Injektionstechniken unter Berücksichtigung der Indikationen, Kontraindikationen, Nebenwirkungen und hygienischer Standards

1.2 Schriftliche Prüfung

1.2.1 Allgemeines

Die Kenntnis einiger wichtiger Voraussetzungen und Gegebenheiten für die schriftliche Überprüfung kann durchaus hilfreich sein:

- Grundsätzlich ist es empfehlenswert, ca. 30 Minuten vor Prüfungsbeginn am Prüfungsort zu erscheinen. Diese Zeit kann dazu dienen, sich mit den Räumlichkeiten und der Sitzordnung vertraut zu machen, in aller Ruhe die Anmeldeformalitäten abzuwickeln und vielleicht noch eine Kleinigkeit zu essen und zu trinken. Bei Verspätungen wird in der Regel keine zusätzliche Zeit gewährt, auch wenn z. B. die öffentlichen Transportmittel nicht pünktlich den Zeitplan eingehalten haben oder jemand Nahestehender erkrankt ist.
- Die Bearbeitungszeit beträgt 120 Minuten. Einige Gesundheitsämter gewähren zusätzliche Zeit (meist 10 Minuten) für die Übertragung der Ergebnisse auf den Lösungsbogen. Das ist allerdings keinesfalls die Regel. Wenn Sie mindestens 45 Fragen (75 %) richtig beantwortet haben, werden Sie zum mündlichen Teil zugelassen. Die Einladung zur mündlichen Überprüfung erhalten Sie gesondert, entweder postalisch oder inzwischen auch per E-Mail.
- Täuschungsversuche oder sonstige Unregelmäßigkeiten führen in der Regel zum Abbruch der Prüfung.

1.2.2 Fragen

Die schriftliche Prüfung besteht aus 60 Multiple-Choice-Fragen. Sie können als

- Einfachauswahl,
- Mehrfachauswahl,
- Zuordnungsfrage oder
- Aussagenkombinationen gestellt werden.

Anfang des Jahrhunderts sind Verknüpfungsfragen (Kausalfragen) gestellt worden; das ist allerdings seit über 10 Jahren nicht mehr geschehen. Abweichungen von den angegebenen Fragen werden im Informationsschreiben mitgeteilt, das Sie wenige Wochen vor der Prüfung erhalten.

Jeder Prüfling bekommt einen Fragenkatalog und einen Lösungsbogen. Die Antworten müssen in den Lösungsbogen eingetragen und nach Ende der Prüfung abgegeben werden. Den Fragenkatalog kann jeder Prüfling mitnehmen.

Der offizielle Lösungsschlüssel erscheint meist 10 Tage nach der Prüfung und kann online beim Gesundheitsamt abgefragt werden. Inoffizielle Lösungsschlüssel werden von diversen Instituten bereits am Prüfungstag veröffentlicht.

1.1.2 Prüfungsverfahren

1.2 Schriftliche Prüfung

1.2.1 Allgemeines

1.2.2 Fragen

1.2.3 Empfehlungen zur schriftlichen Prüfung

1.2.3 Empfehlungen zur schriftlichen Prüfung

Nachfolgend finden Sie wichtige und bewährte Empfehlungen zur schriftlichen Überprüfung:

- Grundsätzlich ist es wichtig, neben einer **Ausbildungszeit** eine ausreichend lange **Prüfungsvorbereitungszeit** einzuplanen. Diese ist von Mensch zu Mensch unterschiedlich. Einigen Prüflingen genügen 2 Jahre Ausbildungszeit und 6 Monate Prüfungsvorbereitungszeit, einige benötigen länger oder kürzer. Ausbildungen mit einer Dauer unter einem Jahr und eine Prüfungsvorbereitung unter 6 Monaten müssen als kritisch angesehen werden. In dieser kurzen Zeit ist es schwierig (von Ausnahmen abgesehen), die gängigen Inhalte zu lernen und – was noch wichtiger ist – zu verstehen und zu behalten.
- Sorgen Sie dafür, dass Sie über einen **soliden Grundstock an medizinischem Wissen** verfügen. Sie werden es benötigen und es wird Ihnen Sicherheit bieten – sowohl in der Prüfung als auch im Praxisalltag. Die Medizin und der menschliche Körper sind hochkomplexe Gebilde; die Auseinandersetzung mit dem einen und dem anderen Thema erfordert Zeit und einen gewissen geistigen Raum. Aus persönlicher Erfahrung ist alles das, was man lernt, irgendwann doch nützlich.
- Die Erfahrung der letzten 15 Jahre zeigt, dass ein großer Teil der Fragen inhaltlich relativ konstant bleibt, wenn auch mehr Detailwissen abgefragt wird und die Fragen komplexer gestellt werden. Etwa 10–15 % der Fragen variieren und beziehen sich auf eher seltenere Erkrankungen, z. B. das Cholesteatom, oder seltenere psychiatrische Störungen, z. B. Konversionsstörungen. Es ist grundsätzlich wichtig und nützlich, so viele **Fragen** wie möglich anzusehen und zu „kreuzeln“, um sich an die Fragestellungen zu gewöhnen. Zunächst erscheinen diese unklar oder unverständlich und mit „eigenartigen“ Termini versehen. Mit Übung tritt ein gewisser Gewöhnungseffekt ein. Zu beachten sind folgende Punkte:
  - **Lesen** Sie zunächst die Frage genau. Folgendes Schema hat sich bereits Jahrzehnte bewährt: Zuerst genau lesen, dann denken, dann kreuzen.
  - Beachten Sie, um welchen **Fragentyp** es sich handelt, ob um eine Einfach- oder Mehrfachauswahlfrage. Es kann nützlich sein, mit einem Leuchtmarker die Aufforderung „Wählen Sie zwei Antworten“ zu unterstreichen.
  - Die **Wörter** „immer“, „grundsätzlich“, „nie“, „stets“, „obligat“, „ausschließlich“ usw. müssen als sehr zweifelhaft angesehen werden und sind auch meist als falsch zu werten, aber eben nicht immer. Ein Beispiel dafür ist z. B. die Aussage zu funktionellen Herzgeräuschen: „Funktionelle Herzgeräusche sind stets systolisch.“ Diese Aussage ist richtig. Solche Art der Aussagen lassen sich aber sehr selten treffen. In der Medizin bedient man sich der Wahrscheinlichkeiten. Menschen sind unterschiedlich und die Medizin ist keine exakte Wissenschaft, die sich zudem permanent geringfügig oder auch deutlich ändert – je nach Erkenntnisstand.
  - Achten Sie auf **Verneinungsfragen.** Diese Fragenart ist inzwischen eher selten geworden, bereitet aber Prüflingen ab und an Schwierigkeiten.
  - Seien Sie vorsichtig mit **Korrekturen.** Die Erfahrung zeigt, dass in den meisten Fällen eine richtige Antwort in eine falsche umgewandelt wird. Das bedeutet aber nicht, dass Sie Ihre Unterlagen nicht nochmal sichten und ggf. korrigieren sollen.
  - Bearbeiten Sie bei den Fragen auch die falschen Antwortmöglichkeiten. Stellen Sie sicher, dass Aussagen, genannte Erkrankungen und Termini, die Ihnen nicht geläufig sind, bis zur Prüfung geklärt werden. Sie häufen so ein beträchtliches Kollateralwissen an, das für Sie nur Vorteile bietet.
  - Inzwischen verfügt der Markt über unterschiedlichste Werke zur Prüfung. Achten Sie darauf, dass Sie die Fragen nicht nur am PC, sondern auch einige Prüfungen „auf Papier“ lösen. Machen Sie sich mit dem amtlichen Layout vertraut, indem Sie bei Mitschülern bzw. Kommilitonen alte Originalprüfungen einsehen. Das kann einige optische Verunsicherungen in der Prüfung eliminieren.
- Die Zeit kurz vor der Prüfung ist grundsätzlich knapp, der Stresslevel steigt. Das ist eine Allgemeinerscheinung und nicht für die Heilpraktikerüberprüfung spezifisch. Verschieben Sie wichtige Inhalte nicht zum Schluss und bauen Sie eine Zeitreserve ein.
- Gehen Sie vor der Prüfung rechtzeitig ins Bett, damit Sie ausgeschlafen und konzentrationsfähig sind.
- Falls Sie die Anfahrt zum Prüfungsort nicht kennen, empfiehlt sich einige Tage vor der geplanten Prüfung eine Testfahrt, damit Sie wissen, wohin Sie müssen, wie Sie hinkommen und wie lange es dauert. Das kann schon jede Menge Stress am Prüfungstag ersparen.
- Seien Sie vorsichtig mit Schlafmitteln, sonstigen Mitteln mit entspannender oder sedierender Wirkung oder größeren Mengen Alkohol: Je nach Präparat kann die Wirkung noch am nächsten Tag anhalten. Aktivationsniveau, Konzentration und Aufmerksamkeit sinken dabei.

1.2.4 Beispiele für Prüfungsfragen

1.2.4 Beispiele für Prüfungsfragen

Einfachauswahl

Beispiel 1

Welche Aussage trifft zu?

Ihr Patient hat in Ihrer Praxis akut folgende Symptome: Verwirrtheit, Eintrübung, Orientierungslosigkeit, Hyperreflexie, feuchte, blasse, kaltschweißige Haut, Schwitzen, Heißhunger, Tachykardie. Es handelt sich am ehesten um

☐ A) eine thyreotoxische Krise
☐ B) einen kardiogenen Schock
☐ C) einen hypoglykämischen Schock
☐ D) eine Addison-Krise
☐ E) einen hyperglykämischen Schock

Die richtige Antwort lautet „C". In der Angabe werden sehr viele Symptome benannt. Einige Symptome treffen auf mehrere Antwortmöglichkeit zu, z. B. „blasse, kaltschweißige Haut" auf den kardiogenen oder den hypoglykämischen Schock. Eine sehr wichtige Angabe ist der Heißhunger, der in der Konstellation mit den anderen Symptomen nur auf den hypoglykämischen Schock zutrifft.

- Zu A: Die Symptome der thyreotoxischen Krise sind v. a. Tachykardie, Herzrhythmusstörungen, Hypertonie, Fieber, Erbrechen, Durchfall, Schwitzen, Muskelschwäche. Im Verlauf der Erkrankung entwickeln sich Bewusstseins- und Orientierungsstörungen und eine Hyperreflexie. Hunger kann vorhanden sein. Eine Kaltschweißigkeit findet sich meist nicht, im Vordergrund steht die Erhöhung der Körpertemperatur.
- Zu B: Typisch für den kardiogenen Schock sind u. a. Hypotonie, Tachykardie, gestaute Jugularvenen, Dyspnoe und Zyanose.
- Zu C: Die o. g. Symptome sprechen für den hypoglykämischen Schock. Typisch sind der akute Beginn, Bewusstseins- und Orientierungsstörungen, Hyperreflexie, **Heißhunger**, feuchte, blasse Haut und Tachykardie.
- Zu D: Die Symptome der Addison-Krise sind u. a. Hyperpigmentierung der Haut (bei Nebenniereninsuffizienz), Hypoglykämie, Schwäche, Gewichtsverlust, Übelkeit mit Erbrechen, Schocksymptome durch Exsikkose mit Blutdruckabfall, Fieber und Bewusstseinsstörungen.
- Zu E: Die Symptome des hyperglykämischen Schocks sind u. a. subakuter Beginn, Durst, Polyurie, trockene Haut, Hypotonie, Tachykardie, Hyperglykämie. Bei Diabetes mellitus Typ 1 ist ein obstartiger Geruch durch Ketonbildung typisch.

Beispiel 2

Welche Aussage zu Darmerkrankungen trifft zu?

☐ A) Die Divertikulose geht in der Regel mit krampfartigen Unterbauchschmerzen einher.
☐ B) Das kolorektale Karzinom tritt familiär gehäuft auf.
☐ C) Das Reizdarmsyndrom geht häufig mit einem toxischen Megakolon einher.
☐ D) Blutbeimischungen im Stuhl sind ein regelhafter Befund beim Reizdarmsyndrom.
☐ E) Glutenhaltige Nahrung ist ein wesentlicher Bestandteil der Pathogenese des Morbus Crohn.

Die richtige Antwort lautet „B". Bei dieser Frage werden mehrere gastrointestinale Erkrankungen abgefragt, sodass jede dieser Erkrankungen bzw. deren Symptome dem Anwärter geläufig sein müssen oder auch nicht, wenn man weiß, dass Karzinome im Allgemeinen familiär gehäuft vorkommen.

- Zu A: Die Divertikulose entsteht häufig auf dem Boden einer Obstipation und ist in der Regel asymptomatisch.
- Zu B: Das kolorektale Karzinom tritt familiär gehäuft auf.
- Zu C: Das toxische Megakolon ist eine typische Komplikation der Colitis ulcerosa. Dabei weitet sich der Darm, sodass die Durchblutung gedrosselt werden kann. Eine Darmperforation mit Peritonitis und Sepsis können in der Folge auftreten. Das Reizdarmsyndrom ist eine funktionelle Darmstörung ohne fassbare organische Ursache. Betroffen sind meist Frauen zwischen dem 30. und 40. Lebensjahr.
- Zu D: Typische Symptome beim Reizdarmsyndrom sind Bauchschmerzen, Blähungen, Obstipation und/oder Diarrhö und hörbare Darmgeräusche. Häufig werden die Beschwerden von einer psychischen Verstimmung begleitet. Die Durchfälle sind nicht nächtlich und nicht blutig. Blutige Durchfälle sprechen für eine organische Ursache.
- Zu E: Die Zöliakie (Sprue) ist eine allergische Darmerkrankung, bei der Gluten der pathogenetische Faktor ist. Die Ursachen des Morbus Crohn sind unklar, vermutet wird ein autoimmunes Geschehen.

Mehrfachauswahl

Beispiel 1

Was sind typische Nebenwirkungen einer langfristigen hochdosierten Kortisontherapie? Wählen Sie **zwei** Antworten!

☐ A) Hypoglykämie
☐ B) Arterielle Hypotonie
☐ C) Schlechte Wundheilung
☐ D) Überschießendes Wachstum bei Kindern
☐ E) Osteoporose

Die richtigen Antworten lauten „C" und „E". Die Frage könnte auch lauten: „Was zählt zu den typischen Symptomen des Cushing-Syndroms?" Die Osteoporose ist eine typische Erscheinung bei einer Glukokortikoidtherapie (katabole Wirkung am Knochen). Die schlechte Wundheilung ist auf Exsudations- und Proliferationshemmung von Bindegewebe zurückzuführen.

- Zu A: Kortison ist ein kataboles Hormon, die Folge ist eine Hyperglykämie. Die Hyperglykämie kommt durch die gesteigerte Glukoneogenese und die gestörte Glukoseutilisation in den peripheren Zellen durch die Ausbildung einer Insulinresistenz zustande.
- Zu B: Die arterielle Hypertonie ist eine typische Begleiterscheinung und auf mineralokortikoide (durch aldosteronähnliche) und vasokonstriktorische (durch erhöhte Katecholaminempfindlichkeit) Wirkung zurückzuführen.
- Zu D: Bei Kindern führt eine langfristige Glukokortikoidtherapie zum Wachstumsstillstand und evtl. vorzeitigem Epiphysenschluss.

Beispiel 2

Welche der folgenden Aussagen zu Masern treffen zu? Wählen Sie **zwei** Antworten!

☐ A) Für Heilpraktiker besteht nach dem Infektionsschutzgesetz (IfSG) eine namentliche Meldepflicht bei Krankheitsverdacht, Erkrankung und Tod.

☐ B) Die Übertragung erfolgt meist fäkal-oral.

☐ C) Die Ansteckungsfähigkeit beginnt mit dem Auftreten des Exanthems.

☐ D) Die Inkubationszeit bis zum Ausbruch des Exanthems beträgt ca. 2–5 Tage.

☐ E) Das Masernvirus löst bei über 95 % der ungeschützten Infizierten klinische Erscheinungen aus.

Die richtigen Antworten lauten „A" und „E". Diese Frage lässt sich gut beantworten, wenn man allgemeine Kenntnisse über Masern besitzt. Die Antwortmöglichkeit E bezieht sich auf den Manifestationsindex, der vielleicht nicht so geläufig ist. Prüft man die Literatur, wobei bei Infektionskrankheiten maßgeblich wichtig ist, was das Robert-Koch-Institut veröffentlicht (rki.de), stößt man unmittelbar zum Manifestations- und Kontagiositätsindex. Die o. g. Frage nach dem Manifestationsindex ist im Herbst 2016 gestellt worden. Im März 2016 (in einer Aussagekombination) ist u. a. nach dem Manifestations- und Kontagiositätsindex gefragt worden. Sind im Zuge der Vorbereitung beide Definitionen geklärt worden, lässt sich die Frage sehr gut beantworten.

Zu A: Für Heilpraktiker besteht nach § 6 IfSG eine namentliche Meldepflicht bei Krankheitsverdacht, Erkrankung und Tod. Ein Behandlungsverbot besteht nach § 24 IfSG.

Zu B: Die Übertragung erfolgt meist über Tröpfchen, wie bei den meisten Kinderkrankheiten.

Zu C: Die Ansteckungsfähigkeit beginnt am Ende der Inkubationszeit, ist am höchsten in der Prodromalphase, die durch grippale Symptome („verheult, verrotzt, verschwollen") und Koplik-Flecken gekennzeichnet ist, und sinkt mit dem Auftreten des Exanthems.

Zu D: Die Inkubationszeit bis zum Ausbruch des Exanthems beträgt ca. 2 Wochen.

Zu E: Das Masernvirus ist extrem ansteckend und löst auch bei kurzzeitiger Exposition eine Infektion aus (Kontagiositätsindex bei nahezu 100 %). Die Erkrankung löst bei über 95 % der ungeschützten Infizierten klinische Erscheinungen aus (Manifestationsindex ebenfalls bei nahezu 100 %).

Aussagekombination

Beispiel 1

Welche der folgenden Aussagen zur akuten Appendizitis treffen zu?

1. Rechtsseitige Unterbauchschmerzen sind immer vorhanden.
2. Es besteht meist hohes Fieber über 41 °C.
3. Unauffällige Entzündungswerte im Blut schließen eine Appendizitis aus.
4. Der Erkrankungsverlauf bei alten Menschen ist häufig symptomarm.
5. Ein akuter Harnwegsinfekt kann ähnliche Beschwerden verursachen.

☐ A) Aussagen 1 und 2 sind richtig

☐ B) Aussagen 3 und 4 sind richtig

☐ C) Aussagen 4 und 5 sind richtig

☐ D) Aussagen 1, 2 und 5 sind richtig

☐ E) Alle Aussagen sind richtig

Die richtige Antwort lautet „C".

- Zu 1: Hier findet sich das Wörtchen „immer", was meist nicht zutreffend ist. Damit scheiden die Antwortmöglichkeiten A, D und E aus, es verbleiben nur noch B und C. Das bedeutet, dass die Aussage 4 richtig sein muss. Die alles entscheidende Frage ist jetzt, ob Aussage 3 oder 5 zutreffend ist. Bei der Aussage 3 findet sich ein Ausschluss, die Aussage 5 ist als „kann"-Aussage formuliert, also wahrscheinlicher.
- Zu 2: Fieber ist häufig vorhanden, in den meisten Fällen ist es nicht so hoch.
- Zu 3: Unauffällige Entzündungswerte im Blut schließen eine Appendizitis nicht aus.
- Zu 4: Zutreffende Aussage.
- Zu 5: Akute Harnwegsinfekte können ähnliche Symptome hervorrufen.

Beispiel 2

Eine 70-jährige Patientin gibt an, dass sie seit 3 Stunden plötzlich auf einem Auge nichts mehr sehe. Schmerzen werden nicht angegeben. Bei der Untersuchung zeigt das gesunde Auge keine Besonderheiten, auf dem betroffenen Auge wird völlige Blindheit angegeben. Bei vorsichtigem Druck mit den Fingern auf den Bulbus zeigt sich, ebenso wie beim äußeren Ansehen des betroffenen Auges, ein unauffälliger Befund.

Welche der folgenden Aussagen trifft (treffen) zu?

1. Das Wahrscheinlichste ist ein akuter Glaukomanfall.
2. Nach wenigen Stunden droht bei Nichtbehandlung irreversible Blindheit.
3. Die richtige Therapie ist die sofortige Enukleation (Entfernung) des Auges in einer Fachklinik.
4. Die Symptomatik deutet auf eine Embolie der A. centralis retinae (Zentralarterienverschluss) hin.
5. Ein bei der Herzauskultation zu hörendes diastolisches Geräusch über dem 5. Interkostalraum medioklavikular links kann einen Hinweis auf die Ursache geben.

☐ A) Nur Aussage 1 ist richtig

☐ B) Nur Aussage 3 ist richtig

☐ C) Aussagen 2 und 4 sind richtig

☐ D) Aussagen 1, 2 und 5 sind richtig

☐ E) Aussagen 2, 4 und 5 sind richtig

Die richtige Antwort lautet „E". Dies ist vielleicht nicht auf den ersten Blick ersichtlich. Folgendes Schema kann hilfreich sein: Es wird eine 70-jährige Patientin beschrieben, die offenbar an einer akuten, schmerzlosen Erblindung leidet. Diese Angabe „schmerzlos" kann durchaus zu der Annahme führen, dass ein krankhafter Prozess der Retina, des N. opticus, des Glaskörpers oder der Linse vorliegen muss, weil dies die Strukturen sind, die nicht innerviert sind, wobei Erkrankungen der Linse chronische Prozesse sind. Andere Strukturen sind innerviert; deren Krankheitsprozesse sind schmerzhaft. Die Antwort wird mit der Aussage 4 geliefert. Zusätzlich wird darauf verwiesen, dass das Auge bei der Inspektion unauffällig erscheint, was bedeutet, dass die Schutzeinrichtungen, Konjunktiva und Sklera nicht betroffen sind. Die orientierende Bulbuspalpation ist ohne Befund, weshalb Aussagemöglichkeit 1 entfällt. Wenn die Aussage 4 richtig ist, dann kommen nur noch die Antwortmöglichkeiten C und E in Betracht. Hier ist es günstig zu wissen, dass ein Verschluss der A. centralis retinae auch durch eine Embolie aus dem linken Herzen hervorgerufen werden kann.

- Zu A: Ein Glaukomanfall ist unwahrscheinlich. Das Krankheitsbild geht mit stärksten Bulbus- und Kopfschmerzen einher, ein Visusverlust ist möglich und ergibt sich aus der druckbedingten Ischämie der retinalen Gefäße.
- Zu B: Die Angaben sprechen für eine Zentralarterienembolie. Ein später Therapiebeginn kann mit einem irreversiblen Visusverlust einhergehen. Der Grund liegt in der geringen Ischämietoleranz der retinalen Zellen.
- Zu C: Die Therapie des Zentralarterienverschlusses (auf dem Boden der Arteriosklerose und bei Klappenfehlern) besteht in der Lysetherapie. Eine sofortige Enukleation des Auges ist bei keiner Augenerkrankung indiziert. Eine Enukleation kann nach sorgfältiger Prüfung aller Therapieoptionen (u. a. Radio- und Chemotherapie) bei malignen Prozessen am Auge in Betracht kommen.
- Zu D: Die Symptome sprechen für eine Zentralarterienembolie. Typisch ist eine plötzliche, schmerzlose Erblindung (wegen der fehlenden sensiblen Innervation der Retina).
- Zu E: Zentralarterienverschlüsse entwickeln sich häufig auf dem Boden einer Arteriosklerose. Eine andere Ursache sind Klappenerkrankungen des Herzens, v. a. die Mitralstenose, die zur Vorhofdilatation und Bildung von Vorhofthromben führt, die als Embolie die A. centralis retinae erreichen und verschließen können. Ferner kann ein Zentralarterienverschluss im Rahmen der Arteriitis temporalis auftreten.

Zuordnungsfrage

Dieser Fragetypus ist seit über 10 Jahren nicht mehr bei der Überprüfung erschienen.

Ordnen Sie den Erkrankungen der Liste 1 das Symptom/den Befund aus Liste 2 zu!

Liste 1

1. Scharlach
2. Varizellen

Liste 2

☐ A) Milzruptur

☐ B) Grobfleckiges konfluierendes Exanthem hinter den Ohren beginnend

☐ C) Feinfleckiges Exanthem, periorale Blässe

☐ D) Erythem mit juckenden Papeln, Vesikeln und verschorften Erosionen, Verlauf in Schüben (sog. Sternenhimmel)

☐ E) Retroaurikuläre Lymphknotenvergrößerung

Die richtigen Antworten lauten:

Zu 1: Antwort „C" ist richtig

Zu 2: Antwort „D" ist richtig

- Zu A: Die Milzruptur kann Folge einer akuten Mononukleose sein.
- Zu B: Ein grobfleckiges konfluierendes Exanthem, das hinter den Ohren beginnt und nach kaudal wandert, ist typisch für Masern.
- Zu E: Eine retroaurikuläre Lymphknotenvergrößerung ist typisch für Röteln.

1.3 Mündliche Prüfung

1.3.1 Allgemeines zum Ablauf

1.3 Mündliche Prüfung

1.3.1 Allgemeines zum Ablauf

Nach der bestandenen schriftlichen Prüfung erhalten Sie wenige Tage oder wenige Wochen danach eine Einladung zur mündlichen Prüfung. Darin werden das Datum, der Ort und die Uhrzeit genannt. Sollten Sie an diesem Tag verhindert aufgrund beruflicher oder gesundheitlicher Umstände sein, müssen Sie dies dem Gesundheitsamt oder Landratsamt mitteilen. In der Regel werden bei beruflichen Verpflichtungen andere Termine festgelegt, gelegentlich auch erst im folgenden Semester. Bei Erkrankung müssen Sie ein ärztliches Attest vorlegen. Hier werden in der Regel auch Ersatztermine angeboten. Ein unentschuldigtes Fernbleiben von der Prüfung gilt als nicht bestandene Prüfung. In diesem Fall müssen Sie sowohl die schriftliche als auch die mündliche Prüfung noch einmal wiederholen.

Die mündliche Überprüfung soll nach den Leitlinien nicht länger als 60 Minuten dauern, meist dauert sie pro Person 30–45 Minuten. Sie wird unter dem Vorsitz eines Arztes des Gesundheitsamtes durchgeführt. An ihr wirken in der Regel zwei Angehörige des Heilpraktikerberufs als Beisitzende gutachterlich mit. Sie kann einzeln oder in Gruppen durchgeführt werden. Die Modalitäten werden im Einladungsschreiben mitgeteilt.

Nach der mündlichen Überprüfung entscheidet der Vorsitzende nach Anhörung der Beisitzer, ob die Ausübung der Heilkunde durch Sie „eine Gefahr für die Gesundheit der Bevölkerung oder für die ihn aufsuchenden Patientinnen und Patienten bedeuten würde“. Das Ergebnis wird Ihnen gleich im Anschluss mitgeteilt, im Fall des Nichtbestehens erfahren Sie auch die maßgeblichen Entscheidungsgründe und erhalten einen schriftlichen Bescheid.

1.3.2 Inhalte der mündlichen Prüfung

1.3.2 Inhalte der mündlichen Prüfung

Die Inhalte der mündlichen Überprüfung sind sehr verschieden. Einige Gesundheitsämter bevorzugen eine rein **theoretische** Überprüfung, andere hingegen **praktische** Demonstrationen, z. B. Untersuchungs-, Injektionstechniken oder das Notfallprocedere. Der praktische Teil wird in der Regel an einem Phantom durchgeführt.

Die theoretischen Schwerpunkte sind sehr breit gestreut. Zu den gängigen Inhalten zählen:

- **Fallbeispiele:** Ein mögliches Fallbeispiel kann z. B. lauten: „Sie werden zum Hausbesuch in der Nachbarschaft gebeten. Ein 74-jähriger Patient klagt nach dem Besuch im Fitnessstudio über starken retrosternalen Druck und Parästhesien im linken Unterarm. Ferner berichtet der Patient über Brechreiz.“ Aus diesem Fallbeispiel müssen Sie dann eine Verdachtsdiagnose, Differenzialdiagnosen und (in diesem Fall) ein Notfallgeschehen herleiten, mit Benennung der Maßnahmen, die zu ergreifen sind. Ferner können Sie zum Krankheitsbild mit Definition, Pathogenese, Symptomen, Komplikationen und Therapie befragt werden.
- **Differenzialdiagnostik:** Eine mögliche Frage könnte lauten: „Nennen Sie Differenzialdiagnosen für Schmerzen im rechten Oberbauch!“ Die Frage kann auch anhand eines Fallbeispiels gestellt werden, z. B.: „Eine 44-jährige adipöse Frau stellt sich bei Ihnen mit Schmerzen im rechten Oberbauch vor. An welche Differenzialdiagnosen denken Sie?“
- **Leitsymptome:** Gängige Fragen könnten folgendermaßen lauten: „Nennen Sie Leitsymptome der Colitis ulcerosa!“ oder „Durch welche Leitsymptome ist die Sigmadivertikulitis gekennzeichnet?“. Bei der anderen Variante werden Ihnen Leitsymptome einer Erkrankung genannt und Sie müssen die Erkrankung nennen, z. B. „Für welche Erkrankung sprechen die Symptome Hypertonie, Hämaturie, Proteinurie < 3,5 g/Tag?“. Die richtige Antwort ist Glomerulonephritis.
- **Laborbefunde:** Gelegentlich werden in den mündlichen Überprüfungen Laborbefunde vorgelegt (in der Regel ohne Referenzwerte). Aus diesem Laborbefund müssen dann die einzelnen Parameter, die vom Referenzbereich abweichen, benannt und eine (Verdachts-)Diagnose gestellt werden.
- **Fragen zur Anatomie und Physiologie:** Gängige Fragen sind z. B. „Beschreiben Sie den Aufbau des Herzens!“, „Beschreiben Sie den Aufbau der Leber!“ oder „Beschreiben Sie den Verdauungsprozess!“. Bei den Fragen zur Anatomie empfiehlt es sich, zunächst die Lage des Organs zu beschreiben, danach den makroskopischen Aufbau, gefolgt vom mikroskopischen Aufbau. Im Anschluss kann die Funktion des Organs erläutert werden.
- **Bunt gemischte Fragen:** Einige Prüfungen sind durch einen schnellen Themenwechsel gekennzeichnet. Dabei können zunächst Fragen z. B. zu Hormonen des Nebennierenmarks gestellt werden, direkt im Anschluss zur Gesetzeseinschränkungen, die für den Heilpraktiker relevant sind, dann zu Kennzeichen des Diabetes mellitus. Danach werden Sie aufgefordert, eine Untersuchung der Beine, der Leber oder eines anderen Organs oder eine Injektionstechnik zu demonstrieren.
- **Naturheilkunde:** Inzwischen werden die Heilpraktikeranwärter nach naturheilkundlichen Therapien befragt, die künftig in Ihrer Praxis angewendet werden sollen. Wenn auch in den meisten Fällen eine weiterführende naturheilkundliche Ausbildung nicht abgeschlossen ist, sollten Sie über Grundkenntnisse der Therapien verfügen, die Sie dann dem Prüfer auch erläutern können.

Beispiele für Inhalte der mündlichen Prüfung finden Sie im ➤ Kapitel 8.

1.3.3 Empfehlungen zur mündlichen Prüfung

Folgende Empfehlungen sind vor der mündlichen Prüfung zu beachten:

- Die Vorbereitung auf die mündliche Prüfung ist mit einer Lernumstellung verbunden. Während Sie für die schriftliche Prüfung Inhalte gespeichert haben und diese bei der Bearbeitung der MC-Fragen eher passiv abrufen konnten, müssen Sie in der mündlichen Prüfung Sachverhalte aktiv äußern und optimaler Weise logisch präsentieren. Das erfordert einige Übung, Geduld und Zeit. Hier kann ein mündliches Training von Vorteil sein, bei dem Sie das Frage-Antwort-Spiel einüben.
- Beschaffen Sie sich verfügbare Altprotokolle, um eine Einsicht in die Inhalte und Organisation zu erhalten. Nehmen Sie die Protokolle lediglich als Anhaltspunkt und beachten Sie, dass es einen Prüferwechsel geben kann oder dass komplett andere Themen abgefragt werden. Die ausschließliche Einverleibung der Inhalte aus Altprotokollen kann zu herben Enttäuschungen führen; seltener geht die Rechnung auf und man kann dann von einer „Punktlandung“ sprechen.
- Grundsätzlich ist es ratsam, bestimmte häufige Krankheiten v. a. Zivilisationskrankheiten vorab schon vorzubereiten, z. B. arterielle Hypertonie, Herzinfarkt, Diabetes mellitus, alkoholassoziierte Erkrankungen, Apoplex usw. Die Wahrscheinlichkeit, dass Sie sich zu diesen Inhalten äußern müssen, ist relativ hoch. Das Gleiche gilt für die Gesetzeslage; sehr häufig werden gesetzlich verankerte Berufsverbote und Pflichten abgefragt.
- Erscheinen Sie pünktlich zur Prüfung und planen Sie einen Zeitpuffer von 30 Minuten ein. In der Regel müssen Sie Ihre Einladung und den Personalausweis vorzeigen; das kann je nach Teilnehmerzahl und Organisation im Gesundheitsamt unterschiedlich lange dauern.
- Wählen Sie ordentliche Kleidung für die Prüfung. Nehmen Sie von Miniröcken, tiefen Ausschnitten oder Extravaganzen Abstand. All die Kleider und Accessoires können wieder gut hinterher getragen werden, in der Prüfung sind sie unpassend. Lassen Sie Ihren Schmuck zu Hause, insbesondere den, der Sie bei der praktischen Demonstration von z. B. Untersuchungstechniken oder Injektionen behindert. Verzichten Sie auf Nagellack oder Kunstnägel (unhygienisch) und binden Sie Ihre Haare zusammen.
- Achten Sie auf Höflichkeit und Sachlichkeit während der gesamten Dauer der Prüfung.
- In einigen Gesundheitsämtern werden Sie mit der Eingangsfrage konfrontiert: „Warum wollen Sie Heilpraktiker werden?“, „Welche berufliche Laufbahn können Sie vorweisen?“ Einigen Prüfern ist wichtig, dass Sie über eine abgeschlossene Ausbildung oder ein Studium verfügen. Hier ist es sinnvoll, sich vor der Prüfung Gedanken bezüglich der Inhalte und Formulierung zu machen.

1.3.3 Empfehlungen zur mündlichen Prüfung

KAPITEL

2 Anamnese und körperliche Untersuchung

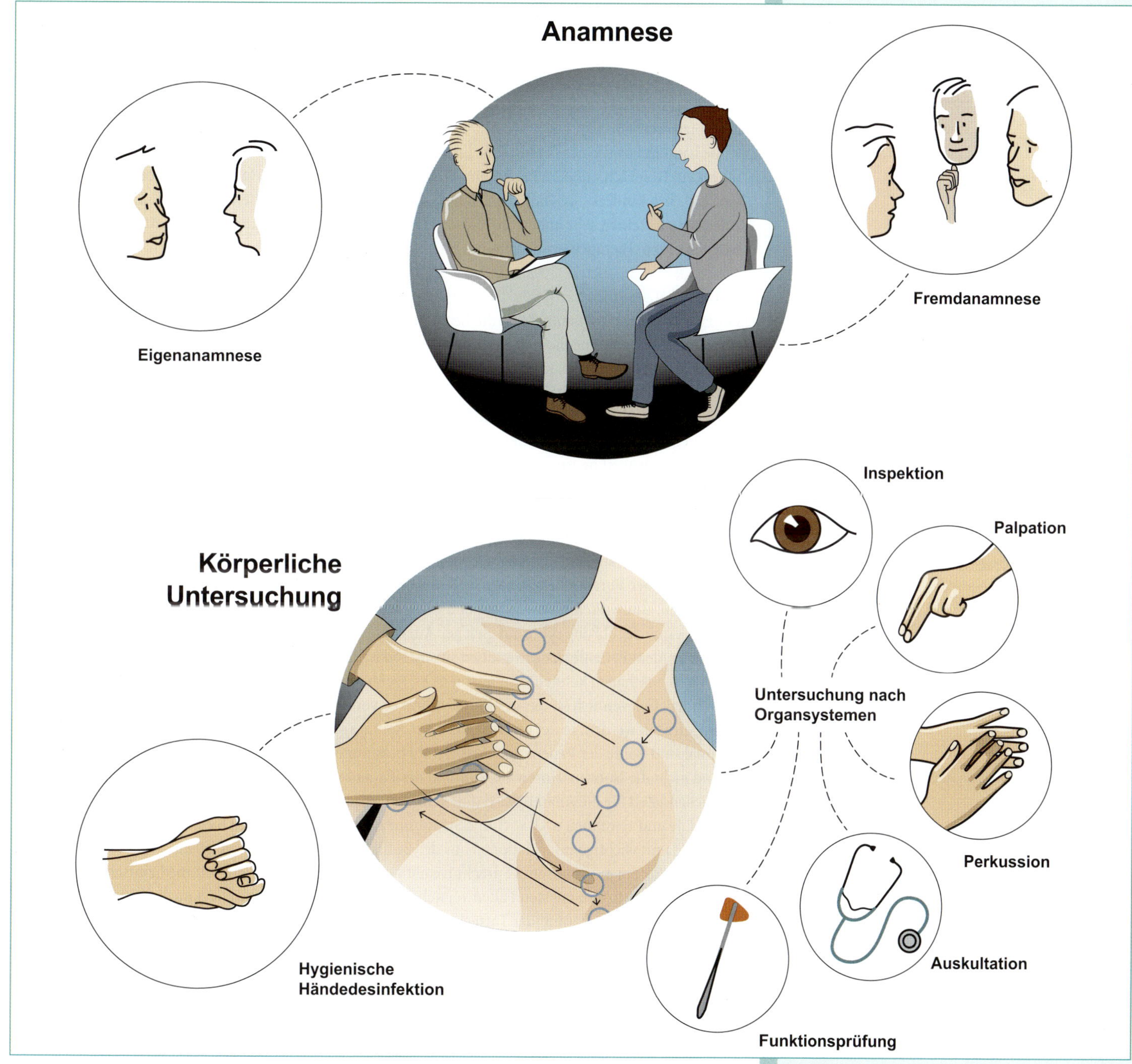

Auf den Punkt gebracht

2.1 Anamnese

2.1.1 Allgemeines

Die **Anamnese** dient der Erfassung der Symptome und der Krankengeschichte. Sie kann als Eigen- oder Fremdanamnese erhoben werden.

2.1.2 Voraussetzungen für eine erfolgreiche Anamnese

Wichtige **Grundregeln:**

- Ruhige Umgebung
- Keine Störungen
- Adäquate Begrüßung mit Händedruck und formaler Anrede
- Zuhören und den Spontanbericht abwarten
- Eigendiagnosen hinterfragen
- Offene Fragen bevorzugen
- Suggestivfragen vermeiden
- Symptome zusammenfassen und dokumentieren

2.1 Anamnese

LERNZIELE Fähigkeit zur Anamneseerhebung und Interpretation der Symptome.

HINWEIS PRÜFUNG Die **Systematik** der Anamnese ist prüfungs- und praxisrelevant. Die einzelnen Anamnesekriterien und die Reihenfolge der Anamneseerhebung sollten sowohl für die Prüfung als auch für den späteren Praxisalltag sicher beherrscht werden.

2.1.1 Allgemeines

Die Anamnese (gr. Anamnesis = Erinnerung) hat das Ziel, die **Symptome** und die **Krankengeschichte** des Patienten zu erfassen und durch gezielte Nachfrage eine (Verdachts)-Diagnose zu ermitteln. Ferner sollen eventuelle persönliche, soziale oder berufliche **Probleme** aufgedeckt und das Krankheitsverständnis eruiert werden.

Sie kann in Form einer Eigen- oder Fremdanamnese erfolgen. Bei der **Eigenanamnese** führt der Therapeut ein Gespräch mit dem Patienten selbst, die **Fremdanamnese** erfolgt unter Einbeziehung von Dritten (z. B. bei Kindern, Jugendlichen, Bewusstlosen oder desorientierten Patienten). Die Erhebung der Anamnese hat einen sehr hohen Stellenwert. Neben der Diagnosefindung ist sie die Basis für eine fruchtbare Patienten-Therapeuten-Beziehung.

2.1.2 Voraussetzungen für eine erfolgreiche Anamnese

Für eine erfolgreiche Anamnese ist die Beachtung einiger **Grundregeln** wichtig, v. a.:

- Wählen Sie, wenn möglich, einen ruhigen und hellen Raum. Die meisten Patienten sind vor einem Praxisbesuch aufgeregt. Laute Gespräche oder gar Streitigkeiten in Nebenräumen sowie Straßenlärm wirken sich zusätzlich irritierend aus.
- Beachten Sie die eigene persönliche Hygiene und den Kleidungsstil. Grundsätzlich sollte der Therapeut gepflegt sein, die Nägel sollten kurz und unlackiert sein. Darüber hinaus muss die Kleidung sauber, nach Möglichkeit neutral, hell und waschbar sein. Das Tragen von Schmuck sollte überdacht werden. Hygienemanahmen in Pandemiezeiten sind unter ➤ 2.2.2 zusammengefasst.
- Der Patient sollte mit Händedruck, Namen und formaler Anrede begrüßt werden.
- Vermeiden Sie Unterbrechungen während der Anamneseerhebung und der körperlichen Untersuchung. Telefonate, private Unterhaltungen oder das Abfragen von E-Mails sollten davor oder danach erfolgen.
- Falls Sie über Vorabinformationen, z. B. Arztbriefe mit Befunden und Untersuchungsergebnissen, verfügen, studieren Sie diese genau und prägen Sie sich den Inhalt ein.
- Die Gesprächsführung sollte auf gleicher Augenhöhe und in ausreichender Distanz erfolgen. Es ist günstig, dem Patienten zugewandt zu sitzen, sodass sich Patient und Therapeut während des Gesprächs anschauen können. Ungünstig ist es, wenn Sie dem Patienten den Rücken oder die Seite zuwenden. Gelegentlich ist dieser Modus in Praxen vorzufinden, weil der PC, in dem die Daten direkt eingetragen werden, in der anderen Ecke des Raumes steht. Auch wenn bauliche Maßnahmen suboptimal sind, sollte der Patient doch das Gefühl bekommen, dass er im Zentrum der Konsultation steht und nicht die Notizen. Hören Sie während des Patientenberichts genau zu und nehmen Sie sich ausreichend Zeit für die Anamnese, damit kein Gefühl der Hektik aufkommt. Die Patienten registrieren die Eile und erwähnen u. U. wichtige Symptome nicht. Dokumentieren Sie die Symptome im Nachhinein, damit wichtige Informationen aus der Beobachtung nicht verloren gehen.
- Wählen Sie ein angemessenes Sprachniveau und eine Sprache, die nicht mit medizinischen Termini überlastet ist. In den meisten Fällen verstehen Patienten die medizinische Sprache nicht oder nur unvollständig. Hinzu kommt die Tatsache, dass unter einer Stresssituation, wie sie während einer Konsultation vorkommt, häufig eine selektive Wahrnehmung auftritt. Das bedeutet, dass der Patient häufig Bruchteile einer Aussage wahrnimmt und es zu einer Verzerrung der Tatsachen kommen kann.
- Stellen Sie offene Fragen, z. B. „Was führt Sie zu mir?“, „Wie kann ich Ihnen helfen?“ oder „Was kann ich für Sie tun?“. Warten Sie die Antwort dann geduldig ab. Vorabantworten verfälschen die Angaben und lassen Unruhe aufkommen.
- Vermeiden Sie Suggestivfragen wie z. B. „Ihr Urin ist doch dunkel, nicht wahr?“. Das kann dazu führen, dass der Patient voreilig die Fragen bejaht oder verneint, die Antworten aber nicht den Tatsachen entsprechen.
- Hinterfragen Sie „Eigendiagnosen“ des Patienten. Häufig korrelieren diese nicht mit den medizinischen Termini. Ein Patient, der z. B. von Magenschmerzen berichtet, muss noch keine Magenschmerzen haben, wenn der Schmerz sich objektiv z. B. im linken Unterbauch befindet.
- Erstellen Sie zum Schluss des Gespräches eine Zusammenfassung der Beschwerden und dokumentieren Sie diese. Ferner sollte der Therapieplan ebenfalls festgehalten werden.

2.1.3 Erster Eindruck

Den ersten Eindruck vom Patienten gewinnt man bereits, wenn der Patient zur Tür hineinkommt. Dieser Ersteindruck ist wichtig, weil er zum einen wichtige Informationen zur Erkrankung liefert, aber zum anderen auch auf ein potenzielles Notfallgeschehen hindeuten kann. Auf die nachfolgend beschriebenen Kriterien sollte ein Augenmerk gelegt werden.

Konstitution des Patienten

Die Konstitution eines Menschen wird nach dem Psychiater Ernst Kretschmer in ursprünglich 3 Typen unterteilt: den leptosomen, athletischen und pyknischen Typ. Der vierte, dysplastische Typ ist eine Sammelbezeichnung für viele unterschiedliche kleinere Gruppen. Das Ziel der Typeneinteilung ist die Zuordnung von Charaktermerkmalen, psychischen Varianten des Verhaltens oder auch somatischen Erkrankungen zum jeweiligen Typus. Reine Typen sind eher selten, vielmehr handelt es sich um Mischtypen. Diese Methode der Typenzuordnung ist umstritten.

- **Leptosomer (asthenischer) Typ:** Hagerer Mensch mit dünnen Gliedmaßen und ohne Neigung, an Gewicht zuzunehmen. Dieser Typ neigt u. a. zum abstrakten Denken und zur Detailforschung.
- **Athletischer Typ:** Kräftig-sportlicher, muskelbetonter Typ mit breiten Schultern und Brustkorb, der u. a. als wenig innovativ, aber durchsetzungsfähig gilt.
- **Pyknischer Typ:** Er hat weiche, runde Formen – besonders im Gesicht und am Bauch – und eine besondere Neigung zur Gewichtszunahme. Der Hals ist kurz und die Gliedmaßen sind dünn. Dieser Typ zeichnet sich u. a. durch Geselligkeit, Ruhe bis hin zu Trägheit aus.
- **Dysplastischer Typ:** Kennzeichnend ist eine angeborene oder erworbene Formstörung des Körpers, die mit einer Über- oder Unterentwicklung einzelner Körperpartien verbunden ist. Der übrige Körper ist dabei normal entwickelt. Dazu zählen z. B. Minderwuchs oder Hochwuchs. Die charakterlichen Eigenschaften sind im Wesentlichen dem leptosomen Typen gleich.

Wuchs

Der Wuchs des Menschen kann auf Erkrankungen oder mögliche psychische Belastungen hinweisen. Wichtigste Auffälligkeiten sind der Minderwuchs (Kleinwuchs) und der Hochwuchs (Großwuchs):

- **Minderwuchs** (Kleinwuchs): Kennzeichnend ist eine Körpergröße < 3. Perzentile, durch v. a. verminderte Wachstumsgeschwindigkeit und/oder verkürzte Wachstumsdauer. Ursachen können genetische Komponenten sein, z. B. familiärer Kleinwuchs, konstitutionelle Entwicklungsverzögerung, Turner-Syndrom oder Trisomie 21, Zöliakie, Hypophysenerkrankungen, Hypothyreose, Rachitis, Osteogenesis imperfecta (Glasknochenkrankheit) oder Achondroplasie (disproportionierter Kleinwuchs).
- **Hochwuchs** (Großwuchs): Kennzeichnend ist eine Körpergröße jenseits der 97. Perzentile. Der Hochwuchs kann in Makrostomie oder Großwuchs (Männer > 1,92 m, Frauen > 1,80 m) und Gigantismus oder Riesenwuchs (Männer > 2,00 m, Frauen > 1,85 m) eingeteilt werden. Als Ursachen kommen familiäre Formen in Betracht, hormonelle Verschiebungen, z. B. STH-produzierende Tumoren (seltener eine externe Zufuhr), oder genetische Aberrationen, z. B. Marfan-Syndrom oder Klinefelter-Syndrom.

Ernährungszustand

Der **Ernährungszustand** liefert Informationen u. a. über mögliche (Folge-)Erkrankungen, z. B. das metabolische Syndrom oder Tumorgeschehen. Wichtig ist nicht nur die Erfassung des Ist-Zustands durch Messung des Gewichts und Berechnung des BMI, sondern auch die Beurteilung der Gewichtsentwicklung in den letzten Monaten bzw. Jahren. Wichtigste Normabweichungen sind Übergewicht bzw. Adipositas und Untergewicht.

- **Übergewicht und Adipositas:** Dieser Zustand tritt bei übermäßiger Zufuhr von energiedichten Lebensmitteln, häufig gepaart mit Bewegungsmangel, aber auch bei Hypothyreose, Cushing-Syndrom, Niereninsuffizienz, psychiatrischen Erkrankungen oder als Medikamentennebenwirkungen, z. B. Lithium, auf. Die Adipositas kann in eine stammbetonte und eine gluteofemorale Form eingeteilt werden. Die **stammbetonte** Adipositas (viszerale, androide, zentrale Adipositas, Apfeltyp) geht mit deutlich mehr Folgeerkrankungen einher (u. a. arterielle Hypertonie, KHK, Apoplex, Schlafapnoesyndrom) und ist insgesamt gesehen ungünstiger als die **gluteofemorale** Adipositas (periphere, gynoide Adipositas, Birnentyp).
- **Untergewicht:** Kann ein Hinweis auf eine Anorexia nervosa, Bulimie oder Depression sein. Um keine voreiligen Schlüssen zu ziehen, ist eine genaue Befragung des Patienten nötig. Konsumierende Erkrankungen, wie z. B. Tumorerkrankungen, chronisch-entzündliche Erkrankungen (u. a. Morbus Crohn, Colitis ulcerosa), aber auch die Hyperthyreose, gehen meist auch mit einer starken Gewichtsabnahme einher.

Körperhaltung

Die **Körperhaltung** kann wertvolle Hinweise auf diverse Erkrankungen geben, u. a.

- **Gebückte Haltung:** Kann als Schonhaltung bei Schmerzzuständen, ausgeprägter Osteoporose, Morbus Bechterew oder Morbus Parkinson auftreten.
- **Schwankende Haltung:** Kann bei Intoxikationen jeglicher Art, Innenohr- oder Kleinhirnerkrankungen und Schwindel vorkommen.

2.1.3 Erster Eindruck

Der **erste Eindruck** liefert dem aufmerksamen Beobachter zahlreiche Informationen zum Gesundheitszustand des Patienten.

Konstitutionstypen nach Kretschmer:
- Leptosomer Typ
- Athletischer Typ
- Pyknischer Typ
- Dysplastischer Typ

Wuchs:
- **Minderwuchs:** Körpergröße < 3. Perzentile. Ursachen sind u. a. familiäre Formen, Turner-, Down-Syndrom, Hypothyreose, Achondroplasie.
- **Hochwuchs:** Körpergröße > 97. Perzentile. Ursachen sind u. a. familiäre Formen, STH-produzierende Tumoren.

Ernährungszustand:
- **Übergewicht** und **Adipositas:** v. a. alimentär und durch Bewegungsmangel bedingt, aber auch durch Hypothyreose, Cushing-Syndrom
- **Untergewicht:** v. a. durch Anorexia nervosa, CED, Hyperthyreose, Tumorerkrankungen bedingt

Körperhaltung:
- Gebückt, z. B. bei Morbus Parkinson
- Schwankend, z. B. bei Schwindel
- Sitzend, z. B. bei Dyspnoe
- Unruhig, z. B. bei Schmerzen

Auf den Punkt gebracht

- **Schnelle Einnahme einer sitzenden Position:** Kann bei einer Dyspnoe oder Erschöpfungszuständen gefunden werden.
- **Unruhige Haltung:** Kann begleitend bei Kolikschmerzen, Verwirrtheitszuständen, Hyperthyreose, Nervosität und Anspannung aufkommen.

Gangbild:
- Wernicke-Gang: nach Apoplex
- Scherengang: Spastik der Beine
- Steppergang: Peroneuslähmung
- Gebundener Gang: Morbus Parkinson
- Hinken: Erkrankungen der unteren Extremität

Gangbild

Auffälligkeiten im **Gangbild** können Hinweise auf neuromuskuläre Erkrankungen geben (➤ 4.14.3). Folgende Gangstörungen können u. a. beobachtet werden:
- **Wernicke-Gang:** Typische Gangart bei spastischer Hemiparese nach Schlaganfällen oder anderen Läsionen im Großhirn.
- **Scherengang:** Er tritt bei beidseitiger Spastik der Beine auf.
- **Steppergang:** Er findet sich bei der Peroneuslähmung.
- **Gebundener Gang:** Oberkörper nach vorne geneigt, Schritte kurz, schlurfend, Hypokinese mit vermindertem Mitschwingen der Arme, Ruhetremor, Rigor. Typische Gangart bei Morbus Parkinson.
- **Ataktischer Gang:** Unsicherer, mit Fallneigung verbundener Gang, z. B. bei Kleinhirnerkrankungen.
- **Hinken:** Kann z. B. bei Erkrankungen der unteren Extremität auftreten.

Gesichtsfarbe:
- Blässe, z. B. bei Anämie
- Röte, z. B. bei Diabetes mellitus, Cushing-Syndrom
- Ikterus, z. B. bei Leber- und Gallenerkrankungen

Gesichtsfarbe

Die unterschiedliche **Gesichtsfarbe** kann Hinweise auf bestehende Erkrankungen geben, u. a.
- **Blässe:** Kann konstitutionell, bei Anämie, konsumierenden Erkrankungen oder Schockgeschehen auftreten.
- **Röte:** Findet sich z. B. bei Polyglobulie, Aufregung, Hypertonie, Cushing-Syndrom oder Diabetes mellitus.
- **Ikterus:** Kennzeichen ist eine gelbliche Färbung zunächst der Skleren und dann der Haut. Der Ikterus ist ein typisches Symptom bei Lebererkrankungen, Erkrankungen der ableitenden Gallenwege oder Hämolyse.
- **Auffällige Bräune:** Kann nach Auslandsaufenthalten, bei Hämochromatose oder Morbus Addison begleitend auftreten.

Gesichtsausdruck, Hautveränderungen:
- Vollmondgesicht: Cushing-, Pickwick-Syndrom
- Reduzierte Mimik: Depression, Morbus Parkinson
- Tabaksbeutelmund: Sklerodermie
- Schmetterlingserythem: SLE, Ringelröteln
- Myxödem: Hypothyreose
- Quincke-Ödem: Allergien
- Exanthem: Infektionskrankheit
- Facies hippocratica: schwere Erkrankungen, Agonie
- Facies mitralis: Herzerkrankungen
- Facies adenoidea: adenoide Vegetationen

Gesichtsausdruck und Hautveränderungen

Der **Gesichtsausdruck** und **Hautveränderungen** besonders im Gesicht sind das erste, was die Aufmerksamkeit des Therapeuten auf ein potenzielles Krankheitsgeschehen lenkt. Dazu zählen:
- **Vollmondgesicht:** Typisch ist ein rundes Gesicht, das v. a. beim Cushing-Syndrom, Pickwick-Syndrom oder bei Adipositas auftritt.
- **Reduzierte Mimik:** Sie wird oft durch einen starren Gesichtsausdruck begleitet. Es ist ein typisches Symptom bei Morbus Parkinson (gleichzeitig ist auch ein Salbengesicht vorhanden), Depressionen oder ist Fazialisparese.
- **Tabaksbeutelmund:** Kennzeichnend sind eine kleine Mundöffnung und straffe Haut. Gleichzeitig findet sich eine radiäre Fältelung um die Lippen. Es ist eine typische Erscheinung bei der Sklerodermie, kann aber auch im Zuge der physiologischen Hautalterung auftreten.
- **Schmetterlingserythem:** Kennzeichnend ist eine symmetrische, schmetterlingsförmige, über Nase und Wangen vorhandene Hautrötung. Sie kann beim systemischen Lupus erythematodes (mit entzündlicher Infiltration und Schuppung) oder Rosazea (mit Papeln, Pusteln und Teleangiektasien) auftreten, bei Kindern kann es ein Hinweis auf Ringelröteln sein.
- **Myxödem:** Kennzeichnend ist eine teigige, derbe Schwellung, die typischerweise bei Hypothyreose auftritt.
- **Quincke-Ödem:** Typisch sind ein rasches Auftreten, starke Schwellungen im Gesicht (v. a. an Lippen und Augenlidern) und ein Spannungsgefühl. Es gibt einen Hinweis auf eine allergische Disposition.
- **Exanthem:** Es kann Ausdruck z. B. einer Infektionskrankheit oder Medikamentennebenwirkung sein.
- **Facies hippocratica:** Kennzeichnend ist ein eingefallenes, blasses Gesicht mit tiefen Nasolabialfalten. Es kann auf schwere abdominale Erkrankung oder Agonie hinweisen.
- **Facies mitralis:** Typisch sind eine rötlich-livide Verfärbung der Wangen und Lippenzyanose. Es kann bei Herzerkrankungen, v. a. Mitralstenose, auftreten.
- **Facies adenoidea** (Rachenmandelgesicht): Kennzeichnend sind ein offener Mund, eine hängende Unterlippe, Mundatmung und die meist sichtbare Zungenspitze. Das Rachenmandelgesicht ist bei Kindern ein häufiger Befund bei Verlegung des Nasen-Rachen-Raums durch eine hyperplastische Rachenmandel.

Weiterhin wird der Eindruck des Patienten durch das äußere Erscheinungsbild, die Kleidung, persönliche Hygiene, Sprache, Mimik, Gestik und viele andere Faktoren bestimmt.

2.1.4 Ausschluss eines Notfalls

2.1.4 Ausschluss eines Notfalls

Patienten, die mit akuten Erkrankungen einen Therapeuten aufsuchen, können sich in Lebensgefahr befinden und müssen zeitnah vom Notarzt versorgt werden und ggf. in die nächstgelegene Klinik gebracht

Tab. 2.1 Übersicht über die Vitalparameter

Vitalparameter	Normbereich	Pathologischer Bereich	Besonderheiten
Vigilanz	• Wach • Ansprechbar	• Benommenheit • Somnolenz • Sopor • Koma	Jede Vigilanzänderung stellt einen Notfall dar.
Pulsfrequenz	60–100/Min.	• Tachykardie (> 100/Min.) • Bradykardie (< 60/Min.) • Arrhythmie	Bei gut Trainierten ist eine Bradykardie physiologisch.
Blutdruck	• Systolisch 100–139 mmHg • Diastolisch bis 90 mmHg	• Hypertonie: > 140 mmHg systolisch bzw. > 90 mmHg diastolisch • Hypotonie: systolisch < 100 mmHg	• Beidseitig Blutdruck messen • Schockindex = Pulsfrequenz ÷ systolischer Blutdruck (Merkhilfe: Pus-sy) – Schockindex = 1: Schockgefahr – Schockindex > 1: manifester Schock
Temperatur	36,6–37,1 °C	• Subfebrile Temperaturen 37,1–38,0 °C • Fieber > 38,0 °C	Tagesschwankungen und Schwankungen zwischen den Messorten beachten
Atemfrequenz	11–18/Min.	• Tachypnoe > 19/Min. • Bradypnoe < 10/Min.	

werden. ➤ Tab. 2.1 bietet eine Hilfestellung bei der Entscheidung, ob es sich um einen Notfall handelt oder nicht. Die Überprüfung der **Vitalparameter** dient dazu, objektive Befunde zu bekommen. Dazu zählen Vigilanz, Blutdruck, Pulsfrequenz, Temperatur und Atemfrequenz.
Jeder Patient, der über

- **akute Schmerzen** unabhängig von der Region,
- **akute Dyspnoe,**
- **akute neurologische Ausfälle,** inkl. eines epileptischen Anfalls,
- **akute Blutungen,**
- **akutes hohes Fieber,**
- **entgleisten Blutdruck** im Sinne einer hypertensiven Krise, eines hypertensiven Notfalls oder einer akuter Hypotonie
- **Traumata,**
- **akute Herzrhythmusstörungen** oder
- **Suizidalität**

berichtet, sollte zunächst einem Arzt vorgestellt werden.

2.1.5 Aktuelle Anamnese

Im Mittelpunkt der Anamnese steht zunächst die **subjektive Hauptsymptomatik.** Die Beschreibung der Symptome sollte in chronologischer Reihenfolge geschildert und vom Therapeuten stichpunktartig dokumentiert werden. Die aktuellen Symptome kann man anhand der **5 W's** abfragen:

- **Was** führt Sie zu mir?
- **Wo** genau haben Sie Schmerzen? Strahlen die Schmerzen in eine andere (Nachbar-)Region aus?
- **Seit wann** bestehen die Schmerzen? Ist der Beginn akut oder schleichend gewesen? Haben Sie die gleichen Symptome schon mal gehabt?
- **Wie** ist der Charakter der Beschwerden? Sind die Beschwerden dumpf, pochend, stechend, kolikartig, konstant oder intermittierend?
- **Wie stark** sind die Schmerzen? Die subjektiv Schmerzstärke kann anhand einer Schmerzskala angegeben werden, wobei 0 einer Schmerzfreiheit entspricht und 10 dem stärksten vorstellbaren Schmerz (➤ Abb. 2.1).
- **Warum?** Gibt es Auslösefaktoren? Zu den möglichen Auslösern zählen u. a. Unfälle, körperliche Arbeit, Wetter, Nahrungsaufnahme oder Emotionen.
- **Weitergehende Fragen:**
  - Sind verbessernde oder verstärkende Faktoren bekannt?
  - Sind Begleitsymptome, z. B. Übelkeit, Erbrechen, Sehstörungen beim Leitsymptom Kopfschmerz, aufgetreten?
  - Was haben Sie bereits unternommen? Können Sie eine Veränderung der Schmerzen feststellen?

2.1.6 Medizinische Vorgeschichte

Die Erfragung der medizinischen **Vorgeschichte** folgt auf das Eruieren der aktuellen Beschwerdesymptomatik. Sie dient der Erfassung früherer Erkrankungen oder Anfälligkeiten, Operationen und Nebenerkrankungen, die mit dem aktuellen Beschwerdebild zusammenhängen können.

- Vorerkrankungen: Sind Sie in der Vergangenheit krank gewesen? Wenn ja, woran sind Sie erkrankt? Wie ist/sind die Erkrankung/en behandelt worden? Ist die Erkrankung ambulant oder stationär behandelt worden?

Auf den Punkt gebracht

TABELLE 2.1

Ein **Notfallgeschehen** ist wahrscheinlich bei:

- Akuten Schmerzen
- Akuter Dyspnoe
- Akutem neurologischen Ausfall
- Akuter Blutung
- Akut hohem Fieber
- Entgleistem Blutdruck
- Traumata
- Akuten Herzrhythmusstörungen
- Suizidalität

2.1.5 Aktuelle Anamnese

„W"-Fragen (aktuelle Anamnese):

- Was?
- Wo genau?
- Seit wann?
- Wie (Charakter der Beschwerden)?
- Warum (Auslösefaktoren)?
- Weitergehende Fragen: Begleitsymptome, verbessernde bzw. verstärkende Faktoren

2.1.6 Medizinische Vorgeschichte

Vorgeschichte:

- Vorerkrankungen, v. a. chronische Erkrankungen
- Kardiovaskuläre Risikofaktoren
- Operationen
- Unfälle
- Vorsorgeuntersuchungen
- Erkrankungen im Kindesalter
- Geburtsanamnese
- Psychiatrische Vorerkrankungen

ABBILDUNG 2.1

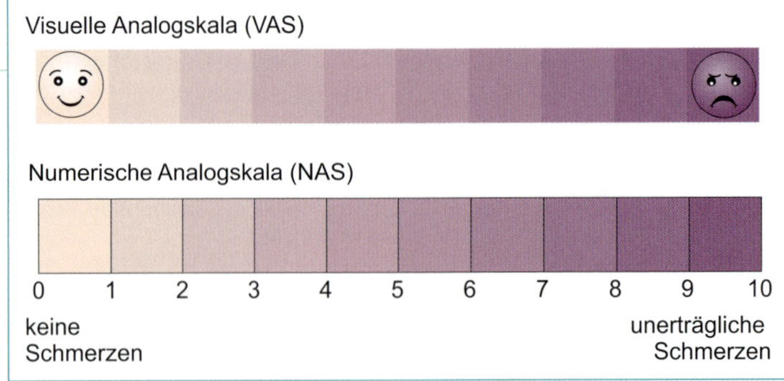

Abb. 2.1 Schmerzskala [L190]

- Bestehen chronische Krankheiten, z. B. Asthma bronchiale, COPD, Stoffwechselerkrankungen, Hypertonie, Herzinsuffizienz? Wurden bzw. werden die Erkrankungen behandelt?
- Bestehen kardiovaskuläre Risikofaktoren wie Übergewicht, Diabetes mellitus, Hypertonie, Hypercholesterinämie oder eine familiäre Belastung? Wurden bzw. werden die Erkrankungen behandelt?
- Operationen, Unfälle, Krankenhausaufenthalte: Sind sie schon einmal operiert worden? Wenn ja, woran, wann und wo? Hatten Sie größere Unfälle bzw. Verletzungen?
- Vorsorgeuntersuchungen, Impfstatus: Nehmen Sie regelmäßig die Vorsorgeuntersuchungen in Anspruch? Welche Impfungen sind bei Ihnen in den letzten 10 Jahren durchgeführt worden?
- Erkrankungen im Kindesalter: Sind sie als Kind gehäuft krank gewesen? Wenn ja, woran waren sie erkrankt?
- Geburtsanamnese: Haben Sie Kinder? Wenn ja, wie viele? Wie war der Verlauf der Schwangerschaften und Geburten? Wie haben sich die Kinder entwickelt?
- Psychiatrische Vorerkrankungen: Hatten Sie schon einmal seelische Probleme? Gibt es in der Familie gehäuft psychiatrische Erkrankungen?

2.1.7 Medikamentenanamnese

Zu erfragen sind die Einnahme **aller** (rezeptfreien und pflichtigen) **Medikamente** sowie die subjektive **Wirkung** und mögliche **Nebenwirkungen** der Medikation.

2.1.7 Medikamentenanamnese

Die Medikamentenanamnese ist wichtig, um die aktuelle Therapie der Erkrankungen und die Compliance des Patienten zu eruieren. Aus einem Medikationsschema kann man ferner auf Erkrankungen schließen, die der Patient nicht angegeben hat oder die ihm nicht bekannt sind. Empfehlenswert ist es, nach **rezeptpflichtigen und rezeptfreien Medikamenten** sowie nach **Nahrungsergänzungsmitteln** zu fragen. Ferner ist es sinnvoll, den Patienten nach der subjektiven **Wirkung** bzw. **Nebenwirkungen** der Medikamente zu befragen und nach Unverträglichkeiten (Allergien). Ferner können Medikamente zu Wechselwirkungen untereinander führen und Befindlichkeitsstörungen oder Erkrankungen verursachen.

Folgende Fragen sind zu stellen: Weswegen nehmen Sie das Medikament? Seit wann? In welcher Dosierung? Wie häufig am Tag? Von wem wurde es empfohlen? Nehmen Sie Ihre Medikamente regelmäßig? Haben Sie Nebenwirkungen festgestellt? Wenn ja, welche?

2.1.8 Vegetative Anamnese

- B-Symptome: Fieber, Nachtschweiß, Gewichtsabnahme
- Schlaf und Leistungsfähigkeit
- Dyspnoe, Husten, Auswurf
- Appetit, Gewicht
- Durst
- Übelkeit, Erbrechen
- Stuhlgang, Miktion

2.1.8 Vegetative Anamnese

Die **vegetative Anamnese** liefert Informationen zum Zustand wichtiger Körperfunktionen. Folgende Punkte sollten erfragt werden:

- **B-Symptome:** Kennzeichnend sind Fieber, Schweiß bzw. Nachtschweiß und Gewichtsabnahme. B-Symptome können ein Hinweis auf konsumierende, Tumor-, chronisch-infektiöse oder chronisch-entzündliche Erkrankungen sein. Die Gewichtsabnahme ist ungewollt und beträgt meist 10 % des Ausgangsgewichts in den letzten 6 Monaten. Nachtschweiß gilt dann als Nachtschweiß, wenn die Patienten Kleider wechseln müssen. Ausschließen sollte man dabei, dass der Patient unter 3 Bettdecken liegt oder der Raum überhitzt ist. Bei Auftreten von Fieber sollte der genaue Fieberverlauf erfragt werden.
- **Schlaf:** Wie viele Stunden Schlaf brauchen Sie? Gibt es Probleme beim Einschlafen oder Durchschlafen? Fühlen Sie sich ausgeschlafen?
- **Dyspnoe:** Leiden Sie unter Atemnot? Wenn ja, in welchen Situationen und seit wann? Wie wirkt sich die Atemnot auf die täglichen Aktivitäten aus?
- **Husten, Auswurf:** Haben Sie Husten? Wenn ja, wann im Tagesverlauf? Seit wann? Wie häufig? Haben sie Auswurf? Wie viel? Wie sieht der Auswurf aus?
- **Appetit, Gewicht:** Wie ist Ihr Appetit? Haben Sie Gewicht verloren oder zugenommen? Wenn ja, wie viel und in welchem Zeitraum?
- **Durst:** Wie stark ist das Durstgefühl ausgeprägt (bei älteren Patienten kann das Durstgefühl reduziert sein)? Wie viel trinken Sie pro Tag (ausgenommen Kaffee und alkoholische Getränke)?
- **Übelkeit, Erbrechen:** Leiden Sie unter Übelkeit oder Erbrechen? Wenn ja, wann im Tagesverlauf? Morgendliches Erbrechen begleitet von Kopfschmerzen kann z. B. ein Hinweis auf eine Hirndrucksteigerung sein, während postprandiales Erbrechen verbunden mit Oberbauchschmerzen ein Hinweis auf ein Magenulkus sein kann.

- **Stuhlgang:** Wie häufig haben Sie Stuhlgang? Welche Konsistenz? Welche Menge? Welche Farbe? Sind Beimengungen vorhanden? Ist die Defäkation mit einem starken Pressakt verbunden? Sind Änderungen der Stuhlgewohnheiten aufgefallen (möglicher Hinweis auf ein Kolonkarzinom)?
- **Miktion:** Wie häufig? Findet sich z. B. Brennen beim Wasserlassen? Besteht nächtliches Wasserlassen? Besteht Inkontinenz?
- Bei Frauen Erhebung der **gynäkologischen** Anamnese: Erfragt werden erste und ggf. letzte Menstruation, Dauer, Stärke der Blutung, Zwischenblutungen, Einnahme von Ovulationshemmern, Schwangerschaften, Geburten und Aborte.

2.1.9 Allergien

Allergien oder Unverträglichkeitsreaktionen sind bei rund 20 % der Patienten zu finden und sind an Häufigkeit zunehmend. Sie können sich als leichte Hautrötung bis zum anaphylaktischen Schock manifestieren.

- Auslösende Substanzen: Sind bei Ihnen Allergien bekannt? Wenn ja, auf welche Stoffe (Pollen, Pflaster, Nahrungsmittel, Medikamente, Kontrastmittel)? In welchem zeitlichen Abstand kommt es zu einer Reaktion?
- Reaktionen: Wie reagieren Sie auf Allergene (Urtikaria, Angioödem, Asthma, anaphylaktischer Schock)? Wie oft ist eine Reaktion aufgetreten? Was haben Sie dagegen unternommen? Haben sie ein Notfallset?

2.1.9 Allergien

Erfassung auslösender Substanzen und Reaktion auf Allergene.

2.1.10 Sozialanamnese

Die **Sozialanamnese** kann Hinweise auf Erkrankungen und Risikofaktoren geben. Sie gibt Informationen über die Integration in das familiäre und soziale Gefüge. Durch die Berufsanamnese erhält man wertvolle Informationen über Risikofaktoren am Arbeitsplatz, die u. U. zur Berufskrankheiten führen können.

- **Beruf:** Was machen Sie beruflich? Wie sieht Ihr Arbeitsplatz aus? Bestehen physische oder psychische Belastungen am Arbeitsplatz? Wie sind Ihre Arbeitszeiten? Arbeiten Sie im Schichtdienst? Sind Sie schädlichen Stoffen ausgesetzt? Wenn ja, welchen?
- **Berentung:** Seit wann sind Sie berentet? Weswegen?
- **Familiäre Situation:** Leben Sie alleine oder in einer Partnerschaft? Haben Sie Kinder? Bestehen Belastungen im familiären Umfeld? Sind Sie in der Lage, sich selbst zu versorgen?
- **Wohnsituation:** Haben Sie eine eigene Wohnung? Leben Sie bei Ihren Eltern, mit Ihrer Familie? Sind Sie obdachlos?
- **Freizeitaktivitäten:** Was machen Sie in Ihrer Freizeit? Welcher Aktivität gehen Sie nach? Was sind Ihre Hobbys?
- **Kulturelle und religiöse Überzeugung:** Sie spielen eine wichtige Rolle für das Krankheitsverständnis und bei der Krankheitsbewältigung.

2.1.10 Sozialanamnese

Erfassung von:

- Beruf und ausgeübte Tätigkeiten, ggf. Berentung
- Familiäre Konstellation
- Wohnsituation
- Freizeitaktivitäten
- Kulturelle und religiöse Überzeugung

2.1.11 Genussmittelanamnese

Die Genussmittelanamnese (Nikotin- und Alkoholanamnese) ist von eminenter Wichtigkeit, um Risikofaktoren für bestimmte Erkrankungen abschätzen zu können, wie z. B. COPD, Leberzirrhose und chronische Pankreatitis. Weiterhin kann ein Genussmittelgebrauch bzw. -missbrauch bestehende Erkrankungen in ihrer Progredienz und Symptomatik verschlechtern. Auch ein Drogenabusus, besonders der i. v.-Drogenabusus, kann diverse Erkrankungen begünstigen und bestehende verschlechtern, z. B. Hepatitis und HIV.

- **Nikotin:** Rauchen Sie? Wenn ja, seit wann? Wie viel? Wie viele „pack years“ sind erreicht (Anzahl der Raucherjahre × Anzahl der täglich gerauchten Zigarettenschachteln)?
- **Drogen:** Nehmen Sie Drogen? Wenn ja, welche? Wie oft? Seit wann?
- **Alkohol:** Trinken Sie Alkohol? Wenn ja, was? Wie viel? Wie oft? Hier ist eine Abschätzung der Alkoholmenge in Gramm wichtig. Bier enthält pro 0,5 l ca. 20–25 g Alkohol, 0,2 l Wein enthalten 20–30 g Alkohol, Schnäpse mit 40–50 % pro 0,02 l 8–10 g Alkohol.

Zur Abschätzung einer möglichen **Alkoholabhängigkeit** haben sich folgende **CAGE-Fragen** bewährt:

- **C**utting down: Hatte Sie schon einmal das Gefühl, ihren Alkoholgenuss reduzieren zu müssen?
- **A**nnoyance by criticism: Waren Sie über Kritik an Ihrem Trinkverhalten verärgert?
- **G**uilty feelings: Hatten Sie wegen ihres Alkoholkonsums Schuldgefühle?
- **E**ye opener: Haben Sie morgens Alkohol konsumiert, um die Leistungsfähigkeit zu steigern oder den morgendlichen Kater loszuwerden?

2.1.11 Genussmittelanamnese

Erfasst wird der Konsum von Nikotin, Alkohol und Drogen mit Art, Menge und Dauer. Ferner wird eine mögliche Abhängigkeit eingeschätzt.

2.1.12 Sexualanamnese

Die **Sexualanamnese** ist nicht bei jeder Anamnese ein fester Bestandteil. Sie sollte aber bei entsprechender Symptomatik nicht vergessen werden, z. B. bei rezidivierender Zystitis, Fluor vaginalis, entzündlichen Prozessen an Genitalorganen. So ist es z. B. wichtig, die Anzahl der Sexualpartner zu ermitteln, da die Therapie einer Geschlechtskrankheit auch diese mit erfassen muss. Für viele Patienten stellt Sexualität ein delikates Thema dar. Eine kurze Erklärung der Relevanz vonseiten des Therapeuten entspannt die Lage meist.

2.1.12 Sexualanamnese

Erfassung von:

- Sexualpartner
- Libido, Potenz
- Geschlechtskrankheiten in der Vorgeschichte
- Maßnahmen zur Verhütung von Geschlechtskrankheiten

- **Sexualpartner:** Wie viele Sexualpartner haben Sie? Haben Sie Anhaltspunkte für Erkrankungen?
- **Libido, Potenz:** Wie oft haben Sie Geschlechtsverkehr? Haben Sie Erektionsprobleme? Treten Schmerzen beim Geschlechtsverkehr auf?
- **Verhütung, Schutz vor infektiösen Erkrankungen:** Verhüten Sie? Wenn ja, womit?
- **Übertragbare Krankheiten:** Haben Sie jemals an einer Geschlechtskrankheit oder sexuell übertragbaren Erkrankung gelitten? Wenn ja, welcher Erkrankung? Wie oft? Wie ist sie behandelt worden? Sind alle Sexualpartner behandelt worden?

2.1.13 Familienanamnese

Erfassung von:
- Erbkrankheiten
- Familiäre Häufung von bestimmten Erkrankungen
- Tumorerkrankungen

2.1.13 Familienanamnese

Die **Familienanamnese** dient zum einen der Erfassung der im Folgenden genannten Erkrankungen, zum anderen aber auch der Todesursachen von Familienangehörigen. Erfragt werden:

- Erbkrankheiten, z. B. Mukoviszidose, Hämophilie, Chorea Huntington
- Familiär gehäuft auftretende Erkrankungen, z. B. Diabetes mellitus, KHK, Atopieerkrankungen, Hypertonie, Fettstoffwechselstörungen, Gicht, Schilddrüsenerkrankungen, Depressionen und andere psychiatrische Störungen
- Tumorerkrankungen, v. a. Mamma-, Kolon-, Prostatakarzinom
- Infektiöse Kontaktpersonen z. B. bei Tuberkulose

2.1.14 Reiseanamnese

Die Erhebung der **Reiseanamnese** ist besonders wichtig, v. a. bei unklarem Fieber, Durchfall, LK-Schwellungen und akuten Lebererkrankungen.

2.1.14 Reiseanamnese

Bei Symptomen wie **unklarem Fieber, Durchfallerkrankungen, Lymphknotenschwellungen,** akuten **Lebererkrankungen** oder unklaren Hautveränderungen kann die Frage nach Auslandsaufenthalten sehr aufschlussreich sein und zur Diagnosefindung beitragen. Von Bedeutung sind:

- Aufenthaltsgebiet und Art der Unterbringung
- Dauer des Aufenthalts
- Prophylaktische Maßnahmen
- Ess- und Trinkgewohnheiten
- Erfassung der Sexualpartner

2.1.15 Dokumentation

Die **Dokumentation** erfolgt während oder nach der Anamnese. Patientendaten werden vertraulich behandelt.

2.1.15 Dokumentation

Nach erhobener Anamnese werden die Daten des Patienten dokumentiert. Diese erfolgt in der Regel anhand standardisierter Bögen für Anamnese und körperliche Untersuchung, kann aber auch frei erfolgen. Die Dokumente werden vertraulich behandelt, sodass Dritte (Angehörige, Reinigungspersonal, Freunde usw.) keinen Zugang erhalten, auch nicht aus Versehen.

Folgende Daten müssen festgehalten werden:

- Personalien des Patienten
- Datum und Uhrzeit
- Niederlegung der Anamnese
- Diagnostik und Therapie (geplant und durchgeführt)

MERKE

MERKE Nachträgliche Änderungen von Patientendaten, eine partielle Löschung oder unrechtmäßige Verwendungen sind strafbar.

2.1.16 Zusammenfassung Anamneseschema

- Erster Eindruck
- Notfallausschluss
- Aktuelle Anamnese
- Vorerkrankungen
- Vegetative Anamnese
- Medikamentenanamnese
- Allergien
- Sozial-, Familienanamnese
- Reise-, Sexualanamnese

2.1.16 Zusammenfassung Anamneseschema

Die Anamneseerhebung beinhaltet folgende Punkte:

1. Erster Eindruck vom Patienten: Habitus, Körperhaltung, Unruhe, Dyspnoe etc.
2. Ausschluss eines Notfalls
3. Anamnese:
   - Hauptsymptome: wo genau, seit wann, was, wie, Ausstrahlung, verstärkende bzw. bessernde Faktoren, Begleitsymptome, bisherige Therapie
   - Medizinische Vorgeschichte: Vorerkrankungen, Vorsorgeuntersuchungen, Impfstatus
   - Vegetative Symptome und B-Symptome (Fieber, Nachtschweiß und Gewichtsabnahme): Trinkmenge, Schlaf, Energie
   - Medikamente: verschreibungspflichtige und frei verkäufliche Medikamente
   - Allergien: Medikamente, Desinfektionsmittel, Pflaster, Nahrungsmittel, inkl. Reaktionen
   - Sozialanamnese: Beruf, Hobbys, Alkohol, Nikotin, Drogen
   - Familienanamnese: genetische Erkrankungen, maligne Erkrankungen, Hypertonie, Diabetes mellitus, KHK, Apoplex, Epilepsie, psychiatrische Erkrankungen
   - Sexualanamnese: besonders bei Verdacht auf Geschlechtskrankheiten genaue Erfassung der möglichen Sexualpartner
   - Reiseanamnese: v. a. bei Verdacht auf reiseassoziierte Erkrankungen genaue Erfassung notwendig

LERNZIELKONTROLLE Eine 24-jährige Patientin stellt sich in Ihrer Praxis mit folgenden Symptomen vor: Schmerzen in den Grundgelenken der Hände, ausgeprägter Morgensteifigkeit, Müdigkeit und Abgeschlagenheit. Die Beschwerden bestehen seit ca. 2 Monaten. Bei der Inspektion der Hände sind teigige Schwellungen über den Grundgelenken sichtbar, eine besondere Rötung oder andere Hautveränderungen fallen nicht auf.

- Wie erheben Sie eine Anamnese?
- Welche anamnestischen Angaben sind nötig, um eine Verdachtsdiagnose und Differenzialdiagnosen stellen zu können?
- Welche laborchemischen und apparativen Untersuchungen halten Sie für nötig, um die Diagnose zu sichern?
- Welche therapeutischen Allgemeinmaßnahmen im Hinblick auf z. B. Lebensführung, Ernährung sprechen Sie aus?

2.2 Allgemeines zur körperlichen Untersuchung

2.2 Allgemeines zur körperlichen Untersuchung

LERNZIELE

- Kenntnisse über den Zweck einer hygienischen Händedesinfektion und Demonstration derselben.
- Kenntnisse über Ablauf, Reihenfolge und benötigte Utensilien der körperlichen Untersuchung.

HINWEIS PRÜFUNG Die allgemeinen Grundsätze, Voraussetzungen, Inhalt und Ablauf der körperlichen Untersuchung sind sowohl prüfungs- als auch praxisrelevant. Sie müssen eingehalten und sicher beherrscht werden.

2.2.1 Hände

2.2.1 Hände

Händedesinfektion

Vor jeder körperlichen Untersuchung muss eine **hygienische Händedesinfektion** erfolgen. Dabei werden die **Anflugkeime** *(transiente Flora)* der Haut eliminiert. Bei starken Verschmutzungen werden die Hände zunächst desinfiziert, dann gewaschen. Das alleinige Waschen der Hände führt zur Verschleppung der Keime, wobei eine Inaktivierung ausbleibt. Das Waschen dient der Beseitigung von groben Verunreinigungen (➤ Kap. 6.1.5). Die hygienische Händedesinfektion reduziert die Keimzahl um den Faktor 10^5. Händedesinfektionsmittel enthalten (im Gegensatz zu Hautdesinfektionsmitteln) rückfettende Substanzen, die zum Hautschutz beitragen.

Vor jeder Untersuchung muss eine hygienische **Händedesinfektion** erfolgen, die Anflugkeime reduziert (mind. 3 ml Desinfiziens, mind. 30 Sekunden, bis über die Handgelenke).

Durchführung

- Mindestens 3–5 ml Desinfektionsmittel auf trockenen Händen verreiben. Wasserrückstände verdünnen das Desinfektionsmittel, Seifenreste inaktivieren das Desinfektionsmittel.
- Mindesteinwirkzeit von 30 Sekunden beachten (WHO-Empfehlung). In dieser Zeit muss die Hautfläche feucht gehalten werden.
- Nagelfalzen, Fingerzwischenräumen, Daumen und Fingerspitzen besondere Beachtung schenken.
- Die Desinfektion erfolgt bis über die Handgelenke.

Händehygiene

Die Hände sollten warm sein und die Nägel kurz. Das Tragen von künstlichen oder lackierten Nägeln hat in einer Praxis nichts verloren. Zum einen bringt eine hygienische Händedesinfektion nicht die gewünschte Keimreduktion mit sich, zum anderen besteht Verletzungsgefahr. Schmuck, z. B. Ehe- und Schmuckringe, Uhren, Armbänder, Freundschaftsbändchen dürfen im privaten Leben zum Einsatz kommen, sind aber beim Umgang mit Patienten eher unangebracht. Das Gleiche betrifft Piercings an exponierten Stellen (v. a. Händen und Unterarmen) und im Gesicht (wegen Eigengefährdung bei z. B. desorientierten Patienten); sie sollten beim Umgang mit dem Patienten entfernt werden (➤ Kap. 6.1.5).

Die **Hände** des Untersuchers sollten sauber und gepflegt sein. Nägel sollten kurz und unlackiert sein. Schmuck ist nicht zu tragen.

2.2.2 Hygienevorkehrungen in Pandemiezeiten

2.2.2 Hygienevorkehrungen in Pandemiezeiten

Aufgrund der Corona-Pandemie (SARS-CoV-2-Pandemie) müssen besondere Hygienemaßnahmen beim Umgang mit Patienten und besonders während der körperlichen Untersuchung oder auch bei Applikation von Injektionen eingehalten werden. Diese orientieren sich an den Vorgaben des RKI und müssen in einem Hygieneplan erfasst werden. Folgende Maßnahmen müssen beachtet werden:

- Patienten zeitlich so einbestellen, dass Wartezeiten minimiert werden und Patientenbegegnungen z.B. im Wartezimmer minimiert werden bzw. erst gar nicht stattfinden.
- Patienten mit Erkältungssymptomen oder typischen Symptomen zum Arzt verweisen.
- Regelmäßig lüften.
- Persönliche Schutzausrüstung umfasst Handschuhe, Mund-Nasen-Bedeckung, optimalerweise eine FFP2- oder FFP3-Maske, ggf. Schutzkittel und Augenschutz.

- Die Hygiene der Hände (Hände waschen und desinfizieren) muss konsequent umgesetzt werden.
- Soweit möglich Abstandsregeln einhalten.
- Nach jedem Patienten erfolgt eine Desinfektion der Untersuchungsliege, der Oberflächen und der Untersuchungsmaterialien.

2.2.3 Räumliche Voraussetzungen
Die Untersuchung sollte im warmen, ruhigen Raum, bei guter Beleuchtung auf einer Liege vorgenommen werden.

2.2.3 Räumliche Voraussetzungen

Während der körperlichen Untersuchung ist auf folgende **räumliche Voraussetzungen** zu achten:

- Sorgen Sie dafür, dass die körperliche Untersuchung in einem warmen, ruhigen Raum durchgeführt wird.
- Telefonieren Sie nicht während der Untersuchung und führen Sie auch keine sonstigen Gespräche. Die Untersuchungsdauer wird künstlich ausgedehnt, der Patient ist in dieser Zeit zumindest z. T. entkleidet.
- Achten Sie auf eine gute Beleuchtung, die den Patienten aber nicht blendet. Sie ist wichtig, um Haut- und Schleimhautveränderungen erkennen zu können.
- Statten Sie Ihre Praxis mit einer Untersuchungsliege aus und platzieren Sie diese im Raum so, dass Sie optimalerweise von beiden Patientenseiten eine Untersuchung erlaubt.
- Wenn Sie eine Visusprüfung durchführen, sollte der Raum mindestens 6 m lang sein.

2.2.4 Ablauf der Untersuchung

Die Untersuchung wird nach der Anamnese am entkleideten Patienten durchgeführt. Bei der **Erstkonsultation** erhebt man einen **Ganzkörperstatus.**

2.2.4 Ablauf der Untersuchung

Inhalt der Untersuchung

Die körperliche Untersuchung sollte nach der Anamnese erfolgen. Sie trägt neben der genauen Anamnese maßgeblich zur Diagnosestellung bei. Bei der Erstkonsultation erfasst man am besten einen Ganzkörperstatus. Zu beachten ist, dass die Untersuchung immer am entkleideten Patienten erfolgt. Diese beinhaltet:

- Untersuchung von Kopf, Mundhöhle und Mundschleimhäuten
- Untersuchung des Halses mit Palpation der Schilddrüse und der Lymphknoten
- Untersuchung des Thorax mit Herz- und Lungenuntersuchung
- Untersuchung der Bauchorgane
- Untersuchung des Rückens mit Wirbelsäule und Nierenlager, ggf. Urinuntersuchung
- Untersuchung der Beine, insbesondere des arteriellen und venösen Systems sowie der Kniegelenke
- Orientierende neurologische Untersuchung
- Orientierende Hautinspektion

Reihenfolge der Untersuchung

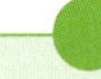

HINWEIS PRÜFUNG Insbesondere die Reihenfolge ist in der Prüfung, bei der neben der Technik auch ein gewisses Schema geprüft wird, wichtig.

Die Reihenfolge der Untersuchung erfolgt nach dem **IPPAF-Schema:**
- Inspektion
- Palpation
- Perkussion
- Auskultation
- Funktionsprüfung

Bei der **Abdomenuntersuchung** folgt auf die Inspektion die Auskultation, gefolgt von der Perkussion und Palpation.

Die körperliche Untersuchung sollte einen bestimmten Ablauf haben. Die empfohlene Reihenfolge ist das **IPPAF-Schema:**

- *I***nspektion:** Auf gute Lichtverhältnisse achten, insbesondere bei der Begutachtung der Haut und der Schleimhäute.
- *P***alpation:** Die Palpation erfolgt mit den Kuppen der Finger bzw. mit der flachen Hand, aber nicht mit dem Daumen.
- *P***erkussion:** Sie kann als direkte Perkussion (selten) oder indirekte (häufiger verwendet) erfolgen. Bei der indirekten Perkussion dient ein Finger (bei Rechtshändern ein Finger der linken Hand) als Plessimeterfinger, der an der zu untersuchenden Körperregion fest angelegt wird. Mit der Kuppe des Mittelfingers und/oder Zeigefingers der rechten Hand dann den Plessimeterfinger beklopfen. Die Bewegung erfolgt aus dem Handgelenk. Bei der Perkussion können unterschiedliche Klangqualitäten in Abhängigkeit von dem darunterliegenden Gewebe gehört werden.
- *A***uskultation:** Mit dem Stethoskop Geräusche erfassen, die z. B. durch die Herzaktion, Lungendehnung oder Darmbewegungen entstehen.
- *F***unktionsprüfung:** Erfolgen im Anschluss, u. a. Laboruntersuchung, Otoskopie usw.

Eine **Ausnahme** ist die **Untersuchung des Abdomens.** Hier folgt auf die Inspektion zunächst die Auskultation, danach folgen Perkussion und Palpation. Zunächst müssen die Darmgeräusche abgehört werden, um eine eventuelle Darmparalyse nicht zu übersehen. Palpiert man davor, sind immer Darmgeräusche hörbar, weil der Darm mechanisch durch die Palpation angeregt wurde. Tatsächlich sind diese Darmbewegungen aber gar nicht zu verzeichnen.

In den nachfolgenden Kapiteln werden die jeweiligen Untersuchungstechniken der einzelnen Organsysteme beschrieben, wobei die Reihenfolge der Untersuchung immer eingehalten wird („IPPAF"). Ist eine Auskultation nicht möglich, z. B. bei der orthopädischen Untersuchung, folgt direkt die Beschreibung der Funktionsprüfung.

Untersuchungsutensilien

Das wichtigste **Instrumentarium** für die körperliche Untersuchung sind intakte Augen, Hände, Ohren, Nase und ein gesunder Verstand des Untersuchers. Zusätzlich werden einige wenige Hilfsmittel benötigt. Zu achten ist bei den Geräten auf Unversehrtheit, regelmäßige Eichung und ggf. eine Einweisung nach dem Medizinproduktegesetz. Ferner dürfen ausschließlich desinfizierte Geräte verwendet werden oder ggf. sterile, wenn sie einer invasiven Untersuchung dienen.

Standardhilfsmittel

Zu den Standardhilfsmitteln zählen:

- **Fieberthermometer** zur Ermittlung der Körpertemperatur. Die Messungen können im Gehörgang, sublingual, axillär oder rektal erfolgen. Die rektale Temperaturmessung ist die genaueste. Vor jeder Verwendung eine Überzughülle verwenden. Die axilläre Temperatur liegt ca. 0,5 °C unterhalb der rektalen Temperatur. Die Temperatur im äußeren Gehörgang kann Schwankungen unterliegen, wenn z. B. der Gehörgang nicht vollständig vom Thermometer verschlossen wird. Die sublinguale Temperatur unterliegt ebenfalls Schwankungen und ist abhängig von der Temperatur zuvor konsumierter Getränke und Lebensmittel.
- **Stethoskop** für die Auskultation von Geräuschen. Empfehlenswert sind Stethoskope mit einem Schlauch, der so kurz wie möglich sein sollte. Günstig sind weiche Oliven, die für den Untersucher komfortabel sind.
- **Blutdruckmanschette** zur Blutdruckmessung. Eine Standardmanschette mit einer Manschettenbreite von 12–13 cm ist empfehlenswert. Ist die Praxis v. a. auf Kinder ausgelegt, zusätzlich kleinere Kindermanschetten mit 5–8 cm bereithalten. Für sehr adipöse Arme müssen XL-Manschetten mit 15–18 cm bereitliegen.
- **Maßband** zur Messung der LWS- und BWS-Dehnung beim Schober- und Ott-Zeichen, des Bauch- oder Beinumfangs oder einer Beinumfangsdifferenz.
- **Stablampe** zur Prüfung des Pupillenreflexes und für die Racheninspektion.
- **Reflexhammer** zur Prüfung der Reflexe. Dabei darauf achten, dass der Reflexhammer ein Gewicht von > 200 g hat (optimal sind 220 g). Leichtere Reflexhammer sehen meist eleganter aus, sind aber für den Anfang schwieriger hinsichtlich der Bedienung.
- **Holzspatel** (Einmalartikel) zur Untersuchung des Rachens und für die Leberkratzauskultation.
- **Vibrationsgabel** nach Rydel-Seifer mit 128 Hz zur Prüfung der Tiefensensibilität und eine 440 Hz-Gabel zur Prüfung des Gehörs beim Rinne- und Weber-Versuch.
- **Waage** und **Messlatte** zur Bestimmung des Gewichts und der Körpergröße.
- **Einweghandschuhe.**

Fakultative Utensilien

Zusätzliche, sinnvolle Utensilien sind:

- **Otoskop** zur Untersuchung des äußeren Gehörgangs und des Trommelfells
- **Dermatoskop** zur Untersuchung von Hauteffloreszenzen
- **Glasspatel** zur Untersuchung von Hauteffloreszenzen

LERNZIELKONTROLLE

- Welchen Zweck erfüllt eine hygienische Händedesinfektion? Demonstrieren Sie das Vorgehen!
- Aus welchen Gründen ist das Tragen von Schmuck, Nagellack, Piercings im Umgang mit Patienten unangebracht?
- Welche räumlichen Voraussetzungen sind für Durchführung der körperlichen Untersuchung günstig?
- Welche Untersuchungen werden beim Ganzkörperstatus durchgeführt? Welche Reihenfolge halten Sie bei der Untersuchung ein? Weswegen folgt bei der abdominalen Untersuchung auf die Inspektion die Auskultation und nicht die Palpation?

Auf den Punkt gebracht

Wichtige **Untersuchungsutensilien:**

- Fieberthermometer
- Stethoskop
- Blutdruckmanschette
- Maßband
- Stablampe
- Reflexhammer
- Holzspatel
- Vibrationsgabel
- Waage, Messlatte
- Handschuhe
- Fakultativ: Dermatoskop, Otoskop, Glasspatel
- Obligat: gesunde Augen, Ohren, Hände, Nase, gesunder Verstand

2.3 Untersuchung des Bewegungsapparats

2.3 Untersuchung des Bewegungsapparats

LERNZIELE Fähigkeit zur systematischen Untersuchung des Bewegungsapparats, insbesondere der Wirbelsäule und des Kniegelenks und Interpretation der erhobenen Befunde. Darüber hinaus sind Grundkenntnisse über die weiterführende (apparative) Diagnostik relevant. Diese sollte in groben Zügen genannt werden können. Sie werden überwiegend beim Facharzt durchgeführt.

HINWEIS PRÜFUNG Prüfungsrelevant sind v. a. die Untersuchungstechniken der Wirbelsäule und des Knies. Sie sollten im Hinblick auf Durchführung und Interpretation der Befunde sicher beherrscht werden. Darüber hinaus sind Grundkenntnisse über die weiterführende (apparative) Diagnostik relevant und sollten in groben Zügen genannt werden können. Diese werden überwiegend beim Facharzt durchgeführt.

Auf den Punkt gebracht

2.3.1 Erster Eindruck

Mögliche **auffallende Befunde:**
- Beinachsen (O- oder X-Beine)
- Becken-, Schulterstand (Skoliose)
- Mitschwingen der Arme beim Gehen
- Kopfhaltung (Morbus Bechterew, muskulärer Schiefhals)
- Gangart (hinkend, ataktisch, vornüber gebeugt)

Bei der allgemeinen Inspektion des Bewegungsapparats soll ein erster Eindruck von der Konstitution des Menschen gewonnen werden. Ferner dient sie der groben Orientierung und Erhebung erster auffälliger Befunde, z. B.
- **Fuß- und Beinachsen** bzw. Abweichungen: Sie können als Genu varum (O-Beine) oder Genu valgum (X-Beine) auffallen und sind ein Risikofaktor für die Entstehung der Arthrose.
- **Beckenstand:** Ein ungleicher Beckenstand kann z. B. bei einer Beinlängendifferenz oder bei Skoliose auftreten.
- **Schulterstand:** Ein ungleicher Schulterstand kommt bei der Skoliose vor.
- **Mitschwingen der Arme:** Ein fehlendes oder seitenungleiches Mitschwingen der Arme tritt u. a. bei Lähmungen (v. a. Wernicke-Mann-Gang), Erkrankungen des Schultergürtels oder Morbus Parkinson auf.
- **Kopfhaltung:**
  - Gerader, vornüber gebeugter Kopf, kann sich z. B. bei Morbus Bechterew, ausgeprägter Osteoporose oder Morbus Scheuermann zeigen.
  - Schiefhaltung des Kopfes, z. B. bei muskulärem Schiefhals. Ursachen sind angeborene oder erworbene strangförmige Verkürzungen des M. sternocleidomastoideus. Der Kopf ist zur Gegenseite gedreht und zur kranken Seite geneigt.
- **Gangart:**
  - Hinkend, z. B. schmerzbedingt bei fortgeschrittener Arthrose
  - Ataktisch, z. B. bei multipler Sklerose
  - Kleinschrittig, z. B. beim Morbus Parkinson
  - Watschelnd, z. B. durch Insuffizienz der Glutealmuskulatur
- **Wirbelsäule:** Eine ausgeprägte Kyphosierung ist z. B. bei Morbus Bechterew, Osteoporose (Witwenbuckel) oder Morbus Scheuermann zu sehen.

2.3.2 Ausschluss eines Notfalls

Wichtige **Notfälle:**
- Fraktur
- Bandscheibenvorfall
- Septische Arthritis

Die wichtigsten und häufigsten Notfälle am Bewegungsapparat sind:
- **Fraktur:** Leitsymptome sind Achsenabweichung, abnorme Beweglichkeit, Stufenbildung, sichtbare Knochenfragmente und Krepitation.
- **Bandscheibenvorfall:** Leitsymptome sind plötzliche, starke radikuläre Schmerzen (bis zu den Zehen ausstrahlend) und neurologische Ausfälle, v. a. Sensibilitätsverlust im Dermatom, Schwäche der Kennmuskeln und abgeschwächte oder erloschene Eigenreflexe.
- **Septische Arthritis:** Leitsymptome sind plötzliche Entwicklung von Entzündungssymptomen (starke Rötung, Schwellung, Schmerzen, Überwärmung und eingeschränkte Beweglichkeit) über einem Gelenk. Die Erkrankung kann in kürzester Zeit zur Gelenkzerstörung führen.

2.3.3 Anamnestische Anhaltspunkte

Hinweisende **anamnestische Angaben:**
- Knochen-, Gelenk- und Weichteilschmerzen
- Eingeschränkte Bewegung
- Anlauf- und Belastungsschmerzen
- Morgensteifigkeit
- Entzündungssymptome
- Gelenkdeformitäten
- Muskelatrophie

Folgende Angaben können Hinweise auf Erkrankungen des Bewegungsapparates liefern:
- Persistierende, rezidivierende oder nächtliche Knochen-, Rücken- (➤ 4.1.1), Gelenk- (➤ 4.1.2) und Weichteilschmerzen mit oder ohne Ausstrahlung und Bewegungseinschränkung
- Anlauf- und Belastungsschmerzen der Gelenke
- Morgensteifigkeit der Gelenke
- Schulterschmerzen beim Ankleiden, Kämmen
- Schwellung der Gelenke oder der Weichteile
- Gelenkdeformitäten
- Muskelatrophie
- Lokale Entzündungsreaktionen
- Berufliche Belastungen, die Fehlhaltungen/Haltungsfehler begünstigen, z. B. Fliesenleger und andere Handwerksberufe, Frisöre oder Menschen, die überwiegend eine PC-Arbeit verrichten

2.3.4 Untersuchung der Wirbelsäule

Die **Inspektion** erfolgt im Stehen von hinten und von der Seite. Beurteilt werden v. a.:
- Symmetrie und Haltung des Rumpfes
- Schulter-, Beckenstand, Taillendreiecke und Rückenmuskulatur

Gefahndet wird nach pathologischen Veränderungen, u. a.
- Skoliosesymptomen, u. a. s-förmige Krümmung der Wirbelsäule, seitendifferenter Schulter- und Beckenstand
- Gibbus
- Gebeugter Haltung durch verstärkte Kyphosierung
- Flachrücken
- Tannenbaumphänomen

Inspektion

Die Wirbelsäule wird **von hinten** und **von der Seite** am aufrecht stehenden, entkleideten Patienten inspiziert. Man steht zunächst hinter dem Patienten und beurteilt die Symmetrie des Stamms, den Schulterstand, die Taillendreiecke, den Beckenstand, eventuelle Verkrümmungen der Wirbelsäule und paravertebrale Muskelwülste. Im Anschluss betrachtet man die Wirbelsäule von lateral und achtet besonders auf die physiologischen Krümmungen (Lordose im Hals- und Lendenbereich, Kyphose im Brust- und Sakralbereich) der Wirbelsäule. Folgende wichtige Befunde können erhoben werden:
- **Symmetrie des Rumpfes:** Unter physiologischen Bedingungen ist der Rumpf annähernd symmetrisch. Pathologische Veränderungen sind im Rahmen von angeborenen Erkrankungen, chronischen Fehlhaltungen, Traumata oder entzündlicher Prozesse zu finden und können sich manifestieren als
  - Achsenabweichungen,
  - ungerade Beckenstellung oder
  - ungleiche Schulterstellung.

- **Skoliose:** Sie ist entweder am gerade stehenden Patienten von hinten an der S-förmigen Krümmung sowie ungleichen Schulter- und Beckenständen erkennbar oder bei einer ausgeprägten Skoliose an einem Rippenbuckel oder Lendenwulst (> Abb. 2.2). Bei gering ausgeprägten Formen wird im **Vorbeugetest** der Rippenbuckel sehr deutlich sichtbar. Dazu wird der Patient aufgefordert sich zu bücken. Der Rippenbuckel zeigt sich dann auf der konvexen Seite des betroffenen Abschnitts der Wirbelsäule.
- **Taillendreieck:** Asymmetrische Taillendreiecke sind typisch für eine Skoliose.
- **Flachrücken:** Kann als funktionelle Haltungsanomalie angesehen werden.
- **Gebeugte Haltung:** Kann u. a. durch Veränderungen der Wirbelkörperhöhe oder Wirbelkörperstruktur im Rahmen einer Osteoporose, eines Morbus Scheuermann (> Abb. 2.3) oder Morbus Bechterew (> Abb. 2.4) auftreten.
- **Gibbus:** Umschriebene, spitzwinklige Kyphose, die häufig nach entzündlichen Prozessen an den Wirbelkörpern mit anschließender Frakturierung (Höhenminderung und Deformierung) auftritt, z. B. im Rahmen einer Spondylarthritis.
- **Tannenbaumphänomen:** Charakteristisch sind schräg nach unten verlaufende Hautfalten (> Abb. 2.5). Dieses Phänomen resultiert aus der Sinterung der Wirbelkörper bei Osteoporose.

ABBILDUNG 2.2

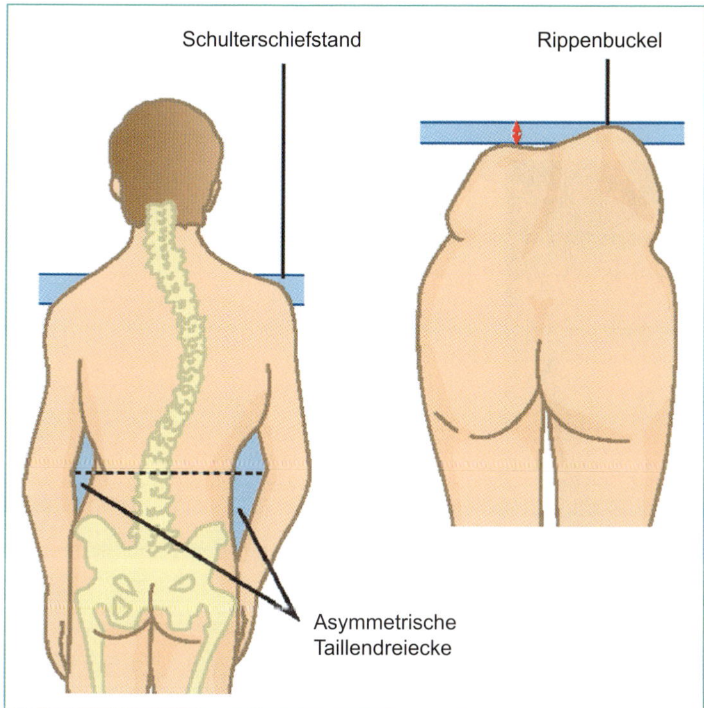

Abb. 2.2 Rechtskonvexe BWS-Skoliose. Beim Vorbeugetest ist der Rippenbuckel deutlich sichtbar. [L138]

ABBILDUNG 2.3

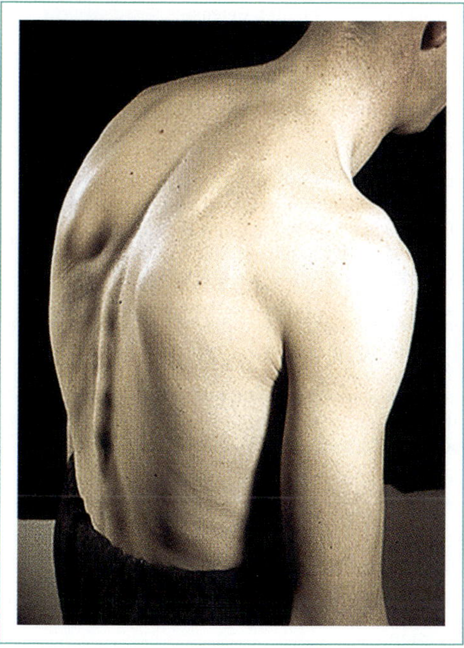

Abb. 2.3 Fixierter Rundrücken bei Zustand nach Morbus Scheuermann [M537]

ABBILDUNG 2.4

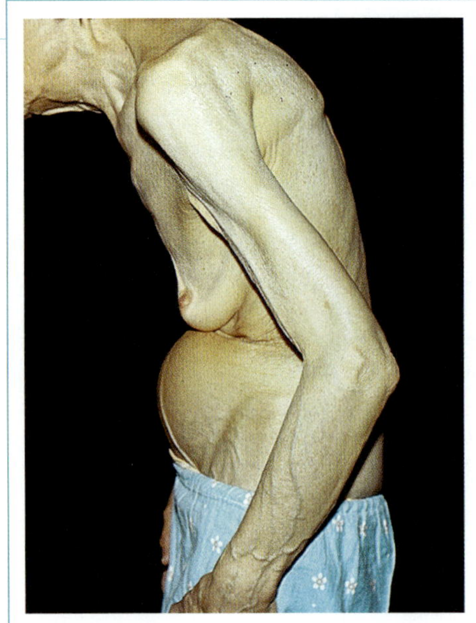

Abb. 2.4 Morbus Bechterew im fortgeschrittenen Stadium mit fixiertem Rundrücken [M537]

ABBILDUNG 2.5

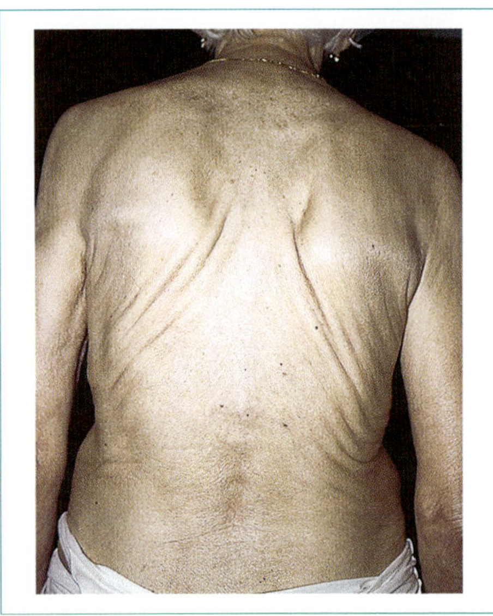

Abb. 2.5 Tannenbaumphänomen (schräg nach unten verlaufende Hautfalten) [M537]

WEITERFÜHRENDE DIAGNOSTIK ➤ 2.3.8

- Grundsätzlich gilt: bei auffälligen Befunden Untersuchung der benachbarten Gelenke
- Ungleicher Beckenstand: Untersuchung der Wirbelsäule, der paravertebralen Muskulatur und der Beinlänge, Röntgen des Beckens
- Ungleicher Schulterstand: Untersuchung der Wirbelsäule und der paravertebralen Muskulatur
- Asymmetrische Taillendreiecke und V. a. Skoliose: Untersuchung der Wirbelsäule, Vorbeugetest, Röntgen der Wirbelsäule mit Bestimmung des Cobb-Winkels
- Gebeugte Haltung:
  - V. a. Morbus Bechterew: internistische und ophthalmologische Untersuchung, Untersuchung anderer Gelenke, Röntgenuntersuchung des Beckens (ISG) und der Wirbelsäule (verwaschener Gelenkspalt, Syndesmophyten, Verkalkung des Bandapparats der Wirbelsäule [Bambusstabwirbelsäule]), MRT mit Darstellung entzündlicher Veränderungen; Labor (v. a. BSG, CRP, Blutbild, HLA-B27, Anti-CD-74-Ak)
  - V. a. Morbus Scheuermann: Anamnese, Symptome, Röntgen der Wirbelsäule (Deckplattenanomalien, Keilwirbel, Schmorlknötchen, Kyphose)
  - V. a. Osteoporose: Anamnese, Symptome, Knochendichtemessung, Labor (v.a. CRP, BSG, Differenzialblutbild, Elektrophorese, TSH, Phosphat, Ca^{2+}, AP, γ-GT, Kreatinin, Vitamin D_3, Östrogen, Testosteron, Parathormon) zur Erfassung sekundärer Ursachen
  - V. a. (Kompressions-)Fraktur: Anamnese, Symptome, Neurostatus (Sensibilität, Motorik, Reflexe), Röntgen, ggf. CT (Beurteilung von Frakturlinien, Frakturfragmenten) oder MRT
  - Gibbus: Anamnese, Symptome, Röntgen, ggf. CT oder MRT, Labor (CRP, BSG, Differenzialblutbild)
- Tannenbaumphänomen: ➤ Osteoporose

Bei der **Palpation** wird (im Stehen) v. a. die Schmerzhaftigkeit der Dornfortsätze und paravertebralen Muskulatur beurteilt. Sie gibt einen Hinweis auf degenerative, entzündliche und tumoröse Prozesse oder Muskelhartspann.

Palpation

Bei der Palpation der Wirbelsäule werden Dornfortsätze und die paravertebrale Muskulatur untersucht. Die weiterführende Diagnostik entspricht der ➤ Perkussion.

Dornfortsätze

Durchführung

Die Dornfortsätze palpiert man am stehenden Patienten mit den Fingerkuppen und achtet dabei auf Schmerzhaftigkeit und die Stellung. Empfehlenswert ist es, am Übergang zwischen der Hals- und Brustwirbelsäule zu beginnen, wo die Dornfortsätze deutlich sichtbar und auch meist sehr gut tastbar sind. Von dort palpiert man zunächst nach kranial, dann nach kaudal.

Normalbefund

Reizfreie Dornfortsätze.

Pathologische Befunde

Druckschmerzhafte Dornfortsätze finden sich bei degenerativen (Spondylosen) und/oder entzündlichen (Spondylitiden, z. B. bei bakteriellen oder rheumatischen Geschehen im Wirbel) und/oder tumorösen Prozessen.

Paravertebrale Muskulatur

Durchführung

Die paravertebrale Muskulatur untersucht man analog zur Palpation der Dornfortsätze an der gesamten Wirbelsäule. Zu achten ist auf Schmerzhaftigkeit und Verhärtungen.

Normalbefund

Keine tastbaren Verhärtungen, keine Schmerzhaftigkeit der Muskulatur.

Pathologische Befunde

Verhärtungen und schmerzhafte Muskulatur finden sich im Rahmen einer Schonhaltung oder bei Myogelosen (Muskelhartspann).

Perkussion

Bei der Perkussion werden die Dornfortsätze mit Fingerkuppen beklopft. Vorgehen, Normalbefunde und pathologische Befunde entsprechen der Palpation (➤ Palpation).

Bei der **Perkussion** wird der Zustand der Dornfortsätze beurteilt.

WEITERFÜHRENDE DIAGNOSTIK

- V. a. Fraktur: ➤ Inspektion
- V. a. degenerative Erkrankungen, z. B. Spondylose: Anamnese, Symptome, Röntgen (Syndesmophyten, Gelenkspalthöhe), ggf. CT
- V. a. Osteoporose: ➤ Inspektion
- V. a. rheumatische Erkrankungen: Anamnese, Symptome, Untersuchung der anderen Gelenke, internistische und ophthalmologische Untersuchung, Neurostatus, Labor (v. a. CRP, BSG, Differenzialblutbild, Ferritin, RF, ANA, HLA-B27, Anti-CCP-Ak), Röntgen, ➤ Inspektion, Morbus Bechterew
- V. a. neoplastisches Geschehen (solide Tumoren, Metastasen): Anamnese, Symptome, internistische Untersuchung mit Primärtumorsuche, Röntgen
- V. a. multiples Myelom: Anamnese, Symptome, internistische Untersuchung, Labor (v. a. CRP, BSG, Differenzialblutbild, Elektrophorese, TSH, Phosphat, Ca^{2+}, AP, γ-GT, Kreatinin), Urinuntersuchung (Bence-Jones-Proteine), Knochenmarkpunktion, Röntgen
- Myogelose und Anhaltspunkte für eine degenerative oder entzündliche Genese: ➤ Palpation Dornfortsätze

Funktionsprüfung

Bei der Funktionsprüfung wird die Dehnungsfähigkeit der Wirbelsäule bzw. der einzelnen Abschnitte untersucht.

Bei der **Funktionsprüfung** wird die Dehnungsfähigkeit der Wirbelsäule beurteilt mittels:

- Neutral-Null-Methode: Beurteilung des Bewegungsumfangs der gesamten Wirbelsäule bzw. deren Abschnitte
  - Flexion/Extension
  - Rotation
  - Seitneigung
- Schober-Zeichen: Prüfung der Dehnungsfähigkeit der LWS
- Ott-Zeichen: Prüfung der Dehnungsfähigkeit der BWS
- Mennell-Zeichen: Prüfung der Beweglichkeit des ISG
- Finger-Boden-Abstand: Prüfung der Dehnungsfähigkeit der gesamten Wirbelsäule und Hüfte
- Kinn-Jugulum-Abstand: Prüfung der Dehnungsfähigkeit der HWS
- Okzipitum-Wand-Abstand: Prüfung der Dehnungsfähigkeit der HWS

Neutral-Null-Methode

Mit der Neutral-Null-Methode wird der Bewegungsumfang eines Gelenks festgehalten. Die Neutralstellung aller Gelenke ist als aufrechter Stand mit herabhängenden Armen und nach vorne gehaltenen Daumen zu verstehen. Bei der Protokollierung werden immer 3 Zahlen festgehalten; bei normaler Gelenkfunktion wird die 0 zwischen die beiden Ziffern für die Anfangs- und Endstellung gesetzt, weil Gelenke über die 0 Stellung hinaus in zwei Richtungen bewegt werden können. Üblicherweise beginnt man mit der Bewegung, die vom Körper wegführt, z. B. Abduktion, Extension, Pronation oder Retroversion, dann mit Bewegungen, die zum Körper hinführen, z. B. Adduktion, Flexion, Supination und Anteversion. Gelegentlich werden die Bewegungsausmaße andersherum dokumentiert. Es empfiehlt sich daher festzuhalten, mit welcher Bewegung man beginnt. Ferner wird die aktive Beweglichkeit festgehalten. Falls es sich um eine passive Bewegung handelt, muss dies auch notiert werden. Die Messung der Gradzahlen erfolgt mit einem Winkelmesser.

Beispiel 1: Im Ellenbogengelenk kann ein Proband eine Beugung (Flexion) von 150° durchführen und eine Streckung (Extension) von 5°. Dokumentiert wird dieser Bewegungsumfang: EXT./FLEX. 5°/0°/150° oder FLEX./EXT. 150°/0°/5°.

Kann ein Gelenk nur in eine Richtung bewegt werden, steht die 0 entweder am Anfang oder am Ende, je nachdem, mit welcher Bewegung man beginnt.

Beispiel 2: Wenn ein Patient eine Beugekontraktur im Ellenbogengelenk von 10° hat, aber das Gelenk bis 150° beugen kann, so dokumentiert man: EXT./FLEX. 0°/10°/150° oder FLEX./EXT. 150°/10°/0°.

Beispiel 3: Besteht eine Gelenkversteifung im Ellenbeugegelenk in z. B. 20° Beugestellung, so wird die vorhandene Gelenkstellung zweimal angegeben: FLEX./EXT. 20/20/0 oder EXT./FLEX. 0/20/20.

Durchführung

Für die Prüfung der Flexion und Extension der Wirbelsäule fordert man den Patienten auf, sich maximal nach vorne und hinten zu beugen. Dabei sollte das Becken fixiert werden, damit die Beweglichkeit nicht vom Hüftgelenk durchgeführt wird. Im Anschluss soll sich der Patient drehen und dann zu beiden Seiten neigen. Die jeweiligen Ausmaße werden in Gradzahlen angegeben (➤ Abb. 2.6).

ABBILDUNG 2.6

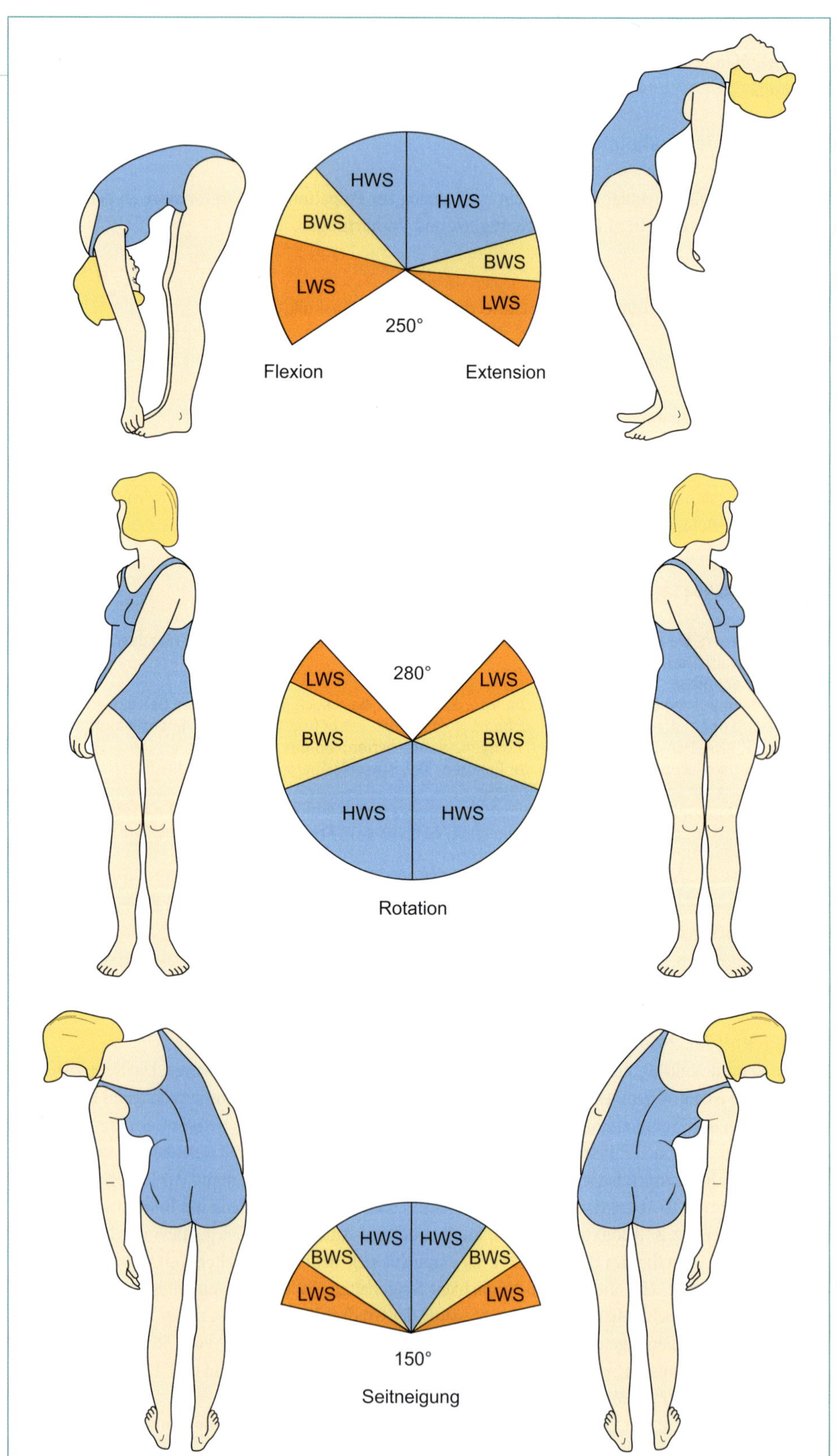

Abb. 2.6 Bewegungsausmaß der Wirbelsäule nach der Neutral-Null-Methode [L143]

Normalbefund

- Flexion/Extension 125–0–125
- Rotation 140–0–140
- Seitneigung 75–0–75

Pathologische Befunde

Alle Bewegungsgrade sind bei degenerativen oder entzündlichen Erkrankungen eingeschränkt.

WEITERFÜHRENDE DIAGNOSTIK ➢ Inspektion, Perkussion

Schober-Zeichen

Mit dem Schober-Zeichen wird die Dehnungsfähigkeit bzw. Beweglichkeit der **Lendenwirbelsäule** überprüft (➢ Abb. 2.7).

ABBILDUNG 2.7

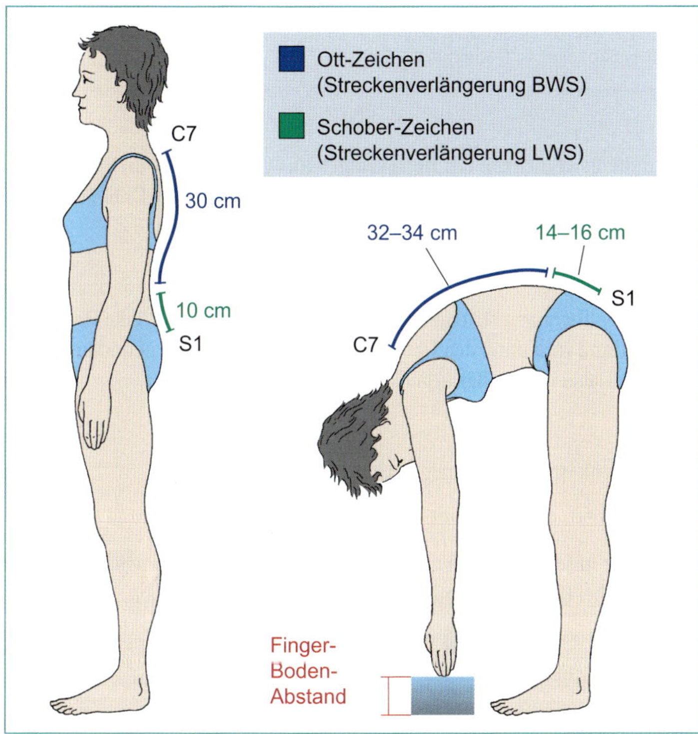

Abb. 2.7 Schober- und Ott-Zeichen [L190]

Durchführung

Zunächst markiert man am gerade stehenden Patienten den Dornfortsatz S1. Um den Dornfortsatz S1 zu finden, sucht man zunächst auf der Verbindungslinie der beiden Cristae iliacae den Dornfortsatz L4 auf und palpiert von dort zwei Dornfortsätze nach kaudal. Danach misst man mit einem Maßband von S1 10 cm nach kranial und markiert diese Stelle ebenfalls. Im Anschluss wird der Patient aufgefordert, sich so weit wie möglich nach vorne zu bücken (Inklination). Dabei wird die zuvor gekennzeichnete Strecke noch mal abgemessen.

Normalbefund

Die im geraden Stand gemessene Strecke verlängert sich bei maximaler Inklination um 4–6 cm.

Pathologische Befunde

Bei unbeweglicher oder gar versteifter Wirbelsäule ist keine oder eine reduzierte Dehnung feststellbar. Das eingeschränkte Schober-Zeichen ist ein typischer Befund beim Morbus Bechterew oder bei Spondylosen im LWS-Bereich.

WEITERFÜHRENDE DIAGNOSTIK

- V. a. auf Morbus Bechterew: ➢ Inspektion
- V. a. auf Spondylose: ➢ Perkussion

Ott-Zeichen

Mit dem Ott-Zeichen wird die Dehnungsfähigkeit bzw. Beweglichkeit der **Brustwirbelsäule** überprüft (➢ Abb. 2.7).

Durchführung

Zunächst sucht man am gerade stehenden Patienten den Dornfortsatz C7 und markiert ihn. Danach misst man mit einem Maßband vom C7 30 cm nach kaudal und markiert diese Stelle ebenfalls. Im Anschluss wird der Patient aufgefordert, sich so weit wie möglich nach vorne zu bücken (Inklination). Dabei wird die zuvor gekennzeichnete Strecke noch mal abgemessen.

Normalbefund

Die im geraden Stand gemessene Strecke verlängert sich bei maximaler Inklination um 2–4 cm.

Pathologische Befunde

Bei einer unbeweglichen Brustwirbelsäule ist keine oder eine reduzierte Dehnung feststellbar. Das eingeschränkte Schober-Zeichen ist ein typischer Befund beim Morbus Bechterew, bei Skoliose, Morbus Scheuermann oder Spondylosen.

WEITERFÜHRENDE DIAGNOSTIK

- V. a. Morbus Bechterew oder Spondylose: ➢ Schober-Zeichen
- V. a. Morbus Scheuermann oder Skoliose: ➢ Inspektion

Mennell-Zeichen

Mit dem Mennell-Zeichen wird die Beweglichkeit des **Iliosakralgelenks** geprüft. Die Durchführung des Mennell-Zeichens kann in Rückenlage oder in Bauchlage erfolgen. Nachfolgend wird die Untersuchung in Bauchlage beschrieben.

Durchführung

Der Patient liegt auf dem Bauch, der Therapeut steht auf der linken Patientenseite. Die linke Handfläche wird am ISG aufgelegt, die rechte Hand wird unter den Oberschenkel des Patienten gelegt und im Hüftgelenk eine Extension herbeigeführt. Dabei ist eine Beweglichkeit im ISG spürbar.

Normalbefund

Während der Extension im Hüftgelenk ist das Iliosakralgelenk schmerzlos beweglich.

Pathologische Befunde

Das Iliosakralgelenk ist schmerzhaft in seiner Beweglichkeit eingeschränkt. Dies ist ein typischer Befund beim Morbus Bechterew, aber auch bei ISG-Verschiebungen.

WEITERFÜHRENDE DIAGNOSTIK ➢ Schober-Zeichen

Finger-Boden-Abstand

Mit der Messung des Finger-Boden-Abstands wird die Beweglichkeit der **gesamten Wirbelsäule** und des **Hüftgelenks** gemessen. Die Ergebnisse sind nicht nur von der Dehnungsfähigkeit der Wirbelsäule abhängig, sondern auch vom Trainingszustand des Patienten.

Durchführung

Der Patient wird aufgefordert, aus dem geraden Stand in eine maximale Vorwärtsbeugung zu gehen, sodass nach Möglichkeit die Finger den Boden berühren.

Normalbefund

Die Finger erreichen den Boden, der Abstand beträgt 0 cm.

Pathologische Befunde

Ein vergrößerter Finger-Boden-Abstand kann Hinweise auf Wirbelsäulenerkrankungen geben.

WEITERFÜHRENDE DIAGNOSTIK

- V. a. Morbus Bechterew oder Morbus Scheuermann: ➢ Inspektion
- V. a. Lumbago (nicht spezifische Rückenschmerzen): Anamnese, Symptome, Neurostatus (kein neurologischer Ausfall), ggf. Röntgen
- V. a. Ischialgie (spezifische und nicht spezifische Rückenschmerzen): Anamnese, Symptome, Neurostatus (eingeschränkte Sensibilität und Motorik, abgeschwächte Reflexe), MRT

Kinn-Jugulum-Abstand

Mit dem Kinn-Jugulum-Abstand wird die Beweglichkeit der **Halswirbelsäule** überprüft.

Durchführung

Der Patient wird im geraden Stand aufgefordert, das Kinn zum Brustbein zu führen.

Normalbefund

Bei normaler Beweglichkeit der Halswirbelsäule beträgt der Abstand 0 cm.

Pathologische Befunde

Erkrankungen (z. B. Morbus Bechterew, rheumatoide Arthritis) oder Affektionen der Halswirbelsäule führen zum vergrößerten Kinn-Jugulum-Abstand.

WEITERFÜHRENDE DIAGNOSTIK

- V. a. Morbus Bechterew: ➤ Inspektion
- V. a. rheumatoide Arthritis: Anamnese, Symptome, vollständige Untersuchung des Bewegungsapparats, vollständige internistische Untersuchung, Augenuntersuchung, Neurosstatus (Erfassung extraartikulärer Veränderungen), Labor (CRP, BSG, Elektrophorese, Blutbild, Ferritin, Eisen, Kreatinin, Harnstoff, Harnsäure, RF, ANA, Anti-CCP-Ak), Röntgen, Arthrosonografie, MRT

Okzipitum-Wand-Abstand

Mit dem Okzipitum-Wand-Abstand wird die Beweglichkeit der **Halswirbelsäule** überprüft.

Durchführung

Der Patient steht im geraden Stand mit dem Rücken zur Wand und wird aufgefordert, das Okzipitum an der Wand anzulehnen.

Normalbefund

Das Okzipitum erreicht die Wand, der Abstand beträgt 0 cm.

Pathologische Befunde

Ein vergrößerter Hinterhaupt-Wand-Abstand kann u. a. bei Morbus Bechterew oder rheumatoider Arthritis bei entzündlicher Beteiligung der Halswirbelsäule zu verzeichnen sein.

WEITERFÜHRENDE DIAGNOSTIK ➤ Kinn-Jugulum-Abstand

2.3.5 Untersuchung der Schulter

Inspektion

Die Inspektion des Schultergürtels erfolgt von vorne, von der Seite und von hinten. Dabei werden folgende knöcherne, gelenkige und muskuläre Strukturen beurteilt:

- Klavikula
- Akromion
- Skapula
- Gelenkige Strukturen: Glenohumeral-, Sternoklavikular-, Akromioklavikulragelenk
- Schultermuskulatur, v. a. Rotatorenmanschette (M. supraspinatus, M. infraspinatus, M. teres minor, M. subscapularis), die für die Führung des Schultergelenks wichtig ist

Man achtet v. a. auf die Symmetrie der Strukturen, Abweichungen von der Achse (z. B. bei einer Klavikulafraktur), Ausprägung der Muskulatur und lokale entzündliche Veränderungen. Eine eventuell vorhandene Schonhaltung durch persistierende Schmerzen oder Innervationsanomalitäten können ebenfalls erfasst werden.

2.3.5 Untersuchung der Schulter

Die **Inspektion** erfolgt von hinten und vorne. Sie dient der Beurteilung von knöchernen (Klavikula, Akromion, Skapula), Gelenkstrukturen und muskulären Strukturen (v. a. Rotatorenmanschette) im Hinblick auf:

- Symmetrie
- Achsenabweichung
- Entzündliche Veränderungen

WEITERFÜHRENDE DIAGNOSTIK

- V. a. Fraktur im Bereich des Schultergürtels: Anamnese, Symptome, Durchblutung, Sensibilität, Motorik, Röntgen, ggf. CT
- V. a. Schonhaltung: Anamnese, Symptome (Ursachenfahndung), Neurostatus, Sonografie, Röntgen, ggf. CT

Palpation

Bei der Palpation werden Klavikula, Bizepssehnenrinne, Akromion, Skapula und die Muskulatur betastet. Dabei wird insbesondere auf Schmerzhaftigkeit und eventuelle Verhärtungen der einzelnen Strukturen geachtet.

Bei der **Palpation** der knöchernen und muskulären Strukturen ist besonders auf Schmerzhaftigkeit zu achten.

WEITERFÜHRENDE DIAGNOSTIK

- Schmerzhaftigkeit z. B. der Muskelansätze, Sehnen, Gelenkkapsel oder knöchernen Strukturen: Anamnese, (Begleit-)Symptome, Sonografie, Röntgen
- Schmerzhaftigkeit der Schultermuskulatur und V. a. Kollagenose, Vaskulitis (z. B. Polymyalgia rheumatica, Polymyositis, Dermatomyositis, rheumatoide Arthritis, SLE): Anamnese, (Begleit-)Symptome, vollständige Untersuchung des Bewegungsapparats, vollständige internistische Untersuchung, Augenuntersuchung, Neurostatus, Untersuchung der Aa. temporales, Sonografie, Labor (v.a. CRP, BSG, Elektrophorese, Blutbild, Ferritin, Eisen, Kreatinin, Harnstoff, Harnsäure, RF, ANA, Anti-CCP-Ak, CK)

Funktionsprüfung

Bei der Funktionsprüfung werden die Bewegungsausmaße untersucht.

Neutral-Null-Methode

Bei der Neutral-Null-Methode werden die natürlichen Bewegungsausmaße beurteilt (➤ Abb. 2.8). Geprüft werden:

- Abduktion und Adduktion
- Anteversion und Retroversion
- Innenrotation und Außenrotation

Durchführung

Die natürlichen Ausmaße werden aktiv und passiv im Seitenvergleich durchgeführt. Der Patient wird aufgefordert, den Arm seitlich so weit wie möglich zu heben (Abduktion), danach bei leicht gebeugtem Oberkörper so weit wie möglich zum Körper zu führen (Adduktion). Danach wird der Arm maximal nach vorne geführt (Anteversion), im Anschluss maximal nach hinten (Retroversion). Zum Schluss wird das Schultergelenk 90° abduziert, im Ellenbogen 90° gebeugt. Aus dieser Stellung heraus wird der Patient aufgefordert, den Unterarm nach innen (Innenrotation) und nach außen zu drehen (Außenrotation), wobei die Hand als Zeiger fungiert.

Normalbefund

- Abduktion 180°, Adduktion 20–40°
- Anteversion 150–170°, Retroversion 40°
- Innenrotation 70°, Außenrotation 70°
- Keine Schmerzen, keine Krepitation bei Bewegung

Pathologische Befunde

Einschränkungen der Bewegungsausmaße, z. B. bei Affektionen der Sehnenansätze, Bursae, Kapsel, arthrotischen Veränderungen oder Polymyalgia rheumatica.

Schürzengriff

Durchführung

Der Patient führt nacheinander oder gleichzeitig die Hände auf den Rücken, als ob er eine Schürze zuknoten würde (➤ Abb. 2.9). Während dieser Bewegung wird gleichzeitig eine Adduktion, Innenrotation und Retroversion im Schultergelenk ausgeführt.

Normalbefund

Schmerzfreie, annähernd seitengleiche Durchführung ohne Krepitation.

Pathologische Befunde

Schmerzhafte Bewegungen können Hinweise auf Irritationen der Sehnenansätze, Bursae, Kapsel oder arthrotische Veränderungen geben.

Nackengriff

Durchführung

Der Patient führt die Hände in den Nacken (➤ Abb. 2.10). Dabei werden gleichzeitig eine Außenrotation, Abduktion und Elevation durchgeführt.

Normalbefund

Schmerzfreie Durchführung ohne Krepitation.

Pathologische Befunde

Schmerzhafte Bewegungen können Hinweise auf Irritationen der Sehnenansätze, Bursae, Kapsel oder arthrotische Veränderungen geben.

Auf den Punkt gebracht

Bei der **Funktionsprüfung** werden die Bewegungsausmaße beurteilt mittels:
- Neutral-Null-Methode: aktiv und passiv, im Seitenvergleich
  - Ab-/Adduktion
  - Ante-/Retroversion
  - Innen-/Außenrotation
- Schürzengriff (Adduktion, Innenrotation und Retroversion)
- Nackengriff (Außenrotation, Abduktion und Elevation)
- Painful Arc: Schmerzhafte Abduktion zwischen 60° und ca. 130° bei Erkrankungen u. a. der Rotatorenmanschette

ABBILDUNG 2.8

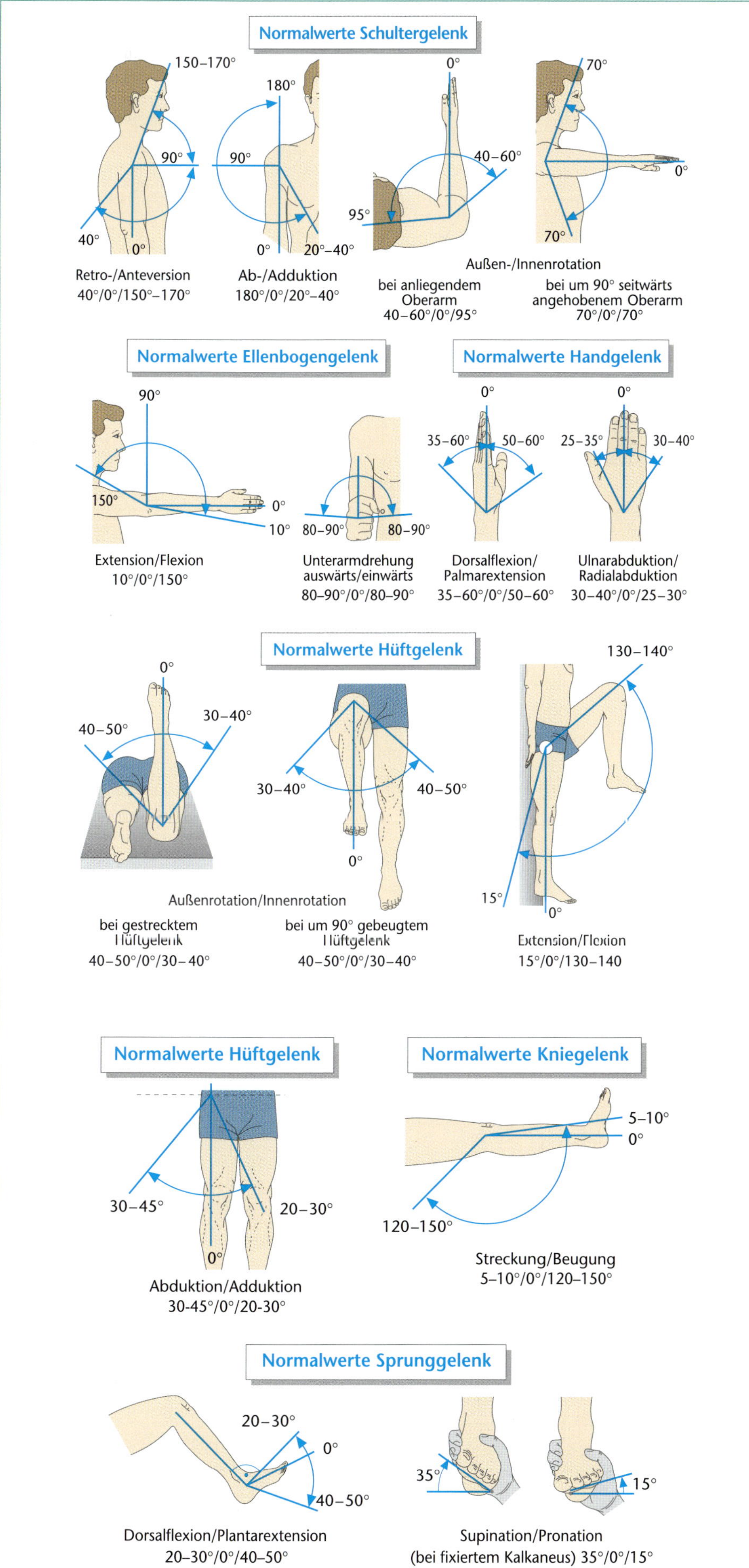

Abb. 2.8 Bewegungsausmaße ausgewählter Gelenke nach der Neutral-Null-Methode [L106]

ABBILDUNG 2.9

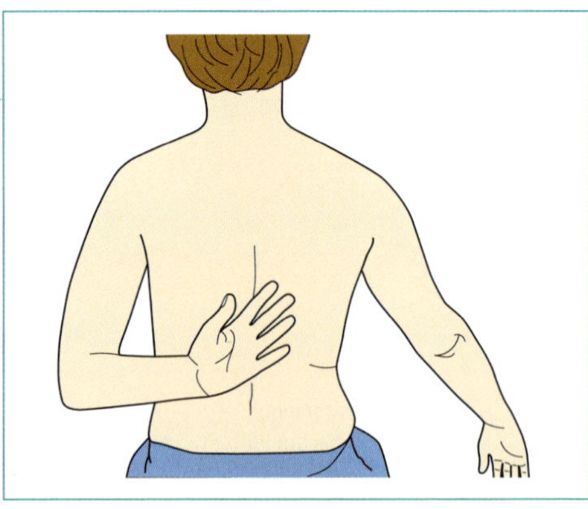

Abb. 2.9 Schürzengriff [L143]

ABBILDUNG 2.10

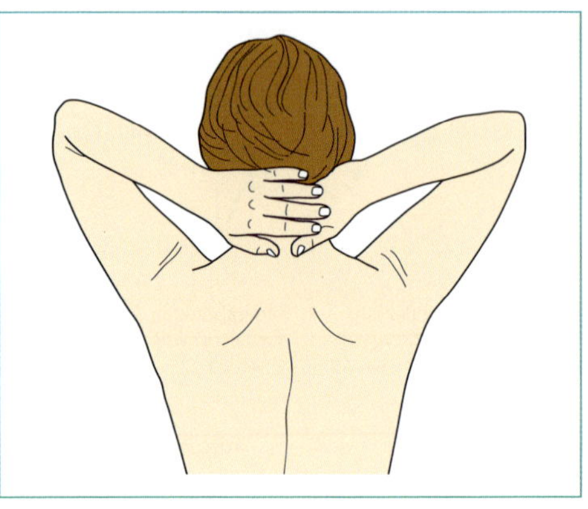

Abb. 2.10 Nackengriff [L143]

Painful Arc (schmerzhafter Bogen)

Durchführung

Der Patient wird aufgefordert, den Arm maximal zu abduzieren.

Normalbefund

Schmerzfreie Abduktion des Armes ohne Krepitation.

Pathologische Befunde

Bei Erkrankungen der Rotatorenmanschette (besonders bei einer Sehnenentzündung der Spuraspinatussehne) oder der Bursa subacromialis tritt ein Schmerz zwischen ca. 60° und ca. 130° auf (➤ Abb. 2.11).

ABBILDUNG 2.11

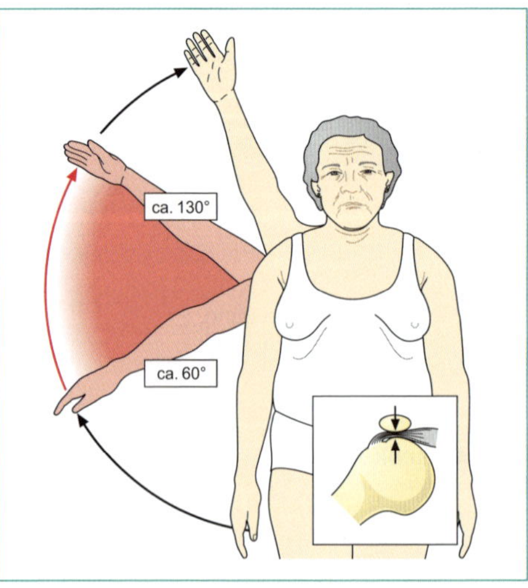

Abb. 2.11 Painful Arc [L106]

WEITERFÜHRENDE DIAGNOSTIK

- Einschränkungen der physiologischen Bewegungsausmaße: Anamnese, Symptome, Sonografie, Röntgen
- V. a. rheumatische Erkrankung: ➤ Schulter → Palpation
- ➤ Neutral-Null-Methode

2.3.6 Untersuchung der Hüfte

Inspektion

Die Inspektion erfolgt am stehenden Patienten. Beurteilt werden:

- Beckenstellung
- Symmetrie der beiden Beckenschaufeln
- Beinlängendifferenzen
- Beugekontrakturen
- Ausprägung der Muskulatur

Im Liegen können beim Neugeborenen inspektorisch Hinweise auf eine Hüftgelenkdysplasie über asymmetrische Falten sichtbar sein.

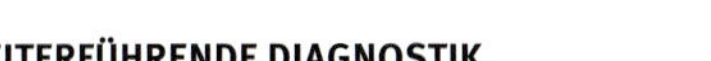

WEITERFÜHRENDE DIAGNOSTIK

- Ungleicher Beckenstand: Anamnese, Symptome, Bestimmung der Beinlänge, Untersuchung der Wirbelsäule, ggf. Röntgen
- Beinlängendifferenz: Anamnese, Symptome, Untersuchung des Beckenstands, Untersuchung von Knie, Hüftgelenk und Wirbelsäule, Röntgen, CT
- Beugekontraktur: Beinlängendifferenz, ggf. Neurostatus, ggf. MRT

Palpation

Die Palpation erfolgt in Bauch- und Rückenlage. Palpiert werden die Trochanteren, Symphyse sowie Spinae iliacae anteriores superiores und posteriores superiores sowie das Leistenband. Dabei wird insbesondere auf Schmerzhaftigkeit geachtet.

WEITERFÜHRENDE DIAGNOSTIK

- Schmerzhaftigkeit: Anamnese, Symptome, Röntgen
- V. a. Fibromyalgie-Syndrom: Ausschluss anderer (rheumatischer) Erkrankungen (➤ Schulter → Palpation), psychosoziale Anamnese

Funktionsprüfung

Neutral-Null-Methode

Bei der Neutral-Null-Methode werden die natürlichen Bewegungsausmaße aktiv und passiv im Seitenvergleich beurteilt. Geprüft werden:

- Abduktion und Adduktion
- Flexion und Extension
- Innenrotation und Außenrotation

Durchführung

Die Prüfung erfolgt am liegenden Patienten. Für die Abduktion wird das Bein weg vom Körper bewegt; dabei sollte das Becken fixiert werden. Bei der Adduktion wird das Bein zum Körper hingeführt, das andere Bein sollte von der Untersuchungsliege herabhängen.

Bei der Flexion das Bein im Hüftgelenk beugen. Die Streckung im Hüftgelenk muss in Bauchlage durchgeführt werden. Dabei steht der Therapeut seitlich des Patienten. Eine Hand wird am Hüftgelenk angelegt, die andere wird unter den Oberschenkel gelegt und eine Extension herbeigeführt.

Die Prüfung der Rotation im Hüftgelenk erfolgt bei 90° Beugung im Knie und im Hüftgelenk (➤ Abb. 2.12). Aus dieser Position wird im Oberschenkel innenrotiert, wobei der Fuß des Patienten wie ein Zeiger nach außen zeigt, danach außenrotiert, sodass der Fuß des Patienten nach innen zeigt.

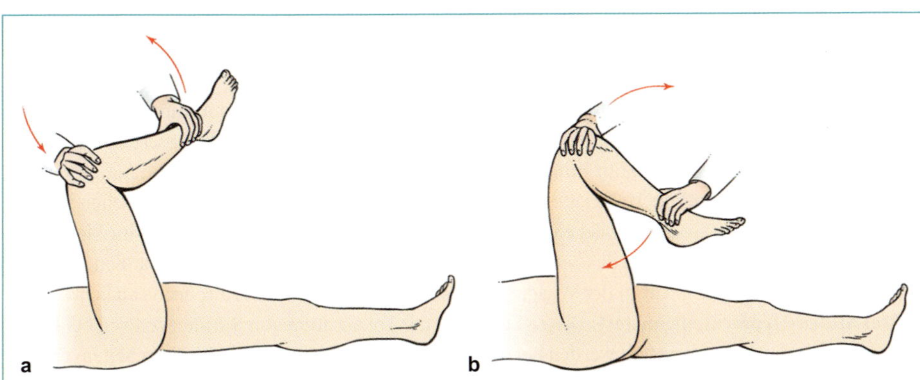

Abb. 2.12 Untersuchung der Außen- (**a**) und Innenrotation (**b**) des Hüftgelenks [E508]

Auf den Punkt gebracht

2.3.6 Untersuchung der Hüfte

Die **Inspektion** erfolgt im Stehen. Beurteilt werden:

- Beckenstellung
- Beinlänge
- Evtl. Kontrakturen

Die **Palpation** der knöchernen und ligamentären Strukturen erfolgt in Bauch- und Rückenlage.

Wichtige **Funktionsprüfungen:**

- Bewegungsausmaß mittels der Neutral-Null-Methode:
  - Ab-/Adduktion
  - Flexion und Extension
  - Innen-/Außenrotation
- Trendelenburg-Test: Prüfung der Funktion der Glutealmuskulatur; bei einseitiger Insuffizienz sinkt das Becken im Einbeinstand zur gesunden Seite
- Vierer-Zeichen (Außenrotations- und Abduktionsfähigkeit im Hüftgelenk im Seitenvergleich); unter krankhaften Bedingungen liegt das Knie deutlich über dem Körperniveau
- Drei-Stufen-Hyperextensionstest: Prüfung der Schmerzlokalisation (Hüftgelenk, ISG, LWS)
- Funktionsprüfung benachbarte Gelenke:
  - ISG
  - LWS
  - Kniegelenk

ABBILDUNG 2.12

Normalbefund
- Abduktion 30–45°, Adduktion 20–30°
- Flexion 130–140°, Extension 15°
- Innenrotation 30–40°, Außenrotation 40–50°
- Keine Schmerzen, keine Krepitation bei Bewegung

Pathologische Befunde
Bewegungseinschränkung, insbesondere der Innenrotation bei Koxarthrose.

Trendelenburg-Zeichen
Das Trendelenburg-Zeichen dient der Überprüfung der evtl. insuffizienten **Glutealmuskulatur** (M. gluteus medius, M. gluteus minimus).

Durchführung
Der Patient wird aufgefordert, zunächst auf einem Bein zu stehen, dann auf dem anderen Bein. Das Bein, auf dem der Patient steht, wird als Standbein bezeichnet, das freie Bein als Spielbein. Geachtet wird auf den Beckenstand im Einbeinstand.

Normalbefund
Gerader Beckenstand im Einbeinstand.

Pathologische Befunde
Bei insuffizienter Muskulatur kann das Becken im Einbeinstand nicht gehalten werden. Das Becken sinkt zur Spielbeinseite (zur gesunden Seite) ab (> Abb. 2.13).

ABBILDUNG 2.13

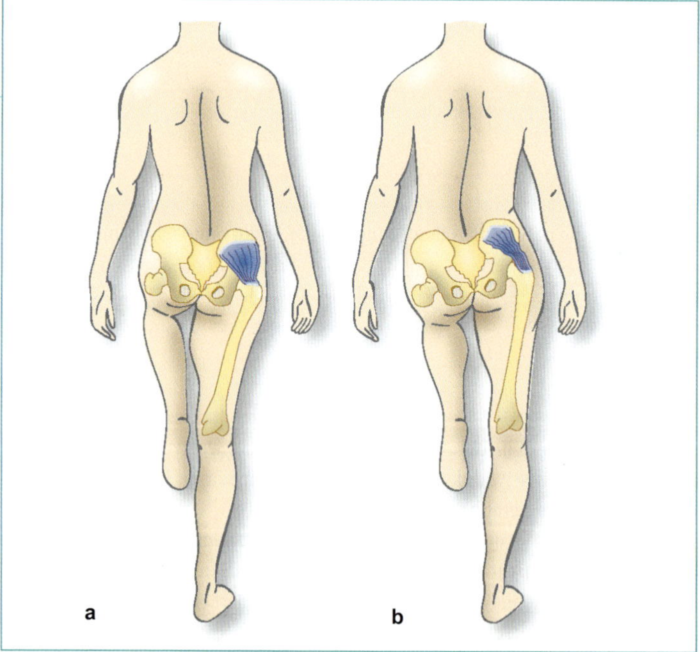

Abb. 2.13 Positives Trendelenburg-Zeichen rechts [L141]

Weitere Untersuchungen
- Aus differenzialdiagnostischen Gründen, z. B. bei Knie-, Hüft- und Beckenschmerzen, sollten die benachbarten Gelenke untersucht werden.
- **Vierer-Zeichen:** Dieser Test dient der Überprüfung der Außenrotations- und Abduktionsfähigkeit im Hüftgelenk im Seitenvergleich. Der Patient liegt auf dem Rücken und wird aufgefordert, das Bein in einer Beugestellung ca. 45° im Hüft- und 90° im Kniegelenk so zu abduzieren, dass die Außenseite des Knies im Liegen (nahezu) die Unterlage der Untersucherliege berührt. Unter physiologischen Bedingungen ergibt sich die Gestalt der liegenden 4. Unter krankhaften Bedingungen, v. a. beim Morbus Perthes oder einer Koxitis, kann das betroffene Bein nicht richtig abduziert und nach außen rotiert werden, sodass das Knie nicht in der Waagrechten, sondern weit über dem Körperniveau liegt.
- **Drei-Stufen-Hyperextensionstest:** Dieser Test dient der Lokalisation von Schmerzzentren bei Hüft- und Beckenschmerzen. Beurteilt werden bei diesem Test Hüftgelenk, ISG und LWS im Seitenvergleich. Die Untersuchung erfolgt beim am Bauch liegenden Patienten.

- Zunächst mit einer Hand das Ilium fixieren. Mit der anderen Hand unter den Oberschenkel (ipsilateral) greifen und diesen in eine Hyperextension führen. Eine schmerzhafte Bewegung ist dabei ein Hinweis auf eine Affektion im Hüftgelenk.
- Die zweite Stufe dient der Beurteilung des ISG. Mit einer Hand das Sakrum fixieren, mit der anderen im Hüftgelenk extendieren. Eine Schmerzhaftigkeit spricht für eine ISG-Affektion.
- Bei der dritten Stufe mit einer Hand den lumbosakralen Übergang fixieren, mit der anderen im Hüftgelenk extendieren. Eine Schmerzhaftigkeit spricht für eine Affektion der LWS.

- Prüfung benachbarter Gelenke:
  - ISG: durch den Mennell-Test (➤ 2.3.4 ➤ Funktionsprüfung)
  - LWS: mittels Neutral-Null-Methode, Schober-Zeichen, Finger-Boden-Abstand (➤ 2.3.4 ➤ Funktionsprüfung)
  - Kniegelenk: ➤ 2.3.7

WEITERFÜHRENDE DIAGNOSTIK

- Einschränkung der physiologischen Bewegungsausmaße und V. a. Koxarthrose: Anamnese, Begleitsymptome, Röntgen, ggf. CT
- Einschränkung der physiologischen Bewegungsausmaße (v. a. Abduktion und Rotation) bei Kindern (Hinweis auf Morbus Perthes): Anamnese, Symptome, Röntgen, Sonografie, MRT (besonders im Frühstadium)
- V. a. Bandscheibenvorfall: Anamnese, Klinik, Neurostatus (Sensibilität, Motorik, Reflexe), MRT
- V. a. unsachgemäß gesetzte i. m.-Injektion: Anamnese
- V. a. Koxarthrose: ➤ Neutral-Null-Methode

2.3.7 Untersuchung des Knies

Inspektion

Die Inspektion erfolgt im Stehen von vorne, hinten und von der Seite. Es wird geachtet auf:

- Beinachse und Anomalitäten der Beinachse als Genu varum (O-Beine) oder Genu valgum (X-Beine). Sie fördern arthrotische Prozesse durch einseitige Belastung.
- Beinlänge bzw. Beinlängendifferenz.
- Muskulatur von Ober- und Unterschenkel im Seitenvergleich: Schmale Muskelkonturen können ein Hinweis auf eine Muskelatrophie sein.
- Gelenkkonturen, Schwellungen und Hautfarbe: Beurteilung v. a. der Patella, der Patellarsehne und der Kniekehle. Ergüsse am Knie können als Vorwölbungen imponieren. Vorwölbungen in der Kniekehle können einen Hinweis auf eine Baker-Zyste geben. Sie entsteht durch Ausstülpung der Gelenkkapsel, z. B. bei Arthritis oder Arthrose. Rötungen und Schwellungen finden sich bei entzündlichen Geschehen geben, z. B. einer septischen oder aktivierten Arthritis. Lokale Schwellungen können ein Hinweis auf einen Tumor sein.
- Varizenbildung, Ödeme, Ulzera (➤ 2.5.4).

2.3.7 Untersuchung des Knies

Die **Inspektion** erfolgt im Stehen. Beurteilt werden:

- Beinachse
- Beinlänge
- Muskulatur
- Gelenkkonturen
- Schwellungen
- Hautfarbe

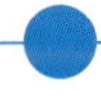

WEITERFÜHRENDE DIAGNOSTIK

- Genu varum, Genu valgum: Anamnese, Symptome (im Hinblick auf arthrotische Veränderungen), Röntgen
- Schmale Muskelkonturen und V. a. Muskelatrophie: Anamnese (Begleiterkrankungen, z. B. Leberinsuffizienz, muskuläre Erkrankungen, pAVK, Polyneuropathie), Symptome, weitere Diagnostik je nach Grunderkrankung, Elektromyografie (Prüfung der elektrischen Aktivität in Muskelfasern)
- Schwellung und V. a. Kniegelenkerguss: Anamnese, Symptome, Sonografie, Röntgen, MRT, Arthroskopie, Kniegelenkpunktion
- Schwellung mit Rötung: Anamnese, Symptome, Sonografie, Röntgen, Labor (v.a. CRP, BSG, Harnsäure, ASL, RF, ANA, spezifische Antikörper, u. a. Borrelien, Lues, ggf. bakteriologische Kultur aus Punktat)
- Schwellung (kniegelenksnah) und V. a. auf Tumor: Anamnese, Symptome, Röntgen, CT, MRT, Labor (u. a. CRP, BSG, Ca^{2+}, AP)

Palpation

Bei der Palpation werden Temperatur, Patella mit Patellarsehne, Gelenkspalt, Kniekehle, Fibulaköpfchen und die Epikondylen des distalen Oberschenkels betastet. Zu achten ist dabei auf Schmerzhaftigkeit, Schwellungen und Überwärmung.

Bei der **Palpation** werden erfasst:

- Schmerzhaftigkeit
- Schwellungen
- Überwärmung
- „Tanzende Patella“: Hinweis auf Gelenkerguss

Tanzende Patella

Mit dieser Untersuchung können größere **Ergüsse im Kniegelenk** erfasst werden.

Durchführung

Die Untersuchung erfolgt im Liegen am gestreckten Knie (➤ Abb. 2.14). Eine Hand kranial am Recessus suprapatellaris auflegen und den Inhalt zur Patella hin ausstreichen. Mit der anderen Hand von kaudal den verbliebenen Raum ausstreichen. Im Anschluss mit dem Zeigefinger die Patella leicht in Richtung Femur drücken.

Auf den Punkt gebracht

ABBILDUNG 2.14

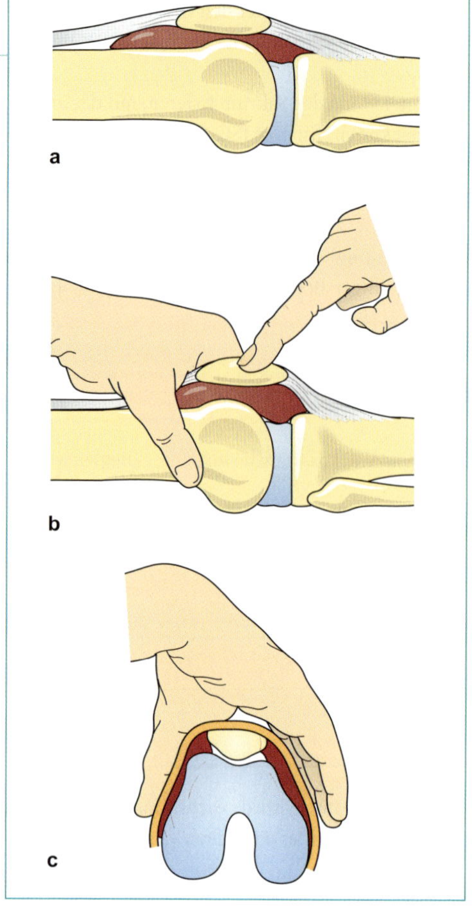

Abb. 2.14 Tanzende Patella bei Kniegelenkerguss [L106]

Normalbefund

Keine besondere Verschieblichkeit der Patella nach lateral und in dorsoventrale Richtung.

Pathologische Befunde

Starke Verschieblichkeit und „Tanzen" der Patella nach dorsal und ventral.

WEITERFÜHRENDE DIAGNOSTIK Tanzende Patella und V. a. Kniegelenkerguss: ➤ Knie → Inspektion

Funktionsprüfung

Wichtige **Funktionsprüfungen:**

- Bewegungsausmaße mittels Neutral-Null-Methode:
  - Flexion/Extension
  - Innen-/Außenrotation
- Varus-, Valgusstress: Prüfung der Seitenstabilität (Seitenbänder und Menisken)
- Steinmann-I- und -II-Zeichen: Prüfung der Menisken
- Payr-Zeichen: Prüfung der Innenmenisken
- Schubladenphänomen: Prüfung der Kreuzbänder

Neutral-Null-Methode

Bei der Neutral-Null-Methode werden die physiologischen Bewegungsausmaße geprüft:

- Flexion und Extension
- Innenrotation und Außenrotation

Durchführung

Die Prüfung erfolgt am liegenden Patienten. Dabei wird das Kniegelenk gebeugt und gestreckt. Im Anschluss wird im Kniegelenk innen- und außenrotiert. Die Rotation im Kniegelenk sollte bei ca. 20° angewinkelten Knie erfolgen.

Normalbefund

- Flexion 130–140°, Extension 5–10°
- Innenrotation 10°, Außenrotation 30°
- Keine Schmerzen, keine Krepitation bei Bewegung

Pathologische Befunde

Bewegungseinschränkung, z. B. bei Gonarthrose, Meniskus-, Kreuzbandschäden oder Affektionen der lateralen Bänder.

Varus-, Valgusstress

Mit dem Varus- und Valgusstress wird die Stabilität der **Seitenbänder** und der **Menisken** geprüft.

Durchführung

Die Untersuchung wird bei leichter Kniebeugung durchgeführt. Den Unterschenkel gegen den Oberschenkel abduzieren (Valgusstress) und damit das Innenband dehnen und den lateralen Meniskus komprimieren (➤ Abb. 2.15). Im Anschluss den Unterschenkel gegen den Oberschenkel adduzieren (Varusstress) und damit das Außenband prüfen und den medialen Meniskus komprimieren (➤ Abb. 2.15).

ABBILDUNG 2.15

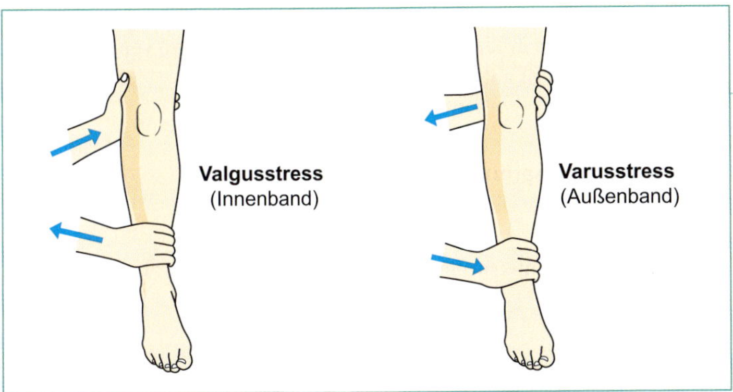

Abb. 2.15 Untersuchung der Seitenbänder (Varus- und Valgusstress) [L143]

Normalbefund

Keine Schmerzhaftigkeit während der Abduktion und Adduktion, keine Aufklappbarkeit im Kniegelenk.

Pathologische Befunde

- Schmerzhaftigkeit kann auf einen Meniskusschaden hinweisen.
- Eine Aufklappbarkeit im Gelenk ist ein Hinweis auf eine Seitenband- oder Gelenkkapselschädigung.

Steinmann I

Das Steinmann-Zeichen I dient der Untersuchung der **Menisken.**

Durchführung

Die Untersuchung erfolgt im Liegen bei 30° gebeugtem Kniegelenk. Eine Hand fixiert das Knie, die andere Hand umfasst den distalen Unterschenkel und rotiert im Kniegelenk nach innen und außen (➤ Abb. 2.16).

ABBILDUNG 2.16

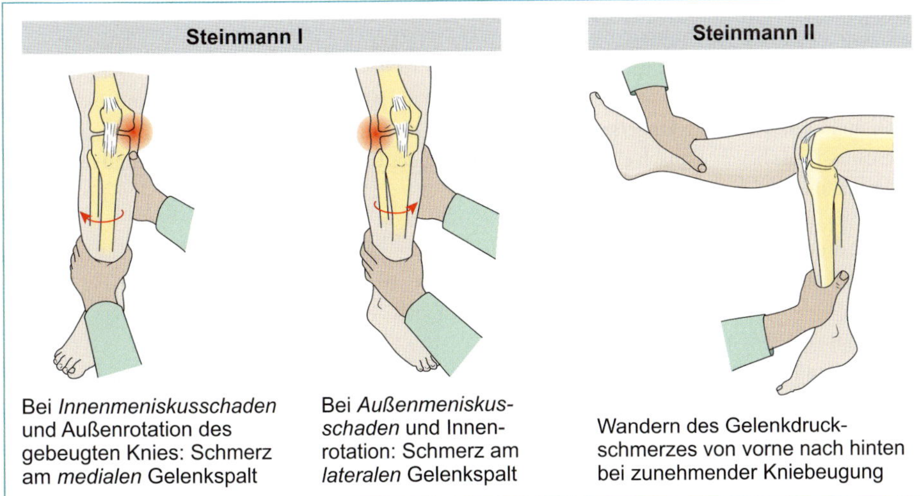

Abb. 2.16 Steinmann-Zeichen [L190]

Normalbefund

Schmerzfreie Rotation.

Pathologische Befunde

Bei Schädigung des Innenmeniskus ist die Außenrotation schmerzhaft, Schädigungen des Außenmeniskus führen zur schmerzhaften Innenrotation.

Steinmann II

Das Steinmann-Zeichen II dient der Beurteilung der **Menisken.**

Durchführung

Beugung und Streckung im Kniegelenk (➢ Abb. 2.16).

Normalbefund

Keine Schmerzhaftigkeit während der Kniebeugung und -streckung.

Pathologische Befunde

Wandernde Schmerzen von vorne nach hinten in Richtung Kniekehle bei Beugung und von hinten nach vorne bei Streckung im Kniegelenk sind Hinweis auf eine Meniskusschädigung.

Payr-Zeichen

Das Payr-Zeichen dient der **(Innen-)Meniskusprüfung.**

Durchführung

Der Patient sitzt im Schneidersitz, der Untersucher drückt auf den medialen Kniegelenkspalt (➢ Abb. 2.17).

ABBILDUNG 2.17

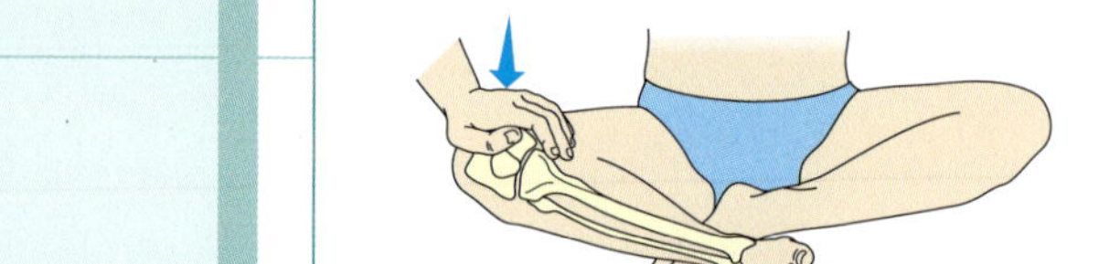

Abb. 2.17 Payr-Zeichen [L106]

Normalbefund

Keine Schmerzhaftigkeit während der Prüfung.

Pathologische Befunde

Schmerzen am inneren Gelenkspalt bei Varusstress (O-Bein-Stellung) im Schneidersitz sind ein Hinweis auf Innenmeniskusschäden.

Vorderes und hinteres Schubladenphänomen

Mit dem Schubladenphänomen wird die Stabilität der **Kreuzbänder** geprüft.

Durchführung

Die Untersuchung erfolgt am liegenden Patienten, dabei ist das Kniegelenk 90° gebeugt. Der Therapeut sitzt seitlich auf dem Fuß des Patienten und fixiert damit die 90°-Stellung. Mit beiden Händen das Kniegelenk umfassen, wobei die Fingerkuppen in der Kniekehle aufgelegt werden und die Daumen auf der Tuberositas tibiae liegen. Danach eine kräftige Bewegung des Unterschenkels nach vorne und dann nach hinten ausführen.

Normalbefund

Mimimale Beweglichkeit des Unterschenkels gegen den Oberschenkel beim Zug nach vorne und hinten.

Pathologische Befunde

Eine abnorme Beweglichkeit nach vorne ist ein Hinweis auf eine Vorderbandruptur, eine abnorme Beweglichkeit nach hinten auf eine Hinterbandruptur (➢ Abb. 2.18).

WEITERFÜHRENDE DIAGNOSTIK

- V. a. auf Gonarthrose: Anamnese, Symptome, Röntgen, MRT, Arthroskopie
- V. a. auf Meniskus-, Kreuzbandschäden oder Affektionen der lateralen Bänder: Anamnese (Trauma), Symptome, Röntgen, MRT, Arthroskopie

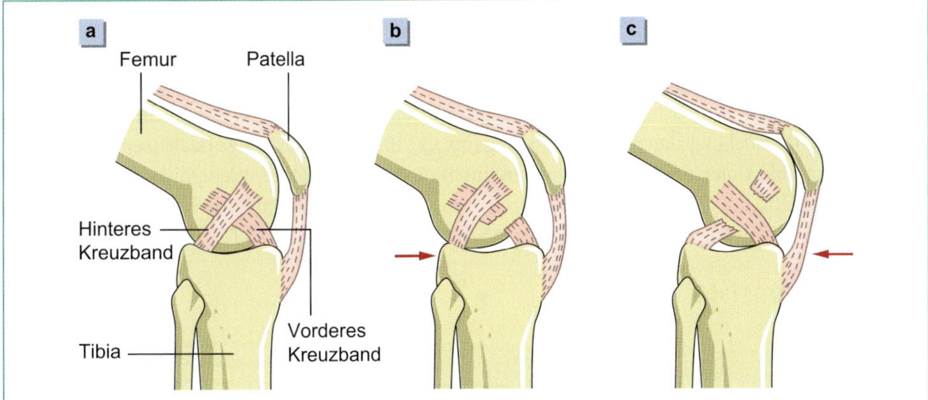

Abb. 2.18 **a** Intakte Kreuzbänder. **b** Riss des vorderen Kreuzbandes (→ vordere Schublade). **c** Riss des hinteren Kreuzbandes (→ hintere Schublade). [L157]

ABBILDUNG 2.18

2.3.8 Apparative Untersuchungen

Allgemeines

Neben der Anamnese und der körperlichen Untersuchung nehmen apparative Untersuchungen im orthopädischen Sektor eine wichtige Rolle ein. Zu den wichtigsten apparativen Möglichkeiten zählt die Röntgen-Untersuchung, gefolgt von der Computertomografie (CT), Magnetresonanztomografie (MRT) und Sonografie.

Sonografie

Die Sonografie (Ultraschall) bedient sich Ultraschallwellen, die aus einem auf die Haut (mit Kontaktgel) aufgesetzten Schallkopf in das betroffene Gewebe gesendet werden. Diese Wellen werden je nach Gewebebeschaffenheit unterschiedlich reflektiert und vom Schallkopf wieder aufgenommen. Daraus wird ein Bild generiert.

Die Sonografie kann schnell durchgeführt werden, ist kostengünstig, schmerzlos und ohne bekannte Risiken. Dieses Verfahren eignet sich zur Untersuchung von Weichgewebe, z. B. Gelenkergüssen, Herz und Gefäßen, Leber, Gallenblase, Milz, Nieren, Lymphknoten, Schilddrüse, Uterus und Ovarien. Luftgefüllte Organe (Darmschlingen oder Lunge) lassen sich nicht gut untersuchen, ebenso Knochen.

Röntgen

Die konventionelle Röntgen-Diagnostik ist das wichtigste Verfahren zur Diagnostik v. a. von Frakturen oder Veränderungen von Knochenaufbau und Knochenstruktur. Die Ursachen für Veränderungen lassen sich aus dem Bild nicht ablesen.

Bei dieser Untersuchung werden Röntgenstrahlen verwendet, wobei der Strahlengang in eine Richtung geht. Dabei entsteht sozusagen ein Summenbild, weil sich Strukturen, die anatomisch hintereinander stehen (liegen), auf dem Bild überlagern. Da unterschiedliche Gewebe unterschiedlich viel Strahlen absorbieren, ergeben sich Bilder, die weitgehend voneinander getrennt werden können. Luft absorbiert keine Strahlen; deswegen erscheinen lufthaltige Organe und Strukturen schwarz. Fett absorbiert verschwindend geringe Menge an Strahlen. Die Strukturen erscheinen ebenfalls schwarz. Wasser absorbiert etwas mehr Strahlen, sodass eine Abgrenzung zu luft- und fetthaltigen Strukturen möglich ist. Knochen absorbiert sehr viel Strahlung; diese können daher am besten beurteilt werden und erscheinen grau-weiß. Wichtig zu wissen ist, dass Knorpelstrukturen (Gelenkflächen, Bandscheiben) im Röntgenbild nicht beurteilt werden können. Sichtbar ist der Gelenkspalt, der weiter als der anatomische Gelenkspalt ist.

Eine Besonderheit in der Terminologie ist die Benennung der Schwarz-Weiß-Schattierungen. In der Röntgendiagnostik wird die Schwarzfärbung als Aufhellung bezeichnet, die Weiß- bzw. Hellfärbung als Verschattung. Außerdem werden die Bilder so angeschaut, als würde man den Patienten vor sich stehen haben. Dadurch sind die Seiten „vertauscht". Ferner ist es wichtig zu wissen, dass Röntgenbilder in der orthopädischen Diagnostik mindestens in zwei Ebenen angefertigt werden, sodass z. B. eine genaue Lokalisation von Frakturen und Frakturfragmenten erfolgen kann.

Computertomografie (CT)

Die Computertomografie bedient sich ebenfalls der Röntgenstrahlen. Der Unterschied zum Röntgen besteht darin, dass im CT Strukturen, die hintereinander liegen, dargestellt werden können. Der Körper wird in Querschnittsbildern (inzwischen mit High-Resolution-CT in einer Schichtdicke von 1–2 mm) dargestellt (Schichtaufnahmen). Organe und Strukturen können durch unterschiedliche Graustufen gut voneinander abgegrenzt werden. Indikationen sind u. a. intrakraniale Blutungen, Beckenverletzungen und Tumorstaging. Die Strahlendosis ist höher als bei der konventionellen Röntgenuntersuchung.

2.3.8 Apparative Untersuchungen

Wichtige **apparative Verfahren:**
- Sonografie
- Röntgen
- CT
- MRT

Die **Sonografie** bedient sich Ultraschallwellen. Es ist ein gängiges Verfahren, das zur Untersuchung von Weichteilen herangezogen wird, u. a. Gelenke, Sehnen, Muskeln, Ergüssen, soliden Organen (Herz, Milz, Leber). Die Sonografie ist schmerzlos, schnell verfügbar und kostengünstig.

Die **Röntgen-Diagnostik** bedient sich Röntgenstrahlen und ist ein wichtiges Verfahren in der Diagnostik der Knochenstruktur. Knorpelige Strukturen können nicht beurteilt werden.

CT bedient sich der Röntgenstrahlen und bietet eine Darstellung in Schichten.

MRT bedient sich starker Magnetfelder und Hochfrequenzimpulse. Es bietet eine sehr gute Weichteilauflösung. Unter anderem lassen sich bindegewebige und knorpelige Anteile sehr gut beurteilen.

Magnetresonanztomografie (MRT)

Früher: Kernspintomografie. Die MRT bedient sich eines starken Magnetfeldes und Hochfrequenzimpulse. Der **Vorteil** der MRT ist die gute Weichteilauflösung, sodass Gelenkknorpel, Sehnen, Ergüsse, Muskelveränderungen, aber auch Gehirnsubstanz sehr gut beurteilt werden können. Die **Nachteile** sind meist eine längere Untersuchungsdauer, Lärmbelastung (bis zu 110 dB) und für einige (klaustrophobe) Patienten unkomfortable Untersuchungsbedingungen durch die Enge der Röhre. Weiterhin sind Herzschrittmacher, (magnetische) Metallteile, z. B. als Prothesen, Clips, ein Hindernis. Die betroffenen Patienten dürfen der MRT-Untersuchung nicht unterzogen werden. Die Kosten der MRT sind ebenfalls höher.

2.3.9 Differenzialdiagnostik

2.3.9 Differenzialdiagnostik

➤ Tab. 2.2

TABELLE 2.2

Tab. 2.2 Ausgewählte Differenzialdiagnosen der orthopädisch-rheumatischen Erkrankungen und deren Befunde

Differenzialdiagnosen	Schmerzcharakter und Inspektion	Palpation und Perkussion	Funktionsprüfung
Morbus Bechterew	• Tief sitzende nächtliche Kreuzschmerzen • Kyphotische Haltung • Evtl. Hüftbeugekontraktur	Schmerzhafte Palpation und Perkussion der Dornfortsätze	• Eingeschränkte Beweglichkeit bei der Neutral-Null-Methode • Schober- und Ott-Zeichen pathologisch ↓ • Finger-Boden-Abstand ↑ • Kinn-Jugulum-Abstand ↑ • Okzipitum-Wandabstand ↑ • Evtl. HLA B27 positiv, im Schub CRP ↑, BSG ↑, Leukozyten ↑
Osteoporose	Diffuse Rückenschmerzen Abnahme der Körpergröße Rundrückenbildung, v. a. der oberen BWS Tannenbaumphänomen	Schmerzhafte Palpation und Perkussion der Dornfortsätze	Eingeschränkte Beweglichkeit bei der Neutral-Null-Methode Je nach Ausprägung gleiche Befunde wie beim Morbus Bechterew bis auf die Laborbefunde
Koxarthrose	• Belastungs-, Anlauf- und Ruheschmerzen • Schmerzen in der Leiste, Hüfte oder Knieschmerzen als Projektionsschmerzen • Hüftbeugekontraktur durch Schonhaltung • Evtl. Beckenkippung nach vorne und Hyperlordosierung der LWS	Evtl. schmerzhafte Palpation der Leiste (bei aktivierter Koxarthrose)	Eingeschränkte Beweglichkeit bei der Neutral-Null-Methode, v. a. von Innenrotation, Ab- und Adduktion
Rheumatoide Arthritis	• Ruheschmerzen • Beteiligung der kleinen Gelenke (Grund- und Mittelgelenke der Finger, HWS-Gelenke) • Symmetrischer Befall • Knopflochdeformität • Schwanenhalsdeformität • Ulnare Deviation	• Druckschmerzhaftigkeit der betroffenen Gelenke • Positives Gaensslen-Zeichen • Muskelatrophie	• Eingeschränkte Beweglichkeit bei der Neutral-Null-Methode • Positive Rheumafaktoren, evtl. positive ANA, Anti-CCP-Ak, CRP ↑, BSG ↑, Leukozyten ↑, Anämie
Fraktur	• Sichere Frakturzeichen: sichtbare Knochenfragmente, Achsenabweichung, Stufenbildung, abnorme Beweglichkeit • Unsichere Frakturzeichen: Schwellung, Schmerzen, Hämatom	Schmerzhafte Palpation	Röntgenologischer Frakturnachweis

LERNZIELKONTROLLE

- Demonstrieren Sie die Wirbelsäulen-, Schulter-, Becken- und Kniegelenkuntersuchung! Welche Reihenfolge halten Sie ein?
- Ein 28-jähriger Patient stellt sich in Ihrer Praxis mit seit Jahren immer wieder auftretenden Kreuzschmerzen und Steifigkeit vor, die ins Gesäß und die Oberschenkel ausstrahlen. Die Schmerzen sind v. a. in der Nacht vorhanden und bessern sich unter Bewegung. Sie haben den Verdacht auf einen Morbus Bechterew. Welche Untersuchungen führen Sie durch? Welche Befunde erwarten Sie bei der körperlichen und laborchemischen Untersuchung? Welche Differenzialdiagnosen kommen in Betracht? Welche Empfehlungen sprechen Sie aus?
- Ein 70-jähriger Patient stellt sich mit Schmerzen im rechten Kniegelenk vor, die vor 20 Jahren begonnen haben, zunächst unter starker Belastung (nach Bergwanderungen). Inzwischen berichtet der Patient von persistierenden Schmerzen, auch in der Nacht. Muskelschmerzen sind ebenfalls vorhanden und sind auf den Oberschenkel fokussiert. Nach stärkeren Anstrengungen treten eine Zunahme der Schwellung, Rötung und Überwärmung des Kniegelenkes auf. Sie vermuten eine Arthrose im späten Stadium bzw. eine aktivierte Arthrose. Welche Untersuchungen sind indiziert? Welche Befunde erwarten Sie bei der körperlichen und laborchemischen Untersuchung? Welche Differenzialdiagnosen kommen in Betracht? Welche Empfehlungen sprechen Sie aus?

2.4 Untersuchung des Herzens

LERNZIELE Fähigkeit zur systematischen Untersuchung des Herzens und Interpretation der erhobenen Befunde.

HINWEIS PRÜFUNG Das gesamte Kapitel der Herzuntersuchung ist prüfungsrelevant und sollte im Hinblick auf Durchführung und Interpretation der Befunde sicher beherrscht werden. Darüber hinaus sind Grundkenntnisse über die weiterführende (apparative) Diagnostik relevant und sollten in groben Zügen genannt werden können. Diese werden überwiegend beim Facharzt durchgeführt.

2.4.1 Erster Eindruck

Das Herz-Kreislauf-System und auch das Herz-Lungen-System sind untrennbar miteinander verbunden. Aus diesem Grund lassen sich einige Symptome und Befunde nicht streng einem System zuordnen. Sie wiederholen sich entweder bei den entsprechenden Kapiteln oder Sie finden einen Verweis auf das Kapitel, in dem die Sachverhalte abgehandelt werden.

Beim ersten Eindruck lassen sich mittelbar Zeichen und Symptome erkennen, die auf eine **Herz-Kreislauf-Erkrankung** hinweisen. Mögliche auffallende Befunde können am noch bekleideten Patienten sein:

- **Körperhaltung:**
  - Sitzend bei Herzinsuffizienz
  - Schonhaltung bei tiefer Beinvenenthrombose, akutem Extremitätenverschluss, Angina abdominalis, Mesenterialinfarkt, Angina pectoris, Herzinfarkt
- **Ernährungszustand:** Adipositas, v. a. vom Apfeltyp als Risikofaktor für kardiovaskuläre Erkrankungen.
- **Zyanose** (Blaufärbung der Haut): Sie kann an Akren (Lippen, Nase, Ohrläppchen und Fingern) auftreten und ist auf einen Sauerstoffmangel zurückzuführen (➢ Abb. 2.19). Sie kann bei Lungenerkrankungen (z. B. Emphysem, Asthmaanfall, großen Atelektasen, Bronchialkarzinom, Pneumothorax) oder Herzerkrankungen (z. B. Herzfehlern, Herzinsuffizienz) auftreten. Ebenfalls kann sie durch einen reduzierten Atemantrieb verursacht sein, etwa durch Schädigung der Medulla oblongata nach Apoplex oder durch Intoxikationen mit sedierenden Substanzen.
- **Blässe:** Kann ein Symptom der Anämie, aber auch der Herz- und Kreislaufinsuffizienz insbesondere bei schweißiger Haut sein.
- **Dyspnoe** (Atemnot): Dieser Zustand geht mit Beklemmungsgefühl und Lufthunger einher und liefert Hinweise auf Erkrankungen u. a. der Lunge und oberen Atemwege, Herzerkrankungen oder Erkrankungen des Atemzentrums. Neben der Dyspnoe können eine **Tachypnoe** (beschleunigte Atmung), Bradypnoe (verlangsamte Atmung) oder **Orthopnoe** (starke Atemnot, die den Einsatz der Atemhilfsmuskeln im Sitzen verlangt) vorliegen.
- **Pulsationen der Jugularvenen:** Dieses Symptom ist bei Erkrankungen des rechten Herzens, insbesondere bei Trikuspidalklappeninsuffizienz, zu beobachten.
- **Sichtbarer Kapillarpuls:** Ist durch dezente Pulsationen der Fingerbeeren zu sehen und kann Zeichen einer Aortenklappeninsuffizienz sein.
- **Musset-Zeichen:** Charakteristisch ist ein pulssynchrones Kopfnicken. Es kann ein Hinweis auf eine Aortenklappeninsuffizienz sein.
- **Karotispulsation:** Pulssynchrones Klopfen im Halsbereich, das meist als unangenehm empfunden wird. Es kann ein Hinweis auf eine Aortenklappeninsuffizienz sein.
- **Mitralbäckchen:** Rötungen der Backen können auf eine Mitralklappenstenose hinweisen.
- **Xanthelasmen:** Periorbitale Fetteinlagerungen, die sich vornehmlich bei Fettstoffwechselstörungen zeigen.
- **Claudicatio intermittens:** Zeitweiliges Hinken bzw. Stehenbleiben beim Gehen, das bei Verschlusskrankheiten der arteriellen Gefäße und damit verbundenem Sauerstoffmangel auftritt.

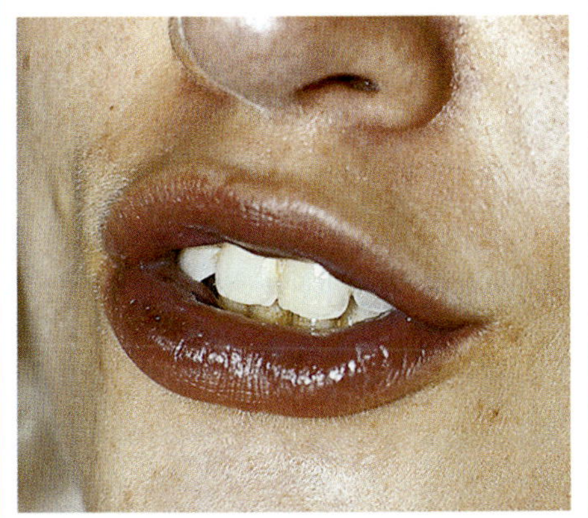

Abb. 2.19 Lippenzyanose [M537]

2.4 Untersuchung des Herzens

2.4.1 Erster Eindruck

Mögliche **auffallende Befunde:**

- Körperhaltung: sitzend bei Herzinsuffizienz, Schonhaltung bei z. B. tiefer Beinvenenthrombose, akutem Extremitätenverschluss
- Ernährungszustand, v. a. Adipositas vom Apfeltyp
- Atemveränderungen (Dyspnoe, Tachypnoe, Bradypnoe, Orthopnoe)
- Zyanose, Blässe
- Jugularvenenstauung, u. a. bei Rechtsherzinsuffizienz (symmetrisch), Schilddrüsenkarzinom, Pancoast-Tumor (einseitig)
- Mitralbäckchen bei v. a. Herzklappenfehlern
- Xanthelasmen als Hinweis auf eine Fettstoffwechselstörung
- Claudicatio intermittens bei pAVK
- Sichtbarer Kapillarpuls und Musset-Zeichen bei Aortenklappeninsuffizienz
- Pulsation der Jugularvenen bei Trikuspidalklappeninsuffizienz

ABBILDUNG 2.19

Auf den Punkt gebracht

- **Jugularvenenstauung:** Eine symmetrische Jugularvenenstauung kann Ausdruck einer Rechtsherzinsuffizienz sein, die entweder isoliert oder im Rahmen einer Globalinsuffizienz oder eines Cor pulmonale auftritt. Eine einseitige Jugularvenenstauung gibt Hinweise auf lokale Kompressionserscheinungen, z. B. durch einen Lungenspitzentumor (Pancoast-Tumor).

MERKE Beurteilt werden die Jugularvenen in 30° Oberkörperhochlagerung. Bei flach gelagertem Patienten sind die Jugularvenen auch bei Gesunden gestaut.

2.4.2 Ausschluss eines Notfalls

2.4.2 Ausschluss eines Notfalls
Wichtige **Notfälle:**
- Akute Dyspnoe
- Blutdruckentgleisungen (hypertensive Krise, hypertensiver Notfall)
- Akute Herzrhythmusstörungen
- Schockgeschehen (hypovolämischer, kardiogener, anaphylaktischer, septischer, neurogener Schock)
- Thoraxschmerzen, retrosternale Schmerzen
- Synkope

Um einen Notfall auszuschließen, werden die Vitalzeichen überprüft (➤ Tab. 2.1). Dazu zählt die Erfassung von:
- Bewusstseinslage
- Blutdruck
- Herzfrequenz
- Atemfrequenz
- Temperatur

Die wichtigsten und häufigsten Notfälle im Rahmen einer gestörten Herz-Kreislauf-Funktion sind:
- **Akute Dyspnoe:** Bei akuter oder chronischer (dekompensierter) Linksherzinsuffizienz (➤ 4.4.1).
- **Blutdruckentgleisungen:** Können v. a. durch schlechte medikamentöse Einstellung der Hypertonie oder mangelnde Compliance des Patienten entstehen oder durch endokrine Dysbalancen, v. a. eine Hyperthyreose. Sie können als hypertensive Krise oder hypertensiver Notfall in Erscheinung treten.
- **Akute Herzrhythmusstörungen:** Können durch unterschiedliche Ursachen entstehen, v. a. durch organische Herzerkrankungen, Elektrolytentgleisungen, Hypo- und Hyperthyreose, Phäochromozytom, Stress, Drogenkonsum.
- **Schockgeschehen:** Auftreten durch unterschiedliche Ursachen, z. B. Volumenmangel, Herzinfarkt, anaphylaktische Reaktion, Sepsis mit generalisierter Entzündungsreaktion oder Verletzungen des Rückenmarks (➤ 4.3.7). Allen Ursachen gemeinsam ist der Kreislaufkollaps, der zur Minderversorgung der Mikrozirkulation mit Sauerstoff und Anhäufung von toxischen Metaboliten führt. Als Hilfe kann der Schockindex fungieren: Schockindex = Pulsfrequenz ÷ systolischen Blutdruck (Merkhilfe: Pussy). Dabei kann ein Schockindex = 1 eine Schockgefahr anzeigen, ein Schockindex > 1,0 spricht für einen manifesten Schock. Dabei ist wichtig, dass der Schockindex primär eine Zahl ist, die Hinweise auf ein Schockgeschehen geben **kann.** Ein Schockindex > 1 ist mit Schock nicht gleichzusetzen, auf der anderen Seite schließt ein Schockindex < 1 ein Schockgeschehen nicht aus.
- **Retrosternale** bzw. **thorakale Schmerzen:** Bei Angina pectoris, Herzinfarkt, Lungenembolie (➤ 4.2.1).
- **Synkope:** Bei Kreislaufinsuffizienz (➤ 4.2.4). Die Synkope ist definiert als ein Zustand kurzzeitiger Bewusstlosigkeit, die durch Minderdurchblutung des Gehirns auftritt.

2.4.3 Anamnestische Anhaltspunkte

2.4.3 Anamnestische Anhaltspunkte
Hinweisende **anamnestische Angaben:**
- Nikotinabusus
- Bekanntes metabolisches Syndrom (Adipositas, arterielle Hypertonie, Dyslipoproteinämie, Diabetes mellitus, pathologische Glukosetoleranz), familiäre Erkrankungshäufung
- Nykturie, Belastungsdyspnoe, Asthma cardiale

Im Rahmen der Anamnese können folgende Angaben Hinweise auf kardiovaskuläre Erkrankungen liefern:
- Nikotinabusus als Risikofaktor für Arteriosklerose und Folgeerkrankungen, u. a. KHK, pAVK, Apoplex
- Metabolisches Syndrom mit Adipositas (insbesondere vom Apfeltyp), arterieller Hypertonie, pathologischer Glukosetoleranz oder manifestem Diabetes mellitus Typ 2, Dyslipoproteinämie und Hyperurikämie begünstigen die Bildung einer Arteriosklerose
- Familiäre Häufung von kardiovaskulären Erkrankungen
- Nykturie, Belastungsdyspnoe, nächtlicher Husten, v. a. in der ersten Nachthälfte (Asthma cardiale), als Hinweis auf eine Herzinsuffizienz
- Kardiovaskuläre Vorerkrankungen, z. B. arterielle Hypertonie, bekannte Herzklappenfehler, Z. n. Stentimplantation oder Bypass-Operation

2.4.4 Inspektion

2.4.4 Inspektion
Die **Inspektion** erfolgt im Sitzen (oder mit 30° Oberkörperhochlagerung). Beurteilt werden:
- Körperstatur, v. a. die Fettverteilung am Körper (viszerale Adipositas → erhöhtes kardiovaskuläres Risiko)
- Nagelveränderungen: Trommelschlägelfinger, Uhrglasnägel, Osler-Knötchen (bei bakterieller Endokarditis), Nikotinspuren
- Thoraxdeformitäten
- Ödeme (Bein- und Stammödeme) bei u. a. Herzinsuffizienz

Die Inspektion erfolgt entweder im **Sitzen** oder am **liegenden** Patienten mit 30° erhöhtem Oberkörper. Neben den Befunden, die man schon aus dem ersten Eindruck des Patienten gewonnen hat, können bei der Inspektion des Patienten weitere wichtige Befunde erhoben werden:
- **Adipositas:** Die Adipositas vom Apfeltyp gilt als Risikofaktor für kardiovaskuläre Erkrankungen. Beim **Apfeltyp** findet sich die Fettansammlung vorwiegend am Stamm. Durch die Ansammlung des Fettgewebes in der Bauchhöhle wird sie auch viszerale Adipositas genannt. Eine Fettansammlung, die sich vorwiegend an Hüften und Oberschenkeln findet, wird als **Birnentyp** bezeichnet. Die Folgeerkrankungen sind deutlich geringer.
- **Nagelveränderungen:** Bei Herz- und Lungenerkrankungen kommen häufig Nagel- bzw. Fingerveränderungen vor:
  - **Trommelschlägelfinger:** Imponieren als runde Auftreibungen der Endglieder der Finger durch Weichteilverdickung und Schwellung des Nagelbetts (➤ Abb. 2.20). Sie finden sich bei Herzerkrankungen (am häufigsten bei zyanotischen Herzfehlern, infektiöser Endokarditis), Lungenerkrankungen (Bronchialkarzinom, Bronchiektasen, Lungenfibrose) und abdominalen Erkrankungen (Leberzirrhose, chronisch-entzündliche Darmerkrankungen, Zöliakie).

- **Uhrglasnägel:** Starke Wölbung in Längs- und Querrichtung durch Schwellung des Nagelbetts (➤ Abb. 2.20). Vorkommen wie bei ➤ Trommelschlägelfingern.
- **Osler-Knötchen:** 1–2 mm große, livide Papeln in der Haut (➤ Abb. 2.21). Sie sind Ausdruck einer Vaskulitis im Rahmen der bakteriellen Endokarditis. Daneben können subunguale (unter dem Nagel) Blutungen auftreten (Janeway-Lesions).
- **Nikotinspuren:** Sie können als eine gelbliche Verfärbung an den Fingerkuppen sichtbar sein.

- **Thoraxdeformitäten:** auch ➤ 2.6.4
  - **Herzbuckel:** knöcherne Vorwölbung der präkordialen Rippen bei frühkindlicher Herzvergrößerung
  - **Schrittmacher:** Hinweis auf Herzrhythmusstörungen in der Vorgeschichte
- **Ödeme, Beinödeme und Stammödeme** *(Anasarka):* Ursachen können sein
  - Erhöhter hydrostatischer Druck bei Rechtsherzinsuffizienz
  - Verminderte Bildung von Albumin bei Leberinsuffizienz
  - Erhöhte Ausscheidung von Albumin bei Nierenerkrankungen

ABBILDUNG 2.20

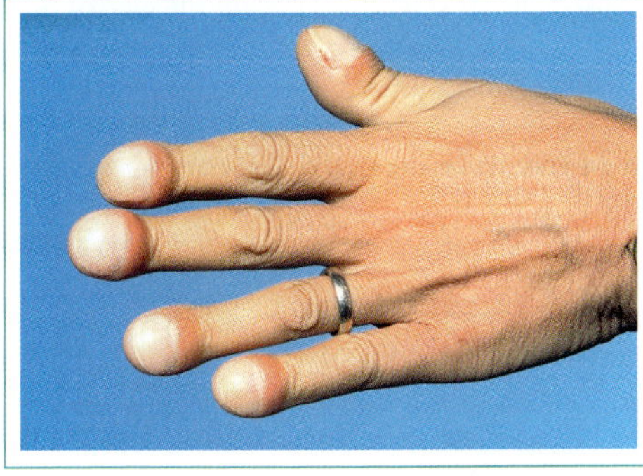

Abb. 2.20 Trommelschlägelfinger und Uhrglasnägel [K183]

ABBILDUNG 2.21

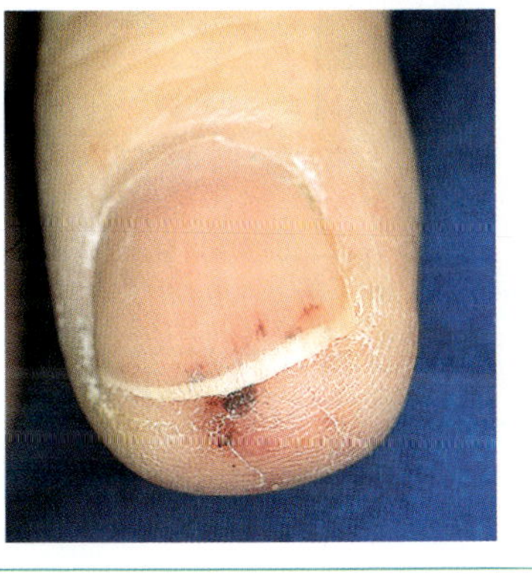

Abb. 2.21 Osler-Knötchen. Deutlich sichtbar sind die Punktblutungen unter dem Nagel und Blutungen mit Krustenbildung an der nagelangrenzenden Haut. [S123]

WEITERFÜHRENDE DIAGNOSTIK

- Adipositas: Anamnese (Gewichtsverlauf, Ernährung, körperliche Aktivität, andere Erkrankungen, welche die Adipositas erklären, Medikamenteneinnahme), Symptome, Bestimmung des BMI und des Fettverteilungsmusters, vollständige internistische Untersuchung, Fahndung nach kardiovaskulären Risikofaktoren, Labor (u. a. Glukose, HbA_{1c}, oraler Glukosetoleranztest, HDL, LDL, Cholesterin, Triglyzeride, Harnsäure, TSH, Leberwerte)
- Nagelveränderungen:
  - Trommelschlägelfinger und Uhrglasnägel: Anamnese, (Begleit-)Symptome, Untersuchung der Lunge, des Herzens und des Abdomens, apparative Untersuchung der Lunge (Röntgen, Lungenfunktion, Blutgasanalyse, ggf. Bronchoskopie), des Herzens (EKG, Echokardiografie) und des Abdomens (Sonografie, Gastroskopie, Koloskopie)
  - Osler-Knötchen und V. a. bakterielle Endokarditis: Anamnese (v. a. Klappenvorschädigung), Symptome, Herzuntersuchung (Herzgeräusche), Temperaturmessung, Labor (u.a. BSG, CRP, Differenzialblutbild, Blutkulturen), Echokardiografie
  - Nikotinspuren: Anamnese (v. a. Dauer und Menge des Konsums), Symptome, Untersuchung der Lunge, des Herzens und der Gefäße
- Thoraxdeformitäten: Anamnese (Begleiterkrankungen), Symptome, Untersuchung von Herz, Lunge und Wirbelsäule
- Ödeme:
  - V. a. (Rechts-)Herzinsuffizienz: Anamnese, Symptome, Leberuntersuchung (positiver hepatojugulärer Reflux), EKG, Röntgen-Thorax, Labor (v.a. Na^+, K^+, BNP, TSH, Kreatinin, Harnstoff, Harnsäure, HDL, LDL, Cholesterin, Triglyzeride, Leberwerte), Echokardiografie, Herzkatheter
  - V. a. Leberinsuffizienz: Anamnese, Symptome, vollständige internistische und neuropsychiatrische Untersuchung, Labor (v. a. Blutbild, GOT, GPT, γ-GT, GLDH, AP, Bilirubin, Albumine, Cholinesterase, Quick bzw. INR, PTT, Ammoniak, Glukose, HbA_{1c}), Sonografie, CT
  - V. a. Nierenerkrankung: Anamnese, Symptome, vollständige internistische und neuropsychiatrische Untersuchung, Hautuntersuchung, Labor (v. a. Blutbild, Kreatinin, Harnstoff, Harnsäure, Na^+, K^+, Phosphat, Vitamin D, AP, Parathormon), Urinuntersuchung, Sonografie, ggf. Nierenbiopsie, Echokardiografie, Röntgen-Thorax

Auf den Punkt gebracht

2.4.5 Palpation

Die **Palpation** erfolgt im Sitzen (oder mit 30° Oberkörperhochlagerung). Bei der Palpation werden erfasst:

- Pulsmessung: erfolgt mit Zeige- und Mittelfinger (und ggf. Ringfinger) an der A. radialis, im Notfall an der A. carotis communis; beurteilt werden Pulsfrequenz, Rhythmus, Pulsform, evtl. vorhandenes Pulsdefizit
- Pulsstatus
- Herzspitzenstoß: im 5. ICR in der MCL links

ACHTUNG

ABBILDUNG 2.22

ACHTUNG

Pulsfrequenz:

- Normale Frequenz: 60–100/Min.
- Tachykardie: Frequenz > 100/Min.
- Bradykardie: Frequenz < 60/Min.

2.4.5 Palpation

Die Palpation erfolgt am liegenden Patienten mit 30° erhöhtem Oberkörper.

Pulsmessung

Die Pulsmessung erfolgt ist der Regel an der **A. radialis,** im Notfall an einem zentralen Gefäß, vorzugsweise an der A. carotis communis.

Durchführung

Die Pulspalpation erfolgt mit 2 (oder 3) Fingern, dem Zeige- und Mittelfinger (und Ringfinger). Getastet wird medial von der Speiche (Radius), indem die Arterie leicht komprimiert wird (➤ Abb. 2.22). Je nach Pulsform kann der Puls leicht durch den eigenen Fingerdruck komprimiert werden, z. B. beim Pulsus mollis (weicher Puls) etwa bei Hypotonie, oder nur schwer unterdrückt werden, z. B. beim Pulsus durus (harter Puls) bei Hypertonie. Ein zu hoher Tastdruck verschließt das Gefäß komplett und der Puls kann nicht getastet werden. Beurteilt werden **Pulsfrequenz, Rhythmus** und **Pulsform.** Ferner wird die periphere Frequenz mit der zentralen Frequenz (mittels Auskultation) verglichen, um ein **Pulsdefizit** auszuschließen oder zu bestätigen.

ACHTUNG Nicht mit dem Daumen palpieren, weil sonst die Pulsationen der eigenen Fingerarterien gespürt werden.

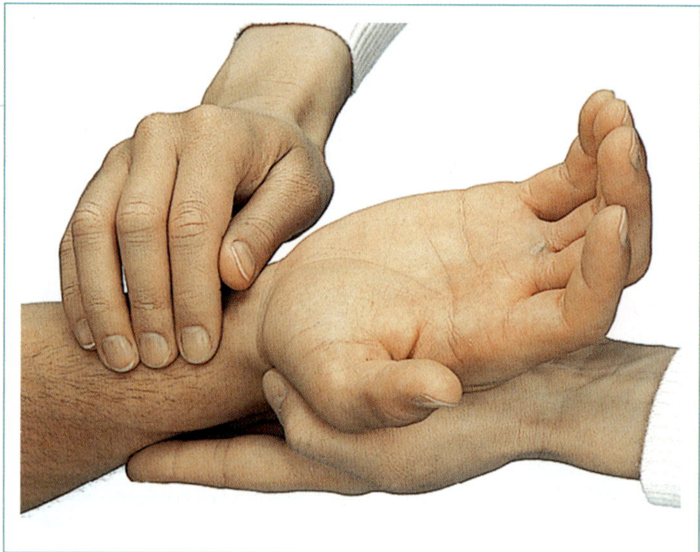

Abb. 2.22 Technik der Pulspalpation an der A. radialis [K116]

ACHTUNG Niemals den Karotispuls gleichzeitig auf beiden Seiten palpieren. Durch beidseitige Kompression können eine Synkope oder eine Ischämie ausgelöst werden.

Pulsfrequenz

Pulsrhythmus:

- Normaler Pulsrhythmus: gleichmäßiger Puls
- Respiratorische Arrhythmie: Pulsbeschleunigung bei Inspiration, Pulsverlangsamung bei Exspiration
- Absolute Arrhythmie: atemunabhängige Unregelmäßigkeit des Pulses
- Extrasystolen: Zusatzschläge bei sonst regelmäßigen Grundrhythmus

Pulsdefizit: Differenz zwischen Pulsfrequenz in der Peripherie (geringerer Puls) und Schlagfrequenz des Herzens (höherer Puls)

- **Normale Frequenz:** 60–100/Min.**Tachykardie:** Pulsfrequenz > 100/Min., z. B. bei Fieber, Anämie, körperlichem oder psychischem Stress, Herzerkrankungen, Hyperthyreose
- **Bradykardie:** Pulsfrequenz < 60/Min., z. B. bei Herzerkrankungen, sportlich aktiven Menschen, Hypothyreose

Pulsrhythmus

- **Normaler Rhythmus** (Pulsus regularis): gleichmäßiger Pulsschlag
- **Respiratorische Arrhythmie:** physiologisch bei v. a. Jugendlichen; kennzeichnend ist ein erhöhter Pulsschlag bei (tiefer) Inspiration, verlangsamter Pulsschlag bei Exspiration

- **Absolute Arrhythmie:** absolute, atemunabhängige Unregelmäßigkeit des Pulses, z. B. bei Herzerkrankungen, Hyperthyreose oder Mitralisfehlern und gleichzeitigem Vorhofflimmern oder -flattern
- **Extrasystolen:** Extraschläge des Herzens bei regelmäßigem Grundrhythmus; sie können auf Vorhofebene (supraventrikuläre) oder Kammerebene (ventrikuläre) entstehen

Pulsformen

- **Pulsus durus:** harter Puls, z. B. bei Hypertonie, körperlicher Arbeit, Hyperthyreose
- **Pulsus mollis:** weicher Puls, z. B. häufig bei Hypotonie und Fieber
- **Pulsus filiformis:** zarter Puls, der u. U. kaum tastbar ist, z. B. bei Schock
- **Pulsus bigeminus:** harter und weicher Puls wechseln einander ab; entsteht durch eine reguläre Herzaktion und eine Extrasystole, z. B. bei Digitalisüberdosierung

Pulsdefizit

Als Pulsdefizit bezeichnet man eine unterschiedliche Pulsfrequenz in der Peripherie und Schlagfrequenz des Herzens. Die Schlagfrequenz ist dabei höher als die Pulsfrequenz in der Peripherie. Ursache können z. B. Extrasystolen sein, die als zusätzliche Schläge eine kleinere Pulswelle erzeugen, die in der Peripherie nicht mehr palpabel ist. Andere Ursache sind das Vorhofflimmern und -flattern. Geprüft wird das Pulsdefizit im Rahmen der Auskultation des Herzens bei gleichzeitiger Pulspalpation in der Peripherie.

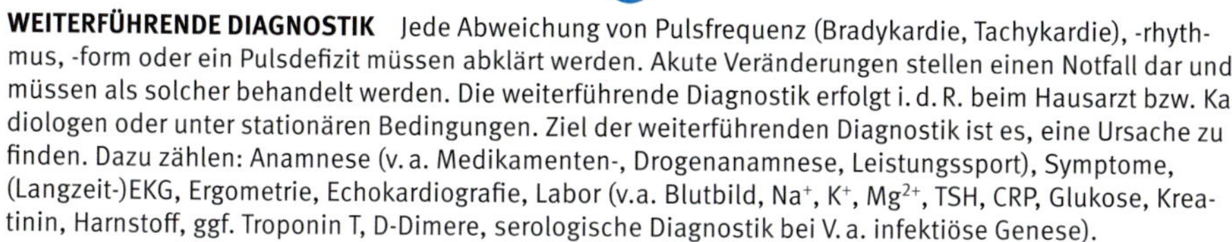

WEITERFÜHRENDE DIAGNOSTIK Jede Abweichung von Pulsfrequenz (Bradykardie, Tachykardie), -rhythmus, -form oder ein Pulsdefizit müssen abklärt werden. Akute Veränderungen stellen einen Notfall dar und müssen als solcher behandelt werden. Die weiterführende Diagnostik erfolgt i. d. R. beim Hausarzt bzw. Kardiologen oder unter stationären Bedingungen. Ziel der weiterführenden Diagnostik ist es, eine Ursache zu finden. Dazu zählen: Anamnese (v. a. Medikamenten-, Drogenanamnese, Leistungssport), Symptome, (Langzeit-)EKG, Ergometrie, Echokardiografie, Labor (v.a. Blutbild, Na^+, K^+, Mg^{2+}, TSH, CRP, Glukose, Kreatinin, Harnstoff, ggf. Troponin T, D-Dimere, serologische Diagnostik bei V. a. infektiöse Genese).

Pulsstatus

➤ 2.5.5

Herzspitzenstoß

Der Herzspitzenstoß findet sich beim gesunden Herzen im 5. Interkostalraum in der Medioklavikularlinie. Er entsteht während der Hebung der Herzspitze während der Systole. Dabei drückt die Herzspitze gegen die Thoraxwand.

Durchführung

Um den 5. ICR zu finden, wird zunächst die Klavikula getastet und darunter der 1. ICR (die 1. Rippe liegt unter der Klavikula). Sternumnah können die Interkostalräume gut getastet werden. Vom 5. ICR parasternal gelangt man dann entlang des Interkostalraums in die Medioklavikularlinie, wo der Herzspitzenstoß in einem 1–2 Euro großen Areal palpabel ist (➤ Abb. 2.23). Am besten gelingt die Palpation bei Jugendlichen und schlanken Menschen.

ABBILDUNG 2.23

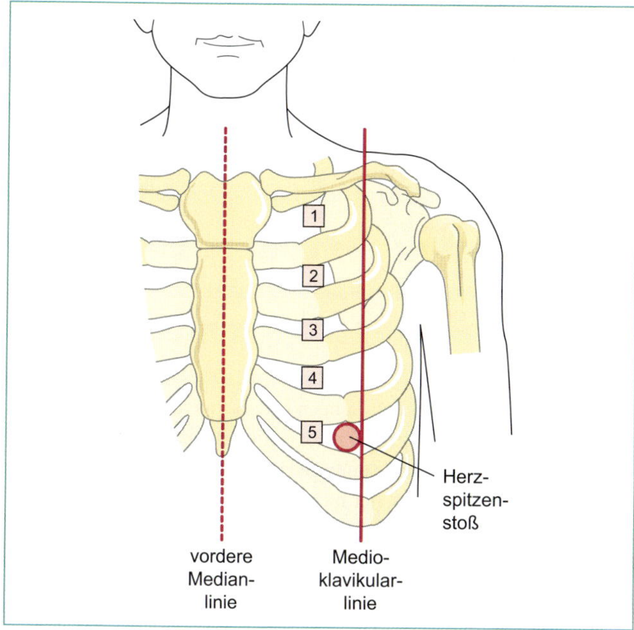

Abb. 2.23 Palpation des Herzspitzenstoßes im 5. ICR in der Medioklavikularlinie [L106]

Normalbefund

Dezente Pulsationen an der Herzspitze.

Pathologische Befunde

- Stark pulsierender Herzspitzenstoß: Bei Hyperthyreose, Fieber oder Anämie.
- Verlagerter Herzspitzenstoß nach lateral und kaudal: Bei Linksherzdilatation.
- Verlagerter Herzspitzenstoß nach lateral: Bei starker Adipositas oder im fortgeschrittenen Stadium der Schwangerschaft durch Zunahme des abdominalen Volumens und Zwerchfellhochstand.
- Verlagerter Herzspitzenstoß nach medial und kaudal: Kann im Zuge der Emphysementwicklung auftreten. Dabei wird die anatomische Herzachse mit der Senkung des Zwerchfells nach unten gezogen.
- Hebender Herzspitzenstoß: Herzspitzenstoß ist kräftiger, dauert länger und ist in der Fläche verbreitet. Kann bei Linksherzhypertrophie auftreten.
- Nicht tastbarer Herzspitzenstoß: Bei Adipositas oder Lungenemphysem.

WEITERFÜHRENDE DIAGNOSTIK

- Stark pulsiernder Herzspitzenstoß:
  - V. a. auf Hyperthyreose: Anamnese, Symptome, Labor (TSH, fT_3, fT_4), Sonografie der Schilddrüse
  - Fieber: Anamnese (auch Medikamenten-, Auslands-, Sexualanamnese), Symptome, Fokussuche, regelmäßige Temperaturmessung zur Beurteilung des Fieberverlaufs, Labor (u. a. Blutbild, CRP, BSG, RF, ANA, TSH)
  - V. a. auf Anämie: Anamnese, Symptome, Labor (Blutbild, Retikulozyten, Ferritin, Transferrin, Vitamin B_{12}, Folsäure, LDH, indirektes und direktes Bilirubin, Kreatinin, Harnstoff, BSG, CRP)
- Nach lateral und kaudal verlagerter Herzspitzenstoß und V. a. auf Linksherzdilatation: Anamnese, Symptome, Lungenuntersuchung, EKG, Röntgen-Thorax, Labor (v.a. Na^+, K^+, BNP, TSH, Kreatinin, Harnstoff, Harnsäure, HDL, LDL, Cholesterin, Triglyzeride), Echokardiografie, Ergometrie, Herzkatheter, Koronarangiografie, Spiral-CT
- Nach medial und kaudal verlagerter Herzspitzenstoß und V. a. auf Lungenemphysem: Anamnese (Nikotinkonsum, COPD, Asthma bronchiale), andere Emphysemsymptome, hypersonorer Klopfschall, wenig verschiebliche Lungengrenzen, abgeschwächtes Atemgeräusch, Herzuntersuchung, Röntgen-Thorax, (high resolution-)CT, Lungenfunktion (Spirometrie), Blutgasanalyse, Bestimmung von α_1-Antitrypsin
- Hebender Herzspitzenstoß und V. a. Linksherzhypertrophie: ➤ Linksherzdilatation

2.4.6 Perkussion

Erfasst werden die relative (von der Lunge bedeckt) und absolute (von der Lunge nicht bedeckt) **Herzgrenze.**
Die Untersuchung ist ungenau und stark von der Erfahrung des Untersuchers abhängig.

2.4.6 Perkussion

Die Perkussion erfolgt am liegenden Patienten mit 30° erhöhtem Oberkörper und dient der Bestimmung der absoluten und relativen **Herzdämpfung** (➤ Abb. 2.24).

ABBILDUNG 2.24

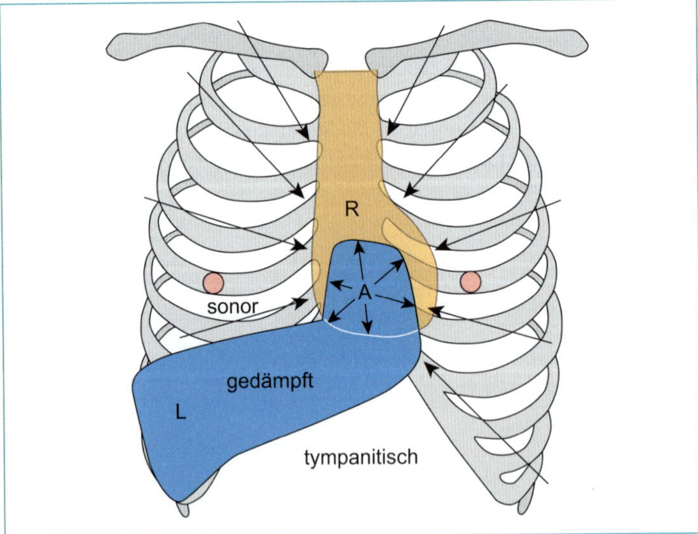

Abb. 2.24 Perkussion der relativen und absoluten Herzgrenzen. R = relative Herzdämpfung, A = absolute Herzdämpfung, L = Leberdämpfung. [L143]

Die relative Herzgrenze umfasst die Herzgrenzen, die von den Lungen bedeckt werden. Sie wird durch eine sternförmige Perkussion von außen nach innen festgestellt. Zur Orientierung dient der sonore Lungenklopfschall, der dann an der Herzgrenze in einen gemischt sonor-gedämpften Klopfschall übergeht.

Die absolute Herzgrenze ist derjenige Bereich des Herzens, der nicht von den Lungen bedeckt ist. Dieser wird, von der Mitte der Dämpfung ausgehend, sternförmig zentimeterweise nach außen perkutiert.

Die Herzgrenzenbestimmung mittels Perkussion ist sehr ungenau und von der Übung des Untersuchers abhängig. Bei adipösen Patienten oder Thoraxdeformitäten ist die Herzperkussion meist nicht möglich. Beim Lungenemphysem ist die anatomische Herzachse sehr steil, eine Beurteilung der Grenzen ist extrem schwierig.

WEITERFÜHRENDE DIAGNOSTIK Auffällige Perkussion: Röntgen-Thorax

2.4.7 Auskultation

Die Auskultation erfolgt entweder im Sitzen oder am liegenden Patienten mit 30° erhöhtem Oberkörper. Sie umfasst die Herztöne und ggf. vorhandene Herzgeräusche. Die Herztöne werden über dem Erb-Punkt, der Aorten-, Pulmonal-, Trikuspidal- und Mitralregion abgehört.

Herztöne

Herztöne entstehen zum einen durch die Vibration, die während der Myokardkontraktion entsteht, und zum anderen durch Turbulenzen, die im Rahmen des Blutflusses durch das Herz entstehen und durch den Schluss der Klappen. Diese Töne sind mit dem Stethoskop an der Brustwand auskultierbar. Sie geben Informationen über die Öffnungs- bzw. Schließfähigkeit der einzelnen Klappen.

Die Herzklappen werden an bestimmten Punkten der Thoraxwand auskultiert. Die Herzklappen liegen alle in einer Ebene (Klappenebene), die Auskultation der einzelnen **Klappen** erfolgt in **Strömungsrichtung** des Blutes **(E-Mi-Tr-A-P)** (> Abb. 2.25):

- **E**rb-Punkt: 3. ICR links parasternal
- **Mi**tralklappe: 5. ICR in der linken Medioklavikularlinie
- **Tr**ikuspidalklappe: 4. ICR rechts parasternal
- **A**ortenklappe: 2. ICR rechts parasternal
- **P**ulmonalklappe: 2. ICR links parasternal

Es ist sinnvoll, zunächst mit der Auskultation des Erb-Punktes zu beginnen, um einen Grundeindruck über die Herzaktion und Herztöne zu erhalten, und dann die einzelnen Klappen zu auskultieren.

Man unterscheidet bei Erwachsenen 2 Herztöne:

- **1. Herzton:** Markiert den Anfang der Systole. Entsteht durch den Schluss der **Segelklappen** und durch die Anspannung der Ventrikelmuskulatur. Dieser Herzton ist dumpf und lang.
- **2. Herzton:** Entsteht am Ende der Systole beim Schluss der **Taschenklappen.** Ist kürzer als der 1. Herzton und hell. Physiologischerweise schließt die Aortenklappe vor der Pulmonalklappe, besonders bei tiefer Inspiration; man spricht deshalb von der Spaltung des 2. Herztons.

Auf den Punkt gebracht

2.4.7 Auskultation

Die **Auskultation** dient der Untersuchung der Herztöne (physiologisch) und evtl. vorhandenen Herzgeräusche (pathologisch). Sie erfolgt im Sitzen oder bei 30° erhöhtem Oberkörper. Lokalisation der Herztöne **(E-Mi-Tr-A-P):**

- **Erb-Punkt:** 3. ICR links parasternal
- **Mitralklappe:** 5. ICR in der linken MCL
- **Trikuspidalklappe:** 4. ICR rechts parasternal
- **Aortenklappe:** 2. ICR rechts parasternal
- **Pulmonalklappe:** 2. ICR links parasternal

Der **1. Herzton** markiert den Beginn der Systole, der **2. Herzton** den Beginn Diastole. Bei Kindern und Jugendlichen können noch der 3. und der 4. Herzton (physiologisch) gehört werden.

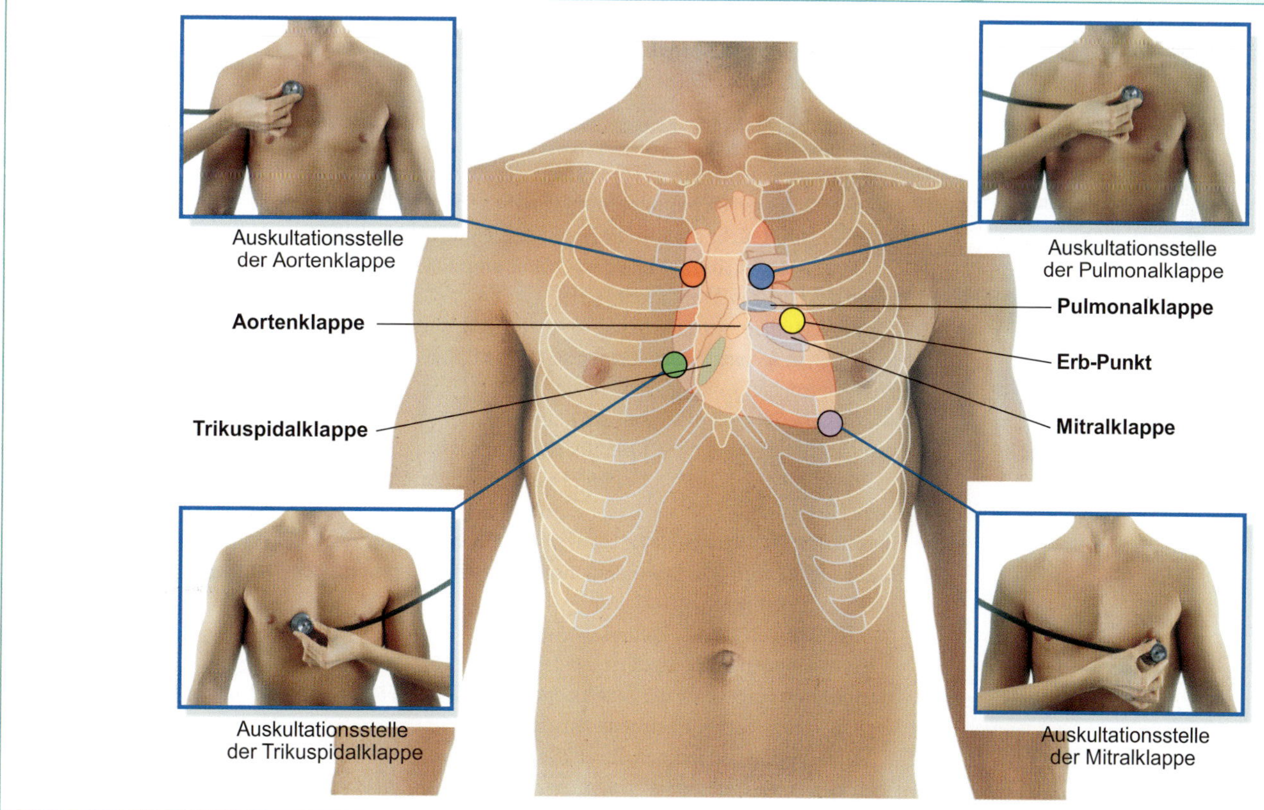

Abb. 2.25 Projektion der Herzauskultationsstellen auf die vordere Thoraxwand [E402]

MERKE Bei normaler Herzfrequenz ist der zeitliche Abstand zwischen dem 1. und 2. Herzton kürzer als zwischen dem 2. und dem nachfolgenden 1. Herzton.

MERKE

Auf den Punkt gebracht

Manchmal hört man auch noch einen 3. und 4. Herzton:

- Der **3. Herzton** ist bei Kindern physiologisch und wird durch eine schnelle Füllung der Ventrikel, die dann eine Vibration auslösen, hervorgerufen. Er ist in der Diastole nach dem 2. Herzton hörbar. Bei Erwachsenen ist er pathologisch und meist Ausdruck einer erhöhten Kammerfüllung, z. B. bei Mitralinsuffizienz, Herzinsuffizienz (➤ Abb. 2.26).
- Der **4. Herzton** kann bei Kindern und Jugendlichen am Ende der Diastole gehört werden und kommt durch die Vorhofkontraktion zustande. Bei Erwachsenen ist er in der Regel als pathologisch anzusehen und kommt bei einer erhöhten Druckbelastung der Vorhöfe und der Kammern vor, z. B. bei Aortenstenose, Hypertonie oder Mitralisfehlern (➤ Abb. 2.26).

ABBILDUNG 2.26

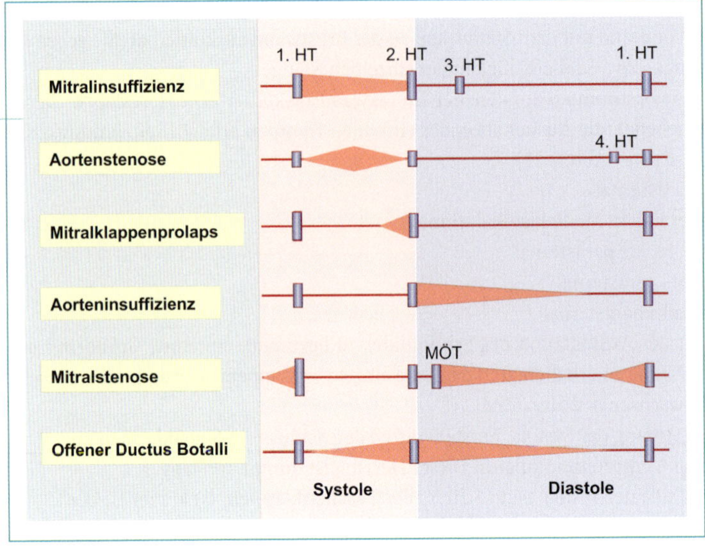

Abb. 2.26 Pathologische Herzauskultationsbefunde. HT = Herzton, MÖT = Mitralöffnungston. [L157]

WEITERFÜHRENDE DIAGNOSTIK Zusätzliche Herztöne: Anamnese, Symptome, Lungenuntersuchung, EKG, Röntgen-Thorax, Labor (u.a. Na^+, K^+, BNP, TSH), Echokardiografie, Ergometrie, ggf. Herzkatheter, Koronarangiografie, Spiral-CT

Herzgeräusche

Herzgeräusche sind auf Blutturbulenzen zurückzuführen. Sie werden in organische und nicht organische Herzgeräusche eingeteilt. **Organische Herzgeräusche** entstehen durch Turbulenzen an erkrankten Herzklappen und können eingeteilt werden in:
- Systolika: Stenose der Taschenklappen, Insuffizienz der Segelklappen
- Diastolika: Stenose der Segelklappen, Insuffizienz der Taschenklappen

Der Bereich, an dem das Geräusch am stärksten gehört werden kann, wird als **punctum maximum** (p. m.) bezeichnet.

Herzgeräusche entstehen durch Turbulenzen des Blutstroms v. a. durch Veränderungen an den Klappen und sind in aller Regel als **pathologisch** anzusehen (➤ Abb. 2.26). Herzgeräusche können grundsätzlich in **organische und nicht organische** (funktionelle und akzidentelle) Geräusche eingeteilt werden. Organische Herzgeräusche sind auf Klappenveränderungen zurückzuführen, nicht organische u. a. auf Veränderungen der Fließgeschwindigkeit.

Klappenveränderungen sind häufig erworben (z. B. durch eine bakterielle Endokarditis oder rheumatisches Fieber), in seltenen Fällen können sie auch angeboren sein.

Ein Klappenfehler kann sich äußern als
- **Insuffizienz:** Schlussunfähigkeit der Klappe
- **Stenose:** Verengung der Querschnittsfläche der Klappe

Herzgeräusche werden in Systolika und Diastolika eingeteilt, je nachdem, ob sie in der Systole oder Diastole zu hören sind:
- **Systolikum:** bei Stenose der Taschenklappen (führen zu Austreibungsgeräuschen), Insuffizienz der Segelklappen (führen zu Regurgitationsgeräuschen, weil Blut aus den Ventrikeln in die Vorhöfe in der Systole zurückströmt)
  - Aortenklappenstenose, Pulmonalstenose
  - Mitralklappeninsuffizienz, Trikuspidalinsuffizienz
- **Diastolikum:** bei Stenose der Segelklappen (führen zum Füllungsgeräusch), Insuffizienz der Taschenklappen (führen zum Rückstromgeräusch)
  - Aorteninsuffizienz, Pulmonalinsuffizienz
  - Mitralstenose, Trikuspidalstenose

Je nach **Lautstärke** können Geräusche von $^1/_6$ bis $^6/_6$ nach Levine eingeteilt werden:
- $^1/_6$: sehr leises, kaum hörbares Geräusch
- $^2/_6$: leises Geräusch, aber sicher hörbar
- $^3/_6$: deutliches, gut hörbares Geräusch
- $^4/_6$: lautes Geräusch mit Schwirren
- $^5/_6$: sehr lautes Geräusch, auch außerhalb der Herzregion zu hören
- $^6/_6$: sehr lautes Geräusch, ohne Stethoskop hörbar

In Abhängigkeit davon, ob ein Geräusch gleichmäßig laut zu hören ist oder in der Lautstärke zu- oder abnimmt, kann man u. a. **holosystolische** (bandförmige, gleichmäßig laute) Geräusche, **Crescendo**-(lauter werdende) oder **Decrescendo**-(leiser werdende) Geräusche unterscheiden.

Je nach dem, an welcher Stelle man das Geräusch am stärksten hört, wird einem Herzgeräusch noch der Zusatz **punctum maximum** (p. m.) verliehen.

Einige wenige Erkrankungen, z. B. der Ductus Botalli apertus (offener Ductus Botalli), verursachen sowohl systolische als auch diastolische Geräusche. Sie werden als Maschinengeräusch bezeichnet (➢ Abb. 2.26).

Akzidentelle und funktionelle Herzgeräusche

Akzidentelle Herzgeräusche

Akzidentelle Herzgeräusche sind zufällig vorkommende systolische, nie diastolische Geräusche und meist auch nicht lauter als $^3/_6$ nach Levine. Sie zeigen keine Fortleitung in die Karotiden oder in die Axilla. Sie können bei Kindern auskultiert werden, sind aber kein Hinweis auf eine organische Herzklappenerkrankung.

Funktionelle Herzgeräusche

Funktionelle Herzgeräusche sind in der Regel systolische Geräusche, die bei erhöhten Flussgeschwindigkeiten und/oder Veränderungen der Blutviskosität auftreten können, u. a. bei fieberhaften Erkrankungen, Anämie oder Hyperthyreose. Die Herzklappen zeigen dabei keine krankhaften Veränderungen.

WEITERFÜHRENDE DIAGNOSTIK

- Organische Geräusche: Anamnese, Symptome, Lungenuntersuchung, EKG, Röntgen-Thorax, Labor (u.a. Na^+, K^+, BNP, TSH, Kreatinin, Harnstoff, Harnsäure, HDL, LDL, Cholesterin, Triglyzeride), Echokardiografie, Ergometrie, ggf. Herzkatheter, Koronarangiografie, Spiral-CT
- Akzidentelle Geräusche: Echokardiografie und Auschluss organischer Geräusche
- Funktionelle Geräusche: bei Fieber, Anämie, Hyperthyreose ➢ Herz → Palpation

2.4.8 Funktionsprüfung

Die Funktionsprüfung des Herzens umfasst v. a.:

- **Blutdruckmessung**
- **24-Stunden-Blutdruckmessung:** Wichtig bei der Diagnostik der Hypertonie und für die Beurteilung des Tag-Nacht-Rhythmus'.
- **Ruhe-EKG:** Erfasst Herzströme und mögliche Anomalitäten bei Erregungsbildung, -fortleitung und rückbildung.
- **Belastungs-EKG** (Ergometrie): Dient v. a. der Beurteilung der Leistungsfähigkeit und Belastbarkeit des Herzens, ferner der Erfassung belastungsabhängiger Rhythmusstörungen. Die Ergometrie wird auf einem Standfahrrad, ähnlich wie einem Hometrainer, durchgeführt. Die Belastung wird stufenweise durch Widerstandserhöhung (in Watt) erhöht. Kontraindikationen sind u. a. akute pektanginöse Beschwerden, akute Lungenembolie, schwere Aortenstenose und fortgeschrittene Herzinsuffizienz.
- **24-Stunden-EKG-Messung:** Dient u. a. der Aufdeckung von paroxysmalen Herzrhythmusstörungen.
- **Röntgen Thorax:** Dient der Beurteilung von Herzgröße bzw. der einzelnen Herzabschnitte, der Lungendichte, Gefäßzeichnung, Lungenentfaltung, -belüftung, Hiluskonturen und des Verlaufs der Trachea. Ferner gibt ein Röntgen Thorax auch Auskunft über die Lage des Zwerchfells, des Mediastinums und der knöchernen Anteile, v. a. der Rippen. Herzveränderungen, z. B. bei einem Perikarderguss oder Linksherzinsuffizienz, aber auch Lungenveränderungen, z. B. Ödeme, werden durch diese Untersuchung nachgewiesen.
- **Schellong-Test:** Dient der Suche nach Ursachen bei Hypotonie, Schwindelanfällen und rascher Ermüdbarkeit.
- **Herzenzymbestimmung:** Troponin T/I als wichtigster Marker der Herzinfarktdiagnostik; eine nachrangige Bedeutung haben Leukozyten ↑, BSG ↑, CRP ↑, GOT ↑, LDH ↑, Myoglobin ↑; CK und CK-MB spielen in der Herzdiagnostik inzwischen eine untergeordnete Rolle (➢ 7.12).
- **Echokardiografie:** Kann als transthorakale (TTE, Untersuchung durch die Brustwand) oder transösophageale (TEE, Untersuchung durch die Speiseröhre) Echokardiografie durchgeführt werden, wobei der Patient bei der transösophagealen Form eine Sonde schlucken muss. Dieses Verfahren dient u. a. der Beurteilung der Größe der Herzhöhlen, der Wanddicke und Kontraktionskraft, der Klappenkinetik und der Herzklappenfehler und evtl. vorhandener Ansammlungen von Flüssigkeiten im Perikard. Bei der TEE kann u. a. der linke Vorhof besser eingesehen werden, was z. B. bei Vorhofflimmern und der eventuellen Thrombenbildung in den Herzohren von Vorteil ist.
- **Invasive Verfahren,** z. B. **Links- oder Rechtsherzkatheter:** Für direkte Druckmessungen, Messung von Auswurffraktion, Klappenöffnungsflächen und für Sondierung der Koronarien.

Auf den Punkt gebracht

Nichtorganische Herzgeräusche sind u. a. auf Veränderung der Hämodynamik zurückzuführen, u. a. bei Anämie oder Fieber. Sie werden unterteilt in:

- Akzidentelle Herzgeräusche: zufällig vorkommende systolische Geräusche, nie diastolisch, ohne Fortleitung
- Funktionelle Herzgeräusche: i. d.R systolische Geräusche

2.4.8 Funktionsprüfung

Wichtige **Funktionsprüfungen:**

- Blutdruckmessung, 24-Stunden-Blutdruckmessung: Diagnostik der Hypertonie
- Ruhe-EKG, Belastungs-EKG (Ergometrie), 24-Stunden-EKG: Beurteilung der Herzströme, belastungsabhängiger und belastungsunabhängiger Herzrhythmusstörungen, Leistungsfähigkeit des Herzens
- Röntgen Thorax: Beurteilung v. a. der Herzgröße, Lungen, Gefäße, Lymphknoten
- Schellong-Test
- Labor: v. a. Troponin T/I, LDH, GOT, ggf. CK, CK-MB
- Echokardiografie: Beurteilung der Herzhöhlen, Wanddicke, Kontraktionskraft, Klappenkinetik
- Herzkatheter

Auf den Punkt gebracht

Die **Blutdruckmessung** erfolgt als unblutige Blutdruckmessung nach Riva-Rocci (RR) mit Blutdruckmanschette und Stethoskop:

- Messung erfolgt am liegenden oder sitzenden Patienten
- Adäquate Manschette wählen, ca. 2–3 cm oberhalb der Ellenbeuge anbringen
- Bis ca. 30 mmHg oberhalb des letzten tastbaren Pulses aufpumpen
- Stethoskop auflegen
- Manschettendruck ca. 2–3 mmHg/Sek. ablassen
- Erstes hörbares Korotkow-Geräusch = systolischer Blutdruck
- Letztes hörbares Geräusch = diastolischer Blutdruck
- Fehlerquellen (inadäquate Manschette, nicht geeichtes Gerät) und Kontraindikationen (z. B. Shunt-Arm) beachten

Blutdruckmessung

Die Blutdruckmessung kann als direkte (blutige) Messung oder indirekte (unblutige) Messung erfolgen. Der blutigen Messung bedient man sich auf Intensivstationen über einen arteriellen Katheter, der kontinuierlich und sehr genau die Drücke misst und anzeigt. Im praktischen Alltag bedient man sich der unblutigen Messung nach Riva-Rocci (RR) mit Manschette und Stethoskop.

Voraussetzungen für eine richtige Blutdruckmessung

- Messungen direkt nach Eintreffen des Patienten vermeiden, weil sie dann meist noch aufgeregt sind und zu hohe Werte gemessen werden.
- Adäquate Manschette verwenden: Für Erwachsene mit einem Oberarmumfang < 33 cm kann die übliche Manschette benutzt werden (13 × 24). Bei größerem Armumfang (33–41 cm) sollte eine größere Manschette zum Einsatz kommen (15 × 30), ansonsten werden falsch hohe Drücke gemessen.
- Manschettendruck langsam ablassen (2–3 mmHg/Sek.).
- Mindestens einmal an beiden Armen (besonders bei neuen Patienten) messen.

Durchführung

Die Blutdruckmessung erfolgt am sitzenden oder liegenden Patienten. Dabei sollte die Messstelle in Herzhöhe liegen. Die Manschette (man beachte die verschiedenen Größen) 2–3 cm oberhalb des Ellenbogengelenks anlegen (➢ Abb. 2.27). Zuerst den Radialispuls palpieren und so lange die Manschette aufpumpen, bis dieser nicht mehr tastbar ist. Dann noch ca. 30 mmHg weiter aufpumpen. Im Anschluss das Stethoskop in der Ellenbeuge über der A. brachialis oder A. cubitalis auflegen und die Luft langsam ablassen (ca. 2–3 mmHg/Sek.). Vermindert man den Manschettendruck, hört man innerhalb bestimmter Druckwerte laute Geräusche. Das erste hörbare Geräusch entspricht dabei dem systolischen Blutdruck, das letzte dem diastolischen Druck. Die Geräusche entstehen durch Turbulenzen und werden **Korotkow-Geräusche** genannt.

ABBILDUNG 2.27

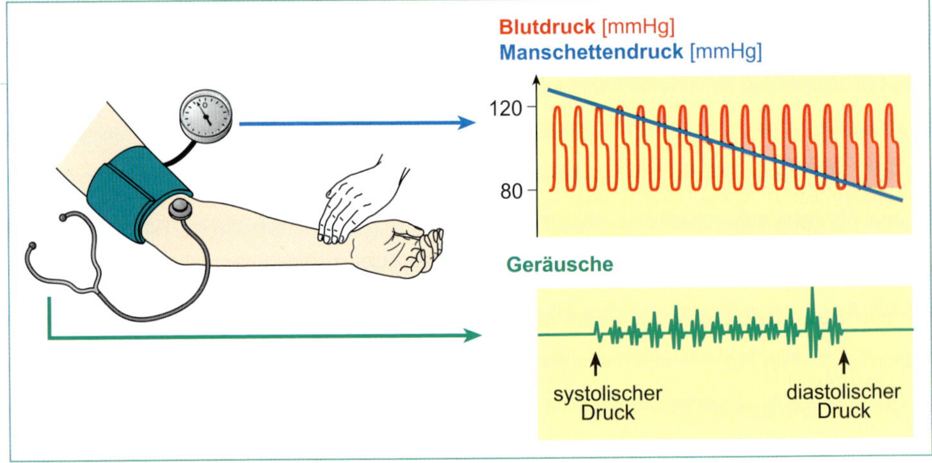

Abb. 2.27 Blutdruckmessung [L106]

Fehlerquellen

Bei der Blutdruckmessung müssen Fehlerquellen beachtet und nach Möglichkeit eliminiert werden:

- Aufgeregter Patient
- Arm ist nicht in Herzhöhe positioniert
- Nicht geeichte Manschette
- Falsche Wahl der Manschette: eine zu kleine Manschette liefert falsch hohe Drücke, eine zu große Manschette falsch niedrige Drücke
- Locker angelegte Manschette: liefert falsch hohe Drücke
- Zu schnelles Ablassen des Manschettendrucks: führt zu falsch niedrigen Blutdruckwerten

MERKE Die Blutdruck nicht an den Armen messen, wenn

- ein Dialyse-Shunt vorhanden ist,
- Verletzungen sichtbar sind oder
- die Lymphknoten in der Axilla, z. B. bei einem Mammakarzinom, entfernt wurden.

Normale und pathologische Werte

➢ Tab. 2.3

Stadieneinteilung nach WHO-Kriterien

- Stadium I: keine Organveränderungen
- Stadium II: Organbeteiligung (u. a. Linksherzhypertrophie, Veränderungen an Netzhautarterien, Proteinurie)

- Stadium III: Organschäden (Angina pectoris, Herzinfarkt, Linksherzinsuffizienz, Schlaganfall, Netzhautblutungen, pAVK, Niereninsuffizienz)

Tab. 2.3 Normale Blutdruckwerte und Hypertonieeinteilung nach den Leitlinien der European Society of Hypertension (ESH) und der European Society of Cardiology (ASC). Wenn systolischer und diastolischer Blutdruck bei einem Patienten in unterschiedliche Klassen fallen, sollte die höhere Klasse Anwendung finden.

Klassifikation	Systolischer Wert [mmHg]	Diastolischer Wert [mmHg]
Optimal	< 120	< 80
Normal	120–129	80–84
Hoch-normal	130–139	85–89
Milde Hypertonie/Grad I	140–159	90–99
Mittelschwere Hypertonie/Grad II	160–179	100–109
Schwere Hypertonie/Grad III	> 180	> 110

TABELLE 2.3

WEITERFÜHRENDE DIAGNOSTIK BEI HYPERTONIE

- Anamnese (Vorerkrankungen, Medikamenteneinnahme, Noxenkonsum)
- Symptome (Folgeerkrankungen beachten)
- Blutdruckmessung an beiden Armen
- Langzeit-Blutdruckmessung: Erhöhung der Blutdruckwerte am Tag und evtl. in der Nacht, Blutdruckmessung zu Hause
- Internistische Untersuchung: Gefäße, v. a. Pulsstatus, Knöchel-Arm-Index, Herz, Echokardiografie (evtl. Herzhypertrophie), Nieren mit Sonografie
- Neuropsychiatrische Untersuchung
- Labor: Urinuntersuchung (Mikroalbuminurie), Labor (u.a. Na^+, K^+, Kreatinin, Harnstoff, Harnsäure, HDL, LDL, Cholesterin, Triglyzeride, Glukose, TSH, ggf. HbA_{1c})
- Bei sekundären Ursachen: z. B. Nachweis von Vanilinmandelsäure im Sammelurin beim Phäochromozytom oder Hypokaliämie beim Conn-Syndrom
- V. a. Schlafapnoe-Syndrom: Schlaflabor

Schellong-Test

Der Schellong-Test stellt eine Kreislauffunktionsprüfung dar, bei der mit dosierter Belastung Puls- und Blutdruckveränderungen ausgelöst werden. Diese werden dann mit den Mittelwerten verglichen, die zuvor während einer 10-minütigen Horizontallage gewonnen wurden. Der Test wird v. a. bei V. a. eine hypotone Regulationsstörung, z. B. bei (älteren) Menschen mit Schwindel und Kollapsneigung, durchgeführt.

Bei einer Lageveränderung vom Liegen zum Stehen (z. B. beim Aufstehen) sackt das Blut in die Extremitäten ab. Unter normalen Umständen reagiert der Körper mit einer Sympathikusaktivierung. Diese führt zur Vasokonstriktion in den venösen und arteriellen Gefäßen und am Herzen zur Tachykardie, sodass das Volumenangebot an das Herz erhalten bleibt.

Der **Schellong-Test** dient der Kreislauffunktionsprüfung bei Lageveränderung vom Liegen zum Stehen bzw. Gehen. Physiologisch steigen die Herzfrequenz und der diastolische Blutdruck, der systolische sinkt (sympathikotone Reaktion). Bei der asympathikotonen Dysregulation fehlt ein adäquater Frequenzanstieg; der systolische Blutdruck fällt ab, der diastolischer bleibt unverändert oder sinkt.

Durchführung

- Der Patient liegt 10 Minuten in Horizontallage. Während dieser Zeit mindestens 2-mal Puls und Blutdruck kontrollieren.
- Danach steht der Patient auf. Alle 2 Minuten Puls und Blutdruck messen.
- Im Anschluss erfolgt eine stärkere Belastung, z. B. in Form von Treppengehen. Dabei alle 2 Minuten Puls und Blutdruck messen.

Normwerte

- Bei der Stehbelastung steigt die Herzfrequenz, der systolische Blutdruck fällt ab und der diastolische steigt, weil es zu einer Vasokonstriktion und einem Anstieg des peripheren Widerstandes kommt (sympathikotone Reaktion; ➤ Abb. 2.28).
- Bei der Gehbelastung steigt die Herzfrequenz abermals, der systolische Blutdruck steigt ebenfalls und der diastolische Blutdruck fällt aufgrund der autoregulativen Vasodilatation der peripheren Gefäße ab.

Pathologische Befunde

- Bei der Stehbelastung fehlender Frequenzanstieg, Abfall des systolischen Blutdrucks, in der Regel unveränderter oder auch sinkender diastolischer Blutdruck (asympathikotone Dysregulation; ➤ Abb. 2.28).
- Bei der Gehbelastung träger Anstieg der Herzfrequenz und des systolischen Blutdrucks sowie langsamer Abfall des diastolischen Drucks.
- Die asympathikotone Reaktion ist auf Störung der Gefäßinnervation zurückzuführen und kann z. B. bei Polyneuropathie oder endokrinen Störungen auftreten.

WEITERFÜHRENDE DIAGNOSTIK Pathologische Befunde: Anamnese (Medikamenteneinnahme), (Begleit-) Symptome, regelmäßige Blutdruckmessung, Neurostatus, Labor (Glukose, TSH), weitere Diagnostik je nach Genese

Auf den Punkt gebracht

ABBILDUNG 2.28

2.4.9 Differenzialdiagnostik

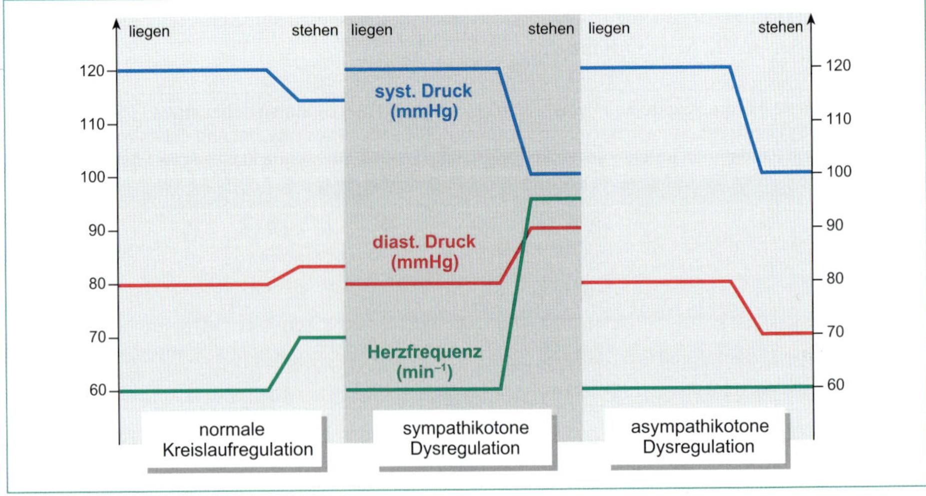

Abb. 2.28 Schellong-Test mit normaler Kreislaufregulation, sympathikotoner und asympathikotoner Dysregulation [L106]

2.4.9 Differenzialdiagnostik

➢ Tab. 2.4

Tab. 2.4 Ausgewählte Differenzialdiagnosen der Herzerkrankungen und deren Befunde

Differenzialdiagnosen	Inspektion	Palpation und Perkussion	Auskultation	Funktionsprüfung
Herzinsuffizienz	• Belastungs- oder Ruhedyspnoe bis hin zur Orthopnoe • Asthma cardiale • Zyanose • Schwäche	• Herzspitzenstoß nach lateral und kaudal verlagert • Hebender Herzspitzenstoß • Vergrößerte Herzdämpfung	• Unter Umständen 3. Herzton hörbar (Galopprhythmus) • Systolische bzw. diastolische Geräusche bei Herzklappenfehlern	• BNP ↑ • Herzecho: Auswurffraktion ↓, Herzvergrößerung • Rö-Thorax: vergrößertes Herz, Zeichen der Lungenstauung (basal), evtl. Pleuraerguss
Rechtsherzinsuffizienz	• Zyanose • Jugularvenenstauung • Symmetrische, eindrückbare Knöchel- bzw. Unterschenkelödeme • Anasarka (stammbetonte Ödeme) bei starker Ausprägung	• Unter Umständen Herzspitzenstoß nach lateral und kaudal verlagert • Vergrößerte Herzdämpfung	• Unter Umständen 3. Herzton hörbar (Galopprhythmus) • Systolische bzw. diastolische Geräusche bei Herzklappenfehlern	• BNP ↑ • Herzecho: Auswurffraktion ↓, Herzvergrößerung • Rö-Thorax: vergrößertes Herz, Vergrößerung des rechten Vorhofs und der V. cava superior, evtl. Pleuraerguss • Positiver hepatojugulärer Reflux
Linksherzinsuffizienz	• Sitzende Haltung • Dyspnoe, Orthopnoe • Zyanose • Asthma cardiale • Schwäche	• Herzspitzenstoß nach lateral und kaudal verlagert • Hebender Herzspitzenstoß • Vergrößerte Herzdämpfung	• Unter Umständen 3. Herzton hörbar (Galopprhythmus) • Systolische bzw. diastolische Geräusche bei Herzklappenfehlern	• BNP ↑ • Herzecho: Auswurffraktion ↓, Herzvergrößerung • Rö-Thorax: vergrößertes Herz, Zeichen der Lungenstauung (basal), evtl. Pleuraerguss
Herzinfarkt	• Dyspnoe • Zyanose • Blässe und Kaltschweißigkeit • Angst	• Regelrechter Herzspitzenstoß bis nicht tastbar oder verstärkt • Bei regelrechter Größe a priori keine Veränderungen	• Herzrhythmusstörungen • Evtl. systolische Geräusche mit p. m. über dem 5. ICR links in der MCL durch akute Mitralinsuffizienz	• Troponin T/I ↑, GOT ↑, LDH, Leukozyten ↑, CRP ↑, CK ↑, CK-MB ↑ • EKG: meist ST-Hebung • Herzecho: u. a. hypokinetische oder akinetische Bezirke
Hypertonie	Von asymptomatisch bis: • Dyspnoe • Kopfschmerzen (okzipital) • Nasenbluten	• Kräftiger Herzspitzenstoß • Perkussion o. B., bei Vergrößerung des Herzens vergrößerte Herzdämpfung	• Herztöne o. B. • Bei gleichzeitig vorhandenen Vitien Herzgeräusche	• Langzeit-Blutdruckmessung: Erhöhung der Blutdruckwerte am Tag und evtl. in der Nacht • Herzecho: evtl. Herzhypertrophie • Bei sekundären Ursachen: z. B. Nachweis von Vanillinmandelsäure im Sammelurin beim Phäochromozytom oder Hypokaliämie beim Conn-Syndrom
Hypotonie	Von asymptomatisch bis: • Blässe • Schwindel • Kollapsneigung	• Zarter Herzspitzenstoß • Perkussion o. B.	• Herztöne o. B. • Bei gleichzeitig vorhandenen Vitien Herzgeräusche	Bei orthostatischer Hypotonie pathologischer Schellong-Test
Bakterielle Endokarditis	Zeichen akuter Herzinsuffizienz: • Dyspnoe bis hin zur Orthopnoe • Zyanose • Symmetrische Beinödeme • Osler-Knötchen • Subunguale Einblutungen	• Je nach Schwere der Herzinsuffizienz: von zartem bis zum hebenden Herzspitzenstoß • Vergrößerte Herzdämpfung	Neu aufgetretene Herzgeräusche über den erkrankten Herzklappen	• BSG ↑, CRP ↑, Leukozytose, positive Blutkultur • Herzecho (transösophageal): u. a. Nachweis von Klappenvegetationen, Klappeninsuffizienz

LERNZIELKONTROLLE

- Demonstrieren Sie die Herzuntersuchung! In welcher Reihenfolge erfolgt die Untersuchung?
- Eine 63-jährige Patientin mit bekannter Rechtsherzinsuffizienz stellt sich bei Ihnen vor und beklagt eine zunehmende Wassereinlagerung in den Füßen und Unterschenkeln. Bei der Inspektion erscheinen die Füße und Beine symmetrisch geschwollen, bei der Palpation sind die Ödeme eindrückbar. Welche anderen Befunde können Sie im Zuge der Rechtsherzinsuffizienz erheben? Welche anderen Organe müssen untersucht werden und welche Befunde können erhoben werden?

2.5 Untersuchung der Gefäße

LERNZIELE Fähigkeit zur systematischen Untersuchung des Gefäßsystems und Interpretation der erhobenen Befunde.

HINWEIS PRÜFUNG Das gesamte Kapitel der Gefäßuntersuchung ist prüfungsrelevant und sollte im Hinblick auf Durchführung und Interpretation der Befunde sicher beherrscht werden. Darüber hinaus sind Grundkenntnisse über die weiterführende (apparative) Diagnostik relevant und sollten in groben Zügen genannt werden können. Diese werden überwiegend beim Facharzt durchgeführt.

2.5.1 Erster Eindruck

Der erste Eindruck vom Patienten kann bereits auf potenziell vorhandene Erkrankungen der Blutgefäße hinweisen. Die Befunde gleichen denen unter ➤ 2.4.1 beschriebenen Veränderungen.

2.5.2 Ausschluss eines Notfalls

Um einen Notfall auszuschließen, die Vitalzeichen überprüfen (➤ Tab. 2.1):

- Blutdruck
- Herzfrequenz
- Bewusstseinslage
- Temperatur
- Atemfrequenz

Die wichtigsten und häufigsten angiologischen Notfälle sind:

- **Akuter Extremitätenschmerz:** bei akutem arteriellen Extremitätenverschluss, pAVK, tiefer Beinvenenthrombose, Bandscheibenvorfall, Erysipel (➤ 4.3.4)
- **Synkope:** bei Kreislaufinsuffizienz (➤ 2.4.2)

2.5.3 Anamnestische Anhaltspunkte

Im Rahmen der Anamnese können folgende Angaben Hinweise auf kardiovaskuläre Erkrankungen liefern:

- Nikotinabusus als Risikofaktor für Arteriosklerose
- Metabolisches Syndrom mit Adipositas (insbesondere vom Apfeltyp), arterieller Hypertonie, pathologischer Glukosetoleranz oder manifestem Diabetes mellitus Typ 2, Dyslipoproteinämie und Hyperurikämie begünstigen die Bildung einer Arteriosklerose
- Östrogeneinnahme kann im Zusammenspiel mit Nikotinabusus das Risiko einer tiefen Beinvenenthrombose beträchtlich erhöhen
- Vorbestehende Herzerkrankungen, v. a. Vorhofflimmern, als Risiko für akute Extremitätenembolie
- Familiäre Häufung von kardiovaskulären Erkrankungen

2.5.4 Inspektion

Neben den Befunden, die man bereits aus dem ersten Eindruck des Patienten gewonnen hat, können bei der Inspektion, besonders der unteren Extremitäten, weitere Befunde erhoben werden.

Hautfarbe

- **Blässe:** Hinweis auf eine Minderversorgung des betroffenen Bereichs mit Blut und Sauerstoff, u. a. beim akuten Extremitätenverschluss, der pAVK oder beim Raynaud-Syndrom (Vasospasmus der arteriellen Gefäße, der zunächst zu einer Blässe der Finger, dann zu einer Zyanose und anschließend zu einer Rötung führt; ➤ Abb. 2.29)
- **(Livide) Rötung:** Ursachen sind u. a. entzündliche Erkrankungen wie Erysipel, tiefe Beinvenenthrombose (➤ Abb. 2.30), Lymphstau
- **Zyanose:** Blaufärbung der Extremitäten entweder durch verminderte Herzleistung, verminderte Oxygenierung in der Lunge oder erhöhte Sauerstoffausschöpfung in der Peripherie, z. B. bei pAVK (auch ➤ 2.6.4)

2.5 Untersuchung der Gefäße

2.5.1 Erster Eindruck

Mögliche **auffallende Befunde:**

- Körperhaltung
- Ernährungszustand
- Dyspnoe
- Zyanose, Blässe
- Jugularvenenstauung
- Mitralbäckchen
- Xanthelasmen
- Claudicatio intermittens

2.5.2 Ausschluss eines Notfalls

Wichtige **Notfälle:**

- Akuter Extremitätenschmerz
- Synkope

2.5.3 Anamnestische Anhaltspunkte

Hinweisende **anamnestische Angaben:**

- Nikotinabusus
- Bekanntes metabolisches Syndrom (Adipositas, arterielle Hypertonie, Dyslipoproteinämie, Diabetes mellitus Typ 2 oder pathologische Glukosetoleranz)
- Familiäre Erkrankungshäufung
- Östrogeneinnahme

2.5.4 Inspektion

Bei der **Inspektion** werden beurteilt:

- **Hautfarbe:**
  - Blässe → Minderversorgung mit O_2, u. a. Raynaud-Syndrom, akuter Extremitätenverschluss
  - Livide Rötung → u. a. TVT, Erysipel
  - Zyanose → Herzinsuffizienz, pAVK
  - Pigmentveränderungen → CVI
  - Pratt-Warnvenen → TVT
- **Trophische Störungen:** als Folge verminderter arterieller Durchblutung
  - Atrophie der Weichteile
  - Haarverlust

ABBILDUNG 2.29

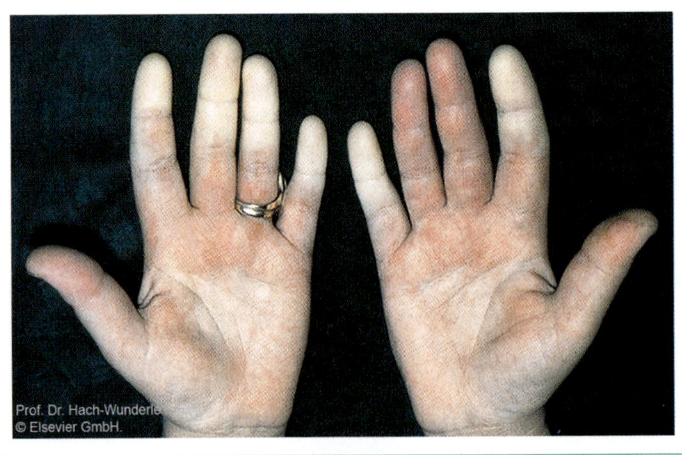

Abb. 2.29 Raynaud-Syndrom [M180]

ABBILDUNG 2.30

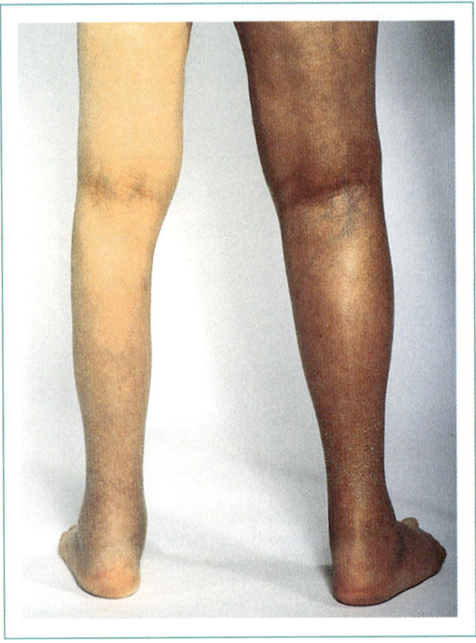

Abb. 2.30 Tiefe Beinvenenthrombose. Deutlich sichtbar sind die Schwellung und rötliche Verfärbung des rechten Beines. [E273]

- **Nekrosen, Ulzera:** Substanzdefekte durch arterielle (lateraler Knöchel, Zehen), venöse (medialer Knöchel) und mikroangiopathische Veränderungen (druckbelastete Stellen)
- **Varizen:** als Besenreiser-, retikuläre, Seitenast- und Stammvarizen
- **Ödeme:**
  - Lokalisation (z. B. Knöchel-, Unterschenkelödeme)
  - Symmetrie (einseitige Ödeme bei u. a. TVT, beidseitige/symmetrische Ödeme bei Rechtsherzinsuffizienz)

- **Pigmentverschiebungen:** Hyperpigmentierungen und/oder Depigmentierungen bei z. B. chronisch-venöser Insuffizienz (CVI)
- **Pratt-Warnvenen:** hervortretende Venen an der Schienbeinvorderkante bei tiefer Beinvenenthrombose

WEITERFÜHRENDE DIAGNOSTIK

- Blässe:
  - V. a. akuten Extremitätenverschluss: Anamnese, Symptome, Herzuntersuchung, Farbduplex-Sonografie und Angiografie der Gefäße, (transösophageale) Echokardiografie (Ausschluss Vorhofflimmern)
  - V. a. pAVK: Anamnese, Symptome, Herzuntersuchung, Knöchel-Arm-Index, Gehtest mit Ermittlung der schmerzfreien Strecke, Labor (u.a. Na^+, K^+, BNP, TSH, Kreatinin, Harnstoff, Harnsäure, HDL, LDL, Cholesterin, Triglyzeride, Glukose, HbA_{1c}), Farbduplexsonografie, Angiografie, Anamnese und Untersuchung im Hinblick auf eine KHK oder zerebrale Ischämie
  - V. a. auf Raynaud-Syndrom: Anamnese, Klinik, Faustschlussprobe, Kälteprovokation, Allen-Test, Labor (u.a. CRP, BSG, Blutbild, ANA) zum Ausschluss sekundärer Formen
- Rötung:
  - V. a. Erysipel: Anamnese, Symptome, Labor (v.a. CRP, BSG, Blutbild, AntiDNAseB), Suche nach Eintrittspforte und Sanierung derselben
  - V. a. TVT: Anamnese, Symptome, Untersuchung von Lunge und Herz (Lungenembolie), Farbduplex-Kompressionssonografie, Labor (v. a. D-Dimere, CRP, Leukozyten)
  - V. a. Lymphstauung: Anamnese, Symptome, Lymphszintigrafie
- Zyanose und V. a. auf pAVK ➤ Blässe
- Pigmentverschiebungen und V. a. auf CVI: Anamnese, Symptome, venöse Tests (Trendelenburg- und Perthes-Test), Duplex- und Farbduplexsonografie
- Pratt-Warnvenen und V. a. TVT: ➤ Rötung

Trophische Störungen

Trophische Störungen gelten v.a. als Ausdruck einer **verminderten arteriellen Durchblutung** und damit einer reduzierten Ernährung des Gewebes. Sie können in Erscheinung treten als:

- Hautatrophie (dünne Haut)
- Muskelatrophie (dünne Extremität)
- Trockene Haut
- Verlust der Behaarung

WEITERFÜHRENDE DIAGNOSTIK Bei V. a. pAVK: ➤ Hautfarbe

Nekrosen, Ulzera

Beinulzera (Ulcus cruris; ➤ Abb. 2.31, ➤ Abb. 2.32, ➤ Abb. 2.33) können u. a. im Rahmen der pAVK, chronisch-venösen Insuffizienz oder als diabetisches Ulkus auftreten (➤ Tab. 2.5).

WEITERFÜHRENDE DIAGNOSTIK

- V. a. auf pAVK: ➤ Hautfarbe
- V. a. auf CVI: ➤ Hautfarbe
- V. a. auf Diabetes mellitus: Anamnese, Symptome, vollständige internistische Untersuchung, Neurostatus, Augenuntersuchung, Labor (v.a. Glukose, HbA_{1c}, HDL, LDL, Cholesterin, Triglyzeride, Harnsäure, Kreatinin, Harnstoff, GOT, GPT, γ-GT), Urinuntersuchung (Glukose, Ketonkörper, Mikroalbumin), Fahndung nach Symptomen der Makro- und Mikroangiopathie, weitere Diagnostik in Abhängigkeit von bestehenden Symptomen u. a. EKG, Echokardiografie, Herzkatheter

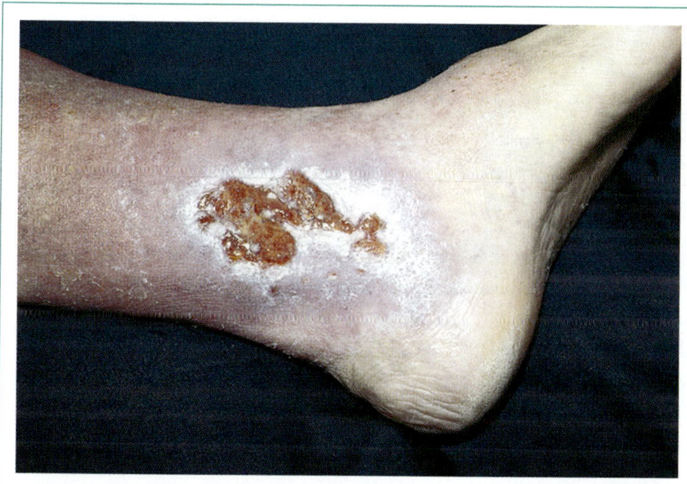

Abb. 2.31 Venöses Ulcus cruris am medialen Knöchel. In der Umgebung sind eine livide Verfärbung und Schwellung sichtbar. [M537]

ABBILDUNG 2.31

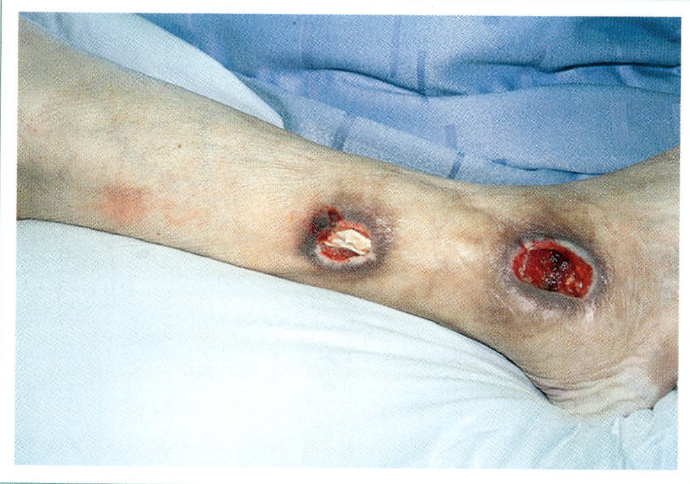

Abb. 2.32 Arterielles Ulcus cruris am lateralen Knöchel und distalen Unterschenkel. Die Ulzera sind scharf begrenzt, wie ausgestanzt. Der Unterschenkel ist schmal, die Muskulatur atroph. [E894]

ABBILDUNG 2.32

ABBILDUNG 2.33

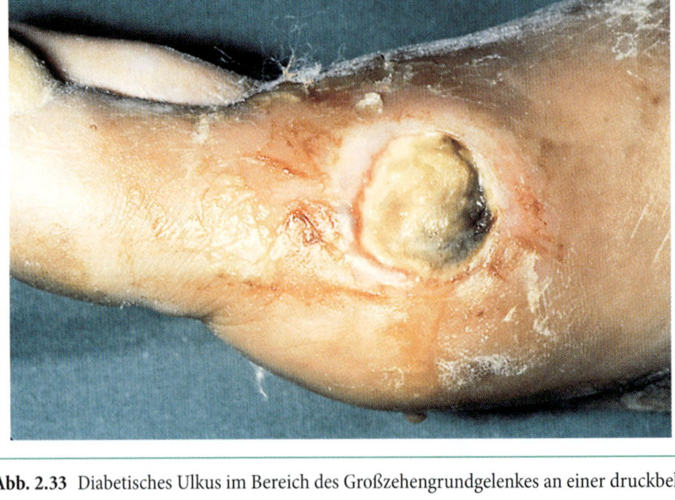

Abb. 2.33 Diabetisches Ulkus im Bereich des Großzehengrundgelenkes an einer druckbelasteten Stelle [E273]

TABELLE 2.5

Tab. 2.5 Differenzialdiagnostik von arteriellen, venösen und diabetischen Ulzera (➤ 4.3.2)

	Venöses Ulkus	Arterielles Ulkus	Diabetisches Ulkus
Ursache	Venöse Stase	Arterielle Minderversorgung durch pAVK	Mikroangiopathische Veränderungen
Lokalisation	Innere, selten äußere Fußknöchelregion	• Zehen • Füße • Lateraler Unterschenkel	An druckbelasteten Stellen, häufig der Plantarseite der Füße
Schmerzhaftigkeit	Kaum oder mäßige Schmerzen	Starke Schmerzen	Keine oder kaum Schmerzen
Hautveränderungen	• Hyperpigmentierung • Ödem • Zyanose • Erweiterte Venen	• Haut und Muskulatur atroph • Fehlende Behaarung • Blass-zyanotische Haut	• Haut trocken, meist warm und rosig • Verminderte Sensibilität • Fehlender Achillessehnenreflex
Temperatur	Warme Extremität	Kühle Extremität	Warme Extremität

Varizen

Varizen sind Erweiterungen und Schlängelungen der oberflächlichen Venen. Sie können als primäre Varikosis entstehen oder sekundär als postthrombotisches Syndrom (dann meist einseitig) oder im Zuge der chronisch-venösen Insuffizienz.

Je nach Kaliber unterscheidet man (➤ Abb. 2.34):

- **Besenreiservarizen:** Erweiterung der kleinsten Venen
- **Retikuläre Varizen:** netzartige Erweiterung der etwas größeren Venen
- **Seitenastvarizen:** Erweiterung der Seitenäste der V. saphena magna und parva, die sich v. a. im Innenseitenbereich der Ober- und Unterschenkel finden
- **Stammvarizen:** Erweiterung der V. saphena magna und/oder parva

ABBILDUNG 2.34

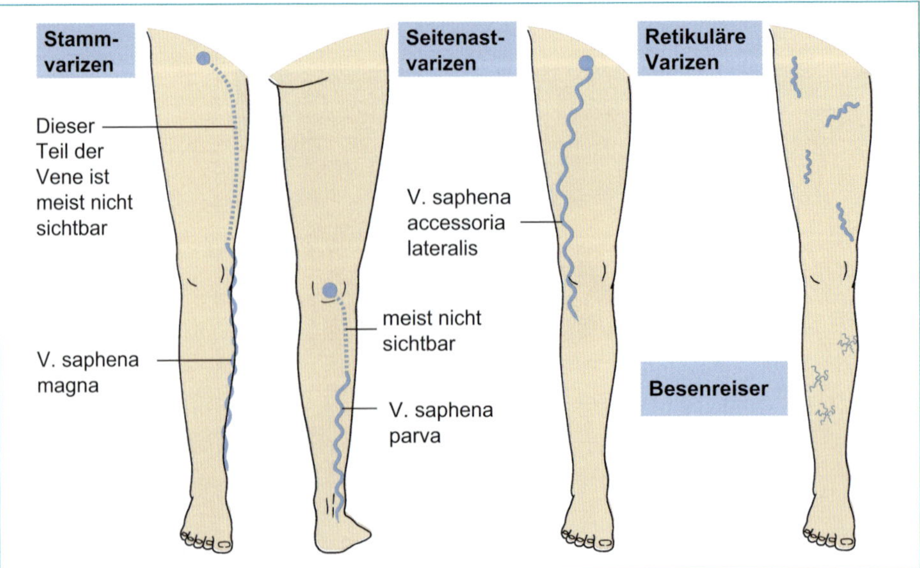

Abb. 2.34 Einteilung der Varikose [L157]

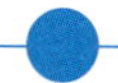

WEITERFÜHRENDE DIAGNOSTIK ➢ Pigmentverschiebungen

Ödeme

Ödeme sind Schwellungen des interstitiellen Raums, die unterschiedliche Ursachen haben können. Bei der Inspektion werden Lokalisation und Ausdehnung der Ödeme festgehalten. Die jeweiligen Ödeme können erkennbar sein durch/als

- **Knöchelödeme:** Wülste, die über den Schuhrand herausragen.
- **Unterschenkelödeme:** Hinweise können Einschnürungen von Socken oder Strümpfen geben.
- **Beinödeme:** Ausgedehnte Ödeme, die als diffuse Schwellung erkennbar sind.
- **Anasarka:** Stammbetonte Ödeme, die sich häufig bei bettlägerigen Patienten entwickeln und Ausdruck einer schweren Rechtsherzinsuffizienz oder eines nephrotischen Syndroms sein können.

Ferner kann die Symmetrie beurteilt werden:

- **Einseitige Ödeme:** Sie treten bei lokalen Prozessen auf und sind auf eine Extremität beschränkt, u. a. bei Abflussstörungen bei tiefer Beinvenenthrombose oder entzündlichen Erkrankungen (z. B. Phlegmone).
- **Symmetrische Ödeme:** Sie sind auf systemische Ursachen zurückzuführen, z. B. Rechtsherzinsuffizienz oder nephrotisches Syndrom.

WEITERFÜHRENDE DIAGNOSTIK

- Einseitige Ödeme:
  - V. a. TVT: ➢ Rötung
  - V. a. Phlegmone: Anamnese, Symptome, Labor (v.a. CRP, BSG, Leukozyten, ggf. Keimbestimmung)
- Symmetrische Ödeme:
  - V. a. (Rechts-)Herzinsuffizienz: Anamnese, Symptome, Leberuntersuchung (positiver hepatojugulärer Reflux), EKG, Röntgen-Thorax, Labor (v.a. Na^+, K^+, BNP, TSH, Kreatinin, Harnstoff, Harnsäure, HDL, LDL, Cholesterin, Triglyzeride, Leberwerte), Echokardiografie, Herzkatheter
  - V. a. Nierenerkrankung: Anamnese, Symptome, vollständige internistische und neuropsychiatrische Untersuchung, Hautuntersuchung, Labor (v. a. Blutbild, Kreatinin, Harnstoff, Harnsäure, Na^+, K^+, Phosphat, Vitamin D, AP, Parathormon, Albumin), Urinuntersuchung (Eiweiß, Erythrozyten, Sediment), Sonografie, ggf. Nierenbiopsie, Echokardiografie, Röntgen-Thorax

2.5.5 Palpation

Die Palpation erstreckt sich auf die Prüfung der Temperatur der Beine, Füße und Hände, Beurteilung der Ödeme und die Erfassung des Pulsstatus. Ferner können palpatorisch die Zeichen der tiefen Beinvenenthrombose erfasst werden.

Temperatur

- Kalte oder kühle Extremität: typisch bei Störungen des arteriellen Flusses, z. B. beim akuten Extremitätenverschluss oder der pAVK
- Überwärmte Extremität: typisch bei entzündlichen Geschehen (z. B. Erysipel, Thrombophlebitis), venösen Erkrankungen (z. B. tiefe Beinvenenthrombose, chronisch-venöse Insuffizienz)

WEITERFÜHRENDE DIAGNOSTIK

- V. a. akuten Extremitätenverschluss oder pAVK: ➢ Blässe
- V. a. Erysipel, TVT oder CVI: ➢ Rötung
- V. a. Thrombophlebitis: Anamnese, Symptome, zum Ausschluss einer TVT Kompressionssonografie, Duplex-Sonografie, ggf. Labor (v.a. CRP, BSG, Leukozyten)

Ödeme

Bei der Palpation werden **Eindrückbarkeit, Beschaffenheit** und **Schmerzhaftigkeit** des Ödems geprüft.

Durchführung

Am liegenden Patienten Ödeme vorsichtig eindrücken. Zu achten ist auf Dellenbildung, Konsistenz (weich, teigig oder derb) und auf begleitende Schmerzreaktionen.

Normalbefund

Keine Ödembildung, d. h. nach Druck auf das betroffene Gewebe ist keine Dellenbildung sichtbar. Die Haut und das darunterliegende Gewebe sind elastisch.

Pathologische Befunde

- **Eindrückbare Ödeme,** weiche Konsistenz und Dellenbildung (➢ Abb. 2.35): Hinweise auf Zunahme des hydrostatischen Drucks und/oder Abnahme des kolloidosmotischen Drucks. Sie treten u. a. bei Herzinsuffizienz, nephrotischem Syndrom und Venenerkrankungen auf.

Auf den Punkt gebracht

2.5.5 Palpation

Bei der **Palpation** werden erfasst:

- **Temperatur:** kühl → arterielles Geschehen, überwärmt → venöses oder entzündliches Geschehen
- **Ödeme:** Eindrückbarkeit, Beschaffenheit, Schmerzhaftigkeit
- **Pulsstatus:** Erhebung der Pulse an allen zugänglichen Arterien; erfolgt im Seitenvergleich
- **Zeichen der TVT:** Schwellung, Überwärmung, Umfangsdifferenz, positive Meyer-, Payr-, Homans, Bisgaard-Zeichen

ABBILDUNG 2.35

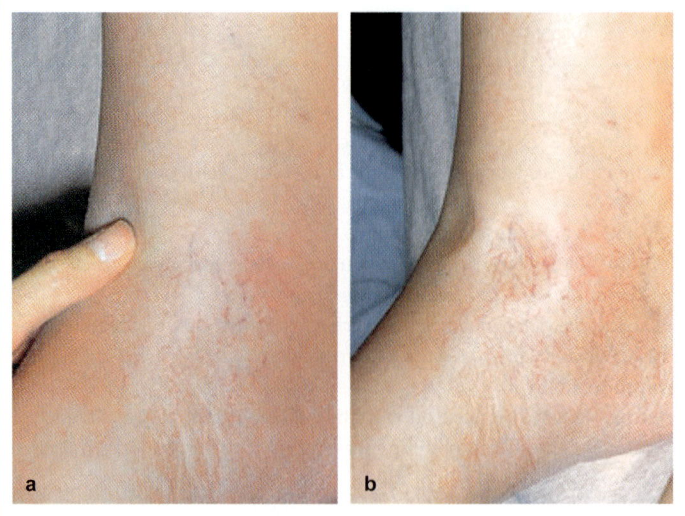

Abb. 2.35 Eindrückbares Unterschenkelödem bei Rechtsherzinsuffizienz [E316]

- **Nicht eindrückbare Ödeme,** derbe Konsistenz, keine bleibende Dellenbildung: Sie können als Folge der Hypothyreose als Myxödem oder als Lymphödem durch gestörten lymphatischen Abfluss auftreten. Ferner kann eine Fettablagerung als Lipödem eine Ursache sein.

WEITERFÜHRENDE DIAGNOSTIK

- Eindrückbare Ödemen und V. a. Rechtsherzinsuffizienz oder nephrotisches Syndrom: ➤ 5.4 ➤ Ödeme
- Nicht eindrückbare Ödemen und
  - V. a. Hypothyreose: Anamnese, Symptome, Labor (TSH, fT_3, fT_4, ggf. Anti-TPO-AK), Sonografie der Schilddrüse
  - V. a. Lymphödem: Anamnese, Symptome, Lymphszintigrafie
  - V. a. Lipödem: Anamnese, Symptome, Kneiftest (schmerzhaft), Labor (TSH), Sonografie, ggf. CT oder MRT

Pulsstatus

Die Pulsmessung zur Erhebung des Pulsstatus erfolgt an allen zugänglichen Arterien, am besten am liegenden Patienten (➤ Abb. 2.36, ➤ Tab. 2.6). Die Pulse werden mit zwei oder drei Fingern (Zeige- und Mittelfinger, ggf. Ringfinger) im Seitenvergleich (zunächst rechts, dann links oder andersherum) am liegenden Patienten palpiert und im Hinblick auf Frequenz, Rhythmus und Fülle beurteilt (auch ➤ 2.4.5 Pulsmessung).

ACHTUNG

ACHTUNG Niemals den Karotispuls gleichzeitig auf beiden Seiten palpieren. Durch beidseitige Kompression können eine Synkope oder eine Ischämie ausgelöst werden.

WEITERFÜHRENDE DIAGNOSTIK

- V. a. Riesenzellarteriitis (Arteriitis temporalis): Anamnese, Symptome, Fahndung nach Symptomen einer Polymyalgia rheumatica, internistische und orthopädische Untersuchung, Augenuntersuchung, Neurostatus, Labor (v.a. BSG, CRP, Blutbild, CK, RF, ANA), Farbduplexsonografie der Temporalarterien, ggf. Biopsie der A. temporalis und histologische Begutachtung
- V. a. Gefäßstenose: ➤ 2.5.4 ➤ Blässe

Zeichen der tiefen Beinvenenthrombose

Neben der Inspektion des betroffenen Areals, einer Beinumfangsmessung und Palpation der Hauttemperatur können folgenden Zeichen geprüft werden (➤ Abb. 2.37):

- **Meyer-Zeichen:** Der Druck, der punktuell entlang der Tibiavorderkante auf das Gewebe ausgeübt wird, verursacht starke Schmerzen im Bereich des thrombosierten Areals.
- **Payr-Zeichen:** Beim Druck auf das Längsgewölbe des Fußes empfindet der Patient Schmerzen im thrombosierten Gebiet.
- **Homans-Zeichen:** Die Dorsalextension des Fußes ist im thrombosierten Gebiet schmerzhaft.
- **Bisgaard-Zeichen:** Beim Druck auf die Region unterhalb des medialen Knöchels äußert der Patient Schmerzen im thrombosierten Gebiet.

WEITERFÜHRENDE DIAGNOSTIK V. a. TVT: ➤ 2.5.4 ➤ Rötung

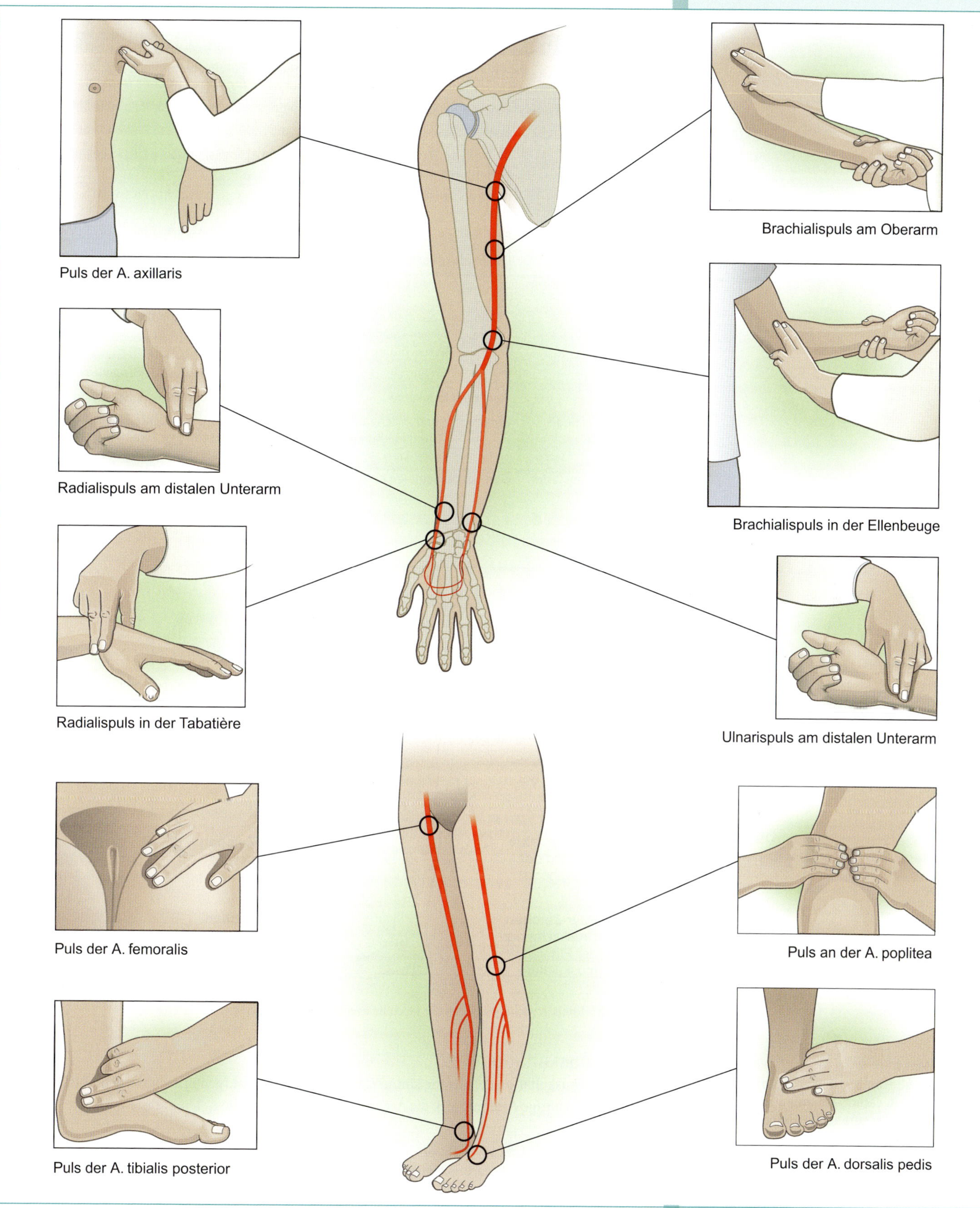

Abb. 2.36 Tastbare Pulse der oberen und unteren Extremität [L255]

TABELLE 2.6

Tab. 2.6 Erhebung des Pulsstatus

Arterie	Palpationsort	Potenzielle Pathologien
A. temporalis	Schläfengegend über dem M. temporalis	Rötung, Schwellung und Druckdolenz bei Riesenzellarteriitis (Arteriitis temporalis)
A. carotis communis	Vorderrand des M. sternocleidomastoideus	Abgeschwächte Pulswelle bei Stenose
A. subclavia	Äußerer Klavikularand	Abgeschwächte Pulswelle bei Stenose
A. axillaris	Direkt in der Achsel palpierbar, der Patient stemmt dabei die Hände in die Hüften	Abgeschwächte Pulswelle bei Stenose
A. brachialis	Humerus zwischen den beiden Bizepsbäuchen	Abgeschwächte Pulswelle bei Stenose
A. radialis	Proximaler Radius	Abgeschwächte Pulswelle bei Stenose
A. ulnaris	Proximale Ulna	Irreguläre Arterie, die bei einigen Menschen nicht angelegt ist (Prüfung durch Allen-Test ➢ 2.5.7)
Aorta	2 Querfinger oberhalb des Nabels; bei adipösen Bauchdecken kaum tastbar, bei schlanken Menschen sichtbare Pulsationen	Starke Pulsationen sind aneurysmaverdächtig
A. femoralis	Medial unter dem Leistenband	Abgeschwächte Pulswelle bei Stenose
A. poplitea	Tief in der Kniekehle	Abgeschwächte Pulswelle bei Stenose
A. dorsalis pedis	Zwischen 1. und 2. Zehenfach	• Abgeschwächte Pulswelle bei Stenose • Erschwerte Palpation bei Ödembildung am Fuß
A. tibialis posterior	Unter dem medialen Knöchel	• Abgeschwächte Pulswelle bei Stenose • Erschwerte Palpation bei Ödembildung am Fuß

ABBILDUNG 2.37

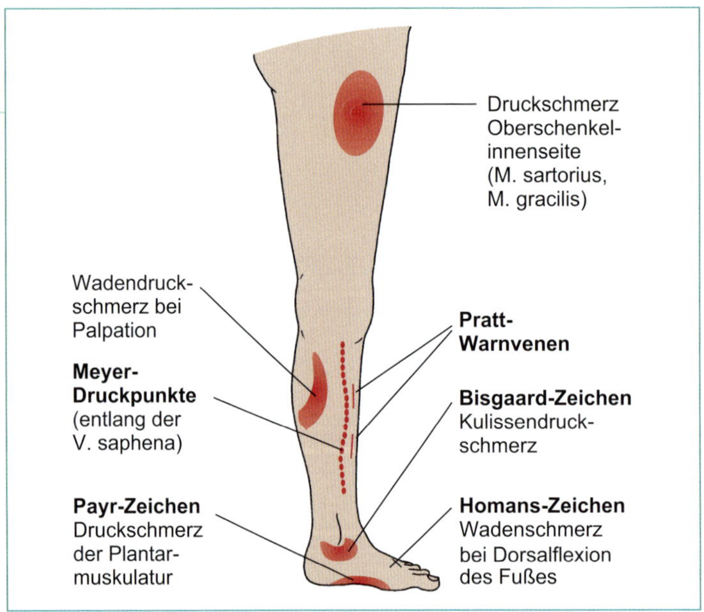

Abb. 2.37 Klinisch wichtige Zeichen der tiefen Beinvenenthrombose [L157]

2.5.6 Auskultation
Bei der **Auskultation** werden größere Gefäße abgehört, u. a. A. carotis communis oder A. femoralis. Strömungsgeräusche über der A. carotis communis sind Hinweise auf Stenose des Gefäßes oder als fortgeleitetes Geräusch bei Klappenfehlern (Aortenklappenfehler).

2.5.6 Auskultation

Durch die Auskultation der Gefäße können Stenosegeräusche wahrgenommen werden. Auskultiert werden größerkalibrige Arterien, z. B. die A. carotis communis oder die A. femoralis.

Auskultation der A. carotis communis

Die Auskultation der A. carotis communis dient der Fahndung nach Stenosen und der Bestimmung der Fortleitung vom Aortenklappenareal.

Durchführung

Am liegenden Patienten das Stethoskop am Vorderrand des M. sternocleidomastoideus auflegen. Im Anschluss den Patienten bitten, kurz den Atem anzuhalten. Potenziell vorhandene Stenosierungen der Arterie können als zischendes Stenosegeräusch gehört werden. Es empfiehlt sich vorab die Auskultation der Herztöne, um eventuell vorhandene Herzgeräusche und deren Fortleitung zu erfassen.

Normalbefund

Keine Stenosegeräusche über den Karotiden.

Pathologische Befunde

- **Beidseitige Geräusche:** Sind entweder Hinweis auf Stenosierung der Karotiden oder eine Fortleitung des Aortenklappenstenose-Geräusches. Bei einer Geräuschfortleitung wird ein Systolikum mit p. m. über dem 2. ICR rechts parasternal hörbar sein.
- **Einseitige Geräusche:** Sind ein Hinweis auf stenosierende einseitige Prozesse in der A. carotis communis.

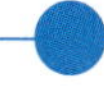

WEITERFÜHRENDE DIAGNOSTIK

- V. a. Aortenklappenstenose: Anamnese, Klinik, Herzuntersuchung mit Herzklappenauskultation, Lungenuntersuchung, EKG, Röntgen-Thorax, Labor (v.a. Na^+, K^+, BNP, TSH, Kreatinin, Harnstoff, Harnsäure, HDL, LDL, Cholesterin, Triglyzeride), Echokardiografie, Ergometrie, ggf. Herzkatheter, Koronarangiografie, Spiral-CT
- V. a. Stenose der A. carotis communis: Anamnese, Klinik, Untersuchung von Herz und Gefäßen, Neurostatus, Augenuntersuchung, Duplexsonografie der Karotiden, EKG, (transösophageale) Echokardiografie, Schädel-CT oder -MRT

2.5.7 Funktionsprüfung

Bei der Funktionsprüfung werden Testungen für die Funktionstüchtigkeit der Arterien und Venen durchgeführt.

Arterielle Tests

Lagerungsprobe nach Ratschow

Die Lagerungsprobe nach Ratschow ist ein Test, der Hinweise auf eine **pAVK** geben kann.

Durchführung

Der Patient liegt mit senkrecht gehobenen Beinen auf dem Rücken und führt 2–5 Minuten lang kreisende Bewegungen mit den Füßen durch. Anschließend setzt er sich mit herabhängenden Beinen auf.

Normalbefund

Keine Schmerzen während der Ausführung der kreisenden Bewegungen. Beim Herabhängen der Beine erfolgt eine reaktive Hyperämie innerhalb von 10 Sekunden.

Pathologische Befunde

Bei der pAVK ist ein Kreisen gar nicht oder nur unter Schmerzen wegen der Ischämie der Muskulatur möglich. Beim Herabhängen der Beine fehlt die reaktive Hyperämie; die Beine bleiben blass oder die Reaktion ist deutlich verzögert (➤ Abb. 2.38). Meist muss der Patient auch eine Weile sitzen bleiben, bis die Schmerzhaftigkeit der Beine nachlässt.

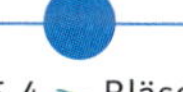

WEITERFÜHRENDE DIAGNOSTIK V. a. pAVK: ➤ 5.4 ➤ Blässe

Allen-Test

Der Allen-Test kann zur Prüfung der **A. radialis** und **A. ulnaris** herangezogen werden, u. a. bei Verdacht auf Verschluss einer Arterie, zur Prüfung der anatomischen Gegebenheiten (häufig ist die A. ulnaris dysplastisch oder gar nicht angelegt) und vor arteriellen Punktionen.

Durchführung

Während der Patient wiederholt die Faust schließt und öffnet, komprimiert der Untersucher gleichzeitig solange die A. radialis und A. ulnaris, bis die Hand abblast. Dann kann entweder nur eine Arterie dekomprimiert werden oder beide Seiten.

Normalbefund

Bei intakter Funktion der Arterien und beidseits angelegten Arterien kommt es bei Entkomprimierung einer der beiden Arterien innerhalb von 10–15 Sekunden zur reaktiven Hyperämie.

Pathologische Befunde

Bei der Entkomprimierung der Arterien bleibt ein Handgebiet blass. Eine fehlende Hyperämie in den radialen Bereichen der Hand spricht für den Verschluss der A. radialis, eine fehlende Hyperämie in den ulnaren Gebieten für einen Verschluss oder fehlende Anlage der A. ulnaris.

2.5.7 Funktionsprüfung

Arterielle Tests:

- **Lagerungsprobe nach Ratschow:** wichtiger Test bei pAVK, der mit ischämischen Muskelschmerzen (bei gehobenen Beinen) und einer ausbleibenden oder verzögerten reaktiven Hyperämie (bei abgesenkten Beinen) verbunden ist
- **Allen-Test:** Test zur Überprüfung der Kollateralversorgung der Hand vor arteriellen Punktionen und bei pAVK; ein Verschluss oder eine fehlende Anlage führt nach Dekomprimierung des Gefäßes zur fehlenden reaktiven Hyperämie im Versorgungsbereich
- **Knöchel-Arm-Index** (ABI): wichtiger Test für die Beurteilung des kardiovaskulären Risikos, Verlaufsparameter bei pAVK; aus Quotienten des systolischen Unterschenkeldrucks zum systolischen Oberarmdruck bestimmt (Normwert ABI 0,9–1,2; je kleiner der Quotient, desto schwerer die pAVK)

ABBILDUNG 2.38

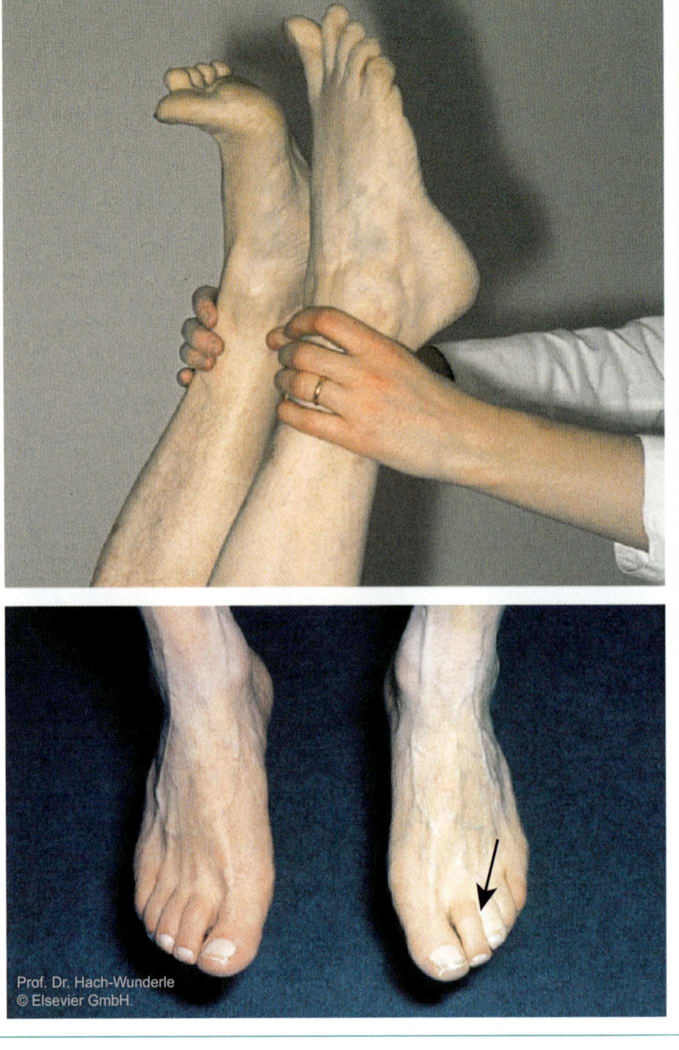

Abb. 2.38 Lagerungsprobe nach Ratschow. Durchblutungsstörung mit Weißfärbung der 3. Zehe links nach der Belastungsprobe (Pfeil). [M180]

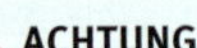

ACHTUNG

ACHTUNG Vor arteriellen Punktionen, die meist auf Intensivstationen zur Blutgasanalyse durchgeführt werden, immer den Allen-Test durchführen. Dazu beide Arterien komprimieren, während der Patient die Faust öffnet und schließt, dann nur die A. ulnaris dekomprimieren. Fehlt die reaktive Hyperämie, ist von einer nicht angelegten A. ulnaris auszugehen und eine arterielle Punktion der A. radialis kontraindiziert. Denn nach der arteriellen Punktion ist ein Druckverband nötig, der für einige Zeit die Arterie völlig komprimiert. Weil bei einer nicht angelegten A. ulnaris die A. radialis alleine für die Versorgung der Hand zuständig ist, kann der Druckverband auf die allein versorgende Arterie eine Gewebeischämie nach sich ziehen.

WEITERFÜHRENDE DIAGNOSTIK Pathologischer Allen-Test: Anamnese, Symptome, Farbduplex-Sonografie, Angiografie

Knöchel-Arm-Index

Syn. ABI = Ankle-Brachial-Index. Die Bestimmung des Knöchel-Arm-Index ist ein einfaches und kostengünstiges Verfahren zur Erkennung von arteriellen Durchblutungsstörungen, v. a. bei Risikopatienten mit Diabetes mellitus, Nikotinkonsum, Hypertonie, Adipositas. Benötigt werden eine Blutdruckmanschette, die der Größe und dem Umfang der Extremität angepasst ist (und mindestens 40 % des Umfanges der Extremität ausmacht) und statt eines Stethoskops ein Doppler-Gerät mit einer 8–10-MHz-Sonde und Doppler-Gel. Kontraindikationen, z. B. offene Wunden, Shuntarme und distale Bypässe, sind zu beachten.

Durchführung

Vor der Untersuchung sollte der Patient bei Raumtemperatur ca. 10 Minuten auf dem Rücken liegen; der Kopf und die Fersen liegen leicht erhöht. Eine Nikotinabstinenz sollte mindestens 2 Stunden vor der Untersuchung eingehalten werden. An der oberen Extremität die Manschette wie bei der Blutdruckmessung anbringen, an der unteren Extremität am Unterschenkel mit dem unteren Manschettenende 2 cm oberhalb des Innenknöchels. Während der Druckmessung sollte der Patient so still wie möglich liegen. Die Doppler-Sonde im Winkel von 45–60° distal der Blutdruckmanschette auf der Hautoberfläche platzieren, bis ein gutes Signal zu hören ist.

Der systolische Blutdruck wird an den unteren Extremitäten über der A. tibialis posterior und der A. tibialis anterior beidseits gemessen. Verwendet wird der höhere der beiden Drücke. An der oberen Extremität wird der systolische Druck über der A. brachialis beidseits gemessen. Verwendet wird der Mittelwert oder der höhere Wert, wenn der Unterschied 10 mmHg beträgt. Die Berechnung erfolgt für jedes Bein separat: Der höchste Knöcheldruck wird durch den Mittelwert (oder bei Differenzen höheren Druck) des Armdrucks geteilt (Formel 2.1).

$$\text{ABI} = \frac{\text{systolischer RR Knöchel}}{\text{systolischer RR Oberarm}} \qquad \text{| Formel 2.1}$$

Die Druckmessung erfolgt nach den bekannten Grundsätzen der Blutdruckmessung (➢ 2.4.8), allerdings wird der systolische Blutdruck nicht mit dem Stethoskop, sondern mit der Doppler-Sonde erfasst (was genauere Werte liefert). Eine Wiederholung der Messung ist meist nötig, um einen „Weißkittel-Effekt" zu minimieren.

Beispiel:

- Druck am rechten Arm (A. brachialis): 120 mmHg
- Druck an der A. tibialis posterior: 130 mmHg
- Druck an der A. tibialis anterior: 125 mmHg

ABI rechts: 130 mmHg/120 mmHg = 1,1

- Druck am linken Arm (A. brachialis): 120 mmHg
- Druck an der A. tibialis posterior: 90 mmHg
- Druck an der A. tibialis anterior: 80 mmHg

ABI links: 90 mmHg/120 mmHg = 0,75

Normalbefunde

ABI 0,9–1,2

Pathologische Befunde

- ABI 0,90–0,75: leichte pAVK
- ABI 0,75–0,50: mittelschwere pAVK
- ≤ 0,50: schwere pAVK

WEITERFÜHRENDE DIAGNOSTIK ➢ 2.5.4 ➢ Blässe

Venöse Tests

Brodie-Trendelenburg-Test

Beim Brodie-Trendelenburg-Test wird der Zustand der **oberflächlichen Beinvenen,** der **Vv. perforantes,** der **tiefen Venen** und der **Venenklappen** beurteilt.

Durchführung

Das Bein hochlagern und ausstreichen, dann die V. saphena magna unterhalb des Leistenbandes stauen. Im Anschluss steht der Patient auf.

Normalbefund

Keine sichtbare Venenfüllung, weder im Liegen, noch im Stehen oder nach Entstauung.

Pathologische Befunde

Füllen sich die Varizen noch während der Patient liegt oder gleich nach dem Aufstehen, spricht das für eine Insuffizienz der Vv. perforantes. Kommt es nach Entstauung zum Rückfluss des Bluts von oben nach unten, liegt eine Klappeninsuffizienz der V. saphena magna oder eine Insuffizienz der Mündungsklappe in die V. femoralis vor.

WEITERFÜHRENDE DIAGNOSTIK Pathologische Befunde: ➢ 2.5.4 ➢ Pigmentverschiebungen

Venöse Tests:

- **Brodie-Trendelenburg-Test:** Beurteilung der oberflächlichen, Perforans- und tiefen Venen und Venenklappen bei Varikosis
- **Perthes-Test:** ➢ Brodie-Trendelenburg-Test
- **Schellong-Test:** Prüfung auf (a-)sympathikotone Reaktionslage

Perthes-Test

Beim Perthes-Test wird der Zustand der **tiefen Venen,** der **Vv. perforantes** und der **oberflächlichen Beinvenen** beurteilt.

Durchführung

Vor dem Perthes-Test die Beine im Stehen beurteilen und den Varizenverlauf festhalten. Danach im Liegen die Beine hochlagern und ausstreichen. Im Anschluss dem Patienten eine Staubinde oberhalb der Varizen anlegen. Der Patient geht dann umher.

Normalbefund

Keine sichtbare Venenfüllung, weder im Liegen, noch im Stehen oder nach Entstauung.

Pathologische Befunde

Sind die Perforansvenen durchgängig, entleert sich das Blut aus den oberflächlichen Varizen in die Tiefe. Sind die Perforansvenen (oder auch meist die tiefen Venen) insuffizient, füllen sich die Varizen mit Blut.

WEITERFÜHRENDE DIAGNOSTIK ➢ Trendelenburg-Zeichen

Schellong-Test

Prüfung auf (a-)sympathikotone Reaktionslage (➢ 2.4.8).

2.5.8 Differenzialdiagnostik

2.5.8 Differenzialdiagnostik

➢ Tab. 2.7

TABELLE 2.7

Tab. 2.7 Ausgewählte Differenzialdiagnosen der Gefäßerkrankungen und deren Befunde

Differenzialdiagnosen	Inspektion	Palpation	Funktionsprüfung
pAVK	• Dünne, blasse oder zyanotische und haarlose Extremität • In fortgeschrittenen Stadien Ulkusbildung an Zehen und lateralen Knöcheln	Kühle Extremität	• Fehlende Pulse distal der Stenose, häufig an der A. dorsalis pedis und A. tibialis posterior • Pathologischer Ratschow-Test • ABI-Index < 0,9
Akuter Extremitätenverschluss	Blasse Extremität	Kalte Extremität	Fehlende Pulse distal der Stenose
Varikosis	Sichtbare, erweiterte und geschlängelte Venen	• Warme Extremität • Evtl. Schmerzhaftigkeit der Varizen	Positiver Perthes- und Trendelenburg-Test bei gleichzeitiger Insuffizienz der Vv. perforantes
Chronisch venöse Insuffizienz (CVI)	• Schwellung am Fuß und Unterschenkel • Hyperpigmentierung • In fortgeschrittenen Stadien Atrophie blanche und Ulkusbildung am medialen Knöchel • Sekundäre Varikosis	• Warme Extremität • Eindrückbare Ödeme mit Dellenbildung	Positiver Perthes- und Trendelenburg-Test
Thrombophlebitis	• Sichtbare strangförmige Rötung • Lokale Schwellung einer Vene	Überwärmung und Schmerzen am Venenstrang	Bei starker Ausprägung evtl. systemische Entzündungszeichen
Tiefe Beinvenenthrombose	Geschwollenes, rötlich-livide verfärbtes Bein	• Überwärmung • Evtl. Dellenbildung im ödematösen Gebiet	• Positives Meyer-, Payr-, Rielander- und Homanns-Zeichen • Labor: D-Dimere positiv, BSG ↑, CRP ↑
Erysipel	Scharf begrenzte flammende Rötung	• Überwärmung • Schmerzhaftigkeit	Fieber, BSG ↑, CRP ↑, Leukozyten ↑
Lymphödem	• Zehen betroffen • Je nach Ausprägung Schwellung des Vorfußes, Unterschenkels und Oberschenkels	• Derbe Konsistenz • Ödem nur im Stadium I eindrückbar, in den Stadien II und III nicht eindrückbar	Positives Stemmer-Zeichen: Haut über den Zehen und dem Fußrücken lässt sich nicht abheben

LERNZIELKONTROLLE

- Demonstrieren Sie die Gefäßuntersuchung! Welche Reihenfolge halten Sie ein? Welche Tests führen Sie bei V. a. arterielle und venöse Erkrankungen durch?
- Ein 53-jähriger Patient mit bekannter Polyglobulie (Erythrozytose) stellt sich bei Ihnen vor und klagt über Schmerzen und Spannungsgefühl im rechten Bein seit ca. 3 Tagen. Im Liegen tritt eine Besserung der Beschwerden auf. Der Patient ist vor einer Woche aus der Karibik zurückgekehrt. Thorakale Schmerzen und Dyspnoe werden verneint. Sie äußern den Verdacht auf eine tiefe Beinvenenthrombose. Welche Maßnahmen ergreifen Sie? Welche Untersuchungen führen Sie durch und welche Befunde stützen Ihren Verdacht?

2.6 Untersuchung der Lunge

LERNZIELE Fähigkeit zur systematischen Untersuchung der Lunge und Interpretation der erhobenen Befunde.

HINWEIS PRÜFUNG Das gesamte Kapitel der Lungenuntersuchung ist prüfungsrelevant und sollte im Hinblick auf Durchführung und Interpretation der Befunde sicher beherrscht werden. Darüber hinaus sind Grundkenntnisse über die weiterführende (apparative) Diagnostik relevant und sollten in groben Zügen genannt werden können. Diese werden überwiegend beim Facharzt durchgeführt.

2.6.1 Erster Eindruck

Der erste Eindruck vom Patienten kann bereits auf potenziell vorhandene Erkrankungen der oberen und unteren Atemwege hinweisen.

Mögliche auffallende Befunde können am noch bekleideten Patienten sein:

- **Zyanose:** Die Blaufärbung der Haut kann an Akren (Lippen, Nase, Ohrläppchen und Fingern) auftreten und ist auf einen Sauerstoffmangel zurückzuführen. Sie kann bei Lungenerkrankungen (z. B. Emphysem, Asthmaanfall, großen Atelektasen, Bronchialkarzinom, Pneumothorax) oder bei Herzerkrankungen (z. B. Herzfehlern, Herzinsuffizienz) auftreten. Ebenfalls kann sie durch einen reduzierten Atemantrieb verursacht sein, etwa durch Schädigung der Medulla oblongata nach Apoplex oder durch Intoxikationen mit sedierenden Substanzen.
- **Dyspnoe (Atemnot):** Geht mit Beklemmungsgefühl und Lufthunger einher und liefert Hinweise auf Erkrankungen u. a. der Lunge und oberen Atemwege, Herzerkrankungen oder Erkrankungen des Atemzentrums. Neben der Dyspnoe kann eine **Tachypnoe, Bradypnoe** oder **Orthopnoe** vorliegen.
- **Stridor:** Er gibt Hinweise auf Obstruktionen in den Atemwegen. Dabei kann die stridoröse Atmung pfeifend bzw. schnarrend sein. Ein inspiratorischer Stridor tritt bei Verengung der oberen Luftwege auf, u. a. durch Fremdkörper, Tumoren, Glottisödem, eine große Struma oder Diphtherie. Ein exspiratorischer Stridor tritt bei Verengungen der Bronchien auf, z. B. bei Asthma bronchiale.
- **Husten, Auswurf:** Kann Hinweise auf bronchopulmonale oder Herzerkrankungen liefern.
- **Körperhaltung:** Patienten mit Lungenerkrankungen präferieren eine sitzende Körperhaltung mit Aktivierung der Atemhilfsmuskulatur.
- **Jugularvenenstauung:** Eine symmetrische Jugularvenenstauung kann Ausdruck einer Lungenerkrankung sein, die bereits eine Rechtsherzinsuffizienz zur Folge hat. Eine einseitige Jugularvenenstauung gibt Hinweise auf lokale Kompressionserscheinungen, z. B. durch einen Lungenspitzentumor (Pancoast-Tumor) oder Struma.
- **Horner-Syndrom:** Miosis (enge Pupille), Ptosis (herabhängendes Lid) und Enophthalmus (eingesunkener Augapfel) (➢ 2.21.1).

2.6.2 Ausschluss eines Notfalls

Die wichtigsten und häufigsten Notfälle der Pulmologie sind:

- **Verlegung der oberen Atemwege:** Symptome sind inspiratorischer Stridor, Dyspnoe und Tachypnoe
- **Dyspnoe:** mögliches Symptom einer kardiopulmonalen Erkrankung (➢ 4.4.1)
- **Thoraxschmerzen:** bei Lungenembolie, Angina pectoris, Herzinfarkt, Pleuritis sicca (➢ 4.2.1)
- **Hämoptoe, Hämoptysen:** mögliches Symptom maligner Neubildungen der Atemwege; Hämoptysen (➢ 4.4.5) sind blutige Beimengungen im Sputum, z. B. als rote Blutfädchen, Hämoptoe ist Bluthusten

2.6.3 Anamnestische Anhaltspunkte

Im Rahmen der Anamnese können folgende Angaben auf eine Lungenerkrankung hinweisen:

- Nikotinkonsum
- Berufliche Noxenexposition, u. a. Asbest, Nickel, Stäube

2.6 Untersuchung der Lunge

2.6.1 Erster Eindruck

Mögliche **auffallende Befunde:**

- Zyanose: an Lippen, Nase, Ohren → O_2-Mangel
- Atemveränderungen: Dyspnoe, Tachypnoe, Bradypnoe, Orthopnoe
- Stridor: inspiratorisch (obere Atemwege), exspiratorisch (untere Atemwege)
- Husten und Auswurf
- Körperhaltung, sitzend mit Aktivierung der Atemhilfsmuskulatur
- Jugularvenenstauung
- Horner-Syndrom (Miosis, Ptosis, Enophthalmus)

2.6.2 Ausschluss eines Notfalls

Wichtige **Notfälle:**

- Verlegung der oberen Atemwege
- Akute Dyspnoe
- Thoraxschmerzen
- Hämoptysen, Hämoptoen

2.6.3 Anamnestische Anhaltspunkte

Hinweisende **anamnestische Angaben:**

- Nikotinabusus
- Berufliche Noxenexposition
- Familiäre Häufung
- Tierkontakte

- Familiäre Häufung (genetische Komponente) von Lungenerkrankungen, z. B. Asthma bronchiale, Emphysem, Tuberkulose
- Tierkontakte, z. B. Vogelzüchter

2.6.4 Inspektion

Die Inspektion der Lunge erfolgt optimalerweise im Sitzen oder Stehen. Neben den Befunden, die man schon aus dem ersten Eindruck des Patienten gewonnen hat, können bei der Inspektion des Thorax und der Atmung weitere wichtige Befunde erhoben werden.

Thoraxdeformitäten

- **Fassthorax:** Fassförmige Form des Thorax mit horizontal verlaufenden Rippen, breiten Interkostalräumen, geblähten Schlüsselbeingruben („Emphysemkissen") und einem breiten epigastrischen Winkel (➢ Abb. 2.39); typischer Befund beim Lungenemphysem.
- **Trichterbrust:** Angeborene Anomalie, bei der das Sternum ist eingezogen ist. Meist sind keine Auswirkungen auf die Atmung zu beobachten, das Herz kann nach links verlagert sein.
- **Hühnerbrust:** Angeborene Anomalie, bei der das Sternum über das Thoraxniveau hinausragt.
- **Glockenthorax:** Glockenartige Form des Thorax bei Rachitis bzw. Osteomalazie. Dabei ist der Ansatz des Zwerchfells an der Thoraxwand eingezogen. Daneben kann bei der Rachitis ein rachitischer Rosenkranz sichtbar sein; dieser ist durch Auftreibungen der Rippen am Übergang der Knochen-Knorpel-Grenze gekennzeichnet.
- **Thoraxasymmetrie durch Kyphoskoliose:** Durch die Seitverbiegung der Wirbelsäule kann die Lunge in ihrer Lage und Ausdehnung beeinträchtigt sein.
- **Thoraxasymmetrie nach Rippenfraktur:** Durch eine Rippenserienfraktur kann eine Asymmetrie bedingt sein. Begleitet wird der Zustand von starken Schmerzen und einer paradoxen Atmung (➢ 4.4.6).

Auf den Punkt gebracht

2.6.4 Inspektion

Die Inspektion erfolgt im Sitzen oder Stehen. Bei der **Inspektion** werden **Thoraxdeformitäten** beurteilt:
- Fassthorax → Emphysem
- Trichterbrust (eingezogenes Sternum), Hühnerbrust (Sternum ragt kielartig hervor) → angeborene Anomalien
- Glockenthorax → Rachitis bzw. Osteomalazie

ABBILDUNG 2.39

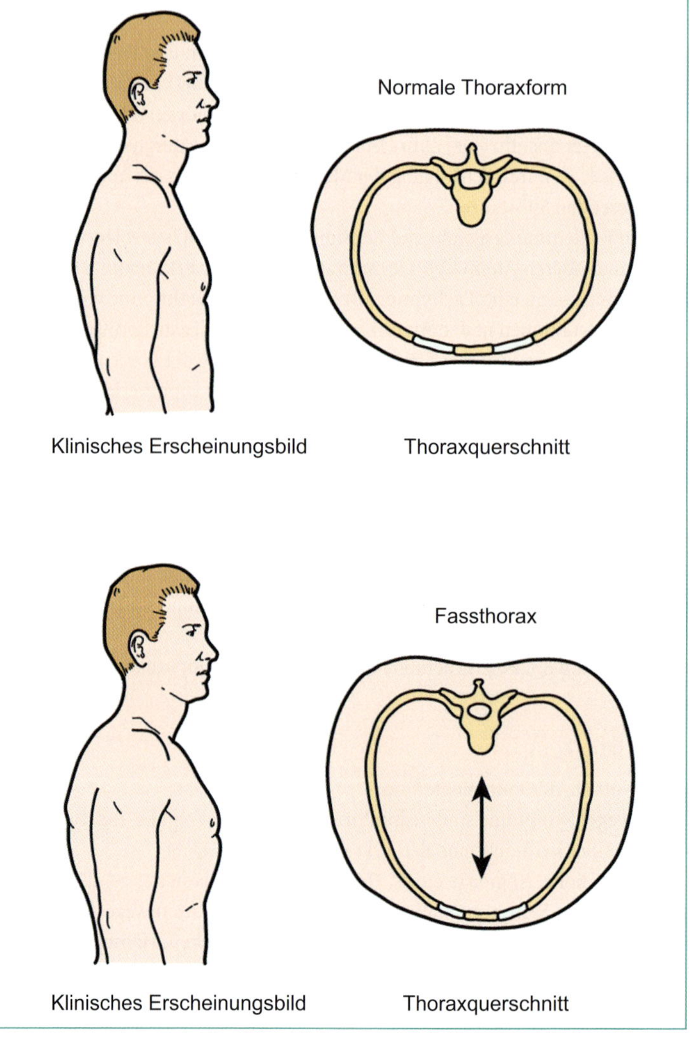

Abb. 2.39 Fassthorax [E427]

WEITERFÜHRENDE DIAGNOSTIK

- Fassthorax und V. a. Emphysem: Anamnese (Nikotinkonsum, COPD, Asthma bronchiale), Klinik (andere Emphysemsymptome, Symptome der Rechtsherzinsuffizienz), Herzuntersuchung, Labor (u.a. Blutbild, CRP, Blutgasanalyse, α_1-Antitrypsin), Pulsoxymetrie, Röntgen-Thorax, (High-Resolution-)CT, Lungenfunktion (Spirometrie)
- Trichterbrust: Anamnese, Symptome, Untersuchung von Herz und Wirbelsäule, EKG
- Glockenthorax und V. a. Rachitis bzw. Osteomalazie: Anamnese, Klinik, Labor (v.a. Ca^{2+}, AP, Phosphat, Parathormon, Vitamin D_3)
- V. a. Kyphoskoliose: ➤ 2.3.4
- Thoraxasymmetrie bei V. a. Rippenfraktur: Lungenuntersuchung, Röntgen-Thorax → Notfall

Atemfrequenz

- **Eupnoe:** Normale Atmung ist leise mit 11–18 Atemzügen pro Minute.
- **Tachypnoe:** Beschleunigte Atmung mit einer Atemfrequenz von mehr als 19 Atemzügen pro Minute. Sie tritt auf bei Sauerstoffmangel, Lungen-, Herzerkrankungen, Erkrankungen des Atemzentrums, psychogen oder im Rahmen einer Anämie. Physiologisch ist eine Tachypnoe bei körperlichen und seelischen Belastungen.
- **Bradypnoe:** Verlangsamte Atmung mit weniger als 10 Atemzügen pro Minute. Sie kann bei Störungen des Atemzentrums oder Intoxikationen, u. a. mit Opiaten und Schlafmitteln, auftreten.

Auf den Punkt gebracht

Atemfrequenz:
- Eupnoe: 11–18/Min.
- Tachypnoe: > 19/Min.
- Bradypnoe: < 10/Min.

WEITERFÜHRENDE DIAGNOSTIK

- Tachypnoe: Anamnese, Begleitsymptome, vollständige internistische, neurologische Untersuchung, psychopathologischer Befund
  - V. a. Anämie: Anamnese, Symptome, Labor (v.a. Blutbild, Ferritin, Vitamin B_{12}), gynäkologische Untersuchung, ggf. Gastroskopie, Koloskopie
  - V. a. Lungenerkrankungen: Anamnese, Symptome, Untersuchung von Herz und Lunge, Röntgen-Thorax, CT, Lungenfunktion (Spirometrie)
  - V. a. Herzerkrankungen: Anamnese, Symptome, Untersuchung von Herz und Lunge, Röntgen-Thorax, EKG, Echokardiografie, Herzkatheter
- Bradypnoe: Anamnese (insbesondere Medikamenten- und Drogenanamnese), Begleitsymptome, vollständige internistische und neurologische Untersuchung, psychopathologischer Befund

Atemstörungen

Zu den wichtigsten Atemstörungen zählen (➤ Abb. 2.40):

- **Hyperventilation:** Die Atmung ist beschleunigt und tief. Sie kann bei Stress, Fieber oder Hyperthyreose auftreten. Die psychogene Hyperventilation ist meist angstbedingt und geht mit zunächst perioraler Parästhesie und mit Pfötchenstellung der Hände einher.
- **Hypoventilation:** Oberflächliche und verlangsamte Atmung, z. B. bei Störungen des Atemzentrums oder Intoxikationen.
- **Oberflächliche Atmung:** Bei Schmerzzuständen.

Wichtige **Atemstörungen:**
- **Hyperventilation:** beschleunigte und vertiefte Atmung
- **Hypoventilation:** verlangsamte und flache Atmung
- **Kussmaul-Atmung:** Kompensationsatmung bei metabolischer Azidose (tief und beschleunigt)
- **Cheyne-Stokes-Atmung:** an- und abschwellende Atmung mit Atempausen → Erkrankungen des ZNS
- **Biot-Atmung:** regelmäßig mit Pausen → Erkrankungen des ZNS
- **Dyspnoe:** erschwerte Atmung
- **Orthopnoe:** schwerste Atemnot

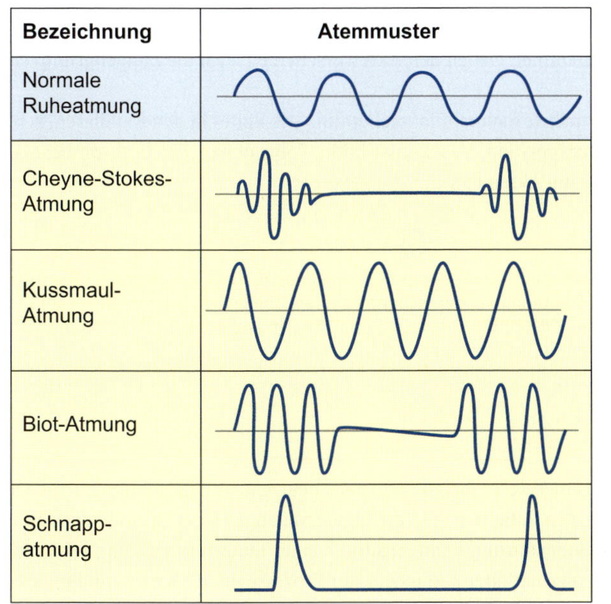

ABBILDUNG 2.40

Abb. 2.40 Einige pathologische Atemmuster [A400]

Auf den Punkt gebracht

- **Kussmaul-Atmung:** Abnorm tiefe und beschleunigte Atmung. Sie tritt als Kompensationsatmung bei einer metabolischen Azidose auf, u. a. bei Ketoazidose (Coma diabeticum) oder beim Coma uraemicum.
- **Cheyne-Stokes-Atmung:** Periodisch ab- und zunehmende Atmung mit Pausen. Diese Atemstörung kann im Rahmen eines Apoplex, bei Enzephalitis oder Herzinsuffizienz vorkommen. Selten bei Aufenthalt in großen Höhen.
- **Biot-Atmung:** Regelmäßige Atmung mit Pausen. Sie kann nach einem Schädeltrauma oder bei Hirndruck mit Verletzung des Atemzentrums, selten begleitend bei einer Meningitis auftreten.
- **Dyspnoe:** Erschwerte Atmung (➤ 2.4.1, ➤ 4.4.1).
- **Orthopnoe:** Schwerste Atemnot, die beim Liegen auftritt und durch Aufsetzen geringfügig gebessert wird. Die Patienten nehmen meist eine „Kutscherhaltung" ein, die automatisch zusätzlich auch die Atemhilfsmuskeln aktiviert. Tritt z. B. bei Linksherzinsuffizienz, Emphysem, Lungenfibrose auf.
- **Paradoxe Atmung:** Sie kann nach Rippenserienfraktur auftreten und ist im betroffenen Bereich durch Einziehungen des Thorax bei der Inspiration und Vorwölbungen bei der Exspiration gekennzeichnet.
- **Inverse Atmung:** Sie ist durch Einziehungen des gesamten Thorax und Ausdehnung des Abdomens bei der Inspiration und Ausdehnung des Thorax und Einziehungen des Abdomens bei der Exspiration gekennzeichnet. Die inverse Atmung ist mit einem funktionellen Atemstillstand gleichzusetzen. Die Ursache ist eine Verlegung der oberen Atemwege, z. B. durch Fremdkörperaspiration.
- **Schnappatmung** (agonale Atmung): „Schnappende" Atemzüge und lange Atempausen.

WEITERFÜHRENDE DIAGNOSTIK

- Hyperventilation:
  - Anamnese, Begleitsymptome (Ursachenfahndung), Temperaturmessung bei V. a. Fieber
  - V. a. Hyperthyreose: Anamnese, Klinik (andere Symptome der Hyperthyreose), Labor (TSH, ggf. fT_3 und fT_4), Sonografie, Szintigrafie
- Hypoventilation: Anamnese (insbesondere Medikamenten- und Drogenanamnese, neurologische Vorerkrankungen), Begleitsymptome, internistische Untersuchung, neuropsychiatrischer Status
- Oberflächliche Atmung bei Schmerzzuständen: Anamnese, Begleitsymptome, Schmerzlokalisation, Ursachensuche, Röntgen-Thorax
- Kussmaul-Atmung:
  - Anamnese, Begleitsymptome (z. B. Aceton-, Uringeruch), Glukosemessung
  - V. a. urämische Genese: Erfassung anderer Symptome der chronischen Niereninsuffizienz, Urinuntersuchung, Labor (v.a. Kreatinin, Harnstoff, Harnsäure, Na^+, K^+, Phosphat, Blutbild), Sonografie der Nieren
- Biot- und Cheyne-Stokes-Atmung: Anamnese (v. a. Medikamenten- und Drogenanamnese), Symptome, vollständige internistische und neuropsychiatrische Untersuchung
- Dyspnoe, Orthopnoe: Anamnese (v. a. Vorerkrankungen), Symptome, Untersuchung von Lunge und Herz, Röntgen-Thorax, Lungenfunktionsprüfung, Echokardiografie, Blutgasanalyse
- Paradoxe bzw. inverse Atmung: Anamnese, Symptome, Untersuchung von Lunge und Herz, Röntgen-Thorax → Notfall

Zyanose:
- Zentrale Zyanose: verminderte Sauerstoffsättigung der Erythrozyten; Zungengrundvenen zyanotisch
- Periphere Zyanose: erhöhte Sauerstoffausschöpfung in der Peripherie; Zungengrundvenen rosig

Zyanose

Die Blaufärbung kann an Akren (Lippen, Nase, Ohrläppchen und Fingern) auftreten und ist auf einen Sauerstoffmangel zurückzuführen. Je nach Ursache unterscheidet man:

- **Zentrale Zyanose** durch verminderte Sättigung der Erythrozyten mit Sauerstoff, z. B. bei Pneumonie, Lungenemphysem, Asthmaanfall, Lungenembolie, Lungenödem, angeborenen Herzfehlern mit Rechts-Links-Shunt, Höhenaufenthalt. Neben den Akren erscheinen auch die Zungengrundvenen bläulich.
- **Periphere Zyanose** durch vermehrte Sauerstoffausschöpfung des Blutes in den Kapillaren, z. B. bei Schock, Herzinsuffizienz, Kälteexposition, Vasokonstriktion, Polyglobulie, Phlebothrombose. Die Zungengrundvenen sind rosig, die Akren livide.

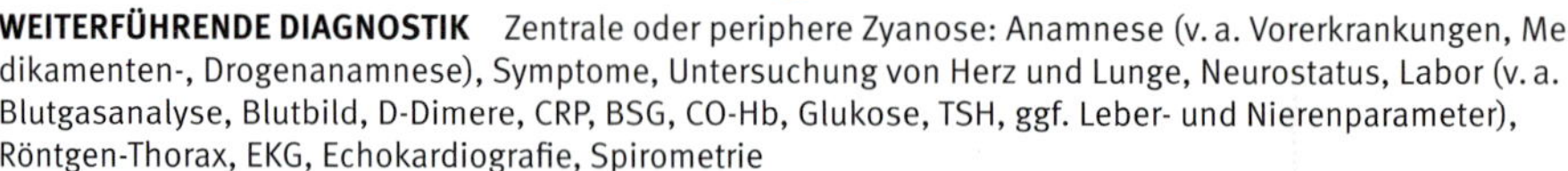

WEITERFÜHRENDE DIAGNOSTIK Zentrale oder periphere Zyanose: Anamnese (v. a. Vorerkrankungen, Medikamenten-, Drogenanamnese), Symptome, Untersuchung von Herz und Lunge, Neurostatus, Labor (v. a. Blutgasanalyse, Blutbild, D-Dimere, CRP, BSG, CO-Hb, Glukose, TSH, ggf. Leber- und Nierenparameter), Röntgen-Thorax, EKG, Echokardiografie, Spirometrie

Die Beurteilung der **Jugularvenenstauung** erfolgt bei 30° Oberkörperhochlagerung:
- Beidseitige Stauung → Lungen- und Mediastinalpathologien, Rechtsherzinsuffizienz
- Einseitige Stauung → lokale Kompression, z. B. durch Tumor

Jugularvenenstauung

Gestaute Halsvenen sind Zeichen einer Rechtsherzinsuffizienz. Beurteilt wird die Stauung in 30° Oberkörperhochlagerung. Bei flach gelagerten Patienten sind die Jugularvenen auch bei gesunden gestaut.

Eine **symmetrische Jugularvenenstauung** kann Ausdruck einer Lungenerkrankung sein, die bereits eine Rechtsherzinsuffizienz zur Folge hat oder pathologischer Prozesse im Mediastinum. Eine **einseitige Jugularvenenstauung** gibt Hinweise auf lokale Kompressionserscheinungen, z. B. durch einen Lungenspitzentumor (Pancoast-Tumor), Struma oder Lymphome.

WEITERFÜHRENDE DIAGNOSTIK

- Symmetrische Jugularvenenstauung: Anamnese, Symptome, Untersuchung von Herz und Lunge
- V. a. Rechtsherzinsuffizienz: andere Symptome erfassen, u. a. symmetrische, eindrückbare Beinödeme, Dyspnoe, Zyanose, Husten, positiver hepatojugulärer Reflux; EKG, Röntgen-Thorax, Echokardiografie, Labor (v.a. Blutbild, Na^+, K^+, BNP, TSH, Kreatinin, Harnstoff, Harnsäure, HDL, LDL, Cholesterin, Triglyzeride, Leberwerte), Herzkatheter
- Einseitige Jugularvenenstauung: Anamnese, Symptome, Untersuchung von Schilddrüse, Lunge und Herz, Erhebung des Lymphknotenstatus, Labor (LDH, ➢ Rechtsherzinsuffizienz) Röntgen-Thorax, ggf. CT
  - V. a. Struma: Anamnese, Klinik, Labor (TSH, fT_3, fT_4, ggf. Calcitonin), Sonografie, Schilddrüsenszintigrafie, bei V. a. retrosternale Struma Röntgen-Thorax
- V. a. Lymphom: Anamnese (Infektionserkrankungen), Symptome (B-Symptome), Lymphknotenstatus und internistische Untersuchung, Labor (u. a. Differenzialblutbild, BSG, LDH, Hepatitis-, HIV-Serologie), Röntgen-Thorax, CT, histologische Lymphknotenuntersuchung, Knochenmarkbiopsie

Horner-Syndrom

Das Horner-Syndrom setzt sich aus den Symptomen **Miosis** (enge Pupille), **Ptosis** (herabhängendes Lid) und **Enophthalmus** (eingesunkener Augenbulbus) zusammen. Die Symptome entstehen durch Schädigung der sympathischen Versorgung des Auges, häufig am Ganglion stellatum, das in Höhe des 1. Rippenköpfchens lokalisiert ist. Es kann durch maligne Infiltrationen oder iatrogen lädiert sein.

Das **Horner-Syndrom** (Miosis, Ptosis, Enophthalmus) ist Zeichen einer Schädigung der sympathischen Innervation am Auge, u. a. am Ganglion stellatum.

WEITERFÜHRENDE DIAGNOSTIK Ursachenfahndung: Anamnese (v. a. Ausschluss iatrogener Ursachen), Begleitsymptome, Untersuchung von Schilddrüse und Lunge, Suche nach malignen Ursachen

Nagelveränderungen

Bei Lungen- und Herzerkrankungen kommen häufig Nagel- und Fingerveränderungen vor (➢ 2.4.4, ➢ Abb. 2.20):

- **Trommelschlägelfinger:** Runde Auftreibungen der Endglieder der Finger durch Weichteilverdickung und Schwellung des Nagelbetts.
- **Uhrglasnägel:** Starke Wölbung in Längs- und Querrichtung durch Schwellung des Nagelbetts.

Wichtige **Nagelveränderungen** sind Trommelschlägelfinger und Uhrglasnägel.

WEITERFÜHRENDE DIAGNOSTIK Trommelschlägelfinger und Uhrglasnägel: Anamnese, Symptome, Untersuchung von Lunge, Herz und Abdomen, Labor (u.a. Blutbild, CRP, GOT, GPT, γ-GT, AP, Bilirubin, ggf. Blutgasanalyse und α_1-Antitrypsin), Röntgen-Thorax, Lungenfunktion, EKG, Echokardiografie, Sonografie des Abdomens, (Ileo-)Koloskopie

Sahlischer Venenkranz

Venenzeichnung entlang der Rippenbögen, die ein Hinweis auf ein Emphysem sein kann (➢ Abb. 2.41).

Der **Sahlische Venenkranz** ist eine prominente Gefäßzeichnung an den Rippenbögen.
Husten und Auswurf sind typische Symptome broncho-pulmonaler Erkrankungen.

WEITERFÜHRENDE DIAGNOSTIK V. a. Emphysem: ➢ Inspektion → Thoraxdeformitäten

ABBILDUNG 2.41

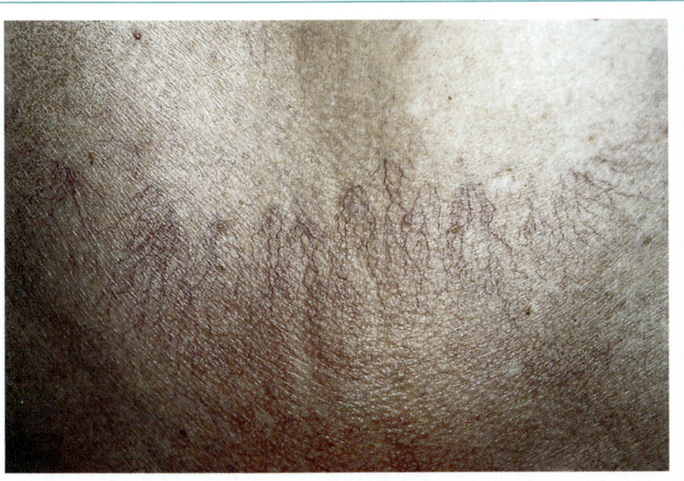

Abb. 2.41 Sahlischer Venenkranz: feine, rötlich-livide Gefäßzeichnungen im Bereich der unteren Rippenbögen [M537]

Husten und Auswurf

Die Beurteilung von Husten (➢ 4.4.3) und Auswurf (➢ 4.4.4) liefert wichtige Hinweise auf bronchiale und pulmonale Erkrankungen.

WEITERFÜHRENDE DIAGNOSTIK Husten und Sputum: Anamnese (akuter oder chronischer Husten, Vorerkrankungen, Medikamenten-, Noxenanamnese, Fieber), Symptome, Untersuchung von Lunge und Herz, Röntgen-Thorax, Labor (u.a. CRP, BSG, mikrobiologische und serologische Diagnostik), Lungenfunktion, CT, Bronchoskopie, ggf. Gastroskopie, pH-Metrie (bei V. a. Reflux), EKG, Echokardiografie

Weitere Befunde

Bei der Inspektion des Thorax können ferner gesehen werden:

- **Spider naevi:** sternförmige arterielle Gefäßerweiterungen (➤ 2.10.4, ➤ Abb. 2.60)
- **Petechiale Blutungen:** punktförmige Hauteinblutungen bei Gefäßschäden oder Thrombozytenfunktionsstörung
- **Naevi** *(Muttermale):* lokale Hyperpigmentierungen der Haut (➤ 2.18, ➤ 4.15.4)

WEITERFÜHRENDE DIAGNOSTIK

- Spider naevi: Anamnese, Symptome, Leberuntersuchung, Labor (v.a. GOT, GPT, γ-GT, GLDH, Bilirubin, AP, Albumine, Quick bzw. INR, PTT, PCHE,0 Glukose, HbA_{1c}), Sonografie der Leber, ggf. CT
- Petechiale Blutungen: Anamnese (Medikamentenanamnese, v. a. Aspirin®, Gelenk-, Bauchschmerzen, Fieber), Symptome, Fahndung nach Ursachen, Labor (u.a. Differenzialblutbild, CRP, BSG, ggf. Antikörper wie ANA, Anti-HCV, Kreatinin, Harnstoff, Harnsäure, Auto-AK gegen Thrombozyten), ggf. Knochenmarkpunktion bei V. a. Leukämie, ggf. Hautbiopsie
- Naevi: Anamnese (Veränderungen der Naevi im zeitlichen Verlauf), Symptome, Dermatoskopie

2.6.5 Palpation

Die Lungen können nicht direkt palpiert werden. Aber die Dehnungsfähigkeit der Lungen kann durch Prüfung der Atemexkursionen und die Konsistenz der Lungen durch Prüfung des Stimmfremitus untersucht werden. Die Palpation erfolgt im **Sitzen.**

Atemexkursionen

Mit der Untersuchung der Atemexkursionen wird die **Dehnungsfähigkeit der Lunge** überprüft (➤ Abb. 2.42).

Auf den Punkt gebracht

2.6.5 Palpation

Die **Palpation** erfolgt im Sitzen. Erfasst werden:

- Atemexkursionen: Prüfung der Dehnungsfähigkeit des Thorax von hinten und von vorne, die physiologisch seitengleich ist
  - Verminderte Dehnung → Emphysem, Fibrose, Morbus Bechterew
  - Nachschleppende Atmung → Erguss, Gewebeinfiltrationen
  - Schmerzhaft → Pleuritis, Rippenfraktur
- Stimmfremitus: Prüfung der Weiterleitung tieffrequenter Töne:
- Verstärkt → Pneumonie, Lungenödem
- Vermindert → Pneumothorax, Pleuraerguss

ABBILDUNG 2.42

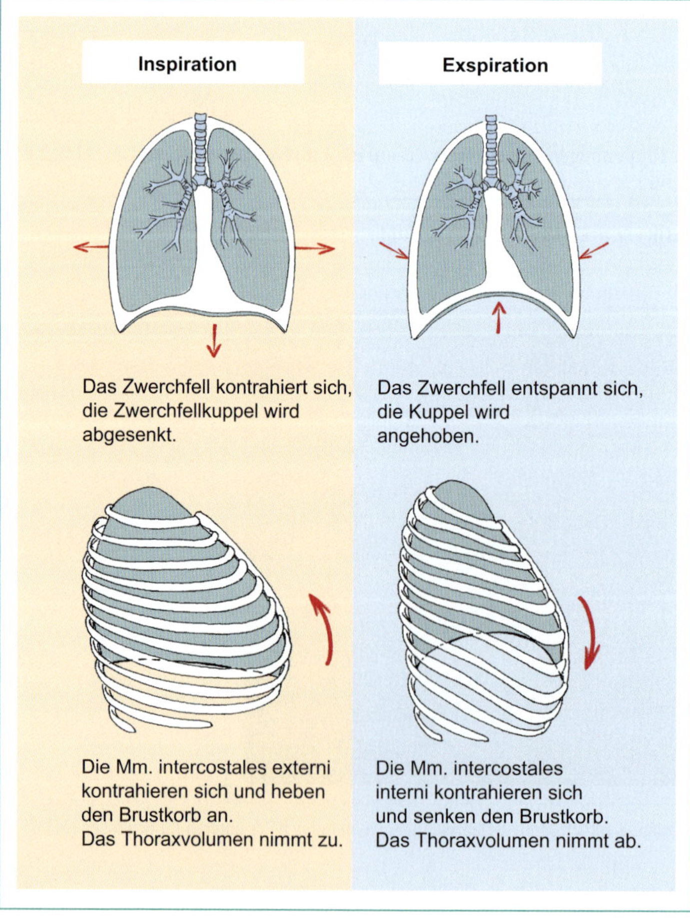

Abb. 2.42 Atemmechanik. Da die Lunge elastisch ist, folgt sie passiv den Exkursionen des Brustkorbs bei den Atembewegungen. [L190]

Durchführung

Zunächst erfolgt die Prüfung der Atemexkursionen von dorsal. Die Hände mit allen Fingern auf die äußeren Seiten der Thoraxwand legen, Daumen paravertebral locker anlegen. Den Patienten auffordern, tief einzuatmen. Dabei das Auseinanderweichen der Daumen beobachten (➤ Abb. 2.43). Die Untersuchung kann über den basalen Abschnitten beginnen, sollte über dem Mittelfeld der Lungen weitergeführt werden und über den apikalen Bereichen enden.

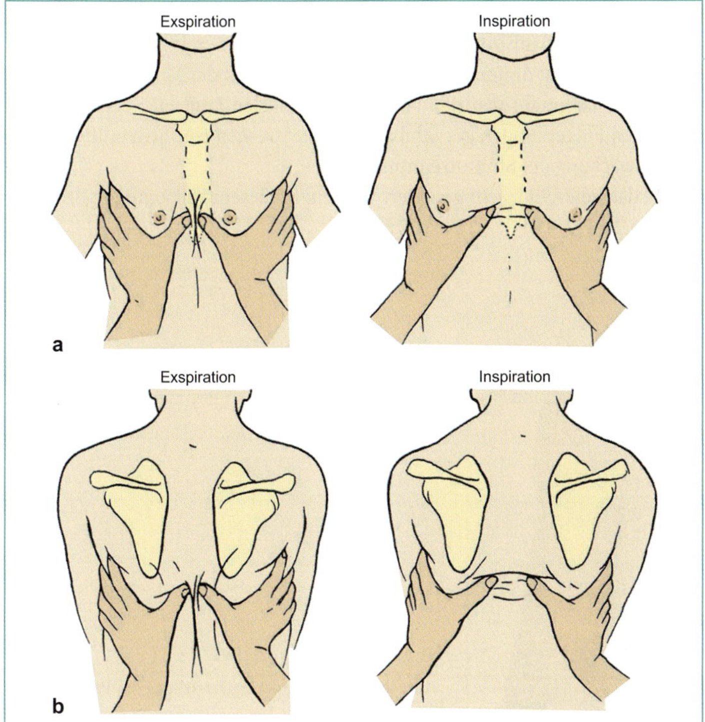

ABBILDUNG 2.43

Abb. 2.43 Exemplarische Darstellung der Palpation der Atemexkursionen von ventral (**a**) und dorsal (**b**) über den basalen Lungenabschnitten [E987]

Im Anschluss erfolgt die Prüfung der Atemexkursionen von ventral. Dazu die Hände zunächst unter den Mammae über den basalen Lungenabschnitten auflegen, die Daumen ruhen am Sternum. Den Patienten auffordern, tief einzuatmen. Dabei das Auseinanderweichen der Daumen beobachten. Im Anschluss erfolgt die Prüfung oberhalb der Mammae über den apikalen Lungenbereichen.

Normalbefund

Seitengleiche, schmerzfreie Dehnung des Thorax. Sichtbar ist die Dehnung am Auseinanderweichen der beiden Daumen. Von dorsal ist die Thoraxdehnung stärker ausgeprägt als von ventral. Das liegt an der Anatomie des Thorax. Die Verbindungen von den Rippen zum Wirbelkörper (Kostovertebralgelenke) sind echte Gelenke und verfügen über eine größere Mobilität. Die Verbindungen zwischen Rippen und Sternum (Sternokostalgelenke) stellen Knorpelhaften dar und erlauben keine so hohe Beweglichkeit.

Pathologische Befunde

- **Verminderung der Atemexkursionen** (starrer Thorax): Bei Morbus Bechterew durch Verknöcherung der Kostovertebralgelenke, Lungenemphysem, Lungenfibrose oder Schmerzzuständen.
- **Nachschleppende Atmung:** Die Atmung ist nicht seitengleich, die Atembewegungen sind auf einer Seite verzögert. Sie ist ein Hinweis auf einseitige Prozesse in der Lunge (z. B. Infiltrationen) oder der Pleura (z. B. Erguss, Verschwartung). Gelegentlich kann eine nachschleppende Atmung schon bei der Inspektion gesehen werden.
- **Schmerzhafte Atmung:** Lokale Schmerzen während der Atmung bei Pleuritis, Rippenfraktur, Rippenprellungen, Abszessen, Tumoren oder Metastasen.

WEITERFÜHRENDE DIAGNOSTIK

- Verminderung der Atemexkursionen und V. a. Morbus Bechterew: ➤ 2.3.4
- Verminderung der Atemexkursionen und V. a. Lungenerkrankung: ➤ 2.6.4
- Nachschleppende und schmerzhafte Atmung: ➤ 2.6.4; Untersuchung der Wirbelsäule, Sonografie (Nachweis bzw. Ausschluss Pleuritis, Pleuraerguss)

Stimmfremitus

Beim Stimmfremitus werden tiefe Schallfrequenzen bei der Phonation auf die Thoraxwand übertragen und als Thoraxvibration gespürt. Dabei übertragen feste Medien Schwingungen besser als gasförmige. Jede Verdichtung in der Lunge (nicht des Pleuraraums) geht daher mit einer verstärkten Vibration einher, eine Zunahme des gasförmigen Mediums reduziert den Stimmfremitus.

Durchführung

Die Untersuchung des Stimmfremitus erfolgt über der gesamten Lunge (➤ Abb. 2.44), ähnlich wie bei der Prüfung des Atemexkursionen (➤ Atemexkursionen: Durchführung). Die Handflächen gleichseitig auf den Thorax auflegen, zunächst hinten, dann vorne. Den Patienten auffordern, mit tiefer Stimme „99" zu sagen. Hinten ist die Wiederholung meist dreimal nötig (über den basalen, in der Mitte gelegenen und apikalen Lungenabschnitten), vorne zweimal (über den basalen und apikalen Lungenabschnitten). Die tiefen Vibrationen sind v. a. mit den Fingerkuppen gut fühlbar. Bewertet werden eine Seitendifferenz sowie Verstärkung und/oder Abschwächung des Stimmfremitus'.

Gelegentlich kann bei Frauen das tiefe „99" nicht generiert werden. In diesem Fall kann die Bronchophonie zum Einsatz kommen (➤ 2.6.7).

ABBILDUNG 2.44

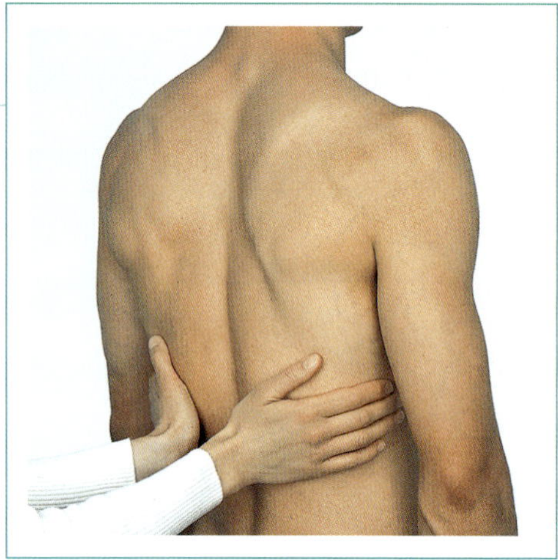

Abb. 2.44 Exemplarische Darstellung der Prüfung des Stimmfremitus über den basalen Lungenabschnitten [K116]

Normalbefund

Der Stimmfremitus ist bei gesunden Menschen annähernd seitengleich. Auf der rechten Seite ist er dezent stärker fühlbar. Das ist auch nicht weiter verwunderlich, da auf der rechten Seite 3 Lungenlappen (also mehr Gewebe) vorhanden sind.

Pathologische Befunde

- **Verstärkter Stimmfremitus:** bei Infiltraten, z. B. bei Pneumonie oder Lungenödem
- **Verminderter Stimmfremitus:** bei Pleuraerguss, Pneumothorax, Emphysem

WEITERFÜHRENDE DIAGNOSTIK Veränderungen des Stimmfremitus: Anamnese, Symptome, vollständige Lungen- und Herzuntersuchung, Labor (u.a. CRP, BSG, Blutbild, Blutgasanalyse), Röntgen-Thorax, ggf. CT-Thorax, Spirometrie, EKG, Echokardiografie, ggf. diagnostische Pleurapunktion

2.6.6 Perkussion

Auf den Punkt gebracht – 2.6.6 Perkussion

Die **Perkussion** erfolgt im Sitzen. Beurteilt werden:

- **Klopfschallqualität:**
  - **Sonor:** physiologisch
  - **Hyposonor:** über Verdichtungen des Gewebes → Pneumonie, Lungenödem, Pleuraerguss
  - **Hypersonor:** über Bezirken, die abnorme Mengen Luft enthalten → Emphysem, Pneumothorax.
  - **Tympanitisch:** über gasgefüllten Hohlorganen
- **Verschieblichkeit der Atemgrenzen:**
  - Hinweise auf Zwerchfellstand und Dehnungsfähigkeit der Lunge
  - Normalbefund: Dehnung der Lunge bei Inspiration ca. 4–6 cm nach kaudal
  - Lungenhochstand: bei Adipositas, Schwangerschaft
  - Lungentiefstand: bei Emphysem

Unter der Perkussion versteht man das Beklopfen der Körperoberfläche, wobei unterschiedliche Klopfschallarten in Abhängigkeit vom Organ und der Zusammensetzung unterschieden werden. Der Klopfschall ist v. a. vom Luftgehalt der Organe abhängig und gibt Hinweise auf die Ausdehnung und Beschaffenheit darunterliegender Strukturen und Gewebe. Die Perkussion folgt auf die Palpation und erfolgt ebenfalls im Sitzen. Bei korrekter Untersuchung dringt der erzeugte Klopfschall am Thorax nicht tiefer als 5–6 cm in das Gewebe ein.

Klopfschallarten

Man unterscheidet folgende Arten von Klopfschall:

- **Sonorer Klopfschall:** Klopfschall über der gesunden Lunge. Er ist laut, tief und ungedämpft.
- **Hyposonorer Klopfschall** (*gedämpfter Klopfschall* oder *Schenkelschall*): Klopfschall, der über dichten Arealen bzw. soliden Organen perkutierbar ist. Er ist kurz, leise und hoch. Dieser Klopfschall findet sich über der Lunge bei einer Gewebeverdichtung, u. a. bei Pneumonie, Pleuraerguss, Lungenödem.
- **Hypersonorer Klopfschall:** Sehr lauter Klopfschall („Schuhschachtelton") über Bezirken, die viel Luft beinhalten, z. B. beim Emphysem, Pneumothorax oder akuten Asthmaanfall.

- **Tympanitischer Klopfschall:** Klingender, hohler Klopfschall über luftgefüllten Organen, z. B. Hohlorganen wie Magen oder Darm.

Durchführung

Die Perkussion der Lungen erfolgt am sitzenden Patienten zunächst von hinten (➤ Abb. 2.45). Man beginnt am oberen Trapeziusrand rechts und links und klopft jeweils 3 Stellen ab. Im Anschluss wird paravertebral, im Seitenvergleich nach kaudal im Abstand von 1,5 cm perkutiert. Im unteren Bereich der Lunge perkutiert man weiter an beiden Seiten in die Axilla hinein.

Vorne beginnt man in der Supraklavikulargrube, ebenfalls im Vergleich, dann in den Interkostalräumen auf beiden Seiten schräg in Richtung Axilla. Die Perkussion von vorne ist wichtig, um Prozesse im rechten Mittellappen zu erfassen.

ABBILDUNG 2.45

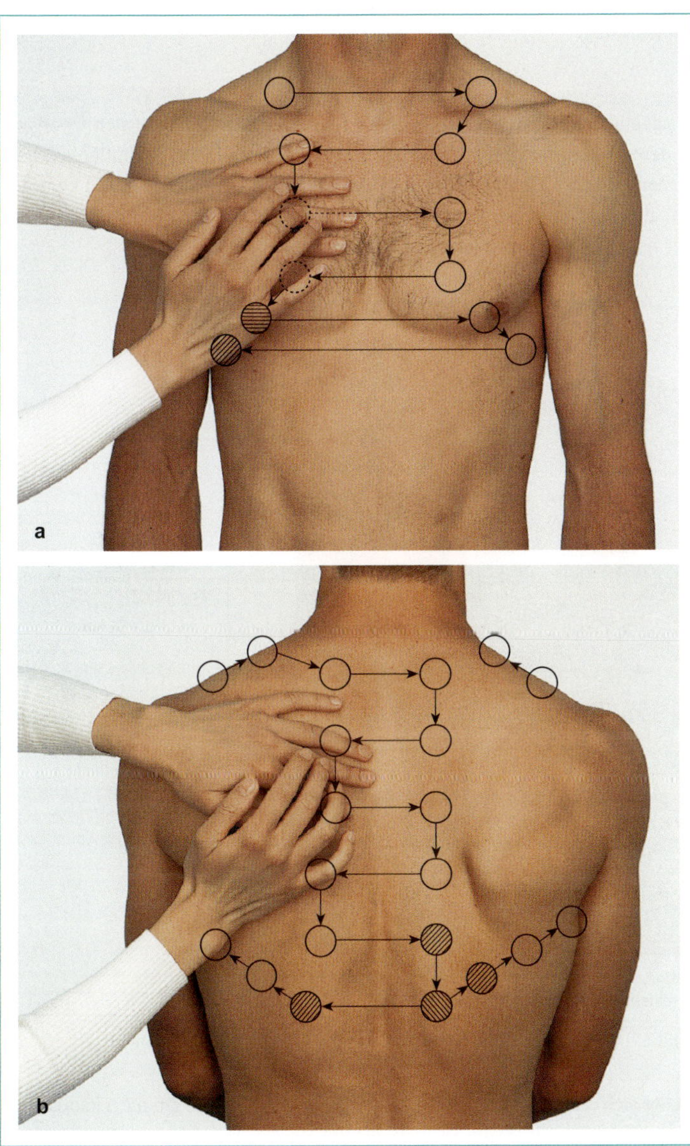

Abb. 2.45 Perkussion der Lunge von ventral (**a**) und von dorsal (**b**) [K116]

Normalbefund

Über allen Bezirken sonorer Klopfschall, die linke Lunge steht ca. 1–2 cm tiefer als die rechte. Auf der linken Seite sitzt das Herz dem Zwerchfell auf und durch das Gewicht wird das Zwerchfell etwas nach unten geschoben. Auf der rechten Seite ist die Leber mit dem Zwerchfell an der Area nuda verwachsen und verschiebt das Zwerchfell nach kranial.

Pathologische Befunde

- **Hyposonorer Klopfschall:** bei Gewebeverdichtungen wie Pneumonie, Pleuraerguss, Lungenödem
- **Hypersonorer Klopfschall:** bei Emphysem, Pneumothorax oder im akuten Asthmaanfall
- **Tympanitischer Klopfschall:** Hinweise auf luftgefüllte Hohlorgane
- **Zwerchfellhochstand:** bei vernarbenden Prozessen der Lunge, Erkrankungen bzw. Zuständen, die mit erhöhtem abdominalen Volumen einhergehen, z. B. Adipositas, Schwangerschaft; einseitiger Zwerchfellhochstand bei Phrenikuslähmung

- **Zwerchfelltiefstand:** bei Erkrankungen der Thoraxorgane, die mit erhöhtem Volumen einhergehen, z. B. Emphysem

WEITERFÜHRENDE DIAGNOSTIK

- Palpation → ➤ Stimmfremitus
- Adipositas: ➤ 2.4.4
- V. a. einseitigen Zwerchfellhochstand bei Phrenikuslähmung: Anamnese, Symptome, Untersuchung von Lunge und Abdomen (mit Leber und Milz), Röntgen-Thorax, Sonografie der Bauchorgane

Verschieblichkeit der Lungengrenzen

Nach der Perkussion der Lungen erfolgt die Prüfung der Verschieblichkeit der Lungengrenzen. Beurteilt wird die Expansionsfähigkeit der Lunge.

Durchführung

Die Untersuchung wird am sitzenden Patienten durchgeführt (➤ Abb. 2.46). Zunächst den Übergang zwischen dem sonoren und dem gedämpften Klopfschall bei maximaler Exspiration perkutieren. Diese Grenze markieren bzw. gut merken. Im Anschluss lässt man den Patienten tief einatmen und kurz den Atem anhalten. In dieser Zeit abermals den Übergang vom sonoren zum gedämpften Klopfschall perkutieren. Nach Bestimmung der neuen Grenze von sonor/gedämpft atmet der Patient aus.

ABBILDUNG 2.46

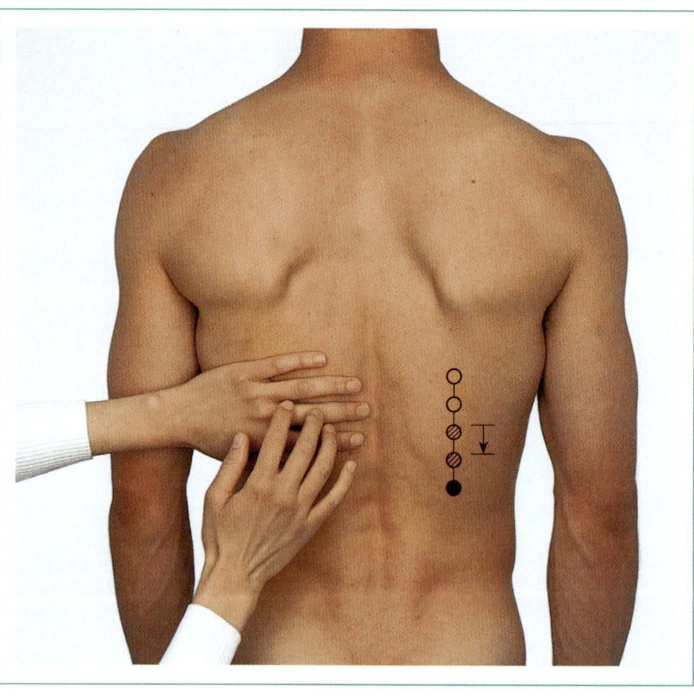

Abb. 2.46 Prüfung der Atemverschieblichkeit der Lungengrenzen [K116]

Normalbefund

Bei maximaler Einatmung sollte sich die Lunge bei guter Dehnungsfähigkeit ca. 4–6 cm nach kaudal verschieben.

Pathologische Befunde

Eine **reduzierte Verschieblichkeit** findet sich bei Prozessen, die mit einer Überdehnung bzw. Überblähung einhergehen (z. B. Emphysem, akuter Asthmaanfall), oder bei reduzierter Elastizität der Lunge (z. B. bei Lungenfibrose).

WEITERFÜHRENDE DIAGNOSTIK ➤ Inspektion, Palpation

2.6.7 Auskultation

Die **Auskultation** erfolgt im Sitzen. Beurteilt werden:

- Veränderungen der Atemgeräusche:
  - Verschärftes Atemgeräusch → Infiltrate
  - Abgeschwächtes Atemgeräusch → Asthma, Emphysem, Pleuraerguss
  - Amphorisches Atmen → Kavernenbildung
  - Pleurareiben → trockene Pleuritis
  - Stridoröse Atmung → Obstruktionen
- Nebengeräusche:
  - Feuchte RG: in der Inspiration hörbar, entstehen in den Bronchiolen/Alveolen
  - Trockene RG: in der In- und Exspiration hörbar, entstehen in den Bronchien; Unterscheidung in Giemen, Brummen, Pfeifen
- Bronchophonie: prüft Weiterleitung hochfrequenter Töne (Veränderungen gleichen denen beim Stimmfremitus)

2.6.7 Auskultation

Bei der Auskultation werden die Atemgeräusche abgehört. Die Luft, die in die Lungen hineinströmt, verursacht durch Dehnung der Alveolarwände und durch Luftwirbel Schwingungen, die dann auf die Thoraxwand übertragen werden. Beurteilt werden bei der Auskultation die seitengleiche Belüftung, die Art der Geräusche und ggf. das Vorhandensein von Nebengeräuschen (Rasselgeräuschen).

Atemgeräusche

Durchführung

Das Stethoskop sollte dicht an der Haut aufliegen. Behaarung kann Zusatzgeräusche liefern, insbesondere dann, wenn das Stethoskop hin und her verschoben wird. Günstig ist, wenn der Patient während der Auskultation über den leicht geöffneten Mund und etwas kräftiger atmet. Eine Hyperventilation sollte allerdings vermieden werden. Er sollte in der Zeit nicht sprechen.

Die Auskultation der Lunge erfolgt an den gleichen Punkten wie die Perkussion (➤ Abb. 2.47). Auskultiert wird über den gesamten Atemzyklus.

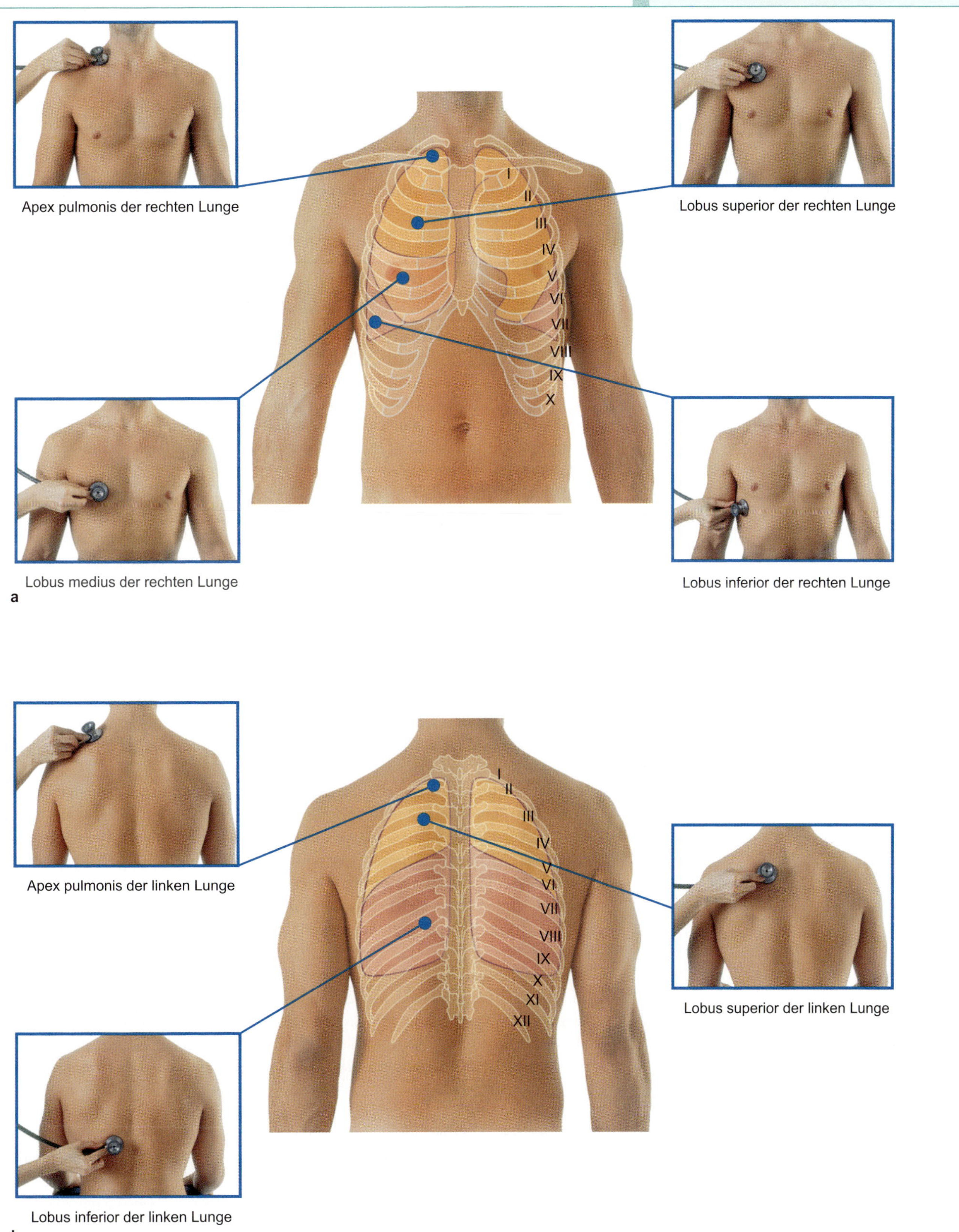

Abb. 2.47 Einige Auskultationsstellen der Lunge von ventral (**a**) und dorsal (**b**) [E402]

Normalbefund

➤ Abb. 2.48, ➤ Tab. 2.8

ABBILDUNG 2.48

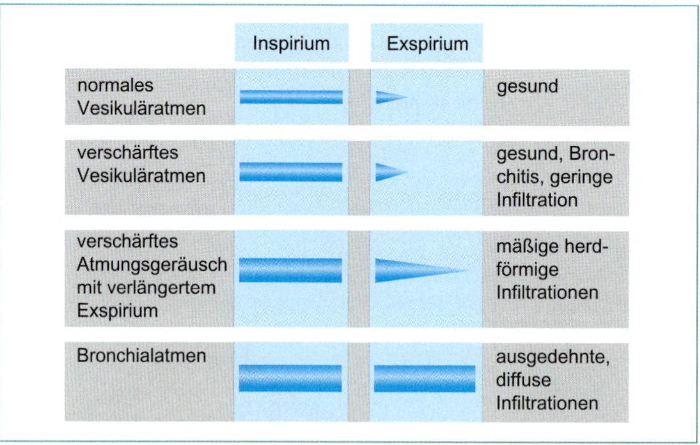

Abb. 2.48 Relative Vernehmbarkeit der Auskultationsgeräusche unter physiologischen und pathologischen Bedingungen [L157]

TABELLE 2.8

Tab. 2.8 Physiologische Atemphänomene

Atemgeräusche	Charakteristika	Physiologisch
Vesikuläratmen	Leise, tief	Lungengewebe
Bronchialatmen	Laut, hoch	Trachea, große Luftwege

- **Vesikuläratmen** *(Bläschenatmen):* Normales Geräusch über gesunden Lungen. Es ist tieffrequent und relativ leise. Die Inspiration ist etwas lauter als die Exspiration. Das Verhältnis von Inspiration zu Exspiration sollte 1 : 2 betragen.
- **Bronchialatmen:** Lautes, röhrendes Geräusch über der Trachea und großen Bronchien. Ein Bronchialatmen über dem Lungengewebe ist pathologisch und kann z. B. bei der Pneumonie auftreten.
- **Pueriles Atmen:** Eine Sonderform, die auch zu den physiologischen Phänomenen gehört. Es findet sich besonders bei jungen, sehr schlanken Patienten. Das Atemgeräusch ist besonders in der Exspiration deutlich verschärft.
- **Entfaltungsknistern:** Es ist besonders über Bereichen hörbar, die zuvor nicht vollständig ventiliert waren, und im Gegensatz zu den Rasselgeräuschen und Knisterrasseln nach wenigen kräftigen Atemzügen und der damit verbundenen Alveolardehnung nicht mehr hörbar.

Pathologische Befunde

- **Verschärftes Atemgeräusch:** Während der Inspiration sehr lautes und auch während der Exspiration deutlich lauter wahrnehmbares Geräusch. Es kann bei beginnenden Infiltrationsprozessen der Lunge gehört werden.
- **Abgeschwächtes** oder **aufgehobenes Atemgeräusch** („Silent Chest"): Kann unterschiedliche Ursachen haben. Zum einen können bronchiale Obstruktionen die Ventilation behindern (z. B. beim Asthma bronchiale), zum anderen kann die Ursache entweder an zerstörten Alveolen liegen (z. B. beim Emphysem) oder das Lungengewebe ist verdrängt (z. B. beim Pleuraerguss, Pneumothorax) oder die Entfaltung der Lunge ist behindert (z. B. bei Lungenfibrose).
- **Bronchialatmen** über dem Lungengewebe: Der Klangcharakter entspricht dem Geräusch über der Trachea. Über dem Lungengewebe ist es ein Hinweis auf Infiltrationen der Alveolen, v. a. bei typischer Pneumonie.
- **Amphorisches Atmen:** Ein äußerst seltener Befund über tuberkulösen Kavernen oder Abszesshöhlen. Das Geräusch klingt hohl, wie beim Hineinblasen in einen Krug oder in eine Amphore.
- **Pleurareiben:** Knarrende in- und exspiratorische Geräusche, die meist nur über den unteren Lungenarealen zu hören sind. Häufig auch als „Lederknarren" bezeichnet. Es entsteht durch Fibrinablagerung zwischen den Pleurablättern, die dann ein reibungsloses Gleiten behindert. Typischer Befund bei der Pleuritis sicca.
- **Stridoröse Atmung:** Stenoseatmung, die häufig auch ohne Stethoskop gehört werden kann. Es kann ein inspiratorischer vom exspiratorischen Stridor unterschieden werden. Die Ursachen des inspiratorischen Stridors sind Stenosen im Verlauf der oberen Atemwege bis zur Thoraxapertur. Exspiratorische Geräusche entstehen durch Stenosen in Trachea und Bronchien.
- **Rasselgeräusche** (➤ Tab. 2.9)

Tab. 2.9 Differenzierung der Nebengeräusche

Nebengeräusche	Charakteristika	Differenzialdiagnosen
Trockene Rasselgeräusche	• Giemen • Brummen • Pfeifen	• Asthma bronchiale • COPD • Bronchitis
Feuchte Rasselgeräusche	Fein-/grobblasig klingend	Lobärpneumonie
	Feinblasig nicht klingend	Kardiales Lungenödem
	Grobblasig nicht klingend	• Bronchitis • Bronchiektasen
Pleurareiben	• Ohrnah • Hörbar während In- und Exspiration • „Lederknarren"	Pleuritis sicca

TABELLE 2.9

WEITERFÜHRENDE DIAGNOSTIK

- Verschärftes Atemgeräusch und V. a. beginnende infiltrierende Prozesse (Pneumonie): Anamnese, Symptome (v. a. Fieber, Auswurf), Labor (u.a. CRP, BSG, Blutbild, ggf. Bakterienkultur, Serologie mit AK-Nachweis), Röntgen-Thorax, ggf. CT, Bronchoskopie, Blutgasanalyse, Pulsoxymetrie
- Aufgehobenes Atemgeräusch:
  - V. a. Asthma bronchiale: Anamnese (v. a. Allergien, Medikamente, Beruf), Symptome, Röntgen-Thorax, Spirometrie (FEV_1 ↓), Bronchospasmolysetest (FEV_1 ↑ nach Gabe von Bronchospasmolytika), EKG, Allergiediagnostik (z. B. Pricktest), Labor (u.a. Differenzialblutbild, Gesamt-IgE, spezifische IgE), Pulsoxymetrie, Blutgasanalyse
  - V. a. Emphysem: ➤ Palpation
  - V. a. Pleuraerguss: Anamnese, Symptome, vollständige internistische Untersuchung, Labor (je nach Genese), Sonografie, Röntgen-Thorax, ggf. CT, diagnostische Pleurapunktion
  - V. a. Pneumothorax: Anamnese, Symptome, Lungen- und Herzuntersuchung, Sonografie, Röntgen-Thorax (wichtigstes diagnostisches Mittel), ggf. CT
  - V. a. Lungenfibrose: Anamnese, Symptome, Labor (u.a. Differenzialblutbild, CRP, BSG, Autoantikörper, z. B. ANA, RF, ANCA, ACE bei V. a. Sarkoidose), Röntgen-Thorax, (High Resolution-)CT (bestes Verfahren), Spirometrie, ggf. Bronchoskopie mit Lungenbiopsie
- Bronchialatmen und V. a. Pneumonie: ➤ Auskultation → verschärftes Atemgeräusch
- Amphorisches Atmen und V. a. Tuberkulose: Anamnese, Symptome, Labor (CRP, BSG, Blutbild), Röntgen-Thorax, ggf. CT, bakteriologische Untersuchung, Interferon-γ-Test
- Pleurareiben: ➤ Pleuraerguss
- Stridoröse Atmung: Anamnese, Symptome, Untersuchung von Rachenraum, Kehlkopf, Lunge und Schilddrüse, Lymphknotenstatus, Labor (u.a. Differenzialblutbild, CRP, Gesamt- und spezifisches IgE, spezifische Serologie z. B. Bordetella pertussis, HiB, Corynebacterium diphtherieae, Rachenabstrich mit bakteriologischer Kultur), Röntgen-Thorax, Pulsoxymetrie, ggf. Bronchoskopie

Rasselgeräusche (Nebengeräusche)

Rasselgeräusche (➤ Tab. 2.9) sind zusätzliche Geräusche, die keine Modifikationen der Atemgeräusche sind und **krankhafte Prozesse** der Lunge und des Bronchialbaums anzeigen. Sie werden in trockene und feuchte Rasselgeräusche eingeteilt.

Feuchte Rasselgeräusche

Feuchte Rasselgeräusche entstehen, wenn durch einen mit dünnflüssigem Sekret oder Exsudat gefüllten Bronchus bzw. Bronchiolus oder eine Alveole Luft durchströmt und das Sekret bewegt wird. Es entsteht ein **inspiratorisches Geräusch,** das auf die Thoraxwand übertragen wird. Je nach Entstehungsort unterscheidet man:

- **Feinblasige** Geräusche: entstehen in der Alveole
- **Mittelblasige** Geräusche: entstehen in den kleinen Bronchien
- **Grobblasige** Geräusche: entstehen in den größeren Bronchien

Je nach Frequenz der Geräusche unterscheidet man:

- **Klingende Rasselgeräusche:** hochfrequente, hell klingende Geräusche, v. a. bei Lobärpneumonie
- **Nicht klingende Rasselgeräusche:** tieffrequente, dumpfer klingende Geräusche, v. a. beim Lungenödem

Trockene Rasselgeräusche

Trockene Rasselgeräusche entstehen, wenn in den Bronchien Schleimfäden bewegt werden. Sie sind während der **Inspiration** und **Exspiration** hörbar. Ursachen können ein Asthma bronchiale oder eine die chronisch-obstruktive Lungenerkrankung sein. Bei der akuten Bronchitis sind trockene Geräusche bei vermehrter Bildung zähen Sekrets vorhanden.

Je nach Klangqualität unterscheidet man:

- **Brummen:** tieffrequentes Geräusch
- **Giemen:** höherfrequentes Geräusch
- **Pfeifen:** hochfrequentes Geräusch

WEITERFÜHRENDE DIAGNOSTIK

- Feuchte Rasselgeräusche:
  - V. a. Pneumonie: ➤ Auskultation → Atemgeräusche, ➤ Pneumonie
  - V. a. Lungenödem: Anamnese, Symptome, Herzuntersuchung, Röntgen-Thorax, EKG, Echokardiografie
- Trockene Rasselgeräusche:
  - V. a. Asthma bronchiale und COPD: ➤ Auskultation → Asthma bronchiale; bei COPD in der Spirometrie keine oder minimale Reversibilität im Bronchospasmolysetest

Bronchophonie

Die Untersuchung der Bronchophonie liefert die gleichen Ergebnisse wie die Prüfung des Stimmfremitus (➤ 2.6.5). Geprüft wird die Weiterleitung **hochfrequenter Töne.**

Durchführung

Während der Auskultation der Lungen lässt man den Patienten mit zischender Stimme „66" sagen.

Normalbefund

Kaum hörbares Geräusch über allen Lungenfeldern.

Pathologische Befunde

Bei einer Infiltration, u. a. bei einer Lobärpneumonie oder beim Lungenödem, werden die Laute stärker auf die Thoraxwand übertragen und vom Untersucher laut gehört. Bei Erkrankungen, die mit einer Abnahme des Lungengewebes (z. B. Emphysem) oder mit Verdrängung einer des Lungengewebes einhergehen (z. B. Pleuraerguss), werden diese Geräusche gar nicht gehört.

WEITERFÜHRENDE DIAGNOSTIK ➤ Palpation

2.6.8 Funktionsprüfung

Wichtige **Funktionsprüfungen:**

- Lungenfunktionsprüfung: Bestimmung von u. a. Atemzug-, Reservevolumen, Vitalkapazität
- FEV_1: Bestimmung des Volumens, das unter Kraftanstrengung in der 1. Sekunde der Exspiration ausgeatmet werden kann
- Röntgen Thorax: Beurteilung von Lungen, Lungenhili, Herz, Mediastinum
- Bronchoskopie: endoskopische Untersuchung der Bronchien

2.6.8 Funktionsprüfung

Die Funktionsprüfung der Lungen umfasst:

- **Lungenfunktionsprüfung:** Wird mit dem Spirometer durchgeführt. Sie dient der Bestimmung der dynamischen Größen, wie Atemzugvolumen, in- und exspiratorisches Reservevolumen und Vitalkapazität.
- **FEV_1** *(Tiffenau-Test):* Forciertes exspiratorisches Volumen. Es wird das Volumen gemessen, das unter Anstrengung in der 1. Sekunde maximal ausgeatmet werden kann. Ein geringes FEV_1 ist ein Hinweis auf obstruktive Erkrankungen der Atemwege, z. B. Asthma bronchiale, COPD, die mit erhöhtem Atemwiderstand einhergehen.
- **Röntgen Thorax** p. a. (posterior-anterior) und Seitenaufnahme: Eine der häufigsten Untersuchungen der Lunge. Hier können u. a. die Ausdehnung und mögliche Verdichtungen der Lunge dargestellt werden. Ferner können Gefäßzeichnungen, Herzgröße, Lungenhili und Mediastinum beurteilt werden.
- **Bronchoskopie:** Endoskopische Untersuchungsmethode, bei der man direkt den Bronchialbaum einsehen und ggf. Sekrete und Gewebeproben gewinnen und untersuchen kann. Ferner können Fremdkörper entfernt werden.

2.6.9 Differenzialdiagnostik

2.6.9 Differenzialdiagnostik

➤ Tab. 2.10

Tab. 2.10 Ausgewählte Differenzialdiagnosen der Lungenerkrankungen und deren Befunde

Differenzialdiagnosen	Inspektion	Palpation und Perkussion	Auskultation
Normalbefund	Unauffällig	• Atemexkursionen seitengleich • Stimmfremitus seitengleich • Sonorer Klopfschall	• Vesikuläratmen • Keine Rassel- und Reibegeräusche
Asthma bronchiale	• Husten • Dyspnoe, Tachypnoe, Orthopnoe • Evtl. Zyanose • Exspiratorischer Stridor • Exspirium verlängert • Einsatz der Atemhilfsmuskulatur	• Atemexkursionen vermindert • Stimmfremitus beidseits abgeschwächt • Sonorer oder hypersonorer Klopfschall	• Reduziertes Atemgeräusch • Giemen, Brummen, Pfeifen • Bronchophonie ↓
COPD, Emphysem	• Einsatz der Atemhilfsmuskulatur • Verlängertes Expirium • Dyspnoe, Husten, Zyanose • Pink Puffer, Blue Bloater (nach älterer Klassifikation) • Fassthorax • Trommelschlägelfinger, Uhrglasnägel • Geblähte Supraklavikulargruben • Presslippenatmung	• Atemexkursionen beidseits vermindert • Stimmfremitus beidseits abgeschwächt • Hypersonorer Klopfschall	• Reduziertes Atemgeräusch • Giemen, Brummen, Pfeifen • Bei gleichzeitiger Entzündung auch feuchte Rasselgeräusche

Tab. 2.10 Ausgewählte Differenzialdiagnosen der Lungenerkrankungen und deren Befunde *(Forts.)*

Differenzialdiagnosen	Inspektion	Palpation und Perkussion	Auskultation
Pneumothorax	• Einseitiger Thoraxschmerz • Dyspnoe, Tachypnoe • Zyanose • Evtl. Jugularvenenstauung	• Atemexkursionen auf der betroffenen Seite vermindert • Stimmfremitus auf der betroffenen Seite abgeschwächt • Nachschleppende Atmung • Hypersonorer Klopfschall	• Fehlende Atemgeräusche über dem betroffenen Gebiet • Bronchophonie aufgehoben
Spannungspneumothorax	• Trachea bzw. Mediastinum zur Gegenseite verschoben • Obere Einflussstauung • Hypotonie • Herzfrequenz ↑	• Atemexkursionen auf der betroffenen Seite oder beidseits vermindert (je nach Ausprägung) • Nachschleppende Atmung • Stimmfremitus auf der betroffenen Seite oder beidseits abgeschwächt (je nach Ausprägung) • Hypersonorer Klopfschall	• Fehlende Atemgeräusche über dem betroffenen Gebiet • Bronchophonie aufgehoben
Typische Pneumonie	• Einsatz der Atemhilfsmuskulatur • Fieber • Tachypnoe • Tachykardie • Thoraxschmerz (Pleuritis) • Dyspnoe • Eitriger Auswurf • Evtl. Zyanose	• Evtl. Atemexkursionen vermindert • Evtl. nachschleppende Atmung • Stimmfremitus verstärkt • Hyposonorer Klopfschall	• Bronchialatmen • Feuchte, klingende Rasselgeräusche • Bronchophonie ↑ • Lederknarren bei begleitender Pleuritis sicca
Atypische Pneumonie	• Trockener Husten • Evtl. schmerzhafte Atmung • Evtl. Einsatz der Atemhilfsmuskulatur • Mäßiges Fieber • Evtl. Tachypnoe • Evtl. Tachykardie	Sehr oft unauffällig	Sehr oft unauffällig
Pleuraerguss	Je nach Ausprägung Zyanose und Dyspnoe	• Atemexkursion auf der betroffenen Seite vermindert • Nachschleppende Atmung auf der betroffenen Seite • Reduzierter Stimmfremitus • Hyposonorer Klopfschall	• Abgeschwächte oder fehlende Atemgeräusche • Bronchophonie aufgehoben
Atelektase	Evtl. Einsatz der Atemhilfsmuskulatur	• Atemexkursion auf der betroffenen Seite vermindert • Evtl. bei großen Atelektasen nachschleppende Atmung • Reduzierter Stimmfremitus • Hyposonorer Klopfschall	• Abgeschwächte oder fehlende Atemgeräusche • Bronchophonie aufgehoben
Lungenödem	• Dyspnoe, Tachypnoe • Tachykardie • Evtl. schaumiges Sputum • Arrhythmie • Jugularvenenstauung bei Globalinsuffizienz	• Stimmfremitus über dem Ödemareal verstärkt • Herzspitzenstoß nach lateral und kaudal verlagert, verbreitert • Je nach Ausprägung sonorer oder hyposonorer Klopfschall	• Feuchte, nicht-klingende Rasselgeräusche zunächst an der Lungenbasis • Bronchophonie über dem betroffenen Areal ↑

LERNZIELKONTROLLE

- Demonstrieren Sie die Lungenuntersuchung! Welche Reihenfolge halten Sie ein? Welche pathologischen Befunde können Sie beim Emphysem, bei einer Lobärpneumonie, beim Pleuraerguss und Pneumothorax erheben?
- Sie werden zum Hausbesuch gebeten. Es handelt sich um eine 68-jährige Patientin mit bekanntem Diabetes mellitus, die akut Fieber (39,3 °C) mit Schüttelfrost, Husten und eitrigen Auswurf und eine leichte Dyspnoe entwickelt hat. Sie äußern den Verdacht auf eine Pneumonie. Welche typischen Befunde stützen Ihren Verdacht? Welche Maßnahmen ergreifen Sie? Welche Therapie ist indiziert?

2.7 Untersuchung der Schilddrüse

2.7 Untersuchung der Schilddrüse

LERNZIELE Fähigkeit zur systematischen Untersuchung der Schilddrüse und Interpretation der erhobenen Befunde.

HINWEIS PRÜFUNG Das gesamte Kapitel der Schilddrüsenuntersuchung ist prüfungsrelevant und sollte im Hinblick auf Durchführung und Interpretation der Befunde sicher beherrscht werden. Darüber hinaus sind Grundkenntnisse über die weiterführende (apparative) Diagnostik relevant und sollten in groben Zügen genannt werden können. Diese werden überwiegend beim Facharzt durchgeführt.

Auf den Punkt gebracht

2.7.1 Erster Eindruck

Mögliche **auffallende Befunde:**
- Äußeres Erscheinungsbild mit klinischen Zeichen der Über- oder Unterfunktion
- Halsform → Struma
- Exophthalmus → Morbus Basedow
- Obere Einflussstauung → retrosternale Struma
- Myxödem → generalisiert bei Hypothyreose, prätibial bei Morbus Basedow

2.7.1 Erster Eindruck

Beim ersten Eindruck lassen sich mittelbar Zeichen und Symptome erkennen, die auf eine Schilddrüsenerkrankung hinweisen. Mögliche auffallende Befunde können am noch bekleideten Patienten sein:

- **Äußeres Erscheinungsbild:** Es können Zeichen der Hyper- und Hypothyreose sichtbar sein
  - Hyperthyreose-Symptome:
    - Magere Menschen
    - Unruhige Patienten mit feinschlägigem Fingertremor
    - Schweißneigung
    - Spärlich bekleidete Menschen wegen Hitzeintoleranz
    - Dünne, fettige Haare
  - Hypothyreose-Symptome:
    - Normal gebaute oder leicht übergewichtige Patienten
    - Langsame Bewegungsabläufe
    - Reduzierte Mimik
    - Konzentrationsprobleme
    - Depressive Stimmungslage
    - Leise, heisere und monotone Stimme bzw. Sprache
    - Frierende Patienten
    - Trockene, spröde Haare
- **Form des Halses:** Der Hals kann symmetrisch verdickt sein, u. a. bei einer Struma, oder knotige einseitige oder beidseitige Wucherungen zeigen, z. B. bei der Knotenstruma oder Schilddrüsenkarzinomen.
- **Myxödem:** Es kann bei der Hypothyreose auftreten und ist generalisiert, wobei die Manifestation im Gesicht sehr häufig ist. Die Haut imponiert derb, blässlich, der Gesichtsausdruck ist affektarm. Das **prätibiale Myxödem** findet sich beim Morbus Basedow (➤ Abb. 2.49).
- **Exophthalmus:** Hervorgetretene Augenbulbi können Hinweise auf einen Morbus Basedow geben (➤ Abb. 2.50). Meist ist der Exophthalmus beidseitig, wenn auch meist nicht ganz symmetrisch. Ein einseitiger Exophthalmus kann bei retroorbitalen Tumoren auftreten und muss dahingehend abgeklärt werden.
- **Einflussstauung:** Eine Behinderung des venösen Abflusses kann eine Jugularvenenstauung nach sich ziehen (➤ 2.6.4). Sie kann je nach Wachstum einseitig oder beidseitig sein. Mit der Einflussstauung kann auch eine Gesichtsschwellung einhergehen. Bei Jugularvenenstauung und nicht sichtbarer Struma kann es sich um eine retrosternale Struma handeln.

ABBILDUNG 2.49

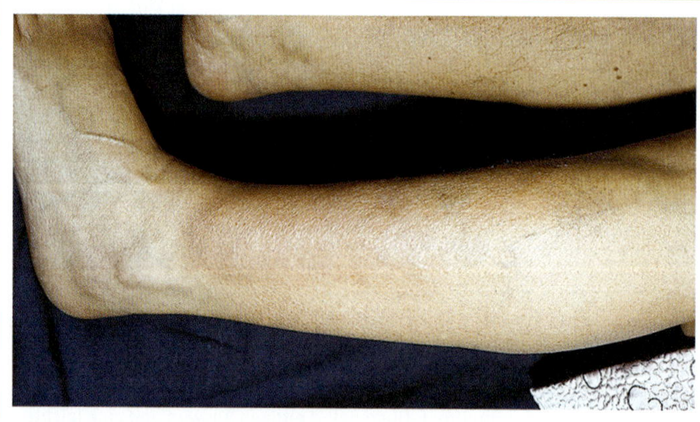

Abb. 2.49 Prätibiales Myxödem bei Morbus Basedow. Das prätibiale Hautareal erscheint leicht gerötet und geschwollen. [M537]

ABBILDUNG 2.50

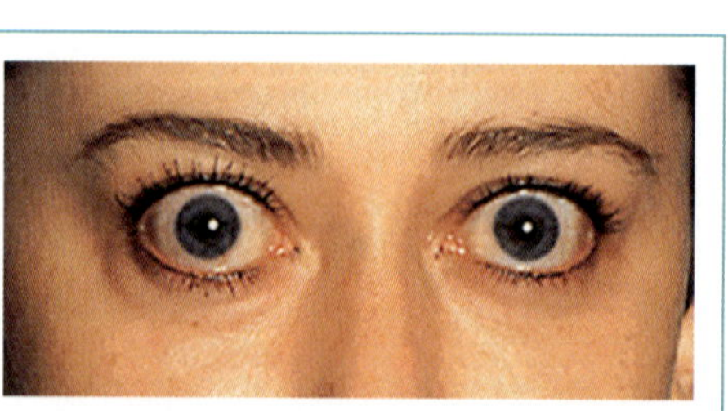

Abb. 2.50 Exophthalmus bei Morbus Basedow. Die Lidspalten sind erweitertet, das Oberlid zurückgezogen (Lidretraktion), die lateralen Partien der Oberlider erscheinen geschwollen. An beiden Augenbulbi ist eine Weitung der konjunktivalen Gefäße sichtbar. [E273]

2.7.2 Ausschluss eines Notfalls

Notfälle sind bei Schilddrüsenerkrankungen eher selten. Dazu zählen:

- **Kompressionserscheinungen:** Sie gehen u. a. mit Dyspnoe, inspiratorischem Stridor und Schluckschwierigkeiten einher und können im Rahmen einer Strumaentwicklung auftreten.
- **Thyreotoxische Krise:** Sie kann als Komplikation der Hyperthyreose auftreten und geht mit Tachykardie, hohem Fieber und Bewusstseinsstörungen einher.
- **Myxödem-Koma:** Sehr seltene Komplikation bei einer Hypothyreose mit Abfall der Körpertemperatur, Bradykardie, Hypoventilation und Bewusstseinsstörungen.

2.7.3 Anamnestische Anhaltspunkte

Im Rahmen der Anamnese können folgende Angaben Hinweise auf Schilddrüsenerkrankungen liefern:

- Räusperzwang
- Schluckbeschwerden
- Heiserkeit
- Kloßgefühl am Hals
- Schmerzen am äußeren Hals
- Dyspnoe
- Zunahme des Halsumfangs

2.7.4 Inspektion

Bei der Inspektion wird auf die Form des Halses bei normaler Halshaltung zur Erfassung der Strumagrade geachtet. Die Einteilung der **Strumagrade** erfolgt nach WHO:

- Struma Grad 0: Vergrößerung nur sonografisch sichtbar (Volumenzunahme ♀ > 18 ml, ♂ > 25 ml)
- Struma Grad Ia: tastbare, bei Reklination des Kopfes nicht sichtbare Struma
- Struma Grad Ib: tastbare, bei Reklination des Kopfes sichtbare Struma
- Struma Grad II: sichtbare und tastbare Struma (➢ Abb. 2.51)
- Struma Grad III: große Struma mit lokalen Kompressionserscheinungen

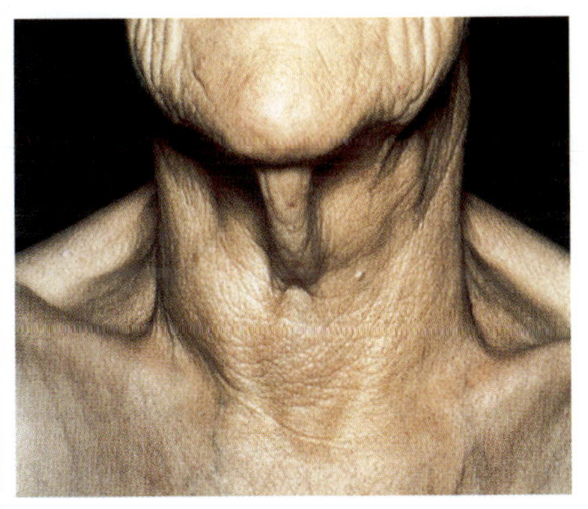

Abb. 2.51 Struma nodosa Stadium II. Im Bereich des rechten Schilddrüsenlappens ist eine knotige Verdickung, im Bereich des linken Schilddrüsenlappens am oberen Pol eine dezente knotige Verdickung erkennbar. [E273]

WEITERFÜHRENDE DIAGNOSTIK

- V. a. Struma: Anamnese, Klinik, Basisdiagnostik mit Bestimmung von TSH und Sonografie, Bestimmung von T_3 und T_4, ggf. Calcitonin, Schilddrüsenszintigrafie, bei V. a. retrosternale Struma Röntgen-Thorax, ➢ 2.7.7
- Kalte Knoten: Feinnadelaspirationszytologie mit zytohistologischer Begutachtung, ➢ 2.7.7
- Tumorverdacht: Lymphknotenstatus, zusätzlich CT oder MRT der Halsregion, Metastasensuche

2.7.5 Palpation

Durchführung

Bei der Palpation der Schilddrüse werden Größe, Konsistenz, Schmerzhaftigkeit, Verschieblichkeit, palpables Schwirren und evtl. vorhandene Knoten erfasst. Der Untersucher steht hinter dem Patienten und legt beidseits die Finger an das untere Ende des Schildknorpels (➢ Abb. 2.52). Im Anschluss wird der Patient aufgefordert zu schlucken. Dabei sollte die Schilddrüse der Kehlkopfbewegung folgen.

Normalbefund

Nicht vergrößerte, homogen weiche und verschiebliche Schilddrüse ohne Knoten.

Pathologische Befunde

- **Vergrößerte Schilddrüse:** Sie wird auch Struma genannt. Ursachen einer Vergrößerung können Jodmangel, autonome Adenome, Morbus Basedow, Zysten oder maligne Tumoren sein.

Auf den Punkt gebracht

2.7.2 Ausschluss eines Notfalls

Wichtige **Notfälle:**

- Kompressionssymptome
- Thyreotoxische Krise
- Myxödem-Koma

2.7.3 Anamnestische Anhaltspunkte

Hinweisende **anamnestische Angaben:**

- Schluckbeschwerden
- Heiserkeit
- Räusperzwang
- Dyspnoe
- Zunahme des Halsumfangs
- Schmerzen

2.7.4 Inspektion

Die **Inspektion** erfolgt im Sitzen. Erfasst wird der Strumagrad (Struma Grad 0–III).

ABBILDUNG 2.51

2.7.5 Palpation

Bei der **Palpation** werden erfasst:

- Größe, Konsistenz, Knotenbildung:
  - Normalbefund: homogen, weich
  - Struma → Jodmangel, autonomes Adenom, Tumor
  - Knoten → Adenome, Tumor
- Fehlende Verschieblichkeit → Tumorverdacht
- Schmerzhaftigkeit → Entzündung
- Schwirren → Überfunktion

ABBILDUNG 2.52

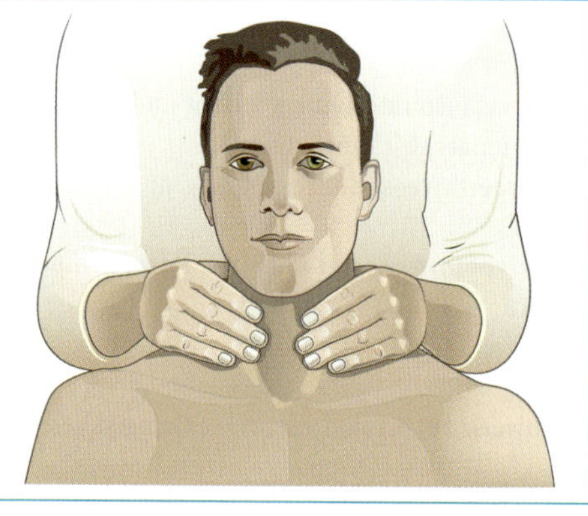

Abb. 2.52 Palpation der Schilddrüse [L255]

- **Knotenbildung:** Kann sich bei Knotenstruma, Zystenbildung oder Tumor ausbilden.
- **Nicht verschiebliche (verbackene) Schilddrüse:** Muss auf mögliche Neubildungen hin weiter untersucht werden.
- **Schmerzhaftigkeit:** Bei Entzündungen der Schilddrüse, v.a. der akuten eitrigen Thyreoiditis oder der subakuten granulomatösen Thyreoiditis de Quervain.
- **Schwirrende Struma:** Ist meist auf eine Hypervaskularisation zurückzuführen und kann bei Schilddrüsenüberfunktionen auftreten.

WEITERFÜHRENDE DIAGNOSTIK

- Struma: ➤ 2.7.4
- V. a. Morbus Basedow: Anamnese, Klinik, Labor (v.a. TSH, T_3, T_4, TRAK, TPO-AK, TAK), Sonografie, Szintigrafie, Augenuntersuchung (endokrine Orbitopathie), Vitalparameter, Herzuntersuchung, ➤ 2.7.7
- Knotenbildung, Tumorverdacht: ➤ 2.7.4
- Druckdolenz und Hinweise auf entzündliche Prozesse: Anamnese, Klinik, Labor (v.a. TSH, ggf. T_3, T_4, CRP, BSG, Leukozyten), Lymphknotenstatus
- V. a. Hyperthyreose: ➤ Morbus Basedow

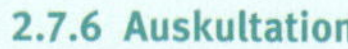

2.7.6 Auskultation

Bei der **Auskultation** kann evtl. ein kontinuierliches Geräusch durch Hypervaskularisation gehört werden.

2.7.6 Auskultation

Bei der Auskultation der Schilddrüse kann (sehr selten) ein kontinuierliches Geräusch über dem Organ gehört werden. Die Geräusche sind meist auf eine Hypervaskularisation zurückzuführen und können bei einer Schilddrüsenüberfunktion auftreten. Meist sind dann auch eine Pulsation sichtbar und ein Schwirren zu palpieren.

WEITERFÜHRENDE DIAGNOSTIK ➤ 2.7.4, ➤ 2.7.7

2.7.7 Funktionsprüfung

Wichtige **Funktionsprüfungen:**
- **Labor:** TSH, T_3, T_4, ggf. Autoantikörper (TRAK, MAK)
- **Sonografie**: Lage, Größe bzw. Volumen, Gewebehomogenität
- **Szintigrafie**: Speicherverhalten der Knoten (kalte Knoten speichern nicht, heiße Knoten speichern übermäßig viel Testsubstanz)

Einteilung in:
- **Basisdiagnostik** (TSH, Sonografie)
- **Ergänzende Diagnostik** (Auto-Ak, Szintigrafie, Feinnadelpunktion)

2.7.7 Funktionsprüfung

Die Funktionsprüfung umfasst laborchemische Untersuchungen von TSH, T_3, T_4, ggf. Autoantikörpern (TRAK, MAK), Sonografie der Schilddrüse, ggf. Szintigraphie und Feinnadelbiopsie (➤ 7.13). Die Diagnostik wird eingeteilt in:

- **Basisdiagnostik:** Bestimmung von TSH und Sonografie
- **Ergänzende Diagnostik:** z. B. Bestimmung von fT_3, fT_4, Auto-Ak, Feinnadelbiopsie

Laboruntersuchung

Das **TSH** ist ein wichtiger Parameter, der über eine Über- und Unterfunktion der Schilddrüse und die negative Rückkopplung zum Hypophysenvorderlappen informiert. TSH im Referenzbereich spricht für eine hormonell normal funktionierende Schilddrüse, eine TSH-Erniedrigung für eine Hyperthyreose, eine TSH-Erhöhung für eine Hypothyreose. Die Werte von T_3 und T_4 komplettieren die Beurteilung der Hormonlage. Bei Verdacht auf eine Autoimmunerkrankung erfolgt Bestimmung der Autoantikörper TRAK (TSH-Rezeptor-Antikörper), TPO (Thyreoperoxidase) und ggf. Tg-AK (Thyreoglobulin-Antikörper).

Sonografie

Bei der Sonografie können Lage und Größe bzw. das Volumen des Organs, Homogenität des Gewebes sowie eine mögliche Knotenbildung beurteilt werden.

Szintigrafie und Feinnadelbiopsie

Bei der Szintigrafie kann das Speicherverhalten der einzelnen Bezirke (Knoten) der Schilddrüse beurteilt werden. Bezirke, die viel Testsubstanz (Technetium-Pertechnat) aufnehmen, werden als **heiße Knoten** bezeichnet, Bezirke, die kein Speicherungsverhalten zeigen, als **kalte Knoten.** Besteht ein Verdacht auf malignes Geschehen, können verdächtige Bezirke punktiert und fhistologisch untersucht werden.

2.7.8 Differenzialdiagnostik

➤ Tab. 2.11

2.7.8 Differenzialdiagnostik

TABELLE 2.11

Tab. 2.11 Ausgewählte Differenzialdiagnosen der Schilddrüsenerkrankungen und deren Befunde

Differenzialdiagnosen	Inspektion	Palpation	Funktionsprüfung
Euthyreote Struma	• Je nach Strumagrad entweder sichtbare oder nicht sichtbare Schilddrüse • Bei Knotenstruma sichtbare Asymmetrien und Knotenbildung	• Organ entweder diffus oder knotig vergrößert • Konsistenz entweder weich oder über knotigen Bezirken verhärtet • Verschieblichkeit erhalten • Keine Schmerzhaftigkeit	• TSH normal • T_3, T_4 normal
Autonomes Adenom	• Mögliche Knotenbildung • Bei hyperthyreoter Stoffwechsellage Symptome der Hyperthyreose	• Tastbare knotige Areale • Ggf. verhärtete Bezirke über den Knoten • Verschieblichkeit erhalten • Selten Empfindlichkeit im Organbereich	• TSH ↓ • T_3, T_4 ↑ • Sonografie: Knoten • Szintigrafie: heiße Knoten
Morbus Basedow	• Meist sichtbare Struma • Häufig Exophthalmus • Symptome der Hyperthyreose	• Organ meist diffus vergrößert • Verschieblichkeit meist erhalten • Subjektive Empfindlichkeit im Organbereich • Bei der Auskultation Schwirren über der Schilddrüse	• TSH ↓ • T_3, T_4 ↑ • TRAK ↑
Hashimoto-Thyreoiditis	• In der Regel keine Struma sichtbar • In frühen Stadien leichte Symptome der Hyperthyreose möglich • In späten Stadien Symptome der Hypothyreose	• Organ zu Beginn der Erkrankung u. U. im Sinne einer leichtgradigen Struma verändert • Normalbefunde sind möglich • In fortgeschrittenen Stadien durch Atrophie bzw. Vernarbung Organ kaum tastbar	• TSH ↑ • T_3, T_4 ↓ • TPO ↑
Hypothyreose	• Evtl. Struma sichtbar • Symptome der Hypothyreose	• Evtl. vergrößertes Organ • Evtl. Kompressionserscheinungen	• TSH ↑ • T_3, T_4 ↓

LERNZIELKONTROLLE

- Demonstrieren Sie die Schilddrüsenuntersuchung!
- Eine 32-jährige Patientin stellt sich bei Ihnen vor und berichtet von Gewichtszunahme, permanentem Frösteln, niedergeschlagener Stimmung und starker Müdigkeit, die seit ca. 6 Monaten bestehen. Die Haare sind trocken und struppig, die Haut ebenfalls trocken. Sie haben den Verdacht auf eine Schilddrüsenunterfunktion. Welche Untersuchungen führen Sie durch und welche Befunde erwarten Sie? Welche Empfehlungen sprechen Sie aus?

2.8 Untersuchung von Mund und Rachen

2.8 Untersuchung von Mund und Rachen

LERNZIELE Fähigkeit zur systematischen Untersuchung des Mund-Rachen-Raumes und Interpretation der erhobenen Befunde.

HINWEIS PRÜFUNG Die einzelnen Veränderungen im Mund-Rachen-Raum sind prüfungsrelevant und sollten sicher im Hinblick auf Durchführung und Interpretation der Befunde beherrscht werden. Darüber hinaus sind Grundkenntnisse über die weiterführende (apparative) Diagnostik relevant und sollten in groben Zügen genannt werden können. Diese werden überwiegend beim Facharzt durchgeführt.

MERKE Die Behandlung der Mundhöhlenerkrankungen ist dem Heilpraktiker nach dem Zahnheilkundegesetz nicht gestattet.

MERKE

Auf den Punkt gebracht

2.8.1 Erster Eindruck

Mögliche **auffallende Befunde:**

- Halsschwellung → Mononukleose, Diphtherie, Schilddrüsen-, Lymphknotenerkrankungen
- Periorale Blässe → Scharlach
- Mundwinkelrhagaden → Eisenmangel
- Lippenveränderungen, z. B. Blässe, Röte, Zyanose, Bläschenbildung, Ulzera
- Kloßige oder heisere Sprache → Verlegung der Atemwege
- Mundgeruch

2.8.2 Ausschluss eines Notfalls

Wichtiger **Notfall:** Verlegung der oberen Atemwege

2.8.3 Anamnestische Anhaltspunkte

Hinweisende **anamnestische Angaben:**

- Mundtrockenheit
- Speichelfluss
- Schmerzen
- Räuspern
- Nikotingenuss
- Schnarchen

2.8.4 Inspektion

Bei der **Inspektion** werden beurteilt:

- Mundvorhof, Zunge, Backentaschen, Schlundenge, Gaumensegel, Gaumenmandeln, Schleimhaut: physiologisch sind diese Strukturen rosig, feucht, reizlos, ohne Beläge
- Lackzunge → Leber- und Darmerkrankungen
- Atrophe Zunge → Vitamin-B_{12}- oder Eisenmangel
- Weiße, abwischbare Beläge → Candidose
- Nicht abwischbare weiße Beläge → Leukoplakie
- Schmerzhafte Erosionen → Aphthen

2.8.1 Erster Eindruck

Beim ersten Eindruck lassen sich meist wenige Zeichen und Symptome erkennen, die auf eine Erkrankung des Mund-Rachen-Raums hinweisen. Mögliche auffallende Befunde können am noch bekleideten Patienten sein:

- **Schwellung des Halses:** Hinweis auf entzündliche oder tumoröse Erkrankungen. Entzündliche Geschehen verursachen häufig eine symmetrische Halsschwellung, u. a. bei der Diphtherie als Cäsarenhals oder bei der Mononukleose durch Schwellung der Lymphknoten. Einseitige Schwellungen können ebenfalls auf entzündliche Geschehen zurückzuführen sein oder auf Organveränderungen, besonders der Schilddrüse. Sie können aber auch tumorverdächtig sein und auf eine maligne Lymphknotenschwellung oder Organschwellung, z. B. ein Schilddrüsenkarzinom, hinweisen.
- **Periorale Blässe:** Typische Erscheinung bei Scharlach.
- **Mundwinkelrhagaden:** Hinweis auf Eisenmangel, mykotische Infekte oder Neurodermitis.
- **Lippenveränderungen:**
  - **Blasse Lippen:** bei Anämie
  - **Zyanose:** bei Sauerstoffmangel
  - **Intensive Rötung der Lippen:** bei Polyglobulie oder Polycythaemia vera
  - **Bläschenbildung:** bei Herpes labialis
  - **Ulzera:** können Ausdruck einer Neubildung, aber auch Manifestation der Syphilis im Stadium I (Ulcus durum) sein
- **Kloßige oder heisere Sprache:** Bei Verlegung der oberen Atemwege, Erkrankungen der Stimmbänder oder Läsionen des N. laryngeus recurrens.
- **Mundgeruch:** Kann unterschiedliche Ursachen haben. Er kann u. a. kariogen, bei entzündlichen Erkrankungen des Munds oder Rachens, Reflux oder Lungenerkrankungen entstehen.

2.8.2 Ausschluss eines Notfalls

Das wichtigste Notfallgeschehen im Mund-Rachen-Raum ist die **Verlegung der oberen Atemwege.** Die Symptome können sich als inspiratorischer Stridor, Dyspnoe und Tachypnoe äußern.

2.8.3 Anamnestische Anhaltspunkte

Im Rahmen der Anamnese können folgende Angaben Hinweise auf Erkrankungen des Mund-Rachen-Raums liefern:

- **Mundtrockenheit:** Sie kann bei Exsikkose oder dem Sjögren-Syndrom auftreten (Autoimmunerkrankung, die Tränen- und Speicheldrüsen betrifft; Leitsymptome sind Augen- und Mundtrockenheit [dry eye, dry mouth]).
- **Speichelfluss:** Kann bei akuten entzündlichen Erkrankungen des Rachens, z. B. infektiöser Mononukleose, neurologischen Erkrankungen, z. B. Morbus Parkinson, oder als Medikamentennebenwirkung, z. B. bei Neuroleptika-Einnahme, auftreten.
- **Schmerzen:** Können bei akuter oder chronischer Rachenentzündung oder begleitend bei der Refluxkrankheit auftreten.
- **Räuspern:** Ursache kann z. B. die COPD (v. a. am Morgen mit zähem Schleim) oder Refluxkrankheit sein.
- **Nikotingenuss:** Er begünstigt u. a. eine chronische Reizung der Rachenwand.
- **Schnarchen:** Ursache für eine Reizung der Rachenwand; Kennzeichen sind eine belegte, heisere Sprache.

2.8.4 Inspektion

Die Inspektion dient der Beurteilung des Mund-Rachen-Raums.

Durchführung

Bei der Inspektion werden Mundvorhof, Zunge, Backentaschen, Schlundenge (Isthmus faucium), Gaumensegel, Gaumenmandeln (Tonsillae palatinae) und Schleimhaut beurteilt. Dazu den Patienten auffordern, den Mund weit zu öffnen. In den Mundraum leuchten und zunächst die vorderen Bereiche inspizieren. Danach die Zunge mit einem Holzspatel nach unten drücken und den Patienten bitten, „aaaa" zu sagen. Die Tonsillen werden hinsichtlich Größe, Oberflächenveränderungen und Beschaffenheit beurteilt. Im Anschluss die Lymphknoten inspizieren und palpieren (➤ 2.23.4, ➤ 2.23.5).

Normalbefund

Schleimhäute rosig und feucht, Zunge rosig und ohne Belag, Backentaschen, Schlundenge und Gaumenmandeln reizlos, keine Abweichung des Gaumensegels bei Vokalisation.

Pathologische Befunde

Veränderungen der Zunge

- **Trockene Zunge:** bei Exsikkose oder Speicheldrüsenerkrankungen, z. B. Sjögren-Syndrom
- **Himbeerzunge:** entzündlich veränderte Zunge mit Schwellung der Zungenpapillen, z. B. bei Scharlach

- **Gerötete Zunge (Lackzunge):** ohne Papillenschwellung bei Magen-Darm- oder Lebererkrankungen
- **Erdbeerzunge:** in der Mitte weiß belegte Zunge, z. B. bei Scharlach
- **Atrophe Zunge:** geht mit Atrophie der Papillen einher und häufig auch mit Zungenbrennen; bei der Hunter-Glossitis (durch Vitamin-B_{12}-Mangel) oder Eisenmangel (eher blasse Zunge)
- **Zungenbelag:** Auftreten bei gestörtem Allgemeinbefinden, bei Candidabesiedlung als abwischbarer weißlicher Belag, als Nebenwirkung von antibiotischer Behandlung als dunkelbrauner oder schwarzer Belag, bei überschießender bakterieller Vermehrung im Mundraum oder im Rahmen systemischer Erkrankungen, z. B. Typhus abdominalis (die typische Typhuszunge ist in der Zungenmitte stark belegt, die Ränder sind rot und frei von Belag)
- **Leukoplakie:** charakteristisch sind weiße, nicht abwischbare Beläge, die durch lokale Verhornung entstehen; häufig bei Rauchern; kann maligne entarten
- **Zungentumoren:** können als schmerzlose Papeln, Knoten oder Ulzera imponieren

Veränderungen der Mund- und Rachenschleimhaut

- **Aphthen:** sehr schmerzhafte Erosionen der Schleimhaut, die von einem entzündlichen Saum umgeben sind; die Ursachen sind sehr unterschiedlich, u. a. Eisenmangel, Vitamin-B-Mangel, virale Infekte, Konservierungsmittel, Stress, Zöliakie
- **Abwischbare, weiße Beläge:** bei Candidamykose
- **Nicht abwischbare weiße Beläge:** Hinweise auf Leukoplakie
- **Enanthem** (➢ 2.18.4)

WEITERFÜHRENDE DIAGNOSTIK

- Trockene Zunge:
  - V. a. Exsikkose: Anamnese (Trinkmenge, Diuretika, Diarrhö, Vorerkrankungen), Symptome, Vitalparameter, Untersuchung von Haut, Schleimhäuten und Herz, neuropsychiatrischer Status, Labor (v.a. Na^+, K^+, Cl^-, Blutbild, Kreatinin, Harnstoff, Glukose, Säure-Basen-Haushalt, ggf. serologische Diagnostik je nach Symptomenbild), Urinuntersuchung (U-Stix, ggf. bakteriologische Bestimmung), ggf. Stuhl mit bakteriologischer Bestimmung
  - V. a. Sjögren-Syndrom: Anamnese (rheumatische Vorerkrankung, infektiöse Hepatitiden), Symptome, Labor (v.a. Differenzialblutbild, CRP, BSG, Elektrophorese, RF, ANA), ophthalmologische (Schirmer-Test, Ausschluss Keratitis) und HNO-Untersuchung (Beurteilung der Speicheldrüsenproduktion)
- Himbeerzunge, Erdbeerzunge und V. a. Scharlach: Anamnese, Symptome, Lymphknotenstatus, Labor (v.a. Differenzialblutbild, CRP, BSG, ASL-Titer, Erregernachweis); ca. 3 Wochen nach Scharlach Untersuchung von Herz und Gelenken (Ausschluss rheumatisches Fieber)
- Lackzunge: Anamnese (Erkrankungen von Gastrointestinaltrakt und Leber), Symptome, Labor (v.a. Blutbild, CRP, BSG, GOT, GPT, GLDH, γ-GT, AP, Bilirubin, Albumine, PCHE, Quick bzw. INR, PTT), Sonografie des Abdomens, Gastroskopie, Koloskopie
- Atrophe Zunge: Anamnese, Symptome, Labor (v.a. Blutbild, Ferritin, Vitamin B_{12}, Folsäure), Untersuchung des Abdomens, neuropsychiatrischer Status
- Zungenbelag:
  - V. a. Candida-Infektion: Anamnese (Vorerkrankungen, Medikamentenanamnese), Untersuchung des Abdomens, Abstrich und mikrobiologische Bestimmung, ggf. Stuhluntersuchung, Gastroskopie, Koloskopie
  - V. a. Arzneimittelnebenwirkung: Anamnese, Symptome
- V. a. Leukoplakie: Anamnese (Vorerkrankungen, Nikotin, Zahnstatus), Symptome, Biopsie und histologische Untersuchung
- V. a. Zungentumoren: Anamnese, Symptome, Biopsie und histologische Untersuchung, Lymphknotenstatus, Sonografie, CT, MRT
- Aphthen: Anamnese, Symptome, Lymphknotenstatus, Untersuchung von Abdomen (chronisch entzündliche Darmerkrankungen), und Augen, Neurostatus, Labor (u.a. Blutbild, CRP, BSG, ggf. HLA-B51 bei V. a. Morbus Behçet, ggf. HIV-Serologie), Abstrich mit Keimbestimmung
- Enanthem: Anamnese (Vorerkrankungen, Impfstatus, Medikamentenanamnese), Symptome, Lymphknotenstatus, internistische Untersuchung, Labor (u.a. Differenzialblutbild, CRP, BSG, ASL-Titer, spezifische Serologie nach Befund), Abstrich mit Keimbestimmung

LERNZIELKONTROLLE Demonstrieren Sie die Mund- und Rachenuntersuchung! Welche Veränderungen können im Mund und Rachen auftreten?

2.9 Untersuchung des Abdomens

LERNZIELE Fähigkeit zur systematischen Untersuchung des gesamten Abdomens und Interpretation der erhobenen Befunde.

2.9 Untersuchung des Abdomens

Auf den Punkt gebracht

HINWEIS PRÜFUNG Das gesamte Kapitel der abdominalen Untersuchung inklusive der Untersuchung von Leber, Gallenblase, Pankreas, Hernien und der Untersuchung bei Appendizitis und Aszites sind prüfungsrelevant und sollten sicher im Hinblick auf Durchführung und Interpretation der Befunde beherrscht werden.

2.9.1 Erster Eindruck

Mögliche **auffallende Befunde:**
- Körperhaltung → Schonhaltung mit angezogenen Knien bei peritonealer Reizung
- Ernährungszustand:
  - Übergewicht → akute Pankreatitis, Fettleber
  - Untergewicht → Morbus Crohn, chronische Pankreatitis
- Ikterus → Leber-, Gallenwegserkrankungen

2.9.1 Erster Eindruck

Beim ersten Eindruck lassen sich mittelbar Zeichen und Symptome erkennen, die auf eine Erkrankung der Bauchorgane hinweisen. Mögliche auffallende Befunde können am noch bekleideten Patienten sein:

- **Körperhaltung:** Bei abdominalen Erkrankungen, die mit einer peritonealen Reizung einhergehen, kann eine Schonhaltung auffällig sein. Dabei nehmen die Patienten eine gekrümmte Haltung ein oder ziehen die Beine in liegender Position an.
- **Ernährungszustand:** Sichtbare Adipositas kann zum einen als Risikofaktor für u. a. Fettleber, akute Pankreatitis, Kolonkarzinome gelten, zum anderen ist die manuelle Untersuchung des Abdomens u. U. gar nicht möglich. Untergewicht kann ein Hinweis auf eine mangelnde Verdauungsleistung sein und bei z. B. chronischer Pankreatitis oder Morbus Crohn auftreten.
- **Ikterus:** Skleren- und Hautikterus können Hinweise auf Leber- und Gallenwegserkrankungen geben. Ferner können Spider naevi, Palmarerythem, Lacklippen und Lackzunge Hinweise auf eine Lebererkrankung liefern.

2.9.2 Ausschluss eines Notfalls

Wichtige **Notfälle:**
- Akutes Abdomen
- Gastrointestinale Blutungen

2.9.2 Ausschluss eines Notfalls

Die wichtigsten und häufigsten Notfälle im abdominalen Bereich sind:

- **Akutes Abdomen:** Charakterisiert durch plötzliche, unklare Bauchschmerzen, die mit Veränderungen der Peristaltik, bretthartem Bauch, Abwehrspannung und Störung der Kreislaufregulation bis hin zum Schock einhergeht. (➢ 4.5.9)
- **Gastrointestinalen Blutungen:** Diese werden je nach Lokalisation in obere (vor dem Ende des Duodenums bzw. Treitz-Bandes) und untere Blutungen (distal des Treitz-Bandes) eingeteilt (➢ 4.5.10). Blut, das in Kontakt mit Salzsäure kommt, erscheint schwarz oder kaffeesatzartig (Hämatin). Es kann als „Kaffeesatzerbrechen“ oder als Teerstuhl (Meläna) auftreten. Eine lange Darmpassage kann auch eine Ursache für Teerstühle sein. Blut, das nicht Kontakt mit Salzsäure getreten ist, wird frisch-blutig erbrochen und als **Hämatemesis** bezeichnet. Im Falle eines peranalen Blutabgangs spricht man von der **Hämatochezie.**

2.9.3 Anamnestische Anhaltspunkte

Hinweisende **anamnestische Angaben:**
- Schluckbeschwerden
- Aufstoßen
- Übelkeit, Erbrechen
- Appetit
- Meteorismus
- Stuhlveränderungen, u. a. heller, dunkler oder Teerstuhl
- Obstipation
- Diarrhö
- Allergien
- Noxenkonsum
- Auslandsaufenthalte
- Bauchschmerzen mit Erfassung von
  - Lokalisation
  - Schmerzbeginn
  - Ausstrahlung
  - Dauer des Schmerzes
  - Schmerzcharakter
  - Schmerzintensität
  - Auslösenden, verstärkenden und verbessernden Faktoren

2.9.3 Anamnestische Anhaltspunkte

Im Rahmen der Anamnese können folgende Angaben Hinweise auf Erkrankungen der abdominalen Organe liefern:

- **Schluckbeschwerden:** Können als erschwertes Schlucken (Dysphagie) und/oder schmerzhaftes Schlucken (Odynophagie) auftreten und Hinweise auf Ösophagus- und Magenerkrankungen sein.
- **Aufstoßen:** Luftaufstoßen (Eruktation) bei Erkrankungen des Ösophagus' und Magens, saures Aufstoßen bei Refluxkrankheit.
- **Übelkeit, Erbrechen:** Können alle abdominalen Erkrankungen begleiten.
- **Appetit:** Vermehrt bei z. B. hormonellen Veränderungen wie Hyperkortisolismus oder Hyperthyreose, vermindert bei organischen Darmerkrankungen und malignen Geschehen.
- **Meteorismus (Blähungen):** Häufiger Befund bei Darmerkrankungen, u. a. Nahrungsmittelunverträglichkeiten, Zöliakie, Morbus Crohn, infektiösen Darmerkrankungen, als Medikamentennebenwirkung, Reizdarmsyndrom. Häufig sind sie mit einem Gasaustritt verbunden (Flatulenz).
- **Stuhlveränderungen:** Der Stuhl sollte braun gefärbt und geformt sein. Die Stuhlentleerung sollte optimalerweise täglich erfolgen. Veränderungen der Farbe können Hinweise auf Erkrankungen oder Funktionsstörungen im Verdauungstrakt geben:
  - **Heller Stuhl:** Bei einer schnellen Darmpassage oder mit begleitendem Ikterus bei Leber- und Gallenerkrankungen.
  - **Acholischer Stuhl:** Beim Verschlussikterus.
  - **Dunkler Stuhl:** Bei träger Darmpassage.
  - **Teerstuhl:** Bei oberen gastrointestinalen Blutungen, wobei das Blut Kontakt mit Salzsäure des Magens hatte. Auch die Einnahme von Eisen, Lakritze oder Wismutpräparaten kann den Stuhl sehr dunkel färben. Eine Beurteilung der Stuhlfarbe bei Einnahme von Eisenpräparaten ist nahezu unmöglich.
  - **Blutbeimengungen:** Bei unteren gastrointestinalen Blutungen und begleitend bei v.a. Hämorrhoiden, Colitis ulcerosa, Tumoren.
  - **Fettstühle:** Glänzend und meist etwas heller, u. a. bei chronischer Pankreatitis oder Zöliakie.
  - **Schleimbeimengungen:** Sind meist Hinweis auf eine Darmerkrankung. Sie treten begleitend bei Reizdarm, Morbus Crohn oder Colitis ulcerosa auf.
- **Obstipation:** Erschwerte Entleerung, harter Stuhlgang, < 3 Stühle/Woche, nur unter Laxanzientherapie weicher Stuhl (➢ 4.5.8).
- **Diarrhö:** Stuhlgang zu viel, zu häufig, zu flüssig (➢ 4.5.7).

- **Allergien:** v. a. Nahrungsmittelallergien bzw. -unverträglichkeiten können eine ganze Reihe von Symptomen im Verdauungstrakt verursachen; am häufigsten sind Allergien bzw. Unverträglichkeiten gegen Milch, Nüsse, Hühnerei und Soja
- **Noxenkonsum:** Nikotin- und Alkoholabusus können eine ganze Reihe von Erkrankungen im Gastrointestinaltrakt begünstigen, u. a. chronische Gastritis, akute und chronische Pankreatitis, Lebererkrankungen, chronische Diarrhö
- **Auslandsaufenthalte:** können mit Infektionen verbunden sein, die häufigen und typischen Erreger bzw. Erkrankungen sind Malaria, Hepatitiden, Typhus abdominalis, Giardia lamblia, Salmonellen, ETEC
- **Bauchschmerzen:** stehen häufig im Zentrum der Konsultation; besonders wichtig sind:
  - Lokalisation, z. B. rechter oder linker Oberbauch, periumbilikal, epigastrisch, diffus
  - Beginn der Schmerzen: schlagartig bei z. B. Ulkusperforation oder Hodentorsion, eher langsam und schleichend bei Appendizitis oder Divertikulitis
  - Dauer des Schmerzes
  - Schmerzintensität: Erfassung durch eine Schmerzskala (➤ Abb. 2.1)
  - Ausstrahlung, z. B.:
    - Gallenerkrankungen, besonders Gallensteinabgang: Ausstrahlung in die rechte Schulter und/ oder das rechte Schulterblatt
    - Akute Pankreatitis: gürtelförmige Ausstrahlung in den Rücken
    - Milzerkrankungen, v. a. Milzruptur: Ausstrahlung in die linke Schulter (Kehr-Zeichen)
    - Magenerkrankungen: Ausstrahlung in den Thorax, häufig retrosternal
  - Schmerzcharakter:
    - Scharfe, stechende Schmerzen bei peritonealer Beteiligung
    - Kolikartige Schmerzen bei mechanischem Ileus, Gallenstein- oder Nierensteinabgang
  - Verstärkende und verbessernde Faktoren:
    - Mahlzeiten: abdominale Schmerzen nach dem Essen können bei arteriosklerotischen Vorerkrankungen Hinweise auf eine Angina abdominalis geben oder ein Hinweis auf eine akute Pankreatitis sein
    - Defäkation: Besserung der Schmerzen nach Defäkation ist für das Reizdarmsyndrom typisch, Verschlechterung der Schmerzen vor und nach der Defäkation bei Analfissuren
    - Alkoholgenuss kann epigastrische Schmerzen bei Gastritis und der Ulkuskrankheit verstärken
    - Lagerung: im Liegen Verstärkung der Schmerzen bei Refluxkrankheit, bei gekrümmter Haltung Besserung der Schmerzen bei der akuten Pankreatitis oder Gallensteinabgang
  - Auslösende Faktoren: üppige Mahlzeiten und reichlicher Alkoholgenuss können eine akute Pankreatitis oder einen Gallensteinabgang auslösen

2.9.4 Inspektion

Einteilung des Abdomens

Die gesamte abdominale Untersuchung erfolgt im **Liegen,** wobei der Patient so entspannt wie möglich liegen soll. Um die Bauchdecke zu entspannen, kann eine Knierolle verwendet werden, die Arme liegen parallel zum Körper.

Zunächst wird der Bauch in 4 Quadranten oder Segmente eingeteilt, was der Orientierung während der abdominalen Untersuchung dient. Bei der **Quadranteneinteilung** verläuft die vertikale Teilung in der Verbindungslinie zwischen Xiphiod und Symphyse, die horizontale Teilung durch den Nabel (➤ Abb. 2.53). Bei der **Regionen- oder Segmenteinteilung** verlaufen die vertikalen Linien in der Medioklavikularlinie, die horizontalen Linien am unteren Rippenbogen (subkostal) und im Bereich der Spinae iliacae anteriores superiores (➤ Abb. 2.54).

Formveränderungen des Abdomens

Zu beachten ist eine veränderte Form oder Vorwölbungen durch

- **Adipositas:** die abdominale Fettansammlung ist in der Regel über das gesamte Abdomen verteilt
- **Schwangerschaft:** je nach Stadium der Schwangerschaft von suprapubisch bis nach subkostal
- **Tumoren:** bilden meist lokale Auftreibungen oder Vorwölbungen
- **Aszites:** meist lageabhängig verteilt und bildet im Liegen verstrichene Flanken
- **Abdominale Pulsationen:** bei schlanken Menschen meist ein physiologischer Befund, bei adipösen Bauchdecken Hinweis auf ein Aortenaneurysma
- **Meteorismus:** bildet im gesamten Bauchbereich eine Auftreibung
- **Kahnbauch:** durch Krämpfe eingezogene Bauchdecke, kann im späten Stadium der Meningitis beobachtet werden
- **Hernien:** können als lokale Vorwölbungen oder Einziehungen (Rektusdiastase) gesehen werden
- **Darmstreifungen:** entstehen durch eine überschießende Peristaltik, z. B. beim mechanischen Ileus oder hypertropher Pylorusstenose

2.9.4 Inspektion

Die gesamte Untersuchung erfolgt im Liegen bei entspannter Bauchdecke (mit Knierolle). Das Abdomen wird zunächst in Quadranten oder Segmente eingeteilt.

Bei der **Inspektion** werden beurteilt:

- **Formveränderungen:** z. B. durch
  - Adipositas
  - Tumoren
  - Aszites
  - Schwangerschaft
  - Hernien
  - Aortenpulsationen
- **Hautveränderungen:** z. B.
  - Ikterus
  - Naevi
  - Grey-, Cullen-Zeichen
  - Caput medusae
  - Narben
  - Behaarungsmuster
  - Striae
  - Hämatome

ABBILDUNG 2.53

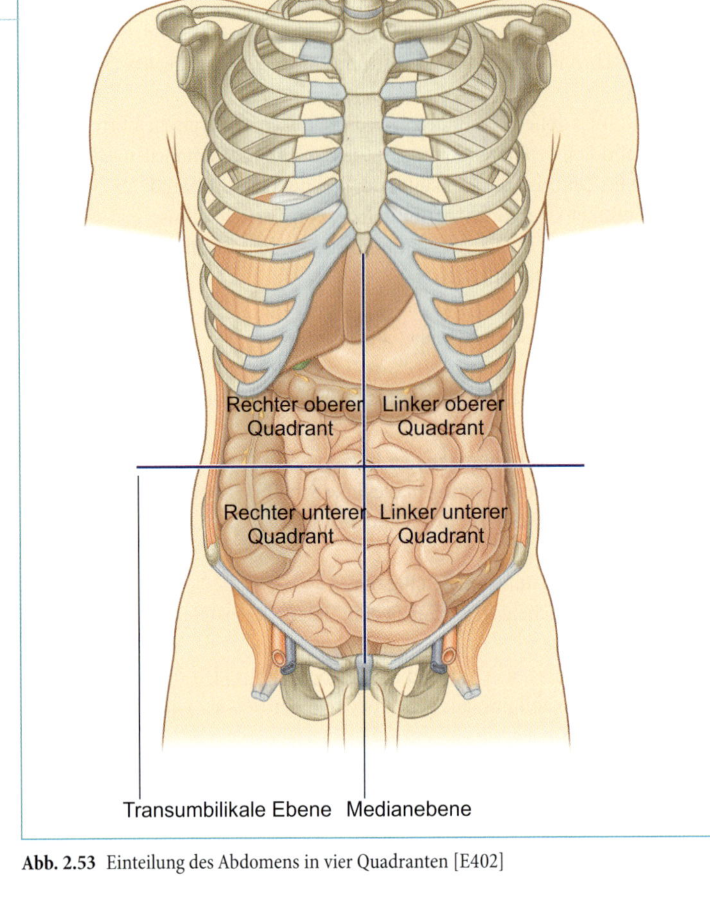

Abb. 2.53 Einteilung des Abdomens in vier Quadranten [E402]

ABBILDUNG 2.54

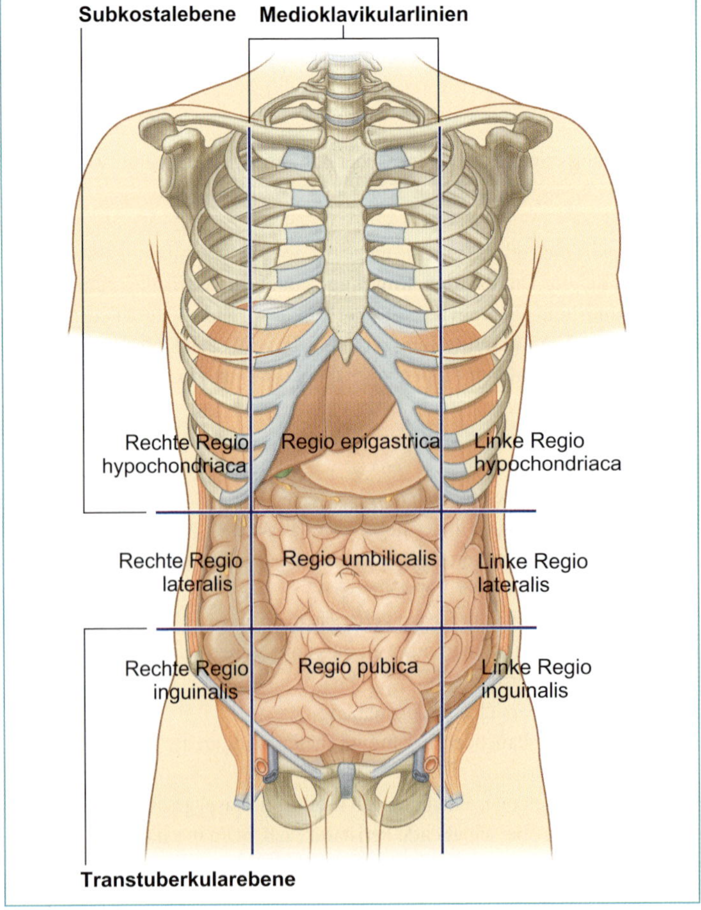

Abb. 2.54 Einteilung des Abdomens in Regionen bzw. Segmente [E402]

WEITERFÜHRENDE DIAGNOSTIK

- Adipositas: Anamnese (Gewichtsverlauf, Ernährung, körperliche Aktivität, andere Erkrankungen, welche die Adipositas erklären, Medikamentenanamnese), Symptome, Bestimmung von BMI und Fettverteilungsmuster, vollständige internistische Untersuchung, Fahndung nach kardiovaskulären Risikofaktoren, Labor (u. a. Glukose, HbA_{1c}, oraler Glukosetoleranztest, HDL, LDL, Cholesterin, Triglyzeride, Harnsäure, TSH, Leberparameter)
- Schwangerschaft: Anamnese (letzte Menstruation, Antikonzeptiva), Symptome, Schwangerschaftstest, Sonografie
- V. a. Tumoren: Anamnese (Vorerkrankungen), Symptome, vollständige internistische Untersuchung, Labor (u.a. Blutbild, CRP, BSH, LDH, Lipase, GOT, GPT, γ-GT, GLDH, Bilirubin, AP, Albumin, Quick bzw. INR, PTT, Tumormarker je nach Befund), Sonografie, CT, Gastroskopie, Koloskopie, ERCP
- Aszites: Anamnese (Lebererkrankungen in der Vorgeschichte), Symptome, Aszitesuntersuchung, Untersuchung von Herz, Lunge und Nieren, neuropsychiatrischer Status, Labor (u.a. GOT, GPT, γ-GT, GLDH, Bilirubin, AP, Albumin, Quick bzw. INR, PTT, PCHE, Glukose, HbA_{1c}), Sonografie, ggf. Aszitespunktion, ➤ 2.12
- Abdominale Pulsationen: Anamnese, Symptome, Herz- und Gefäßuntersuchung (Strömungsgeräusche), Labor (u.a. Na^+, K^+, BNP, TSH, Kreatinin, Harnstoff, Harnsäure, HDL, LDL, Cholesterin, Triglyzeride, Glukose, HbA_{1c}) Sonografie, CT, Röntgen-Thorax, Echokardiografie
- Meteorismus: Anamnese, Symptome, vollständige abdominale Untersuchung (inkl. rektaler Untersuchung), Labor (u.a. Blutbild, CRP, BSG, TSH, Na^+, K^+, Kreatinin, Harnstoff, Harnsäure, HDL, LDL, Cholesterin, Triglyzeride, Glukose, Lipase, GOT, GPT, γ-GT, Bilirubin, AP, Albumin, Quick bzw. INR, PTT, Anti-Endomysium-AK, Anti-Transglutaminase-AK), Stuhluntersuchung auf Parasiten und okkultes Blut, Sonografie, Gastro- und Koloskopie, ggf. Ausschluss Fruktose- und Laktoseintoleranz, Lebensmittelallergien und -unverträglichkeiten
- Kahnbauch: möglicher Hinweis auf Meningitis (➤ 2.17.4)
- Hernien: Anamnese, Symptome, vollständige Hernienuntersuchung (➤ 2.15), Sonografie, ggf. MRT
- Darmstreifungen: Anamnese, Symptome, Labor (u.a. Blutbild, Na^+, K^+, Cl^-, LDH, Lactat, BSG, CRP, Blutgasanalyse mit Säure-Basen-Haushalt), Sonografie, ggf. CT

Hautveränderungen

Abdominale Hautveränderungen können Hinweise auf Erkrankungen des Verdauungstrakts, aber auch anderer Körperregionen oder Körpersysteme geben:

- **Striae:** Einrisse im Bindegewebe bei Schwangerschaft, Aszites oder hohen Kortisolspiegeln (➤ Abb. 2.55).
- **Naevi, Melanom:** Bräunlich oder verschieden pigmentierte Flecke, scharf oder unscharf begrenzt.
- **Caput medusae:** Venenzeichnungen, die im Rahmen des portalen Hochdrucks und bei Bildung von Umgehungskreisläufen entstehen.
- **Hämatome:** Bei hämorrhagischer Diathesen oder wiederholter Applikation von subkutanen Injektionen, u. a. Heparin- oder Insulininjektionen.
- **Grey-Turner-Zeichen** und **Cullen-Zeichen:** Bei akuter Pankreatitis; das Grey-Turner-Zeichen (➤ Abb. 2.56) ist eine livide Verfärbung oder Hämatombildung im Bereich der Flanken, das Cullen-Zeichen im Bereich des Nabels.

ABBILDUNG 2.55

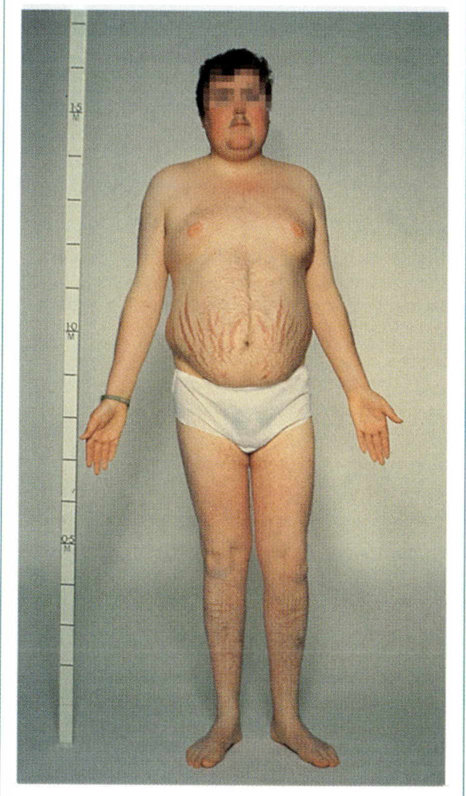

Abb. 2.55 Vertikal verlaufende Striae beim Cushing-Syndrom. Andere typische Veränderungen sind Stammfettsucht, rundes, gerötetes Gesicht, im Verhältnis zum Stamm dünne Extremitäten. [E273]

Auf den Punkt gebracht

ABBILDUNG 2.56

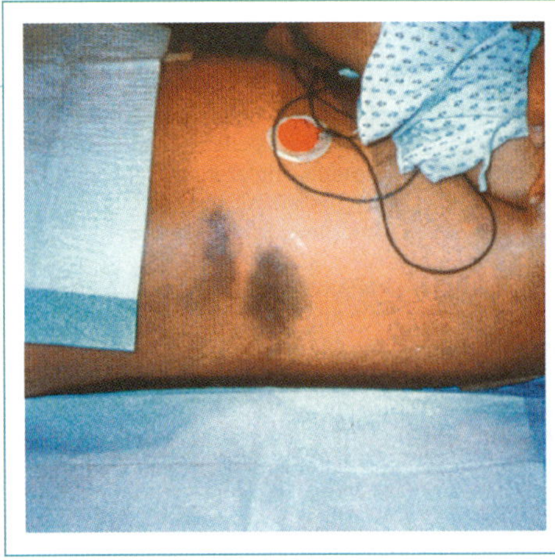

Abb. 2.56 Grey-Turner-Zeichen. Einblutungen in die Flanken sind typisch für eine hämorrhagisch-nekrotisierende Pankreatitis. [R189]

- **Ikterus:** Bei Hämolyse, Leber- oder Gallenwegserkrankung.
- **Narben:** Hinweis auf vorangegangene Traumata bzw. Operationen. Je nach Lokalisation der Narbe kann man Aufschlüsse über das lädierte Organ bekommen. Weiterhin können Narben zu Adhäsionen bzw. Verwachsungen im Bauchraum führen, die auch Ursache von chronischen Bauchschmerzen sein können.
- **Veränderung der Behaarung:** Vermehrte Behaarung bei Frauen kann ein Virilisierungszeichen sein, verminderte Behaarung oder weiblicher Behaarungstyp beim Mann bei Leberzirrhose.

WEITERFÜHRENDE DIAGNOSTIK

- Striae und V. a. erhöhten Kortisolspiegel: Anamnese (Medikamentenanamnese), Symptome, vollständige internistische und Hautuntersuchung, neuropsychiatrischer Status, Labor (u.a. Differenzialblutbild, Na^+, K^+, Cl^-, BSG, CRP, Dexamethason-Hemmtest), Sonografie (Nebennierenrinde), ggf. CT oder MRT (Bauchraum und Kopf), Röntgen-Thorax
- Naevi: ➤ 2.18.4
- Caput medusae: ➤ 2.10.4
- Hämatome: Anamnese (Vorerkrankungen, Antikoagulanzien), Symptome, ➤ 2.10.4
- Grey- und Cullen-Zeichen: Anamnese, Symptome, internistische Untersuchung, Labor (u.a. Blutbild, CRP, BSG, LDH, Lipase, Elastase i. S., AP, Bilirubin, γ-GT, Glukose, Ca^{2+}), Sonografie, CT, ERCP, ➤ 2.14
- Ikterus: Anamnese, Symptome (Stuhl- und Urinfarbe), internistische Untersuchung, Labor (u.a. Blutbild, Retikulozyten, LDH, Haptoglobin, GOT, GPT, AP, direktes und indirektes Bilirubin, γ-GT, Lipase, BSG, CRP, ggf. Hepatitis-Serologie und Autoantikörper), Urinuntersuchung, Sonografie, ERCP, CT, MRT
- Narben: Anamnese (Vorerkrankungen, Operationen), Symptome, Sonografie, CT, MRT
- Veränderung der Behaarung:
  - Verstärkte Behaarung bei Frauen: Anamnese (Zyklusstörungen), Symptome, Labor (Hormonstatus), Sonografie der Nebennierenrinde und Ovarien
  - Weiblicher Behaarungstyp beim Mann und V. a. Lebererkrankung: ➤ 2.10.4

2.9.5 Auskultation

MERKE

Bei der **Auskultation** wird v. a. die Darmperistaltik über dem gesamten Abdomen beurteilt, die als gurgelnde Geräusche gehört werden (5–12/Min.) kann:
- Verstärkte Peristaltik → Gastroenteritis, Reizdarm
- Verminderte Peristaltik → Obstipation, Subileus
- „Totenstille" → paralytischer Ileus
- Hochfrequente Geräusche → mechanischer Ileus

2.9.5 Auskultation

MERKE Die Reihenfolge der abdominalen Untersuchung unterscheidet sich von anderen Untersuchungen (z. B. Herz oder Lunge). Auf die Inspektion des Abdomens folgt zunächst die Auskultation vor der Perkussion und Palpation. Die Auskultation dient der Erfassung der Darmgeräusche und deren pathologischer Veränderungen, z. B. bei einem Ileus. Darmgeräusche sind aber nach der Palpation immer zu hören, auch wenn sie eigentlich nicht vorhanden sind, weil der Darm mechanisch von außen bewegt wird.

Die Auskultation dient der Beurteilung der Peristaltik sowie dem Nachweis evtl. vorhandener Strömungsgeräusche.

Durchführung

Der Untersucher steht rechts vom Patienten. Darmgeräusche werden nach Quadranten oder Segmenten auskultiert (➤ Abb. 2.57). An jeder Stelle 30 Sekunden auskultieren. Es kann aber auch nach Etagen oder kreisförmig auskultiert werden. Es ist relativ unerheblich, wie das Verfahren der Auskultation aussieht, es ist aber wichtig, dass das gesamte Abdomen untersucht wird.

Normalbefund

Pro Minute sind 5–12 intermittierend auftretende gurgelnde Geräusche hörbar, abhängig von der Tageszeit und der Nahrungsaufnahme.

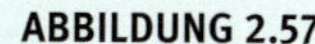

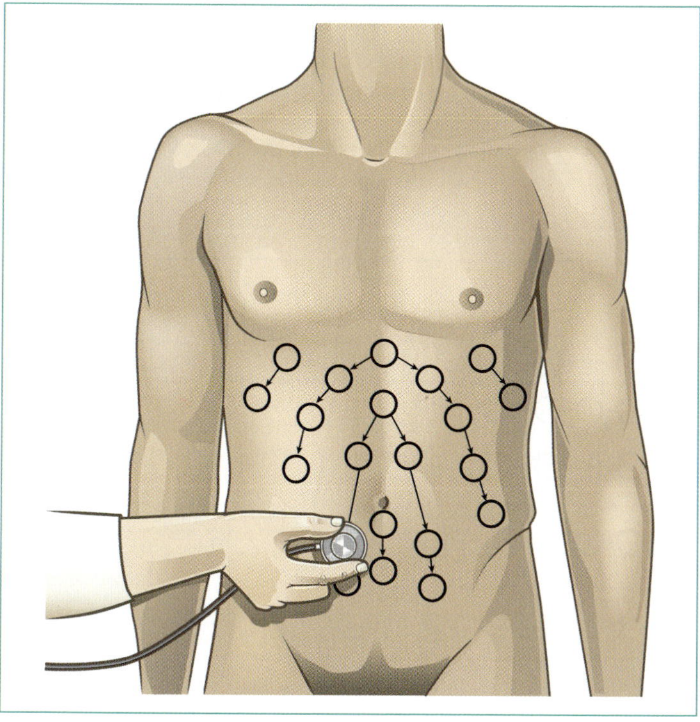

Abb. 2.57 Auskultation des Abdomens [L255]

Pathologische Befunde

- **Verstärkte Peristaltik:** bei Hungerzuständen, nach Genuss kohlensäurehaltiger Getränke, Gastroenteritis, Reizdarmsyndrom oder in der Anfangsphase des mechanischen Ileus
- **Verminderte Peristaltik:** bei trägem Darm, Obstipation, Subileus
- **Fehlende Darmgeräusche:** über mehrere Minuten bei paralytischem Ileus („Totenstille")
- **Metallisch klingende Geräusche:** hochfrequente Geräusche beim mechanischen Ileus
- **Strömungsgeräusche** (paraumbilikal): Hinweis auf Nierenarterienstenose

WEITERFÜHRENDE DIAGNOSTIK

- Veränderte Peristaltik: Anamnese (Vorerkrankungen, Ernährungsgewohnheiten, Begleitsymptome), Symptome, Labor (Blutbild, CRP, BSG, TSH), Sonografie, Röntgen-Abdomenübersicht, Gastro- und Koloskopie, ggf. CT
- Strömungsgeräusche: ➤ 2.9.4 ➤ abdominale Pulsationen

2.9.6 Perkussion

Durch die Perkussion kann aufgrund der verschiedenen Schallqualitäten Luft von flüssigkeitsgefüllten und soliden Arealen unterschieden werden. Die Größe und Lage der soliden Organe kann grob bestimmt werden.

Durchführung

Die orientierende Perkussion des Abdomens kann analog zu der Auskultation in allen vier Quadranten erfolgen oder als Perkussion in Segmenten oder in Etagen (➤ Abb. 2.58). Die Perkussion entlang der Segmente wird in der linken Regio hypochondrica begonnen und über die Regio epigastrica bis zur rechten Regio hypochondrica fortgeführt. Analog dazu werden die verbliebenen sechs Segmente perkutiert. Wichtig ist, das gesamte Abdomen inklusive der Flankenregion zu untersuchen – unabhängig davon, ob man nach Segmenten, Quadranten oder in Etagen perkutiert.

Normalbefund

- **Tympanitischer Klopfschall:** über luftgefüllten Räumen
- **Gedämpfter Klopfschall bzw. Dämpfung:** über soliden Organen, z. B. der Leber oder Flüssigkeitsmassen

Pathologische Befunde

- Ausgeprägte Tympanie über dem gesamten Abdomen bei Meteorismus
- Pathologische Dämpfung bei Organvergrößerungen, Tumormassen oder Aszites

Auf den Punkt gebracht

ABBILDUNG 2.57

2.9.6 Perkussion

Bei der **Perkussion** (über dem gesamten Abdomen) werden beurteilt:

- Größe und Lage der soliden Organe
- Hyposonorer Klopfschall: über soliden Organen
- Tympanitischer Klopfschall: über gasgefüllten Darmschlingen

Auf den Punkt gebracht

ABBILDUNG 2.58

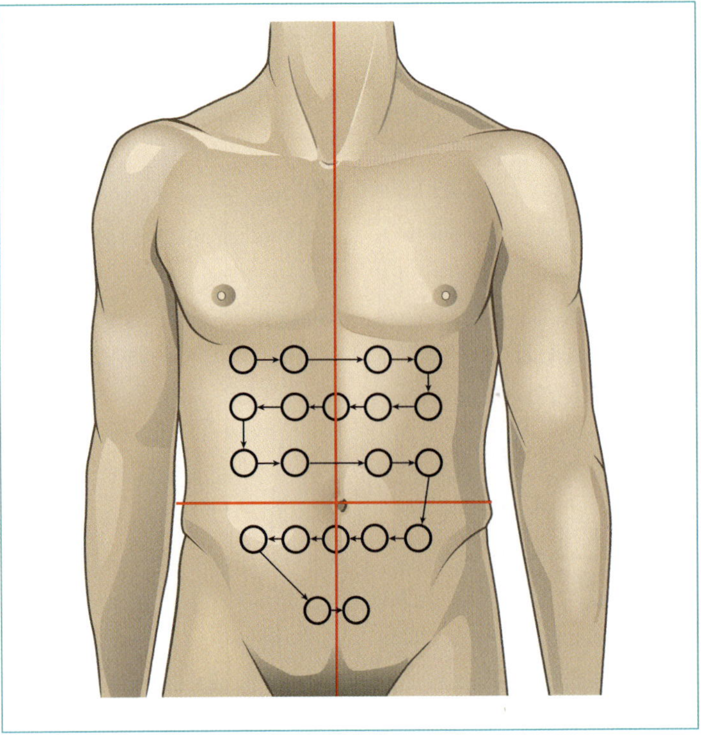

Abb. 2.58 Perkussion des Abdomens [L255]

2.9.7 Palpation
Mit der Palpation werden Größe, Form und Konsistenz der einzelnen Organe erfasst.
Bei der **Oberflächenpalpation** werden beurteilt:
- Dicke der Subkutis
- Muskeltonus der Bauchwand
- Bruchpforten
- Resistenzen
- Vergrößerte Organe
- Aortenaneurysma

Bei der **tiefen Palpation** werden beurteilt:
- Organgrenzen, -lage, -konsistenz, -form und Größe
- Resistenzen: Druckdolenz, Verschieblichkeit, Lokalisation

Pathologische Befunde, z. B.:
- Abwehrspannung → Peritonitis
- Verhärtungen → Narben, Tumoren, Morbus Crohn
- Generalisierte Schmerzen → Peritonitis, Reizdarmsyndrom
- Lokaler Schmerz → Gastritis, Divertikulitis
- Loslass- und Erschütterungsschmerz → peritoneale Reizung

WEITERFÜHRENDE DIAGNOSTIK
- Tympanie und Meteorismus: ➤ 2.9.4 ➤ Meteorismus
- Pathologische Dämpfung: ➤ 2.9.4 ➤ Tumoren, Aszites

2.9.7 Palpation

Die orientierende Palpation des Abdomens hat die Erfassung von Größe, Form und Konsistenz der einzelnen Organe zum Ziel. Man unterscheidet zwischen der oberflächlichen und der tiefen Palpation.

Oberflächenpalpation

Durchführung

Die Oberflächenpalpation wird mit einer (➤ Abb. 2.59) oder besser beiden Händen durchgeführt, wobei alle neun Segmente bzw. vier Quadranten erfasst werden müssen. Der Untersucher steht **rechts vom Patienten** und betastet vorsichtig mit einer Hand oder beiden Händen die Bauchdecke. Bei der bimanuellen Palpation ist die eine Hand die palpierende Hand (rechte Hand), die andere (linke Hand) ist die führende. Beurteilt werden folgende Aspekte:

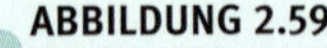

ABBILDUNG 2.59

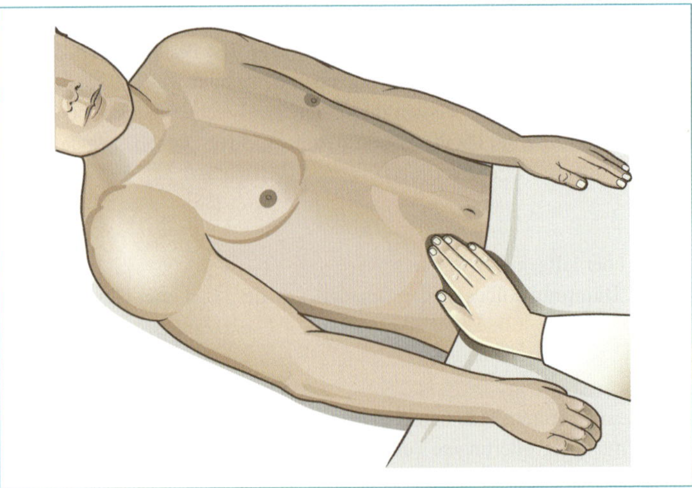

Abb. 2.59 Palpation des Abdomens mit flach aufgelegter Hand [L255]

- Dicke und Beschaffenheit des subkutanen Fettgewebes.
- Muskeltonus der Bauchwand: Eine stark angespannte Muskulatur kann die tiefe Palpation verhindern.
- Bruchpforten in der Bauchwand: Können meist bei der oberflächlichen Palpation erfasst werden. Der Patient kann aufgefordert werden, kurz zu pressen. Dabei vergrößert sich der abdominale Druck, Darmschlingen werden meist über die Bruchpforte nach außen gedrückt und können palpiert werden.
- Oberflächliche Verhärtungen (Resistenzen) oder Knoten: Können im Bereich von Narben auftreten und Hinweis auf Verwachsungen sein.
- Vergrößerte Organe.
- Aortenaneurysma.

Während der gesamten Untersuchung sollte der Patient beobachtet und angehalten werden, Angaben über mögliche Schmerzen zu machen.

Normalbefund

Keine Schmerzen, Resistenzen oder Verhärtungen tastbar.

Pathologische Befunde

- **Abwehrspannung:** schmerzreflektorische Kontraktion der Bauchmuskeln, die durch eine Peritonitis zustande kommt und als brettharter Bauch imponiert
- Generalisierte **Schmerzhaftigkeit** des Abdomens, z. B. bei Gastroenteritis, Peritonitis oder Reizdarmsyndrom
- Punktuelle **Schmerzhaftigkeit** des Abdomens, z. B. bei Gastritis oder Divertikulitis
- **Verhärtungen:** Hinweis auf entzündliche Geschehen, z. B. bei Morbus Crohn oder Tumorerkrankungen

WEITERFÜHRENDE DIAGNOSTIK Abwehrspannung, Schmerzhaftigkeit oder Verhärtungen: Anamnese, (Begleit-)Symptome, Labor (u.a. Blutbild, CRP, BSG, andere Parameter wie Lipase, GOT, GPT, γ-GT, Bilirubin und AP je nach Ursache), Sonografie, Röntgen-Abdomenübersicht, CT, MRT, ggf. Gastroskopie, Koloskopie

Tiefe Palpation

Bei der tiefen Palpation werden Grenzen, Lage, Konsistenz, Form und Größe der Organe untersucht, ferner wird auf Resistenzen, Druckdolenz, Verschieblichkeit und Lokalisation geachtet.

Durchführung

Die tiefe Palpation erfolgt nach Quadranten oder Segmenten. Palpiert wird bimanuell, wobei die obere Hand Druck ausübt und die untere palpiert.

Normalbefund

- Keine Schmerzen, Resistenzen oder Loslassschmerzen
- Gallenblase (➢ 2.11.5), Magen, Milz, Dünndarm und Dickdarm sind im gesunden Zustand kaum palpabel und ohne Schmerzhaftigkeit oder Resistenzen
- Leber: Lage, Form, Konsistenz ohne Auffälligkeiten (➢ 2.10.5, ➢ 2.10.6, ➢ 2.10.7)

Pathologische Befunde

- **Loslassschmerz:** Der Untersucher drückt mit den Fingern ca. 30 Sekunden lang in die Bauchdecke des Patienten, wodurch es zu einer „Druckanästhesie“ kommt. Durch schnelles Loslassen tritt eine Schmerzverstärkung auf, die als Zeichen der peritonitischen Reizung gewertet werden kann.
- **Erschütterungsschmerz:** Entsteht durch leichtes Beklopfen der Bauchdecke oder im Stehen durch schnellen Wechsel aus dem Zehen in den Hackenstand. Dieser Schmerz spricht ebenfalls für eine peritoneale Reizung.
- **Schmerzverstärkung durch Husten,** z. B. im Rahmen einer Peritonitis.
- **Lokale Schmerzhaftigkeit** tritt bei der Sigmadivertikulitis im linken Unterbauch auf. Gleichzeitig ist meist auch eine walzenförmige Resistenz tastbar. Schmerzen im rechten Unterbauch können auf eine Appendizitis, einen Morbus Crohn oder eine Adnexitis hinweisen. Ein druckschmerzhaftes Epigastrium kann einen Hinweis auf eine Gastritis geben.

WEITERFÜHRENDE DIAGNOSTIK ➢ Oberflächenpalpation

Auf den Punkt gebracht

2.9.8 Rektale Untersuchung

MERKE

Die **rektale Untersuchung** komplettiert die abdominale Untersuchung. Sie erfolgt in Linksseitenlage bei entleerter Harnblase. Beurteilt werden:

- Inspektorisch der Analring (→ Hämorrhoiden, Ekzeme, Fistelbildung)
- Palpatorisch der Sphinktertonus, die Rektumschleimhaut und die Prostata (Größe, Konsistenz)

Pathologische Befunde, z.B.:

- Schmerzhaftigkeit → Prostatitis, Abszessbildung in der Bauchhöhle (Douglas-Raum)
- Knoten → Tumorverdacht
- Harte Prostata → Tumorverdacht
- Blut am Finger → gastrointestinale Blutung, Tumorverdacht

2.9.9 Funktionsprüfung

Wichtige **Funktionsprüfungen:**

- **Sonografie:** Beurteilung von Lage, Größe, Konsistenz der (soliden) Organe, v. a. Milz, Leber
- **Hämoccult-Test:** Untersuchung auf okkultes Blut
- **Koloskopie:** endoskopisches Verfahren zur Untersuchung des Dickdarms
- **Gastroskopie:** endoskopisches Verfahren zur Untersuchung von Ösophagus, Magen, Duodenum
- **ERCP:** endoskopisches Verfahren zur Beurteilung der Gallengänge und des Pankreasgangs

2.9.8 Rektale Untersuchung

MERKE Die rektale Untersuchung sollte im Rahmen jeder abdominalen Untersuchung erfolgen. Diese Untersuchung kann bei Verdacht auf gastrointestinale Blutungen, Prostatapathologien und rektale Neubildungen wegweisend sein.

Inspektion

Die rektale Untersuchung kann gelegentlich Irritationen beim Patienten hervorrufen. Wichtig ist eine sachliche Aufklärung über den Sinn und Zweck der Untersuchung. Am günstigsten und schonendsten ist die Untersuchung in Linksseitenlage. Dabei das Gesäß so nah wie möglich an der Bettkante platzieren. Vor der manuellen rektalen Untersuchung wird zunächst der Analring inspiziert. Besonders geachtet werden muss auf:

- Prolaps der Afterschleimhaut.
- Hautveränderungen, z. B. Nässen, Ekzem, Abszess, Fissuren, Fistelbildung, Kondylome.
- Hämorrhoiden, die als weiche Knoten imponieren. Je nach Stadium kann es sich um innere Hämorrhoiden handeln (Grad I) oder sie treten beim Pressen hervor (Grad II) und ziehen sich dann wieder zurück. Bei Grad III und IV sind die Hämorrhoiden sichtbar. Hämorrhoiden vom Grad III lassen sich reponieren, vom Grad IV nicht.

Palpation

Durchführung

Der Patient befindet sich in Linksseitenlage, die Harnblase ist möglichst entleert. Untersucht wird mit Handschuhen. Auf den Zeigefinger etwas Gleitgel auftragen und den Patienten auffordern, geringfügig zu pressen. Nach dem Einführen des Fingers in den Anus den Patienten auffordern, kurz den Schließmuskel zusammenzukneifen, um den Sphinktertonus prüfen zu können. Danach kann die Ampulle in der gesamten Zirkumferenz abgetastet werden. Beim Mann an der Rektumvorderwand in etwa 7 cm Tiefe die Prostata mit der Fingerkuppe abtasten.

Beurteilt werden Sphinktertonus, mögliche Veränderungen der Schleimhaut und Schmerzhaftigkeit, beim Mann zusätzlich die Prostata hinsichtlich Größe und Konsistenz. Nach der Untersuchung auf Blut am Fingerling achten.

Normalbefund

- Glatte Schleimhaut, keine Schmerzhaftigkeit, kein Blut am Handschuh
- Prostata schmerzlos, homogen und prallelastisch; die Konsistenz gleicht dem leicht angespannten Daumenballen

Pathologische Befunde

- Schmerzhafte rektale Untersuchung: bei Prostatitis, entzündlichen Prozessen mit Abszessbildung in der Bauchhöhle (Douglas-Schmerz)
- Blut am Fingerling: bei Blutung des unteren Gastrointestinaltrakts oder bei Karzinomen, die durch eine Rektoskopie bzw. Koloskopie abgeklärt werden sollte
- Harte Knoten: Neubildungen im Rektum
- Steinharte Prostata: beim Prostatakarzinom

WEITERFÜHRENDE DIAGNOSTIK

- V. a. abdominale Erkrankung: Anamnese, (Begleit-)Symptome, Labor (u.a. Blutbild, CRP, BSG, andere Parameter je nach Ursache), Rektoskopie, Koloskopie, Sonografie, ggf. CT
- V. a. Prostataerkrankung: Anamnese (Miktions-, Erektionsstörungen), Symptome, Labor (u.a. Blutbild, BSG, CRP, PSA, Kreatinin, Harnstoff, Harnsäure, ggf. Keimbestimmung), Urinuntersuchung, Sonografie (transrektal), ggf. Biopsie und histologische Untersuchung

2.9.9 Funktionsprüfung

Bei der Funktionsprüfung spielt die Sonografie eine übergeordnete Rolle. Andere apparative Untersuchungen sind endoskopische Verfahren, die eine Einsicht, Beurteilung und Entnahme von Gewebe in Hohlorganen ermöglichen. Ferner ist die Untersuchung auf okkultes Blut möglich.

Hämoccult-Test

Die Untersuchung des Stuhls auf okkultes Blut ist ein empfohlener Test (bei Nicht-Risikopatienten) im Rahmen der Tumorvorsorgeuntersuchung (kolorektales Karzinom) ab dem 45. Lebensjahr. Es stehen unterschiedliche Suchtests zur Verfügung, u. a. der Guajak-Test, die Hämoglobin-Haptoglobin-Bestimmung oder immunhistochemische Verfahren.

Zu beachten ist, dass ein positiver Test nicht mit einer Tumorerkrankung gleichgesetzt werden kann, obgleich eine Koloskopie im Anschluss erfolgen sollte. Ebenso schließt ein negativer Test eine Tumorerkrankung nicht aus (➤ 7.17.1).

Sonografie

➤ 2.3.8, ➤ 2.10.8

Koloskopie

Bei der Koloskopie können der gesamte Dickdarm, die Ileozökalklappe und geringe Teile des terminalen Ileums eingesehen und beurteilt werden. Meist werden Gewebeproben entnommen und histologisch untersucht. Die Koloskopie ist eine wichtige Untersuchung zur u. a. Blutungsquellesuche, Diagnostik der Colitis ulcerosa, kolorektalen Adenomen und Karzinomen.

Gastroskopie

Mit der Gastroskopie werden Ösophagus, Magen und Duodenum eingesehen und beurteilt. Gewebeproben können entnommen und histologisch untersucht werden. Die Indikationen sind u. a. rezidivierende oder persistierende epigastrische Schmerzen, Dysphagie, Sodbrennen.

ERCP

Mit der ERCP (endoskopische retrograde Cholangiopankreatikografie) können Gallengänge und der Pankreasgang ganz eingesehen und beurteilt werden. Die Indikationen sind u. a. unklarer, schmerzloser Ikterus oder V. a. auf einen Gallensteinabgang.

2.10 Untersuchung der Leber

2.10.1 Erster Eindruck

Beim ersten Eindruck vom Patienten wird in erster Linie nach Leberhautzeichen gefahndet. Dazu zählen:

- Ikterus
- Palmarerythem
- Spider naevi
- Lackzunge
- Lacklippen
- Hepatischer Tremor
- Weißnägel
- Pergamenthaut
- Foetor hepaticus

Zusätzlich wird auf die Befunde, die bei der allgemein orientierenden Untersuchung des Abdomens auffallen (➤ 2.9.1), geachtet.

2.10.2 Ausschluss eines Notfalls

Die wichtigsten Notfälle im Rahmen von Lebererkrankungen sind:

- **Akutes Leberversagen:** Gekennzeichnet durch Ikterus, Bewusstseinsstörung und hämorrhagische Diathese.
- **Ösophagusvarizenblutung:** Ösophagusvarizen bilden sich im Zuge des zirrhotischen Leberumbaus. Durch die portale Hypertonie bilden sich portokavale Anastomosen (Umgehungskreisläufe), die das Blut in den systemischen Kreislauf drainieren – zumindest zum Teil. Neben den Ösophagusvarizen finden sich ein Caput medusae und Hämorrhoiden. Eine Ösophagusvarizenblutung kann spontan oder durch mechanische Beanspruchung (Mahlzeiten, Erbrechen) auftreten und endet in bis zu 30 % letal, zum einen wegen der mangelnden Konstriktion der Venen und zum anderen durch den Mangel an Gerinnungsfaktoren.

2.10.3 Anamnestische Anhaltspunkte

Im Rahmen der Anamnese sind folgende Angaben hinweisend auf Erkrankungen der Leber:

- **Alkoholkonsum:** Menge, Art der konsumierten Getränke und Dauer des Konsums können Hinweise auf eine äthyltoxische Leberschädigung geben.
- **Drogenabusus:** Menge, Art der konsumierten Drogen und Dauer des Konsums, ein i. v.-Drogenabusus kann auf infektiöse Hepatitiden hinweisen.
- **Medikamente:** Menge, Art und Dauer der Einnahme; einige Medikamente besitzen eine starke hepatotoxische Wirkung.
- **Fernreisen:** Hinweis auf infektiöse Lebererkrankungen.
- **Gestörte Leberfunktion** bei Juckreiz, Oberbauchschmerzen, Blutungsneigung, Müdigkeit und Leistungsknick.

2.10 Untersuchung der Leber

2.10.1 Erster Eindruck

Mögliche **auffallende Befunde:**

- Ikterus
- Foetor hepaticus
- Lackzunge, -lippen
- Spider naevi
- Pergamenthaut
- Weißnägel

2.10.2 Ausschluss eines Notfalls

Wichtige **Notfälle:**

- Akutes Leberversagen
- Ösophagusvarizenblutung

2.10.3 Anamnestische Anhaltspunkte

Hinweisende **anamnestische Angaben:**

- Alkoholkonsum
- Drogenabusus
- Medikamenteneinnahme
- Fernreisen
- Lebererkrankungen in der Anamnese
- Impfungen gegen Hepatitis A und B

Auf den Punkt gebracht

- **Bekannte persistierende oder abgelaufene Lebererkrankungen:** Können Hinweise auf entzündliche (infektiöse) Lebererkrankungen geben. Dabei sind Art, Dauer und Progredienz der Erkrankung von Bedeutung. Bei abgelaufenen Erkrankungen ist es sinnvoll, nach der Therapie zu fragen.
- **Impfung gegen Hepatitis A und B:** Reduziert die Erkrankungswahrscheinlichkeit, schließt sie allerdings nicht vollständig aus.
- **Adipositas und Diabetes mellitus:** Risikofaktor für die Entwicklung der nicht alkoholoschen Fettleber, Fettleberhepatitis und Leberzirrhose. Dabei spielen v.a. der Grad der Adipositas, die Güte der Blutzuckereinstellung und die Dauer der Vorerkrankungen eine Rolle.

2.10.4 Inspektion

Die **Inspektion** erfolgt im Liegen. Beurteilt werden:
- Spider naevi
- Caput medusae
- Abdominale Behaarung
- Gynäkomastie
- Aszites
- Hautblutungen

2.10.4 Inspektion

Die Inspektion und die weitere Leberuntersuchung erfolgen im **Liegen.** Neben den Zeichen und Symptomen, die man schon aus dem ersten Eindruck des Patienten gewonnen hat, kann bei der Inspektion des Patienten nach weiteren Leberzeichen gesucht werden:

- **Spider naevi:** im Gesicht und oberen Thoraxbereich (➤ Abb. 2.60)
- **Caput medusae:** Folge von Dilatation der Umbilikalvenen im Zuge der Bildung von Umgehungskreisläufen
- **Bauchglatze, weiblicher Behaarungstyp beim Mann:** durch reduzierten Östrogenabbau und daraus folgende Östrogendominanz
- **Gynäkomastie:** bei Östrogendominanz und/oder Nebenwirkung von Spironolacton (kaliumsparendes Diuretikum, Aldosteronantagonist)
- **Aszites:** bei portaler Hypertonie
- **Petechien, Hämatome:** bei Blutungsneigung durch verminderte Bildung der Gerinnungsfaktoren und Thrombopenie durch vermehrte Speicherung von Thrombozyten in der vergrößerten Milz

ABBILDUNG 2.60

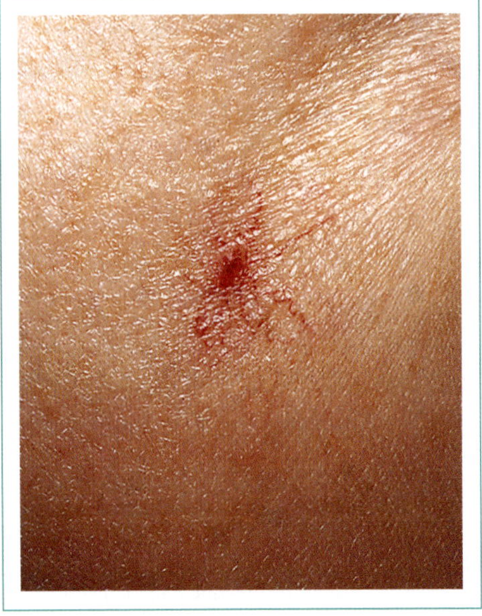

Abb. 2.60 Spider naevus. Sternförmig auslaufendes erweitertes arterielles Gefäß. [E306]

WEITERFÜHRENDE DIAGNOSTIK Leberhautzeichen: Anamnese (Alkohol- bzw. Noxenanamnese, Hepatitiden), Symptome, internistische und Hautuntersuchung, neuropsychiatrischer Status, Labor (Blutbild, GOT, GPT, γ-GT, GLDH, Bilirubin, AP, Albumin, Quick/INR, PTT, PCHE, CRP, Glukose, HbA_{1c}, ggf. Hepatitis-Serologie, Ferritin, Coeruloplasmin, α_1-Antitrypsin, Autoantikörper), Urinuntersuchung, Sonografie, ggf. Biopsie und histologische Untersuchung, CT, Gastroskopie (Ösophagusvarizen)

2.10.5 Kratzauskultation

Mit der **Kratzauskultation** lassen sich orientierend der obere und untere Leberrand bestimmen. Die physiologische Lebergröße in der MCL beträgt 7–11 cm (♀) bzw. 8–12 cm (♂).
- Kleine Leber → zirrhotischer Umbau
- Vergrößerte Leber → Tumoren, Metastasen, Fettleber

2.10.5 Kratzauskultation

Mit der Kratzauskultation werden orientierend der obere und untere Rand der Leber bestimmt.

Durchführung

Das Stethoskop in der Medioklavikularlinie oberhalb des Rippenbogens aufsetzen. Mit dem Holzspatel horizontale und vertikale Kratzbewegungen von oben nach unten entlang der Medioklavikularlinie und von rechts nach links durchführen (➤ Abb. 2.61). Das Kratzgeräusch ist über dem Lebergebiet deutlich stärker als über der Lunge oder den luftgefüllten Darmschlingen.

Normalbefund

- Leberhöhe bei der Frau 7–11 cm
- Leberhöhe beim Mann 8–12 cm

Auf den Punkt gebracht

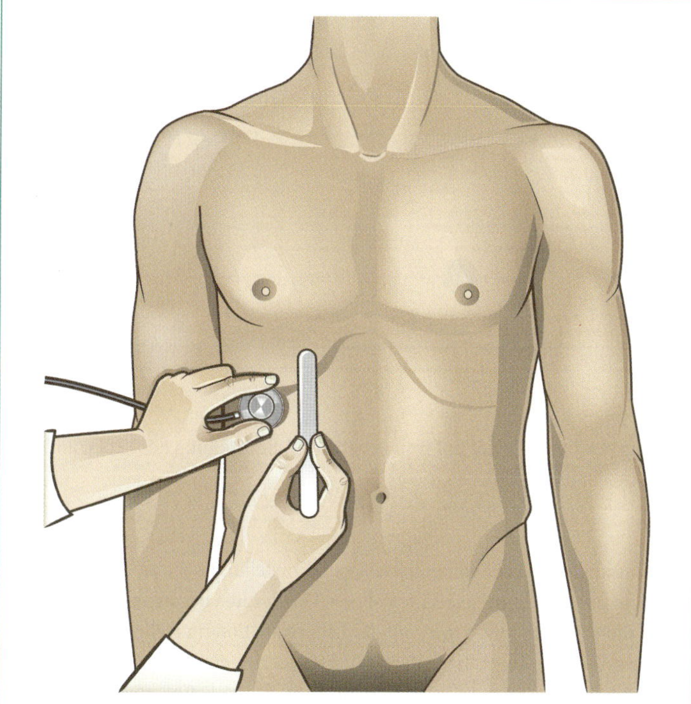

Abb. 2.61 Kratzauskultation der Leber [L255]

ABBILDUNG 2.61

Pathologische Befunde

- Kleine Leber: bei Vernarbungsprozessen (zirrhotischer Umbau)
- Vergrößerte Leber: bei Fettleber, Tumoren, Metastasen, Infektionen der Leber (mit z. B. Echinokokken)

WEITERFÜHRENDE DIAGNOSTIK ➤ 2.10.4

2.10.6 Perkussion

Ziel der Leberperkussion ist die grobe Größenbestimmung der Leberhöhe in der Medioklavikularlinie.

2.10.6 Perkussion

Bei der **Perkussion** kann die Lebergröße bestimmt werden. Relevant ist die Höhe in der MCL.

Durchführung

Die Perkussion beginnt mit der Bestimmung des oberen Leberrands in der Medioklavikularlinie (➤ Abb. 2.62). Zu hören ist der Übergang vom sonoren Klopfschall der Lunge zum gedämpften

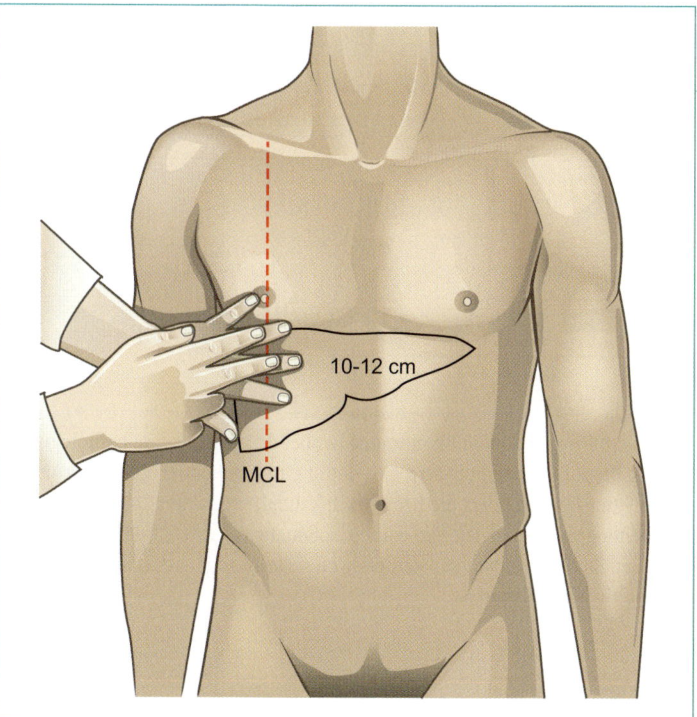

Abb. 2.62 Perkussion des oberen und unteren Leberrands. Die physiologische Leberhöhe beträgt in der Medioklavikularlinie 10–12 cm. [L255]

ABBILDUNG 2.62

Auf den Punkt gebracht

Klopfschall der Leber. Die Perkussion weiter fortsetzen, bis ein Übergang vom gedämpften Klopfschall zum tympanitischen Klopfschall hörbar ist.

Normalbefund

➤ 2.10.5

Pathologische Befunde

➤ 2.10.5

WEITERFÜHRENDE DIAGNOSTIK ➤ 2.10.4

2.10.7 Palpation

Bei der **Palpation** werden beurteilt: Lage, Oberfläche, Konsistenz und evtl. Druckschmerzhaftigkeit des unteren Leberrands

- Normalbefund: glatter Leberrand, Parenchym elastisch und schmerzlos
- **Pathologische Befunde,** z.B.:
  - Leber druckschmerzhaft → Hepatitis, Cholangitis
  - Weiche, große Leber → Hepatitis
  - Harte, große Leber → Leukämie, Tumoren
  - Derbe Oberfläche → Leberzirrhose
  - Höckerige Oberfläche → Neubildungen

2.10.7 Palpation

Ziele der Leberpalpation sind Lagebestimmung des unteren Leberrands, Beurteilung des Leberrands, der Oberfläche, Konsistenz und Druckschmerzhaftigkeit.

Durchführung

Nach Kratzauskultation und Perkussion der Leber gibt es bereits eine Vorstellung über die Lage der Leber. Daher kann die Leberpalpation vom unteren Rand des rechten oberen Quadranten begonnen werden. Ist die Leber nicht auskultiert und perkutiert worden, muss man mit der Leberpalpation im rechten unteren Quadranten beginnen und nach kranial bis zum Rippenbogen weiterführen, damit eine Vergrößerung des Organs erfasst werden kann (➤ Abb. 2.63). Ist der Leberrand nicht tastbar, den Patienten auffordern, tief einzuatmen. Die Leber wird durch die Lungenausdehnung und die Senkung des Zwerchfells bei der Inspiration ca. 2–3 cm nach kaudal verschoben und stößt dadurch an die Fingerspitzen des Untersuchers. Bestimmt werden die Position zum Rippenbogen sowie Beschaffenheit des Leberrands, Oberfläche und Konsistenz.

ABBILDUNG 2.63

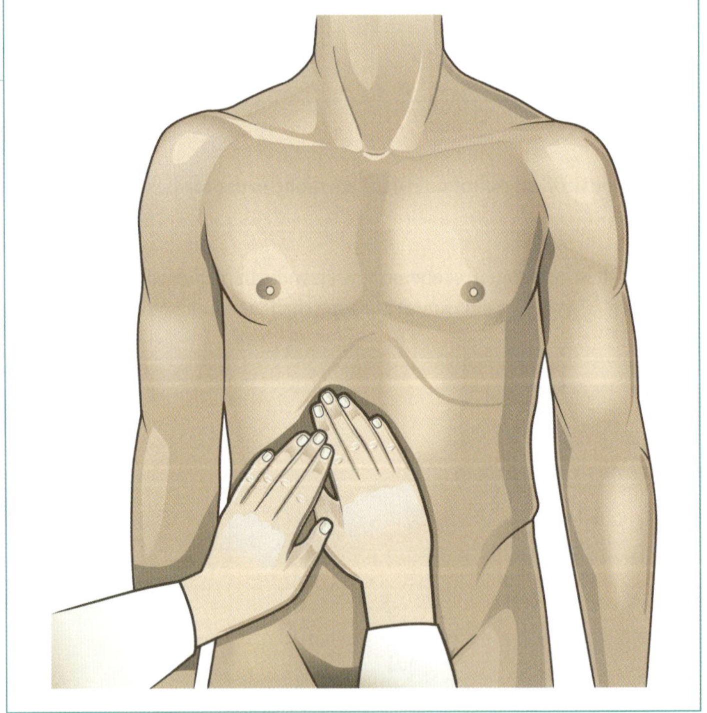

Abb. 2.63 Palpation der Leber [L255]

Die Leber kann über den Rippenrand ins Abdomen hineinragen, wobei das Organ keine pathologischen Veränderungen aufweisen muss. Beim Lungenemphysem und damit einhergehender Vergrößerung des thorakalen Raums und Zwerchfelltiefstand wandert die Leber nach kaudal, sodass der Leberrand wenige Zentimeter unterhalb des Rippenbogens tastbar ist. Die frühe Größenabgabe z. B. „3 Querfinger unter dem Rippenbogen tastbar“ sollte nicht mehr verwendet werden, weil sie sehr ungenau ist und nicht zwingend auf eine Lebervergrößerung zurückzuführen ist.

Normalbefund

- Leber elastisch, nicht schmerzhaft
- Leberrand glatt
- Bei Inspiration 2–3 cm unter dem rechten Rippenbogen tastbar

Pathologische Befunde

- Druckschmerzhafte Palpation: bei Hepatitis, Cholangitis, Stauungsleber
- Weiche vergrößerte Leber: bei Hepatitis, alkoholischem Leberschaden
- Harte vergrößerte Leber: bei Leukämie, Tumoren oder Metastasen
- Derbe Oberfläche: bei Leberzirrhose
- Höckerige Oberfläche: bei Karzinomen, Metastasen

WEITERFÜHRENDE DIAGNOSTIK ➢ 2.10.4

2.10.8 Funktionsprüfung

Laborchemische Untersuchungen des Blutes und die Sonografie der Leber stehen an erster Stelle.
Bei der **Blutuntersuchung** können folgende Parameter bestimmt werden (➢ 7.10):

- Transaminasen: GOT, GPT, γ-GT
- Cholestaseparameter: AP, Bilirubin, γ-GT
- Syntheseleistung der Leber: Albumine, PCHE, Quick-Wert bzw. INR

Bei der **Sonografie** der Leber kann das Parenchym u. a. im Hinblick auf Lage, Größe und Homogenität beurteilt werden. Zusätzlich können die Gallenblase mit deren Inhalt und bei einer Galleabflussstörung die dilatierten Gallenwege gesehen werden.

2.11 Untersuchung der Gallenblase

2.11.1 Erster Eindruck

➢ 2.9.1

2.11.2 Ausschluss eines Notfalls

➢ 2.9.2

2.11.3 Anamnestische Anhaltspunkte

Zusätzlich zu den Befunden der allgemein orientierenden Untersuchung des Abdomens (➢ 2.9.3) weisen folgende anamnestische Hinweise auf Gallenerkrankungen hin:

- Unverträglichkeit von Fett: Hinweise auf Verminderung des Gallensaftes im Darm
- Kolikartige (rezidivierende) Schmerzen im rechten Oberbauch, die in die rechte Schulter ausstrahlen: Hinweise auf eine Gallenkolik
- Akute oder rezidivierende Schmerzen im rechten Oberbauch, Fieber, Unverträglichkeit von Kaffee, gebratenen und fetten Speisen, Stuhlfarbveränderungen: Hinweise auf akute oder chronische Cholezystitis

2.11.4 Inspektion

➢ 2.9.4

2.11.5 Palpation

Die gesunde, normal große Gallenblase ist nicht palpabel und nicht schmerzhaft. Sie wird erst dann tastbar oder schmerzhaft tastbar, wenn entzündliche Veränderungen hinzugetreten sind oder das Fassungsvermögen zunimmt.

Durchführung

Die Gallenblase liegt auf der Höhe der 9. Rippe zwischen dem Rippenbogen und dem geraden Bauchmuskel (M. rectus abdominis). Mittels bimanueller Palpation unter den Leberlappen palpieren. Danach den Patienten zur tiefen Inspiration auffordern. Die Leber mit der darunter liegenden Gallenblase wird durch die Lungenausdehnung während der Inspiration und die Senkung des Zwerchfells ca. 2–3 cm nach kaudal verschoben und stößt an die Fingerspitzen des Untersuchers. Zu achten ist auf Druckschmerzhaftigkeit im Gallenblasengebiet.

Normalbefund

- Keine Schmerzhaftigkeit im Gallenblasengebiet
- Keine tastbare Gallenblase

Pathologische Befunde

- **Murphy-Zeichen:** Schmerzen in der Gallenblasenregion mit plötzlichem Stoppen der Inspiration, wobei in der Exspiration noch keine Schmerzen bestanden haben. Charakteristisch für entzündliche Prozesse in der Gallenblase.

Auf den Punkt gebracht

2.10.8 Funktionsprüfung

Wichtige **Funktionsprüfungen:**

- **Labor:** Transaminasen, Cholestaseparameter, Parameter der Syntheseleistung
- **Sonografie** mit Beurteilung v. a. der Lage, Größe und Gewebehomogenität

2.11 Untersuchung der Gallenblase

2.11.1 Erster Eindruck

2.11.2 Ausschluss eines Notfalls

2.11.3 Anamnestische Anhaltspunkte

Hinweisende **anamnestische Angaben:**

- Fettunverträglichkeit
- Schmerzen im rechten Oberbauch
- Stuhlaufhellung oder acholischer Stuhl

2.11.4 Inspektion

2.11.5 Palpation

Bei der **Palpation** werden beurteilt:

- Die Gallenblase ist unter physiologischen Umständen nicht tastbar.
- Positives Murphy-Zeichen: schmerzhaft tastbar → entzündliche Prozesse
- Positives Courvoisier-Zeichen: vergrößert tastbar → Zunahme des Fassungsvermögens

- **Courvoisier-Zeichen:** Schmerzlose, prall-elastische tastbare Gallenblase bei Gallenblasenhydrops durch Kompression des Ductus choledochus im Rahmen von Pankreas- oder Papillenkarzinomen.

WEITERFÜHRENDE DIAGNOSTIK
- Positives Murphy-Zeichen: Anamnese, Symptome, Labor (u.a. Blutbild, CRP, BSG, Bilirubin, AP, γ-GT, GOT, GPT, LDH), Sonografie, CT, MRT, ERCP
- Courvoisier-Zeichen: Anamnese, Symptome, Labor (u.a. Blutbild, CRP, BSG, Lipase, Bilirubin, AP, γ-GT, GOT, GPT, LDH), Sonografie, CT, MRT, ERCP

2.11.6 Funktionsprüfung

Wichtige **Funktionsprüfungen:**
- **Labor**: Transaminasen, Cholestase-, Entzündungsparameter
- **Sonografie**
- **ERCP**

2.11.6 Funktionsprüfung

Folgende Untersuchungen spielen eine Rolle:
- Labor: Transaminasen, Cholestase- und Entzündungsparameter
- Sonografie der Gallenblase und der ableitenden Gallenwege
- ERCP (➤ 2.9.9)

2.12 Untersuchung bei Aszites

2.12 Untersuchung bei Aszites

2.12.1 Erster Eindruck

Aszites kann durch großen abdominalen Umfang auffallen.

2.12.1 Erster Eindruck

Meist sind ein vergrößerter abdominaler Umfang und Leberhautzeichen zu sehen (➤ 2.9.1, ➤ 2.10.1). Seltener ist ein Aszites durch Tumorerkrankungen bedingt, die einen malignen Aszites hervorrufen. Hier erscheint der Patient sehr mager bis kachektisch mit einer starken abdominalen Volumenvergrößerung.

2.12.2 Ausschluss eines Notfalls

2.12.2 Ausschluss eines Notfalls

➤ 2.9.2

2.12.3 Anamnestische Anhaltspunkte

2.12.3 Anamnestische Anhaltspunkte

➤ 2.9.3, ➤ 2.10.3

2.12.4 Inspektion

Typische Zeichen bei der **Inspektion:**
- Vergrößertes Abdomen
- Ausladende Flanken
- Verstrichener Nabel

2.12.4 Inspektion

Bei der Inspektion des Abdomens fallen ein vergrößertes Abdomen, ausladende Flanken und ein verstrichener Nabel auf (➤ Abb. 2.64). Andere inspektorische Zeichen entsprechen den unter ➤ 2.10.4 beschriebenen Veränderungen.

ABBILDUNG 2.64

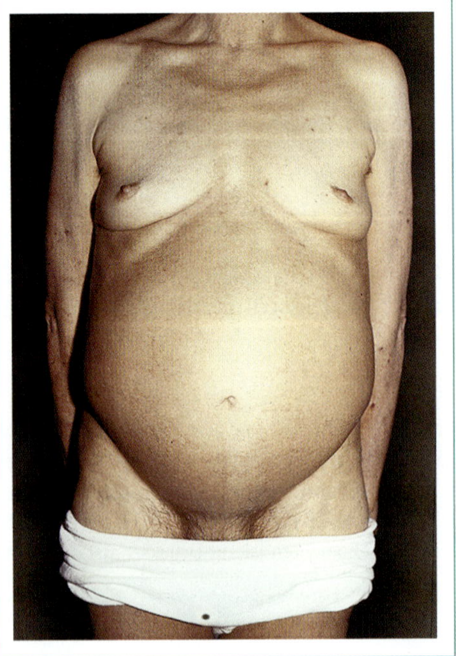

Abb. 2.64 Aszites [M537]

WEITERFÜHRENDE DIAGNOSTIK ➤ 2.9.4, ➤ 2.10.4

2.12.5 Auskultation

Bei der Auskultation des Abdomens bei gleichzeitig vorhandenem Aszites sind lebhafte Geräusche typisch (➤ 2.10.5). Eine Darmparalyse kann im Zuge der spontan bakteriellen Peritonitis auftreten, die im Krankheitsverlauf möglich ist.

WEITERFÜHRENDE DIAGNOSTIK ➤ 2.9.4, ➤ 2.10.4

2.12.5 Auskultation
Bei der **Auskultation** sind lebhafte Darmgeräusche typisch.

2.12.6 Perkussion

Durchführung

Perkutiert werden können größere Aszitesmengen (> 500 ml), wobei die Untersuchung zunächst in Rückenlage erfolgt. Perkutiert wird das gesamte Abdomen (➤ Abb. 2.65). Dabei auf den Übergang zwischen dem tympanitischen Klopfschall und der Dämpfung achten. Der tympanitische Klopfschall findet sich zentral im Abdomen, die Dämpfung, der Schwerkraft folgend, in den unteren und seitlichen Bauchbereichen. Im Anschluss den Patienten auf der rechten Seite lagern. Die abdominale Flüssigkeit verlagert sich in die rechte Flanke, die Darmanteile wandern nach oben und „schwimmen" obenauf. Im Vierfüßlerstand (Knie-Ellenbeuge-Lage) ist eine Aszitesperkussion ebenso möglich, wobei auch kleinere Mengen nachgewiesen werden können. Die abdominale Flüssigkeit verlagert sich zur Nabelgegend, wo auch die Dämpfung perkutiert werden kann.

2.12.6 Perkussion
Bei der **Perkussion** können größere Mengen Aszites erfasst werden:
- Rückenlage: Dämpfung an den unteren bzw. seitlichen Bauchbereichen
- Rechtsseitenlage: Dämpfung in der rechten Flanke

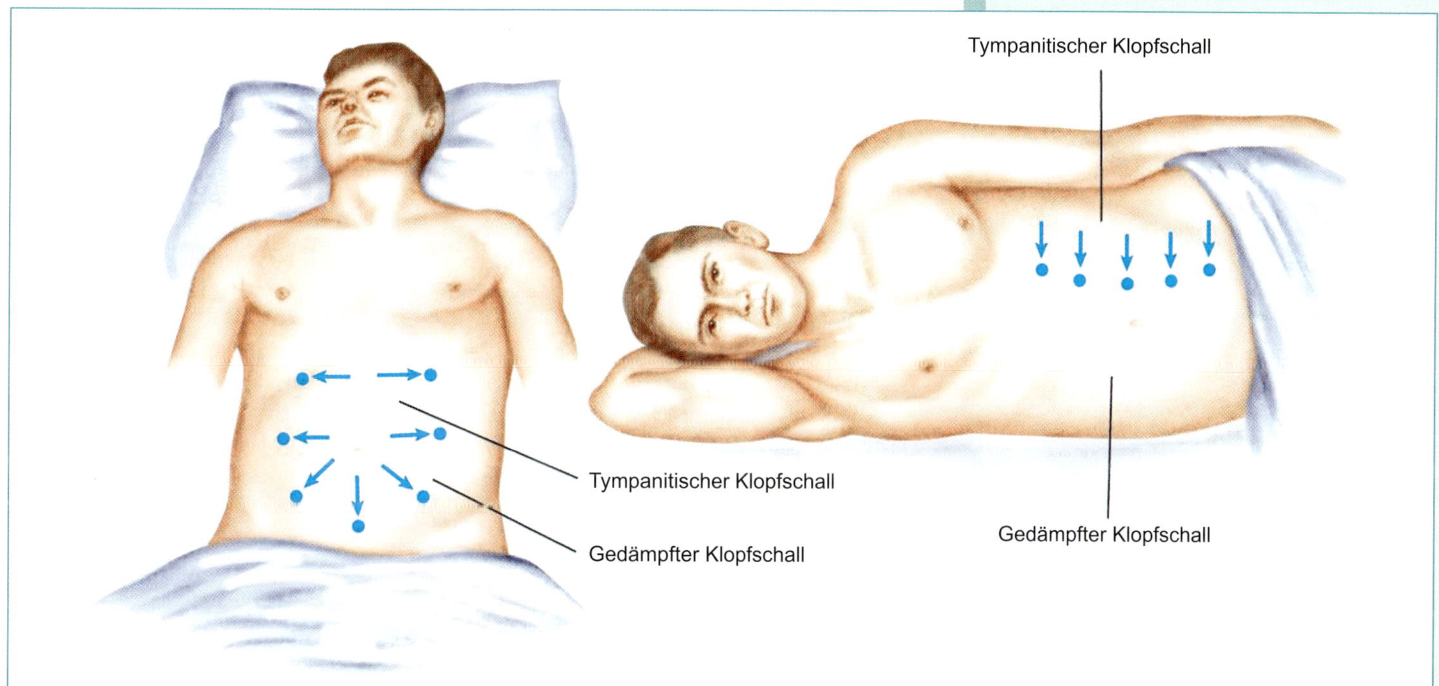

Abb. 2.65 Perkussion bei der Aszitesuntersuchung [E748]

Befunde bei Aszites

- Rückenlage: in den Flanken eine Dämpfung, periumbilikal, epigastrisch und in der Regio pubica ein tympanitischer Klopfschall
- Rechtsseitenlage: Dämpfung je nach Aszitesmenge vom Nabel zur rechten Flanke, tympanitischer Klopfschall vom Nabel zur linken Flanke
- Vierfüßlerstand: Dämpfung über dem Nabel, in den Flanken tympanitischer Klopfschall

WEITERFÜHRENDE DIAGNOSTIK ➤ 2.9.4, ➤ 2.10.4

2.12.7 Palpation

Kleine Aszitesmengen können in der Regel nicht palpiert werden, größere Mengen dagegen schon, wobei besonders auf die Lageverschieblichkeit zu achten ist. Am besten erfolgt die Aszitespalpation über das **Undulationsphänomen.**

Durchführung

Der Patient liegt flach auf dem Rücken. Eine Hand des Untersuchers wird flach auf die eine Flanke gelegt, mit der anderen wird an der Gegenseite mit den Fingerspitzen geklopft und dadurch eine Flüssigkeitswelle in Bewegung gesetzt.

2.12.7 Palpation
Mit der **Palpation** kann das **Undulationsphänomen** ausgelöst werden: Durch Beklopfen der einen Seite eine Wasserwelle auslösen, die dann kontralateral getastet wird.

Auf den Punkt gebracht

Befund bei Aszites

Die angestoßene Flüssigkeitswelle ist in der kontralateralen Flanke zu spüren. Dieses Phänomen kann bei Aszitesmengen ab ca. 2 l ausgelöst werden.

WEITERFÜHRENDE DIAGNOSTIK ➢ 2.9.4, ➢ 2.10.4

2.12.8 Funktionsprüfung

Funktionsprüfung: Aszitespunktion mit Bestimmung der Zusammensetzung

2.12.8 Funktionsprüfung

Neben den Untersuchung, die unter ➢ 2.10.8 beschrieben sind, kann eine **Aszitespunktion** vorgenommen werden. Das gewonnene Material wird laborchemisch im Hinblick auf die Zusammensetzung (Transsudat, Exsudat) untersucht, ggf. können Bakterienkulturen angelegt werden.

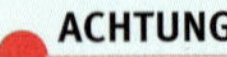

ACHTUNG

ACHTUNG Für Heilpraktiker besteht kein Durchführungsverbot der Aszitespunktion. In Anbetracht der Komplikationen, z. B. Blutung, Punktion der Milz und Infektionsgefahr, sollte eine Aszitespunktion allerdings unter Klinikbedingungen erfolgen.

2.13 Untersuchung bei Appendizitis

2.13 Untersuchung bei Appendizitis

2.13.1 Erster Eindruck

2.13.1 Erster Eindruck

➢ 2.9.1

2.13.2 Notfall

2.13.2 Notfall

Die Appendizitis ist ein **Notfall.** Die Patienten müssen zeitnah im Krankenhaus vorgestellt werden.

2.13.3 Anamnestische Anhaltspunkte

Hinweisende **anamnestische Angaben:**
- Obstipation
- Fieberdifferenz rektal/axillär
- Schmerzentwicklung vom Epigastrium zum Nabel und dann in den rechten Unterbauch

2.13.3 Anamnestische Anhaltspunkte

Zusätzlich zu den Befunden der allgemein orientierenden Untersuchung des Abdomens (➢ 2.9.3) weisen folgende anamnestische Hinweise auf eine Appendizitis hin:

- **Obstipation** in der Vorgeschichte.
- **Schmerzlokalisation:** Typischerweise beginnt der Schmerz im Epigastrium, wandert in die periumbilikale Region und von dort zum rechten Unterbauch. Die Schmerzwanderung ist wegen der unterschiedlichen Lokalisation der Appendix nicht sicher. Bei älteren Menschen kann die Schmerzsymptomatik sehr spärlich ausgeprägt sein, bei Schwangeren kann sich die Appendizitis durch Verlagerung der Organe nach kranial mit Schmerzen im rechten Oberbauch äußern.
- **Fieber:** Als Ausdruck einer systemischen Erkrankung und als Temperaturdifferenz von ca. 1 °C zwischen axillärer und rektaler Temperatur.

2.13.4 Inspektion

Bei der **Inspektion** findet sich häufig ein aufgetriebenes Abdomen.

2.13.4 Inspektion

Bei der Inspektion erscheint das Abdomen häufig aufgetrieben.

WEITERFÜHRENDE DIAGNOSTIK ➢ 2.13.9

2.13.5 Auskultation

Bei der **Auskultation** sind verminderte Darmgeräusche oder eine Darmparalyse typisch.

2.13.5 Auskultation

Bei der Auskultation fallen verminderte oder sogar fehlende Geräusche auf, zunächst im rechten Unterbauch, dann im gesamten Abdomen. Dieser Zustand ist mit einem (Sub-)Ileus gleichzusetzen und auf eine Ausbreitung der Entzündung auf Nachbarstrukturen oder auch den gesamten Bauchraum zurückzuführen.

WEITERFÜHRENDE DIAGNOSTIK ➢ 2.9.4, ➢ 2.10.4, ➢ 2.13.4

2.13.6 Perkussion

Die **Perkussion** ist in der Regel schmerzhaft.

2.13.6 Perkussion

Die Perkussion entspricht der allgemeinen abdominalen Untersuchung (➢ 2.9.6). Bei der Appendizitis kann die Perkussion durch die peritoneale Erschütterung im gesamten Abdomen sehr schmerzhaft sein.

WEITERFÜHRENDE DIAGNOSTIK ➢ 2.9.6

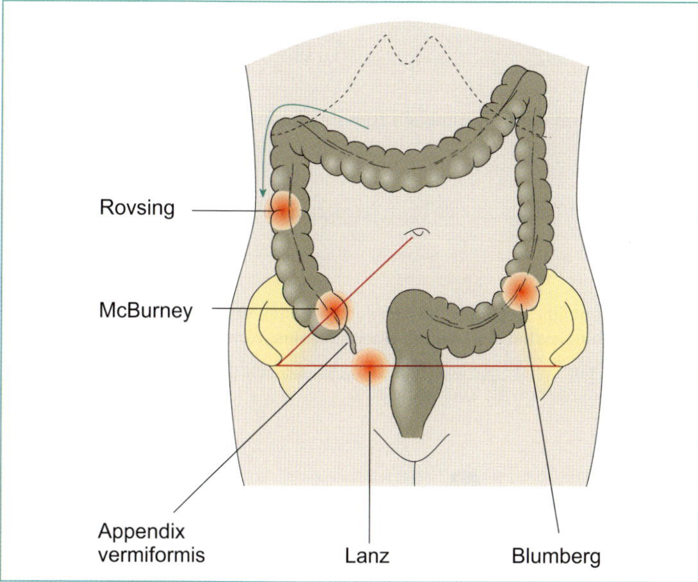

Abb. 2.66 Appendizitiszeichen [L190]

2.13.7 Palpation

Bei der Palpation liegt das Hauptaugenmerk auf der Prüfung der **Appendizitispunkte** (➤ Abb. 2.66). Vorab sollte man trotzdem einen palpatorischen Gesamtüberblick über die restlichen Bauchregionen und Organe gewonnen haben. Die Palpation beginnt am schmerzfernen Punkt.

Psoas-Zeichen

Durchführung

Den Patienten auffordern, das rechte Bein gegen Widerstand zu beugen.

Befund

Beim Beugen des rechten Beines Schmerzverstärkung v. a. im rechten Unterbauch. Das Psoas-Zeichen ist besonders dann positiv, wenn die Appendix retrozökal liegt.

Blumberg-Zeichen

Durchführung

Zunächst in der Mitte der Verbindungslinie zwischen Nabel und Spina iliaca anterior superior links Druck ausüben. Nach einigen Sekunden den Druck lösen.

Befund

Während des Drucks häufig eine Minderung der Schmerzen („Druckanästhesie"). Beim schnellen Loslassen entstehen durch die peritoneale Erschütterung auf der kontralateralen (rechten) Seite Schmerzen.

McBurney-Punkt

Durchführung

Ungefähr im rechten Drittel bis in der Mitte einer gedachten Verbindungslinie zwischen Spina iliaca anterior superior rechts und Nabel Druck auf die Bauchdecke ausüben.

Befund

Druckschmerz ungefähr im rechten Drittel bis in der Mitte der Verbindungslinie zwischen Nabel und Spina iliaca anterior superior rechts.

Lanz-Punkt

Durchführung

Im ersten Drittel der Verbindungslinie zwischen den beiden Spinae iliacae anteriores superiores rechts Druck auf die Bauchdecke ausüben.

Befund

Druckschmerz im rechten äußeren und mittleren Drittel einer gedachten Linie zwischen beiden Spinae iliacae anteriores superiores.

Auf den Punkt gebracht

ABBILDUNG 2.66

2.13.7 Palpation

Auf eine allgemeine abdominale **Palpation** folgt die Untersuchung der **Appendizitispunkte:**

- Psoas-Zeichen
- Blumberg-Zeichen
- McBurney-Zeichen
- Lanz-Punkt
- Rovsing-Zeichen

Rovsing-Zeichen

Durchführung
Den Dickdarm retrograd ausstreichen und damit Kotmassen zum Entzündungsareal verschieben.

Befund
Schmerzen bzw. Schmerzverstärkung im Zökumbereich beim retrograden Ausstreichen des Dickdarms.

ACHTUNG

ACHTUNG Positive (schmerzhafte) Appendizitispunkte können auch bei anderen Erkrankungen, z. B. beim Morbus Crohn bei Beteiligung des terminalen Ileums oder bei einer Adnexitis, vorhanden sein.

Bei einer Appendizitis müssen nicht alle Punkte schmerzhaft sein. Auf der anderen Seite schließen nicht schmerzhafte Appendizitispunkte eine Appendizitis auch nicht aus.

WEITERFÜHRENDE DIAGNOSTIK

- ➢ 2.13.4
- V. a. Morbus Crohn: Anamnese, Symptome, internistische, orthopädische, Haut- und ophthalmologische Untersuchung, Labor (u.a. Blutbild, CRP, BSG, Eisen i. S., Ferritin, Vitamin B_{12}, Folsäure), Stuhluntersuchung auf pathogene Keime, Sonografie, Endoskopie mit Biopsieentnahme und histologische Untersuchung, MRT, CT
- V. a. Adnexitis: Anamnese, Symptome, gynäkologische Untersuchung, Labor (u.a. Blutbild, CRP, BSG), Sonografie, ggf. CT oder MRT

2.13.8 Rektale Untersuchung
Die **rektale Untersuchung** ist bei der Appendizitis schmerzhaft.

2.13.8 Rektale Untersuchung
Die rektale Untersuchung ist bei der Appendizitis (➢ 2.9.8) wegen der entzündlichen Reizung des Douglas-Raumes oder bei Abszessbildung schmerzhaft und sollte zum Schluss erfolgen.

WEITERFÜHRENDE DIAGNOSTIK ➢ 2.9.8

2.13.9 Funktionsprüfung
Wichtige **Funktionsprüfungen:**
- Labor: Entzündungszeichen
- Sonografie

2.13.9 Funktionsprüfung
Die Funktionsprüfung ist bei V. a. Appendizitis meist weiterführend und umfasst die **Laboruntersuchung** mit Bestimmung der Entzündungszeichen (CRP, BSG, Leukozyten) und die **Sonografie.** Die Sonografie ist nicht in jedem Fall aufschlussreich, gelegentlich kann die Appendix wegen eines Meteorismus nur bedingt beurteilt werden.

2.14 Untersuchung des Pankreas

2.14 Untersuchung des Pankreas

2.14.1 Erster Eindruck

2.14.1 Erster Eindruck
➢ 2.9.1

2.14.2 Ausschluss eines Notfalls
Wichtiger **Notfall:** akute Pankreatitis

2.14.2 Ausschluss eines Notfalls
Die akute Pankreatitis ist ein schweres Krankheitsbild und als Notfall einzustufen. Die Patienten müssen zeitnah im Krankenhaus vorgestellt werden.

2.14.3 Anamnestische Anhaltspunkte
Hinweisende **anamnestische Angaben:**
- Schmerzlokalisation (gürtelförmiger Schmerz)
- Gerötetes Gesicht
- Fettstühle
- Schmerzloser Ikterus

2.14.3 Anamnestische Anhaltspunkte
Zusätzlich zu den Befunden der allgemein orientierenden Untersuchung des Abdomens (➢ 2.9.3) weisen folgende anamnestische Hinweise auf Pankreaserkrankungen hin:
- **Schmerzlokalisation:** Die Schmerzen sind meist im Oberbauch lokalisiert und strahlen gürtelförmig in den Rücken aus. Gelegentlich ist ein bohrender, in den Rücken ausstrahlender Schmerz eruierbar.
- **Fettstühle:** Bei chronischer Pankreatitis durch mangelnde Verdauungsleistung.
- **Gewichtsabnahme, Mangelerscheinungen:** Bei chronischer Pankreatitis durch mangelnde Verdauungsleistung.
- **Gerötetes Gesicht:** Zeichen einer akuten Pankreatitis.
- **Schmerzloser Ikterus** mit Gewichtsabnahme und Zeichen der chronischen Pankreatitis bei Tumoren des Pankreaskopfs.

Auf den Punkt gebracht

2.14.4 Inspektion

Die Inspektion entspricht der allgemeinen abdominalen Untersuchung (➤ 2.9.4). Häufige Befunde bei akuter Pankreatitis sind:

- **Aufgetriebener Bauch**
- **Cullen- und Grey-Turner-Zeichen** bei hämorrhagischer Pankreatitis (➤ Abb. 2.56)
- **Gerötetes Gesicht** durch Wirkung von vasoaktiven Substanzen bei der akuten Pankreatitis

WEITERFÜHRENDE DIAGNOSTIK

- ➤ 2.9.4, ➤ 2.13.4
- Gerötetes Gesicht: ➤ 2.14.5

2.14.4 Inspektion

Bei der **Inspektion** werden beurteilt:

- Aufgetriebener Bauch
- Cullen-Zeichen
- Grey-Turner-Zeichen
- Gerötetes Gesicht

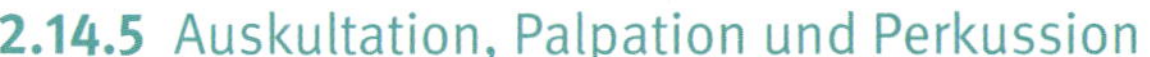

2.14.5 Auskultation, Palpation und Perkussion

Das Pankreas selbst lässt sich weder auskultieren noch perkutieren. Bei einer akuten Pankreatitis sind meist keine Darmgeräusche wegen des paralytischen Ileus' zu auskultieren. Die Palpation ist wegen der retroperitonealen Lage nicht oder bei schlanken Patienten nur schlecht möglich. Zu achten ist bei V. a. eine akute Pankreatitis auf den sog. **Gummibauch,** der als prall-elastische Spannung beschrieben werden kann. Pankreaszysten können beträchtliche Ausmaße annehmen und dann als pralle, meist scharf umrandete Resistenzen palpiert werden.

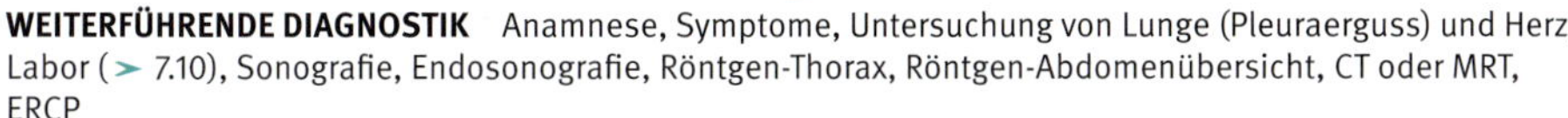

WEITERFÜHRENDE DIAGNOSTIK Anamnese, Symptome, Untersuchung von Lunge (Pleuraerguss) und Herz, Labor (➤ 7.10), Sonografie, Endosonografie, Röntgen-Thorax, Röntgen-Abdomenübersicht, CT oder MRT, ERCP

2.14.5 Auskultation, Palpation und Perkussion

Das Pankreas kann **weder auskultiert noch perkutiert** werden.
Die **Palpation** gelingt selten. Zu beachten ist der Befund des Gummibauchs, der typisch für die akute Pankreatitis ist.

2.14.6 Funktionsprüfung

Die Funktionsprüfung ist bei V. a. eine akute Pankreatitis meist weiterführend und umfasst:

- **Labor:**
  - Pankreasspezifische Enzyme: Lipase, und Elastase 1, (Amylase)
  - Entzündungszeichen: CRP, BSG, Leukozyten
    LDH ↑, Hyperglykämie, Kreatinin ↑, Hypokalzämie wird häufig bei schweren Verläufen beobachtet
  - Bei V. a. biliäre Pankreatitis: Bilirubin, AP, γ-GT
- **Sonografie:** dient der Beurteilung von Lage, Beschaffenheit und Homogenität der Drüse
- **ERCP:** komplettiert die Basisdiagnostik

2.14.6 Funktionsprüfung

Wichtige **Funktionsprüfungen:**

- Labor: Entzündungszeichen, Lipase
- Sonografie
- ERCP

2.15 Untersuchung von Hernien

Bei Hernien (Brüchen) verlagern sich Eingeweideteile mitsamt Peritoneum durch eine Öffnung in der Bauchwand (Bruchpforte) nach außen. Die häufigsten Formen sind Leistenhernien (bei Männern), Schenkelhernien (bei Frauen) und Narbenhernien (bei beiden Geschlechtern). Leistenhernien können indirekt (lateral und angeboren; ➤ Abb. 2.67a) oder direkt (medial und meist erworben; ➤ Abb. 2.67b) sein.

2.15 Untersuchung von Hernien

2.15.1 Erster Eindruck

Hernien sind am bekleideten Patienten meist nicht sichtbar, außer sie haben einen enormen Umfang.

2.15.1 Erster Eindruck

Hernien sind beim ersten Eindruck meist nicht sichtbar.

2.15.2 Ausschluss eines Notfalls

Eine **Hernieninkarzeration** ist als Notfall anzusehen. Der Patient muss zeitnah im nächsten Krankenhaus vorgestellt werden.

2.15.2 Ausschluss eines Notfalls

Wichtiger **Notfall:** Hernieninkarzeration

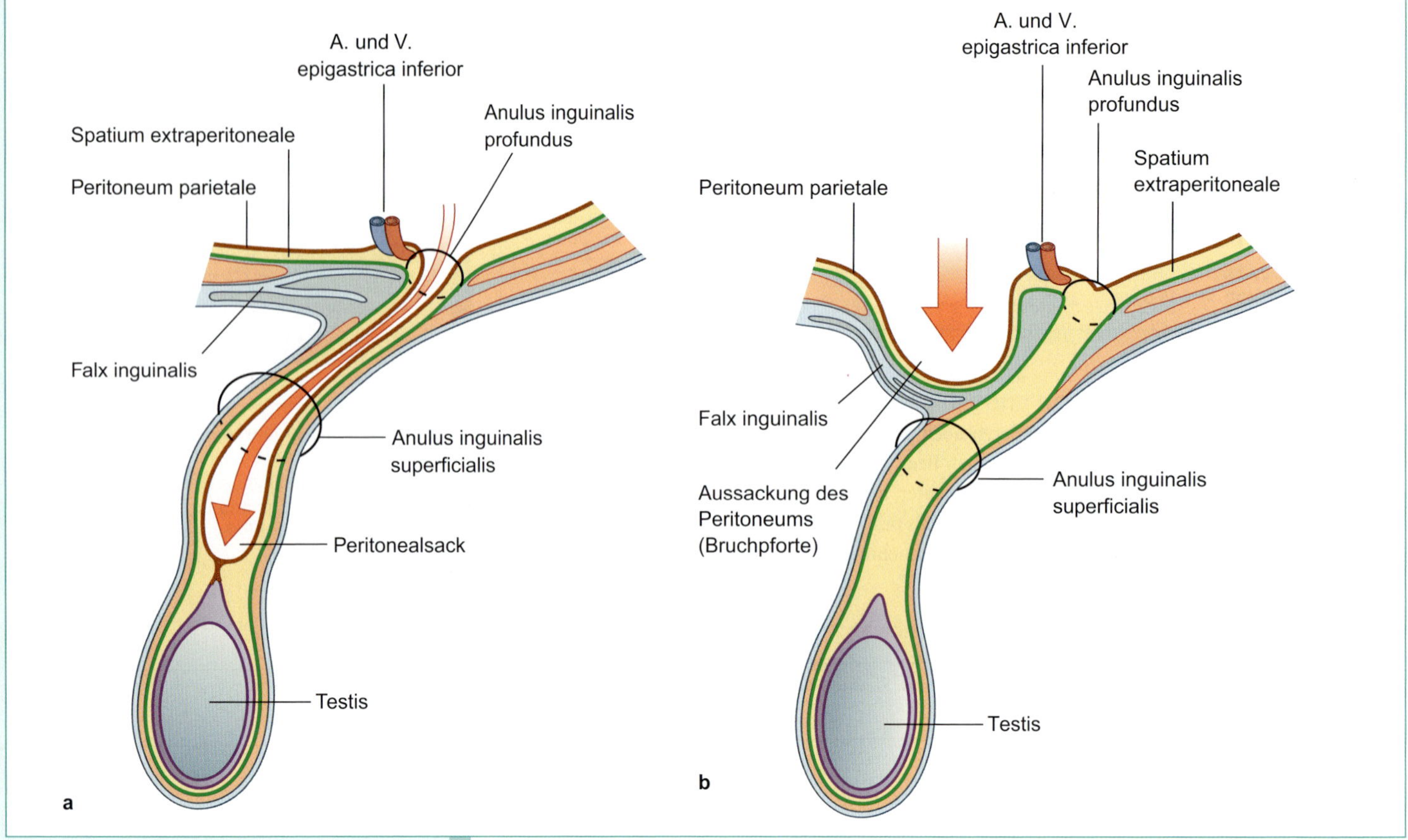

Abb. 2.67 **a** Indirekter Leistenbruch. **b** Direkter Leistenbruch. Spatium extraperitoneale = Extraperitonealraum; Peritoneum parietale = Bauchfell, das den Bauchraum von innen auskleidet; Anulus inguinalis profundus = innerer Leistenring; Anulus inguinalis superficialis = äußerer Leistenring; Falx inguinalis = Leistensichel; Testis = Hoden. [E402]

2.15.3 Anamnestische Anhaltspunkte

Hinweisende **anamnestische Angaben:**
- Schwellungen in der Leiste, im Skrotum, am Nabel oder im Narbenbereich
- Entzündungszeichen über dem Bruchsack

2.15.3 Anamnestische Anhaltspunkte

Zusätzlich zu den Befunden der allgemein orientierenden Untersuchung des Abdomens (➤ 2.9.3) weisen folgende anamnestische Hinweise auf Hernien hin:

- Schwellung in der Leiste, im Skrotum, am Nabel oder im Narbenbereich, die unter Pressen, Husten, Niesen an Volumen zunehmen
- Bauchschmerzen, Rötung, lokale Entzündungszeichen über dem Bruchsack
- Vorangegangene Operationen

2.15.4 Inspektion

Die **Inspektion** erfolgt im Stehen. Beurteilt wird eine Volumenzunahme über der Bruchpforte.

2.15.4 Inspektion

Durchführung

Der Patient steht gerade und wird aufgefordert, den intraabdominalen Druck durch Husten oder Pressen zu erhöhen. Bei einer Hernie kommt es zu einer Vorwölbung an der Bruchpforte.

Eine andere Möglichkeit zur Untersuchung bei V. a. Skrotalhernien ist die Diaphanoskopie. Mit einer aufgesetzten Lichtquelle wird durch das Skrotum geleuchtet.

Befunde

Bei einer Hernie schimmert kein Licht hindurch. Bei einer Hydrozele (Wasserbruch) schimmert das Licht durch das Skrotum hindurch.

WEITERFÜHRENDE DIAGNOSTIK Anamnese, Symptome, Untersuchung von Abdomen und Skrotum, Sonografie, Röntgen-Abdomenübersicht, CT oder MRT

2.15.5 Auskultation

Bei der Auskultation sind über der Schwellung bzw. Hernie Darmgeräusche hörbar.

WEITERFÜHRENDE DIAGNOSTIK ➢ 2.15.4

2.15.5 Auskultation

Bei der **Auskultation** sind über der Hernie Darmgeräusche hörbar.

2.15.6 Palpation

Durchführung

Beim Mann am Oberrand des Skrotums die äußere Öffnung des Leistenkanals tasten (➢ Abb. 2.68). Den Patienten auffordern zu husten oder zu pressen. Bei der Frau ist diese Untersuchung naturgemäß nicht möglich.

2.15.6 Palpation

Bei Skrotalhernien kann durch die **Palpation** (beim Pressen) eine direkte von der indirekten Hernie unterschieden werden.

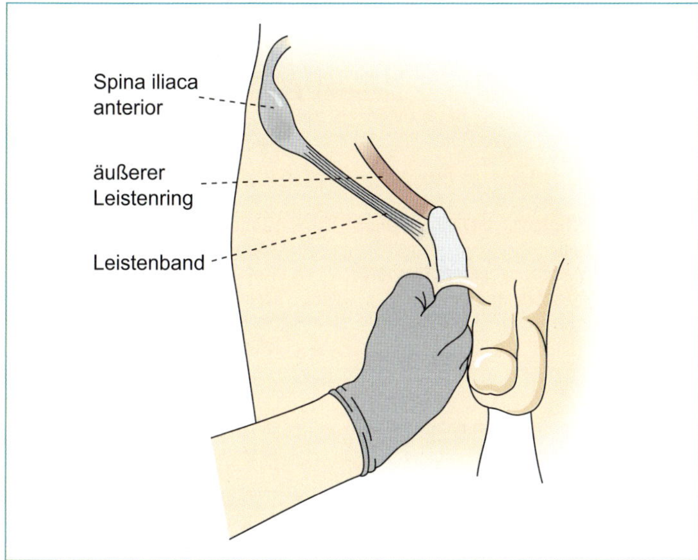

Abb. 2.68 Palpation der Bruchpforte bei einer Leistenhernie beim Mann [L106]

ABBILDUNG 2.68

Befunde

Bei einer indirekten Hernie spürt der Untersucher einen kleinen Stoß direkt gegen die Fingerbeere, bei einer direkten Hernie seitlich am Finger. Die Ergebnisse der Untersuchung sind von der Erfahrung des Untersuchers abhängig.

WEITERFÜHRENDE DIAGNOSTIK ➢ 2.15.4

ACHTUNG Bei Verdacht auf eine inkarzerierte (eingeklemmte) Hernie niemals Repositionsversuche vornehmen. Dieser Zustand gleicht einem mechanischen Ileus, der operativ versorgt werden muss. Bei einer Reposition werden die Darmanteile nur in die Bauchhöhle zurückgeschoben, der Zustand der Einklemmung besteht aber weiterhin.

ACHTUNG

2.15.7 Funktionsprüfung

Die **Sonografie** ist die wichtigste Untersuchung bei V. a. eine Hernie. Darmanteile können im Bruchsack detektiert werden.

2.15.7 Funktionsprüfung

Wichtige **Funktionsprüfung:** Sonografie mit Bestimmung des Bruchinhalts

2.15.8 Differenzialdiagnostik

➢ Tab. 2.12

2.15.8 Differenzialdiagnostik

Tab. 2.12 Ausgewählte Differenzialdiagnosen der abdominalen Erkrankungen und deren Befunde

Differenzialdiagnosen	Schmerzcharakter und Inspektion	Auskultation	Perkussion und Palpation	Funktionsprüfung
Gastritis	• Epigastrische Schmerzen • Schmerzverstärkung nach dem Essen • Evtl. Schonhaltung (gekrümmte Haltung)	Evtl. normale Darmgeräusche	Druckschmerzen im Epigastrium	Gastroskopie: entzündliche Areale sichtbar
Ulkuskrankheit	• Ulcus ventriculi: Schmerzen nach dem Essen, epigastrische Schmerzen • Ulcus duodeni: Nüchternschmerzen, epigastrische und/oder periumbilikale Schmerzen • Evtl. Gesichtsblässe, Schonhaltung	• Evtl. normale Darmgeräusche • Bei Ulkusperforation fehlende Darmgeräusche durch Darmparalyse	• Druckschmerzen im Epigastrium und periumbilikal • Bei Ulkusperforation ausgeprägte Tympanie über dem gesamten Abdomen, Abwehrspannung und „bretthart" Bauch	Nachweis durch Gastroskopie bzw. Duodenoskopie
Leberzirrhose	• Unspezifischer Druckschmerz im rechten Oberbauch • Ikterus • Spider naevi • Palmar-, Plantarerythem • Weißnägel, Hautatrophie • Gynäkomastie • Caput medusae • Aszites	Meist lebhafte Geräusche	• Leber klein • Leberoberfläche höckerig und hart	• Laboruntersuchung: AP ↑, γ-GT ↑, Bilirubin ↑, GOT ↑, GPT ↑, GLDH ↑, Albumin ↓, Quick-Wert bzw. INR ↓, PCHE ↓ • Sonografie: kleine Leber, Parenchym inhomogen und evtl. knotig verändert
Gallensteinabgang	• Kolikartige Schmerzen im rechten Oberbauch mit Ausstrahlung in die rechte Schulter bzw. das rechte Schulterblatt • Schonhaltung (mit angezogenen Beinen) • Evtl. Gesichtsblässe • Evtl. Ikterus	Keine Darmgeräusche durch reflektorische Darmparalyse	• Schmerzen im rechten Oberbauch • Meist ausgeprägte Tympanie • Abwehrspannung	• Laboruntersuchung: AP ↑, γ-GT ↑, Bilirubin ↑ • Sonografie: evtl. Gallenblasensteine, Gallenwegstauung • ERCP: durch Steine verlegte Gallenwege
Cholezystitis	• Persistierende oder rezidivierende Schmerzen im rechten Oberbauch • Fieber	Evtl. normale oder fehlende Darmgeräusche durch reflektorische Darmparalyse	• Schmerzen im rechten Oberbauch • Positives Murphy-Zeichen	• Laboruntersuchung: CRP ↑, BSG ↑, Leukozyten ↑, evtl. AP ↑, γ-GT ↑, Bilirubin ↑ • Sonografie: evtl. Nachweis von Gallensteinen, Verdickung der Gallenblasenwand
Appendizitis	Schmerzen zunächst im Epigastrium, dann periumbilikal, dann im rechten Unterbauch	Spärliche oder fehlende Darmgeräusche	• Schmerzen im rechten Unterbauch oder auch im gesamten Abdomen • Positive Psoas-, Blumberg-, McBurney-, Lanz- und Rovsing-Zeichen • Fieber und axillär-rektale Temperaturdifferenz von ca. 1 °C • Schmerzhafte rektale Untersuchung	• Laboruntersuchung: CRP ↑, BSG ↑, Leukozyten ↑ • Sonografie: geschwollene Appendix
Akute Pankreatitis	• Starke gürtelförmige Oberbauchschmerzen • Gerötetes Gesicht • Evtl. Grey- und Cullen-Zeichen	Keine Darmgeräusche durch reflektorische Darmparalyse	• Schmerzhaft • Evtl. ausgeprägte Tympanie • Gummibauch	• Laboruntersuchung: CRP ↑, BSG ↑, Leukozyten ↑, Lipase ↑, Amylase ↑, Elastase 1 ↑, Kalzium ↓, LDH ↑, Glukose ↑ • Sonografie: Drüsenvergrößerung und Ödem
Chronische Pankreatitis	• Rezidivierende oder persistierende gürtelförmige Oberbauchschmerzen • Hagere, blasse und unterernährte Patienten	Meist lebhafte Darmgeräusche	• Meist ausgeprägte Tympanie • Kein besonderer Befund	• Stuhluntersuchung: pankreatische Elastase 1 ↓ • Sonografie: atrophes Organ
Sigmadivertikulitis	Schmerzen im linken Unterbauch	Spärliche oder fehlende Darmgeräusche	• Schmerzen im linken Unterbauch • Druckschmerzen im linken Unterbauch • Fieber mit Schüttelfrost	Laboruntersuchung: CRP ↑, BSG ↑, Leukozyten ↑

LERNZIELKONTROLLE

- Demonstrieren Sie die abdominale Untersuchung! Welche Reihenfolge halten Sie dabei ein? Warum folgt bei der Untersuchung des Abdomens auf die Inspektion die Auskultation und nicht die Palpation?
- Eine 18-jährige Patientin stellt sich mit Bauchschmerzen seit 2 Tagen vor, die im Epigastrium begonnen, sich aber inzwischen in den rechten Unterbauch verlagert haben. Begleitet werden die Beschwerden von leichtem Übelkeitsgefühl. Anamnestisch ist eine chronische Obstipation eruierbar. Menstruation regelrecht, kein vaginaler Fluor, keine sexuellen Kontakte in den letzten 8 Wochen. Sie haben den Verdacht auf eine akute Appendizitis. Welche Untersuchungsbefunde erwarten Sie? Welche Maßnahmen ergreifen Sie?

2.16 Untersuchung der Nieren und ableitenden Harnwege

LERNZIELE

- Fähigkeit zur systematischen Untersuchung der Nieren und Interpretation der erhobenen Befunde.
- Detaillierte Kenntnisse über die Teststreifen- und Sedimentuntersuchung.

HINWEIS PRÜFUNG Die Urinuntersuchung ist prüfungsrelevant und sollte im Hinblick auf Durchführung und Interpretation der Befunde sicher beherrscht werden. Darüber hinaus sind Grundkenntnisse über die weiterführende (apparative) Diagnostik relevant und sollten in groben Zügen genannt werden können. Diese werden überwiegend beim Facharzt durchgeführt.

2.16 Untersuchung der Nieren und ableitenden Harnwege

2.16.1 Erster Eindruck

Der erste Eindruck vom Patienten kann bereits Hinweise auf potenziell vorhandene Erkrankungen der Niere und ableitenden Harnwege liefern. Besonders zu beachten sind die Hautveränderungen:

- **Hautkolorit:** Grau-schmutzig bei Niereninsuffizienz.
- **Kratzspuren:** Bei mangelnder Giftelimination aus dem Körper, bei Niereninsuffizienz.
- **Ödeme:** Symmetrische Ödeme an Unterschenkeln und Lidödeme (v. a. morgendliche Ödeme) bei Nierenerkrankungen, u. a. Glomerulonephritis oder nephrotischem Syndrom (➤ Abb. 2.69).
- **Geruch:** Geruch nach Urin bei mangelnder Pflege, Harnwegsinfekten, Harninkontinenz und Urämie.
- **Dialyse-Shunt:** Verbindung zwischen einer Arterie und Vene (chirurgisch angelegt), um ein ausreichend hohes Volumen für die Dialyse zu fördern. Häufig finden sich die Shunts handgelenksnah und imponieren als daumendicke Wülste. Sie verbinden die A. radialis und die V. cephalica.

2.16.1 Erster Eindruck

Mögliche **auffallende Befunde:**

- Hautkolorit und Kratzspuren
- Ödeme (symmetrisch, eindrückbar), Lidödeme
- Geruch → Harnwegsinfekt, Urämie
- Dialyse-Shunt

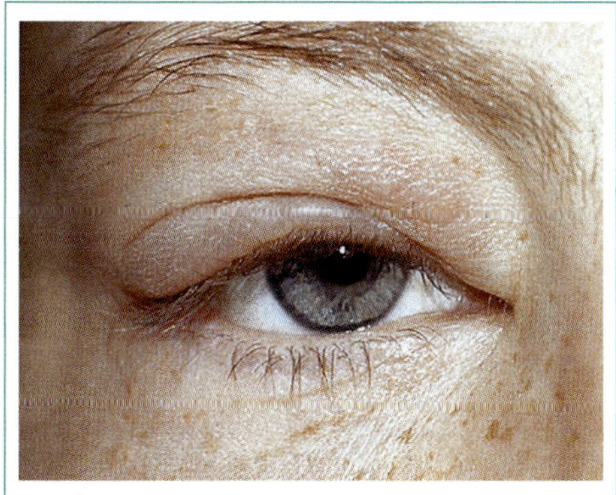

Abb. 2.69 Lidödeme beim nephrotischen Syndrom [M537]

ABBILDUNG 2.69

2.16.2 Ausschluss eines Notfalls

Die wichtigsten und häufigsten urologischen Notfälle sind:

- Oligurie (Urintagesmenge < 500 ml), Anurie (➤ 4.11.1; Urintagesmenge < 100 ml) und Polyurie (➤ 4.11.3; Urintagesmenge > 2 000 ml) v. a. beim akuten Nierenversagen
- Hämaturie (➤ 4.11.4): kann als Makrohämaturie (mit dem bloßen Auge sichtbar) oder als Mikrohämaturie (in der U-Stix-Untersuchung positiv nachweisbar) auftreten
- Kolikartige Schmerzen: an- und abschwellende Schmerzen; typisch für den Nierensteinabgang
- Zeichen einer Urosepsis: typische Symptome sind Fieber und Schüttelfrost, Hypotonie, Tachykardie, Oligurie oder Anurie sowie Symptome der ursächlichen Erkrankung (Nierenerkrankung oder Erkrankung der ableitenden Harnwege)

2.16.2 Ausschluss eines Notfalls

Wichtige **Notfälle:**

- Oligurie, Anurie oder Polyurie bei akutem Nierenversagen
- Hämaturie
- Kolikartige Schmerzen durch Nierensteinabgang
- Urosepsis

2.16.3 Anamnestische Anhaltspunkte

Im Rahmen der Anamnese können folgende Angaben auf Nierenerkrankungen oder Erkrankungen der ableitenden Harnwege hinweisen:

- **Miktionsstörungen:**
  - **Nykturie:** bei Nierenerkrankungen, Prostatahyperplasie (benignes Prostatasyndrom), Herzinsuffizienz
  - **Pollakisurie:** Hinweis auf Zystitis, Restharnmenge, neurogene Blase
  - **Dysurie** (erschwerte Miktion), Algurie (schmerzhafte Miktion), Strangurie (schmerzhafter Harndrang mit Blasenkrämpfen): bei Zystitis, Urethritis, Prostatitis
  - **Harnstrahlveränderungen,** z. B. Harntröpfeln, gespaltener Harnstrahl, verzögerte und verlängerte Miktion: bei Prostatahyperplasie (benignes Prostatasyndrom), Harnröhrenstriktur nach entzündlichen Geschehen
  - **Harninkontinenz:** bei Beckenbodenschwäche, Sphinkterinsuffizienz, Entzündungen im Abflussgebiet

2.16.3 Anamnestische Anhaltspunkte

Hinweisende **anamnestische Angaben:**

- Miktionsstörungen: Dysurie, Pollakisurie, Nykturie, Harnstrahlveränderung, Harnverhalt, Inkontinenz
- Erektile Dysfunktion
- Geschlechtskrankheiten
- Schmerzen:
  - Suprapubisch bei Zystitis
  - Rückenschmerzen bei akuter Pyelonephritis
  - Kolikartige, wandernde Schmerzen bei Steinabgang
- Noxenabusus, v. a. Nikotin und Analgetika
- Arterielle Hypertonie
- Gynäkologische Anamnese

 - **Harnverhalt:** bei Prostatahyperplasie (benignes Prostatasyndrom), Strikturen in der Urethra
- **Erektile Dysfunktion:** bei Diabetes mellitus, Alkoholismus, Neuropathien anderer Genese, psychogen
- **Geschlechtskrankheiten:** Hinweise auf Vernarbungen im Bereich der Harnröhre
- **Schmerzanamnese:**
  - Suprapubische Schmerzen: bei Zystitis
  - Kolikartige, wandernde Schmerzen: bei Urolithiasis; die Schmerzen sind meist einseitig, beginnen in den Flanken, ziehen dann in den Unterbauch und von dort in den Bereich des Genitale; häufig sind Erschütterungen in der Anamnese eruierbar, denn durch diese, z. B. beim Reiten, können Steine mobilisiert werden
  - Starke, dumpfe Flanken- und Rückenschmerzen: bei Pyelonephritis
  - Leichte bis mäßige Schmerzen: bei Glomerulonephritis
- **Gynäkologische Anamnese:** erste Periode, letzte Periode, Schwangerschaften und Geburten, Zyklusanomalien
- **Noxen:** Nikotinabusus, Analgetikaabusus begünstigt die Entstehung einer Analgetikanephropathie und von Urothelkarzinomen
- **Arterielle Hypertonie:** typisches Symptom bei eingeschränkter Nierenfunktion; umgekehrt kann auch durch Hypertonie eine Niereninsuffizienz entstehen

2.16.4 Inspektion

2.16.4 Inspektion

Neben den Befunden, die man schon aus dem ersten Eindruck des Patienten gewonnen hat, ist die Inspektion des Urins von großer Bedeutung (➤ 7.16.2).

WEITERFÜHRENDE DIAGNOSTIK

- V. a. Nierenerkrankungen: Anamnese, Symptome, vollständige internistische und neuropsychiatrische Untersuchung, Hautuntersuchung, Labor (v. a. Blutbild, Kreatinin, Harnstoff, Harnsäure, Na^+, K^+, Phosphat, Vitamin D, AP, Parathormon, Albumin), Urinuntersuchung (v. a. Eiweiß, Erythrozyten, Sediment), Sonografie, ggf. Nierenbiopsie, Echokardiografie, Röntgen-Thorax
- Ödeme: ➤ 2.5.4
- Auffälligkeiten des Urins: Anamnese (Trinkmenge, Medikamente), Symptome, Urinuntersuchung (U-Stix und Sediment, ➤ 7.16), harnpflichtige Substanzen (➤ 7.16), Sonografie

2.16.5 Palpation

Die **Palpation** der Nieren erfolgt in Rückenlage. Wegen der anatomischen Lage kann evtl. nur der rechte untere Nierenpol getastet werden. Beurteilt wird die Größe: große tastbare Niere → Zystenniere, Tumor.

2.16.5 Palpation

Die Palpation der Nierenlager ist wegen der schlechten Zugänglichkeit der Organe kaum möglich.

Durchführung

Der Patient liegt mit entspannter Abdomen- und Rückenmuskulatur in **Rückenlage.** Die Nieren werden bimanuell untersucht. Bei der Untersuchung der rechten Niere steht der Therapeut rechts vom Patienten. Mit der linken Hand die Lendenregion bauchwärts drücken, die Finger der rechten Hand kaudal des Rippenbogens auflegen. Den Patienten auffordern, tief einzuatmen. Während der Inspiration die unter dem Rippenbogen liegende rechte Hand mit den Fingerkuppen nach dorsal drücken. Die Untersuchung der linken Niere erfolgt analog, wobei der Untersucher auf der linken Patientenseite steht.

Es ist auch möglich, beide Nieren von der rechten Patientenseite aus zu palpieren. Die Palpation der rechten Niere entspricht dem oben beschriebenen Vorgang. Zur Palpation der linken Niere mit der linken Hand in den linken Lendenbereich greifen und die Partie bauchwärts drücken. Mit der rechten Hand kann dann die Nierenpalpation vorgenommen werden (➤ Abb. 2.70).

ABBILDUNG 2.70

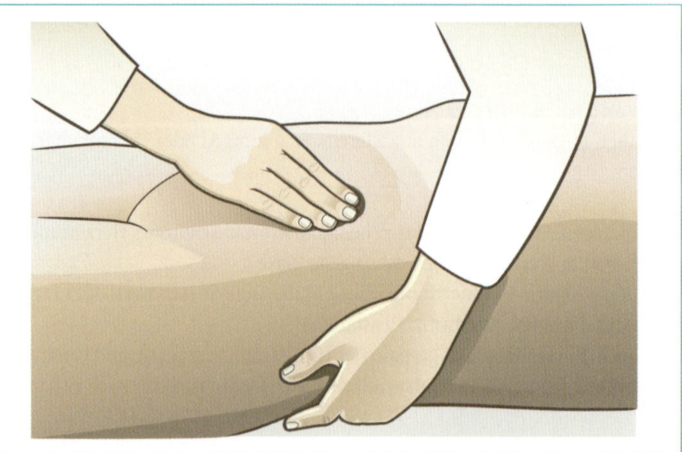

Abb. 2.70 Palpation der linken Niere [L255]

Normalbefund

Bei schlanken Patienten ist meist der untere rechte Nierenpol tastbar. Die linke Niere ist meist nicht zu tasten.

Pathologische Befunde

- Leicht zu erreichende Nieren: bei Senk- oder Wandernieren
- Vergrößerung der Nieren: bei Zystennieren, Nierenzysten, Tumoren

WEITERFÜHRENDE DIAGNOSTIK

- V. a. Nierenerkrankungen: ➤ 2.16.4
- Senk- und Wanderniere: Anamnese (lageabhängige Schmerzen durch Absenkung der Niere nach kaudal im Stehen), Symptome; weiteres Vorgehen ➤ 2.16.4

2.16.6 Perkussion

Bei der Perkussion werden die Nieren auf **Klopfschmerzhaftigkeit** geprüft.

Durchführung

Die Perkussion erfolgt am sitzenden oder stehenden Patienten. Die Flanken mit der Handkante oder Fingerkuppen zunächst vorsichtig orientierend perkutieren oder die aufgelegte Hand beklopfen (➤ Abb. 2.71). Sind keine Schmerzen vorhanden, kann die Perkussion etwas stärker wiederholt werden.

2.16.6 Perkussion

Die **Perkussion** erfolgt im Sitzen. Beurteilt wird die Klopfschmerzhaftigkeit der Nierenlager, was Hinweise auf eine Pyelonephritis oder einen Harnstau gibt.

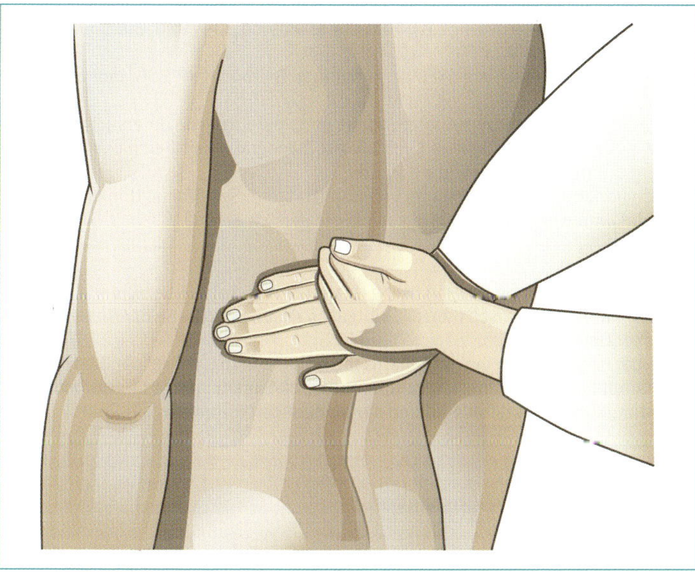

ABBILDUNG 2.71

Abb. 2.71 Perkussion der Nierenlager [L255]

Normalbefund

Kein Klopfschmerz über den Nierenlagern.

Pathologische Befunde

Klopfschmerzhafte Nierenlager bei Pyelonephritis, Abszessen oder Harnstau.

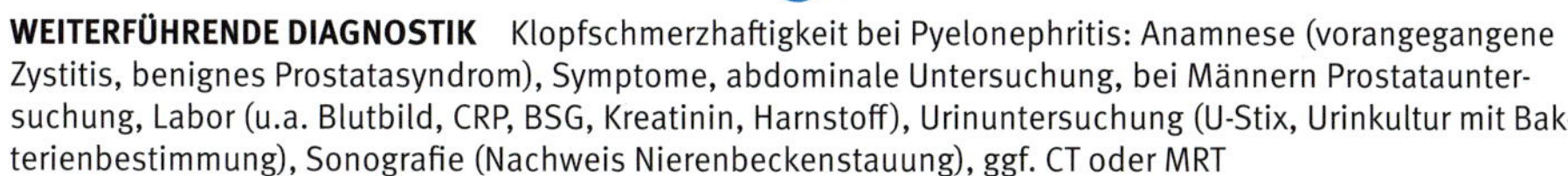

WEITERFÜHRENDE DIAGNOSTIK Klopfschmerzhaftigkeit bei Pyelonephritis: Anamnese (vorangegangene Zystitis, benignes Prostatasyndrom), Symptome, abdominale Untersuchung, bei Männern Prostatauntersuchung, Labor (u.a. Blutbild, CRP, BSG, Kreatinin, Harnstoff), Urinuntersuchung (U-Stix, Urinkultur mit Bakterienbestimmung), Sonografie (Nachweis Nierenbeckenstauung), ggf. CT oder MRT

2.16.7 Auskultation

Auskultiert werden mögliche periumbilikale Strömungsgeräusche über den **Aa. renales.** Die Strömungsgeräusche geben Hinweise auf eine Stenose dieser Gefäße.

2.16.7 Auskultation

Die Aa. renales können periumbilikal **auskultiert** werden.

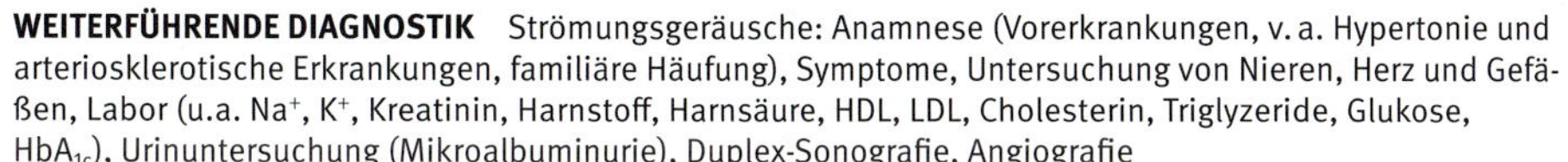

WEITERFÜHRENDE DIAGNOSTIK Strömungsgeräusche: Anamnese (Vorerkrankungen, v. a. Hypertonie und arteriosklerotische Erkrankungen, familiäre Häufung), Symptome, Untersuchung von Nieren, Herz und Gefäßen, Labor (u.a. Na^+, K^+, Kreatinin, Harnstoff, Harnsäure, HDL, LDL, Cholesterin, Triglyzeride, Glukose, HbA_{1c}), Urinuntersuchung (Mikroalbuminurie), Duplex-Sonografie, Angiografie

2.16.8 Funktionsprüfung

Wichtige **Funktionsprüfungen:**
- Urinuntersuchung
- Blutuntersuchung: harnpflichtige Substanzen

2.16.8 Funktionsprüfung

Bei der Funktionsprüfung kann der Urin zunächst makroskopisch beurteilt werden. Ferner ist eine Teststreifenuntersuchung möglich. Zusätzlich können eine Sedimentuntersuchung, 24-Stunden-Sammelurin und eine laborchemische Blutuntersuchung durchgeführt werden. Innerhalb der weiterführenden Verfahren ist die Sonografie besonders wichtig.

Urinuntersuchung

➢ 7.16

WEITERFÜHRENDE DIAGNOSTIK

- Glukosurie: Anamnese (bekannter Diabetes mellitus), Symptome, internistische und neurologische Untersuchung, Labor (u.a. Blutbild, Glukose, HbA_{1c}, harnpflichtige Substanzen, HDL, LDL, Cholesterin, Triglyzeride, GOT, GPT, γ-GT)
- Hämaturie: ➢ Drei-Gläser-Probe ➢ 7.16.3
- Leukozyturie: Anamnese, Symptome, Nierenuntersuchung, Labor (u.a. Blutbild, CRP, BSG, harnpflichtige Substanzen), Urinsediment (Suche nach Leukozytenzylindern), Urinkultur mit Keimbestimmung, Sonografie der Nieren, ggf. Zystoskopie, Untersuchung der Prostata
- Proteinurie: Anamnese, Symptome, internistische Untersuchung, Labor (u.a. Blutbild, CRP, BSG, Albumin, harnpflichtige Substanzen, Elektrophorese), Urinuntersuchung (Sammelurin mit quantitativer Proteinbestimmung und elektrophoretischer Untersuchung), weitere Untersuchungen je nach Ursache
- Nitrit positiv: ➢ Leukozyturie
- Nitrit negativ und Symptome einer Infektion der ableitenden Harnwege: ➢ Leukozyturie
- Ketonurie: Anamnese (Fastenkuren, bekannter Diabetes mellitus), Symptome, internistische und neurologische Untersuchung, Labor (u.a. Blutbild, Glukose, HbA_{1c}, harnpflichtige Substanzen, HDL, LDL, Cholesterin, Triglyzeride)
- Bilirubinurie: Anamnese (Vorerkrankungen von Leber, Gallenwegen und Pankreas), Symptome, Untersuchung des Abdomens (v. a. Leber, Gallenwege, Pankreas), Labor (u.a. Blutbild, CRP, BSG, Bilirubin, AP, γ-GT, GOT, GPT, PCHE, Albumin, Quick bzw. INR, PTT)
- Urobilinurie: Anamnese, Symptome, Untersuchung der Milz, Labor (u.a. Blutbild, CRP, BSG, indirektes Bilirubin, LDH, Haptoglobin)
- Iso-, Hypo- oder Asthenurie: Anamnese, Symptome, internistische und neurologische Untersuchung, Labor (u.a. Blutbild, CRP, Na^+, K^+, Cl^-, Ca^{2+}, harnpflichtige Substanzen), Sonografie der Nieren und ableitenden Harnwege, ggf. CT, weitere Untersuchungen je nach Befund
- pH-Veränderungen: Anamnese (Ernährung, Medikamente, Vorerkrankungen), Symptome, Urinkultur bei V. a. Infektionen der ableitenden Harnwege, weitere Untersuchungen je nach Befund
- Erythrozyten ↑: ➢ Hämaturie
- Leukozyten ↑: ➢ Leukozyturie
- Epithelien und Zylinder: Anamnese, Symptome, internistische Untersuchung, Labor (u.a. Blutbild, Na^+, K^+, Cl^-, Ca^{2+}, CRP, BSG, CK, LDH, harnpflichtige Substanzen, Blutgasanalyse), Sonografie der Nieren mit ggf. Punktion und histologischer Untersuchung
- Kristalle: Anamnese, Symptome, internistische und orthopädische Untersuchung, Labor (u.a. Blutbild, Na^+, K^+, Ca^{2+}, AP, CRP, BSG, harnpflichtige Substanzen, Parathormon), 24-Sammelurin mit Bestimmung von u. a. Harnsäure, Ca^{2+}, Oxalat, Sonografie der Nieren und der ableitenden Harnwege, CT

Blutuntersuchung der nierenpflichtigen Substanzen

➢ 7.11

2.16.9 Differenzialdiagnostik

2.16.9 Differenzialdiagnostik

➢ Tab. 2.13

Tab. 2.13 Ausgewählte Differenzialdiagnosen von Erkrankungen der Nieren und ableitenden Harnwege sowie deren Befunde

Differenzialdiagnosen	Inspektion	Palpation und Perkussion	Funktionsprüfung
Akutes Nierenversagen	• Symmetrische Ödeme • Dyspnoe durch Lungenödem • Bewusstseinsstörung und neurologische Ausfälle durch Hirnödem und Anstieg der harnpflichtigen Substanzen	• Nieren evtl. vergrößert oder ohne Befund • Evtl. druckdolente Nierenlager	• Urin: – Anurische Phase: nicht möglich – Polyurische Phase: je nach Ursache pH-Verschiebung, niedriges spezifisches Gewicht, Leukozyten, Nitrit, Erythrozyten positiv • Blut: GFR ↓, harnpflichtige Substanzen ↑
Chronische Niereninsuffizienz	• Graues Hautkolorit • Kratzspuren • Foetor uraemicus • Symmetrische Ödeme, je nach Nierenleistung	• Nieren evtl. vergrößert oder nicht tastbar • Evtl. druckdolente Nierenlager	• Urin: – Isosthenurie, Proteine, Leukozyten positiv, pH-Verschiebung – 24-Stunden-Urin: reduzierte Urinmenge und Kreatinin-Clearance • Blut: GFR ↓, harnpflichtige Substanzen ↑
Glomerulonephritis	Je nach Nierenleistung: • Graues Hautkolorit • Kratzspuren • Foetor uraemicus • Symmetrische Ödeme	• Nieren evtl. vergrößert oder nicht tastbar • Evtl. druckdolente Nierenlager	• Urin: – Proteinurie < 3,5 g/Tag – Hämaturie – Sedimentuntersuchung: Erythrozytenzylinder und dysmorphe Erythrozyten • Blut: je nach Nierenleistung harnpflichtige Substanzen ↑
Nephrotisches Syndrom	Stark ausgeprägte symmetrische Ödeme oder Anasarka (stammbetonte Ödeme)	• Nieren evtl. vergrößert oder nicht tastbar • Evtl. druckdolente Nierenlager	• Urin: – Schaumiger Urin – Starke Proteinurie > 3,5 g/Tag • Blut: je nach Nierenleistung harnpflichtige Substanzen ↑, AT III ↓, γ-Globuline ↓ in der Elektrophorese

Tab. 2.13 Ausgewählte Differenzialdiagnosen von Erkrankungen der Nieren und ableitenden Harnwege sowie deren Befunde *(Forts.)*

Differenzialdiagnosen	Inspektion	Palpation und Perkussion	Funktionsprüfung
Nephrolithiasis	• Keine besonderen äußeren Zeichen • Wandernde, kolikartige Schmerzen	• Nieren evtl. vergrößert oder nicht tastbar • Meist einseitig klopfdolente Nierenlager	Urin: • Hämaturie • Sedimentuntersuchung: massenhaft Kristalle • Bei sekundärer Infektion Leukozyturie, Nitrit positiv, pH-Alkalisierung
Zystitis	Suprapubische Schmerzen	Ohne pathologischen Befund	• Urin: pH-Alkalisierung, Leukozyturie, evtl. Nitrit positiv • Blut: keine systemischen Entzündungszeichen
Pyelonephritis	• Fieber • Deutlich reduzierter Allgemeinzustand	• Nieren evtl. vergrößert oder nicht tastbar • Stark druckdolente Nierenlager	• Urin: – pH-Alkalisierung, Leukozyturie, evtl. Nitrit positiv – Sedimentuntersuchung: Leukozytenzylinder • Blut: systemische Entzündungszeichen ↑ (Leukozyten ↑, CRP ↑, BSG ↑)

LERNZIELKONTROLLE

- Demonstrieren Sie die Nierenuntersuchung!
- Eine 22-jährige Patientin stellt sich mit Schmerzen im Unterbauch, einer Dysurie und Pollakisurie vor. Die Beschwerden dauern seit 3 Tagen an und nehmen an Intensität zu. Die Patientin beschreibt den Uringeruch als streng. Blutbeimengungen werden verneint. Sie haben den Verdacht auf eine Zystitis. Welche Untersuchungen führen Sie durch? Welche Befunde erwarten Sie bei der Testreifenuntersuchung? Warum perkutieren Sie die Nierenlager?

2.17 Neurologische Untersuchung

2.17 Neurologische Untersuchung

LERNZIELE Fähigkeit zur Erhebung des Neurostatus' und Interpretation der erhobenen Befunde.

HINWEIS PRÜFUNG Die Erhebung des neurologischen Status' ist prüfungsrelevant und sollte im Hinblick auf Durchführung und Interpretation der Befunde sicher beherrscht werden. Darüber hinaus sind Grundkenntnisse über die weiterführende (apparative) Diagnostik relevant und sollten in groben Zügen genannt werden können. Diese werden überwiegend beim Facharzt durchgeführt.

2.17.1 Erster Eindruck

Der erste Eindruck vom Patienten kann bereits Hinweise auf potenziell vorhandene Erkrankungen des Nervensystems geben:

- **Anisokorie:** Unterschiedlich große Pupillenweite, die angeboren oder erworben ist. Eine erworbene Anisokorie kann auf eine intrakraniale Raumforderung hinweisen (➤ Abb. 2.72) und ist auf die Parese des N. oculomotorius zurückzuführen.
- **Schwindel:** Unsicherer Gang und Taumeln können auf Schwindel hinweisen (➤ 4.14.2). Er kann als Schwank- oder Drehschwindel auftreten, z. B. bei Erkrankungen des Vestibularorgans oder des Kleinhirns.
- **Tremor:** Kann als Ruhe- oder Aktionstremor auftreten (➤ 4.14.5).
- **Parese, Plegie:** Lähmungserscheinungen können direkt sichtbar sein durch Schonhaltung einer Körperhälfte oder einer Extremität, einen hängenden Mundwinkel im Gesicht oder der Patient benutzt einen Rollstuhl zur Fortbewegung. Paresen sind gekennzeichnet durch eine unvollständige Lähmung, eine Plegie ist eine vollständige Lähmung. Paresen und Plegien können Hinweise auf zentrale und periphere Störungen der Nervenbahnen sein (➤ 4.14.6).
- **Veränderungen der Mimik:** Bei Morbus Parkinson, zentralen oder peripheren Nervenbahnläsionen, z. B. Fazialisparese.

2.17.1 Erster Eindruck

Mögliche **auffallende Befunde:**
- Anisokorie
- Schwindel
- Tremor
- Paresen, Plegien
- Mimikveränderungen

ABBILDUNG 2.72

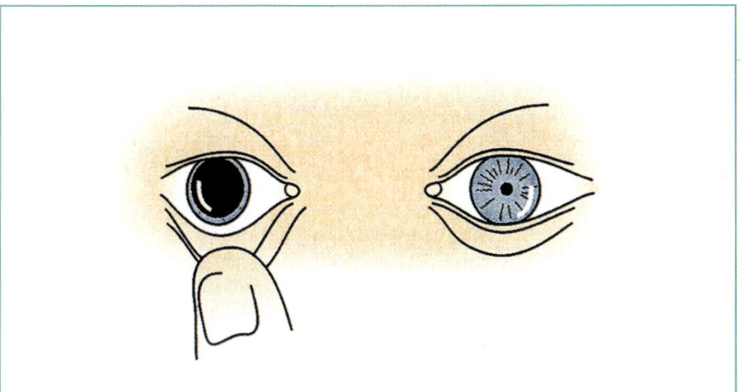

Abb. 2.72 Anisokorie [L106]

Auf den Punkt gebracht

2.17.2 Ausschluss eines Notfalls

Jeder **neurologischer Ausfall** stellt einen **Notfall** dar:
- Bewusstseinsstörung
- Akute Lähmungen
- Akute Sensibilitätsstörungen
- Akute stärkste Kopfschmerzen
- Krampfanfälle
- Positive Meningismuszeichen

2.17.2 Ausschluss eines Notfalls

Die wichtigsten und häufigsten neurologischen Notfälle sind:
- Bewusstseinsstörungen
- Akute Lähmungserscheinungen
- Akute Sensibilitätsstörungen
- Plötzliche stärkste Kopfschmerzen
- Positive Meningismus-, Nervendehnungszeichen
- Krampfanfälle
- Ungeklärte Anisokorie
- Reflexdifferenzen im Seitenvergleich
- Unstillbares, schwallartiges Erbrechen

2.17.3 Anamnestische Anhaltspunkte

Hinweisende **anamnestische Angaben:**
- Vorerkrankungen, z. B. Diabetes mellitus, Herzerkrankungen, Hypothyreose
- Familiäre Häufung
- Kopftraumen

2.17.3 Anamnestische Anhaltspunkte

Im Rahmen der Anamnese können folgende Angaben Hinweise auf neurologische Erkrankungen liefern:
- Internistische Vorerkrankungen, z. B. Diabetes mellitus, Herzerkrankungen, Hypothyreose, Speicherkrankheiten (Hämochromatose, Morbus Wilson), Leberzirrhose, Niereninsuffizienz
- Kopftrauma in der Vorgeschichte
- Akute oder chronische Kopfschmerzen
- Lähmungserscheinungen, Koordinationsschwierigkeiten, Tremor
- Sensibilitätsstörungen
- Stimmungsschwankungen
- Familiäre Häufung von Apoplexen und anderen neurologischen Erkrankungen

2.17.4 Meningendehnungszeichen

Meningendehnungszeichen sind bei meningealer Reizung, u. a. bei Meningitis, Subarachnoidalblutung und/oder Reizung der lumbosakralen Wurzeln, positiv. Dazu zählen:
- Brudzinski-Zeichen
- Lasègue-Zeichen
- Umgekehrtes Lasègue-Zeichen
- Bragard-Zeichen
- Kernig-Zeichen
- Lhermitte-Zeichen → entzündliche Prozesse des Rückenmarks

2.17.4 Meningendehnungszeichen

Brudzinski-Zeichen

Durchführung

Der Patient liegt auf dem Rücken. Der Kopf wird passiv gebeugt (➤ Abb. 2.73).

Normalbefund

Keine Schmerzen von Kopf oder Wirbelsäule.

Pathologische Befunde

Starke Kopfschmerzen mit Ausstrahlung in den Nacken und die Wirbelsäule. Gleichzeitig ist zusätzlich zur Beugung auch meist die Drehung des Kopfes eingeschränkt und der Patient zieht reflektorisch die Beine an. Ursache ist eine meningeale Reizung u. a. bei Meningitis, Enzephalitis, Subarachnoidalblutung, Tumoren der hinteren Schädelgrube.

Lasègue-Zeichen

Durchführung

Der Patient liegt in Rückenlage. Das gestreckte Bein passiv im Hüftgelenk beugen (➤ Abb. 2.73). Dadurch wird der N. ischiadicus gedehnt. Die schmerzfreie Beugestrecke wird in Gradzahl dokumentiert.

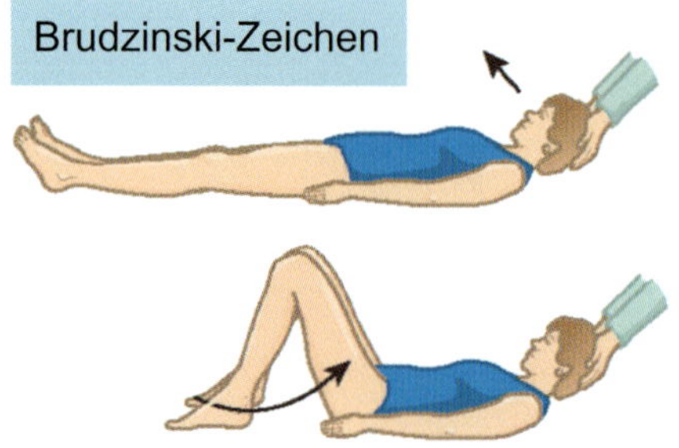

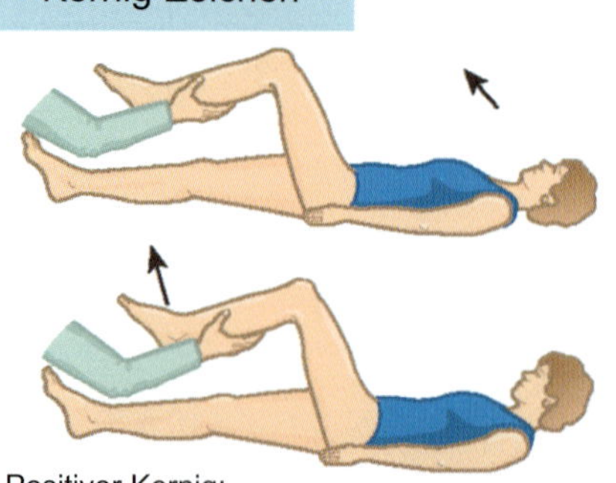

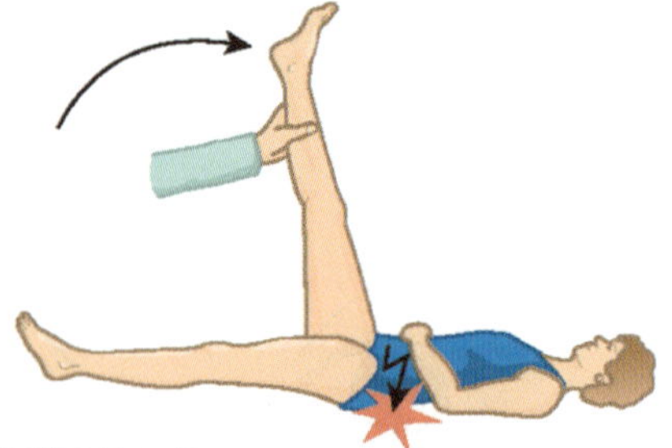

Abb. 2.73 Einige klinische Meningendehnungszeichen [L138]

Normalbefund

Keine Schmerzhaftigkeit während des Anhebens des gestreckten Beins.

Pathologische Befunde

Radikuläre Schmerzen vom lumbosakralen Bereich über Gesäß, Oberschenkel und Kniekehle bis zu den Zehen. Die Schmerzen können bereits bei wenigen Grad Beugung auftreten. Das Lasègue-Zeichen ist positiv bei meningealer Reizung und/oder Kompression der lumbosakralen Wurzeln. Die Höhe der Läsion lässt sich nicht bestimmen.

Bragard-Zeichen

Durchführung

Der Patient liegt auf dem Rücken. Es empfiehlt sich, das Bragard-Zeichen im Zusammenhang mit dem Lasègue-Zeichen zu testen. Wenn das Lasègue-Zeichen bei einer bestimmten Gradzahl schmerzhaft ist, das Bein zur Unterlage absenken und im schmerzfreien Bewegungsausmaß eine Dorsalextension des Fußes herbeiführen (➤ Abb. 2.74). Dabei wird der N. ischiadicus gedehnt, die Schmerzausstrahlung ist die gleiche wie beim Lasègue-Zeichen.

ABBILDUNG 2.74

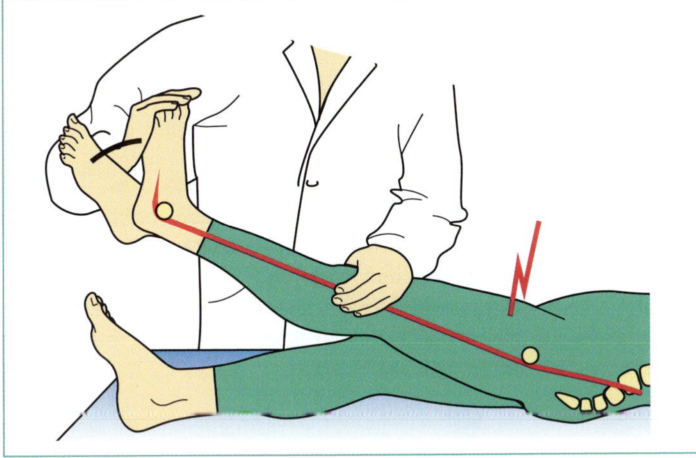

Abb. 2.74 Bragard-Zeichen [L106]

Normalbefund

Keine Schmerzhaftigkeit bei Dorsalextension des Fußes.

Pathologische Befunde

Radikuläre Schmerzen vom lumbosakralen Bereich über Gesäß, Oberschenkel und Kniekehle bis zu den Zehen. Die Schmerzen können bereits bei wenigen Grad Dorsalextension auftreten. Das Bragard-Zeichen ist positiv bei meningealer Reizung und/oder Kompression der lumbosakralen Wurzeln. Die Höhe der Läsion lässt sich nicht bestimmen.

Umgekehrter Lasègue

Durchführung

Der Patient befindet sich in Bauchlage mit gestreckten Beinen. Ein Bein passiv im Hüftgelenk strecken. Dabei wird der N. femoralis gedehnt. Die schmerzfreie Streckstrecke wird in Grad dokumentiert.

Normalbefund

Keine Schmerzhaftigkeit während der Streckung im Hüftgelenk.

Pathologische Befunde

Radikuläre Schmerzen vom lumbalen Bereich bis zur Vorderseite des Oberschenkels. Das umgekehrte Lasègue-Zeichen ist positiv bei meningealer Reizung und/oder Kompression der lumbalen Wurzeln.

Erkrankungen des Iliosakral- oder Hüftgelenks können zu einer Schmerzhaftigkeit während der Hüftextension führen. Sie äußern sich jedoch nicht als radikuläre Schmerzen. Meist handelt es sich um ziehende, dumpfe, lokalisierte Schmerzen.

Kernig-Zeichen

Durchführung

Das Kernig-Zeichen kann mit 2 Tests überprüft werden (➤ Abb. 2.73):

1. Der Patient liegt auf dem Rücken. Zunächst das Bein im Knie- und Hüftgelenk beugen, dann das Bein im Kniegelenk strecken.
2. Der Patient liegt auf dem Rücken. Das gestreckte Bein wird in der Hüfte gebeugt.

Normalbefund

1. Keine Schmerzhaftigkeit während der Beinstreckung.
2. Das Bein kann schmerzfrei ca. 80–90° im Hüftgelenk passiv gebeugt werden.

Pathologische Befunde

1. Radikuläre Schmerzen vom lumbosakralen Bereich über Gesäß, Oberschenkel und Kniekehle bis zu den Zehen beim Strecken des Beins.
2. Bei der passiven Beugung des gestreckten Beines im Hüftgelenk treten starke radikuläre Schmerzen auf, es kommt zu einer reflektorischen Beugung im Kniegelenk (➢ Abb. 2.73).

Das Kernig-Zeichen kann bei meningealer Reizung und/oder Kompression der lumbosakralen Wurzeln positiv sein. Die Höhe der Läsion lässt sich nicht bestimmen.

Lhermitte-Zeichen

Durchführung

Der Patient liegt auf dem Rücken. Der Kopf wird passiv gebeugt.

Normalbefund

Keine Schmerzhaftigkeit beim Beugen des Kopfes.

Pathologische Befunde

Obwohl die Durchführung des Lhermitte-Zeichens die gleiche wie beim Brudzinski-Zeichen ist, ist der pathologische Befund anders. Während Patienten beim positiven Brudzinski-Zeichen als Reaktion Kopfschmerzen mit Ausstrahlung in die Wirbelsäule angeben und reflektorisch die Beine anziehen, haben Patienten mit positiven Lhermitte-Zeichen elektrisierende Nervenschmerzen und Parästhesien entlang der Wirbelsäule, die bis in die Peripherie ausstrahlen. Das Lhermitte-Zeichen ist positiv bei entzündlichen Prozessen im Bereich des Rückenmarks, z. B. bei der multiplen Sklerose.

WEITERFÜHRENDE DIAGNOSTIK

- V. a. Meningitis und Enzephalitis: Anamnese, Symptome, Labor (u.a. Differenzialblutbild, Na^+, K^+, CRP, BSG, Glukose, Leber- und Nierenparameter, Blutkulturen, spezifische Serologie), Liquorpunktion und -untersuchung (Zellzahl mit Zelldifferenzierung, Eiweiß, Gramfärbung zur Keimdifferenzierung, Liquorkultur, Glukose, Laktat), orientierende internistische Untersuchung, CT oder MRT
- V. a. Subarachnoidalblutung: Anamnese, Symptome, Labor (u.a. Differenzialblutbild, Na^+, K^+, CRP, BSG, Glukose, TSH, FSH, STH, Kortisol), CT (Blutungsnachweis), ggf. MRT (v. a. bei subakuten Fällen), CT-Angiografie, ggf. Lumbalpunktion, internistische Untersuchung, EKG
- V. a. Kompression der lumbosakralen Wurzeln: Anamnese, Symptome, internistische und orthopädische Untersuchung, Röntgen-Wirbelsäule, CT oder MRT, Labor (u.a. Differenzialblutbild, Na^+, K^+, CRP, BSG, Leber-, Nierenwerte), Elektromyografie, Elektroneurografie, EKG
- V. a. multiple Sklerose: Anamnese, Symptome, MRT, Liquorpunktion mit Liquordiagnostik (Zellzahl, Zelldifferenzierung, Nachweis von Plasmazellen, Elektrophorese mit Nachweis von oligoklonalen Banden), Labor (u.a. Differentialblutbild, CRP, Leber-, Nierenwerte, Na^+, K^+, Ca^{2+}, ANA, RF, Elektrophorese, Vitamin B_{12}, Folsäure, spezifische Serologie u. a. AK gegen HIV, Lues, Borrelien), visuell und akustisch evozierte Potenziale, internistische und ophthalmologische Untersuchung

2.17.5 Sensibilität

2.17.5 Sensibilität

Die Sensibilität wird über freie Nervenendigungen oder spezielle Rezeptoren (u. a. Ruffini-Körperchen, Merkel-Tastscheiben, Vater-Pacini-Körperchen) von der Peripherie zum Gyrus postcentralis des Parietallappens des Gehirns geleitet. Die Prüfung der Sensibilität ist nicht besonders zuverlässig, weil sie von der Konzentration, Bewertung und Stimmung des Patienten abhängt.

Die Sensibilität kann unterteilt werden in:

- **Protopathische** Sensibilität: Schmerz, Druck- und Temperaturempfinden
- **Epikritische** Sensibilität: feine Berührung, Lage- und Vibrationsempfinden

Die Prüfung der Sensibilität kann als Prüfung der Oberflächen- oder Tiefensensibilität erfolgen.

Die **Oberflächensensibilität** wird geprüft als **Berührungsempfinden** (im Dermatomverlauf), Schmerz- und Temperaturempfinden.

- Normalbefund: seitengleiche Empfindung
- Seitenunterschied → spinale Erkrankung
- Symmetrische, distale Ausfälle → Polyneuropathie
- Hypästhesie → Apoplex, Kauda-Syndrom

Oberflächensensibilität

Berührungsempfinden

Durchführung

Mit Fingerkuppen, einem Pinsel oder einem Wattebausch die Haut im Dermatomverlauf im Seitenvergleich bestreichen (➢ Abb. 2.75).

Auf den Punkt gebracht

ABBILDUNG 2.75

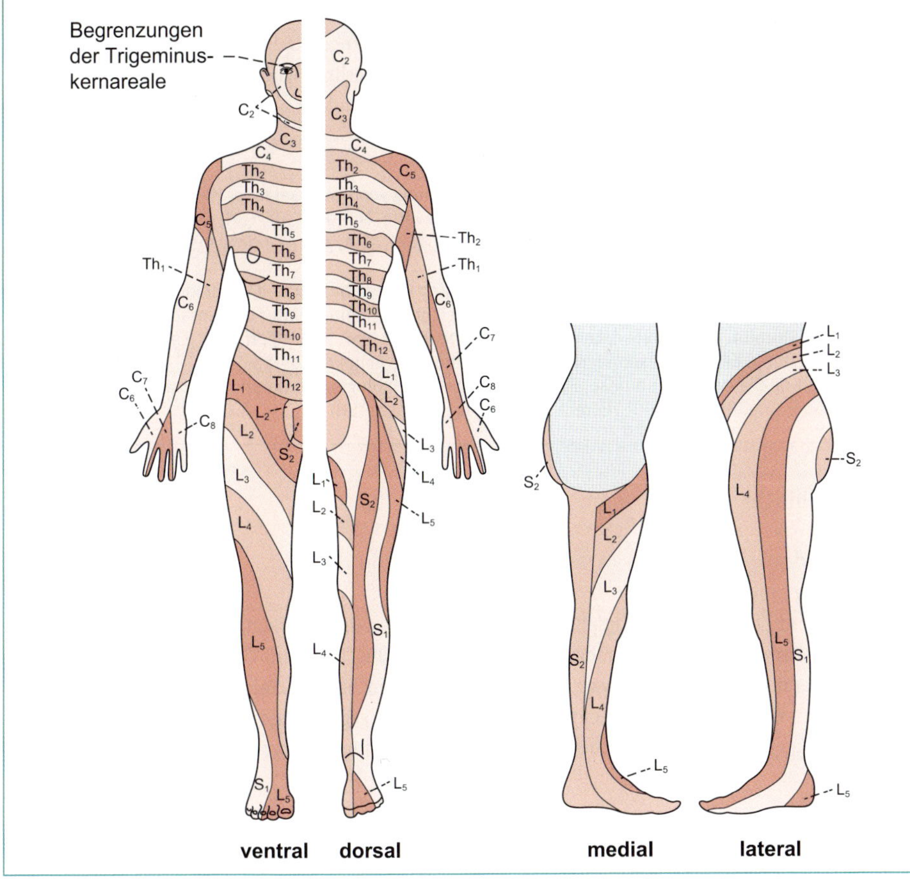

Abb. 2.75 Dermatome [L231]

Normalbefund

Berührungsempfindung ist seitengleich und ohne Unterschied zwischen proximalen und distalen Körperarealen.

Pathologische Befunde

- Seitenunterschied: bei spinalen Erkrankungen
- Berührungsunterschied zwischen distalen und proximalen Körperabschnitten: bei Polyneuropathie (symmetrischer, distaler Verlust der Sensibilität)
- Störungen im Berührungsempfinden können sich äußern als
  - **Hypästhesie:** Verminderung der Empfindung
  - **Anästhesie:** Verlust der Empfindung
  - **Hyperästhesie:** gesteigerte Empfindung
  - **Dysästhesie bzw. Parästhesie:** schmerzhafte bzw. veränderte Empfindung im Sinne von z. B. Ameisenlaufen

Schmerzempfinden

Durchführung

Eine Hautfalte kneifen oder mit einer sterilen Einmalkanüle berühren.

Normalbefund

➢ Berührungsempfinden

Pathologische Befunde

Reduziertes Schmerzempfinden bei neurologischen Erkrankungen, z. B. bei Polyneuropathie, Kauda-Syndrom, Querschnittssyndrom, Apoplex, aber auch beim Borderline-Syndrom.

Temperaturempfinden

Durchführung

Metall- und Plastikstempel oder warme und kalte Gefäße auf die Haut aufsetzen.

Normalbefund

➢ Berührungsempfinden

Pathologische Befunde

Reduziertes Temperaturempfinden bei neurologischen Erkrankungen, z. B. bei Polyneuropathie, Kauda-Syndrom, Querschnittssyndrom, Apoplex, aber auch beim Borderline-Syndrom.

WEITERFÜHRENDE DIAGNOSTIK

- V. a. Polyneuropathie: Anamnese, Symptome, Untersuchung von Haut, Gefäßen, Herz und Schilddrüse, Labor (v.a. Differentialblutbild, CRP, BSG, Leber-, Nierenwerte, Na^+, K^+, Ca^{2+}, TSH, Glukose, HDL, LDL, Cholesterin, Triglyzeride, CK, Elektrophorese, Vitamin B_{12}, ggf. RF, ANA, ggf. AK-Nachweis gegen Borrelien, HIV), Nervenleitgeschwindigkeit, ggf. Elektromyografie
- Kauda-, Querschnittssyndrom: ➢ 2.17.4 ➢ Kompression der lumbosakralen Wurzeln
- V. a. Apoplex: Anamnese, Symptome, Prüfung der Gesichts-, Armmuskulatur und Sprache, CT oder MRT, Labor (u.a. Blutbild, CRP, Glukose, Leber-, Nierenwerte, Quick bzw. INR, PTT, Na^+, K^+, Ca^{2+}), Herz- und Gefäßuntersuchung, EKG, Duplexsonografie, transösophageale Echokardiografie
- V. a. Borderline-Syndrom: Anamnese, Symptome, psychopathologischer Befund, internistische Untersuchung, Labor (u.a. Blutbild, CRP, Nieren-, Leberwerte, Glukose, TSH)

Die **Tiefensensibilität** wird geprüft als **Lage-** und **Vibrationsempfinden.**

- Normalbefund: seitengleiche Empfindung, Vibrationsempfinden obere Extremität mind. $^7/_8$, untere Extremität mind. $^6/_8$.
- Gestörte Tiefensensibilität → Polyneuropathie, Atrophie der Hinterstränge

Tiefensensibilität

Lageempfinden

Durchführung

Mit Daumen und Zeigefinger das Endglied eines Fingers beugen und strecken, ohne die Nachbarfinger zu berühren. Der Patient muss mit geschlossenen Augen die Richtung angeben. Vorab müssen sich Therapeut und Patient darauf geeinigt haben, was „oben" und was „unten" ist. Bei einer anderen Methode, das Lageempfinden zu überprüfen, den Patienten auffordern, mit der gegenseitigen Extremität bei ebenfalls geschlossenen Augen die vom Untersucher an der anderen Extremität vorgegebene Haltung nachzuahmen.

Normalbefund

Korrekte Bezeichnung der Richtung, in welche die Gliedmaße bewegt wurde, oder korrekte Nachahmung der vorgegebenen Haltung der Extremität.

Pathologische Befunde

Unfähigkeit zur Unterscheidung der Richtung, in welche die Gliedmaßen bewegt werden, oder fehlerhafte Nachahmung der vorgegebenen Haltung können Hinweise auf eine gestörte Perzeption oder Störungen in der Nervenüberleitung sein, z. B. bei funikulärer Myelose (durch Vitamin-B_{12}-Mangel hervorgerufene Polyneuropathie und Degeneration der Hinter- und Seitenstränge) oder Polyneuropathie (anderer Genese).

Vibration

Durchführung

Zunächst eine angeschlagene Stimmgabel mit 64 oder 128 Hz am Sternum aufsetzen, damit der Patient weiß, was er spüren muss (➢ Abb. 2.76). Dann die angeschlagene Stimmgabel am medialen, lateralen Knöchel und der Großzehe aufsetzen. Der Patient muss sagen, wann er die Schwingung nicht mehr spürt. An der Skala das Vibrationsempfinden in Achteln ablesen. An der oberen Extremität das Vibrationsempfinden am Proc. styloideus ulnae beidseits durchführen.

ABBILDUNG 2.76

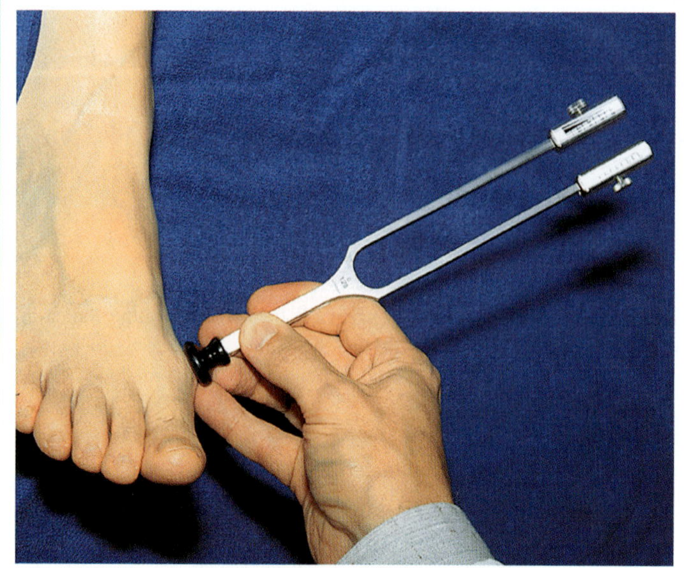

Abb. 2.76 Stimmgabel zur Prüfung des Vibrationsempfindens [M108]

Normalbefund

Mindestens $^6/_8$ an der unteren Extremität und mindestens $^7/_8$ an der oberen Extremität spürbar.

Pathologische Befunde

Weniger als $^6/_8$ an der unteren Extremität und weniger als $^7/_8$ an der oberen Extremität sind Hinweise auf eine Polyneuropathie.

WEITERFÜHRENDE DIAGNOSTIK ➤ Oberflächensensibilität

2.17.6 Motorik

Das motorische System umfasst die Muskulatur und deren Innervation.

2.17.6 Motorik

Bewegungsstörungen

Die Beweglichkeit der Muskulatur kann bereits beim ersten Eindruck des Patienten beurteilt werden. Die normale Muskelfunktion ist geschmeidig, zielgerichtet und koordiniert. Abweichungen können Hinweise auf Muskelerkrankungen, Erkrankungen der Motoneurone, Basalganglien oder des Kleinhirns geben.

Es können folgende Bewegungsstörungen unterschieden werden.

- **Akinesie** *(Bewegungslosigkeit)* und **Hypokinesie** *(Bewegungsarmut):* Spontanbewegungen sind entweder gar nicht oder nur spärlich vorhanden. Vorkommen bei Morbus Parkinson, Apoplex.
- **Hyperkinesie:** Spontanbewegungen sind reichlich vorhanden und laufen meist unwillkürlich und automatisch ab. Sie kommen v. a. bei Schädigung des extrapyramidalen Systems, z. B. bei Chorea Huntington, Enzephalitis, Morbus Wilson, als Folge eines Kernikterus', Blutungen, Traumen, als Medikamentennebenwirkung oder selten paraneoplastisch vor. Sie können auftreten als
  - **Athetotische** Bewegungen: langsame, wurmartige, geschraubte Bewegungen, meist an der distalen Muskulatur
  - **Choreatische** Bewegungen: schnelle, zuckende und unwillkürliche Bewegungen einzelnen Muskelgruppen
  - **Hemiballismus:** schleudernde, grobe Bewegungen einer Körperhälfte
- **Tremor** (*Zittern;* ➤ 4.14.5).
- **Myoklonus:** Blitzartige, klonische Zuckungen einzelner Muskelgruppen. Sie können auftreten bei Stoffwechselkrankheiten (z. B. Hyperthyreose, Leber-, Nierenversagen), als Medikamentennebenwirkung (z. B. Neuroleptika, Antidepressiva) oder bei neurologischen Erkrankungen (z. B. Morbus Parkinson, Demenzen).
- **Tics:** automatisch und reflexartig ablaufende Bewegungen, die willentlich meist bis zum gewissen Grad unterdrückt werden können. Sie können in motorische und vokale Tics unterteilt werden. Sie treten v. a. beim Tourette-Syndrom auf.

Bewegungsstörungen können auf Erkrankungen der Muskeln, Motoneurone, Basalganglien oder des Kleinhirns hinweisen:
- Akinesie, Hypokinesie → Morbus Parkinson, Apoplex
- Hyperkinesie (Athetose, Chorea, Hemiballismus) → Chorea Huntington, Morbus Wilson, Enzephalitis
- Tremor
- Myoklonus → Hyperthyreose, Neuroleptika, Morbus Parkinson
- Tics (motorisch, vokal) → Tourette-Syndrom

WEITERFÜHRENDE DIAGNOSTIK
- V. a. Morbus Parkinson: Anamnese, Symptome, MRT, Labor (u. a. Blutbild, CRP, BSG, Leber-, Nierenwerte, TSH, Kupfer i. S., ggf. genetische Untersuchung), internistische Untersuchung, psychopathologischer Befund
- V. a. Apoplex: ➤ 2.17.5
- V. a. Morbus Wilson: Anamnese, Symptome, Augenuntersuchung (Spaltlampe), internistische und psychopathologischer Befund, Labor (u. a. Kupfer i. S., Ceruloplasmin, Kupfer i. U., Blutbild, GOT, GPT, γ-GT, Bilirubin, AP, Albumin, Quick bzw. INR, PTT, PCHE, Eisen, Na^+, K^+, Phosphat), MRT
- V. a. Bewegungsstörungen bei internistischen Erkrankungen: Anamnese, Symptome, internistische Untersuchung, Labor (u. a. Differenzialblutbild, CRP, BSG, Na^+, K^+, Ca^{2+}, Nieren-, Leberparameter, TSH, Elektrophorese), EKG, Sonografie der Abdominalorgane, CT oder MRT, weitere Untersuchungen je nach Symptombild

Lähmung und Atrophie

Lähmung

Bei einer Lähmung ist die willentliche Bewegung eingeschränkt, die unwillkürlichen Mitbewegungen können verstärkt sein. Lähmungen können **schlaff** oder **spastisch** sein.

Zentrale Lähmungen entstehen durch Störungen meist im Gehirn und betreffen das 1. Motoneuron und das extrapyramidale System. Sie können beim Apoplex, insbesondere im Bereich der Capsula interna, bei multipler Sklerose, Tumoren oder Metastasen auftreten (➤ 4.14.6). **Periphere** Lähmungen können durch Läsion des motorischen Vorderhorns (2. Motoneuron) und Läsionen der peripheren Nerven bis zur motorischen Endplatte oder durch Muskelerkrankungen bedingt sein, z. B. Bandscheibenvorfall oder Polyneuropathie.

Lähmungen führen zur beeinträchtigten Motorik. Je nach Läsionsort lassen sich **schlaffe** (periphere, 2. Motoneuron) und **spastische** (zentrale, 1. Motoneuron) Formen unterscheiden.

Atrophie

Die Atrophie der Muskeln kann entweder auf Muskelerkrankungen oder auf die Läsion des 2. Motoneurons zurückzuführen sein. Atrophe Muskeln sind dünn und kraftlos.

Auf den Punkt gebracht

WEITERFÜHRENDE DIAGNOSTIK

- V. a. zentrale Störungen: ➤ 2.17.5
- V. a. Polyneuropathie: ➤ 2.17.5

Muskelkraft

Die **Muskelkraft** lässt sich in Grade (0 = keine Muskelaktivität bis 5 = normale Muskelkraft) einteilen.

Die **grobe** Muskelkraft wird über einen kräftigen Händedruck oder durch Beugung und Streckung im Knie- oder Ellbogengelenk gegen Widerstand überprüft. Man unterteilt folgende Kraftgrade:

- 0: keine Muskelaktivität
- 1: sichtbare Muskelkontraktionen, aber ohne Bewegungseffekt
- 2: Bewegungseffekt unter Ausschaltung der Eigenschwere
- 3: Bewegung auch gegen die Eigenschwere
- 4: Bewegung gegen mäßigen Widerstand möglich
- 5: Bewegung gegen großen Widerstand möglich, normale Muskelkraft

WEITERFÜHRENDE DIAGNOSTIK Störungen der groben Muskelkraft: Anamnese, Symptome, Labor (u.a. Differentialblutbild, CRP, BSG, Leber-, Nierenwerte, Na^+, K^+, Ca^{2+}, TSH, Glukose, HDL, LDL, Cholesterin, Triglyzeride, CK, Elektrophorese, Vitamin B_{12}, ggf. RF, ANA, ggf. AK-Nachweis gegen Borrelien, HIV), Elektromyogramm, Nervenleitgeschwindigkeit, ggf. Muskelbiopsie und neurogenetische Diagnostik

Muskeltonus

Veränderungen des **Muskeltonus'**:

- Hypertonus:
  - **Rigor:** erhöhter Grundtonus während der gesamten Bewegung (Zahnradphänomen)
  - **Spastik:** stärkster Widerstand am Anfang der Bewegung, der plötzlich nachlässt (Klappmesserphänomen)
- Hypotonus
- Parese: inkomplette Lähmung (gering ausgeprägte Paresen lassen sich mit dem Arm- und Beinhalteversuch prüfen)
- Plegie: komplette Lähmung
  - Monoplegie: einzelne Extremität betroffen
  - Hemiplegie: Halbseitenlähmung
  - Paraplegie: Lähmung beider Beine
  - Tetraplegie: alle 4 Extremitäten betroffen

Der Muskeltonus (Muskelspannung) wird durch die nervale Versorgung aufrechterhalten. Störungen der Innervation können zu unterschiedlichen Abweichungen führen, die nachfolgend beschrieben werden.

Hypertonus

Ein Hypertonus geht mit einer erhöhten Spannung des Muskels einher und kann unterteilt werden in:

- **Rigor:** erhöhter Grundtonus der Muskulatur, der während des gesamten Bewegungsablaufs bestehen bleibt
- **Spastik:** stark erhöhter Grundtonus der Muskulatur bis hin zur Verkrampfung, der zu Beginn einer passiven Bewegung zunimmt, dann plötzlich nachlässt

Rigor

Durchführung

Im Hand- oder Ellenbogengelenk alternierend beugen und strecken.

Pathologische Befunde

Durchgehender, entweder gleichbleibender (➤ Abb. 2.77a) oder ruckartiger Widerstand. Diese Art der Bewegungsstörung wird auch **Zahnradphänomen** genannt (➤ Abb. 2.77b). Der Rigor ist ein Hinweis auf eine extrapyramidale Störung, v. a. auf eine Basalganglienstörung.

ABBILDUNG 2.77A

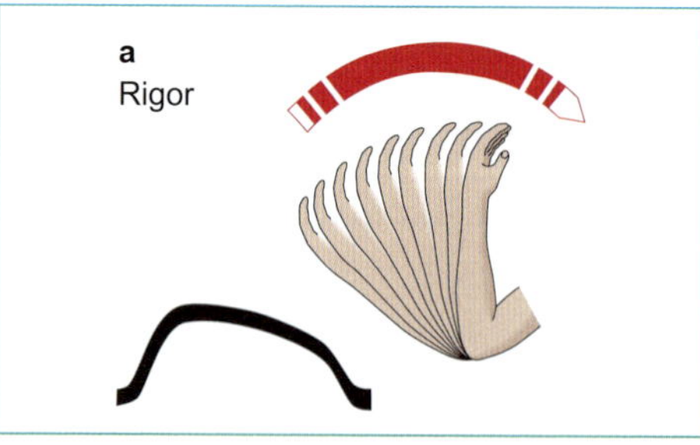

Abb. 2.77a Rigor mit gleichbleibend erhöhtem Widerstand [L190]

ABBILDUNG 2.77B

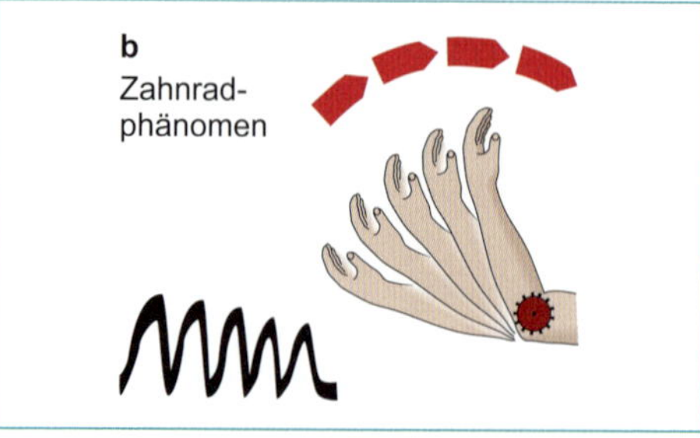

Abb. 2.77b Zahnradphänomen mit ruckartigem Widerstand [L190]

Spastik

Durchführung

Im Ellenbogengelenk alternierend beugen und strecken.

Pathologische Befunde

Stärkster Widerstand am Anfang der Bewegung, der sich aber „brechen" lässt, ist ein Hinweis auf eine zentrale Lähmung. Diese Bewegungsstörung wird auch **Taschenmesser-** oder **Klappmesserphänomen** genannt (➢ Abb. 2.78).

ABBILDUNG 2.78

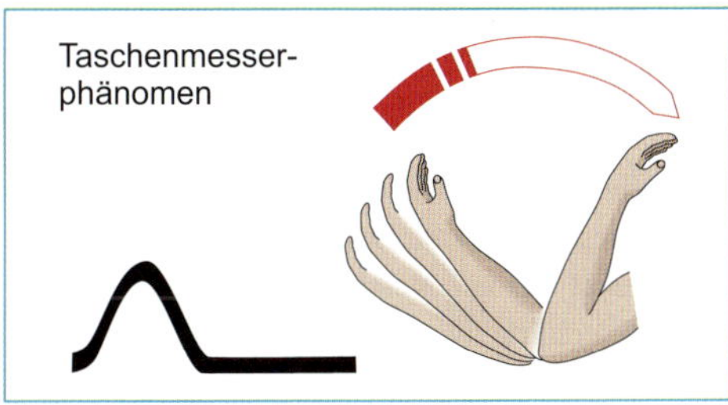

Abb. 2.78 Taschenmesserphänomen. Zu Beginn der Bewegung starker Widerstand, der plötzlich nachlässt. [L190]

WEITERFÜHRENDE DIAGNOSTIK

- Rigor: ➢ 2.17.6 ➢ Bewegungsstörungen
- Spastik: ➢ 2.17.5

Hypotonus

Ein Muskelhypotonus bzw. eine Muskelatonie geht mit einem erniedrigtem Tonus der Muskulatur oder dessen Verlust einher. Ursachen sind periphere oder Kleinhirnlähmungen.

Paralyse und Parese

Unter einer Paralyse versteht man eine vollständige Lähmung. Die Parese geht mit einer unvollständigen Lähmung einher und kann als „Schwäche" eines Muskels oder von Muskelgruppe imponieren. Ursache können eine periphere oder eine frische zentrale Läsion sein.

Je nach Art der Parese bzw. Plegie unterscheidet man:

- **Monoparese (Monoplegie):** Lähmung einer Gliedmaße, u. a. durch zentrale Erkrankungen (Apoplex, Tumoren, Metastasen) oder periphere Erkrankungen (Plexusläsion)
- **Hemiparese (Hemiplegie):** Lähmung einer Körperhälfte, u. a. durch Apoplex
- **Paraparese (Paraplegie):** Lähmung beider Beine, z. B. nach Rückenmarksverletzungen im lumbalen Bereich
- **Tetraparese (Tetraplegie):** Lähmung aller Gliedmaßen, z. B. nach Rückmarkverletzungen im Halswirbelbereich

Latente Parese (versteckte Parese)

Schweregefühl der betroffenen Extremität, das im Arm- und Beinhalteversuch geprüft wird.

Durchführung

Beim Armhalteversuch (➢ Abb. 2.79a) den Patienten auffordern, beide Arme hoch zu heben, Hände in Supinationsstellung (Handflächen nach oben). Beide Augen sind geschlossen.

Beim Beinhalteversuch (➢ Abb. 2.79b) den auf dem Rücken liegenden Patienten auffordern, beide Beine, die im Hüft- und Kniegelenk angewinkelt sind, in der Luft zu halten, wobei sich die Beine nicht berühren dürfen. Beide Augen sind geschlossen.

ABBILDUNG 2.79

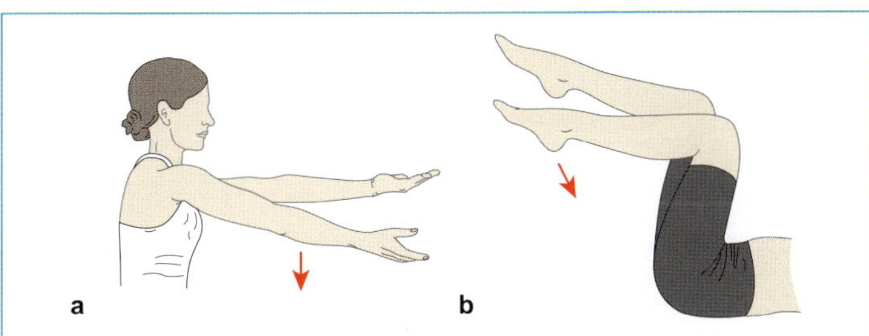

Abb. 2.79 **a** Armhalteversuch. **b** Beinhalteversuch. [L231]

Auf den Punkt gebracht

2.17.7 Reflexe

Ein **Reflex** ist eine unwillkürliche, gleich ablaufende Reaktion auf einen Reiz. Man unterscheidet:
- Eigenreflexe
- Fremdreflexe
- Pathologische Reflexe

Kennzeichen von **Eigenreflexen:**
- Monosynaptisch
- Nicht ermüdbar
- Folgen dem Alles-oder-Nichts-Prinzip
- Reizorgan = Erfolgsorgan
- Erleichterte Auslösung durch Jendrassik-Handgriff (Bahnung)
- Ein Reflex gilt erst nach erfolgloser Bahnung als fehlend

Zu den Eigenreflexen zählen:
- Masseterreflex (V)
- Bizepssehnenreflex (C5/C6)
- Trizepssehnenreflex (C7/C8)
- Radiusperiostreflex (C5/C6)
- Patellarsehnenreflex (L2/L4)
- Achillessehnenreflex (L5/S2)
- Seitendifferenzen sind auf Wurzelläsionen der entsprechenden Segmente zurückzuführen.

ABBILDUNG 2.81

Normalbefund

Kein Absinken der Arme oder Beine im jeweiligen Versuch.

Pathologische Befunde

- Absinken eines Arms oder Beins: bei ipsilateraler Schädigung im Kleinhirn
- Pronation und Flexion eines Arms im Ellenbogen oder leichte Abspreizbewegung der Finger oder Absinken des Beins: bei zentraler Läsion, z. B. nach zerebraler Ischämie (kontralateral)

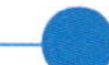

WEITERFÜHRENDE DIAGNOSTIK Parese, Plegie und versteckte Parese: ➤ 2.17.5

2.17.7 Reflexe

Ein Reflex ist eine immer gleich ablaufende, unwillkürliche Antwort auf einen Reiz. Als Reflexbogen werden hintereinander geschaltete Neurone bezeichnet, bei denen afferente Impulse aus Haut, Gelenken oder Eingeweiden in die Hintersäule des Rückenmarks geleitet werden. Von dort gelangen sie ins Rückenmark und Gehirn, wo die Verarbeitung erfolgt. Die efferenten Impulse ziehen zu den Motoneuronen, welche die Muskeln innervieren. Man unterscheidet:

- Eigenreflexe
- Fremdreflexe
- Pathologische Reflexe

Eigenreflexe

Eigenreflexe bestehen aus einem afferenten und einem efferenten Neuron mit einer Umschaltung im Rückenmark. Das Reizorgan ist identisch mit dem Erfolgsorgan. Ein Eigenreflex ist somit **monosynaptisch** und nicht ermüdbar (➤ Abb. 2.80). Die Auslösung erfolgt nach dem **Alles-oder-Nichts-Prinzip.** Eine erleichterte Auslösung (sog. Bahnung) erfolgt durch den **Jendrassik-Handgriff** für die Beinreflexe (➤ Abb. 2.81) oder Aufeinanderbeißen der Zähne für die Auslösung der Armreflexe.

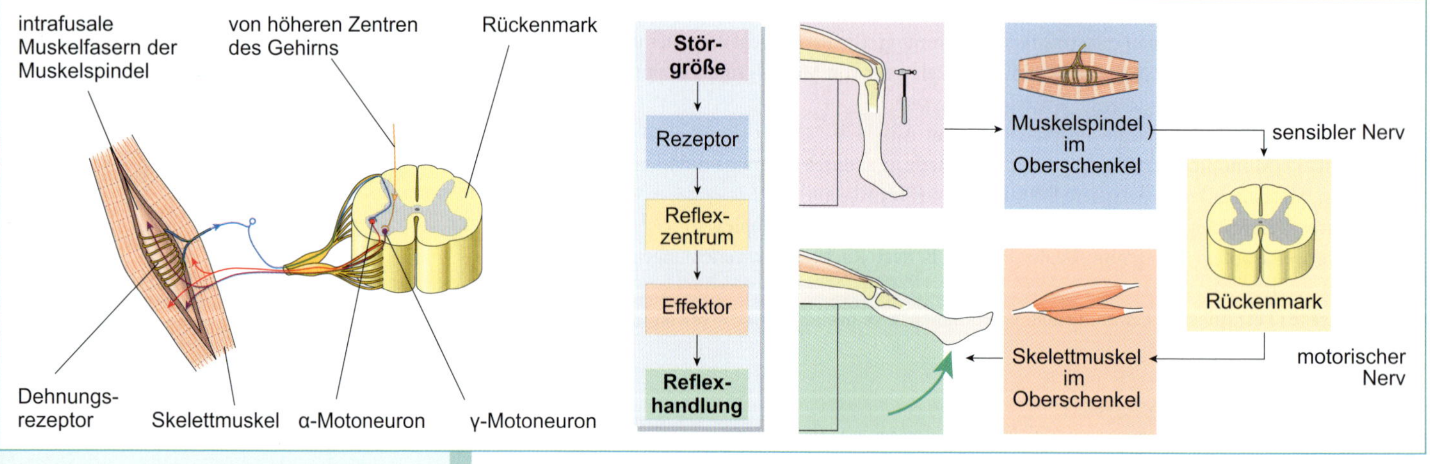

Abb. 2.80 Eigenreflex am Beispiel des Patellarsehnenreflexes [L190]

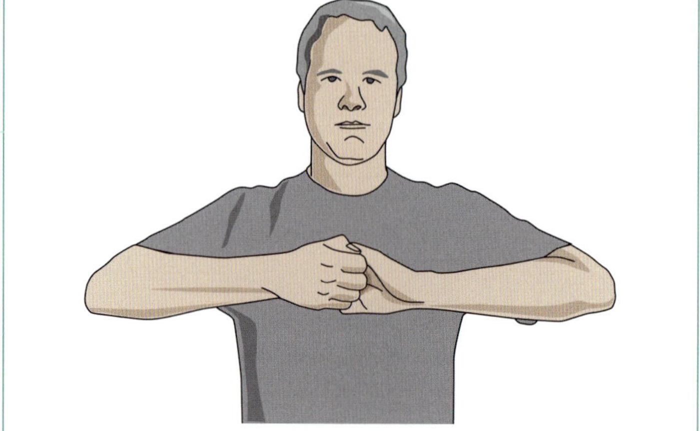

Abb. 2.81 Jendrassik-Handgriff [L157]

Die Testung der Eigenreflexe dient der Prüfung der spinalen neuronalen Verschaltung, die unter physiologischen Bedingungen seitengleich ist. Störungen der Reflexverschaltung, z. B. bei Erkrankungen des 1. und 2. Motoneurons, lösen eine Seitendifferenz bei der Reflexprüfung aus (➤ Tab. 2.14). Ein Reflex gilt erst dann als fehlend, wenn die Bahnung erfolglos war.

MERKE Reflexe immer im Seitenvergleich prüfen und beurteilen.

MERKE

Tab. 2.14 Übersicht über die Reflexveränderungen

Reflexveränderungen	Differenzialdiagnosen
Gesteigerte Reflexe	• Schädigung des 1. Motoneurons • Begleitend tritt eine Spastik auf
Lebhafte Reflexe	• Hyperthyreose • Nervöse und psychisch angespannte Patienten
Seitengleich abgeschwächte oder fehlende Reflexe	• Läsionen des 2. Motoneurons, z. B. bei Polyneuropathie durch Diabetes mellitus, Hypothyreose oder Vitamin B-Mangel • Muskelerkrankungen
Seitendifferenz	Einseitige Wurzelläsionen

TABELLE 2.14

Masseterreflex

Durchführung

Die Prüfung ist am sitzenden oder liegenden Patienten möglich. Gegen den auf dem Kinn liegenden Finger schlagen, der Mund ist leicht geöffnet (➤ Abb. 2.82).

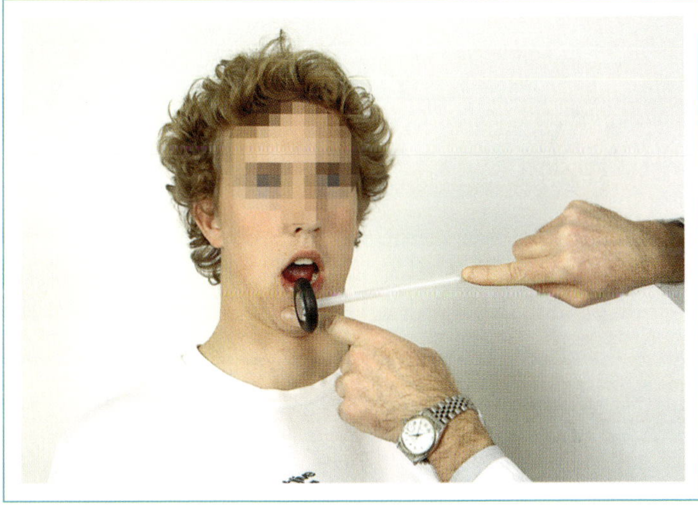

Abb. 2.82 Prüfung des Masseterreflexes [E420]

ABBILDUNG 2.82

Normalbefund

Kieferschluss.

Pathologische Befunde

Ausbleibender Kieferschluss bei Stammhirnschädigung mit Läsion des Trigeminuskerne und Läsionen der Trigeminusbahn.

Bizepssehnenreflex

Durchführung

Mit dem Reflexhammer auf den auf der Bizepssehne liegenden Finger schlagen (➤ Abb. 2.83). Der Arm sollte für die Reflexprüfung entspannt in einer leichten Beugestellung liegen.

Normalbefund

Seitengleiche Beugung im Ellenbogengelenk.

Pathologische Befunde

Seitendifferenzen bei Wurzelläsion von C5/C6.

ABBILDUNG 2.83

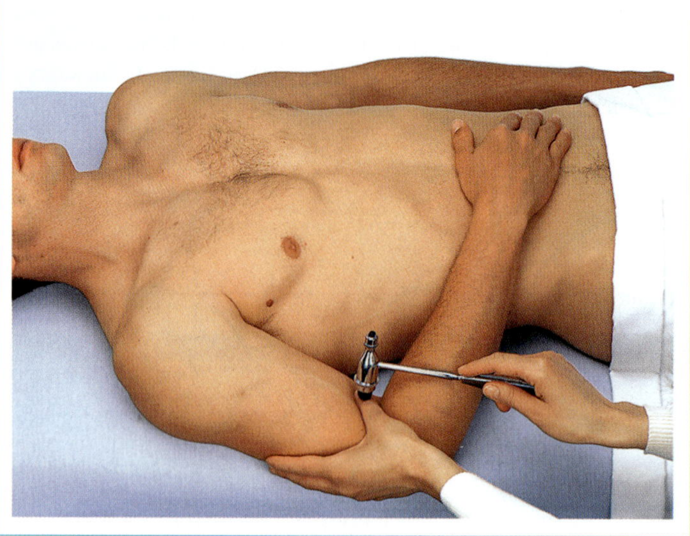

Abb. 2.83 Prüfung des Bizepssehnenreflexes [K116]

Trizepssehnenreflex

Durchführung

Mit dem Reflexhammer auf die Trizepssehne schlagen (➤ Abb. 2.84). Der Arm sollte für die Reflexprüfung entspannt in einer leichten Beugestellung liegen.

ABBILDUNG 2.84

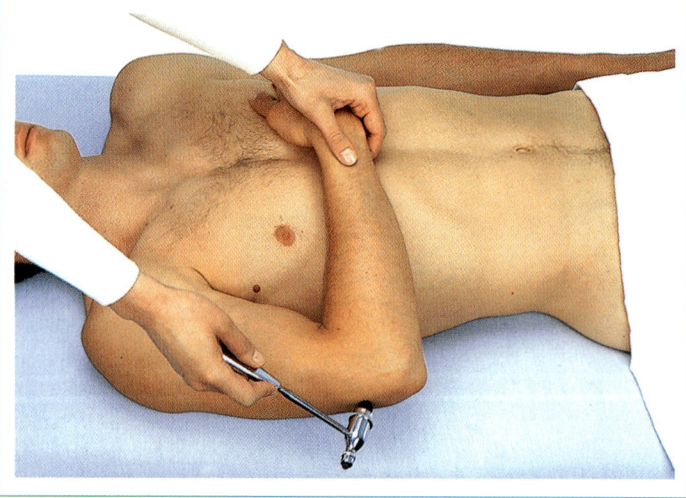

Abb. 2.84 Prüfung des Trizepssehnenreflexes [K116]

Normalbefund

Seitengleiche Streckung im Ellenbogengelenk.

Pathologische Befunde

Seitendifferenzen bei Wurzelläsion von C7/C8.

Radiusperiostreflex

Durchführung

Mit dem Reflexhammer auf die distale Radiuskante bei leicht gebeugtem Ellenbogengelenk schlagen (➤ Abb. 2.85).

Normalbefund

Seitengleiche Beugung im Ellenbogengelenk.

Pathologische Befunde

Seitendifferenzen bei Wurzelläsion von C5/C6.

Auf den Punkt gebracht

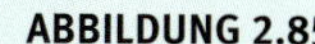

ABBILDUNG 2.85

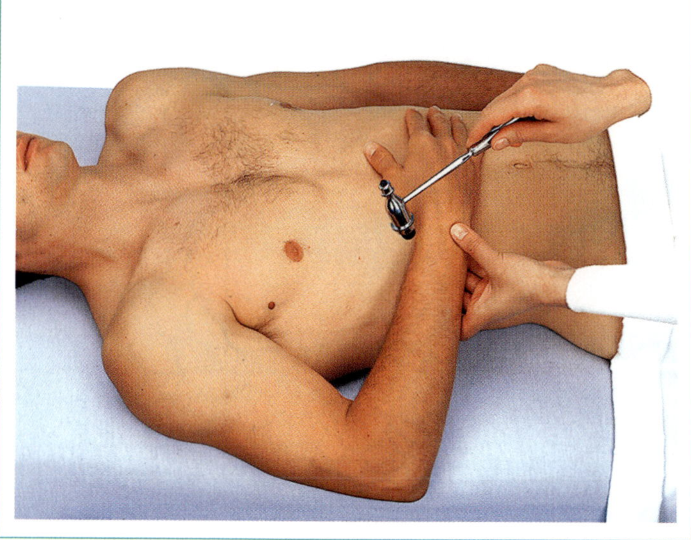

Abb. 2.85 Prüfung des Radiusperiostreflexes [K116]

Patellarsehnenreflex

Durchführung

Mit dem Reflexhammer auf die Patellarsehne bei leicht gebeugtem Kniegelenk schlagen (> Abb. 2.86). Die Prüfung des Patellarsehnenreflexes kann im Sitzen erfolgen oder besser im Liegen. Am liegenden Patienten das Kniegelenk leicht beugen.

ABBILDUNG 2.86

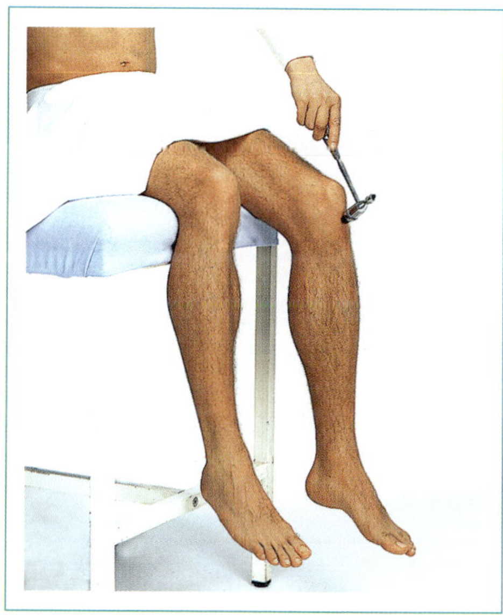

Abb. 2.86 Prüfung des Patellarsehnenreflexes [K116]

Normalbefund

Seitengleiche Streckung im Kniegelenk.

Pathologische Befunde

Seitendifferenzen bei Wurzelläsion von L2/L4.

Achillessehnenreflex

Durchführung

Die Prüfung des Achillessehnenreflexes kann im Sitzen oder im Liegen erfolgen. In beiden Fällen muss die Achillessehne etwas vorgedehnt werden. Im Sitzen den Fuß in eine leichte Dorsalextension bringen und dann die Achillessehne mit dem Reflexhammer beklopfen (> Abb. 2.87). Im Liegen zunächst das zu untersuchende Bein im Knie beugen und den proximalen Unterschenkel über den anderen Unterschenkel legen. Im Anschluss den Fuß in eine leichte Dorsalextension bringen und die Achillessehne beklopfen.

Auf den Punkt gebracht

ABBILDUNG 2.87

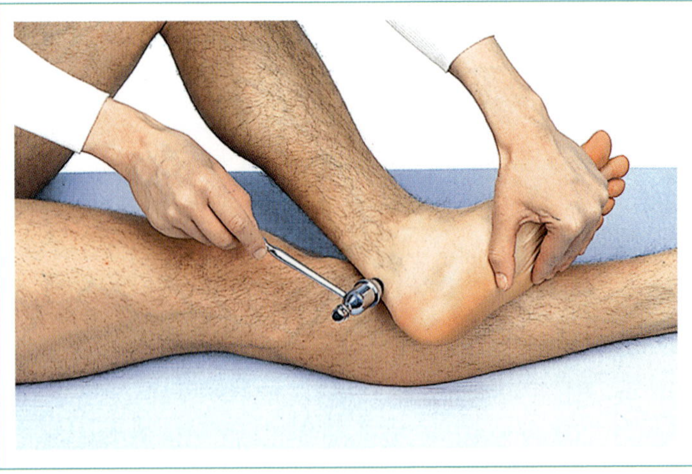

Abb. 2.87 Prüfung des Achillessehnenreflexes [K116]

Normalbefund

Seitengleiche Plantarflexion.

Pathologische Befunde

Seitendifferenzen bei Wurzelläsion von L5/S2.

WEITERFÜHRENDE DIAGNOSTIK

- Gesteigerte Reflexe: ➤ 2.17.4 multiple Sklerose
- Abgeschwächte Reflexe: ➤ 2.17.5 Polyneuropathie
- Seitenunterschiede (und Hinweis auf Wurzelläsionen): ➤ 2.17.4 Kompression der lumbosakralen Wurzeln

Kennzeichen von **Fremdreflexen:**

- Polysynaptisch
- Ermüdbar
- Reizorgan ≠ Erfolgsorgan
- Antwort abhängig von der Reizstärke

Zu den Fremdreflexen zählen:

- Kornealreflex: Fehlender Lidschluss → Läsion N. ophthalmicus und/oder N. facialis
- Pupillenreflex mit Prüfung der direkten und konsensuellen Lichtreaktion: fehlende Miosis → Läsionen des N. oculomotorius (+ Mydriasis), N. opticus
- Bauchhautreflex: fehlend → Adipositas, multiple Sklerose, Querschnittslähmung
- Kremasterreflex: fehlender Skrotumhochzug → Wurzelkompression (lumbal)
- Analreflex: fehlende Sphinkterkontraktion → Wurzelkompression (sakral)

Fremdreflexe

Fremdreflexe sind **polysynaptisch** verschaltet und **ermüdbar.** Das bedeutet, dass sie sich wenige Male nacheinander auslösen lassen, danach nimmt die Reizantwort ab, was auch als Habituation bezeichnet wird. Das Reizorgan entspricht nicht dem Erfolgsorgan (➤ Abb. 2.88). Die Antwort ist abhängig von der Reizstärke, die Reflexzeit ist relativ lang.

ABBILDUNG 2.88

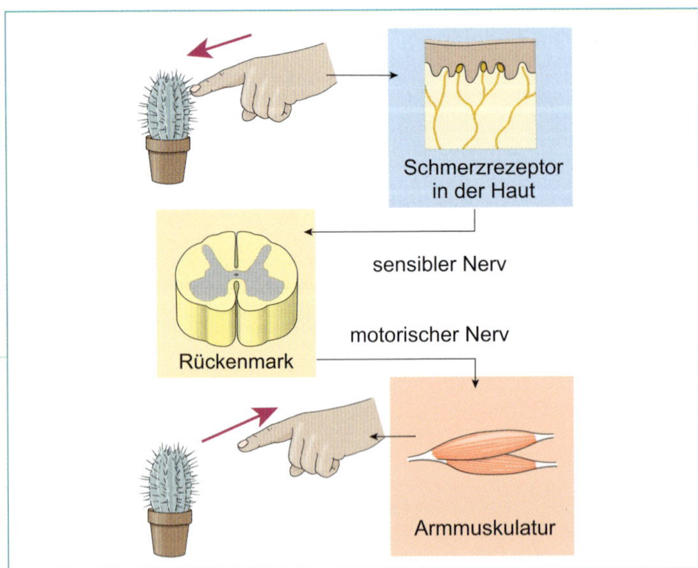

Abb. 2.88 Fluchtreflex als Fremdreflex [L190]

Kornealreflex

Mit dem Kornealreflex werden der N. ophthalmicus (afferenter Schenkel) und N. facialis (efferenter Schenkel) geprüft.

Durchführung

Die Kornea mit einem Wattebausch am liegenden oder sitzenden Patienten betupfen.

Normalbefund

Lidschluss.

Pathologische Befunde

Fehlender Lidschluss. Ursachen können sein:

- Lähmung der Hirnnerven: N. ophthalmicus (afferenter Schenkel) oder N. facialis (efferenter Schenkel)
- Läsionen im Bereich des Stammhirns

Pupillenreflex

Durchführung (➢ 2.21.6)

Mit der Pupillenreaktion werden der afferente Schenkel (N. opticus) und der efferente Schenkel (N. oculomotorius) der Reflexverschaltung überprüft. Der Patient fixiert einen Punkt in der Ferne, um eine Miosis durch Akkommodation zu unterbinden. Zunächst in ein Auge leuchten und die Reaktion am beleuchteten Auge überprüfen. Die physiologische Reaktion auf den Lichteinfall wird auch **direkte Lichtreaktion** genannt und ist als Miosis sichtbar. Danach noch mal in das gleiche Auge leuchten und die Reaktion am anderen Auge prüfen. Die physiologische Reaktion ist ebenfalls eine Miosis **(konsensuelle Lichtreaktion).** Grundlage dieser konsensuellen Lichtreaktion ist die anatomische Verknüpfung des afferenten Schenkels (N. opticus) mit beiden Okulomotoriuskernen, die dann durch den N. oculomotorius den M. sphincter pupillae innervieren.

Normalbefund

Seitengleiche Miosis bei der direkten und konsensuellen Lichtreaktion.

Pathologische Befunde

- Weite Pupille, keine Miosis bei der direkten Lichtreaktion und keine konsensuelle Lichtreaktion bei Beleuchtung des anderen Auges: Läsion des N. oculomotorius
- Keine Miosis bei der direkten Lichtreaktion, aber konsensuelle Lichtreaktion bei Beleuchtung des anderen Auges: Läsion des N. opticus
- Beidseits enge Pupillen mit kaum sichtbarer Reaktion auf Licht: Intoxikation mit Opiaten, E 605
- Beidseits weite Pupillen: Intoxikation mit Kokain, Halluzinogenen

Bauchhautreflex

Durchführung

Zügig die Bauchhaut von lateral nach medial beim auf dem Rücken liegenden Patienten bestreichen (➢ Abb. 2.89). Beteiligte spinale Segmente: Th6–Th12.

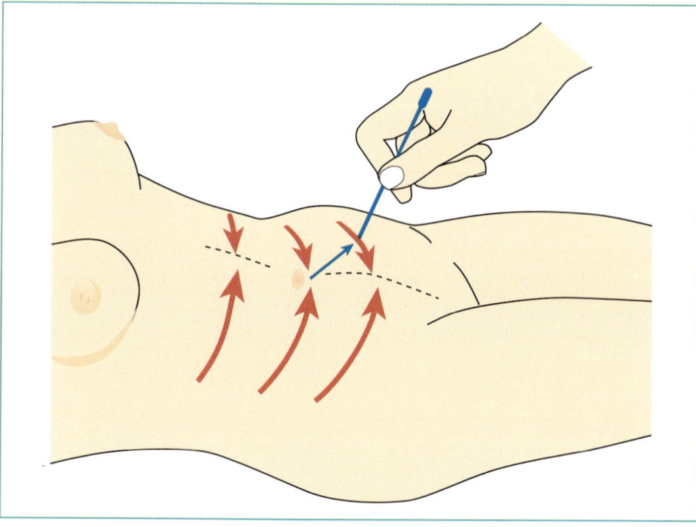

ABBILDUNG 2.89

Abb. 2.89 Prüfung des Bauchhautreflexes [L143]

Normalbefund

Kurze Kontraktion der Bauchmuskulatur.

Pathologische Befunde

Fehlende Reflexantwort bei Adipositas, Schwangerschaft, multipler Sklerose, Querschnittslähmung, nach Operationen

MERKE

MERKE Bei der multiplen Sklerose ist der Bauchhautreflex typischerweise erloschen. Ein fehlender Bauchhautreflex beweist die Erkrankung jedoch nicht.

Kremasterreflex

Durchführung

Oberschenkelinnenseite am liegenden Patienten bestreichen. Beteiligte spinale Segmente: L1–L2.

Normalbefund

Hochziehen des Skrotums auf der gleichen Seite.

Pathologische Befunde

Fehlender Skrotumhochzug, z. B. bei Wurzelkompression im Lumbalbereich.

Analreflex

Durchführung

Perianale Hautregion am seitlich liegenden Patienten bestreichen. Beteiligte spinale Segmente: S3–S5.

Normalbefund

Kontraktion des äußeren Sphinkters.

Pathologische Befunde

Ausbleibende Kontraktion des Sphinkters bei Wurzelkompression im Sakralbereich.

WEITERFÜHRENDE DIAGNOSTIK

- Pathologische Fremdreflexe: Anamnese, Symptome, Augenuntersuchung, MRT
- V. a. multiple Sklerose oder Wurzelkompression: ➤ 2.17.4

Pathologische Reflexe lassen sich bei Läsion der Pyramidenbahn auslösen. Bis zum ca. 18. Lebensmonat sind sie physiologisch.
Dazu zählen:
- Babinski-Zeichen
- Oppenheim-Zeichen
- Gordon-Scharfer-Zeichen

Bei allen diesen Tests ist die pathologische Antwort gleich: tonische Dorsalextension der Großzehe und gleichzeitige Spreizung der restlichen Zehen.

Pathologische Reflexe

Pathologische Reflexe können ausgelöst werden, wenn eine **Schädigung der Pyramidenbahn** vorliegt oder wenn diese noch nicht vollständig ausgereift ist. Bei Kindern bis zum ca. 18. Lebensmonat sind deshalb die pathologischen Reflexe physiologisch.

Babinski-Reflex

Durchführung

Den lateralen Fußrand von der Ferse im Bogen Richtung Großzehe am liegenden oder sitzenden Patienten bestreichen (➤ Abb. 2.90).

ABBILDUNG 2.90

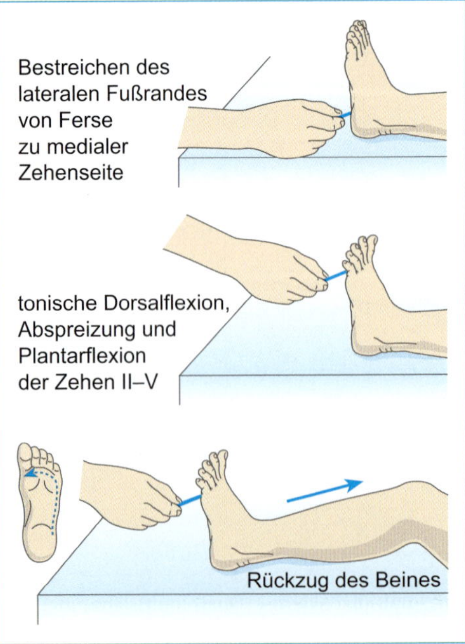

Abb. 2.90 Prüfung des Babinski-Reflexes [L106]

Normalbefund
Beugung der Zehen.

Pathologische Befunde
Tonische Dorsalextension der Großzehe und gleichzeitige Spreizung der restlichen Zehen.

Oppenheim-Zeichen

Durchführung
Die Tibiavorderkante am liegenden oder sitzenden Patienten bestreichen (➢ Abb. 2.91).

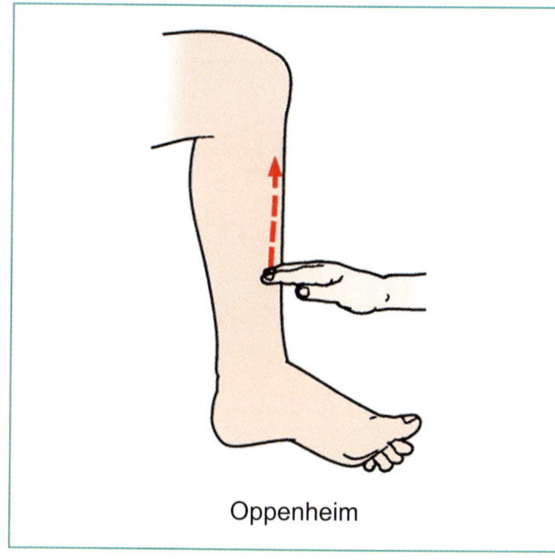

Abb. 2.91 Prüfung des Oppenheim-Zeichens [E989]

ABBILDUNG 2.91

Normalbefund
Beugung der Zehen.

Pathologische Befunde
Tonische Dorsalextension der Großzehe und gleichzeitige Spreizung der restlichen Zehen.

Gordon-Scharfer-Reflex

Durchführung
Die Wade am liegenden oder sitzenden Patienten kneten (➢ Abb. 2.92).

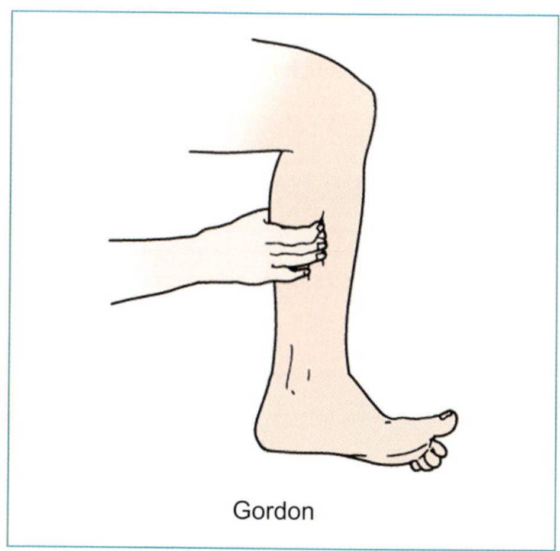

Abb. 2.92 Prüfung des Gordon-Scharfer-Reflexes [E989]

ABBILDUNG 2.92

Normalbefund
Beugung der Zehen.

Pathologische Befunde
Tonische Dorsalextension der Großzehe und gleichzeitige Spreizung der restlichen Zehen.

WEITERFÜHRENDE DIAGNOSTIK Positive pathologische Reflexe: ➢ 2.17.4 Multiple Sklerose, ➢ 2.17.5 Apoplex

Auf den Punkt gebracht

2.17.8 Kleinhirnzeichen

Die **Kleinhirnzeichen** dienen der Prüfung der Koordination, Feinmotorik, des Gleichgewichts und Muskeltonus.

Dazu zählen:

- Finger-Nase-Versuch
- Knie-Hacke-Versuch
- Diadochokinese
- Rebound-Phänomen
- Romberg-Stehversuch
- Unterberger-Tretversuch
- Strichgang, Blindgang, Hüpfen auf einem Bein

Abweichungen vom Normalbefund, u. a. unkontrollierte, ruckartige Bewegungen oder Tremor, sind bei allen Tests Hinweise auf eine gestörte Kleinhirnfunktion und/oder der leitenden Nervenbahnen.

2.17.8 Kleinhirnzeichen

Das Kleinhirn dient primär der Koordination von Bewegungsabläufen, der Feinmotorik, der Steuerung des Gleichgewichts und des Muskeltonus'. Die nachfolgenden Untersuchungen eignen sich für die Beurteilung der Kleinhirnfunktion. Abweichungen vom Normalbefund sind bei allen beschriebenen Tests Hinweise auf eine gestörte Kleinhirnfunktion und/oder der leitenden Nervenbahnen.

Finger-Nase-Versuch

Durchführung

Den Patienten auffordern, seinen Zeigefinger bei geschlossenen Augen zur Nasenspitze zu führen (➤ Abb. 2.93). Die Untersuchung kann im Liegen oder Sitzen durchgeführt werden.

ABBILDUNG 2.93

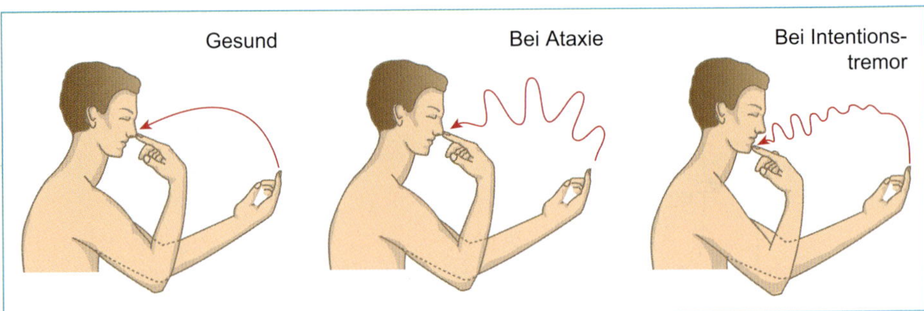

Abb. 2.93 Finger-Nase-Versuch [L138]

Normalbefund

Flüssige, zielgerichtete Bewegung des Zeigefingers zur Nasenspitze ohne Tremor.

Pathologische Befunde

- **Ruckartige, abgehakte, unkontrollierte Bewegung** (Ataxie) oder sogar Verfehlung der Nasenspitze
- **Intentionstremor:** Zittern, das umso stärker ausgeprägt ist, je näher der Finger am Zielobjekt ist; meist wird die Nasenspitze verfehlt

Ursachen können im Kleinhirn (u. a. Blutung, Tumor, multiple Sklerose) oder in den leitenden Bahnen liegen (Stoffwechselstörungen u. a. durch Vitamin-B-Mangel).

Knie-Hacke-Versuch

Durchführung

Der Patient setzt die Ferse eines Beins auf die Kniescheibe des anderen Beins auf und bewegt das Bein entlang der Schienbeinkante zum Fuß hin (➤ Abb. 2.94). Die Untersuchung kann im Liegen oder Sitzen durchgeführt werden.

ABBILDUNG 2.94

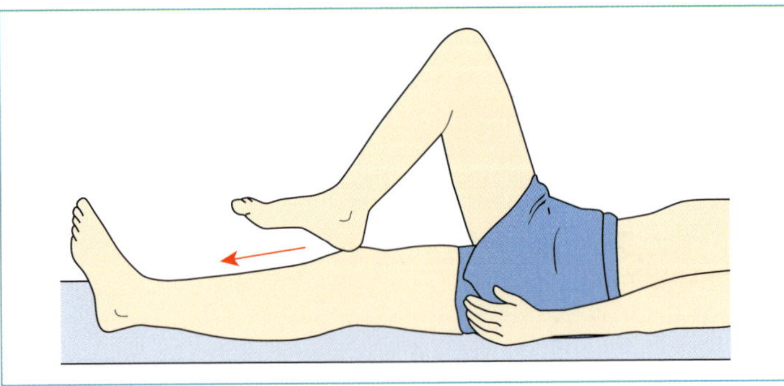

Abb. 2.94 Knie-Hacke-Versuch [L143]

Normalbefund

Flüssige, zielgerichtete Bewegung des der Ferse entlang der Tibiavorderkante ohne Tremor.

Pathologische Befunde

- **Ruckartige, abgehakte, unkontrollierte Bewegung** oder sogar Verfehlung der Tibiavorderkante
- **Intentionstremor:** Zittern, das umso stärker ausgeprägt ist, je näher die Ferse am Zielobjekt (Schienbeinvorderkante) ist

Ursachen können im Kleinhirn (u. a. Blutung, Tumor, multiple Sklerose) oder in den leitenden Bahnen liegen (Stoffwechselstörungen u. a. durch Vitamin-B-Mangel).

Diadochokinese

Durchführung
Der Patient führt schnelle, alternierende Bewegungen aus, z. B. klopft er abwechselnd mit Handfläche und Handrücken auf eine Unterlage oder dreht eine Glühbirne ein. Die Untersuchung kann im Liegen oder Sitzen durchgeführt werden.

Normalbefund
Flüssige, zielgerichtete Bewegung der Hände.

Pathologische Befunde
Ruckartige, langsame oder unkoordinierte Bewegungen (Dysdiadochokinese). Ursachen können entzündliche Kleinhirnveränderungen, z. B. multiple Sklerose, degenerative Veränderungen, u. a. alkoholtoxische Schädigungen, Tumoren, Metastasen oder Blutungen sein.

Rebound-Phänomen

Durchführung
Überprüfung der Agonisten und Antagonisten an einer Extremität. Den Patienten auffordern, den gebeugten Ellenbogen gegen Widerstand des Untersuchers zu beugen. Die andere Hand des Therapeuten muss sich vor dem Gesicht des Patienten befinden, für den Fall, dass der Patient die Bewegung nicht kontrollieren kann. Danach den Widerstand lösen (➤ Abb. 2.95). Die Untersuchung kann im Liegen oder Sitzen durchgeführt werden.

ABBILDUNG 2.95

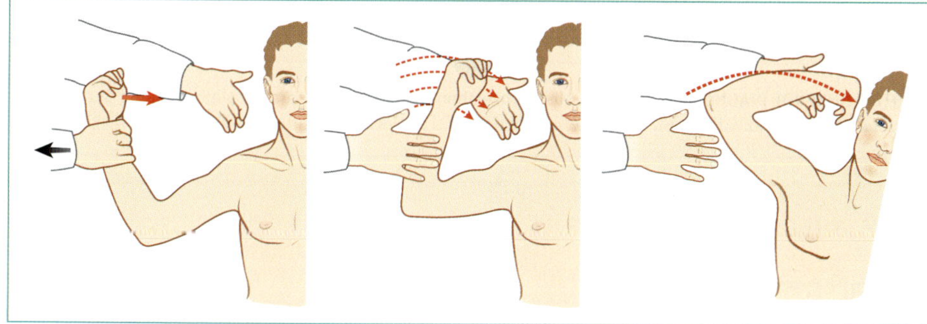

Abb. 2.95 Prüfung des Reboundphänomens [L126]

Normalbefund
Die Bewegung kann kontrolliert werden, ist adäquat und der Patient kann diese z. B. vor dem Auftreffen auf das eigene Gesicht stoppen.

Pathologische Befunde
Wird der Arm losgelassen, kommt es zu einer überschießenden Bewegung des Arms auf den Körper zu. Der Patient kann die Bewegung nicht kontrollieren und rechtzeitig abbremsen. Ursachen entsprechen denen der Dysdiadochokinese, z. B. eine Kleinhirnläsion.

Romberg-Stehversuch

Durchführung
Den Patienten auffordern, mit geschlossenen Augen im Stehen das Gleichgewicht zu halten und dabei die Arme nach vorne mit den Händen in Supinationsstellung auszustrecken.

ACHTUNG

> **ACHTUNG** Bei der Durchführung von Romberg-Stehversuch, Unterberger-Tretversuch, Blindgang, Strichgang und Hüpfen auf einem Bein immer hinter dem Patienten stehen, um bei einer Fall- oder Sturzneigung Folgeverletzungen zu vermeiden.

Normalbefund
Der Patient kann im Stehen mit geschlossenen Augen die Position ohne Schwank- oder Fallneigung beibehalten.

Pathologische Befunde
Das Zeichen ist positiv, wenn der Patient eine Fallneigung hat. Ursachen können Läsionen des Vestibularapparats, Hirnstamm- oder Kleinhirnläsionen sein.

Unterberger-Tretversuch

Durchführung

Den Patienten auffordern, im Stehen mit geschlossenen Augen im Verlauf einer Minute auf der Stelle zu treten. Die Arme sind dabei nach vorne ausgestreckt, die Hände in Supinationsstellung.

Normalbefund

Keine Körperdrehung, Schwank- oder Fallneigung.

Pathologische Befunde

Eine Körperdrehung von mehr als 45° kann auf eine ipsilaterale, vestibuläre oder Kleinhirnläsion hinweisen.

Strichgang, Blindgang, Hüpfen auf einem Bein

Durchführung

Der Patient geht mit zunächst offenen, dann geschlossenen Augen entlang einer gedachten Linie. Im Anschluss kann der Patient auf einem Bein hüpfen.

Normalbefund

Strichgang und Blindgang sind zielgerichtet und ohne Schwankungen.

Pathologische Befunde

Strichgang, Blindgang und Hüpfen auf einem Bein sind entweder gar nicht möglich oder deutlich verzögert und unsicher. Diese Veränderungen kommen bei Erkrankungen des Vestibularapparats, Hirnstamm- oder Kleinhirnläsionen vor.

WEITERFÜHRENDE DIAGNOSTIK Positive Kleinhirnzeichen: Anamnese, Symptome, Untersuchung der Ohren, CT oder MRT, Labor (u.a. Blutbild, CRP, Leber-, Nierenwerte, TSH, Vitamin B_{12}, Na^+, K^+, Ca^{2+}, Glukose, ggf. HbA_{1c})

2.17.9 Hirnnervenprüfung

2.17.9 Hirnnervenprüfung

Die Hirnnerven im Überblick

➢ Abb. 2.96, ➢ Tab. 2.15

ABBILDUNG 2.96

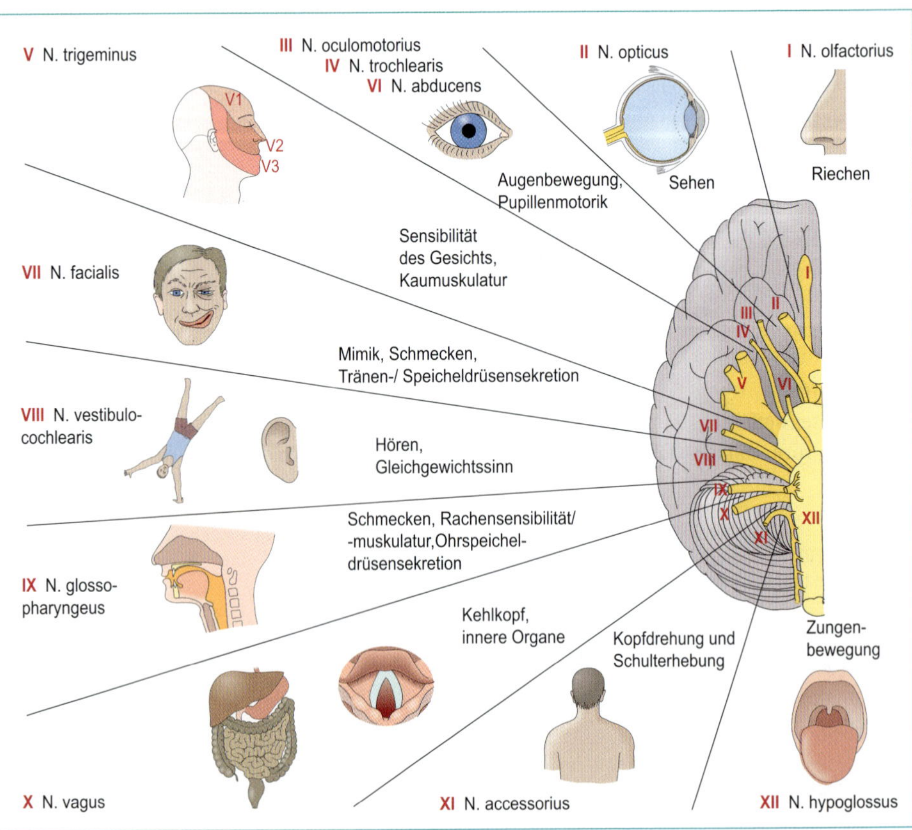

Abb. 2.96 Die Hirnnerven und ihre wichtigsten Funktionen [L190]

Tab. 2.15 Übersicht über die Hirnnerven und ihre Innervationsgebiete

Hirnnerv	Qualität	Funktion bzw. Innervation
N. olfactorius (I)	Sensorisch	Riechen
N. opticus (II)	Sensorisch	Sehen
N. oculomotorius (III)	Motorisch	• Lidheber • Äußere Augenmuskeln
	Parasympathisch	• M. ciliaris • M. sphincter pupillae
N. trochlearis (IV)	Motorisch	M. obliquus superior
N. trigeminus (V)	Sensibel	• Gesichtshaut • Augapfel • Kieferschleimhaut • Dura mater
	Motorisch	Kaumuskulatur
N. abducens (VI)	Motorisch	M. rectus lateralis
N. facialis (VII)	Motorisch	Mimische Muskulatur
	Sensorisch	Vordere ⅔ der Zunge
	Parasympathisch	• Speicheldrüse • Tränendrüse
	Sensibel	Teile des Trommelfells und des äußeren Gehörgangs
N. vestibulocochlearis (VIII)	Sensorisch	• Hören • Gleichgewicht
N. glossopharyngeus (IX)	Parasympathisch	Parotisdrüse
	Sensorisch	Hinteres Drittel der Zunge
	Motorisch	Pharynxmuskulatur
	Sensibel	Pharynxschleimhaut, Mittelohr
N. vagus (X)	Parasympathisch	Innere Organe bis zur linken Kolonflexur
	Motorisch	Kehlkopfmuskeln
	Sensibel	• Dura mater • Teile des äußeren Gehörgangs
N. accessorius (XI)	Motorisch	• M. sternocleidomastoideus • M. trapezius
N. hypoglossus (XII)	Motorisch	Zungenmuskulatur

TABELLE 2.15

Untersuchung der einzelnen Hirnnerven

N. olfactorius (I)

Durchführung

Den Patienten verschiedene Aromen riechen lassen, z. B. Kaffee, Vanille, Tabak. Die Prüfung des Geruchssinns sollte seitengetrennt bei geschlossenen Augen erfolgen.

Sollte der Verdacht aufkommen, dass der Patient unwahre Aussagen trifft, kann eine Überprüfung mit Stoffen erfolgen, die den N. trigeminus reizen, z. B. Essig, Ammoniak und Formaldehyd. Diese Stoffe rufen eine sichtbare Reizung der Schleimhäute hervor, die als Absonderung von wässrigem Sekret aus der Nase sichtbar ist. Wenn der Patient keine Reaktion angibt, kann eine psychogene Störung vorliegen.

Normalbefund

Korrekte Zuordnung der einzelnen Aromen.

Pathologische Befunde

Eine ein- oder beidseitige **Anosmie** kann bei Verletzungen des N. olfactorius auftreten oder bei einer Raumforderung. Die Probe mit einem Trigeminusreizstoff ist dabei positiv.

Untersuchung N. olfactorius (I): Prüfung des Riechvermögens (im Seitenvergleich mit geschlossenen Augen) mit z. B. Vanille, Kaffee, ggf. mit einem Trigeminusreizstoff, z. B. Essig

N. opticus (II)

Durchführung

Die Funktion des N. opticus kann zum einen über eine Visusprüfung und Gesichtsfeldbestimmung, zum anderen über die Spiegelung des Augenhintergrunds und Prüfung des Pupillenreflexes (➤ 2.17.7, ➤ 2.21.6) erfolgen.

Untersuchung N. opticus (II): Visusprüfung, Prüfung des Pupillenreflexes und des Gesichtsfelds

N. oculomotorius (III), N. trochlearis (IV) und N. abducens (VI)

Durchführung

Überprüfung der Augenbeweglichkeit in der Horizontalen und Diagonalen. Der Untersucher steht vor dem Patienten und bewegt ca. 40 cm vor den Augen des Patienten ein Objekt in der Horizontalen und Diagonalen (➤ Abb. 2.97). Der Patient sollte den Kopf dabei nicht bewegen.

Untersuchung N. oculomotorius (III), N. trochlearis (IV) und N. abducens (VI): Prüfung der Okulomotorik; horizontal und diagonal:

- Seitendifferenz → Augenmuskelparese
- Nystagmus → Augenschäden, Erkrankung des Stammhirns oder Vestibularorgans

Auf den Punkt gebracht

ABBILDUNG 2.97

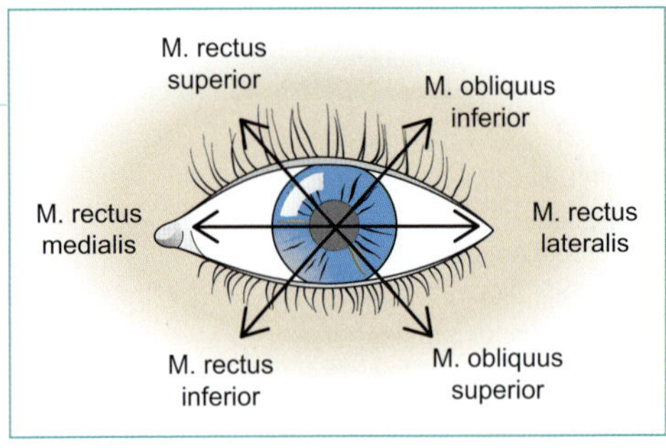

Abb. 2.97 Prüfung der Okulomotorik [L106]

Normalbefund

Seitengleiche, flüssige Verfolgung des Objekts. Kein Nystagmus, keine Doppelbilder.

Pathologische Befunde

- **Seitendifferenzen** bei der Verfolgung des bewegten Objekts können ein Hinweis auf eine Augenmuskelparese sein.
- **Nystagmus:** Rhythmische und unwillkürliche Augenbewegungen, die meist ruckartig sind. Er kann horizontal, vertikal oder rotatorisch sein. Ursachen können angeboren, erworben durch Augenschäden, Erkrankungen des Stammhirns oder Läsionen des Vestibularapparats sein.

Untersuchung N. trigeminus (V): Prüfung der Sensibilität im Gesicht, der Kaumuskulatur, Nervenaustrittspunkte, des Korneal- und Masseterreflexes.
Pathologische Befunde, z.B.:
- Seitenunterschied, schmerzhafte Nervenaustrittspunkte → Trigeminusläsion
- Schmerzhafte Nervenaustrittspunkte → Trigeminusneuralgie, Sinusitis
- Weiche Kaumuskulatur → Lähmung

N. trigeminus (V)

Durchführung

- **Prüfung der Sensibilität:** Im Versorgungsbereich der drei Äste (Stirn, Backe und Kinnpartie) die Gesichtshaut mit einem Wattestäbchen sanft bestreichen.
- **Prüfung der Trigeminusaustrittspunkte:** Am Foramen supraorbitale, infraorbitale und mentale sanften Druck ausüben (➤ Abb. 2.98).
- **Prüfung der Kaumuskulatur:** Die Fingerkuppen zunächst auf die Backen (Prüfung des M. masseter) legen, dann auf die Schläfen (Prüfung des M. temporalis). Den Patienten auffordern zu kauen.
- **Kornealreflex** ➤ 2.17.7
- **Masseterreflex** ➤ 2.17.7

ABBILDUNG 2.98

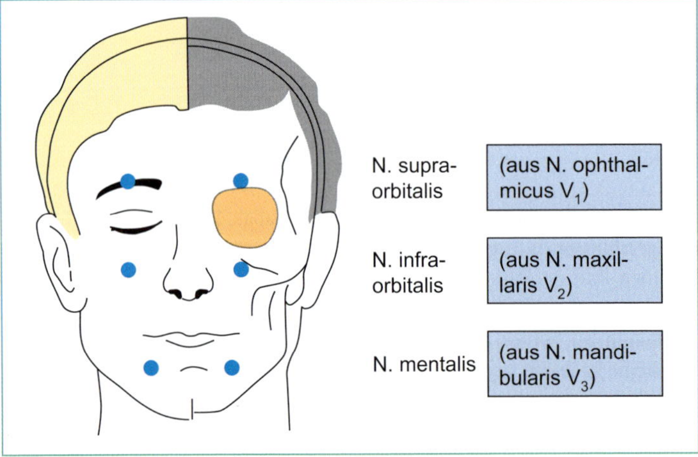

Abb. 2.98 Prüfung der Austrittspunkte des N. trigeminus [L143]

Normalbefund

- Seitengleiche Sensibilität
- Keine Schmerzen im Bereich der Nervenaustrittspunkte
- Seitengleiche Kaukraft

Pathologische Befunde

- Seitendifferenz hinsichtlich der Sensibilität im Bereich der Trigeminusäste bei einseitiger Nervenläsion.
- Schmerzhafte Nervenaustrittspunkte u. a. bei Sinusitis frontalis und maxillaris, Trigeminusneuralgie.
- Weicher Kiefer bei einseitigem Ausfall der Kaumuskulatur. Der Kiefer weicht zur paretischen Seite ab.

Untersuchung N. facialis (VII): Prüfung der Gesichtsmotorik und des Geschmacksempfindens, Differenzierung einer Fazialisparese
- Zentrale Fazialisparese:
  - Kontralateral
  - Stirn kann gerunzelt werden
  - Unvollständiger Lidschluss
- Periphere Fazialisparese:
  - Ipsilateral
  - Stirn kann nicht gerunzelt werden
  - Kein Lidschluss

N. facialis (VII)

Durchführung

- **Geschmacksprüfung:** Dem Patienten die Geschmacksqualitäten süß, sauer und salzig anbieten.
- **Prüfung der Gesichtsmotorik:** Den Patienten auffordern, die Stirn zu runzeln, die Augen zusammenzukneifen, die Backen aufzublasen und die Zähne zu zeigen.

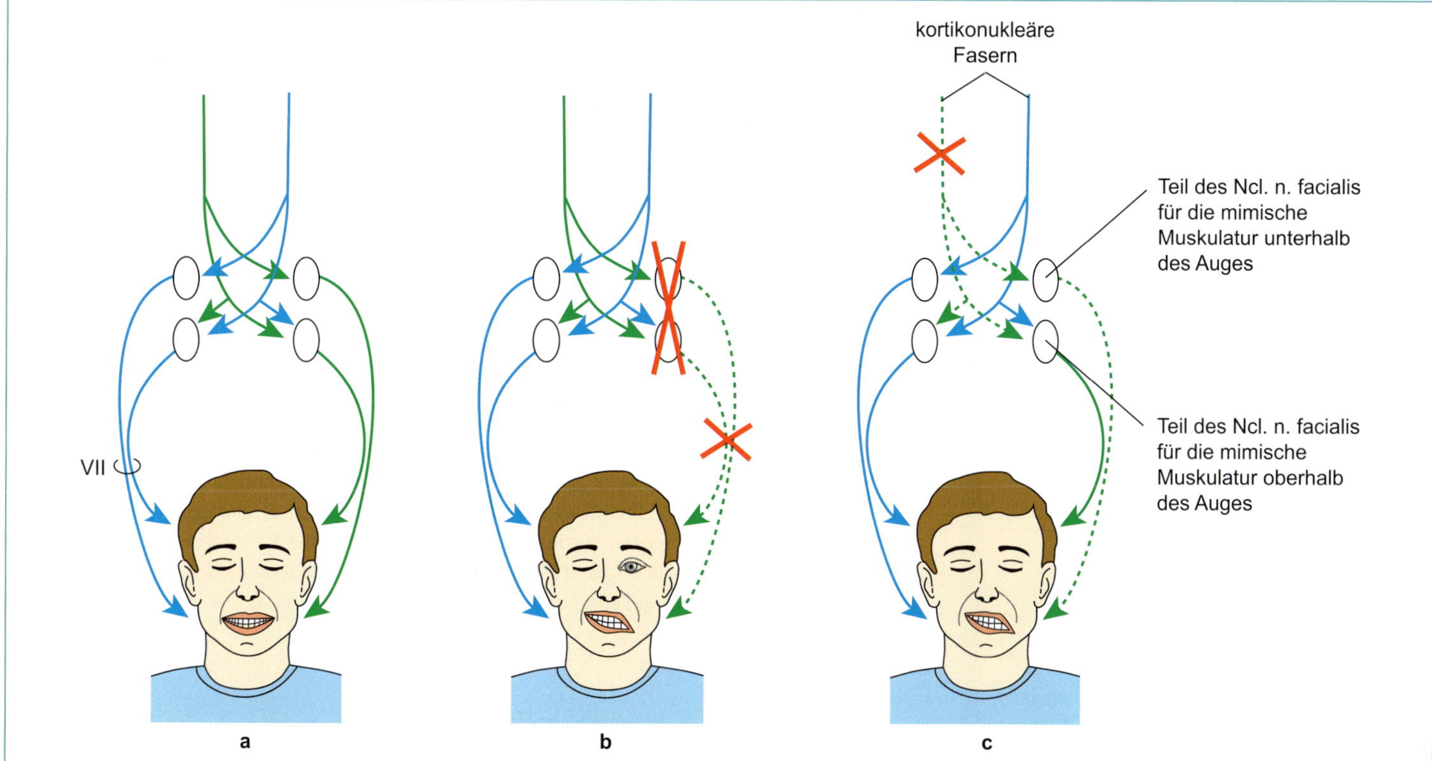

Abb. 2.99 **a** Motorischer Anteil des N. facialis. Repräsentation der Gesichtsmuskeln im Kern des N. facialis. Die Kerne für die Muskeln der oberen Gesichtshälfte werden von beiden Hirnhälften her versorgt, die Kerne für die Muskeln der unteren Gesichtshälfte nur von der kontralateralen Großhirnrinde. **b** Bei einer peripheren Lähmung sind alle Muskeln einer Gesichtshälfte betroffen. **c** Bei einer zentralen Lähmung kann der Patient die Stirn noch runzeln und die Augenlider schließen. [L143]

Normalbefund

- Sichere und seitengleiche Unterscheidung zwischen den Geschmacksqualitäten süß, sauer und salzig.
- Seitengleiche Fähigkeit, die Stirn zu runzeln, die Augen zusammenzukneifen, die Backen aufzublasen und die Zähne zu zeigen.

Pathologische Befunde

- Unsichere Geschmackszuordnung von süß, sauer und salzig bei Läsionen des N. facialis oder des N. olfactorius durch z. B. Trauma oder Rhinitis
- Seitendifferenz bei der Beweglichkeit der mimischen Muskulatur bei zentraler oder peripherer Fazialisparese (➢ Abb. 2.99, ➢ 4.14.7).

N. vestibulocochlearis (VIII)

Durchführung

- **Grobe Prüfung des Hörvermögens:** ➢ 2.22.6
- **Prüfung der Fallneigung:** Romberg-Stehversuch, Unterberger-Tretversuch, Strichgang, Blindgang und Hüpfen auf einem Bein (➢ 2.17.8)

Untersuchung N. vestibulocochlearis (VIII): Prüfung des Hörvermögens und Gleichgewichts

N. glossopharyngeus (IX)

Durchführung

- **Prüfung der sensiblen Innervation der Pharynxschleimhaut und -muskulatur:** Den Patienten auffordern, den Mund weit zu öffnen und „Aaaaa“ zu sagen.
- **Prüfung des Würge- und Schluckreflexes:** Die Rachenhinterwand mit einem Wattebausch bestreichen.
- **Prüfung der Geschmacksqualität bitter:** Dem Patienten die Geschmacksqualität bitter anbieten.

Untersuchung N. glossopharyngeus (IX):
- Prüfung der sensiblen und motorischen Pharynxinnervation, des Würge- und Schluckreflexes, der Geschmacksqualität bitter
- „Kulissenphänomen“ (Gaumensegel weicht zur gesunden Seite ab) → Läsion des motorischen Anteils

Normalbefund

- Während der Patient „Aaaaa“ sagt, seitengleiche Kontraktion der Gaumenbogenmuskulatur.
- Beim Bestreichen der Rachenhinterwand wird ein Schluck- und Würgereflex ausgelöst.
- Die Geschmacksqualität bitter kann seitengleich wahrgenommen werden.

Pathologische Befunde

- Bei Lähmung der Gaumenbogenmuskulatur entsteht beim Sagen von „Aaaaa“ das Kulissenphänomen: Das Gaumensegel weicht zur gesunden Seite ab (➢ Abb. 2.100).
- Fehlender Würge- und Schluckreflex können ein Hinweis auf einen Apoplex oder Hirnstammläsionen sein. Im praktischen Alltag ist ein rezidivierendes Verschlucken die Folge.
- Bei Lähmung kann die Geschmacksqualität bitter nicht geschmeckt werden.

Auf den Punkt gebracht

ABBILDUNG 2.100

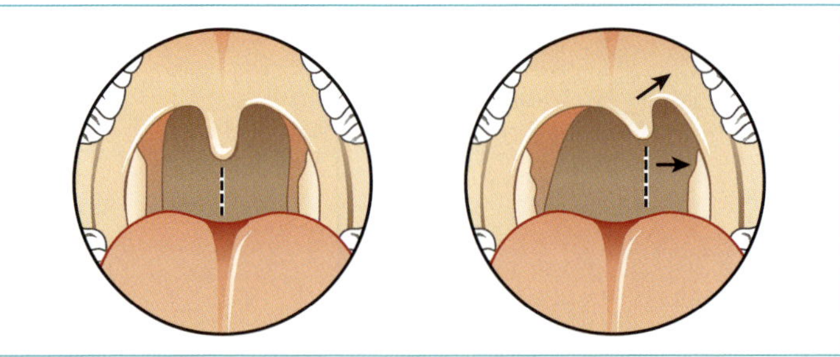

Abb. 2.100 Kulissenphänomen bei Lähmung des N. glossopharyngeus [L126]

N. vagus (X)

Untersuchung N. vagus (X): Prüfung der sensiblen und motorischen Pharynxinnervation, des Würge-, Schluck- und Hustenreflexes

Durchführung

Der N. glossopharyngeus und der N. vagus innervieren gemeinsam die Rachenhinterwand motorisch. Über beide Hirnnerven werden auch der Würge- und Schluckreflex vermittelt. Die Prüfung der Pharynxmuskulatur und der beiden Fremdreflexe ist daher dieselbe wie beim N. glossopharyngeus.

Ferner ist der N. vagus an der Innervation der Stimmbänder über den N. laryngeus recurrens beteiligt und zuständig für den adäquaten Ablauf des Hustenreflexes. Eine Heiserkeit oder ein beeinträchtigter Hustenreflex können Hinweise auf eine Vaguslähmung geben.

N. accessorius (XI)

Untersuchung N. accessorius (XI): Prüfung des Schulterhochzugs und der Kopfwendung

Durchführung

Den Patienten auffordern, die Schulter hochzuziehen und den Kopf hin und her zu wenden.

Normalbefund

Schulterhochzug und Kopfwenden sind ohne Probleme möglich.

Pathologische Befunde

Bei Lähmungen sind ein Schulterhochzug und das Kopfwenden nicht möglich.

N. hypoglossus (XII)

Untersuchung N. hypoglossus (XII): Prüfung der Zungenmotorik: bei Lähmung Abweichung zur kranken Seite

Durchführung

Den Patienten bitten, die Zunge herauszustrecken.

Normalbefund

Die Zunge kann problemlos ausgestreckt werden, es sind keine Seitenabweichungen und keine Muskelatrophie sichtbar.

Pathologische Befunde

Bei Lähmung weicht die Zunge zur kranken Seite ab, auf der betroffenen Seite ist eine Muskelatrophie sichtbar (➤ Abb. 2.101).

ABBILDUNG 2.101

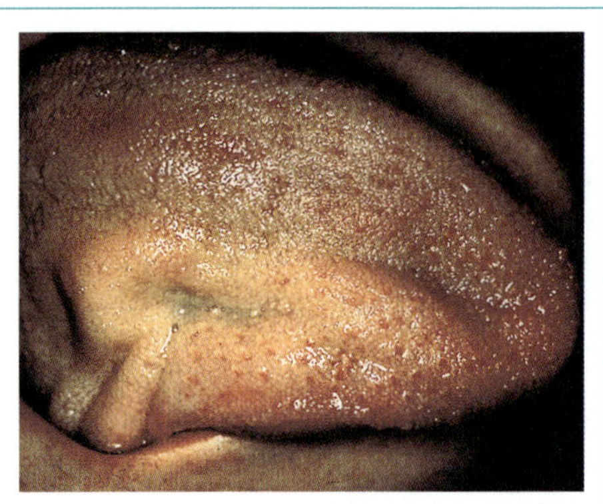

Abb. 2.101 Hypoglossusparese [E273]

WEITERFÜHRENDE DIAGNOSTIK V. a. Hirnnervenläsion: Anamnese, Symptome, internistische Untersuchung, Untersuchung von Augen und Ohren, CT oder MRT, Labor (u.a. Differenzialblutbild, CRP, Leber-, Nierenwerte, Na^+, K^+, Ca^{2+}, Glukose, HbA_{1c}, TSH, ggf. AK gegen Borrelien), ggf. Elektromyografie, Liquorpunktion, weitere Untersuchungen je nach Befund

2.17.10 Funktionsprüfung

Die apparative Diagnostik erfolgt in der Regel im Anschluss an die neurologische Untersuchung. Die beschriebenen Techniken sind die am häufigsten durchgeführten.

HINWEIS PRÜFUNG Eine Grundkenntnis über Indikation und Aussagekraft der Untersuchungen ist von Vorteil.

Liquoruntersuchung

Die Liquorgewinnung geschieht durch Lumbalpunktion meist zwischen den Wirbeln L3 und L4, alternativ zwischen L4 und L5. Sie muss unter absolut aseptischen Bedingungen und nach Ausschluss einer Hirndrucksteigerung (durch ein CT oder MRT) durchgeführt werden. Andere Kontraindikationen sind Blutungsneigung durch z. B. Marcumareinnahme oder eine Thrombopenie. Nach der Gewinnung des Hirnwassers können das Aussehen (klar, trüb, flockig oder blutig), die Zellzahl, der Eiweiß-, Glukosegehalt, evtl. Bakterienarten und andere spezifische Parameter beurteilt werden.

Indikationen zur Liquorpunktion sind v. a. entzündliche Erkrankungen des ZNS (Meningitis, Enzephalitis) oder die multiple Sklerose. Als **Komplikationen** können eine Infektion oder eine Einklemmung des Hirnstamms bei Hirndrucksteigerung auftreten. Häufig klagen Patienten nach einer Liquorpunktion über z. T. massive Kopfschmerzen, die Stunden und Tage anhalten können.

ACHTUNG Dem Heilpraktiker ist die Liquorpunktion nicht verboten, außer bei V. a. auf eine Meningitis oder andere infektiöse Erkrankung des ZNS und der Hirnhäute durch Keime aus § 6 Abs. 1, § 7 und § 34 Abs. 1 IfSG. In Anbetracht der Voraussetzungen und der Komplikationen muss an dieser Stelle dringend von solchen Experimenten abgeraten werden.

EEG

Mit der Elektroenzephalografie (EEG) werden die Hirnströme gemessen. Sie ist eine der wichtigsten Untersuchungen zur Diagnostik einer Epilepsie.

CT, MRT und andere bildgebende Verfahren

Computertomografie und Magnet-Resonanz-Tomografie eignen sich hervorragend zur Darstellung des Gehirns, bei denen die Ergebnisse meist in Schichtaufnahmen vorliegen, sodass die einzelnen Abschnitte detailliert dargestellt werden. Indikationen sind u. a. die Unterscheidung zwischen einem ischämischen und blutigen Apoplex, Tumor- oder Metastasensuche oder die Suche nach Entmarkungsherden (➤ 2.3.8).

2.17.11 Differenzialdiagnostik

➤ Tab. 2.16

Auf den Punkt gebracht

2.17.10 Funktionsprüfung

Wichtige **Funktionsprüfungen:**

- Liquoruntersuchung: Lumbalpunktion zwischen L3/L4 oder L4/L5 zur Diagnostik v. a. der Meningitis und multiplen Sklerose
- EEG: Diagnostik von Epilepsien
- CT, MRT: Diagnostik von Blutungen, Entmarkungsherden, Tumoren, Metastasen

ACHTUNG

2.17.11 Differenzialdiagnostik

Tab. 2.16 Ausgewählte Differenzialdiagnosen der neurologischen Erkrankungen und deren Befunde

Differenzialdiagnosen	Inspektion	Neurologische Untersuchung	Funktionsprüfung
Meningitis	• Schwer krank aussehender Patient • Evtl. petechiale Blutungen • Opisthotonus	• Meningendehnungszeichen schmerzhaft positiv • Motorische Fähigkeiten reduziert • Eigenreflexe evtl. gesteigert • Pathologische Reflexe bei Beteiligung des Gehirns positiv	Liquoruntersuchung: • Bakterielle Ursache: trüb, Zellzahl ↑, Eiweiß ↑, Glukose ↓ • Virale Ursache: klar, Zellzahl ↑, Eiweiß ↑, Glukose normal
Apoplex	• Hängender Mundwinkel, Gesichtsasymmetrien • Wernicke-Mann-Gang • Hemiparese	• Sensibilitätseinbußen auf der kontralateralen Seite • Grobe Muskelkraft vermindert • Muskelspastik • Eigenreflexe gesteigert • Fremdreflexe abgeschwächt oder erloschen • Pathologische Reflexe positiv • Koordination beeinträchtigt • Je nach Lokalisation des Apoplex Hirnnervenausfälle	• CT: bei akutem Apoplex Unterscheidung zwischen blutigem und ischämischem • CT, MRT: bei altem Apoplex Narbenbildung sichtbar
Morbus Parkinson	• Verlangsamter, vornüber gebeugter und bewegungsarmer Patient • Masken-, Salbengesicht • Ruhetremor	• Muskeltonusprüfung: Zahnradphänomen als Ausdruck des Rigors • Grobe Kraft meist reduziert • Koordination beeinträchtigt	• Diagnostik erfolgt klinisch • Pathohistologisch Reduktion oder Verlust der Substantia nigra post mortem

Tab. 2.16 Ausgewählte Differenzialdiagnosen der neurologischen Erkrankungen und deren Befunde *(Forts.)*

Differenzialdiagnosen	Inspektion	Neurologische Untersuchung	Funktionsprüfung
Multiple Sklerose	• Ataktischer Gang • Koordinationsprobleme	• Lhermitte-Zeichen schmerzhaft positiv • Sensibilitätsprüfung: Dysästhesien, Hypästhesien, Hyperästhesien • Grobe Kraft vermindert • Muskelspastik • Eigenreflexe gesteigert • Fremdreflexe abgeschwächt oder erloschen • Pathologische Reflexe positiv • Koordination z. T. stark beeinträchtigt mit Schwindel, Fallneigung • Visusbeeinträchtigungen • Evtl. Nystagmus	• Liquoruntersuchung: oligoklonale Banden • MRT: Entmarkungsherde
Bandscheibenvorfall	• Starke Schmerzhaftigkeit im sakralen Bereich mit Ausstrahlung in die Peripherie • Hinkender Patient	• Nervendehnungszeichen, insbesondere Lasègue-, Kernig-, Bragard-Zeichen positiv • Verlust der Sensibilität im betroffenen Dermatom • Verlust der Kennmuskelfunktion • Eigenreflexe im betroffenen Gebiet erloschen • Bei Cauda-Syndrom tiefe Querschnittslähmung, Sensibilitätsverlust (Reithosenanästhesie), Verlust motorischer Fähigkeiten, Eigenreflexe erloschen, Verlust der Sphinkterfunktion	• MRT: sichtbarer Prolaps einer (oder mehrerer) Bandscheiben mit Kompression der Nervenwurzeln • Cauda-Syndrom: medialer Vorfall mit Kompression des Spinalkanals und der Nerven
Polyneuropathie	• Schwankender Gang • Dünne Extremitäten • Trophische Störungen der Haut	• Symmetrischer, sensibler Verlust häufig an der unteren Extremität (sockenförmig, strumpfförmig), seltener an der oberen Extremität (handschuhförmig) • Vibrationsempfinden an der unteren Extremität < $^6/_8$, an der oberen Extremität < $^7/_8$ • Grobe Kraft vermindert • Eigenreflexe abgeschwächt oder erloschen (v. a. Achillessehnenreflex) • Koordination je nach Stadium und Verlauf eingeschränkt	Nervenleitgeschwindigkeit: reduzierte Impulsübertragung

LERNZIELKONTROLLE

- Demonstrieren Sie die neurologische Untersuchung! Welche Untersuchungen zählen zum Neurostatus?
- Eine 35-jährige Patientin stellt sich bei Ihnen mit akuten stärksten Rückenschmerzen im lumbosakralen Übergang mit Ausstrahlung in das gesamte rechte Bein bis zur großen Zehe vor. Die Schmerzen sind nach dem Heben eines schweren Koffers aufgetreten und verstärken sich beim Niesen und Husten. Die Patientin beklagt ein Taubheitsgefühl am Fußrücken. Blasen- und Mastdarmstörungen werden verneint. Sie haben einen Verdacht auf einen Bandscheibenvorfall. Welche Maßnahmen sind primär indiziert? Wie stützen Sie Ihre Verdachtsdiagnose? Welches Segment ist betroffen?

2.18 Untersuchung der Haut

2.18 Untersuchung der Haut

LERNZIELE Fähigkeit zur systematischen Hautuntersuchung, korrekte Beschreibung der Effloreszenzen und Interpretation der erhobenen Befunde.

HINWEIS PRÜFUNG Die Untersuchung der Haut und der Hautanhangsgebilde ist im Hinblick auf die inspektorischen Befunde prüfungsrelevant. Hier sollte insbesondere auf die korrekte Bezeichnung der Effloreszenzen geachtet werden. Darüber hinaus sind Grundkenntnisse über die weiterführende (apparative) Diagnostik relevant und sollten in groben Zügen genannt werden können. Diese werden überwiegend beim Facharzt durchgeführt.

Wichtigstes Untersuchungsverfahren ist die Inspektion der Haut bei guter Beleuchtung.

Die Untersuchung der Haut erfolgt v. a. mittels **Inspektion,** wobei die Hautveränderung möglichst korrekt beschrieben werden. Das wichtigste Instrumentarium bzw. die wichtigste Voraussetzung dafür ist eine gute **Beleuchtung.** Zusätzlich können ein Holz- und ein Glasspatel benutzt werden. Mit dem **Holzspatel** lassen sich Schuppen ablösen oder an den Schleimhäuten Beläge hinsichtlich ihrer Abwischbarkeit prüfen. Mit dem **Glasspatel** kann zwischen Erythem und Petechien unterschieden werden; Erytheme sind wegdrückbar und Petechien nicht wegdrückbar. Zusammen mit den anamnestischen Angaben ist eine (Verdachts-)Diagnose meist möglich.

2.18.1 Erster Eindruck

Der erste Eindruck vom Patienten kann bereits Hinweise auf vorhandene Erkrankungen der Haut liefern, insbesondere in warmen Monaten bei spärlich bekleideten Patienten. Mögliche Befunde können sein:

- **Rhinophym:** Knollenartige Verdickung der Nase mit entzündlichen Veränderungen, Teleangiektasien und grobporiger Haut. Symptom der Rosazea (Kupferfinne) im fortgeschrittenen Stadium.
- **Schmetterlingserythem:** Entzündliche, plaqueartige Rötung über beiden Wangen und Nasenrücken. Typisches Symptom des systemischen Lupus erythematodes. Das Schmetterlingserythem kann auch bei den Ringelröteln auftreten und ist durch Rötung ohne Plaquebildung gekennzeichnet.
- **Akne:** Komedonen, entzündliche Papeln und Pusteln an Kinn, Wangen, Nase und Stirn.
- **Quincke-Ödem:** Schwellung der periorbitalen Region, Lippen und Zunge. Gelegentlich kann es auch generalisiert vorkommen.
- **Impetigo contagiosa:** Honiggelbe Krusten auf entzündlichem Grund durch bakterielle Infektion der Haut.
- **Neurodermitis:** Kratzspuren und entzündliche Veränderungen in den Ellenbeugen, Kniekehlen oder an den Handgelenken.
- **Psoriasis vulgaris:** Silbrig-weiße Schuppung auf gerötetem Grund.

2.18.1 Erster Eindruck

Mögliche **auffallende Befunde:**

- Rhinophym → Rosazea
- Schmetterlingserythem → systemischer Lupus erythematodes
- Komedonen, Papeln, Pusteln → Akne
- Schwellung im Gesicht → Quincke-Ödem
- Honiggelbe Krusten auf entzündlichem Grund → Impetigo contagiosa
- Entzündliche Herde und Kratzexkoriationen → Neurodermitis
- Silbrig-weiße Schuppung auf gerötetem Grund → Psoriasis vulgaris

2.18.2 Ausschluss eines Notfalls

Die wichtigsten und häufigsten dermatologischen Notfälle sind:

- **Erythrodermie:** Generalisierte Hautentzündung, die mit starker Rötung einhergeht. Begleitend können brennende Schmerzen und Jucken auftreten. Durch den starken Wärmeverlust über dilatierte Gefäße frieren die Patienten häufig.
- **Quincke-Ödem:** Als Ausdruck einer allergischen Reaktion vom Typ I. Die Komplikation kann eine Verlegung der Atemwege sein.

2.18.2 Ausschluss eines Notfalls

Wichtige **Notfälle:**

- Erythrodermie
- Quincke-Ödem

2.18.3 Anamnestische Anhaltspunkte

Im Rahmen der Anamnese können folgende Angaben Hinweise auf dermatologische Erkrankungen liefern:

- Allergien in der Vorgeschichte
- Mögliche Auslöser der jetzigen Veränderungen z. B. berufliche Noxenexposition, chronische Lichtexposition, Auslandsaufenthalt, Haustiere oder überhaupt Kontakt zu Tieren, Nahrungsmittel
- Verbessernde und verschlechternde Faktoren, z. B. Wärme, Kälte, Ruhe, Kratzen
- Mögliche Infektionen der Haut
- Einnahme von Medikamenten, die als Nebenwirkung Hauterscheinungen hervorrufen können, z. B.
  - Hautblutungen durch Heparin, Marcumar
  - Makulöse oder makulopapulöse Hauterscheinungen durch Amoxicillin (Antibiotikum), Carbamazepin (Antiepileptikum), einige Zytostatika
  - Urtikaria-ähnliche Hauterscheinungen durch NSAR, Kontrastmittel
  - Schwerwiegende, blasenbildende Erkrankungen mit Ablösung der Epidermis (Lyell-Syndrom) durch Allopurinol, NSAR, einige Antibiotika
- Internistische Vorerkrankungen, z. B. Hypothyreose, Cushing-Syndrom, Diabetes mellitus, Leukämie

2.18.3 Anamnestische Anhaltspunkte

Hinweisende **anamnestische Angaben:**

- Allergien
- Noxenexposition
- Infektionen der Haut
- Medikamenteneinnahme
- Internistische Vorerkrankungen

2.18.4 Inspektion

Die Inspektion ist bei der dermatologischen Untersuchung die wichtigste und einfachste Art der Untersuchung. Die Haut ist das beste zu untersuchende Organ. Zu achten ist auf die Lokalisation und die Art der **Hauterscheinungen** *(Effloreszenzen)* sowie die **Begleitfaktoren** wie Juckreiz oder Brennen der Haut. Effloreszenzen werden nach **Größe, Form, Begrenzung, Anordnung und Ausdehnung** beschrieben (➤ Abb. 2.102).

Bezüglich ihrer **Verteilung** auf der Haut unterscheidet man:

- Gruppiert: in Gruppen beieinander liegend
- Diffus: großflächig
- Zirkumskript: umschrieben, auf eine Stelle beschränkt
- Regionär: auf eine Körperregion beschränkt
- Disseminiert: unregelmäßig verteilt
- Generalisiert: die gesamte Haut befallend

Ihr **Aussehen** kann sein:

- Anulär: ringförmig
- Linear: linienförmig
- Nummulär: münzförmig
- Gyriert: gewunden
- Polyzyklisch: vielbogig
- Landkartenartig

2.18.4 Inspektion

Bei der **Inspektion** werden Primär- (entstehen auf gesunder Haut) und Sekundäreffloreszenzen (entstehen auf kranker Haut) nach Größe, Form, Begrenzung, Anordnung, Ausdehnung beschrieben und Begleitfaktoren erfasst.

- Exanthem: Verteilung der Effloreszenzen über den gesamten Körper
- Enanthem: Effloreszenzen an den Schleimhäuten
- Erythem: Rötung
- Purpura: petechiales Exanthem
- Ekzem: unspezifische, entzündliche Hautveränderung

ABBILDUNG 2.102

Kriterium	Beispiel	Erläuterung
Größe		2 x 1,3 cm
Form	1 2	1 regelmäßig 2 unregelmäßig
Begrenzung	1 2	1 scharf 2 unscharf
Anordnung	1 2 3	1 disseminiert (ausgesät) 2 gruppiert 3 konfluierend
Ausdehnung	1 2	1 lokalisiert, regionär 2 generalisiert, universell

Abb. 2.102 Beschreibung der Effloreszenzen [L238]

Effloreszenzen werden je nach Entstehungsmodus eingeteilt in:

- **Primäreffloreszenzen:** entstehen auf gesunder Haut und stehen am Anfang eines pathologischen Hautprozesses
- **Sekundäreffloreszenzen:** entstehen auf geschädigter, kranker Haut, entwickeln sich meist aus Primäreffloreszenzen und im Laufe eines Krankheitsprozesses

Bei der Befundaufnahme und -beschreibung können ferner die Hautveränderungen folgendermaßen definiert werden:

- **Exanthem:** Effloreszenzen sind über den gesamten Körper oder in großer Ausdehnung vorhanden
- **Enanthem:** an den Schleimhäuten verteilte Effloreszenzen
- **Erythem:** Rötung
- **Purpura:** petechiales Exanthem, das mit dem Glasspatel nicht wegdrückbar ist
- **Ekzem:** unspezifische, entzündliche Hautveränderung auf unterschiedlichste Reize

Primäreffloreszenzen

Fleck *(Macula)*

Umschriebene Hautveränderung im Hautniveau (nicht erhaben) (➤ Abb. 2.103). Sie kann unterschiedliche Farben tragen von Rot über Bläulich bis hin zu dunkel. Die Konsistenz der Haut ist unverändert.

Primäreffloreszenzen

Fleck *(Macula):* Farbveränderung im Hautniveau ohne Veränderung der Konsistenz

ABBILDUNG 2.103

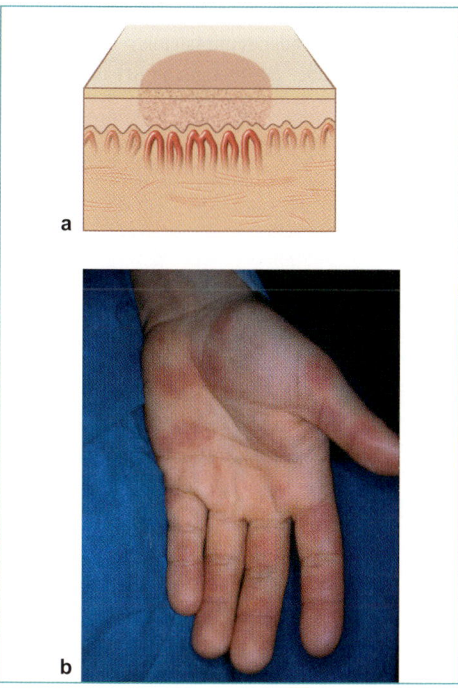

Abb. 2.103 Fleck. **a** Herdförmige Veränderung der Hautfarbe im Hautniveau. [L238] **b** Rötliche Flecken (Erytheme) am Handteller beim Erysipeloid (Schweinerotlauf). [F500]

Beispiele

- Sommersprossen
- Muttermal (Naevus)
- Depigmentierung der Haut (z. B. bei Vitiligo)
- Erythem bei Infektion mit dem Bakterium Erysipelothrix rhusiopathiae (Schweinerotlauf), das v. a. bei Menschen mit Kontakt zu Tieren auftritt

Quaddel *(Urtica)*

Flüchtige, stark juckende Erhabenheit der Haut. Quaddeln entstehen durch eine lokale Histaminausschüttung aus Mastzellen bei der Typ-I-Allergie. Meist ist die Urtika fleischfarben mit gerötetem Randsaum (➤ Abb. 2.104).

Quaddel *(Urtica):* flüchtige, juckende und erhabene (histaminvermittelte) Hautveränderung

ABBILDUNG 2.104

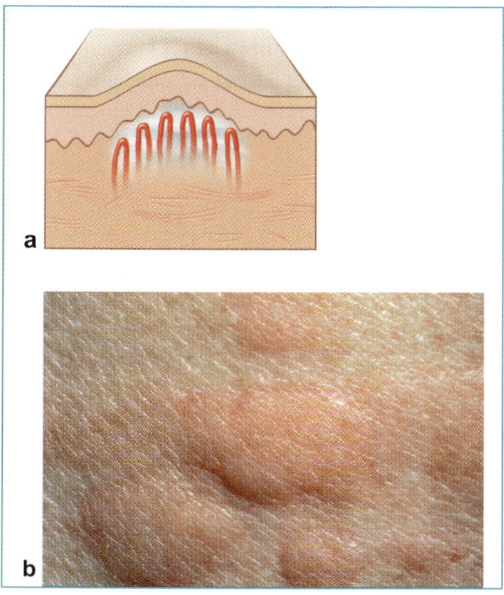

Abb. 2.104 Quaddel. **a** Plateauartige Veränderung über das Hautniveau durch ein umschriebenes Ödem. [L238] **b** Mehrere z. T. einzeln stehende, z. T. konfluierende Quaddeln bei Urtikaria. [G765]

Beispiele

- Hauterscheinung z. B. nach Kontakt mit einer Brennnessel
- Urtikaria durch Kontakt-, Nahrungsmittel- oder Inhalationsantigene, Schweiß, Wärme, Kälte, Medikamente

Auf den Punkt gebracht

- **Papel** *(Papula):* erhabene Hautveränderung < 5 mm
- **Knoten** *(Nodus):* wie Papel, 5–10 mm
- **Tumor:** > 1 cm ohne Dignitätszuordnung

Papel *(Papula)*, Knoten *(Nodus)* und Tumor

Eine **Papel** ist eine erhabene Hautveränderung, die kleiner als erbsengroß (< 5 mm) ist (➤ Abb. 2.105). Sie kann entweder in der Epidermis oder der Lederhaut entstehen als Folge einer Zellvermehrung oder Ablagerung von festen Substanzen.

Bei einer erhabenen Hautveränderung, die 5–10 mm groß ist, spricht man von einem **Nodus,** der sozusagen eine Fortsetzung der Papel ist.

Ab einer Größe von 1 cm wird eine erhabene Hautveränderung als **Tumor** bezeichnet. Dies beinhaltet noch keine Dignitätszuordnung; Tumoren können benigne, maligne oder semimaligne sein. In der beschreibenden Dermatologie sagt die Definition des Tumors nichts über die biologische Art aus, sondern beschreibt lediglich die Größe.

ABBILDUNG 2.105

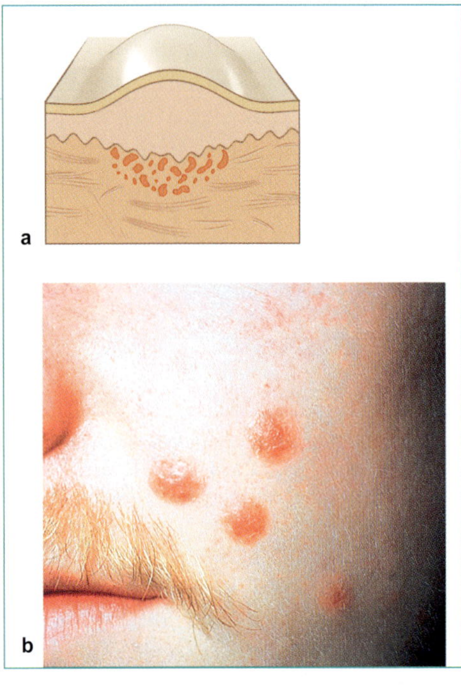

Abb. 2.105 Papel. **a** Umschriebene, feste Verdickung der Haut. [L238] **b** Gerötete Knötchen unterschiedlicher Größe. [E426]

Beispiele

- Xanthelasmen
- Kondylome
- Warzen
- Milien
- Akne

- **Bläschen** *(Vesicula):* flüssigkeitsgefüllt, erbsgroß
- **Blase** *(Bulla):* wie Bläschen, größer als erbsgroß

Bläschen *(Vesicula)* und Blase *(Bulla)*

Ein flüssigkeitsgefüllter Hohlraum, der kleiner als erbsengroß ist, heißt **Bläschen** (➤ Abb. 2.106). Bläschen können in der Epidermis oder unter der Basalmembran in der Lederhaut entstehen. In der

ABBILDUNG 2.106

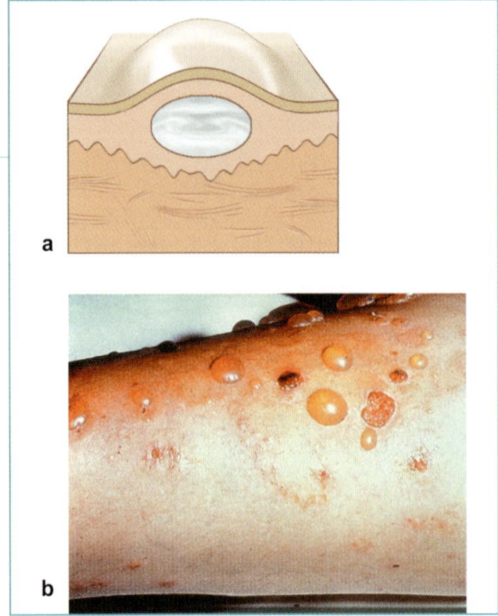

Abb. 2.106 Bläschen und Blase. **a** Intradermales Bläschen. [L238] **b** Pralle Bläschen und Blasen auf gerötetem Grund bei bullösem Pemphigoid. [M111]

Epidermis haben sie keine feste Hautdecke und neigen zur Eruption, subepidermale Bläschen haben eine straffe Hautdecke, weshalb eine Eruption eher selten ist. Der Inhalt der Bläschen kann klar sein (seröse Bläschen) oder blutig (hämorrhagische Bläschen).

Wenn das Bläschen größer als erbsengroß ist, wird dies als **Blase** bezeichnet (➢ Abb. 2.106). Blasen können ebenso in der Epidermis oder der Lederhaut entstehen. Festigkeit und Inhalt gleichen denen der Bläschen.

Beispiele

- Herpesbläschen
- Varizellen
- Verbrennungsblasen
- Bullöses Pemphigoid
- Bullöses Erysipel

Eiterbläschen *(Pustula, Pustel)*

Eitergefüllter Hohlraum, der entweder in der Lederhaut durch bakterielle Besiedlung der Schweiß-, Talgdrüsen oder Haarfollikeln entsteht oder als sekundäre Komplikation durch bakterielle Besiedlung der Bläschen (➢ Abb. 2.107).

Eiterbläschen *(Pustel, Pustula):* eitergefüllter Hohlraum

ABBILDUNG 2.107

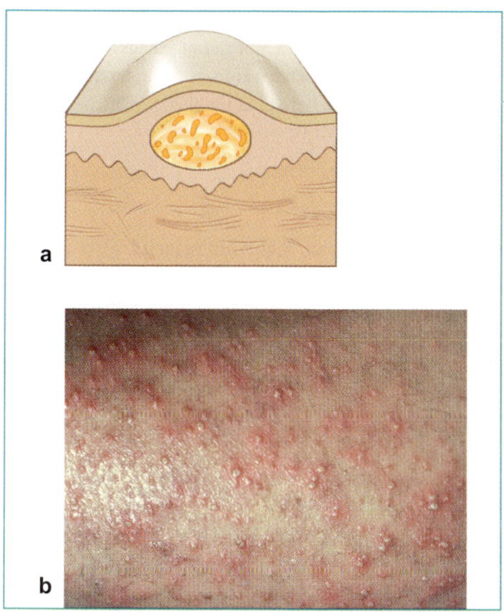

Abb. 2.107 Pustel. **a** Mit Eiter gefüllter Hohlraum der Haut. [L238] **b** Zahlreiche, dicht stehende, teils konfluierende Pusteln. [M123]

Beispiele

- Follikulitis
- Akne
- Bakterielle Hautinfektionen, z. B. Impetigo contagiosa

Zyste und Pseudozyste

Eine Zyste ist ein Hohlraum, der mit Drüsensekreten gefüllt und mit Epithel ausgekleidet ist. Eine Pseudozyste hingegen ist zwar flüssigkeitsgefüllt, aber nicht mit Epithel ausgekleidet.

- **Zyste:** mit Epithel ausgekleidet
- **Pseudozyste:** nicht mit Epithel ausgekleidet

Beispiele für Zysten

- Hornzyste
- Talgzyste

Sekundäreffloreszenzen

Sekundäreffloreszenzen

Schuppe *(Squama)*

Als Schuppe bezeichnet man die Ansammlung von Hornlamellen, die Folge einer Verhornungsstörung sind (➢ Abb. 2.108). Schuppen können festhaftend sein oder locker aufsitzen.

Schuppe *(Squama):* Akkumulation von Hornlamellen

Beispiele

- Psoriasis vulgaris
- Seborrhoisches Ekzem

ABBILDUNG 2.108

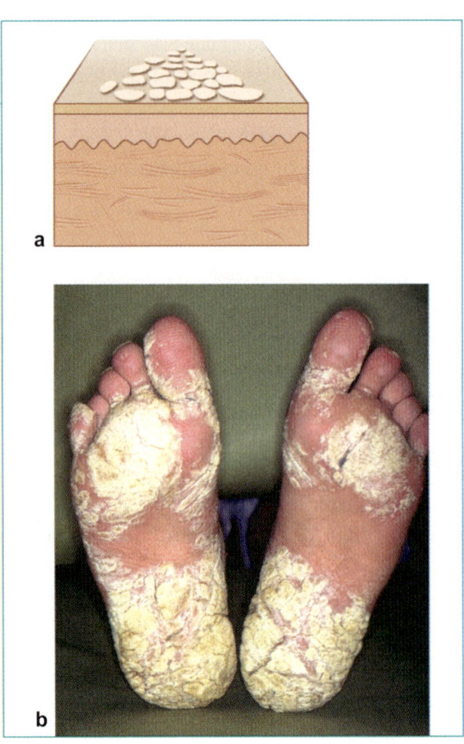

Abb. 2.108 Schuppen. **a** Auflagerungen aus ablösbaren bzw. sich selbst ablösenden Hornzellkomplexen. [L238] **b** Scharf begrenzte Herde mit weißlicher, plättchenförmiger Schuppung. [M123]

- **Schürfung** *(Erosion):* oberflächliche Verletzung der Epidermis
- **Exkoriation:** wie Schürfung mit Eröffnung der dermalen Blutgefäße

Schürfung *(Erosion, Erosio)* und Exkoriation

Bei einem oberflächlichen Substanzdefekt, der über die Basalmembran nicht hinausgeht, also auf die Epidermis beschränkt bleibt und ohne Narbe abheilt, spricht man von Erosion (➤ Abb. 2.109).

Bei Verlust des Oberflächenepithels mit Eröffnung der darunterliegenden, dermalen Gefäße spricht man von einer Exkoriation, die als Punktblutung sichtbar ist.

ABBILDUNG 2.109

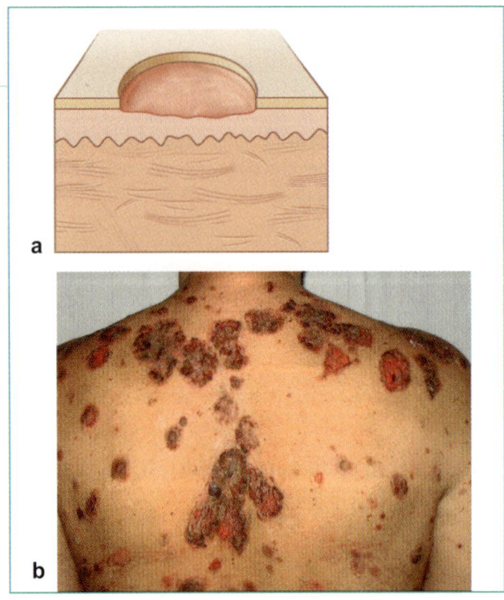

Abb. 2.109 Erosion. **a** Der epidermale Substanzdefekt kann einige oder alle Schichten der Epidermis umfassen. [L238] **b** Großflächige Erosionen, die z. T. von Krusten und abgelösten Epidermis bedeckt sind. [F853-002]

Beispiele

Abschürfung

Geschwür *(Ulkus):* tiefer Substanzdefekt

Geschwür *(Ulkus)*

Tiefer Substanzdefekt auf vorgeschädigter Haut, der über die Basalmembran hinausgeht und mit Narbenbildung abheilt (➤ Abb. 2.110). Ein Ulkus kann sich auf die Lederhaut oder die Subkutis erstrecken oder noch tiefere Schichten erreichen, z. B. die Muskulatur.

Beispiele

- Ulcus cruris venosum und arteriosum
- Malum perforans (neuropathisches Ulkus der Fußsohle im Rahmen des diabetischen Fußsyndroms)
- Dekubitus, v. a. an druckbelasteten Stellen

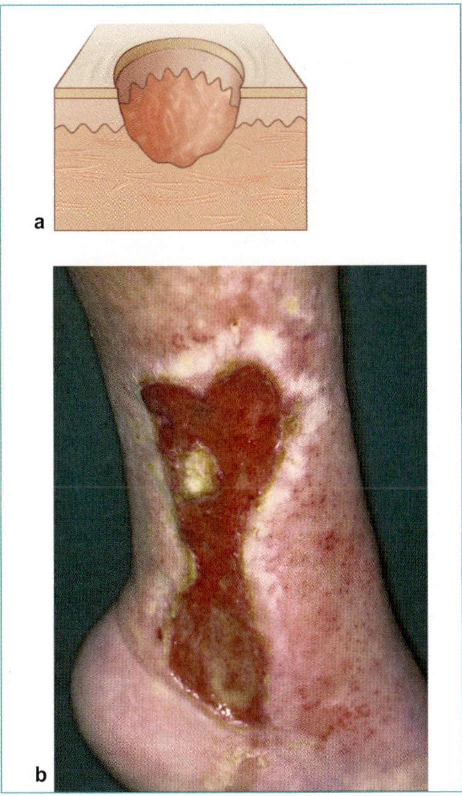

Abb. 2.110 Geschwür. a Tief reichender Substanzdefekt. [L238] b Großflächiges Ulkus mit leicht gerötetem Rand und z. T. rötlichem, z. T. schmierig-gelblich belegtem Ulkusgrund. [M123]

ABBILDUNG 2.110

Rhagade und Fissur

Rhagaden sind längliche, spaltförmige Risse in der Epidermis bei vorgeschädigter oder besonders trockener Haut, z. B. durch zu starke Dehnung (➤ Abb. 2.111). Sie entstehen bevorzugt an mechanisch belasteten Stellen und können bluten. An nicht verhornenden Haut- oder Schleimhautregionen bezeichnet man einen solchen Riss als **Fissur.**

- **Rhagade:** spaltförmiger Riss an verhornter Haut
- **Fissur:** spaltförmiger Riss an nicht verhornter Haut und Schleimhaut

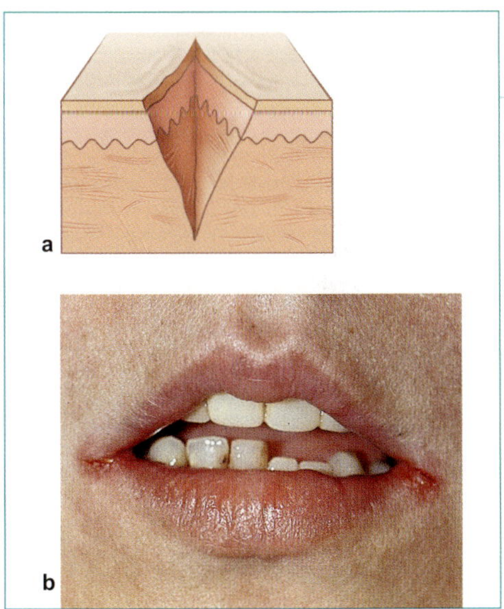

Abb. 2.111 Rhagade. a Schmerzhafter Einriss, der bis in die Dermis reicht. [L238] b Mundwinkelrhagaden. [M123]

ABBILDUNG 2.111

Beispiele

- Mundwinkelrhagade
- Fersenrhagade
- Analfissur

Kruste *(Crusta)*

Eine Kruste bildet sich nach oberflächlichen Hautdefekten durch Auflagerung von eingetrocknetem Serum oder Blut mit oder ohne Zelltrümmer (➤ Abb. 2.112).

Kruste *(Crusta):* eingetrocknete Sekrete auf Hautdefekten

Beispiele

Verkrustung nach einer Verletzung als seröse oder hämorrhagische Kruste

ABBILDUNG 2.112

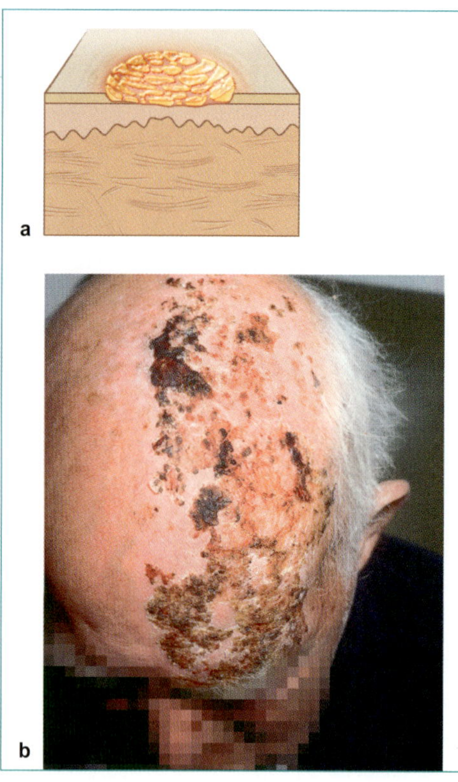

Abb. 2.112 Kruste. **a** Die Kruste ist eingetrocknetes Sekret und entsteht meist auf Erosionen. [L238] **b** Wenige seröse, zahlreiche hämorrhagische Krusten am Frontal- und Parietalbereich des Kopfes. [E426]

Narbe *(Cicatrix):* bindegewebiges Ersatzgewebe

Narbe *(Cicatrix)*

Narben entstehen durch bindegewebigen Umbau des originären Gewebes. Sie bilden sich nach tiefen Substanzdefekten (Ulzera) aus und bestehen aus kollagenem Bindegewebe (➤ Abb. 2.113). Im Narbengewebe sind keine Talgdrüsen, Schweißdrüsen und Melanozyten enthalten.

ABBILDUNG 2.113

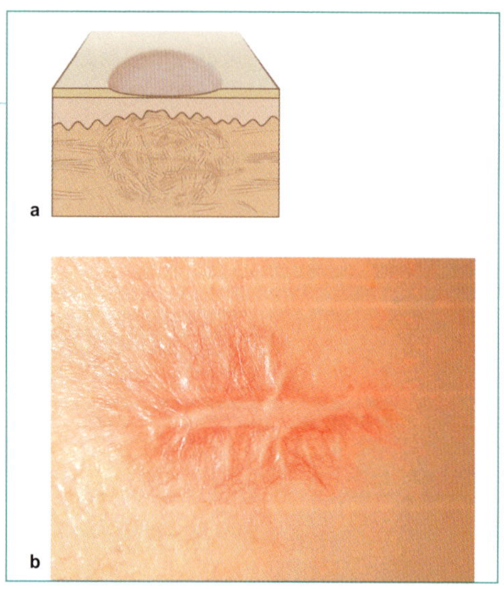

Abb. 2.113 Narbe. **a** Defektheilung des Gewebes. [L238] **b** Narbe nach Verletzung. [E990]

Beispiele

Narbenbildung nach Verbrennungen oder Ulzera

Wulstnarbe *(Keloid):* überschießende Narbenbildung

Wulstnarbe *(Keloid)*

Das Keloid entsteht durch eine überschießende Narbenbildung nach einer Verletzung. Die Keloidbildung zählt zu den Wundheilungsstörungen und kann nach jedem Trauma der Haut auftreten (➤ Abb. 2.114). Bevorzugt sind farbige Menschen und solche mit genetischer Disposition betroffen.

Atrophie: Ausdünnung der Haut

Atrophie

Eine Atrophie ist eine Ausdünnung der Hautschichten (➤ Abb. 2.115). Die Haut imponiert dünn und fragil.

Beispiele

- Hautatrophie bei Kortikoidtherapie
- Acrodermatitis chronica atrophicans im Stadium III der Borreliose

Auf den Punkt gebracht

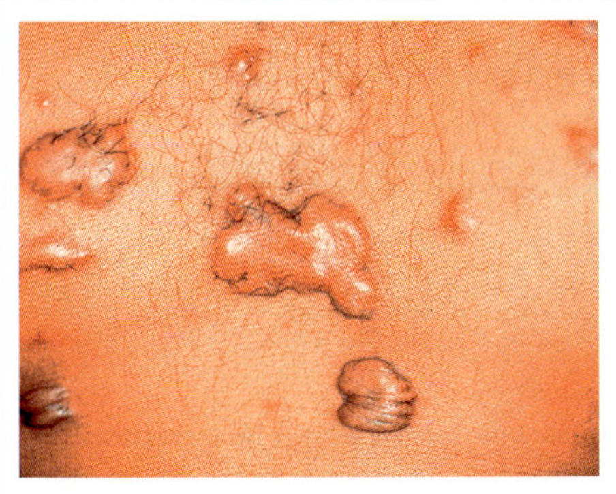

Abb. 2.114 Keloid: scharf, aber unregelmäßig-bizarr begrenzte Streifen bzw. plattenartige, verdickte, gerötete Hautherde [E991]

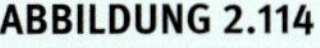

ABBILDUNG 2.114

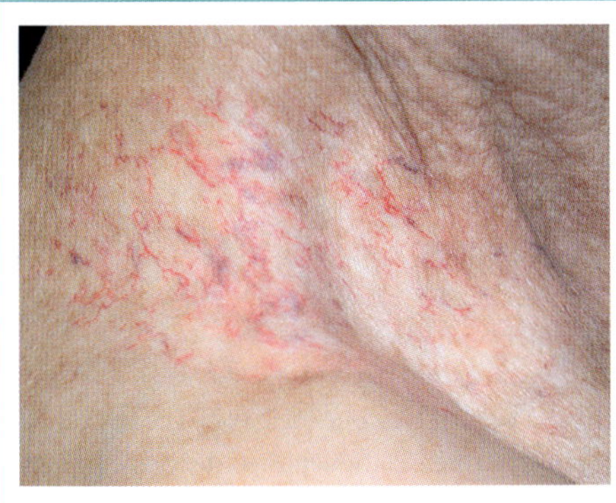

Abb. 2.115 Hautatrophie mit zigarettenpapierartiger Fältelung, Gefäßzeichnung sowie hypo- und hyperpigmentierten Arealen [F501]

ABBILDUNG 2.115

WEITERFÜHRENDE DIAGNOSTIK

- Naevi: Anamnese, Symptome, ABCDE-Regel (Asymmetrie, Begrenzung, Colorit, Durchmesser, Erhabenheit), internistische Untersuchung, Lymphknotenstatus, Sonografie (Lymphknoten, Abdomen), Labor (u.a. Blutbild, CRP, BSG, Leber-, Nierenwerte, Tumormarker), CT oder MRT zur Metastasensuche, Exzision im Gesunden mit histologischer Untersuchung
- Urticae: Anamnese (Medikamente, Vorerkrankungen, Allergenerfassung), Symptome, internistische Untersuchung, Labor (u.a. Differenzialblutbild, CRP, BSG, Gesamt IgE, spezifisches IgE), Kälte-, Wärmeprovokationstests
- Xanthelasmen: Anamnese (Vorerkrankungen, familiäre Häufung), Symptome, internistische Untersuchung, Labor (u.a. Differenzialblutbild, CRP, BSG, HDL, LDL, Cholesterin, Triglyzeride, Glukose, TSH), weitere Diagnostik je nach Befund
- Vesiculae und Bullae (Varizellen, Pemphigus vulgaris, bullöses Pemphigoid): Anamnese (Vorerkrankungen, Medikamente, Impfstatus), Symptome, internistische Untersuchung, Labor (u.a. Differenzialblutbild, CRP, BSG, Elektrophorese, Na^+, K^+, Cl^-, Leber-, Nierenwerte, Varizellen-Serologie), Nikolsky-Test, Zytologie des Blasengrundausstrichs, Tumorsuche bei V. a. paraneoplastisches Syndrom
- Squamae und V. a. Psoriasis vulgaris: Anamnese, Symptome, internistische und orthopädische Untersuchung, Labor (u.a. Differenzialblutbild, CRP, BSG, HLA-B27, RF), Röntgen der Gelenke, Kultur zum Ausschluss einer Dermatophyten-Infektion, Provokationstests (isomorpher Reizeffekt, Kerzenwachsphänomen, Auspitz-Phänomen, Phänomen des letzten Häutchens)
- Ulcera: ➤ 2.5.4
- Mundwinkelrhagaden: Anamnese (Vorerkrankungen, Medikamentenanamnese), Symptome, internistische Untersuchung, Labor (u.a. Differenzialblutbild, CRP, BSG, Eisen i. S., Ferritin, Transferrin, Zink, Glukose, HbA_{1c}, TSH, Leber-, Nierenwerte, ANA, RF, ggf. HIV- und Lues-Serologie), zahnärztliches Konsil, ggf. Allergietests je nach Befund

Effloreszenzen der Schleimhaut

Effloreszenzen der Schleimhaut

Aphthe

Eine Aphthe ist eine oberflächliche Substanzverletzung (Geschwür oder Erosion), die schmerzhaft ist. Der Grund ist meist fibrinös belegt und imponiert gelblich, der Randsaum zeigt eine Rötung (➤ Abb. 2.116). Aphthen finden sich vorzugsweise im Mundraum, aber auch im Genitalbereich. Sie heilen ohne Narbenbildung ab.

Aphthe: schmerzhafte Erosion mit entzündlicher Rötung

Beispiele

- Stomatitis aphthosa (Gingivostomatitis herpetica)
- Herpes simplex
- Habituelle Aphthen
- Morbus Behçet

ABBILDUNG 2.116

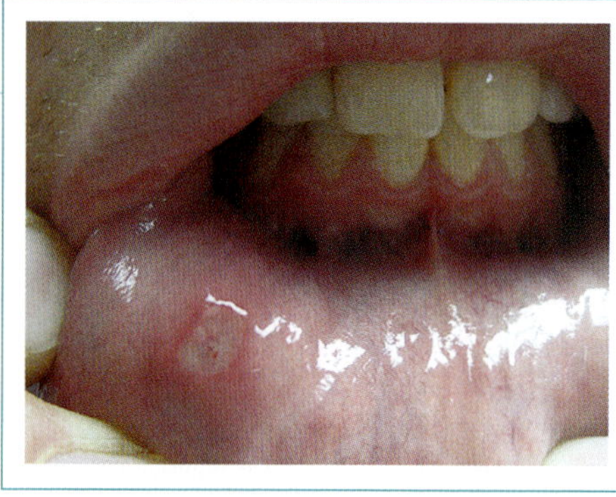

Abb. 2.116 Aphthen: gelbliche Herde mit gerötetem Hof [E992]

Geschwür *(Ulkus)*: tiefer Substanzdefekt

Geschwür *(Ulkus)*

Tiefer Substanzdefekt, der über die Basalmembran der Epidermis in die Tiefe reicht. Die Abheilung erfolgt mit Narbenbildung.

Beispiele

- Ulzera im Rahmen maligner Geschehen in der Mundhöhle
- Ulcus ventriculi
- Ulcus duodeni

Leukoplakie: scharf begrenzte, nicht abwischbare, weißliche Veränderung; Präkanzerose

Leukoplakie

Weißliche, flächige Verfärbung der Schleimhaut, die nicht abwischbar ist (➢ Abb. 2.117). Die Leukoplakie entsteht durch eine Umwandlung des mehrschichtigen, unverhornten Plattenepithels der Schleimhaut in ein verhornendes, Plattenepithel (Metaplasie). Sie stellt eine Präkanzerose dar. Ursachen können z. B. eine chronische Noxeneinwirkung durch Pfeifen- bzw. Zigarrenrauchen oder schlecht sitzende Prothesen sein.

ABBILDUNG 2.117

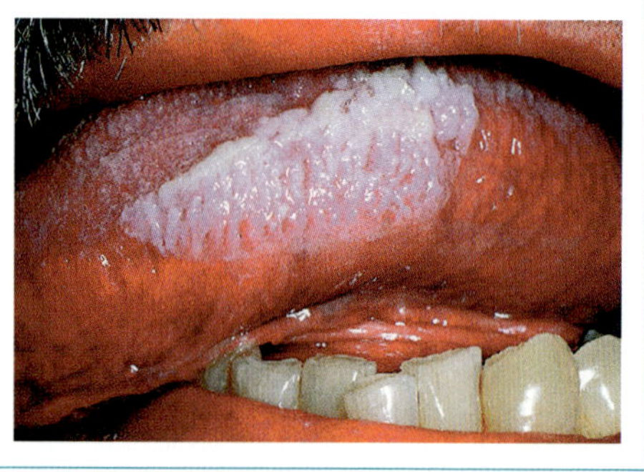

Abb. 2.117 Leukoplakie: scharf begrenzter, nicht abstreifbarer weißlicher Herd [E772]

WEITERFÜHRENDE DIAGNOSTIK

- Aphthen, Leukoplakie: ➢ 2.8.4
- Ulzera: Anamnese, Symptome, Labor (u.a. Blutbild, CRP, BSG, ggf. HLA-B51 bei V. a. Morbus Behçet, ggf. HIV- und Lues-Serologie), Biopsie und histologische Untersuchung, Lymphknotenstatus, Sonografie, CT, MRT

2.18.5 Palpation

Bei der **Palpation** können der Hauttonus (Spannkraft) und Hautturgor (Wassergehalt) erfasst werden.

2.18.5 Palpation

Bei der Palpation der Haut können der Hauttonus, Hautturgor und somit der Hydrierungszustand und die Hauttemperatur beurteilt werden.

Hauttonus

Mit dem Hauttonus wird die Spannung bzw. **Spannkraft** des Gewebes beurteilt. Sie ist durch die Zusammensetzung der Lederhaut und damit der Menge der elastischen und kollagenen Fasern definiert.

Hautturgor

Der Hautturgor ist maßgeblich vom **Wassergehalt** der Haut abhängig. Dehydrierungszustände (Exsikkose) führen zu einem erniedrigten Hautturgor und damit zu einer Abhebbarkeit der Haut (stehende Hautfalten). Am besten lässt sich das am Handrücken oder Unterarm testen. Im Gesicht ist der Hydrierungszustand an eingesunkenen Augen zu sehen (halonierte Augen). Bei Säuglingen und Kleinkindern wird der Hydrierungszustand an den Fontanellen und im Windelbereich geprüft. Bei einer Exsikkose kann im Windelbereich eine Faltenbildung gesehen werden, die Fontanellen sind eingesunken.

WEITERFÜHRENDE DIAGNOSTIK Veränderungen des Hautturgors und V. a. Exsikkose: > 2.8.4 > Weiterführende Diagnostik

2.18.6 Funktionsprüfung

Neben der Inspektion der Haut, Beschreibung der Effloreszenzen und Palpation der Haut können Provokationstests oder spezifische Zeichen geprüft werden. Ferner sind eine Auflichtmikroskopie, mikrobiologische Untersuchungen, Entnahmen von Hautbiopsien und deren histologische Untersuchung möglich.

Provokationstests und spezifische Zeichen

- **Darier-Zeichen:** Kräftiges Reiben der Haut führt zur Bildung von Quaddeln. Dieser Befund ist für die Mastozytose (Urticaria pigmentosa) typisch.
- **Nikolski-Phänomen:** Ein tangentialer Druck auf gesunde Haut kann die Bildung von schlaffen Blasen nach sich ziehen. Dieses Zeichen ist für den Pemphigus vulgaris typisch.
- **Kerzenwachsphänomen:** Beim Abziehen von größeren Schuppen imponieren diese wie das Geschabsel von Kerzenwachs. Typisches Zeichen der Psoriasis.
- **Phänomen des letzten Häutchens:** Nach Abziehen der Schuppe kommt die Basalmembran zum Vorschein, die ein zart-glänzendes Aussehen hat. Typisches Zeichen der Psoriasis.
- **Auspitz-Phänomen:** Nach Abziehen des letzten Häutchens, also der Basalmembran, werden die kleinsten Gefäße im Stratum papillare der Lederhaut eröffnet, die eine punktförmige Blutung zeigen. Das wird auch als „**blutiger Tau**" bezeichnet und ist ein typisches Zeichen der Psoriasis.
- **Reizung der Haut** mit bestimmten Einflüssen, u. a. Druck, Kälte, Wärme, Kratzen: Es kann es zur Ausbildung von Quaddeln kommen. Diese Phänomene lassen sich bei der Kälte-, Wärme- und Druckurtikaria auslösen.

Weiterführende Untersuchungen

- Auflichtmikroskopie: Erfolgt mit einem Dermatoskop, das über eine 10–100-fache Vergrößerung verfügt. Mit diesem Verfahren können Effloreszenzen genauer beurteilt werden.
- Mikrobiologische Untersuchungen: Erfolgen, um einen Verdacht zu erhärten, zu beweisen oder zu verwerfen.
- Entnahme von Hautbiopsien und histologische Untersuchung: Dient der Diagnosesicherung.
- Allergietestungen: Können mit dem Prick-Test und der Epikutan-Testung erfolgen.

ACHTUNG Die weiterführenden Untersuchungen sind dem Heilpraktiker nicht ausdrücklich verboten, außer der Durchführung der mikrobiologischen Tests, gehören aber grundsätzlich in die Hände des Facharztes. Der direkte (durch Anzüchtung) oder indirekte (durch Bestimmung der Antikörper) Erregernachweis der in den §§ 6, 7 und 34 IfSG genannten Erkrankungen und Erreger sind dem Heilpraktiker nach § 24 IfSG nicht gestattet.

2.18.7 Empfehlung für eine dermatologische Befundaufnahme

- Für die systematische Erfassung und Dokumentation von dermatologischen Befunden kann folgendes Schema verwendet werden:

1. Beurteilung der allgemeinen Beschaffenheit der Haut (feucht, fettig, Turgor)
2. Lokalisation der Effloreszenzen
3. Benennung der Effloreszenz (Macula, Papel, Squama usw.)
4. Beurteilung von Farbe, Form und Oberflächenbeschaffenheit
5. Beurteilung der Konsistenz durch Palpation und Vergleich mit dem gesunden Gewebe
6. Dokumentation des Hautbefunds

2.19 Untersuchung der Nägel

2.19.1 Anamnestische Anhaltspunkte

Im Rahmen der Anamnese können folgende Angaben Hinweise auf Nagelerkrankungen geben:

- Mögliche Auslöser der jetzigen Veränderungen, z. B. berufliche Noxenexposition, Nageltraumen
- Mögliche Infektionen der Nägel, v. a. mit Dermatophyten
- Einnahme von Medikamenten oder (akzidentelle) Einnahme von Toxinen, die als Nebenwirkung Nagelveränderungen hervorrufen können
- Internistische Vorerkrankungen, z. B. subunguale Blutungen bei Endokarditis lenta, Uhrglasnägel
- Dermatologische Vorerkrankungen, z. B. Psoriasis vulgaris, Lichen ruber planus
- Familiär bedingte Nagelveränderungen

2.18.6 Funktionsprüfung

Wichtige **Funktionsprüfungen:**

- Provokationstests, z. B. Nikolski-Zeichen (Pemphigus vulgaris), Kerzenwachs- und Auspitzphänomen (Psoriasis vulgaris), Darier-Zeichen (Mastozytose)
- Auflichtmikroskopie mit dem Dermatoskop
- Allergietestung, z. B. als Prick- und Epikutantest
- Mikrobiologische Untersuchung
- Hautbiopsie mit histologischer Untersuchung

ACHTUNG

2.18.7 Empfehlung für eine dermatologische Befundaufnahme

- Allgemeine Hautbeschaffenheit
- Lokalisation und Benennung der Effloreszenzen
- Farbe, Form, Konsistenz
- Dokumentation

2.19 Untersuchung der Nägel

2.19.1 Anamnestische Anhaltspunkte

Hinweisende **anamnestische Angaben:**

- Berufliche Exposition und Freizeitaktivitäten
- Medikamenteneinnahme
- Internistische und dermatologische Vorerkrankungen
- Familiäre Häufung

Auf den Punkt gebracht

2.19.2 Inspektion

Bei der **Inspektion** werden die Nagelplatte und die an den Nagel angrenzenden Hautareale beurteilt. Die Nageloberfläche ist physiologischerweise glatt und in der Farbe zartrosa, die angrenzende Haut reizlos.

MERKE

ABBILDUNG 2.118

2.19.3 Nagelveränderungen

- **Trommelschlägelfinger:** Auftreibung der Endglieder und Schwellung des Nagelbetts → Sauerstoffmangel, Leber-, Darmerkrankungen
- **Uhrglasnägel:** starke Wölbung in Längs- und Querrichtung → Herz-, Lungen-, Lebererkrankungen
- **Koilonychie:** Löffelnägel → Eisenmangel, Hypothyreose
- **Leukonychie:** Weißfärbung der Nägel → Arsen-, Thalliumintoxikation
- **Querfurchen:** quere Rillen → abgelaufene, schwere Erkrankungen
- **Onychoschisis:** lamellenartige Ablösung → mechanische, chemische Einflüsse
- **Onychorrhexis:** Längseinrisse → Lebererkrankungen
- **Onychogrypose:** wuchernde Nägel → Hygienemangel, Traumen
- **Onycholyse:** Ablösung der Nagelplatte → Traumen, Infektionen
- **Tüpfelnägel:** punktuelle Einsenkungen der Nagelplatte → Psoriasis
- **Ölflecke:** gelbe Verfärbung der Nagelplatte → Psoriasis
- **Krümelnagel:** krümelige Nagelplatte → Psoriasis

2.19.2 Inspektion

Die Nägel zählen zu den Hautanhangsgebilden (➤ Abb. 2.118). Sie bestehen aus einer ca. 0,5 mm dicken Hornplatte der Epidermis (Nagelplatte), die im Nagelbett verankert ist. Diese ist aus Hornschuppen zusammengesetzt. Die Nägel schützen die Finger und Zehenglieder und dienen gleichzeitig der Tastempfindung.

Die Nagelplatte ist physiologischer Weise glatt, hat vorne einen freien Rand, seitlich und hinten wird sie von einer Hautfalte, dem Nagelwall, begrenzt. Die Seitenränder des Nagels sind in einem Nagelfalz eingelassen. Aus der Nagelwurzel (Matrix) wächst der Nagel ständig nach. Das Nagelbett besteht aus der Lunula, dem sichtbaren Teil der Matrix, und dem distal liegenden, dunkelrosa durch die Nagelplatte schimmernden Hyponychium. Die Fläche und Stärke der Nagelplatte schwankt von Mensch zu Mensch und ist u. a. abhängig vom Alter, Beruf- und Freizeitaktivitäten.

MERKE Nägel können unterschiedlichste Veränderungen anzeigen und auf innere Erkrankungen hinweisen.

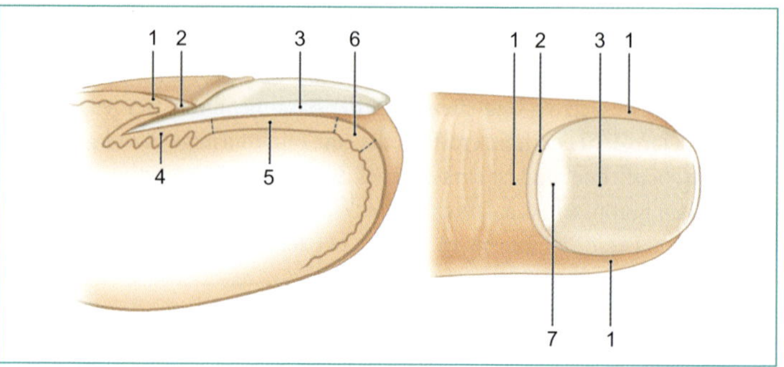

Abb. 2.118 Längsschnitt durch den Nagel. 1 = Nagelwall, 2 = Nagelhäutchen (Cuticula), 3 = Nagelplatte, 4 = Matrix, 5 = Nagelbett, 6 = Hyponychium, 7 = Lunula (sichtbarer Teil der Matrix). [L238]

2.19.3 Nagelveränderungen

Trommelschlägelfinger

Darunter versteht man runde Auftreibung der Endglieder der Finger mit Weichteilverdickung und Schwellung des Nagelbetts (➤ Abb. 2.20).

Ursachen

- Sauerstoffmangel durch z. B. Herz- oder Lungenerkrankungen
- Chronisch-entzündliche Darmerkrankungen
- Leberzirrhose
- Paraneoplastisch beim Bronchialkarzinom

Uhrglasnägel

So wird eine starke Wölbung in Längs- und Querrichtung durch Schwellung des Nagelbetts bezeichnet (➤ Abb. 2.20).

Ursachen

- Lungenerkrankungen
- Herzerkrankungen
- Colitis ulcerosa

Koilonychie

Sogenannte Löffelnägel mit konkaver Form und abgehobenen Rändern.

Ursachen

- Angeboren
- Eisenmangelanämie
- Akromegalie
- Hypothyreose
- Pilzinfektionen
- Trauma

Leukonychie

Partielle oder totale Weißfärbung der Nägel.

Auf den Punkt gebracht

Ursachen

- Angeboren
- Verletzungen
- Intoxikationen (Thallium, Arsen)

Querfurchen (Beau-Reil-Furchen)

Quer angeordnete Rillen, die meist durch einen Wachstumsstopp entstehen.

Ursachen

- Abgelaufene schwere systemische Erkrankungen
- Chemotherapie
- Verletzungen

Onychoschisis

Lamellenartige, schichtweise Aufsplitterung der Nägel.

Ursachen

- Häufiges Benutzen von chemischen Externa (Waschpulver)
- Verstärkte Beanspruchung

Onychorrhexis

Längseinrisse in der Nagelplatte.

Ursachen

- Lebererkrankungen
- Anämie
- Lichen ruber

Onychogrypose

Wuchernde, verdickte Nägel, meist mit Querrillen (➤ Abb. 2.119).

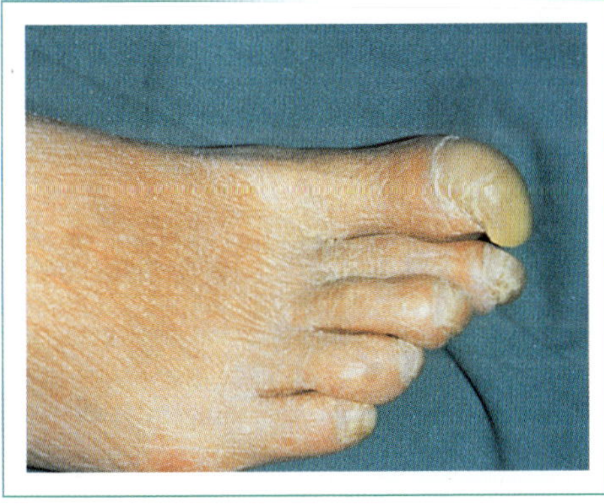

Abb. 2.119 Onychogrypose (Krallennagel): verdickte und verkrümmte Nägel [E273]

ABBILDUNG 2.119

Ursachen

- Mangelnde Hygiene
- Verletzungen
- Chronischer Druck, z. B. durch zu enges Schuhwerk
- Psoriasis

Onycholyse

Partielle oder komplette Ablösung der Nagelplatte vom Nagelbett.

Ursachen

- Verletzungen
- Nagelinfektionen
- Hyperthyreose
- Diabetes mellitus

Tüpfelnägel

Punktuelle Einsenkungen in der Nagelplatte (➤ Abb. 2.120).

ABBILDUNG 2.120

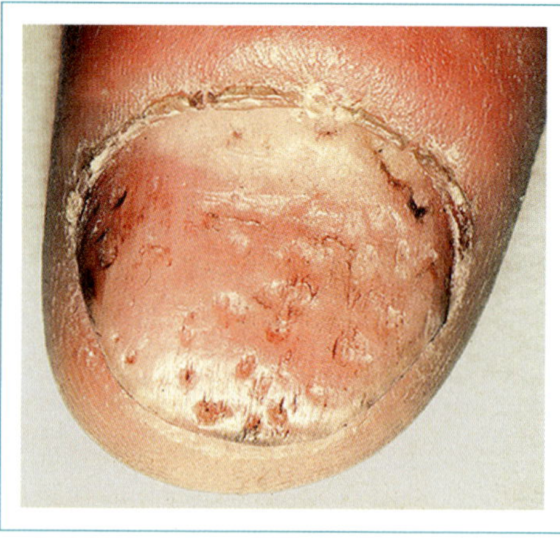

Abb. 2.120 Tüpfelnägel: Punktuelle Substanzdefekte in der Nagelplatte [E570]

Ursachen

Psoriasis

Ölfleck

Gelbliche Verfärbung der Nagelplatte.

Ursachen

Psoriasis

Krümelnägel

Krümelig zerfallender Nagel durch Bildung parakeratotischer Massen (➢ Abb. 2.121).

ABBILDUNG 2.121

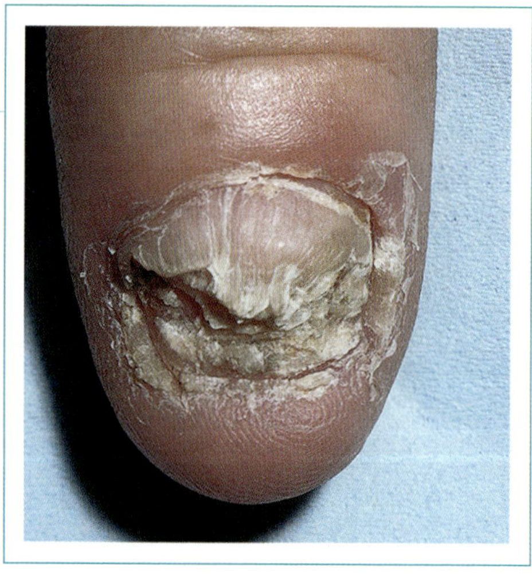

Abb. 2.121 Krümelnägel: Die Nagelplatte erscheint dick, im distalen Bereich ist eine krümelartige Masse sichtbar. [E426]

Ursachen

Psoriasis

WEITERFÜHRENDE DIAGNOSTIK

- Trommelschlägelfinger und Uhrglasnägel: ➢ 2.4.4
- Koilonychie, Onychorrhexis: Anamnese (Vorerkrankungen, Alkoholkonsum, genetische Erkrankungen, lokale Noxeneinwirkung, v. a. Detergenzien), Symptome, internistische Untersuchung, Labor (u.a. Differenzialblutbild, Eisen i. S., Ferritin, Transferrin, B-Vitamine, TSH, Leber-, Nierenwerte), weitere Untersuchungen je nach Befund
- Ölflecken, Tüpfelnägel und Krümelnägel: ➢ 2.18.4 ➢ Sekundäreffloreszenzen

2.20 Untersuchung der Haare

2.20 Untersuchung der Haare

Haare sind elastische Hornfäden, die aus verhornten Epithelzellen entstehen. Sie finden sich am gesamten Körper; ausgenommen sind Handflächen, Fußsohlen sowie die Innenflächen der Finger und Zehen.
Das Haar besteht aus:

- **Haarschaft:** liegt über der Epidermis
- **Haarwurzel:** liegt unter der Epidermis

Am tiefsten Punkt der Haarwurzel liegen Epithelzellen und Melanozyten und bilden die Matrix. Diese Zellen teilen sich und werden nach oben geschoben, wobei sie langsam absterben und nur noch eine „Hornstange" – das Haar – übrig bleibt.
Beim Menschen finden sich 2 Sorten von Haaren:

- **Lanugohaare** *(Flaum, Wollhaar):* Treten v. a. beim Feten auf. Sie sind dünn, hell und entspringen der Lederhaut. Der erwachsene Mensch besitzt eine sehr spärliche Lanugobehaarung am Stamm.
- **Terminalhaare:** Stehen schräg zur Oberfläche. Sie entstehen vermehrt in der Pubertät unter der Einwirkung der Geschlechtshormone. Sie sind länger, dicker und pigmentiert.

2.20.1 Anamnestische Anhaltspunkte

Im Rahmen der Anamnese können folgende Angaben Hinweise auf Haarerkrankungen geben:

- Mögliche Auslöser der jetzigen Veränderungen: hormonelle Schwankungen (z. B. Hyperthyreose, postpartal), berufliche Noxenexposition (z. B. Arsen, Thallium, Quecksilber)
- Mögliche lokale Infektionen der Kopfhaut (z. B. Trichophyten)
- Hauttumoren (z. B. Spinaliome)
- Systemische Infektionen wie Lues, HIV
- Einnahme von Medikamenten (z. B. Zytostatika) oder Hormonen
- Internistische Vorerkrankungen, z. B. Leberzirrhose
- Dermatologische Vorerkrankungen, z. B. systemischer Lupus erythematodes

2.20.2 Inspektion

Behaarungsmuster

Die Behaarung ist von vielen verschiedenen Faktoren abhängig, u. a. von rassischen und hormonellen Faktoren, Alter und Geschlecht. Es gibt unterschiedliche Behaarungsmuster (➤ Abb. 2.122):

- Weiblicher Behaarungstyp: Er ist gekennzeichnet durch eine dreieckige Behaarung im Genitalbereich. Am übrigen Körper findet sich meist eine spärliche Behaarung.
- Männlicher Behaarungstyp: Er ist gekennzeichnet durch eine rautenförmige Behaarung im Genitalbereich, die meist bis zum Nabel zieht. Die Brust- und Rückenbehaarung ist kräftiger. Im Gesicht findet sich eine gut ausgeprägte Bartbehaarung.

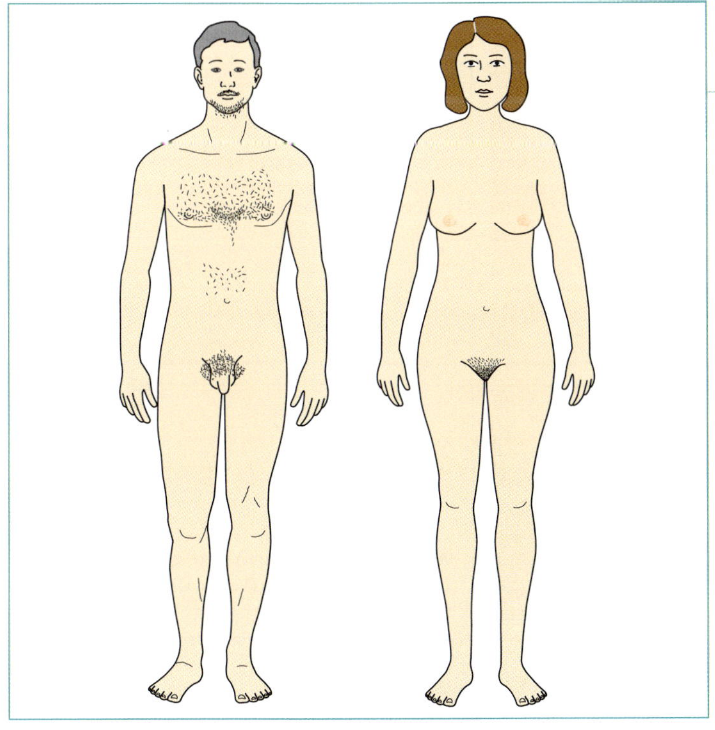

Abb. 2.122 Weiblicher und männlicher Behaarungstyp [L143]

Hypotrichose

Verminderte Körperbehaarung. Bei Männern dominiert dann der weibliche Behaarungstyp, z. B. bei Leberzirrhose.

Auf den Punkt gebracht

2.20.1 Anamnestische Anhaltspunkte

Hinweisende **anamnestische Angaben:**

- Noxenexposition
- Infektionen, lokal und systemisch
- Vorerkrankungen (internistisch, dermatologisch)

2.20.2 Inspektion

Bei der **Inspektion** werden erfasst:

- Behaarungsmuster
- Hypotrichose: verminderte Körperbehaarung
- Hypertrichose: verstärkte Körperbehaarung
- Hirsutismus: pathologische Haarvermehrung (Menge, Dicke)
- Effluvium (Haarausfall): lokal oder diffus, kann zur Alopezie (Haarlosigkeit) führen

ABBILDUNG 2.122

Hypertrichose

Verstärkte Körperbehaarung an geschlechtstypischen Stellen. Die Hypertrichose hängt u. a. von ethnischen und familiären Einflüssen ab. Die pathologische Hypertrichose findet sich am häufigsten im Rahmen endokriner Störungen wie der Hypothyreose, des Hyperkortisolismus oder als Medikamentennebenwirkung.

Hirsutismus

Unter Hirsutismus versteht man eine pathologische Vermehrung der Menge und der Dicke der Haare bei Frauen und Kindern. Der Hirsutismus geht aber im Gegensatz zur Virilisierung nicht mit einer Vermännlichung (tiefe Stimme, männliche Körperformen, Klitorishypertrophie, Amenorrhö) einher. Die Ursachen sind idiopathischer und endokriner (Anabolika, Androgene, Glukokortikoide) Natur.

Effluvium

Haarausfall. Er kann zur Alopezie (Haarlosigkeit) führen, die diffus oder umschrieben sein kann. Ursachen der Alopezie sind:

- Traumatisch
- Endokrine Dysfunktion der Schilddrüse oder Hypophyse
- Nebenwirkung von Medikamenten: Hormone, Zytostatika
- Toxisch: Arsen, Thallium, Quecksilber
- Infektionskrankheiten: Syphilis, HIV, Pilzinfektionen

Einteilung

- **Nicht vernarbende Alopezie:**
  - **Alopecia areata:** rasch einsetzender kreisrunder Haarausfall (➤ Abb. 2.123a), der wahrscheinlich autoimmun bedingt ist; gehäuft familiäres Vorkommen; Spontanheilungen kommen vor
  - **Alopecia totalis:** Haarausfall, der die gesamte Kopfhaut betrifft und häufig irreversibel ist (➤ Abb. 2.123b)
- **Vernarbende Alopezie:** führt zum irreversiblen Haarverlust; nach/bei
  - Verbrennungen, Verätzungen
  - Tumoren (Basaliom, Spinaliom)
  - Lokalem Lupus erythematodes

ABBILDUNG 2.123

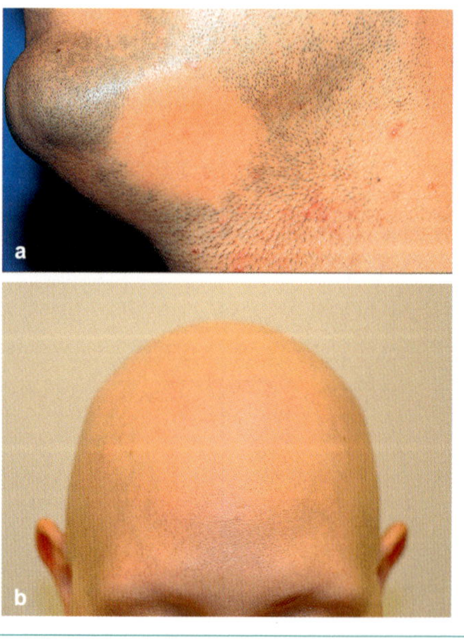

Abb. 2.123 **a** Alopecia areata (kreisrunder Harausfall). [E948] **b** Alopecia totalis (Verlust aller Kopfhaare). [F111-003]

WEITERFÜHRENDE DIAGNOSTIK

- Hypotrichose, Effluvium, Alopezie: Anamnese (Vorerkrankungen, Noxenexposition, Medikamente), Symptome, internistische Untersuchung, Labor (u.a. Differenzialblutbild, Na^+, K^+, Ca^{2+}, Leber-, Nierenwerte, TSH, FSH, LH, Testosteron, Östradiol, Kortisol, ggf. ANA, RF, Lues-Serologie), weitere Untersuchungen je nach Befund
- Hypertrichose, Hirsutismus: Anamnese (genetische Disposition, Vorerkrankungen, Medikamente), Symptome (Behaarungsmuster), internistische und gynäkologische Untersuchung, Labor (u.a. Differenzialblutbild, Na^+, K^+, Ca^{2+}, Leber-, Nierenwerte, TSH, FSH, LH, Testosteron, Östradiol, Kortisol, Dehydroxiepiandosteron), ggf. CT oder MRT, weiter Untersuchungen je nach Befund

2.20.3 Differenzialdiagnostik

➤ Tab. 2.17, ➤ Tab. 2.18

Tab. 2.17 Hautveränderungen bei ausgewählten internistischen Erkrankungen

Erkrankung	Hautveränderungen
Diabetes mellitus	• Diabetisches Ulkus an den druckbelasteten Fußstellen (Malum perforans) • Follikulitis • Erysipel • Candidosen • Nekrobiosis lipoidica • Diabetische Blasenbildung
Cushing-Syndrom (Hyperkortisolismus)	• Teleangiektasien • Purpura • Hirsutismus • Striae • Hautatrophie • Steroidakne • Fettumverteilung (Stammfettsucht)
Hyperthyreose	• Haarausfall • Prätibiales Ödem • Generalisierter Pruritus • Hyperhidrosis
Hypothyreose	• Trockene Haut • Generalisiertes Myxödem • Trocken-stumpfe Haare • Haarausfall
Leberzirrhose	• Spider naevi • Palmarerythem, Plantarerythem • Hautatrophie • Weißnägel • Lackzunge • Ikterus • Weibliches Behaarungsmuster
Morbus Addison	• Diffuser Haarausfall • Diffuse Hyperpigmentierung mit Verstärkung in den Handlinien
Polycythaemia vera	Juckreiz, v. a. nach warmen Bädern, der mit einer Rötung einhergeht
Leukämien und Lymphome	• Juckreiz (Ursache unbekannt) • Leukämische Hautinfiltrate bei der CLL
Andere	• Arzneimittelreaktionen • Psychogene Ursachen

Tab. 2.18 Hautveränderungen bei ausgewählten dermatologischen Erkrankungen

Erkrankung	Hautveränderungen
Psoriasis vulgaris	• Über den Streckseiten der Gelenke, an der Kopfhaut und am Sakrum silbrig-weiße Schuppung auf gerötetem Grund • Juckreiz möglich • Nagelveränderungen: Ölflecke, Tüpfelnägel, Krümelnägel • Bei Psoriasis arthropatica Gelenkbefall im Strahl
Neurodermitis	• Stark juckende, entzündliche Rötungen in den Beugeseiten der Gelenke mit Kratzexkoriationen, Nässen und anschließender Verkrustung • Bei chronischen Verlauf Lichenifizierung (Vergröberung) der Haut • Weißer Dermographismus • Dennie-Morgan-Infraorbitalfalte (doppelte Unterlidfalte) • Hertoghe-Zeichen (Ausdünnung der lateralen Augenbrauen) • Ichthyosis (vertiefte und verstärkte Hand- und Fußlinien) an Handflächen und Fußsohlen
Pemphigus vulgaris	• Schlaffe, schmerzhafte Blasen auf entzündlichem Grund an Haut und Schleimhäuten • Nikolski-Phänomen positiv
Akne	• Komedonen, entzündliche Papeln, Pusteln und Knoten an talgreichen Arealen (Stirn, Wangen, Kinn) • Abszesse und Fistelbildung möglich
Rosazea	• Schmetterlingsförmige Rötung im Gesicht, mit Teleangiektasien, Papeln, Pusteln und grobporiger Haut • Rhinophym
Basaliom	• Knotiges Basaliom: glänzende Papel, Knötchen mit perlschurartigem Rand und zentraler Einsenkung, Teleangiektasien • Sklerodermiformes Basaliom: umschriebene vernarbte Plaque mit knotigen Anteilen am Rand und Teleangiektasien • Ulzerierendes Basaliom: umschriebenes, ulzerierendes und nässendes Hautareal
Malignes Melanom	• Asymmetrische, unscharf begrenzte, vielfarbige, erhabene oder nicht-erhabene Papeln, Knoten oder Maculae • Durchmesser > 5 mm melanomsuspekt • Subjektiv Juckreiz, Aktivitätsgefühl, Brennen

2.20.3 Differenzialdiagnostik

TABELLE 2.17

TABELLE 2.18

LERNZIELKONTROLLE

- Demonstrieren Sie die Untersuchung der Haut!
- Ein 6-jähriger Patient stellt sich in Begleitung der Mutter in Ihrer Praxis vor. Diese berichtet von rezidivierenden Hautentzündungen, aktuell v. a. an den Beugeseiten der Extremitäten, die mit starkem Juckreiz verbunden sind. Unter psychischer Belastung verstärken sich die Beschwerden. Die Hautentzündungen persistieren seit ca. dem 6. Lebensmonat des Kindes. Eine Besserung tritt bei Aufenthalt am Meer auf. Sie haben den Verdacht auf eine Neurodermitis. Welche anderen anamnestischen Angaben müssen noch erhoben werden? Wie untersuchen Sie die Haut? Welche Empfehlungen sprechen Sie aus?

2.21 Untersuchung der Augen

2.21 Untersuchung der Augen

LERNZIELE Fähigkeit zur systematischen Untersuchung der Augen und Interpretation der erhobenen Befunde.

HINWEIS PRÜFUNG Das gesamte Kapitel der Augenuntersuchung ist prüfungsrelevant und sollte im Hinblick auf Durchführung und Interpretation der Befunde sicher beherrscht werden. Darüber hinaus sind Grundkenntnisse über die weiterführende (apparative) Diagnostik relevant und sollten in groben Zügen genannt werden können. Diese werden überwiegend beim Facharzt durchgeführt.

2.21.1 Erster Eindruck

Mögliche **auffallende Befunde:**
- Pupillenweite:
  - Miosis → Parasympathikusaktivierung, Opiatintoxikation
  - Mydriasis → Sympathikusaktivierung, Einnahme von Stimulanzien
  - Anisokorie → Kompression des N. oculomotorius
  - Entrundete Pupille → Narbenbildung durch u. a. Iritis
- Entzündungszeichen
- Blutungen
- Trübungen
- Horner-Syndrom (Miosis, Ptosis, Enophthalmus) → Pancoast-Tumor, Schilddrüsenkarzinom, iatrogen
- Exophthalmus

2.21.1 Erster Eindruck

Beim ersten Eindruck lassen sich mittelbar Zeichen und Symptome erkennen, die auf eine Augenerkrankung oder Augenbeteiligung im Rahmen anderer Krankheiten hinweisen. Mögliche auffallende Befunde können am noch bekleideten Patienten sein:

- **Pupillenweite:** Sie wird über M. sphincter pupillae (parasympathisch innerviert) und M. dilatator pupillae (sympathisch innerviert) reguliert. Störungen der Innervation können sich ausprägen als:
  - **Mydriasis** *(weite Pupillen):* Bei sympathikotoner Reaktion, u. a. bei Stress, Einnahme von Drogen wie Halluzinogenen, Stimulanzien (Kokain). Physiologisch tritt eine Mydriasis in der Dunkelheit auf (➤ 4.16.7).
  - **Miosis** *(enge Pupillen):* Bei parasympathikotoner Reaktion, u. a. bei Einnahme von Schlafmitteln und Opiaten. Intoxikationen mit Opiaten gehen mit stecknadelkopfgroßen Pupillen einher. Physiologisch tritt eine Miosis bei Helligkeit auf (➤ 4.16.6).
  - **Anisokorie** *(ungleich große Pupillen):* Bei Hirndrucksteigerung, die mit einer einseitigen Kompression des N. oculomotorius einhergeht. Auf der betroffenen Seite ist die Pupille weiter (➤ Abb. 2.72, ➤ 4.16.8).
  - **Entrundete Pupille:** Folge einer narbig abgeheilten Iritis (durch partielle Verklebungen der Iris mit der Linse) oder Verletzung. Inzwischen sehr selten bei Neurosyphilis zu beobachten.
- **Lokale Entzündungszeichen:** Bei Infektionen im Auge oder an den Schutzeinrichtungen. Ein stark gerötetes Auge kann durch z. B. eine Konjunktivitis (➤ Abb. 2.124), Keratitis oder Iritis bedingt sein, eine entzündliche Reaktion an den Lidern kann auf ein Hordeolum, Erysipel oder Orbitaphlegmone hinweisen.

ABBILDUNG 2.124

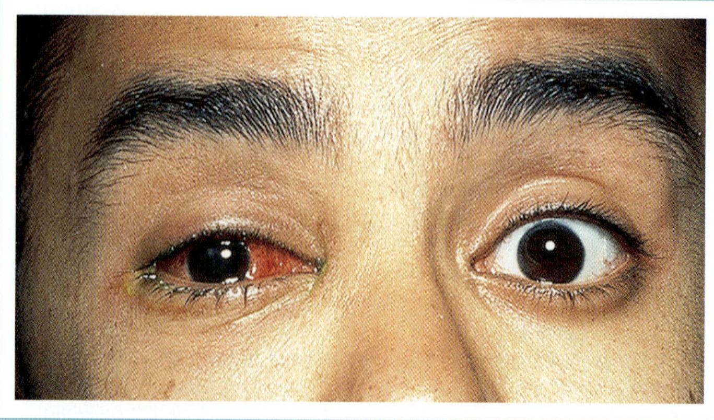

Abb. 2.124 Rotes Auge und Bindehautschwellung (Chemosis) bei Konjunktivitis [E273]

- **Blutungen:** Können am Auge z. B. bei einer Konjunktivitis, arteriellen Hypertonie oder periorbital als Brillenhämatom auftreten, was ein Hinweis auf einen Schädelbasisbruch ist.
- **Trübungen:** Können an der Kornea direkt sichtbar sein, z. B. bei Keratitis.
- **Horner-Syndrom:** Setzt sich aus den Symptomen **Miosis** (enge Pupille), **Ptosis** (herabhängendes Lid) und **Enophthalmus** (eingesunkener Augenbulbus) zusammen. Meist kann es einseitig beobachtet werden und ist auf eine Läsion der sympathischen Fasern, die das Auge versorgen, zurückzuführen. Häufig liegt eine Läsion des Ganglion stellatum vor, das in Höhe des 1. Rippenköpfchens lokalisiert ist. Ursachen können infiltrierende Tumoren sein (Pancoast-Tumor, Schilddrüsenkarzinom) oder iatrogen, z. B. im Rahmen der Anlage eines zentralen Venenkatheters.
- **Exophthalmus:** Ist durch hervorgetretene Bulbi gekennzeichnet. Ein beidseitiger Exophthalmus kann begleitend beim Morbus Basedow auftreten, ein einseitiger bei einem retroorbitalen Tumorwachstum und muss dahingehend abgeklärt werden (➤ 4.16.9).

2.21.2 Ausschluss eines Notfalls

Die wichtigsten und die häufigsten ophthalmologischen Notfälle sind:

- Akuter schmerzhafter oder nicht schmerzhafter **Visusverlust** (➤ 4.16.5)
- Akuter **Nystagmus** (Augenzittern): Bei Innenohrerkrankungen oder zentralen Läsionen.
- **Augenverletzungen:** Durch stumpfe Traumen oder als perforierende Verletzung.
- **Augenverätzungen:** Durch Säuren oder Laugen. In beiden Fällen muss noch vor Eintreffen des Notarztes das Auge von innen nach außen mit reichlich Wasser gespült werden.
- **Monokel- bzw. Brillenhämatom:** Meist Folge eines Traumas. Ein Monokelhämatom kann bei einer Orbitabodenfraktur (Blow-out-Fraktur) entstehen, durch z. B. Faustschlag, Squash- oder Tennisballverletzungen. Brillenhämatome können auf einen Schädelbasisbruch hinweisen.

2.21.2 Ausschluss eines Notfalls

Wichtige **Notfälle:**
- Akuter Visusverlust
- Akuter Nystagmus
- Traumen, Verätzungen
- Periorbitales Hämatom

2.21.3 Anamnestische Anhaltspunkte

Im Rahmen der Anamnese können folgenden Angaben Hinweise auf Augenerkrankungen geben:

- **Kurzsichtigkeit:** Risikofaktor für eine Netzhautablösung
- **Andere Augenerkrankungen:** u. a. Glaukomerkrankung als Risikofaktor für retinale Schäden und N. opticus Schäden
- **Diabetes mellitus:** Risikofaktor u. a. für Katarakt und diabetische Retinopathie
- **Hypertonie:** kann eine hypertensive Retinopathie hervorrufen
- **Kortisoneinnahme:** erhöht u. a. das Risiko der Kataraktentstehung
- **Rheumatische Erkrankungen:** können eine Beteiligung der Augenstrukturen hervorrufen, u. a. kann beim Morbus Reiter eine Konjunktivitis auftreten oder beim Morbus Bechterew eine Iritis
- **Familienanamnese:** einige Augenerkrankungen wie Glaukom, Makuladegeneration oder Netzhautablösung können eine familiäre Häufung zeigen

2.21.3 Anamnestische Anhaltspunkte

Hinweisende **anamnestische Angaben:**
- Vorbestehende Augenerkrankungen, z. B. Myopie
- Vorbestehende internistische Erkrankungen: Diabetes mellitus, Hypertonie, rheumatische Erkrankungen
- Kortisoneinnahme

2.21.4 Inspektion

Neben den Befunden, die man schon aus dem ersten Eindruck des Patienten gewonnen hat, können bei der Inspektion des Patienten weitere wichtige Befunde erhoben werden.

Augenbrauen

Ein Augenbrauenverlust kann nach einer Chemotherapie auftreten. Die Rarefizierung der lateralen Augenbrauen wird Herthoge-Zeichen genannt und ist häufig bei atopischer Diathese vorzufinden.

2.21.4 Inspektion

Bei der **Inspektion** werden beurteilt:
- Augenbrauen
- Lider
- Bindehaut
- Hornhaut
- Iris

Augenbrauen: Herthoge-Zeichen → atopische Diathese

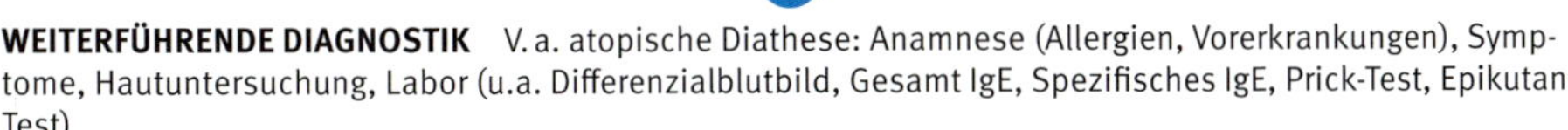

WEITERFÜHRENDE DIAGNOSTIK V. a. atopische Diathese: Anamnese (Allergien, Vorerkrankungen), Symptome, Hautuntersuchung, Labor (u. a. Differenzialblutbild, Gesamt IgE, Spezifisches IgE, Prick-Test, Epikutan-Test)

Lider

Die Augenlider können unterschiedlichste Veränderungen zeigen:

- **Entzündung:** durch Hordeolum, Erysipel, Orbitaphlegmone, bei allergischen und toxischen Reaktionen z. B. auf Kosmetika
- **Hämatom:** meist Folge eines Traumas; z. B. Monokelhämatom bei Orbitabodenfraktur, Brillenhämatome bei Schädelbasisbruch
- **Ödeme:** bei Nieren-, Herzerkrankungen, Quincke-Ödem
- **Ptosis:** angeboren oder erworben beim Horner-Syndrom, bei Myasthenia gravis oder Läsion des N. oculomotorius
- **Entropium:** Einwärtsstülpung meist des Unterlids, als Folge einer narbigen Abheilung oder im Alter

Lider:
- Entzündung → Erysipel, Phlegmone, allergische, toxische Reaktionen
- Hämatom → Trauma
- Ödem → Allergien, Nieren-, Herzerkrankungen
- Ptosis → u. a. Horner-Syndrom
- Dennie-Morgan-Infraorbitalfalte → Atopie
- Xanthelasmen → Fettstoffwechselstörungen
- Neubildungen → Basaliom, Melanom

- **Ektropium:** Auswärtsstülpung der Lider, als Folge einer narbigen Abheilung oder bei Fazialisparese
- **Dennie-Morgan-Infraorbitalfalte:** doppelte Unterlidfalte bei atopischer Diathese
- **Xanthelasmen:** gelbliche Plaques am Ober- und Unterlid bei Fettstoffwechselstörungen
- **Basaliom:** sind häufig am inneren Lidwinkel zu finden, imponieren als hautfarbenes Knötchen mit perlschnurartigem Rand und zeigen eine gute Vaskularisation als Teleangiektasien
- **Melanom:** sind seltener als Basaliome, meist schnell wachsende, pigmentierte Areale mit Tendenz zur Ulzeration und Metastasierung

WEITERFÜHRENDE DIAGNOSTIK

- Entzündung:
  - V. a. Erysipel, Phlegmone: Anamnese, Symptome, Labor (u.a. CRP, BSG, Leukozyten, AntiDNAseB), Suche nach Eintrittspforte
  - Allergische und toxische Reaktionen: Anamnese (Vorerkrankungen, verwendete Externa), Symptome, ggf. Allergiediagnostik ➢ Augenbrauen
- Hämatom: Anamnese, Symptome, Neurostatus, CT, MRT
- Ödeme:
  - V. a. Herz- oder Nierenerkrankung: Anamnese, Symptome, internistische Untersuchung, v. a. von Herz, Niere und Lunge, Labor (u.a. Na^+, K^+, BNP, TSH, Kreatinin, Harnstoff, Harnsäure, HDL, LDL, Cholesterin, Triglyzeride), Urinuntersuchung, Röntgen-Thorax, EKG, Echokardiografie, Sonografie der Nieren, ggf. Herzkatheter
  - V. a. Quincke-Ödem: Anamnese (Allergien, Medikamente), Symptome, Hautuntersuchung, ggf. Allergiediagnostik ➢ Augenbrauen
- Ptosis:
  - V. a. Myasthenia gravis: Anamnese, Symptome, Muskelbelastungstest (Bein- und Armhalteversuch), Labor (u.a. Blutbild, CRP, Na^+, K^+, TSH, RF, ANA, AK gegen Acethylcholinrezeptoren)
  - Nervenläsion: Anamnese, Symptome, Neurostatus, CT, MRT
- Entropium, Ektropium: Anamnese, Symptome, bei Fazialisparese Neurostatus
- Dennie-Morgan-Infraorbitalfalte: ➢ Augenbrauen
- Xanthelasmen: Anamnese (Vor- und Begleiterkrankungen, familiäre Häufung), Symptome, Labor (u.a. Cholesterin, HDL, LDL, Triglyzeride), ggf. Untersuchung von Herz und Gefäßen, Fahndung nach arteriosklerotischen Veränderungen
- V. a. Basaliom und Melanom: Anamnese, Symptome, Dermatoskopie, histologische Untersuchung (nach Biopsie oder Exzision), Lymphknotenstatus, CT, MRT

Bindehaut

Bindehaut:
- Entzündung → infektiös, allergisch
- Pterygium → nach Entzündung, Trauma

Die Bindehaut kann von folgenden Veränderungen betroffen sein:

- **Entzündung** durch Bakterien, Viren und physikalische Noxen. Sei geht mit einer starken Gefäßzeichnung, gelegentlich auch mit konjunktivalen Blutungen, eitriger oder seröser Sekretion einher.
- **Pterygium (Flügelfell):** Schmerzlose Verdickung der Bindehaut, meist im nasalen Bereich, gut durchblutet und u. a. auf Entzündungen, Traumen oder Bestrahlung zurückzuführen.

WEITERFÜHRENDE DIAGNOSTIK

- V. a. Konjunktivitis: Anamnese, Symptome, Konjunktivalabstrich mit Keimbestimmung
- V. a. Pterygium: Anamnese, Symptome, Visusprüfung

Hornhaut

Hornhaut:
- Trübung, Substanzdefekt → Entzündung, Austrocknung
- Arcus senilis → Fettstoffwechselstörung
- Kayser-Fleischer-Ring → Morbus Wilson

Die Hornhaut kann unterschiedliche Veränderungen zeigen:

- **Trübung:** durch Entzündungen, u. a. mit Herpesviren, durch Austrocknung, z. B. bei Fazialisparese, oder Verätzung des Auges
- **Erosionen, Ulzera:** können traumatisch entstehen, durch einen entzündlichen Prozess im Rahmen einer Keratitis oder sie sind genetisch determiniert
- **Hornhautkegel** *(Keratokonus):* starke Wölbung der Hornhaut nach außen
- **Arcus senilis** *(Gerontoxon):* weißlicher Ring in der Hornhautperipherie, auf Fetteinlagerung zurückzuführen
- **Kayser-Fleischer-Ring:** Kupferablagerung an der Hornhaut bei der Kupferspeicherkrankheit Morbus Wilson

WEITERFÜHRENDE DIAGNOSTIK

- Trübung, Erosion und Ulzera: Anamnese, Symptome, Visusprüfung, Spaltlampenuntersuchung, Abstrich und Keimbestimmung, ggf. Neurostatus
- Keratokonus: Anamnese, Symptome, Visusprüfung, Spaltlampenuntersuchung
- Arcus senilis: Anamnese (Vor- und Begleiterkrankungen, familiäre Häufung), Symptome, Labor (u.a. Cholesterin, HDL, LDL, Triglyzeride), ggf. Untersuchung von Herz und Gefäßen, Fahndung nach arteriosklerotischen Veränderungen
- Kayser-Fleischer-Ring: Anamnese, Symptome, Spaltlampenuntersuchung, internistische und neuropsychiatrische Untersuchung, Labor (u.a. Kupfer i. S., Ceruloplasmin, Kupfer i.U, Blutbild, GOT, GPT, γ-GT, Bilirubin, AP, Albumine, Quick bzw. INR, PTT, PCHE)

Iris

Befunde an der Iris können sein:

- **Starke Gefäßeinsprossung:** Bei entzündlichen Veränderungen, z. B. bei rheumatischen Erkrankungen oder chronisch-entzündlichen Darmerkrankungen.
- **Heterochromie:** Unterschiedliche Augenfarben der rechten und der linken Iris. Sie kann angeboren sein oder sich nach entzündlichen Geschehen entwickeln, z. B. nach einer Iritis, was aber eher selten der Fall ist.

WEITERFÜHRENDE DIAGNOSTIK

- Auffällige Befunde: Anamnese (Vorerkrankungen), Symptome, Spaltlampenuntersuchung
- V. a. rheumatische Erkrankungen: internistisch-orthopädische Untersuchung, Labor (u.a. CRP, BSG, Blutbild, RF, Anti-CCP-AK, ANA, HLA-B27), Röntgen

2.21.5 Palpation

Die Palpation beider Augenbulbi dient der groben Abschätzung des Augeninnendrucks.

Durchführung

Die Palpation erfolgt im Sitzen. Der Therapeut steht hinter dem Patienten (➤ Abb. 2.125). Den Patienten nach unten blicken lassen und mit beiden Fingerkuppen den Bulbus palpieren.

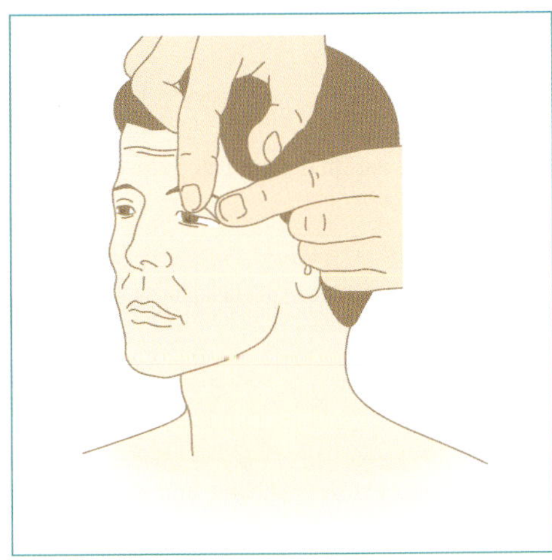

Abb. 2.125 Palpation der Bulbi [L143]

Normalbefund

Bulbus leicht eindrückbar, Normwert 10–21 mmHg. Dieser Wert unterliegt leichten Schwankungen. Eine genaue Bestimmung erfolgt mit dem Tonometer.

Pathologische Befunde

Steinharter, extrem schmerzhafter Bulbus beim akuten Glaukomanfall (mit Drücken von > 80 mmHg).

WEITERFÜHRENDE DIAGNOSTIK V. a. Glaukom: Anamnese (Vorerkrankungen, Fehlsichtigkeit), Symptome, ophthalmologische Untersuchung mit Bestimmung der Refraktionsanomalie, Spaltlampenuntersuchung (Beurteilung der vorderen Augenabschnitte), Fundoskopie (Untersuchung des Augenhintergrunds), Gesichtsfelduntersuchung, Tonometrie (Augeninnendruckmessung) mit exakter Erfassung des Augeninnendrucks

2.21.6 Funktionsprüfung

Orientierende Visusprüfung

Durchführung

Den Patienten 5 m entfernt von einer Sehtafel (➤ Abb. 2.126) hinsetzen und auffordern, zunächst mit dem einen Auge, dann mit dem anderen Auge die Buchstaben oder Zahlen zu lesen.

Normalbefund

Alle Zeilen der Tafel können gelesen werden, die Visusstärke beträgt 1,0.

Auf den Punkt gebracht

Iris:

- Gefäßzeichnung → Entzündung
- Heterochromie → Farbdifferenz rechts und links

2.21.5 Palpation

Mit der **Palpation** kann der Augeninnendruck grob abgeschätzt werden:

- Normalbefund: Bulbus leicht eindrückbar, Augeninnendruck 10–21 mmHg
- Steinharter, schmerzhafter Bulbus → akutes Glaukom

ABBILDUNG 2.125

2.21.6 Funktionsprüfung

Wichtige **Funktionsprüfungen:**

- Orientierende Visusprüfung mit einer Sehtafel: Erfassung der Sehschärfe
- Pupillenreaktion:
  - Prüfung des N. opticus, N. oculomotorius und der Verschaltung der beiden Nerven
  - Geprüft werden die direkte und konsensuelle Lichtreaktion
  - Beide Pupillen reagieren gleichermaßen auf den Lichteinfall mit einer Miosis
  - Fehlende Reaktion auf Licht → Läsion des N. opticus und/oder N. oculomotorius
- Konvergenzprüfung: Prüfung der Reaktion des Bulbus‘ (Konvergenzstellung) und der Pupille (Miosis) bei Fixierung nahe gelegener Objekte
- Grobe Gesichtsfeldbestimmung mit der Fingerperimetrie:
  - Erfassung der sichtbaren Bezirke beim fixierten Auge
  - Gesichtsfeldausfälle → Läsion von N. opticus (einseitig), Chiasma opticum (bitemporale Hemianopsie) oder Tractus opticus (homonyme Hemianopsie)
- Spiegelung des Augenhintergrunds: Beurteilung der Netzhaut, v. a. von Papille, Blutgefäßen, Makula und Fovea centralis

Die orientierende Visusprüfung dient der Bestimmung der **Sehschärfe.**

ABBILDUNG 2.126

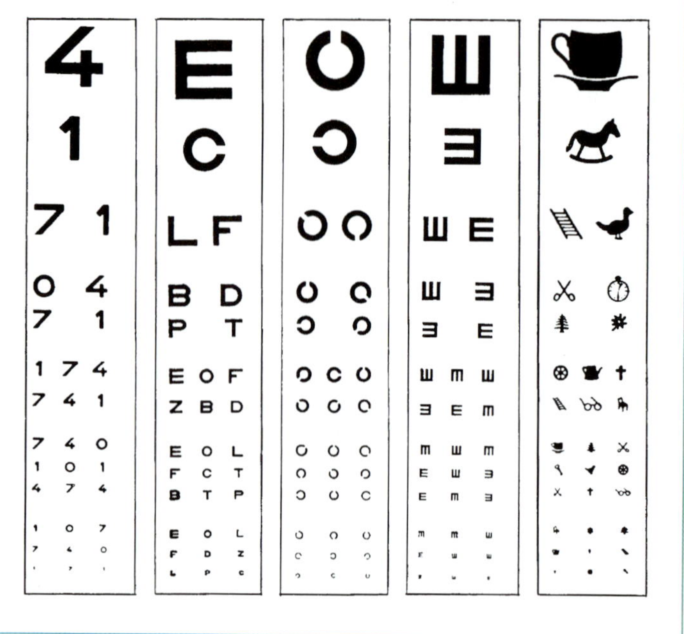

Abb. 2.126 Sehprobentafel mit Zahlen, Buchstaben, Landolt-Ringen, Snellen-Haken und Bildern für die Prüfung des Sehvermögens bei Erwachsenen und Kindern. [L106]

Pathologische Befunde

Können nicht alle Zeilen gelesen werden, liegt eine Visusschwäche vor. In diesem Fall sollte der Patient zum Augenarzt verwiesen werden.

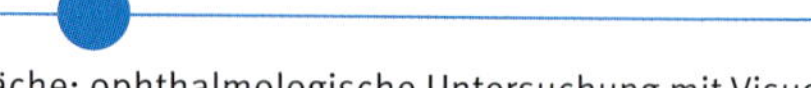

WEITERFÜHRENDE DIAGNOSTIK V. a. Sehschwäche: ophthalmologische Untersuchung mit Visusprüfung, Farbsehtest, Perimetrie, Spaltlampenuntersuchung, Prüfung der Okulomotorik

Pupillenreaktion

Mit der Pupillenreaktion werden der afferente Schenkel (N. opticus) der Sehbahn und der efferente Schenkel (N. oculomotorius) der Pupillenbahn überprüft.

Durchführung

Der Patient fixiert einen Punkt in der Ferne, um die Miosis durch Akkommodation zu unterbinden. Zunächst mit einer kleinen Lampe in ein Auge leuchten und die Reaktion am beleuchteten Auge überprüfen (direkte Lichtreaktion). Danach noch mal in das gleiche Auge leuchten und die Reaktion am anderen Auge prüfen (konsensuelle Lichtreaktion).

Normalbefund

Die physiologische Reaktion sowohl bei der direkten als auch bei der konsensuellen Lichtreaktion ist eine **Miosis.** Grundlage der konsensuellen Lichtreaktion ist die anatomische Verknüpfung des afferenten Schenkels (N. opticus) mit beiden Okulomotoriuskernen, die dann über den N. oculomotorius den M. sphincter pupillae innervieren (➢ Abb. 2.127).

Pathologische Befunde

- Mydriatische Pupille, keine Miosis bei der direkten und keine bei der konsensuellen Lichtreaktion: Läsion des N. oculomotorius (III)
- Keine Miosis bei der direkten, aber bei der konsensuellen Lichtreaktion: Läsion des N. opticus
- Beidseits enge Pupillen mit kaum sichtbarer Reaktion auf Licht: Intoxikation mit Opiaten, E 605
- Beidseits mydriatische Pupillen: Intoxikation mit Kokain, Halluzinogenen

WEITERFÜHRENDE DIAGNOSTIK Pathologische Befunde: Anamnese (Vorerkrankungen, Traumen, Medikamenten- und Noxenanamnese), Symptome, neurologische Untersuchung, CT, MRT

ABBILDUNG 2.127

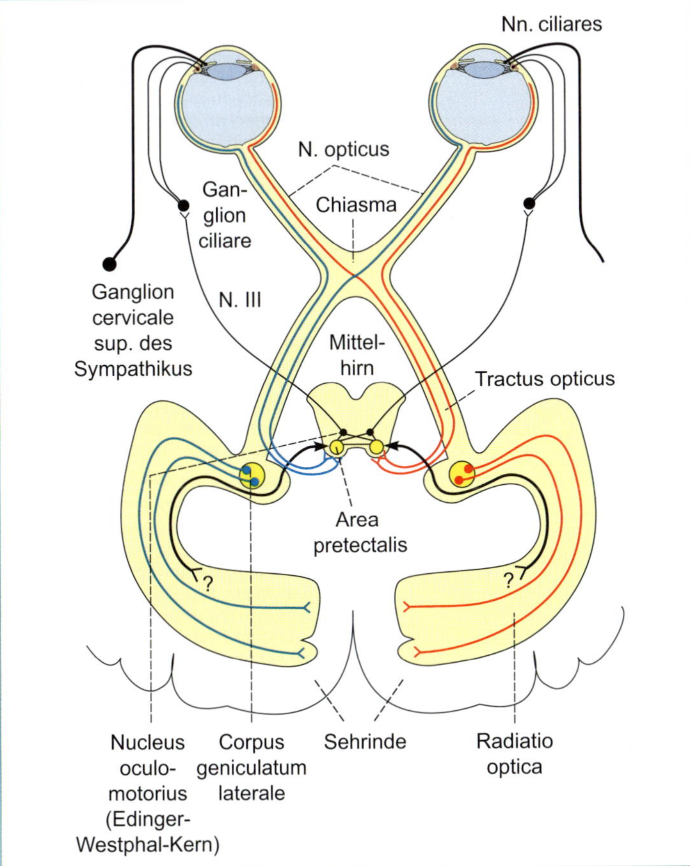

Abb. 2.127 Verschaltung der Pupillenlichtreaktion. Die Sehbahn mit N. opticus, Chiasma und Tractus opticus stellt den afferenten Anteil dar. Sie ist läuft zur Area praetectalis. Von dort wird der Reiz auf den Kern des N. oculomotorius (Nucleus Edinger-Westphal) übertragen und efferent zu den Augenmuskeln weitergeleitet. [L106]

Prüfung der Akkommodation bzw. Konvergenzreaktion

Durchführung

Mit der Konvergenzreaktion werden die reflektorische Reaktion des Bulbus' und der Pupille bei Fixierung nahe gelegener Gegenstände beurteilt. Diese Reaktion wird durch die Aktivität des N. oculomotorius (III) vermittelt. Der Patient wird gebeten, einen Gegenstand zu fixieren, der in der Mittellinie beider Augen in der Ferne gehalten wird. Dieser Gegenstand wird aus der Ferne auf etwa 15 cm Abstand von der Nasenwurzel hingeführt.

Normalbefund

Konvergenzstellung der Bulbi und Miosis.

Pathologische Befunde

Fehlende Konvergenzreaktion und Ausbleiben der Miosis bei Lähmung der Augenmuskulatur oder fehlender Innervation.

WEITERFÜHRENDE DIAGNOSTIK ➢ Pupillenreaktion

Gesichtsfeldbestimmung

Das Gesichtsfeld eines Auges ist der Bezirk der Außenwelt, den man mit einem ruhiggestellten Auge wahrnimmt. Ausfälle im Gesichtsfeld nennt man Skotome.

Für die Prüfung des Gesichtsfelds verwendet man verschiedene technische Geräte (Perimeter), welche die besten und genausten Ergebnisse liefern. Orientierend kann auch eine Gesichtsfeldprüfung mit der Fingerperimetrie durchgeführt werden (➢ Abb. 2.128).

ABBILDUNG 2.128

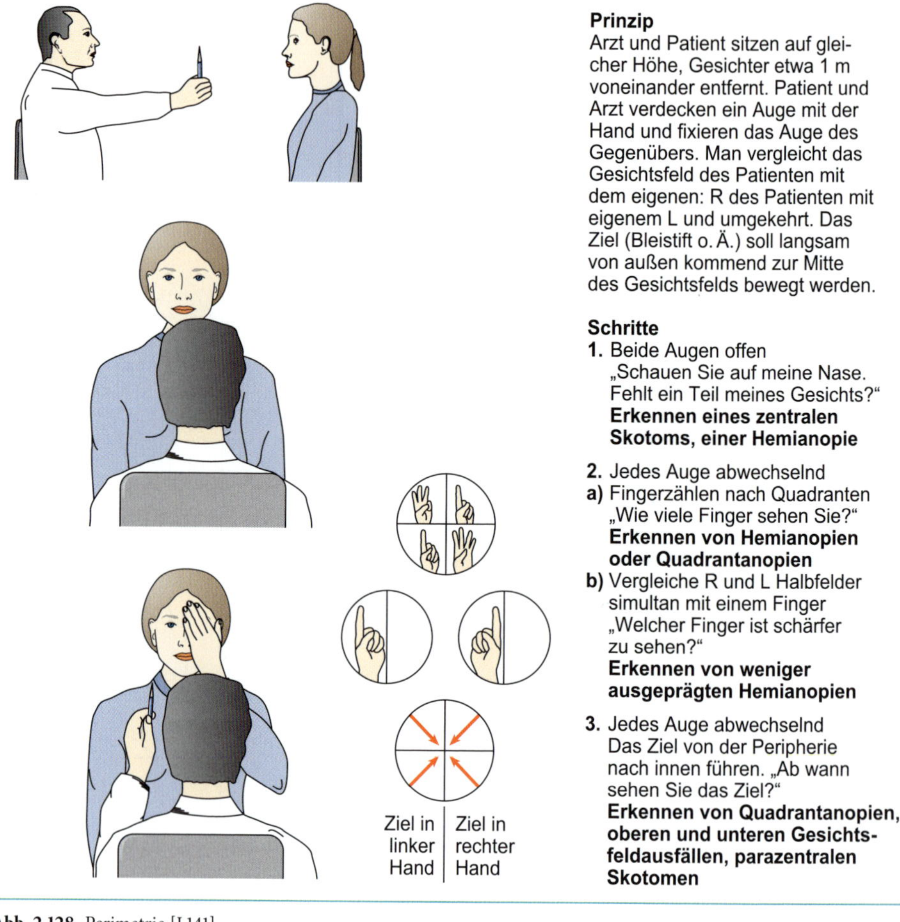

Abb. 2.128 Perimetrie [L141]

Durchführung

Patient und Untersucher sitzen sich bei der Fingerperimetrie mit einem Abstand von ca. 100 cm gegenüber. Jeder verdeckt ein Auge, sodass sich die verdeckten und nicht verdeckten Augen gegenüberliegen. Der Kopf sollte nicht bewegt werden.

Anschließend einen Gegenstand von außen in allen Quadranten genau in der Mitte zwischen beiden Personen in das Gesichtsfeld führen. Der Patient gibt an, wann er den Gegenstand sieht. Die Angaben des Patienten mit der eigenen Wahrnehmung überprüfen.

Normalbefund

- Nach oben bis 60°
- Nach unten bis 70°
- Nach nasal bis 60°
- Nach temporal bis 90°

Pathologische Befunde

- **Einseitiger Gesichtsfelddefekt:** ipsilaterale Läsionen vor dem Chiasma opticum
- **Bitemporale Hemianopsie:** Läsionen im Bereich der Sehnervenkreuzung im Chiasma opticum, z. B. durch Hypophysentumor
- **Homonyme Hemianopsie:** kontralaterale Schädigung nach dem Chiasma opticum, z. B. durch Blutungen, Tumoren oder Metastasen

WEITERFÜHRENDE DIAGNOSTIK > Pupillenreaktion

Spiegelung des Augenhintergrunds

Bei der Spiegelung des Augenhintergrunds (Ophthalmoskopie, Fundoskopie) wird die **Netzhaut** untersucht. Beurteilt werden Sehnervenpapille, Arterien, Venen, Retina, Makula und Fovea centralis. Besonders geachtet wird auf eine Stauungspapille bei Hirndrucksteigerung, Kaliberschwankungen der Gefäße, Blutungen bei der diabetischen Retinopathie und einer lang bestehenden Hypertonie.

WEITERFÜHRENDE DIAGNOSTIK Veränderungen des Augenhintergrunds: Anamnese (Vorerkrankungen), Symptome, vollständige internistische und neuropsychiatrische Untersuchung, Labor (u.a. Blutbild, Na^+, K^+, Kreatinin, Harnstoff, Harnsäure, HDL, LDL, Cholesterin, Triglyzeride, Glukose, HbA_{1c}), Urinuntersuchung (Mikroalbuminurie), CT, MRT

2.21.7 Differenzialdiagnostik

➢ Tab. 2.19

2.21.7 Differenzialdiagnostik

TABELLE 2.19

Tab. 2.19 Ausgewählte Differenzialdiagnosen der Augenerkrankungen und deren Befunde

Differenzialdiagnosen	Inspektion	Palpation	Funktionsprüfung
Konjunktivitis	• Stark gerötetes Auge • Schmerzen • Lichtempfindlichkeit • Seröser oder eitriger Tränenfluss • Schwellung der Bindehaut (Chemosis) und Lider • Evtl. Verschwommensehen	Kein Befund	Nachweis von Erregern (Cave: nach § 24 IfSG kein Nachweis und Behandlung von in §§ 6 Abs. 1, 7, 34 Abs. 1 IfSG genannten Erregern und Erkrankungen)
Keratitis	• Stark gerötetes Auge • Schmerzen • Lichtempfindlichkeit • Visuseinschränkung • Trübung der Hornhaut	Kein Befund	• Spaltlampenuntersuchung: Defekte der Hornhaut, Ödeme, Trübungen • Evtl. Nachweis von Erregern (Cave: nach § 24 IfSG kein Nachweis und Behandlung von in §§ 6 Abs. 1, 7, 34 Abs. 1 IfSG genannten Erregern und Erkrankungen)
Akuter Glaukomanfall	• Konjunktivale Injektion • Starke Augen- und Kopfschmerzen • Visuseinschränkung	Bulbus steinhart	Augeninnendruckmessung (Tonometrie): Druckanstieg bis über 80 mmHg
Ablatio retinae	• Inspektorisch keine Veränderungen • Schmerzlose Visuseinschränkung • Rußregen, Lichtblitze • Aufsteigende Mauer, herabfallender Vorhang	Kein Befund	Fundoskopie mit Beurteilung der Netzhaut

LERNZIELKONTROLLE

- Demonstrieren Sie die Untersuchung der Augen!
- Ein 28-jähriger Patient stellt sich in Ihrer Praxis vor und beklagt starke Bulbusschmerzen an beiden Augen, verbunden mit Fremdkörpergefühl, Tränenfluss und Verschwommensehen. Die Beschwerden haben vor einer Woche zunächst am rechten Auge begonnen, inzwischen ist auch das andere Auge betroffen. Sichtbar ist eine starke Rötung der Konjunktiven. Sie äußern den Verdacht auf eine Konjunktivitis. Welche Differenzialdiagnosen kommen in Betracht? Welche Untersuchungen führen Sie durch? Welche Empfehlungen sprechen Sie aus?

2.22 Untersuchung der Ohren

2.22 Untersuchung der Ohren

LERNZIELE Fähigkeit zur systematischen Untersuchung der Ohren und Interpretation der erhobenen Befunde.

HINWEIS PRÜFUNG Das gesamte Kapitel der Ohrenuntersuchung ist prüfungsrelevant und sollte im Hinblick auf Durchführung und Interpretation der Befunde sicher beherrscht werden. Darüber hinaus sind Grundkenntnisse über die weiterführende (apparative) Diagnostik relevant und sollten in groben Zügen genannt werden können. Diese werden überwiegend beim Facharzt durchgeführt.

Auf den Punkt gebracht

2.22.1 Erster Eindruck
Mögliche **auffallende Befunde:**
- Sichtbare Veränderungen
- Schwerhörigkeit

2.22.2 Ausschluss eines Notfalls
Wichtige **Notfälle:**
- Akuter Hörverlust
- Akuter Drehschwindel
- Blutungen aus dem Ohr
- Mastoiditis

2.22.3 Anamnestische Anhaltspunkte
Hinweisende **anamnestische Angaben:**
- Familiäre Häufung
- Lärmbelastung
- Einnahme ototoxischer Medikamente

2.22.4 Inspektion
Bei der **Inspektion** werden beurteilt:
- Ohrmuschel
- Äußerer Gehörgang
- Retroaurikulärer Bereich

ABBILDUNG 2.129

2.22.1 Erster Eindruck

Beim ersten Eindruck lassen sich nur wenige Zeichen und Symptome erkennen, die auf eine Ohrenerkrankung hinweisen, sofern sie nicht durch die Haare verdeckt sind.

- **Sichtbare Veränderungen an der Ohrmuschel:** entzündliche Veränderungen durch z. B. Perichondritis, Herpes zoster
- **Offensichtliche Schwerhörigkeit:** kann zügig erkannt werden, u. a. weil der Patient auf akustische Reize nicht reagiert

2.22.2 Ausschluss eines Notfalls

Die wichtigsten und häufigsten otologischen Notfälle sind:

- Akuter **Hörverlust** (➢ 4.16.12)
- Akuter **Drehschwindel** mit Übelkeit und Erbrechen: bei Innenohrprozessen, z. B. Morbus Menière oder Kleinhirnläsionen
- **Blutaustritt** aus dem äußeren Gehörgang: bei Schädelbasisbruch
- **Mastoiditis:** Komplikation einer Otitis media, die mit lokalen und systemischen Entzündungszeichen einhergeht und eine Meningitis oder Hirnabszesse verursachen kann

2.22.3 Anamnestische Anhaltspunkte

Im Rahmen der Anamnese können folgenden Angaben Hinweise auf Ohrenerkrankungen geben:

- Akuter Hörverlust mit Tinnitus und Schwindel: bei Hörsturz
- Familiäre Häufung von Schwerhörigkeit, u. a. bei Otosklerose
- Einnahme von bestimmten Medikamenten: z. B. Furosemid oder Aminoglykoside können eine Schwerhörigkeit nach sich ziehen
- Arbeitsplatz mit starker Lärmbelastung: Ursache einer berufsbedingten Schwerhörigkeit

2.22.4 Inspektion

Neben den Befunden, die man schon aus dem ersten Eindruck des Patienten gewonnen hat, können bei der Inspektion des Patienten weitere wichtige Befunde erhoben werden. Bei der Inspektion der Ohrmuschel, des äußeren Gehörganges und des retroaurikulären Bereiches auf entzündliche Prozesse, z. B. bei Otitis externa, Zoster oticus (➢ Abb. 2.129), Perichondritis oder Mastoiditis, achten. Ferner nach tumorösen Geschehen, die an der Helix oder retroaurikulär lokalisiert sein können (➢ Abb. 2.130), suchen.

WEITERFÜHRENDE DIAGNOSTIK

- V. a. entzündliche Geschehen: Anamnese, Symptome, ggf. Neurostatus, Liquoruntersuchung
- V. a. Neubildungen (v. a. Basaliom und Melanom): Anamnese, Symptome, Dermatoskopie, histologische Untersuchung (nach Biopsie oder Exzision), Lymphknotenstatus, CT, MRT

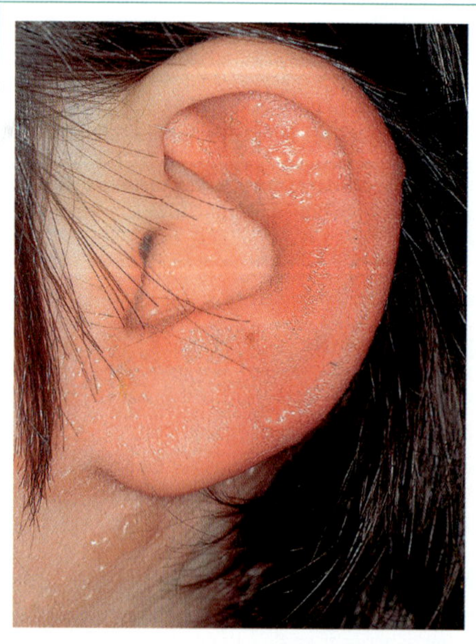

Abb. 2.129 Zoster oticus: Zu beachten ist die Bläschenbildung. [E273]

Auf den Punkt gebracht

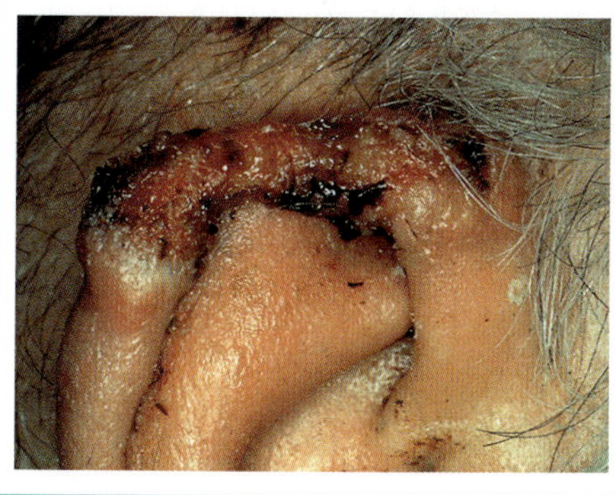

Abb. 2.130 Plattenepithelkarzinom an der Helix. Substanzdefekt der oberen Helix (Ohrkrempe) und hämorrhagische Krusten. [E273]

ABBILDUNG 2.130

2.22.5 Palpation und Perkussion

Bei der Palpation kann ein **Tragusdruckschmerz** bei Otitis externa und Otitis media ausgelöst werden. Dazu mit der Kuppe des Zeigefingers am Tragus sanft drücken. Ferner wird das **Mastoid** untersucht, das unter physiologischen Umständen reizlos und bei der Palpation und Perkussion schmerzlos ist. Bei einer Mastoiditis ist es entzündlich geschwollen, die Palpation und Perkussion sind äußerst schmerzhaft.

WEITERFÜHRENDE DIAGNOSTIK V. a.Otitis externa und Otitis media: Anamnese, Symptome, Otoskopie, Tympanometrie, Stimmgabelversuch, Hörtest (Audiometrie), Labor (u.a. Blutbild, CRP, BSG), ggf. CT oder MRT

2.22.5 Palpation und Perkussion

Bei der **Palpation** werden erfasst:

- Tragusdruckschmerz → entzündlicher Prozess
- Schmerzhaftes Mastoid → Mastoiditis

2.22.6 Funktionsprüfung

Otoskopie

Bei der Otoskopie werden der äußere Gehörgang und das Trommelfell untersucht.

Durchführung

Bevor der Trichter des Otoskops in den Gehörgang eingeführt wird, die Ohrmuschel bei Erwachsenen nach oben hinten, bei Kindern nach unten hinten ziehen, um den Gehörgang zu „strecken" und damit den Gehörgang besser einsehen zu können. Ist der Trichter im Gehörgang eingeführt, kann man problemlos, sofern nicht von Zerumen vollständig verlegt, das Trommelfell einsehen.

Normalbefund

- Äußerer Gehörgang frei und reizlos, mit dünner Zerumenschicht bedeckt.
- Trommelfell mit einem Lichtreflex im vorderen unteren Quadranten, der kegelartig ist. Die Spitze zeigt in Richtung des Hammergriffs, der im Trommelfell eingelassen ist. Das Trommelfell zeigt im gesunden Zustand eine perlmuttartige Farbe und schimmert etwas durch (➤ Abb. 2.131).

2.22.6 Funktionsprüfung

Wichtige **Funktionsprüfungen:**

- Otoskopie: Beurteilung des äußeren Gehörgangs und Trommelfells
- Normalbefund: äußerer Gehörgang mit Zerumen beschichtet, Trommelfell perlmuttartig mit einem Lichtreflex
- Lokale Entzündungszeichen im Gehörgang → Otitis externa
- Vorgewölbtes, entdifferenziertes Trommelfell → Otitis media
- Weber-Rinne-Versuch: Beurteilung der Luft- und Knochenleitung; einfacher Test, mit dem eine Schallleitungs- und Schallempfindungsschwerhörigkeit differenziert werden kann
- Gleichgewichtsprüfung

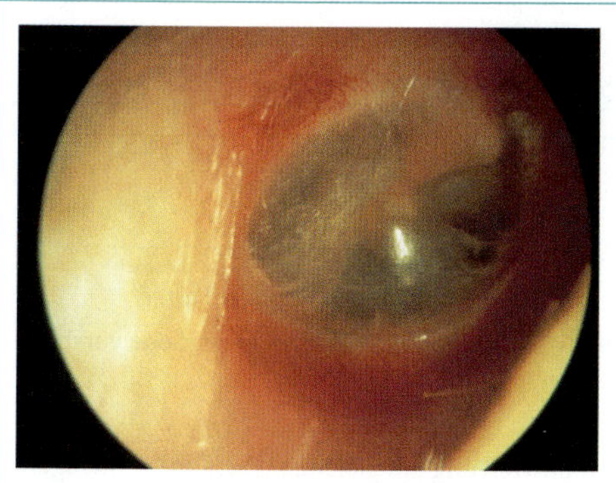

Abb. 2.131 Gesundes Trommelfell (rechtes Ohr). Deutlich sichtbar sind das glatte, perlmuttfarbene Trommelfell, der Hammergriff und der Spiegelreflex. [E273]

ABBILDUNG 2.131

WEITERFÜHRENDE DIAGNOSTIK Auffällige Befunde: ➤ Palpation

Pathologische Befunde

- Bei der Otitis externa Entzündungszeichen im äußeren Gehörgang. Die Otoskopie ist schmerzhaft. Bei starker Schwellung des äußeren Gehörgangs ist die Durchführung nicht möglich.

- Bei der Otitis media durch Eitermassen vorgewölbtes Trommelfell, fehlender Lichtreflex und starke Gefäßzeichnung (➤ Abb. 2.132).
- Substanzdefekte im Trommelfell nach Perforation.
- Atrophes Trommelfell nach rezidivierenden Entzündungen des Mittelohrs.

ABBILDUNG 2.132

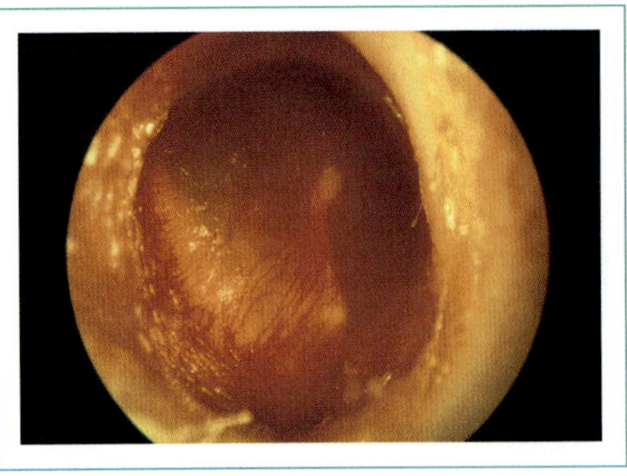

Abb. 2.132 Trommelfell bei Otitis media. Das Trommelfell ist trüb, durch Eitermassen in der Paukenhöhle vorgewölbt, die Gefäßzeichnung ist deutlich erkennbar, der Spiegelreflex fehlt. [E273]

Weber-Rinne-Versuch

Mit dem Weber- und Rinne-Versuch kann zwischen beiden Formen der Schwerhörigkeit, der Schallleitungs- und Schallempfindungsstörung, unterschieden werden.

Weber-Versuch

Durchführung

Der Weber-Versuch vergleicht die Funktion beider Ohren über die **Knochenleitung.** Eine schwingende Stimmgabel auf der Mitte des Schädels aufsetzen (➤ Abb. 2.133a). Der Ton erreicht das Innenohr v. a. über die Knochenleitung von Schädeldach und Felsenbeinpyramide.

Normalbefund

Der Ton wird auf beiden Ohren gleich laut oder im gesamten Kopf gehört.

ABBILDUNG 2.133

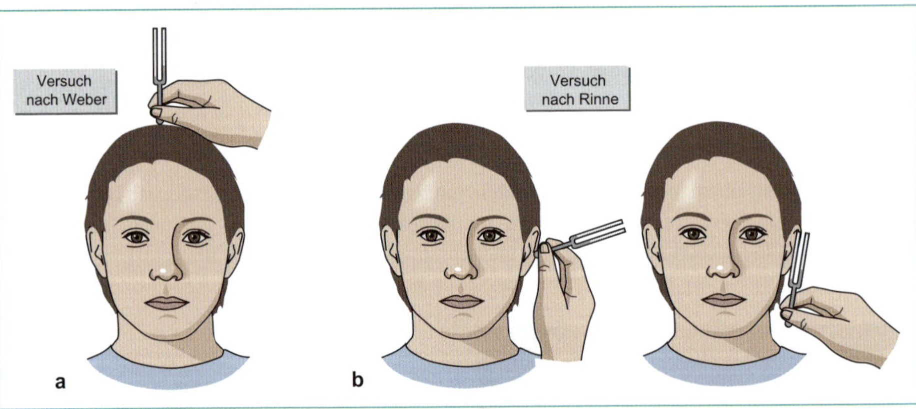

Abb. 2.133 Weber-Versuch (**a**) und Rinne-Versuch (**b**). [L157]

Pathologische Befunde

- Störung des Mittelohrs bzw. der Schallleitung: Tonempfindung auf erkrankter Seite lauter
- Schädigung des Innenohrs bzw. der Schallempfindung: Tonempfindung auf gesunder Seite verstärkt

Rinne-Versuch

Der Rinne-Versuch vergleicht die **Knochenleitung und Luftleitung** am gleichen Ohr. Eine schwingende Stimmgabel zunächst auf das Mastoid aufsetzen. Der Patient hört den Ton über die Knochenleitung. Nimmt der Patient den Ton nicht mehr wahr, die Stimmgabel vor das Ohr halten (➤ Abb. 2.133b). Damit wird die Luftleitung geprüft.

Normalbefund

Der Ton wird über die Luftleitung wieder gehört.

Pathologische Befunde

- Schallleitungsstörung: Der Patient hört den Ton über die Luftleitung nicht (Rinne negativ)
- Schädigung des Innenohrs: Der Ton wird über Luftleitung wieder gehört (Rinne positiv)

WEITERFÜHRENDE DIAGNOSTIK Pathologische Befunde: ➢ Palpation

Gleichgewichtsprüfung

Die Gleichgewichtsprüfung erfolgt mit u. a. dem Romberg-Stehversuch und Unterberger-Tretversuch (➢ 2.17.8).

WEITERFÜHRENDE DIAGNOSTIK ➢ 2.17.8

2.22.7 Differenzialdiagnostik

➢ Tab. 2.20

Tab. 2.20 Ausgewählte Differenzialdiagnosen der Ohrenerkrankungen und deren Befunde

Differenzialdiagnosen	Inspektion	Palpation	Funktionsprüfung
Otitis media	Evtl. Eiteraustritt aus dem äußeren Gehörgang	Tragusdruckschmerz	• Vorgewölbtes, entdifferenziertes Trommelfell (milchig-trüb, ohne Erkennung des Hammergriffs und Spiegelreflexes), evtl. Trommelfellperforation • Weber-Versuch: Lateralisation zur kranken Seite, Rinne negativ am betroffenen Ohr • Fieber, CRP ↑, BSG ↑, Leukozyten ↑ • Deutliches Krankheitsgefühl
Morbus Menière	• Inspektion ohne pathologischen Befund • Nystagmus und Fallneigung im Anfall • Anamnestisch: Drehschwindel, Übelkeit, Erbrechen	Kein Befund	Audiometrie: Hörverlust im Bereich der tiefen und mittleren Frequenzen

LERNZIELKONTROLLE

- Demonstrieren Sie die Ohruntersuchung!
- Eine 34-jährige Patientin stellt sich bei Ihnen mit akuter Hörminderung, Druckgefühl und Tinnitus am rechten Ohr vor. Die Beschwerden sind nach einem Streit mit dem Lebensgefährten aufgetreten. Schmerzen und Schwindel werden verneint. Sie äußern den Verdacht auf einen Hörsturz. Welche Maßnahmen ergreifen Sie? Welche Differenzialdiagnosen kommen in Betracht?

2.23 Untersuchung der Lymphknoten

LERNZIELE Fähigkeit zur systematischen Untersuchung von Lymphknoten, Lymphödemen und Milz.

HINWEIS PRÜFUNG Die Erhebung des Lymphknotenstatus und die Untersuchung der Milz sind prüfungsrelevant und sollten im Hinblick auf Durchführung und Interpretation der Befunde sicher beherrscht werden. Darüber hinaus sind Grundkenntnisse über die weiterführende (apparative) Diagnostik relevant und sollten in groben Zügen genannt werden können. Diese werden überwiegend beim Facharzt durchgeführt.

2.23.1 Erster Eindruck

Beim ersten Eindruck lassen sich mittelbar und unmittelbar Zeichen und Symptome erkennen, die auf eine Lymphknotenerkrankung hinweisen. Mögliche Befunde können noch am bekleideten Patienten sichtbar sein:

- **Halslymphknotenschwellung** (➢ Abb. 2.134): Lymphknoten können reaktiv verändert sein und bei infektiösen oder entzündlichen Erkrankungen anschwellen, u. a. bei der infektiösen Mononukleose, Tuberkulose oder HIV-Infektion. Sie können aber auch Ausdruck einer lymphogenen Metastasierung sein oder als primäres malignes Lymphom auftreten.

Auf den Punkt gebracht

2.22.7 Differenzialdiagnostik

TABELLE 2.20

2.23 Untersuchung der Lymphknoten

2.23.1 Erster Eindruck

Mögliche **auffallende Befunde:**

- Halslymphknotenschwellung → Mononukleose, HIV, Tuberkulose, Neubildungen
- Lymphödem

Auf den Punkt gebracht

ABBILDUNG 2.134

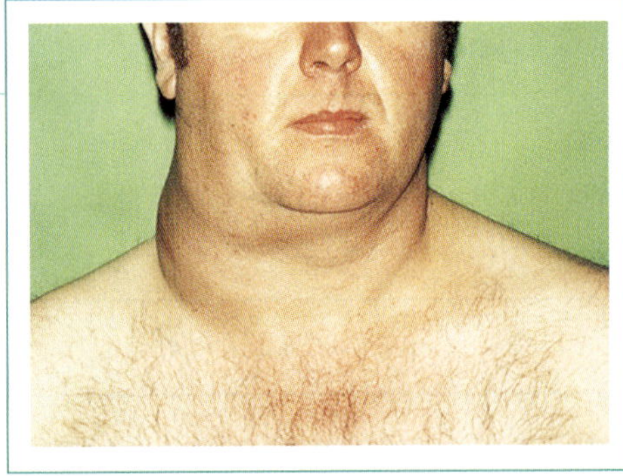

Abb. 2.134 Zervikale Lymphknotenschwellung [E273]

- **Lymphödem:** Können entweder angeboren oder erworben sein. Beim angeborenen (primären) Lymphödem sind Lymphgefäße nicht ausreichend angelegt worden, das erworbene (sekundäre) Lymphödem kann durch Einengung oder Zerstörung der Lymphbahnen entstanden sein. Die häufigste Lokalisation sind die unteren Extremitäten. Das Ödem imponiert fest und ist häufig einseitig ausgeprägt. Die Zehen sind mitbetroffen, die Haut über den Zehen lässt sich nicht abheben (positives Stemmer-Zeichen).

2.23.2 Ausschluss eines Notfalls
Wichtiger **Notfall:** septisches Krankheitsbild

2.23.2 Ausschluss eines Notfalls

Vitale Notfallzustände sind im Zuge der Lymphknotenerkrankungen selten. Sie können sich als **septisches Krankheitsbild** bemerkbar machen, deren Entwicklung u. a. von der Antwort des Immunsystems, aber auch von der Art, Menge und Virulenz der pathogenen Keime abhängt. Nach neuer Definition wird die Sepsis als lebensbedrohliche Organdysfunktion aufgrund einer inadäquaten Wirtsantwort auf eine Infektion definiert. Als diagnostische Kriterien werden (nach dem SOFA-Score) v. a. Bewusstseinsveränderungen, Hypotonie und eine erhöhte Atemfrequenz von > 22/Min. herangezogen. Der septische Schock wird als Organdysfunktion bei vermuteter oder erwiesener Infektion und infusionsrefraktäres kardiovaskuläres Versagen und einer Laktaterhöhung von > 2 mmol/l als Zeichen der schweren zellulären und metabolischen Störung definiert.

2.23.3 Anamnestische Anhaltspunkte
Hinweisende **anamnestische Angaben:**
- Schmerzen und/oder Schwellung der Lymphknoten
- Unklares Fieber
- Abgelaufene oder persistierende Infektionen, v. a. EBV, HIV
- Immunsuppressive Therapie
- Noxenbelastung

2.23.3 Anamnestische Anhaltspunkte

Im Rahmen der Anamnese können folgende Angaben Hinweise auf Lymphknotenerkrankungen liefern:

- **Schmerzhaftigkeit der Lymphknoten bzw. -schwellung:** Schmerzhafte Lymphknoten finden sich häufig bei reaktiv veränderten Lymphknoten, indolente Lymphknotenschwellung eher bei malignen Prozessen, Schmerzhaftigkeit nach Alkoholgenuss in ca. 15 % der Fälle beim Morbus Hodgkin.
- **Persistierendes, unklares Fieber:** Bei hämatologischen Erkrankungen, die im Verlauf zu Lymphknotenschwellungen führen.
- Frühere immunsuppressive Therapie, Chemotherapie oder Strahlenbelastung.
- Exposition gegenüber Chemikalien, u. a. Holzschutzmitteln, Pestiziden.
- EBV-Infektion.
- Bestehende HIV-Infektion.

2.23.4 Inspektion
Die **Inspektion** der **Lymphknoten** erfolgt im Liegen. Beurteilt werden alle zugänglichen Lymphknoten im Hinblick auf Schwellungen und entzündliche Veränderungen:
- Lokale Schwellungen → Infektionskrankheiten, Neubildungen
- Generalisierte Schwellungen → Infektionskrankheiten, Neubildungen, rheumatoide Arthritis, Kollagenosen, Medikamente

2.23.4 Inspektion

Neben den Befunden, die man schon aus dem ersten Eindruck des Patienten gewonnen hat, können bei der Inspektion des Patienten weitere wichtige Befunde erhoben werden.

Lymphknoten

Durchführung

Die Untersuchung erfolgt am entkleideten Patienten am besten im Liegen, die des Okzipitums und der nuchalen Region im Sitzen. An der Kopfregion, am Hals, in der Axilla und in der Inguinalregion nach Schwellungen, entzündlichen Veränderungen, möglichen Verfärbungen und Ulzeration suchen.

Normalbefund

Keine Schwellungen sichtbar, reizlose Haut.

Pathologische Befunde

➢ 4.9.2

- **Generalisierte Lymphknotenschwellungen:** bei Infektionskrankheiten, z. B. infektiöser Mononukleose, HIV-Infektion oder Lues, und bei malignen hämatologischen Erkrankungen, wie chronischen Leukämien oder Lymphomen
- **Lokale Lymphknotenschwellungen:** können ebenfalls bei Infektionskrankheiten auftreten, z. B. Schwellung der zervikalen Lymphknoten bei Scharlach, Diphtherie oder Röteln, aber auch bei einer lymphogenen Metastasierung oder in frühen Stadien von Leukämien und Lymphomen

WEITERFÜHRENDE DIAGNOSTIK

- V. a. infektiöse Genese: Anamnese (Reise-, Sexualanamnese), Symptome, vollständige internistische Untersuchung, Labor (u.a. Differenzialblutbild, CRP, BSG, spezifische Serologie), Röntgen-Thorax, weiterführende Untersuchungen je nach Befund
- V. a. neoplastische Genese: Anamnese, Symptome, vollständige internistische Untersuchung, Labor (u. a. Differenzialblutbild, CRP, BSG, LDH), Röntgen-Thorax, CT, histologische Lymphknotenuntersuchung, Knochenmarksbiopsie
- V. a. systemische Erkrankung: internistische, orthopädische, opthalmologische, neuropsychistrische Untersuchung, (u.a. CRP, BSG, Differenzialblutbild, Ferritin, RF, ANA, HLA-B27), Röntgen, CT, MRT, weitere Untersuchungen je nach Befund

Lymphödem

Durchführung

Bei der Inspektion Beine und Füße im Hinblick auf Hautbeschaffenheit, Farbe, Pigmentstörungen, Ödeme und infizierte Areale begutachten.

Normalbefund

Keine Ödeme oder Pigmentverschiebungen zu sehen. Haut ist elastisch und ohne Infektionszeichen.

Pathologische Befunde

- **Hautverdickung:** beim Lymphödem oder generalisierten Myxödem
- **Hyperpigmentierung:** Hinweis auf venöse oder lymphatische Abflussstörungen oder auf postentzündliche Veränderungen
- **Quadratische Zehen** *(Kastenzehen):* bei Lymphödembildung am Fuß
- **Elephantiasis:** überdimensionierte Schwellung beim fortgeschrittenen Lymphödem (➢ Abb. 2.135)

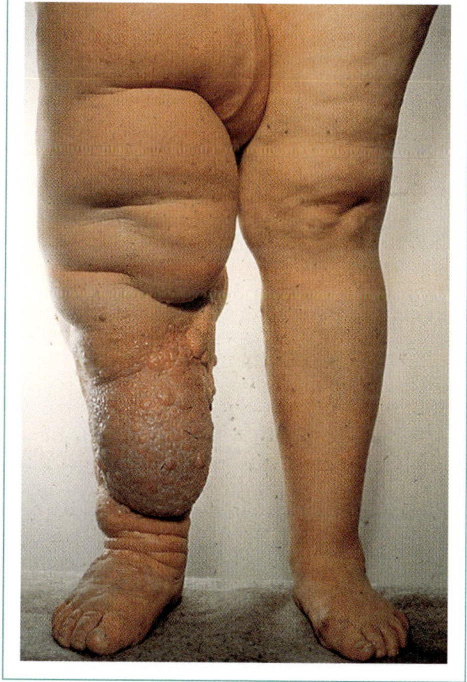

Abb. 2.135 Elephantiasis [E273]

WEITERFÜHRENDE DIAGNOSTIK Anamnese, Symptome, Lymphszintigrafie

2.23.5 Palpation

Lymphknoten

Bei der Palpation aller zugänglichen Lymphknotengruppen werden die Lymphknoten im Hinblick auf Vergrößerung, Verschieblichkeit, Konsistenz und Druckschmerzhaftigkeit beurteilt.

Durchführung

Mit den Fingerbeeren des Zeige- und Mittelfingers die nachfolgenden Lymphknotenregionen bzw. -gruppen betasten (➢ Abb. 2.136) und dabei die über den Lymphknoten liegende Haut in alle Richtungen verschieben (➢ Abb. 2.137):

Auf den Punkt gebracht

Bei der **Inspektion** werden beim **Lymphödem** beurteilt:
- Hautbeschaffenheit
- Hautfarbe
- Ödeme
- Pigmentverschiebungen
- Typische Befunde des Lymphödems: Hautverdickung, Hyperpigmentierung, Kastenzehen und Elephantiasis

ABBILDUNG 2.135

2.23.5 Palpation

Palpiert werden alle zugänglichen **Lymphknoten-Stationen** und im Hinblick auf Schmerzhaftigkeit, Größe, Verschieblichkeit und Konsistenz beurteilt.
- Schmerzhafte, verschiebliche Lymphknoten → reaktive Veränderung
- Schmerzlose, verbackene Lymphknoten → Neubildung

ABBILDUNG 2.136

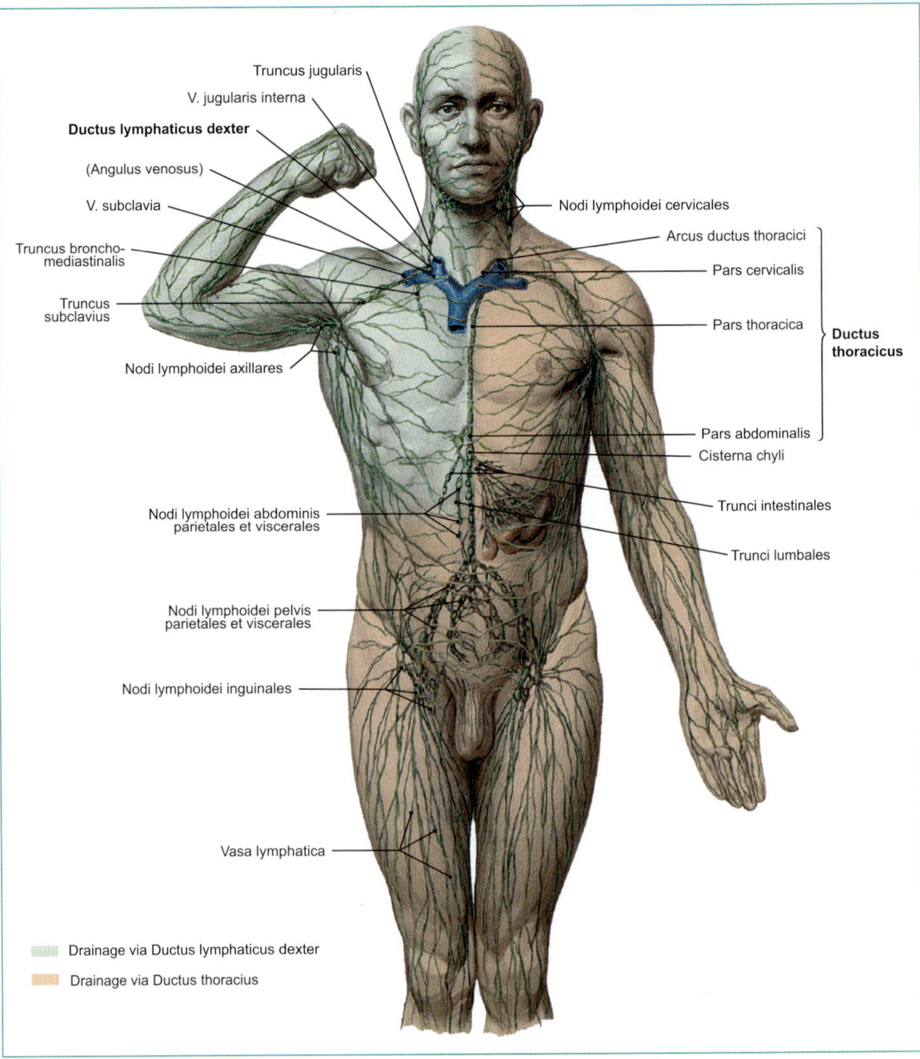

Abb. 2.136 Lymphknotenregionen [S007-1-23]

- Nuchal
- Okzipital
- Retroaurikulär
- Präaurikulär
- Submandibulär und submental
- Hintere Begrenzung des M. sternocleidomastoideus
- Vordere Begrenzung des M. sternocleidomastoideus
- Supraklavikulär
- Axillär
- Inguinal

Normalbefund

Die Lymphknoten sind entweder nicht oder als weiche, linsengroße Lymphknoten ohne Druckschmerzhaftigkeit und mit erhaltener Verschieblichkeit tastbar.

Pathologische Befunde

- **Schmerzhaft geschwollene** und **verschiebliche** Lymphknoten mit lokalen Entzündungszeichen: bei entzündlichen Prozessen
- **Schmerzlose, indolente Schwellung** mit verbackenen (nicht verschieblichen) Lymphknoten *(Kartoffelsack):* können auf tumoröse Prozesse hinweisen und müssen dahingehend abgeklärt werden

WEITERFÜHRENDE DIAGNOSTIK ➤ 2.23.4

Auf den Punkt gebracht

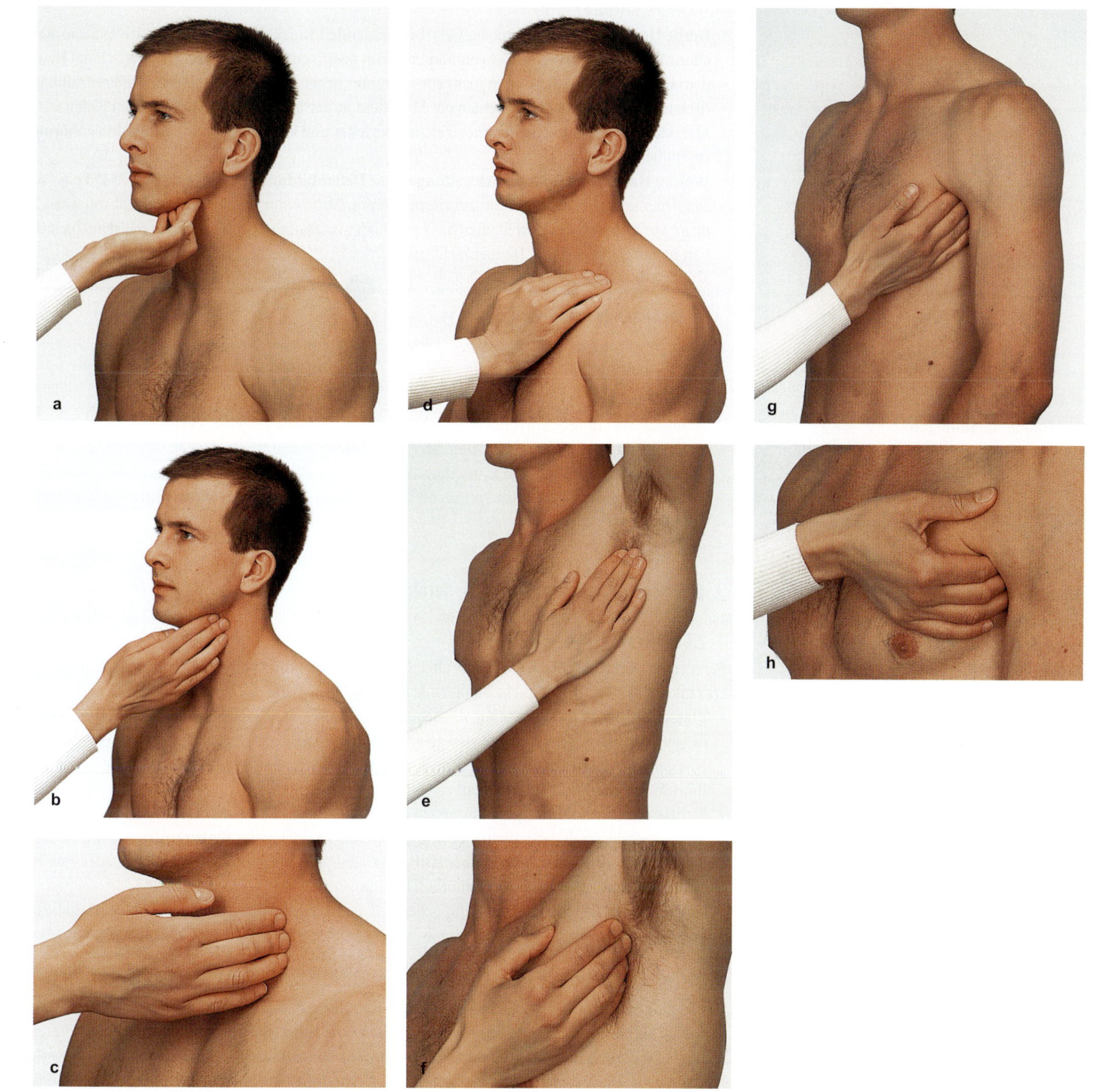

Abb. 2.137 Palpation der Lymphknoten (LK). **a** Entlang des Unterkiefers (submandibuläre LK). **b** Vor dem M. sternocleidomastoideus (zervikale LK). **c** Hinter dem M. sternocleidomastoideus (zervikale LK). **d** Oberhalb des Schlüsselbeins (supraklavikuläre LK). **e** und **f** In der Axilla bei erhobenem Arm (axilläre LK). **g** und **h** In der Axilla bei herabhängendem Arm (axilläre LK). [K116]

Lymphödem

Die Palpation bei Verdacht auf ein Lymphödem dient der Beurteilung von Lokalisation, Ausdehnung, Konsistenz und Eindrückbarkeit.

Durchführung

Mit den Fingerbeeren das inspektorisch auffällige Areal betasten.

Normalbefund

Die Haut ist elastisch, das Gewebe weich und ohne Schwellungen.

Bei der **Palpation** eines **Lymphödems** werden beurteilt:

- Lokalisation
- Ausdehnung
- Konsistenz
- Eindrückbarkeit
- Typische Befunde beim Lymphödem: derbe Ödeme, fehlende Eindrückbarkeit, positives Stemmer-Zeichen

Pathologische Befunde

- **Derbe Haut, feste Konsistenz** des Gewebes, **fehlende Eindrückbarkeit** und **positives Stemmer-Zeichen:** Typische Befunde beim Lymphödem. Beim positiven Stemmer-Zeichen lässt sich die Haut über dem Fußrücken und den Zehen nicht vom darunter liegenden Gewebe abheben. Differenzialdiagnostisch muss man bei derben Ödemen ein Myxödem in Betracht ziehen. In den meisten Fällen wird das Myxödem aber nicht vom Stemmer-Zeichen begleitet und ist nach Gabe von Schilddrüsenhormonen reversibel.
- **Weiche Haut, eindrückbare Schwellungen** mit **Dellenbildung:** Ist eher ein Hinweis auf ein (Wasser-)Ödem, das bei Rechtsherzinsuffizienz, venösen Abflussstörungen oder dem nephrotischen Syndrom vorkommt. In frühen Stadien des Lymphödems (Stadium I) ist das Ödem meist auch eindrückbar, in den Stadien II und III aber nicht mehr.

WEITERFÜHRENDE DIAGNOSTIK ➢ 2.23.4 ➢ 2.5.5

2.23.6 Funktionsprüfung

Wichtige **Funktionsprüfungen:**
- Laboruntersuchung mit Bestimmung des Differenzialblutbilds
- Lymphknotenbiopsie und histologische Untersuchung

2.23.6 Funktionsprüfung

Die Funktionsprüfung bei Lymphknotenerkrankungen umfasst:

- Untersuchung des Blutbildes, insbesondere des Differenzialblutbilds.
- Knochenmarkspunktion und Lymphknotenbiopsie: bei V. a. Knochenmarksprozessen. Diese Untersuchung ist in der Heilpraktikerpraxis nicht empfohlen; sie sollte von einem Chirurgen durchgeführt werden.

2.24 Untersuchung der Milz

2.24.1 Erster Eindruck

Mögliche **auffallende Befunde:**
- Bauchumfangszunahme
- Blässe
- Petechiale Blutungen

2.24 Untersuchung der Milz

2.24.1 Erster Eindruck

Beim ersten Eindruck lassen sich eher selten äußere Zeichen und Symptome erkennen, die auf eine Milzerkrankung hinweisen. Mögliche auffallende Befunde können am noch bekleideten Patienten sein:

- **Blässe:** Unspezifisches Symptom, das sehr viele Erkrankungen begleiten kann. Bei einer Splenomegalie werden häufig mehr Erythrozyten gemausert; die Folge ist eine Anämie. Bei einer Hämolyse ist eine gelblich-blasse Farbe sichtbar. Die ikterische Färbung ist auf einen erhöhten Hämabbau und eine Bilirubinzunahme zurückzuführen.
- **Sichtbare Hauteinblutungen:** Störungen in der Blutstillung können Milzkrankheiten begleiten. Eine Splenomegalie poolt dabei deutlich mehr Thrombozyten, die in der Blutzirkulation keine blutstillenden Eigenschaften verrichten können. Die Folge sind petechiale Blutungen der Haut oder eine Neigung zum Nasenbluten oder zu Zahnfleischblutungen.
- **Zunahme des Bauchumfangs:** Kann neben z. B. der Aszitesbildung durch eine Splenomegalie bedingt sein (➢ Abb. 2.138).

2.24.2 Ausschluss eines Notfalls

Wichtiger **Notfall:** (einzeitige oder zweizeitige) Milzruptur ⚠

2.24.2 Ausschluss eines Notfalls

Der wichtigste **Notfall** ist die **Milzruptur.** Diese ist meist auf abdominale Traumen zurückzuführen und kann sich einzeitig oder zweizeitig ereignen. Bei der **einzeitigen** Milzruptur reißen sowohl das Parenchym als auch die Kapsel; Folge ist eine akute Blutung in den Bauchraum. Bei der **zweizeitigen** Milzverletzung reißt zunächst das Parenchym und es kommt zur Ausbildung eines Hämatoms innerhalb der Kapsel. Auf ein symptomfreies Intervall folgt dann die Ruptur der Kapsel.

2.24.3 Anamnestische Anhaltspunkte

Hinweisende **anamnestische Angaben:**
- Hämatologische Erkrankungen
- Chronische Entzündungsprozesse
- Leber- und Herzerkrankungen

2.24.3 Anamnestische Anhaltspunkte

Im Rahmen der Anamnese können folgende Angaben Hinweise auf eine Milzerkrankung geben:

- Hämatologische Erkrankungen: Anämie, Leukämie, Lymphome
- Chronische Entzündungen: Sarkoidose, rheumatoide Arthritis
- Chronische Infektionen: infektiöse Mononukleose, HIV, Toxoplasmose, Tuberkulose
- Leber- und Herzerkrankungen, die mit einem erhöhten Pfortaderhochdruck einhergehen
- Schmerzen und Druckgefühl im linken Oberbauch
- Blutungsneigung vom petechialen Typ

2.24.4 Inspektion

Bei der **Inspektion** werden beurteilt:
- Schwellungen im linken Oberbauch
- Petechiale Blutungen

2.24.4 Inspektion

Bei der Inspektion, die im Liegen bei entspannter Bauchdecke erfolgt, wird die Form des Abdomens beurteilt, ferner wird nach sichtbaren Vorwölbungen und Tumormassen, insbesondere im linken Oberbauch, gefahndet (➢ Abb. 2.138, ➢ Abb. 2.139). Ein weiterer Hinweis auf eine Milzerkrankung können petechiale Blutungen sein, die aufgrund der Thrombopenie auftreten.

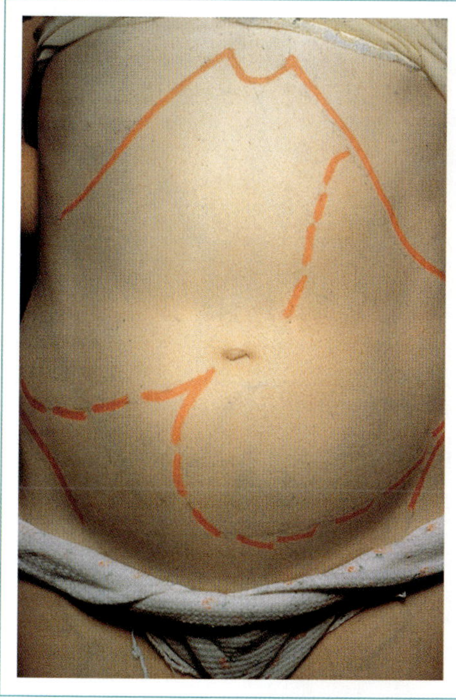

Abb. 2.138 Zunahme des Bauchumfangs bei Splenomegalie [E273]

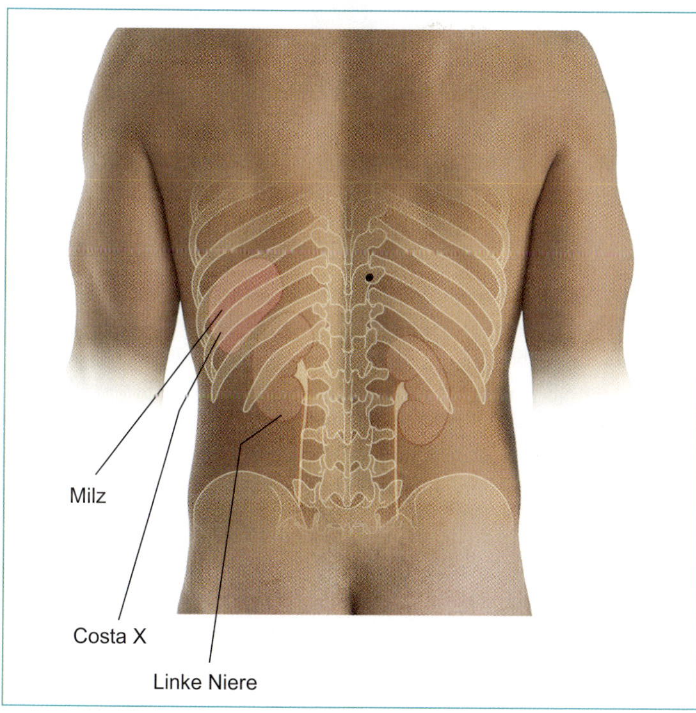

Abb. 2.139 Oberflächenprojektion der Milz [E402]

WEITERFÜHRENDE DIAGNOSTIK Vorwölbung des Abdomens und V. a. Splenomegalie: Sonografie des Abdomens, CT, MRT

2.24.5 Perkussion

Die Perkussion der Milz ist sehr ungenau. Gelegentlich ist eine Dämpfung des Klopfschalls zwischen der 9. und 11. Rippe von etwa der Medioklavikularlinie bis zur mittleren Axillarlinie hörbar (➤ Abb. 2.140). Bei einer Milzvergrößerung kann die Dämpfung des Klopfschalls bis zum linken Unterbauch reichen.

WEITERFÜHRENDE DIAGNOSTIK Genaue Bestimmung der Lage der Milz: Sonografie des Abdomens, ggf. CT

Auf den Punkt gebracht

ABBILDUNG 2.138

ABBILDUNG 2.139

2.24.5 Perkussion

Die Lokalisation der Milz lässt sich (gelegentlich) **perkutorisch** zwischen der 9. und 11. Rippe in der MCL bis in die mittlere Axillarlinie erfassen.

Auf den Punkt gebracht

ABBILDUNG 2.140

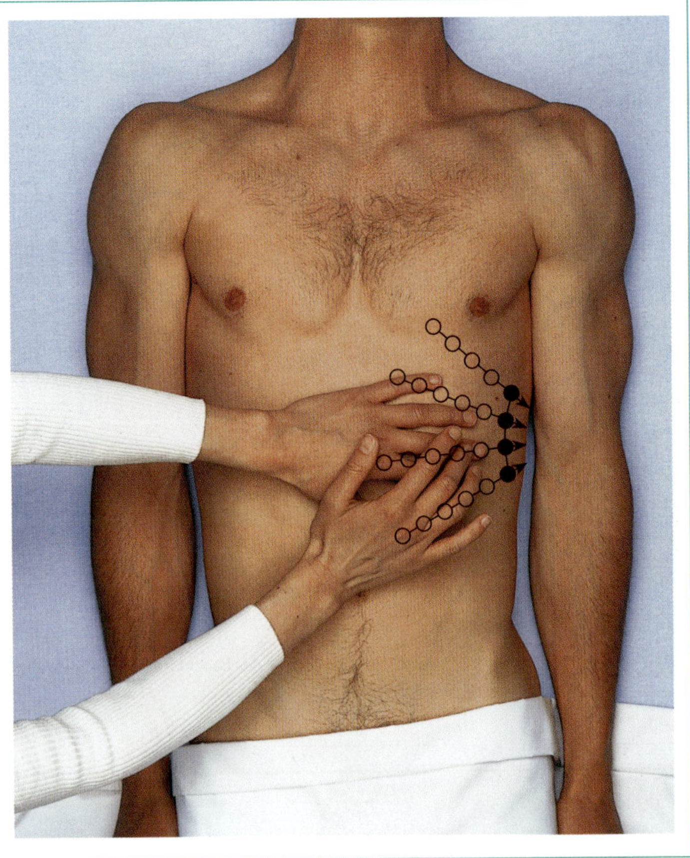

Abb. 2.140 Perkussion der Milzloge [K116]

2.24.6 Palpation

Die **Palpation** erfolgt entweder in Rücken- oder Rechtsseitenlage. Eine gesunde Milz ist in der Regel nicht tastbar. Eine vergrößerte Milz kann bis zum kleinen Becken reichen.

2.24.6 Palpation

Durchführung

Die Palpation der Milz erfolgt in Rückenlage. Geprüft werden Größe, Druckschmerzhaftigkeit und Konsistenz des Organs. Um eine stark vergrößerte Milz nicht zu übersehen, sollte die Palpation vom Unterbauch her erfolgen. Ist bis zum Rippenbogen keine (Milz-)Resistenz tastbar, wird in der Milzloge untersucht. Dabei die rechte Hand um die Flanke des Patienten legen und leicht im Bereich der anatomischen Milzlokalisation von dorsal nach ventral drücken. Mit der linken Hand die Region unterhalb des linken Rippenbogens palpieren (➢ Abb. 2.141). Den Patienten dabei, ähnlich wie bei der Leberpalpation, auffordern, tief einzuatmen. Die Untersuchung kann in Rechtsseitenlage wiederholt werden, wobei der untere Milzpol meist besser tastbar ist. Der Patient sollte die Arme parallel zum Körper halten, die Beine angewinkelt. Die Technik der Palpation ist die gleiche wie in Rückenlage.

Normalbefund

Die Milz ist wegen der kompletten Überdeckung durch den knöchernen Thorax nicht tastbar.

Pathologische Befunde

Zahlreiche Erkrankungen können mit einer mäßigen bis starken **Splenomegalie** einhergehen (➢ 4.9.1).

- Eine **starke Vergrößerung** der Milz ist bereits bei der oberflächlichen Palpation gelegentlich bis ins kleine Becken tastbar: v. a. bei CLL und CML
- Eine **mäßige Vergrößerung** der Milz ist unter dem Rippenbogen tastbar oder kaudal des Rippenbogens: bei Pfortaderhochdruck, akuten und chronischen Infektionserkrankungen, Leukämien und Lymphomen

WEITERFÜHRENDE DIAGNOSTIK

- Splenomegalie: Anamnese, Symptome, Sonografie, CT, MRT
- Labor zur Differenzierung der Ursachen:
  - V. a. hepatische Genese: Blutbild, CRP, BSG, GOT, GPT, γ-GT, GLDH, Bilirubin, AP, Quick bzw. INR, PTT, Albumine, PCHE
  - V. a. rheumatische Genese: CRP, BSG, Differenzialblutbild, Ferritin, RF, Anti-CCP-Ak, ANA, HLA-B27, ➢ 2.3.4
  - V. a. neoplastische Genese: Differenzialblutbild, CRP, BSG, LDH, ➢ 2.24.4
  - V. a. infektiöse Genese: Differenzialblutbild, CRP, BSG, spezifische Serologie, ➢ 2.24.4
  - V. a. hämolytische Anämie: Blutbild, Retikulozyten, indirektes und direktes Bilirubin, Blutausstrich

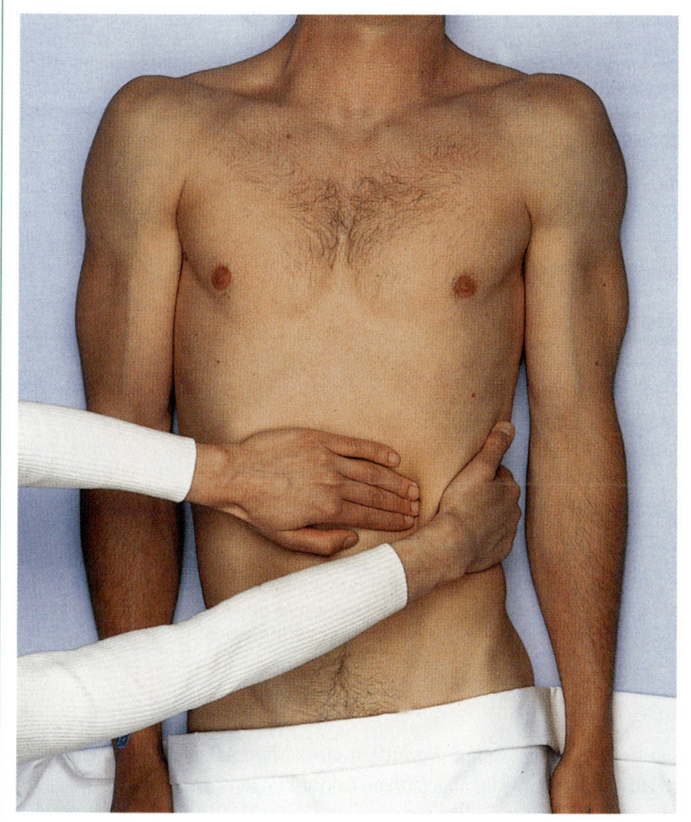

Abb. 2.141 Palpation der Milz [K116]

ACHTUNG Bei der infektiösen Mononukleose schwillt die Milz rasch an und die Dehnung der Milzkapsel hält der Schwellung meist nicht stand. Tiefe und beherzte Palpationen können daher eine Milzruptur zur Folge haben. Die Milzgröße sollte daher sonografisch bestimmt werden.

2.24.7 Funktionsprüfung

Die Funktionsprüfung bei Milzerkrankungen umfasst folgende Untersuchungen:

- Blut(bild)ausstrich: mit mikroskopischer Analyse von Blutzellen, z. B. im Hinblick auf Form und Aussehen der Erythrozyten und Leukozyten, ggf. Parasiten
- Sonografie des Organs: Beurteilung der Größe des Organs, der Homogenität des Gewebes und Erkennen etwaige Hämatome

2.24.8 Differenzialdiagnostik

➢ Tab. 2.21

Tab. 2.21 Ausgewählte Differenzialdiagnosen der Lymphknoten- und Milzerkrankungen sowie deren Befunde

Differenzialdiagnosen	Inspektion	Palpation, Perkussion	Funktionsprüfung
Infektiöse Mononukleose	• Symmetrische, generalisierte Lymphknotenschwellungen • Graue, abwischbare Beläge an den Tonsillen und petechiales Enanthem	• Weiche, meist schmerzhafte, verschiebliche Lymphknoten • Vergrößerte Milz tastbar (Cave: Ruptur bei zu intensiver Palpation) • Ausbreitung der Klopfschalldämpfung über der Milzloge	• Differenzialblutbild: Vermehrung der mononukleären Zellen • Bei Begleithepatitis GOT ↑, GPT ↑, γ-GT ↑, Bilirubin ↑ • EBV-Antikörper positiv • Sonografie: Splenomegalie
Hodgkin-Lymphom	Asymmetrische, zunächst lokale (meist zervikale), im Verlauf generalisierte Lymphknotenschwellung	• Derbe, meist indolente, nicht verschiebliche Lymphknoten • Evtl. schmerzhafte Lymphknoten nach Alkoholgenuss • Vergrößerte Milz tastbar • Ausbreitung der Klopfschalldämpfung über der Milzloge	• Differenzialblutbild: Lymphopenie • Lymphknotenbiopsie: Hodgkin-Zellen und Sternberg-Reed-Zellen
Chronisch myeloische Leukämie (CML)	• In der Regel keine Lymphknotenbeteiligung • Petechiale Blutungen	• Stark vergrößerte Milz (bis ins Becken) • Ausbreitung der Klopfschalldämpfung über der Milzloge, die bis ins Becken reicht	• Labor ausgeprägte Leukozytose, Basophilie, Thrombopenie, Anämie • Knochenmarkspunktion: Hyperplasie der Myelopoese • Chromosomenanalyse: Nachweis des Philadelphia-Chromosoms
Chronisch lymphatische Leukämie (CLL)	• Im Verlauf systemische Lymphknotenschwellungen • Leukämische Infiltrate in der Haut	• Derbe, schmerzlose, vergrößerte Lymphknoten • Vergrößerte Milz • Ausbreitung der Klopfschalldämpfung über der Milzloge, die evtl. in linken Unterbauch reicht	• Labor: Leukozytose, Lymphozytose mit Nachweis von Gumprecht-Kernschatten, Anämie, Thrombopenie • Knochenmarkspunktion: Vermehrung reifer Lymphozyten (Tumorzellen)

Auf den Punkt gebracht

ABBILDUNG 2.141

ACHTUNG

2.24.7 Funktionsprüfung

Wichtige **Funktionsprüfungen:**

- Labor
- Sonografie: Beurteilung von Größe, Lage, Gewebehomogenität

2.24.8 Differenzialdiagnostik

Auf den Punkt gebracht

LERNZIELKONTROLLE

- Was versteht man unter dem Lymphknotenstatus? Demonstrieren Sie die Lymphknotenuntersuchung!
- Demonstrieren Sie die Untersuchung der Milz!
- Wie unterscheiden sich Lymphödeme von Wasserödemen? Welche Befunde lassen sich jeweils erheben?
- Ein 35-jähriger Patient stellt sich bei Ihnen mit einer Lymphknotenschwellung rechts zervikal vor. Welche Untersuchungen führen Sie durch? Welche Symptome weisen auf eine reaktive Lymphknotenerkrankung hin und welche auf eine maligne Erkrankung? Welche Untersuchung ist bei Verdacht auf eine maligne Lymphknotenerkrankung notwendig?

2.25 Untersuchung der Mamma

LERNZIELE Fähigkeit zur systematischen Untersuchung der Mamma.

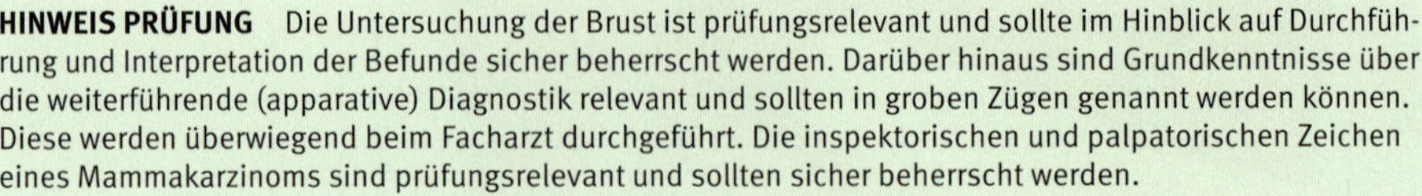

HINWEIS PRÜFUNG Die Untersuchung der Brust ist prüfungsrelevant und sollte im Hinblick auf Durchführung und Interpretation der Befunde sicher beherrscht werden. Darüber hinaus sind Grundkenntnisse über die weiterführende (apparative) Diagnostik relevant und sollten in groben Zügen genannt werden können. Diese werden überwiegend beim Facharzt durchgeführt. Die inspektorischen und palpatorischen Zeichen eines Mammakarzinoms sind prüfungsrelevant und sollten sicher beherrscht werden.

2.25.1 Erster Eindruck

Im ersten Eindruck können in der Regel nur wenige Anzeichen eines Mammaleidens gesehen werden. Mögliche Hinweise auf potenziell vorhandene oder abgelaufene Erkrankungen können sein:

- **Makromastie:** kann als Normvariante oder familiär auftreten und muss als Risikofaktor für das Mammakarzinom angesehen werden
- Deutliche **Größendifferenzen** der Mamma: können als Normvariante auftreten, aber auch ein Hinweis auf maligne Neubildungen sein
- Geringes Körpergewicht und reduzierter Allgemeinzustand: hinweisend auf ein konsumierendes Geschehen

2.25.1 Erster Eindruck

Mögliche **auffällige Befunde:**

- Makromastie
- Größendifferenzen

2.25.2 Ausschluss eines Notfalls

Eine vitale Notfallsymptomatik ist bei Mammaerkrankungen eher selten. Mögliche Notfallgeschehen sind:

- Akute Entzündungen der Brust *(Mastitis)* verbunden mit einem septischen Krankheitsbild
- Blutaustritt aus der Mamille

2.25.2 Ausschluss eines Notfalls

Wichtige **Notfälle:**

- Mastitis
- Blutaustritt aus der Mamille

2.25.3 Anamnestische Anhaltspunkte

Im Rahmen der Anamnese können folgende Angaben Hinweise auf eine Brusterkrankung liefern:

- Subjektive Veränderung der Brust, im Hinblick auf Größen-, Hautveränderungen, Sekretfluss, Schmerzen der Brust
- Mammaerkrankungen in der Vorgeschichte
- Familiäre Häufung von Mammakarzinomen
- Menopause
- Nikotin- und Alkoholabusus: erhöht das Risiko des Mammakarzinoms

2.25.3 Anamnestische Anhaltspunkte

Hinweisende **anamnestische Angaben:**

- Subjektive Veränderungen der Brust
- Vorerkrankungen
- Familiäre Häufungen von Mammakarzinomen
- Nikotin- und Alkoholabusus

2.25.4 Inspektion

Die Inspektion der Mamma erfolgt im Stehen oder Sitzen und am entkleideten Oberkörper.

Durchführung

Zunächst empfiehlt sich die Inspektion bei herabhängenden Armen, danach mit angehobenen Armen und anschließend mit in den Hüften abgestützten Armen. Schlussendlich wird die Patientin gebeten, die Hände im Nacken zu verschränken. Geachtet wird in jeder Position der Arme auf Größenunterschiede der Brust, Hautveränderungen, Einziehungen und Vorwölbungen, Schwellungen, entzündliche Veränderungen und Sekretfluss aus den Mamillen.

Normalbefund

Beide Mammae sind annähernd gleich groß, Haut und Mamillen sind reizlos.

Pathologische Befunde

- **Akute Mastitis:** Hinweise sind eine akute Rötung, Schwellungen und eine Brustvergrößerung (ein- oder beidseitig) verbunden mit einem reduzierten Allgemeinzustand und Fieber

2.25.4 Inspektion

Die **Inspektion** erfolgt im Stehen oder Sitzen mit herabhängenden, angehobenen und in die Hüfte gestützten Armen. Beurteilt werden:

- Schwellungen
- Rötungen
- Ulzerationen
- Sekretaustritt aus der Mamille
- Mamilleneinziehung
- Hautveränderungen

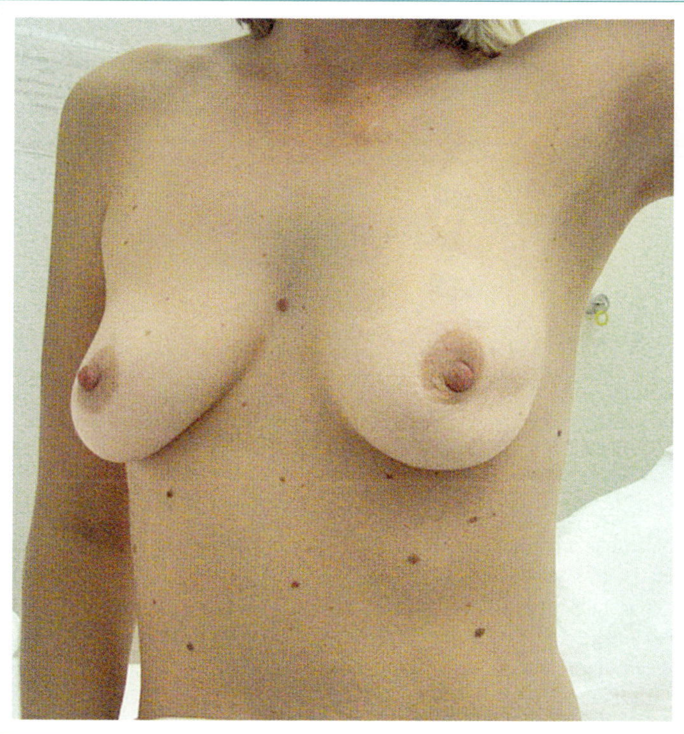

Abb. 2.142 Hauteinziehung nach Elevation des Arms [R284]

ABBILDUNG 2.142

- **Malignes Geschehen:** Hinweise sind Schwellungen mit Seitenunterschied, lokale Rötungen, Ulzerationen, Sekretaustritt aus der Mamille mit Nässen, Mamilleneinziehung, Hauteinziehungen (➢ Abb. 2.142), grobporige Haut (Orangenhaut) oder Venenerweiterung

WEITERFÜHRENDE DIAGNOSTIK

- V. a. Mastitis: Anamnese, Symptome, Lymphknotenstatus, Labor (u.a. Blutbild, BSG, CRP), Sonografie der Mamma
- V. a. Mammakarzinom: Anamnese, Symptome, Lymphknotenstatus, Labor (u.a. Blutbild, BSG, CRP), Sonografie der Mamma, Mammografie, CT oder MRT, Biopsie und histologische Untersuchung

2.25.5 Palpation der Brust

Durchführung

Die Palpation der Brust erfolgt im Liegen oder besser im Sitzen. Nach der Inspektion werden zunächst grobe Gewichtsunterschiede erfasst. Danach werden alle vier Quadranten der Brust palpiert, zunächst die oberen, dann die unteren Quadranten, zum Schluss die Mamille und die periareoläre Region, wobei hier mit zwei Fingern sanfter Druck ausgeübt wird, um einen möglichen Sekretfluss zu provozieren. Erfasst werden die Oberflächenstruktur, Gewebebeschaffenheit, Verdichtungen, Druckschmerzhaftigkeit und ein möglicher Sekretaustritt aus der Mamille. Eventuelle Knoten werden hinsichtlich Lokalisation, Anzahl, Größe, Begrenzung (umschrieben oder unscharf), Konsistenz, Schmerzhaftigkeit und Verschieblichkeit beurteilt.

Normalbefund

Weiches, drüsiges Brustgewebe ohne Knotenbildung, keine Schmerzen, kein Sekretaustritt aus der Mamille. Der obere, äußere Quadrant ist meist dichter und etwas knotiger als die übrigen Bereiche.

Pathologische Befunde

Harte, knotenartige, schlecht abgrenzbare und nicht verschiebliche (verbackene) Veränderungen sind tumorverdächtig und müssen dahingehend abgeklärt werden.

WEITERFÜHRENDE DIAGNOSTIK ➢ 2.25.4

2.25.5 Palpation der Brust

Bei der **Palpation** wird die gesamte Brust nach Quadranten abgetastet. Geachtet wird auf harte, knotenartige, schlecht abgrenzbare und nichtverschiebliche (verbackene) Veränderungen, die tumorverdächtig sind und dahingehend abgeklärt werden müssen.

2.25.6 Palpation der Lymphknoten im Abflussgebiet der Mamma

An die Palpation der Brust schließt sich die Palpation der Lymphknoten im Abflussgebiet an. Der Lymphabfluss erfolgt in die Axilla, in die supra- und infraklavikulären Lymphknoten aber auch in die retrosternalen (nicht tastbaren) Lymphknoten und nach kontralateral (➢ Abb. 2.143).

2.25.6 Palpation der Lymphknoten im Abflussgebiet der Mamma

Die **Palpation** der Axilla und der anderen zugänglichen Lymphknotenstationen erfolgt im Sitzen. Gefahndet wird nach evtl. vorhandenen vergrößerten, harten, verbackenen Lymphkoten.

ABBILDUNG 2.143

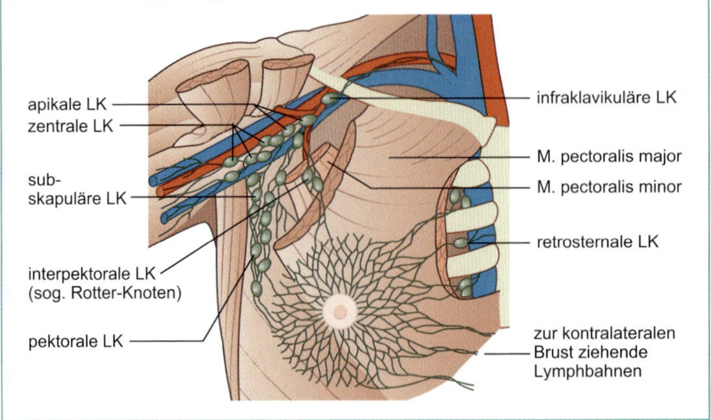

Abb. 2.143 Lymphabflusswege der Mamma [L234]

Durchführung

Die Palpation der Achselhöhle erfolgt am besten im Sitzen. Die Patientin hält die Arme in die Hüfte gestützt. Die andere Möglichkeit ist, dass der Untersucher mit der einen Hand den Unterarm der Patientin hält, sodass die Muskulatur entspannt wird. Mit der anderen Hand die Axilla weiträumig (ca. von der 6.–7. Rippe in Richtung Axilla) und gründlich palpieren. Geachtet wird auf vergrößerte und schmerzhafte Lymphknoten. Im Anschluss den supra- und infraklavikulären Bereich abtasten.

Normalbefund

Keine vergrößerten, schmerzhaften, harten oder verbackenen Lymphknoten (< 0,5 cm).

Pathologische Befunde

- Schmerzhafte und vergrößerte Lymphknoten sprechen für eine reaktive (entzündliche) Lymphknotenvergrößerung.
- Nicht-schmerzhafte, vergrößerte (> 0,5 cm), harte und nicht verschiebliche Lymphknoten sind malignitätsverdächtig.

WEITERFÜHRENDE DIAGNOSTIK

- V. a. entzündliche Genese: ➤ 2.25.4
- V. a. maligne Genese: ➤ 2.25.4

2.25.7 Selbstuntersuchung der Brust

Die **Selbstuntersuchung** ist ein wichtiges Mittel zur Diagnostik von Neubildungen. Sie sollte nach der Menstruation erfolgen.

2.25.7 Selbstuntersuchung der Brust

Die Selbstuntersuchung der Brust ist ein wichtiges und effektives Mittel in der Diagnostik von Neubildungen der Brust. Empfohlen wird die Selbstuntersuchung nach jeder Menstruation.

Durchführung

Die Selbstuntersuchung der Brust erfolgt vor dem Spiegel (bei guter Beleuchtung) bei zunächst herabhängenden Armen. Geachtet wird auf die gleichen Veränderungen wie unter ➤ 2.25.5 beschrieben. Im Anschluss werden die Arme hochgehoben, wobei besonders auf mögliche Einziehungen geachtet wird. Die Abtastung erfolgt im Sitzen, wobei die gegenüberliegende Hand alle Bereiche gründlich erfasst (➤ 2.25.5). Die Palpation der Axilla wird mit der gegenüberliegenden Hand durchgeführt (➤ 2.25.6), wobei hier nach möglichen vergrößerten Lymphknoten, Seitendifferenzen und Knoten gefahndet wird. Die Untersuchung der Brust und der Axilla wird im Anschluss im Liegen wiederholt (➤ Abb. 2.144).

2.25.8 Funktionsprüfung

Wichtige **Funktionsprüfungen:**
- Sonografie
- Mammografie

Beide Untersuchungen sollten kurz nach der Periodenblutung durchgeführt werden.

2.25.8 Funktionsprüfung

Sonografie

Die Sonografie der Mamma stellt ein wichtiges Verfahren (neben der Mammografie, bei jungen Frauen auch als alleiniges Verfahren) zur Diagnostik und Differenzialdiagnostik von Zysten, Fibroadenomen und Mammakarzinomen dar. Die Ergebnisse sind mitunter stark von der Erfahrung des Untersuchers abhängig. Die Sonografie sollte nach Möglichkeit kurz nach der Periodenblutung durchgeführt werden.

Mammografie

Die Mammografie ist ein radiologisches Verfahren, das sich Röntgenstrahlen bedient. Es werden zwei Aufnahmen angefertigt, eine von oben, eine seitlich schräg von oben. Die Brust wird dabei zwischen zwei Plexiglasscheiben zusammengedrückt, was als unangenehm empfunden wird. Schmerzen sollten nicht toleriert werden. Bei jungen Frauen wird die Mammografieindikation zurückhaltend gestellt, zum einen

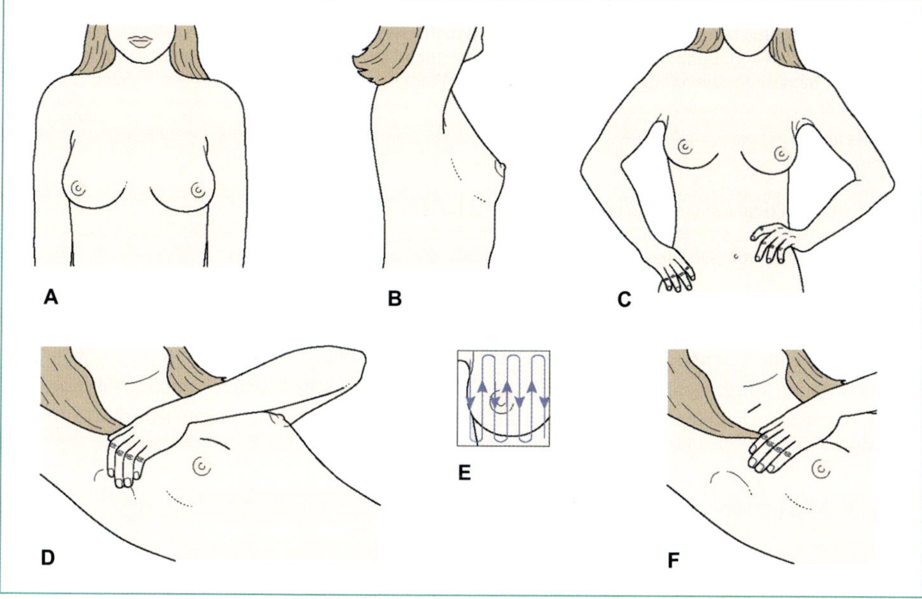

Abb. 2.144 Empfehlung zur Selbstuntersuchung der Brust. A = Inspektion der Brust bei seitlich herabhängenden Armen. B = Inspektion der Brust bei über den Kopf erhobenen Armen. C =Werden die Hände in die Hüften gestützt, spannt sich der M. pectoralis major an, sodass eine Gewebeverziehung durch einen Tumor ggf. deutlich wird. D = Palpation der Lymphknoten in der Achselhöhle im Liegen. E = Untersuchung der vier Quadranten der Brust. F = Palpation des äußeren oberen Quadranten der Brust. [L234]

ABBILDUNG 2.144

wegen des Alters, zum anderen wegen der hohen Dichte der Brust, die ungenaue Ergebnisse liefert und die Beurteilung eingeschränkt. Bei Frauen nach dem 50. Lebensjahr ist die Mammografie der Sonografie in der Aussagekraft überlegen. Sie sollte nach Möglichkeit kurz nach der Periodenblutung durchgeführt werden.

LERNZIELKONTROLLE

- Demonstrieren Sie die Untersuchung der Brust!
- Nennen Sie Kriterien, die eine Frau bei der Selbstuntersuchung der Brust beachten sollte! Weswegen ist es wichtig, dass die Inspektion bei herabhängenden, angehobenen und in die Hüfte gestützten Armen erfolgt?

2.26 Untersuchung des Kindes

2.26 Untersuchung des Kindes

LERNZIELE Fähigkeit zur systematischen Untersuchung des Kindes und Interpretation der erhobenen Befunde.

HINWEIS PRÜFUNG Die Kenntnis über die körperliche, sprachliche, soziale Entwicklung des Kindes, Primitivreflexe, Impfempfehlungen der STIKO, pränatale Infektionen der Mutter und die Differenzialdiagnostik von Exanthemen sind prüfungsrelevant und sollten sicher beherrscht werden.

2.26.1 Besonderheiten

Die Untersuchung des Kindes **unterscheidet** sich von derjenigen bei Erwachsenen:

- Die Reihenfolge mit erstem Eindruck, Ausschluss eines Notfalls, Anamnese usw. bleibt erhalten, wobei aber unangenehme Techniken, wie Racheninspektion oder Otoskopie, zum Schluss erfolgen.
- Zusätzlich wird der Entwicklungsstatus erfasst, u. a. durch Messung der Körpergröße und des Gewichts, Prüfung der Fein- und Grobmotorik, der Sprache, des Intellekts, des Sozialverhaltens sowie des Seh- und Hörvermögens.
- Besonders wichtig ist die Kommunikation mit dem Kind. Untersuchungsgrund und Durchführung den Kindern grundsätzlich genau erklären.

2.26.1 Besonderheiten

Technik und Reihenfolge der Untersuchung bei Kindern entsprechen der bei Erwachsenen. Zusätzlich wird der Entwicklungsstatus festgehalten.

Auf den Punkt gebracht

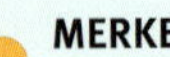
MERKE

MERKE Das häufigste Symptom bei Kindern ist der Bauchschmerz. Dabei muss die Ursache nicht zwangsläufig im Bauch liegen. Denn häufig können Klein-, aber auch Schulkinder den Ursprungsort der Schmerzen nicht exakt benennen. Die häufigsten Erkrankungen bei Kindern, an die man bei „Bauchschmerzen" denken muss, sind:

- Otitis media
- Pneumonie
- Zystitis
- Abdominale Erkrankungen, v. a. Appendizitis, Obstipation

Deshalb empfiehlt es sich immer, nicht nur das Abdomen systematisch zu untersuchen, sondern ebenfalls den Urin, den äußeren Gehörgang mit Trommelfell sowie die Lunge auszukultieren.

Eine orientierende Untersuchung des Kindes wird zwar beschrieben, es sei aber an dieser Stelle ausdrücklich darauf hingewiesen, dass detaillierte Untersuchungen von Pädiatern durchgeführt werden sollten. In der naturheilkundlichen Praxis ist die Kenntnis der Basisuntersuchungen jedoch wichtig und notwendig.

2.26.2 Meilensteine der Entwicklung

Wichtige Parameter:
- Gewicht und Körperlänge
- Zahnung: Ø mit 6 Monaten (untere Schneidezähne)
- Kopfumfang: 33,5–37 cm (Geburt), Ø 47 cm nach dem 1. Jahr

2.26.2 Meilensteine der Entwicklung

Körperliche Entwicklung

Das Wachstum eines Kindes kann durch objektive Größen festgehalten werden. Das Körpergewicht und die Körperlänge und die Zunahme beider Größen werden bis zum 18. Lebensjahr bei den Vorsorgeuntersuchungen in sog. Perzentilenkurven eingetragen. Daraus lässt sich ein Entwicklungsverlauf beurteilen. Kinder sind sehr verschieden im Hinblick auf die Entwicklungsgeschwindigkeit, sodass eine große Schwankungsbreite toleriert wird. Die wichtigsten Parameter sind:

- **Wachstum:** Ein Kind ist bei der Geburt im Durchschnitt 51 cm lang, nach 12 Monaten 75 cm (➤ Tab. 2.22).
- **Gewicht:** Ein Kind ist bei der Geburt im Durchschnitt ca. 3,3 kg schwer, hat mit ½ Jahr das Geburtsgewicht verdoppelt und mit 12 Monaten verdreifacht (➤ Tab. 2.22).
- **Zähne:** Die ersten (Milch-)Zähne erscheinen im Durchschnitt mit ca. 6 Monaten (untere Schneidezähne). Das Milchgebiss besteht aus 20 Zähnen, im Alter von 6–8 Jahren werden sie allmählich durch bleibende Zähne ersetzt.
- **Kopfumfang:** Der normale Kopfumfang des Neugeborenen beträgt 33–37 cm. Er wird frontookzipital gemessen. Am Ende des 1. Lebensjahres beträgt er ca. 47 cm.

TABELLE 2.22

Tab. 2.22 Entwicklung von Körpergewicht und Körperlänge

Alter	Körpergewicht	Körperlänge
Geburt	Ø 3,3 kg (2,5–4,2 kg)	Ø 51 cm (46–54 cm)
5–6 Monate	Geburtsgewicht verdoppelt	+ ca. 15 cm
1 Jahr	Geburtsgewicht verdreifacht	+ ca. 25 cm
2,5 Jahre	Geburtsgewicht vervierfacht	
6 Jahre	Geburtsgewicht versechsfacht	
10 Jahre	Geburtsgewicht verzehnfacht	

Primitivreflexe:
- Reflektorisches Schreiten
- Rooting-Reflex
- Palmargreifreflex
- Babinski-Zeichen: bis zum 18. Lebensmonat physiologisch
- Moro-Reaktion

Primitivreflexe

Primitivreflexe sind unwillkürliche und reflektorische Bewegungsmuster, die im Neugeborenen- und Säuglingsalter auftreten, physiologisch sind und als Antwort auf äußere Reize dienen. Sie erlöschen mit zunehmender Reifung des zentralen Nervensystems. Zu den Primitivreflexen zählen u. a.:

- **Reflektorisches Schreiten:** Das Kind mit beiden Händen seitlich am Brustkorb fassen und die Füße wechselseitig geringes Gewicht übernehmen lassen. Das Kind imitiert Schreitbewegungen. Physiologisch ist der Reflex in den ersten 3 Monaten.
- **Rooting-Reflex:** Reflektorisches Brustsuchen.
- **Palmargreifreflex:** Bestreichen der Handinnenflächen mit dem Daumen führt zur Greifantwort bzw. zum Faustschluss. Physiologisch bis zum 6. Lebensmonat.
- **Babinski-Reflex:** Beim Bestreichen der lateralen Fußsohle von der Ferse zu den Zehen geht der große Zeh in Dorsalextension, die Zehen 2–5 spreizen sich. Physiologisch bis zum 18. Lebensmonat.
- **Moro-Reaktion:** Laute Geräusche oder eine plötzliche Veränderung der Kopfposition führen zunächst zur Streckung und dann zur Beugung des Körpers und Kopfes. Physiologisch in den ersten 3 Monaten.

Kindliche Entwicklung

➤ Tab. 2.23

Tab. 2.23 Übersicht über motorische, sprachliche und soziale Entwicklung des Kindes

Alter	Soziale Entwicklung, Spielverhalten	Motorische Entwicklung	Sprachliche Entwicklung	Primitivreflexe
1.–3. Monat (Saugkind)	• Antwort mit Lächeln bei Anlächeln • Fixieren und Verfolgung von Gegenständen, die im Gesichtsfeld bewegt werden	In Bauchlage Drehen des Kopfes zur Seite	Seufzen und Lautieren im zufriedenen Zustand (gesättigt)	• Reflektorisches Schreiten • Rooting-Reflex • Palmargreifreflex • Babinski-Phänomen • Moro-Reaktion
3. Monat (Schaukind)	• Spontanes Lächeln • Anschauen der eigenen Finger und Spielen mit ihnen	• Kopfkontrolle in Bauchlage vorhanden • Kopf kann von der Unterlage sicher gehoben werden	Spontane Vokalisation	• Rooting-Reflex • Palmargreifreflex • Babinski-Phänomen
6. Monat (Greifkind)	• Freude über Zuwendung • Greifen nach Gegenständen und Transferieren von einer Hand in die andere	• **Sichere Kopfkontrolle** in jeder Körperhaltung • Aufrechtes Sitzen mit Unterstützung möglich	Antworten mit Vokalisation	• Rooting-Reflex • Palmargreifreflex • Babinski-Phänomen
9. Monat (Krabbelkind)	Fremdeln	• Intensive Untersuchung von Gegenständen mit Händen, Augen und Mund • Scherengriff • **Freies Sitzen** möglich • Robben, Kriechen	Bildung von Silbenketten, z. B. wawawa	• Rooting-Reflex • Babinski-Phänomen
12. Monat (Gehkind)	• Zeigen von Zuneigung gegenüber vertrauten Personen • Schütteln von und Werfen mit Gegenständen • Pinzettengriff	• Stehen mit Festhalten möglich • **12.–18. Monat freies Gehen** • Bücken nach Gegenständen	• Imitation von Sprachlauten und Bildung von Doppelsilben, z. B. mamam, papap • Mit 18 Monaten gezielte Verwendung von Mama und/oder Papa	Babinski-Phänomen
2 Jahre (Trotzkind)	• Versuche, sich durchzusetzen, „Verteidigung" des eigenen Besitzes • Imitation von Handlungen der Erwachsenen	Sicheres Rennen und Umgehen von Hindernissen	• Gebrauch von ca. 20 Worten • Verstehen einfacher Aufträge	
3 Jahre (Ich-Kind)	• Teilen mit anderen, zumindest nach Aufforderung • Andauerndes und konzentriertes Rollenspiel	Kurzes Stehen auf einem Bein	Korrekte Benutzung von Singular und Plural	

2.26.3 Erster Eindruck

Beim ersten Eindruck sollten u. a. folgenden Kriterien beurteilt werden:

- Allgemeiner Eindruck vom Kind: Lebhaftes, stilles, schreiendes, kontaktfreudiges Kind?
- Benehmen in der Spielecke: Interesse an Spielsachen, Kinderbüchern?
- Kranker oder gesunder Eindruck: Ist das Kind fiebrig, blass, dehydriert?
- Wie ist der Ernährungszustand? Handelt es sich um ein schmales oder gut genährtes Kind?
- Exantheme oder sonstige Hauterscheinungen, z. B. Ekzeme bei Neurodermitis?
- Nägelkauen: Häufiges Phänomen. Kann Hinweis auf seelische Anspannung und Konflikte geben.

2.26.3 Erster Eindruck

Erster Eindruck:
- Temperament
- Neugier an der Umwelt
- Grober Entwicklungszustand
- Sichtbare Krankheitszeichen, z. B. Exanthem, Ekzem

2.26.4 Ausschluss eines Notfalls

Die wichtigsten und häufigsten pädiatrischen Notfälle sind:

- **Krupp-Syndrom:** Leitsymptome sind bellender Husten und inspiratorischer Stridor
- **Appendizitis:** Leitsymptome sind Fieber, Übelkeit, Erbrechen, Stuhlunregelmäßigkeiten und Bauchschmerzen, die im Epigastrium beginnen und zum rechten Unterbauch ziehen
- **Invagination:** typisch sind akuter Beginn, kolikartige Bauchschmerzen und blutig-schleimige Durchfälle
- **Meckel-Divertikel:** Leitsymptome ist die akute peranale Blutung
- **Hodentorsion:** typisch sind plötzliche skrotale oder abdominale Schmerzen, Hodenhochstand und lokale Entzündungszeichen, Prehn-Zeichen negativ (keine Schmerzlinderung beim Anheben des Hodens)
- **Meningitis:** charakteristisch sind akute Kopfschmerzen, Fieber, Nackensteifigkeit, Lichtscheu, Petechien

2.26.4 Ausschluss eines Notfalls

Wichtige **Notfälle:**
- Krupp-Syndrom
- Appendizitis
- Invagination
- Meckel-Divertikel
- Hodentorsion
- Meningitis

2.26.5 Anamnestische Anhaltspunkte

Einige anamnestische Angaben sind wichtig für Beurteilung der kindlichen Entwicklung:

- **Schwangerschaftsverlauf:** Dauer der Schwangerschaft, eingenommene Medikamente, Erkrankungen während der Schwangerschaft (> Tab. 2.24), Blutungen, sonstige Komplikationen.
- **Noxenkonsum** (Alkohol, Drogen, Nikotin): Genuss während der Schwangerschaft kann eine kindliche Entwicklungsverzögerung zur Folge haben.
- **Geburtsverlauf:** Spontangeburt, Sectio caesarea *(Kaiserschnitt),* Zustand des Kindes bei der Geburt, Größe, Gewicht, Kopfumfang, Apgar-Index (nach der Erstbeschreiberin Virginia Apgar). Jedes Neugeborene wird unmittelbar nach der Geburt nach 1, 5 und 10 Minuten im Hinblick auf **A**ussehen, **P**uls, **G**esichtsbewegungen, allgemeine körperliche **A**ktivität und Atmung (**R**espiration) untersucht. Diese Kriterien sind wichtig, um potentielle Gefahren bei der Adaption an das postpartale Leben zu erkennen.

2.26.5 Anamnestische Anhaltspunkte

Hinweisende **anamnestische Angaben:**
- Schwangerschafts- und Geburtsverlauf
- Pränatale Infektionskrankheiten
- Noxenkonsum der Mutter
- Erbkrankheiten
- Postnatale Entwicklung mit Erfassung von v. a. Allergien und Kinderkrankheiten
- Impfstatus

TABELLE 2.24

Tab. 2.24 Pränatale Infektionen und Auswirkungen auf das Kind (Merkhilfe: TORCHELL)

Erkrankung	Kindliche Symptome der pränatalen Infektion
Toxoplasmose	• Totgeburt (1. Trimenon) • Frühgeburt • Hydrozephalus, zerebrale Verkalkungen, geistige Retardierung • Chorioretinitis, Katarakt • Krampfanfälle
Röteln	• Embryopathie: **Gregg-Trias** mit Katarakt, Innenohrschwerhörigkeit, Herzschäden (Pulmonalstenose, persistierender Ductus Botalli) • Geistige Retardierung
Cytomegalie	• Hydrozephalus, intrazerebrale Verkalkungen • Hepatitis • Sepsis • Geistige und motorische Retardierung
Herpes simplex	Enzephalitis
Lues	• Hutchinson-Trias: Keratitis, Hörstörung, Zahnmissbildungen • Gedeihstörung, Entwicklungsverzögerung
Listeriose	• Fetopathie durch Infektion im letzten Trimenon • Granulomatosis infantiseptica (Hepatosplenomegalie, Meningoenzephalitis)

- Erbkrankheiten: z. B. Mukoviszidose, Missbildungen, Klumpfüße.
- Sozialer Status und Berufstätigkeit der Eltern, Geschwister.
- Gewichtsentwicklung, Längenentwicklung, Kopfumfang, Zahnung, motorische Fähigkeiten seit der Geburt.
- Ernährungsanamnese: Gestilltes Kind, wenn ja wie lange.
- Durchgemachte Erkrankungen: Kinderkrankheiten, häufige Erkältungskrankheiten, Traumen, Krämpfe.
- Allergien oder Unverträglichkeiten: Glutenunverträglichkeit, Laktoseintoleranz.
- Impfstatus: Wann sind welche Impfungen appliziert worden, Reaktionen auf die Impfung (➤ Tab. 2.25, ➤ Tab. 2.26).

TABELLE 2.25

Tab. 2.25 Impfempfehlungen der STIKO (Ständige Impfkommission) für Säuglinge und Kinder bis 2 Jahren (Stand Februar 2021). * Grundimmunisierung mit 3 Teilimpfungen, ** Grundimmunisierung mit 2 Teilimpfungen.

Impfung	Alter in vollendeten Monaten			
	2	4	11–14	15–23
• Diphtherie • Tetanus • Pertussis • HiB • Polio • Hepatitis B + Pneumokokken	x*	x*	x*	Nachholimpfung bei nichtgeimpften Kindern bzw. bei unvollständigem Impfschutz
Rotaviren	1. Impfung ab dem Alter von 6 Wochen, Wiederholung 2 bzw. 3 × je nach Impfstoff im Abstand von mindestens 4 Wochen			
Meningokokken C			x (ab dem 12. Lebensmonat)	
• Mumps • Masern • Röteln Varizellen	x**		x**	
Nachholimpfungen für Diphtherie, Tetanus, Pertussis, HiB, Polio, Hepatitis B und Pneumokokken im 3., 5.–10. Lebensmonat möglich.				

TABELLE 2.26

Tab. 2.26 Impfempfehlungen der STIKO (Ständige Impfkommission) für Kinder ab 2 Jahren (Stand Februar 2021)

Impfung	Alter in Jahren							
	2–4	5–6	7–8	9–14	15–16	17	ab 18	ab 60
Tetanus Diphtherie Pertussis	N	x A	x N	x A		x N	x A (ggf. N) *	
Hib								
Polio	x N			x A		x N	x ggf. N	
Hepatitis B	x N							
Pneumokokken								x S
Meningokokken C	x N							
Masern	x N						S*	
Mumps, Röteln	x N							
Varizellen	x N							

Tab. 2.26 Impfempfehlungen der STIKO (Ständige Impfkommission) für Kinder ab 2 Jahren (Stand Februar 2021) *(Forts.)*

Impfung		Alter in Jahren			
Influenza					x (jährlich)
HPV		x G**	x N		
Herpes zoster					x G***

N = Nachholimpfung bei nichtgeimpften Kindern bzw. bei unvollständigem Impfschutz
G = Grundimmunisierung
A = Auffrischimpfung
* Td-Auffrischimpfung alle 10 Jahre. Bei der nächsten Td-Impfung einmalig als Tdap- bzw. Tdap-IPV-Kombinationsimpfung S = Standardimpfung S* = Einmalige Impfung mit einem MMR-Impfstoff für alle nach 1970 geborenen Personen ≥ 18 Jahre mit unklarem Impfstatus, ohne Impfung oder mit nur einer Impfung in der Kindheit
** = Standardimpfung für Kinder und Jugendliche im Alter von 9–14 Jahren mit 2 Impfstoffdosen im Abstand von mindestens 5 Monaten, bei Nachholimpfung beginnend im Alter > 14 Jahren oder bei einem Impfabstand von < 5 Monaten zwischen 1. und 2. Dosis ist eine 3. Dosis erforderlich
*** = Zweimalige Impfung mit dem adjuvantierten Herpes-zoster-Totimpfstoff im Abstand von mindestens 2 bis maximal 6 Monaten

2.26.6 Untersuchung des Kopfes

Untersuchung der Fontanellen

Bei der Untersuchung des Kopfes ist bei Neugeborenen und Säuglingen die Palpation der Schädelnähte und der Fontanellen wichtig (➤ Abb. 2.145). Die große Fontanelle ist rautenförmig, befindet sich zwischen Stirn-, Pfeil- und Kranznaht und schließt sich bei 80 % der Kinder bis zum 2. Lebensjahr. Die kleine Fontanelle ist dreieckig, befindet sich zwischen der Pfeil- und Lambdanaht und schließt sich spätestens mit dem 5. Lebensmonat.

2.26.6 Untersuchung des Kopfes

Bei der **Palpation** der **Fontanellen** können lebensbedrohliche Zustände wie eine Exsikkose (eingesunkene Fontanelle) oder Hirndrucksteigerung (vorgewölbte Fontanelle) erfasst werden.

ABBILDUNG 2.145

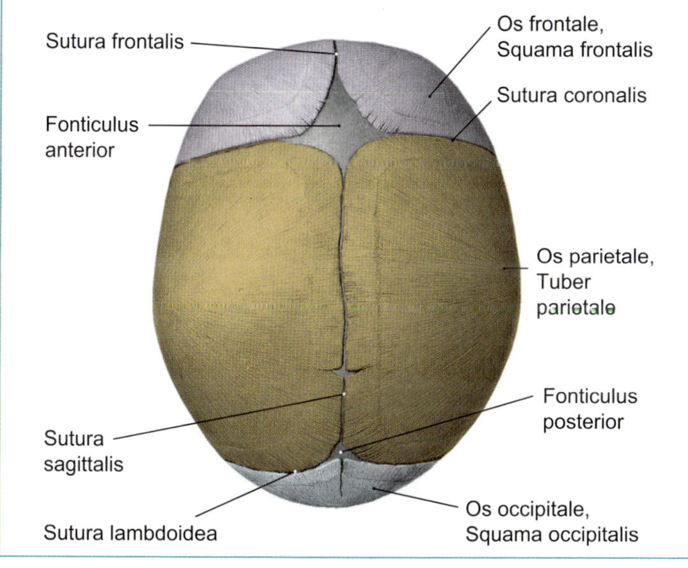

Abb. 2.145 Schädel eines Neugeborenen mit Fontanellen [S007-3-23]

Durchführung

Den Kopf des Kindes in beide Hände nehmen und sanft palpieren. Der Bereich der Fontanellen ist sehr weich. Zu achten ist auf Vorwölbungen oder Einsenkungen.

Normalbefund

Offene, weiche, weitgehend im Knochenniveau liegende Fontanellen.

Pathologische Befunde

- Eingesunkene Fontanelle: bei Exsikkose
- Vorgewölbte Fontanelle: bei Hydrozephalus, Hirndruck, Meningitis

WEITERFÜHRENDE DIAGNOSTIK

- V.a. Exsikkose: Anamnese, Symptome, Vitalzeichen, internistische Untersuchung, Hautuntersuchung, Neurostatus, Labor (u.a. Na^+, K^+, Blutbild, Glukose, Kreatinin, Harnstoff), Urinuntersuchung → Notfall
- V.a. Hydrozephalus, Hirndruck, Meningitis: Anamnese, Symptome, internistische Untersuchung, Neurostatus, ophthalmologische Untersuchung (Stauungspapille bei Hirndruck), Labor (u.a. Differenzialblutbild, BSG, CRP, Na^+, K^+), Liquoruntersuchung, CT, MRT → Notfall

2.26.7 Lymphknotenuntersuchung

2.26.8 Untersuchung des Rachens

2.26.9 Untersuchung der Ohren

2.26.10 Untersuchung der Haut
Wichtig ist die Differenzierung von Exanthemen.

2.26.11 Untersuchung der Lungen und des Herzens

TABELLE 2.27

2.26.12 Untersuchung des Abdomens

2.26.13 Untersuchung von Nieren, Urin und Genitale
Bei der Untersuchung des **Genitals** werden Reifezeichen erfasst, bei Jungen besonders der Hodenstand und die Verschieblichkeit der Vorhaut.

2.26.14 Untersuchung des Bewegungsapparats
Beurteilt werden:
- Fußstellung
- Beinachsen
- Skoliose
- Hüftgelenksdysplasie

2.26.7 Lymphknotenuntersuchung

Die Erhebung des Lymphknotenstatus ist bei Kindern wegen der häufigen Erkältungs- und Kinderkrankheiten sehr wichtig. Zum Vorgehen ➢ 2.23.

2.26.8 Untersuchung des Rachens

Die Untersuchung des Rachens entspricht der allgemeinen Racheninspektion (➢ 2.8). Zur Differenzialdiagnostik von Rachenbefunden ➢ 4.18.2.

2.26.9 Untersuchung der Ohren

Die Untersuchung der Ohren entspricht der allgemeinen Ohruntersuchung (➢ 2.22).

2.26.10 Untersuchung der Haut

Die Untersuchung der Haut entspricht der allgemeinen Hautuntersuchung (➢ 2.18). Besonders wichtig ist die die differenzialdiagnostische Beurteilung der Exantheme (➢ 4.18.1).

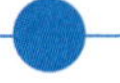

WEITERFÜHRENDE DIAGNOSTIK Exanthem und V.a. Infektionskrankheit: Anamnese (Impfstatus, durchgemachte Erkrankungen), Symptome, Untersuchung von Mund-Rachen-Raum, Ohren, internistische Untersuchung, Lymphknoten-, Neurostatus, Labor (u.a. Differenzialblutbild, CRP, BSG, spezifische Serologie je nach Symptomenbild), Sonografie des Abdomens

2.26.11 Untersuchung der Lungen und des Herzens

Die Untersuchung der Lungen und des Herzens entspricht der allgemeinen Untersuchung (➢ 2.4, ➢ 2.6). Für Kinder gelten jedoch andere Normwerte für Blutdruck, Puls und Atemfrequenz (➢ Tab. 2.27).

Tab. 2.27 Normwerte für Kinder für Blutdruck, Puls und Atemfrequenz

Alter	Blutdruck [mmHg]	Puls [Schläge/Minute]	Atemfrequenz [pro Minute]
Neugeborene	80/45	100–180	40–60
1 Jahr	90/65	80–160	20–40
4 Jahre	95/55	60–150	20–40
6 Jahre	100/60	60–120	15–30
12 Jahre	115/60	50–100	15–26

2.26.12 Untersuchung des Abdomens

Die Untersuchung des Abdomens entspricht der allgemeinen abdominalen Untersuchung (➢ 2.9–2.15).

2.26.13 Untersuchung von Nieren, Urin und Genitale

Zur Untersuchung von Nieren und Urin ➢ 2.16, ➢ 7.16.

Bei der Untersuchung des **Genitals** sind insbesondere die **Reifezeichen** von Bedeutung:

- Bei Mädchen sollten die großen **Labien** die kleinen zum Zeitpunkt der Geburt überdecken.
- Bei Jungen sollte der **Descensus testis** zum Zeitpunkt der Geburt erfolgt sein. Bei bis zu 3 % der männlichen Neugeborenen erfolgt der Descensus bis zum 1. Lebensjahr. Ein ausbleibender oder inkompletter Descensus kann wie folgt eingeteilt werden:
  - **„Echter" Kryptorchismus** (Bauchhoden): Ausbleiben der Hodenwanderung in der Embryonalzeit.
  - **Leistenhoden:** Der Hoden ist bei der Wanderung im Leistenkanal stecken geblieben.
  - **Gleithoden:** Der Hoden befindet sich im äußeren Leistenring, lässt sich kurzzeitig unter manuellem Zug ins Skrotum verlagern, wandert aber wieder zurück.
  - **Pendelhoden:** Nicht behandlungsbedürftige Normvariante. Der Hoden liegt im Skrotum, kann aber unter dem Kremasterzug bis zum äußeren Leistenring wandern, wandert aber wieder spontan zurück.
- **Phimose:** Bis zum 3. Lebensjahr physiologisch. Die Vorhaut bis zu diesem Alter daher nicht reponieren.
- Ferner muss bei der Inspektion der Genitale auf **Missbrauchshinweise** geachtet werden, z. B. Hämatome, Blutungen, Fluor, Kondylome.

2.26.14 Untersuchung des Bewegungsapparats

Zur Untersuchung des Bewegungsapparats ➢ 2.3. Besonderes Augenmerk ist zu legen auf:

- Entwicklung der Füße bzw. Fußanomalien: Sichelfuß, Klumpfuß, Spitzfuß
- Beurteilung der Beinachsen
- Skoliose
- Morbus Scheuermann
- Angeborene Hüftgelenksdysplasie: typische Befunde sind

- Asymmetrische Falten im Gesäßbereich und am Oberschenkel.
- Ungleiche Beinlänge.
- Das betroffene Beinchen wird deutlich weniger bewegt.
- Positives Ortolani-Zeichen: Schnappen in der Hüfte bei Abduktion und Außenrotation im Hüftgelenk beim auf dem Rücken liegenden Kind. Diese Untersuchung sollte erfahrenen Pädiatern vorbehalten sein.

2.26.15 Neurologische Untersuchung

Die neurologische Untersuchung entspricht der im ➤ 2.17 beschriebenen Untersuchung. Relevant ist die Erfassung der Primitivreflexe (➤ 2.26.2).

2.26.15 Neurologische Untersuchung

LERNZIELKONTROLLE

- Demonstrieren Sie die Untersuchung des Kindes! Welche Besonderheiten müssen beim Kind berücksichtigt werden?
- Ihnen wird ein 8-jähriges Kind mit akuten, starken skrotalen Schmerzen vorgestellt, die spontan aus völliger Ruhe aufgetreten sind. Zusätzlich klagt das Kind über Bauchschmerzen, Übelkeit und Brechreiz. Sie stellen den Verdacht auf eine Hodentorsion. Welche inspektorischen Zeichen sprechen für das Krankheitsbild? Welche Befunde erwarten Sie bei der abdominalen Untersuchung? Welche Maßnahmen müssen Sie ergreifen?

2.27 Psychopathologischer Befund

2.27 Psychopathologischer Befund

LERNZIELE Fähigkeit zur Erhebung des psychopathologischen Befundes und Interpretation der erhobenen Befunde.

HINWEIS PRÜFUNG Die einzelnen Aspekte des psychopathologischen Befundes sind prüfungsrelevant und sollten im Hinblick auf die Befunderhebung und Interpretation sicher beherrscht werden. Darüber hinaus sind Grundkenntnisse über die weiterführende (apparative) Diagnostik relevant und sollten in groben Zügen genannt werden können. Diese werden überwiegend beim Facharzt durchgeführt.

Die psychiatrische Exploration unterscheidet sich von allen anderen internistischen Untersuchungen. Während die internistische Befunderhebung weitgehend über die Anamnese und Untersuchung der Organe erfolgt, steht bei der psychiatrischen Exploration das **Gespräch** im Vordergrund. Wichtig ist, dass **organische Erkrankungen ausgeschlossen** werden müssen, bevor eine psychiatrische Erkrankung diagnostiziert wird. Jeder psychiatrischen Diagnose geht also eine internistische Untersuchung voraus.

Der psychopathologische Befund wird im **Gespräch** erhoben. Organische Erkrankungen müssen ausgeschlossen werden.

2.27.1 Erster Eindruck und Erscheinungsbild

Das Erscheinungsbild liefert in der Regel wichtige Informationen in Hinblick auf die Person bzw. Persönlichkeit und auf das mögliche Krankheitsbild. Beurteilt werden u. a.

- Körperhaltung und Statur: sie kann u. a. aufrecht, gebeugt, verkrampft, manieriert, locker, zierlich, stämmig sein
- Körperpflege: z. B. gepflegt, ungepflegt, stark parfümiert, auffällig geschminkt
- Kleidung: z. B. dezent, konservativ, auffällig, provokativ, gepflegt oder ungepflegt

2.27.1 Erster Eindruck und Erscheinungsbild

Beurteilung u. a. von:

- Körperhaltung, Statur
- Körperpflege
- Kleidung

2.27.2 Bewusstseinsstörungen

Bewusstseinsstörung ist der Oberbegriff für alle Veränderungen der Bewusstseinslage. Sie können eingeteilt werden in

- **Quantitative** Bewusstseinsstörungen: **Verminderung** des Bewusstseins
- **Qualitative** Bewusstseinsstörungen: **Veränderung** des Bewusstseins

2.27.2 Bewusstseinsstörungen

Quantitative Bewusstseinsstörung

Verbunden ist der Zustand der quantitativen Bewusstseinseinschränkung mit einer vitalen Gefährdung des Patienten. Es gibt verschiedene Abstufungen der verminderten Vigilanz:

- **Benommenheit:** Der Patient denkt zwar verlangsamt, reagiert aber adäquat. Die Informationsverarbeitung ist z. T. stark eingeschränkt.
- **Somnolenz:** Der Patient ist schläfrig, aber leicht erweckbar. Eine psychiatrische Exploration kann bereits stark eingeschränkt bis unmöglich sein.
- **Sopor:** Der Patient ist nur durch Schmerzreize erweckbar. Eine Erhebung des psychopathologischen Befundes ist nicht möglich.

Quantitative Bewusstseinsstörungen (Verminderung des Bewusstseins) sind Notfallsituationen:

- Benommenheit
- Somnolenz
- Sopor
- Koma

- **Koma:** Der Patient ist nicht erweckbar, die Reflexe sind noch auslösbar, können aber auch fehlen. Im schweren Koma bestehen ausgeprägte vegetative Funktionsstörungen (Atmungs-, Temperatur-, Kreislaufregulation). Die Erhebung des psychopathologischen Befundes ist nicht möglich.

Vorkommen

Eine quantitative Bewusstseinsstörung kann Folge einer Meningitis, Enzephalitis oder anderer hirnorganischer Erkrankungen sein. Intoxikationen können ebenfalls die Vigilanz einschränken. Jede Einschränkung der Vigilanz stellt einen Notfall dar.

Qualitative Bewusstseinsstörungen:
- Bewusstseinstrübung
- Bewusstseinseinengung
- Bewusstseinsverschiebung

Qualitative Bewusstseinsstörung

Hauptkennzeichen der qualitativen Bewusstseinsstörung ist die Veränderung der Bewusstseinsklarheit. Folgende Formen kommen vor:

- **Bewusstseinstrübung:** Mangelnde Klarheit im Erleben der eigenen Situation oder der Umwelt. Sie kann als Ablenkbarkeit oder Verwirrtheit imponieren.
- **Bewusstseinseinengung:** Der Patient richtet die Aufmerksamkeit auf wenige bzw. bestimmte Dinge, ohne die Gesamtsituation zu erfassen. Eine Empfänglichkeit hinsichtlich äußerer Reize, z. B. Türenschließen oder Türenknallen, ist deutlich reduziert und ruft keine Reaktion hervor.
- **Bewusstseinsverschiebung:** Die wahrgenommen Reize werden in ihrer Intensität gesteigert wahrgenommen, z. B. besonders hell oder leuchtend oder besonders farbintensiv.

Vorkommen

Ursachen können u. a. psychotische Erkrankungen, Drogeneinnahme und hirnorganische Psychosyndrome sein.

2.27.3 Orientierungsstörungen

Desorientierung hinsichtlich
- Zeit
- Ort
- Raum
- Situation
- Person

als Leitsymptom der Demenzen.

2.27.3 Orientierungsstörungen

Orientierungsstörungen können unterschiedliche Qualitäten betreffen: Zeit, Ort, die Situation, in der man sich befindet, und die Orientierung zur Person. Dabei geht die Orientierung meist in der Reihenfolge zeitlich, örtlich, situativ und schlussendlich zur Person verloren. Die Orientierung kann dabei unsicher, mangelhaft oder gänzlich aufgehoben sein.

Die Prüfung der Orientierung ist einfach: Man befragt den Patienten nach Tageszeit, Jahreszeit, aktuellem Aufenthaltsort, Grund des Besuches und persönlichen Daten, z. B. Geburtsdatum, Geburtsort, Name der Eltern oder Geschwister.

Man unterscheidet:

- **Zeitliche Desorientierung:** Der Patient kann das aktuelle Datum, Jahr oder die Tageszeit nicht richtig benennen.
- **Örtliche Desorientierung:** Der Patient weiß nicht, wo er sich aktuell befindet.
- **Räumliche** Desorientierung: Patient findet sich in gewohnter Umgebung nicht zurecht.
- **Situative Desorientierung:** Der Patient erfasst die Situation nicht, in der er sich befindet, und kann auch meist nicht zuordnen, dass er sich beim Heilpraktiker oder Arzt aufhält.
- **Desorientierung zur Person:** Der Patient weiß den eigenen Namen oder andere wichtige persönliche Lebensdaten nicht mehr.

Vorkommen

Orientierungsstörungen sind das Leitsymptom der Demenzen.

2.27.4 Störungen der Auffassung und Konzentration

Auffassungsstörung: gestörte Fähigkeit, Zusammenhänge zu erfassen

Konzentrationsstörung: gestörte Fähigkeit bzw. Unfähigkeit, die Aufmerksamkeit auf ein Thema zu richten

2.27.4 Störungen der Auffassung und Konzentration

Auffassungsstörung

Die Fähigkeit, Wahrnehmungen in ihrer Bedeutung zu erfassen, sinnvoll miteinander zu verbinden oder auch in den bestehenden Erfahrungsbereich einzubauen, ist gestört. Die Wahrnehmungen können zu langsam, falsch oder gar nicht erfasst werden und zu Fehlhandlungen und u. U. eine Eigen- oder Fremdgefährdung zur Folge haben.

Konzentrationsstörung

Unfähigkeit, Gedanken bzw. die Aufmerksamkeit längerfristig auf einen Gegenstand oder ein Thema zu richten.

Die Konzentrationsprüfung kann z. B. durch fortlaufendes Subtrahieren von Zahlen erfolgen, z. B. 100–8, 92–8 usw., oder Buchstabieren von längeren und komplizierteren Wörtern.

Vorkommen

Die Konzentrationsstörung ist eines der Kennzeichen des Aufmerksamkeit-Defizit-Hyperaktivitätssyndroms. Ferner kann diese Störung bei hirnorganischen Erkrankungen, chronischen Intoxikationen oder psychotischen Erkrankungen auftreten.

2.27.5 Gedächtnisstörungen

Charakteristisch für Gedächtnisstörungen ist die fehlende bzw. veränderte Wiedergabe von in der Vergangenheit erlebten Ereignissen.
Es werden unterschieden:

- **Störungen der Merkfähigkeit (Kurzzeitgedächtnis):** Neu Erlerntes kann sofort oder nach kurzer Zeit (10 Minuten) nicht wiedergegeben werden. Die Prüfung der Merkfähigkeit erfolgt über zunächst Benennung von 3–5 Wörtern (z. B. Schnee, Wald, Kröte, Uhr, Sandalen) oder einer Zahlenkombination. Nach z. B. 7 Minuten werden die vorher genannten Gegenstände abgefragt.
- **Störung des Gedächtnisses (Langzeitgedächtnis):** Sie fällt meist dadurch auf, dass weit zurückliegende Ereignisse nicht erinnert werden können, z. B. Ort des Schul- und Berufsabschlusses, Zeitpunkt und Umstände während der Verheiratung. Das Prüfen des Langzeitgedächtnisses kann im laufenden Gespräch erfolgen, indem man sich über die Biografie des Patienten erzählen lässt. Zu den Gedächtnisstörungen zählen außerdem:
  - **Amnesien:** Erinnerungslücken, die meist zeitlich und/oder inhaltlich begrenzt sind. Unterschieden werden retrograde von anterograden Amnesien. **Retrograde** Amnesien beinhalten Gedächtnislücken für den Zeitraum vor dem Eintreten des schädigenden Einflusses. **Anterograde** Amnesien sind Gedächtnislücken, die nach einem schädigenden Ereignis eintreten. **Kongrade Amnesien** sind Gedächtnislücken, die für die Zeit der Bewusstlosigkeit bestehen.
  - **Konfabulationen:** Erinnerungslücken, die mit spontanen Einfällen gefüllt werden, wobei der Patient die Einfälle als Erinnerung beurteilt.
  - **Paramnesie** (Trugerinnerung): Gedächtnisstörung mit falscher Erinnerung. Dazu zählen Déjà-vu-Erlebnisse oder Jamais-vu-Erlebnisse. Beim Déjà-vu-Erlebnis hat der Patient den Eindruck, bestimmte Sachen, Prozesse schon mal gesehen oder erlebt zu haben. Beim Jamais-vu-Erlebnis erscheinen z. B. Orte fremd.

Vorkommen

- Die Merkfähigkeit ist z. B. bei organischen Hirnerkrankungen, v. a. der Demenz, deutlich beeinträchtigt und eines der Hauptmerkmale.
- Amnesien können nach einem Schädel-Hirn-Trauma auftreten.
- Typisch sind Konfabulationen bei der Korsakow-Psychose.

Auf den Punkt gebracht

2.27.5 Gedächtnisstörungen

- Störung des Kurzzeitgedächtnisses
- Störung des Langzeitgedächtnisses
  - Amnesie: retrograd, anterograd, kongrad
  - Konfabulation
  - Paramnesie

2.27.6 Störung der Intelligenz

Intelligenz ist die Fähigkeit, sich an neue, veränderte und ungewohnte Lebensbedingungen anzupassen durch z. B. Erfassung der Zusammenhänge und Interaktionen oder eine Denkleistung.

Intelligenzstörungen können angeboren sein und werden **Oligophrenie** genannt. Häufiger sind sie erworben und werden **Demenz** genannt.

Die Intelligenz kann mit standardisierten Tests erfolgen (IQ Test). Am häufigsten werden der HAWIE (Hamburg-Wechsler-Intelligenztest für Erwachsene) bzw. HAWIK (Hamburg-Wechsler-Intelligenztest für Kinder) eingesetzt. Normalwerte bewegen sich die Werte zwischen 85 und 115, Standardabweichung eingerechnet.

Vorkommen

- Bei Kindern und Jugendlichen: durch gestörte Embryonalentwicklung, Sauerstoffmangel bei der Geburt oder genetische Defekte, z. B. Down-Syndrom
- Bei Erwachsenen: durch organische Erkrankungen, z. B. Alzheimer-Demenz oder Wernicke-Korsakow-Syndrom

2.27.6 Störung der Intelligenz

- Oligophrenie (angeboren)
- Demenz (erworben)

2.27.7 Formale Denkstörungen

Die formalen Denkstörungen sind **Störung des Denkablaufs,** der Klarheit, Zielhaftigkeit und Struktur. Es geht darum, wie der Patient denkt. Häufig sind formale Denkstörungen im Gespräch wahrnehmbar, sie können aber auch subjektiver Natur sein.
Einige Formen und deren Vorkommen sind:

- **Denkverlangsamung:** Der Gedankengang ist schleppend, mühsam und zäh. Der Patient erlebt den Denkvorgang als gebremst oder stockend und ist nicht in der Lage, diesen zu beheben (Denkhemmung). Sie ist ein typisches Symptom der Depression.
- **Umständliches Denken:** Der Patient kann nicht das Wesentliche vom Nebensächlichen trennen. Er verliert sich in Einzelheiten, allerdings ohne vom Ziel abzukommen. Dieses Symptom kann u. a. bei der Depression und Schizophrenie auftreten.
- **Grübeln:** Der Patient ist unablässig beschäftigt mit meist unangenehmen Gedanken, die häufig mit der aktuellen Lage des Patienten im Zusammenhang stehen. Grübeln ist ein typisches Symptom der Depression, kann aber auch bei Gesunden im Rahmen einschneidender Lebensereignisse auftreten.
- **Perseverationen:** Der Patient wiederholt ständig gleiche Denkinhalte, die mit der momentanen Themabearbeitung im Gespräch nicht sinnvoll und wenig zielführend sind. Die Perseveration ist ein häufiges Symptom der Schizophrenie.

2.27.7 Formale Denkstörungen

Formale Denkstörungen („wie denkt der Mensch"):

- Denkverlangsamung
- Umständliches Denken
- Grübeln
- Perseveration
- Gedankendrängen
- Ideenflucht
- Vorbeireden
- Denkzerfahrenheit
- Neologismen
- Gedankenabreißen

- **Ideenflucht:** Sie ist ein besonders einfallsreicher Gedankengang. Patienten kommen vom Hundertsten ins Tausendste und häufig wird der Ursprungsgedanke nicht zu Ende geführt. Die Ideenflucht ist ein typisches Symptom der Manie.
- **Vorbeireden:** Der Patient geht auf die Frage nicht ein, obwohl er den Sinn der Frage verstanden hat.
- **Denkzerfahrenheit, Inkohärenz:** Der Gedankengang ist ungeordnet, sprunghaft und für den Zuhörer unlogisch. Meist kann man den Ausführungen nicht oder nur schwer folgen. Die Maximalvariante ist der „Wortsalat". Hier werden Wörter oder nur Silben ohne erkennbaren Sinn aneinandergereiht. Die Denkzerfahrenheit ist ein typisches Symptom der Schizophrenie.
- **Neologismen:** Wortneubildungen, die häufig für den Zuhörer bezüglich ihrer Sinnhaftigkeit nicht verständlich sind. Neologismen können bei der Schizophrenie auftreten.
- **Gedankenabreißen:** Ohne erkennbaren Grund reißt der bis dahin flüssige Gedankengang ab. Gedankenabreißen kann bei der Depression auftreten, aber auch bei gesunden Menschen, die z. B. erschöpft sind.

2.27.8 Inhaltliche Denkstörungen
Inhaltliche Denkstörungen („was denkt der Mensch"):
- Wahn
- Phobien
- Zwänge

Wahnformen:
- Wahneinfall
- Wahnwahrnehmung
- Wahnstimmung

Wahnarten:
- Beziehungswahn
- Beeinträchtigungs- und Verfolgungswahn
- Eifersuchtswahn
- Liebeswahn
- Verarmungswahn
- Größenwahn
- Schuldwahn

2.27.8 Inhaltliche Denkstörungen

Inhaltliche Denkstörungen betreffen den **Inhalt des Gedachten,** es geht also darum, was der Patient denkt. Der **Wahn** stellt die wichtigste inhaltliche Denkstörung dar. Er ist eine **unkorrigierbar** falsche Einschätzung und Wahrnehmung der Realität. Wahnphänomene können in unterschiedlicher Form und mit unterschiedlichem Inhalt auftreten. Zu den anderen inhaltlichen Denkstörungen zählen u. a. **Phobien, Zwänge** und **hypochondrische Befürchtungen.**

Man kann den Wahn in verschiedene **Wahnformen** einteilen:
- **Wahneinfall:** Urplötzliches Auftreten von wahnhaften Vorstellungen bzw. Überzeugungen.
- **Wahnwahrnehmung:** Wahnhafte Interpretation einer richtigen Wahrnehmung.
- **Wahnstimmung:** Stimmung des Unheimlichen, Vieldeutigen und Unbestimmten. Die Patienten haben häufig den Eindruck, dass irgendetwas naht oder irgendetwas in der Luft liegt.
  Typische **Wahnthemen** sind:
- **Beziehungswahn:** Der Patient bezieht diverse Ereignisse und Erlebnisse auf die eigene Person. Es können Plakatslogans, der Inhalt von Radio- oder Fernsehnachrichten oder zufällig gehörte Worte von Fremden auf die eigene Person bezogen werden.
- **Beeinträchtigungs- und Verfolgungswahn:** Beim Beeinträchtigungswahn werden Ereignisse auf die eigene Person bezogen, wobei das Gefühl der Bedrohung häufig im Vordergrund steht. Der Verfolgungswahn kann als dessen Steigerung gesehen werden. Hier fühlt sich der Patient körperlich und geistig bedroht und verfolgt. Häufig kann der Aggressor nicht definiert werden oder Geheimdienste, fremde und undefinierte Mächte usw. werden benannt.
- **Eifersuchtswahn:** Der Patient ist unkorrigierbar davon überzeugt, dass er betrogen wird.
- **Liebeswahn:** Der Patient ist unkorrigierbar davon überzeugt, von einer anderen, häufig fremden Person geliebt zu werden.
- **Verarmungswahn:** Der Patient ist überzeugt, nichts zu besitzen oder alles verloren zu haben. Häufig berichtet der Patient, keine Hilfe in Anspruch nehmen zu können, weil er Therapeuten nicht bezahlen kann.
- **Nihilistischer Wahn:** Der Patient ist unkorrigierbar überzeugt, nichts wert zu sein, nichtig zu sein. Ferner werden der eigene physische Körper und die Umgebung als nicht existent deklariert.
- **Größenwahn:** Patient hält sich für besonders machtvoll, intelligent und omnipotent. Häufig findet eine Identifizierung mit berühmten historischen Personen statt, u. a. Napoleon, Kleopatra.
- **Schuldwahn:** Unkorrigierbare Überzeugung des Patienten, Schuld auf sich geladen zu haben.

Vorkommen

Wahn kann bei der Schizophrenie (Beziehungs- oder Verfolgungswahn), Manie (Größenwahn), Depression (Verarmungswahn), chronischen Alkoholismus (Eifersuchtswahn) oder bei hirnorganischen Erkrankungen auftreten.

2.27.9 Halluzinationen
- Akustisch
- Optisch
- Olfaktorisch
- Zönästhesien

2.27.9 Halluzinationen

Halluzinationen sind Wahrnehmungserlebnisse ohne entsprechende Reizquelle, die aber für wirkliche Sinneseindrücke gehalten werden. Je nach Sinneswahrnehmung unterscheidet man:
- **Akustische Halluzinationen:** Sinnestäuschungen im akustischen Bereich, die von elementaren Lauten (Akoasmen) bis hin zu komplexen akustischen Phänomenen (z. B. Stimmenhören) reichen. Im Rahmen der akustischen Halluzinationen können folgende Stimmen gehört werden:
  - **Dialogische Stimmen:** Der Patient hört meist mehrerer Stimmen, die sich untereinander unterhalten.
  - **Kommentierende Stimmen:** Die vom Patienten gehörte/n Stimme/n kommentieren alles, was der Patient tut.
  - **Imperative Stimmen** haben einen Befehlscharakter.
- **Optische Halluzinationen:** Sinnestäuschungen im optischen Bereich, die von Lichtblitzen (Photomen) bis hin zu komplexen Bildern reichen.

- **Olfaktorische Halluzinationen:** Sinnestäuschung im Geruchsbereich. Patienten berichten, z. B. Strom oder den Stromfluss riechen zu können.
- **Zönästhesien:** Abstruse Leibeserlebnisse, die als nicht von „außen gemacht“ erlebt werden. Organe oder Organteile können als verzogen, beweglich, besonders schwer oder besonders starr empfunden werden.

Vorkommen

Akustische Halluzinationen sind ein typisches Symptom der Schizophrenie. Optische Halluzinationen können bei organischen Psychosen, besonders im Rahmen des Delirium tremens als graue Schatten, Ungeziefer, huschende Mäuse, auftreten. Olfaktorische Halluzinationen sind typisch für die Schizophrenie.

2.27.10 Ich-Störungen

Ich-Störungen erzeugen das Gefühl des von außen Gemachten. Der Patient fühlt sich in seinen Gedanken oder in seiner körperlich-seelischen Integrität beeinflusst.
Formen der Ich-Störungen sind:

- **Gedankenausbreitung:** Die Gedanken gehören nicht mehr dem Patienten alleine, andere wissen, was er denkt. Die Gedanken können von anderen Menschen gelesen werden.
- **Gedankenentzug:** Dem Patienten werden die Gedanken von anderen Menschen, Mächten oder Institutionen weggenommen oder „abgezogen“.
- **Gedankeneingebung:** Gedanken und Vorstellungen werden als von außen her beeinflusst, gemacht, gelenkt, gesteuert, eingegeben oder aufgedrängt empfunden.
- **Depersonalisation:** Störung des Einheitserlebens. Die Person kommt sich selbst fremd, unwirklich, unmittelbar verändert, als oder wie ein anderer oder uneinheitlich vor.
- **Derealisation:** Personen, Gegenstände und Umgebung erscheinen unwirklich, fremdartig oder auch räumlich verändert. Dadurch wirkt die Umwelt z. B. unvertraut, sonderbar oder gespenstisch.
- **Fremdbeeinflussungserlebnisse:** Der Patient fühlt sich von außen in Taten, Denken, Absichten usw. gelenkt, manipuliert und gesteuert.

2.27.10 Ich-Störungen
- Gedankenausbreitung
- Gedankenentzug
- Gedankeneingebung
- Depersonalisation
- Derealisation
- Fremdbeeinflussungserlebnisse

Vorkommen

Ich-Störungen sind typische Symptome der Schizophrenie. Depersonalisationen und Derealisationen können im Rahmen von Angststörungen oder bei sonst gesunden Menschen bei Erschöpfungszuständen auftreten.

2.27.11 Störungen der Affektivität

Die Affektivität umfasst kurzzeitige Gefühlsregungen (Affekte) und längerfristige Gefühlslagen (Stimmungen). Affektivitätsstörungen zeigen sich als:

- **Affektlabilität:** Im Vordergrund stehen ein sehr schneller Stimmungs- und Affektwechsel. Bei einer bipolaren Störung können sich z. B. Traurigkeit, Verzweiflung und Fröhlichkeit einander abwechseln.
- **Affektarmut:** Der Patient zeigt sehr wenige Gefühle, wobei er häufig gleichgültig und reserviert erscheint.
- **Affektinkontinenz:** Affekte und Stimmungen können nicht kontrolliert werden und werden ohne Rücksicht z. B. auf soziale Normen und Regeln ausgelebt.
- **Gefühl der Gefühllosigkeit:** Mangel an affektiven Regungen. Der Patient beschreibt den Zustand als innere Leere, wobei weder positive noch negative Stimmungen vorhanden sind.
- **Innere Unruhe:** Der Patient fühlt sich innerseelisch unter Spannung, ist nervös.
- **Gereiztheit:** Bei der Gereiztheit besteht eine labile Stimmung mit der Tendenz zu aggressiven Ausbrüchen.
- **Läppischer Affekt:** Der Patient macht z. B. alberne, unreife Äußerungen oder kichert über alles.
- **Parathymie:** Gesagtes bzw. Affekt oder Verhalten und Anlass stimmen nicht überein, z. B. berichtet der Patient amüsiert und lachend über das Unglück naher Angehöriger.

2.27.11 Störungen der Affektivität
- Affektlabilität
- Affektarmut, Gefühl der Gefühllosigkeit
- Affektinkontinenz
- Innere Unruhe
- Gereiztheit
- Euphorie
- Dysphorie
- Läppischer Affekt
- Parathymie

Vorkommen

Bei folgenden Erkrankungen finden sich Störungen der Affektivität:

- Depression: Affektarmut, Gefühl der Gefühllosigkeit, innere Unruhe
- Manie: Affektinkontinenz
- Bipolare Störung: Affektlabilität
- Schizophrenie: Affektinkontinenz, läppische Affekt (v. a. bei der hebephrenen Schizophrenie), Parathymie, innere Unruhe
- Angststörung: innere Unruhe
- Gereiztheit kann bei allen psychiatrischen Erkrankungen auftreten, aber auch bei sonst gesunden Personen

Auf den Punkt gebracht

2.27.12 Zwänge, Phobien, Ängste, hypochondrische Befürchtungen

2.27.13 Störung des Antriebs und der Psychomotorik

- Antriebsarmut
- Stupor
- Mutismus
- Logorrhö
- Antriebssteigerung
- Motorische Unruhe
- Automatismen
- Sozialer Rückzug, soziale Umtriebigkeit
- Sterotypien
- Tics

2.27.14 Suizidalität

Bei jeder psychiatrischen Exploration muss die **Suizidalität** beurteilt werden.

2.27.12 Zwänge, Phobien, Ängste, hypochondrische Befürchtungen

Zu den Zwängen, Phobien, Ängsten und hypochondrischen Befürchtungen zählen:

- **Angst:** Gefühl der Bedrohung und Gefahr, das meist mit vegetativen Zuständen kombiniert ist. Angst kann nahezu jede psychiatrische Erkrankung begleiten.
- **Phobie:** Situations- oder objektbezogene Angst.
- **Misstrauen:** Annahme, dass andere Menschen einem selber Schaden zufügen wollen.
- **Hypochondrische Befürchtung:** Objektiv nicht begründete Sorge um den eigenen Gesundheitszustand bzw. Körper.
- **Zwangsideen:** Aufdrängen von nicht unterdrückbaren Denkinhalten, die meist als sinnlos von Patienten erkannt und als quälend und lästig empfunden werden.
- **Zwangshandlungen:** Nicht unterdrückbare Handlungen, die meist als sinnlos, quälend und lästig empfunden werden.

2.27.13 Störung des Antriebs und der Psychomotorik

Folgende Störungen des körperlichen Antriebs und der Psychomotorik können auftreten:

- **Antriebsarmut:** Sie ist durch reduzierte bzw. mangelnde spontane Bewegungen gekennzeichnet.
- **Antriebshemmung:** Dabei wird die körperliche Energie subjektiv von Patienten als gebremst oder verzögert erlebt.
- **Antriebssteigerung:** Zunahme an Energie, Initiative und Anteilnahme. Der Patient hat meist einen starken Bewegungs- und Tatendrang.
- **Stupor:** Der Patient ist bewegungslos bei erhaltenem Bewusstsein.
- **Mutismus:** Nichtsprechen bei gesundem Sprechapparat.
- **Logorrhö:** Sprechen ohne Punkt und Komma. Meist sprechen die Patienten auch sehr laut und sind im Redefluss kaum zu unterbrechen.
- **Motorische Unruhe:** Gesteigerte und ungerichtete motorische Aktivität. Die Bewegungen und Aktionen sind meist ziellos und unproduktiv.
- **Automatismen:** Sich ständig wiederholende, z. T. komplexe Bewegungsabläufe.
- **Sozialer Rückzug, soziale Umtriebigkeit:** Verminderung bzw. Erweiterung sozialer Kontakte.
- **Stereotypien:** Äußerungen auf sprachlichem und motorischem Gebiet, die stereotyp, also in immer derselben Form wiederholt werden. Meist erscheinen sie sinnlos.
- **Tics:** Gleichförmige, wiederkehrende, rasche Muskelzuckungen an unterschiedlichen Muskelpartien. Häufig finden sich Muskelzuckungen im Gesicht, an den Armen und der Schultermuskulatur. Neben muskulären Tics gibt es auch vokale Tics.

Vorkommen

Bei folgenden Erkrankungen finden sich Störungen des Antriebs und der Psychomotorik:

- Depression: Antriebsarmut, Antriebshemmung, motorische Unruhe, sozialer Rückzug
- Manie: Antriebssteigerung, Logorrhö, motorische Unruhe, soziale Umtriebigkeit
- Schizophrenie: Stupor, Mutismus, motorische Unruhe, Automatismen, sozialer Rückzug oder soziale Umtriebigkeit
- Bipolare Störungen: soziale Umtriebigkeit
- Tourette-Krankheit: Tics
- Nach traumatischen Ereignissen: Mutismus

2.27.14 Suizidalität

Bei jeder psychiatrischen Exploration sollte die Suizidalität erfragt werden, zumal die Hälfte aller Suizide von Menschen verübt werden, die an einer psychiatrischen Erkrankung leiden. Die Annahme, man könnte durch Nachfragen eine latente Suizidalität aktivieren oder die Patienten in ihren suizidalen Absichten bestärken, trifft nicht zu. In der Regel reagieren die Patienten mit einer seelischen Erleichterung und teilen sich auch zumeist offen mit.

Nach Pöldinger können 10 initiale Fragen an den Patienten zur Einschätzung der Suizidalität gestellt werden:

1. Denken Sie daran, sich das Leben zu nehmen? Häufig?
2. Sind diese Gedanken wie ein Zwang?
3. Haben Sie konkrete Ideen, wie Sie vorgehen würden?
4. Haben Sie schon Vorbereitungen getroffen?
5. Haben Sie schon einmal einen Versuch unternommen?
6. Ist in Ihrer Familie oder im Umkreis so etwas schon passiert?
7. Sehen Sie die Situation als aussichtslos für sich an?
8. Haben Ihre Kontakte zu Freunden bzw. Verwandten abgenommen?
9. Wohnen Sie allein?
10. Fühlen Sie sich familiär, beruflich, religiös oder weltanschaulich nicht mehr eingebunden?

ACHTUNG Bei akuter Suizidgefahr müssen die Patienten in ein psychiatrisches Krankenhaus gebracht werden. Eine Einweisung vonseiten des Heilpraktikers ist nicht möglich, in dem Fall ist aber eine Unterbringung nach den länderspezifischen Psychisch-Kranken-Gesetzen auch gegen den Willen des Patienten möglich. Die Inhalte und Vorgehensweise der länderspezifischen Regelungen müssen im Hinblick auf die Prüfung, aber auch im Praxisalltag präsent sein.

ACHTUNG

WEITERFÜHRENDE DIAGNOSTIK

- V. a. affektive Psychose (Depression, Manie, bipolare Störungen) und Schizophrenie: Anamnese (Life Events, Medikamenten-, Drogenanamnese, v. a. LSD, Ecstasy, Kokain, Cannabis, Vorerkrankungen, familiäre Häufung), Symptome, vollständige internistische und neurologische Untersuchung, Labor (u.a. Differenzialblutbild, CRP, Leber- und Nierenwerte, TSH, Na^+, K^+, Ca^{2+}, Glukose, Kortisol, ggf. HIV-, Borrelien- und Lues-Serologie, Drogenscreening), EKG, EEG, CT oder MRT vom Kopf, ggf. Liquorpunktion
- V. a. Demenz: Anamnese (Vorerkrankungen, Medikamenten- und familiäre Anamnese), Fremdanamnese, Symptome, vollständige internistische und neurologische Untersuchung, Labor (u.a. Differenzialblutbild, CRP, BSG, Leber-, Nierenwerte, TSH, Glukose, HbA_{1c}, Vitamin B_{12}, ggf. HIV-, Lues-, Borrelien-Serologie, Kupfer i. S. und i. U., Lipidstatus, ggf. ANA), psychometrische Tests, u. a. Mini-Mental-Status-Test, Uhrentest, EEG, CT oder MRT vom Kopf, ggf. Liquordiagnostik, Duplex-Dopplersonografie der Karotiden, EKG, Echokardiografie
- V. a. alkoholassoziierte erkrankungen (Delir, Korsakow-Syndrom): Anamnese (Menge, Dauer des Alkoholkonsums, Art der Alkoholika, Vorerkrankungen, soziale, berufliche Lage, CAGE-Test, AUDIT-Test), Symptome, internistische und neurologische Untersuchung, Labor (u.a. Differenzialblutbild, CRP, Na^+, K^+, Ca^{2+}, Glukose, Viramin B_1 und $_{12}$, Folsäure, GOT, GPT, γ-GT, GLDH, AP, Bilirubin, Albumin, Quick/INR, PTT, PCHE, CDT, CK, Ethanol i. S., Ethylglukoronid i. U.), EKG, Echokardiografie, Sonografie des Abdomens (v. a. Leber), CT oder MRT vom Kopf

2.27.15 Beispiel für einen psychopathologischen Befund

2.27.15 Beispiel für einen psychopathologischen Befund

Frau X. ist bewusstseinsklar, allseits orientiert, im interpersonellen Kontakt freundlich zugewandt und rasch in der Auffassung. Kein Hinweis auf Gedächtnisstörungen oder inhaltliche Denkstörungen. Vereinzelt Wortfindungsschwierigkeiten und Silbendreher. Der Gedankengang ist kohärent, dominiert auf Zukunftsängste. Daneben zählen Konzentrationsprobleme, reduzierte Belastbarkeit, Erschöpfungszustände und Schlafstörungen zu den zentralen Themen. Kein Anhalt für Ich- oder Wahrnehmungsstörungen. Im Affekt ist die Patientin gedrückt und ängstlich in Bezug auf die Zukunft mit herabgesetztem Gefühl von Kraft und Lebendigkeit. Keine Einschränkung im Antrieb und der Psychomotorik. Von Suizidgedanken ist die Patientin glaubhaft distanziert.

Frau X ist teilberufstätig als Sachbearbeiterin. Sie ist verheiratet, hat einen 2-jährigen Sohn und ist sehr gut im sozialen Gefüge eingebunden.

LERNZIELKONTROLLE

- Welche Kriterien werden beim psychopathologischen Befund erfasst?
- Eine 36-jährige Patientin stellt sich bei Ihnen vor und beklagt Antriebslosigkeit, depressive Verstimmung, allgemeine Lustlosigkeit und Freudlosigkeit seit ca. 6 Wochen. Hinzu treten Appetitlosigkeit, Schlafstörungen im Sinne einer Durchschlafstörung mit morgendlichen Früherwachen und einem Morgentief. Vor dem Auftreten der aktuellen Symptome war die Stimmung über einen längeren Zeitraum ausgeglichen. Vor ca. 1 Jahr bestand eine etwa mehrwöchige Phase mit deutlich gehobener Stimmung verbunden mit reichlich Energie, Ideenflut und verstärkter körperlicher Aktivität. Sie haben Anhaltspunkte für eine bipolare Störung. Welche Kriterien des psychopathologischen Befundes müssen noch erfasst werden? Welche Empfehlungen sprechen Sie aus?

KAPITEL

3 Blickdiagnostik

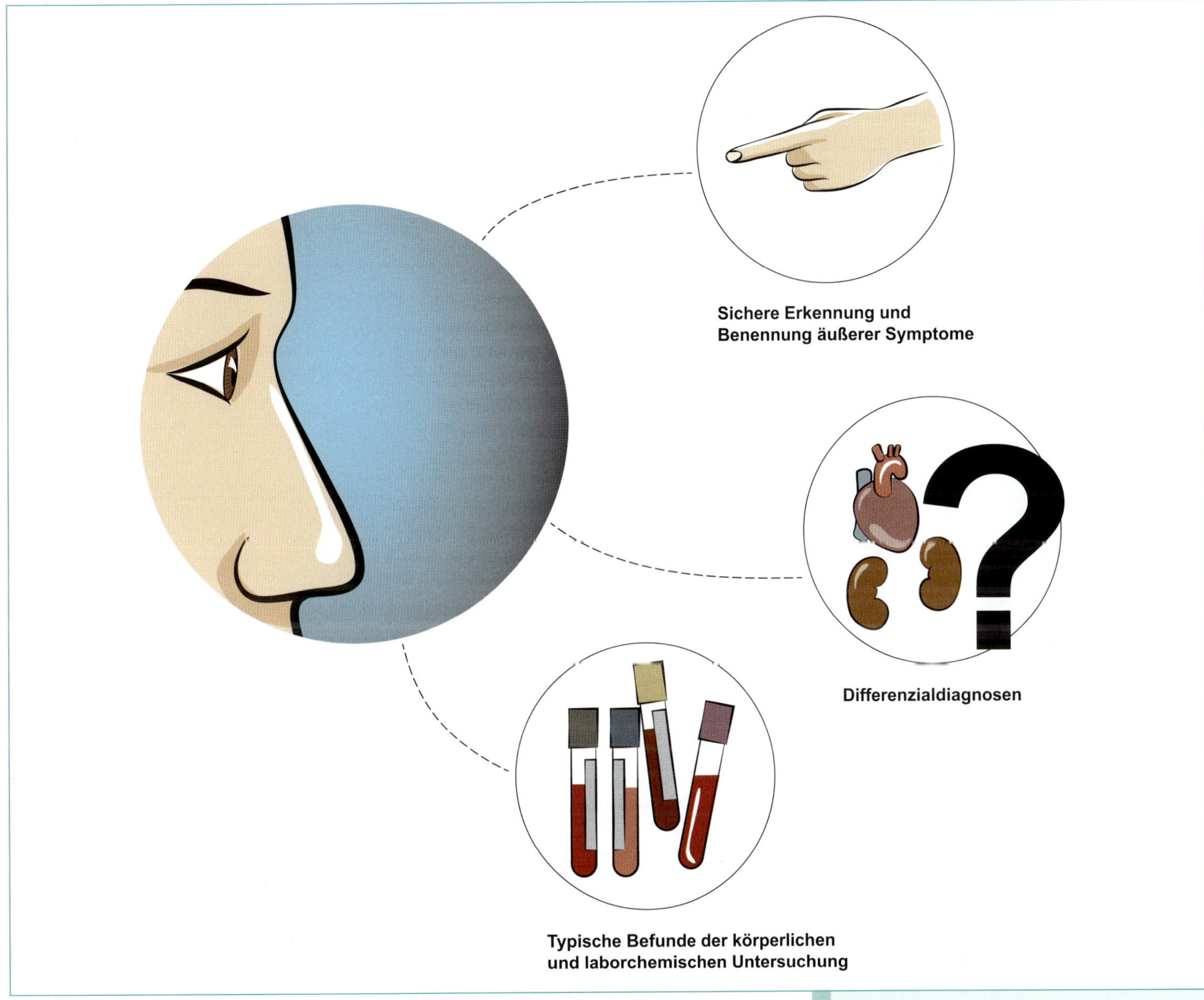

Auf den Punkt gebracht

LERNZIELE Sichere Erkennung und Benennung der äußeren Symptome, Differenzialdiagnosen und typischen Befunde der körperlichen und laborchemischen Untersuchung bei folgenden Erkrankungen:

- Cushing-Syndrom
- Systemischer Lupus erythematodes
- Endokrine Orbitopathie
- Anämie
- Ikterus
- Mundwinkelrhagaden
- Sklerodermie
- Orale Candidose
- Rheumatoide Arthritis
- Psoriasis vulgaris
- Zervikale Lymphknotenschwellung
- Morbus Bechterew
- Aszites
- Tiefe Beinvenenthrombose
- Ödeme
- Ulcus cruris
- Podagra
- Basaliom
- Masern
- Röteln
- Varizellen
- Erythema migrans
- Impetigo contagiosa
- Erysipel
- Diphtherie
- Scharlach
- Ringelröteln
- Lues
- Gonorrhö

3.1 Gesicht, Kopf

3.1.1 Riesenzellarteriitis (Arteriitis temporalis)

Bildbeschreibung

Die Abbildung (➤ Abb. 3.1) zeigt eine deutlich hervortretende A. temporalis. Zusätzlich sind eine dezente Rötung und Schwellung zu erkennen. Eine entzündliche Symptomatik der umgebenden Haut lässt sich nicht erkennen.

Verdachtsdiagnose

Riesenzellarteriitis (Arteriitis temporalis)

Differenzialdiagnosen

Apathogene Normvariante

Anamnestische Fragen zur Sicherung der Diagnose

- Seit wann? Meist subakuter Beginn über wenige Wochen.
- Kopfschmerzen und besonders Schläfenschmerzen? Schmerzen beim Kauen? Pulsationen der A. temporalis? Der Beginn der Erkrankung ist durch starke Kopfschmerzen, besonders im Schläfenbereich

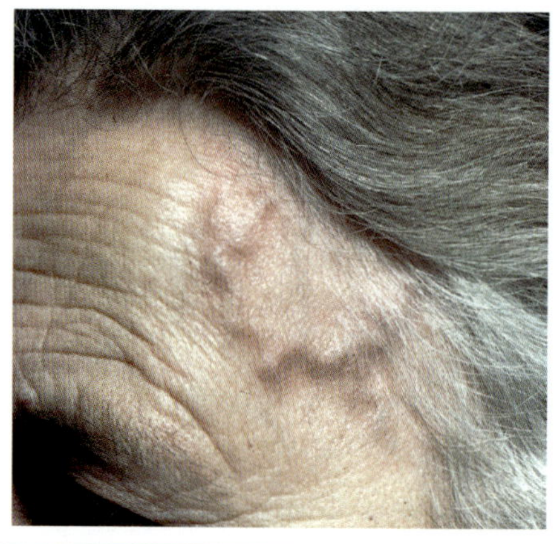

Abb. 3.1 Riesenzellarteriitis der linken Temporalarterie. Typisch sind eine Rötung, Vergrößerung und Knotung der Temporalarterie. [G753]

3.1 Gesicht, Kopf

3.1.1 Riesenzellarteriitis (Arteriitis temporalis)

Erkennungszeichen:
- Prominente A. temporalis mit meist entzündlichen Veränderungen
- Arterie verhärtet, druckschmerzhaft und pulslos
- Kopfschmerzen
- Allgemeinsymptome: Müdigkeit, Fieber, Gewichtsabnahme
- Bei gleichzeitiger Polymyalgia rheumatica symmetrische, reißende Schmerzen der Schulter- und Beckenmuskulatur, Morgensteifigkeit

Differenzialdiagnose: apathogene Normvariante

ABBILDUNG 3.1

gekennzeichnet. Okzipitale Schmerzen können ebenso auftreten. Gleichzeitig treten Schmerzen beim Kauen auf. Die Kontraktionen des M. masseter bewegen die entzündlich veränderte A. temporalis, was starke Schmerzen hervorruft.

- Allgemeine Krankheitssymptome wie Müdigkeit, Abgeschlagenheit, fiebrige Zustände, Nachtschweiß, Gewichtsabnahme, depressive Verstimmung? Die genannten Symptome zählen zu den Frühsymptomen.
- Schmerzen und Morgensteifigkeit im Bereich des Schulter- und/oder Beckengürtels? In der Hälfte der Fälle tritt zusätzlich eine Polymyalgia rheumatica auf. Typisch sind symmetrische, reißende Schmerzen, die meist nächtlich sind und die Nachtruhe stören. Eine Morgensteifigkeit ist typisch und dauert in der Regel länger als 1 Stunde an.
- Reaktion auf Einnahme von Analgetika? Die meisten Patienten greifen zur rezeptfreien Selbstmedikation, v. a. mit NSAR oder Paracetamol, die allerdings keine Schmerzlinderung herbeiführt, trotz z. T. sehr hoher Dosierungen.
- Sind neurologische oder okuläre Ausfälle aufgetreten, z. B. Visusverlust oder Lähmungserscheinungen? Die Arteriitis temporalis kann zu Beginn flüchtige Visuseinbußen hervorrufen, beim vollständigen Gefäßverschluss ist der Visusverlust komplett und häufig irreversibel. Lähmungserscheinungen können ebenfalls auftreten.

ACHTUNG Visuseinbußen, z. B. Gesichtsfeldeinschränkungen, verbunden mit pochenden Schläfenschmerzen und entzündlichen Veränderungen im Schläfenbereich sind verdächtig und sprechen für eine Riesenzellarteriitis mit u. a. Beteiligung der A. temporalis (Arteriitis temporalis). Eine zügige Vorstellung beim Arzt ist unabdingbar.

ACHTUNG

Untersuchungsbefunde

- Augen: Augenschmerzen, Gesichtsfeldausfälle (Skotome), Amaurosis fugax, Doppelbilder
- Muskulatur: bei gleichzeitig vorhandener Polymyalgia rheumatica druckschmerzhafte proximale Muskulatur, Schmerzen bei der Prüfung der Beweglichkeit des Schulter- und Hüftgelenks, Bewegungsausmaße meist eingeschränkt
- Neurostatus: in einigen Fällen Seitenungleichheit der motorischen Kraft
- Organinsuffizienzen, z. B. Angina pectoris durch Entzündung der Koronarien, sind möglich und abhängig von der jeweiligen Gefäßbeteiligung
- Labor: typisch ist eine BSG ↑ bis hin zur Sturzsenkung, CRP ↑, ANA, CK und RF negativ bzw. im Referenzbereich

Krankheitsbild

Die Riesenzellarteriitis (früher *Arteriitis temporalis, Arteriitis cranialis, Morbus Horton)* zählt zu den Vaskulitiden (entzündlichen Gefäßerkrankungen) der großen Gefäße und betrifft meist Patienten jenseits des 50. Lebensjahres, wobei Frauen häufiger betroffen sind. Die Ursache ist unklar, vermutet wird eine genetische Disposition. Betroffen sind v. a. die Äste der A. carotis externa, Augenarterien, die Aorta und große Arterien der Extremitäten. In der Hälfte der Fälle besteht gleichzeitig eine Polymyalgia rheumatica.

Die Symptome äußern sich als **pochende Schläfenschmerzen,** die beim Kauen verstärkt auftreten. Die A. temporalis ist **gerötet, druckschmerzhaft, geschwollen** und je nach Okklusionsgrad pulslos. Es kann eine Augenbeteiligung auftreten mit Augenschmerzen, Sehstörungen bis hin zur **Erblindung** durch Infarzierung der A. centralis retinae, welche die Netzhaut versorgt, oder A. ophthalmica. Bei Beteiligung anderer Arterien Symptome der Angina pectoris (bei Koronaritis), Blutdruckdifferenzen bei Beteiligung der Arterien der oberen Extremitäten.

Die Therapie erfolgt mit Glukokortikoiden, eine analgetische Therapie mit z. B. NSAR ist nicht wirksam.

3.1.2 Aktinische Keratose

Bildbeschreibung

Die Abbildung (➤ Abb. 3.2) zeigt Teile der periorbitalen Region. Zentral im Bild sind eine unscharf begrenzte Rötung, Schuppenbildung, hyperpigmentierte Areale und Teleangiektasien sichtbar. Die Haut erscheint atroph.

Verdachtsdiagnose

Aktinische Keratose

Differenzialdiagnosen

Plattenepithelkarzinom: Maligner Hauttumor, der sich aus der aktinischen Keratose entwickeln kann

3.1.2 Aktinische Keratose

Erkennungszeichen:
- Unscharf begrenzte Rötung, Schuppenbildung, Hyperpigmentierungen, Teleangiektasien, atrophe Haut
- Prädilektionsstellen: „Sonnenterassen“ (Gesicht, Kopf, Handrücken)

Differenzialdiagnose: Plattenepithelkarzinom

ABBILDUNG 3.2

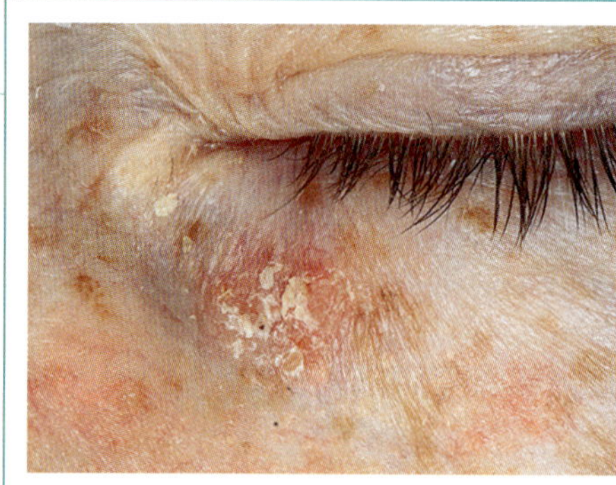

Abb. 3.2 Aktinische Keratose [E939]

Anamnestische Fragen zur Sicherung der Diagnose

- Seit wann? Die Hauterscheinungen entwickeln sich langsam über Jahre.
- Langjährige Sonnenexposition? Sonnenexposition gilt als der wichtigste Risikofaktor für die Entstehung einer aktinischen Keratose.
- Andere betroffene Körperregionen? Die aktinische Keratose finden sich auf den sog. „Sonnenterrassen" des Körpers: im Gesicht, auf dem Kopf (besonders bei Glatzenbildung) oder am Handrücken.
- Lokale Symptome: Brennen, Juckreiz, Schuppung, Blutung, erweiterte Gefäße, Hauttrockenheit, raue Haut? Zu Beginn ist die Haut trocken und rau. In späteren Stadien bilden sich festhaftende, gelbliche Schuppungen und die anderen genannten Symptome.

Untersuchungsbefunde

- Haut: atroph mit Rötungen, Hyper- und Depigmentierungen unterschiedlicher Größe, Teleangiektasien, gelbliche, plaqueartige Schuppungen
- Palpation der Haut: raue Erhabenheiten über den betroffenen Stellen
- Histologische Untersuchung: diagnoseweisend sind atypische Keratinozyten (keine tumorösen Zellen)

Krankheitsbild

Die **aktinische (solare) Keratose** entsteht durch eine **chronische UV-Lichtbelastung** der Haut. Sie betrifft v. a. ältere Menschen mit heller Haut, wobei Männer häufiger betroffen sind als Frauen. Die Veränderungen sind schmerzlose, gelegentlich **juckende atrophische** und **hyperkeratotische Hautbezirke,** die mit **Pigmentierungsstörungen** einhergehen können. Sie können im Hautniveau sein, noch häufiger finden sich papulöse und knotige Veränderungen. Prädilektionsstellen sind **Gesicht, Kopf** (besonders bei Haarlosigkeit) und **Handrücken.** Die betroffenen Stellen müssen beobachtet und regelmäßig kontrolliert werden, weil sie einen Risikofaktor für ein Plattenepithelkarzinom darstellen.

ABBILDUNG 3.3

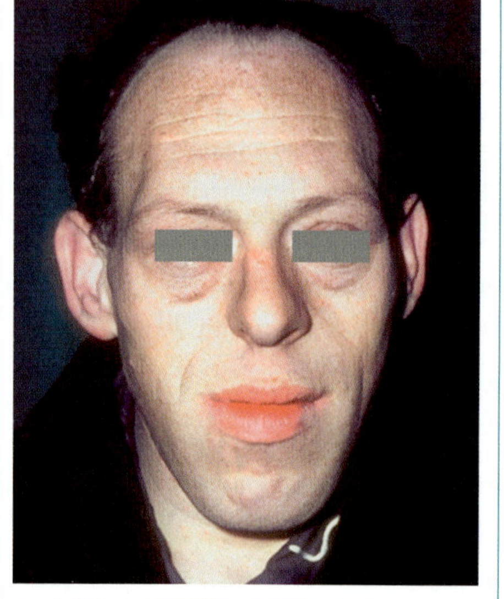

Abb. 3.3 Akromegalie [T127]

3.1.3 Akromegalie

Erkennungszeichen:

- Vergrößerung von Schädel, Zunge, Händen und Füßen
- Wulstige Lippen
- Grobporige und dicke Haut
- Deutliche Unterschiede der Physiognomie beim Vergleich mit alten Fotografien

Differenzialdiagnosen:

- Morbus Paget
- Hypothyreose
- Doping

3.1.3 Akromegalie

Bildbeschreibung

Das Bild von vorne (➤ Abb. 3.3) zeigt ein Gesicht mit prominentem Stirnbein, Augenbrauenbögen, Kinn und Nase. Die Lippen sind wulstig-fleischig, die Gesichtszüge scheinen grob und kantig. Die Haut ist faltig und verdickt. In der seitlichen Ansicht (➤ Abb. 3.4) treten die Augenbrauenbögen stark hervor, die Nase ist im knorpeligen und knöchernen Anteil vergrößert.

Verdachtsdiagnose

Akromegalie

Differenzialdiagnosen

- **Morbus Paget:** Erkrankung, die mit einem verstärkten Knochenumbau einhergeht und knöcherne Verformungen und Frakturen nach sich zieht. Gelegentlich kann sie sich im Gesicht bemerkbar machen und geht mit einer (evtl. schmerzhaften) ossären Verdickung einzelner Knochenpartien einher. Auch eine Zunahme des Kopfumfangs, prominente Augenbrauenbögen und eine Kinnvergrößerung können auftreten. Hinweisend ist der Laborbefund mit AP ↑.
- **Hypothyreose** (➤ 3.1.5): Die Erkrankung kann mit einer Hautvergröberung im Gesicht, wulstigen Lippen und prominenter Nase einhergehen. Andere Symptome sind v. a. Gewichtszunahme, Müdigkeit, depressive Verstimmung, Kälteempfindlichkeit. In der Laboruntersuchung ist die Konstellation TSH ↑, T_3 ↓ und T_4 ↓ beweisend.
- Externe Zufuhr von Wachstumshormonen, z.B. im Rahmen von **Doping** bei Sportlern: Wegweisend ist die Anamnese.

ABBILDUNG 3.4

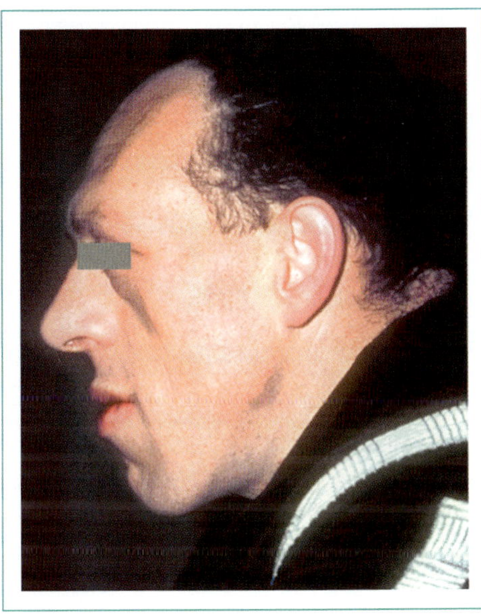

Abb. 3.4 Akromegalie [T127]

Anamnestische Fragen zur Sicherung der Diagnose

- Seit wann? Meist langsame Entwicklung der Veränderungen.
- Zunahme der Schuh-, Handschuh-, Hut- oder Mützengröße? Typische Veränderungen bei der Akromegalie. Beim Morbus Paget kann es auch zur Zunahme des Kopfumfangs kommen, Hände und Füße bleiben davon meist unberührt.
- Neu aufgetretene Fehlstellung der Zähne? Auseinanderweichen der Zähne? Typischer Befund der Akromegalie.
- Alte Fotografien? Häufig ist die Erkrankung durch Vergleich alter und neuer Fotos zu erkennen.
- Visuseinschränkung? Mögliche bitemporale Hemianopsie durch Kompression des Chiasma opticum.
- Medikamenteneinnahme? Ausschluss einer Akromegalie u. a. durch Doping.
- Knochenschmerzen? Typischer Befund beim Morbus Paget.

Untersuchungsbefunde

- Inspektion: Vergröberung und Verdickung der Gesichtshaut, Vergrößerung des Schädels und der Zunge, Auseinanderweichen der Zähne, Vergrößerung der Hände und Füße, grobporige und fettige Haut
- Herz-Kreislauf-System: arterielle Hypertonie
- Augen: Visuseinschränkung (meist als bitemporale Hemianopsie)
- Labor:
  - Akromegalie: STH ↑, nach oralem Glukosetoleranztest kein Abfall von STH im Serum, das unter physiologischen Umständen abfallen würde
  - Morbus Paget: AP ↑
  - Hypothyreose: TSH ↑, T_3 und T_4 ↓
- Röntgen Thorax: vergrößertes Herz (Kardiomegalie)

Krankheitsbild

Die **Akromegalie** ist eine eher seltene hypophysäre Erkrankung, die mit erhöhter Produktion von Wachstumshormonen (STH) einhergeht.

Die Symptome entwickeln sich schleichend und werden u. a. in Form von **Vergrößerung von Schädel, Zunge, Händen und Füßen** sowie **wulstigen Lippen** sichtbar. **Die Haut** ist **grobporig** und **dick. Innere Organe** sind ebenfalls **vergrößert,** was Hypertonie und Kardiomegalie mit Insuffizienz nach sich ziehen kann. Weitere Symptome sind Kopfschmerzen, Sehstörungen, Karpaltunnelsyndrom und sekundärer Diabetes mellitus.
Als Therapie kommen Operation, Strahlentherapie oder Medikamente infrage.

3.1.4 Cushing-Syndrom

3.1.4 Cushing-Syndrom

ABBILDUNG 3.5

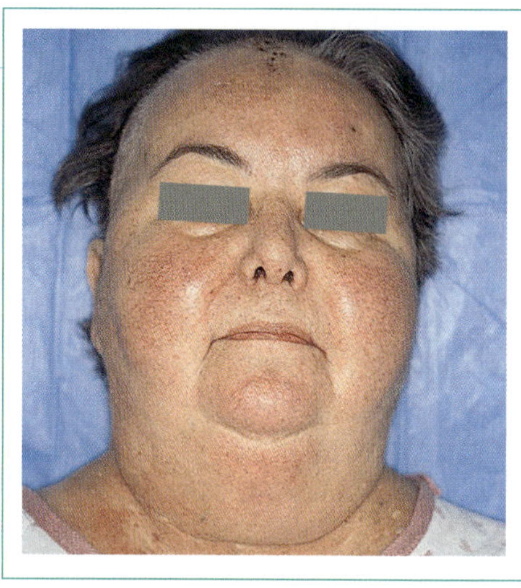

Abb. 3.5 Cushing-Syndrom [E386]

ABBILDUNG 3.6

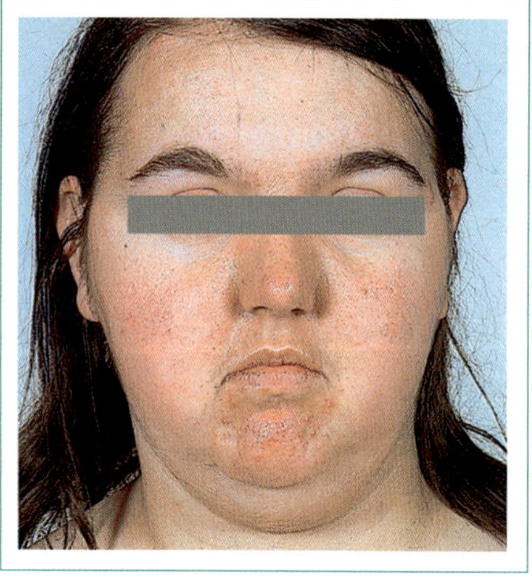

Abb. 3.6 Cushing-Syndrom [G626]

Erkennungszeichen:
- Gesicht: Mondgesicht, Gesichtsröte, atrophe Haut, Teleangiektasien, ggf. Akne, bei Frauen Haarausfall und verstärkte Gesichtsbehaarung
- Körper: Stammfettsucht, Stiernacken, dünne Extremitäten, Striae, Unterschenkelödeme, schlechte Wundheilung, petechiale Blutungen

Differenzialdiagnosen:
- Diabetes mellitus
- Pseudo-Cushing-Syndrom
- Adipositas

Bildbeschreibung

Die Abbildung ➢ Abb. 3.5 zeigt ein älteres, weibliches rundes Gesicht (Mondgesicht) mit einer auffallenden Rötung *(Plethora)* und Gefäßzeichnung *(Teleangiektasien).* Die Haut erscheint gespannt und zart, die Haare dünn und schütter.

Die Abbildung ➢ Abb. 3.6 zeigt ein jüngeres, weibliches rundes Gesicht (Mondgesicht) mit einer Rötung von Wangen, Nase und Kinn. Am Kinn sind Komedonen, entzündliche Papeln und Pusteln erkennbar. Die Gefäßzeichnung steht nicht im Vordergrund.

Verdachtsdiagnose

Cushing-Syndrom (Hyperkortisolismus)

Differenzialdiagnosen

- **Diabetes mellitus:** Die Erkrankung kann u. a. mit Stammfettsucht, gerötetem Gesicht, Akne und Furunkeln einhergehen. Die Haut zeigt allerdings keine Ausdünnungserscheinungen oder petechiale Blutungen. Wegweisend sind hohe Serumglukosewerte und ein erhöhtes HbA_{1c}. Ein Diabetes mellitus kann als Folgeerkrankung des Hyperkortisolismus auftreten (steroidinduzierter Diabetes mellitus).

- **Pseudo-Cushing-Syndrom:** Ausgelöst u. a. durch Alkoholabusus, Schädel-Hirn-Trauma oder Depression, aber ohne typische äußere Veränderungen.
- **Adipositas:** Ist meist durch stabile Fettverteilung gekennzeichnet.

Anamnestische Fragen zur Sicherung der Diagnose

- Seit wann? Meist langsamer Beginn.
- Fettumverteilung? Dünne Extremitäten? Hautveränderungen? Teleangiektasien, Akne, Blutungsneigung, dünne Haut, Neigung zu Ödemen, schlechte Wundheilung, dünne Extremitäten und Stammfettsucht sind typische Symptome des Hyperkortisolismus.
- Medikamenteneinnahme? Eine eventuelle Therapie mit Steroiden spricht für ein iatrogenes Cushing-Syndrom.
- Laborbefunde? Kortisolwerte ↑ bei Hyperkortisolismus, ein hoher Glukose- und HbA_{1c}-Wert bei gleichzeitig normalem Serumkortisolspiegel sprechen für einen Diabetes mellitus. Bei hohen Glukosewerten und Serumkortisolspiegeln kommt ein steroidinduzierter Diabetes in Betracht.

Untersuchungsbefunde

- Herz-Kreislauf-System: arterielle Hypertonie
- Labor: v. a. Erythrozyten, Thrombozyten, Leukozyten ↑, Eosinopenie, Lymphopenie, Glukose ↑, evtl. HbA_{1c} ↑, Triglyzeride ↑, LDL ↑, Serum-Kortisolwerte ↑, Ausscheidung von freiem Kortisol im Urin ↑

Krankheitsbild

Das **Cushing-Syndrom** entsteht durch eine anhaltende inadäquate **Erhöhung von Kortisol.** Die Ursachen sind uneinheitlich, wobei die externe Zufuhr im Rahmen einer Langzeitbehandlung v. a. bei Autoimmunerkrankungen die häufigste ist.

Symptome sind **Stammfettsucht, Stiernacken** und **Vollmondgesicht** bei gleichzeitig **dünnen Extremitäten** (durch Muskelabbau). Die Haut ist dünn und fragil mit Ausbildung von **Striae** bevorzugt an Bauch, Gesäß, Oberschenkeln und Oberarmen, **Akne** und **Furunkeln. Unterschenkelödeme, petechiale Blutungen und schlechte Wundheilung** sind ebenfalls kennzeichnend. Bei Frauen entwickeln sich Symptome des Hirsutismus, gelegentlich auch Symptome der Virilisierung. Durch die katabole Wirkung am Knochen entwickelt sich eine Osteoporose. Unter längerem Hyperkortisolismus entwickelt sich häufig eine diabetogene Stoffwechsellage (steroidinduzierter Diabetes). Psychische Veränderungen im Sinne depressiver und psychotischer Symptome treten ebenfalls auf.

3.1.5 Hypothyreose

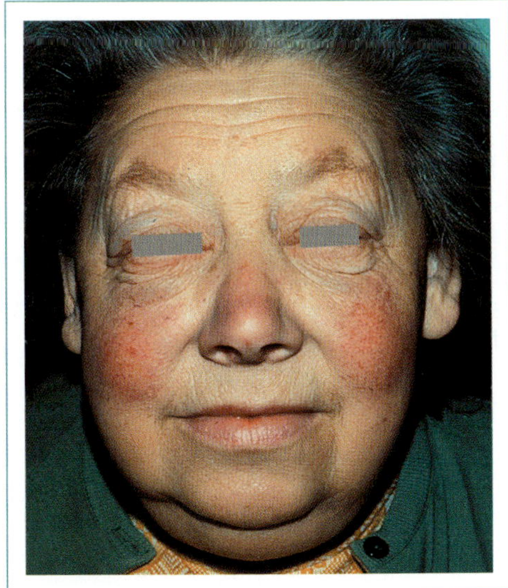

Abb. 3.7 Hypothyreose vor Therapie [G625]

Bildbeschreibung

Die Abbildung ➢ Abb. 3.7 zeigt ein älteres rundes Gesicht mit Schwellung der periorbitalen Region, besonders der Oberlider. Nase und Unterlippe erscheinen groß und wulstig. Eine Rötung ist an den Wangen erkennbar, sonst imponiert die Haut eher gelblich. Die Behaarung der Augenbrauen ist spärlich.

Auf Abbildung ➢ Abb. 3.8 ist die gleiche Person dargestellt. Die Gesichtskonturen sind insgesamt klarer und ausdrucksstärker, die periorbitale Region ist abgeschwollen, Nase und besonders die Unterlippe sind schmäler. Die Rötung der Wangen ist nur dezent sichtbar.

3.1.5 Hypothyreose

ABBILDUNG 3.7

Erkennungszeichen:
- Gesicht: Schwellung durch Myxödem, blass-gelbe, trockene Haut, reduzierter Gesichtsausdruck
- Hals: evtl. Struma
- Stamm: symmetrische Gewichtszunahme, kühle, schuppende, trockene Haut, Myxödem

Differenzialdiagnosen:
- Akromegalie
- Cushing-Syndrom
- Morbus Basedow

ABBILDUNG 3.8

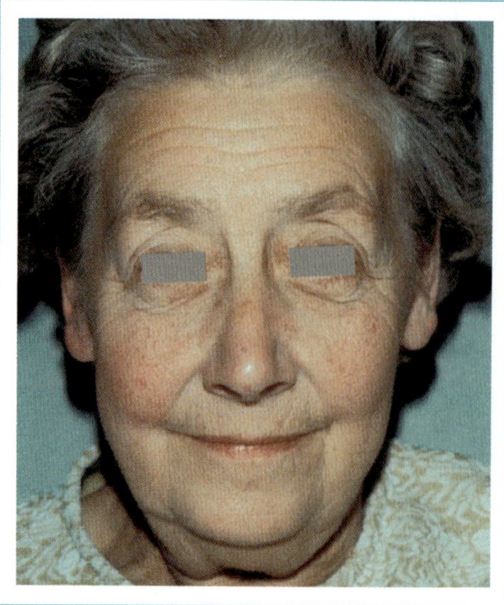

Abb. 3.8 Hypothyreose nach Therapie [G625]

Verdachtsdiagnose

Hypothyreose mit Myxödem (Abbildung 3.7 vor, Abbildung 3.8 nach Behandlung mit Schilddrüsenhormonen)

Differenzialdiagnosen

- **Akromegalie** (➤ 3.1.3): Kennzeichnend sind u. a. Hautvergröberung im Gesicht, wulstige Lippen, prominente Nase und Kinn. Im Labor sind das erhöhte IGF-1 und GH im Serum und die fehlende Supprimierbarkeit nach Glukosebelastung typisch.
- **Cushing-Syndrom** (➤ 3.1.4): Kann Rötungen und Teleangiektasien hervorrufen, die Haut ist eher dünn und rissig.
- **Morbus Basedow** (➤ 3.2.1): Kann mit einer Lid-, v. a. Oberlidschwellung, einhergehen. Typisch ist der Exophthalmus durch die endokrine Orbitopathie. Andere Symptome der Hyperthyreose, u. a. Wärmeempfindlichkeit, Unruhe, Tremor, Hypertonie, Diarrhö, sind i. d. R. vorhanden.

Anamnestische Fragen zur Sicherung der Diagnose

- Temperaturempfindlichkeit? Meist sind die Patienten kälteintolerant. Beim Morbus Basedow findet sich eine Wärmeintoleranz.
- Gewichtsveränderung? Typisch ist eine symmetrische Gewichtszunahme, die aber auch bei Akromegalie und Cushing-Syndrom (stammbetont) auftreten kann.
- Psychische Auffälligkeiten? Typisch ist eine depressive Stimmungslage, die auch bei Akromegalie und Cushing-Syndrom auftreten kann.
- Vitalzeichen? Der Blutdruck ist meist hypoton, die Herzfrequenz herabgesetzt. Bei Akromegalie, Cushing-Syndrom und Hyperthyreose finden sich typischerweise eine Hypertonie und Tachykardie.

Untersuchungsbefunde

- Haut: trocken, schuppend, kühl und teigig
- Gewebeverdichtungen durch das Myxödem nicht eindrückbar
- Struma: kann vorhanden sein
- Herz-Kreislauf-System: Hypotonie, Bradykardie
- Temperatur ↓
- Neurostatus: Karpaltunnelsyndrom, Polyneuropathie, Eigenreflexe (v. a. Achillessehnenreflex) abgeschwächt, symmetrische distale Sensibilitätsstörungen, motorische Kraft reduziert
- Labor: TSH ↑, T_3 ↓ und T_4 ↓

Krankheitsbild

Die **Hypothyreose** kann u. a. durch die **Hashimoto-Thyreoiditis,** nach **Strumektomie** oder **Radiojodtherapie** auftreten.

Die Symptome der Erkrankung resultieren aus dem Hormonmangel: typisch sind **Leistungsabfall, Antriebsarmut, Müdigkeit, erniedrigte Körpertemperatur, Kälteempfindlichkeit, Obstipation, Gewichtszunahme, reduzierte Eigenreflexe, Hypotonie, Bradykardie und depressive Verstimmung.** Die Haut ist trocken, kühl und schuppig, die Haare sind trocken und brüchig. Das **Myxödem** kann generalisiert auftreten, findet sich jedoch bevorzugt im Gesicht.

Nach Behandlung mit Schilddrüsenhormonen ist das Myxödem vielfach reversibel.

3.1.6 Trisomie 21 (Down-Syndrom)

Bildbeschreibung

Die Abbildung von vorne (➤ Abb. 3.9) zeigt ein junges, männliches Gesicht. Auffallend sind schräge, nach oben gerichtete Lidspalten mit schmaler Öffnung, eine große Zunge, die aus dem offenen Mund rausschaut, ein breiter Augenabstand *(Hypertelorismus)* und ein kurzer Hals. Ein Epikanthus *(Hautfalte am inneren Lidwinkel)* ist nicht erkennbar.

In der Seitenansicht (➤ Abb. 3.10) sind eine deutliche Prognathie *(hervorstehender Unterkiefer)* sichtbar und ein Brachyzephalus *(kleiner Kopf mit abgeflachtem Okziput).*

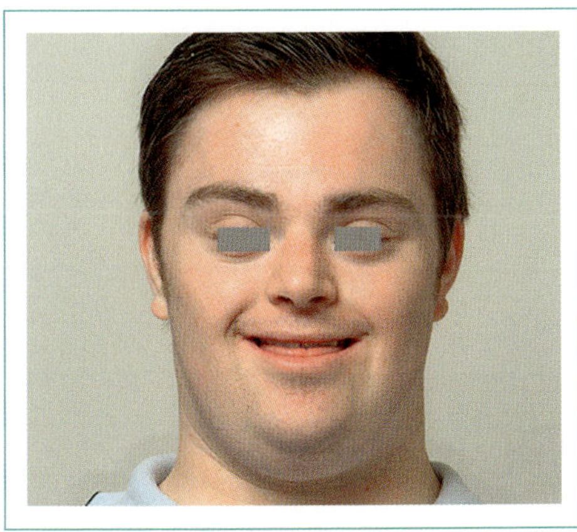

Abb. 3.9 Trisomie 21 (Down-Syndrom) [F389]

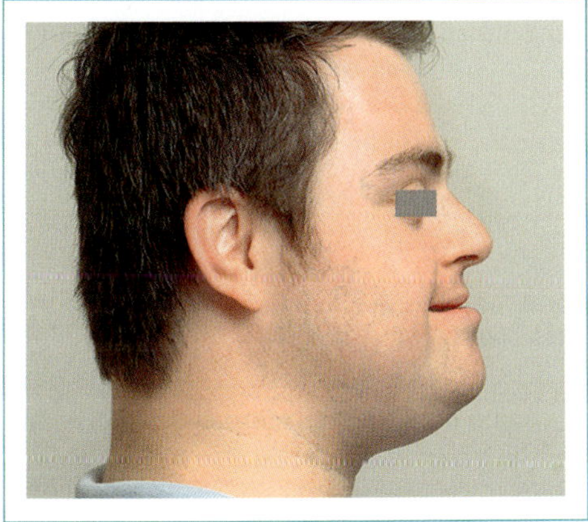

Abb. 3.10 Trisomie 21 (Down-Syndrom) [F389]

Verdachtsdiagnose

Trisomie 21 (Down-Syndrom)

Differenzialdiagnosen

Alkoholembryopathie: Gekennzeichnet durch breiten, kurzen Nasenrücken, schmales Oberlippenrot, tiefsitzende Ohren, Mikrozephalie und geistige Retardierung

Anamnestische Fragen zur Sicherung der Diagnose

- Symptome seit wann? Die meisten Symptome der Trisomie 21 sind bereits bei der Geburt vorhanden. Die Symptome des embryofetalen Alkoholsyndroms ebenfalls.
- Alter der Eltern? Die Häufigkeit der Trisomie 21 korreliert mit dem Alter der Eltern, besonders der Mutter. Je älter die Mutter, desto höher die Trisomiewahrscheinlichkeit.
- Genetische Untersuchungen (Karyogramm)? Nach genetischer Untersuchung sollte ein Ergebnis vorliegen und die Diagnose gesichert sein.
- Alkoholkonsum während der Schwangerschaft? Alkoholabusus in der Schwangerschaft kann, je nach Menge und Art der Alkoholika, einen schweren kindlichen Schaden zur Folge haben.

Untersuchungsbefunde

Karyogramm: 3-fach vorhandenes Chromosom 21

Krankheitsbild

Die Trisomie 21 *(Down-Syndrom)* ist eine chromosomale Störung, die mit einem überzähligen Chromosom 21 einhergeht. Die Ursache ist eine unsachgemäße Teilung der Chromosomen im Keimzellstadium. Die Häufigkeit der Erkrankung steigt mit dem Alter der Eltern, insbesondere mit dem Alter der Mutter.

Auf den Punkt gebracht

3.1.6 Trisomie 21 (Down-Syndrom)

Erkennungszeichen:
- Schräge, nach oben gerichtete Lidspalten mit schmaler Öffnung
- Hypertelorismus
- Große Zunge
- Prognathie
- Brachyzephalus
- Kurzer Hals
- Kleinwüchsigkeit

Differenzialdiagnose: Alkoholembryopathie

ABBILDUNG 3.9

ABBILDUNG 3.10

Auf den Punkt gebracht

Die Symptome sind meist bei der Geburt sichtbar: **schräge** (nach außen oben gerichtete) **Lidspalten, Brachyzephalus, Epikanthus, kleine Nase, verdickte Zunge,** die meist nach außen ragt, und kleine, tiefsitzende Ohren. Der Nacken ist kurz. An den Händchen sind kleine Finger und eine **Vierfingerfurche** auffällig, an den Füßchen eine **Sandalenlücke.** Die Muskulatur ist hypoton, die Gelenke zeigen eine ausgeprägte Mobilität. Die Entwicklung (geistig und motorisch) der Kinder ist meist verzögert. Die Trisomie 21 geht mit einer erhöhten Wahrscheinlichkeit einher, an folgenden Erkrankungen zu leiden: u. a. Herzfehler, Hypothyreose, Infektanfälligkeit, Leukämie, Morbus Hirschsprung und Kryptorchismus.

3.1.7 Sattelnase

3.1.7 Sattelnase

ABBILDUNG 3.11

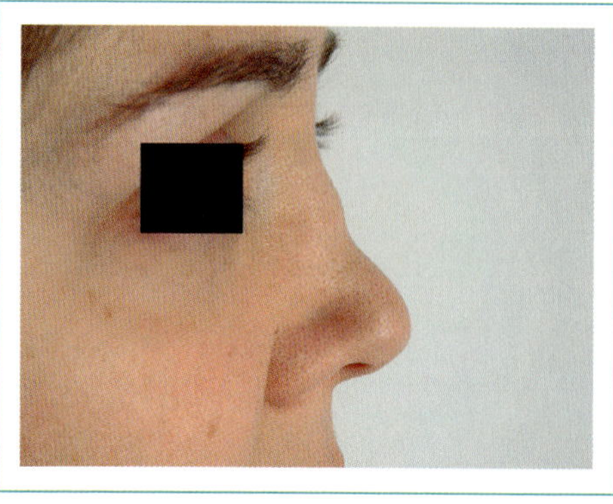

Abb. 3.11 Sattelnase [F975-1]

Erkennungszeichen: starke Einsenkung am Nasenrücken im Knochen-Knorpel-Übergang
Differenzialdiagnosen:
- Trauma
- Trisomie 21
- Wegener-Granulomatose
- Angeborene Lues

Bildbeschreibung

Auf der Abbildung (> Abb. 3.11) ist ein Gesicht in der Seitenansicht zu sehen. Der Nasenrücken ist im Bereich des Knorpel-Knochen-Übergangs eingesunken.

Verdachtsdiagnose

Sattelnase

Differenzialdiagnosen

- **Trauma:** Kann die Ursache von erworbenen Nasenbein- oder Nasenseptumveränderungen sein.
- **Trisomie 21:** Gehäuftes Auftreten einer Sattelnase. Daneben finden sich andere Symptome des Down-Syndroms (> 3.1.6).
- **Wegener-Granulomatose** mit Granulombildung: Vaskulitis der kleinen bis mittelgroßen Gefäße mit Beteiligung von Nasopharynx, Lunge und Niere. Führt im Nasen-Rachen-Raum über Bildung von Ulzera zur Zerstörung der betroffenen Strukturen.

Anamnestische Fragen zur Sicherung der Diagnose

- Seit wann? Eine Veränderung der Nase im Wachstumsalter spricht für eine Spätfolge der konnatalen Syphilis, Veränderungen nach Traumen sprechen für eine nicht-infektiöse Ursache.
- Mütterliche Infektionserkrankungen in der Schwangerschaft? Hinweise auf die Ursache der Sattelnase.
- Andere (genetische) Erkrankungen, u. a. Trisomie 21? Eine Häufung des Auftretens ist vorhanden.
- Andere typische Symptome der Lues connata? Sichtbare Parrot-Furchen und Hutchinson-Trias sprechen für die Diagnose der konnatalen Lues.

Untersuchungsbefunde

Serologische Tests zur Diagnostik der Lues:
- TPHA-Test (Treponema-Pallidum-Hämagglutinationstest): Suchtest mit hoher Spezifität und Nachweis von IgM- und IgG-Antikörpern. Eine Reaktion ist in allen Phasen der Erkrankung vorhanden. Niedrige Titer persistieren lebenslang.
- FTA-Test (Fluoreszenz-Treponema-Pallidum-Antikörper-Absorptionstest): Bestätigungstest mit hoher Spezifität und Sensitivität.
- VDRL (Veneral Disease Research Laboratory Test): Unspezifischer Test, der zur Verlaufsbeurteilung dient. Titer, die über 1 : 10 liegen, sprechen für eine aktive Syphilis.

ACHTUNG

ACHTUNG Die Durchführung der serologischen Tests ist dem Heilpraktiker nach § 24 IfSG nicht gestattet.

Krankheitsbild

Die **Sattelnase** kann angeboren oder erworben sein. Die angeborenen Ursachen treten meist im Zusammenhang mit einer **angeborenen Lues** *(Lues connata tarda)* oder einem Down-Syndrom (➤ 3.1.6) auf. Erworbene Formen gehen meist auf Traumen zurück. Bei den angeborenen Formen ist die Entwicklung des Os nasale und des knorpeligen Nasenanteils gestört bzw. durch Ulzeration zerstört. Typischerweise wird auch das Nasenseptum zerstört und die Schleimhaut atrophiert. Durch diese krankhaften Veränderungen bricht die Nase ein und es entwickelt sich das typische Bild der Sattelnase.

Andere Symptome der Lues connata tarda sind die **Parrot-Furchen,** die als periorale, bis ins Lippenrot reichende Einkerbungen sichtbar sind, und die **Hutchinson-Trias,** die sich aus Innenohrschwerhörigkeit, Keratitis und Tonnenzähnen (➤ 3.4.6) zusammensetzt.

3.1.8 Rosazea

3.1.8 Rosazea

ABBILDUNG 3.12

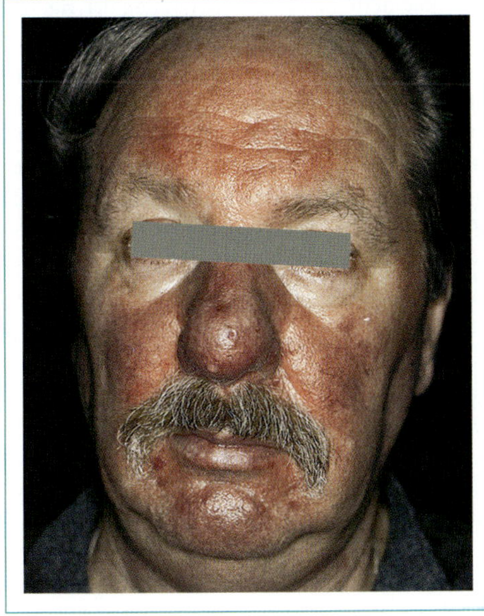

Abb. 3.12 Rosazea [M537]

Bildbeschreibung

Auf der Abbildung (➤ Abb. 3.12) ist ein männliches Gesicht zu sehen. Auffällig ist eine starke Rötung der Stirn, der Wangen, der Nase und des Kinns. Neben der Rötung sind Papeln und Teleangiektasien sichtbar. Die Nasenspitze ist knollenartig aufgetrieben. Die periorbitale Region erscheint frei von den Veränderungen.

Erkennungszeichen:
- Rötung von Stirn, Wangen, Nase und Kinn
- Teleangiektasien
- Entzündliche Papeln, Pusteln und Knoten
- Evtl. Ausbildung eines Rhinophyms
- Selten Konjunktivitis, Iritis oder Keratitis

Differenzialdiagnosen:
- Schmetterlingserythem
- Ringelröteln
- Akne vulgaris

Verdachtsdiagnose

Rosazea

Differenzialdiagnosen

- **Schmetterlingserythem:** Tritt beim systemischen Lupus erythematodes (➤ 3.1.9) auf.
- **Ringelröteln** (➤ 3.13.9): Infektionskrankheit, die durch das Parvovirus B19 hervorgerufen wird. Neben einer schmetterlingsförmigen Rötung findet sich am Stamm und/oder den Extremitäten ein girlandenförmiges Exanthem.
- **Akne vulgaris** (➤ 3.12.2): Talgdrüsenerkrankung, die mit Rötungen, Papeln, Pusteln und Komedonen einhergeht. Die Rosazea zeigt **keine** Komedonen.

Wichtige anamnestische Fragen zur Sicherung der Diagnose

- Seit wann? Meist langsamer Beginn und chronischer Verlauf.
- Lokalisation? Die Rosazea beginnt im Bereich der Nase und breitet sich von dort in Richtung Stirn und Kinn aus.
- Juckreiz, Schmerzen? Juckreiz und Schmerzen können schubweise bei der Rosazea auftreten.
- Allgemeinsymptome: Fieber, Gelenkschmerzen? Fieber und Gelenkschmerzen sprechen eher gegen die Rosazea und für einen SLE oder Ringelröteln.
- Andere Hauterscheinungen? Plaqueartige, atrophe oder vernarbende Hauterscheinungen an anderen Körperstellen können auf einen SLE hinweisen.
- Verstärkung durch Sonne, scharfe Speisen, Alkohol, Kaffee? Typische Verstärkungsfaktoren bei der Rosazea, aber auch beim SLE.
- Beteiligung der Augen im Sinne einer Rötung, Schwellung der Konjunktiven oder Hornhautbeteiligung? Seltene Komplikation der Rosazea, die aber zur Erblindung führen kann.
- Internistische oder infektiöse Vorerkrankungen? Geben Hinweise auf die Ursache.

- Exposition gegenüber irritativen Noxen? Möglicher Hinweis auf die Ursache.
- Medikamenteneinnahme? Möglicher Hinweis auf die Ursache.

Untersuchungsbefunde

Abhängig vom Stadium:

- Stadium I: schmetterlingsförmige Rötung, Teleangiektasien
- Stadium II: zusätzlich symmetrische Papeln und Pusteln
- Stadium III: zusätzlich entzündliche Knoten, Plaques und Rhinophymbildung

Krankheitsbild

Die **Rosazea** *(Kupferfinne, Gesichtsrose)* ist eine häufige chronische, entzündliche Hauterkrankung des Gesichtes mit fakultativer Beteiligung der Augen. Frauen sind häufiger betroffen als Männer. Die Ursachen sind weitgehend unbekannt. Ungünstige Einflüsse sind Sonne, Wärme, Kälte, Alkoholkonsum, Kaffeegenuss, Magen-Darm-Erkrankungen und Hypertonie. Sie führen zu einer Verstärkung der Hauterscheinungen. Eine Besiedlung mit Haarbalgmilben (Demodexmilben) verstärkt die Erscheinungen ebenfalls.

Die Rosazea zeigt ein akneähnliches Bild mit schmetterlingsförmiger Rötung der Gesichtshaut und der Stirn, aber **ohne Komedonen.** Regelmäßig sind Teleangiektasien, entzündliche Papeln, Pusteln und Knoten sichtbar, die z. T. narbig abheilen können. Die Haut ist vergröbert. Die Maximalvariante ist das **Rhinophym** *(Säufernase)* – ohne Korrelation zum Alkoholgenuss. Selten findet sich eine Augenbeteiligung als Konjunktivitis, Iritis oder Keratitis. Diese Symptome können selten als Erstsymptome auftreten, ohne dass Hauterscheinungen sichtbar sind.

Die Therapie besteht in Meidung der Noxen, Gabe von topischen Antibiotika und ggf. Vitamin-A-Derivaten (Isotretinoin).

3.1.9 Systemischer Lupus erythematodes (SLE)

3.1.9 Systemischer Lupus erythematodes (SLE)

Bildbeschreibung

Die Abbildung ➤ Abb. 3.13 zeigt ein weibliches Gesicht. Deutlich sichtbar ist ein Erythem mit Plaquebildung an beiden Wangen, Nase, Teilen der Stirn und des Kinns. Die Nasolabialfalten sind frei von entzündlichen Veränderungen.

Auf der Abbildung ➤ Abb. 3.14 ist ein Erythem mit Ödem-, Schuppen- und Plaquebildung sichtbar. Die angrenzende Haut zur Oberlippe ist ebenfalls betroffen. Die Nasolabialfalten sind weitgehend frei von entzündlichen Erscheinungen.

ABBILDUNG 3.13

Abb. 3.13 Lupus erythematodes [E273]

ABBILDUNG 3.14

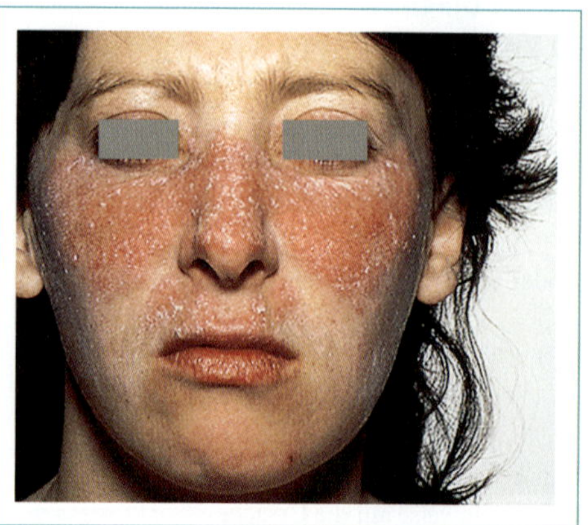

Abb. 3.14 Lupus erythematodes [E273]

Verdachtsdiagnose

Schmetterlingserythem bei Lupus erythematodes

Differenzialdiagnosen

- **Rosazea** (*Kupferfinne;* ➤ 3.1.8): Häufige chronische, entzündliche schubweise verlaufende Hauterkrankung des Gesichtes mit entzündlichen Rötungen und Papelbildung.
- **Ringelröteln** (➤ 3.13.9): Infektionskrankheit, die durch das Parvovirus B19 hervorgerufen wird. Neben einer schmetterlingsförmigen Rötung findet sich am Stamm und/oder den Extremitäten ein girlandenförmiges Exanthem.
- **Erysipel** (➤ 3.12.14): Entzündung der kutanen Lymphgefäße durch Streptococcus pyogenes mit plötzlichem Beginn, Fieber mit evtl. Schüttelfrost, Schmerzen und reduziertem Allgemeinzustand. Die Rötung ist meist scharf begrenzt.
- **Allergisches oder toxisches Ekzem:** Kann nach Noxeneinwirkung mit Rötung, Ödem, Nässen und Krustenbildung einhergehen.
- **Periorale Dermatitis:** Entzündliche Reaktion der Gesichtshaut, als Reaktion auf externe Noxen. Typischerweise ist die angrenzende Haut zu den Lippen ausgespart, die Nasolabialfalte ist betroffen.

Anamnestische Fragen zur Sicherung der Diagnose

- Seit wann? Meist langsamer Beginn und chronischer Verlauf beim SLE.
- Juckreiz, Schmerzen, Narbenbildung, Fieber, Gelenkschmerzen? Typische Symptome des SLE.
- Andere Haut- und Schleimhauterscheinungen? Girlandenförmiges Exanthem bei Ringelröteln, plaqueartige Erytheme beim SLE. Oro-nasale Ulzera sprechen für einen SLE.
- Verstärkung durch Sonne, scharfe Speisen, Alkohol, Kaffee? Typische Triggerfaktoren der Rosazea. Sonneneinstrahlung gilt als Provokationsfaktor der Hauterscheinungen beim SLE.
- Exposition gegenüber irritativen Noxen, Medikamenteneinnahme? Hinweis auf mögliche Ursache.

Untersuchungsbefunde

- Haut, Schleimhäute und Haare: Schmetterlingserythem, asymmetrische Bildung von runden, leuchtend roten, schuppenden Papeln und Plaques, Narbenbildung, petechiale Blutungen durch Vaskulitis, ggf. Lid- oder Beinödeme (v. a. bei Nierenbeteiligung), rezidivierende oro-nasale Ulzera, vernarbende Alopezie
- Gelenke: Schwellung, v. a. der kleinen Gelenke, begleitet von Schmerzen und Steifigkeit
- Je nach Organbeteiligung:
  - Lunge: thorakale Schmerzen, Dyspnoe, atemabhängige schabende Reibegeräusche bei trockener Pleuritis, Stimmfremitus ↓, Klopfschalldämpfung, reduziertes Atemgeräusch, ggf. Dyspnoe bei Ausbildung eines Pleuraergusses
  - Herz: thorakale Schmerzen, atemunabhängige schabende Geräusche bei trockener Perikarditis, vergrößerte Herzdämpfung, Jugularvenenstauung, Hypotonie bei Ausbildung eines Perikardergusses
  - Lymphknoten: ggf. generalisierte Lymphknotenschwellung, Lymphknoten sind weich, verschieblich und können schmerzhaft sein
  - Neurostatus: je nach Gehirnbeteiligung Lähmungserscheinungen, Sensibilitätsstörungen, Seitendifferenzen der Eigenreflexe, Hirnnervenparesen, Kleinhirnzeichen, epileptische Anfälle
  - Psychopathologischer Befund: Vigilanzstörungen, Symptome der Depression
- Labor: BSG ↑, CRP ↑, ANA positiv, RF positiv, Panzytopenie (Anämie, Leuko-, Thrombopenie) durch Zerstörung der pluripotenten Stammzelle im Knochenmark, evtl. Kreatinin ↑
- Urin: bei Nierenbeteiligung und Ausbildung einer Glomerulonephritis Erythrozyten, Eiweiß positiv

Krankheitsbild

Das **Schmetterlingserythem** erstreckt sich symmetrisch vom Nasenrücken über beide Wangen und ist meist Ausdruck des **systemischen Lupus erythematodes** (SLE) oder **chronisch diskoiden Lupus.** Meist sind Frauen betroffen. Zu den Auslösefaktoren zählen UV-Licht, Medikamente oder hormonelle Umstellungen.

Weitere Symptome sind **Fieber, Schwäche, Gewichtsverlust, Arthritis der kleinen Gelenke** (in der Regel ohne Destruktion), Muskelschmerzen und Beteiligung der inneren Organe durch eine **Vaskulitis.** Am häufigsten sind Nieren (Lupusnephritis), Gehirn (neuropsychiatrische Symptome) und Herz (Karditis) betroffen. Komplizierend können Nierenversagen, Myokardinfarkt oder Apoplex auftreten.

Die Therapie besteht in Analgetika, Physiotherapie, evtl. Psychotherapie und der Gabe von Immunsuppressiva.

Auf den Punkt gebracht

Erkennungszeichen:
- Schmetterlingserythem mit Plaquebildung (und Schuppung) an Wangen, Nase, Stirn und Kinn
- Asymmetrische entzündliche Plaques
- Oro-nasale Ulzera
- Vernarbende Alopezie
- Ggf. petechiale Blutungen durch Vaskulitis
- Arthritis der kleinen Gelenke
- Allgemeinsymptome: Fieber, Schwäche, Gewichtsverlust
- Ggf. Ödeme bei Nierenbeteiligung

Differenzialdiagnosen:
- Rosazea
- Erysipel
- Ringelröteln

3.1.10 Periorale Dermatitis

Bildbeschreibung

Die Abbildung (➤ Abb. 3.15) zeigt ein weibliches Gesicht. Perioral ist eine entzündliche Rötung mit Papeln mit Ausdehnung bis zu den Wangen erkennbar. Die Nasolabialfalten sind betroffen, die angrenzende Haut zum Lippenrot ist frei von Erscheinungen.

ABBILDUNG 3.15

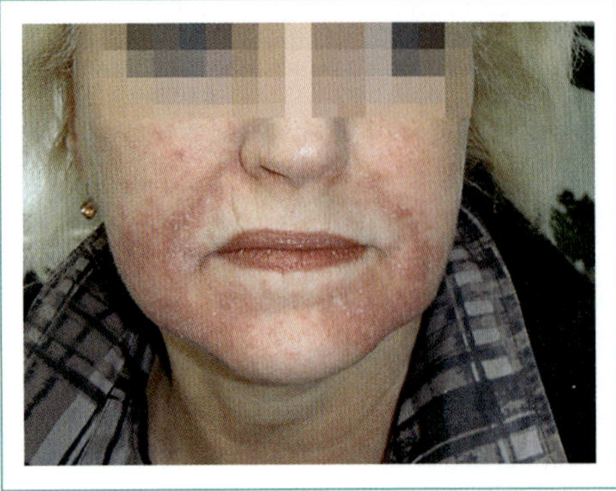

Abb. 3.15 Periorale Dermatitis [M123]

Verdachtsdiagnose

Periorale Dermatitis

Differenzialdiagnosen

- **Rosazea** (➤ 3.1.8): Häufige chronische, entzündliche Hauterkrankung des Gesichts mit fakultativer Beteiligung der Augen. Die Hauterscheinungen sind entzündliche Papeln, Plaques, Knoten und Teleangiektasien, aber keine Komedonen.
- **Akne vulgaris** (➤ 3.12.2): Chronische Erkrankung des Haarfollikels mit Seborrhoe. Typische Hauterscheinungen sind Komedonen, entzündliche Papeln, Pusteln und Abszessbildung.
- **Atopisches Ekzem** (➤ 3.12.5): Chronisch-entzündliche Erkrankung der Haut, die mit Rötung, Nässen und starkem Juckreiz einhergeht.
- **Systemischer Lupus erythematodes:** Kollagenose, die als systemische Erkrankung, über Beteiligung der Gefäße im Sinne einer Vaskulitis, des Bindegewebes und der Haut zahlreiche Symptome bietet (➤ 3.1.9).

Anamnestische Fragen zur Sicherung der Diagnose

- Seit wann? Der Beginn ist meist langsam, die periorale Dermatitis betrifft v. a. erwachsene Frauen.
- Verwendung von Externa? Topische Externa, diverse Cremes, Glukokortikoide usw. verursachen, verstärken und unterhalten die Hautveränderungen.
- Andere Hauterscheinungen? Beteiligung von z. B. Beugeseiten der Extremitäten und starker Juckreiz sprechen eher für eine atopische Dermatitis. Eine periokuläre Beteiligung ist gelegentlich bei der perioralen Dermatitis vorhanden.

Untersuchungsbefunde

Gesicht: periorale entzündliche Rötung mit Papeln mit Tendenz zur Ausdehnung über weite Teile des Gesichts, angrenzende Haut zum Lippenrot ist frei von Erscheinungen

Krankheitsbild

Die **periorale Dermatitis** ist eine chronisch-entzündliche Hauterkrankung der perioralen Region, die meist Frauen zwischen dem 20. und 30. Lebensjahr (häufig mit atopischer Diathese) betrifft. Die Ursachen sind weitgehend unbekannt, wobei Kosmetika und v. a. permanenter **Kosmetikawechsel, Mundwässer, Steroidabusus, Hormonschwankungen** (prämenstruell) und Sonnenbestrahlung begünstigenden Einfluss haben.

Die Erkrankung macht sich durch rötliche Papeln und Plaques zunächst perioral unter Aussparung der an die Lippen angrenzenden Haut bemerkbar, wobei eine Ausbreitung über das ganze Gesicht möglich ist. Begleitet werden die Erscheinungen durch Juckreiz, Brennen und psychische Verstimmung.

Die Therapie besteht in einer „Null-Diät": Alle Kosmetika, Steroide oder sonstige Mittel werden abgesetzt.

3.1.10 Periorale Dermatitis

Erkennungszeichen: periorale entzündliche Rötung mit Papeln mit Tendenz zur Ausdehnung über weite Teile des Gesichts, angrenzende Haut zum Lippenrot ist frei von Erscheinungen

Differenzialdiagnosen:
- Rosazea
- Akne vulgaris
- Neurodermitis

3.2 Augen

3.2.1 Endokrine Orbitopathie

Bildbeschreibung

Die Abbildung (➤ Abb. 3.16) zeigt hervortretende Augenbulbi *(Exophthalmus)* mit Lidretraktion, sodass die Sklera zwischen oberem Rand der Hornhaut und Oberlid sichtbar ist (Dalrymple-Zeichen). An beiden Augenbulbi ist eine Weitung der konjunktivalen Gefäße zu erkennen, was Ausdruck einer Bindehautschwellung *(Chemosis)* sein kann. Die Tränenkarunkel *(Schleimhauterhebung am medialen Augenwinkel)* ist dabei gerötet und geschwollen. Die periorbitale Region zeigt eine dezente Schwellung, besonders die laterale Partie des Oberlids.

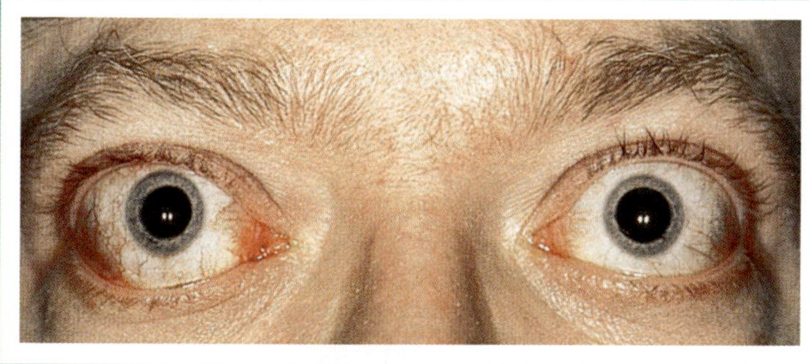

Abb. 3.16 Endokrine Orbitopathie [E847]

Verdachtsdiagnose

Endokrine Orbitopathie mit Exophthalmus bei Morbus Basedow

Differenzialdiagnosen

- **Retroorbitaler Tumor:** Häufig einseitig und durch schnelles Wachstum gekennzeichnet. Hyperthyreosesymptome fehlen.
- **Carotis-Sinus-cavernosus-Fistel:** Gefäßanomalie, die mit Ausbildung arteriovenöser Fisteln zwischen den Aa. carotis interna oder externa und dem Sinus cavernosus einhergeht. Typische Symptome sind pulsierender Exophthalmus, Chemosis und Störung der Okulomotorik durch Kompression der Hirnnerven III, IV und IV.
- **Sinus-cavernosus-Thrombose:** Neben dem Exophthalmus treten Fieber, Augenmuskellähmung, Bewusstseinsstörung und epileptische Anfälle auf.

Anamnestische Fragen zur Sicherung der Diagnose

- Seit wann? Meist langsame Entwicklung der endokrinen Orbitopathie (und des Morbus Basedow), eher schnelle Entwicklung der Symptome beim Retroorbitaltumor.
- Lokale Symptome: Trockenheit, Brennen, Lichtscheu, Doppelbilder? Typische Symptome der endokrinen Orbitopathie.
- Allgemeinsymptome? Diarrhö, Schwitzen, Nervosität, Schlafstörungen? Typische Symptome der Hyperthyreose.
- Hauterscheinungen an der Tibia oder Hals? Typisch sind ein prätibiales Myxödem und eine Struma beim Morbus Basedow.
- Neurologische Symptome: Epileptische Anfälle, neurologische Ausfälle? Eher bei Carotis-Sinus-cavernosus-Fistel oder Sinus-cavernosus-Thrombose. Fieber und Bewusstseinsstörungen könnten aber auch Symptom einer thyreotoxischen Krise sein.
- Medikamenteneinnahme? Ausschluss Nebenwirkung.

Untersuchungsbefunde

- Schilddrüse: je nach Strumagrad sicht- und tastbare Struma, Berührungs- und Druckempfindlichkeit, fühlbare Vibrationen („Schwirren“) über der Struma durch Mehrdurchblutung
- Augen: Störung der Okulomotorik mit Doppelbildern, Visuseinschränkung
- Herz-Kreislauf-System: Arterielle Hypertonie mit großer Blutdruckamplitude, Tachykardie und Tachyarrhythmien, Palpitationen, thorakales Engegefühl durch AP-Beschwerden
- Haut und Hautanhangsgebilde: warme, weiche, schweißige Haut, Hyperpgimentierungen oder Vitiligo, prätibiales Myxödem; Haare weich, Haarausfall, brüchige Fingernägel
- Bewegungsapparat: Muskelschwäche, besonders der proximalen Muskulatur (Schulter- und Beckengürtel), Muskelatrophie
- Neurostatus: lebhafte Eigenreflexe, Tremor

Auf den Punkt gebracht

3.2 Augen

3.2.1 Endokrine Orbitopathie

ABBILDUNG 3.16

Erkennungszeichen:
- Exophthalmus (evtl. asymmetrisch ausgeprägt) mit Lidretraktion
- Schwellung der periorbitalen Region, besonders der lateralen Partie des Oberlids
- Sichtbare Sklera oberhalb der Hornhaut (Dalrymple-Zeichen)
- Evtl. Schwellung der Konjunktiva mit prominenten Gefäßen

Differenzialdiagnosen:
- Retroorbitaler Tumor
- Carotis-Sinus-cavernosus-Fistel
- Sinus-cavernosus-Thrombose

- Psychopathologischer Befund: motorische Unruhe, Konzentrationsstörungen, Nervosität, affektive Störungen als Gereiztheit, Affektinkontinenz und Affektlabilität
- Labor: TSH ↓, T_3 ↑, T_4 ↑ oder Euthyreose mit normalen TSH, T_3 und T_4-Werten, selten Hypothyreose, Nachweis von TRAK.

Krankheitsbild

Die **endokrine Orbitopathie** ist in den meisten Fällen mit dem **Morbus Basedow** vergesellschaftet. Der Morbus Basedow ist eine Autoimmunerkrankung, die mit Bildung von stimulierenden Autoantikörpern gegen die TSH-Rezeptoren einhergeht. Neben den Symptomen der **Hyperthyreose** treten die endokrine Orbitopathie mit Exophthalmus und ein **prätibiales Myxödem** als Ausdruck einer extrathyreoidalen Manifestation auf. Gelegentlich kann auch eine Euthyreose oder selten auch Hypothyreose vorhanden sein.

Der Exophthalmus kann von Lichtscheu, Fremdkörpergefühl, retroorbitalem Druckgefühl, Doppelbildern und Visuseinschränkung begleitet sein. Ebenfalls typisch sind eine konjunktivale Gefäßzeichnung, Bindehautschwellung *(Chemosis)* oder periorbitale Schwellung. Andere Augensymptome sind Konvergenzschwäche *(Möbius-Zeichen)*, seltener Lidschlag *(Stellwag-Zeichen)*, sichtbare Sklera oberhalb der Hornhaut *(Dalrymple-Zeichen)* und bei Blicksenkung Lidretraktion *(Graefe-Zeichen)*.

Schwere Verläufe können mit Kortikosteroiden, Strahlentherapie oder operativ behandelt werden.

3.2.2 Anämie

3.2.2 Anämie

ABBILDUNG 3.17

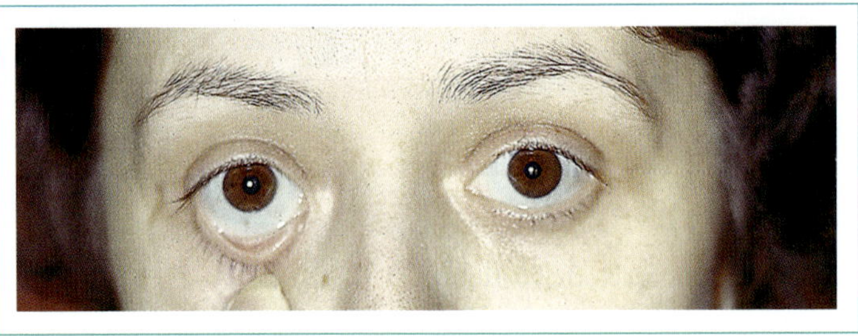

Abb. 3.17 Anämie [M537]

Erkennungszeichen: Blässe der Haut und Schleimhäute
Differenzialdiagnosen:
- Blässe durch genetische Ursachen oder Katecholamineinfluss
- Blässe durch unterschiedliche Anämieformen, u. a. Eisen-, Vitamin-B_{12}- und Folsäuremangel, akute Blutung, Hämolyse

Bildbeschreibung

Die Abbildung (➤ Abb. 3.17) zeigt Augen mit blassen Konjunktiven. Besonders gut ist die Veränderung am ektropionierten Unterlid des rechten Auges zu sehen. Die Haut imponiert ebenfalls blass.

Verdachtsdiagnose

Schleimhautblässe im Rahmen einer Anämie

Differenzialdiagnosen

- **Vasokonstriktion:** Genetisch bedingt oder anderer Genese, u. a. durch Behandlung mit Katecholaminen.
- **Anämie** durch einen akuten Blutverlust.
- **Eisenmangelanämie** durch chronischen Blutverlust, mangelnde Zufuhr oder mangelhafte Resorption.
- **Vitamin-B_{12}- oder Folsäuremangelanämie:** Sie geht mit einem prähepatischen Ikterus einher und beim Vitamin-B_{12}-Mangel mit neurologischen Symptomen, u. a. einer Polyneuropathie.
- **Hämolytische Anämie:** Sie geht mit prähepatischem Ikterus, Leber- und Milzschwellung einher.
- **Anämie durch Knochenmarkserkrankungen,** u. a. durch Chemo- oder Radiotherapie.
- **Renale Anämie** bei Niereninsuffizienz.

Anamnestische Fragen zur Sicherung der Diagnose

- Seit wann? Eine Anämie kann sich langsam, z. B. bei chronischer Blutung (genitale Blutungen bei der Frau, Blutungen im Gastrointestinaltrakt), Vitamin-B_{12}-oder Folsäuremangel, oder schnell bei akuter Blutung entwickeln.
- Allgemeinsymptome: Schwäche, Müdigkeit, Belastungsdyspnoe? Typische Symptome einer Anämie.
- Andere Vorerkrankungen: Niereninsuffizienz, Tumorerkrankungen, die mit Radio- und/oder Chemotherapie behandelt werden, chronisch entzündliche Prozesse? Hinweise auf mögliche Ursachen.
- Blutungen? Es können u. a. Teerstühle oder eine verstärkte und verlängerte Menstruation auftreten. Hinweis auf mögliche Ursachen.
- Hauterscheinungen, Mundwinkelrhagaden, Lackzunge? Möglicher Hinweis auf einen Eisenmangel.
- Neurologische Symptome? Möglicher Hinweis auf einen Vitamin-B_{12}-Mangel.

Untersuchungsbefunde

- Haut- und Schleimhäute: blass, bei der Eisenmangelanämie zusätzlich Mundwinkelrhagaden, Nagelveränderungen (Löffelnägel, Onychorrhexis, Onychoschisis), blasse atrophe Zunge
- Hämolytische Anämie: prähepatischer Ikterus, Splenomegalie
- Vitamin-B_{12}-Mangel-Anämie: leichter Ikterus, Hunter-Glossitis, Polyneuropathie
- Renale Anämie: schmutzig-graues Hautkolorit, Kratzspuren, symmetrische Ödembildung
- Lunge: Dyspnoe, Tachypnoe
- Herz: funktionelle Herzgeräusche
- Labor (➤ 7.3, ➤ 4.8.4): BSG leicht ↑

Krankheitsbild

Unter einer **Anämie** versteht man die Verminderung von Erythrozyten, Hämoglobin und Hämatokrit. Durch den Mangel an Erythrozyten und den damit verbundenen verminderten Sauerstofftransport zum Gehirn kommt es zu **Kopfschmerzen, Müdigkeit** und **Konzentrationsstörungen.** Die Haut und Schleimhäute sind **blass,** wobei die Hautblässe auch durch eine Vasokonstriktion oder genetisch bedingte tief liegende Blutgefäße verursacht werden kann.

Die Minderversorgung kann schließlich zur **Belastungs-** und **Ruhedyspnoe** führen. Durch die verminderte Erythrozytenzahl ändert sich auch die Viskosität des Blutes, was zu **systolischen** (funktionellen) **Herzgeräuschen** führen kann.

Die Ursachen der Anämien sind unterschiedlich. Die häufigste Ursache ist ein Eisenmangel, etwa durch Eisenverlust, geringe Zufuhr oder geringe Resorption. Die zweithäufigste Ursache sind chronische Erkrankungen (Tumor- oder Entzündungsanämie). Andere Anämieformen sind Vitamin-B_{12}-, Folsäuremangel, Hämolyse oder eine chronische Niereninsuffizienz. Die Therapie erfolgt kausal.

3.2.3 Horner-Syndrom

3.2.3 Horner-Syndrom

Bildbeschreibung

Die Abbildung (➤ Abb. 3.18) zeigt eine männliche Augenpartie. Auffällig ist eine Ungleichheit der Pupillenweite; das rechte Auge zeigt eine Miosis. Ferner hängt das rechte Lid herab, was mit einer Ptosis vereinbar ist. Ein Enophthalmus ist nicht klar erkennbar.

ABBILDUNG 3.18

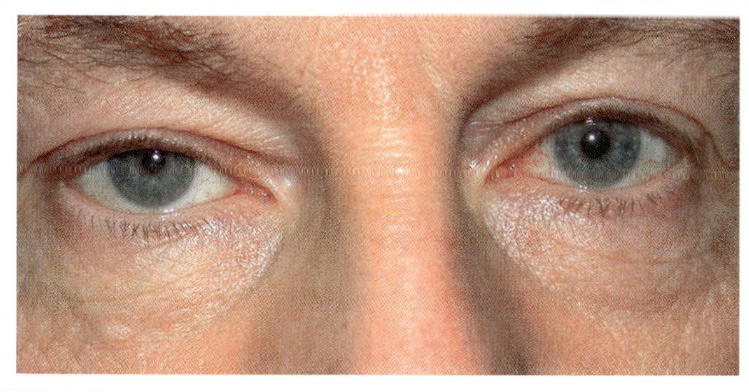

Abb. 3.18 Horner-Syndrom [E940]

Verdachtsdiagnose

Horner-Syndrom

Differenzialdiagnosen

- **Okulomotoriusparese:** Charakteristisch sind Störungen der Okulomotorik, Mydriasis und eine lichtstarre Pupille.
- **Myasthenia gravis:** Autoimmunerkrankung, die mit einer Störung der Informationsübermittlung an der motorischen Endplatte einhergeht. Leitsymptom ist die rasche muskuläre Ermüdbarkeit unter Belastung. Besonders betroffen sind die „Haltemuskulatur" des Schlunds und die äußeren Augenmuskeln.

Erkennungszeichen:
- Miosis
- Ptosis
- Enophthalmus

Differenzialdiagnosen:
- Okulomotoriusparese
- Myasthenia gravis

Anamnestische Fragen zur Sicherung der Diagnose

- Seit wann? Ein Horner-Syndrom ist i. d. R. nicht angeboren, sondern entsteht durch akute oder chronische Läsionen.
- Fehlende Schweißabsonderung im Gesicht und/oder am Arm? Dies spricht für ein Horner-Syndrom.
- Internistische oder neurologische Vorerkrankungen? Tumorerkrankungen, z. B. Bronchial-, Schilddrüsenkarzinom oder Gehirnmetastasen, oder Gehirnblutungen können ein Horner-Syndrom nach sich ziehen.

- Ophthalmologische Symptome? Blickparesen? Die Symptome können mit einer Okulomotoriusparese oder der Myasthenia gravis vereinbar sein.
- Schnelle muskuläre Ermüdbarkeit? Typische Symptome der Myasthenia gravis.
- B-Symptome? Sprechen für ein malignes Geschehen im Körper.

Untersuchungsbefunde

Symptome der Grundkrankheit: u. a.

- Husten, Auswurf, Dyspnoe, Zyanose
- B-Symptome beim Bronchialkarzinom
- Einseitige, harte Struma und Schwellung der regionalen Lymphknoten beim Schilddrüsenkarzinom

Krankheitsbild

Das **Horner-Syndrom** setzt sich aus den Symptomen **Miosis, Ptosis und Enophthalmus** zusammen und ist auf eine Schädigung der sympathischen Innervation (Mm. tarsalis superior et inferior und M. dilatator pupillae) am Auge zurückzuführen. Die Ursachen sind unterschiedlich:

- Periphere Schädigung: Schädigung am Ganglion stellatum, das in Höhe des 1. Rippenköpfchens liegt. Sie kann iatrogen, z. B. durch Anlage eines zentralen Zugangs, oder durch infiltratives Wachstum von u. a. Bronchial- oder Schilddrüsenkarzinomen verursacht werden. Postganglionäre Läsionen können beim Cluster-Kopfschmerz auftreten.
- Zentrale Schädigung: Schädigung zwischen Hypothalamus und den thorakalen Segmenten des Rückenmarks, u. a. durch Apoplex, Tumoren, Metastasen.

3.2.4 Anisokorie

3.2.4 Anisokorie

Bildbeschreibung

Die Abbildung (➤ Abb. 3.19) zeigt eine weibliche Augenpartie. Die linke Pupille ist deutlich weiter als die rechte (Anisokorie). Die Skleren und Konjunktiven erscheinen reizlos. Nebenbefundlich sind Rötungen und Teleangiektasien an Nase und Wangen sichtbar.

ABBILDUNG 3.19

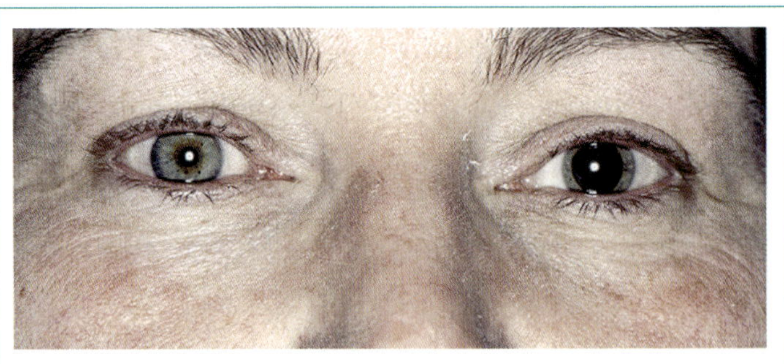

Abb. 3.19 Anisokorie [E955]

Verdachtsdiagnose

Anisokorie

Differenzialdiagnosen

- **Horner-Syndrom** (➤ 3.2.3): Kennzeichen sind Miosis, Ptosis und Enophthalmus.
- **Intrakraniale Raumforderung,** z. B. durch Tumor, Metastasen, Blutungen innerhalb der Kalotte, die zur Kompression des N. oculomotorius führen. Neben der Anisokorie finden sich neuropsychiatrische Symptome wie Wesensveränderung, Hirndrucksymptome, Hemiparese.
- **Okulomotoriusparese:** Die Pupille ist weit, bei der Prüfung der Okulomotorik sind Blickparesen erkennbar. Ursachen sind zentrale (Tumor, Metastasen) oder periphere (Neuropathie, Guillain-Barré-Syndrom) Läsionen.
- **Augenerkrankungen,** u. a. Glaukom oder Iritis. Typisch wäre allerdings eine verstärkte konjunktivale Gefäßzeichnung.

Erkennungszeichen: seitendifferente Pupillen
Differenzialdiagnosen:

- Intrakraniale Raumforderung
- Horner-Syndrom
- Okulomotoriusparese
- Glaukom, Iritis

Anamnestische Fragen zur Sicherung der Diagnose

- Seit wann? Eine Anisokorie kann angeboren oder erworben sein. Jede neu erworbene Veränderung der Pupillengröße ist verdächtig auf raumfordernde Prozesse im Gehirn.
- Neurologische Symptome? Sie treten begleitend u. a. als Kopfschmerzen, epileptische Anfälle oder Lähmungserscheinungen bei raumfordernden Prozessen auf.
- Ophthalmologische Symptome? Schmerzhaftigkeit kann ein Symptom bei Glaukom oder Iritis sein.
- Medikamenteneinnahme? Die Verwendung mydriatischer Augentropfen zur Beurteilung des Augenhintergrundes kann eine iatrogene Anisokorie verursachen.

Untersuchungsbefunde

Okulomotoriusparese: Pupillenreaktion am betroffenen Auge gestört, fehlende direkte Lichtreaktion und fehlende konsensuelle Lichtreaktion, gestörte Konvergenzreaktion und Okulomotorik, Bulbusabweichung nach unten außen

Krankheitsbild

Die **Anisokorie** ist definiert als **seitenungleiche Weite der Pupille.**

Die Ursachen sind unterschiedlich. Zum einen kann eine Anisokorie angeboren sein, zum anderen erworben und Ausdruck einer Okulomotoriusparese durch Hirndrucksteigerung, einer Pupillotonie oder medikamentösen Wirkung durch lokale Anwendung von Parasympatholytika, u. a. um den Augenhintergrund einsehen zu können, sein. Ferner kommt ein Horner-Syndrom in Betracht, wobei neben den seitendifferenten Pupillenweiten noch zusätzlich eine Ptosis und ein Enophthalmus auftreten. Augenerkrankungen wie eine Iritis oder ein Glaukom können ebenfalls die Ursache sein, wobei die starke konjunktivale Zeichnung und Schmerzhaftigkeit typisch sind.

Symptome und Therapie sind von der Grunderkrankung abhängig.

3.2.5 Brillenhämatom

Bildbeschreibung

Die Abbildung (> Abb. 3.20) zeigt eine Schwellung der Ober- und Unterlider sowie periorbitale Hämatome beidseits. Ferner ist eine konjunktivale Blutung *(Hyposphagma)* an beiden Augen sichtbar.

ABBILDUNG 3.20

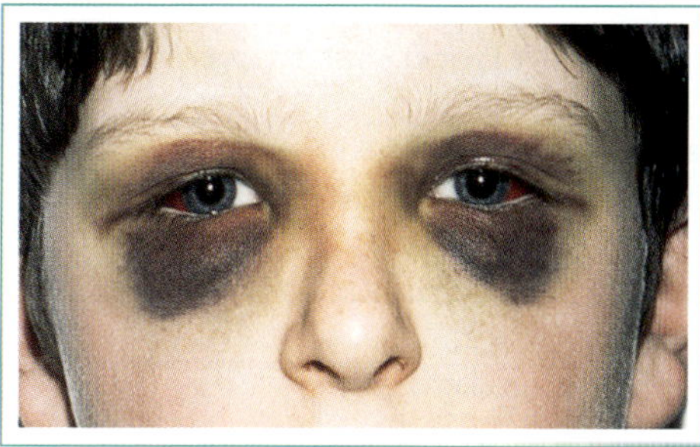

Abb. 3.20 Brillenhämatom [M117]

Verdachtsdiagnose

Brillenhämatom

Differenzialdiagnosen

- **Retrobulbärer Tumor:** Kommt meist einseitig vor.
- **Monokelhämatom:** Betrifft nur ein Auge.

Anamnestische Fragen zur Sicherung der Diagnose

- Kopftrauma? Ein Brillenhämatom ist meist Folge eines Kopf- bzw. Gesichtstraumas.
- Neurologische Symptome? Neben einem Brillenhämatom kann das Gehirn strukturelle Schädigungen erlitten haben. Die Symptome können als neurologische Ausfälle in Erscheinung treten.
- Ophthalmologische Symptome? Brillen-, Monokelhämatom und retrobulbäre Tumoren können mit Visuseinschränkung, Visusverlust und Blickparesen einhergehen.

Untersuchungsbefunde

- Gesicht: periorbitales Hämatom beidseits
- Augen: je nach knöchernen, Augen- und Hirnnervenverletzung Visuseinbuße, Einschränkung der Okulomotorik oder Enophthalmus durch Orbitabodenfraktur
- Neurostatus: je nach Verletzungsmodus Hirnnervenausfälle

Krankheitsbild

Brillenhämatome können nach **Schädelbasisfrakturen, Nasenbeinverletzungen** oder auch nach **Mittelgesichtsfrakturen** entstehen. Seltener können sie beim **Tumorgeschehen,** besonders beim retrobulbären Neuroblastom (maligner Tumor, der aus unreifen sympathischen Zellen hervorgeht), auftreten. Je nach Ursache können neben dem Brillenhämatom andere Symptome bzw. Komplikationen auftreten: bakterielle Meningitis, Liquoraustritt und eine gleichzeitige Verletzung anderer Weichteilstrukturen, inkl. des Gehirns.

3.2.5 Brillenhämatom

Erkennungszeichen:
- Periorbitales Hämatom und Weichteilschwellung
- Ggf. Enophthalmus durch Orbitabodenfraktur
- Ggf. konjunktivale Blutung

Differenzialdiagnosen:
- Retrobulbärer Tumor
- Monokelhämatom

3.2.6 Kayser-Fleischer-Kornealring

ABBILDUNG 3.21

Erkennungszeichen:
- Grün-bräunlicher Ring am peripheren Kornearand
- Ggf. Ikterus, Palmar- und Plantarerythem, Spider naevi, Hautatrophie, Aszites bei Leberzirrhose
- Vornübergebeugter, kleinschrittiger Gang
- Salben-, Maskengesicht
- Ruhetremor bei Beteiligung der Basalganglien

Differenzialdiagnosen:
- Chalkose
- Apathogene Normvariante

3.2.6 Kayser-Fleischer-Kornealring

Bildbeschreibung

Die Abbildung (➤ Abb. 3.21) zeigt einen auffälligen bräunlich-grünlichen Ring am äußeren Kornearand bei sonst blauer Iris. Konjunktiven und Hornhaut erscheinen reizlos.

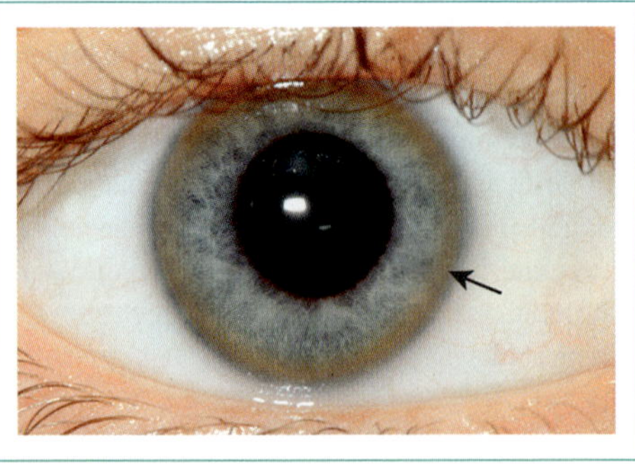

Abb. 3.21 Kayser-Fleischer-Kornealring [E396]

Verdachtsdiagnose

Kayser-Fleischer-Kornealring

Differenzialdiagnosen

- Apathogene Normvariante
- **Chalkose:** Kupferablagerung an der Kornea durch kupferhaltige Fremdkörper im Augenbulbus

Anamnestische Fragen zur Sicherung der Diagnose

- Neuropsychiatrische Symptome? Parkinsonähnliche Symptome sind typisch für die Kupferspeicherkrankheit.
- Leberfunktionsstörungen? Leberveränderungen im Sinne einer Leberzirrhose sind typisch für die Kupferspeicherkrankheit.
- Vorausgegangene Augentraumen? Mögliche Ursache für eine Chalkose.

Untersuchungsbefunde

Je nach Stadium der Erkrankungen können folgende Befunde erhoben werden:

- Augen: Kupfereinlagerung als Kayser-Fleischer-Kornealring; dieser ist nicht immer makroskopisch sichtbar, eine Spaltlampenuntersuchung ist häufig nötig
- Leber: unterschiedliche Befunde von asymptomatisch bis hin zum Vollbild der Leberzirrhose mit Ikterus, Lackzunge, Lacklippen, Spider naevi, Palmar- und Plantarerythem, Pergamenthaut, Aszites und Ausbildung von Kollateralkreisläufen (Caput medusae)
- Neurostatus: kleinschrittiger, vornübergebeugter Gang, Tremor, psychotische Symptome
- Labor: Coeruloplasmin ↓, Kupferausscheidung im Urin ↑, GOT ↑, GPT ↑, γ-GT ↑, Bilirubin ↑, AP ↑, normochrome, normozytäre Anämie durch Hämolyse

Krankheitsbild

Der **Kayser-Fleischer-Kornealring** ist die okuläre Manifestation der autosomal rezessiv vererbten **Kupferspeicherkrankheit** *(Morbus Wilson).* Die grünlich-bräunliche Verfärbung ist die Folge der Kupferablagerung in der Hornhaut.

Durch einen genetischen Defekt ist die Kupferausscheidung über die Gallenwege gestört. Das Kupfer wird in ionisierter Form in der Leber gespeichert und wirkt hoch toxisch auf die Leberzellen. Es häuft sich auch in Basalganglien, Hornhaut und Nieren an und führt zur Zerstörung dieser Organe. Der Eiweißträger (Coeruloplasmin) für Kupfer ist bei dieser Erkrankung reduziert. Das bedeutet, dass Kupfer zum großen Teil im Blut ungebunden vorliegt und so leicht ins Gewebe wandern kann und zellzerstörend wirkt.

Die Symptome ergeben sich aus dem Funktionsverlust der betroffenen Organe, u. a. entwickeln sich Symptome der Hepatitis und **Leberzirrhose, neurologische Ausfälle,** Sprach- und Schreibstörungen, Tremor, Gangunsicherheit, Psychosen, **Niereninsuffizienz, Kardiomyopathie, hämolytische Anämie.**

Die Therapie besteht in einer kupferarmen Ernährung und der Gabe von kupferbindenden Mitteln (u. a. Zink).

3.2.7 Arcus senilis

Bildbeschreibung
Die Abbildung (➤ Abb. 3.22) zeigt einen weißlich-trüben Ring auf der Kornea. Ein schmaler, unscharf begrenzter klarer Saum am Limbus corneae ist sichtbar.

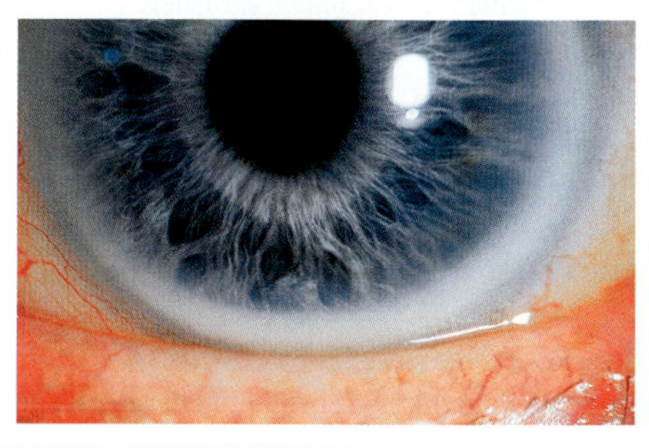

Abb. 3.22 Arcus senilis [E426]

Verdachtsdiagnose
Arcus senilis (Arcus lipoides corneae, Gerontoxon)

Differenzialdiagnosen
Arcus lipoides juvenilis *(Embryotoxon):* Vorkommen bei Kindern und Jugendlichen bei Hyperlipoproteinämie

Anamnestische Fragen zur Sicherung der Diagnose
- Alter des Patienten und Beginn des Symptoms? Abgrenzung zwischen Arcus lipoides juvenilis und senilis.
- Bekannte Fettstoffwechselstörungen? Gehäuft findet sich der Arcus senilis bei Fettstoffwechselstörungen.
- Andere internistische Erkrankungen, insbesondere arteriosklerotische Erkrankungen wie KHK, pAVK oder zerebrale Ischämie? Sind mögliche Folgen einer Fettstoffwechselstörung.
- Familiäre Häufung? Zur Klärung der genetischen Disposition.

Untersuchungsbefunde
- Haut: Xanthelasmen, Xanthome (treten gehäuft bei Fettstoffwechselstörungen auf).
- Herz-Kreislauf-System: Fettstoffwechselstörungen sind ein Risikofaktor für die Ausbildung einer Arteriosklerose. Mögliche Folgen sind pAVK (je nach Stadium dünne Extremitäten, trophische Störungen, belastungsabhängige Schmerzen, Ulkusbildung am lateralen Knöchel und im Endstromgebiet), KHK (Symptome der Herzinsuffizienz, Herzrhythmusstörungen, Angina pectoris) und Apoplex (u. a. Hemiparese, Schluck- und Sprachschwierigkeiten).
- Labor: Gesamtcholesterin ↑, LDL ↑, HDL ↓, Triglyzeride ↑

Krankheitsbild
Der **Arcus lipoides corneae** (*Gerontoxon* oder *Greisenring*) ist durch eine Fett- und Kalkeinlagerung bedingt. Gehäuft bildet sich der Ring bei einer Hyperlipoproteinämie, kann aber auch im Alter ohne Fettstoffwechselstörung auftreten. Die Erscheinung ist häufig asymptomatisch, der Visus dadurch nicht beeinträchtigt.

3.2.8 Konjunktivitis

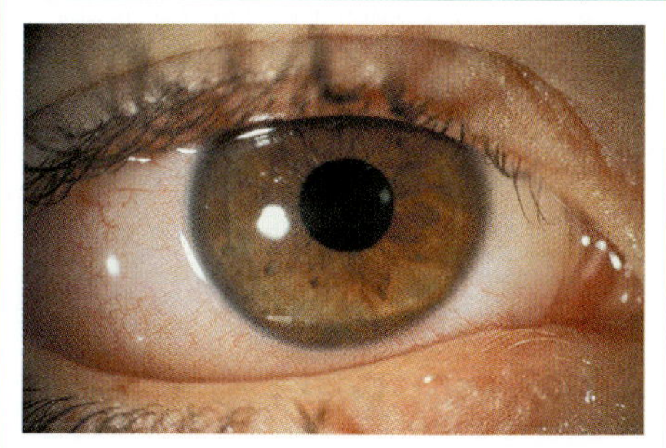

Abb. 3.23 Konjunktivitis [E847]

Bildbeschreibung
Die Abbildung (➤ Abb. 3.23) zeigt ein rechtes Auge mit prominenten konjunktivalen Gefäßen und reichlich klarem (serösem) Sekret ohne Eiterbildung und Chemosis *(Schwellung der Konjunktiva)*. Die Hornhaut ist klar.

Auf den Punkt gebracht

3.2.7 Arcus senilis

Erkennungszeichen: weißlich-trüber Ring in der Hornhautperipherie
Differenzialdiagnose: Arcus lipoides juvenilis

ABBILDUNG 3.22

3.2.8 Konjunktivitis

ABBILDUNG 3.23

Erkennungszeichen:
- Schwellung der Konjunktiva
- Prominente konjunktivale Gefäße
- Klares, eitriges oder blutiges Sekret

Differenzialdiagnosen:
- Keratitis
- Skleritis
- Uveitis anterior
- Glaukomanfall

Verdachtsdiagnose

Konjunktivitis, am ehesten viraler oder nicht-infektiöser Genese

Differenzialdiagnosen

- **Keratitis:** Starke Schmerzen, sichtbare konjunktivale Gefäße und Hornhauttrübungen.
- **Skleritis:** Starke Druckschmerzen, Rötung von Konjunktiva und Sklera, evtl. mit Trübungen und einer starken Reizmiosis. In der Hälfte der Fälle mit rheumatischen Erkrankungen assoziiert.
- **Uveitis anterior:** Starke Schmerzen, Hornhauttrübung, konjunktivale bzw. ziliäre Rötung und starke Reizmiosis.
- **Glaukomanfall:** Starke Schmerzen, Hornhauttrübung, mittelweite bis weite Pupille, steinharter Bulbus.

Anamnestische Fragen zur Sicherung der Diagnose

- Seit wann? Der Beginn ist häufig akut.
- Schmerzen, Juckreiz, Tränenfluss, Lichtscheu? Typische Symptome einer Konjunktivitis.
- Einseitig oder beidseitig? Die durch Adenoviren verursachte Konjunktivitis beginnt in der Regel einseitig und breitet sich dann auf das andere Auge aus.
- Exposition gegenüber Wind, Rauch, UV-Licht, chemischen und physikalischen Noxen? Hinweise auf mögliche Ursachen.
- Eiterfluss? Hinweis auf mögliches bakterielles Geschehen.
- Allgemeinsymptome: Fieber, Gelenkbeteiligung, Hauterscheinungen? Eine Konjunktivitis kann begleitend bei rheumatischen Erkrankungen, besonders beim Morbus Reiter (Konjunktivitis, Arthritis, Urethritis), auftreten oder als Komplikation der Rosazea.
- Internistische Begleiterkrankungen, u. a. Allergien, Morbus Reiter, chronisch-entzündliche Darmerkrankungen? Hinweis auf Grunderkrankungen, die begleitend mit einer Konjunktivitis einhergehen.

Untersuchungsbefunde

- Augen: Pupillenreflex und Okulomotorik ohne pathologischen Befund
- Lymphknoten: ggf. Schwellung der regionalen Lymphknoten (präaurikulär und submandibulär)

Krankheitsbild

Die **Konjunktivitis** *(Bindehautentzündung)* kann infektiöse und nicht-infektiöse Ursachen haben:

- Viren: Adeno- (Konjunktivitis epidemica), Coxsackie-, Herpesviren
- Bakterien: Pneumo-, Staphylo-, Strepto-, Gonokokken, Chlamydien
- Tränenmangel, Fremdkörper, UV-Licht, Säure, Laugen, allergisch, Entropium, unsachgemäß gepflegte Kontaktlinsen.

Die Symptome richten sich nach der Ursache:

- **Virale Konjunktivitis:** hochrote Schwellung mit Lichtempfindlichkeit und Bindehautödem (Chemosis), Tränenträufeln, wässriges Sekret
- **Bakterielle Konjunktivitis:** eitriges oder blutiges Sekret, Lidschwellung, Schmerzen, Lichtempfindlichkeit
- **Nicht-infektiöse Konjunktivitis:** hochrote Schwellung, Fremdkörpergefühl, wässriges Sekret

Die Therapie richtet sich nach der Ursache:

- Bei Verätzung Spülen der Augen und Klinikeinweisung
- Gefäßverengende oder antibiotische Augentropfen
- Glukokortikoide lokal

3.2.9 Hordeolum

3.2.9 Hordeolum

Erkennungszeichen:
- Entzündliche Lidschwellung
- Abszess am Lidrand

Differenzialdiagnose: Chalazion

Bildbeschreibung

Die Abbildung (➤ Abb. 3.24) zeigt ein stark geschwollenes und gerötetes Oberlid des rechten Auges mit einem gelblichen Herd (Abszess) am Lidrand. Das Oberlid ist gespannt und glänzend. Unterlid und Augenbulbus sind ohne pathologischen Befund. Die Hornhaut und die Konjunktiven erscheinen reizlos.

ABBILDUNG 3.24

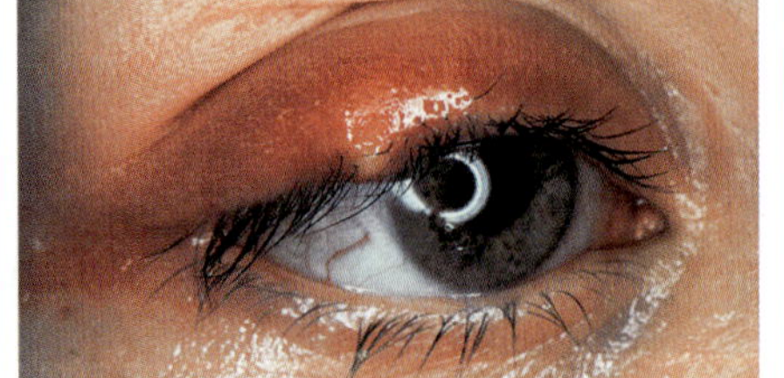

Abb. 3.24 Hordeolum [E652]

Verdachtsdiagnose
Hordeolum

Differenzialdiagnosen
Chalazion *(Hagelkorn):* durch chronische Talgretention hervorgerufene, meist nicht schmerzhafte Entzündung der Meibom-Drüsen

Anamnestische Fragen zur Sicherung der Diagnose
- Seit wann? Meist akute Entwicklung der Symptome beim Hordeolum. Das Chalazion entwickelt sich über lange Zeit.
- Lokale Symptome, v. a. Schmerzhaftigkeit? Schmerzhaftigkeit ist typisch für das Hordeolum. Fehlender Schmerz spricht eher für ein Chalazion.
- Rezidive und Vorerkrankungen? Rezidive können ein Hinweis auf immunsupprimierende Grunderkrankungen sein, z. B. Diabetes mellitus, HIV oder Alkoholkrankheit.

Untersuchungsbefund
- Augen: Pupillenreflex und Okulomotorik ohne pathologischen Befund
- Lymphknoten: ggf. Schwellung der regionalen Lymphknoten (präaurikulär und submandibulär)

Krankheitsbild
Das **Hordeolum** *(Gerstenkorn)* ist eine akute Entzündung der Zeis-, Moll- oder seltener der Meibom-Drüsen, die meist durch Staphylokokken hervorgerufen wird. Zeis-Drüsen sind Talgdrüsen, Moll-Drüsen sind Schweißdrüsen, die in den Augenlidern beherbergt sind. Die Symptome äußern sich als **starke Schmerzen, lokale Rötung, Schwellung** und **Überwärmung.** Häufige Rezidive treten besonders bei Akne vulgaris, Diabetes mellitus oder anderen immunsupprimierenden Erkrankungen auf und sollten dahingehend abgeklärt werden.

Die Therapie besteht zum einen aus lokalen Maßnahmen (z. B. Wärme) und antibiotischer Therapie.

3.2.10 Ikterus

3.2.10 Ikterus

ABBILDUNG 3.25

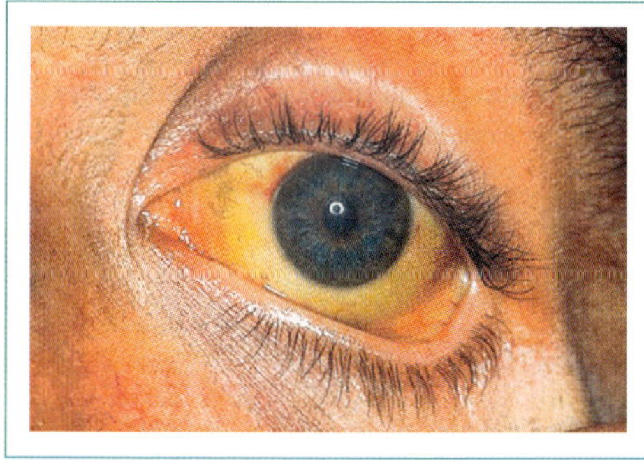

Abb. 3.25 Ikterus [E397]

Bildbeschreibung
Auf der Abbildung (➤ Abb. 3.25) ist eine Gelbfärbung der Sklera zu sehen. Außerdem ist eine konjunktivale Einblutung sichtbar. Die periorbitale Haut scheint ebenfalls leicht ikterisch zu sein.

Erkennungszeichen: Gelbfärbung der Haut und Schleimhäute
Differenzialdiagnosen:
- Prähepatischer Ikterus
- Intrahepatischer Ikterus
- Posthepatischer Ikterus

Verdachtsdiagnose
Ikterus

Differenzialdiagnosen
- Prähepatischer Ikterus
- Intrahepatischer Ikterus
- Posthepatischer Ikterus

Anamnestische Fragen zur Sicherung der Diagnose
- Seit wann? Ein Ikterus kann akut durch Infektionen oder einen Verschluss auftreten, chronisch bei Lebererkrankungen oder einer hämolytischen Anämie.
- Urin- und Stuhlfarbe? Veränderungen finden sich beim intra- und v. a. beim posthepatischen Ikterus. Beim intrahepatischen Ikterus findet sich eine Stuhlaufhellung, der Urin kann etwas dunkler sein. Beim posthepatischen Ikterus ist der Stuhl acholisch, der Urin bierbraun.
- Allgemeinsymptome, abdominale Schmerzen? Reduzierter Allgemeinzustand und abdominale Schmerzen können Hinweise auf entzündliche und/oder tumoröse Geschehen im Leber-, Galle-, Pankreasbereich sein.
- B-Symptome? Können ein Hinweis auf Tumorerkrankungen sein.

- Vorerkrankungen: Internistische Erkrankungen, insbesondere Hämolyse, Leber-, Galle- und Pankreaserkrankungen? Hinweise auf mögliche Ursachen.
- Infektiöse Erkrankungen, besonders Malaria, Leptospirose? Hinweise auf mögliche Ursachen.

Untersuchungsbefunde

- Je nach Ikterusart können folgende Befunde erhoben werden (➤ 4.6.1):
  - Prähepatischer Ikterus: Ikterus, Anämie, Milzschwellung
  - Intrahepatischer Ikterus: Ikterus, Leberhautzeichen wie Palmar- Plantarerythem, Lackzunge, Lacklippen, Spider naevi, Pergamenthaut, ggf. Aszites, Enzephalopathie
  - Posthepatischer Ikterus: Ikterus, acholischer Stuhl, bierbrauner Urin, ggf. Symptome des Gallensteinabgangs oder positives Courvoisier-Zeichen
- Labor: ➤ 7.10.7

Krankheitsbild

Der Ikterus ist durch die Gelbfärbung von Skleren und Haut aufgrund einer Ablagerung von Bilirubin im Gewebe charakterisiert.

Der **prähepatische Ikterus** entsteht durch Hämolyse oder ineffektive Hämatopoese. Es fällt mehr Häm an, folglich auch mehr unkonjugiertes Bilirubin. Das direkte Bilirubin ist im Normbereich, ebenso das Bilirubin im Urin. Das Urobilinogen im Urin ist erhöht. Stuhl- und Urinfarbe sind normal.

Die Ursache des **intrahepatischen Ikterus** liegt in der Schädigung der Leberzellen, z. B. durch Alkoholzirrhose oder Virusinfektion *(Hepatitis),* kann aber auch Folge einer erblichen Störung der Leberenzyme sein. Unkonjugiertes und konjugiertes Bilirubin sind im Blut erhöht, der Stuhl ist entfärbt und der Urin dunkler.

Beim **posthepatischen Ikterus (Verschlussikterus)** ist der Abfluss von Galle – in ihr ist das Bilirubin gelöst – durch den Ductus choledochus in den Zwölffingerdarm behindert. Die häufigste Ursache sind Gallensteine. Gallenkoliken weisen auf die Steine hin. Aber auch Tumoren, die von Bauchspeicheldrüse, Gallengängen, Gallenblase oder Zwölffingerdarm ausgehen, können die Ursache sein und sind in diesem Stadium häufig noch schmerzfrei. Der Stuhl ist entfärbt, der Urin bierbraun. Im Blut lässt sich ein erhöhtes konjugiertes Bilirubin nachweisen.

3.2.11 Augenverätzung

3.2.11 Augenverätzung

Bildbeschreibung

Auffallend auf der Abbildung (➤ Abb. 3.26) sind eine trübe Hornhaut und eine Gefäßzeichnung über der Hornhaut. Die Grenzen von Pupille und Iris sind unscharf. Die Konjunktiva erscheint verdickt und gelblich. Lider und Wimpern zeigen keine Auffälligkeiten.

ABBILDUNG 3.26

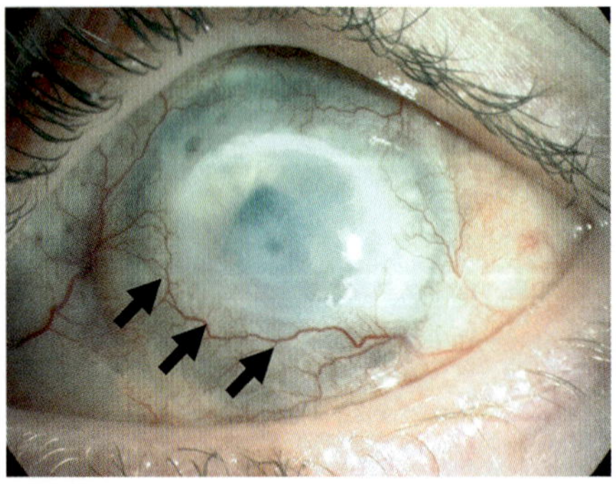

Abb. 3.26 Augenverätzung [E983]

Verdachtsdiagnose

Korneatrübung nach Augenverätzung

Differenzialdiagnosen

- **Keratitis:** Starke Schmerzen, ausgeprägte konjunktivale Gefäßweitstellung und Hornhauttrübungen.
- **Skleritis:** Starke Druckschmerzen, Rötung von Konjunktiva und Sklera, evtl. mit Trübungen und einer starken Reizmiosis.
- **Uveitis anterior:** Starke Schmerzen, Hornhauttrübungen, konjunktivale bzw. ziliäre Rötung und starke Reizmiosis.
- **Glaukomanfall:** Starke Schmerzen, Hornhauttrübungen, mittelweite bis weite Pupille und steinharter Bulbus.
- **Mechanische Hornhautverletzung:** Ist im akuten Stadium sehr schmerzhaft und geht mit Substanzdefekten der Hornhaut einher. Der Visus ist beeinträchtigt. Im chronischen Stadium kann eine Narbenbildung der Hornhaut sichtbar sein.
- **Hornhautdystrophie:** Genetisch determinierte Hornhauttrübung, die beidseitig vorkommt.

Erkennungszeichen:
- Sehr stark gerötetes oder weißes Auge („gekochtes Fischauge")
- Starke Schmerzen

Differenzialdiagnosen:
- Keratitis
- Skleritis
- Uveitis anterior
- Glaukomanfall
- Mechanische Hornhautverletzungen
- Hornhautdystrophie

Anamnestische Fragen zur Sicherung der Diagnose

- Seit wann? Der vorliegende Befund spricht eher für eine länger zurückliegende Noxeneinwirkung am Auge. Hinweisend ist die Gefäßeinsprossung *(Neovaskularisation),* die sich erst nach Wochen und Monaten nach Noxeneinwirkung entwickelt. Im akuten Stadium ist das Auge entweder sehr stark gerötet oder, wenn die Struktureiweiße denaturiert sind, weiß und wird auch als „gekochtes Fischauge" bezeichnet.
- Säure- oder Laugeneinwirkungen? Hinweis auf mögliche Ursachen.
- Schmerzhaftigkeit? Im chronischen Stadium besteht keine Schmerzhaftigkeit. Mechanische Hornhautverletzungen oder eine Keratitis sind extrem schmerzhaft.
- Vorausgegangene Augenentzündungen? Möglicher Hinweis auf eine Keratitis oder andere entzündliche Augenerkrankungen.

Untersuchungsbefunde

Auge: je nach Schwere der Verletzung

- Sehr stark gerötetes Auge begleitet von sehr starken Schmerzen
- Weißes Auge („gekochtes Fischauge")
- Bei Denaturierung der Hornhautproteine Visuseinschränkung oder Visusverlust

Krankheitsbild

Dargestellt ist eine **Hornhautnekrose** mit **Neovaskularisation** nach Einwirkung toxischer Substanzen am Auge, v. a. **Laugen und Säuren.** Je nach Dauer und Konzentration des schädigenden Agens können sich unterschiedliche Symptome entwickeln. Bei kurzer Einwirkdauer und niedriger Konzentration der Reizstoffe entwickeln sich am Auge eine stärkste Rötung, Tränenfluss, Gefäßweitstellung und Schmerzhaftigkeit. Die Hornhaut kann dabei klar bleiben oder partielle Narben zeigen. Der Visus kann erhalten bleiben oder ist reduziert. Bei starker Noxeneinwirkung werden die Proteinstrukturen des Auges denaturiert, das Auge erscheint weiß wie ein **gekochtes Fischauge.** Dieser Zustand geht mit Erblindung einher und ist irreversibel. Im Laufe der Zeit kommt es zur Gefäßeinsprossung im Bereich der Hornhaut. Eine Hornhauttransplantation ist möglich, muss aber vor Gefäßeinsprossung erfolgen.

3.2.12 Chlamydien-Konjunktivitis

3.2.12 Chlamydien-Konjunktivitis

Bildbeschreibung

Die Abbildung (➤ Abb. 3.27) zeigt ein ektropioniertes Oberlid. Auffällig sind die Verdickung bzw. Schwellung der Konjunktiva und die Follikelbildung. Die Konjunktiva ist gerötet, die Gefäße sind weit gestellt. Eine klassische Eiterbildung ist nicht erkennbar.

ABBILDUNG 3.27

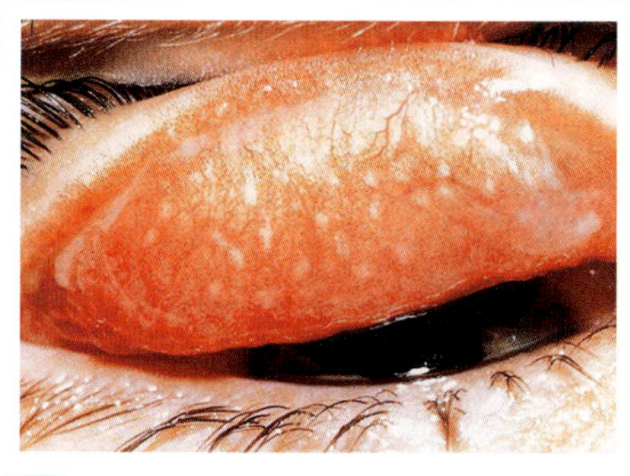

Abb. 3.27 Chlamydien-Konjunktivitis [E497]

Verdachtsdiagnose

Chlamydien-Konjunktivitis

Differenzialdiagnosen

- **Konjunktivitis anderer (infektiöser) Genese** (➤ 3.2.8): Wichtige Auslöser sind Pneumokokken, Gonokokken, Viren und physikalische Noxen.
- **Konjunktivitis vernalis:** Chronische allergische Konjunktivitis, die zur pflastersteinartigen Hypertrophie der tarsalen Konjunktiva führt, aber ohne Vernarbung.
- **Morbus Reiter:** Leitsymptome sind Arthritis, Konjunktivitis und Urethritis.

Erkennungszeichen:

- Follikelbildung (Trachomfollikel) der Konjunktiva
- Entzündliche Rötung
- Ggf. Lid- und Hornhautvernarbung

Differenzialdiagnosen:

- Konjunktivitis anderer (infektiöser) Genese
- Chronisch allergische Konjunktivitis (Konjunktivitis vernalis)
- Morbus Reiter

Anamnestische Fragen zur Sicherung der Diagnose

- Seit wann? Die Chlamydien-Konjunktivitis kann einen akuten, subakuten oder chronischen Verlauf haben.
- Allgemeinsymptome? Begleitend können Fieber, Schnupfen und andere Symptome eines grippalen Infektes vorkommen.

- Sekretfluss? Ein eitriges Sekret ist typisch für bakterielle Infekte (außer Chlamydien), seröses Sekret tritt bei viralen und physikalischen Noxen auf. Die Sekretabsonderung bei der Chlamydienkonjunktivitis ist spärlich und nicht eitrig.
- Auslandsaufenthalte? In afrikanischen und asiatischen Ländern tritt das Trachom häufig auf, eine Infektion ist während eines Aufenthalts möglich.
- Gelenkerkrankungen oder Urethritis in der Vorgeschichte? Möglicher Hinweis auf Morbus Reiter.

Untersuchungsbefunde

Augen: bei Lid- und Hornhautvernarbung Visuseinbuße bis hin zum Visusverlust

Krankheitsbild

Die **Chlamydien-Konjunktivitis** stellt eine Sondervariante der Konjunktivitis dar und wird von Chlamydia trachomatis hervorgerufen. Sie kann in 2 Formen eingeteilt werden: Paratrachom durch Serotyp D–K und Trachom durch Serotyp A–C. Das Paratrachom kann als Neugeborenen-Konjunktivitis oder Schwimmbadkonjunktivitis auftreten. Bei Erwachsenen wird die Erkrankung meist durch Schmierinfektionen oder sexuell übertragen. Das Trachom *(Körnerkrankheit)* ist eine Erkrankung, die sich v. a. auf die Tropen und Subtropen konzentriert und über Fliegen und Schmierinfektionen übertragen wird. Sie führt häufig zu einem Visusverlust.

Typisch für diese Art der Konjunktivitis ist zunächst die entzündliche Veränderung des Oberlids mit Bildung von sog. **Trachomfollikeln** (im Bild als weiße, punktförmige Auflagerungen zu erkennen), die Ansammlungen von bakteriellen Herden darstellen und im Verlauf der Erkrankung Infiltrationen bilden. Die Veränderungen breiten sich unbehandelt auf die Hornhaut aus und führen neben der **Lidvernarbung** auch zur **Hornhautvernarbung,** die mit Visusverlust einhergeht.

Die Diagnose kann im Abstrich durch Nachweis von Einschlusskörperchen gestellt werden. Die Therapie erfolgt mit Antibiotika. Die Silbernitratprophylaxe bei Neugeborenen ist gegen Chlamydien nicht wirksam.

3.2.13 Polycythaemia vera

3.2.13 Polycythaemia vera

Bildbeschreibung

Auffällig auf der Abbildung (➤ Abb. 3.28) ist bei beiden Augen die starke Rötung der Konjunktiven an beiden Unterlidern. Ein schmaler Einblutungssaum ist an Unterlid und Karunkel zu sehen, die konjunktivalen Gefäße sind prominent. Die Haut ist gerötet, die Hautgefäße sind deutlich sichtbar.

ABBILDUNG 3.28

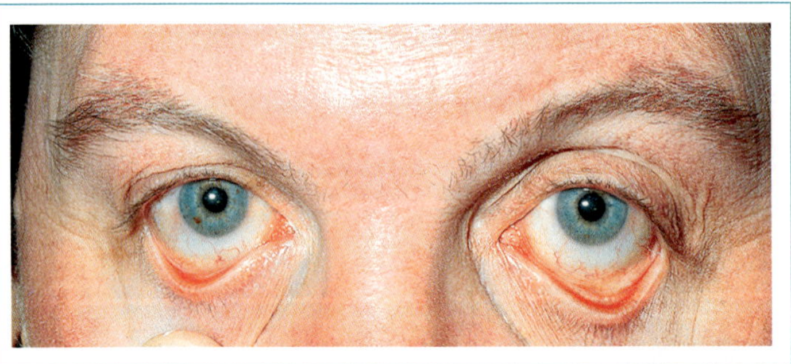

Abb. 3.28 Polycythaemia vera [E606-005]

Erkennungszeichen: gerötete Konjunktiven und Haut durch Blutfülle und prominente Gefäße
Differenzialdiagnosen:
- Erythrozytose (Polyglobulie)
- Cushing-Syndrom
- Plethora bei kardiopulmonalen Erkrankungen

Verdachtsdiagnose

Konjunktivale Einblutung und Plethora bei Polycythaemia vera

Differenzialdiagnosen

- **Erythrozytose** (Polyglobulie): Kann mit Plethora einhergehen, die konjunktivale Suffusion ist aber untypisch.
- **Cushing-Syndrom** (➤ 3.1.4): Kann mit Plethora einhergehen, die konjunktivale Blutung ist eher selten.
- Plethora bei **kardiopulmonalen Erkrankungen:** Konjunktivale Einblutungen sind nicht typisch und kommen nicht vor.

Anamnestische Fragen zur Sicherung der Diagnose

- Seit wann? Meist chronische Krankheitsentwicklung.
- Ohrensausen, Tinnitus, Juckreiz, v. a. in warmer Umgebung? Typische Symptome der Polycythaemia vera.

- Internistische Vorerkrankungen, u. a. kardiopulmonale Erkrankungen, Cushing-Syndrom? Mögliche Hinweise auf die Ursache.
- Tiefe Beinvenenthrombose, Lungenembolie oder Apoplex in der Vorgeschichte? Häufige Erstmanifestation der Polycythaemia vera.

Untersuchungsbefunde

Labor: BSG ↓, Erythrozyten ↑, Hämatokrit ↑, Hämoglobin ↑, Leukozyten ↑, Thrombozyten ↑, LDH ↑ und Harnsäure ↑ durch einen erhöhten Zellumsatz

Krankheitsbild

Die **Plethora** ist eine starke Gesichtsrötung, die durch vermehrtes Blutvolumen entsteht. Sie wird bei Erythrozytose (Polyglobulie), Polycythaemia vera, Cushing-Syndrom und Herz-Kreislauf-Erkrankungen beobachtet.

Die **Polycythaemia vera** ist eine maligne Erkrankung der pluripotenten Stammzelle mit Vermehrung aller 3 Blutzellreihen mit einem deutlichen Überwiegen der Erythropoese. Neben der Plethora ist eine **Extremitätenrötung,** die unter Wärmezufuhr auch schmerzhaft sein kann, sichtbar. Heftiger **Juckreiz, Schwindel, Sehschwäche, Nasenbluten, Kopfschmerzen** und arterielle Hypertonie treten auf.

Die Komplikationen sind häufig bzw. ein Erstsymptom der Erkrankung und machen sich als thrombembolische Komplikationen (tiefe Beinvenenthrombose, Lungenembolie, Apoplex) bemerkbar. Ursachen sind die erhöhte Blutviskosität oder Blutungsneigung durch gestörte Funktion der Thrombozyten. Eine akute Leukämie kann komplizierend auftreten.

Die Erkrankung kann zum einen mit Aderlässen und zum anderen knochenmarksuppressiv behandelt werden.

3.2.14 Xanthelasmen

Bildbeschreibung

Die Abbildung (➤ Abb. 3.29) zeigt eine periorbitale Region. Auffällig sind am medialen Unterlid eine größere gelbliche, plaqueartige Veränderung und eine kleine gelbliche papulöse Verfärbung. Nebenbefundlich kann eine Gefäßzeichnung festgestellt werden.

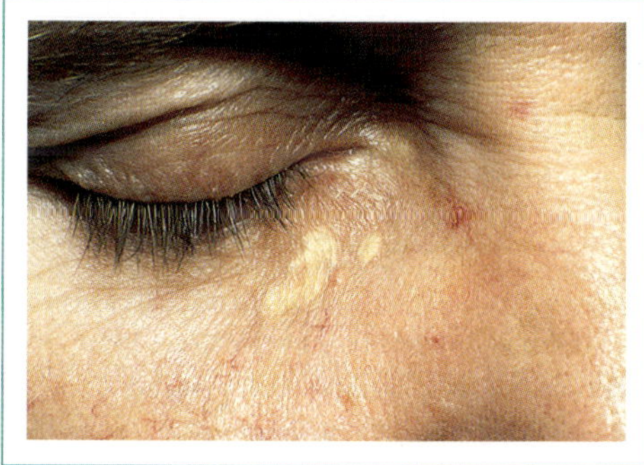

Abb. 3.29 Xanthelasmen [E273]

Verdachtsdiagnose

Xanthelasmen

Differenzialdiagnosen

- **Basaliom** (➤ 3.12.7): Semimaligner Tumor der Haut, der periokulär lokalisiert sein kann. Hinweisend ist eine Gefäßeinsprossung.
- **Milum** *(Hautgrieß):* Zysten, die sich an Talgdrüsenausgängen bilden und Hornmaterial beinhalten. Sie imponieren weißlich und können am gesamten Körper (außer Handflächen und Fußsohlen) vorkommen. Sie entwickeln sich innerhalb weniger Wochen.

Anamnestische Fragen zur Sicherung der Diagnose

- Seit wann? Xanthelasmen entwickeln sich über Monate und Jahre.
- Bekannte Fettstoffwechselstörungen? Xanthelasmen treten gehäuft mit Fettstoffwechselstörung auf.
- Andere äußere Symptome, die mit einer Fettstoffwechselstörung assoziiert sind, v. a. Arcus senilis, Xanthome? Ein gemeinsames Vorkommen ist ein Hinweis auf eine bestehende Fettstoffwechselstörung.
- Andere internistische Erkrankungen, insbesondere arteriosklerotische Erkrankungen wie KHK, pAVK oder zerebrale Ischämie? Als Folge einer Fettstoffwechselstörung.
- Familiäre Häufung? Zur Klärung der genetischen Disposition.

3.2.14 Xanthelasmen

Erkennungszeichen: periorbitale (meist am inneren Lidwinkel), gelbliche, plaqueartige oder papulöse Veränderung
Differenzialdiagnosen:
- Basaliom
- Milium

ABBILDUNG 3.29

Untersuchungsbefunde

- Haut: Xanthelasmen, Xanthome (gehäuft bei Fettstoffwechselstörungen)
- Herz-Kreislauf-System: Fettstoffwechselstörungen sind ein Risikofaktor für die Ausbildung einer Arteriosklerose. Mögliche Folgen sind pAVK (je nach Stadium dünne Extremitäten, trophische Störungen, belastungsabhängige Schmerzen, Ulkusbildung am lateralen Knöchel und im Endstromgebiet), KHK (Symptome der Herzinsuffizienz, Herzrhythmusstörungen, Angina pectoris) und Apoplex (u. a. Hemiparese, Schluck- und Sprachschwierigkeiten).
- Labor: Gesamtcholesterin ↑, LDL ↑, HDL ↓, Triglyzeride ↑

Krankheitsbild

Xanthelasmen entstehen durch **Einlagerung von Lipiden** in der Haut. Sie finden sich am häufigsten **periorbital** und imponieren als gelbliche Plaques oder Papeln. In der Hälfte der Fälle findet sich gleichzeitig eine Hypercholesterinämie. Die Erscheinungen sind häufig asymptomatisch. Neben Xanthelasmen können bei Fettstoffwechselstörungen auch ein Arcus senilis und Xanthome auftreten.

3.2.15 Hyposphagma

3.2.15 Hyposphagma

Bildbeschreibung

Die Abbildung (➤ Abb. 3.30) zeigt ein Auge mit einer scharf begrenzten Rötung durch eine subkonjunktivale (unter der Bindehaut) Einblutung. Eine entzündliche Reaktion ist in der übrigen Konjunktiva nicht erkennbar.

ABBILDUNG 3.30

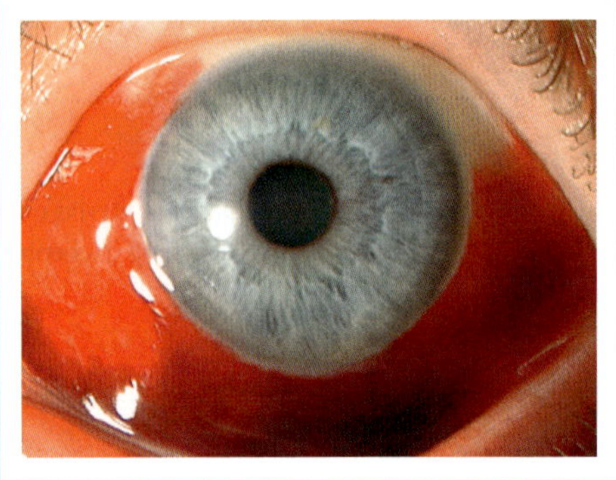

Abb. 3.30 Hyposphagma [F255]

Verdachtsdiagnose

Hyposphagma

Differenzialdiagnosen

- **Konjunktivitis**: Sichtbare konjunktivale Gefäße (konjunktivale Injektion), Schwellung der Lider, Schwellung der Bindehaut (Chemosis), Sekretabsonderung (wässrig, eitrig) je nach Ursache.
- **Keratitis:** Starke Schmerzen, sichtbare konjunktivale Gefäße und Hornhauttrübungen.
- **Skleritis:** Starke Druckschmerzen, Rötung von Konjunktiva und Sklera, evtl. mit Trübungen und einer starken Reizmiosis. In der Hälfte der Fälle mit rheumatischen Erkrankungen assoziiert.
- **Uveitis anterior:** Starke Schmerzen, Hornhauttrübung, konjunktivale bzw. ziliäre Rötung und starke Reizmiosis.
- **Glaukomanfall:** Starke Schmerzen, Hornhauttrübung, mittelweite bis weite Pupille, steinharter Bulbus.
- **Polycythaemia vera:** Starke Rötung der Konjunktiven beidseits, prominente konjunktivale Gefäße, Hautrötung und deutlich sichtbare Blutgefäße durch Blutfülle. Eine subkonjunktivale Blutung kann auftreten.

Erkennungszeichen: flächenhafte, zumeist scharf begrenzte Rötung durch subkonjunktivale Einblutung

Differenzialdiagnosen:

- Konjunktivitis
- Keratitis
- Skleritis
- Uveitis anterior
- Glaukomanfall
- Polycythaemia vera

Anamnestische Fragen zur Sicherung der Diagnose

- Seit wann? Ein Hyposphagma entwickelt sich akut, traumatisch oder spontan.
- Begleitsymptome am Auge, u. a. Visuseinschränkung, Sekretabsonderung, Brennen, Lichtscheu, Schmerzen, Fremdkörperreiz? Die Symptome sind für u. a. eine Konjunktivitis, Skleritis, Keratitis typisch und sprechen gegen ein Hyposphagma.
- Akute Vorerkrankungen, v. a. Infekte der oberen Atemwege, die mit Husten und Niesen einhergehen? Ein Hyposphagma kann nach Drucksteigerung durch Husten, Niesen, Bücken entstehen.
- Traumen in der jüngsten Vorgeschichte? Augenkontusionen können zur traumatischen Formen des Hyposphagma führen.
- Andere internistische Erkrankungen, v.a. arterielle Hypertonie, Diabetes mellitus oder hämorrhagische Diathese? Häufig des Auftretens bei den genannten Erkrankungen.
- Medikamenteneinnahme? Einnahme von Antikoagulanzien kann die Ursache sein.

Untersuchungsbefunde
Auge: scharf begrenzte lokale oder ausgedehnte Blutung subkonjunktival ohne Begleitsymptome, Visus ohne Einschränkungen

Krankheitsbild
Beim **Hyposphagma** handelt es sich um eine **Blutung zwischen Konjunktiva und Sklera.** Die Blutung kann spontan beim Bücken, Pressen, Niesen entstehen oder traumatisch durch einen Schlag auf den Augapfel. Internistische Vorerkrankungen, v. a. arterielle Hypertonie, hämorrhagische Diathese und Diabetes mellitus, können mit einem Hyposphagma einhergehen. Die Einnahme von Antikoagulanzien kann ebenfalls zu einer subkonjunktivalen Blutung führen.

Typisch ist eine lokale oder auch ausgedehnte Blutung, die scharf begrenzt und gleichmäßig rot gefärbt ist, ohne begleitende entzündliche Reaktion. Sehstörungen finden sich nicht. Eine Therapie ist nicht erforderlich, eine Resorption der Blutung geschieht spontan innerhalb von etwa 2 Wochen.

3.2.16 Pterygium

3.2.16 Pterygium

Bildbeschreibung
Die Abbildung (➢ Abb. 3.31) zeigt ein Auge. Auffällig ist eine dreiecksförmige Bindehautwucherung, die stark mit Gefäßen durchzogen ist und auf die Hornhaut übergreift, wo es eine Verdickung zeigt.

ABBILDUNG 3.31

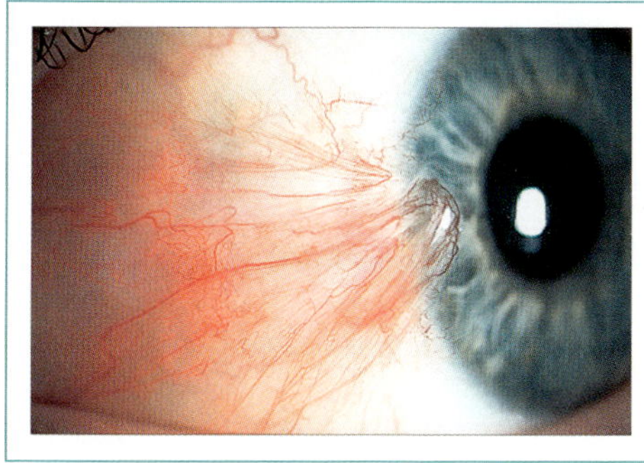

Abb. 3.31 Pterygium [E808]

Erkennungszeichen:
- Dreiecksförmige Wucherung der Konjunktiva
- Starke Vaskularisation

Differenzialdiagnosen:
- Pseudo-Pterygium
- Plattenepithelkarzinom

Verdachtsdiagnose
Pterygium *(Flügelfell)*

Differenzialdiagnosen
- **Pseudo-Pterygium:** Sekundärerkrankung, die durch Verklebung der Bindehaut und Hornhaut entsteht (z. B. nach Hornhauterkrankungen).
- **Plattenepithelkarzinom:** Kennzeichen ist ein eher schnelles und infiltratives Wachstum.

Anamnestische Fragen zur Sicherung der Diagnose
- Seit wann? Das Pterygium entwickelt sich langsam, über Monate und Jahre und ist v. a. an der nasenzugewandten Seite vorzufinden.
- Vorerkrankungen am Auge? Bei Vorerkrankungen der Hornhaut kommt ein Pseudo-Pterygium in Betracht.
- UV-Exposition, Feinstaubbelastung, chronische Entzündungen am Auge? Begünstigen die Entstehung eines Pterygiums.
- Familiäre Häufung? Zur Klärung der genetischen Disposition.

Untersuchungsbefunde
➢ Krankheitsbild

Krankheitsbild
Das **Pterygium** *(Flügelfell)* ist eine **bindegewebige Wucherung,** die fleischig imponiert und von der nasalen Seite der Bindehaut flügelförmig in Richtung Hornhaut wächst. Später wächst es von der lateralen Seite ebenfalls. Im Bereich der Hornhaut zeigt das Pterygium eine knotige Form, außerhalb der Hornhaut ist es eher flach. Das Flügelfell ist mit Gefäßen durchzogen. Die Erscheinung tritt häufiger bei Männern zwischen dem 20. und 40. Lebensjahr auf. Risikofaktoren sind Sonnenexposition, UV-Belastung, Staub-, Sand- und Windexposition sowie chronische Entzündungen am Auge.

Zu Beginn verursacht das Flügelfell keine Beschwerden, später können Brennen, Jucken, Fremdkörpergefühl und Tränenfluss auftreten. Bei einem Wachstum an der Hornhaut kann es zu Verformungen (Astigmatismus) derselben kommen und es kann den Visus beeinträchtigen, wenn der Bereich über der Pupille betroffen ist. Die Therapie ist operativer Natur, wobei die Rezidivrate hoch ist.

Auf den Punkt gebracht

3.3 Ohren

3.3.1 Otitis externa

ABBILDUNG 3.32

Erkennungszeichen: lokale Entzündungszeichen in Teilen der Ohrmuschel und im äußeren Gehörgang

Differenzialdiagnosen:
- Perichondritis
- Zoster oticus
- Allergische und toxische Reaktionen

3.3 Ohren

3.3.1 Otitis externa

Bildbeschreibung

Auf der Abbildung (➤ Abb. 3.32) sind eine Schwellung, Rötung und Krustenbildung von Teilen der Ohrmuschel und des Gehörgangs zu sehen, die sich über die Tragusgrenze erstrecken.

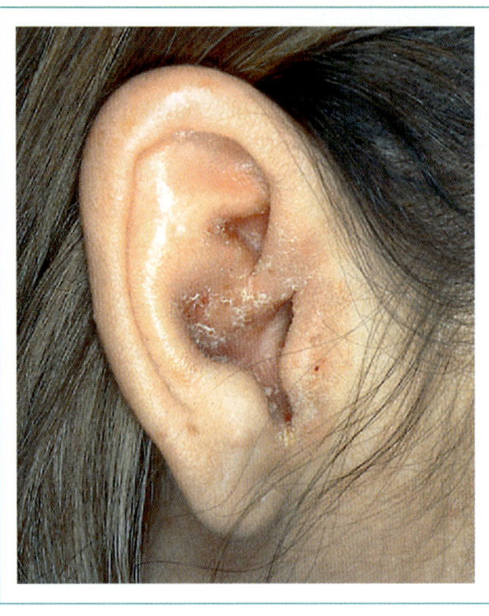

Abb. 3.32 Otitis externa [G165]

Verdachtsdiagnose

Otitis externa

Differenzialdiagnosen

- **Perichondritis:** Entzündung der Ohrmuschel durch v. a. Staphylokokken. Typisch sind starke lokale Entzündungszeichen und die Aufhebung des Ohrmuschelreliefs. Das Ohrläppchen ist frei von entzündlichen Erscheinungen.
- **Zoster oticus:** Otogene Manifestation des Herpes zoster. Typisch ist die Bildung schmerzhafter Bläschen.
- **Bakterielle Otitis externa:** Meist akute, mit eitrigem Ausfluss verbundene Entzündung des äußeren Gehörgangs.
- **Allergische oder toxische Reaktion:** Entzündliche Reaktion auf Allergene oder toxische Substanzen, u. a. Cremes, Nickelohrringe, Piercingmaterial.

Anamnestische Fragen zur Sicherung der Diagnose

- Seit wann? Eine akute Otitis externa ist meist bakteriell bedingt, beginnt rasch und ist durch eitriges Exsudat gekennzeichnet. Eine chronische Otitis ist Folge einer längerfristigen mechanischen Irritation des Gehörgangs, u. a. durch Gebrauch von Wattestäbchen. Leitsymptome sind ein geröteter Gehörgang ohne Ausfluss und starker Juckreiz.
- Lokale Symptome: Schmerzen, Narbenbildung, Exsudat, Höreinschränkungen? Typische Symptome einer akuten Otitis.
- Vorausgegangene Erkrankungen im Gehörgang, u. a. Furunkel, Verletzungen, Schwimmbadbesuche? Risikofaktoren für eine Otitis externa.
- Allgemeinsymptome? Fieber, lokale Lymphknotenschwellung und Minderung des Allgemeinbefindens sind Ausdruck einer systemischen Infektion.
- Andere Hauterscheinungen? Prädisposition zur Otitis bei atopischer Diathese.
- Andere internistische Erkrankungen? Ein Diabetes mellitus kann sich auf die Entwicklung einer Pseudomonadenotitis begünstigend auswirken.
- Exposition gegenüber chemischen Noxen? Eine Otitis externa kann durch chemische oder irritative Substanzen auftreten.

Untersuchungsbefunde

- Ohren: bei Verlegung des äußeren Gehörgangs Schallleitungsschwerhörigkeit, Tragusdruckschmerz und Schmerzen bei Zug der Ohrmuschel nach oben hinten
- Lymphknoten: ggf. Schwellung der prä-, retro- und zervikalen Lymphknoten, die weich, schmerzhaft und verschieblich sind
- Labor: ggf. Leukozytose, BSG ↑, CRP ↑ bei systemischer Streuung und Otitis externa maligna

Krankheitsbild

Die **Otitis externa** ist eine Entzündung des äußeren Gehörgangs. Sie kann in Form eines Furunkels auftreten oder flächig den gesamten äußeren Gehörgang betreffen. Meist ist sie durch **bakterielle** (v. a. Staphylo-, Streptokokken, Pseudomonaden) oder **mykotische** Infektionen hervorgerufen. Andere Ursachen können Zosterreaktivierungen (Zoster oticus) oder ein Kontaktekzem sein. Die Symptome äußern sich als **starke Schmerzen, v. a. beim Kauen, Juckreiz, Rötung** und **Ausfluss** aus dem Ohr. Bei Patienten mit Diabetes mellitus muss auch an eine Infektion mit Pseudomonaden gedacht werden. Diese Art Gehörgangsentzündung kann als Otitis externa maligna verlaufen und einen septischen Verlauf nehmen.

Die Therapie besteht in der Behandlung der Ursache sowie aus antibiotischer und/oder antimykotischer Therapie.

3.3.2 Gichttophi

Bildbeschreibung

Die Abbildung (➤ Abb. 3.33) zeigt ein Ohr. Auffällig sind 2 hautfarbene Knötchen an der Helix. Die Ohrmuschelhaut ist reizlos.

3.3.2 Gichttophi

ABBILDUNG 3.33

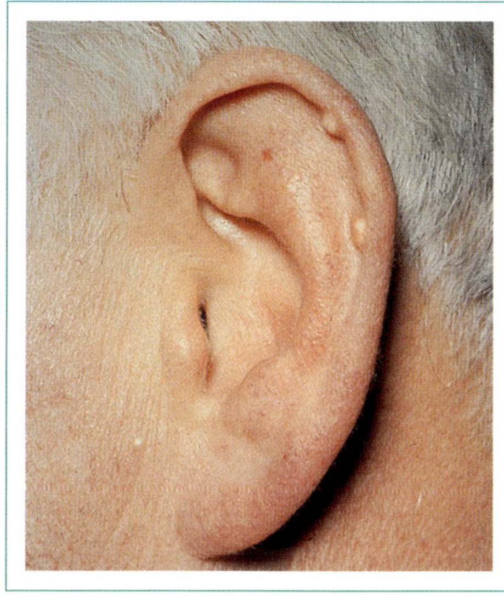

Abb. 3.33 Gichttophi [E273]

Verdachtsdiagnose

Gichttophi

Differenzialdiagnosen

- **Porphyria cutanea tarda:** Stoffwechselerkrankungen mit Störung der Hämsynthese. Wichtiges Symptom ist die Hautbeteiligung im Sinne einer Fotodermatose mit Blasenbildung und Hyperpigmentierungen. Betroffen sind sonnenexponierte Stellen wie Ohren, Gesicht und Hände. Die Abheilung erfolgt mit einer Narbe.
- **Sarkoidose** *(Lupus pernio):* Systemische Erkrankung unklarer Genese mit Bildung von Granulomen. In einem Teil der Fälle ist die Haut betroffen. Die Symptome machen sich als disseminiert verstreute rot-braune Papeln oder livide Verdickungen an Ohren, Nase und Wangen bemerkbar.

Erkennungszeichen: hautfarbene, schmerzlose Knötchen an der Helix, an gelenknahen Sehnen oder Knorpeln, v. a. an Händen, Ellenbögen und Füßen

Differenzialdiagnosen:

- Porphyria cutanea tarda
- Sarkoidose

Anamnestische Fragen zur Sicherung der Diagnose

- Seit wann? Meist langsamer Beginn und chronisch-progredienter Verlauf.
- Gichtanfälle in der Vorgeschichte? Sprechen für das Vorliegen von Gichttophi.
- Internistische Vorerkrankungen? Gichtanfälle in der Vorgeschichte sprechen für die chronische Gichttophi-Bildung. Akute Arthritis, Lungensymptome und Erythema nodosum sprechen eher für eine Sarkoidose; im Labor sind BSG, γ-Globuline und das Serumkalzium erhöht. Die Höhe des ACE (Angiotensin Converting Enzyme) gilt als Aktivitätsparameter. Bei der Porphyrie finden sich Symptome der Leberfunktionsstörung und ein dunkler Urin.

Untersuchungsbefunde

- Gelenke: gelenknahe Knötchen oder Knoten, bei der chronischen Gicht können Gelenke mitbeteiligt sein und starke Deformitäten zeigen; betroffen sind v. a. Gelenke von Händen und Füßen
- Niere: bei chronischer Gicht und chronischer Schädigung der Niere Symptome der Niereninsuffizienz (chronische Nierenerkrankung), u. a. grau-blasses Hautkolorit mit Kratzexkoriationen, Ödeme, Hypertonie, Knochenschmerzen, Olig- oder Anurie; Labor: harnpflichtige Substanzen (Kreatinin, Harnstoff, Kalium, Natrium, Phosphat) ↑, GFR ↓
- Labor: Harnsäure ↑, im akuten Anfall auch im Referenzbereich oder ↓

Krankheitsbild

Gichttophi entstehen durch Ablagerung von **Uratkristallen** bei chronischer **Hyperurikämie.** Bevorzugt treten Tophi an der **Ohrmuschel** (v. a. an der Helix), gefolgt von gelenknahen Sehnen oder Knorpeln, v. a. an Händen und Füßen. Seltener finden sich Tophi an **Augenlidern, Nasenflügeln** oder **Streckseiten der Ellenbogengelenke** auf. Neben den Ablagerungen an der Haut können sich Harnsäurekristalle auch an inneren Organen ablagern und zu irreversiblen Schädigungen führen, u. a. von Niere und Herz. Eine Gelenkbeteiligung kann die Uratarthritis nach sich ziehen, die als destruierende Arthritis auftritt. Die Symptome sind abhängig von der Organbeteiligung. Gichttophi sind häufig asymptomatisch.

Die Therapie besteht in der konsequenten medikamentösen Senkung des Harnsäurespiegels.

3.4 Mund, Lippen, Zunge

3.4.1 Mundwinkelrhagaden

Erkennungszeichen: Einrisse der Mundwinkel mit entzündlicher Reaktion
Differenzialdiagnosen:
- Plummer-Vinson-Syndrom
- Candidose
- Lokale Irritation durch Austrocknung

3.4 Mund, Lippen, Zunge

3.4.1 Mundwinkelrhagaden

Bildbeschreibung

Die Abbildung ➤ Abb. 3.34 zeigt eine Mundpartie. Auffällig ist die entzündliche Veränderung der Mundwinkel *(Cheilitis angularis)* mit Einrissen. Das Lippenrot ist nicht scharf begrenzt und zeigt entzündliche Irritationen, die Zunge erscheint glatt-rot.

Auf Abbildung ➤ Abb. 3.35 ist ebenfalls eine Mundpartie mit entzündlich veränderten Mundwinkeln erkennbar.

ABBILDUNG 3.34

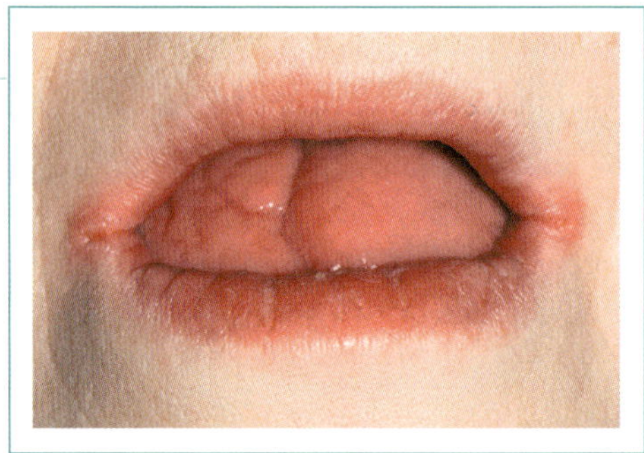

Abb. 3.34 Mundwinkelrhagaden [E433]

ABBILDUNG 3.35

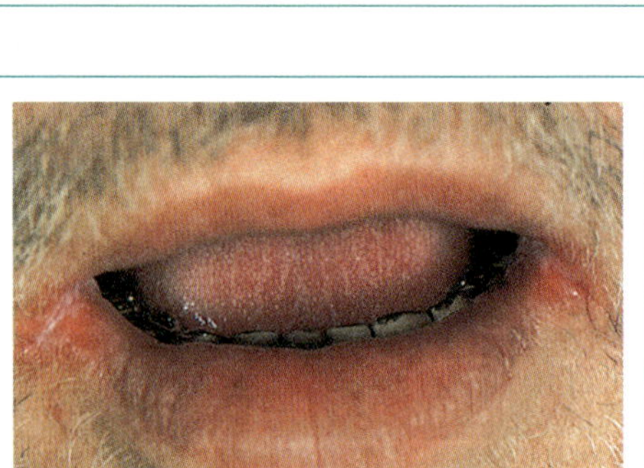

Abb. 3.35 Mundwinkelrhagaden [R236]

Verdachtsdiagnose

Mundwinkelrhagaden

Differenzialdiagnosen

- Mundwinkelrhagaden bei **Plummer-Vinson-Syndrom**
- Mundwinkelrhagaden bei **Candidainfektion** (➤ 3.4.9)
- Lokale **Irritation** durch chronisches „Lippenlecken“ oder starke chronische Austrocknung

Anamnestische Fragen zur Sicherung der Diagnose

- Seit wann? Meist chronische Symptomentwicklung.
- Juckreiz, Schmerzen, Brennen, Trockenheitsgefühl, Narbenbildung? Typische Symptome bei Mundwinkelrhagaden.
- Allgemeinsymptome: Müdigkeit, Kopfschmerzen, Konzentrationsstörungen? Hinweise auf eine Anämie.
- Andere Hauterscheinungen, Nagelveränderungen, Haarveränderungen? Hinweise auf einen Eisenmangel.
- Lokale Einflüsse, u. a. chronisch trockene Lippen, „Lippenlecken“? Können durch Mazeration die Rhagadenbildung fördern.

Untersuchungsbefunde

- Eisenmangel: Mundwinkelrhagaden, Löffelnägel, Onychoschisis, Onychorhexis, Anämie mit Blässe der Haut und Schleimhäute, Müdigkeit, Belastungsdyspnoe, systolischen Geräuschen, Hämatokrit ↓, Hämoglobin ↓, Erythrozyten ↓, MCV ↓, MCH ↓, Ferritin ↓, Transferrin ↑
- Candidainfektion: weißliche, cremige, abwischbare Beläge auf entzündlichem Grund auf Zunge, Backentaschen und am Übergang vom harten zum weichen Gaumen

Krankheitsbild

Mundwinkelrhagaden *(Morbus Perlèche, Cheilitis angularis, Faulecken)* sind entzündliche Veränderungen der Mundwinkel mit einer Rhagadenbildung, die durch den Verlust der Elastizität der Haut entstehen. Die Ursachen sind vielzählig. Bei Kindern treten die Erscheinungen bei Neurodermitis, nach permanentem „Lippenlecken" oder auch bei der Impetigo contagiosa auf. Bei Erwachsenen können eine Candidose, mechanische Irritationen durch z. B. schlecht sitzende Prothesen, ein Plummer-Vinson-Syndrom oder Mangelernährung die Ursache sein. Die Symptome sind Schmerzen, besonders beim Öffnen des Mundes, Brennen und Trockenheitsgefühl.

Die Therapie richtet sich nach der Ursache:

- Substitution von Eisen
- Antimykotika
- Lippenpflege mit leicht fettenden Substanzen

3.4.2 Lippenzyanose

3.4.2 Lippenzyanose

ABBILDUNG 3.36

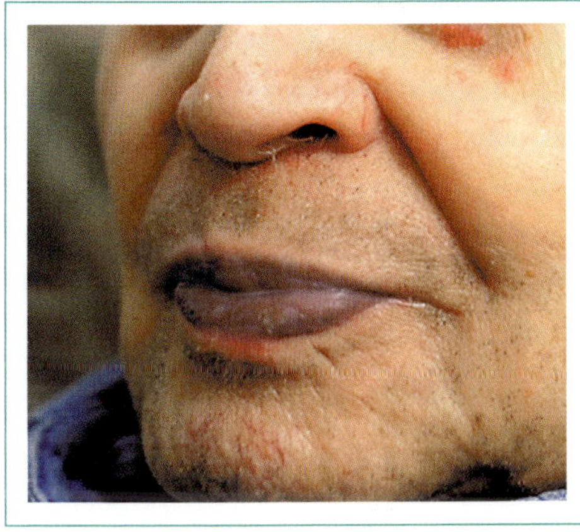

Abb. 3.36 Lippenzyanose [K157]

Bildbeschreibung

Die Abbildung (➤ Abb. 3.36) zeigt einen Mund und die periorale Region. Die Lippen sind bläulich-livide (zyanotisch) verfärbt. Die Nasenspitze zeigt keine erkennbare Blaufärbung.

Erkennungszeichen: bläulich-livide Verfärbung der Lippen

Differenzialdiagnosen:

- Zentrale Zyanose
- Periphere Zyanose

Verdachtsdiagnose

Zyanose

Differenzialdiagnosen

- **Zentrale** Zyanose
- **Periphere** Zyanose

Anamnestische Fragen zur Sicherung der Diagnose

- Seit wann? Je nach Ursache ist sowohl ein akuter als auch chronischer Beginn möglich.
- Bekannte Herz- oder Lungenerkrankungen? Klassische Erkrankungen, die mit einer Zyanose einhergehen.
- Andere Erkrankungen? Erkrankungen des Stammhirns können mit einem reduzierten Atemantrieb einhergehen und eine Zyanose hervorrufen.
- Medikamenteneinnahme? Sedierende Medikamente reduzieren den Atemantrieb und können ebenfalls mit einer Zyanose einhergehen.
- Verteilung der Zyanose: Akren, Lippen, Unterzungenvenen? Wichtige Frage zur Unterscheidung zwischen zentraler und peripherer Zyanose.

Untersuchungsbefund

Haut: Blaufärbung an Haut und Schleimhäuten

Krankheitsbild

Zyanose ist die Blaufärbung an Haut und Schleimhäuten. Sie kann u. a. an **Akren** (Lippen, Nase, Ohrläppchen und Fingern) und **Zungenvenen** auftreten und ist auf einen Sauerstoffmangel zurückzuführen. Je nach Ursache unterscheidet man:

- **Zentrale Zyanose** durch verminderte Sättigung der Erythrozyten mit Sauerstoff, z. B. bei Pneumonie, Lungenemphysem, Asthmaanfall, Lungenembolie, Lungenödem, angeborenen Herzfehlern mit Rechts-Links-Shunt, Höhenaufenthalt; neben den Akren erscheinen auch die Zungengrundvenen bläulich
- **Periphere Zyanose** durch vermehrte Sauerstoffausschöpfung des Blutes in den Kapillaren, z. B. bei Schock, Herzinsuffizienz, Kälteexposition, Vasokonstriktion, Polyglobulie, Phlebothrombose; die Zungengrundvenen sind rosig, die Akren livide

3.4.3 Hypoglossusparese

3.4.3 Hypoglossusparese

Bildbeschreibung

Die Abbildung (➤ Abb. 3.37) zeigt eine ausgestreckte Zunge. Die rechte Hälfte der Zungenmuskulatur ist atroph, die Haut ist faltig, die Zunge weicht zur rechten (kranken) Seite ab. Nebenbefundlich ist ein weißlicher Zungenbelag sichtbar.

ABBILDUNG 3.37

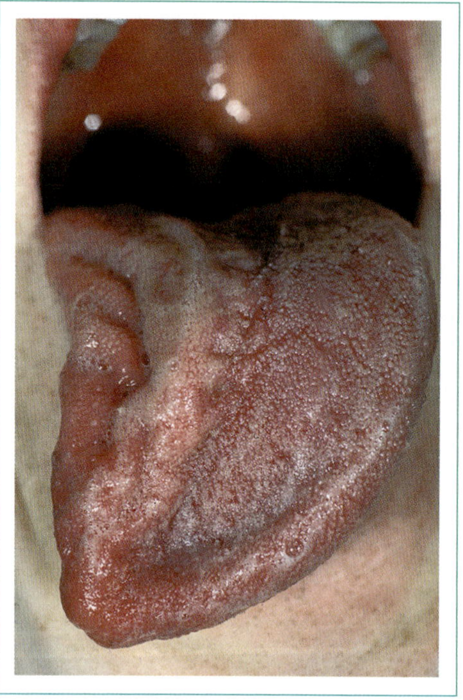

Abb. 3.37 Hypoglossusparese [G435]

Verdachtsdiagnose

Hypoglossusparese

Differenzialdiagnosen

Schädigung des N. hypoglossus (XII. Hirnnerv) u. a. durch Tumoren, Traumen oder Syringomyelie *(Erkrankung des Rückenmarks mit Höhlenbildung)*

Anamnestische Fragen zur Sicherung der Diagnose

- Seit wann? Die Hypoglossusparese kann akut, z. B. durch intraoperative Läsionen, oder chronisch, z. B. durch Tumoren oder eine Syringomyelie, entstehen.
- Andere neurologische Symptome und Vorerkrankungen? Sensibilitätsstörungen, Lähmungserscheinungen, Störungen der autonomen Innervation, Hirnnervenausfälle könnten auch Teilsymptome der Syringomyelie bzw. Syringobulbie sein. Diffuse Lähmungserscheinungen, Muskelatrophie, Krämpfe, Spastik und Hirnnervenausfälle können Teilsymptome der amyotrophen Lateralsklerose sein.
- Traumen oder Operationen in der Vorgeschichte? Hinweise auf mögliche Ursachen.
- B-Symptome? Hinweise auf Tumorgeschehen.
- Artikulationsschwierigkeiten? Ess- und Schluckschwierigkeiten? Typische Symptome der Hypoglossusparese.

Untersuchungsbefunde

Zunge: Muskelatrophie, beim Herausstrecken Abweichung auf die kranke Seite

Erkennungszeichen:
- Einseitig atrophe Zungenmuskulatur
- Beim Herausstrecken der Zunge Abweichen zur kranken Seite

Differenzialdiagnosen: Hypoglossusparese durch u. a. Tumoren, Traumen, Syringomyelie

Auf den Punkt gebracht

Krankheitsbild

Die **Hypoglossusparese** ist ein eher seltenes Krankheitsbild und kann entweder zentral durch Schädigung der Kerne, u. a. bei **Tumoren** und **Blutungen,** auftreten oder peripher z. B. nach **mechanischen Verletzungen** des N. hypoglossus bei Operationen im Mundraum. Sehr seltene Ursachen sind neurologische Erkrankungen, z. B. die amyotrophe Lateralsklerose und Syringomyelie bzw. Syringobulbie.

Die sichtbare Atrophie weist auf eine länger zurückliegende Schädigung des betroffenen Nerven hin. Meist sind die Artikulation, der Kau- und Schluckakt gestört. Die Therapie richtet sich nach der Ursache.

3.4.4 Sklerodermie

3.4.4 Sklerodermie

Bildbeschreibung

Die Abbildung ➢ Abb. 3.38 zeigt die untere Gesichtspartie mit geöffnetem Mund. Auffällig ist die kleine Mundöffnung *(Mikrostomie).*

Auf der Abbildung ➢ Abb. 3.39 sind die untere Zahnreihe und die Zunge mit einem verkürzten Zungenbändchen sichtbar.

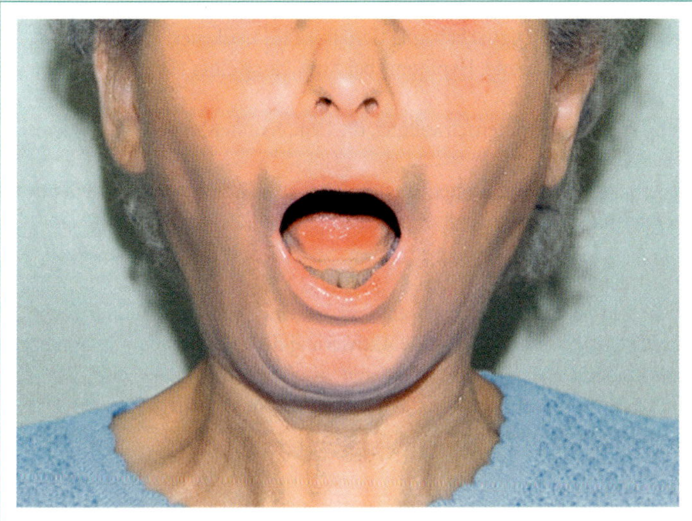

ABBILDUNG 3.38

Abb. 3.38 Sklerodermie [M114]

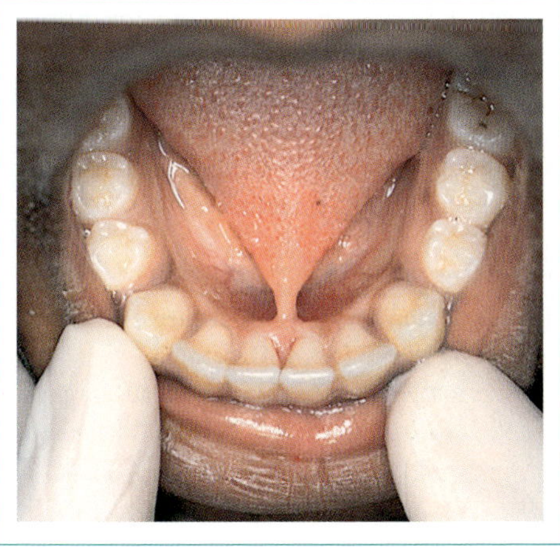

ABBILDUNG 3.39

Abb. 3.39 Sklerodermie [E745]

Verdachtsdiagnose

Mikrostomie und verkürztes Zungenbändchen bei Sklerodermie

Differenzialdiagnosen

- **Sharp-Syndrom** *(Mischkollagenose):* Beinhaltet die Symptome von rheumatoider Arthritis, Sklerodermie, systemischem Lupus erythematodes und Polymyositis.
- **Pseudosklerodermie:** durch u. a. Exposition gegenüber **chemischen Noxen** (z. B. Vinylchlorid) mit Ausbildung sklerodermieähnlicher Hautbefunde.
- **Zirkumskripte Sklerodermie** *(Morphea):* Sklerosierende Erkrankung der Haut (Gelenke und Muskulatur) ohne Beteiligung der inneren Organe. Typisch sind einzelne Plaques, die zunächst gerötet sind und eine zentrifugale Ausbreitung zeigen. Später blassen die Herde ab, ein lilafarbener Randsaum bleibt bestehen.

Erkennungszeichen:

- Gesicht: gespannte Haut, reduzierte Mimik, Teleangiektasien, spitze Nase, kleine Mundöffnung, Tabaksbeutelmund, verkürztes Zungenbändchen
- Extremitäten und Stamm: Schwellung der Finger, Kontrakturen, Nekrose der distalen Phalangen (früher Rattenbissnekrosen genannt), derbe, harte Haut, Raynaud-Phänomen, symmetrische Arthritis der kleinen Gelenke

Differenzialdiagnosen:

- Sharp-Syndrom (Mischkollagenose)
- Exposition gegenüber chemischen Noxen (Pseudosklerodermie)
- Zirkumskripte Sklerodermie

Anamnestische Fragen zur Sicherung der Diagnose

- Seit wann? Meist langsamer Beginn und chronischer Erkrankungsverlauf.
- Andere Veränderungen der Haut? Typisch für die Sklerodermie sind geschwollene Finger, Rattenbissnekrosen der Fingerkuppen, die Haut ist derb und unelastisch. Die Symptome eines sekundären Raynaud-Syndroms treten ebenfalls auf.
- Allgemeinsymptome: Fieber, Gelenkschmerzen? Reduzierter Allgemeinzustand, Fieberschübe, Morgensteifigkeit, Gelenk- und Muskelschmerzen sind typische Symptome der Sklerodermie.
- Internistische Erkrankungen? Eine Niereninsuffizienz durch Vaskulitis, eine Lungenfibrose oder Pleuritis können Komplikationen der Sklerodermie sein.
- Noxenexposition, insbesondere Vinylchlorid? Hinweis auf Ursache von Hautveränderungen.

Untersuchungsbefund

- Gelenke: Schwellung v. a. der kleinen Gelenke, begleitet von Schmerzen und Steifigkeit, Druckschmerzhaftigkeit über den betroffenen Gelenken
- Lunge: thorakale Schmerzen, atemabhängige schabende Reibegeräusche bei trockener Pleuritis, Stimmfremitus ↓, Klopfschalldämpfung, reduziertes Atemgeräusch, ggf. Dyspnoe bei Ausbildung eines Pleuraergusses
- Herz: thorakale Schmerzen, atemunabhängige schabende Geräusche bei trockener Perikarditis, vergrößerte Herzdämpfung, Jugularvenenstauung, Hypotonie bei Ausbildung eines Perikardergusses, arterielle Hypertonie
- Lymphknoten: ggf. generalisierte Lymphknotenschwellung, die Lymphknoten sind weich, verschieblich und können schmerzhaft sein
- Urin: bei Beteiligung der Niere und Ausbildung einer Glomerulonephritis Erythrozyten, Eiweiß positiv
- Labor: BSG ↑, CRP ↑, ANA positiv, RF positiv, evtl. Kreatinin ↑

Krankheitsbild

Die **Sklerodermie** (➢ 3.5.8) zählt zu den Kollagenosen und ist eine Autoimmunerkrankung des Bindegewebes. Im Vordergrund steht eine überschießende Aktivierung der Fibroblasten mit vermehrter Produktion von kollagenem Bindegewebe. Daraus resultieren eine Hautverdickung und ein sehr schmerzhafter Verschluss von Gefäßen. Dieser Prozess kann sowohl die Haut als auch die inneren Organe betreffen. Meist sind Frauen erkrankt. Die Symptome können in Haut- und extrakutane Symptome eingeteilt werden:

- **Hautveränderungen:**
  - Schwellung der Finger
  - Kontrakturen
  - Nekrosen der distalen Phalangen (Fingerkuppennekrosen, früher Rattenbissnekrosen genannt)
  - Madonnenfinger mit wachsartigem Aussehen, Finger in Beugestellung
  - Mikrostomie *(Verkleinerung der Mundöffnung)* und Tabaksbeutelmund
  - Erweiterte Gefäße *(Teleangiektasien)*
  - Reduzierte Mimik, gespannte Haut
- **Raynaud-Symptomatik:** anfallsweise auftretende Gefäßspasmen der Fingerarterien, die zunächst mit Blässe der Finger, später Zyanose und Hautrötung einhergehen; häufig ein Frühsymptom
- **Arthritis**
- **Muskelschmerzen**
- **Beteiligung innerer Organe:** Magen-Darm-Trakt (Sklerosierung des Zungenbändchens, Schluckbeschwerden), Lunge (Lungenfibrose), Herz (Myokarditis) und Nieren (renale Hypertonie)

Die medikamentöse Therapie erfolgt mit Immunsuppressiva und Analgetika. Darüber hinaus ist eine regelmäßige physiotherapeutische Therapie von Vorteil.

3.4.5 Morbus Addison

3.4.5 Morbus Addison

Erkennungszeichen: Hyperpigmentierung der Haut, v. a. an Lippenrändern, Schleimhäuten, in den Handlinien
Differenzialdiagnose: Hämochromatose

Bildbeschreibung

Auf Abbildung ➢ Abb. 3.40 ist eine periorale Region zu sehen. Auffällig ist eine relativ homogene Hyperpigmentierung der Haut. Die Lippenkontur ist etwas braunbetont. An der Unterlippe sind braune Flecken *(Maculae)* erkennbar.

Die Abbildung ➢ Abb. 3.41 zeigt eine Ansicht auf die Zähne und Schleimhaut. Auffällig ist eine Hyperpigmentierung der Schleimhaut (Pfeile).

Verdachtsdiagnose

Morbus Addison

Differenzialdiagnosen

Hämochromatose *(Eisenspeicherkrankheit):* Charakteristisch ist eine homogene Hyperpigmentierung der Haut. Die Schleimhäute sind in der Regel nicht betroffen.

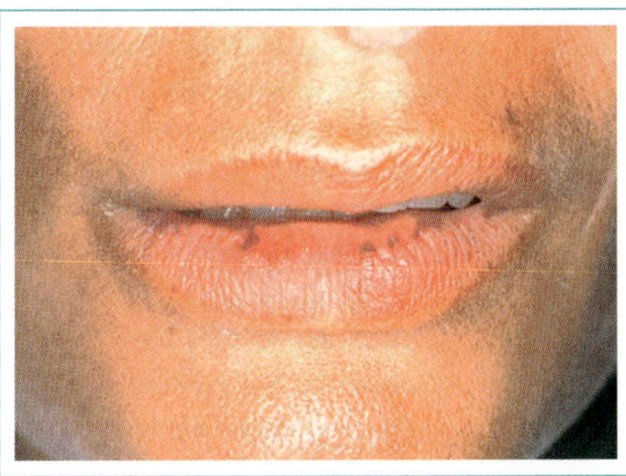

Abb. 3.40 Morbus Addison [E432]

ABBILDUNG 3.40

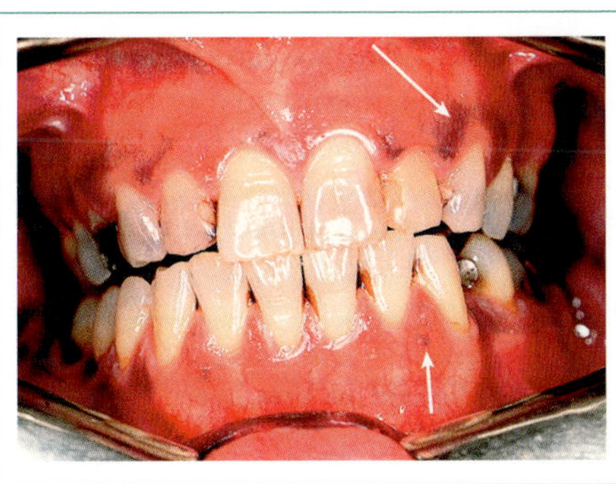

Abb. 3.41 Morbus Addison [E772]

ABBILDUNG 3.41

Anamnestische Fragen zur Sicherung der Diagnose

- Seit wann? In der Regel ein langsamer Beginn der Hyperpigmentierung beim Morbus Addison.
- Lokalisation der Hyperpigmentierungen? Beim Morbus Addison findet sich die Pigmentierung v. a. an den Handlinien, Schleimhäuten und Lippen. Bei der Hämochromatose ist die Pigmentierung eher homogen über den ganzen Körper verteilt.
- Allgemeinsymptome: Übelkeit, Erbrechen, Schwäche? Typische Symptome des Morbus Addison.

Untersuchungsbefunde

- Herz-Kreislauf-System: arterielle Hypotonie
- Muskeln: Muskelschwäche, Muskelschmerzen
- Gegebenenfalls Verlust der Geschlechtsbehaarung, sekundäre Amenorrhö
- Labor: Natrium ↓, Kalium ↑, Serumkortisol ↓

Krankheitsbild

Der **Morbus Addison** ist eine Erkrankung der Nebennierenrinde, die als Folge eine Insuffizienz nach sich zieht. Ursache ist in den meisten Fällen ein Autoimmunprozess, der zur Zerstörung der Drüse führt. Andere Ursachen für eine Zerstörung der Nebennierenrinde sind Infektionskrankheiten, Metastasen oder Blutungen etwa im Rahmen des Waterhouse-Friderichsen-Syndroms.

Die Symptome können unterschiedlich ausfallen und sind von der Dauer und dem Ausmaß des Hormonmangels bestimmt. Die häufigsten sind **Schwäche** und **reduzierte Belastbarkeit,** auffällige **Pigmentierung der Haut und Schleimhaut, Gewichtsverlust, Hypotonie, Bauchschmerzen,** Übelkeit und Erbrechen.

Die Maximalvariante ist die **Addison-Krise,** die ohne Behandlung meist tödlich verläuft. Die typischen Symptome sind starke arterielle Hypotonie, abdominelle Schmerzen mit Pseudoperitonitis, Rücken- und Thoraxschmerzen, Übelkeit, Erbrechen, Vigilanzstörung. Die Therapie besteht in der Substitution von Glukokortikoiden, Mineralokortikoiden und Androgenen.

3.4.6 Tonnenzähne

Bildbeschreibung

Auf der Abbildung (➤ Abb. 3.42) ist ein bleibendes Gebiss zu sehen. Auffällig ist die Form der Zähne, besonders der oberen Schneidezähne, die an der distalen Seite Einkerbungen tragen. Die Basis des Zahns ist breit, zur Schneidefläche hin wird der Zahn schmäler. Insgesamt stehen die Zähne weit auseinander und bilden Lücken.

Verdachtsdiagnose

Tonnenzähne

3.4.6 Tonnenzähne

Erkennungszeichen:
- Breite Zahnbasis, die zur Schneidefläche etwas schmäler wird und Einkerbungen hat
- Zähne stehen meist breit auseinander

Differenzialdiagnosen:
- Rachitis
- Angeborene Zahnschäden durch mütterlichen Medikamentenkonsum

ABBILDUNG 3.42

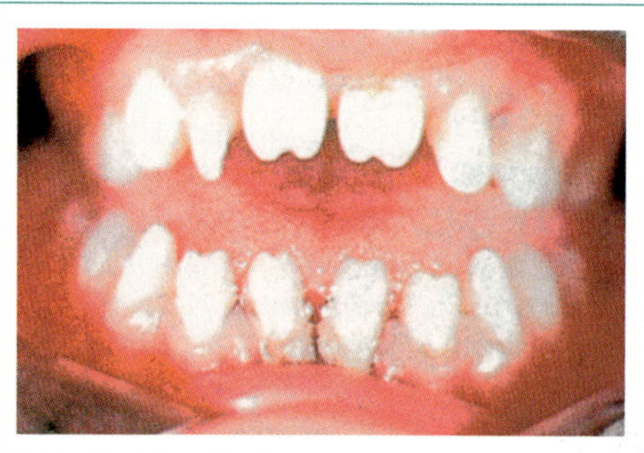

Abb. 3.42 Tonnenzähne [E426]

Differenzialdiagnosen

- Zahnveränderungen bei **Rachitis** (➤ 3.8.6)
- Zahnveränderungen durch Schädigung der Anlage der bleibenden Zähne, u. a. durch **mütterlichen Medikamentenkonsum in der Schwangerschaft**

Anamnestische Fragen zur Sicherung der Diagnose

- Seit wann? Tonnenzähne bei der Lues connata entwickeln sich mit dem Wachstum der bleibenden Zähne.
- Mütterliche Infektionserkrankungen in der Schwangerschaft? Hinweise auf Ursache der Veränderungen.
- Mütterlicher Medikamentenkonsum in der Schwangerschaft? Hinweise auf Ursache der Veränderungen.
- Andere typische Symptome der Lues connata? Sichtbare Parrot-Furchen und Sattelnase sprechen für eine konnatale Lues.
- Bekannte Rachitis im Kindesalter? Hinweis auf Ursache der Veränderungen.

Untersuchungsbefund

➤ 3.1.7

Krankheitsbild

Die **Tonnenzähne** *(Hutchinson-Zähne)* sind typische, wenn auch nicht beweisende Merkmale der **Lues connata tarda** (angeborene Lues mit Manifestation nach dem 2. Lebensjahr). Sie entstehen am ehesten durch Schädigung der Zahnanlage in der Schwangerschaft. Dabei sind die Schneidezähne typsicherweise verändert. Sie sind an der Basis breit und werden zur Schneidefläche schmäler. Die Schneidefläche zeigt Substanzdefekte, entweder in Form von Einkerbungen oder halbmondförmigen Einsenkungen. Insgesamt stehen die Zähne weit auseinander und bilden Zahnlücken.

Andere Symptome der Lues connata tarda sind Parrot-Furchen, die als periorale, bis ins Lippenrot reichende Einkerbungen sichtbar sind, Sattelnase (➤ 3.1.7) und die **Hutchinson-Trias,** die sich aus Innenohrschwerhörigkeit, Keratitis und Tonnenzähnen zusammensetzt.

3.4.7 Leukoplakie

Erkennungszeichen: weißliche, nicht abwischbare, meist flache, gelegentlich leicht erhabene oder papillomatöse Veränderung der Schleimhäute
Differenzialdiagnosen:
- Candidainfektion
- Plattenepithelkarzinom
- Wickham-Streifung bei Lichen ruber planus
- Orale Haarleukoplakie, v. a. bei Immunsuppression

Bildbeschreibung

Die Abbildung (➤ Abb. 3.43) zeigt einen Blick in die Mundhöhle und besonders in die Backentaschen. Auffallend sind eine weißliche Verfärbung der Schleimhaut und eine Rötung im hinteren Bereich der Backentasche. Nebenbefundlich erscheint die Zunge weißlich belegt, die Zähne zeigen Amalgamfüllungen.

Verdachtsdiagnose

Leukoplakie

ABBILDUNG 3.43

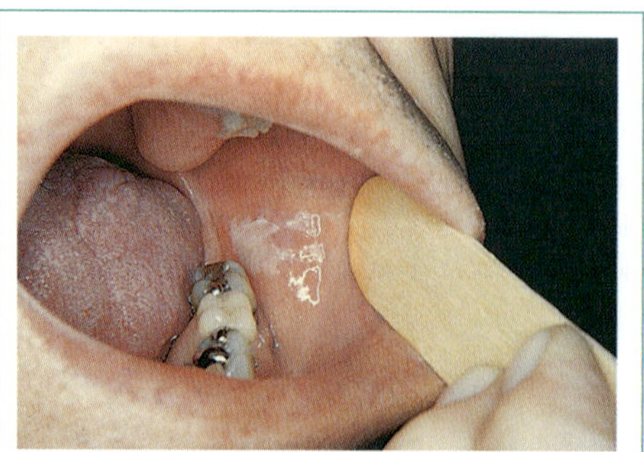

Abb. 3.43 Leukoplakie [E383]

Differenzialdiagnosen

- **Candidainfektion** (➤ 3.4.9): Charakteristisch sind weißliche, cremige, abwischbare Beläge auf entzündlichem Grund.
- **Plattenepithelkarzinom** der Schleimhaut: Kennzeichen sind nicht abwischbare Beläge.
- **Wickham-Streifung** bei **Lichen ruber planus:** Entzündliche Erkrankung der Haut und Schleimhäute mit juckenden Papeln. Durchzogen sind die Effloreszenzen mit weißlichen Streifen. Lokalisation sind v. a. die Backentaschen, seltener die Zunge.
- **Orale Haarleukoplakie**: Durch EBV hervorgerufene Infektion der Schleimhaut. Typisch sind weißliche, nicht abwischbare Beläge meist am seitlichen Zungenrand und an der Zungenunterfläche. In den meisten Fällen Auftreten bei Immunsuppression, v. a. bei HIV oder nach Transplantationen.

Anamnestische Fragen zur Sicherung der Diagnose

- Seit wann? Eine Leukoplakie entwickelt sich in der Regel langsam.
- Abwischbar oder festhaftend? Abwischbare Beläge sprechen eher für eine Candidose, festhaftende Beläge für eine Leukoplakie, orale Leukoplakie oder ein Plattenepithelkarzinom.
- Noxenkonsum? Alkohol- und Nikotinkonsum (besonders Zigarren und Pfeifen) können die Bildung einer Leukoplakie und des Plattenepithelkarzinoms begünstigen.
- Internistische Vorerkrankungen? Erkrankungen, die mit einem reduzierten Immunstatus einhergehen, u. a. HIV, Diabetes mellitus, begünstigen das Auftreten einer Candidose. HIV kann zum Auftreten einer Haarleukoplakie führen.

Untersuchungsbefunde

Histologische Untersuchung: zur Diagnosesicherung und zum Ausschluss eines Plattenepithelkarzinoms; Hyperkeratosen (verstärkte Verhornung) und dysplastische Veränderungen typisch

Krankheitsbild

Leukoplakie ist eine Beschreibung für eine weißliche, nicht abwischbare, meist flache, aber auch leicht erhabene oder papillomatöse Veränderung der Schleimhäute. Sie findet sich v. a. an der Schleimhaut der Mundhöhle, des Rachens und des Kehlkopfes. In der Mundhöhle sind vorzugsweise die Wangenschleimhaut, innerer Mundwinkel, Zunge, Mundboden und Gaumen betroffen. Die Kehlkopfschleimhaut und Stimmlippen sowie die Schleimhäute des Genitalbereichs können ebenfalls betroffen sein. Die Leukoplakie geht mit einer verstärkten Verhornung (des normalerweise nicht verhornenden Plattenepithels) einher, die unter Feuchtigkeitseinfluss aufquillt und weiß erscheint. Die Ursachen können sehr unterschiedlich sein, u. a.

- **Chronische Noxeneinwirkung,** z. B. Nikotin, Alkohol, mechanische Irritationen durch Zahnprothesen
- **Schleimhautmanifestation** bei chronischen Erkrankungen, z. B. Lichen ruber planus, Haarleukoplakie, chronisch diskoider Lupus erythematodes
- Idiopathische Formen

Die Klärung der Ursachen ist unabdingbar. Als therapeutische Maßnahme sind eine Laser- oder Kryotherapie sowie eine Exzision möglich. Regelmäßige Kontrollen sollten erfolgen, da die Leukoplakie eine Präkanzerose für Plattenepithelkarzinome darstellt.

3.4.8 Lackzunge

Bildbeschreibung

Auf der Abbildung (➤ Abb. 3.44) ist eine ausgestreckte Zunge zu sehen. Auffällig ist die glatte, im vorderen Teil glänzende Oberfläche. Ein Belag ist nicht sichtbar. Die Zungenpapillen sind in diesem Bild nicht sicher beurteilbar.

Verdachtsdiagnose

Lackzunge

Differenzialdiagnosen

- **Plummer-Vinson-Syndrom:** Bei Eisenmangel vorkommende Schleimhautatrophie im Verdauungstrakt, die sich mit Lackzunge, Zungenbrennen, Schluckbeschwerden, mikrozytärer, hypochromer Anämie und Nagelveränderungen manifestiert.
- **Hunter-Glossitis:** Entzündung der Zunge mit Brennen und Parästhesien bei Vitamin-B_{12}-Mangel.
- **Glossitis** anderer Genese, u. a. durch thermische oder chemische Einflüsse.

Anamnestische Fragen zur Sicherung der Diagnose

- Seit wann? Chronische Verläufe sind meist Hinweise auf einen Eisen- oder Vitamin-B_{12}-Mangel. Noxeneinflüsse führen meist zum raschen Beginn der Symptome.
- Lokale Symptome wie u. a. Brennen, Parästhesien? Hinweise auf eine Hunter-Glossitis.

3.4.8 Lackzunge

Erkennungszeichen:
- Zungenoberfläche glatt-glänzend
- Atrophie der Papillen und Schleimhaut

Differenzialdiagnosen:
- Plummer-Vinson-Syndrom
- Hunter-Glossitis
- Glossitis anderer Genese

ABBILDUNG 3.44

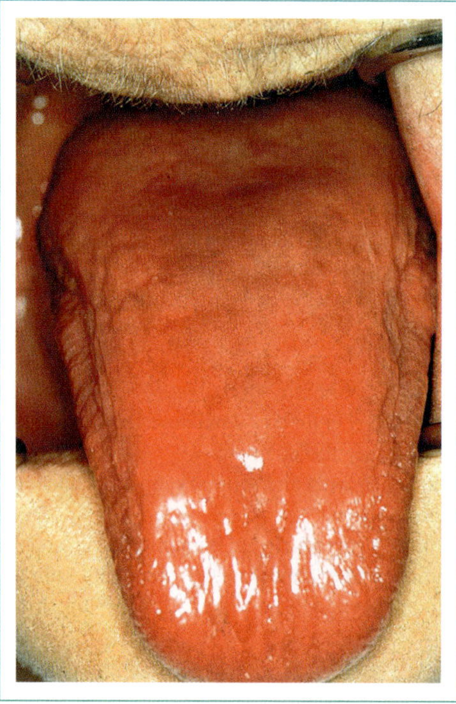

Abb. 3.44 Lackzunge [E273]

- Andere internistische Erkrankungen? Eine Typ A-Gastritis oder ein Morbus Crohn sind mit einem Vitamin-B_{12}-Mangel vereinbar. Eine Leberfunktionsstörung könnte ebenfalls Ursache einer Lackzunge sein.
- Hautsymptome? Nagelveränderungen, Haarausfall, trockene Haut mit Blässe können Hinweis auf Eisenmangel geben. Blasse Haut mit einem dezenten Sklerenikterus ist eher ein Hinweis auf einen Vitamin-B_{12}-Mangel.
- Neurologische Symptome? Polyneuropathie und Gedächtnisprobleme können beim ausgeprägten Vitamin-B_{12}-Mangel auftreten.

Untersuchungsbefunde

- Lackzunge durch Eisenmangel (Plummer-Vinson-Syndrom): Mundwinkelrhagaden, Löffelnägel, Onychoschisis, Onychorhexis, Anämie mit Blässe der Haut und Schleimhäute, Müdigkeit, Belastungsdyspnoe, systolischen Geräuschen, Hämatokrit ↓, Hämoglobin ↓, Erythrozyten ↓, MCV ↓, MCH ↓, Ferritin ↓, Transferrin ↑
- Lackzunge durch Vitamin-B_{12}-Mangel: brennende Zunge (Hunter-Glossitis), Polyneuropathie (symmetrische distale Sensibilitätsstörungen, Reflexabschwächung oder Ausfall, eingeschränktes Vibrationsempfinden, kognitive Störungen), ggf. Symptome der Typ A-Gastritis mit epigastrischen Schmerzen, Anämie mit strohgelber Hautfarbe durch prähepatischen Ikterus, Hämatokrit ↓, Hämoglobin ↓, Erythrozyten ↓, MCV ↑, MCH ↑, unkonjugiertes Bilirubin ↑

Krankheitsbild

Die **Lackzunge** ist durch eine glatt-glänzende Oberfläche der Zungenschleimhaut mit gleichzeitiger Papillen- und Schleimhautatrophie gekennzeichnet. Als Ursachen kommen ein Eisen- oder Vitamin-B_{12}-Mangel oder eine Lebererkrankung in Betracht.

Die **Hunter-Glossitis** ist eine Entzündung der Zunge, die mit einem Vitamin-B_{12}-Mangel vergesellschaftet ist. Ursachen können eine verminderte Zufuhr oder Resorption von Vitamin B_{12} sein oder eine Typ A-Gastritis, die mit einem Mangel an Intrinsic Factor einhergeht. Als Folge atrophieren Mukosa und Papillen der Zunge. Begleitend treten brennende Schmerzen und Parästhesien der Zunge auf. Eine makrozytäre, hyperchrome Anämie kann ebenfalls vorkommen. Die Therapie besteht in der Substitution von Vitamin B_{12}, bei der Typ-A-Gastritis zusätzlich in regelmäßigen Gastroskopien.

Das **Plummer-Vinson-Syndrom** geht neben der Lackzunge mit Schluckbeschwerden, Haut- und Haarveränderungen und einer mikrozytären, hypochromen Anämie einher. Die Therapie besteht in der Eisensubstitution.

3.4.9 Candidose

Bildbeschreibung
Auf der Abbildung (➤ Abb. 3.45) ist eine Zunge und der Gaumen sichtbar. Auffallend sind der weiße Belag am Übergang vom harten zum weichen Gaumen und die entzündliche veränderte Schleimhaut. Die Zunge erscheint geschwollen.

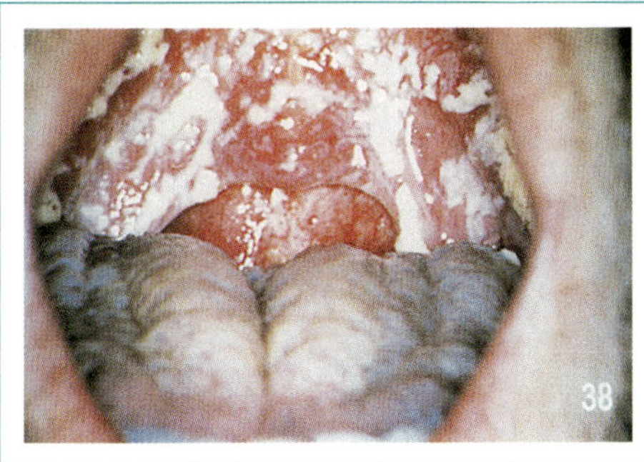

Abb. 3.45 Candidose [E543]

Verdachtsdiagnose
Orale Candidose

Differenzialdiagnosen
- **Leukoplakie** (➤ 3.4.7): Nicht abwischbare weiße Plaques.
- **Wickham-Streifung** bei **Lichen ruber planus:** Entzündliche Erkrankung der Haut und Schleimhäute mit juckenden Papeln. Durchzogen sind die Effloreszenzen mit weißlichen Streifen. Lokalisation sind v. a. die Backentaschen, seltener die Zunge.
- **Orale Haarleukoplakie:** Durch EBV hervorgerufene Infektion der Schleimhaut. Typisch sind weißliche, nicht abwischbare Beläge meist am seitlichen Zungenrand und an der Zungenunterfläche. In den meisten Fällen Auftreten bei Immunsuppression, v. a. bei HIV oder nach Transplantationen.

Anamnestische Fragen zur Sicherung der Diagnose
- Seit wann? Eine Candidose entwickelt sich meist über Wochen.
- Abwischbare Beläge? Die Candidabeläge sind abwischbar, Leukoplakie, orale Haarleukoplakie und Wickham-Streifung nicht.
- Andere Hauterscheinungen? Eine Candidabesiedlung kann an Haut und Schleimhäuten auftreten. Prädilektionsstellen sind Genitalbereich, intertriginöse Räume, Zehenzwischenraum und Achselfalten.
- Vorerkrankungen, u. a. Diabetes mellitus, HIV, Lymphome, Leukämien oder andere immunsupprimierende Erkrankungen? Gelten als Risikofaktor für eine Candidose.
- Medikamenteneinnahme, u. a. Antibiotika, inhalative Glukokortikoide? Gelten als Risikofaktor für eine Candidose.

Untersuchungsbefunde
Mykologischen Kultur zur Diagnosesicherung

Krankheitsbild
Die **orale Candidose** wird durch Candidapilze *(Hefepilze)* hervorgerufen. Mundhöhle, gesamter Gastrointestinaltrakt, Haut und Nägel können befallen sein. Selten sind invasive Candidosen u. a. der Lunge. Symptome sind **weißliche, abwischbare Beläge, gerötete** (entzündlich veränderte) **Schleimhäute,** Schluckschwierigkeiten. Prädisponierende Faktoren sind:
- Säuglinge und alte Menschen
- Antibiotische Therapie in der Vorgeschichte
- Mechanische Faktoren wie schlecht durchlüftete Kleidung, Adipositas
- Starkes Schwitzen und feuchte Umgebung (Schwimmhallen, Duschbäder) durch pH-Steigerung
- Konsumierende Erkrankungen oder Immunsuppression
- Alkoholabusus
- Endokrine Störungen, inhalative Glukokortikoide
- Kontakt zu Tieren

Die Symptome der **Hautcandidose** sind **flächige Rötungen** mit kleinen Papeln am Rand (Satellitenherde), mazerierte (aufgeweichte und gerötete) Haut mit weißlichen, abstreifbaren Belägen und das Vorkommen im „feuchten" Milieu, v. a. in den Hautfalten, inguinal und axillär.

Auf den Punkt gebracht

3.4.9 Candidose

Erkennungszeichen: weiße, abwischbare Beläge an Schleimhäuten auf entzündlichem Grund
Differenzialdiagnosen:
- Leukoplakie
- Wickham-Streifung bei Lichen ruber planus

ABBILDUNG 3.45

Die Therapie besteht in der Gabe von Antimykotika. Zu den begleitenden Maßnahmen zählen bei der oralen Candidose u. a. ein regelmäßiger Wechsel von Zahnbürsten und Spülungen mit antiseptischen Substanzen, bei der Hautcandidose das Trockenhalten der betroffenen Areale und das Tragen von gut waschbarer Baumwollwäsche.

3.4.10 Aphthen

3.4.10 Aphthen

Bildbeschreibung

Die Abbildung (➤ Abb. 3.46) zeigt die Innenseite der Lippe. Sichtbar ist eine linsengroße Erosion mit einem gelblichen Belag und entzündlichen Hof (Pfeil).

ABBILDUNG 3.46

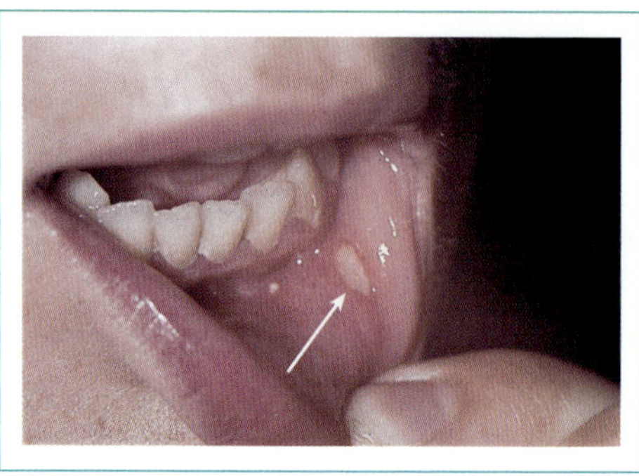

Abb. 3.46 Aphthen [M537]

Verdachtsdiagnose

Aphthen

Erkennungszeichen: linsengroße Erosionen mit gelblichem Belag und entzündlichem Saum
Differenzialdiagnosen:
- Habituelle Aphthen
- Morbus Behçet
- Stomatitis aphthosa
- Infektion mit Coxsackie-Viren
- Pemphigus vulgaris

Differenzialdiagnosen

- **Habituelle** *(chronisch rezidivierende)* **Aphthen:** Treten rezidivierend auf, die Ursache ist unbekannt.
- **Morbus Behçet:** Systemische Vaskulitis mit Beteiligung von arteriellen und venösen Gefäßen. Betroffen sind v. a. Haut, Schleimhaut und Augen.
- **Stomatitis aphthosa** (➤ 3.13.11): Infektion mit Herpes simplex-Viren. Die Symptome sind multiple, schmerzhafte aphthenähnliche Erscheinungen an der Mundschleimhaut. An der Haut sind neben Erosionen auch schmerzhafte Bläschen zu sehen.
- **Infektion mit Coxsackie-Viren:** Kann mit schmerzhaften Erosionen der Mundschleimhaut und der Tonsillen einhergehen. An den Lippen finden sich neben Erosionen auch Bläschen.
- **Pemphigus vulgaris** (➤ 3.12.1): Autoimmunerkrankung mit Bildung von schlaffen und schmerzhaften Blasen und Erosionen an Haut und Schleimhäuten.

Anamnestische Fragen zur Sicherung der Diagnose

- Seit wann? Meist schnelle Entwicklung der Schleimhauterscheinungen.
- Rezidive? Rezidive sprechen für habituelle Aphthen oder Begleiterscheinungen bei chronisch-entzündlichen Darmerkrankungen oder Morbus Behçet.
- Begleitende internistische Erkrankungen? Hinweis auf Ursache der Aphthen.
- Zeichen einer Infektion: Fieber, Halsschmerzen, Tonsillenvergrößerung? Hinweis auf akute infektiöse Erkrankung, z. B. mit Coxsackie-Viren.

Untersuchungsbefunde

Je nach Ursache können folgende Befunde erhoben werden:

- Coxsackie-Infektion, Stomatitis aphthosa: Beteiligung der Haut als schmerzhafte Bläschenbildung.
- Pemphigus vulgaris: Bildung schmerzhafter schlaffer Hautblasen auf entzündlichem Grund. Prädilektionsstellen sind der behaarte Kopf, Gesicht, Axilla, Mundhöhle, Leisten und Brust. Die Blasenbildung kann durch Reiben am Blasenrand (Nikolski-II-Phänomen) oder auf gesunder Haut (Nikolski-I-Phänomen) provoziert werden.
- Morbus Behçet: Schmerzhafte Aphthen im hinteren Mund- und Genitalbereich, die narbig abheilen. Augenschmerzen, lokale entzündliche Symptome und Visuseinschränkungen durch Iritis oder Uveitis anterior können vorkommen. Die Symptome der Haut können als Erythema nodosum, polymorphe Hauterscheinungen (papulöse, papulopustulöse Exantheme) in Erscheinung treten, entzündliche Gelenkschwellungen durch eine Oligoarthritis. Nach Hautpunktionen entwickelt sich an der Einstichstelle eine Papel oder Pustel (Pathergie-Phänomen).

Krankheitsbild

Aphthen sind schmerzhafte, meist linsengroße, mit gelblichem Fibrinbelag durchzogene Schleimhauterosionen. Umgeben sind sie von einem entzündlichen Hof. Sie entwickeln sich aus einem Bläschen. **Solitäre** Aphthen rezidivieren nicht, können akute Infekte begleiten oder traumatisch nach Verletzungen

der Schleimhaut auftreten. **Chronisch rezidivierende** (habituelle) Aphthen treten gehäuft bei Morbus Crohn, Colitis ulcerosa, Magenerkrankungen oder zyklusbedingt vor der Periodenblutung auf. Meist sind dann multiple Herde in der Mundschleimhaut vorhanden.
Beim **Morbus Behçet** finden sich neben Mundaphthen (häufig im hinteren Drittel der Mundhöhle) auch genitale Aphthen bzw. Ulzera, Iritis und Vaskulitis der Haut. Andere Manifestationen sind Polyarthritis, Enterokolitis, Nierenfunktionsstörungen und Meningoenzephalitis. Die Therapie der Aphthen kann äußerlich mit Salbei- und Kamillenspülungen erfolgen, innerlich mit Kortikosteroiden.
Herpes- und Coxsackie-Infektionen bilden ähnliche Erscheinungen an den Schleimhäuten, werden aber nach der gängigen dermatologischen Nomenklatur nicht zu den Aphthen gezählt.

3.5 Hände

3.5.1 Rheumatoide Arthritis

Bildbeschreibung

Die Abbildung ➤ Abb. 3.47 zeigt Hände mit annähernd symmetrischer Schwellung der Grund- und Mittelgelenke. Die Endgelenke sind von der Schwellung nicht betroffen.
Auf Abbildung ➤ Abb. 3.48 sind an der rechten Hand Schwellungen und Verdickungen über den Grundgelenken, eine ulnare Deviation und am kleinen Finger eine Schwanenhalsdeformität sichtbar. Die Interossalmuskulatur scheint atroph. Über dem linken Handgelenk sind glatt begrenzte Knoten sichtbar. Beide Daumen zeigen eine dezente Z-Deformität.

Verdachtsdiagnose

Rheumatoide Arthritis

3.5 Hände

3.5.1 Rheumatoide Arthritis

Erkennungszeichen:
- Symmetrische Schwellung der Fingergrund- und Mittelgelenke
- Ulnare Deviation
- Schwanenhals-, Knopflochdeformität, Z-Deformität am Daumen
- Atrophie der Intraossealmuskulatur
- Rheumaknoten

Differenzialdiagnosen:
- Gichtarthritis
- Psoriasis-Arthritis
- Heberden-Arthrose

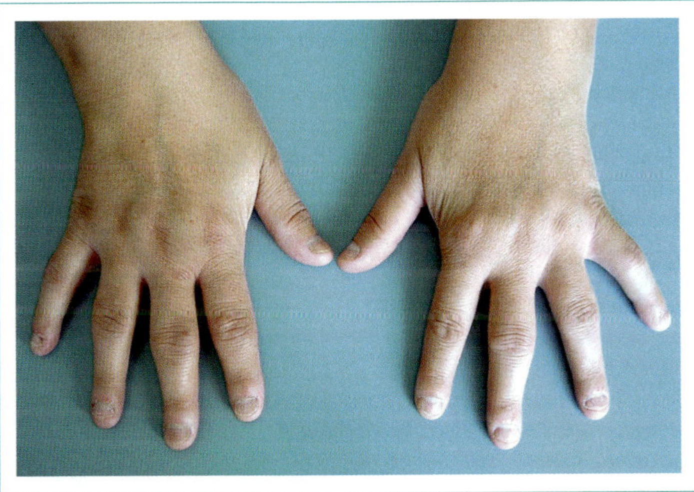

Abb. 3.47 Rheumatoide Arthritis [T127]

ABBILDUNG 3.47

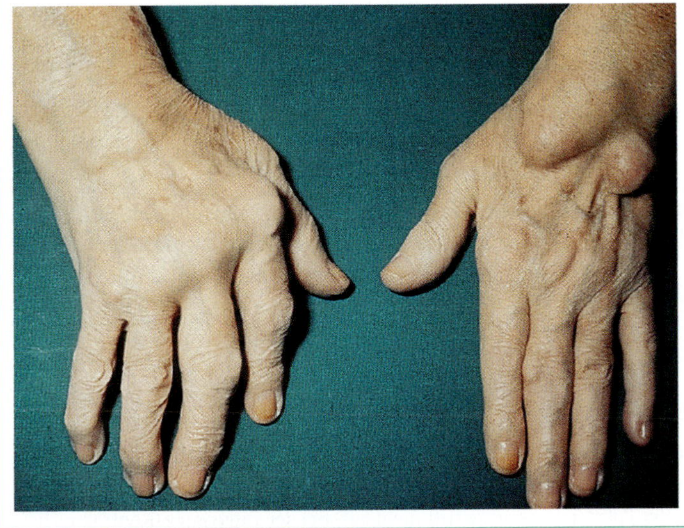

Abb. 3.48 Rheumatoide Arthritis [E536]

ABBILDUNG 3.48

Differenzialdiagnosen

- **Gichtarthritis** (➤ 3.3.2): Meist asymmetrischer Befall, Gichttophi vorhanden, unterschiedlicher Schwellungsgrad über den betroffenen Gelenken.
- **Psoriasis-Arthritis** (➤ 3.5.9): Symmetrischer Befall ist möglich, häufiger jedoch Befall im Strahl mit Beteiligung von Grund-, Mittel- und Endgelenken (Wurstfinger). Zusätzlich sind meist psoriatische Effloreszenzen sichtbar.
- **Heberden-Arthrose** (➤ 3.5.3): Degenerative Veränderung der Endgelenke mit u. a. radialer Deviation.

Anamnestische Fragen zur Sicherung der Diagnose

- Seit wann? Meist langsamer Beginn und chronischer Verlauf in Schüben.
- Allgemeinsymptome: Fieber, Gelenkschmerzen, Muskelschmerzen, Morgensteifigkeit, allgemeines Krankheitsgefühl? Typische Symptome der rheumatoiden Arthritis.
- Andere Hauterscheinungen? Rheumagranulome sprechen für eine rheumatoide Arthritis, psoriatische Plaques für eine Psoriasis-Arthritis, Gichttophi für die Gichtarthritis.
- Vorerkrankungen? Eine Hyperurikämie kann Hinweise auf eine Gichtarthritis geben. Nierenfunktionsstörungen, Pleuritis oder Perikarditis deuten auf eine rheumatoide Arthritis hin.

Untersuchungsbefunde

- Gelenke: Schwellung v. a. der kleinen Gelenke begleitet von Schmerzen und Steifigkeit, Druckschmerzhaftigkeit über den betroffenen Gelenken
- Lunge: thorakale Schmerzen, Dyspnoe und atemabhängige schabende Reibegeräusche bei trockener Pleuritis, Stimmfremitus ↓, Klopfschalldämpfung, reduziertes Atemgeräusch, ggf. Dyspnoe bei Ausbildung eines Pleuraergusses
- Herz: thorakale Schmerzen, atemunabhängige schabende Geräusche bei trockener Perikarditis, vergrößerte Herzdämpfung, Jugularvenenstauung, Hypotonie bei Ausbildung eines Perikardergusses, arterielle Hypertonie
- Lymphknoten: ggf. generalisierte Lymphknotenschwellung, Lymphknoten sind weich, verschieblich und können schmerzhaft sein
- Urin: bei Beteiligung der Niere und Ausbildung einer Glomerulonephritis Erythrozyten, Eiweiß positiv
- Labor: BSG ↑, CRP ↑, ANA positiv, RF positiv, CCP-AK ↑, evtl. Kreatinin ↑, sekundäre hypochrome, mikrozytäre Anämie (Anämie bei chronischen Erkrankungen)

Krankheitsbild

Die **rheumatoide Arthritis** ist eine chronische Entzündung der Synovia von Gelenken und serösen Häuten. Bevorzugt erkranken Frauen im 4.–5. Lebensjahrzehnt.
Symptome sind:

- Fieber, Abgeschlagenheit, Gewichtsverlust, Nachtschweiß
- **Symmetrische Arthritis der kleinen Gelenke** (Finger-, Zehen-, Mittelgelenke)
- **Morgensteifigkeit,** Schwellung, eingeschränkte Funktion der Gelenke
- **Begrüßungsschmerz** *(Gaensslen-Zeichen)*
- Muskelschmerzen und Muskelatrophie
- **Gelenkdestruktionen, Knopflochdeformität, Schwanenhalsdeformität, ulnare Deviation**
- HWS-Beteiligung mit Sub- bzw. Luxation
- Eventuell Rheumaknoten
- **Beteiligung innerer Organe:** Glomerulonephritis, Pleuritis, Karditis, Keratokonjunktivitis sicca
- Hohes Arterioskleroserisiko

3.5.2 Morbus Dupuytren

Erkennungszeichen:
- Knötchen- und Strangbildung in der Hohlhand, v. a. an den Fingern IV und V
- Beugekontraktur und Streckhemmung, v. a. der Finger IV und V
- Daumen ist nicht betroffen

Differenzialdiagnose: Karpaltunnelsyndrom

3.5.2 Morbus Dupuytren

Bildbeschreibung

Die Abbildung (➤ Abb. 3.49) zeigt die palmare Seite einer linken Hand und den distalen Teil des Unterarms. In der Hohlhand sind eine Knötchen- und Strangbildung im Verlauf der Beugesehne des V. Fingers zu sehen. Der kleine Finger steht in einer Beugestellung mit Streckhemmung.

Verdachtsdiagnose

Dupuytren-Kontraktur

Differenzialdiagnosen

Karpaltunnelsyndrom (➤ 3.5.5): Ist auf die Kompression des N. medianus zurückzuführen und durch nächtliche Parästhesien und Schmerzen v. a. in den Fingern I–III (volar) und Thenaratrophie gekennzeichnet. Eine Veränderung der Palmaraponeurose tritt nicht auf. Bei der Dupuytren-Kontraktur haben die Menschen Schwierigkeiten, die Finger zu strecken.

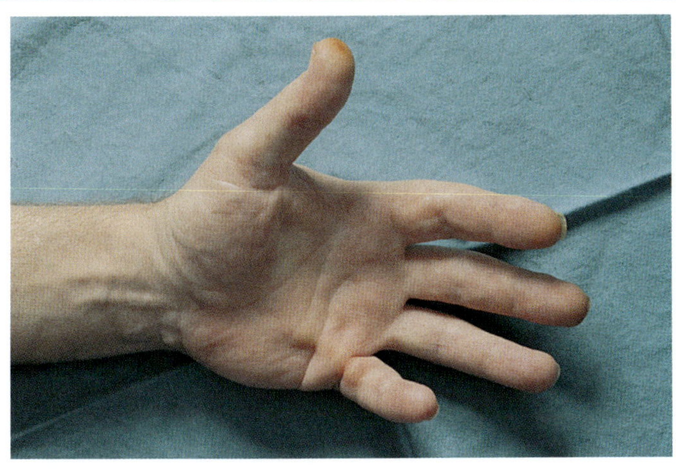

Abb. 3.49 Morbus Dupuytren [E397]

ABBILDUNG 3.49

Anamnestische Fragen zur Sicherung der Diagnose

- Seit wann? Die Dupuytren-Kontraktur entwickelt sich langsam.
- Streckhemmung? Typisches Symptom des Morbus Dupuytren. Beim Karpaltunnelsyndrom können Daumen und Kleinfinger nicht zusammengebracht werden. Bei proximalen Medianusläsionen können Daumen, Zeige- und Mittelfinger nicht gebeugt werden und es entsteht eine Schwurhand.
- Schmerzhaftigkeit? Der Morbus Dupuytren ist meist nicht schmerzhaft, das Karpaltunnelsyndrom geht mit v. a. nächtlichen Schmerzen einher.
- Kraftlosigkeit? Typisches Symptom beim Morbus Dupuytren und Karpaltunnelsyndrom.
- Vorerkrankungen, u. a. Diabetes mellitus, Lebererkrankungen? Können Hinweise auf Morbus Dupuytren und Karpaltunnelsyndrom geben.
- Familiäre Disposition? Können Hinweise auf Morbus Dupuytren und Karpaltunnelsyndrom geben.

Untersuchungsbefunde

Hand: Beugekontraktur und Streckhemmung der Finger

Krankheitsbild

Der **Morbus Dupuytren** ist ein Krankheitsbild, das sich aus einer **Schrumpfung der Palmaraponeurose** ergibt. Die Muskulatur ist nicht betroffen. Die Ursachen sind unbekannt. Betroffen sind die Finger II–V, aber nicht der Daumen, weil die Sehnen der Daumenmuskulatur nicht in der Palmaraponeurose liegen. Sie beginnt mit einer **Knötchenbildung** im Bereich der Hohlhand und führt später zu einer **Beugekontraktur** und **Streckhemmung der Finger.** Eine Lähmung oder sensible Störungen kommen nicht vor. Gehäuft findet sich die Dupuytren-Kontraktur bei Leberleiden und Diabetes mellitus. Die Therapie besteht in einer Operation.

3.5.3 Heberden- und Bouchard-Arthrose

3.5.3 Heberden- und Bouchard-Arthrose

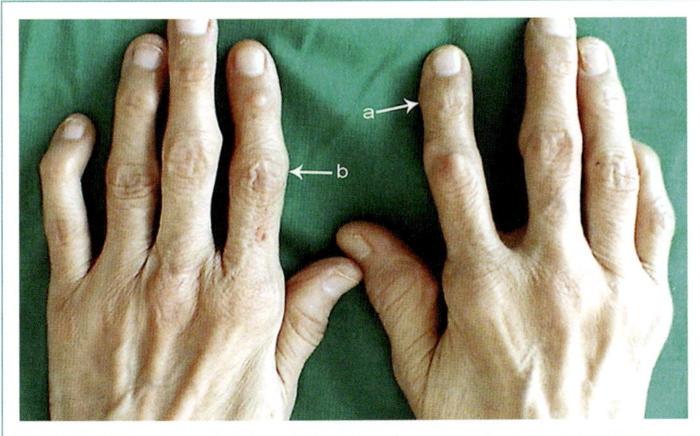

Abb. 3.50 Heberden- und Bouchard-Arthrose [G559]

ABBILDUNG 3.50

- Heberden-Arthrose: knötchenartige Verdickungen über den Endgelenken mit radialer Deviation
- Bouchard-Arthrose: knötchenartige Verdickungen über den Mittelgelenken

Differenzialdiagnosen:

- Rheumatoide Arthritis
- Gichttophi

Bildbeschreibung

Auf der Abbildung (➤ Abb. 3.50) sind knötchenartige Verdickungen über den Endgelenken (a) und Mittelgelenken (b) zu sehen. Am kleinen Finger der linken Hand ist eine radiale Deviation deutlich sichtbar. Entzündliche Symptome in Form einer Rötung oder Schwellung sind nicht erkennbar. Die Befunde sprechen für eine Heberden- und Bouchard-Arthrose. Die Grundgelenke scheinen verdickt, aber ohne entzündliche Symptomatik.

Verdachtsdiagnose

Heberden- und Bouchard-Arthrose

Differenzialdiagnosen

- **Rheumatoide Arthritis** (➢ 3.5.1): Entzündliche Erkrankung mit symmetrischen Befall der Grund- und Mittelgelenke. Endgelenke sind nicht betroffen.
- **Gichttophi** (➢ 3.3.2): Manifestation der chronischen Gicht, die alle Fingergelenke betreffen kann.

Anamnestische Fragen zur Sicherung der Diagnose

- Seit wann? Typisch für die Heberden- und Bouchard-Arthrose ist eine chronische Entwicklung.
- Schmerzhaftigkeit? In der Regel nicht schmerzhaft, außer bei aktivierter Arthrose.
- Allgemeinsymptome? Keine Veränderung des Allgemeinzustands.
- Vorerkrankungen, u. a. Gichtanfälle? Hinweis auf eine Entwicklung von Gichttophi.
- Familiäre Häufung? Zur Klärung einer genetischen Disposition.

Untersuchungsbefunde

Labor: keine Hinweise auf entzündliche oder rheumatische Geschehen

Krankheitsbild

Die **Heberden- und Bouchard-Arthrose** sind auf **degenerative Veränderungen** mit Osteophytenbildung, Kapselschwellung und Ödembildung der Endgelenke (Heberden-Arthrose) und Mittelgelenke (Bouchard-Arthrose) zurückzuführen, wobei eine genetische Disposition und das weibliche Geschlecht eine große Rolle spielen.

Es bestehen eine **knötchenartige Schwellung** und in der Regel eine dezente Schmerzsymptomatik. Die Beweglichkeit der Gelenke ist herabgesetzt. Entzündliche Schübe können sich als aktivierte Arthrose bemerkbar machen, die dann mit Rötung und Schmerzen einhergeht. Die Heberden- und Bouchard-Arthrose können einzeln oder häufiger gemeinsam vorkommen.

3.5.4 Krallenhand

Erkennungszeichen:
- Vollständige Beugung und Streckung sind nicht möglich
- Überstreckung in den Grundgelenken
- Beugung in den Mittel- und Endgelenken
- Atrophie der Mm. interossei

Differenzialdiagnose: Amyotrophe Lateralsklerose

3.5.4 Krallenhand

Bildbeschreibung

Die Abbildung ➢ Abb. 3.51 zeigt eine Hand von palmar mit gebeugten Fingern in den Mittel- und Endgelenken. Die Muskulatur der Hand zeigt keine Atrophie.

Die Abbildung ➢ Abb. 3.52 zeigt schematisch eine Überstreckung in den Grundgelenken und eine Beugung in den Mittel- und Endgelenken. Ferner ist das sensible Innervationsgebiet des N. ulnaris eingezeichnet.

Verdachtsdiagnose

Krallenhand bei Lähmung des N. ulnaris

ABBILDUNG 3.51

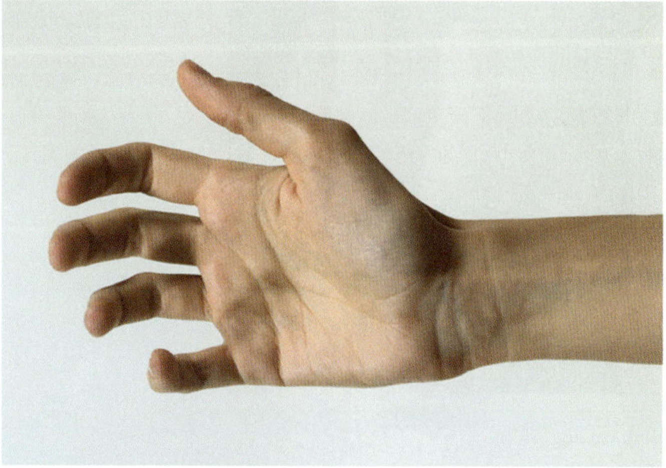

Abb. 3.51 Krallenhand [S007-1-22]

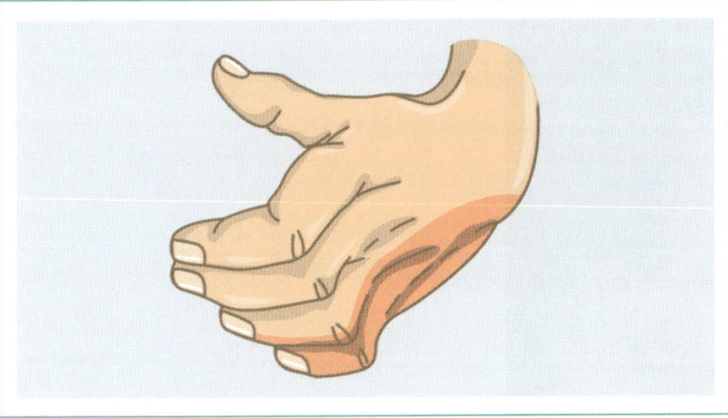

Abb. 3.52 Krallenhand [L138]

ABBILDUNG 3.52

Differenzialdiagnosen

Amyotrophe Lateralsklerose: Neurologische Erkrankung, die mit Degeneration des 1. und 2. Motoneurons einhergeht. Die Leitsymptome sind asymmetrische Lähmungen, Spastik, Krämpfe und terminal Atemlähmung.

Anamnestische Fragen zur Sicherung der Diagnose

- Seit wann? Eine Lähmung des N. ulnaris entwickelt sich meist rasch nach einem Trauma, z. B. Schnittverletzung, oder als Folge einer Druckeinwirkung.
- Vorausgegangenes Trauma, Druckbelastung? Hinweis auf Ursache der Lähmung.
- Neurologische Vorerkrankungen? Können Hinweise auf eine neurologische Grunderkrankung geben, z. B. die amyotrophe Lateralsklerose.

Untersuchungsbefund

Hand: Krallenhand, Atrophie der Mm. interossei

Krankheitsbild

Die **Krallenhand** ist die Folge einer **Lähmung des N. ulnaris.** Sie entsteht durch direkte Traumen entweder in der Ellenbogenregion oder im Handgelenk.

Leitsymptome sind neben der Krallenhand eine **Atrophie der Mm. interossei.** Bei der Aufforderung, die Hand bzw. Finger zu strecken oder zur Faust zu beugen, bleiben die Mittel- und Endgelenke der Finger in einer Beugestellung. Der sensible Ausfall betrifft den kleinen Finger und die ulnare Seite der Hand.

3.5.5 Karpaltunnelsyndrom

Bildbeschreibung

Auf Abbildung ➢ Abb. 3.53 sind Hände von der palmaren Seite sichtbar. Auffällig sind die Fältelung der Haut und die Atrophie der Thenarmuskulatur.

Die Abbildung ➢ Abb. 3.54 zeigt den Daumen-Kleinfinger-Versuch, der beim Karpaltunnelsyndrom nicht durchführbar ist. Dabei können Daumen und kleiner Finger nicht zusammengeführt werden.

Verdachtsdiagnose

Karpaltunnelsyndrom

3.5.5 Karpaltunnelsyndrom

Erkennungszeichen:
- Atrophie der Thenarmuskulatur
- Positives Flaschenzeichen
- Daumen-Kleinfinger-Versuch negativ

Differenzialdiagnose: Dupuytren-Kontraktur

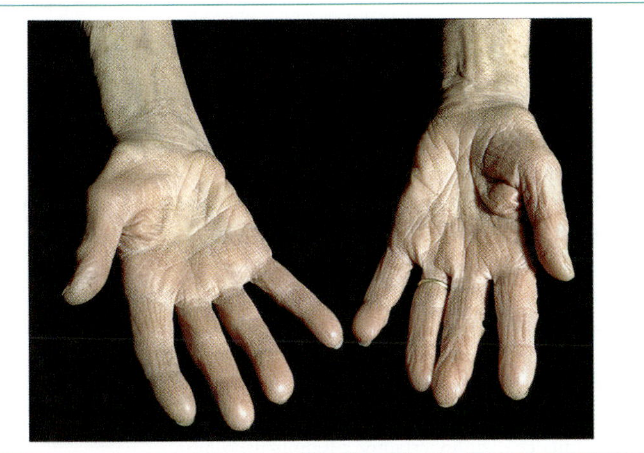

Abb. 3.53 Karpaltunnelsyndrom [G435]

ABBILDUNG 3.53

ABBILDUNG 3.54

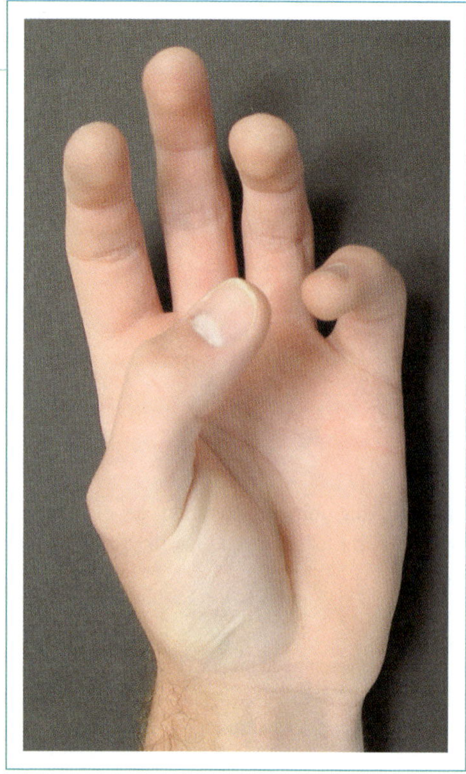

Abb. 3.54 Karpaltunnelsyndrom [G217]

Differenzialdiagnosen

Dupuytren-Kontraktur (➢ 3.5.2): Erkrankung der Hohlhand, die durch Schrumpfung der Palmaraponeurose entsteht. Die Muskulatur ist nicht betroffen. Typisch sind eine Knötchenbildung in der Hohlhand und eine Beugekontraktur der Finger. Lähmungen oder sensible Störungen kommen nicht vor.

Anamnestische Fragen zur Sicherung der Diagnose

- Seit wann? Meist langsamer Beginn und chronischer Verlauf.
- Schmerzen im betroffenen Gebiet? Typisch sind nächtliche Schmerzen und Sensibilitätsstörungen im Daumen, Zeigefinger und Mittelfinger, die über den Unterarm bis zum Oberarm und Schulter ausstrahlen können.
- Motorische Störungen, Krafteinbuße? In fortgeschrittenen Stadien entwickelt sich eine Thenaratrophie, die motorische Störungen nach sich zieht.
- Vorerkrankungen? Das Karpaltunnelsyndrom kommt gehäuft u. a. bei Hypothyreose, Diabetes mellitus, Gicht oder Amyloidose vor.

Untersuchungsbefunde

- Hoffmann-Tinel-Zeichen: bei Beklopfen des Bereiches über dem Lig. carpi transversum Parästhesien im Versorgungsgeiet des N. medianus
- Karpalkompressionstest: Druck im Bereich des Karpaltunnels löst Schmerzen im Versorgungsgebiet des N. medianus aus

Krankheitsbild

Das **Karpaltunnelsyndrom** entsteht durch **Kompression des N. medianus** im Bereich der Handwurzel. Dabei wird der Nerv, der unter dem Lig. carpi transversum (Retinaculum flexorum), im Karpaltunnel verläuft, mechanisch oder durch eine Stoffwechseldysregulation komprimiert. Eine **Schädigung des N. medianus** kann außerdem durch eine **Oberarmfraktur, Fehlpunktion** in der Ellenbeuge, durch **Druck** oder offene **Verletzungen** hervorgerufen werden.

Häufige Ursachen des Karpaltunnelsyndroms sind **Hypothyreose, Diabetes mellitus, Amyloidose, Gicht, Urämie und Schwangerschaft.**

Symptome sind:

- **Parästhesien** und Schmerzen im Daumen, Zeige- und Mittelfinger, die besonders in der Nacht auftreten und durch Händeschütteln gebessert werden und in den Unter- und Oberarm ausstrahlen können (Brachialgia paraesthetica nocturna)
- **Positives Flaschenzeichen:** Unfähigkeit, einen runden Gegenstand zu umgreifen durch Ausfall eines Teils der Unterarm- und Fingerbeuger
- Unfähigkeit, die Daumenkuppe mit der Kleinfingerkuppe zusammenzuführen
- **Atrophie der Daumenballen-Muskulatur** (Thenaratrophie)

- **Schwurhand:** der Patient kann beim Versuch, eine Faust zu machen, nur die ulnaren Finger beugen, die Finger 1–3 bleiben gestreckt. Dieses Symptom tritt bei **proximalen Läsionen** des N. medianus auf (nicht bei Läsionen im Karpaltunnel)

Die Therapie kann zur Beginn der Erkrankung häufig konservativ erfolgen, v. a. mit Ruhigstellung des Handgelenks zur Nacht oder lokalen Glukokortikoid-Injektionen. In fortgeschrittenen Stadien und bei Persistenz der Symptome ist eine operative Dekomprimierung des Nerven unabdingbar.

3.5.6 Fallhand

Bildbeschreibung

Auf Abbildung ➤ Abb. 3.55 ist eine Hand ohne sichtbare Pathologie dargestellt. Fordert man allerdings den Patienten auf, die Hand im Handgelenk zu strecken, ist das unmöglich. Die Handstrecker werden vom N. radialis versorgt.

Auf Abbildung ➤ Abb. 3.56 ist schematisch das sensible Versorgungsgebiet des N. radialis eingezeichnet.

3.5.6 Fallhand

Erkennungszeichen: Hand kann im Handgelenk nicht gestreckt werden

Differenzialdiagnosen:

- Läsionen des Plexus brachialis
- Wurzelläsionen C6-C8

ABBILDUNG 3.55

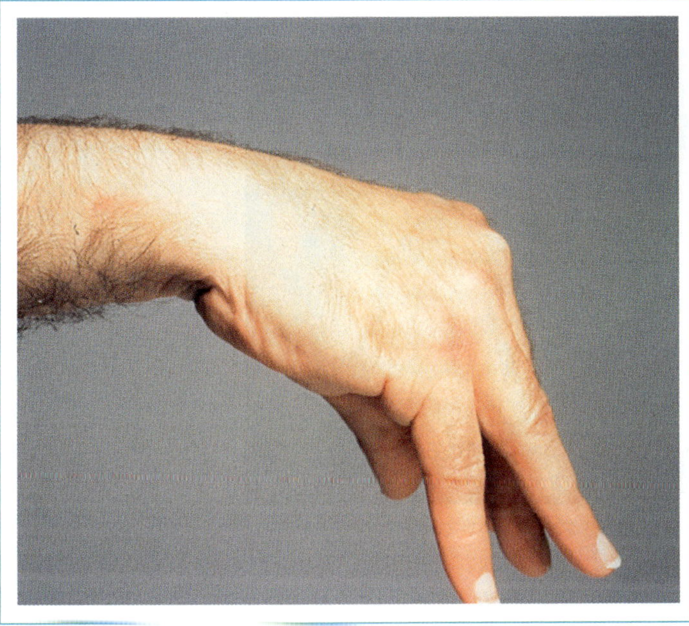

Abb. 3.55 Fallhand [S007-1-23]

ABBILDUNG 3.56

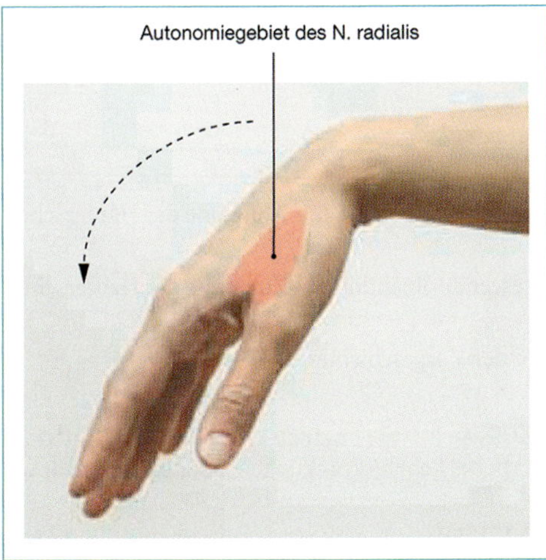

Abb. 3.56 Versorgungsgebiet des N. radialis [G217]

Verdachtsdiagnose

Fallhand bei Läsion des N. radialis

Differenzialdiagnosen

- **Läsion des Plexus brachialis:** Kann nach Trauma oder bei einem Tumorwachstum auftreten.
- **Wurzelläsionen C6–C8:** Können durch Kompression (Bandscheibenvorfall, Wirbelsäulentrauma oder Tumorwachstum) der Nervenwurzeln entstehen.

Anamnestische Fragen zur Sicherung der Diagnose

- Trauma in der Vorgeschichte? Ein Trauma kann Hinweise auf die Ursache geben.
- Kraftlosigkeit, Sensibilitätsstörungen? Typische Symptome der Radialislähmung.
- Schmerzhaftigkeit? Radikuläre Schmerzen sprechen für Wurzelläsionen.
- Andere neurologische Symptome? Begleitende Lähmungen, z. B. des gesamten Oberarms, können Hinweis auf eine Plexusschädigung sein.

Untersuchungsbefunde

Hand: Fallhand, keine Streckung möglich

Krankheitsbild

Die **Fallhand** ist die Folge einer (proximalen) **Lähmung des N. radialis.** Sie ist meist durch einen Oberarmbruch oder durch einen chronischen Druck in der Axilla verursacht. Leitsymptom ist die Fallhand, wobei weder eine Streckung im Handgelenk noch in den Fingergrundgelenken möglich ist.

3.5.7 Palmarerythem

3.5.7 Palmarerythem

ABBILDUNG 3.57

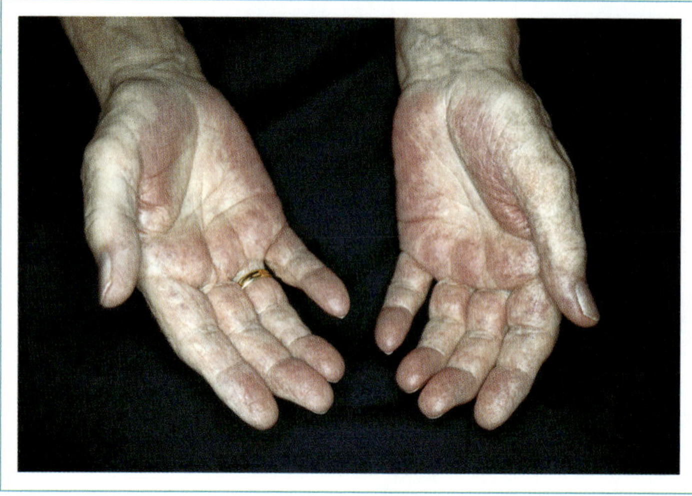

Abb. 3.57 Palmarerythem [R236]

Erkennungszeichen: Rötung der Handflächen, v. a. über der Thenar- bzw. Hypothenarmuskulatur, und der Finger
Differenzialdiagnosen:
- Toxisches Ekzem
- Allergisches Ekzem
- Arzneimittelexanthem

Bildbeschreibung

Die Abbildung (> Abb. 3.57) zeigt eine Hand von der palmaren Seite. Auffällig ist die Rötung der Handinnenfläche, besonders über dem Thenar- und Hypothenarbereich (Pfeil) sowie den Fingerkuppen. Die Haut erscheint atroph.

Verdachtsdiagnose

Palmarerythem

Differenzialdiagnosen

- **Toxisches Ekzem:** Charakteristisch ist die sog. Decrescendo-Reaktion mit Abnahme der Hauterscheinungen nach Entfernung des toxischen Agens'.
- **Allergisches Ekzem:** Charakteristisch ist die sog. Crescendo-Reaktion mit Zunahme der Hauterscheinungen nach Zufuhr des allergischen Agens'.
- **Arzneimittelexanthem:** Medikamenteneinnahme in der Vorgeschichte.

Anamnestische Fragen zur Sicherung der Diagnose

- Seit wann? Das Palmarerythem kann sich langsam, z. B. bei Lebererkrankungen, oder schnell, z. B. nach Einwirkungen von Noxen, entwickeln.
- Lokale Symptome: Brennen, Schmerzen, Juckreiz? Lokale Symptome sprechen eher für eine toxische oder allergische Ursache.
- Kontakt mit ätzenden Stoffen? Hinweis auf Ursache des Palmarerythems.
- Internistische Vorerkrankungen? Das Palmarerythem kann u. a. Lebererkrankungen begleiten.

Untersuchungsbefunde

Je nach Ursache zusätzliche Symptome, z. B.

- Leberzirrhose: u. a. Ikterus, Lackzunge, Lacklippen, Spider naevi, Plantarerythem
- Rheumatoide Arthritis: symmetrische entzündliche Schwellung der Fingergrund- und Mittelgelenke, Schwanenhals- und Knopflochdeformität, Z-Deformität des Daumens, ulnare Deviation, Rheumaknoten

- Cushing-Syndrom: Mondgesicht, Stiernacken, Stammfettsucht, dünne Extremitäten, Ödeme, petechiale Blutungen, Hautatrophie

Krankheitsbild

Das **Palmarerythem** ist definiert als **Rötung** der Handflächen, besonders über der Thenar- bzw. Hypothenarmuskulatur. Es tritt als Begleitsymptom bei internistischen Erkrankungen auf, u. a. bei Lebererkrankungen, rheumatoider Arthritis, Glukokortikoidtherapie, Hyperthyreose, Sepsis und bei Nikotinabusus. Es entwickelt sich meist schleichend und persistiert während der gesamten Dauer der Grunderkrankung oder auch darüber hinaus. Die Hautveränderung ist zumeist asymptomatisch.

3.5.8 Sklerodermie

Bildbeschreibung

Die Abbildung (➢ Abb. 3.58) zeigt beide Hände von dorsal. Die Finger befinden sich in einer leichten Beugestellung. Auffallend sind die derbe Schwellung der Finger, deutlich sichtbare Pigmentstörungen sowie die Hautatrophie. Die Haut imponiert glänzend-wachsartig und wird auch als Glanzhaut bezeichnet.

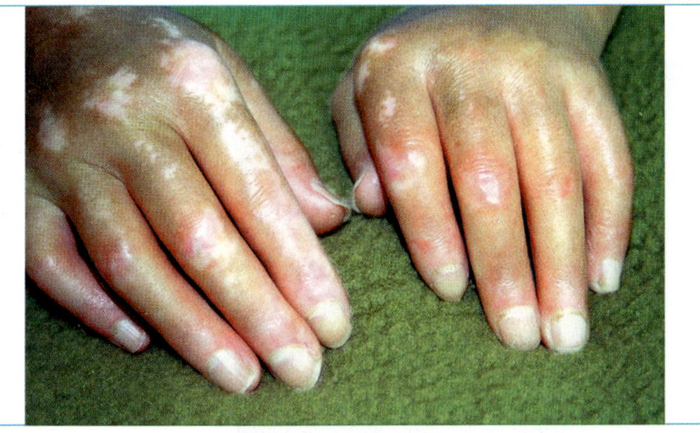

Abb. 3.58 Sklerodermie [M114]

Verdachtsdiagnose

Sklerodermie

Differenzialdiagnosen

- **Mischkollagenose** *(Sharp-Syndrom):* Erkrankung, die Symptome von systemischem Lupus erythematodes, Sklerodermie, rheumatoider Arthritis und Polymyositis beinhaltet. Das Raynaud-Syndrom ist bei dieser Erkrankung regelmäßig vorhanden.
- **Primäres Raynaud-Syndrom:** Anfallsweise auftretende Gefäßspasmen der Finger- und Zehenarterien, die zunächst mit Blässe der Finger, später Zyanose und Hautrötung einhergehen (sog. Trikolore-Phänomen). Auslöser sind Kälte oder Stress, die Ausprägung ist in der Regel symmetrisch. Im Verlauf sind keine Nekrosen oder trophischen Hautveränderungen nachweisbar. Der Nachweis einer Grunderkrankung fehlt.

Anamnestische Fragen zur Sicherung der Diagnose

- Seit wann? In der Regel langsamer Beginn und chronischer Verlauf.
- Andere Veränderungen der Haut? Verhärtung, Verlust der Hautfältelung, Rattenbissnekrosen und Punktblutungen sind typische Symptome der Sklerodermie.
- Allgemeinsymptome: Fieber, Gelenkschmerzen? Typische Symptome der Sklerodermie.

Untersuchungsbefunde

➢ 3.4.4

Krankheitsbild

Die **Sklerodermie** zählt zu den Kollagenosen und ist eine Autoimmunerkrankung des Bindegewebes. Meist sind Frauen betroffen. Im Vordergrund der Erkrankungen steht eine überschießende Aktivierung der Fibroblasten mit vermehrter **Produktion von kollagenem Bindegewebe.** Daraus resultieren eine Hautverdickung und ein sehr schmerzhafter Verschluss von Gefäßen. Dieser Prozess kann sowohl die Haut als auch die inneren Organe betreffen.

3.5.8 Sklerodermie

ABBILDUNG 3.58

Erkennungszeichen:
- Extremitäten und Stamm: Schwellung der Finger, Kontrakturen, Nekrose der distalen Phalangen (früher Rattenbissnekrosen genannt), derbe, harte Haut, Raynaud-Phänomen, symmetrische Arthritis der kleinen Gelenke
- Gesicht: gespannte Haut, reduzierte Mimik, Teleangiektasien, spitze Nase, kleine Mundöffnung und Tabaksbeutelmund, verkürztes Zungenbändchen

Differenzialdiagnosen:
- Sharp-Syndrom (Mischkollagenose)
- Exposition gegenüber chemischen Noxen
- Primäres Raynaud-Syndrom

Die Symptome können in Hautsymptome und extrakutane Symptome eingeteilt werden:

- **Hautveränderungen:**
  - **Schwellung der Finger, Morgensteifigkeit**
  - **Kontrakturen**
  - **Nekrose der distalen Phalangen** (Fingerkuppennekrosen, früher Rattenbissnekrosen genannt)
  - **Mikrostomie** (Verkleinerung der Mundöffnung; ➤ 3.4.4) und **Tabaksbeutelmund**
  - Erweiterte Gefäße (Teleangiektasien)
  - **Reduzierte Mimik, gespannte Haut**
- **Raynaud-Symptomatik:** anfallsweise auftretende Gefäßspasmen der Fingerarterien, die zunächst mit Blässe der Finger, später Zyanose und Hautrötung einhergehen; häufig ein Frühsymptom
- Arthritis
- Muskelschmerzen
- Beteiligung innerer Organe: Magen-Darm-Trakt (Sklerosierung des Zungenbändchens, Schluckbeschwerden), Lunge (Lungenfibrose), Herz (Myokarditis) und Nieren (renale Hypertonie)

Die medikamentöse Therapie erfolgt mit Immunsuppressiva und Analgetika. Darüber hinaus ist eine regelmäßige physiotherapeutische Therapie von Vorteil.

3.5.9 Psoriasis vulgaris

3.5.9 Psoriasis vulgaris

ABBILDUNG 3.59

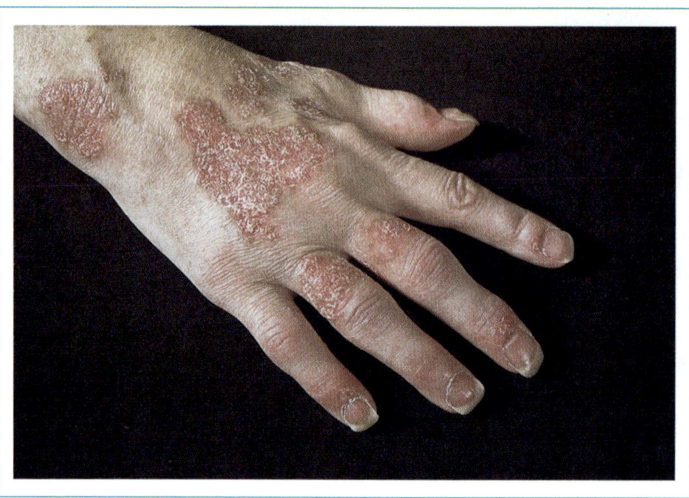

Abb. 3.59 Psoriasis vulgaris [M537]

Erkennungszeichen:

- Haut: Scharf begrenzte Erytheme v. a. über den Streckseiten der Extremitäten, am okzipitalen Haaransatz, in der Analfalte
- Nägel: Ölflecke, Tüpfel-, Krümelnägel
- Gelenke: Arthritis im Strahl (Grund-, Mittel- und Endgelenk), symmetrische Gelenkbeteiligung, Sakroileitis

Differenzialdiagnosen:

- Pilzinfektionen
- Arzneimittelexanthem

Bildbeschreibung

Auf der Abbildung (➤ Abb. 3.59) finden sich über den Streckseiten des Handgelenks, am Handrücken und an den Streckseiten der Finger scharf begrenzte Erytheme mit einer silbrig-weißen Schuppung. Die Nägel sind im Sinne von Uhrglasnägeln verändert, an den Nagelfalzen der Finger 2–5 finden sich entzündliche Auftreibungen. Die Mittelgelenke scheinen geschwollen und dezent gerötet.

Verdachtsdiagnose

Psoriasis vulgaris

Differenzialdiagnosen

- **Pilzinfektion** mit Dermatophyten (➤ 3.12.10): Scharf begrenzte Herde mit zentrifugaler Ausbreitung und randständiger Schuppung.
- **Arzneimittelexanthem:** Kann unterschiedlichste Hauterscheinungen hervorrufen. Wegweisend ist die Anamnese.

Anamnestische Fragen zur Sicherung der Diagnose

- Seit wann? Beginn der Psoriasis ist meist subakut.
- Lokal Juckreiz, Schmerzen? Juckreiz kann auftreten, ist allerdings typischer für den Pilzbefall.
- Medikamenteneinnahme, besonders Betablocker? Hinweis auf Ursache bzw. Triggerfaktor.
- Beteiligung der Gelenke? Hinweis auf Psoriasis arthropatica.
- Vorerkrankungen? Triggerfaktoren der Psoriasis sind u. a. Infekte mit β-hämolysierenden Streptokokken, Betablocker, Alkohol, Rauchen, Stress.
- Modalitäten: Sonnenbestrahlung, mechanische, chemische Irritationen der Haut? Die psoriatischen Hauterscheinungen lassen sich durch unterschiedliche externe Reize triggern.

Untersuchungsbefunde

Neben den Symptomen der Haut, Nägel und ggf. Gelenke lassen sich folgende Phänomene auslösen:

- **Kerzenwachsphänomen:** Abgekratzte Schuppen sehen aus wie Kerzenwachs. Sie lösen sich meist großblättrig von der Unterlage.
- **Phänomen des letzten Häutchens:** Nach Abkratzen der Schuppe findet sich ein dünnes, trockenes Häutchen. Das Häutchen entspricht der untersten Epidermisschicht und der Basalmembran.
- **Auspitz-Phänomen:** Nach Entfernen des letzten Häutchens entstehen punktförmige Blutungen durch Eröffnen der erweiterten Kapillarschlingen im Stratum papillare.
- **Köbner-Phänomen** *(isomorpher Reizeffekt):* Unterschiedliche Reize an der Haut, z. B. Druck, Bestrahlung, Kälte, führen zur Entwicklung psoriatischer Herde.

Krankheitsbild

Die **Psoriasis** geht mit Entzündung, Schuppung und Hyperproliferation der Epidermis einher. Symptome sind:

- **Scharf begrenzte, entzündliche Rötung mit silbrig glänzender Schuppung** *(erythemato-squamöse Herde):* die Größe der Herde variiert, Prädilektionsstellen sind die Streckseiten, okzipitaler Haaransatz, Sakrum und Gesäßfalte
- Nagelveränderungen: Ölflecke, Tüpfel-, Krümelnägel

Sondervarianten der Psoriasis sind u. a.

- **Psoriasis arthropatica:** typischer Gelenkbefall im Strahl (Wurstfinger und -zehen)
- **Psoriasis pustulosa:** mit Bildung von Pusteln (Leukozytenansammlung; sterile Pusteln)

Die Therapie ist langwierig und besteht aus rückfettender Hautpflege, Salzwasser, Steroiden, Teerpräparaten, Bestrahlungstherapie (UVA-Licht).

3.6 Nägel

3.6.1 Trommelschlägelfinger

Bildbeschreibung

Die Abbildung (➤ Abb. 3.60) zeigt beide Hände mit rundlich aufgetriebenen Endgliedern der Finger, Rötungen und Schwellungen des Nagelbetts sowie eine Weichteilverdickung. Die Nägel haben eine leichte Uhrglasform. Die Endgelenke sind von der Schwellung nicht betroffen. Eine Zyanose ist nicht sichtbar.

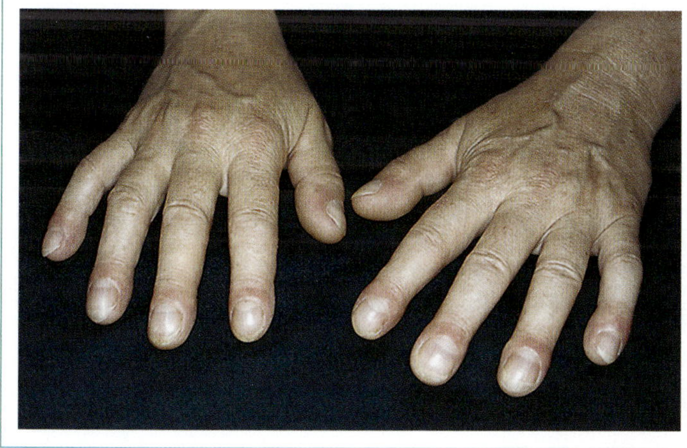

Abb. 3.60 Trommelschlägelfinger [M537]

Verdachtsdiagnose

Trommelschlägelfinger

Differenzialdiagnosen

- Trommelschlägelfinger bei **internistischen Erkrankungen,** z. B. kardiopulmonalen, chronisch-entzündlichen oder Lebererkrankungen.
- Idiopathische **Trommelschlägelfinger:** Sehr seltene autosomal dominant vererbte Veränderung der Finger. Begleitet wird das Krankheitsbild von Hyperostosen, generalisierter Haut- und Weichteilverdickung sowie Seborrhö.
- **Hypertrophe Osteoarthropathie** (Pierre-Marie-Bamberger-Syndrom): Paraneoplastisches Syndrom v. a. beim Bronchialkarzinom. Neben Trommelschlägelfingern treten Uhrglasnägel, Gelenkschmerzen und Symptome des Primärtumors auf.

3.6 Nägel

3.6.1 Trommelschlägelfinger

ABBILDUNG 3.60

Erkennungszeichen:

- Runde Auftreibungen der Endglieder der Finger
- Rötungen und Schwellungen des Nagelbetts
- Weichteilverdickung

Differenzialdiagnosen:

- Trommelschlägelfinger bei internistischen Erkrankungen
- Idiopathische Trommelschlägelfinger
- Hypertrophe Osteoarthropathie (Pierre-Marie-Bamberger-Syndrom)

Auf den Punkt gebracht

Anamnestische Fragen zur Sicherung der Diagnose

- Seit wann? Meist langsame Entwicklung der Veränderungen, außer beim paraneoplastischen Syndrom, die innerhalb von wenigen Monaten auftreten können.
- Internistische Vorerkrankungen, insbesondere kardiopulmonale Vorerkrankungen, chronisch-entzündliche Darm- und Lebererkrankungen? Trommelschlägelfinger treten bei diesen Erkrankungen gehäuft auf.
- B-Symptome? Können Hinweise auf ein Tumorgeschehen geben, v. a. Bronchialkarzinom. Trommelschlägelfinger gelten als Ausdruck eines paraneoplastischen Syndroms (Pierre-Marie-Bamberger-Syndrom).
- Andere Hautsymptome? Könnten Hinweise auf die sehr selten vorkommenden idiopathischen Trommelschlägelfinger geben.

Untersuchungsbefunde

Je nach Ursache zusätzliche Symptome, z. B. bei

- Lungenerkrankungen: Dyspnoe, Husten, Auswurf, ggf. B-Symptome
- Herzerkrankungen: Dyspnoe, Husten, Leistungsknick, Herzrhythmusstörungen, Ödeme
- Chronisch-entzündlichen Darmerkrankungen: Bauchschmerzen, schleimig-eitrige oder blutige Diarrhö
- Lebererkrankungen: u. a. Ikterus, Aszites, Palmar- und Plantarerythem, Lackzunge, Lacklippen, Spider naevi

Krankheitsbild

Trommelschlägelfinger *(Kolbenfinger)* sind rundliche Auftreibungen der Endglieder der Finger, die mit Weichteilschwellung und Schwellung des Nagelbetts einhergehen. Häufig finden sich gleichzeitig Uhrglasnägel (➤ 3.6.2). Die Fingerdeformität entwickelt sich v. a. bei Erkrankungen, die mit **Sauerstoffmangel** einhergehen, v. a. Lungen- und Herzerkrankungen, aber auch bei chronisch-entzündlichen Darmerkrankungen (Morbus Crohn und Colitis ulcerosa), Lebererkrankungen oder als paraneoplastisches Syndrom beim Bronchialkarzinom (Pierre-Marie-Bamberger-Syndrom). Die Ursache ist unklar, die Therapie richtet sich nach der Grunderkrankung.

3.6.2 Uhrglasnägel

Erkennungszeichen: starke Längs- und Querwölbung der Nägel
Differenzialdiagnosen:
- Uhrglasnägel bei internistischen Erkrankungen
- Idiopathische Form

3.6.2 Uhrglasnägel

Bildbeschreibung

Die Abbildung (➤ Abb. 3.61) zeigt eine Hand. Die Nägel weisen eine verstärkte Längs- und Querwölbung auf.

Verdachtsdiagnose

Trommelschlägelfinger mit Uhrglasnägeln

Differenzialdiagnosen

- **Uhrglasnägel bei internistischen Erkrankungen:** z. B. bei kardiopulmonalen, chronisch-entzündlichen oder Lebererkrankungen, paraneoplastisch beim Bronchialkarzinom
- **Idiopathische Form:** genetisch determinierte Formen der Trommelschlägelfinger und Uhrglasnägel

Anamnestische Fragen zur Sicherung der Diagnose

- Seit wann? Meist langsame Entwicklung der Veränderungen.

ABBILDUNG 3.61

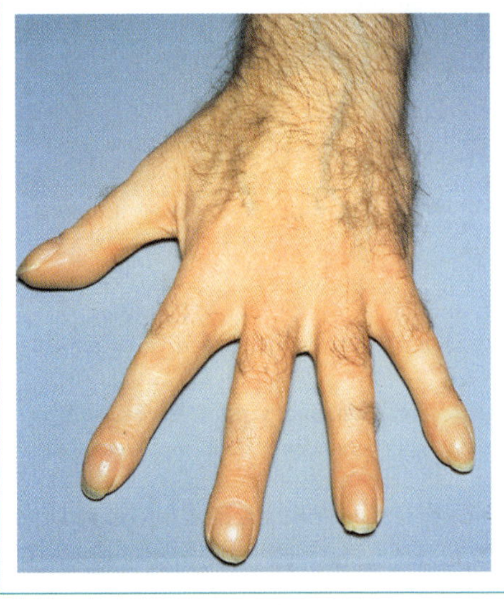

Abb. 3.61 Uhrglasnägel [M537]

- Internistische Vorerkrankungen, insbesondere kardiopulmonale Vorerkrankungen, chronisch-entzündliche Darm- und Lebererkrankungen? Uhrglasnägel treten bei diesen Erkrankungen gehäuft auf.
- B-Symptome? Können Hinweise auf ein Tumorgeschehen geben, v. a. Bronchialkarzinom. Trommelschlägelfinger gelten als Ausdruck eines paraneoplastischen Syndroms (Pierre-Marie-Bamberger-Syndrom). Uhrglasnägel können sich innerhalb weniger Wochen durch Gewebehypoxie entwickeln.

Untersuchungsbefunde

➢ 3.6.1

Krankheitsbild

Uhrglasnägel sind durch eine übermäßige Wölbung in Längs- und Querrichtung durch Schwellung des Nagelbetts bedingt. Sie kommen häufig mit Trommelschlägelfingern (➢ 3.6.1) vor. Die Fingerdeformität entwickelt sich v. a. bei Erkrankungen, die mit **Sauerstoffmangel** einhergehen, v. a. Lungen- und Herzerkrankungen, aber auch bei chronisch-entzündlichen Darmerkrankungen (Morbus Crohn und Colitis ulcerosa) oder als paraneoplastisches Syndrom beim Bronchialkarzinom (Pierre-Marie-Bamberger-Syndrom). Die Ursache ist unklar, die Therapie richtet sich nach der Grunderkrankung.

3.6.3 Psoriasisnägel

Bildbeschreibung

Die Abbildung (➢ Abb. 3.62) zeigt Teile der Finger II–V und die Fingernägel. Die Nägel sind verdickt und dystroph. Der proximale Nagelanteil ist gelblich verfärbt mit Ausbildung einer Krümelmasse (parakeratotische Anteile). Die angrenzende Haut erscheint besonders bei den Fingern III–V aufgetrieben und gerötet.

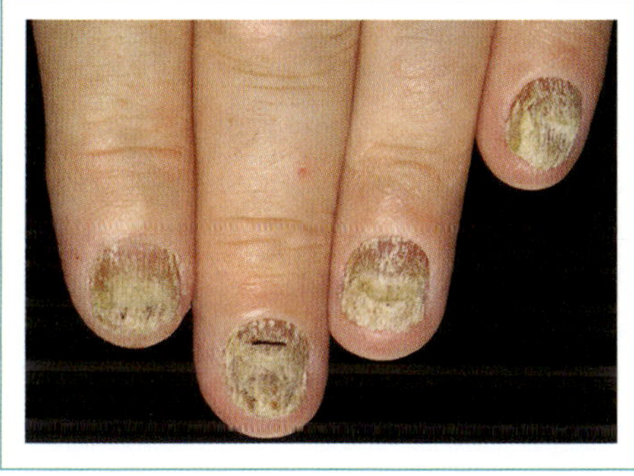

Abb. 3.62 Psoriasisnägel [E536]

Verdachtsdiagnose

Krümel- und Tüpfelnägel mit Ölflecken

Differenzialdiagnosen

- **Onychomykose** (➢ 3.6.5): Pilzinfektion des Nagels, meist von Dermatophyten verursacht, die zu einer Verdickung und Ablösung der Nagelplatte, Bildung von Krümelnägeln und ölfleckartigen Veränderungen der Nagelplatte führt.
- **Lichen ruber:** Geht häufig mit Veränderungen der Nägel einher. Typische Befunde sind Querstreifung, Längseinrisse in der Nagelplatte (Onychorrhexis) und Ausbildung eines Pterygiums (Nagelhäutchen, das über die Nagelplatte wächst).
- **Toxisches Ekzem:** Durch Einwirkung unterschiedlicher Allergene oder Toxine verursacht. Die Nägel können Rillen, Furchen, eine Verdickung der Nagelplatte und Splitterung aufweisen und durch Farbveränderungen gekennzeichnet sein.

Anamnestische Fragen zur Sicherung der Diagnose

- Bestehende Hauterkrankungen, besonders Psoriasis vulgaris, Lichen ruber? Diese Hauterkrankungen gehen häufig mit einer Nagelveränderung einher.
- Begünstigende lokale Faktoren, z. B. Traumen, chronische Feuchtigkeitseinwirkung? Hinweis auf Ursache der Veränderung.
- Systemische Erkrankungen, z. B. Diabetes mellitus, pAVK oder Polyneuropathie? Hinweis auf Ursache der Nagelveränderung.

Untersuchungsbefunde

➢ 3.5.9

3.6.3 Psoriasisnägel

ABBILDUNG 3.62

Erkennungszeichen:
- Tüpfelnägel: punktuelle Substanzdefekte in der Nagelplatte
- Ölflecke: gelblich-bräunliche Verfärbung der Nagelplatte
- Krümelnägel: Zerstörung der Nagelplatte mit Bildung einer krümeligen (parakeratotischen) Masse
- Onycholyse: partielle oder totale Abhebung der Nagelplatte

Differenzialdiagnosen:
- Onychomykose
- Lichen ruber
- Toxisches Ekzem

Krankheitsbild

Die **Psoriasis** ist eine häufige Hautkrankheit (➤ 3.5.9), die häufig mit Nagelbeteiligung einhergeht. Typische Nagelveränderungen sind:

- **Ölflecke:** gelblich-bräunliche Veränderungen der Nagelplatte
- **Tüpfelnägel:** punktuelle Einsenkungen und Substanzdefekte der Nagelplatte
- **Krümelnägel:** Bildung parakeratotischer Krümelmassen
- **Onycholyse:** partielle oder totale Abhebung der Nagelplatte

3.6.4 Koilonychie (Löffelnägel)

Erkennungszeichen: zentrale Einsenkung der Nagelplatte und abgehobene Ränder
Differenzialdiagnosen: keine

3.6.4 Koilonychie (Löffelnägel)

Bildbeschreibung

Die Abbildung (➤ Abb. 3.63) zeigt die Endphalangen mit Nägeln. Die Nägel sind zentral eingesunken, die Ränder nach oben gehoben.

ABBILDUNG 3.63

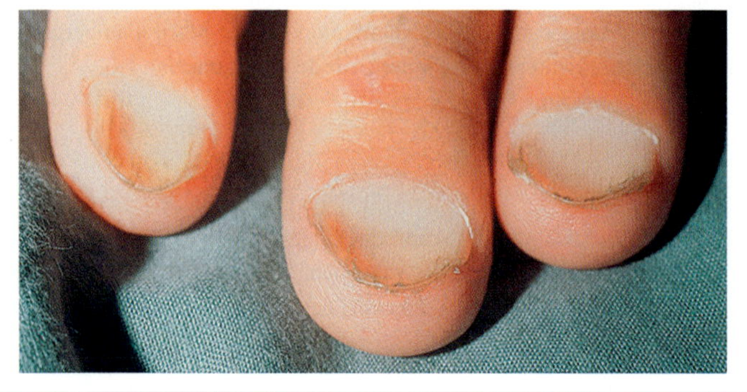

Abb. 3.63 Koilonychie (Löffelnägel) [E948]

Verdachtsdiagnose

Koilonychie (Löffelnägel)

Differenzialdiagnosen

Keine

Anamnestische Fragen zur Sicherung der Diagnose

- Seit wann? Wichtige Frage zur Unterscheidung zwischen einer genetisch determinierten und erworbenen Koilonychie.
- Bekannte Vorerkrankungen? Fahndung nach Ursachen, z. B. Eisenmangel oder Sprue.
- Lokale Traumen, Einwirkung von Chemikalien? Können eine Ursache darstellen.

Untersuchungsbefunde

Bei ursächlichem Eisenmangel: zusätzlich häufig Mundwinkelrhagaden, Onychoschisis, Onychorrhexis, Anämie mit Blässe der Haut und Schleimhäute, Müdigkeit, Belastungsdyspnoe, systolischen Geräuschen, Hämatokrit ↓, Hämoglobin ↓, Erythrozyten ↓, MCV ↓, MCH ↓, Ferritin ↓, Transferrin ↑

Krankheitsbild

Löffelnägel *(Koilonychie)* sind durch eine zentrale (löffelähnliche) Einsenkung der Nagelplatte gekennzeichnet. Der freie Rand ist meist hervorgehoben und neigt zur Aufsplitterung. In der Regel finden sich Löffelnägel an den Fingernägeln, ein Vorkommen an den Fußnägeln ist eher selten.

Die Ursachen sind unterschiedlich: Am häufigsten sind Löffelnägel eine Begleiterscheinung bei Eisenmangel. Gelegentlich werden sie vererbt oder begleiten das Raynaud-Syndrom. Andere Ursachen sind lokale Einwirkungen, wie Traumen, Chemikalien oder chronisch feucht-warmes Milieu, ferner Sprue, Vitamin-C- und -B-Mangel. Die Therapie besteht in der Korrektur der evtl. vorhandenen Mangelerscheinungen und sorgfältiger Pflege mit fettenden Stoffen.

3.6.5 Onychomykose

Bildbeschreibung

Die Abbildung (➢ Abb. 3.64) zeigt die Großzehe und die 2. Zehe eines Fußes. Auffällig sind die Nagelveränderungen: Die Nagelplatte ist verdickt, die Oberfläche unregelmäßig und höckerig verändert mit gelblichen Verfärbungen. Das Nagelbett ist gerötet und verdickt, die übrige angrenzende Nagelhaut ist ebenfalls gerötet.

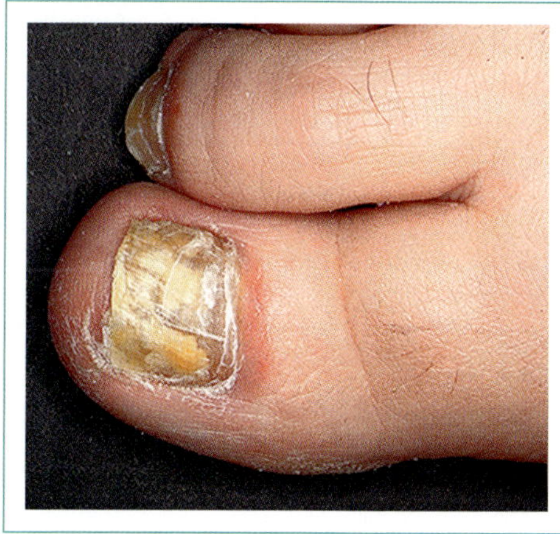

Abb. 3.64 Onychomykose [M123]

Verdachtsdiagnose

Onychomykose

Differenzialdiagnosen

- **Psoriasis vulgaris** (➢ 3.5.9): Geht mit Nagelveränderungen wie Ölflecken, Tüpfelnägeln und Krümelnägeln einher.
- **Lichen ruber:** Geht mit Veränderungen der Nägel einher. Typische Befunde sind Querstreifung, Längseinrisse in der Nagelplatte (Onychorrhexis) und Ausbildung eines Pterygiums (Nagelhäutchen, das über die Nagelplatte wächst).
- **Toxisches Ekzem:** Durch Einwirkung unterschiedlicher Allergene oder Toxine. Die Nägel können durch Rillen, Furchen, eine Verdickung der Nagelplatte, Splitterung und Farbveränderungen gekennzeichnet sein.

Anamnestische Fragen zur Sicherung der Diagnose

- Begünstigende lokale Faktoren, z. B. Traumen, chronische Feuchtigkeitseinwirkung? Hinweis auf Ursache der Veränderung.
- Systemische Erkrankungen, z. B. Diabetes mellitus, pAVK oder Polyneuropathie? Bei diesen Erkrankungen ist das Risiko einer Nagelpilzerkrankung erhöht.
- Bestehende Hauterkrankungen, v. a. Psoriasis vulgaris, Lichen ruber? Diese Hauterkrankungen gehen häufig mit einer Nagelveränderung einher.

Untersuchungsbefunde

➢ Krankheitsbild

Krankheitsbild

Eine **Onychomykose** ist eine Pilzerkrankung des Nagels. Sie wird v. a. durch Dermatophyten, v. a. Trichophyton rubrum, oder selten durch Hefepilze, v. a. Candidapilze, hervorgerufen. Prädisponierende Faktoren sind lokale Faktoren, eine chronische Schädigung des Nagels und der benachbarten Haut, z. B. durch Feuchtigkeit oder Chemikalien. Systemische Erkrankungen, z. B. Diabetes mellitus, Durchblutungsstörungen oder immunologische Erkrankungen, begünstigen ebenfalls die Entstehung einer Onychomykose. Der Erregereintritt erfolgt meist von der distalen und/oder lateralen Seite des Nagels. Im Verlauf verdickt sich die Nagelplatte mit Bildung parakeratotischer Massen unterhalb des Nagels, schließlich hebt sich die Nagelplatte vom Nagelbett ab. Begleitend verfärbt sich der Nagel gelblich-bräunlich. Die Therapie mit Externa ist langwierig und kann Jahre dauern.

3.6.5 Onychomykose

ABBILDUNG 3.64

Erkennungszeichen:

- Verdickung und gelbliche Verfärbung der Nagelplatte
- Unregelmäßige und höckerige Oberfläche
- Onycholyse
- Evtl. entzündliche Veränderungen am Nagelbett und der angrenzenden Nagelhaut

Differenzialdiagnosen:

- Psoriasis vulgaris
- Lichen ruber
- Toxisches Ekzem

Auf den Punkt gebracht

3.7 Hals

3.7.1 Struma

ABBILDUNG 3.65

Erkennungszeichen:
- Ein- oder beidseitige (homogene oder knotige) Vergrößerung der Schilddrüse, die je nach Größe bei rekliniertem Hals oder gerader Halshaltung sichtbar ist
- Retrosternale Struma mit Kompressionserscheinungen, u. a. Dysphagie, Dyspnoe, Heiserkeit

Differenzialdiagnosen:
- Struma maligna
- Mediane Halszyste
- Lymphknotenschwellung

3.7 Hals

3.7.1 Struma

Bildbeschreibung

Das Bild (➤ Abb. 3.65) zeigt eine annähernd symmetrische Schwellung des Halses, die sich bis in die Supraklavikulargruben zieht. Es lassen sich 2 Seitenlappen unterscheiden und ein Mittellappen, der mittig bis zum Jugulum zieht, das verstrichen ist.

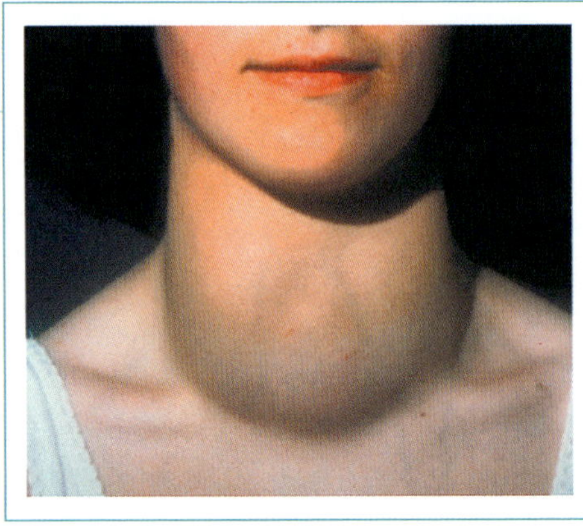

Abb. 3.65 Struma [T127]

Verdachtsdiagnose

Struma

Differenzialdiagnosen

- **Struma maligna:** Charakteristisch sind eine meist schnelle Entwicklung und ein einseitiger Befund. B-Symptome sind ebenfalls meist vorhanden.
- **Mediane Halszyste:** Angeborene Störung, die durch einen unvollständigen Verschluss des Ductus thyreoglossus entsteht. Meist ist die Zyste asymptomatisch und als glatt begrenzte, zentral lokalisierte Wucherung sichtbar. Komplikationen können selten als Fistelbildung oder durch tracheale Kompression auftreten.
- **Lymphknotenvergrößerung** (➤ 3.7.2): Entweder reaktiv, z. B. bei Infektionserkrankungen, oder neoplastisch durch Lymphknotenmetastasen oder primäre Lymphome.

Anamnestische Fragen zur Sicherung der Diagnose

- Seit wann? Angeborene Zysten bestehen seit der Kindheit, Struma und Lymphknotenvergrößerungen jeder Dignität entwickeln sich im Laufe des Lebens.
- Kompressionserscheinungen, u. a. Stridor, Schluckbeschwerden, Heiserkeit? Mögliche Symptome bei der Struma diffusa, Struma nodosa und Struma maligna, medianen Halszyste, seltener bei einer Lymphknotenschwellung.
- B-Symptome? Hinweis auf ein malignes Geschehen.
- Symptome der Hypo- oder Hyperthyreose? Beurteilung der Stoffwechsellage.

Untersuchungsbefunde

- Laborparameter zur Beurteilung der Stoffwechsellage: TSH, T_3 und T_4; die Struma kann euthyreot (TSH ↔, T_3 ↔, T_4 ↔), hypothyreot (TSH ↑, T_3 ↓, T_4 ↓) oder hyperthyreot (TSH ↓, T_3 ↑, T_4 ↑) sein
- Schilddrüsenpalpation: harte, nicht verschiebliche und häufig einseitige Struma Hinweis auf malignen Prozess; Knotenbildung bei Struma nodosa oder bei malignem Geschehen
- Lymphknotenstatus: lokale Schwellungen der Lymphknoten bei Struma maligna, die in den meisten Fällen hart, schmerzlos und verbacken sind
- Sonografie: zur Bestimmung von Lage, Form, Größe, Gewebehomogenität und möglicher Knotenbildung; zählt mit der Bestimmung des TSH zur Basisdiagnostik bei Schilddrüsenerkrankungen
- Szintigrafie: zur Beurteilung des Speicherverhaltens der einzelnen Bezirke (Knoten) der Schilddrüse (Bezirke, die viel Testsubstanz [Technetium-Pertechnat] aufnehmen, werden als heiße Knoten bezeichnet, Bezirke, die kein Speicherungsverhalten zeigen, als kalte Knoten); bei Verdacht auf ein malignes Geschehen können verdächtige Bezirke punktiert und dann histologisch untersucht werden

Krankheitsbild

Die **Struma** ist eine **Vergrößerung der Schilddrüse.** Sie kann je nach Hormonlage in eine eu-, hypo- und hyperthyreote Struma eingeteilt werden. Ferner kann eine Struma entzündlich oder durch Tumorwachstum bedingt sein. Die häufigste Ursache in Deutschland ist die genetische Disposition und **Jodmangel,**

der über die vermehrte Ausschüttung von Wachstumshormonen zur Hypertrophie und -plasie der Schilddrüsenzellen führt. Anfangs ist die Schilddrüse diffus vergrößert (Struma diffusa), im Verlauf der Erkrankung können sich Gewebebezirke ausbilden, die sich vom physiologischen Regelkreis abkoppeln und autonom werden (autonomes Adenom oder heiße Knoten).
Die Symptome sind in fortgeschrittenen Stadien sicht- und tastbar. Die Beweglichkeit beim Schlucken ist erhalten. Selten findet sich das Schilddrüsengewebe retrosternal (dystope Struma) und führt zu einer Mediastinalverbreiterung, die mit exspiratorischem Stridor, Dyspnoe oder Dysphagie einhergehen kann. Die Therapie erfolgt mit Jodid-Substitution, wenn kein autonomes Adenom vorliegt, und/oder Thyroxin oder operativer Therapie.

3.7.2 Zervikale Lymphknotenschwellung

3.7.2 Zervikale Lymphknotenschwellung

Bildbeschreibung

Die Abbildung (➤ Abb. 3.66) zeigt eine zervikale Schwellung an der vorderen und hinteren Begrenzung des rechten M. sternocleidomastoideus ohne klare Entzündungszeichen.

ABBILDUNG 3.66

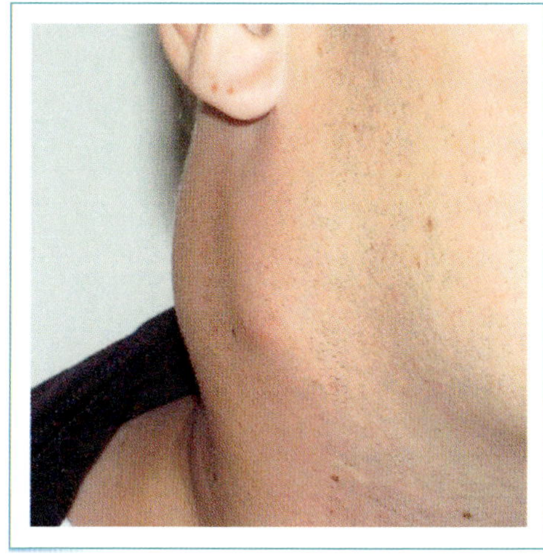

Abb. 3.66 Zervikale Lymphknotenschwellung [E413]

Verdachtsdiagnose

Zervikale Lymphknotenschwellung

Differenzialdiagnosen

- **Struma maligna:** Meist schnelles Wachstum im Bereich der Schilddrüse (die Lokalisation im Bild entspricht nicht der Anatomie der Schilddrüse, außer es ist ektopes Gewebe vorhanden), B-Symptome vorhanden und meist einseitiger Befund.
- **Laterale Halszyste** *(Kiemengangszyste):* Angeborene Störung, die durch unvollständige Rückbildung der 3. oder 4. Schlundtasche entsteht. Sie imponiert als glatt begrenzte Wucherung am vorderen Rand des M. sternocleidomastoideus. Meist ist sie als derber Strang tastbar. Selten kann es zu entzündlichen oder tumorösen Veränderungen kommen.

Erkennungszeichen:
- Schwellung (solitär oder im Konglomerat) mit Bildung von Tumoren
- Ggf. Entzündungszeichen

Differenzialdiagnosen:
- Struma maligna
- Laterale Halszyste

Anamnestische Fragen zur Sicherung der Diagnose

- Seit wann? Eine Schwellung seit der Kindheit spricht eher für eine laterale Halszyste. Im Laufe des Lebens erworbene einseitige Veränderungen sind zunächst tumorverdächtig.
- Allgemeinsymptome: Juckreiz, Schmerzen, lokale und systemische Entzündungszeichen? Eine Schmerzhaftigkeit, Rötung, Verschieblichkeit kann reaktiv veränderte Lymphknoten begleiten, Juckreiz, verbackene Lymphknoten und ein reduzierter Allgemeinzustand können auf Lymphome oder Lymphknotenmetastasen hinweisen.
- B-Symptome? Hinweis auf malignes Geschehen.
- Vorerkrankungen? Vorangegangene oder bestehende Infektionskrankheiten können zur Lymphknotenschwellung führen.

Untersuchungsbefunde

➤ Krankheitsbild

Krankheitsbild

Zervikale Lymphknotenschwellungen können **reaktiv,** durch einen **entzündlichen Prozess** oder durch ein **bösartiges Geschehen** *(Lymphom)* verursacht sein.

Bakterielle Erkrankungen, z. B. in der Mundhöhle, führen zu einer Mitbeteiligung der zervikalen Lymphknoten, wobei die Schwellung meist auf beiden Seiten auftritt und die Lymphknoten schmerzhaft und gut verschiebbar sind. Virale Erkrankungen und Autoimmunerkrankungen können ebenfalls mit einer Lymphknotenschwellung einhergehen, wobei meist auch eine Symmetrie, Schmerzhaftigkeit und Verschiebbarkeit der Lymphknotenstruktur gegeben sind.

Neoplastische Geschehen, u. a. Lymphome oder Leukämien, führen in der Regel zunächst zu einem einseitigen Befall, die Lymphknoten sind meist nicht schmerzhaft, hart und lassen sich gegen die Haut nicht verschieben (Kartoffelsack).

3.7.3 Jugularvenenstauung

Erkennungszeichen: Schwellung der V. jugularis externa in 30° Oberkörperhochlagerung
Differenzialdiagnosen: ein- oder beidseitige Jugularvenenstauung

3.7.3 Jugularvenenstauung

Bildbeschreibung

Die Abbildung (➤ Abb. 3.67) zeigt eine Halspartie und Anteile von Thorax und Gesicht. Auffällig ist die prominente V. jugularis externa rechts, die deutlich hervortritt.

ABBILDUNG 3.67

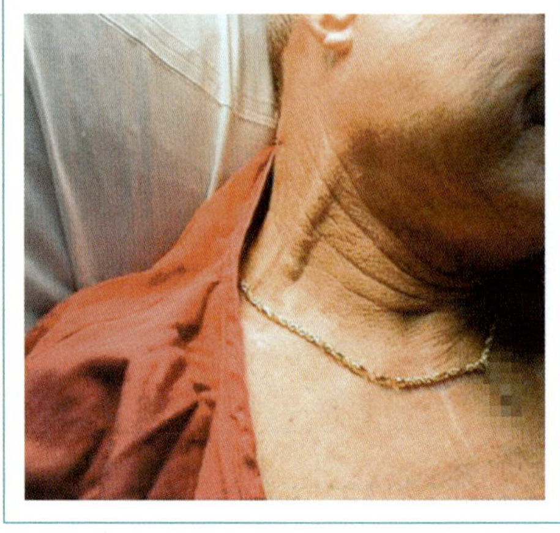

Abb. 3.67 Jugularvenenstauung [E355]

Verdachtsdiagnose

Jugularvenenstauung

Differenzialdiagnosen

Einseitige oder beidseitige Jugularvenenstauung

Anamnestische Fragen zur Sicherung der Diagnose

- Seit wann? Meist langsamer Beginn bei einer Rechtsherzinsuffizienz. Bei Tumorgeschehen, z. B. Pancoast-Tumor, Schilddrüsenneubildungen, kann sich eine Jugularvenenstauung schneller im Laufe von Wochen entwickeln.
- Internistische Vorerkrankungen, insbesondere Rechtsherzinsuffizienz, mediastinale Geschehen, Tumorerkrankungen? Hinweise auf die Ursache.
- B-Symptome? Hinweis auf ein tumoröses Geschehen.
- Neu aufgetretene Augensymptome, v. a. das Horner-Syndrom? Hinweis auf ein infiltratives Wachstum im Bereich des 1. Rippenköpfchens.

Untersuchungsbefunde

- Einseitige Jugularvenenstauung:
  - Pancoast-Tumor: Dyspnoe, Husten, Auswurf (mitunter blutig), evtl. supraklavikuläre Schwellung, Heiserkeit durch Recurrens-Parese, Armschmerzen durch Infiltration in den Plexus brachialis, Horner-Syndrom, B-Symptome
  - Lymphome: lokale oder generalisierte Lymphknotenschwellung mit harten, verbackenen und nicht schmerzhaften Lymphknoten, B-Symptome
  - Schilddrüsenkarzinom: einseitige, harte Struma, evtl. lokale Lymphknotenbeteiligung, B-Symptome, evtl. hormonelle Verschiebungen
- Symmetrische Jugularvenenstauung: u. a. bei Rechtsherzinsuffizienz symmetrische Beinödeme bis hin zur Anasarka, Gewichtszunahme, Dyspnoe, evtl. Zyanose

Krankheitsbild

Die **Jugularvenenstauung** kann **einseitig** oder **beidseitig** auftreten. Von einer Stauung kann erst dann gesprochen werden, wenn die Jugularvenen in 30° Oberkörperhochlagerung prominent sind. Als Ursachen der **beidseitigen** Jugularvenenstauung kommen eine Rechtsherzinsuffizienz, Globalinsuffizienz oder ein Cor pulmonale in Frage, ferner mediastinale Prozesse, u. a. eine retrosternale Struma oder Thymome, die zur Kompression der V. cava superior führen.

Die **einseitige** Jugularvenenstauung entsteht durch lokale Wachstumsprozesse im supraklavikulären Raum, meist im Mündungsgebiet der V. jugularis externa (auf Höhe des Zusammenflusses von V. subclavia und V. jugularis interna zur V. brachiocephalica), ist zunächst tumorverdächtig und sollte dahingehend abgeklärt werden. Mögliche Neoplasien können ein Pancoast-Tumor, Lymphome oder ein Schilddrüsenkarzinom sein.

3.8 Thorax

3.8.1 Gynäkomastie

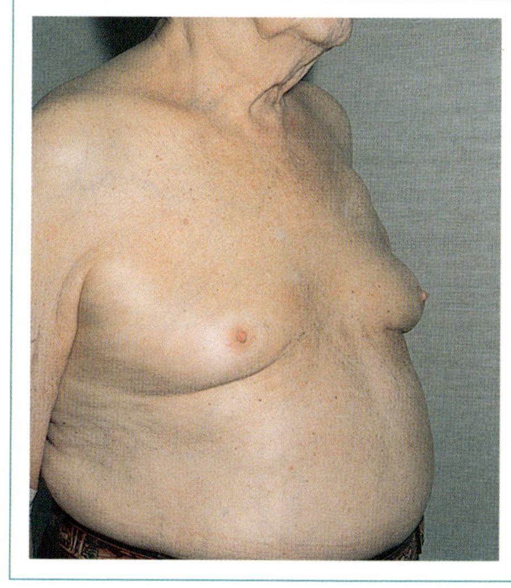

Abb. 3.68 Gynäkomastie [E415]

Bildbeschreibung

Die Abbildung (➢ Abb. 3.68) zeigt einen männlichen Patienten mit einer beidseitigen Vergrößerung des Brustgewebes.

Verdachtsdiagnose

Gynäkomastie

Differenzialdiagnosen

- **Mammakarzinom** mit Gynäkomastie: unilaterale Gynäkomastie häufiger als beidseitige Form; von 100 Karzinomen entfällt 1 Karzinom auf den Mann
- **Prolaktinom:** prolaktinproduzierender, gutartiger Hypophysenvorderlappentumor, der mit Kopfschmerzen, bitemporaler Hemianopsie und Milchfluss einhergeht
- **Hodentumor:** einige Hodentumoren gehen mit erhöhten Östrogenspiegeln einher und führen so zur Ausbildung einer Gynäkomastie

Anamnestische Fragen zur Sicherung der Diagnose

- Seit wann? Eine Gynäkomastie entwickelt sich in der Regel langsam. Eine einseitige Vergrößerung des Gewebes, die schnell wächst, ist tumorverdächtig.
- Medikamenteneinnahme? Nebenwirkung von Medikamenten, u. a. Spironolacton, Antiandrogene, als mögliche Ursache einer Gynäkomastie.
- Internistische Vorerkrankungen? Eine Gynäkomastie findet sich häufig u. a. bei Leberfunktionseinschränkungen.
- B-Symptome? Möglicher Hinweis auf malignes Geschehen.

Untersuchungsbefunde

Mamma: keine äußeren Veränderungen wie v. a. Hauteinziehungen oder Orangenhaut, weiche Mamma ohne Knotenbildung, keine Vergrößerung der regionalen Lymphknoten, möglicher Sekretausfluss bei Prolaktinom

Auf den Punkt gebracht

3.8 Thorax

3.8.1 Gynäkomastie

ABBILDUNG 3.68

Erkennungszeichen: ein- oder beidseitige Vergrößerung der männlichen Brust
Differenzialdiagnosen:
- Mammakarzinom
- Prolaktinom
- Hodentumor

Krankheitsbild

Eine **Gynäkomastie** ist eine **Brustvergrößerung beim Mann.** Sie kann einseitig oder beidseitig vorkommen. Die Ursachen sind mannigfaltig:

- **Physiologisch** tritt sie im Alter, in der Pubertät und im Neugeborenenalter auf.
- **Pathologisch** kommt eine Gynäkomastie beim Mann durch **hormonelle Schwankungen** zustande. Ursachen sind ein Mangel an männlichen Hormonen und/oder eine vermehrte Östrogenbildung, chronische Erkrankungen (z. B. Leberzirrhose, Niereninsuffizienz), Alkoholmissbrauch, Nebenwirkungen bestimmter Medikamente (z. B. Aldosteronantagonisten, Antiandrogene) und Tumorerkrankungen, u. a. prolaktinproduzierende Tumoren, Mammakarzinom, Hoden- oder Nebennierentumoren.

3.8.2 Spider naevi

Erkennungszeichen: sternförmig angeordnete Gefäßzeichnungen
Differenzialdiagnose: Teleangiektasien

3.8.2 Spider naevi

Bildbeschreibung

Die Abbildung (➤ Abb. 3.69) zeigt mehrere sternförmig angeordnete Gefäßzeichnungen. Die übrige Haut imponiert leicht ikterisch und ohne entzündliche Veränderungen.

ABBILDUNG 3.69

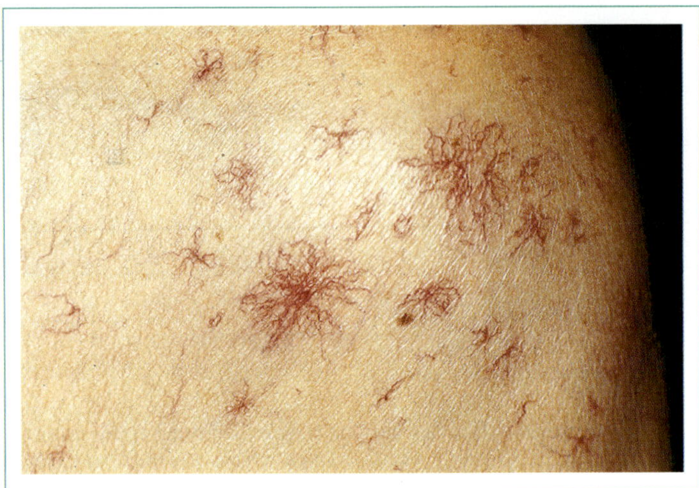

Abb. 3.69 Spider naevi [M537]

Verdachtsdiagnose

Spider naevi

Differenzialdiagnosen

Teleangiektasien: irreversible Erweiterung kleiner, oberflächlicher, meist venöser Gefäße

Anamnestische Fragen zur Sicherung der Diagnose

- Seit wann? Spider naevi entstehen langsam.
- Lokalisation? Spider naevi finden sich v. a. im Gesicht, an den Oberarmen und am Stamm bis zur Mamillarlinie.
- Internistische Vorerkrankungen, v. a. Leberfunktionsstörungen? Häufiger Befund, v. a. bei Leberfunktionsstörungen oder systemischer Sklerodermie.

Untersuchungsbefunde

Je nach Ursache zusätzliche Befunde:

- Symptome der Leberzirrhose: v. a. Ikterus, Lackzunge, Lacklippen, Caput medusae, Gynäkomastie, Aszites, Palmar- und Plantarerythem, bei der Palpation kleine Leber
- Symptome der Sklerodermie: ➤ 3.5.8

Krankheitsbild

Spider naevi sind erweiterte **arterielle Gefäße.** Sie sehen sternenförmig aus, vom Zentrum ragen in alle Richtungen Gefäßreiser. Sie zeigen beim Druck eine Abblassung mit einer nachfolgenden Füllung der Gefäße.

Spider naevi können bei Kindern oder in der Schwangerschaft ohne Erkrankungshintergrund auftreten. Häufig finden sie sich bei Leberfunktionsstörungen, v. a. bei chronischer Hepatitis, Leberzirrhose oder der systemischen Sklerodermie (➤ 3.5.8). Sie sind im Gesicht, am Oberkörper und an den Oberarmen, typischerweise bis zur Mamillarlinie, lokalisiert

3.8.3 Fassthorax

Bildbeschreibung

Die Abbildung (➤ Abb. 3.70) zeigt Teile des Brustkorbs und des Rückens. Auffällig ist die thorakale Wölbung, die sich auf dem Rücken findet. Der linke Rippenbogen scheint nach kranial hochgezogen zu sein. Geblähte Schlüsselbeingruben oder horizontal verlaufende Rippen mit breiten Interkostalräumen können nicht gesehen werden.

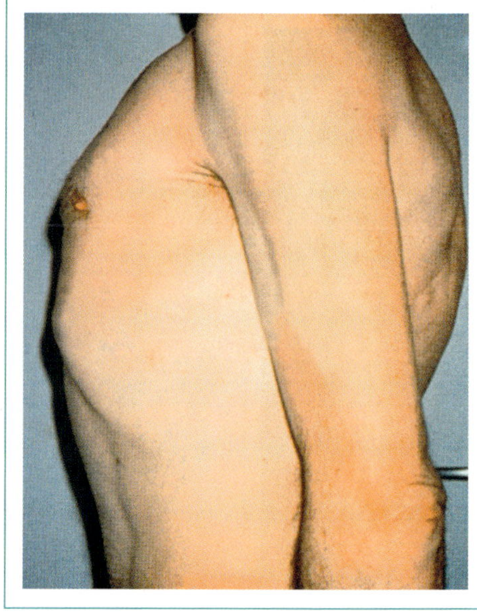

Abb. 3.70 Fassthorax [E420]

Verdachtsdiagnose

Fassthorax

Differenzialdiagnosen

Apathogene Normvariante

Anamnestische Fragen zur Sicherung der Diagnose

- Seit wann? Ein Fassthorax entwickelt sich über Jahre, ist in der Regel erworben und tritt begleitend beim Lungenemphysem auf.
- Bekannte Lungenerkrankungen? Mögliche Hinweise auf die Ursache.
- Nikotinabusus, chronischer Husten und Auswurf, Dyspnoe, Zyanose? Mögliche Hinweise auf eine Lungenerkrankung.
- Andere Hautbefunde, z. B. Trommelschlägelfinger oder Uhrglasnägel? Mögliche Hinweise auf Sauerstoffmangel, v. a. bei Lungen- oder Herzerkrankungen.

Untersuchungsbefunde

Befunde beim Lungenemphysem: horizontal verlaufende Rippen, geblähte Schlüsselbeingruben, verminderte Differenz zwischen in- und exspiratorischem Brustumfang, Trommelschlägelfinger, Uhrglasnägel, Atemexkursionen ↓, Stimmfremitus ↓, hypersonorer Klopfschall, tiefstehende wenig verschiebliche Atemgrenzen, leise Atemgeräusche, evtl. trockene Rasselgeräusche

Krankheitsbild

Der **Fassthorax** ist eine typische Begleiterscheinung beim **Lungenemphysem.** Das Lungenemphysem ist definiert als irreversible Erweiterung der Lufträume distal der Bronchioli terminales durch Zerstörung der Alveolen und Alveolarsepten. Ursachen sind eine COPD durch chronischen Nikotinabusus, rezidivierende bronchopulmonale Infekte, Asthma bronchiale oder seltener ein angeborener α_1-Antitrypsinmangel.

Im Zuge der Emphysementwicklung entstehen aus Alveolarbläschen Blasen, die zur Reduktion der Atemaustauschfläche und dadurch zu einer Vergrößerung des Lungenvolumens führen. Die Fähigkeit, dem Körper Sauerstoff zuzuführen, geht sukzessive verloren. Gleichzeitig dehnt sich der knöcherne Thorax.

Die Symptome des Emphysems resultieren zum einen aus dem Sauerstoffmangel, zum anderen aus der veränderten Blutzirkulation im kleinen Kreislauf und sind durch Ruhedyspnoe, Husten und Auswurf gekennzeichnet. Unterschieden werden in der **älteren Einteilung** 2 Emphysemtypen, die sich durch folgende Symptome auszeichnen (wobei Mischtypen häufig sind):

Auf den Punkt gebracht

3.8.3 Fassthorax

ABBILDUNG 3.70

Erkennungszeichen:
- Großer Thorax
- Horizontal stehende Rippen
- Weite Interkostalräume
- Geblähte Schlüsselbeingruben
- Breiter epigastrischer Winkel

Differenzialdiagnose: apathogene Normvariante

Auf den Punkt gebracht

- **Pink Puffer:** Kennzeichen sind v. a. hagerer Habitus, geringe Zyanose, ausgeprägte Dyspnoe und trockener Husten
- **Blue Bloater:** Kennzeichen sind v. a. adipöser Habitus, ausgeprägte Zyanose, geringe Dyspnoe, reichlich Husten und Sputum

Als Komplikationen können eine respiratorische Insuffizienz, pulmonale Hypertonie und ein Cor pulmonale oder Pneumothorax durch Ruptur einer Emphysemblase auftreten.

3.8.4 Trichterbrust

ABBILDUNG 3.71

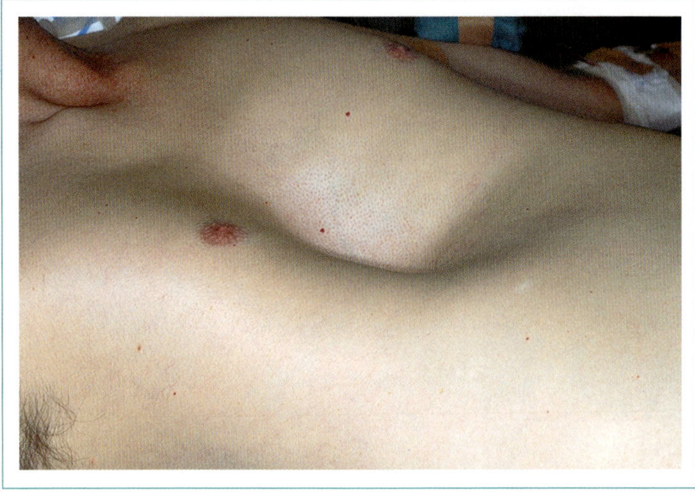

Abb. 3.71 Trichterbrust [F964-001]

Erkennungszeichen: Einziehung des unteren Sternumbereichs und der angrenzenden Rippen
Differenzialdiagnose: schwere Rachitis

Bildbeschreibung

Auf der Abbildung (➤ Abb. 3.71) ist die untere Brustpartie sichtbar. Auffallend sind die Einziehung des unteren Sternumbereichs und der angrenzenden Rippen.

Verdachtsdiagnose

Trichterbrust

Differenzialdiagnosen

Schwerer Rachitisverlauf (➤ 3.8.6)

Anamnestische Fragen zur Sicherung der Diagnose

- Seit wann? Die Trichterbrust entwickelt sich langsam, meist im Kindes- und Jugendalter.
- Familiäre Belastung? Häufig ist eine genetische Veranlagung vorhanden.
- Lungensymptome? Bei schwerer Ausprägung Belastungs- oder Ruhedyspnoe vorhanden.
- Kardiale Symptome? Herzklappenfehler und Herzrhythmusstörungen können begleitend auftreten.
- Rachitis in der Vorgeschichte? Möglicher Hinweis auf eine exogene Ursache. Meist ist ein rachitischer Rosenkranz ausgebildet.

Untersuchungsbefunde

➤ Krankheitsbild

Krankheitsbild

Die **Trichterbrust** *(Pectus excavatum)* ist meist genetisch determiniert. Sie entwickelt sich im Laufe der knöchernen Entwicklung und wird in der Regel im Kindes- und Jugendalter sichtbar. Dabei ist v. a. die Entwicklung des Sternums und der angrenzenden knorpeligen Anteile der Rippen gehemmt und diese sind nach innen eingezogen. Leichtere Verläufe haben keine Auswirkung auf die Herz- und Lungenfunktion und sind allenfalls kosmetisch störend. Schwere Verläufe können mit **Belastungs- oder Ruhedyspnoe, Herzrhythmusstörungen und Klappenfehlern** einhergehen.
Die Anomalität kann operativ korrigiert werden.

3.8.5 Hühnerbrust

Erkennungszeichen: kielartig nach vorne gezogene Sternumregion, die das Thoraxniveau überragt
Differenzialdiagnose: schwere Rachitis

Bildbeschreibung

Auf der Abbildung (➤ Abb. 3.72) ist ein kindlicher Thorax sichtbar. Die Sternumregion ist kielartig nach vorne gezogen und überragt das Thoraxniveau. In der Mitte des Sternums ist eine muldenförmige Einsenkung sichtbar.

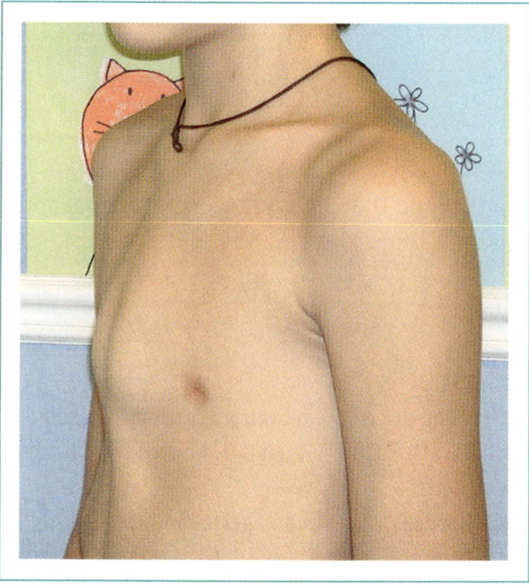

Abb. 3.72 Hühnerbrust [F965-001]

ABBILDUNG 3.72

Verdachtsdiagnose

Hühnerbrust

Differenzialdiagnosen

Schwerer Rachitisverlauf (➢ 3.8.6)

Anamnestische Fragen zur Sicherung der Diagnose

- Seit wann? Die Hühnerbrust entwickelt sich langsam, meist im Kindes- und Jugendalter.
- Familiäre Belastung? Eine genetische Veranlagung kann vorhanden sein.
- Kardiale Symptome? Klappenfehler, Septumdefekte und Herzrhythmusstörungen können begleitend auftreten.
- Rachitis in der Vorgeschichte? Möglicher Hinweis auf eine exogene Ursache. Meist ist ein rachitischer Rosenkranz ausgebildet.

Untersuchungsbefunde

➢ Krankheitsbild

Krankheitsbild

Die **Hühnerbrust** *(Pectus carinatum, Kielbrust)* ist auf eine **Entwicklungsstörung des Sternums** zurückzuführen. Sie kann durch einen Vitamin-D-Mangel (Rachitis) im Kindesalter begünstigt werden oder seltener im Rahmen des Silverman-Syndroms auftreten. Dabei synostosiert das Sternum vorzeitig. Gleichzeitig finden sich gehäuft angeborene Herzfehlbildungen. Die Anomalie kann operativ korrigiert werden.

3.8.6 Rachitischer Rosenkranz

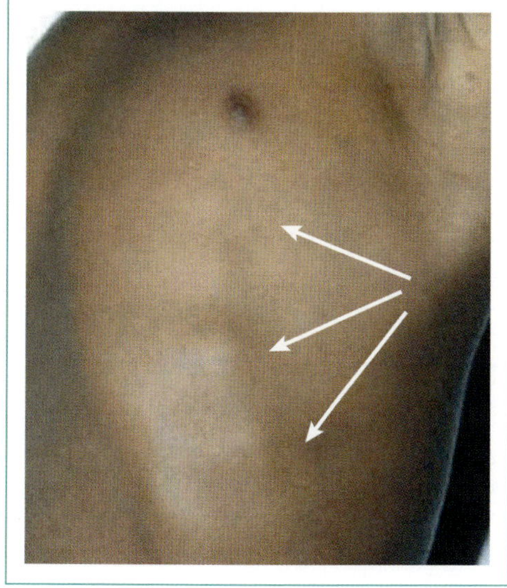

Abb. 3.73 Rachitischer Rosenkranz [E387]

Bildbeschreibung

Die Abbildung (➢ Abb. 3.73) zeigt Teile des Thorax. Auffällig sind Auftreibungen an der Knorpel-Knochen-Grenze. Die darüberliegende Haut erscheint reizlos. Die Kontur des Rippenbogens zeigt eine laterale Einziehung.

3.8.6 Rachitischer Rosenkranz

ABBILDUNG 3.73

Erkennungszeichen: Auftreibungen am Knorpel-Knochen-Übergang der Rippen
Differenzialdiagnosen:
- Pseudomangelrachitis
- Mütterliche Osteomalazie in der Schwangerschaft

Verdachtsdiagnose

Rachitischer Rosenkranz

Differenzialdiagnosen

Ossifikationsstörungen anderer Genese, z. B.

- Pseudomangelrachitis (autosomal-rezessive Form des Vitamin D-Mangels mit mangelnder Eigenproduktion von Vitamin D)
- Mütterliche Osteomalazie in der Schwangerschaft
- Angeborene Hypophosphatämie oder Hypophosphatasie

Anamnestische Fragen zur Sicherung der Diagnose

- Andere Skelettanomalien? Quadratischer Kopf, Erweiterung der distalen Röhrenknochen, Beckendeformierungen, kyphotische Wirbelsäule, Glockenthorax, Deformierungen der inneren Fußknöchel (Marfan-Zeichen) sind typische Veränderungen bei Rachitis.
- Verlauf der motorischen Entwicklung? Typisch für die Rachitis ist eine verzögerte motorische Entwicklung, u. a. spätes Sitzen und Laufen.
- Mütterlicher Vitamin-D-Mangel? Eine mütterliche Osteomalazie in der Schwangerschaft begünstigt die Entstehung einer Rachitis im Säuglingsalter.
- Substitution von Vitamin D im Säuglingsalter? Eine durchgeführte Prophylaxe senkt das Risiko der Rachitisentstehung.
- Bekannte Erbkrankheiten? Eine familiäre Häufung kann ein Hinweis auf eine Pseudomangelrachitis, erbliche Hypophosphatämie oder Hypophosphatasie sein.

Untersuchungsbefunde

Labor: Kalzium ↓ oder normal, AP ↑, Parathormon ↑

Krankheitsbild

Der rachitische Rosenkranz ist ein Symptom der manifesten **Rachitis,** die durch einen **Vitamin-D-Mangel** am wachsenden Knochen entsteht. Die Erkrankung führt zu einer gestörten Mineralisierung und übermäßigen **Weichheit des Knochens.** Ursachen können eine verminderte Sonnenexposition, Unreife bzw. Insuffizienz von Leber und Niere sein, die dann zum Mangel an aktivem Vitamin D führen, selten angeborene Störungen des Vitamin-D- und Phosphatstoffwechsels.

Bei den Symptomen finden sich u. a. **quadratischer Kopf** mit eindrückbarem Okziput, **O-Beine, Deformierung der Wirbelsäule mit Kyphosierung, schlaffe Bauchdecke (Froschbauch), Bewegungsfaulheit** und **Schwäche der Muskulatur,** Schweißneigung am Kopf, schlechte Stimmung, Infektanfälligkeit und in stark ausgeprägten Fällen eine Neigung zur **Tetanie** aufgrund der Hypokalzämie. Der rachitische Rosenkranz entsteht durch eine Auftreibung der Knorpel-Knochen-Grenze der Rippen und anschließenden Verknöcherung, die irreversibel ist.

Die Therapie besteht in der Vitamin D-Substitution unter Kontrolle des Kalziumspiegels.

3.8.7 Opisthotonus

Erkennungszeichen:
- Überstreckte Haltung von Rumpf und Extremitäten
- Tonische Krämpfe

Differenzialdiagnose: Arc de cercle

3.8.7 Opisthotonus

Bildbeschreibung

Die Abbildung (➤ Abb. 3.74) zeigt einen Säugling in einer überstreckten Haltung von Rumpf und Extremitäten.

ABBILDUNG 3.74

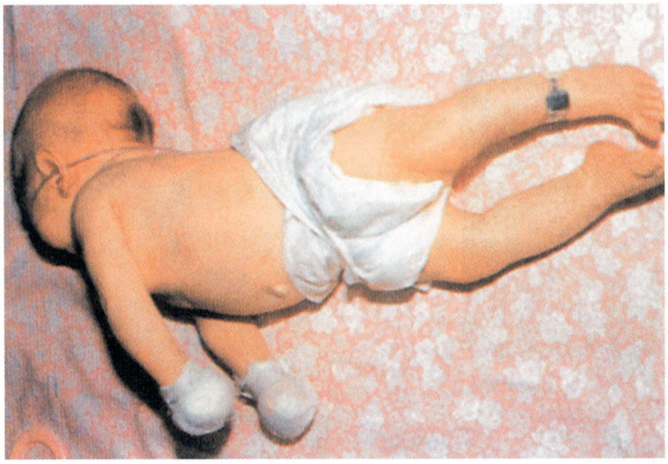

Abb. 3.74 Opisthotonus [G639]

Verdachtsdiagnose

Opisthotonus

Differenzialdiagnosen

Arc de cercle: Bogenbildung bei psychogenen Anfällen

Anamnestische Fragen zur Sicherung der Diagnose

- Seit wann? Der Opisthotonus ist eine Begleiterscheinung bei Erkrankungen des ZNS und entwickelt sich schnell.
- Begleitende Erkrankungen? Typisch u. a. bei Meningitis, Tetanus, zerebraler Malaria, Hirnblutungen oder Stoffwechselkrankheiten.

Untersuchungsbefunde

Je nach Ursache: Kopfschmerzen, positive Meningendehnungszeichen, Vigilanzstörungen, verstärkte Eigenreflexe, Lähmungserscheinungen und andere neurologische Ausfälle, Übelkeit, ggf. Erbrechen, Fieber

Krankheitsbild

Der **Opisthotonus** kann ein Begleitsymptom bei **ZNS-Erkrankungen** sein und wird durch einen schmerzhaften, tonischen Krampf der Rückenmuskulatur, des Halses und der Extremitäten hervorgerufen. Bei Kindern ist die Ausprägung des Opisthotonus meist deutlicher als bei Erwachsenen.

Ursachen können sein:

- Infektionserkrankungen, u. a. Meningitis, zerebrale Malaria, Tetanus oder Tollwut
- Blutungen, u. a. Subarachnoidalblutung oder intrazerebrale Blutungen
- Stoffwechselerkrankungen, u. a. Ahornsirupkrankheit

Das Auftreten ist ein Hinweis auf eine schwere Funktionsstörung des Gehirns, die Patienten sind vom Notarzt zu versorgen.

3.8.8 Turner-Syndrom

Bildbeschreibung

Die Abbildung (➤ Abb. 3.75) zeigt einen weiblichen Körper. Auffällig sind die Hautfalte am Hals (Pterygium colli, Flügelfell), weit auseinander stehende Mamillen und unterentwickelte Brustdrüsen. Am Ellenbogengelenk ist ein vergrößerter Außenwinkel sichtbar (Cubitus valgus), am Stamm eine androide Fettansammlung. Die Schambehaarung ist weiblich.

Verdachtsdiagnose

Turner-Syndrom

Differenzialdiagnosen

Trisomie 21 *(Down-Syndrom)* (➤ 3.1.6): Chromosomale Störung, die mit einem überzähligen Chromosom 21 einhergeht. Die Symptome sind meist bei der Geburt sichtbar. Typische Kennzeichen sind

3.8.8 Turner-Syndrom

Erkennungszeichen:

- Kleinwuchs
- Kindliches Aussehen
- Schildthorax
- Weit auseinanderliegende und unterentwickelten Mamillen
- Pterygium colli (Flügelfell)
- Tiefer Haaransatz im Nacken
- Hypertelorismus

Differenzialdiagnose: Trisomie 21 (Down-Syndrom)

ABBILDUNG 3.75

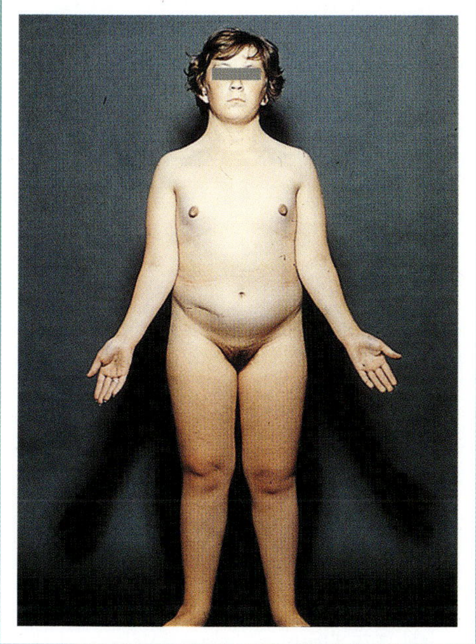

Abb. 3.75 Turner-Syndrom [E316]

schräge (nach außen oben gerichtete) Lidspalten, Brachyzephalus, Epikanthus, kleine Nase und verdickte Zunge. Die Ohren sind klein und sitzen tief, der Nacken ist kurz. Eine androide Fettansammlung kann vorkommen. An den Händchen sind kleine Finger und eine Vierfingerfurche auffällig, an den Füßchen eine Sandalenlücke. Die Muskulatur ist hypoton, die Gelenke zeigen eine ausgeprägte Mobilität. Die Entwicklung (geistig und motorisch) der Kinder ist meist verzögert.

Anamnestische Fragen zur Sicherung der Diagnose

- Verlauf der körperlichen und geistigen Entwicklung? Die geistige Entwicklung ist beim Turner-Syndrom meist nicht eingeschränkt, die somatische Entwicklung verzögert.
- Regelrechte Periodenblutung? Typisch für das Turner-Syndrom ist eine primäre Amenorrhö.

Untersuchungsbefunde

Chromosomenanalyse: gonosomale Monosomie (XO; 45 X) oder Mosaikformen

Krankheitsbild

Das **Ullrich-Turner-Syndrom** ist eine chromosomale Störung, die mit einer gonosomalen Monosomie **(XO)** einhergeht.

Die Symptome manifestieren sich als **Kleinwuchs, Schildthorax** mit weit auseinanderliegenden und unterentwickelten Mamillen, **Pterygium colli** *(Flügelfell),* tiefer Haaransatz im Nacken, Hypertelorismus, Epikanthus und insgesamt einem kindlichen Aussehen. Gehäuft kommen Herzfehler, bindegewebig umgewandelte Gonaden und eine **primäre Amenorrhö** vor. Die geistige Entwicklung ist meist regelrecht.

Die Therapie besteht in einer Hormonsubstitution (Wachstumshormone, weibliche Geschlechtshormone) und ggf. einer operativen Behandlung des Flügelfells.

3.8.9 Klinefelter-Syndrom

Erkennungszeichen:
- Hochwüchsigkeit
- Gynäkomastie
- Weibliches Behaarungsmuster
- Kleine Hoden

Differenzialdiagnose: östrogenproduzierende Tumoren

3.8.9 Klinefelter-Syndrom

Bildbeschreibung

Die Abbildung (➤ Abb. 3.76) zeigt eine männliche Person. Auffallend sind eine Gynäkomastie, eine ausgeprägte androide Fettansammlung sowie spärliche und weibliche Genitalbehaarung. Das Skrotum ist nicht einsehbar, der Penis erscheint klein.

Verdachtsdiagnose

Klinefelter-Syndrom

Differenzialdiagnosen

Östrogenproduzierende Tumoren: Treten beim Mann meist als Hodentumoren auf und können mit einer Gynäkomastie (➤ 3.8.1) und einem weiblichen Behaarungstypus einhergehen.

ABBILDUNG 3.76

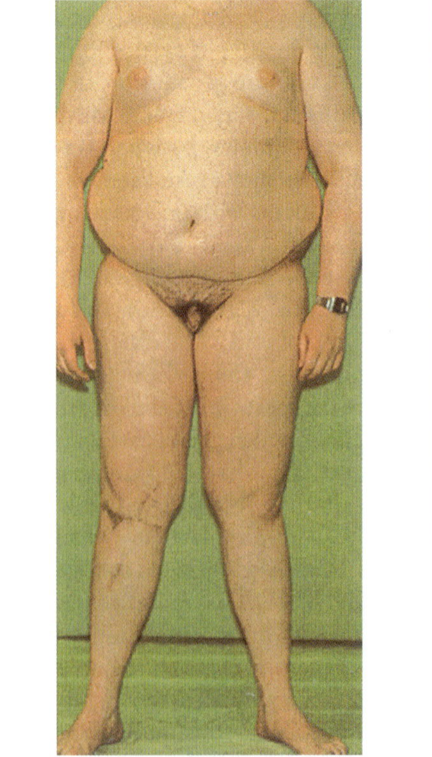

Abb. 3.76 Klinefelter-Syndrom [E316]

Anamnestische Fragen zur Sicherung der Diagnose

- Verlauf der körperlichen und geistigen Entwicklung? Beim Klinefelter-Syndrom ist die körperliche Entwicklung meist verzögert. Die geistige Entwicklung kann normal sein.
- Medikamenteneinnahme? Hinweis auf Ursache der Veränderungen.
- B-Symptome? Das Auftreten von Fieber, Nachtschweiß und Gewichtsabnahme kann ein Hinweis auf ein malignes Geschehen sein.

Untersuchungsbefunde

Chromosomenanalyse: Nachweis eines überzähligen X-Chromosoms (Gonosom) → 47, XXY

Krankheitsbild

Das **Klinefelter-Syndrom** beruht auf einer gonosomalen Aberration, wobei die Männer meist ein überzähliges X-Chromosom besitzen **(XXY).**

Als Symptome kann im Kindesalter eine verzögerte motorische und/oder sprachliche Entwicklung auffallen. In der Pubertät ist die Entwicklung der Hoden nicht regelrecht. Meist bleiben sie klein, eine Spermienbildung bleibt meist aus. Als äußere Zeichen finden sich eine Gynäkomastie, ein weibliches Behaarungsmuster und ein Hochwuchs durch verzögerten Epiphysenschluss. Die körperliche und geistige Leistungsfähigkeit kann eingeschränkt sein.

Die Therapie besteht in einer Testosteronsubstitution.

3.8.10 Morbus Paget der Mamille

3.8.10 Morbus Paget der Mamille

Bildbeschreibung

Die Abbildung (➤ Abb. 3.77) zeigt Teile der rechten Brust. Die Brustwarze ist eingezogen, ebenso das Gewebe, das an den medialen Brustwarzenanteil angrenzt. Die Haut zeigt zum Teil scharf begrenzte, zum Teil unscharf begrenzte entzündliche und narbige Veränderungen. Am unteren Pol erscheint die Haut verdickt und orangenartig.

ABBILDUNG 3.77

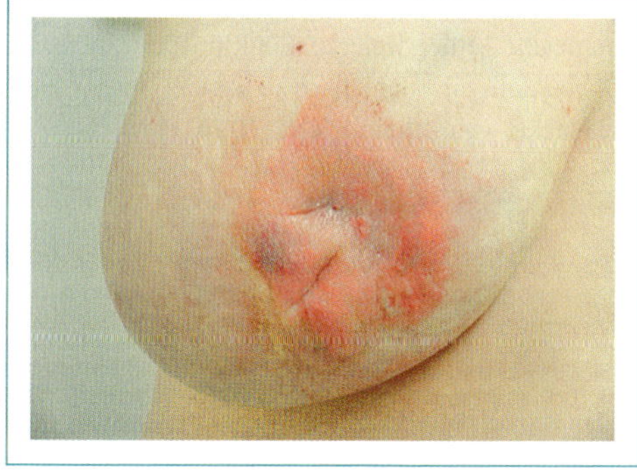

Abb. 3.77 Morbus Paget der Mamille [M438]

Verdachtsdiagnose

Morbus Paget der Mamille (fortgeschrittenes Stadium)

Differenzialdiagnosen

- **Kontaktekzem:** Kann als allergisches oder toxisches Kontaktekzem auftreten. Allergische Ekzeme treten meist mit einer Zeitverzögerung nach Noxeneinwirkung auf, toxische Ekzeme meist unmittelbar nach Kontakt. Einziehungen des Brustgewebes sind untypisch.
- **Morbus Bowen:** Carcinoma in situ der Epidermis, das durch eine scharf begrenzte, entzündliche Rötung mit Schuppung gekennzeichnet ist. Einziehungen des Brustgewebes sind untypisch.
- **Inflammatorisches Mammakarzinom:** Seltene Form des Mammakarzinoms, das mit diffuser Rötung und Entzündungszeichen einhergeht. In der Regel sind Knoten oder Ulzera sichtbar, die ein schnelles Wachstum zeigen.
- **Mastitis** *(Entzündung der Brust):* Typisch sind akute oder subakute Entzündungssymptome wie (homogene) Rötung, Überwärmung, Schwellung und Schmerzen. Die axillären Lymphknoten können betroffen sein. Systemische Entzündungszeichen können (besonders bei der Mastitis puerperalis) auftreten.

Erkennungszeichen:

- Scharf begrenzte, asymmetrische Rötung der Mamille bzw. über die Mamillengrenze hinausgehende Hauterscheinungen, die nässende, schuppende, juckende Komponenten haben können
- Im fortgeschrittenen Stadium zusätzlich Bildung von Knoten und Einziehungen

Differenzialdiagnosen:

- Kontaktekzem
- Morbus Bowen
- Inflammatorisches Mammakarzinom
- Mastitis

Anamnestische Fragen zur Sicherung der Diagnose

- Seit wann? Die Entwicklung des Morbus Paget ist meist langsam. Allergische oder toxische Ekzeme treten in der Regel schnell auf.
- Sekretion aus der Mamille? Hinweis auf eine tumoröse Neubildung.

- Andere Veränderungen der Brust: Orangenhaut, Größenunterschied, Juckreiz? Hinweise auf ein malignes Geschehen an der Mamma. Isoliert vorhandener Juckreiz (ohne Orangenhaut oder neu aufgetretene Größenunterschiede) kann einen Hinweis auf Skabies geben.
- Axilläre Lymphknotenschwellungen? Hinweis auf ein malignes oder entzündliches Geschehen.
- Schmerzhaftigkeit der Brust? Kann auf entzündliche Ursachen hinweisen.

Untersuchungsbefund

- Mamma: je nach Stadium der Erkrankung unauffälliger palpatorischer Befund oder harte Knotenbildung der Brust, Einziehungen und Asymmetrien des Brustgewebes
- Lymphknotenstatus: je nach Stadium der Erkrankung unauffälliger Befund oder tastbare regionale Lymphknoten (hart und schmerzlos), v. a. axillär, supra- und infraklavikulär

Krankheitsbild

Der **Morbus Paget der Mamille** entsteht durch Metastasierung eines duktalen Mammakarzinoms. Die Erkrankung ist eher selten, tritt einseitig auf und macht sich mit ekzemartigen Veränderungen der Mamille bemerkbar. Meist imponiert die Veränderung als scharf begrenzte, aber asymmetrische Rötung der Mamille bzw. über die Mamillengrenze hinaus, die nässende, schuppende Areale beinhalten kann. Zunächst macht die Hautveränderung keine Beschwerden. Im Erkrankungsverlauf kann die Mamille – durch das Tumorwachstum bedingt – eingesunken imponieren und es kann ein Tumor getastet werden. Die Prognose ist etwas besser als beim klassischen Mammakarzinom. Die Therapie besteht aus der operativen Entfernung der Tumormasse.

3.9 Rücken

3.9.1 Skoliose

Auf den Punkt gebracht – 3.9 Rücken – 3.9.1 Skoliose

Erkennungszeichen:
- S-förmige Krümmung der Wirbelsäule
- Schulterstand, Taillendreiecke, Beckenstand ungleich
- Rippenbuckel
- Lumbalwulst

Differenzialdiagnosen:
- Idiopathische Formen
- Skoliose durch Rachitis oder Osteosarkome

Bildbeschreibung

Auf der Abbildung (➤ Abb. 3.78) ist ein Rücken mit einer S-Krümmung im thorakolumbalen Bereich zu sehen. Auffällig sind der ungleiche Schulterstand und ungleiche Taillendreiecke. Ein Rippenbuckel rechts ist auch ohne Vorbeugetest sichtbar, das Becken scheint ebenfalls eine Schieflage zu haben.

Nebenbefundlich sind an der Haut zahlreiche dunkle Flecke, wahrscheinlich Naevi, zu sehen.

Verdachtsdiagnose

Skoliose

Differenzialdiagnosen

- **Idiopathische Skoliose:** häufigste Form der Skoliose
- **Skoliose durch Vorerkrankungen** mit Beteiligung der Wirbelsäule, u. a. Osteosarkome, Rachitis oder Spondylitis

ABBILDUNG 3.78

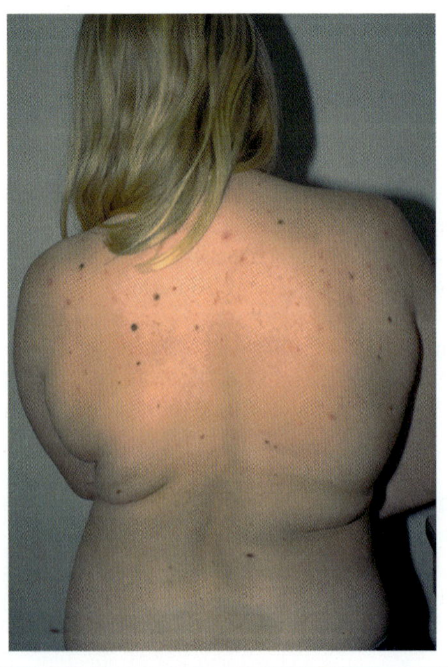

Abb. 3.78 Skoliose [G640]

Anamnestische Fragen zur Sicherung der Diagnose

- Seit wann? Angeborene Skoliosen sind im frühen Kindesalter sichtbar, idiopathische Skoliosen (> 80 % der Fälle) entwickeln sich meist zwischen dem 10. und 12. Lebensjahr.
- Trauma oder andere Vorerkrankungen der Wirbelsäule in der Vorgeschichte, u. a. Rachitis, Spondylitis oder Tumorerkrankungen? Mögliche Ursachen für eine Skoliose.
- Beinlängendifferenz? Kann ebenfalls Ursache einer Skoliose sein.
- Lokale Symptome, v. a. Schmerzen? Idiopathische Skoliosen sind in der Regel im Jugendalter nicht schmerzhaft. Mit zunehmendem Alter können Schmerzen durch arthrotische Prozesse entstehen.

Untersuchungsbefunde

Inspektion: ungleicher Schulterstand und ungleiche Taillendreiecke, Rippenbuckel bei aufrechter Haltung bzw. im Vorbeugetest und ggf. Lumbalwulst

Krankheitsbild

Die **Skoliose** ist eine **Seitverbiegung und Rotation der Wirbelsäule.** Es können idiopathische von sekundären Skoliosen unterschieden werden, wobei die idiopathischen > 80 % der Fälle ausmachen und die häufigste orthopädische Erkrankung im Kindes- und Jugendalter darstellen.

Die Symptome sind von der Ausprägung der Skoliose abhängig und reichen von asymptomatischen Verläufen bis zu eingeschränkter Organfunktion, besonders der Lunge. Typisch sind der **Rippenbuckel,** der im Vorbeugetest sichtbar wird, ein **unterschiedliches Niveau von Schultern und Taillendreieck** sowie ein **Lumbalwulst** bei Skoliosen im Lumbalbereich.

Die Therapie ist vom Grad der Ausprägung abhängig. Bei gering ausgeprägten Skoliosen ist Physiotherapie die Methode der Wahl, bei stärker ausgeprägten Varianten kommen ein Korsett und ggf. eine Operation in Betracht.

3.9.2 Morbus Scheuermann

Bildbeschreibung

Die Abbildung ➤ Abb. 3.79 zeigt eine Ansicht von lateral auf den Stamm. Auffällig ist ein starker Rundrücken *(Kyphosierung)* der Brustwirbelsäule.

Auf Abbildung ➤ Abb. 3.80 ist der gleiche Patient im Vorbeugetest zu sehen. Die Kyphosierung der Brustwirbelsäule kommt deutlich hervor. Es kann eine fixierte Kyphose mit kaum oder aufgehobener Dehnungsfähigkeit angenommen werden.

Verdachtsdiagnose

Rundrückenbildung beim Morbus Scheuermann

Differenzialdiagnosen

- **Morbus Bechterew** (➤ 3.9.3)
- Erkrankungen, die zu den **seronegativen Spondylarthritiden** zählen:
  - Psoriasis-Arthritis (➤ 3.5.9)
  - Morbus Crohn, Colitis ulcerosa (enteropathische Arthritis)
  - Morbus Reiter

3.9.2 Morbus Scheuermann

Erkennungszeichen:
- Starke Rundrückenbildung
- Ausbildung einer fixierten Kyphose

Differenzialdiagnosen:
- Morbus Bechterew
- Psoriasis-Arthritis
- Enteropathische Arthritiden
- Morbus Reiter

ABBILDUNG 3.79

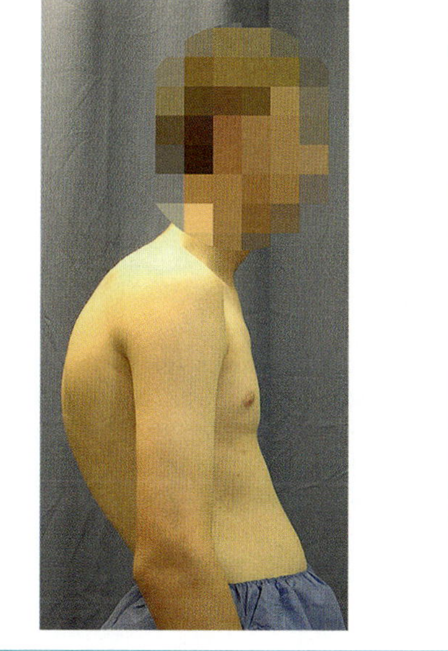

Abb. 3.79 Morbus Scheuermann [F966-001]

ABBILDUNG 3.80

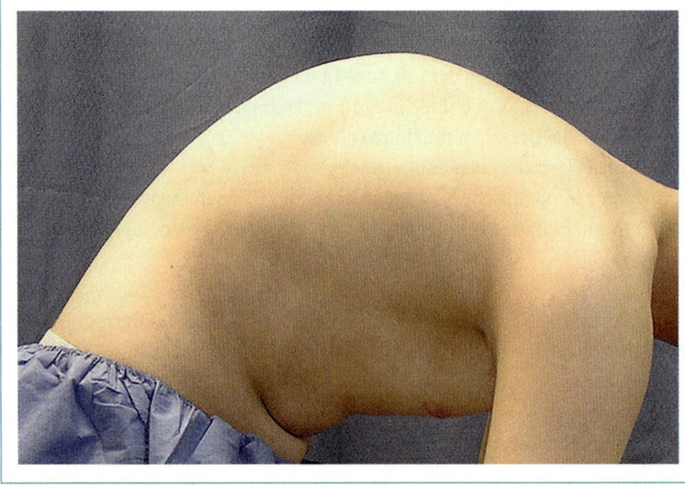

Abb. 3.80 Morbus Scheuermann [F966-001]

Anamnestische Fragen zur Sicherung der Diagnose

- Seit wann? Der Morbus Scheuermann beginnt meist langsam und asymptomatisch im Kindes- und Jugendalter.
- Schmerzhaftigkeit des betroffenen Areals? Schmerzhaftigkeit des ISG und peripherer Gelenke? Morgensteifigkeit? Die Symptome würden eher für eine seronegative Spondylarthritis sprechen.
- Allgemeinsymptome und Fieber? Reduzierter Allgemeinzustand und Fieberschübe sprechen eher für entzündliche Erkrankungen wie Morbus Bechterew oder andere Spondylarthritiden.
- Hauterscheinungen, Stuhlunregelmäßigkeiten, Augenbeteiligung? Die Symptome deuten eher auf eine seronegative Spondylarthritis hin.

Untersuchungsbefunde

Im Stadium der fixierten Kyphose Ott-Zeichen reduziert

Krankheitsbild

Der **Morbus Scheuermann** entsteht im Jugendalter durch eine **Wirbelkörperreifungsstörung** mit Ausbildung von Keilwirbeln. Am häufigsten ist der BWS-Bereich betroffen.

Die Symptome sind im jugendlichen Alter eher dezent bis gar nicht vorhanden. Meist werden die Kinder von den Eltern wegen ihrer schlechten Haltung vorgestellt. Mit zunehmendem Alter entstehen allerdings eine **fixierte Kyphose** (mit der Unfähigkeit, die Wirbelsäule komplett aufzurichten) und arthrotische Veränderungen, die Rückenschmerzen verursachen. Im Röntgenbild können **Schmorl-Knötchen** gesehen werden, Bandscheibeneinbrüche in den Deckplatten der Wirbelkörper.

Die Therapie besteht aus Haltungsschule bzw. Rückenschule, wobei die besten Korrekturchancen im jugendlichen Alter bestehen.

3.9.3 Morbus Bechterew (axiale Spondyloarthritis)

3.9.3 Morbus Bechterew (axiale Spondyloarthritis)

Bildbeschreibung

Die Abbildung ➢ Abb. 3.81 zeigt einen männlichen Patienten von lateral. Auffällig sind der vorgeschobene Kopf und die Rundrückenbildung im BWS-Bereich. Beide Knie sind gebeugt.
Die Abbildung ➢ Abb. 3.82 zeigt den gleichen Patienten von hinten. Die Wirbelsäule erscheint gerade, der Patient ist vornübergebeugt.

Verdachtsdiagnose

Morbus Bechterew

Differenzialdiagnosen

- **Morbus Scheuermann** (➢ 3.9.2): Kann auch mit Rundrückenbildung einhergehen, aber meist kein vorgeschobener Kopf und keine Beugestellung der Knie. Eine Schmerzhaftigkeit stellt sich bei Morbus Scheuermann eher spät ein, während beim Morbus Bechterew häufig ein Grundschmerz (am stärksten in der Nacht) und Morgensteifigkeit mit einer Verschlechterung im Schub bestehen.
- Andere Erkrankungen, die zu den **seronegativen Spondylarthritiden** zählen:
  - Psoriasis-Arthritis (➢ 3.5.9)
  - Morbus Crohn, Colitis ulcerosa (enteropathische Arthritis)
  - Morbus Reiter

Erkennungszeichen:
- Vornübergebeugter Gang
- Kyphosierung
- Einsteifung und reduzierte Mobilität der Wirbelsäule
- Ggf. entzündliche Schwellung über der Achillessehne
- Ggf. entzündliche Augenveränderungen durch Iritis

Differenzialdiagnosen:
- Morbus Scheuermann
- Morbus Parkinson
- Psoriasis-Arthritis
- Enteropathische Arthritiden
- Morbus Reiter
- Osteoporose

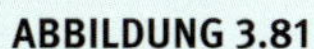

Auf den Punkt gebracht

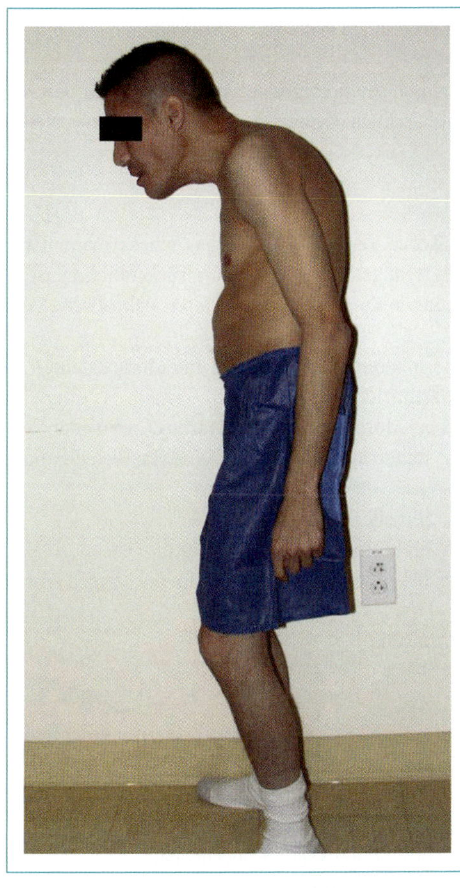

Abb. 3.81 Morbus Bechterew [G207]

ABBILDUNG 3.81

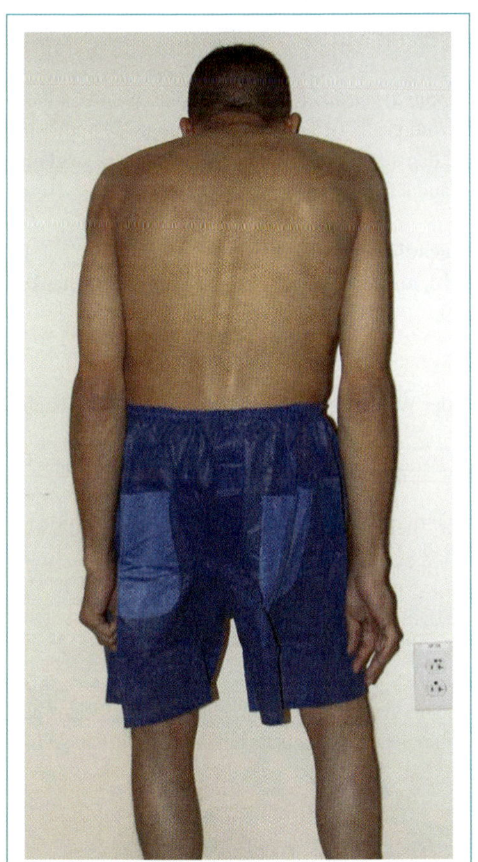

Abb. 3.82 Morbus Bechterew [G207]

ABBILDUNG 3.82

- **Morbus Parkinson:** Charakteristisch ist eine vornübergebeugte Haltung, die Knie können gebeugt sein. Der Gang ist schlurfend.
- **Osteoporose:** Verminderung der Knochendichte. Typische Symptome sind Abnahme der Körpergröße durch Sinterung der Wirbelkörper, Tannenbaumphänomen, Kyphosierung der Wirbelsäule, Neigung zu Spontanfrakturen.

Anamnestische Fragen zur Sicherung der Diagnose

- Seit wann? Der Morbus Bechterew zeigt einen chronischen Verlauf. Beim Morbus Scheuermann kann von einem Erkrankungsbeginn in der Adoleszenz ausgegangen werden. Die Rundrückenbildung ist zunächst schmerzlos, Jahre oder Jahrzehnte später können Rückenschmerzen durch arthrotische Veränderungen auftreten.
- Schmerzhaftigkeit von betroffenem Areal, ISG und peripheren Gelenke? Fieber und Morgensteifigkeit? Typische Symptome der seronegativen Spondylarthritiden.
- Augen-, Hautbeteiligung? Eine Iritis kann begleitend bei Morbus Bechterew, Morbus Crohn oder Colitis ulcerosa auftreten. Eine Konjunktivitis ist für das Reiter-Syndrom typisch, eine Hautbeteiligung für die Psoriasis-Arthritis.
- Gastrointestinale Symptome? Hinweis auf Morbus Crohn oder Colitis ulcerosa.
- Abnahme der Körpergröße, Tannenbaumphänomen, Frakturneigung? Typisch für die Osteoporose.
- Familiäre Häufung? Seronegative Spondylarthritiden, besonders der Morbus Bechterew, zeigen eine familiäre Komponente (HLA-B27 positiv).
- Neurologische Symptome? Hinweise auf Morbus Parkinson.

Untersuchungsbefunde

- Schober-, Ott-Zeichen, Finger-Boden-, Kinn-Jugulum- und Okzipitum-Wand-Abstand eingeschränkt, Mennell-Zeichen schmerzhaft positiv
- Entzündliche Schwellung der peripheren Gelenke und der Achillessehne
- Entzündliche Veränderungen der Augen durch Iritis
- Röntgen: verwaschenes ISG, Bambusstabwirbelsäule durch Bildung von Knochenspangen.
- MRT: Bestes Verfahren in frühen Stadien zur Diagnosestellung.
- Labor: im Schub BSG ↑, CRP ↑, HLA-B27 positiv, Rheumafaktor negativ

Krankheitsbild

Der **Morbus Bechterew** *(Spondylitis ankylosans, axiale Spondyloarthritis)* ist eine chronisch-entzündliche Erkrankung des Skeletts, die primär ISG, Wirbelsäule und große Gelenke betrifft. (Junge) Männer sind häufiger betroffen als Frauen. Die Erkrankung zählt zu den seronegativen Spondylarthritiden, zeigt eine deutliche **Tendenz zur Versteifung** und Fibrose von kaudal nach kranial.

Zu den Symptomen zählen:

- Schleichender Beginn mit nächtlicher und **frühmorgendlicher Steifheit**
- **Tief sitzende Rückenschmerzen** (im Sakrumbereich), mit Ausstrahlung in Gesäß und Oberschenkel, die durch Bewegung gebessert werden
- **Arthritis** der großer Gelenke
- **Fersenschmerzen**
- Im Verlauf zunehmende Bewegungseinschränkung der Wirbelsäule mit Kyphosierung (Bambusstabwirbelsäule im Röntgen) und Versteifung
- Extraartikuläre Beteiligung als v. a. Iritis, Prostatitis, Beteiligung des Gastrointestinaltrakts, selten Lungenfibrose und Aortitis

Die Therapie besteht aus Atemtraining, physikalischer Therapie, regelmäßiger Physiotherapie, NSAR, Basistherapeutika, im Schub Glukokortikoiden.

3.9.4 Neurofibromatose von Recklinghausen

Erkennungszeichen:
- Multiple Café-au-Lait-Flecken
- Schmerzhafte multiple, eindrückbare Tumoren (Neurofibrome)
- Sommersprossenähnliche Hyperpigmentierungen in den Achseln und Leisten
- Ggf. bräunliche Knötchen (Lisch-Knötchen) an der Iris

Differenzialdiagnosen:
- Naevi
- Fibrome

3.9.4 Neurofibromatose von Recklinghausen

Bildbeschreibung

Die Abbildung (➤ Abb. 3.83) zeigt Teile der Rückenregion. Auffällig sind zum einen braune, scharf und auch unscharf begrenzte Maculae und zum anderen zahlreiche helle, bläuliche und bräunliche Papeln und Knötchen.

Verdachtsdiagnose

Neurofibromatose von Recklinghausen

Differenzialdiagnosen

- **Nävi** *(Muttermale):* Können als bräunliche Maculae oder Papeln auftreten.
- **Fibrome:** Imponieren als hautfarbene Papeln oder gestielte Wucherungen unterschiedlicher Größe.

ABBILDUNG 3.83

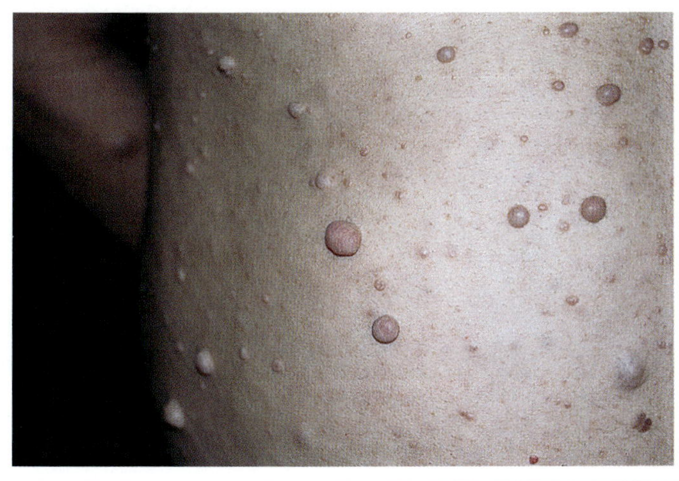

Abb. 3.83 Neurofibromatose von Recklinghausen [M537]

Anamnestische Fragen zur Sicherung der Diagnose

- Seit wann? Neurofibrome entwickeln sich ab dem Jugendalter, sommersprossenähnliche Hyperpigmentierungen und Iris-Hamartome bereits im Kindes- oder Jugendalter.
- Familiäre Häufung? Positive Familienanamnese stützt die Diagnose der Neurofibromatose von Recklinghausen.
- Gleichgewichtsprobleme, Höreinschränkungen? Sprechen für Neurofibromatose von Recklinghausen Typ II.
- Andere Hauterscheinungen? Sommersprossenähnliche Veränderungen stützen die Diagnose der Neurofibromatose von Recklinghausen.

Untersuchungsbefunde

- Beim Akustikusneurinom: Schallempfindungsschwerhörigkeit, Schwindel, Gleichgewichtsstörungen
- Bei Optikusgliomen und Meningeomen: neurologische Ausfälle, u. a. Visuseinbuße, Kopfschmerzen, Krampfanfälle

Krankheitsbild

Die **Neurofibromatose von Recklinghausen** zählt zu den neurokutanen Syndromen (Phakomatosen), ist eine autosomal dominant vererbte Krankheit, die als Typ I und Typ II auftreten kann.

- Typ I: Ist durch **Café-au-Lait-Flecken,** schmerzhafte **multiple Neurofibrome** (gutartige, eindrückbare Wucherungen der Schwann-Zellen) und **sommersprossenähnliche Hyperpigmentierungen** in den Achseln und in den Leisten gekennzeichnet. Ferner sind bräunliche Iris-Knötchen *(Lisch-Knötchen)* sichtbar. Weitere Symptome können u. a. Lernbehinderung, Krampfanfälle oder ein Hydrozephalus sein.
- Typ II: Ist etwas seltener. Gekennzeichnet ist die Variante durch Café-au-Lait-Flecken und Neurofibrome. Lisch-Knötchen treten nicht auf. Typischerweise entwickeln die Patienten ein **Akustikusneurinom,** das mit Hörschwierigkeit und Gleichgewichtsproblemen einhergeht.
  Die Therapie ist symptomatisch. Neurofibrome können operativ entfernt werden.

3.9.5 Lipom

Bildbeschreibung

Die Abbildung (➤ Abb. 3.84) zeigt Teile der Oberarmregion und der Beugeseite des Ellenbogens. Auffällig sind multiple, glatt begrenzte Auftreibungen bzw. Knoten. Entzündliche Hauterscheinungen sind nicht sichtbar, die übrige einsehbare Haut ist ohne pathologischen Befund.

Verdachtsdiagnose

Multiple Lipome

Differenzialdiagnosen

- **Liposarkom:** Maligner Tumor des Fettgewebes.
- **Lipomatosis dolorosa:** Erblich bedingte Lipombildung am Stamm und den Extremitäten. Die Lipome sind multipel vorhanden und schmerzhaft.
- **Atherom** *(Grützbeutel):* Benigner Tumor (Hornzysten), der durch Sekretstau der Talgdrüsen durch Okklusion des Ausführungsgangs entsteht. Der Tumor ist prall-elastisch und nicht schmerzhaft.

3.9.5 Lipom

Erkennungszeichen: prall-elastische, solitär oder multipel vorkommende, nicht schmerzhafte, weiche und gut abgrenzbare Tumoren
Differenzialdiagnosen:
- Lipomatosis dolorosa
- Liposarkom
- Atherom

ABBILDUNG 3.84

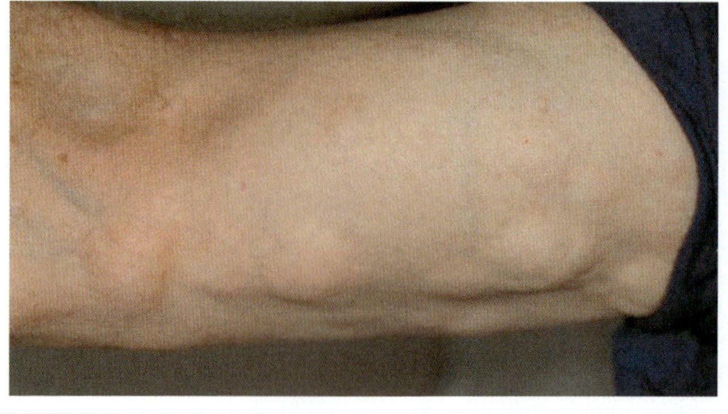

Abb. 3.84 Lipom [G154]

Anamnestische Fragen zur Sicherung der Diagnose

- Seit wann? Meist langsame Entwicklung des Tumors. Schnelles Wachstum spricht eher für ein malignes Geschehen.
- Allgemeinsymptome, B-Symptome? Das Allgemeinbefinden ist bei solitär vorkommenden Lipomen nicht gestört, B-Symptome und schlechtes Allgemeinbefinden sprechen für ein malignes Geschehen.
- Schmerzhaftigkeit? Solitäre Lipome sind meist schmerzlos. Schmerzhaftigkeit und multiples Vorkommen können ein Hinweis auf eine Lipomatosis dolorosa sein.

Untersuchungsbefunde

Palpation der Lipome: i. d. R. nicht schmerzhaft, gut abgrenzbar zur Umgebung, weich und in der Konsistenz prall-elastisch

Krankheitsbild

Lipome sind **gutartige Tumoren,** die sich aus reifen Fettzellen entwickeln. Sie kommen im subkutanen Fettgewebe vor und können unterschiedliche Größen (von erbsengroß bis hühnereigroß oder noch größer) erreichen. Prädilektionsstellen sind Extremitäten, Rücken und Kopf. In den meisten Fällen bilden sich Lipome nicht spontan zurück, sondern müssen operativ entfernt werden.

3.10 Abdomen

3.10.1 Aszites

Erkennungszeichen:
- Vergrößertes Abdomen
- Ausladende Flanken
- Verstrichener Nabel
- Ggf. Gefäßzeichnung (Caput medusae)
- Ggf. Symptome der Grunderkrankung, v. a. Leberzirrhose (Leberhautzeichen)

Differenzialdiagnose: Schwangerschaft

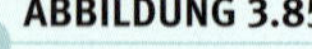

3.10 Abdomen

3.10.1 Aszites

Bildbeschreibung

Die Abbildung (➤ Abb. 3.85) zeigt eine Stammregion. Auffällig sind die deutliche abdominale Vorwölbung und die Gefäßzeichnung an der Bauchhaut, die Ausdruck eines Umgehungskreislaufs bei zirrhotischen Lebererkrankungen (Caput medusae; ➤ 3.10.2) sein könnte. Die Haut erscheint ikterisch.

ABBILDUNG 3.85

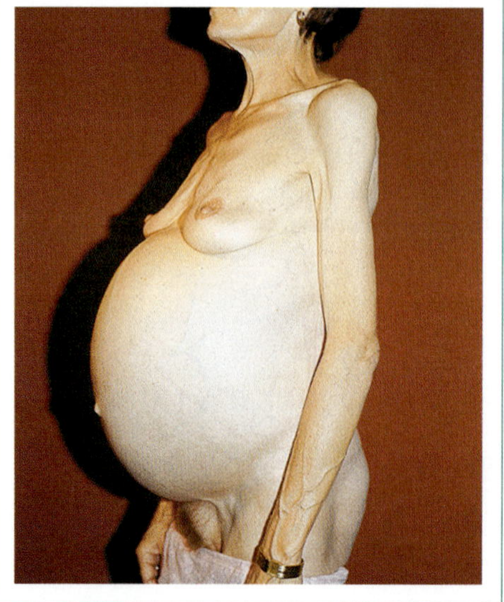

Abb. 3.85 Aszites [M537]

Verdachtsdiagnose
Aszites

Differenzialdiagnosen
Schwangerschaft

Anamnestische Fragen zur Sicherung der Diagnose
- Seit wann? Die Aszitesbildung entsteht meist langsam, außer bei einem malignen Aszites (z. B. beim Ovarialkarzinom), der innerhalb weniger Wochen auftreten kann.
- Internistische Vorerkrankungen, besonders Leber-, Nieren-, Darm-, Herzerkrankungen? Hinweis auf eine mögliche Ursache des Aszites.
- B-Symptome? Hinweis auf ein Tumorgeschehen.
- Bekannte Schwangerschaft? Geht mit Zunahme des Bauchumfangs einher.

Untersuchungsbefunde
- Vergrößertes Abdomen, ausladende Flanken, verstrichener Nabel
- Perkussion des Abdomens: Dämpfung über dem Aszitesbereich, in Rückenlage tympanitischer Klopfschall periumbilikal und Dämpfung in den Flanken, in Rechtsseitenlage Dämpfung (je nach Menge) vom Nabel bis zur rechten Flanke, tympanitischer Klopfschall vom Nabel zur linken Flanke
- Palpation: Auslösung des Undulationsphänomens
- Je nach Ursache zusätzliche Symptome:
  - Leberzirrhose: Ikterus, Lackzunge, Lacklippen, Spider naevi, Gynäkomastie, Caput medusae, Palmar- und Plantarerythem; bei der Palpation kleine Leber
  - Rechtsherzinsuffizienz: symmetrische Ödeme bis hin zur Anasarka, Lebervergrößerung (Stauungsleber), Dyspnoe, Zyanose, Gewichtszunahme, symmetrische Jugularvenenstauung
  - Tumoren der Bauchhöhle: Symptome der Grunderkrankung, B-Symptome
  - Nephrotisches Syndrom: periphere symmetrische Ödeme, Lidödeme, starke Proteinurie, Hypoalbuminämie, Hyperlipoproteinämie
  - Peritonitis: Fieber, bretthartes Abdomen mit stärksten Schmerzen, paralytischer Ileus

Krankheitsbild
Aszites ist die Ansammlung von **Flüssigkeit in der freien Peritonealhöhle.** Die Ursachen sind vielfältig:
- Leberzirrhose (portaler Aszites): häufigste Ursache
- Rechtsherzinsuffizienz (kardialer Aszites)
- Tumoren der Bauchhöhle (maligner Aszites)
- Nephrotisches Syndrom (hypalbuminämischer Aszites)
- Bakterielle Peritonitis (entzündlicher Aszites)

Die Symptome resultieren zum einen aus der Bauchumfangszunahme und können sich als Verdauungsbeschwerden und Belastungsdyspnoe bemerkbar machen, zum anderen treten die Symptome der Grunderkrankung auf.

3.10.2 Caput medusae

Bildbeschreibung
Die Abbildung (➤ Abb. 3.86) zeigt einen männlichen Oberkörper. Auffällig sind die deutlich dilatierten Venen an der Bauchhaut. Das Abdomen imponiert dezent ausladend, was ein Hinweis auf Aszites sein kann. Bei einem männlichen Patienten spricht der Brustbefund für eine Gynäkomastie. Ein Ikterus ist nicht klar erkennbar.

Verdachtsdiagnose
Caput medusae

Differenzialdiagnosen
- Caput medusae durch das **Budd-Chiari-Syndrom:** Thrombosierung der Vv. hepaticae, die einen portalen Hochdruck zur Folge haben.
- Caput medusae durch eine **Thrombosierung der V. portae:** Sie geht mit Ausbildung von Kollateralkreisläufen einher.
- **Vena-cava-inferior-Syndrom:** Thrombosierung der V. cava inferior mit Bildung von Kollateralkreisläufen.

Anamnestische Fragen zur Sicherung der Diagnose
- Seit wann? Meist langsame Entwicklung des Caput medusae bei Leberzirrhose (häufigste Ursache).
- Internistische Erkrankungen, v. a. Lebererkrankungen? Ein Caput medusae ist ein typischer Befund bei einer fortgeschrittenen Lebererkrankung.

3.10.2 Caput medusae

Erkennungszeichen:
- Dilatierte oberflächliche Gefäße der Bauchhaut
- Ggf. begleitender Aszites
- Ggf. begleitend Leberhautzeichen
- Ggf. Gynäkomastie

Differenzialdiagnosen:
- Budd-Chiarri-Syndrom
- Thrombosierung der V. portae
- Vena-cava-inferior-Syndrom

ABBILDUNG 3.86

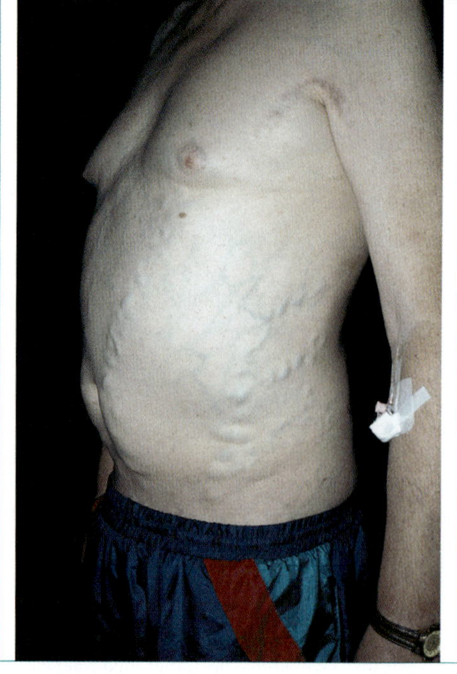

Abb. 3.86 Caput medusae [R186]

- Bestehende Hämorrhoiden oder Ösophagusvarizen? Die Befunde wären vereinbar mit Bildung von Umgehungskreisläufen bei Lebererkrankungen.

Untersuchungsbefunde

Symptome der Leberzirrhose: v. a. Ikterus, Lackzunge, Lacklippen, Spider naevi, Gynäkomastie, Aszites, Palmar- und Plantarerythem, bei der Palpation kleine Leber

Krankheitsbild

Das **Caput medusae** *(Medusenhaupt)* entsteht durch eine Erweiterung und meist auch Schlängelung der Bauchvenen. Häufig ist dies an der inneren Bauchdecke lokalisiert und nach außen nicht sichtbar.

Sie entstehen bei einer **portalen Hypertonie** und stellen Umgehungskreisläufe von der V. portae zur V. cava inferior dar (portokavale Anastomose). Weitere Umgehungskreisläufe sind Ösophagusvarizen (als Verbindung zwischen V. portae und V. cava superior) und Hämorrhoiden (als Verbindung zwischen V. portae und V. cava inferior; 3.10.11).

3.10.3 Cullen-Zeichen und Grey-Zeichen

Erkennungszeichen:
- Hämatombildung periumbilikal und in den Flanken
- Gürtelförmige Oberbauchschmerzen
- Gerötetes Gesicht
- Schweres Krankheitsgefühl
- Übelkeit, Erbrechen
- Gummibauch, paralytischer Ileus

Differenzialdiagnose: Hämatome anderer Genese

3.10.3 Cullen-Zeichen und Grey-Zeichen

Bildbeschreibung

Die Abbildung ➤ Abb. 3.87 zeigt eine Nabelregion. Direkt am Nabel ist ein Hämatom sichtbar. Die Abbildung ➤ Abb. 3.88 zeigt die untere, laterale Bauchregion. Auffallend ist eine diffuse, bräunlich-livide Verfärbung, die mit einer Hämatombildung vereinbar ist.

Verdachtsdiagnose

Cullen-Zeichen (➤ Abb. 3.87) und Grey-Zeichen (➤ Abb. 3.88)

ABBILDUNG 3.87

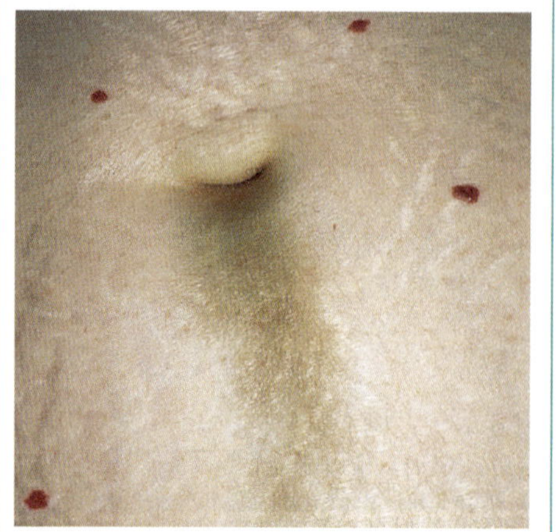

Abb. 3.87 Cullen-Zeichen [M186]

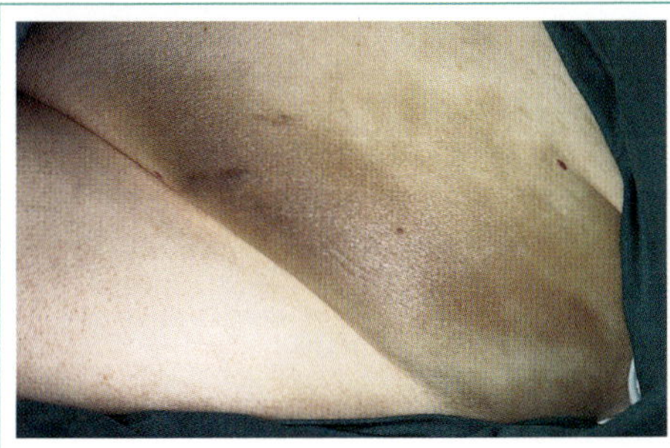

Abb. 3.88 Grey-Zeichen [M186]

ABBILDUNG 3.88

Differenzialdiagnosen

Hämatom anderer Genese, z. B. nach Verletzung

Anamnestische Fragen zur Sicherung der Diagnose

- Seit wann? Meist rasche Ausbildung der Hautzeichen bei hämorrhagischer Pankreatitis.
- Vorbestehende Erkrankungen, v. a. Pankreatitis? Hinweis auf eine hämorrhagische Pankreatitis.
- Traumen in der Vorgeschichte? Hinweis auf die Ursache der Hautveränderungen.

Untersuchungsbefunde

- Lunge: links basal Stimmfremitus ↓, hyposonorer Klopfschall und reduzierte bis aufgehobene Atemgeräusche durch Pleuraergussbildung
- Labor: bei der hämorrhagischen Pankreatitis Entzündungsparameter ↑, Lipase ↑, Amylase ↑, pankreatische Elastase 1 ↑, Serumkalzium ↓, LDH ↑, evtl. Kreatinin ↑, GFR ↓

Krankheitsbild

Das **Cullen-Zeichen** ist ein Hautzeichen, das einem **periumbilikalen Hämatom** entspricht und bei einer **hämorrhagischen Pankreatitis** (nicht ödematösen Pankreatitis) auftreten kann. Dabei erfolgt die Blutung ins Retroperitoneum und tritt dann vorne am Nabel auf. Gleichzeitig ist häufig das **Grey-Zeichen** als Einblutung in die Flanken sichtbar.

Die akute Entzündung der Bauchspeicheldrüse geht mit Selbstverdauung, Entzündung und Vernarbung einher. Sie kann als ödematöse oder hämorrhagische Entzündung ablaufen. Die häufigsten Ursachen sind Gallensteine (biliäre Pankreatitis) und Alkoholabusus, seltenere ein erhöhter Kalziumspiegel im Blut und hohe Triglyzeridkonzentrationen. Eine entscheidende Rolle spielt die vorzeitige Aktivierung der Pankreasenzyme, die zur Selbstverdauung der Drüse und Entzündungsreaktion führt. Die Entzündungsmediatoren rufen eine Störung der Mikrozirkulation mit erhöhter Gefäßdurchlässigkeit hervor. Lokal entsteht ein retroperitoneales Ödem, das auch eine Blutung zur Folge haben kann. Systemisch kann ein hypovolämischer Schock mit all seinen Komplikationen resultieren.

Die Symptome sind:

- Gürtelförmige, starke Oberbauchschmerzen
- Übelkeit und Erbrechen
- Gerötetes Gesicht (durch Wirkung von vasoaktiven Substanzen)
- Prallelastische Abwehrspannung (Gummibauch)
- Paralytischer Ileus
- Tachykardie, Hypotonie, Fieber
- Starkes Krankheitsgefühl
- Gegebenenfalls Ikterus

Als Komplikationen können auftreten:

- Sepsis
- Hypovolämischer Schock
- Akutes Nieren- und Lungenversagen
- Milzvenenthrombose
- Linksseitiger Pleuraerguss

Die akute Pankreatitis stellt einen Notfall dar. Eine unverzügliche Vorstellung in der Klinik ist notwendig.

3.10.4 Striae

Bildbeschreibung

Die Abbildung ➤ Abb. 3.89 zeigt eine männliche thorako-abdominale Region. Auffallend sind mehrere rote vertikal verlaufende Streifen. Die übrige Haut ist reizlos, die Bauchbehaarung ist männlich. Nebenbefundlich findet sich eine Gynäkomastie.

Auf Abbildung ➤ Abb. 3.90 sind zart livide, leicht glänzende Streifen sichtbar. Die Haut über den betroffenen Bezirken ist leicht eingesunken. Die Lokalisation der Striae ist nicht ersichtlich.

3.10.4 Striae

Erkennungszeichen: rote oder zart-livide, leicht eingesunkene vertikale Streifen am Abdomen, lumbosakral, gluteal, an Oberschenkel und Brüsten
Differenzialdiagnose: keine

ABBILDUNG 3.89

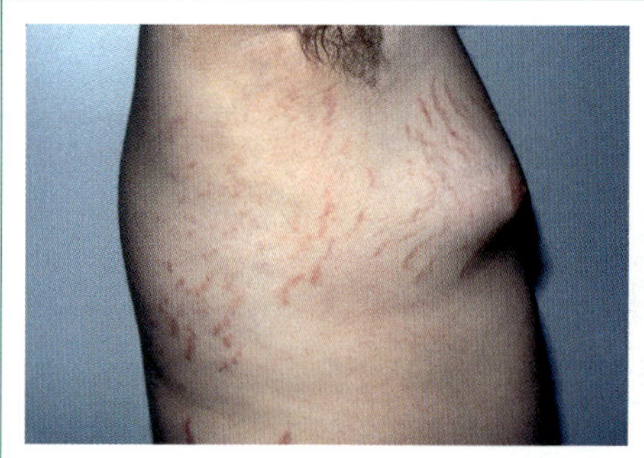

Abb. 3.89 Striae [E948]

ABBILDUNG 3.90

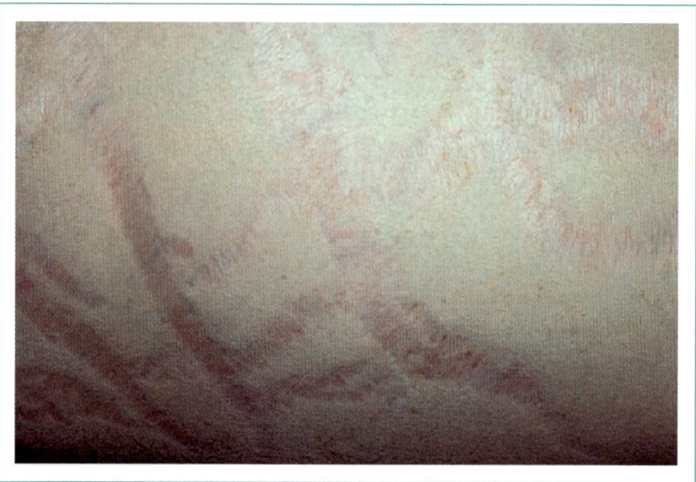

Abb. 3.90 Striae [E920]

Verdachtsdiagnose

Striae distensae

Differenzialdiagnosen

Keine

Anamnestische Fragen zur Sicherung der Diagnose

- Seit wann? Meist langsame Entwicklung der Striae distensae.
- Internistische Vorerkrankungen, v. a. Cushing-Syndrom oder starke Gewichtsschwankungen? Ein Cushing-Syndrom, Fettumverteilung oder schnelle Gewichtszunahme begünstigen das Auftreten von Striae.
- Medikamenteneinnahme, v. a. Glukokortikoide? Möglicher Hinweis auf die Ursache.

Untersuchungsbefunde

Je nach Ursache zusätzliche Symptome:

- Adipositas: meist symmetrische Fettverteilung, hoher BMI
- Cushing-Syndrom: ➢ 3.1.4

Krankheitsbild

Striae distensae entstehen durch **Hautüberdehnung** und **Einrisse im Hautbindegewebe.** Zunächst sind die Striae tiefrot oder livide, blassen aber mit der Zeit ab und zeigen bei Dehnung eine Glanzbildung, wobei die Haut über den betroffenen Stellen atroph ist. Prädilektionsstellen sind die abdominale, lumbosakrale und gluteale Region, Oberschenkel, Oberarme und Brüste (v.a. in der Schwangerschaft).

Die Ursachen sind unterschiedlich:

- Pubertät (Pubertätsstriae)
- Schwangerschaft (Striae gravidarum)
- Adipositas, insbesondere wenn die Gewichtszunahme schnell erfolgt ist
- Hyperkortisolismus (Steroidstriae)

Eine Therapie ist nicht bekannt.

3.10.5 Splenomegalie

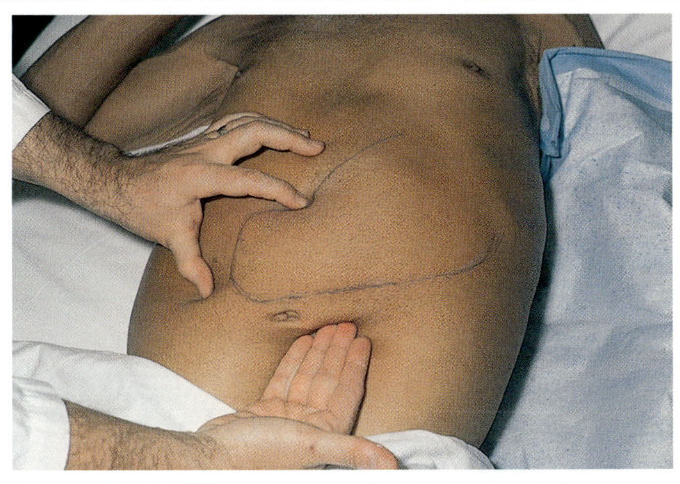

Abb. 3.91 Splenomegalie [E438]

Bildbeschreibung

Die Abbildung (➤ Abb. 3.91) zeigt eine Abdominalregion und die Hände eines Untersuchers. Auf dem Abdomen des Patienten ist eine Organgrenze eingezeichnet, vereinbar mit der Organausdehnung der Milz. Hautveränderungen sind nicht sichtbar bzw. beurteilbar.

Verdachtsdiagnose

Splenomegalie

Differenzialdiagnosen

Intraabdominale **Tumoren**

Anamnestische Fragen zur Sicherung der Diagnose

- Abdominale Symptome? Druckschmerzen im linken Oberbauch können bei Splenomegalie begleitend auftreten.
- Internistische oder hämatologische Erkrankungen? Leber-, Herzerkrankungen, hämolytische Anämie oder Lymphome gehen regelmäßig mit einer Splenomegalie einher.
- Bekannte akute Infektionskrankheiten? Infektionskrankheiten, z. B. Mononukleose oder Malaria, gehen mit einer Milzschwellung einher.
- Petechiale Blutungen? Bei Splenomegalie werden vermehrt Thrombozyten gepoolt, die Folge ist ein Mangel im zirkulierenden System mit Blutstillungsstörung.
- Lymphknotenschwellungen? Sie können Hinweis auf eine systemische entzündliche, infektiöse oder neoplastische Ursache sein.

Untersuchungsbefunde

- Labor: Thrombopenie, meist auch Anämie durch erhöhtes Pooling der Erythrozyten
- Je nach Ursache zusätzliche Symptome:
  - Rechtsherzinsuffizienz: symmetrische Ödeme bis hin zur Anasarka, Lebervergrößerung (Stauungsleber), Dyspnoe, Zyanose, Gewichtszunahme, symmetrische Jugularvenenstauung
  - Lebererkrankungen: Ikterus, Lackzunge, Lacklippen, Spider naevi, Gynäkomastie, Caput medusae, Palmar- und Plantarerythem, bei der Palpation kleine Leber, ggf. Aszites
  - Infektionserkrankungen: Fieber, häufig generalisierte Lymphknotenschwellung, andere Symptome je nach Erkrankung, u. a. Angina und petechiales Enanthem bei EBV oder Ikterus, Diarrhö, petechiale Blutungen bei Malaria
  - Hämolytische Anämie: Ikterus, normochrome, normozytäre Anämie, unkonjugiertes Bilirubin ↑
  - Milzmetastasen: Symptome des Primärtumors, B-Symptome

Krankheitsbild

Von einer **Splenomegalie** *(Milzschwellung)* spricht man, wenn das Milzgewicht 350 g überschreitet. Dabei verlagert sich die vergrößerte Milz in den abdominalen Raum und kann bis zum kleinen Becken reichen.

Ursachen können sein:

- **Kreislaufstörungen:** Rechtsherzinsuffizienz oder eine portale Stauung, die mit einem Blutrückstau einhergehen. Eine Vergrößerung der Milz bis auf 1000 g ist möglich.

3.10.5 Splenomegalie

ABBILDUNG 3.91

Erkennungszeichen:
- Schwellung im linken Oberbauch, die sich bis zum Unterbauch ziehen kann
- Ggf. petechiale Blutungen durch Thrombopenie

Differenzialdiagnose: intraabdominale Tumoren

- **Infektionserkrankungen** (Malaria, EBV): Verschleppte Erreger und die Immunantwort führen zur numerischen Vermehrung von Lymphozyten, Makrophagen, Granulozyten und einer Aktivitätsvermehrung der Zellen.
- **Hämatologische Erkrankungen:** Zum Beispiel hämolytische Anämien, Lymphome.
- **Milzmetastasen:** In erster Linie bei Bronchial-, Mammakarzinom und malignem Melanom.

Die Symptome der Splenomegalie sind unspezifisch und machen sich als abdominaler Druck bemerkbar. Aufgrund des erhöhten Thrombozytenpoolings in der vergrößerten Milz können petechiale Blutungen auftreten.

Die Therapie richtet sich nach der Ursache.

3.10.6 Hernie

3.10.6 Hernie

ABBILDUNG 3.92

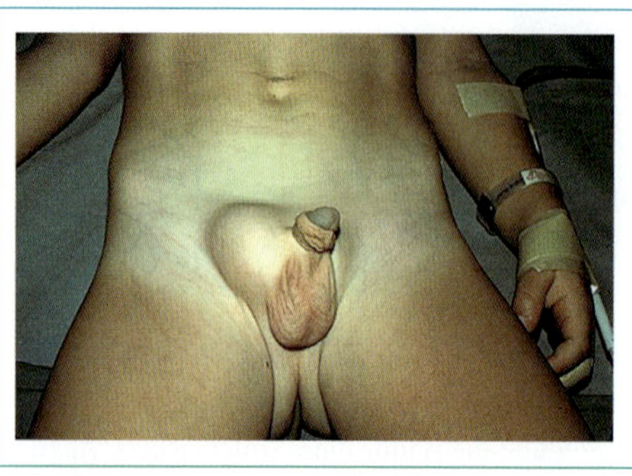

Abb. 3.92 Hernie [F384-003]

ABBILDUNG 3.93

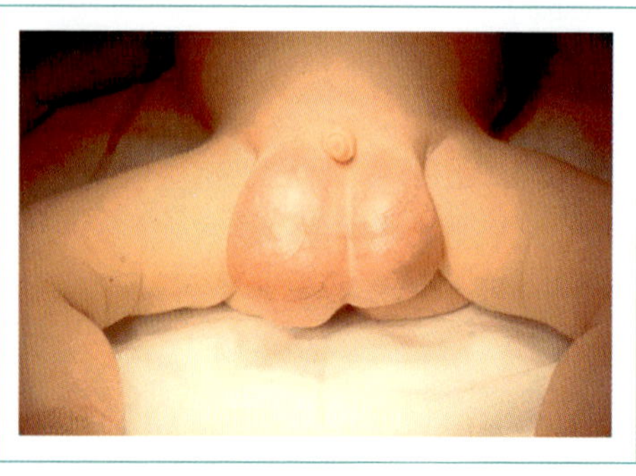

Abb. 3.93 Hernie [G628]

Erkennungszeichen:
- Tumormasse oberhalb des Skrotums und/oder starke skrotale Volumenzunahme
- Andere Lokalisationen sind Leiste, Nabel und Narben
- Hernienvergrößerung beim Husten, Niesen, Pressen

Differenzialdiagnosen:
- Abdominale Tumoren
- Hodentumor
- Hydrozele

Bildbeschreibung

Die Abbildung ➤ Abb. 3.92 zeigt eine männliche Genitalregion. Auffällig ist ein glatt begrenzter Tumor oberhalb des Skrotums rechts ohne Entzündungszeichen.

Auf Abbildung ➤ Abb. 3.93 ist eine Genitalregion beim Säugling zu sehen. Das skrotale Volumen ist stark vergrößert, rechts mehr als links, und eine dezente Rötung ist sichtbar. Die skrotalen Gefäße sind dilatiert.

Verdachtsdiagnose

Leistenhernie

Differenzialdiagnosen

- **Abdominale Tumoren:** Können im Zuge des Wachstums zur Bildung von Tumormassen führen.
- **Maligner Hodentumor:** Häufig einseitiger Tumor. Typisch sind eine schmerzlose, einseitige Hodenschwellung und Schweregefühl im Skrotum. Eine Begleithydrozele um den Tumor und eine Gynäkomastie (➤ 3.8.1) können zusätzlich auftreten.
- **Hydrozele:** Ansammlung von Flüssigkeit im Skrotum zwischen den beiden Blättern der Tunica vaginalis testis. Die Diaphanoskopie *(Durchleuchtung des Skrotums mit einer Lichtquelle)* ist positiv.

Anamnestische Fragen zur Sicherung der Diagnose

- Seit wann? Eine Vergrößerung des Skrotums zum Zeitpunkt der Geburt spricht für eine angeborene Hernie. Bei erworbenen Hernien ist die Entwicklung langsam.
- Vergrößerung der Tumormasse beim Pressen oder Husten? Typisches Symptom bei Hernienbildung.
- Schmerzhaftigkeit? Schmerzen im betroffenen Gebiet können auf eine Inkarzeration hinweisen.

Untersuchungsbefunde

Hernieninkarzeration: stärkste kolikartige abdominale Schmerzen, über der Hernienregion Veränderung der Darmgeräusche von hochgestellt (mechanischer Ileus) bis hin zur erloschenen Darmgeräuschen (paralytischer Ileus)

Krankheitsbild

Hernien sind definiert als Austreten von Baucheingeweiden (Bruchinhalt) mit parietalem Peritoneum durch eine Bauchwandlücke (Bruchpforte) in einen Bruchsack.

Leistenhernien werden unterschieden in:

- **Angeborene Hernie:** fehlende Verklebung embryonal bestehender Peritonealausstülpungen (indirekter Leistenbruch)
- **Erworbene Hernie:** anlagebedingte Schwäche der Bauchdecken in Regionen verminderter Festigkeit (Muskel-, Faszienlücke)

In Abhängigkeit zur Beziehung zum Leistenkanal können Leistenhernien unterschieden werden in:

- **Indirekte Leistenhernie:** Häufig angeboren, tritt von lateral durch den inneren Leistenring in den Leistenkanal zum äußeren Leistenring und kann bis zum Skrotum reichen (Skrotalhernie).
- **Direkte Leistenhernie:** Immer erworben, wölbt sich unabhängig vom Leistenkanal durch eine mediale Schwachstelle der Bauchwand.

Die Symptome der Leistenhernie sind:

- Sichtbarwerden des Bruchs
- Schmerzen
- Schweregefühl im Skrotum
- Volumenzunahme des Skrotums mit Verstärkung beim Husten und Pressen
- Hörbare Darmgeräusche im Skrotum

Komplikationen sind eine Inkarzeration oder Hodenatrophie mit nachfolgender Sterilität.

Die Therapie besteht in einem operativen Verschluss der Bruchpforte.

3.10.7 Hodentorsion

3.10.7 Hodentorsion

ABBILDUNG 3.94

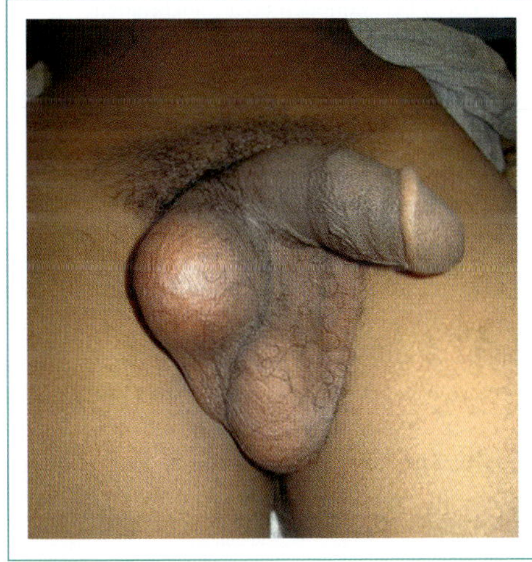

Abb. 3.94 Hodentorsion [E452]

Bildbeschreibung

Die Abbildung ➤ Abb. 3.94 zeigt eine männliche Genitalregion. Auffällig ist die Lage des rechten Hodens, der einen deutlichen Hochzug zeigt. Entzündliche Symptome sind nicht erkennbar, allenfalls eine dezente Rötung des rechten Skrotums.

Die Abbildung ➤ Abb. 3.95 zeigt die Genitalregion eines Säuglings. Auffällig ist die linke Skrotumseite, die eine Rötung aufweist. Eine klare Hodenkontur ist nicht erkennbar.

Erkennungszeichen:

- Hochstehender Hoden
- Rötung und Schwellung des Skrotums
- Prehn-Zeichen negativ
- Symptome des aktuen Abdomens

Differenzialdiagnosen:

- Maldescensus testis
- Orchitis
- Epididymitis
- Hodentumor

Verdachtsdiagnose

Hodentorsion

Differenzialdiagnosen

- **Maldescensus testis** *(Hodenhochstand):* Nicht im Skrotum tastbarer Hoden durch verzögerten Abstieg durch den Leistenkanal. Es können unterschiedliche Formen differenziert werden: Pendel-, Gleit-, Leistenhoden oder ein Kryptorchismus, beim dem die Hoden intraabdominal liegen. Eine Rötung des Skrotums oder entzündliche Symptomatik findet sich nicht.

ABBILDUNG 3.95

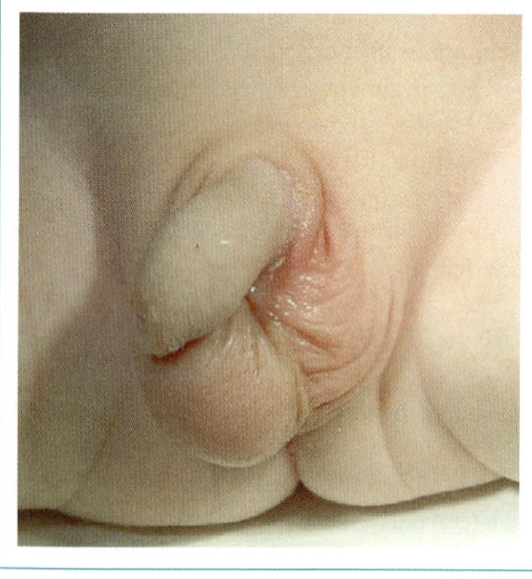

Abb. 3.95 Hodentorsion [F296-004]

- **Maligner Hodentumor:** Häufig einseitiger Tumor. Typisch sind eine schmerzlose, einseitige Hodenschwellung und Schweregefühl im Skrotum. Eine Begleithydrozele um den Tumor und eine Gynäkomastie (➤ 3.8.1) können zusätzlich auftreten.
- **Orchitis und Epididymitis:** Typisch sind akute, heftige skrotale Schmerzen mit Ausstrahlung in Leiste und/oder Rücken, Schwellung, Rötung, Überwärmung und Fieber. Das Prehn-Zeichen ist im Gegensatz zur Hodentorsion positiv.

Anamnestische Fragen zur Sicherung der Diagnose

- Seit wann? Meist plötzlicher Beginn mit starken skrotalen und abdominalen Schmerzen.
- Auslöser? Eine Hodentorsion kann aus völliger Ruhe, bei sportlichen Aktivitäten oder selten als Folge eines Traumas auftreten.
- Palpatorischer Befund? Starke Schmerzhaftigkeit des Skrotums spricht für eine Hodentorsion oder eine Orchitis bzw. Epididymitis, ein leeres Skrotum für einen Leistenhoden oder Bauchhoden.
- Sonografischer Befund? Die Sonografie kann Aufschluss über die Lage des Hodens geben.

Untersuchungsbefunde

➤ Krankheitsbild

Krankheitsbild

Die **Hodentorsion** ist durch eine **Drehung des Hodens** um seine Längsachse mit Drosselung der Durchblutung gekennzeichnet. Die Hodentorsion betrifft in der Regel Kinder und heranwachsende Jugendliche. Ursachen sind eine abnorme Hodenbeweglichkeit innerhalb seiner Hüllen und eine mangelhafte Fixierung. Die Hodentorsion kann spontan, aus völliger Ruhe oder unter körperlicher Belastung auftreten, selten nach einem Trauma.

Die Symptome sind:

- **Plötzlicher skrotaler Schmerz** (auch nachts einsetzend) im betroffenen Hoden, der in die Leiste und in den Unterbauch zieht
- Übelkeit, Erbrechen
- Schocksymptome
- **Schwellung, Rötung und Hodenhochstand**
- **Prehn-Zeichen negativ** (keine Schmerzlinderung beim Anheben des Hodens)
- Symptome des akuten Abdomens

Neben akuten Hodentorsionen können chronische Verläufe vorkommen und Hodentorsionen prä- oder perinatal.

Die Hodentorsion stellt einen Notfall dar; eine zeitnahe Vorstellung in der Klinik zur operativen Korrektur ist unabdingbar. Eine zu späte Intervention führt zur Hodenatrophie und nachfolgenden Infertilität.

3.10.8 Phimose

Erkennungszeichen: stark verengte, nicht zurückschiebbare Vorhaut
Differenzialdiagnosen:
- Lichen sclerosus
- Traumen
- Entzündliche Vernarbungen

3.10.8 Phimose

Bildbeschreibung

Die Abbildung (➤ Abb. 3.96) zeigt einen Penis mit einer verengten Vorhaut *(Präputium)*. Die distale Vorhaut ist hell.

Verdachtsdiagnose

Phimose

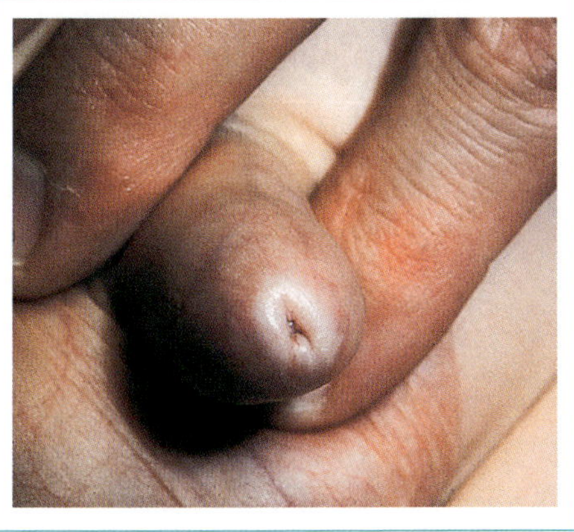

Abb. 3.96 Phimose [G039]

ABBILDUNG 3.96

Differenzialdiagnosen

- Phimose beim **Lichen sclerosus:** Seltene, chronisch-entzündliche Erkrankung, die mit fleckförmigen, vernarbenden Herden einhergeht. In den meisten Fällen ist die Erkrankung im Genitalbereich lokalisiert und kann eine Phimose verursachen.
- Phimose nach **Traumen** oder **entzündlichen Erkrankungen:** Sie entsteht durch Bildung einer Vernarbung.

Anamnestische Fragen zur Sicherung der Diagnose

- Seit wann? Im Kindesalter (bis zum 3. Lebensjahr) ist die Phimose physiologisch. Phimosen im Erwachsenenalter entwickeln sich in der Regel langsam.
- Lokale Traumen? Gelten als Risikofaktor für die Entstehung einer Phimose.
- Vorausgegangene Infektionen? Gelten als Risikofaktor für die Entstehung einer Phimose.
- Andere Hauterscheinungen? Vorkommen von atrophen, vernarbenden oder hypertrophen Hautarealen kann ein Hinweis auf Lichen sclerosus sein.

Untersuchungsbefunde

- Vorhaut stark verengt, lässt sich nicht zurückschieben
- Gelegentlich lokale entzündliche Symptome im Sinne einer Balanitis
- Beim Wasserlassen: ggf. Ballonbildung an der Vorhaut, abgeschwächter Harnstrahl, Harnverhalt durch die enge Vorhaut

Krankheitsbild

Die **Phimose** ist eine **Verengung der Vorhaut** des Penis. Bis zum 3. Lebensjahr ist die Verklebung der Glans penis mit der Vorhaut physiologisch. Eine Phimose kann angeboren oder erworben durch entzündliche Reaktionen und anschließende Vernarbung oder traumatische Schädigung sein.

Symptome sind u. a. eine **rezidivierende Balanitis, Retention von Smegma** und **Miktionsstörungen** bei Verengung oder Okklusion der Harnröhre.

Die Therapie kann entweder konservativ mit östrogen- und kortisonhaltigen Externa oder operativ durch eine Zirkumzision erfolgen.

3.10.9 Paraphimose

Bildbeschreibung

Die Abbildung (➤ Abb. 3.97) zeigt einen Penis mit hinter den Eichelkranz zurückgeschobenem Präputium und mechanischer Einschnürung. An der Glans penis zeigt sich ein fleischfarbener Wulst (spanischer Kragen), der durch eine Ödembildung entsteht.

Verdachtsdiagnose

Paraphimose

Differenzialdiagnosen

Phimose (➤ 3.10.8): Vorhautverengung ohne Ödembildung an der Glans penis

Anamnestische Fragen zur Sicherung der Diagnose

- Seit wann? Meist schnelle und schmerzhafte Entwicklung der Symptome nach dem Zurückschieben der Vorhaut hinter die Glans penis.
- Lokale Traumen, vorausgegangene Infektionen? Sie können eine Phimoseentstehung begünstigen.

3.10.9 Paraphimose

Erkennungszeichen:
- Vorhaut zurückgeschoben und mechanisch eingeschnürt
- Fleischfarbener Wulst (spanischer Kragen) durch Ödembildung

Differenzialdiagnose: Phimose

Auf den Punkt gebracht

ABBILDUNG 3.97

Abb. 3.97 Paraphimose [G154]

Untersuchungsbefunde

➤ Krankheitsbild, ➤ Bildbeschreibung

Krankheitsbild

Die **Paraphimose** *(Spanischer Kragen)* entsteht durch **Einklemmung der zu engen Vorhaut hinter dem Eichelkranz.** Durch die Verengung werden die venösen Gefäße komprimiert, Eichel und Präputium können ödematös anschwellen. Eine Nekrose der Eichel ist bei zu später Dekomprimierung möglich. Eine andere Komplikation ist die Balanitis.

Die Paraphimose stellt einen urologischen Notfall dar und muss zeitnah konservativ (durch Vorhautreposition) oder operativ (durch Zirkumzision) behandelt werden.

3.10.10 Perianale Fisteln

ABBILDUNG 3.98

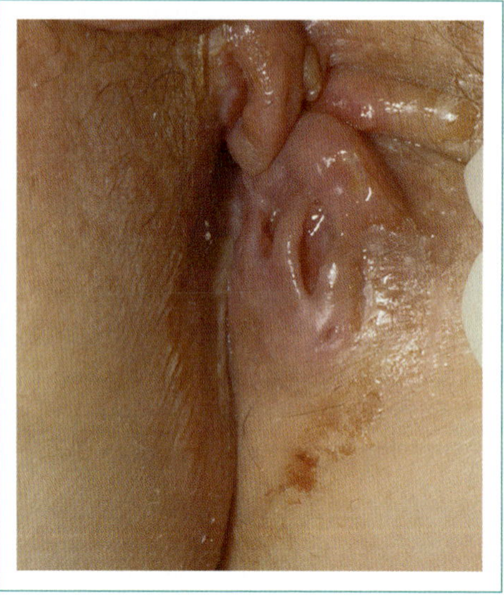

Abb. 3.98 Perianale Fisteln [G194]

Erkennungszeichen:
- Perianale schleim- oder stuhlbedeckte Öffnungen
- Nässen
- Lokale entzündliche Symptomatik

Differenzialdiagnosen:
- Morbus Crohn
- Perianale Abszesse

Bildbeschreibung

Die Abbildung (➤ Abb. 3.98) zeigt eine perianale Region. Auffällig ist zum einen die Wulstbildung oberhalb und lateral vom Anus, zum anderen sind 2 Öffnungen zu sehen, die schleimbedeckt sind.

Verdachtsdiagnose

Perianale Fisteln

Differenzialdiagnosen

- Perianale Fisteln bei **Morbus Crohn**
- Perianale Fistel durch **perianale Abszesse**

Anamnestische Fragen zur Sicherung der Diagnose

- Seit wann? Die Entwicklung der Fistelbildung ist langsam.
- Lokale Symptome, u. a. Schmerzhaftigkeit, Nässen, Blutungen, Eiteraustritt? Starke Schmerzhaftigkeit, Blutungen und Eiteraustritt spricht eher für eine Abszessbildung, chronisches Nässen ohne starke Schmerzen für eine primäre Fistelbildung.

- Allgemeinsymptome? Reduzierter Allgemeinzustand, Fieberschübe und Krankheitsgefühl sprechen eher für einen Morbus Crohn.
- Abdominale Symptome, u. a. Diarrhö, abdominale Schmerzen? Typische Symptome bei Morbus Crohn.
- Gelenkschmerzen? Typische Begleiterscheinungen bei Morbus Crohn.

Untersuchungsbefunde

➢ Krankheitsbild

Krankheitsbild

Perianale Fisteln sich charakteristisch für den **Morbus Crohn** und können als **Frühsymptom** auftreten. Dabei bilden sich durch den transmuralen, entzündlichen Prozess Gänge von einem Lumen zum anderen oder nach außen. Neben perianalen Fisteln können z. B. enterovesikale oder enteroenterale Fisteln vorkommen. Andere Symptome des Morbus Crohn sind u. a. **schleimig-eitrige Durchfälle, abdominale Schmerzen, Fieber und reduziertes Allgemeinbefinden.** Durch die Beteiligung des Dünndarms tritt häufig ein Malassimilationssyndrom auf.

Extraintestinale Symptome sind:

- Hautbeteiligung als **Erythema nodosum** (➢ 3.11.14)
- Augenbeteiligung als **Iritis, Uveitis** mit Entzündungssymptomatik
- Gelenkbeteiligung wie beim Morbus Bechterew
- Eisenmangelanämie

Als Komplikation können sich Darmstenosen bis hin zum mechanischen Ileus, Abszesse oder eine Darmperforation entwickeln.

Die Therapie besteht in Gabe von Immunsuppressiva, evtl. auch chirurgischer Therapie. Eine Supplementierung von Nährstoffen ist meist notwendig.

3.10.11 Hämorrhoiden

3.10.11 Hämorrhoiden

ABBILDUNG 3.99

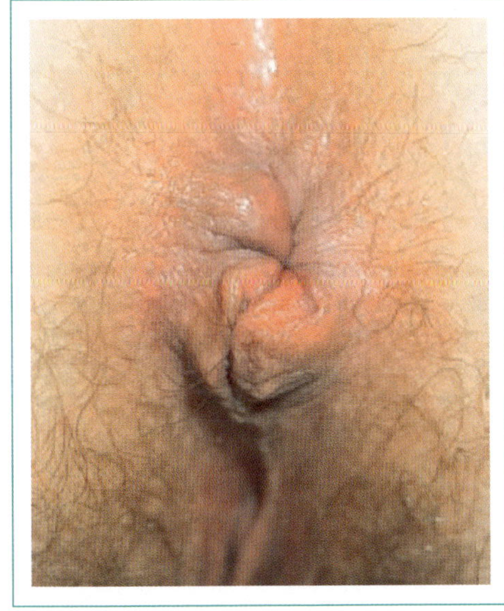

Abb. 3.99 Hämorrhoiden [E438]

Erkennungszeichen: knotenartige Auftreibungen am Anus, die sich je nach Stadium reponieren (Grad II und III) oder nicht reponieren (Grad IV) lassen

Differenzialdiagnosen:

- Analkarzinom
- Kolonkarzinom

Bildbeschreibung

Auf der Abbildung (➢ Abb. 3.99) ist eine perianale Region zu sehen. Auffallend sind knotenartige Auftreibungen und am unteren Pol eine Krustenbildung. Die Haut ist dezent gerötet.

Verdachtsdiagnose

Hämorrhoiden

Differenzialdiagnosen

- **Analkarzinom:** Ein (seltenes) Plattenepithelkarzinom, das ein Hämorrhoidalleiden imitieren kann.
- **Kolonkarzinom:** Häufiger Tumor des Darms (Adenokarzinom), der sich meist aus Adenomen entwickelt und ebenfalls ein Hämorrhoidalleiden imitieren kann.

Anamnestische Fragen zur Sicherung der Diagnose

- Seit wann? Meist langsame Entwicklung der Symptome bei Hämorrhoiden.
- Lokale Symptome, u. a. Nässen, Blutungen, Juckreiz? Typische Symptome des Hämorrhoidalleidens. Akute Schmerzhaftigkeit bei bestehenden Hämorrhoiden kann auf eine Analvenenthrombose hinweisen.

- Allgemeinsymptome? Das Allgemeinbefinden ist beim Hämorrhoidalleiden nicht gestört. Reduzierter Allgemeinzustand und B-Symptome können ein Hinweis auf ein tumoröses Geschehen sein.
- Internistische Erkrankungen: Lebererkrankungen, Obstipation? Hinweise auf Ursache der Hämorrhoiden.
- Vorausgegangene Schwangerschaften? Risikofaktor für die Entwicklung von Hämorrhoiden.

Untersuchungsbefunde

- Hämorrhoiden Grad I: nur durch endoskopische Spiegelung des Enddarms feststellbar, als geschwollene Gefäßpolster erkennbar
- Hämorrhoiden Grad II und III: lassen sich reponieren
- Hämorrhoiden Grad VI: lassen sich nicht reponieren

Krankheitsbild

Hämorrhoiden entstehen durch **Hyperplasie des Analplexus** (arteriovenöses Gefäßpolster) des Mastdarmschwellkörpers. Es sind zahlreiche Risikofaktoren bekannt, u. a.

- Chronische Obstipation
- Sitzende Tätigkeit
- Starkes Pressen beim Stuhlgang
- Schwangerschaft, Adipositas (intraabdominaler Druck ↑)
- Lebererkrankungen mit Ausbildung von Umgehungskreisläufen
- Konstitutionsbedingte bzw. altersbedingte Bindegewebsschwäche

Die Symptome machen sich z. B. als **analer Juckreiz oder Brennen** bemerkbar. Der Stuhl hat häufig **helle Blutauflagerungen, Schmerzen bei der Defäkation** kommen ebenfalls vor. Bei äußeren Hämorrhoiden sind die hervorgetretenen Gefäße sichtbar. Bei blutigem Stuhlgang trotz sichtbarer Hämorrhoiden (mögliche Ursache) sollte eine Koloskopie zum Ausschluss eines Karzinoms durchführt werden.

Als Komplikationen können ein Analprolaps, Analekzem, Analfissuren und bei chronischem Blutverlust eine Blutungsanämie auftreten.

Die Therapie besteht in der Stuhlregulierung (ballaststoffreiche Ernährung), evtl. Gabe von milden Laxanzien und entzündungshemmende Salben. Eine chirurgische Therapie ist ebenfalls möglich.

3.11 Beine, Füße

3.11.1 Varikosis

Erkennungszeichen:
- Erweiterung, Schlängelung und Knotenbildung der oberflächlichen Venen
- Ggf. Ödeme, Hyper- und Depigmentierung der Haut
- Ggf. Ulcus cruris venosum

Differenzialdiagnosen:
- Primäre Varikosis
- Sekundäre Varikosis

3.11 Beine, Füße

3.11.1 Varikosis

Bildbeschreibung

Die Abbildung (➤ Abb. 3.100) zeigt beide Füße, Unter- und Teile von Oberschenkel. Am rechten Bein ist eine ausgeprägte venöse Erweiterung und Schlängelung zu sehen, die sich vom Unterschenkel über das Knie bis zum Oberschenkel zieht. Ferner ist eine Hyperpigmentierung am medialen Knöchel und der angrenzenden Hautregion sichtbar. Am linken Unterschenkel ist ebenfalls eine Venenerweiterung sichtbar. Eine Ödembildung ist nicht klar erkennbar.

Verdachtsdiagnose

Varikosis

ABBILDUNG 3.100

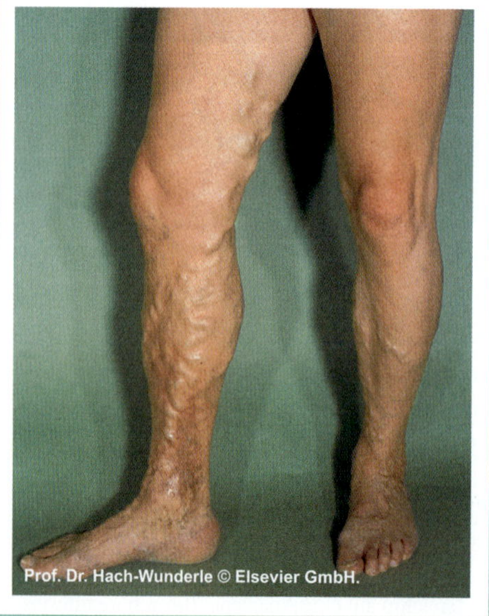

Abb. 3.100 Varikosis [M180]

Differenzialdiagnosen

- **Primäre Varikosis:** Sie wird in der Entstehung durch Bindegewebsschwäche oder stehende Berufe begünstigt.
- **Sekundäre Varikosis:** Sie entsteht durch Erkrankung der tiefen Beinvenen, z. B. chronisch venöse Insuffizienz oder als postthrombotisches Syndrom. Durch die Erkrankung sind die oberflächlichen Venen erweitert.

Wichtige anamnestische Fragen zur Sicherung der Diagnose

- Seit wann? Meist langsame Entwicklung der Veränderungen.
- Vorangegangene venöse Erkrankungen, v. a. tiefe Beinvenenthrombose? Hinweis auf sekundäre Ursache der Varikosis.

Untersuchungsbefunde

- Perthes-Test: dient der Beurteilung der Vv. perforantes und der oberflächlichen Venen. Bei defekten Vv. perforantes (und defekten tiefen Venen) füllen sich die Varizen bereits schon im Liegen, im Stehen oder bei Aktivierung der Muskulatur (➢ 2.5.7).
- Trendelenburg-Test: Dient der Beurteilung der oberflächlichen Venen, der Vv. perforantes und der Mündungsklappe in die V. femoralis. Bei defekten Vv. perforantes füllen sich die Varizen meist schon im Liegen oder Stehen, bei insuffizienter Mündungsklappe füllt sich die Varize retrograd nach Lösen der Stauung (➢ 2.5.7).

Krankheitsbild

Die **Varikosis** *(Krampfaderleiden)* ist eine häufige Erkrankung der oberflächlichen Venen, die mit Erweiterung, Schlängelung und Knotenbildung einhergeht. Das Auftreten der Varikosis wird durch genetische Disposition, Bindegewebsschwäche, stehende Berufe oder vorangegangene Erkrankungen der tiefen Beinvenen begünstigt.

Stammvarizen sind die maximale Ausprägung der Varikosis. Die Symptome sind Schweregefühl, Schmerzen und Brennen in den Beinen sowie Ödembildung. Komplizierend können eine Thrombophlebitis und/oder eine chronisch-venöse Insuffizienz auftreten.

Die wichtigste Therapie ist die konsequente Kompression der Beine. Eine operative Therapie kann in Erwägung gezogen werden.

3.11.2 Hämatom bei Gerinnungsfaktormangel

3.11.2 Hämatom bei Gerinnungsfaktormangel

ABBILDUNG 3.101

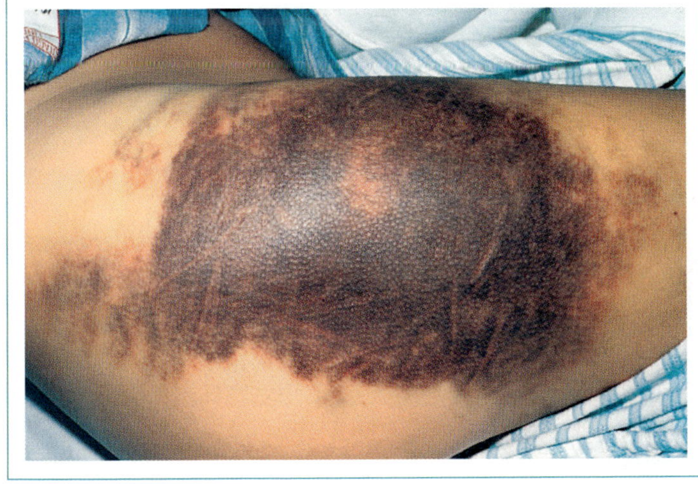

Abb. 3.101 Hämatom [G659]

Bildbeschreibung

Die Abbildung (➢ Abb. 3.101) zeigt eine laterale Becken- und Oberschenkelregion. Sichtbar ist eine flächige, unscharf begrenzte livide Verfärbung, die sich von der Glutealmuskulatur bis zum oberen Drittel des Oberschenkels zieht.

Erkennungszeichen: scharf oder unscharf begrenzte livid-bläuliche, im Verlauf des Resorptionsprozesses grünlich-gelbe Verfärbung, die nach Weichteiltraumen oder spontan bei hämorrhagischer Diathese entsteht
Differenzialdiagnosen: keine

Verdachtsdiagnose

Hämatom

Differenzialdiagnosen

Keine

Anamnestische Fragen zur Sicherung der Diagnose

- Trauma in der Vorgeschichte? Prellungen, intramuskuläre Injektionen (mit Verletzung von größeren Gefäßen) oder sonstige Traumen können die Ursache des Hämatoms sein.
- Internistische Vorerkrankungen, besonders Lebererkrankungen oder Hämophilie? Ein Gerinnungsfaktormangel, z. B. bei Leberzirrhose oder Hämophilie, kann unkontrollierte Blutungen zur Folge haben.
- Medikamenteneinnahme, besonders Antikoagulanzien? Eine Marcumar-Therapie kann unkontrollierte Blutungen zur Folge haben.

Untersuchungsbefunde

Je nach Ursache zusätzliche Symptome:

- Hämophilie: Genetisch bedingte Erkrankung, die bereits im Neugeborenen- und Säuglingsalter lebensbedrohliche Blutungen durch Mangel der Gerinnungsfaktoren VIII und/oder IX hervorrufen kann. Typisch sind großflächige Blutungen und Einblutungen in Gelenke und Muskeln. Labor: Blutungszeit normal, Gerinnungszeit (v. a. PTT) verlängert, Quick-Wert im Normbereich.
- Lebererkrankungen: Symptome der Leberzirrhose (➤ 3.10.1). Labor: GOT ↑, GPT ↑, γ-GT ↑, Bilirubin ↑, AP ↑, Quick-Wert ↓ (INR ↑), Thrombozyten ↓ durch Splenomegalie.
- Verbrauchskoagulopathie: Symptome der Grunderkrankung, z. B. Schock, Infektionskrankheiten wie u. a. Malaria. Labor: Thrombozyten ↓, PTT ↑, Quick-Wert ↓ (INR ↑), AT III ↓, Fibrinogen ↓, D-Dimere ↑.

Krankheitsbild

Hämatome *(Blutergüsse)* sind Einblutungen ins Gewebe, die entweder **traumatisch,** z. B. nach Operationen, Prellungen oder intramuskulären Injektionen, oder im Rahmen der hämorrhagischen Diathesen **spontan** auftreten. Die Ursache der Spontanblutungen liegt an der mangelnden plasmatischen Gerinnung, die entweder bei Lebererkrankungen, Hämophilie, nach Medikamenteneinnahme, u. a. Marcumar und Heparin, oder durch vorzeitigen Verbrauch, etwa bei der Verbrauchskoagulopathie, auftritt.

Kleine Hämatome werden vom Körper resorbiert. Dabei verändert sich die livide Farbe des Hämatoms in zunächst grünlich-gelbliche Töne, die bis zur vollständigen Resorption abblasst. Größere Hämatome können zur Nekrosebildung im betroffenen Gebiet, in diesem Fall zur Muskelnekrose führen.

3.11.3 Tiefe Beinvenenthrombose (TVT)

3.11.3 Tiefe Beinvenenthrombose (TVT)

ABBILDUNG 3.102

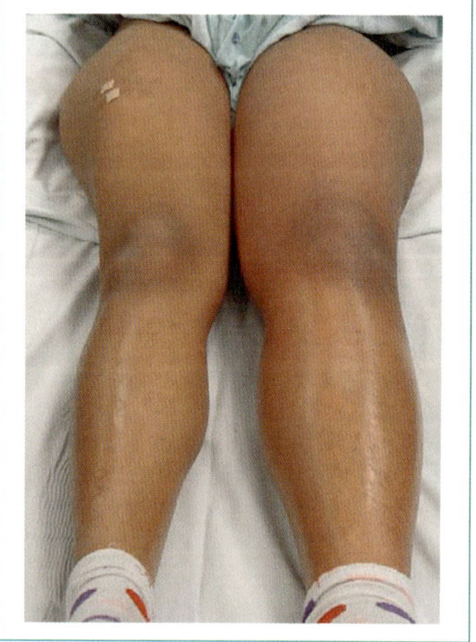

Abb. 3.102 Tiefe Beinvenenthrombose [F538-007]

Bildbeschreibung

Auf der Abbildung (➤ Abb. 3.102) ist das linke Bein im Vergleich zum rechten vom Unterschenkel bis zum proximalen Oberschenkel geschwollen und gerötet, wobei die Rötung unscharf begrenzt ist. Die Haut erscheint gespannt und glänzend.

Erkennungszeichen:
- Schwellung, Spannungs-, Schweregefühl und Schmerzen im Bein, besonders beim Gehen
- Überwärmung
- Rötlich-livide Verfärbung
- Sichtbare oberflächliche Venen (Pratt-Warnvenen)
- Fieber

Differenzialdiagnosen:
- Phlegmone
- Erysipel

Verdachtsdiagnose

Tiefe Beinvenenthrombose

Differenzialdiagnosen

- **Phlegmone** (➤ 3.12.15): Flächenhafte, infiltrative Entzündung des interstitiellen Raums des Bindegewebes durch u. a. Strepto- oder Staphylokokken. Typisch sind lokale Entzündungssymptome mit meist starker Schwellung und systemischer Mitreaktion.
- **Erysipel** (➤ 3.12.14): Flächenhafte Entzündung der dermalen Lymphgefäße durch β-hämolysierende Streptokokken der Gruppe A, die mit lokalen und systemischen Entzündungszeichen einhergeht. Die Schwellung ist meist nicht so stark ausgeprägt wie bei der Phlegmone.

Anamnestische Fragen zur Sicherung der Diagnose

- Seit wann? Rasche Entwicklung der Symptome bei Thrombose, Phlegmone und Erysipel.
- Vorerkrankungen, Bettlägerigkeit, lange Flugreisen? Hinweise auf eine mögliche Thromboseentstehung.
- Systemischen Entzündungszeichen? Hohes Fieber mit Schüttelfrost, Leukozytose mit Linksverschiebung, starke CRP-Erhöhung sind Hinweise auf eine Phlegmone oder ein Erysipel. Subfebrile Temperaturen, mäßige Leukozytose und CRP-Erhöhung sprechen eher für eine TVT.

Untersuchungsbefunde

- Schwellung, Rötung der Extremität, sichtbare oberflächliche Venen (Pratt-Warnvenen)
- Umfangsdifferenz zwischen beiden Beinen
- Überwärmung und Berührungsempfindlichkeit
- Subfebrile Temperatur
- Meyer-, Payr-, Homanns- und Rielander-Zeichen positiv
- Labor: mäßige Leukozytose, CRP ↑, D-Dimere ↑

Krankheitsbild

Die **tiefe Beinvenenthrombose** (TVT) entsteht durch die Verlegung der tiefen Beinvenen durch einen Thrombus. Sie tritt v. a. bei verlangsamter Strömungsgeschwindigkeit, veränderter Blutzusammensetzung und/oder Endothelschäden *(Virchow-Trias)* auf.

Als Risikofaktoren gelten u. a.:

- Adipositas
- Immobilisation, lange Reisen (Economy Class Syndrome)
- Operationen, insbesondere am Kniegelenk, Hüftgelenk und Becken
- Östrogenzufuhr
- Nikotinabusus
- Tumorerkrankungen wie Polycythaemia vera, Pankreaskarzinom (paraneoplastisch), Prostatakarzinom
- Internistische, neurologische und hämatologische Erkrankungen, v. a. fortgeschrittene Herzinsuffizienz, COPD, Apoplex, Thrombozytämie, Protein-C- und -S-Mangel, ATIII-Mangel, systemische Infektionen

Die klassischen Symptome sind:

- Fieber, **Schmerzen** (besonders beim Gehen und Stehen)
- **Schwellung,** Spannungs-, Schweregefühl im betroffenen Bein
- **Überwärmung** des Beines
- **Rötlich-livide Verfärbung des Beines**
- **Sichtbare oberflächliche Venen** *(Pratt-Warnvenen)*

Zu den Komplikationen zählen **Lungenembolie,** postthrombotisches Syndrom und Thromboserezidiv. In der Hälfte der Fälle findet sich bei Diagnosestellung gleichzeitig eine Lungenembolie, wobei Beckenvenenthrombosen eher als Bein- oder Armvenenthrombosen embolisieren.

3.11.4 Thrombophlebitis

Bildbeschreibung

Auf der Abbildung (➤ Abb. 3.103) sind ein Handgelenk und ein Teil des Unterarms mit einer unsachgemäß (unsteril) fixierten Butterfly-Kanüle zu sehen. Im Verlauf der Vene ist eine strangförmige, lokale Rötung erkennbar.

Verdachtsdiagnose

Thrombophlebitis

Differenzialdiagnosen

- **Lymphangitis:** Streifenförmige Entzündung der Lymphgefäße, die von distal nach proximal entlang der Lymphgefäße zieht.

3.11.4 Thrombophlebitis

Erkennungszeichen:

- Schmerzhaft tastbarer Venenstrang mit Überwärmung, Rötung und lokaler Schwellung
- Ggf. Hinweis auf Ursache

Differenzialdiagnosen:

- Lymphangitis
- Tiefe Armvenenthrombose

ABBILDUNG 3.103

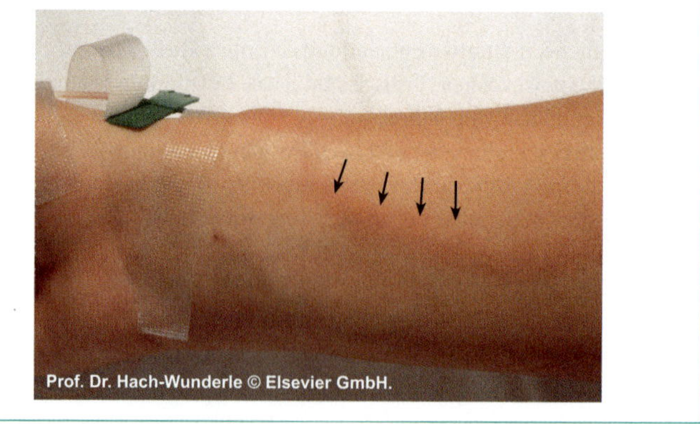

Abb. 3.103 Thrombophlebitis [M180]

- **Armvenenthrombose**: Thrombotischer Verschluss der tiefen Armvenen, der mit Schwellung, livider Verfärbung und sichtbaren dilatierten oberflächlichen Venen einhergeht. Seltenes Krankheitsbild, meist im Rahmen paraneoplastischer Syndrome.

Anamnestische Fragen zur Sicherung der Diagnose

- Seit wann? Die Symptome der Thrombophlebitis entwickeln sich akut bis subakut.
- Lokale Verletzung der Haut? Vorausgegangene Venenpunktionen wie im vorliegenden Beispiel? Risikofaktoren für eine Thrombophlebitis.
- Internistische Vorerkrankungen, insbesondere Diabetes mellitus? Risikofaktor für eine Thrombophlebitis.
- Lokale Symptome, z. B. Schmerzen, Überwärmung, lokale Schwellung entlang des Venenstrangs? Typische Symptome der Thrombophlebitis.

Untersuchungsbefunde

Bei starker Ausprägung: evtl. systemische Entzündungszeichen wie Fieber und Krankheitsgefühl, Leukozytose, BSG ↑, CRP ↑

Krankheitsbild

Die **Thrombophlebitis** ist eine entzündliche Erkrankung der **peripheren oberflächlichen Venen** mit **Thrombenbildung.** Sie ist meist auf kleinste Verletzungen zurückzuführen und betrifft v. a. die untere Extremität. An der oberen Extremität kommt sie meist durch eine unsachgemäße Injektion oder reizende Medikamente zustande.

Zu erkennen ist die Thrombophlebitis am **schmerzhaft tastbaren Venenstrang** mit Überwärmung, Rötung und lokaler Schwellung. Die gesamte Extremität ist nicht ödematös geschwollen. Zu den Komplikationen zählen Abszessbildung und Sepsis und die Entwicklung einer tiefen Beinvenenthrombose.

Kühlende Umschläge, Heparin-Salbenverbände und Kompressionsverbände sind therapeutische Maßnahmen. Wichtig ist die Mobilisierung der Patienten; dadurch wird das Risiko der tiefen Beinvenenthrombose gesenkt.

3.11.5 Petechien

Erkennungszeichen:
- Punktförmige, symmetrische Blutungen
- Generalisierte Petechien werden als Purpura bezeichnet

Differenzialdiagnosen: petechiale Blutungen durch
- Gefäßerkrankungen
- Thrombozytenfunktionsstörungen

3.11.5 Petechien

Bildbeschreibung

Die Abbildung ➤ Abb. 3.104 zeigt Unterschenkel und proximale Fußanteile mit symmetrischen petechialen Blutungen.

Die Abbildung ➤ Abb. 3.105 zeigt Teile beider Füße. Sichtbar sind multiple petechiale Blutungen, die am linken Fußrücken konfluieren.

Verdachtsdiagnose

Petechiale Blutungen

Differenzialdiagnosen

- Petechiale Blutungen bei **Gefäßerkrankungen.**
- Petechiale Blutungen bei **Thrombozytenmangel bzw. -funktionsstörung.**
- Punktförmige Erytheme: Sie können bei unterschiedlichen Infektionserkrankungen als Exanthem auftreten. Sie sind mit einem Glasspatel wegdrückbar, während petechiale Blutungen nicht wegdrückbar sind.

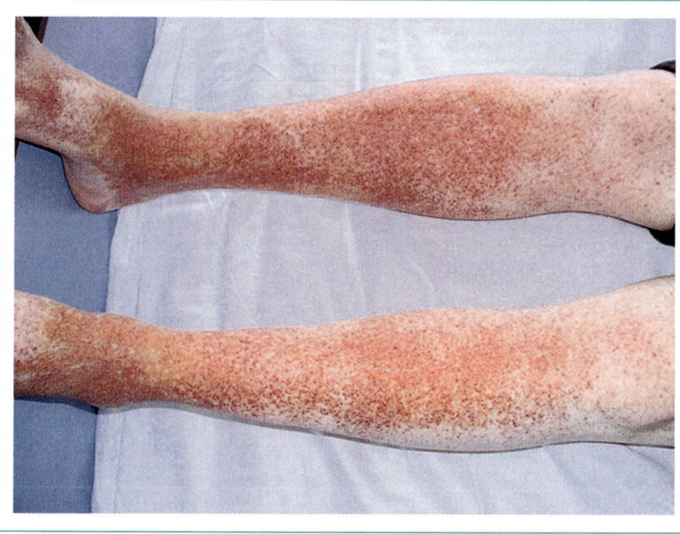

Abb. 3.104 Petechien [T447]

ABBILDUNG 3.104

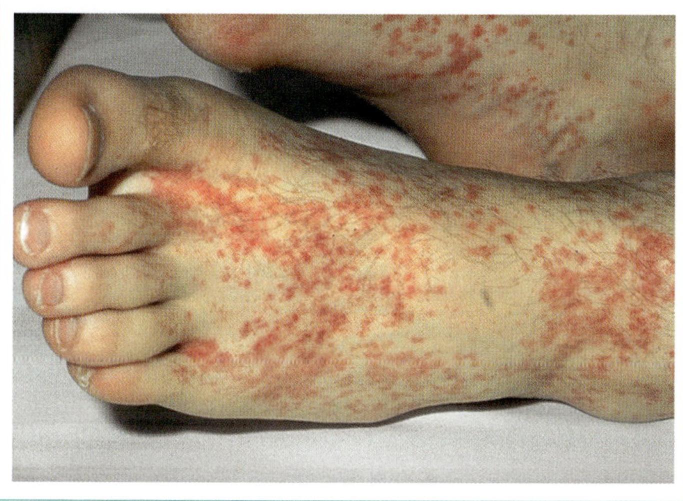

Abb. 3.105 Petechien [T127]

ABBILDUNG 3.105

Anamnestische Fragen zur Sicherung der Diagnose

- Andere Blutungssymptome: Häufiges, spontanes Nasenbluten, Zahnfleischblutungen, starke Periodenblutungen? Diese Befunde stützen die Diagnose einer hämorrhagischen Diathese.
- Medikamenteneinnahme, z. B. Aspirin? Möglicher Hinweis auf die Ursache der Blutungen.
- Andere internistische Erkrankungen, u. a. bekannte Vaskulitiden, lymphatische Erkrankungen, die mit einer Splenomegalie einhergehen? Hinweis auf Ursache der Blutungen.

Untersuchungsbefunde

Labor: Blutungszeit verlängert, Gerinnungszeit, Quick-Wert (INR) und PTT im Normbereich

Krankheitsbild

Petechien sind kleine, stecknadelkopfgroße Blutungen der Haut. Sie können entweder durch **Gefäßerkrankungen,** u. a. bei einer Kortikosteroidtherapie, Vaskulitis oder einem Vitamin-C-Mangel, entstehen oder als Folge eines **Thrombozytenmangels** oder einer **Thrombozytenfunktionsstörung.** Der Thrombozytenmangel kann durch reduzierte Bildung bedingt sein, u. a. durch einen Vitamin-B_{12}-Mangel, oder vorzeitigen Verbrauch, z. B. im Rahmen einer Verbrauchskoagulopathie, bei einer Splenomegalie oder durch Autoimmunprozesse (Morbus Werlhof).

Der **Morbus Werlhof** ist eine Autoimmunerkrankung, die mit Bildung von Autoantikörpern gegen Thrombozyten einhergeht und die Lebenszeit der Thrombozyten deutlich verkürzt. Leitsymptom ist die Blutungsneigung, die sich als petechiale Blutung, v. a. an den Unterschenkeln, Nasenbluten oder verlängerte Blutungsdauer zeigt.

3.11.6 Kniegelenkschwellung

ABBILDUNG 3.106

Erkennungszeichen: Schwellung des Kniegelenks mit oder ohne Entzündungszeichen
Differenzialdiagnosen:
- Trauma
- Rheumatische Erkrankungen
- Gelenkinfektion
- Gelenkeinblutung

3.11.6 Kniegelenkschwellung

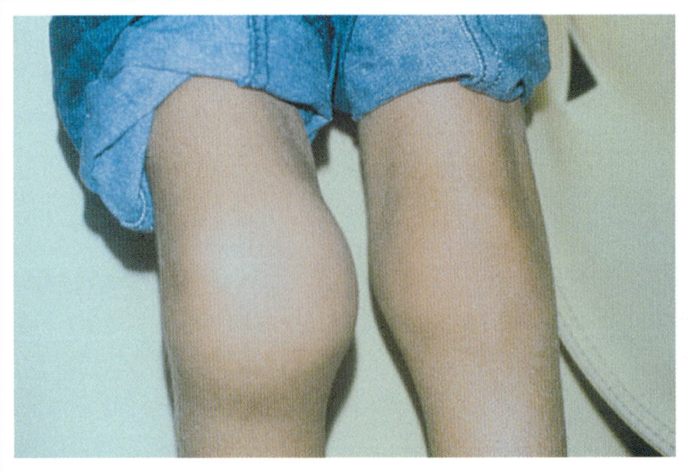

Abb. 3.106 Kniegelenkschwellung [E433]

Bildbeschreibung

Auf der Abbildung (➤ Abb. 3.106) sind beide Knie dargestellt, wobei das rechte Knie eine starke Schwellung aufweist. Die Haut ist prall gespannt, zeigt aber – wie die benachbarten Weichteile – keine entzündlichen Veränderungen.

Verdachtsdiagnose

Kniegelenksschwellung unklarer Genese

Differenzialdiagnosen

- **Trauma:** Typisch ist eine Schwellung der Weichteile und/oder Einblutung. Wegweisend ist der anamnestische Befund.
- **Infektiöse Geschehen:** Septische Arthritis durch Gonokokken, Staphylokokken, Borrelien. Charakteristisch sind lokale und systemische Entzündungszeichen.
- **Entzündlich-rheumatische Erkrankungen:** Zum Beispiel bei Morbus Bechterew oder Morbus Reiter.
- **Gelenkeinblutung** bei Hämophilie, Antikoagulanzientherapie oder Tumorgeschehen.

Anamnestische Fragen zur Sicherung der Diagnose

- Trauma? Hinweis auf Ursache.
- Internistische bzw. infektiöse Vorerkrankungen, v. a. rheumatische Erkrankungen, Borreliose? Hinweis auf Ursache der Kniegelenkschwellung.
- Erbkrankheiten, v. a. Hämophilie? Hinweis auf eine Schwellung des Gelenks durch eine Einblutung.
- B-Symptome? Hinweis auf tumoröse Erkrankung.

Untersuchungsbefunde

Je nach Ursache zusätzliche Symptome:

- Trauma: ggf. mit Verletzungen der Binnenstrukturen des Kniegelenks, positives Schubladenphänomen bei Verletzung der Kreuzbänder, positive Steinman-I-, Steinmann-II- und Payr-Zeichen bei Schädigung des Meniskus', positiver Varus- bzw. Valgusstress bei Schädigung der Seitenbänder
- Rheumatische Erkrankungen, u. a. Morbus Bechterew (➤ 3.9.3), Morbus Reiter (Arthritis, Konjunktivitis, Urethritis), reaktive Arthritis (Arthritis nach abgelaufenem Infekt der Darmes oder Urogenitaltrakts)
- Infektionen: Symptome der Grunderkrankung, bei Borrelien u. a. Erythema migrans, bei Gonokokken eitriger Ausfluss aus der Urethra bzw. vaginaler Ausfluss; schnelle Ausprägung der Gelenkschwellung, begleitet von starken lokalen und systemischen Krankheitszeichen
- Einblutungen: bei Hämophilie (➤ 3.11.2) oder Leberzirrhose (➤ 3.10.1)
- Arthrose: im frühen Stadium Anlauf-, Ermüdungs-, Belastungsschmerzen, im späten Stadium Dauer- und nächtliche Schmerzen, Muskelschmerzen

Krankheitsbild

Kniegelenkschwellungen können auf ganz unterschiedliche Ursachen zurückzuführen sein:

- **Trauma:** Mit Frakturen benachbarter (gelenknaher) Knochenanteile oder Verletzung der Binnenstrukturen des Kniegelenks.

- **Gelenkentzündung:** Durch immunologische Prozesse, z. B. Morbus Bechterew, Morbus Reiter oder reaktive Arthritis.
- **Gelenkinfektion:** Durch systemische, vorwiegend bakterielle Streuung, u. a. mit Borrelien, Staphylokokken oder Gonokokken.
- **Einblutungen:** Bei Hämophilie, Therapie mit Antikoagulanzien oder Leberparenchymschädigungen.
- **Degenerativ:** Bei einer Arthrose.
  Die Therapie richtet sich nach der jeweiligen Ursache.

3.11.7 Prätibiales Myxödem

3.11.7 Prätibiales Myxödem

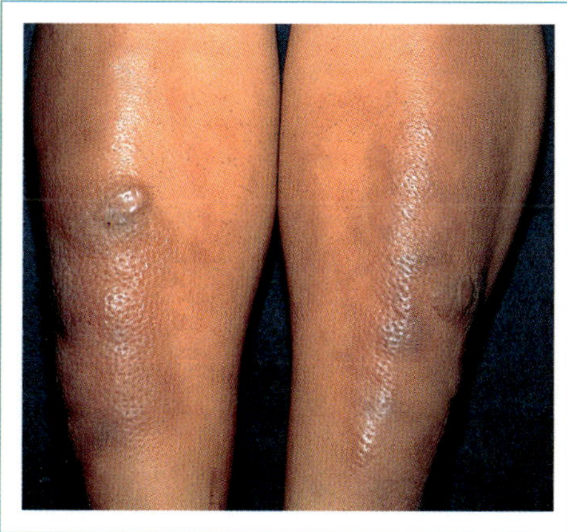

Abb. 3.107 Prätibiales Myxödem [E434-003]

ABBILDUNG 3.107

Bildbeschreibung

Auf der Abbildung (➤ Abb. 3.107) sind Teile der Unterschenkel sichtbar. Prätibial findet sich eine annähernd symmetrische, rötlich-livide, plaqueartige Schwellung. Die Haut über den auffälligen Arealen ist orangenschalen-grobporig und erscheint verdickt.

Erkennungszeichen: prätibiale annähernd symmetrische (knötchen- bis plaqueartige) erythematöse Schwellung, grobporige Haut
Differenzialdiagnosen:
- Fixes Arzneimittelexanthem
- Allergisches Ekzem
- Toxisches Ekzem

Verdachtsdiagnose

Prätibiales Myxödem

Differenzialdiagnosen

- **Fixes Arzneimittelexanthem** nach Medikamenteneinnahme: Imponiert als runder, unterschiedlich großer, geröteter und ggf. erhabener Plaque. Bei wiederholter Medikamentenapplikation finden sich fixe Arzneimittelexantheme in Regel an derselben Körperstelle.
- **Allergische Reaktion:** Kann an unterschiedlichsten Körperstellen Rötungen und Quaddelbildungen mit Juckreiz hervorrufen.
- **Toxische Reaktion:** Geht nach Noxeneinwirkung mit Rötung, Schwellung, Nässen, Verkrustung und Schuppung im betroffenen Areal einher.

Anamnestische Fragen zur Sicherung der Diagnose

- Seit wann? Ein prätibiales Myxödem entwickelt sich in der Regel langsam, fixe Arzneimittelexantheme, allergische oder toxische Hautreaktionen rasch.
- Schmerzhaftigkeit? Hinweis auf eine entzündliche Genese.
- Internistische Vorerkrankungen, insbesondere Schilddrüsenerkrankungen (Morbus Basedow)? Hinweise auf die Ursache der Hauterscheinungen.
- Ophthalmologische Symptome (endokrine Orbithopathie), Exophthalmus? Eine Beteiligung der Augen spricht für einen Morbus Basedow.

Untersuchungsbefunde

➤ 3.2.1

Krankheitsbild

Das **prätibiale Myxödem** ist ein Symptom des **Morbus Basedow.** Das Fettgewebe der Tibiavorderkante trägt TSH-Rezeptoren, die durch TSH-Rezeptor-Autoantikörper stimuliert werden und neben einer entzündlichen Symptomatik eine Schwellung hervorrufen.
Neben dem prätibialen Myxödem sind häufig eine endokrine Orbitopathie mit **Exophthalmus** und eine **Struma** sichtbar. Andere Symptome entsprechen denen der Hyperthyreose und machen sich als u. a. als Tachykardie, Hypertonie, Schweißneigung, Schlafstörungen, Nervosität, Haarausfall, Diarrhö und Gewichtsabnahme bemerkbar.
Die Therapie des Morbus Basedow erfolgt u. a. mit Thyreostatika oder operativ.

3.11.8 Necrobiosis lipoidica

ABBILDUNG 3.108

Erkennungszeichen:
- Symmetrische, scharf begrenzte, gerötete und später sklerotische Herde mit Teleangiektasien und Randbetonung
- Lokalisation: Streckseiten Unterschenkel und Füße

Differenzialdiagnosen:
- Erythema nodosum
- Lupus erythematodes
- Fixes Arzneimittelexanthem
- Kontaktekzem

3.11.8 Necrobiosis lipoidica

Bildbeschreibung

Die Abbildung (➤ Abb. 3.108) zeigt scharf begrenzte, entzündlich-gerötete Plaques mit Ausdehnung über die Schienbeinvorderkanten. Die Rötung ist randbetont, zentral ist über dem kranialen Ende eine Abblassung sichtbar. Der Befund am rechten Unterschenkel ist größer als auf der linken Seite. Eine Ulkusbildung ist nicht sichtbar.

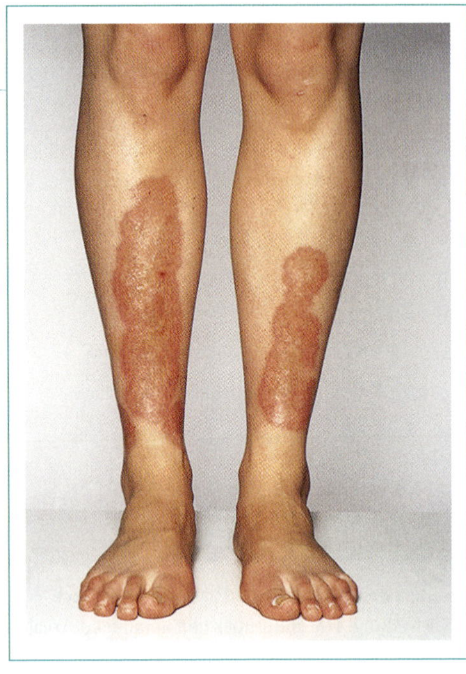

Abb. 3.108 Necrobiosis lipoidica [E273]

Verdachtsdiagnose

Necrobiosis lipoidica

Differenzialdiagnosen

- **Erythema nodosum** (➤ 3.11.14): Knotenartige, schmerzhafte Veränderungen an der Vorderseite des Schienbeins. Tritt meist als immunologische Reaktion u. a. im Rahmen von Streptokokkeninfekten, Tuberkulose, Yersinien-Infektionen oder beim Morbus Crohn auf.
- **Lupus erythematodes** (➤ 3.1.9): Systemische Erkrankung, die mit einer Vaskulitis einhergeht. Die Hauterscheinungen können als rötlich-livide entzündliche, später atrophe Plaques in Erscheinung treten.
- **Fixes Arzneimittelexanthem:** Imponiert als runder, unterschiedlich großer, geröteter und ggf. erhabener Plaque nach Arzneimittelgabe. Bei wiederholter Medikamentenapplikation finden sich fixe Arzneimittelexantheme in Regel an derselben Körperstelle.
- **Kontaktekzem:** Kann als allergisches oder toxisches Kontaktekzem auftreten. Allergische Ekzeme treten meist mit einer Zeitverzögerung nach Noxeneinwirkung auf, toxische Ekzeme meist unmittelbar nach Kontakt.

Anamnestische Fragen zur Sicherung der Diagnose

- Seit wann? Meist langsame Entwicklung der Necrobiosis lipoidica.
- Internistische Erkrankungen, v. a. Diabetes mellitus? Gehäuftes Vorkommen bei Diabetes mellitus.
- Medikamenteneinnahme? Hinweis auf Ursache der Veränderungen.
- Noxenexposition? Hinweis auf Ursache der Veränderungen.

Untersuchungsbefunde

Neben der Necrobiosis lipoidica treten andere Symptome des Diabetes mellitus auf:

- Hauterscheinungen: Gesichtsröte, rezidivierende Hordeola, rezidivierende Candidainfektionen der Haut und Schleimhaut, Follikulitis, verstärkte Neigung zu Furunkeln
- Herz-Kreislauf-System: durch vorzeitige Arteriosklerose Nachweis einer arteriellen Hypertonie, Symptome der pAVK (trockene, kühle, schmale Extremitäten durch Muskelatrophie, Pulse nicht tastbar, Ulkusbildung am lateralen Knöchel und an den Zehen), ggf. Symptome von KHK und Apoplex
- Verdauungstrakt: vergrößerte Leber (Fettleber)
- Niere und Urogenitalsystem: Mikroalbuminurie, Proteinurie je nach Stadium der Nierenschädigung, Inkontinenz

- Nervensystem:
  - Symmetrische, distale Sensibilitätsstörungen, reduziertes Vibrationsempfinden, Abschwächung der Eigenreflexe als Zeichen der Polyneuropathie, diabetisches Ulkus an druckbelasteten Stellen (➤ 3.11.17) mit schlechter Wundheilung
  - Starre Herzfrequenz und fehlende Anpassung an körperliche Belastung
  - Orthostatische Hypotonie, pathologischer Schellong-Test
  - Verstärktes Schwitzen oder reduzierte Schweißbildung
- Augen: Veränderungen des Augenhintergrunds mit Gefäßneubildung und Netzhautblutungen (diabetische Retinopathie), grauer Star (Katarakt)
- Labor: Glukose im Serum ↑, HbA_{1c} ↑, Glukose im Urin ↑

Krankheitsbild

Die **Necrobiosis lipoidica** ist eine Hautveränderung, die bevorzugt beim **Diabetes mellitus** vorkommt, wobei die Pathogenese nicht vollständig geklärt ist. Sie tritt häufig symmetrisch über den Streckseiten der Unterschenkel und an den Fußrücken auf. Selten sind Oberschenkel oder andere Körperregionen befallen. Die betroffenen Stellen sind scharf begrenzt, gerötet und zeigen eine Randbetonung. Zentral sind im Verlauf der Erkrankung sklerotische Herde und Teleangiektasien zu sehen. Häufig entwickeln sich schlecht heilende Ulzera.

Die Therapie besteht in der optimalen Behandlung der Grundkrankheit. Die Necrobiosis lipoidica kann u. a. mit lokalen Glukokortikoidapplikationen, Kompressionsverbänden und ggf. auch chirurgisch behandelt werden.

3.11.9 Fraktur

3.11.9 Fraktur

Bildbeschreibung

Auf der Abbildung (➤ Abb. 3.109) ist ein Unterschenkel sichtbar. Auffällig ist die Achsenabweichung mit einer Knickbildung am distalen Unterschenkel. Knochenfragmente, eine Schwellung oder Einblutung sind nicht zu erkennen.

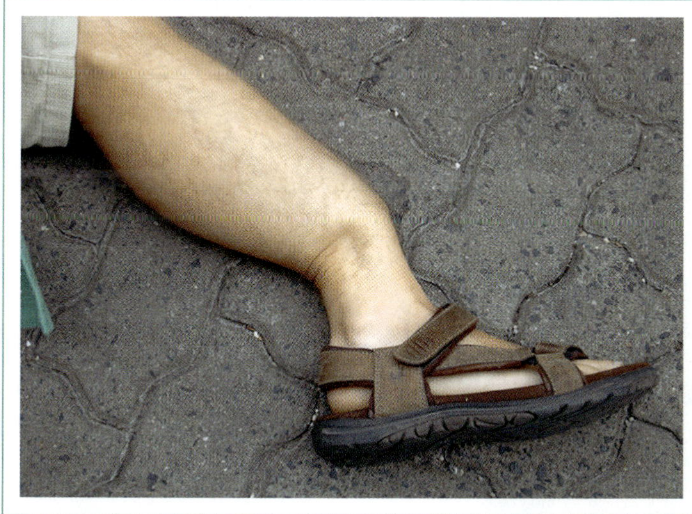

Abb. 3.109 Fraktur [M235]

ABBILDUNG 3.109

Verdachtsdiagnose

Fraktur

Differenzialdiagnosen

- **Osteomalazie** mit Knochenverformung: Vitamin-D-Mangelerkrankung des Erwachsenen, die mit einer übermäßigen Knochenweichheit einhergeht.
- **Morbus Paget:** Erkrankung mit einem verstärkten Knochenumbau und knöchernen Verformungen und Frakturen. Gelegentlich kann sich der Morbus Paget im Gesicht bemerkbar machen und geht mit einer (evtl. schmerzhaften) ossären Verdickung einzelner Knochenpartien einher. Zunahme des Kopfumfangs, prominente Augenbrauenbögen und eine Kinnvergrößerung können auftreten. Hinweisend ist der Laborbefund mit AP ↑.

Erkennungszeichen:
- Achsenabweichung
- Abnorme Beweglichkeit
- Stufenbildung
- Sichtbare Knochenfragmente
- Krepitation

Differenzialdiagnosen:
- Osteomalazie
- Morbus Paget

Anamnestische Fragen zur Sicherung der Diagnose

- Seit wann? Plötzliches Auftreten kann Hinweis auf eine Fraktur sein, eine langsame Knochenveränderung kann metabolisch (Osteomalazie) bedingt sein oder einen Morbus Paget als Ursache haben.

- Trauma in der Vorgeschichte? Hinweis auf Ursache.
- Lokale Symptome, u. a. Schmerz, abnorme Beweglichkeit, Krepitation, Achsenabweichung, Stufenbildung? Hinweis auf eine Fraktur.

Untersuchungsbefunde

Röntgen: Nachweis und Lokalisation der Fraktur

Krankheitsbild

Frakturen *(Knochenbrüche)* sind durch eine Kontinuitätsunterbrechung unter Bildung von Fragmenten gekennzeichnet.

Frakturen werden eingeteilt in:

- Traumatische Fraktur: Auftreten nach einem adäquaten Trauma
- Spontanfraktur: entsteht ohne adäquates Trauma als
  - Ermüdungsfraktur (z. B. Marschfraktur)
  - Pathologische Fraktur (z. B. durch Knochentumoren oder Metastasen)
- Grünholzfraktur (bei Kindern): Bruch der Kortikalis bei erhaltenem Periostschlauch

Zu den **sicheren Frakturzeichen** zählen Fehlstellung, Achsenabweichung, Stufenbildung, abnorme Beweglichkeit, Krepitation und sichtbare Knochenfragmente beim offenen Bruch. Zu den **unsicheren Frakturzeichen** zählen Schwellung, Schmerzen und Hämatom.

Die Komplikationen nach Frakturen sind zahlreich. Dazu zählen die Verletzung von Gefäßen, Nerven und umliegenden Organen, das Kompartmentsyndrom, Infektionen, das komplexe regionale Schmerzsyndrom (früher Sudeck-Dystrophie oder Algodystrophie) und Pseudarthrosen. Bei Kindern können Wachstumsstörungen bei Verletzung der Epiphysenfuge auftreten.

Jede Fraktur stellt einen Notfall dar. Eine zügige Vorstellung beim Arzt ist unabdingbar.

3.11.10 Komplexes regionales Schmerzsyndrom

3.11.10 Komplexes regionales Schmerzsyndrom

Bildbeschreibung

Die Abbildung (➢ Abb. 3.110) zeigt die unteren Extremitäten. Das linke Bein ist vom Fuß bis zum proximalen Oberschenkel deutlich geschwollen und gerötet, sodass die Gelenkkonturen aufgehoben sind. Die Haut ist gespannt, der Fuß ist livide verfärbt. Eine Hautverletzung ist nicht sichtbar.

ABBILDUNG 3.110

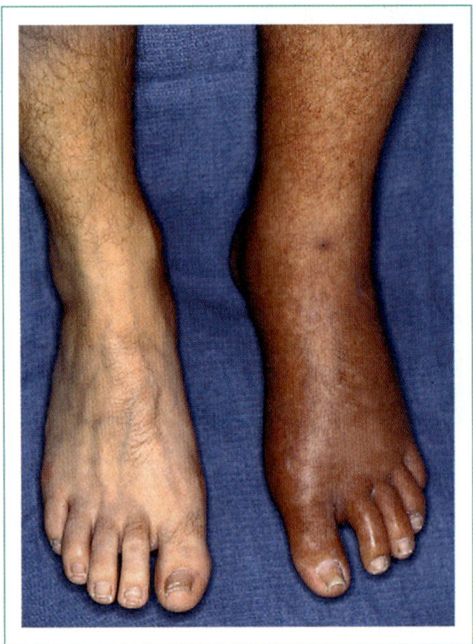

Abb. 3.110 Komplexes regionales Schmerzsyndrom [E382]

Verdachtsdiagnose

Komplexes regionales Schmerzsyndrom

Differenzialdiagnosen

- **Tiefe Beinvenenthrombose** (➢ 3.11.3): Gekennzeichnet durch Schwellung, livide Verfärbung, Schmerzen.
- **Phlegmone:** Eitrige Infektion der Weichteile (Kutis, Subkutis, Muskeln, Sehnen oder Körperhöhlen) durch v. a. Staphylokokken mit diffuser Ausbreitung im Gewebe. Typisch sind starke Schwellung, Schmerzen, unscharf begrenzter Rötung, Fieber und starkes Krankheitsgefühl.

Erkennungszeichen:
- Frühes Stadium:
  - Livide Verfärbung der Haut
  - Teigiges Ödem
  - Eingeschränkte Gelenkbeweglichkeit im frühen Stadium
  - Distale Lokalisation
  - Verändertes Schweißverhalten
  - Verändertes Wachstum von Nägeln und Haaren
- Spätes Stadium:
  - Atrophie der Haut und Weichteile (Bindegewebe, Muskulatur)
  - Lokale Osteoporose
  - Gelenkversteifung

Differenzialdiagnosen:
- Tiefe Beinvenenthrombose
- Phlegmone

Anamnestische Fragen zur Sicherung der Diagnose

- Seit wann? Die Entwicklung des komplexen regionalen Schmerzsyndroms ist subakut.
- Vorausgegangenes Trauma? Frakturen, Operationen und sonstige Traumen in der Vorgeschichte stützen die Verdachtsdiagnose des komplexen regionalen Schmerzsyndroms. Die Entstehung einer Thrombose wird ebenfalls begünstigt.
- Lokale Symptome: Schmerzhaftigkeit, Spannungsgefühl? Typische Symptome des komplexen regionalen Schmerzsyndroms, aber auch der tiefen Beinvenenthrombose sowie der Phlegmone.

Untersuchungsbefunde

- Frühes Stadium: ➤ Krankheitsbild, Überwärmung, verstärkte Schweißneigung, Haarausfall oder verstärktes Haarwachstum, Nagelwachstumsstörungen, Tremor
- Spätes Stadium: kühle Extremität, deutlich eingeschränkte Beweglichkeit
- Röntgen: Nachweis einer lokalen Osteoporose

Krankheitsbild

Das **komplexe regionale Schmerzsyndrom** (Sudeck-Dystrophie, Algodystrophie, CRPS = Complex Regional Pain Syndrome) ist durch Dystrophie und Atrophie von Weichteilen und Knochen gekennzeichnet. Die Ursache ist nicht vollständig geklärt, die Entstehung scheint multifaktorieller Natur zu sein. Im Vordergrund stehen Störungen der vegetativen Innervation im betroffenen Abschnitt. Weiterhin sind psychosomatische Störungen von Bedeutung. Ein komplexes regionales Schmerzsyndrom entwickelt sich meist an distal gelegenen Körperteilen, Kinder sind sehr selten betroffen. Zu den Auslösern zählen Traumen, Operationen, Nervenschädigungen und vegetative Störungen.

Eingeteilt wird das CRPS in:

- Typ I (früher Algodystrophie oder Morbus Sudeck): ohne Nervenläsion
  - Stadium I (Stadium der Entzündung): Ruheschmerzen, Überempfindlichkeit, livide Verfärbung, teigiges Ödem, verändertes Schweißverhalten, verändertes Wachstum von Nägeln und Haaren
  - Stadium II (Stadium der Dystrophie): Schmerzrückgang, beginnende Atrophie und Entkalkung der Knochen, Kraftverlust
  - Stadium III (Stadium der Atrophie): Atrophie der Haut, der Weichteile und des Skeletts
- Typ II (früher Kausalgie): mit Nervenläsion

Die Therapie ist multimodal und besteht u. a. aus Analgesie, Antidepressiva, Glukokortikoiden, Physiotherapie und supportiver Psychotherapie.

3.11.11 Muskelatrophie nach Polio

Bildbeschreibung

Auf der Abbildung (➤ Abb. 3.111) sind Unterschenkel und Füße sichtbar. Der rechte Unterschenkel zeigt eine deutliche Muskelatrophie, der rechte Fuß erscheint schmäler als der linke. Eine Beinverkürzung kann nicht beurteilt werden.

Verdachtsdiagnose

Muskelatrophie

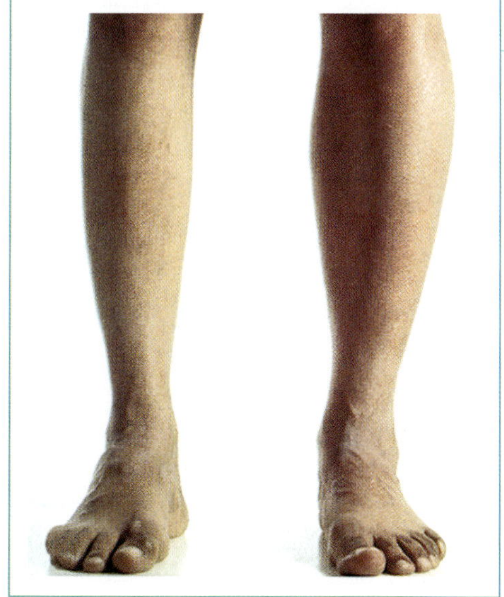

Abb. 3.111 Muskelatrophie nach Polio [G435]

3.11.11 Muskelatrophie nach Polio

Erkennungszeichen:

- Meist schmale Muskelkonturen
- Ggf. Verkürzung der Extremität

Differenzialdiagnosen:

- Myopathie
- Muskelatrophie durch neurologische Erkrankungen
- Trauma

ABBILDUNG 3.111

Differenzialdiagnosen

- **Muskelerkrankung** *(Myopathie)*: Häufig angeborene Erkrankung mit Muskelschwäche und Muskelatrophie. Die Progredienz ist sehr unterschiedlich, ein symmetrischer Befall häufig.
- **Neurologische Erkrankung:** Zum Beispiel die spinale Muskelatrophie mit Degeneration der Vorderhornzellen des Rückenmarks. Meist findet sich ein symmetrischer Befall.
- **Trauma:** Kann mit Läsion der Nerven einhergehen; Folgen sind eine Atrophie und Schwäche der Muskulatur.

Anamnestische Fragen zur Sicherung der Diagnose

- Seit wann? Langsame Entwicklung der Muskelatrophie nach Polio.
- Vorausgegangene Traumen? Hinweis auf traumatische Schädigung der peripheren Nerven.
- Bekannte neurologische, muskuläre oder erbliche Erkrankungen? Hinweis auf mögliche Ursache.
- Infektionserkrankungen? Hinweis auf mögliche Komplikation nach Polio.

Untersuchungsbefunde

Je nach betroffenem Körperareal: Muskelatrophie, reduzierter Muskeltonus, verminderte Muskelkraft, reduzierte oder erloschene Eigenreflexe, vegetative Störungen wie Ödembildung, kühle und atrophe Haut, evtl. Zyanose, evtl. Bildung von Kontrakturen, evtl. Extremitätenverkürzung

Krankheitsbild

Eine Muskelatrophie kann unterschiedliche Ursachen haben u. a. die Spätkomplikation nach einer Polioerkrankung. **Polio** *(Kinderlähmung)* wird durch das Polio-Virus hervorgerufen. Die Übertragung erfolgt fäkal-oral, die Inkubationszeit beträgt 1–4 Wochen. Das Virus ist primär **enterotrop,** infiziert nur selten das ZNS und vermehrt sich in den Zellen der Rachen- und Darmschleimhaut, den Tonsillen und Payer-Plaques. Beim Einbruch in die Blutbahn werden viele Viren inaktiviert, einige gelangen in Fettgewebe und Lymphknoten, wo sie sich weiter vermehren. Bei der sekundären Aussaat können Viren über die Blut-Liquor-Schranke ins Gehirn und Rückenmark gelangen, wo sie motorische Vorderhornzellen befallen und schädigen. Die Folge kann eine schlaffe Lähmung sein.

In den meisten Fällen verläuft Polio asymptomatisch, ansonsten mit grippalen Symptomen oder Zeichen der Gastroenteritis.

Zu den Komplikationen zählen:

- **Meningitis** mit Fieber, Rückenschmerzen
- **Paralytische Form** mit schlaffen Lähmungen bis zur Para- oder Tetraplegie und Atemlähmung (dadurch letal)
- **Post-Polio-Syndrom:** Verstärkung der Lähmungserscheinungen und Muskelatrophie nach Jahren und Jahrzehnten (selten)

Die Therapie ist symptomatisch, eine Totimpfung steht zur Verfügung. Die Behandlung der Polio ist dem Heilpraktiker nach §§ 6, 7, 24, 34 IfSG nicht gestattet. Verdacht, Erkrankung und Tod müssen nach § 6 IfSG innerhalb von 24 Stunden gemeldet werden.

3.11.12 Ödem

3.11.12 Ödem

Bildbeschreibung

Die Abbildung (➤ Abb. 3.112) zeigt symmetrisch geschwollene Füße. Am linken Fußrücken sind Eindellungen nach Druck sichtbar. Die Kontur der Knöchelregion ist aufgehoben. Die Haut ist gespannt und besonders am linken Fußrücken glänzend.

ABBILDUNG 3.112

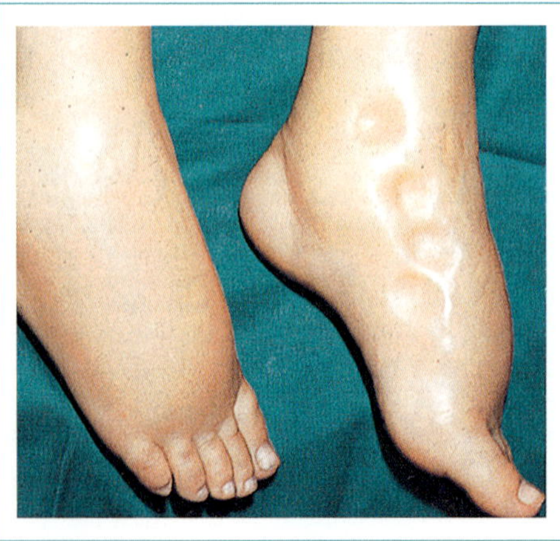

Abb. 3.112 Ödem [G476]

Verdachtsdiagnose

Ödem durch Wasseransammlung im interstitiellen Gewebe

Differenzialdiagnosen

- **Myxödem:** Bei Hypothyreose (➤ 3.1.5) vorkommende Schwellung durch Vermehrung des Bindegewebes. Das Ödem ist nicht eindrückbar.
- **Lipödem:** Symmetrische Fettablagerung an Unter-, Oberschenkeln und Gesäß. Die Füße sind nicht betroffen. Das Ödem ist nicht eindrückbar.
- **Lymphödem:** Entsteht durch eine Abflussbehinderung und kann angeboren oder erworben sein. Es ist häufig einseitig, zunächst eindrückbar und in späteren Stadien derb und nicht mehr eindrückbar. Die Zehen sind immer betroffen (Stemmer-Zeichen positiv).

Anamnestische Fragen zur Sicherung der Diagnose

- Seit wann? In der Regel entstehen Ödeme subakut bis chronisch.
- Internistische Vorerkrankungen, z. B. Herzinsuffizienz, Nieren-, Schilddrüsen-, lymphatische Erkrankungen? Hinweis auf Ursache der Schwellung.
- Lokale Symptome, u. a. Schmerzen, Schweregefühl? Schmerzhaftigkeit ist eher ein Hinweis auf einen entzündlichen Prozess, Schweregefühl kann begleitend bei allen Ödemarten auftreten.
- Lokalisation der Ödeme, symmetrisch oder einseitig, Eindrückbarkeit? Symmetrische Ödeme sprechen für eine systemische Ursache, einseitige für lokale Ursachen.

Untersuchungsbefunde

- Wasserödeme: Schwellung der Knöchelregion, später der Unterschenkel und auch des Stamms (Anasarka), ggf. Lidödeme, Einschnürungen durch Socken bzw. Strümpfe, Dellenbildung bei Druck, Gewichtszunahme
- Lipödem: symmetrisches Ödem, v. a. an Oberschenkel, Gesäß und Hüfte, Innenseite der Kniegelenke und der Unterschenkel, Füße sind nicht betroffen, Orangenhaut, kühle Haut, Neigung zur Hämatomen, starke Berührungsempfindlichkeit
- Myxödem: ➤ 3.1.5
- Lymphödem: ➤ 3.11.13

Krankheitsbild

Ödeme sind **Schwellungen,** die durch **Wasseransammlungen** oder **Substanzvermehrung** des interstitiellen Raums zustande kommen. Ursachen können sein:

- **Erhöhung des hydrostatischen Drucks,** z. B. bei Herzinsuffizienz, chronisch-venöser Insuffizienz, Nierenerkrankungen (v. a. Niereninsuffizienz)
- **Erniedrigung des kolloidalen Drucks,** z. B. durch Eiweißverlust beim nephrotischen Syndrom oder bei Unterernährung
- **Erhöhung der Kapillardurchlässigkeit,** z. B. durch allergische Ursachen
- **Metabolische Dysbalance,** z. B. Lipödem durch eine vermehrte Fetteinlagerung
- **Hormonelle Störungen,** z. B. bei Cushing-Syndrom, Schwangerschaft oder als Myxödem (Ödem derb und nicht eindrückbar)
- Lymphatische Abflussstörungen: führen zur Retention der Lymphe und Ausbildung eines Lymphödems

Symmetrische Ödeme entstehen durch systemische Ursachen (u. a. Herzinsuffizienz, nephrotisches Syndrom, Hypothyreose), einseitige Ödeme sind meist auf lokale Erkrankungen zurückzuführen (u. a. Lymphödem, Ödeme nach tiefer Beinvenenthrombose).

Die Therapie richtet sich nach der Ursache des Ödems.

3.11.13 Lymphödem

Bildbeschreibung

Die Abbildung (➤ Abb. 3.113) zeigt beide Vorfüße und Zehen. Sie sind geschwollen bzw. verdickt (Kastenzehen), die Haut erscheint gespannt. An den Zehen ist eine horizontale Faltenbildung sichtbar.

Verdachtsdiagnose

Lymphödem

Differenzialdiagnosen

- **Myxödem:** Bei Hypothyreose (➤ 3.1.5) vorkommende Schwellung durch Vermehrung des Bindegewebes.
- **Lipödem:** Symmetrische Fettablagerung an Unterschenkeln, Oberschenkeln und Gesäß. Die Füße sind vom Lipödem nicht betroffen. Das Ödem ist schmerzhaft und nicht eindrückbar.

Auf den Punkt gebracht

Erkennungszeichen:
- Je nach Ausprägung eindrückbare Schwellung der Füße, Knöchelregion und Unterschenkel (bis hin zur Anasarka)
- Gespannte und glänzende Haut bei Wasserödemen

Differenzialdiagnosen:
- Myxödem
- Lymphödem
- Lipödem

3.11.13 Lymphödem

Erkennungszeichen:
- Je nach Ausprägung zunächst eindrückbare, dann nicht mehr eindrückbare Schwellung der Vorfüße, Unterschenkel und Oberschenkel, der Hände, Unterarme und Oberarme
- Grobe Haut
- Horizontale Faltenbildung
- Zehen bzw. Finger immer betroffen: zeigen positives Stemmer-Zeichen (fehlende Abhebbarkeit der Haut an Zehen/Vorfüßen bzw. Finger/Handrücken), Kastenzehen

Differenzialdiagnosen:
- Myödem
- Lipödem
- Wasserödem

ABBILDUNG 3.113

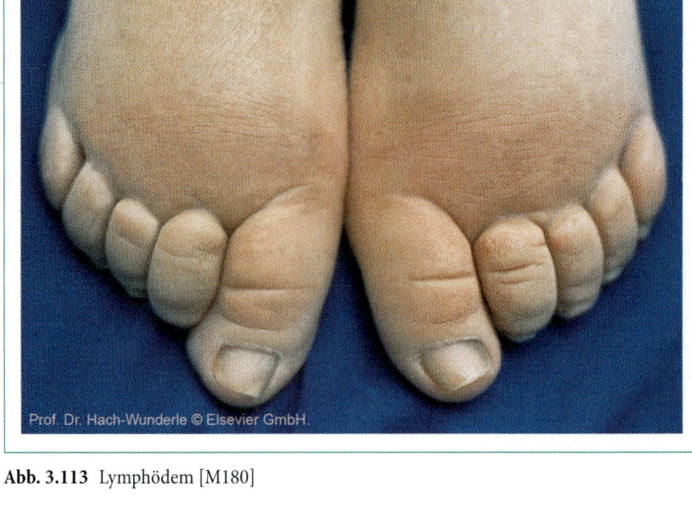

Abb. 3.113 Lymphödem [M180]

- **Wasserödem** (➢ 3.11.12) durch erhöhten hydrostatischen Druck und/oder erniedrigten kolloidalen Druck, u. a. bei chronisch-venöser Insuffizienz, Herzinsuffizienz oder nephrotischem Syndrom.

Anamnestische Fragen zur Sicherung der Diagnose

- Seit wann? Zur Differenzierung eines angeborenen und erworbenen Lymphödems.
- Vorangegangene Erkrankungen, v. a. Z.n. Ablatio mammae und Lymphknotenentfernung in der Axilla, Z. n. Hysterektomie oder rezidivierendes Erysipel? Risikofaktor für die Entstehung eines Lymphödems.

Untersuchungsbefunde

➢ Krankheitsbild, ➢ Bildbeschreibung

Krankheitsbild

Das Lymphödem ist durch Stauung und Schwellung der Subkutis gekennzeichnet, die durch eine angeborene Entwicklungsstörung, eine Einengung oder erworbene Zerstörung der Lymphbahnen entsteht. Die Maximalvariante des Lymphödems wird als **Elephantiasis** bezeichnet.

Die Symptome machen sich als Schwellung der betroffenen Region mit zunächst eindrückbarem, dann nicht mehr eindrückbarem Ödem bemerkbar. Die Zehen bzw. Finger sind immer betroffen. Die Zehen imponieren verdickt, rechteckig oder quadratisch und werden auch Kastenzehen genannt. Ein positives Stemmer-Zeichen (fehlende Abhebbarkeit der Haut an Zehen und Vorfüßen bzw. Fingern und Handrücken) ist charakteristisch.

Neben der Elephantiasis kann als Komplikation ein Erysipel auftreten. Die Therapie besteht in Ursachensuche und physikalischer Entstauungstherapie. Ein neu aufgetretenes, einseitiges Lymphödem nach dem 18. Lebensjahr kann Hinweis auf eine bösartige Neubildung im Abflussgebiet sein und muss dahingehend untersucht werden.

3.11.14 Erythema nodosum

Erkennungszeichen: annähernd symmetrische Bildung von entzündlichen rötlich-lividen, stark schmerzhaften Maculae, Papeln und Knoten über den Streckseiten der Unterschenkel
Differenzialdiagnosen:
- Gummenbildung
- Vaskulitis
- Flohstiche

3.11.14 Erythema nodosum

Bildbeschreibung

Auf der Abbildung (➢ Abb. 3.114) sind beide Unterschenkel, die Knieregion und distale Anteile des Oberschenkels sichtbar. An beiden Streckseiten der Unterschenkel, den Knien und suprapatellar sind annähernd symmetrische, rötlich-livide entzündliche Maculae, Papeln und Knoten erkennbar.

Verdachtsdiagnose

Erythema nodosum

Differenzialdiagnosen

- **Gummenbildung** bei tertiärer Syphilis (➢ 3.13.12): Tritt meist asymmetrisch auf und neigt im Gegensatz zum Erythema nodosum zur Ulzeration.
- **Vaskulitis:** Kann knotige Hauterscheinungen an unterschiedlichsten Körperstellen hervorrufen.
- **Flohstiche:** Können schmerzhafte Knotenbildung hervorrufen. In den meisten Fällen ist ein Einstich zu sehen.

ABBILDUNG 3.114

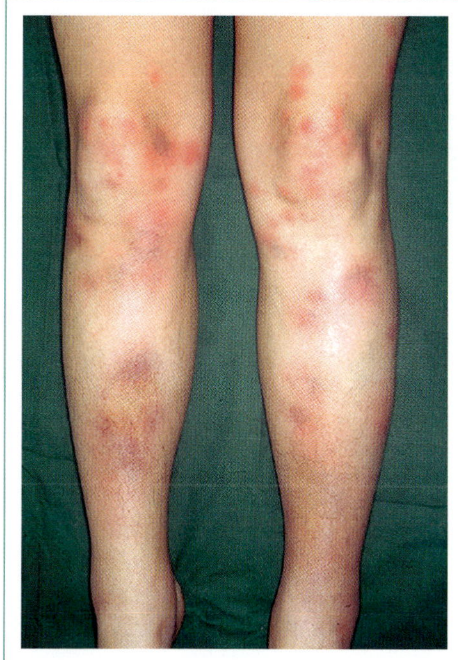

Abb. 3.114 Erythema nodosum [M123]

Anamnestische Fragen zur Sicherung der Diagnose

- Seit wann? Die Entwicklung eines Erythema nodosum erfolgt über Tage.
- Bekannte Grunderkrankungen, z. B. Streptokokkeninfekte, Tuberkulose, Darmerkrankungen oder Sarkoidose? Hinweis auf mögliche Ursache.
- Lokale Symptome, v. a. Überwärmung, starke Schmerzen? Typische Symptome des Erythema nodosum.

Untersuchungsbefunde

Je nach Ursache zusätzliche Befunde:

- Scharlach: stippchenartige, abwischbare Beläge auf der Zunge, Himbeer- und Erdbeerzunge, fein makulöses Exanthem mit Beginn in den Achseln und Leisten, Ausbreitung nach kranial und Aussparung des Munddreiecks (periorale Blässe)
- Tuberkulose: Husten, Auswurf, Lymphknotenschwellungen, Kavernenbildung mit amphorischer Atmung
- Chronisch-entzündliche Darmerkrankungen: schleimig-eitrige Diarrhö, Fistelbildung, positive Appendizitiszeichen bei Morbus Crohn; blutig-schleimige Diarrhö bei Colitis ulcerosa
- Sarkoidose: Lymphknotenschwellungen (mediastinal), entzündliche Gelenkschwellung v. a. der Sprunggelenke, Lungenfibrose (hochstehende Lungengrenzen, reduzierte Lungenverschieblichkeit, hyposonorer Klopfschall, verstärkter Stimmfremitus, Knistergeräusche bei der Auskultation)

Krankheitsbild

Das **Erythema nodosum** ist durch eine schmerzhafte Bildung von entzündlichen Knoten bevorzugt an den **Streckseiten der Schienbeine** gekennzeichnet und hat aller Wahrscheinlichkeit nach einen immunologischen Hintergrund. Frauen sind häufiger betroffen als Männer.

Es tritt als Begleiterscheinung bei zahlreichen Erkrankungen auf, u. a. bei

- **Bakteriellen Erkrankungen:** v. a. Streptokokkeninfekt, Tuberkulose, Yersinieninfektion, Psittakose
- **Chronisch-entzündlichen Darmerkrankungen:** Morbus Crohn, Colitis ulcerosa
- **Akuter Sarkoidose** *(Löfgren-Syndrom):* mit Arthritis, Erythema nodosum und Lymphknotenschwellungen an den Lungenhili

Begleitend zu den nodulären, entzündlichen Hauterscheinungen tritt Fieber auf und das Allgemeinbefinden ist reduziert. Eine Einschmelzung findet nicht statt, die Abheilung erfolgt ohne Narbe und hinterlässt regelmäßig eine Hyperpigmentierung im betroffenen Bereich. Die Therapie richtet sich nach der Grunderkrankung.

3.11.15 Periphere arterielle Verschlusskrankheit (pAVK) und Ulcus cruris arteriosum

3.11.15 Periphere arterielle Verschlusskrankheit (pAVK) und Ulcus cruris arteriosum

Bildbeschreibung

Die Abbildung (➤ Abb. 3.115) zeigt beide Vorfüße und Zehen. An den Zehen I–III beider Füße sind Nekroseareale sichtbar, die scharf abgegrenzt sind. Die Zehen IV und V des linken Fußes sind zyanotisch verfärbt. Die Nagelplatten erscheinen verdickt und partiell vom Nagelbett abgelöst. Am Vorfuß links sind Hautläsionen sichtbar. Eine Behaarung ist nicht erkennbar.

ABBILDUNG 3.115

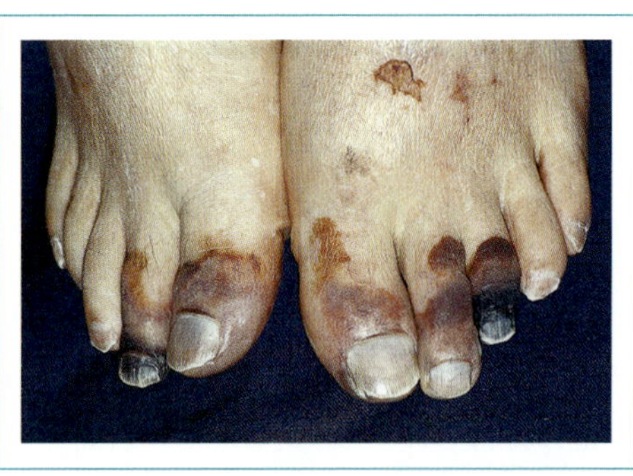

Abb. 3.115 Periphere arterielle Verschlusskrankheit (pAVK) [M537]

ABBILDUNG 3.116

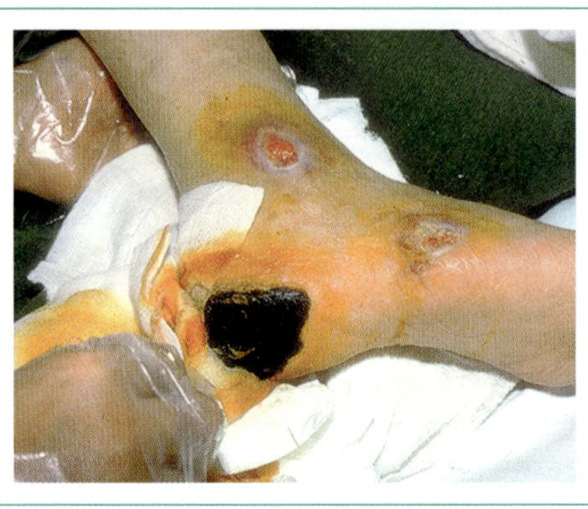

Abb. 3.116 Ulcus cruris arteriosum [T195]

Die Abbildung (➤ Abb. 3.116) zeigt einen distalen Unterschenkel und Teile des Fußes. Am lateralen Knöchel und an der lateralen Fußkante finden sich Ulzera, an der Ferse ein Ulkus, das mit nekrotischem Material bedeckt ist. Der Unterschenkel ist schmal, es findet sich kein Anhalt für ein Ödem.

Verdachtsdiagnose

Zehengangrän aufgrund einer Durchblutungsstörung

Differenzialdiagnosen

- **Diabetisches (neuropathisches) Ulkus** (➤ 3.11.17): Typische Lokalisation sind druckbelastete Stellen am Fuß. Der Unterschenkel ist in der Regel dünn, warm und rosig, die Haut atroph und haarlos.
- **Venöses Ulkus** (➤ 3.11.16): Typische Lokalisation ist der mediale Knöchel. Die Extremität ist meist ödematös geschwollen, die Unterschenkel zeigen pigmentierte und depigmentierte Areale.
- **Pyoderma gangraenosum:** Rasch progrediente Entstehung mit zentralen Nekrose und schmerzhafter, wallartiger, livider Randzone.
- **Ulzera durch bakterielle Erkrankungen:** Akuter Beginn, lokale Entzündungszeichen, evtl. systemische Entzündungszeichen und Eiterbildung.

Anamnestische Fragen zur Sicherung der Diagnose

- Seit wann? Langsame Entwicklung der Symptome bei der pAVK, schnelle Entwicklung bei bakteriellen Ursachen, subakute Entwicklung beim Pyoderma gangraenosum.
- Lokale Symptome: Schmerzhaftigkeit, Stauungsgefühl, Beinödeme in der Vorgeschichte, trophische Störungen? Schmerzhaftigkeit und trophische Störungen sprechen für ein arterielles Geschehen, Stauungsgefühl und Ödembildung für eine venöse Ursache. Starke Schmerzhaftigkeit v. a. am Rand, zentrifugales Wachstum, livide Verfärbung beim Pyoderma gangraenosum. Schmerzhaftigkeit mit Entzündungszeichen und Eiterbildung bei bakteriellen Ursachen.
- Neurologische Störungen? Sprechen eher für ein neuropathisches Ulkus.
- Vorbestehende vaskuläre Erkrankungen? Stützen die Diagnose der pAVK und des arteriellen Ulkus.
- Internistische Erkrankungen, u. a. CED, rheumatische und myeloproliferative Erkrankungen oder Bagatelltraumen? Können Hinweise auf ein Pyoderma gangraenosum geben.

Untersuchungsbefunde

- Palpation: Fußpulse ab einer Lumeneinengung von über 90 % nicht tastbar
- Funktionsprüfung: eingeschränkte Gehstrecke, Ratschow-Test positiv (mit Schmerzhaftigkeit bei gehobenen Beinen und verzögerter reaktiven Hyperämie), Knöchel-Arm-Index vermindert (je kleiner der Quotient, desto schwerer die pAVK; ➤ 2.5.7)

Erkennungszeichen:
- Dünne Extremität, Muskelatrophie
- Atrophe, trockene, kühle, blasse oder zyanotische und haarlose Haut
- Ulkusbildung bzw. scharf begrenzte Nekrosen am lateralen Knöchel, Ferse und/oder an den Zehen
- Periphere Pulse ggf. nicht tastbar
- Onychomykose

Differenzialdiagnosen:
- Diabetisches Ulkus
- Venöses Ulkus
- Pyoderma gangraenosum
- Ulzera durch bakterielle Erkrankungen

Krankheitsbild

Die **Zehennekrose** und ein Ulcus cruris arteriosum sind (meist) die Folge einer chronischen Lumeneinengung von Arterien, die durch **Arteriosklerose** (pAVK) entsteht. Andere Ursache könnte ein **embolischer Prozess** sein, u.a. durch eine Cholesterinembolie oder eine Embolusstreuung aus dem linken Vorhof.

Bei einer **pAVK** sind Nekrosen Symptome des Stadium IV. In den vorherigen Stadien treten belastungsabhängiger Schmerz (Claudicatio intermittens) oder Ruheschmerzen (Stadium III) auf. Die Haut ist kühl, dünn, trocken und unbehaart (trophische Störung). Meist ist eine Atrophie der Waden- und Interossalmuskulatur sichtbar. Die Therapie besteht in der chirurgischen Sanierung der Nekrosen und einer adäquaten Wundversorgung. Gleichzeitig sollten Risikofaktoren der Arteriosklerose minimiert werden. Die sorgfältige Fußpflege ist Bestandteil der Therapie.

Bei einem embolischen Geschehen muss keine arteriosklerotische Veränderung der Gefäße vorliegen. Die betroffene Extremität zeigt keine trophischen Störungen, die Pulse sind proximal des Verschlusses tastbar, die Haut ist rosig und trocken. Die embolisierten Bezirke sind nekrotisch. Die Therapie besteht in Ursachenfahndung und der chirurgischen Sanierung der Nekrosen.

3.11.16 Venöses Ulkus

3.11.16 Venöses Ulkus

Bildbeschreibung

Auf der Abbildung (➤ Abb. 3.117) ist ein ausgedehntes Ulkus über dem medialen Knöchel zu sehen. Die Wundränder sind glatt und nicht entzündet, die Wundfläche ist nahezu komplett fibrinbelegt. Die Haut erscheint rosig, Schwellung, Hyperpigmentierung oder prominente oberflächliche Venen sind nicht sichtbar.

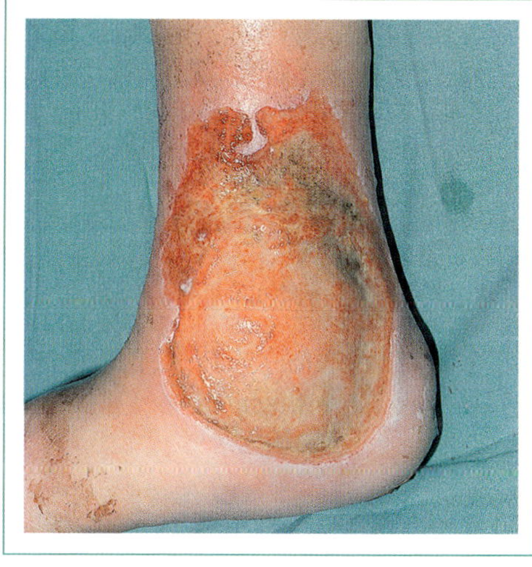

ABBILDUNG 3.117

Abb. 3.117 Venöses Ulkus [E527]

Verdachtsdiagnose

Venöses Ulkus (Ulcus cruris venosum)

Differenzialdiagnosen

- **Diabetisches (neuropathisches) Ulkus** (➤ 3.11.17): Typische Lokalisation sind druckbelastete Stellen am Fuß. Der Unterschenkel ist in der Regel dünn, warm und rosig, die Haut atroph und haarlos.
- **Arterielles Ulkus** (➤ 3.11.15): Typische Lokalisation sind Zehen und die Region am lateralen Knöchel. Die Extremität ist dünn, blass oder zyanotisch und unterernährt.
- **Pyoderma gangraenosum:** Rasch progrediente Entstehung mit zentralen Nekrose und schmerzhafter, wallartiger, livider Randzone.
- **Ulzera durch bakterielle Erkrankungen:** Akuter Beginn, lokale Entzündungszeichen, evtl. systemische Entzündungszeichen und Eiterbildung.

Erkennungszeichen:
- Schwellung
- Prominente venöse Gefäße, ggf. Varizen
- Hyper- und Depigmentierungen, ggf. Zyanose der Haut
- Ulkusbildung vorzugsweise am medialen Knöchel

Differenzialdiagnosen:
- Diabetisches Ulkus
- Arterielles Ulkus
- Pyoderma gangraenosum
- Ulzera durch bakterielle Infekte

Anamnestische Fragen zur Sicherung der Diagnose

- Seit wann? Das venöse Ulkus entwickelt sich langsam und ist Folge einer jahrelangen Venenerkrankung.
- Lokale Symptome: Schmerzhaftigkeit, Stauungsgefühl, Beinödeme in der Vorgeschichte? Schmerzhaftigkeit der unteren Extremität spricht eher für eine arterielle Genese, Stauungsgefühl und Ödeme für eine venöse Genese.
- Neurologische Störungen? Begleitende neurologische Störungen sprechen eher für ein neuropathisches Ulkus, die Lokalisation am medialen Knöchel ist allerdings untypisch.
- Vorbestehende vaskuläre Erkrankungen? Venöse Erkrankungen, v.a. eine chronisch-venöse Insuffizienz, stützen die Diagnose.

Untersuchungsbefunde

- Palpation: warme Extremitäten, tastbare Fußpulse
- Funktionsprüfung: Perthes- und Trendelenburg-Test positiv

Krankheitsbild

Das **Ulcus cruris venosum** entsteht durch eine **Insuffizienz der Venenklappen** im tiefen Venensystem, die zum Rückstau von venösem Blut führt und mit einer intraluminalen Druckerhöhung einhergeht. Die Insuffizienz der Venenklappen kann u. a. Folge einer Phlebothrombose (postthrombotisches Syndrom) oder genetisch determiniert sein. Die Klappeninsuffizienz der Venen bewirkt eine Druckerhöhung im venösen System, die sich bis in die Kapillargefäße fortsetzt und zu einer Erweiterung und Deformierung der kleinsten Gefäße führt. Als Folge treten Proteine und Wasser ins Interstitium, die zunächst durch das Lymphsystem drainiert, bei großen Mengen aber im Gewebe eingelagert werden und zur lokalen Sauerstoffminderversorgung führen. Dadurch kommt es zur lokalen Fibrose und später zur Ulzeration der betroffenen Region.

Zu den Symptomen zählen:

- Stadium I: **Ödembildung** am Knöchel (v. a. abends), **Zyanose,** prominente oberflächliche Venen am lateralen und medialen Knöchel
- Stadium II: Dauerödem, **Hyper- und Depigmentierung, Hautsklerose,** Zyanose
- Stadium III: **Ulcus cruris venosum,** v. a. in Innenknöchelbereich

Die Therapie besteht in der Behandlung der Ursachen, suffizienten Wundbehandlung und Kompressionstherapie.

3.11.17 Neuropathisches Ulkus

Erkennungszeichen:
- Rosige, warme, trockene, atrophe, haarlose Haut
- Muskelatrophie
- Schwielenbildung an den Fußsohlen
- Häufig Candidose im Zehenzwischenraum
- Ulzera an druckbelasteten Stellen

Differenzialdiagnosen:
- Arterielles Ulkus
- Venöses Ulkus

3.11.17 Neuropathisches Ulkus

Bildbeschreibung

Die Abbildung (➤ Abb. 3.118) zeigt die plantaren Seiten der Füße mit Substanzdefekten. An der rechten Fußsohle ist ein tiefes Ulkus über den Köpfchen der Metatarsalia II und III sichtbar. Die Ränder sind scharf begrenzt. In der gesamten Zirkumferenz ist eine Schwielenbildung sichtbar. Die übrige Haut ist trocken mit hyperkeratotischen Anteilen, die sich bis in den Zehenraum hinziehen.

Die linke Fußsohle zeigt ein Ulkus über dem Köpfchen des Os metatarsale I, das sich bis zum Zehenzwischenraum des großen Zehs erstreckt. Die Schwielenbildung ist deutlich stärker ausgeprägt als an der rechten Fußsohle. Über dem V. Metatarsalköpfchen ist ebenfalls eine Schwielenbildung mit einem Substanzdefekt zu sehen. Die Haut ist trocken.

Die Haut imponiert über beiden Fußsohlen rosig, im Endstromgebiet (Zehen) sind keine Defekte sichtbar.

ABBILDUNG 3.118

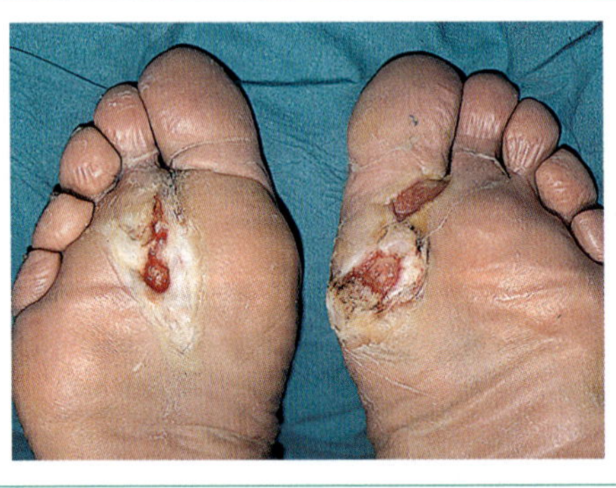

Abb. 3.118 Neuropathisches Ulkus [E508]

Verdachtsdiagnose

Neuropathisches Ulkus

Differenzialdiagnosen

- **Arterielles Ulkus** (➤ 3.11.15): Typische Lokalisation sind die Zehen und die Region am lateralen Knöchel. Die Extremität ist dünn, blass oder zyanotisch und unterernährt.
- **Venöses Ulkus** (➤ 3.11.16): Typische Lokalisation ist der mediale Knöchel. Die Extremität ist meist ödematös geschwollen, die Unterschenkel zeigen pigmentierte und depigmentierte Areale.

Anamnestische Fragen zur Sicherung der Diagnose

- Seit wann? Das neuropathische Ulkus entwickelt sich langsam.
- Schmerzhaftigkeit? In der Regel wenig Schmerzen.
- Neurologische Störungen, trophische Störungen? Typische Begleitsymptome beim neuropathischen Ulkus sind Sensibilitätsstörungen, muskuläre Schwäche, Haarausfall und Hautatrophie. Die Füße sind trocken und rosig.

- Vorbestehende internistische oder neurologische Erkrankungen? Ein Diabetes mellitus mit Polyneuropathie als Spätkomplikation stützt die Diagnose.

Untersuchungsbefunde

➢ 3.11.8

Krankheitsbild

Das **neuropathische Ulkus** stellt eine Spätkomplikation bei Diabetes mellitus dar und entwickelt sich im Rahmen des **diabetischen Fußsyndroms.** Kennzeichnend ist die Ulkuslokalisation an druckbelasteten Stellen, die zum einen durch Mikrotraumen, falsche Fußpflege, enges Schuhwerk und zum anderen durch polyneuropathische Veränderungen mit eingeschränkter oder gar fehlender Sensibilität und aufgehobenem Schmerzempfinden entsteht. Die Füße sind typischerweise warm, rosig, die Fußpulse sind gut tastbar. Schweiß- und Talgsekretion sind reduziert bis aufgehoben, die Haut ist atroph und haarlos. Bei Beteiligung des motorischen Astes finden sich eine Muskelatrophie und Muskelschwäche.
Die Therapie besteht in der optimalen Blutzuckereinstellung.

3.11.18 Trommelschlägelzehen

Bildbeschreibung

Die Abbildung (➢ Abb. 3.119) zeigt eine Zehenpartie mit rundlich aufgetriebenen Endgliedern der Zehen, Rötung und Schwellung des Nagelbetts und eine Weichteilverdickung. Die Nägel haben eine leichte Uhrglasform. Die Endgelenke sind von der Schwellung nicht betroffen. Ferner ist an den Endgliedern eine dezente Zyanose zu sehen, was einen Hinweis auf eine Sauerstoffunterversorgung des betroffenen Areals gibt.

3.11.18 Trommelschlägelzehen

Erkennungszeichen:
- Rundlich aufgetriebenen Endglieder der Zehen
- Rötung und Schwellung des Nagelbetts
- Weichteilverdickung
- Ggf. Zyanose der Akren

Differenzialdiagnose: idiopathische Formen

ABBILDUNG 3.119

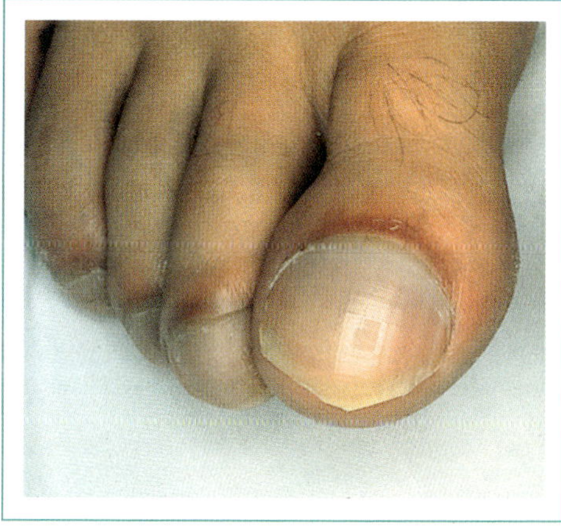

Abb. 3.119 Trommelschlägelzehen [E437]

Verdachtsdiagnose

Trommelschlägelzehen

Differenzialdiagnosen

Idiopathische Trommelschlägelfinger und -zehen: Sehr seltene autosomal dominant vererbte Veränderung der Finger, selten der Zehen. Begleitet wird das Krankheitsbild von Hyperostosen, generalisierter Haut- und Weichteilverdickung und Seborrhö.

Anamnestische Fragen zur Sicherung der Diagnose

- Seit wann? Meist langsame Entwicklung.
- Internistische Vorerkrankungen, insbesondere kardiopulmonale Vorerkrankungen, vaskuläre Erkrankungen, chronisch-entzündliche Darm- und Lebererkrankungen? Trommelschlägelfinger treten bei diesen Erkrankungen gehäuft auf, insgesamt sind sie aber selten zu beobachten.
- B-Symptome? Können Hinweis auf ein Tumorgeschehen geben, v. a. Bronchialkarzinom. Trommelschlägelfinger gelten als Ausdruck eines paraneoplastischen Syndroms (Pierre-Marie-Bamberger-Syndrom).

Untersuchungsbefunde

➢ 3.6.1

Krankheitsbild

Trommelschlägelzehen sind ein eher seltener Befund und charakterisiert durch rundliche Auftreibungen der Endglieder der Zehen, die mit einer Weichteilschwellung und Schwellung des Nagelbetts einhergehen. Häufig finden sich gleichzeitig Uhrglasnägel (➢ 3.6.2). Die Fingerdeformität entwickelt sich v. a. bei Er-

krankungen, die mit **Sauerstoffmangel** einhergehen, v.a. Lungen- und Herzerkrankungen, der peripheren arteriellen Verschlusskrankheit, aber auch bei chronisch-entzündlichen Darmerkrankungen (Morbus Crohn und Colitis ulcerosa) oder als paraneoplastisches Syndrom im Rahmen des Bronchialkarzinoms (Pierre-Marie-Bamberger-Syndrom).
Die Ursache ist unklar, die Therapie besteht in der Behandlung der Grundkrankheit.

3.11.19 Podagra

Erkennungszeichen: rötlich-livide Verfärbung und Schwellung des Großzehengrundgelenkes und ggf. der angrenzenden Areale
Differenzialdiagnosen: Arthritis anderer Genese, u.a. bei rheumatoider Arthritis, Psoriasis-, Lyme-Arthritis

ABBILDUNG 3.120

3.11.19 Podagra

Bildbeschreibung

Die Abbildung (➢ Abb. 3.120) zeigt ein rötlich-livide verfärbtes und geschwollenes Großzehengrundgelenk mit Ausbreitung der Schwellung über dem Vorfuß.

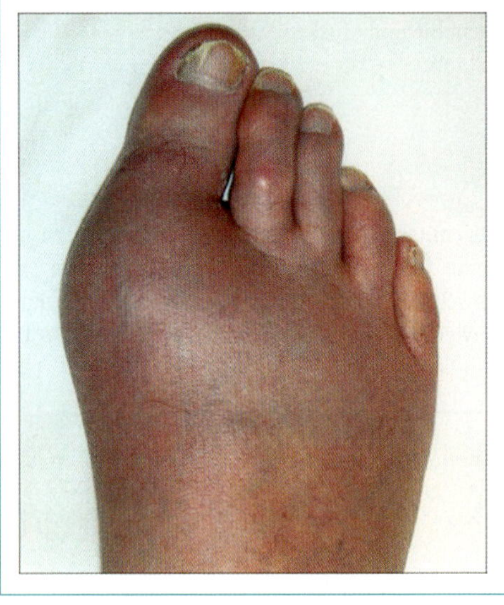

Abb. 3.120 Akuter Gichtanfall mit Manifestation am Großzehengrundgelenk (Podagra) [G523]

Verdachtsdiagnose

Akuter Gichtanfall

Differenzialdiagnosen

Arthritis anderer Genese, u.a. im Rahmen der rheumatoiden Arthritis, Psoriasis-Arthritis, Lyme-Arthritis.

Anamnestische Fragen zur Sicherung der Diagnose

- Seit wann? In der Regel plötzlicher Beginn mit stärksten Schmerzen und lokalen Entzündungssymptomen in den frühen Morgenstunden.
- Ähnliche Symptome in der Vorgeschichte? Sprechen für das Vorliegen eines Rezidivs.
- Fastenkuren, üppiges Essen, hoher Alkoholkonsum in der jüngsten Vorgeschichte? Hinweise auf Auslösefaktoren eines akuten Gichtanfalls.
- Andere Hautveränderungen, besonders der Ohrmuschel? Hinweise auf chronische Gicht mit Tophibildung.

Untersuchungsbefunde

- Chronische Formen: ggf. Nachweis von Gichttophi (➢ 3.3.2)
- Labor: Entzündungswerte ↑, Harnsäure ↑, normal oder ↓, ggf. Kreatinin ↑, ggf. Nachweis von Uratkristallen im Urin

Krankheitsbild

Der **akute Gichtanfall** *(Podagra)* ist die Manifestation der Hyperurikämie *(Erhöhung der Harnsäure im Blut)*. Harnsäure (Urat) ist das Endprodukt des Purinabbaus. Steigt die Uratkonzentration über die Norm, bewirkt eine pH-Verschiebung die Ausfällung von Natriumuratkristallen in Gelenken und Nieren. Diese erfolgt bevorzugt in Geweben mit einem niedrigem pH-Wert bzw. mit einem hohen Gehalt an Glykoproteinen (Gelenkflüssigkeit, Bindegewebe, Ohrknorpel, Niere). Die Uratkristalle werden von Makrophagen phagozytiert. Weil diese die Kristalle nicht verdauen können, platzen sie und lösen dadurch eine Entzündungsreaktion aus.

Zu den **Auslösern** des Gichtanfalls zählen purinreiche Mahlzeiten, übermäßiger Alkoholkonsum, Fastenkuren (erhöhter Fettabbau und hohe Ketonproduktion) und Tumorzerfall.

Symptome des **akuten Gichtanfalls** sind:

- Stärkste Schmerzen, Rötung, Schwellung, Überwärmung, Funktionseinschränkung des betroffenen Gelenks, wobei bevorzugt das Großzehengrundgelenk *(Podagra)* betroffen ist. Seltener sind Finger oder das Handgelenk *(Chiragra)* betroffen.
- Gegebenenfalls Fieber, Krankheitsgefühl
- 1–2 Tage massive Beschwerden, die nach ca. 8 Tagen oft ohne Medikamente nachlassen

Die **chronische Gicht** ist charakterisiert durch Granulombildung mit Entstehung von Gichttophi an Ohren, Händen, Füßen (➤ 3.3.2) und Gelenkzerstörung durch anhaltende entzündliche Aktivität. Die Nierenfunktion kann durch Bildung von Uratsteinen eingeschränkt sein.

Die Therapie besteht aus lokaler Kühlung und Ernährungsumstellung (purinarme Kost, viel trinken, kein Alkohol) und Senkung der Risikofaktoren (Übergewicht, Hypertonie, Cholesterin, Diabetes mellitus).

3.12 Haut

3.12.1 Pemphigus vulgaris

Bildbeschreibung

Auf der Abbildung (➤ Abb. 3.121) sind Teile des Rückens sichtbar. Auffallend sind flächige, entzündliche Erosionen, schlaffe Blasen und hyperpigmentierte Hautareale.

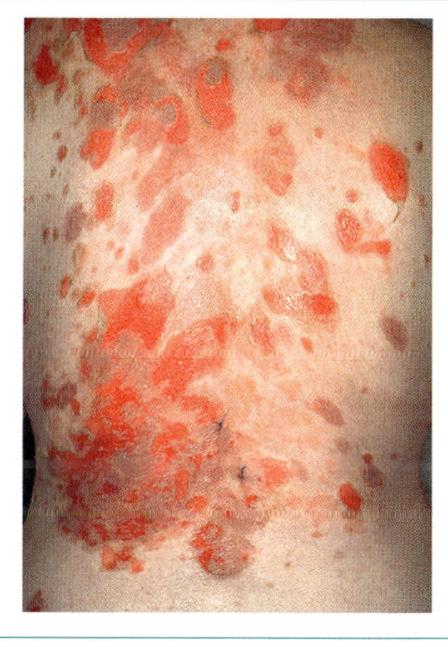

Abb. 3.121 Pemphigus vulgaris [M123]

Verdachtsdiagnose

Pemphigus vulgaris

Differenzialdiagnosen

- **Bullöses Pemphigoid:** Chronische blasenbildende Erkrankung mit straffen Blasen. Die umliegende Haut kann normal oder entzündlich verändert sein.
- **Dermatitis herpetiformis Duhring:** Hauterkrankung, die mit Bildung von herpetiform angeordneten Bläschen, Urtikae und Papeln mit Schmerzen und Juckreiz einhergeht. Auftreten mit der glutensensitiven Enteropathie.
- **Lyell-Syndrom:** Erkrankung, die mit generalisierter Blasenbildung und Beteiligung der inneren Organe einhergeht.
- **Toxisches Ekzem:** Kann mit Blasenbildung und entzündlicher Symptomatik in Erscheinung treten.
- **Verbrennung, Verbrühung, Erfrierung:** Können mit Rötung, Blasenbildung, Nekrose in Erscheinung treten.

Anamnestische Fragen zur Sicherung der Diagnose

- Seit wann? Der Beginn des Pemphigus vulgaris beginnt subakut mit Blasenbildung in der Mundschleimhaut und am Stamm.
- Medikamenteneinnahme? Hinweis auf Ursache.
- Exposition gegenüber toxischen Substanzen oder thermischen Einflüssen? Hinweis auf Ursache.
- Bestehende internistische Erkrankungen? Eine Zöliakie kann einen Hinweis auf die Dermatitis herpetiformis Duhring geben, das bullöse Pemphigoid kann als paraneoplastisches Syndrom auftreten.

3.12 Haut

3.12.1 Pemphigus vulgaris

ABBILDUNG 3.121

Erkennungszeichen:

- Haut: schlaffe Blasen auf entzündlichem Grund, Nikolski-I- und -II-Zeichen positiv, Krustenbildung
- Mundschleimhaut: entzündliche, z. T. blutenden Erosionen

Differenzialdiagnosen:

- Bullöses Pemphigoid
- Dermatitis herpetiformis Duhring
- Lyell-Syndrom
- Toxisches Ekzem
- Verbrennung, Verbrühung, Erfrierung

Untersuchungsbefunde

Nikolski-Phänomen positiv: Blasenbildung kann durch Reiben am Blasenrand (Nikolski-II-Phänomen) oder auf gesunder Haut provoziert werden (Nikolski-I-Phänomen)

Krankheitsbild

Der **Pemphigus vulgaris** ist eine Autoimmunerkrankung, die sich durch Blasenbildung in der Epidermis an den Haut- und Schleimhäuten manifestiert. Die Antikörper sind gegen die Desmosomen der Keratinozyten gerichtet. Selten entsteht ein Pemphigus vulgaris medikamenteninduziert.

Die Symptome machen sich in Form von **schlaffen Blasen** auf gesunder oder geröteter Haut bemerkbar, die **schmerzhaft, nässend, und gelegentlich juckend** sind. Später bildet sich eine Kruste. Die Prädilektionsstellen sind der behaarte Kopf, Gesicht, Axilla und Mundhöhle. Der Beginn ist in der Regel an der Mundschleimhaut mit erheblicher Beeinträchtigung der Nahrungsaufnahme. Die Abheilung erfolgt ohne Narbenbildung.

Die Therapie erfolgt mit Immunsuppressiva.

3.12.2 Akne vulgaris

Erkennungszeichen: an talgreichen Arealen (Gesicht, vordere und hintere Schweißrinne) Seborrhö, Komedonen, Papeln, Pusteln und Knoten, ggf. Pusteln, Abszesse und Fisteln
Differenzialdiagnose: Rosazea

3.12.2 Akne vulgaris

Bildbeschreibung

Auf der Abbildung (➤ Abb. 3.122) ist ein weibliches Gesicht sichtbar. An Kinn, Wangen und Stirn sind entzündliche Papeln, Plaques und Komedonen zu erkennen, wobei die Wangen am stärksten betroffen sind. Vereinzelt sind pustuläre Erscheinungen an den Wangen sichtbar.

ABBILDUNG 3.122

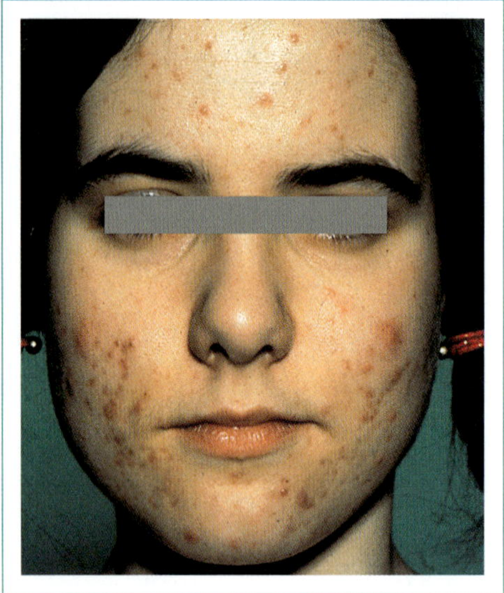

Abb. 3.122 Akne vulgaris [E273]

Verdachtsdiagnose

Akne vulgaris

Differenzialdiagnosen

Rosazea (➤ 3.1.8): Häufige chronische, entzündliche Hauterkrankung des Gesichtes mit fakultativer Beteiligung der Augen. An Hauterscheinungen treten entzündliche Papeln, Plaques, Knoten, Teleangiektasien, aber **keine Komedonen** auf.

Anamnestische Fragen zur Sicherung der Diagnose

- Seit wann? Häufiges Auftreten der Akne in der Pubertät.
- Exposition gegenüber Noxen, besonders halogenierten Kohlenwasserstoffen, Ölen? Hinweis auf die Ursache der Akne.
- Verwendung von fetthaltigen Externa? Kann die Akne unterhalten und wird als Kosmetikakne bezeichnet.

Untersuchungsbefunde

- Postinflammatorisch Hyper- oder Hypopigmentierungen
- Akne conglobata: ggf. systemische Entzündungszeichen, u. a. Fieber, Krankheitsgefühl, Leukozytose, BSG ↑, CRP ↑

Krankheitsbild

Die **Akne vulgaris** ist eine multifaktorielle Erkrankung. Im Zentrum des Geschehens stehen die **Entzündung des Haarfollikels,** eine **Seborrhoe** und das Vorhandensein von Propionibacterium acnes im Haarfollikel. Beeinflusst wird die Akne-Entstehung durch **Androgene,** welche die Talgproduktion fördern.

Die Hauterscheinungen finden sich v. a. in den talgreichen Arealen (Gesicht, vordere und hintere Schweißrinne) **als Komedonen, Papeln, Pusteln und Knoten,** die in **Abszesse** und Fisteln übergehen können. Die Akne heilt narbig ab, häufig mit Bildung von hypertrophen Narben oder Keloiden.

Die Therapie besteht zum einen in der Verwendung von austrocknenden Syndets und Vermeidung von Pickelquetschen. Antibiotika (lokal und systemisch), Vitamin-A-Derivate (lokal und systemisch) und orale Kontrazeptiva können zum Einsatz kommen.

3.12.3 Alopecia areata

3.12.3 Alopecia areata

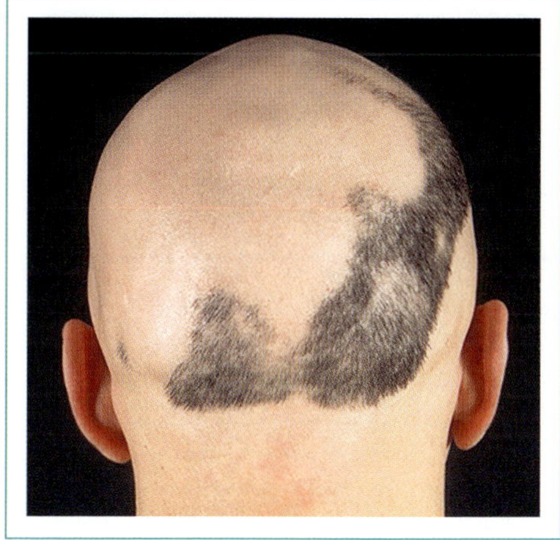

Abb. 3.123 Alopecia areata [M123]

ABBILDUNG 3.123

Bildbeschreibung

Die Abbildung (➢ Abb. 3.123) zeigt eine männliche Kopfregion. Mit Ausnahme von Teilen der Okzipitalregion und rechter Parietalregion ist kein Haarwachstum sichtbar. Der Übergang von haarlosen Arealen zu behaarter Haut ist scharf. Entzündliche Veränderungen der Haut sind nicht sichtbar.

Erkennungszeichen: lokaler, kreisrunder oder ovaler Haarverlust, v. a. am Kopf, Bartbereich oder an Augenbrauen
Differenzialdiagnosen:
- Alopecia totalis
- Vernarbende Alopezie

Verdachtsdiagnose

Alopecia areata

Differenzialdiagnosen

- **Alopecia totalis:** Haarausfall, der die gesamte Kopfhaut betrifft und häufig irreversibel ist.
- **Vernarbende Alopezie:** Führt zum irreversiblen Haarverlust und kann bei Verbrennungen, Verätzungen, Tumoren (Basaliom, Spinaliom) oder beim Lupus erythematodes auftreten.

Anamnestische Fragen zur Sicherung der Diagnose

- Seit wann? Der Haarausfall erfolgt meist plötzlich.
- Familiäre Häufung? Eine familiäre Häufung der Erkrankung kommt vor, eine genetische Disposition kann vermutet werden.
- Andere begleitende Erkrankungen? Hinweis auf Ursache.

Untersuchungsbefunde

➢ Krankheitsbild

Krankheitsbild

Die **Alopecia areata** *(kreisrunder Haarausfall)* ist wahrscheinlich autoimmun bedingt. Ein gehäuftes familiäres Vorkommen ist vorhanden. Kinder und Jugendliche sind am häufigsten betroffen. Der Haarausfall erfolgt meist plötzlich. Die am häufigsten betroffenen Regionen sind Kopf, Barthaare und Augenbrauen. In einem Teil der Fälle kommt eine Nagelbeteiligung als u. a. Tüpfelnägel (➢ 3.6.3) oder Leukonychie vor. Manchmal ist die Erkrankung spontan reversibel.

Auf den Punkt gebracht

3.12.4 Keloid

ABBILDUNG 3.124

Erkennungszeichen:
- Überschießende Narbenbildung, die über das ursprüngliche Verletzungsgebiet hinausgeht
- Zu Beginn erhabene, pralle, hellrote, später weißliche Wucherungen
- Hautanhangsgebilde fehlen
- Ggf. Juckreiz und Schmerzen

Differenzialdiagnose: hypertrophe Narbe

3.12.4 Keloid

Bildbeschreibung

Auf der Abbildung (➤ Abb. 3.124) sind rötliche, erhabene, streifenförmig angeordnete Narbenwucherungen sichtbar. Nach lateral zeigen die Hauterscheinungen streifenförmige Ausläufer.

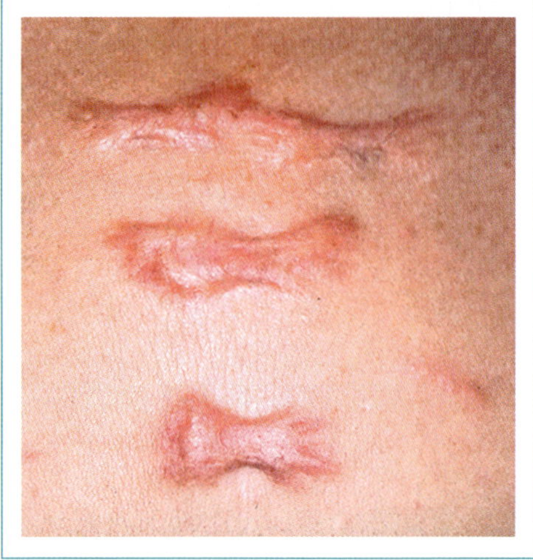

Abb. 3.124 Keloid [M123]

Verdachtsdiagnose

Keloid

Differenzialdiagnosen

Hypertrophe Narbe: Bleibt auf das ursprüngliche Verletzungsgebiet begrenzt.

Anamnestische Fragen zur Sicherung der Diagnose

- Verletzungen, Operationen in der Vorgeschichte? Keloide entstehen nach Hautverletzungen.
- Familiäre Häufung? Kommt bei Keloidentstehung vor.

Untersuchungsbefunde

➤ Krankheitsbild, ➤ Bildbeschreibung

Krankheitsbild

Das **Keloid** *(Wulstnarbe)* ist eine **überschießende, posttraumatische Bindegewebsproliferation.** Am häufigsten entstehen Keloide nach Verbrennungen, Verätzungen oder bei Akne (➤ 3.12.2). Auch bei glatten und sauberen Wunden ist eine Keloidentstehung möglich.

Keloide treten am häufigsten am Hals, oberen Rücken und oberen Brustbereich auf. Das Wachstum des Narbengewebes geht – im Gegensatz zu hypertrophen Narben – über den Bereich des Traumas hinaus. Zu Beginn sind die Keloide hellrot, schrumpfen dann ein wenig und bekommen eine weißliche Farbe. Die Hauterscheinung ist erhaben und wirkt prall gespannt. Juckreiz ist häufig, gelegentlich findet sich eine Schmerzhaftigkeit. Hautanhangsgebilde (Haare und Hautdrüsen) fehlen.

Keloide können mit Kryotherapie oder Kortisoninjektion im betroffenen Bereich behandelt werden. Ältere Keloide können operativ entfernt werden. Das Rezidivrisiko ist hoch.

3.12.5 Neurodermitis

Erkennungszeichen:
- Entzündliche Rötung, Nässen, Krustenbildung, Kratzexkoriationen, trockene Haut und Schuppungen an der Kopfhaut und v. a. in den Beugeseiten der Extremitäten
- Chronisches Stadium: Lichenifizierung der Haut, Rhagadenbildung
- Herthoge-Zeichen: Ausfall der lateralen Augenbrauen
- Dennie-Morgan-Infraorbitalfalte: doppelte Unterlidfalte
- Weißer Dermographismus

Differenzialdiagnosen:
- Seborrhoische Dermatitis
- Allergisches und toxisches Ekzem

3.12.5 Neurodermitis

Bildbeschreibung

Auf Abbildung ➤ Abb. 3.125 ist eine Beugeregion des Ellenbogens dargestellt. Sichtbar sind eine Rötung der Haut und vereinzelt stehende papulöse Erscheinungen.

Auf Abbildung ➤ Abb. 3.126 ist eine starke Schuppung der Kopfhaut sichtbar (Milchschorf). An Stirn, Unterlid und lateralem Augenwinkel sind entzündliche Rötungen, Krustenbildung und Kratzexkoriationen erkennbar.

Verdachtsdiagnose

Neurodermitis (atopisches Ekzem)

Differenzialdiagnosen

- **Seborrhoische Dermatitis:** Ekzemartige Veränderungen in talgdrüsenreichen Arealen. Die Haut ist umschrieben gerötet und mit gelblichen Schuppen bedeckt.

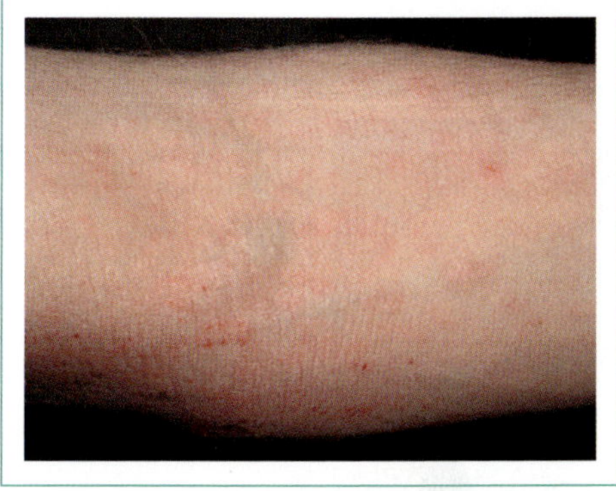

Abb. 3.125 Neurodermitis [M123]

ABBILDUNG 3.125

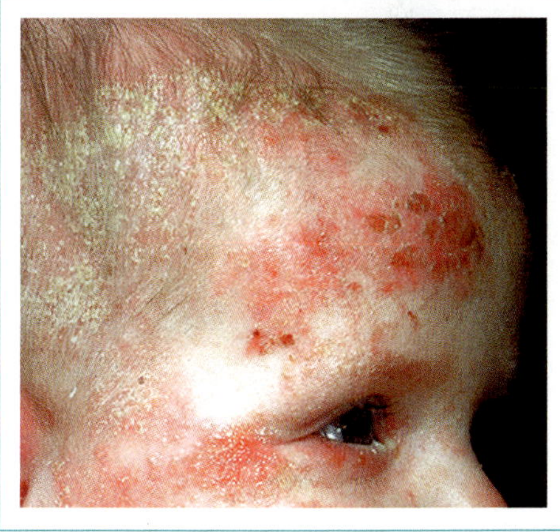

Abb. 3.126 Neurodermitis [M123]

ABBILDUNG 3.126

- **Allergisches und toxisches Ekzem:** Kann als juckende Rötung, Papeln-, Bläschen- und Krustenbildung auftreten.

Anamnestische Fragen zur Sicherung der Diagnose

- Seit wann? Die atopische Diathese entwickelt sich meist schon im Säuglingsalter.
- Betroffene Hautareale? Betroffen bei Säuglingen sind Kopf und Gesicht. Bei Erwachsenen ist die Beteiligung der Beugeseiten typisch.
- Juckreiz? Starker Juckreiz stützt die Verdachtsdiagnose.
- Begleitende Allergien und Unverträglichkeiten, z. B. Wolleunverträglichkeit, Reaktionen auf Waschmittel, Nahrungsmittelunverträglichkeiten? Stützen die Diagnose.

Untersuchungsbefunde

Labor: Gesamt IgE ↑ (bei ca. 70–80 % der Patienten), Eosinophilie, allergenspezifische IgE ↑, ECP (eosinophiles kationisches Protein) ↑ und korreliert mit der Krankheitsaktivität

Krankheitsbild

Die **Neurodermitis** *(atopisches Ekzem, endogenes Ekzem, atopische Dermatitis)* ist eine chronisch-rezidivierende Hauterkrankung, die im Rahmen einer Atopie vorkommt. Sie beginnt häufig im Säuglingsalter.

Die Ursachen sind nicht eindeutig geklärt. Eine genetische Veranlagung mit erhöhter Neigung zu allergischen Typ-I-Reaktionen ist kennzeichnend.

Die Symptome sind zahlreich:

- Kleinkinder: Befall von Gesicht, Bauch, Windelbereich mit akut nässenden und/oder verkrusteten Hautveränderungen. Die Haut ist entzündlich gerötet, mit Erosionen und Bläschen versehen.
- Kinder, Jugendliche, Erwachsene: Der Befall der Beugeseiten mit chronischen Hautveränderungen, Lichenifizierung *(Hautvergröberung)* und Rhagaden steht im Vordergrund.
- Die Haut ist trocken, juckt stark und zeigt Kratzexkoriationen.
- Wolleunverträglichkeit.
- Weißer Dermografismus.
- Auftreten von Atopiestigmata: Herthoge-Zeichen (Ausfall der lateralen Augenbrauen), Dennie-Morgan-Infraorbitalfalte (doppelte Unterlidfalte).

Komplizierend können eine Superinfektionen mit v. a. Streptokokken, Staphylokokken, Pilzinfektionen, Elektrolyt- und Eiweißverlust auftreten.

Die Therapie erfolgt im akuten Schub mit Glukokortikoiden und anderen immunsuppressiven bzw. antientzündlichen Substanzen und Antibiotika zur Eliminierung der Keime. Sorgfältige Hautpflege mit fettenden Externa, harnstoffhaltigen Cremes und Salben ist unabdingbar.

3.12.6 Urtikaria

ABBILDUNG 3.127

Erkennungszeichen:
- Hautfarbene Quaddelbildung an Haut und Schleimhäuten
- Randbetonte Rötung, besonders bei Rückgang der Quaddeln

Differenzialdiagnosen:
- Quincke-Ödem
- Tinea corporis (v.a. bei Rückgang der Quaddeln)

3.12.6 Urtikaria

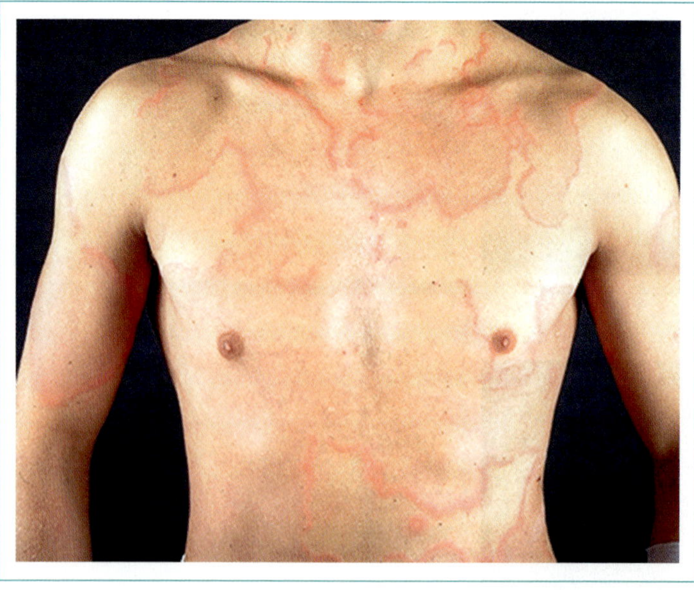

Abb. 3.127 Urtikaria [M123]

Bildbeschreibung

Auf der Abbildung (➤ Abb. 3.127) ist eine männliche Stammregion sichtbar. Auffallend sind scharf begrenzte, ausgedehnte helle Bezirke mit randständiger Rötung. Eine Erhabenheit kann in diesem Bild nicht beurteilt werden. Die übrige Haut zeigt eine homogene Rötung.

Verdachtsdiagnose

Urtikaria

Differenzialdiagnosen

- **Quincke-Ödem** (➤ 3.12.9): Ist auf eine Histaminfreisetzung in der Subkutis zurückzuführen.
- **Tinea corporis:** Scharf begrenzte entzündliche Hauterscheinung, die eine Randbetonung mit Schuppung zeigt, zentrifugal wächst und zentral abblasst. Die Tinea corporis kann als Differenzialdiagnose besonders bei Rückgang der Quaddeln genannt werden.

Anamnestische Fragen zur Sicherung der Diagnose

- Seit wann? Die Quaddelbildung erfolgt sehr schnell.
- Auslösende Noxe? Die Urtikaria kann durch unterschiedlichste Noxen ausgelöst werden, u. a. Druck, Kälte, Wärme, Medikamente, Allergene, Schwitzen, Pollen, Infektionen (u. a. Helicobacter pylori, Candidosen).
- Begleitende Hautsymptome wie Juckreiz, Schmerzen? Juckreiz spricht für eine Urtikaria, Schmerzhaftigkeit der betroffenen Stellen eher für ein Quincke-Ödem.
- Andere begleitende Symptome wie Dyspnoe, exspiratorischer Stridor, Blutdruckschwankungen, Übelkeit? Die Symptome können für eine Anaphylaxie sprechen.

Untersuchungsbefunde

Labor: Gesamt IgE ↑, Eosinophilie, allergenspezifische IgE ↑, ECP (eosinophiles kationisches Protein) ↑, Histamin ↑, ggf. Nachweis von Helicobacter pylori, Candidapilzen, Staphylo- und Streptokokken, Yersinien, Giardia lamblia

Krankheitsbild

Die **Urtikaria** *(Nesselsucht)* ist durch akutes oder chronisches Auftreten von Quaddeln durch Freisetzung von Histamin gekennzeichnet. Die Aktivierung von Mastzellen und Ausschüttung von Histamin bewirken eine Vasodilatation der kleinen Hautgefäße. Mit der Dilatation geht auch eine gesteigerte Permeabilität der Kapillaren einher, was zum lokalen Ödem der **Lederhaut** führt (Quaddelbildung). Durch die Reizung der sensiblen Nervenendigungen entwickelt sich der Juckreiz.

Die Ursachen der Urtikaria sind sehr unterschiedlich, u. a.

- **Kontakturtikaria:** häufigste Form; auslösenden Stoffe u. a. Insektenstich und Brennnesselkontakt
- **Urtikaria durch Nahrungsmittel** (und Zusatzstoffe): durch z. B. Zitrusfrüchte, Erdbeeren, Nüsse, Schalentiere

- **Physikalische Urtikaria:** nach physikalischer Reizung der Haut durch u. a. Kälte, Wärme, Schwitzen, Druck
- Chronische bakterielle oder mykotische **Infektionen** wie Helicobacter pylori, Candidosen

Die Urtikaria macht sich durch Quaddeln am gesamten Körper und auch auf den Schleimhäuten bemerkbar. Die Quaddeln sind hautfarben bis rosa, jucken stark und gehen in der Regel innerhalb von 24 Stunden zurück. Häufig sind sie von einem Erythem umgeben. Komplizierend kann ein anaphylaktischer Schock auftreten.

Die Therapie besteht zum einen in der Meidung der Allergene und Provokationsfaktoren, zum anderen in der Gabe von Antihistaminika und Immunsuppressiva.

3.12.7 Basaliom

3.12.7 Basaliom

ABBILDUNG 3.128

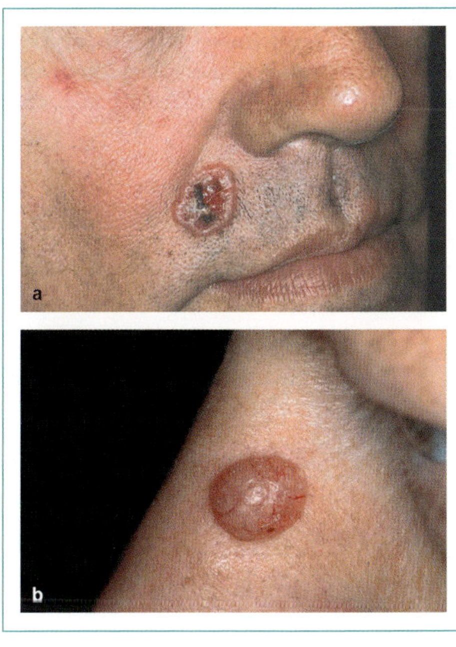

Abb. 3.128 **a** Ulzerierendes Basaliom. [R236] **b** Knotiges Basaliom. [R236]

Bildbeschreibung

Auf der Abbildung ➤ Abb. 3.128a ist eine Hauterscheinung sichtbar, die eine zentrale Einsenkung und Krustenbildung zeigt. Der äußere Rand erscheint verdickt (Randwall), eine Gefäßzeichnung lässt sich nicht erkennen.
Auf der Abbildung ➤ Abb. 3.128b ist ein scharf begrenzter, hautfarbener Knoten an der Nase zu sehen. Deutlich erkennbar ist die Gefäßzeichnung.

Erkennungszeichen: je nach Basaliomart
- Hautfarbener Knoten mit perlschnurartigem Rand, v. a. im Gesicht mit deutlicher Gefäßzeichnung und zentraler Einsenkung
- Narbenähnliche Hauterscheinung mit knotigen Anteilen im Randbereich Gefäßzeichnungen
- Ulzeröse Hauterscheinungen

Differenzialdiagnosen:
- Amelanotisches Melanom
- Keratoakanthom

Verdachtsdiagnose

Ulzerierendes (➤ Abb. 3.128a) und knotiges (➤ Abb. 3.128b) Basaliom (Basalzellkarzinom)

Differenzialdiagnosen

- **Amelanotisches Melanom** (➤ 3.12.8): Sonderform des malignen Melanoms, das keine Pigmentierung zeigt und ein Basaliom imitieren kann.
- **Kerathoakanthom:** Schnell wachsender, gutartiger Tumor, der sich vom Haarfollikel entwickelt und zunächst als Papel in Erscheinung tritt und später zu einem Knoten mit zentraler Einsenkung und Verhornung anwächst.

Anamnestische Fragen zur Sicherung der Diagnose

- Seit wann? Basaliome wachsen langsam.
- Lokalisation? Basaliome wachsen primär auf behaarter Haut und finden sich v. a. im Gesicht.
- Hauttyp, Exposition gegenüber Strahlung und/oder Chemikalien? Helle Haut, Exposition gegenüber Strahlung (v. a. Röntgenstrahlung) und Arsen gelten als Risikofaktoren für die Entstehung eines Basalioms.

Untersuchungsbefunde

➤ Krankheitsbild

Krankheitsbild

Das **Basaliom** *(Basalzellkarzinom)* ist ein semimaligner, epithelialer Tumor, der auf sonnenexponierter Haut infiltrativ wächst, aber sehr selten metastasiert. 80 % der Basaliome treten im Gesicht und auf klinisch gesunder Haut auf. Sie finden sich in der Regel nur auf behaarter Haut. Zu den Risikofaktoren zählen v. a. chronische Lichtbestrahlung, Röntgenbestrahlung, Arsenexposition und chronische Entzündungen der Haut.

Je nach Morphologie werden Basaliome eingeteilt in:

- **Knotiges Basaliom:** besteht aus perlschnurartigem Rand, ist mit Gefäßen durchzogen und zeigt häufig eine zentrale Einsenkung oder Ulzeration
- **Ulzerierendes Basaliom (Ulcus rodens):** wächst primär ulzerativ
- **Planes Basaliom:** flache oder knötchenförmige Hauterscheinung, die gelegentlich eine Pigmentierung zeigt, sehr langsam wächst und narbenartig erscheint
- **Sklerodermiformes Basaliom:** imponiert als vernarbtes Hautareal und zeigt im Randbereich knotige Anteile und Gefäßzeichnungen
- **Pigmentiertes Basaliom:** lässt sich makroskopisch schwer vom malignen Melanom unterscheiden
- **Destruierendes Basaliom** *(Ulcus terebrans):* wächst ulzerativ und infiltrativ in die Tiefe

Das Basaliom ist anfangs ein hautfarbenes, glänzendes Knötchen. Im weiteren Verlauf entsteht ein eingesunkener Tumor mit Randwall (perlmuttartig), der von zahlreichen Teleangiektasien durchzogen ist. Ulzerierende Herde, die entweder an der Hautoberfläche oder infiltrativ in die Tiefe wachsen, sind ebenfalls – je nach Basaliomart – möglich.

Die Therapie besteht primär in der operativen Entfernung des Tumors im gesunden Gewebe, ggf. mit Bestrahlung.

3.12.8 Malignes Melanom

3.12.8 Malignes Melanom

Bildbeschreibung

Auf der Abbildung (➤ Abb. 3.129) ist eine ca. 2 cm große hyperpigmentierte Hauterscheinung zu sehen. Auffallend sind die Asymmetrie, unscharfe Begrenzung und unterschiedliche Braunfärbungen. Zentral ist eine dezente Schuppenbildung erkennbar.

ABBILDUNG 3.129

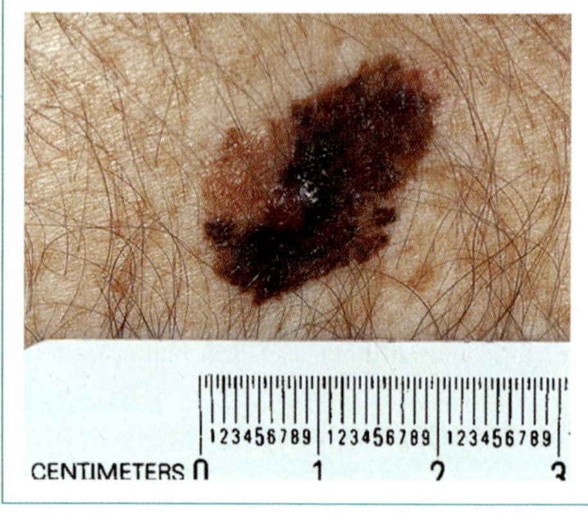

Abb. 3.129 Malignes Melanom [E664]

Verdachtsdiagnose

Malignes Melanom

Differenzialdiagnosen

- **Pigmentiertes Basaliom** (➤ 3.12.7): Seltene Form des Basalioms und makroskopisch nicht sicher vom malignen Melanom zu unterscheiden. Das Wachstum ist infiltrativ, eine Metastasierung erfolgt i.d.R. nicht bzw. sehr selten (semimaligner Tumor).
- **Nävus:** Gutartige Hyperpigmentierung der Haut. Meist ist sie symmetrisch, scharf begrenzt und homogen pigmentiert.

Anamnestische Fragen zur Sicherung der Diagnose

- Seit wann? Das maligne Melanom entwickelt sich in aller Regel langsam.
- Hauttyp, Strahlenexposition? Helle Haut, häufige Sonnenbrände (v. a. in der Kindheit) gelten als Risikofaktoren für die Entstehung eines Melanoms.
- Lokalisation? Eine Lokalisation an Nacken, Händen und Füßen geht meist mit einer schlechteren Prognose einher.

Untersuchungsbefunde

Auflichtmikroskopie und Gewebeentnahme bzw. Exzision mit histologische Untersuchung und Nachweis von u. a. Tumorzellen und Eindringtiefe sind diagnoseweisend (diese Untersuchung sollte vom Dermatologen durchgeführt werden)

Erkennungszeichen:

- Asymmetrische, unscharf begrenzte Hauterscheinung mit unterschiedlicher Braunfärbung, gelegentlich erhaben oder knotig mit häufig einem Durchmesser > 5 mm
- An den Akren bräunlich-bläuliche Verfärbung unter der Nagelplatte; im fortgeschrittenen Stadium Nagelverlust
- Selten depigmentierte und narbenähnliche Hauterscheinungen

Differenzialdiagnosen:

- Pigmentiertes Basaliom
- Nävus

Krankheitsbild

Maligne Melanome sind bösartige Neubildung der Melanozyten mit Neigung zur Metastasierung. 80 % der Melanome entwickeln sich auf klinisch gesunder Haut. Als Risikofaktoren gelten v. a. UV-Bestrahlung und Sonnenbrände im Kindes- und Jugendalter, helle Haut und eine genetische Disposition.

Einteilung der Melanome:

- **Superfiziell spreitendes Melanom:** häufigste Melanomform mit horizontalem Wachstum; Prädilektionsstellen finden sich bei Frauen an den Rückseiten der Unterschenkel und bei Männern am Rücken
- **Noduläres** *(knotiges)* **Melanom:** wächst primär in die Tiefe; Prädilektionsstellen sind bei Frauen die Beine und bei Männern der Stamm
- **Akrolentiginöses Melanom:** kommt an den Akren (Hände, Füße) und auf den Schleimhäuten vor
- **Lentigo-maligna-Melanom:** kommt an sonnenexponierten Stellen vor, mit unscharf begrenzten, verschiedenfarbigen Herden
- **Amelanotisches Melanom:** zeigt keine Hyperpigmentierung, gelegentlich eine Depigmentierung, ist besonders schwierig zu diagnostizieren

Wichtig für die Abgrenzung zu Muttermalen (Naevi) ist dabei die **ABCDE-Regel:**

- **A** = Asymmetrie
- **B** = Begrenzung unregelmäßig
- **C** = Color (Farbe) unregelmäßig
- **D** = Durchmesser ≥ 0,5 cm
- **E** = Erhabenheit über Hautniveau

Suspekt sind: Größenzunahme, Farbveränderung, Schuppung, Juckreiz, Nässen, Blutung, subjektive Aktivitätszunahme.

Die Therapie besteht in der operativen Entfernung weit im Gesunden. Die Prognose hängt vom Stadium der Erkrankung ab.

3.12.9 Quincke-Ödem

Bildbeschreibung

Auf der Abbildung (➤ Abb. 3.130) ist eine starke Schwellung der Oberlippe zu sehen. Die Haut erscheint prall gespannt und glänzend.

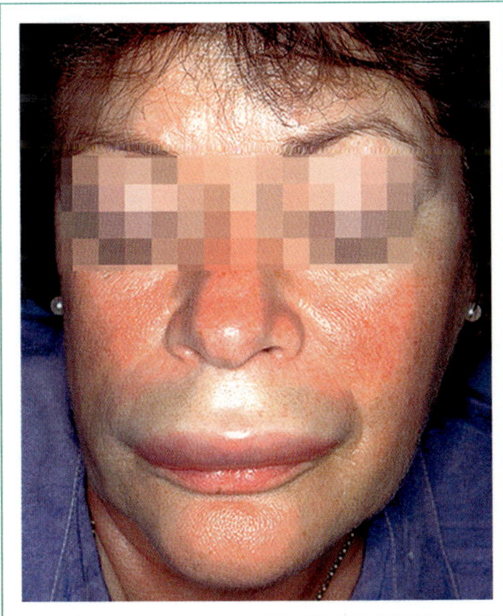

Abb. 3.130 Quincke-Ödem [M123]

Verdachtsdiagnose

Quincke-Ödem

Differenzialdiagnosen

Urtikaria (*Nesselsucht;* ➤ 3.12.6): Ist auf Histaminausschüttung zurückzuführen und geht mit Bildung von lokal begrenzten Quaddeln einher. Die Schwellung ist dezenter als beim Quincke-Ödem.

Anamnestische Fragen zur Sicherung der Diagnose

- Seit wann? Die Entwicklung des Quincke-Ödems erfolgt sehr schnell.
- Auslösende Noxe? Das Quincke-Ödem kann durch unterschiedlichste Noxen ausgelöst werden, u. a. Insektenstiche, Medikamente, Allergene, Pollen.

3.12.9 Quincke-Ödem

ABBILDUNG 3.130

Erkennungszeichen:

- Starke Schwellung, der Lider, Lippen, Zunge, aber auch Hände und Füße oder auch generalisiert
- Haut prall gespannt und häufig glänzend
- Begleitend Spannungsgefühl und Schmerzhaftigkeit

Differenzialdiagnose: Urtikaria

- Begleitende Hautsymptome wie Juckreiz, Schmerzen? Juckreiz kann auftreten, Schmerzhaftigkeit und Spannungsgefühl der betroffenen Stellen sprechen für ein Quincke-Ödem.
- Andere begleitende Symptome wie Dyspnoe, exspiratorischer Stridor, Blutdruckschwankungen, Übelkeit? Die Symptome können für eine Anaphylaxie sprechen.

Untersuchungsbefunde

Je nach Ausprägung zusätzliche Befunde:

- Heiserkeit, Dyspnoe, inspiratorischer Stridor durch ein Larynxödem
- Dyspnoe, Husten, exspiratorischer Stridor, hypersonorer Klopfschall und trockene Rasselgeräusche (Giemen, Brummen, Pfeifen) durch einen Asthmaanfall
- Hypotonie, Tachykardie durch einen Kreislaufkollaps (anaphylaktischer Schock)

Krankheitsbild

Das **Quincke-Ödem** *(Angioödem)* ist eine durch Mastzelldegranulation hervorgerufene, histaminbedingte, **subkutane Ödembildung** an Haut und Schleimhäuten. Auslöser können u. a. Nahrungsmittel, Medikamente, Konservierungsmittel, Kälte, Wärme, mechanische Irritation oder Insektenstiche sein.

Die Symptome können akut oder chronisch-rezidivierend auftreten: Im Gesicht, besonders an Lippen, Zunge und Augenlidern, an Handflächen und Fußsohlen auftretende Schwellungen, die meist nicht mit Juckreiz einhergehen, aber mit Schmerzen. Die Veränderungen bestehen über Stunden und bilden sich dann vollständig zurück. Als Komplikationen können bei Beteiligung der Mundschleimhaut ein Larynxödem, das mit Dyspnoe und Erstickungsgefahr einhergeht, Bauchschmerzen, Übelkeit und Erbrechen auftreten. Erstes Symptom der Larynxbeteiligung ist Heiserkeit.

Die Therapie besteht zunächst in der Elimination der Noxe, dann der Gabe von Antihistaminika und Glukokortikoiden.

3.12.10 Tinea corporis

3.12.10 Tinea corporis

ABBILDUNG 3.131

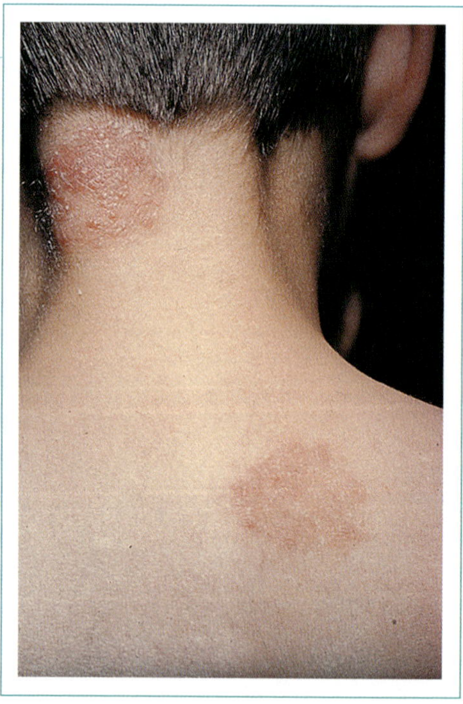

Abb. 3.131 Tinea corporis [E321]

Erkennungszeichen:
- Scharf begrenzte entzündliche Hauterscheinung, die eine Randbetonung mit Schuppung zeigt, zentrifugal wächst und zentral abblasst
- Papel- und Bläschenbildung möglich

Differenzialdiagnosen:
- Psoriasis vulgaris
- Neurodermitis
- Erythema migrans

Bildbeschreibung

Die Abbildung (➤ Abb. 3.131) zeigt eine Nackenregion und Anteile vom Rücken. Auffallend sind 2 scharf begrenzte, inhomogen gerötete, makulopapulöse, schuppende Herde. Eine dezente Randbetonung ist sichtbar.

Verdachtsdiagnose

Tinea corporis

Differenzialdiagnosen

- **Psoriasis vulgaris** (➤ 3.5.9): Häufige Hautkrankheit, die mit Entzündung, Schuppung und Hyperproliferation der Epidermis einhergeht. Prädilektionsstellen sind die Streckseiten der Extremitäten, okzipitaler Haaransatz und Sakrum. Die Hautveränderungen zeigen sich als scharf begrenzte, entzündliche Rötungen mit silbrig glänzender Schuppung.

- **Atopisches Ekzem** (➢ 3.12.5): Entzündliche Erkrankung der Haut, die mit Rötung, Nässen und starkem Juckreiz einhergeht.
- **Erythema chronicum migrans:** Stadium I der Borreliose; wanderndes Erythem mit ggf. grippaler Symptomatik. In der Vorgeschichte sind Zeckenstiche erfolgt.
- **Urtikaria:** Hautfarbene Quaddelbildung an Haut und Schleimhäuten. Randbetonte Rötung, besonders bei Rückgang der Quaddeln.

Anamnestische Fragen zur Sicherung der Diagnose

- Seit wann? Die Entwicklung der Tinea corporis erfolgt langsam.
- Kontakt mit Tieren? Risikofaktor für Hautinfektionen mit Microsporum canis.
- Verletzungen der Haut? Risikofaktor für die Entstehung einer Tinea.
- Lokale Symptome: Juckreiz, Schmerzhaftigkeit? Juckreiz tritt regelmäßig auf, eine Schmerzhaftigkeit meist nicht.

Untersuchungsbefunde

Bestätigung der Diagnose und Erregernachweis (Fadenpilze): mikroskopische Untersuchung eines Hautgeschabsels oder durch Erregeranzucht auf Kulturplatte

Krankheitsbild

Die **Tinea corporis** ist eine Hauterkrankung, die durch **Dermatophyten** *(Fadenpilze)* hervorgerufen wird. Die Übertragung kann über Katzen und andere Kleintiere oder lokale Verletzungen erfolgen.

Die typische Erscheinung der Tinea ist ein **scharf begrenzter entzündlicher Herd, der zentrifugal wächst und zentral abblasst.** Papel- und Bläschenbildung können auftreten. Randständig ist eine Schuppung typisch. Juckreiz tritt begleitend auf. Die Hauterscheinungen können an allen Körperregionen vorkommen.

Die Therapie erfolgt mit Antimykotika.

3.12.11 Kaposi-Sarkom

3.12.11 Kaposi-Sarkom

Bildbeschreibung

Die Abbildung (➢ Abb. 3.132) zeigt Teile von Thorax, Abdomen und Armen. Auffällig sind die bräunlichen und rötlich-lividen Maculae, Papeln und Plaques, die disseminiert an allen dargestellten Körperregionen auftreten. Das Behaarungsmuster ist männlich.

ABBILDUNG 3.132

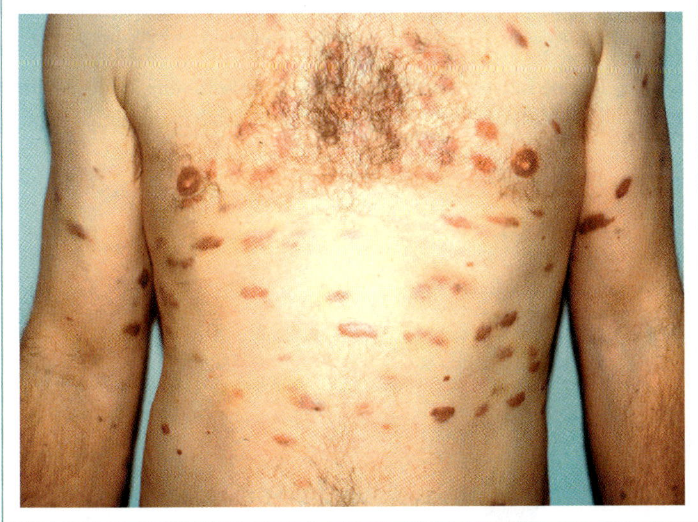

Abb. 3.132 Kaposi-Sarkom [E685]

Verdachtsdiagnose

Kaposi-Sarkom

Differenzialdiagnosen

- **Hauteinblutungen:** Können bei hämorrhagischer Diathese (ausgeprägter Thrombozytenmangel und/oder Gerinnungsfaktormangel) makroskopisch ein ähnliches Erscheinungsbild liefern.
- Hauterscheinungen im: **Stadium II der Lues** (➢ 3.13.12): Können nahezu alle möglichen dermatologischen und internistischen Erkrankungen imitieren (die Syphilis ist das „Chamäleon" unter den Hautkrankheiten).

Erkennungszeichen:

- Solitäre (selten) oder multiple rötliche, bräunlich-schwarze oder livide, schmerzhafte Erytheme, die im Verlauf zu Papeln bzw. Plaques und Knoten werden
- Vorkommen auf Haut und Schleimhäuten

Differenzialdiagnosen:

- Hauteinblutungen
- Hauterscheinungen durch Lues Stadium II

Anamnestische Fragen zur Sicherung der Diagnose

- Seit wann? Die Hauterscheinungen beim Kaposi-Sarkom entwickeln sich langsam, in der Regel zunächst in der Peripherie, dann am Stamm und schließlich an den Schleimhäuten.
- Allgemeinsymptome: Infektanfälligkeit, chronische Diarrhö, B-Symptome? Mögliche Hinweise auf eine HIV-Erkrankung.
- Internistische und infektiöse Vorerkrankungen? Können Hinweise auf eine bestehende HIV-Erkrankung geben.
- Transplantation in der Vorgeschichte? Hinweis auf ein transplantationsassoziiertes Sarkom.
- Ethnischer Hintergrund? Möglicher Hinweis auf ein lymphadenopathieassoziiertes Kaposi-Sarkom.

Untersuchungsbefunde

- Je nach Form: generalisierte Lymphknotenschwellungen, Ödeme an den Extremitäten und im Gesicht, multiple Sarkomulzerationen
- Bei einer HIV-Erkrankung: zusätzlich krankheitstypische Symptome wie Dyspnoe, Husten, Zyanose durch rezidivierende Pneumonien, oder Lähmungserscheinungen, Krampfanfälle und andere neurologische Ausfälle z. B. durch zerebrale Toxoplasmose; HIV-Serologie positiv

Krankheitsbild

Das **Kaposi-Sarkom** entsteht durch eine tumoröse Wucherung der Endothelzellen. Die Ursachen sind nicht vollständig geklärt, eine Infektion mit dem Humanen Herpes-Virus Typ 8 scheint nicht spezifisch zu sein.

Man unterscheidet 4 Formen des Kaposi-Sarkoms:

- **Klassische Form:** Findet sich bei v. a. bei Männern ab dem 50. Lebensjahr. Häufung in Osteuropa und Italien.
- **Lymphadenopathieassoziiertes Kaposi-Sarkom:** Vorkommen in Afrika häufig mit unterschiedlichen Verläufen.
- **Transplantationsassoziiertes Sarkom:** Tritt bei Immunsuppression auf.
- Kaposi-Sarkom bei **HIV-Erkrankung:** Mit zunehmenden Verlust der Immunzellen und damit verbundener Immunschwäche treten vermehrt Kaposi-Sarkome auf.

Der Tumor imponiert meist zunächst an der Haut als solitäre entzündliche Erscheinung oder multiple rötliche, bräunliche oder livide Papeln bzw. Plaques oder Knoten. Im Erkrankungsverlauf finden sich die Herde auch an Schleimhäuten.

Die Therapie besteht aus Radio-Chemotherapie und/oder Immuntherapie.

3.12.12 Vitiligo

Erkennungszeichen: scharf begrenzte, depigmentierte Maculae unterschiedlicher Größe
Differenzialdiagnosen:
- Pityriasis versicolor
- Piebaldismus

3.12.12 Vitiligo

Bildbeschreibung

Auf der Abbildung (➤ Abb. 3.133) ist eine Rücken- und Flankenpartie dargestellt. Auffallend sind großflächige, scharf begrenzte, depigmentierte Maculae. Eine Schuppung ist nicht sichtbar, die übrige Haut ist reizfrei.

Verdachtsdiagnose

Vitiligo

ABBILDUNG 3.133

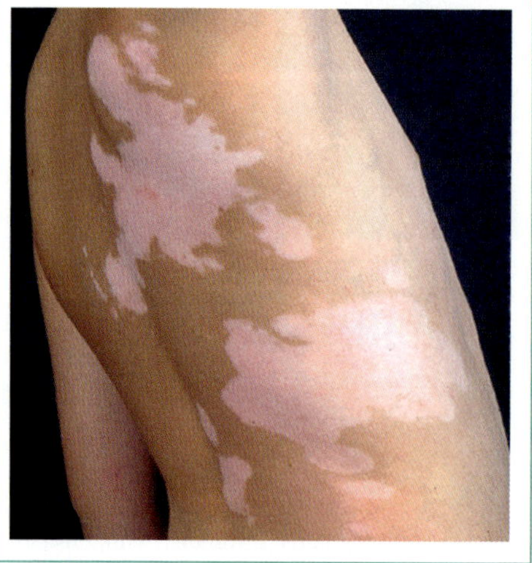

Abb. 3.133 Vitiligo [M123]

Differenzialdiagnosen

- **Pityriasis versicolor:** Infektion der Haut mit Malassezia furfur (Pilz) mit Bildung von solitären oder konfluierenden depigmentierten bzw. hyperpigmentierten Arealen und einer kleieartigen Schuppung. Prädilektionsstellen sind die vordere und hintere Schweißrinne (Thoraxbereich und Rücken).
- **Piebaldismus:** Autosomal dominante Erkrankung, die eine Art des Albinismus ist. Die Depigmentierungen sind bei der Geburt sichtbar und können unterschiedlich groß sein.

Anamnestische Fragen zur Sicherung der Diagnose

- Seit wann? Die Erkrankung entwickelt sich meist langsam und beginnt lokal, zeigt allerdings später eine Tendenz zur Ausbreitung.
- Lokalisation der Depigmentierungen? Prädilektionsstellen sind Nacken, Kopf, Hals, Achseln, Handrücken und Genitalregion.
- Internistische Vorerkrankungen? Die Vitiligo ist mit internistischen Erkrankungen, u. a. Schilddrüsenerkrankungen, Diabetes mellitus, Morbus Addison und anderen endokrinen Erkrankungen assoziiert.
- Familiäre Belastung? Häufig liegt eine genetische Disposition vor.

Untersuchungsbefunde

➤ Krankheitsbild

Krankheitsbild

Die **Vitiligo** *(Weißfleckenkrankheit)* ist durch depigmentierte, scharf begrenzte Hautherde gekennzeichnet, die im jugendlichen und jungen Erwachsenenalter (zwischen dem 10. und 30. Lebensjahr) auftreten. Die Erkrankung ist auf eine **autoimmune Zerstörung der Melanozyten** zurückzuführen, wobei eine genetische Häufung vorhanden ist.

Prädilektionsstellen sind **Hände, Gesicht, Kopfhaut** und **Genitalbereich.** Die depigmentierten Hautareale sind nicht besonders schmerzempfindlich, es zeigt sich sogar eine herabgesetzte Empfindlichkeit gegen Schmerz (Hypästhesie), aber sie sind extrem sonnenempfindlich. Kurze (minutenlange), intensive Sonnenbestrahlungen können heftige Sonnenbrände auslösen. Das Hautkrebsrisiko erhöht.

3.12.13 Impetigo contagiosa

3.12.13 Impetigo contagiosa

ABBILDUNG 3.134

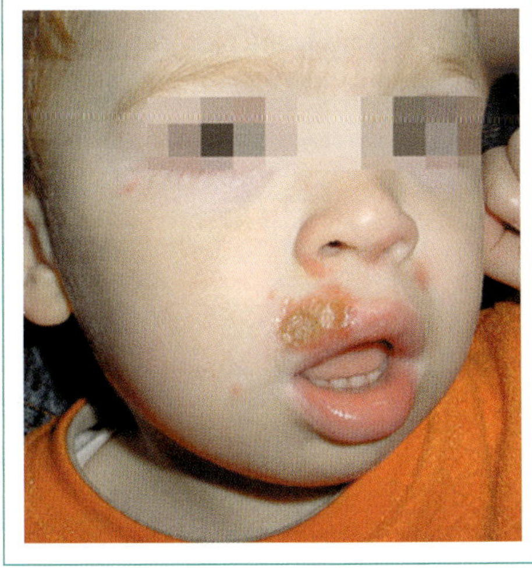

Abb. 3.134 Impetigo contagiosa [M123]

Bildbeschreibung

Auf der Abbildung (➤ Abb. 3.134) ist das Gesicht eines Kleinkinds zu sehen. An der Oberlippe rechts und der angrenzenden Haut ist eine entzündliche Rötung mit gelber Eiterbildung und Krustenbildung sichtbar.

Erkennungszeichen: entzündliche Rötung mit honiggelben (eitrigen) Krusten
Differenzialdiagnosen:
- Tinea faciei
- Impetiginisiertes Ekzem
- Herpes simplex

Verdachtsdiagnose

Impetigo contagiosa

Differenzialdiagnosen

- **Tinea faciei** (➤ 3.12.10): Dermatophyteninfektion der Gesichtshaut, die mit meist scharf begrenzten, randbetont geröteten Herden und zentrifugalem Wachstum einhergeht.
- **Impetiginisiertes Ekzem:** Sekundäre bakterielle Hautinfektion (meist mit Staphylokokken) bei atopischem Ekzem.

- **Herpes simplex** (➤ 3.13.11): Infektionen mit humanen Herpes-Viren (meist Typ I), die als schmerzhafte Bläschen und später Erosionen in Erscheinung treten. Eine Beteiligung der Mundschleimhaut ist möglich und häufig.

Anamnestische Fragen zur Sicherung der Diagnose

- Seit wann? Die Entwicklung ist subakut, zunächst als schlaffe Blase auf entzündlichem Grund, die später eitrig wird.
- Lokale Symptome: Schmerzen, Juckreiz? Typische Symptome der Impetigo contagiosa.
- Allgemeinsymptome: Fieber? Das Allgemeinbefinden ist bei kleinen Herden häufig ungestört, bei ausgedehnten Herden sind Fieber und Allgemeinsymptome möglich.
- Infektionen bei gleichaltrigen Kindern? Häufige Übertragung in Gemeinschaftseinrichtungen durch hohe Kontagiosität.

Untersuchungsbefunde

Labor: Erregernachweis aus dem Abstrich, ggf. ASL- und Antistaphylolysin-Titer ↑

ACHTUNG

ACHTUNG Der Erregernachweis und die Durchführung der serologischen Tests (direkter und indirekter Erregernachweis) sind dem Heilpraktiker nach §§ 24, 44 und 45 IfSG nicht gestattet.

Krankheitsbild

Die **Impetigo contagiosa** *(Borkenflechte)* ist eine bakterielle Infektion der Haut durch Streptococcus aureus und/oder β-hämolysierende Streptokokken der Gruppe A. Die Übertragung erfolgt über direkten Kontakt. Die Inkubationszeit von 2–10 Tagen ist kurz. Prädilektionsstelle ist das Gesicht.
Je nach Keim können zwei Formen unterschieden werden:

- **Kleinblasige Impetigo** (verursacht durch Streptokokken): An befallenen Stellen (Mund, Hals, Axilla) entwickeln sich zunächst rote Flecken, die dann in wassergefüllte Bläschen übergehen. Nach Aufplatzen der Bläschendecke entstehen honiggelbe Krusten auf gerötetem Grund. Schmerzhafte Lymphknotenschwellung ist möglich.
- **Großblasige Impetigo** (verursacht durch Staphylokokken): Schlaffe Blasen auf gerötetem Grund, die anfangs wasserklar, dann eitrigen Inhalt aufweisen. Abheilung ohne Narben, gelegentlich verbleibt eine Hyperpigmentierung des betroffenen Areals.
  Als Komplikation kann eine Glomerulonephritis auftreten. Die Therapie erfolgt mit Antibiotika.
  Für Heilpraktiker ist die Behandlung der Borkenflechte nach §§ 24 und 34 IfSG nicht gestattet.

3.12.14 Erysipel

3.12.14 Erysipel

ABBILDUNG 3.135

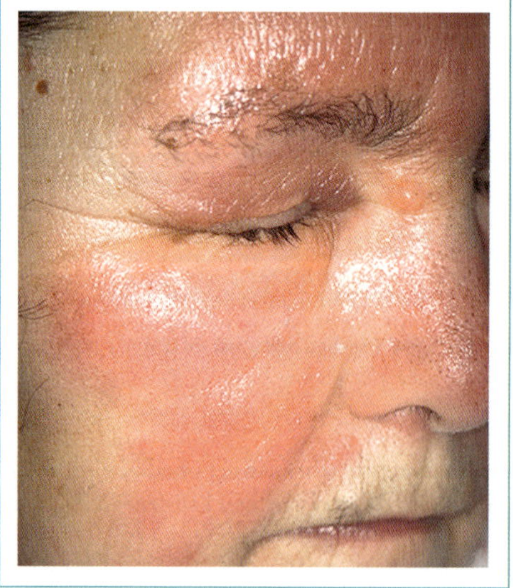

Abb. 3.135 Erysipel [M123]

Bildbeschreibung

Die Abbildung (➤ Abb. 3.135) zeigt ein weibliches Gesicht mit einer entzündlichen Rötung und Schwellung auf der rechten Seite im Bereich von Stirn, Lidern, Wange und Nase.

Verdachtsdiagnose

Erysipel

Erkennungszeichen: akutes, schmerzhaftes, scharf begrenztes Erythem mit Schwellung, Überwärmung, Fieber und Schüttelfrost
Differenzialdiagnosen:

- Toxisches Ekzem
- Allergisches Ekzem
- Lupus-Erythem
- Kutane Manifestation der Sarkoidose (Lupus pernio)
- Kutane Manifestation der Tuberkulose (Lupus vulgaris)

Differenzialdiagnosen

- **Toxisches Ekzem:** Plötzliches Auftreten nach Noxeneinwirkung, aber meist ohne Fieber mit Schüttelfrost.
- **Allergische Reaktion:** Allmähliches Auftreten, im Verlauf stärker werdend (Crescendo-Reaktion), mäßiges Fieber und gestörtes Allgemeinbefinden.
- **Lupus-Erythem** (➢ 3.1.9): Meist symmetrisches Schmetterlingserythem über beiden Wangen und Nase. Häufig finden sich Sonnenempfindlichkeit, Beteiligung der kleinen Gelenke im Sinne einer Arthritis, Organbeteiligung u. a. als Glomerulonephritis, Pleuritis oder Perikarditis.
- Kutane Manifestation der **Sarkoidose** *(Lupus pernio):* Rot-bräunliche umschrieben Papeln ohne Neigung zur Ulzeration, chronischer Verlauf.
- Kutane Manifestation der **Tuberkulose** *(Lupus vulgaris):* Bräunlich-bläuliche umschriebene Papeln mit Neigung zur Ulzeration und Narbenbildung, chronischer Verlauf.

Anamnestische Fragen zur Sicherung der Diagnose

- Seit wann? Typisch für das Erysipel ist der plötzliche Beginn.
- Fieber, Schmerzhaftigkeit? Typische Symptome des Erysipels. Bei Rezidiven kann die Symptomatik milder ausfallen.
- Vorangegangene Hautläsionen? Risikofaktor für die Entstehung eines Erysipels.
- Vorerkrankungen (Diabetes mellitus, Tumorerkrankungen, Chemotherapie)? Prädisponierende Faktoren für die Entstehung eines Erysipels.
- Kontakt mit toxischen Substanzen? Hinweis auf mögliche Ursache.

Untersuchungsbefunde

Labor: Leukozytose mit Linksverschiebung, BSG ↑, CRP ↑, Anti-DNAseB ↑

Krankheitsbild

Das **Erysipel** *(Wundrose)* ist eine Erkrankung der Lymphgefäße der Lederhaut (und der Subkutis) durch β-hämolysierende Streptokokken der Gruppe A. Der Eintritt der Erreger erfolgt über Mikroläsionen in der Haut.

Die Symptome entwickeln sich rasch und manifestieren sich als **schmerzhaftes, scharf begrenztes Erythem mit Schwellung, Überwärmung, Fieber und Schüttelfrost.** Komplikationen sind, v. a. bei Lokalisation im Gesicht, Orbitaphlegmone, Sinus-cavernosus-Thrombose, Meningitis, Abszedierung und septische Streuung. Rezidivierende Erysipele können im betroffenen Gebiet zum Lymphödem führen. Neben dem Gesicht sind die Füße und Unterschenkel Prädilektionsstellen für die Wundrose.

Die Therapie ist dem Heilpraktiker nach §§ 24, 34 IfSG nicht gestattet. Sie besteht neben konservativen Maßnahmen (Kühlung, Sprechverbot, weiche Kost) in der Gabe von Antibiotika

3.12.15 Phlegmone

Bildbeschreibung

Die Abbildung (➢ Abb. 3.136) zeigt Anteile des Unterschenkels oder Unterarms mit einer diffusen Rötung und Schwellung. Die Rötung ist unscharf begrenzt und stellenweise glänzend. Gyriert angeordnet finden sich Verkrustungen. Die Ausdehnung der entzündlichen Rötung kann nicht beurteilt werden.

Verdachtsdiagnose

Phlegmone

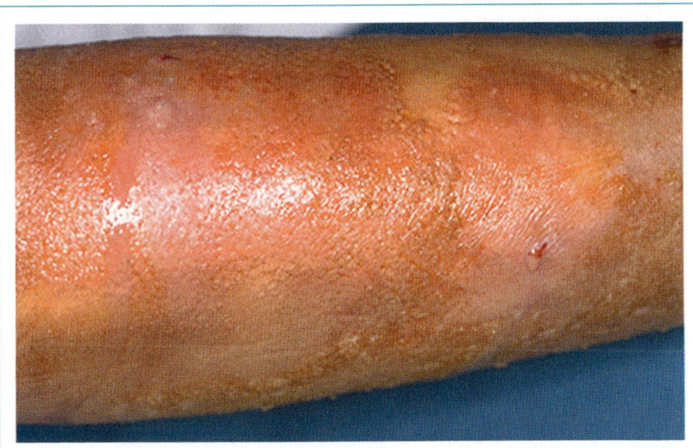

Abb. 3.136 Phlegmone [M123]

3.12.15 Phlegmone

Erkennungszeichen:
- Diffuse, unscharf begrenzte, entzündliche, rötlich-livide Schwellung
- Glanzhaut

Differenzialdiagnosen:
- Erysipel
- Verbrühung

ABBILDUNG 3.136

Differenzialdiagnosen

- **Erysipel** (*Wundrose;* ➤ 3.12.14): Erkrankung der Lymphgefäße der Lederhaut (und der Subkutis) durch β-hämolysierende Streptokokken der Gruppe A. Der Eintritt der Erreger erfolgt über Mikroläsionen in der Haut. Die Symptome entwickeln sich rasch und manifestieren sich als ein schmerzhaftes **scharf begrenztes Erythem,** Schwellung und Überwärmung, Fieber und Schüttelfrost. Die Schwellung ist meist nicht so stark ausgeprägt wie bei der Phlegmone.
- **Verbrühung:** Geht je nach Schweregrad mit Rötung, Blasenbildung und Nekrose einher.

Anamnestische Fragen zur Sicherung der Diagnose

- Seit wann? Die Entwicklung der Phlegmone ist rasch, ebenso die Entwicklung des Erysipels.
- Systemische Entzündungssymptome? Fieber, BSG-Erhöhung, Leukozytose mit Linksverschiebung sind für Phlegmone und Erysipel charakteristisch.
- Eintrittspforte? Hautverletzungen distal der Entzündung sind meist Eintrittspforte für Bakterien.
- Immunsuppression? Risikofaktor für die Entstehung einer Phlegmone und eines Erysipels.

Untersuchungsbefunde

- Starke Druckschmerzhaftigkeit über dem betroffenen Areal
- Lymphknotenstatus: lokale oder generalisierte Lymphknotenschwellung, Lymphknoten schmerzhaft, weich und verschieblich
- Labor: BSG ↑, CRP ↑, Leukozytose mit Linksverschiebung, bei Streptokokkeninfektion ASL-Titer ↑

Krankheitsbild

Die **Phlegmone** ist eine durch Staphylokokken oder Streptokokken hervorgerufene eitrige Infektion der Weichteile (Kutis, Subkutis, Muskeln, Sehnen oder Körperhöhlen) mit diffuser Ausbreitung im Gewebe. Bagatellverletzungen, Durchblutungsstörungen, Diabetes mellitus, bestehendes Erysipel und Insektenstiche erhöhen das Risiko der Erkrankung.

Die Symptome sind **starke Schwellung und Schmerzen, Fieber, Schüttelfrost** und ein allgemeines Krankheitsgefühl. Der betroffene Bezirk ist **unscharf begrenzt** und livide verfärbt. Die Komplikationen können als Ostitis, Osteomyelitis oder septische Streuung in Erscheinung treten.

Die Therapie besteht in der Sanierung der Eintrittspforte, Antibiotikagabe, Hochlagerung, Ruhigstellung und Kühlung des betroffenen Bezirks.

3.12.16 Skabies

3.12.16 Skabies

ABBILDUNG 3.137

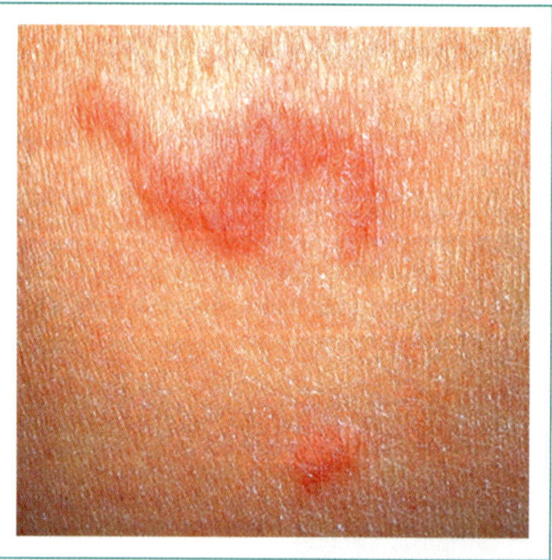

Abb. 3.137 Skabies [M123]

Erkennungszeichen:
- Entzündliche Hautläsionen als Maculae, Papeln, Vesiculae, Krusten und Kratzexkoriationen
- Prädilektionsstellen: Schwimmhäute der Hände und Füße, vordere Axillarlinie, Mamillenregion, Genitalregion, Nabelbereich

Differenzialdiagnosen:
- Kontaktekzem
- Neurodermitis

Bildbeschreibung

Auf Abbildung ➤ Abb. 3.137 ist ein längliches, gyriertes, erhabenes Erythem sichtbar, darunter eine kleine makulopapulöse Hauterscheinung sichtbar. Eine Zuordnung zum Körperareal kann nicht getroffen werden.
Auf Abbildung ➤ Abb. 3.138 ist eine männliche Genitalregion zu sehen. An Glans penis, Penisschaft und Skrotum sind gerötete Papeln erkennbar.

Verdachtsdiagnose

Skabies

Differenzialdiagnosen

- **Kontaktekzem:** Kann direkt nach Einwirkung der Noxe oder nach Tagen entstehen. Es kann mit makulopapulösen, juckenden Hauterscheinungen einhergehen.

Auf den Punkt gebracht

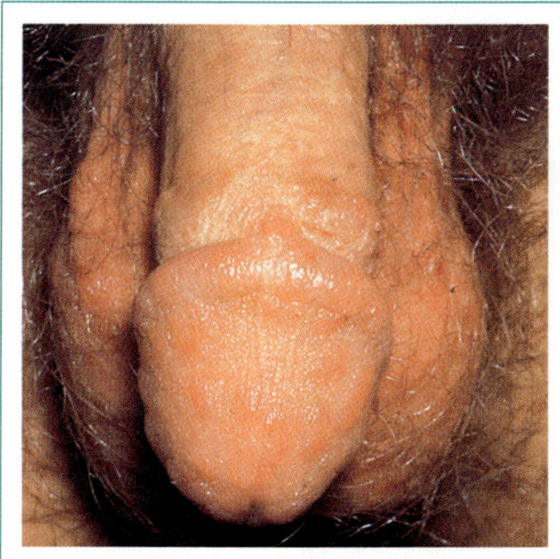

Abb. 3.138 Skabies [E273]

ABBILDUNG 3.138

- **Atopisches Ekzem** (➤ 3.12.5): Chronisch-rezidivierende Hauterkrankung, die im Rahmen einer Atopie vorkommt. Prädilektionsstellen sind v. a. die Beugeseiten der Extremitäten, wobei eine entzündliche Rötung, Papeln, Nässen und Juckreiz zu den Leitsymptomen zählen.

Anamnestische Fragen zur Sicherung der Diagnose

- Seit wann? Die Erscheinungen bei Skabies entstehen 2–5 Wochen nach Infektion und entwickeln sich langsam.
- Juckreiz? Wann am stärksten? Bei Skabies ist der Juckreiz v. a. nachts vorhanden.
- Häufiger Partnerwechsel? Hinweis auf Ursache der Hauterscheinungen und des Übertragungsmodus bei Skabies.

Untersuchungsbefunde

- Entzündliche Hautläsionen als Papeln, Vesiculae, Krusten und Kratzexkoriationen durch starken Juckreiz
- Kommaartige oder gyrierte, oft unregelmäßig gewundene, bis zu 1 cm lange, weißliche Gänge
- Diagnosesicherung durch mikroskopischen Nachweis von Milben, Eiern oder Skybala aus einem Hautgeschabsel und/oder durch einen Klebebandtest und anschließenden mikroskopischen Untersuchung und/oder durch Dermatoskopie; diese Untersuchungen sollten beim Dermatologen erfolgen

Krankheitsbild

Skabies *(Krätze)* wird durch Krätzmilben übertragen. Sie haben eine obligat parasitäre Lebensweise, d. h. sie sind ständig auf einen Wirt angewiesen und sind ohne ihn auf Dauer nicht überlebensfähig. Außerhalb des menschlichen Körpers überleben die Krätzmilben 24–36 Stunden in Bettwäsche, Kleidung und Teppichen. Skabies wird über engen Kontakt übertragen, u. a. über Sexualkontakte. Nach einer Inkubationszeit von 2–6 Wochen haben die Milben in der Epidermis Gänge gegraben, in denen der Milbenkot deponiert wird.

Leitsymptom der Krätze ist v. a. **nächtlicher Juckreiz** auf den betroffenen Stellen des Körpers. Die Prädilektionsstellen sind die **Schwimmhäute der Hände und Füße,** die **vordere Axillarlinie,** die **Mamillenregion,** die **Genitalregion** und der **Nabelbereich.** Im Gesicht findet sich so gut wie nie, außer selten bei Kindern, ein Krätzebefall. In der Genitalregion kann sich der Krätzebefall als Papeln am Penisschaft manifestieren.

Für Heilpraktiker besteht ein Behandlungsverbot nach §§ 24 und 34 IfSG.

3.13 Infektionskrankheiten

3.13.1 Meningokokkenmeningitis

3.13 Infektionskrankheiten

3.13.1 Meningokokkenmeningitis

Bildbeschreibung

Die Abbildung (➤ Abb. 3.139) zeigt ein linkes Bein und Teile des rechten Unterschenkels und der Knieregion. Deutlich sichtbar sind die multiplen petechialen Blutungen und Ekchymosen. Die Zehen des linken Fußes imponieren livide, was zum einen mit Blutungen und zum anderen mit Nekrosearealen vereinbar ist. Ferner ist eine Drainageableitung aus einem Blasendauerkatheter sichtbar; der Patient ist aller Wahrscheinlichkeit nach intensivpflichtig.

Verdachtsdiagnose

Petechiale Blutungen bei Meningokokkenmeningitis

ABBILDUNG 3.139

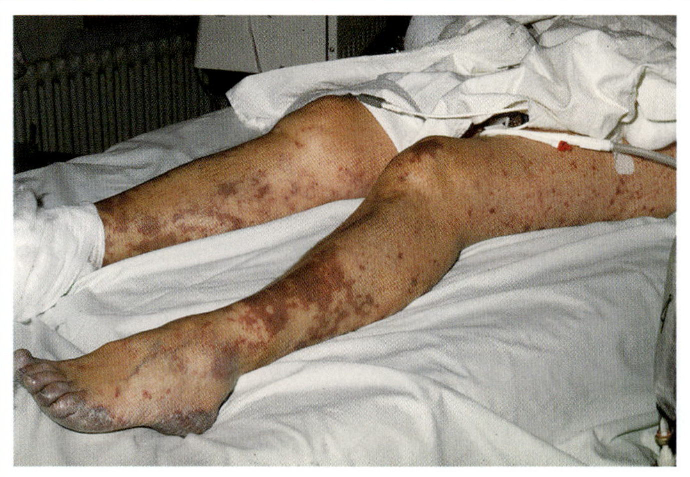

Abb. 3.139 Meningokokkenmeningitis [M107]

Erkennungszeichen:
- Starke Kopfschmerzen
- Fieber
- Vigilanzstörungen
- Nackensteifigkeit
- Lichtscheu
- Erbrechen
- Positive Meningendehnungszeichen (Brudzinski, Lasègue, Kernig)
- Bei Meningokokkensepsis (Waterhouse-Friderichsen-Syndrom) petechiale Blutungen und Ekchymosen durch Verbrauchskoagulopathie

Differenzialdiagnosen:
- Arzneimittelexanthem
- Virale hämorrhagische Fieber
- Petechiale Blutungen durch Thrombozytenmangel

Differenzialdiagnosen

- **Arzneimittelexanthem:** Kann in seltenen Fällen in Form von petechialen Blutungen auftreten.
- **Virale hämorrhagische Fieber:** Führen zur Gerinnungsfaktormangel und in der Folge zu großflächigen Blutungen (Hämatome und Sugillationen).
- Petechien durch **Thrombozytenmangel** (➤ 3.11.5): Zum Beispiel bei Splenomegalie, Leukämie, Morbus Werlhof.

Anamnestische Fragen zur Sicherung der Diagnose

- Seit wann? Das Auftreten der Petechien erfolgt in den meisten Fällen akut.
- Allgemeinsymptome: Fieber, Kopfschmerzen, Übelkeit, Erbrechen? Typische Symptome der Meningitis.
- Neurologische Symptome: Positive Meningendehnungszeichen, Desorientierung, Benommenheit? Typische Begleitsymptome der Meningitis.
- Vorausgegangene Infekte oder internistische Erkrankungen? Häufig geht der Meningitis ein viraler, grippaler Infekt voraus.
- Medikamenteneinnahme? Hinweis auf Ursache der petechialen Blutungen.
- Impfstatus? Eine Impfung gegen Meningokokken reduziert die Wahrscheinlichkeit der Erkrankung (schließt sie aber nicht aus).

Untersuchungsbefunde

- Bei septischem Schock: v. a. Kreislaufinstabilität mit therapieresistenter Hypotonie, die trotz hoher Volumensubstitution und häufig auch trotz Gabe von vasopressorischen Substanzen persistiert, und **Laktatanstieg** als Ausdruck eines anaeroben Stoffwechsels; häufig Fieber mit Schüttelfrost, Tachypnoe, Vigilanzstörungen, Anurie, warme, rosige Haut, später Hautmarmorierung und Einblutungen
- Labor: Leukozytose oder Leukopenie mit Linksverschiebung, Thrombopenie, Quick-Wert ↓, CRP ↑↑, BSG ↑↑, Procalcitonin ↑
- Erregernachweis aus dem Blut (Blutkulturen) und aus dem Liquor

ACHTUNG

ACHTUNG Der Erregernachweis und die Durchführung der serologischen Tests (direkter und indirekter Erregernachweis) sind dem Heilpraktiker nach §§ 24, 44 und 45 IfSG nicht gestattet.

Krankheitsbild

Meningokokken werden aerogen übertragen, siedeln sich in den Epithelien des Respirationstrakts an und gelangen hämatogen und per continuitatem in die Hirnhäute und verursachen eine **Meningitis.** Durch die entzündliche Reaktion entwickeln sich ein Hirnödem und eine Liquorabflussstörung, die das bestehende Hirnödem weiter verstärkt und zu einer Hirndrucksteigerung führt. Die Inkubationszeit ist mit 1–10 Tagen kurz.

Die Symptome der Meningokokken-Meningitis sind:

- Kopfschmerzen, Nackensteifigkeit (Meningismus)
- Symptome der meningealen Reizung, Opisthotonus
- Positive Meningendehnungszeichen (Brudzinski, Lasègue, Kernig)

- Fieber mit Schüttelfrost, Lichtscheu
- Bewusstseinstrübung, Verwirrtheit
- Übelkeit, Erbrechen
- Bei Kindern, besonders Säuglingen und Kleinkindern, sind die Symptome häufig unspezifisch

Die Komplikation ist das **Waterhouse-Friderichsen-Syndrom,** das mit einem septischen Schock gleichzusetzen ist. **Mikrothrombenbildung, Verbrauchskoagulopathie** mit **Petechien, Ekchymosen** und Multiorganversagen sind für den Zustand kennzeichnend.

Die Erkrankung bedarf einer intensivmedizinischen Therapie. Dem Heilpraktiker ist die Behandlung der Meningokokkenmeningitis nach §§ 24, 6, 7, 34 IfSG nicht gestattet. Verdacht, Erkrankung und Tod müssen nach § 6 IfSG an das zuständige Gesundheitsamt gemeldet werden.

3.13.2 Exanthema subitum

Bildbeschreibung

Die Abbildung (➢ Abb. 3.140) zeigt eine kindliche periumbilikale Region mit einem makulopapulösen Exanthem, das stellenweise konfluierend ist.

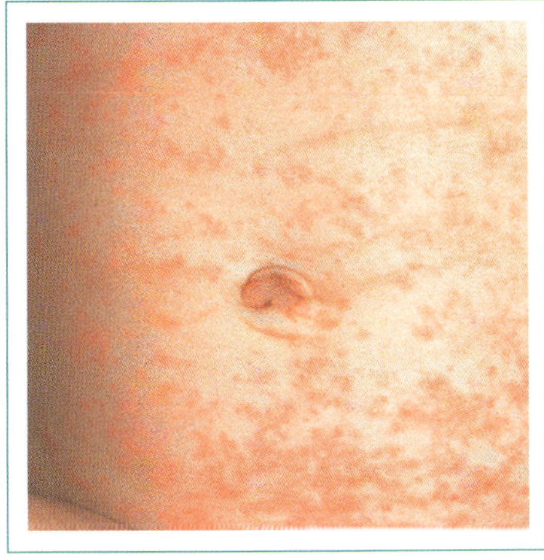

Abb. 3.140 Exanthema subitum [E682]

Verdachtsdiagnose

Exanthema subitum

Differenzialdiagnosen

- **Masern** (➢ 3.13.3): Das Exanthem ist makulopapulös und konfluierend. Es beginnt hinter den Ohren mit Ausbreitung nach kaudal.
- **Röteln** (➢ 3.13.4): Das Rötelnexanthem ist feiner als bei Masern, ebenfalls makulopapulös und nicht konfluierend. Es breitet sich von kranial nach kaudal aus und zeigt eine raue Schuppung.
- **Arzneimittelexanthem:** Kann mit unterschiedlichsten Exanthemarten in Erscheinung treten.

Anamnestische Fragen zur Sicherung der Diagnose

- Seit wann? Das Exanthem beim Drei-Tage-Fieber tritt plötzlich auf, meist im Anschluss an eine fiebrige Zeitperiode.
- Lokalisation des Exanthems? Das Exanthem ist stammbetont, häufig flüchtig und blass.
- Vorausgegangenes fiebriges Stadium? Typisch für das Exanthema subitum.
- Impfstatus? Ein vollständiger Impfstatus nach STIKO macht Masern und Röteln unwahrscheinlich.
- Medikamenteneinnahme? Hinweis auf mögliche Ursache.

Untersuchungsbefunde

➢ Krankheitsbild

Krankheitsbild

Das Exanthema subitum *(Drei-Tage-Fieber)* wird durch das humane Herpes-Virus Typ 6, gelegentlich das humane Herpes-Virus Typ 7, hervorgerufen. Es wird fäkal-oral und über Tröpfchen übertragen, die Inkubation beträgt ca. 1–2 Wochen.

Die Symptome sind ein plötzlicher Fieberanstieg bis auf 40 °C für ca. 3–8 Tage mit meist geringer Störung des Allgemeinbefindens. Mit dem **Fieberabfall** tritt ein blass-rotes **makulöses Exanthem** auf, das manchmal sehr **flüchtig** und **gelegentlich kaum sichtbar** ist. Es ist **stammbetont** und besteht für wenige Stunden bis Tage.

3.13.2 Exanthema subitum

ABBILDUNG 3.140

Erkennungszeichen: blass-rotes makulöses, stammbetontes und häufig sehr flüchtiges Exanthem nach einer hochfiebrigen Episode über 3–8 Tage

Differenzialdiagnosen:

- Masern
- Röteln
- Arzneimittelexanthem

Die Komplikationen können u. a. ein Fieberkrampf, eine Enzephalitis, Pneumonie oder Knochenmarksschäden sein. Die Infektiosität ist vor dem Auftreten des Exanthems am höchsten. Die Immunität hält wohl lebenslang nach durchgemachter Erkrankung.
Die Therapie ist symptomatisch.

3.13.3 Masern

3.13.3 Masern

Bildbeschreibung

Auf der Abbildung (➤ Abb. 3.141) ist ein großfleckiges, makulopapulöses, konfluierendes Exanthem am Thorax und Abdomen sichtbar.

ABBILDUNG 3.141

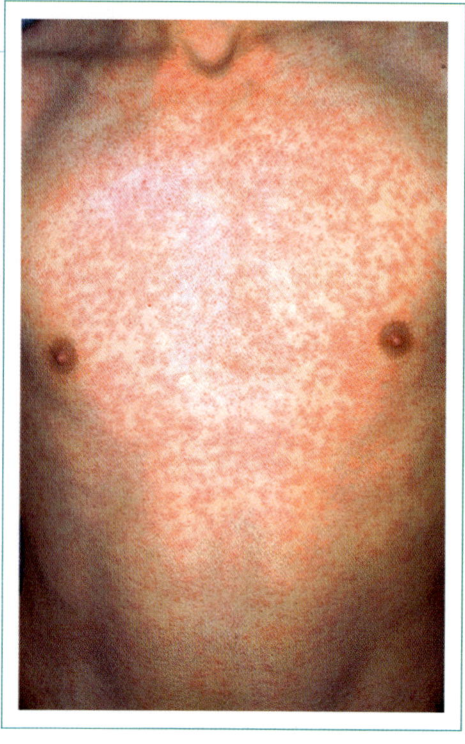

Abb. 3.141 Masern [M123]

Erkennungszeichen:
- Prodromalstadium: „verheult, verrotzt, verschwollen", Konjunktivitis, Schnupfen, trockener Husten, Koplik-Flecken
- Exanthemstadium: makulopapulöses, großfleckiges, konfluierendes Exanthem mit Beginn hinter den Ohren und im Gesicht mit kraniokaudaler Ausbreitung, feine Schuppung, Halslymphknotenschwellung

Differenzialdiagnosen:
- Arzneimittelexanthem
- Infektiöse Mononukleose
- Luetisches Exanthem
- Röteln
- Röschenflechte (Pityriasis rosea)

Verdachtsdiagnose

Masern

Differenzialdiagnosen

- **Arzneimittelexanthem:** Kann mit unterschiedlichsten Effloreszenzen in Erscheinung treten.
- **Infektiöse Mononukleose:** Kann selten mit einem masernähnlichen Exanthem einhergehen.
- **Luetisches Exanthem** (➤ 3.13.12): Kann insbesondere im Stadium II der Lues mit unterschiedlichsten Exanthemarten einhergehen.
- **Röteln** (➤ 3.13.4): Das Exanthem ist feiner als bei Masern, ebenfalls makulopapulös, nicht konfluierend. Es breitet sich von kranial nach kaudal aus und schuppt.
- **Röschenflechte** *(Pityriasis rosea):* Die Erkrankung beginnt mit einem Erythem (Primärmedaillon) und zeigt wenige Tage später ein makulöses Exanthem, das in den Hautspaltlinien zu finden ist.

Anamnestische Fragen zur Sicherung der Diagnose

- Seit wann? Das Masernexanthem tritt meist akut auf, beginnt hinter den Ohren und breitet sich nach kaudal aus.
- Vorausgegangenes fiebriges bzw. grippales Stadium? Vorausgegangenes grippales Stadium mit Koplik-Flecken mit anschließend freiem Intervall spricht für eine Masernerkrankung.
- Allgemeinsymptome? Das Allgemeinbefinden ist bei der Masernerkrankung deutlich gestört.
- Impfstatus? Ein vollständiger Impfstatus nach STIKO macht Masern unwahrscheinlich.
- Medikamenteneinnahme? Hinweis auf Arzneimittelexanthem.

Untersuchungsbefunde

Labor: Masern-Serologie positiv mit Nachweis von spezifischen IgM, Leukopenie, Lymphopenie, Eosinopenie

ACHTUNG Die Durchführung der serologischen Tests (indirekter Erregernachweis) ist dem Heilpraktiker nach § 24 IfSG nicht gestattet.

ACHTUNG

Krankheitsbild

Masern werden vom Masernvirus hervorgerufen. Die Übertragung erfolgt über Tröpfcheninfektion, die Inkubationszeit beträgt etwa 10–14 Tage. Die Symptome sind:

- **Prodromalstadium** (katarrhalische Stadium; 3–4 Tage): „verheult, verrotzt, verschwollen", trockener Husten, Halsschmerzen, Konjunktivitis, Enanthem am Gaumen, Koplik-Flecken, Fieber (geht danach für einige Tage zurück)
- **Exanthemstadium** (ca. 1 Woche): makulopapulöses, großfleckiges, konfluierendes Exanthem mit Beginn hinter den Ohren und im Gesicht mit kraniokaudaler Ausbreitung, später feine Schuppung, Fieber (mit Einsetzen des Exanthems erneuter Fieberanstieg) und Halslymphknotenschwellung.

Zu den Komplikationen zählen v. a. Otitis media, Masernpneumonie, Laryngotracheitis, Masernenzephalitis und SSPE (subakute sklerosierende Panenzephalitis). Die Infektiosität ist im Prodromalstadium am höchsten und nimmt mit Auftreten des Exanthems rapide ab. Die Immunität besteht wohl lebenslang nach Infektion oder zweimaliger Impfung.

Die Therapie ist symptomatisch, ggf. antibiotisch bei bakterieller Sekundärinfektion.

Die Behandlung ist dem Heilpraktiker nach §§ 24, 6, 7, 34 IfSG nicht gestattet.

3.13.4 Röteln

3.13.4 Röteln

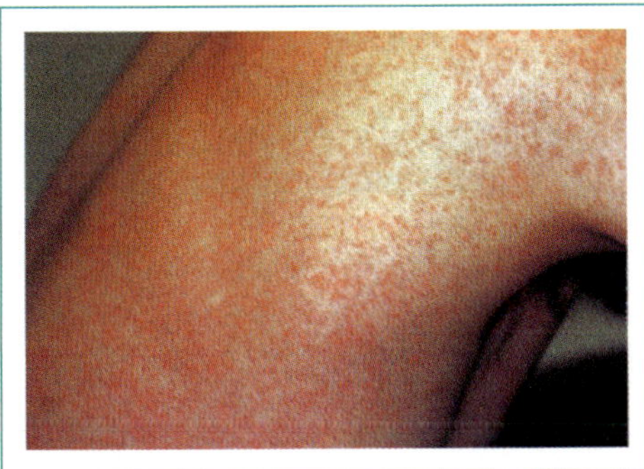

Abb. 3.142 Röteln [G624]

ABBILDUNG 3.142

Bildbeschreibung

Auf der Abbildung (➤ Abb. 3.142) sind Anteile des Stamms sichtbar. Auffällig ist ein klein- bis mittelfleckiges makulopapulöses, nicht konfluierendes Exanthem.

Verdachtsdiagnose

Röteln

Differenzialdiagnosen

- **Masern** (➤ 3.13.3): Das Exanthem ist makulopapulös und konfluierend. Es beginnt hinter den Ohren mit Ausbreitung nach kaudal.
- **Arzneimittelexanthem:** Kann mit unterschiedlichsten Exanthemarten in Erscheinung treten.
- **Röschenflechte** *(Pityriasis rosea):* Die Erkrankung beginnt mit einem Erythem (Primärmedaillon) und zeigt wenige Tage später ein makulöses Exanthem, das in den Hautspaltlinien zu finden ist.

Erkennungszeichen:

- Makulopapulöses, mittelfleckiges nicht konfluierende Exanthem, das hinter den Ohren beginnt und nach kaudal wandert, raue Schuppung
- Lymphknotenschwellung, v. a. im Kopf-Hals-Gebiet

Differenzialdiagnosen:

- Masern
- Arzneimittelexanthem
- Röschenflechte (Pityriasis rosea)

Anamnestische Fragen zur Sicherung der Diagnose

- Seit wann? Das Exanthem entwickelt sich rasch, beginnt im Gesicht und wandert nach kaudal.
- Vorausgegangenes fiebriges bzw. grippales Stadium? Grippale Symptome sind bei Röteln häufig mild ausgeprägt.
- Impfstatus? Ein vollständiger Impfstatus nach STIKO macht Röteln unwahrscheinlich.
- Medikamenteneinnahme? Hinweis auf Arzneimittelexanthem.

Untersuchungsbefunde

Labor: Röteln-Serologie positiv mit Nachweis von IgM oder 4-facher Anstieg von IgG, Leukopenie, Lymphozytose, Plasmazellvermehrung

ACHTUNG Die Durchführung der serologischen Tests (indirekter Erregernachweis) ist dem Heilpraktiker nach § 24 IfSG nicht gestattet.

ACHTUNG

Krankheitsbild

Röteln werden durch das Rötelnvirus hervorgerufen. Als Eintrittspforte dient der Nasen-Rachen-Raum. Die Vermehrung findet in den oberen Luftwegen statt. Bei Kindern können Röteln zu 50 % inapparent verlaufen.

Die Symptome von Röteln sind:

- Leichter Beginn ohne Fieber
- **Makulopapulöses, mittelfleckiges** Exanthem, in der Größe zwischen Masern- und Scharlache-xanthem, das **flüchtig, blass, in der Regel nicht konfluierend** ist, hinter den Ohren beginnt, eine raue Schuppung zeigt und ca. 3 Tage dauert
- Generalisierte **Lymphknotenschwellung,** besonders im Kopf-Hals-Gebiet („Röteln diagnostiziert man im Dunkeln")
- Milzschwellung

Bei Infektion mit Röteln im 1. Schwangerschaftsdrittel kommt es zur **Röteln-Embryopathie.** Die Fehlbildungen betreffen Herz (Septumdefekte), Augen (Katarakt) und Innenohr (Schwerhörigkeit).
Komplikationen sind eher selten und können sich bemerkbar machen als Röteln-Enzephalitis oder Röteln-Arthritis. Die Diagnostik erfolgt über das klinische Bild und den Nachweis von Antikörpern. Die Infektiosität ist 1 Woche vor bis 1 Woche nach Exanthemausbruch am höchsten. Die Immunität besteht wohl lebenslang nach durchgemachter Infektion oder Impfung.
Die Therapie ist symptomatisch. Nach Kontakt von Schwangeren mit Rötelninfizierten ist eine passive Impfung wenige Tage nach Exposition möglich.
Die Behandlung ist dem Heilpraktiker nach §§ 24, 6, 7 und 34 IfSG nicht gestattet. Eine namentliche Meldung an das Gesundheitsamt muss innerhalb von 24 Stunden erfolgen.

3.13.5 Varizellen

3.13.5 Varizellen

ABBILDUNG 3.143

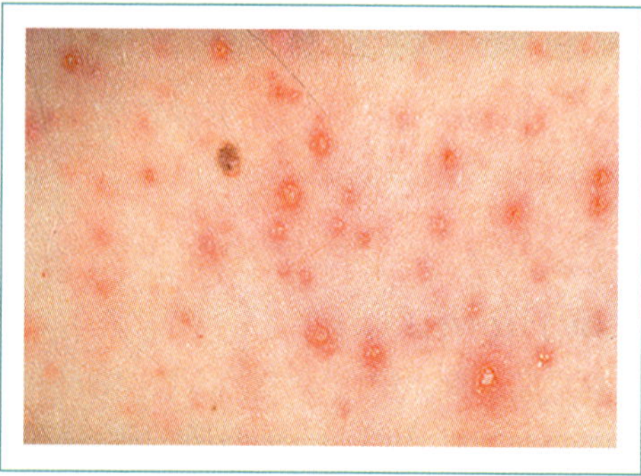

Abb. 3.143 Varizellen [M123]

Erkennungszeichen: stark juckendes Exanthem an der gesamten behaarten Haut und Schleimhäuten (Handflächen und Fußsohlen sind ausgespart), das sich schubweise von Roseolen zu Papeln, dann Bläschen und Krusten (Sternenhimmel, Heubner-Sternenkarte) entwickelt
Differenzialdiagnose: Hand-Fuß-Mund-Krankheit

Bildbeschreibung

Die Abbildung (➤ Abb. 3.143) zeigt einen kleinen Hautausschnitt mit entzündlichen Maculae, Papeln und Bläschen. Krusten sind nicht sichtbar.

Verdachtsdiagnose

Varizellen

Differenzialdiagnosen

Hand-Fuß-Mund-Krankheit: Durch Coxsackie-Viren hervorgerufene Infektion, die sich mit Bläschen und Erosionen bemerkbar macht. Prädilektionsstellen sind Handflächen, Fußsohlen und Mundregion.

Anamnestische Fragen zur Sicherung der Diagnose

- Seit wann? Das Auftreten der Effloreszenzen bei Varizellen beginnt subakut mit schubartigem Verlauf.
- Vorausgegangenes fiebriges bzw. grippales Stadium? Typisch sind milde grippale Symptome.
- Juckreiz? Starker Juckreiz ist für Windpocken typisch.
- Impfstatus? Ein vollständiger Impfstatus nach STIKO macht Windpocken unwahrscheinlich.
- Medikamenteneinnahme? Hinweis auf ein Arzneimittelexanthem.
- Handflächen bzw. Fußsohlen betroffen? Typischerweise sind Handflächen und Fußsohlen nicht betroffen.

Untersuchungsbefunde

Labor: Varizellen-Serologie positiv mit Nachweis von IgM oder 4-facher Anstieg von IgG

ACHTUNG

ACHTUNG Die Durchführung der serologischen Tests (indirekter Erregernachweis) ist dem Heilpraktiker nach § 24 IfSG nicht gestattet.

Krankheitsbild

Varizellen *(Windpocken)* werden durch das Varizella-Zoster-Virus hervorgerufen und aerogen übertragen. Es gelangt auch in die Spinalganglien, von wo es später reaktiviert werden kann und in Form einer Gürtelrose *(Herpes zoster)* manifest wird. Symptome sind:

- Mäßiges Fieber mit **stark juckendem Exanthem,** das sich schubweise entwickelt (Roseolen, Papeln, Bläschen, Kruste) und den typischen **Sternenhimmel** *(Heubner-Sternenkarte)* erzeugt.
- Befallen sind die gesamte behaarte Haut und Schleimhäute, Handflächen und Fußsohlen sind ausgespart.
- Effloreszenzen heilen ohne Narben ab, es sei denn, sie werden zerkratzt.

Komplikationen sind u. a. eine bakterielle Infektion des Exanthems, Otitis media oder Varizellenpneumonie.

Bei nachlassender Immunität kann es zu Reaktivierung des Virus in Form der Gürtelrose kommen, z. B. bei Immunschwäche, Stress, Sonneneinwirkung. Befallen sind meist ein oder wenige Dermatome, am häufigsten im thorakalen Bereich. Typisch sind starke Schmerzen im Bereich der betroffenen Bezirke vor und nach Bläscheneruption. Postzoster-Schmerzen können monatelang bestehen bleiben.

Die Infektiosität besteht ca. 2 Tage vor Auftreten des Exanthems bis ca. 7 Tage nach Auftreten der letzten Effloreszenzen. Beim Herpes zoster beginnt die Infektiosität mit dem Auftreten der Bläschen und dauert bis zur krustigen Abheilung.

Die Therapie besteht aus juckreizstillenden Externa und Antihistaminika und bei der Gürtelrose aus Virustatika.

Die Behandlung der Varizellen ist dem Heilpraktiker nach §§ 24, 6, 7, 34 IfSG nicht gestattet.

3.13.6 Erythema chronicum migrans

3.13.6 Erythema chronicum migrans

ABBILDUNG 3.144

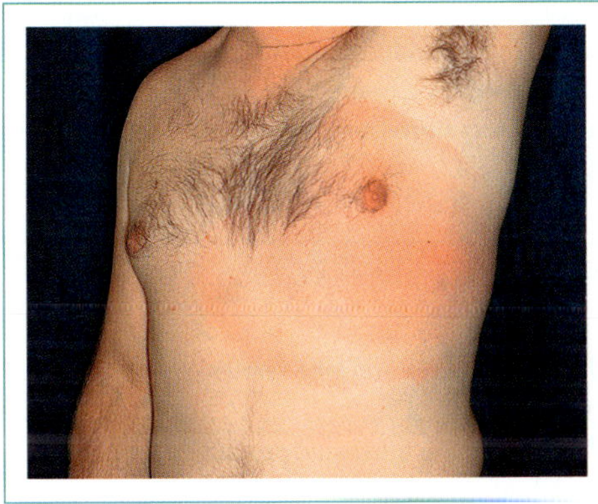

Abb. 3.144 Erythema chronicum migrans [E948]

Bildbeschreibung

Die Abbildung (➤ Abb. 3.144) zeigt Anteile einer männlichen Stammregion. Über dem linken unteren Thorax- und oberen Abdominalbereich ist ein Erythem sichtbar, das randbetont ist. Zentral ist eine gerötete, ringförmige Struktur sichtbar.

Verdachtsdiagnose

Erythema migrans

Differenzialdiagnosen

- **Tinea corporis** (➤ 3.12.10): Dermatophyteninfektion der Haut, die mit einem meist scharf begrenzten, randbetont gerötetem Herd und einem zentrifugalen Wachstum einhergeht.
- **Fixes Arzneimittelexanthem:** Geht nach Einnahme von Arzneimitteln mit immer gleichen Hauterscheinungen einher.

Anamnestische Fragen zur Sicherung der Diagnose

- Seit wann? Das Erythema migrans entwickelt sich langsam.
- Verlauf? Das Erythema migrans zeigt ein typisches zentrifugales Wachstum und eine Randbetonung. Gelegentlich persistiert es sehr lange oder rezidiviert.
- Lokale Symptome: Schmerzen, Juckreiz? Juckreiz und Aktivitätsgefühl können auftreten.
- Allgemeinsymptome? Fieber, grippale Symptome und reduziertes Allgemeinbefinden können im Verlauf des Stadium I auftreten.
- Medikamenteneinnahme? Hinweis auf mögliche Ursache.
- Häufiger Aufenthalt im Freien? Hinweis auf möglichen Zeckenstich.
- Bekannte Zeckenstiche? Hinweis auf Ursache.

Erkennungszeichen:
- Zentrifugal wachsendes Erythem, das in der Mitte wieder blasser wird
- Kann über Wochen persistieren oder rezidivieren
- Ggf. schmerzhafte Bissstelle

Differenzialdiagnosen:
- Tinea corporis
- Fixes Arzneimittelexanthem

Untersuchungsbefunde

Labor: Borrelien-Serologie positiv mit Nachweis von IgM, Erregernachweis durch Kultur (schwierig) oder PCR

ACHTUNG

ACHTUNG Der Erregernachweis und die Durchführung der serologischen Tests (direkter und indirekter Erregernachweis) sind dem Heilpraktiker nach §§ 24, 44 und 45 IfSG nicht gestattet.

Krankheitsbild

Die **Borreliose** wird durch das Bakterium Borrelia burgdorferi verursacht und über Zecken übertragen. Mit der Dauer des Saugaktes der Zecke erhöht sich das Infektionsrisiko. Die Erkrankung verläuft in Stadien:

- **Stadium I:** Tage bis Wochen nach dem Zeckenstich entwickelt sich das **Erythema chronicum migrans** *(Wanderröte)*, das zunächst als Papel in Erscheinung tritt, dann als zentrifugal wachsendes Erythem, das in der Mitte wieder blasser wird; es kann auch fehlen. Die Bissstelle kann schmerzhaft oder überempfindlich sein, grippale Symptome können auftreten. Die Hauterscheinung kann spontan heilen, über Wochen persistieren oder rezidivierend auftreten.
- **Stadium II:** Beginn nach wenigen Wochen mit Allgemeinsymptomen. Typisch ist das **Bannwarth-Syndrom** (radikuläre Schmerzen, schlaffe Lähmungen, Sensibilitäts- und Hirnnervenausfällen und Meningitis). Typisch sind Arthritis (Lyme-Arthritis), Herzrhythmusstörungen, Herzinsuffizienz, Hypertonie, Lymphozytom meist an Ohrläppchen oder Mamillen.
- **Stadium III:** Beginn meist nach Jahren mit u. a. Polyneuropathie, **Hautatrophie** *(Akrodermatits chronica atrophicans)* und zentralen Ausfällen *(Neuroborreliose)*.

Die Diagnostik erfolgt klinisch und ab Stadium II serologisch.

Wichtig ist die Prophylaxe vor Zeckenbissen durch Tragen langer Kleidung und Absuchen der Haut nach Zecken nach einem Aufenthalt im Freien. Zecken sollten unverzüglich mit einer Zeckenzange entfernt werden. Die Therapie erfolgt mit Antibiotika. Die Behandlung der Borreliose ist dem Heilpraktiker in den meisten Bundesländern nach §§ 15, 24 und 6 nicht gestattet.

3.13.7 Diphtherie

3.13.7 Diphtherie

Bildbeschreibung

Die Abbildung ➤ Abb. 3.145 zeigt eine starke Schwellung des Halses und eine zervikale Lymphknotenschwellung. Der Mund ist offen, die Zunge ragt ein wenig heraus.

Die Abbildung ➤ Abb. 3.146 zeigt Zunge und Rachenhinterwand. Sichtbar sind purpurrote entzündliche Veränderungen und graue Beläge an der gesamten Rachenhinterwand.

Verdachtsdiagnose

Cäsarenhals und Pseudomembranen bei Diphtherie

ABBILDUNG 3.145

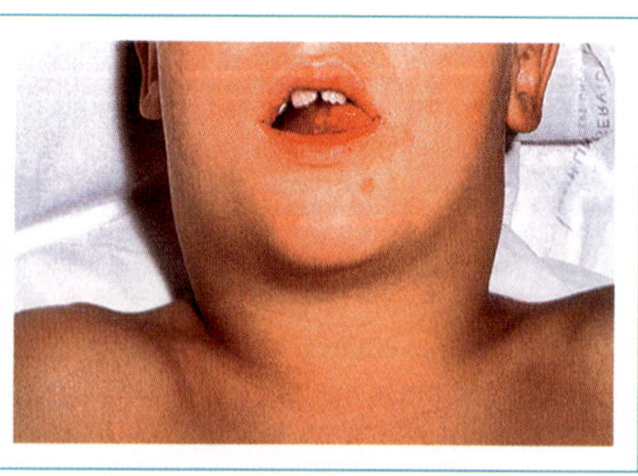

Abb. 3.145 Diphtherie [E503]

ABBILDUNG 3.146

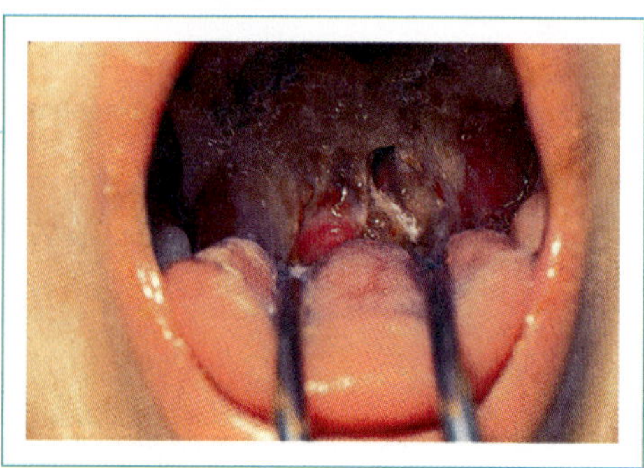

Abb. 3.146 Diphtherie [O530]

Differenzialdiagnosen

- **Infektiöse Mononukleose:** Infektion mit Epstein-Barr-Virus. Typisch ist eine zervikale Lymphknotenschwellung, die Tonsillen zeigen einen schleimig-gelblichen Belag. Petechiale Blutungen am harten Gaumen sind sichtbar.
- **Scharlach** (➤ 3.13.8): Infektion mit β-hämolysierenden Streptokokken. Typisch ist eine zervikale Lymphknotenschwellung, die Tonsillen tragen stippchenartige, abwischbare Eiterherde. Eine Erdbeer- bzw. Himbeerzunge typisch.

Anamnestische Fragen zur Sicherung der Diagnose

- Seit wann? Meist plötzlicher Beginn der Symptome.
- Allgemeinsymptome: Fieber, Benommenheit, Mundgeruch und schweres Krankheitsgefühl? Typische Symptome der Diphtherie.
- Impfstatus? Ein vollständiger Impfstatus nach STIKO schließt die Erkrankung nicht aus, reduzierte allerdings die Wahrscheinlichkeit deutlich.

Untersuchungsbefunde

Labor: Erregernachweis aus einem Rachenabstrich, Toxinnachweis

ACHTUNG Der Erregernachweis ist dem Heilpraktiker nach §§ 24, 44 und 45 IfSG nicht gestattet.

Krankheitsbild

Die **Diphtherie** wir durch Corynebacterium diphtheriae hervorgerufen. Die Inkubationszeit ist mit 2–4 Tagen kurz, die Übertragung erfolgt über Tröpfchen. Die Erreger besiedeln die Rachenschleimhaut und bilden ein Exotoxin. Es zerstört die Epithelzellen mit anschließender Bildung dicker, grauer Beläge, die als sog. **Pseudomembranen** (Fibrinnetz und Zelltrümmer) imponieren. Die systemische Wirkung des Toxins betrifft v. a. Herzmuskel-, Tubulus- und Nervenzellen.

Die Symptome der **Rachendiphtherie** sind:

- Plötzlicher Beginn mit Halsschmerzen, Schluckbeschwerden, schwerem Krankheitsgefühl
- Hochrote, geschwollene Schleimhaut mit eitrigen Stippchen, die zu einem membranartigen Belag konfluieren **(Pseudomembranen);** beim Versuch, diese abzulösen, kommt es zu Blutungen (Rachenbräune)
- Ödem im Bereich der submandibularen und zervikalen Lymphknoten mit starker teigiger Schwellung des Halses **(Cäsarenhals)**
- Fad-süßlicher Mundgeruch und kloßige Sprache

Als Komplikationen können Kehlkopfdiphtherie mit inspiratorischem Stridor (echter Krupp), Myokarditis, akutes Nierenversagen, Gaumensegelparese und Lähmung der Schlundmuskulatur auftreten.

Die Therapie besteht in Antitoxin-, Antibiotikagabe und aktiver Immunisierung.

Die Behandlung ist dem Heilpraktiker nach §§ 24, 6, 7, 34 IfSG nicht gestattet.

3.13.8 Scharlach

Bildbeschreibung

Die Abbildung ➤ Abb. 3.147 zeigt eine entzündlich veränderte Zunge mit geschwollenen und hervortretenden Papillen und zum Zungengrund hin einen weißlichen Belag.

Auf Abbildung ➤ Abb. 3.148 sind Teile der Finger und die Handinnenflächen dargestellt. Auffällig sind eine parzielle Rötung der Finger und der Anteile der Hohlhand sowie eine groblamelläre Schuppung der Haut.

Verdachtsdiagnose

Himbeerzunge und Hautschuppung bei Scharlach

Differenzialdiagnosen

- **Infektiöse Mononukleose:** Kann selten mit einem masernähnlichen Exanthem einhergehen. Eine Schuppung an den Handflächen ist nicht typisch.
- **Masern** (➤ 3.13.3): Geht mit makulopapulösem Exanthem einher. Eine Schuppung an den Handflächen ist nicht typisch.
- **Röteln** (➤ 3.13.4): Das Exanthem ist feiner als bei Masern, ebenfalls makulopapulös, nicht konfluierend. Eine Schuppung an den Handflächen ist nicht typisch.
- **Atopisches Ekzem** (Neurodermitis; ➤ 3.12.5): Entzündliche Erkrankung der Haut mit Rötung, Nässen und starkem Juckreiz. Betroffen sind v. a. die Beugeseiten der Extremitäten.
- **Röschenflechte** *(Pityriasis rosea):* Beginn mit Erythem (Primärmedaillon), dann makulöses Exanthem, das in den Hautspaltlinien zu finden ist.

Auf den Punkt gebracht

Erkennungszeichen:
- Starke Schwellung des Halses (Cäsarenhals) und der Halslymphknoten
- Graue, festhaftende Beläge an der Rachenhinterwand (Pseudomembranen)
- Süßlicher Mundgeruch
- Ggf. Dyspnoe, Aphonie, inspiratorischer Stridor bei Epiglottitis
- Starkes Krankheitsgefühl

Differenzialdiagnosen:
- Infektiöse Mononukleose
- Scharlach

ACHTUNG

3.13.8 Scharlach

Erkennungszeichen:
- Angina tonsillaris mit eitrigen, abwischbaren Eiterstippchen
- Erdbeer- und Himbeerzunge
- Schwellung der regionalen Lymphknoten
- Stecknadelkopfgroßes, in den Achseln und Leisten beginnendes Exanthem, nach kranial aufsteigend unter Aussparung des Munddreiecks (periorale Blässe)
- Wenige Wochen später groblamelläre Schuppung der Handflächen

Differenzialdiagnosen:
- Infektiöse Mononukleose
- Masern
- Röteln
- Neurodermitis
- Röschenflechte (Pityriasis rosea)

ABBILDUNG 3.147

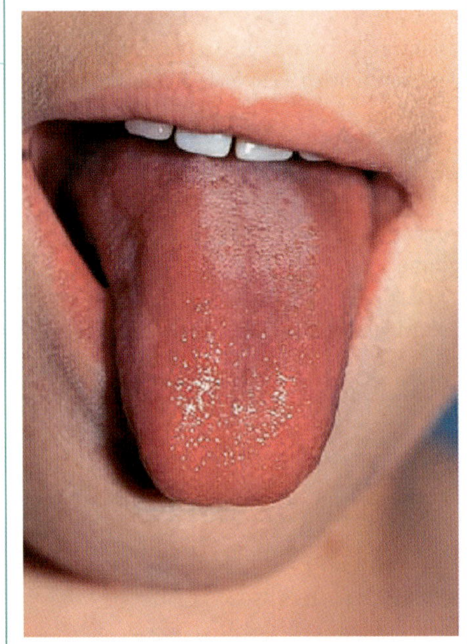

Abb. 3.147 Scharlach [E397]

ABBILDUNG 3.148

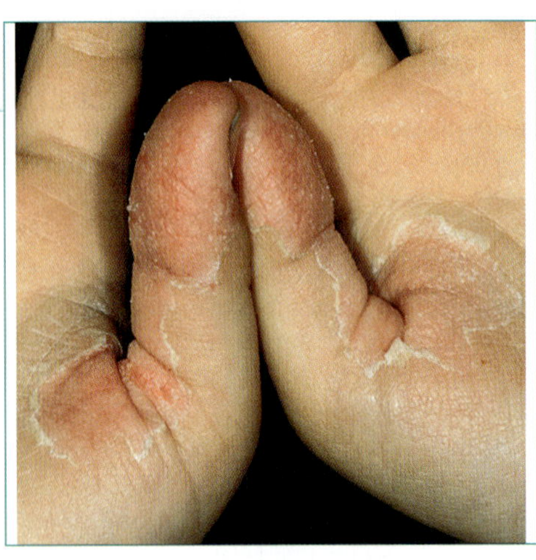

Abb. 3.148 Hautabschälungen nach Scharlach [E385]

- **Kontaktekzem:** Kann als allergisches oder toxisches Kontaktekzem auftreten. Allergische Ekzeme treten meist mit einer Zeitverzögerung nach Noxeneinwirkung auf, toxische Ekzeme meist unmittelbar nach Kontakt.

Anamnestische Fragen zur Sicherung der Diagnose

- Seit wann? In der Regel plötzlicher Beginn der Symptome bei Scharlach.
- Schluckschmerzen, Halsschmerzen? Typische Symptome von Scharlach.
- Fieber, reduziertes Allgemeinbefinden? Typische Symptome von Scharlach.
- Bekannte Neurodermitis? Hinweis auf Ursache der Veränderungen an den Handflächen
- Kontakt mit toxischen oder allergenen Substanzen? Hinweis auf Ursache des Exanthems und der Veränderungen in den Handflächen.

Untersuchungsbefunde

Labor: Leukozytose mit Linksverschiebung, Eosinophilie, CRP ↑, BSG ↑; Antikörpernachweis (ASL-Titer ↑), Erregernachweis aus dem Rachenabstrich

ACHTUNG

ACHTUNG Der Erregernachweis und die Durchführung der serologischen Tests (direkter und indirekter Erregernachweis) sind dem Heilpraktiker nach §§ 24, 44 und 45 IfSG nicht gestattet.

Krankheitsbild

Scharlach wird durch β-hämolysierende Streptokokken der Gruppe A hervorgerufen. Die Inkubationszeit ist mit wenigen Tagen sehr kurz, die Übertragung erfolgt über Tröpfchen. Symptome sind:

- **Plötzlicher Beginn mit Halsschmerzen,** Husten, Erbrechen, hohes Fieber, Tachykardie, Kopf- und Leibschmerzen
- Pharyngitis, Angina tonsillaris mit Enanthem (eitrige, abwischbare Eiterstippchen), Schwellung der regionalen Lymphknoten
- Zunge Anfangs belegt (Erdbeerzunge), dann Zungenrötung mit Papillenschwellung (Himbeerzunge)
- Am 2./3. Tag Auftreten des **Exanthems:** stecknadelkopfgroß, beginnt in den **Achseln und Leisten, nach kranial aufsteigend, Munddreieck ausgespart** (periorale Blässe)
- Grobe Hautschuppung an Hand- und Fußsohlen nach abgelaufener Infektion nach ca. 2–4 Wochen

Toxische Verläufe und Kreislaufversagen können komplizierend auftreten, ferner rheumatisches Fieber und Poststreptokokken-Glomerulonephritis.

Die Therapie erfolgt mit Antibiotika. Die Behandlung von Scharlach ist dem Heilpraktiker nach §§ 24, 34 IfSG nicht gestattet.

3.13.9 Ringelröteln

Bildbeschreibung

Auf der Abbildung (➢ Abb. 3.149a) ist ein Gesicht mit einem Schmetterlingserythem zu sehen. Die periorale Region ist ausgespart. Eine Plaque- oder Krustenbildung ist nicht erkennbar. Die Abbildung (➢ Abb. 3.149b) zeigt Unterarme mit unregelmäßigen, randbetonten, girlandenförmigen Hauterscheinungen.

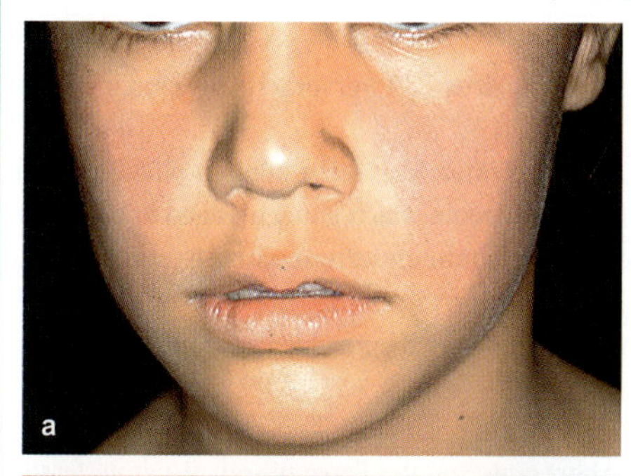

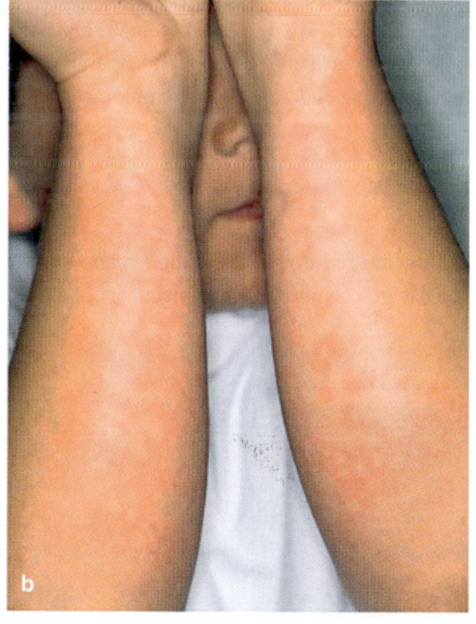

Abb. 3.149 Ringelröteln [G769]

Verdachtsdiagnose

Ringelröteln

Differenzialdiagnosen

- **Arzneimittelexanthem:** Kann als unterschiedlichste Effloreszenz in Erscheinung treten.
- **Masern** (➢ 3.13.3): Exanthem ist makulopapulöses, konfluierend, beginnt hinter den Ohren mit Ausbreitung nach kaudal.
- **Röschenflechte** *(Pityriasis rosea):* Die Erkrankung beginnt mit einem Erythem (Primärmedaillon) und zeigt wenige Tage später ein makulöses Exanthem, das in den Hautspaltlinien zu finden ist.
- **Infektiöse Mononukleose:** Kann selten mit einem masernähnlichen Exanthem einhergehen.
- **Luetisches Exanthem** (➢ 3.13.12): Kann v. a. im Stadium II der Lues mit unterschiedlichsten Exanthemarten einhergehen.

3.13.9 Ringelröteln

ABBILDUNG 3.149

Erkennungszeichen:
- Schmetterlingserythem
- Periorale Blässe
- Girlandenförmiges, makulopapulöses Exanthem, das verblasst und wieder auftritt
- Juckreiz

Differenzialdiagnosen:
- Arzneimittelexanthem
- Masern
- Röschenflechte (Pityriasis rosea)
- Infektiöse Mononukleose
- Luetisches Exanthem
- Röteln
- Rosazea
- Erysipel
- Systemischer Lupus erythematodes

- **Röteln** (➤ 3.13.4): Exanthem ist feiner als bei Masern, makulopapulös, nicht konfluierend und schuppt.
- **Rosazea** (Kupferfinne, ➤ 3.1.8): Häufig chronische, entzündliche, schubweise verlaufende Hauterkrankung des Gesichts mit entzündlichen Rötungen und Papelbildung.
- **Erysipel:** Entzündung der kutanen Lymphgefäße durch Streptococcus pyogenes mit plötzlichem Beginn, Fieber mit evtl. Schuttelfrost, Schmerzen und reduziertem Allgemeinzustand. Die Rötung ist meist scharf begrenzt.
- **Systemischer Lupus erythematodes:** Kollagenose, die als systemische Erkrankung über Beteiligung der Gefäße im Sinne einer Vaskulitis, des Bindegewebes und der Haut zahlreiche Symptome zeigt.

Anamnestische Fragen zur Sicherung der Diagnose

- Seit wann? Das Exanthem bei Ringelröteln beginnt meist subakut und zeigt girlandenförmige Hauterscheinungen an immer anderen Körperstellen.
- Lokale Symptome: Schmerzen, Juckreiz? Schmerzen sind eher untypisch für die Ringelröteln, Juckreiz tritt im Verlauf der Erkrankung regelmäßig auf.
- Andere Hauterscheinungen? Typisch ist ein Schmetterlingserythem und periorale Blässe im Gesicht.
- Allgemeinsymptome: Fieber? Fieber kann die Ringelröteln begleiten.
- Medikamenteneinnahme? Hinweis auf Ursache.

Untersuchungsbefunde

Labor: passagere Anämie, Retikulopenie, Nachweis von spezifischen IgM

Krankheitsbild

Ringelröteln *(Erythema infectiosum)* werden durch das Parvovirus B19 hervorgerufen. Durch Bildung von Immunkomplexen entstehen Arthralgien und ein Exanthem.

20–30 % der Erkrankungen verlaufen inapparent. Bei apparenten Verläufen können plötzlich hohes Fieber, Symptome eines grippalen Infekts und eine Anämie auftreten. Nach einigen Tagen kommt es zu einem erneuten Fieberschub und einem **Exanthem, das im Gesicht beginnt und schmetterlingsförmig, am übrigen Körper girlandenförmig** ist und häufig juckt. Es kann kurzzeitig abblassen und dann wiederkehren. Gelegentlich treten petechiale Blutungen an Handflächen und Fußsohlen auf. Im Exanthemstadium sind Erbrechen und Gelenkschmerzen möglich.

Zu den Komplikationen zählen die aplastische Anämie, Thrombopenie, Leukopenie, selten fulminante Hepatitis. Bei Schwangeren kann die Erkrankung zum Abort oder Tod des Feten führen *(Hydrops fetalis)*.

Die Infektiosität ist vor dem Auftreten des Exanthems am höchsten. Mit dessen Erscheinen sinkt die Infektiosität rapide und erlischt ca. 5 Tage nach Verblassen der Effloreszenzen. Es besteht höchstwahrscheinlich eine lebenslange Immunität nach durchgemachter Infektion. Die Therapie erfolgt symptomatisch.

3.13.10 Keuchhusten

3.13.10 Keuchhusten

Bildbeschreibung

Dargestellt ist in der Abbildung (➤ Abb. 3.150) eine Augenpartie. Auffällig ist die subkonjunktivale Blutung, die Augen sind glasig. Die periorbitale Region ist geschwollen. Die Wangenpartie erscheint gerötet.

ABBILDUNG 3.150

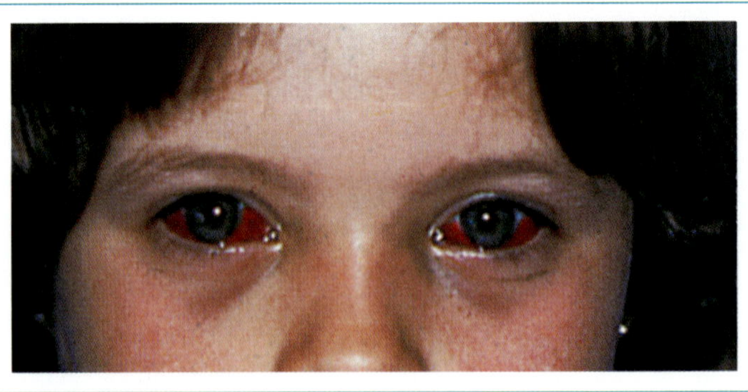

Abb. 3.150 Keuchhusten [G086]

Verdachtsdiagnose

Konjunktivale Einblutung bei Keuchhusten

Differenzialdiagnosen

Konjunktivale Einblutung anderer Genese, u. a. durch virale oder bakterielle Infekte (z. B. Masern, Pneumokokken).

Erkennungszeichen:
- Grippale Symptome mit unspezifischen Husten
- Später stakkatoartige, nächtliche Hustenanfälle (15–20) mit einem hörbar keuchenden Inspirium am Ende
- Konjunktivale Einblutungen
- Schwellung der periorbitalen Region

Differenzialdiagnose: konjunktivale Blutung anderer Genese

Anamnestische Fragen zur Sicherung der Diagnose

- Seit wann? Die Einblutungen entstehen im Stadium convulsivum und entwickeln sich rasch durch rupturierte kleine konjunktivale Gefäße.
- Lokale Symptome: Schmerzen, Juckreiz? Mögliche Symptome bei Keuchhusten.
- Allgemeinsymptome: Fieber, Husten? Typische Symptome des Keuchhustens.
- Impfstatus? Ein vollständiger Impfstatus nach STIKO-Empfehlungen schließt Keuchhusten wegen mangelnder Ausbildung bleibender Immunität nicht aus.

Untersuchungsbefunde

Labor: Erregernachweis aus Rachenabstrich, Leukozytose mit Lymphozytose, Antikörpernachweis gegen das Pertussis-Toxin (ab dem Stadium convulsivum)

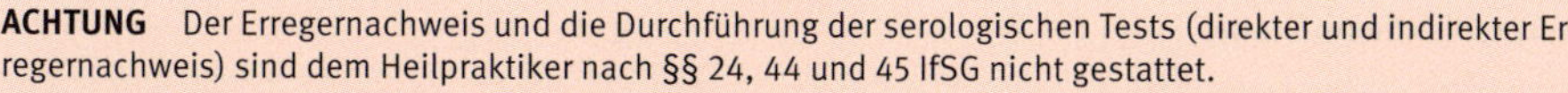

ACHTUNG Der Erregernachweis und die Durchführung der serologischen Tests (direkter und indirekter Erregernachweis) sind dem Heilpraktiker nach §§ 24, 44 und 45 IfSG nicht gestattet.

ACHTUNG

Krankheitsbild

Keuchhusten *(Pertussis)* wir durch das Bakterium Bordetella pertussis hervorgerufen. Die Inkubationszeit beträgt 1–3 Wochen, die Übertragung erfolgt über Tröpfchen. Die Erreger vermehren sich nach Inhalation im Flimmerepithel des Atemtrakts, führen zur Schwellung der Mukosa, Bronchialverengung und den typischen Hustenanfällen.

Die Symptome können nach Stadien unterschieden werden:

- **Stadium catarrhale** *(Prodromalstadium):* Rhinitis, Konjunktivitis, Fieber, sehr hohe Ansteckungsgefahr über 1–3 Wochen
- **Stadium convulsivum** *(Konvulsivstadium):* stakkatoartige, nächtliche Hustenanfälle (15–20) mit einem hörbar keuchenden Inspirium am Ende, Zyanose und Apnoephasen, Erbrechen möglich; Dauer des Stadiums 4–8 Wochen
- **Stadium decrementi** *(Rekonvaleszenzstadium):* Rückgang der Symptome über 6–10 Wochen

Es können zahlreiche Komplikationen auftreten, z. B.

- Bei Säuglingen und Kleinkindern Apnoe
- Einblutungen in die Konjunktiven und ins Gesicht
- Pneumothorax, Emphysembildung und Bronchopneumonie
- Nabelhernie

Die Infektiosität ist im Stadium catarrhale am höchsten. Eine bleibende Immunität entwickelt sich nicht, Rezidive sind möglich. Es besteht keine Leihimmunität beim Neugeborenen.

Die Therapie kann im ersten Stadium mit Antibiotika erfolgen, ansonsten symptomatisch. Bei Erwachsenen kann sich Pertussis als langwieriger, hartnäckiger, nächtlicher Husten bemerkbar machen (Differenzialdiagnosen: Asthma bronchiale, Bronchialkarzinom, bei Kindern Fremdkörperaspiration, andere Lungenkrankheiten).

Die Behandlung ist dem Heilpraktiker nach §§ 24, 6, 7, 34 IfSG nicht gestattet.

3.13.11 Herpes labialis

Bildbeschreibung

Auf der Abbildung (➤ Abb. 3.151) ist eine periorale Region sichtbar. Am linken Mundwinkel befinden sich eine Rötung, Schwellung und Bläschenbildung, die das Lippenrot der Oberlippe und der angrenzenden Hautanteile betrifft.

3.13.11 Herpes labialis

Erkennungszeichen:
- Rötung
- Schwellung
- Schmerzhafte Bläschenbildung
- Juckreiz

Differenzialdiagnose: Impetigo contagiosa

ABBILDUNG 3.151

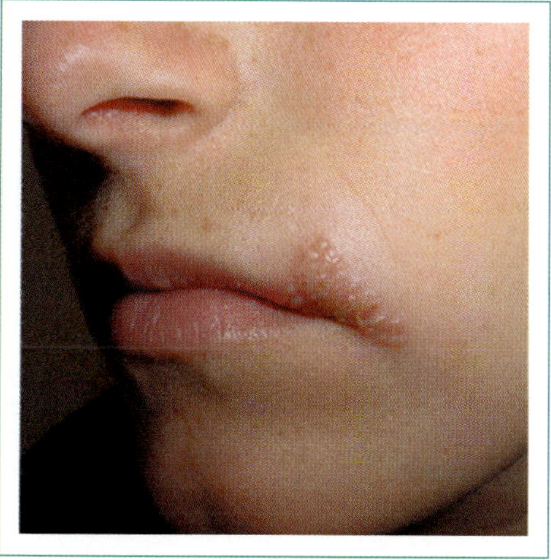

Abb. 3.151 Herpes labialis [M123]

Verdachtsdiagnose

Herpes labialis

Differenzialdiagnosen

Impetigo contagiosa (➤ 3.12.13): Bakterielle Hautinfektion mit Streptococcus aureus und/oder β-hämolysierenden Streptokokken der Gruppe A. Prädilektionsstelle ist das Gesicht. Die Herde erscheinen zunächst als Bläschen, später entwickeln sich honiggelbe Krusten auf gerötetem Grund.

Anamnestische Fragen zur Sicherung der Diagnose

- Seit wann? Die Entwicklung der Herpesbläschen erfolgt in der Regel schnell.
- Lokale Symptome: Spannungsgefühl, Schmerzen, Juckreiz? Typische Symptome des Herpes labialis.
- Allgemeinsymptome: Fieber? Fieber tritt meist nicht auf.
- Vorausgegangene Infektionen, Sonnenbestrahlung, Menstruation? Begünstigende Faktoren für die Herpesbläschenbildung.

Untersuchungsbefunde

Labor: ggf. Virusisolierung aus Bläscheninhalt und Nachweis von IgM

ACHTUNG

ACHTUNG Der Erregernachweis und die Durchführung der serologischen Tests (direkter und indirekter Erregernachweis) sind dem Heilpraktiker nach §§ 24, 44 und 45 IfSG nicht gestattet.

Krankheitsbild

Herpes-simplex-Typ-I-Infektionen verlaufen zunächst als **Primärinfektion,** z. B. als **Gingivostomatitis herpetica** *(Stomatitis aphthosa, Mundfäule).* **Rezidive** treten meist als **Herpes labialis** oder seltener als Herpes-Keratitis auf.

Bei Mundfäule kommt es zu Fieber, Abgeschlagenheit und Krankheitsgefühl. In der Mundhöhle und an den Lippen sind zahlreiche schmerzhafte Bläschen sichtbar, umgeben von einem roten Hof, die sich später zu schmerzhaften Erosionen entwickeln. Begleitend finden sich Speichelfluss und eine Schwellung der regionalen Lymphknoten. Rezidive treten lokal auf, häufig an der Lippe. Die Symptome sind Spannungsgefühl, brennende Schmerzen und Juckreiz. Sonneneinstrahlung, vorausgegangene Infektionen und die Menstruation begünstigen die Bläscheneruption.

Die Therapie des Herpes labialis erfolgt u. a. mit antiviralen Externa.

3.13.12 Lues

3.13.12 Lues

Bildbeschreibung

Auf der Abbildung (➤ Abb. 3.152) ist eine Glans penis mit einem Ulkus mit gerötetem Rand sichtbar.

ABBILDUNG 3.152

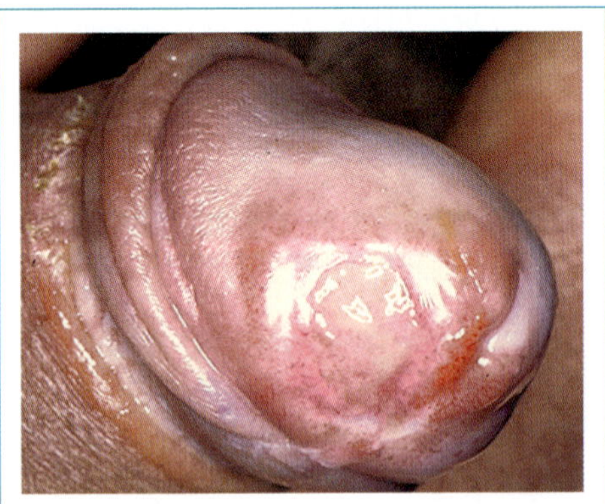

Abb. 3.152 Lues [M123]

Verdachtsdiagnose

Ulcus durum (Primäraffekt) bei Lues

Differenzialdiagnosen

Ulcus molle *(weicher Schanker):* Genitale Infektion mit Haemophilus ducreyi. Leitsymptom ist ein weiches, schmerzhaftes Ulkus an der Eintrittspforte, das allerdings im Verlauf der Zeit auch eine Gewebeinduration aufweist.

Erkennungszeichen:

- Stadium I: harte, schmerzlosen Papel, die sich in ein schmerzloses Geschwür mit derber Randzone umwandelt (Ulcus durum), schmerzlose, lokale Leistenlymphknotenschwellung
- Stadium II: generalisierte Lymphknotenschwellung, Fieber, Arthritis, Hauterscheinungen: u. a. Condylomata lata, Plaques muqueuses, Haarausfall, vielgestaltige Exantheme
- Stadium III: Gummenbildung, Syphilide
- Stadium IV (Neurosyphilis): neuropsychiatrische Symptome

Differenzialdiagnose: Ulcus molle

Anamnestische Fragen zur Sicherung der Diagnose

- Seit wann? Das Ulcus durum entwickelt sich wenige Wochen nach Infektion.
- Lokale Symptome: Schmerzen, Juckreiz? Das Ulkus durum ist typischerweise schmerzlos, das Ulcus molle sehr schmerzhaft.
- Allgemeinsymptome: Fieber, Exanthem? Fieber und andere Allgemeinsymptome sind typische Symptome, die im Stadium II der Lues auftreten. Im Stadium I sind die Symptome untypisch.
- Häufiger Partnerwechsel? Hinweis auf Ursache des Ulkus.

Untersuchungsbefunde

Serologische Tests zur Diagnostik der Lues:

- TPHA-Test (Treponema-Pallidum-Hämagglutinationstest): Suchtest mit hoher Spezifität und Nachweis von IgM- und IgG-Antikörpern. Eine Reaktion ist in allen Phasen der Erkrankung vorhanden. Niedrige Titer persistieren lebenslang.
- FTA-Test (Fluoreszenz-Treponema-Pallidum-Antikörper-Absorptionstest): Bestätigungstest mit hoher Spezifität und Sensitivität.
- VDRL (Veneral Disease Research Laboratory Test): Unspezifischer Test, der zur Verlaufsbeurteilung dient. Titer, die über 1 : 10 liegen, sprechen für eine aktive Syphilis.

ACHTUNG Die Durchführung der serologischen Tests (indirekter Erregernachweis) ist dem Heilpraktiker nach § 24 IfSG nicht gestattet.

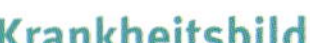

Krankheitsbild

Die **Syphilis** *(Lues, harter Schanker)* ist eine Allgemeininfektion, die in Stadien der lokalen Infektion, Generalisation und Organmanifestation abläuft.

- **Symptome des Primärstadiums:**
  - Harte, schmerzlosen Papel, die sich in ein schmerzloses Geschwür mit derber Randzone umwandelt *(Ulcus durum, harter Schanker, Primäraffekt)* und hoch kontagiös ist
  - Schmerzlose Leistenlymphknotenschwellung (Satellitenbubo)
  - Dauer ca. 2–3 Wochen
- **Symptome des Sekundärstadiums:**
  - Organmanifestation durch hämatogene Streuung mit Hepatitis, Karditis, Nephritis
  - Generalisierte Lymphknotenschwellung, Fieber, Gelenkschmerzen
  - Hauterscheinungen: u. a. Condylomata lata, Plaques muqueuses, Haarausfall, vielgestaltige Exantheme, die nahezu jede dermatologische Erkrankung imitieren können
  - Hohe Kontagiosität
- **Latenzphase:** Symptomloses Stadium, das lebenslang dauern oder von Symptomen des Stadiums II oder III unterbrochen werden kann.
- **Tertiärstadium:**
  - Gewebezerstörung, u. a. durch Gummenbildung (Hepatitis, Knochenbrüche, Perforation des Nasenseptums und Gaumens)
  - Thorakales Aortenaneurysma, Hauterscheinungen (Syphilide: braun-rote Papeln bis Tumoren)
- **Neurosyphilis:**
  - Meningovaskuläre Form: betrifft v. a. Gefäße von Meningen, Hirngewebe und Rückenmark
  - Parenchymatöse Form:
    - Progressive Paralyse: Nervenzellzerstörung und Hirnatrophie, wobei besonders der Stirnlappen betroffen ist
    - Tabes dorsalis: mit lancierenden Schmerzen, Verlust des Vibrations- und Temperaturempfindens, Gangstörungen

Die Therapie erfolgt mit Antibiotika. Die Behandlung ist dem Heilpraktiker nach §§ 24, 7 Abs. 2 IfSG nicht gestattet.

3.13.13 Gonorrhö

Bildbeschreibung

Auf der Abbildung (➤ Abb. 3.153) sind die Glans penis und die Urethraöffnung sichtbar. Aus der Urethra tritt Eiter aus, die umliegende Haut zeigt eine dezente Rötung.

Verdachtsdiagnose

Gonorrhö

Differenzialdiagnosen

Nicht-gonorrhoische Urethritis durch u. a. Escherichia coli, Streptococcus faecalis, Ureaplasma urealitycum oder Chlamydia trachomatis. Die Symptome sind Dysurie, urethraler Juckreiz, mit ggf.

Auf den Punkt gebracht

ACHTUNG

3.13.13 Gonorrhö

Erkennungszeichen:

- Eiteraustritt aus der Urethra, v. a. morgens (Bonjour-Tropfen)
- Entzündliche Veränderungen der Urethraöffnung

Differenzialdiagnose: nichtgonorrhoische Urethritis

ABBILDUNG 3.153

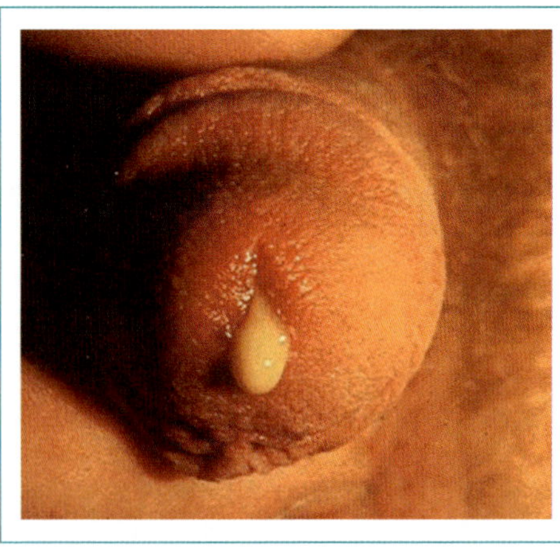

Abb. 3.153 Gonorrhö [E606-003]

eitrigem Ausfluss aus der Harnröhre. Alle diese Keime bzw. Infektionen können als Komplikation zu Prostatitis, Epididymitis und Orchitis führen.

Anamnestische Fragen zur Sicherung der Diagnose

- Seit wann? Die Symptome entwickeln sich rasch, wenige Tage nach Infektion.
- Lokale Symptome: Schmerzen, Juckreiz, Dysurie? Typische Symptome der Gonorrhö.
- Allgemeinsymptome: Fieber, grippale Symptome? Mögliche Hinweise auf eine systemische Streuung.
- Vorausgegangene Infektionen? Hinweise auf Ursache der Erkrankung.
- Häufiger Partnerwechsel? Hinweis auf Übertragungsweg.

Untersuchungsbefunde

Labor: mikroskopischer Erregernachweis aus frischem Abstrich

ACHTUNG

ACHTUNG Der Erregernachweis ist dem Heilpraktiker nach §§ 24, 44 und 45 IfSG nicht gestattet.

Krankheitsbild

Die **Gonorrhö** *(Tripper)* entsteht durch Infektion mit dem Bakterium Neisseria gonorrhoea. Es wird über direkten Kontakt, meist durch Geschlechtsverkehr, übertragen. Je nach Eintrittspforte können eine Urethritis, Zervizitis, Konjunktivitis, Pharyngitis oder Proktitis hervorgerufen werden.
40 % der Infektionen verlaufen subklinisch, sind daher unerkannt. Beim Mann dominieren bei den Symptomen **Juckreiz in der Urethra, Dysurie, eitriger Ausfluss** *(Bonjour-Tropfen).* Bei der Frau können **eitriger vaginaler Ausfluss,** bei Beteiligung der Urethra Dysurie und Brennen beim Wasserlassen auftreten.
Als Komplikationen können eine gonorrhoische Arthritis, Vernarbung der Harnröhre, Prostatitis und Epididymitis beim Mann, Adnexitis bei der Frau und Sterilität bei beiden Geschlechtern auftreten.
Nach durchgemachter Erkrankung entwickelt sich keine bleibende Immunität, Reinfektionen sind jederzeit möglich. Als Prophylaxe ist die Benutzung von Präservativen ratsam. Die Therapie sollte alle Geschlechtspartner einschließen und besteht in der Gabe von Antibiotika.
Die Behandlung ist dem Heilpraktiker nach § 24 IfSG nicht gestattet.

3.13.14 Condylomata acuminata

3.13.14 Condylomata acuminata

ABBILDUNG 3.154

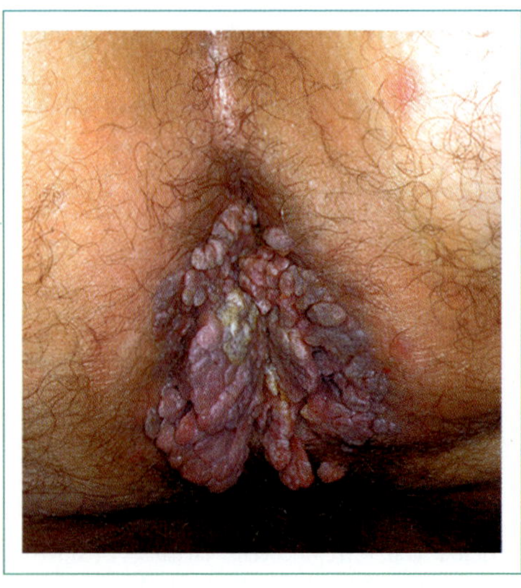

Abb. 3.154 Condylomata acuminata [M123]

Erkennungszeichen: weiche, papulöse, stecknadelkopf- bis kirschgroße, aber auch gestielte (blumenkohlartige oder hahnenkammartige), fleischfarbene oder livide Vegetationen
Differenzialdiagnose: Condylomata lata

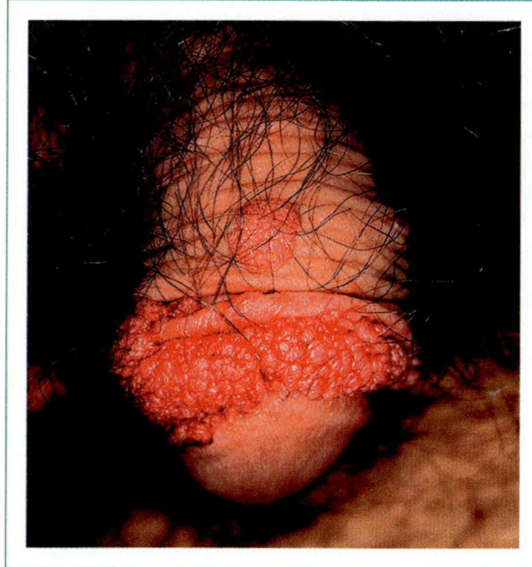

Abb. 3.155 Condylomata acuminata [E508]

ABBILDUNG 3.155

Bildbeschreibung

Die Abbildung ➤ Abb. 3.154 zeigt eine perianale Region. Auffallend sind rötliche bis livide Wucherungen mit blumenkohlartiger Oberfläche. Die angrenzende Haut ist ohne entzündliche Erscheinungen.
Auf der Abbildung ➤ Abb. 3.155 ist ein Penis sichtbar. Am Sulcus coronarius und am Penisschaft finden sich blumenkohlartige Wucherungen. Die angrenzende Haut ist ebenfalls frei von entzündlichen Hauterscheinungen.

Verdachtsdiagnose

Condylomata acuminata

Differenzialdiagnosen

Condylomata lata: Hauterscheinung der Lues im Stadium II. Im Gegensatz zu den Condylomata acuminata breitbasig aufsitzende, eher plane, nässende Plaques. Vorkommen im perianalen Bereich. Andere Symptome der Lues sind meist vorhanden.

Anamnestische Fragen zur Sicherung der Diagnose

- Seit wann? Die Entwicklung der Condylomata acuminata ist langsam.
- Lokale Symptome: Schmerzen, Juckreiz, Nässen, Fremdkörpergefühl? Typische Symptome der Condylomata acuminata.
- Allgemeinsymptome: Fieber? Fieber ist untypisch, außer bei der invasiven Variante Buschke-Löwenstein.
- Vorausgegangene Infektionen? Hinweis auf Ursache.
- Häufiger Partnerwechsel? Hinweis auf Ursache.

Untersuchungsbefunde

Labor: Virusnachweis durch HPV-DNA

ACHTUNG Die Durchführung der serologischen Tests (indirekter Erregernachweis) ist dem Heilpraktiker nach § 24 IfSG nicht gestattet.

ACHTUNG

Krankheitsbild

Condylomata acuminata *(Feigwarzen)* werden durch humane Papillomviren verursacht. Die Übertragung der Viren erfolgt über Schmierinfektion. Begünstigt wird die Infektion durch feuchtwarmes Milieu oder Epithelläsionen (Phimose, Fluor vaginalis, Mazeration, Intertrigo, Analekzem, Immunschwäche, Schwangerschaft). Einige Subtypen der HPV-Viren zählen zu den onkogenen Viren, können also Tumoren induzieren.

Feigwarzen erscheinen als **weiche, papulöse, stecknadelkopf- bis kirschgroße,** aber auch **gestielte** (blumenkohlartig oder hahnenkammartig) wachsende Vegetationen. Sie können nässen, jucken oder Schmerzen im betroffenen Areal hervorrufen. Als Komplikationen können Karzinome von Zervix, Vulva und Penis auftreten.
Die Therapie erfolgt mit Virustatika und/oder durch chirurgische Entfernung.

LERNZIELKONTROLLE

- Beschreiben Sie die Abbildung ➤ Abb. 3.156 und nennen Sie die erkennbaren Auffälligkeiten! Welche Erkrankung kommt am ehesten in Betracht? Welche Differenzialdiagnosen müssen in Betracht gezogen werden? Welche pathologischen Befunde lassen sich bei der körperlichen und laborchemischen Untersuchung erheben?
- Beschreiben Sie die Abbildung ➤ Abb. 3.157 und nennen Sie die erkennbaren Auffälligkeiten! Welche Erkrankung kommt am ehesten in Betracht? Welche Differenzialdiagnosen müssen in Betracht gezogen werden? Welche pathologischen Befunde lassen sich bei der körperlichen und laborchemischen Untersuchung erheben?
- Beschreiben Sie die Abbildung ➤ Abb. 3.158 und nennen Sie die erkennbaren Auffälligkeiten! Welche Erkrankung kommt am ehesten in Betracht? Welche Differenzialdiagnosen müssen in Betracht gezogen werden? Welche pathologischen Befunde lassen sich bei der körperlichen und laborchemischen Untersuchung erheben?
- Welche äußeren Auffälligkeiten können bei einer Anämie festgestellt werden? Welche pathologischen Befunde lassen sich bei der körperlichen und laborchemischen Untersuchung erheben?
- Welche äußeren Auffälligkeiten treten beim Ikterus auf? Welche pathologischen Befunde lassen sich bei der körperlichen und laborchemischen Untersuchung in Abhängigkeit von der Ursache des Ikterus' erheben?
- Beschreiben Sie die Abbildung ➤ Abb. 3.159 und nennen Sie die erkennbaren Auffälligkeiten! Durch welche Ursachen kann dieser Befund entstehen?
- Beschreiben Sie die Abbildung ➤ Abb. 3.160 und nennen Sie die erkennbaren Auffälligkeiten! Für welche Erkrankung sind die Veränderungen charakteristisch? Welche Differenzialdiagnosen ziehen Sie in Betracht? Welche pathologischen Befunde lassen sich bei der körperlichen und laborchemischen Untersuchung erheben?
- Welche Veränderungen der Schleimhaut finden sich bei einer oralen Candidose? Welche Differenzialdiagnosen kommen in Betracht?
- Beschreiben Sie die Abbildung ➤ Abb. 3.161 und nennen Sie die erkennbaren Fingerdeformitäten! Für welche Erkrankung sind die Veränderungen charakteristisch? Welche Differenzialdiagnosen ziehen Sie in Betracht? Welche pathologischen Befunde lassen sich bei der körperlichen und laborchemischen Untersuchung erheben?
- Beschreiben Sie die Abbildung ➤ Abb. 3.162 und nennen Sie die erkennbaren Hauterscheinungen! Für welche Erkrankung sind die Veränderungen charakteristisch? Welche Differenzialdiagnosen ziehen Sie in Betracht? Welche pathologischen Befunde lassen sich bei der körperlichen und laborchemischen Untersuchung erheben?
- Beschreiben Sie die Abbildung ➤ Abb. 3.163 und nennen Sie die erkennbaren Auffälligkeiten! Welche Differenzialdiagnosen ziehen Sie in Betracht?
- Welche Auffälligkeiten sind für den Morbus Bechterew typisch? Welche Differenzialdiagnosen kommen in Betracht?
- Beschreiben Sie die Abbildung ➤ Abb. 3.164 und nennen Sie die erkennbaren Auffälligkeiten! Welche Ursachen kommen für diesen Befund in Betracht? Welche pathologischen Befunde lassen sich bei der körperlichen und laborchemischen Untersuchung erheben?
- Beschreiben Sie die Abbildung ➤ Abb. 3.165 und nennen Sie die erkennbaren Auffälligkeiten! Für welche Ödemart sprechen diese Befunde? Welche Charakteristika zeigen Wasser-, Myx- und Lymphödeme? Welche pathologischen Befunde lassen sich bei der körperlichen und laborchemischen Untersuchung bei den jeweiligen Ödemarten erheben?
- Beschreiben Sie die Abbildung ➤ Abb. 3.166 und nennen Sie die erkennbaren Hautveränderungen! Welche Ursache kommt am ehesten in Betracht? Welche Kennzeichen sind für arterielle und venöse Ulzera charakteristisch? Welche pathologischen Befunde lassen sich bei der körperlichen und laborchemischen Untersuchung bei den jeweiligen Ödemarten erheben?
- Beschreiben Sie die Abbildung ➤ Abb. 3.167 und nennen Sie die erkennbaren Hautveränderungen! Welche Hautneubildung kommt am ehesten in Betracht?
- Beschreiben Sie die Abbildung ➤ Abb. 3.168 und charakterisieren Sie das Exanthem im Hinblick auf Morphologie und Ausdehnung! Welche Differenzialdiagnosen ziehen Sie in Betracht? Welche pathologischen Befunde lassen sich bei der körperlichen und laborchemischen Untersuchung unter Beachtung der gesetzlichen Einschränkungen erheben?
- Welche äußeren Auffälligkeiten sind für Röteln typisch? Welche Differenzialdiagnosen kommen in Betracht?
- Beschreiben Sie die Abbildung ➤ Abb. 3.169 und das Exanthem! Für welche Erkrankung ist dieses Exanthem typisch? Welche Differenzialdiagnosen ziehen Sie in Betracht? Welche pathologischen Befunde lassen sich bei der körperlichen und laborchemischen Untersuchung unter Beachtung der gesetzlichen Einschränkungen erheben?
- Beschreiben Sie die Abbildung ➤ Abb. 3.170 und charakterisieren Sie die Hauterscheinung! Welche Verdachtsdiagnose kommt am ehesten in Betracht? Welche Differenzialdiagnosen ziehen Sie in Betracht? Welche pathologischen Befunde lassen sich bei der körperlichen und laborchemischen Untersuchung unter Beachtung der gesetzlichen Einschränkungen erheben?
- Beschreiben Sie die Abbildung ➤ Abb. 3.171 und die erkennbaren Hautveränderungen! Welche Erkrankung und Differenzialdiagnosen kommen am ehesten in Betracht? Welche pathologischen Befunde lassen sich bei der körperlichen und laborchemischen Untersuchung unter Beachtung der gesetzlichen Einschränkungen erheben?
- Beschreiben Sie die Abbildung ➤ Abb. 3.172 Welche Verdachtsdiagnose und Differenzialdiagnosen ziehen Sie in Betracht? Welche pathologischen Befunde lassen sich bei der körperlichen und laborchemischen Untersuchung unter Beachtung der gesetzlichen Einschränkungen erheben?
- Welche äußeren Befunde und welche Rachenbefunde sind für die Diphtherie typisch? Welche Differenzialdiagnosen ziehen Sie in Betracht?
- Beschreiben Sie die Abbildung ➤ Abb. 3.173 und die erkennbaren Haut- und Schleimhautveränderungen! Welche Erkrankung liegt am ehesten vor? Welche Differenzialdiagnosen kommen in Betracht? Welche pathologischen Befunde lassen sich bei der körperlichen und laborchemischen Untersuchung unter Beachtung der gesetzlichen Einschränkungen erheben?

- Beschreiben Sie die Abbildung ➢ Abb. 3.174 und die erkennbaren Hautveränderungen! Für welche Erkrankung sind diese charakteristisch? Welche Differenzialdiagnosen ziehen Sie in Betracht? Welche pathologischen Befunde lassen sich bei der körperlichen und laborchemischen Untersuchung unter Beachtung der gesetzlichen Einschränkungen erheben?
- Beschreiben Sie die Abbildung ➢ Abb. 3.175 und die erkennbaren Hautveränderungen! Welche Erkrankung kommt am ehesten infrage? Welche Differenzialdiagnosen ziehen Sie in Betracht? Welche pathologischen Befunde lassen sich bei der körperlichen und laborchemischen Untersuchung unter Beachtung der gesetzlichen Einschränkungen erheben?
- Beschreiben Sie die Abbildung ➢ Abb. 3.176 und die erkennbaren Veränderungen! Für welche Erkrankung sind die Veränderungen charakteristisch? Welche Differenzialdiagnosen ziehen Sie in Betracht? Welche pathologischen Befunde lassen sich bei der körperlichen und laborchemischen Untersuchung unter Beachtung der gesetzlichen Einschränkungen erheben?

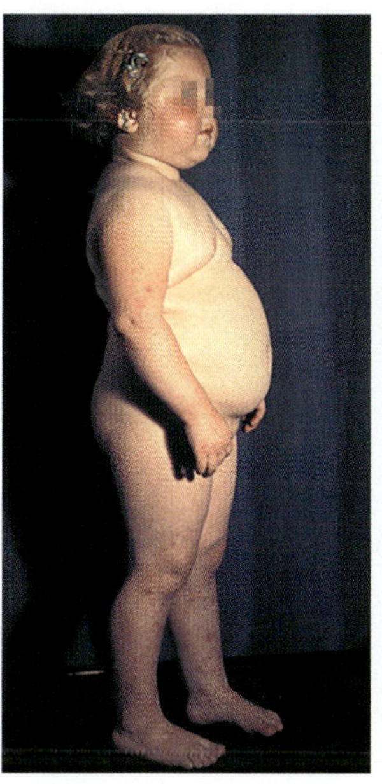
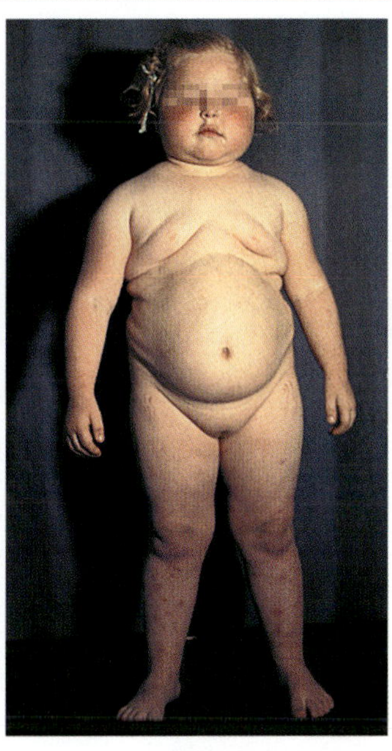

ABBILDUNG 3.156

Abb. 3.156 Cushing-Syndrom [O530]

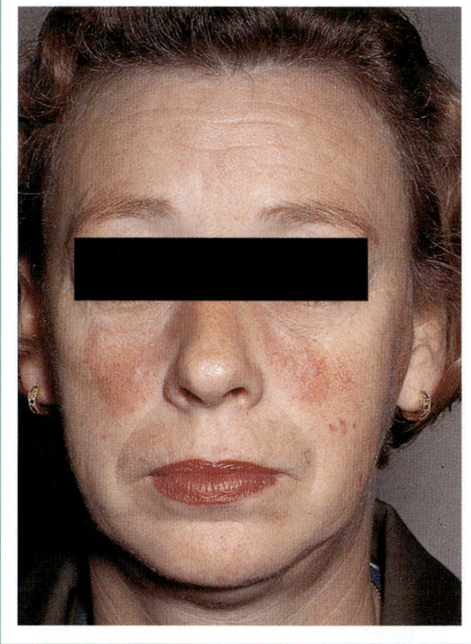

ABBILDUNG 3.157

Abb. 3.157 Systemischer Lupus erythematodes [E325]

ABBILDUNG 3.158

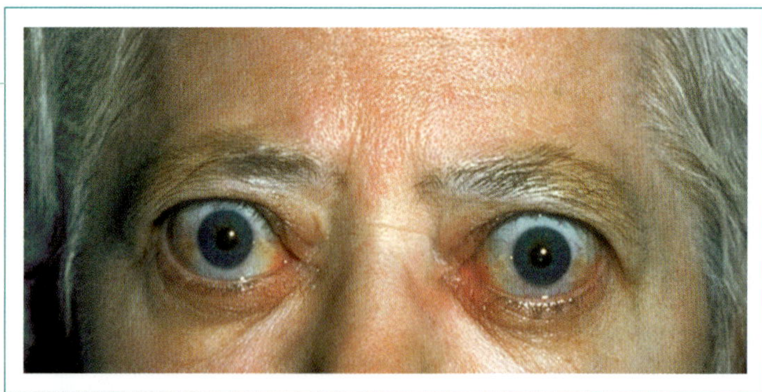

Abb. 3.158 Endokrine Orbitopathie [T127]

ABBILDUNG 3.159

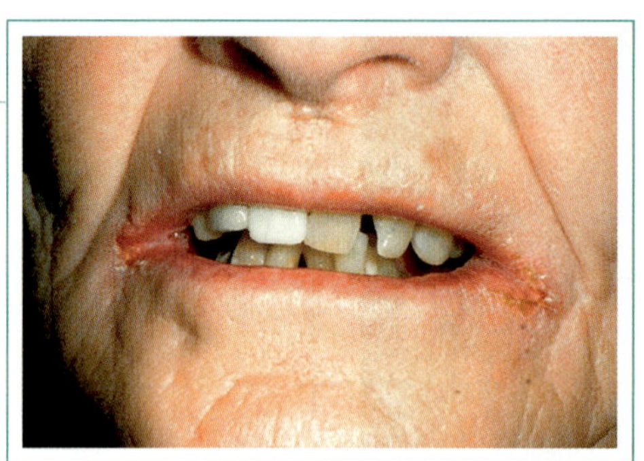

Abb. 3.159 Mundwinkelrhagaden [E576]

ABBILDUNG 3.160

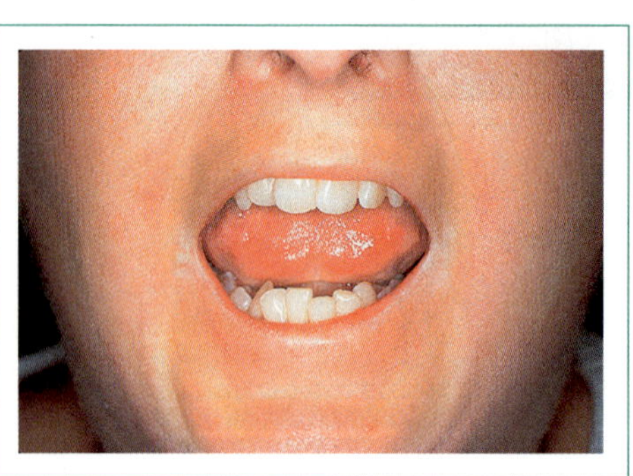

Abb. 3.160 Sklerodermie [E676]

ABBILDUNG 3.161

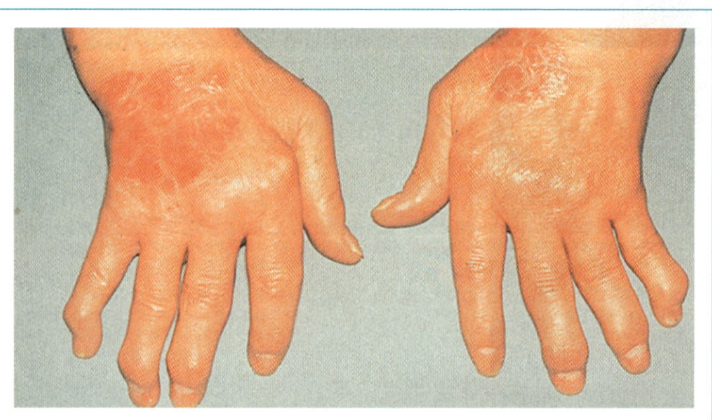

Abb. 3.161 Rheumatoide Arthritis [E676]

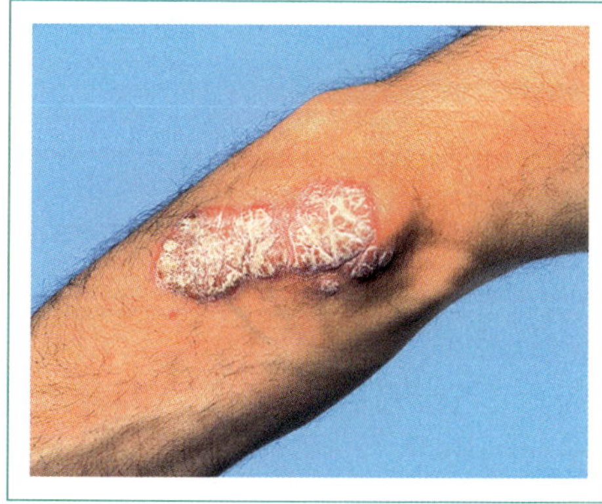

Abb. 3.162 Psoriasis vulgaris [K183]

ABBILDUNG 3.162

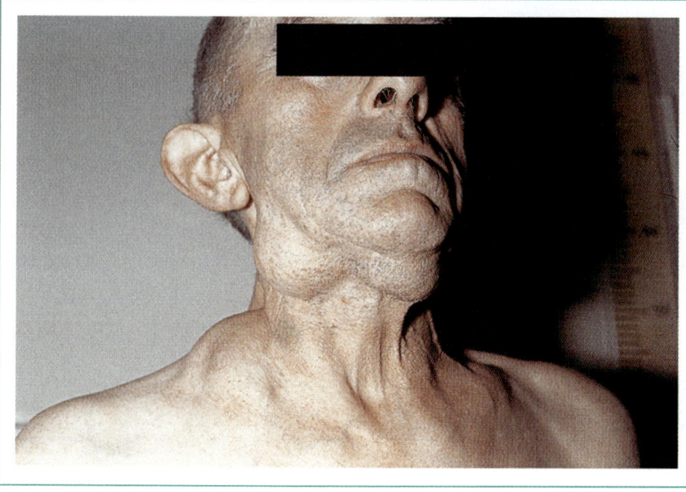

Abb. 3.163 Zervikale Lymphknotenschwellung [M537]

ABBILDUNG 3.163

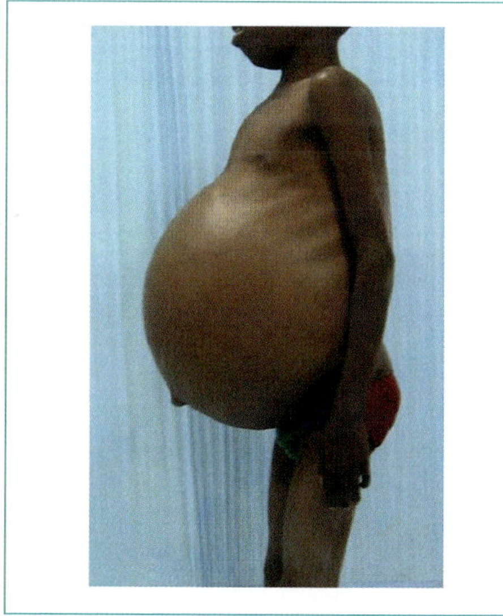

Abb. 3.164 Aszites [F542-002]

ABBILDUNG 3.164

ABBILDUNG 3.165

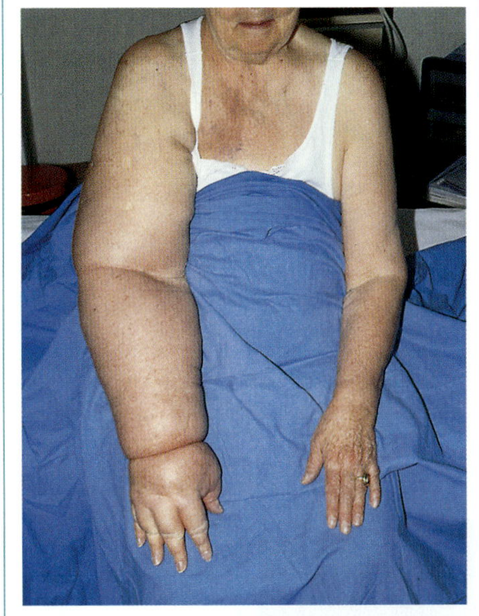

Abb. 3.165 Lymphödem [M122]

ABBILDUNG 3.166

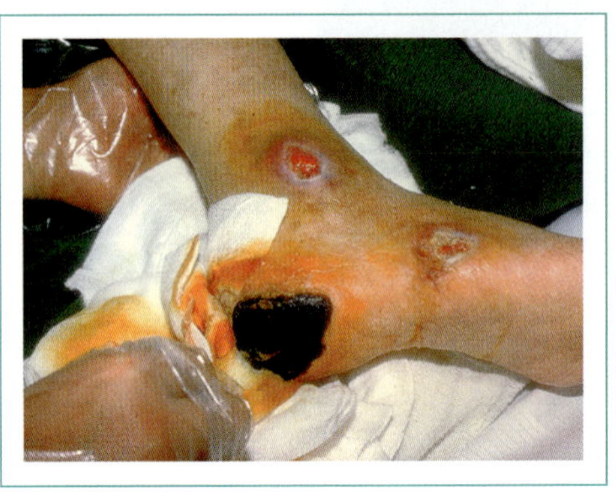

Abb. 3.166 Diabetisches Ulkus [T195]

ABBILDUNG 3.167

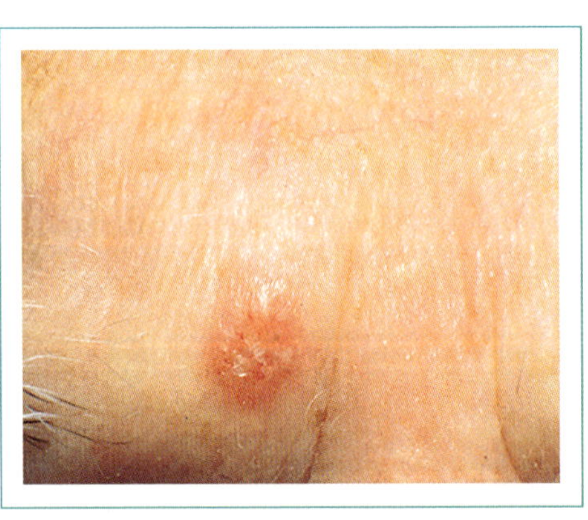

Abb. 3.167 Basaliom [E273]

ABBILDUNG 3.168

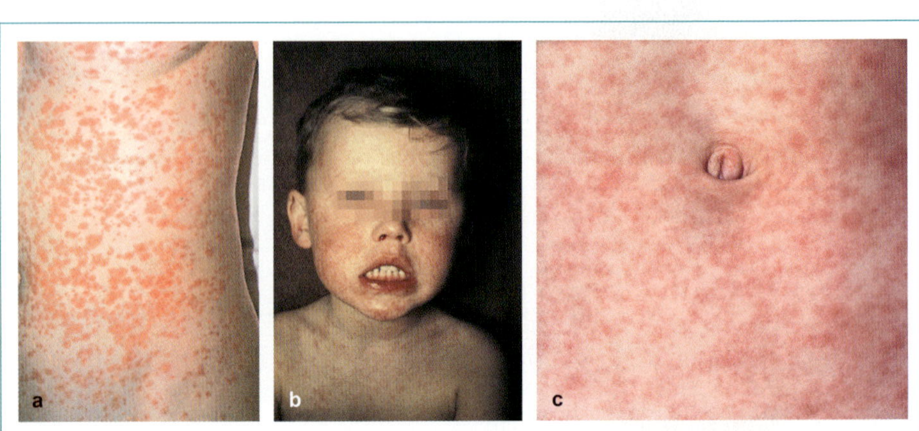

Abb. 3.168 Masern [T351]

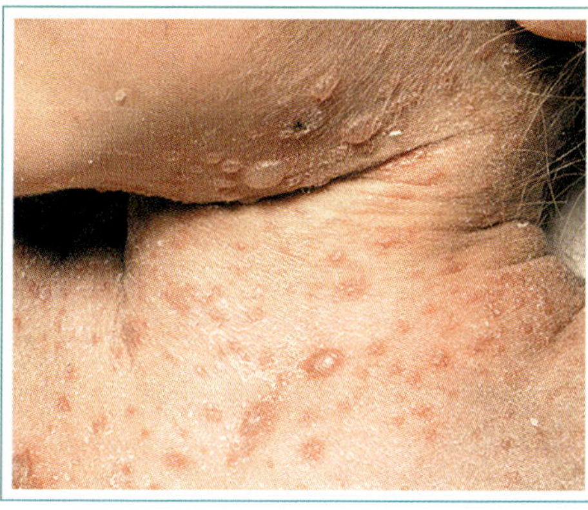

Abb. 3.169 Varizellen [T351]

ABBILDUNG 3.169

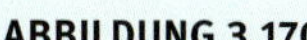

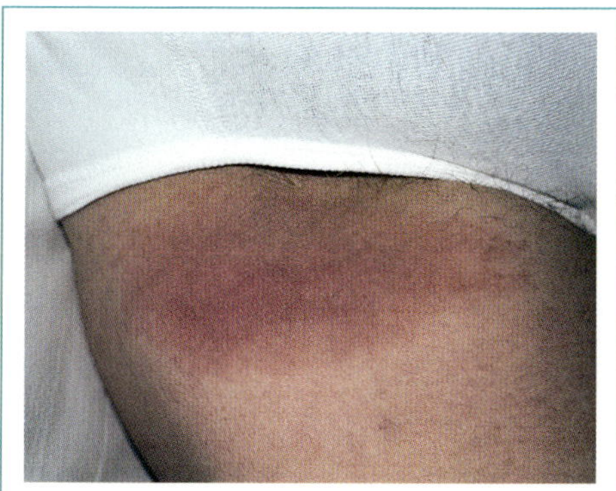

Abb. 3.170 Erythema migrans [M537]

ABBILDUNG 3.170

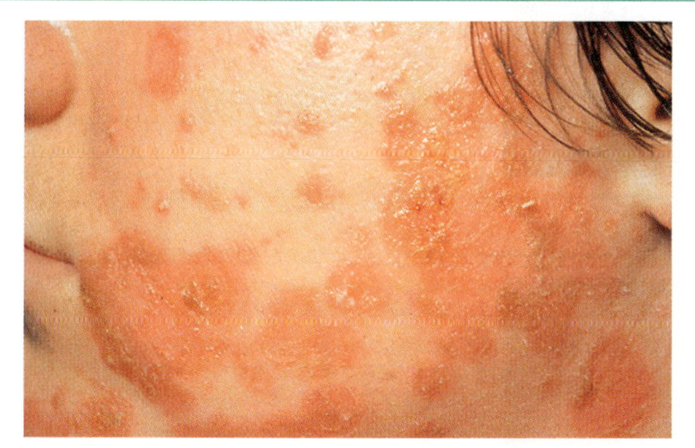

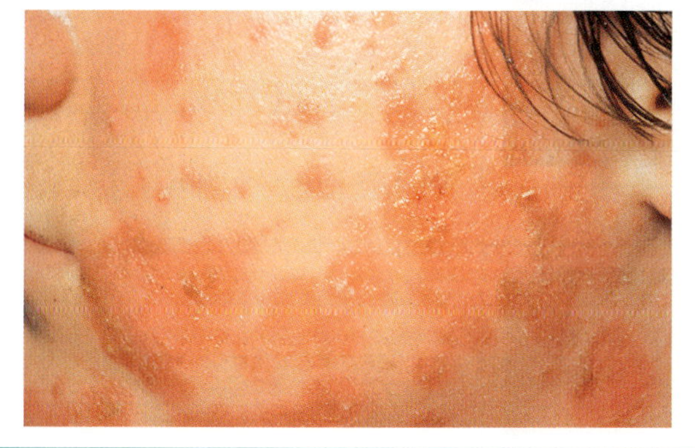

Abb. 3.171 Impetigo contagiosa [E273]

ABBILDUNG 3.171

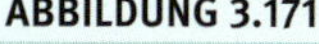

Abb. 3.172 Erysipel [E316]

ABBILDUNG 3.172

ABBILDUNG 3.173

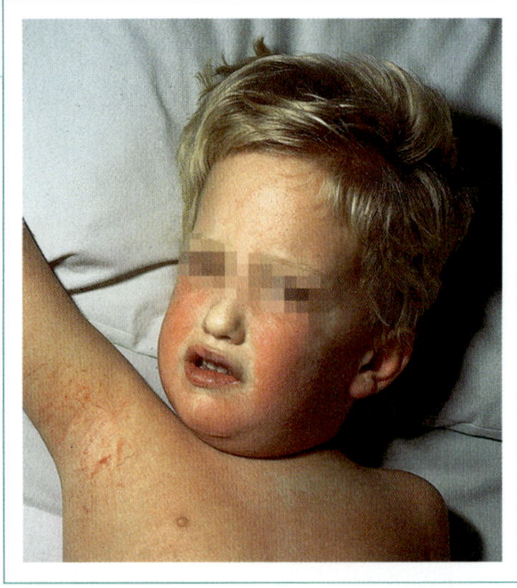

Abb. 3.173 Scharlach [O530]

ABBILDUNG 3.174

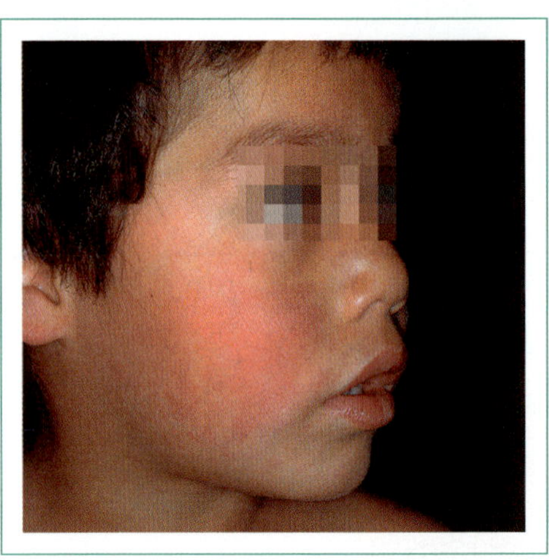

Abb. 3.174 Ringelröteln [E422]

ABBILDUNG 3.175

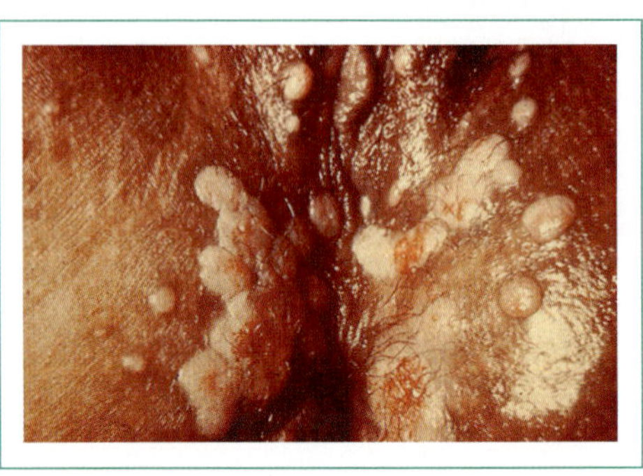

Abb. 3.175 Condylomata lata bei Lues [E708]

ABBILDUNG 3.176

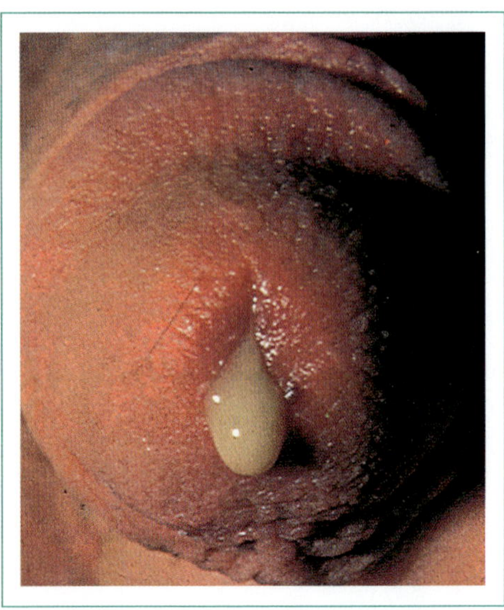

Abb. 3.176 Gonorrhö [E316]

KAPITEL

4 Differenzialdiagnostik

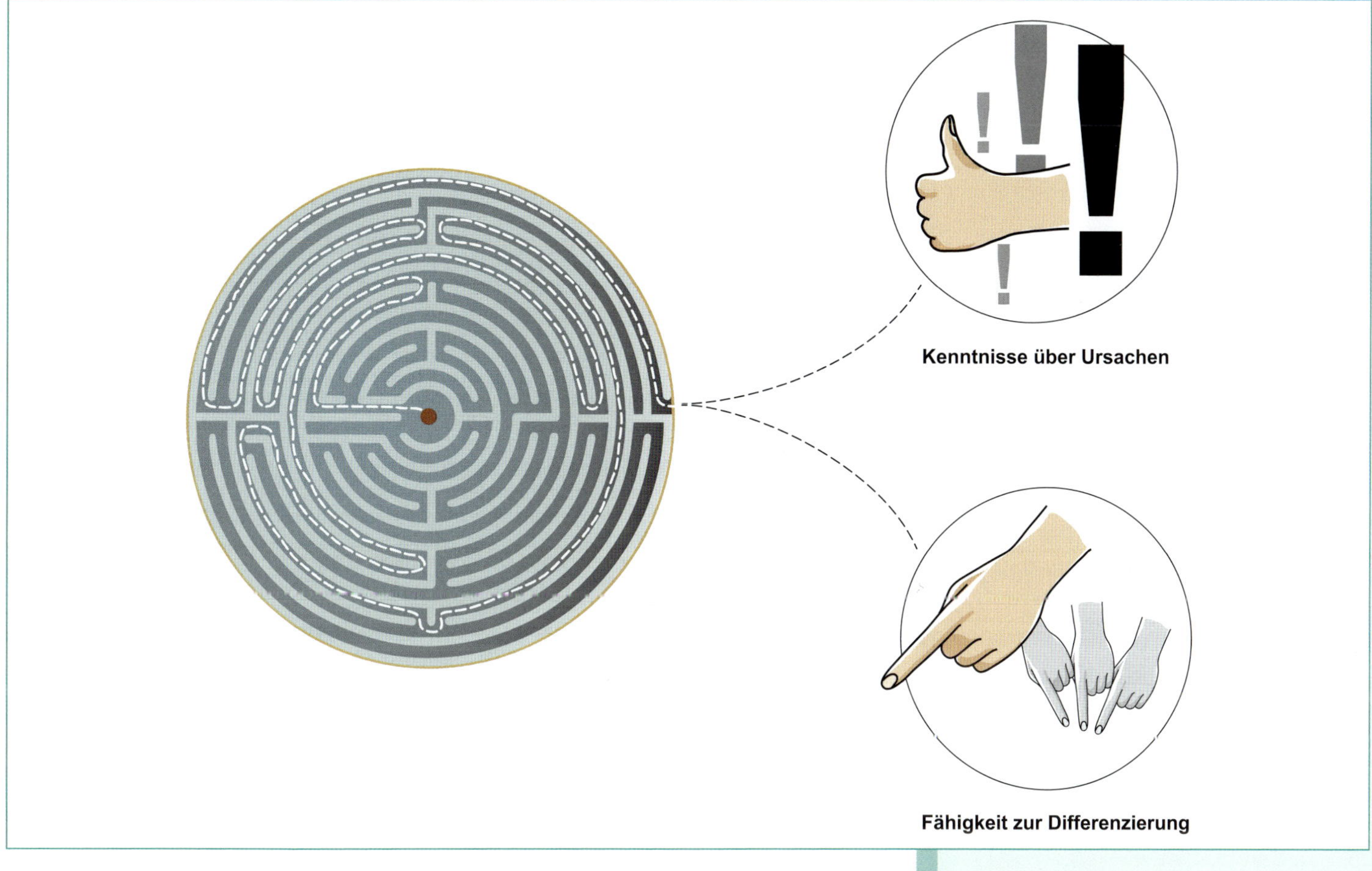

Auf den Punkt gebracht

4.1 Bewegungsapparat

4.1 Bewegungsapparat

LERNZIELE

- Fähigkeit zur systematischen Differenzierung von Rückenschmerzen und Gelenkschmerzen.
- Kenntnisse über die Differenzialdiagnosen des Gelenkbefalls.
- Kenntnisse über die Differenzialdiagnosen von Knochenschmerzen.
- Fähigkeit zur systematischen Differenzierung von Thoraxschmerzen.
- Kenntnisse über die Differenzialdiagnosen der Herzgeräusche und die Auskultationspunkte.
- Kenntnisse über die Differenzialdiagnosen der Herzrhythmusstörungen und der Synkopen.
- Fähigkeit zur systematischen Differenzierung von Ödemen.
- Fähigkeit zur Differenzierung von Beinulzera im Hinblick auf Ursache, Lokalisation und Begleitsymptome.
- Fähigkeit zur systematischen Differenzierung der Extremitätenschmerzen und -rötung.
- Fähigkeit zur Gegenüberstellung der Symptome von Thrombophlebitis und TVT sowie pAVK und akutem arteriellem Verschluss.
- Kenntnisse über Schockarten und deren Symptome.
- Kenntnisse über die Ursachen der Dyspnoe und Zyanose.
- Fähigkeit zur Differenzierung des Sputums im Hinblick auf Menge, Farbe und Beschaffenheit.
- Kenntnisse über die Ursachen eines blutigen Sputums.
- Fähigkeit zur Differenzierung der Kruppsyndrome.
- Kenntnisse über die Ursachen eines Pleuraergusses.
- Kenntnisse über die Ursachen von Foetor/Halitosis, Dysphagie, Erbrechen, Diarrhö und Obstipation.
- Kenntnisse über die Ursachen des akuten Abdomens.
- Differenzierung zwischen oberer und unterer gastrointestinaler Blutung.
- Kenntnisse über Ursachen, Klassifikation und Leitsymptome des Ileus.
- Fähigkeit zur Differenzierung der Ikterusarten im Hinblick auf Ursache und Veränderungen des Stuhls und Urins.
- Kenntnisse über die Ursachen von Aszites.
- Kenntnisse über die Ursachen der Unterernährung und der Adipositas.
- Kenntnisse über die Ursachen von Fieber und Benennung unterschiedlicher Fieberverläufe.
- Fähigkeit zur Differenzierung der hämorrhagischen Diathesen im Hinblick auf Ursachen und Blutungstyp.
- Differenzierung der Anämien im Hinblick auf Ursachen und Veränderung der Erythrozytenindizes.
- Kenntnisse über die Ursachen der Milzvergrößerung und Lymphknotenschwellung.
- Fähigkeit der Differenzierung der Ursachen und Symptome beim Coma diabeticum und hypoglykämischen Schock bzw. Koma.
- Kenntnisse über die Ursachen der Schilddrüsenvergrößerung.
- Kenntnisse über die Ursachen der Anurie, Polyurie und Hämaturie.
- Kenntnisse über die Ursachen der respiratorischen und metabolischen Azidose und Alkalose, deren Symptome und Kompensationsarten.
- Kenntnisse über Ursachen der Kalium- und Kalziumverschiebungen.
- Kenntnisse über skrotale und abdominale Ursachen der Skrotalschwellung.
- Kenntnisse über Ursachen der Unterbauchschmerzen bei der Frau.
- Benennung unterschiedlicher Ursachen bei Libido- und Erektionsstörung.
- Fähigkeit zur Differenzierung der Kopfschmerzen.
- Kenntnisse über die Ursachen von Schwindel.
- Benennung unterschiedlicher Gangstörungen.
- Fähigkeit zur Differenzierung der Bewusstlosigkeit.
- Kenntnisse über die Ursachen des Tremors.
- Fähigkeit zur Differenzierung der zentralen und peripheren Lähmung sowie der zentralen und peripheren Fazialisparese.
- Differenzierung der Läsionen der peripheren Nerven.
- Kenntnisse über internistische Hauterkrankungen, die typischen Hautsymptome aufweisen.
- Kenntnisse über die Ursachen von Juckreiz.
- Fähigkeit zur Differenzierung zwischen dem malignen Melanom und einem Naevus nach der ABCDE-Regel.
- Kenntnisse über Nagelveränderungen und die dazugehörigen Pathologien.
- Differenzierung der unterschiedlichen Exanthemarten unter Beachtung des morphologischen Bildes.
- Kenntnisse über Ursachen von Augenschmerzen, Ptosis und Lidschwellung.
- Fähigkeit zur Differenzierung zwischen akutem und chronischem Visusverlust bzw. Visusbeeinträchtigung unter Berücksichtigung der Ursachen.
- Kenntnisse über Ursachen der Miosis, Mydriasis, Doppelbildern und Anisokorie.
- Kenntnisse über Ursachen der Ohrschmerzen.
- Fähigkeit zur Differenzierung der Schwerhörigkeit unter Berücksichtigung der Einteilung in Schallleitungs- und Schallempfindungsschwerhörigkeit.
- Kenntnisse über die Ursachen von Tinnitus.
- Fähigkeit zur Differenzierung zwischen Demenz und Depression.
- Kenntnisse über Exantheme bei Infektionskrankheiten im Hinblick auf Lokalisation, Aussehen, Verlauf, Ausdehnung und Besonderheiten.
- Kenntnisse über Rachenbefunde bei Infektionskrankheiten.

4.1.1 Rückenschmerzen

MERKE

4.1.1 Rückenschmerzen

MERKE Rückenschmerzen können nach verschiedenen Gesichtspunkten eingeteilt werden. Zum einen nach der Ursache (entzündlich, degenerativ, traumatisch, neoplastisch, metabolisch), zum anderen nach der Lokalisation (zervikal, thorakal, lumbal, sakral) oder nach anatomischen Strukturen. Lumbosakrale Rückenschmerzen können zusätzlich eingeteilt werden in wirbelsäulenspezifische und nicht wirbelsäulenspezifische (z.B. Divertikulitis, Urolithiasis, Pyelonephritis) Rückenschmerzen. Die wirbelsäulenspezifischen Rückenschmerzen können in nicht spezifische (ohne organisches Korrelat, häufigste Form) und spezifische Rückenschmerzen (z.B. Frakturen, Infektionen, Neubildungen, Radikulopathien) eingeteilt werden. Nachfolgend erfolgt die Einteilung der Rückenschmerzen nach **anatomischen Schichten** von **außen nach innen.**

Haut

- **Verbrennung, Verbrühung:** wegweisend sind anamnestische Angaben und der typische Hautbefund, z. B. Rötung, Blasenbildung
- **Herpes zoster:** entzündliche Hauterscheinungen mit Bläschenbildung; starke Schmerzen entlang eines Dermatoms; am häufigsten thorakale Dermatome (meist einseitig) betroffen

Muskulatur

- **Muskalhartspann (Myogelose):** umschriebene Schmerzen, die sich unter Bewegung verstärken; typischer Tastbefund mit strangförmiger Verhärtung
- **Entzündliche Muskelerkrankung:** Schmerzen in Ruhe; im Laborbefund Entzündungszeichen ↑ und CK ↑

Nerven

- **Interkostalneuralgie:** einschießende Schmerzen entlang eines Nervenverlaufs
- **Bandscheibenvorfall:** plötzliche einschießende, in der Regel gut lokalisierbare Schmerzen entlang eines Spinalnerven, die sich unter Husten, Lachen, Pressen verstärken; meist lumbosakrale Abschnitte betroffen, Sensibilitätsstörungen, Ausfall der Kennmuskeln und Reflexabschwächung bzw. -Ausfall
- **Kauda-Syndrom:** schlaffe Lähmung, je nach Läsionshöhe im Bereich der unteren Extremitäten oder im Reithosenareal; Areflexie, Blasen- und Mastdarmsphinkterparese

Knöcherne und Gelenkstrukturen der Wirbelsäule

- **Wirbelfraktur, Wirbelsäulenstauchung:** meist erinnerliches Trauma; starke, gut lokalisierbare und häufig atemabhängige Schmerzen; bei Beteiligung des Spinalkanals und des Rückenmarks neurologische Ausfälle
- **Spondylose:** je nach Ausprägung von asymptomatisch bis zu ausgeprägten Schmerzen im Bereich der degenerativen Veränderungen
- **Skoliose:** Seitverbiegung der Wirbelsäule; asymmetrischer Schulter- und Beckenstand, asymmetrische Taillendreiecke; Rippenbuckel (ggf. im Vorbeugetest) und/oder Lumbalwulst
- **Tumoren, Metastasen:** v. a. bei Prostata-, Bronchial-, Mammakarzinom, multiples Myelom (Plasmozytom); kontinuierliche Schmerzen, auch nachts und in Ruhe; gleichzeitig meist vorhandene B-Symptomatik; Symptome des Primärtumors
- **Osteoporose, Osteomalazie:** Schmerzhaftigkeit bei Sinterung bzw. Fraktur der Wirbelkörper; Abnahme der Körpergröße und Verformungen der Wirbelsäule (v. a. Kyphosierung typisch)
- **Spondylarthritiden:** entzündlich-rheumatische Wirbelgelenkerkrankungen (u. a. Morbus Bechterew, Morbus Reiter, enteropathische Formen), die mit Steifigkeitsgefühl, Ruhe- und Nachtschmerzen einhergehen
- **Spondylitis (bakteriell), Abszess, Osteomyelitis:** bakterielle Erkrankungen, die meist gut lokalisierbar und durch Ruhe- und Nachtschmerzen gekennzeichnet sind; im Laborbefund CRP ↑, BSG ↑ und Leukozytose
- **Spondylolisthesis** (Wirbelgleiten): typisch sind Schmerzen im lumbosakralen Bereich (häufigste Lokalisation); gelegentlich gekoppelt mit Sensibilitätsstörungen der unteren Extremitäten
- **Morbus Scheuermann:** im jugendlichen Alter wenig Symptome bis auf eine verstärkte Kyphosierung (meist) der BWS; im Erwachsenenalter fixierte Kyphose und arthrotische Veränderungen; im Röntgenbild Schmorl-Knötchen typisch
- **Rheumatoide Arthritis:** symmetrischer Befall der kleinen Gelenke der Extremitäten; an der Wirbelsäule ist meist im Verlauf der Erkrankung die HWS betroffen, was sich als Facettensyndrom bemerkbar macht; typisch sind Nacken- und Kopfschmerzen; vegetative Symptome und neurologische Ausfälle können hinzutreten
- **Morbus Paget:** Knochenerkrankung, die zunächst mit einem verstärkten Abbau der Knochensubstanz einhergeht; später entstehen irreguläre und instabile Knochenanbauten; typische Symptome sind umschriebene Knochenschmerzen, Knochenverbiegungen (Säbelscheidentibia); im Laborbefund AP ↑ ↑ und Kalzium ↑

Lunge und Pleura

- **Pleuritis:** atemabhängige, stechende Schmerzen; meist im thorakalen Abschnitt; begleitend Symptome eines Infektes oder einer Pneumonie; atemabhängige, schabende Reibegeräusche („Lederknarren")
- **Pneumothorax:** plötzliche stechende Schmerzen; meist im thorakalen Abschnitt; Dyspnoe, Zyanose; Stimmfremitus ↓, hypersonorer Klopfschall, abgeschwächtes Atemgeräusch

Herz und Gefäße

- **Angina pectoris, Herzinfarkt:** akute, drückende retrosternale Schmerzen mit Ausstrahlung in Hals, Achsel, linken Arm bis zu den Fingern, Abdomen oder Rücken; Gefühl der thorakalen Einengung; bei Angina pectoris Besserung nach Gabe von Nitrospray

Auf den Punkt gebracht

Einteilung nach **anatomischen Schichten** von **außen nach innen:**

- **Haut:**
  - Verbrennung
  - Verbrühung
  - Herpes zoster
- **Muskulatur:**
  - Muskelhartspann
  - Entzündliche Erkrankungen
- **Nerven:**
  - Bandscheibenvorfall
  - Kaudasyndrom
  - Interkostalneuralgie
- **Knochen und Gelenke:**
  - Wirbelfraktur
  - Spondylose
  - Skoliose
  - Neubildungen
  - Osteoporose/Osteomalazie
  - Spondylarthritis
  - Bakterielle Spondylitis
  - Spondylolisthesis
  - Morbus Scheuermann
  - Morbus Paget
  - Rheumatoide Arthritis
- **Lunge und Pleura:**
  - Pneumothorax
  - Pleuritis
- **Herz und Gefäße:**
  - Akutes Koronarsyndrom
  - Lungenembolie
  - Aortendissektion
- **Abdominale Organe:**
  - Gastritis
  - Ulkuskrankheit
  - Pankreatitis
  - Pankreaskopfkarzinom
  - Gallensteinleiden
  - Gynäkologische Erkrankungen
  - Nierensteinleiden

- **Lungenembolie:** akute retrosternale Thorax-, Oberbauch- oder Rückenschmerzen mit Dyspnoe, Zyanose, blutigem Sputum und Symptomen der Rechtsherzbelastung mit gestauten Halsvenen und evtl. Beinödemen; ggf. Symptome der tiefen Beinvenenthrombose, Synkope
- **Aortendissektion:** plötzliche, reißende thorakale Schmerzen oder Schmerzen zwischen den Schulterblättern, die sich in das Abdomen und untere Rückenbereiche verlagern; in der Anamnese in der Regel arterielle Hypertonie vorhanden

Abdominale Organe

- **Gastritis, Ulkus:** thorakale, abdominale Schmerzen mit Ausstrahlung in den Rücken (meist thorakolumbaler Übergang) mit Verstärkung nach dem Essen
- **Pankreatitis:** typisch sind gürtelförmige Oberbauchschmerzen; Ausstrahlung in linken Thorax und Rücken (meist thorakolumbaler Übergang) möglich
- **Pankreaskopfkarzinom:** typisch sind Symptome der chronischen Pankreatitis; schmerzloser Ikterus, bohrende Rückenschmerzen (meist thorakolumbaler Übergang)
- **Gallensteinleiden:** kolikartige Schmerzen im rechten Oberbauch bzw. rechten Thorax mit Ausstrahlung in die rechte Schulter, das Schulterblatt und BWS-Region; begleitend Unverträglichkeit von Fett, Kaffee oder gebratenen Speisen, evtl. Stuhlaufhellung und Dunkelfärbung des Urins
- **Nierensteinleiden:** beim Steinabgang wandernde kolikartige Schmerzen vom Rücken in die Flanken, dann in Unterbauch und Genitalien ziehend, begleitend Mikro- oder Makrohämaturie
- **Gynäkologische Erkrankungen** (z. B. Adnexitis, Lageanomalien des Uterus): Symptome der Primärerkrankung, z. B. Fluor, Fieber, Unterleibschmerzen mit Ausstrahlung in die LWS

4.1.2 Gelenkschmerzen

MERKE

Einteilung nach **Ursachen:**

- **Entzündlich-rheumatisch:**
  - Rheumatoide Arthritis
  - SLE
  - Sklerodermie
  - Morbus Bechterew
  - Psoriasis-Arthritis
  - Reaktive Arthritis
  - Morbus Reiter
- **Infektiös:**
  - Bakteriell (z. B. Borreliose, Tuberkulose)
  - Viral (z. B. Hepatitis, Influenza)
  - Sepsis
  - Osteomyelitis
- **Degenerativ:**
  - Überbelastung
  - Arthrose
- **Metabolisch:** Gicht
- **Traumatisch:**
  - Gelenknahe Frakturen
  - Verletzungen des Bandapparats
- **Andere:**
  - Neoplasien
  - Hämophilie
  - Antikoagulative Therapie
  - Akute Bursitis
  - Fibromyalgie
  - Polymyalgia rheumatica

4.1.2 Gelenkschmerzen

MERKE Die Differenzialdiagnostik der Gelenkschmerzen erfolgt nach deren **Ursache.**

Entzündlich-rheumatisch

Allen Ursachen **gemeinsam** sind der chronische Verlauf, Morgensteifigkeit, Ruheschmerzen und im Schub erhöhte Entzündungszeichen im Blut.

- **Rheumatoide Arthritis:** symmetrische Beteiligung der kleinen Gelenke (Grund- und Mittelgelenke, Gelenke der HWS) mit deren Zerstörung; Gaenslen-Zeichen positiv (Schmerzen in den Grundgelenken bei Händedruck), Schwanen- und Knopflochdeformität, ulnare Deviation; im Laborbefund RF meist positiv, Anti-CCP-AK positiv
- **Lupus erythematodes:** symmetrische Beteiligung der kleinen Gelenke, in der Regel ohne deren Zerstörung; typische Hautzeichen sind eine Sonnenunverträglichkeit und häufig ein Schmetterlingserythem; im Laborbefund ANA und RF meist positiv
- **Sklerodermie:** symmetrische Beteiligung der kleinen Gelenke, in der Regel ohne deren Zerstörung; typische Hautzeichen u. a. Puffy Hands, Sklerosierung der Haut, Fingerkuppennekrosen (Rattenbissnekrosen), Tabaksbeutelmund; im Laborbefund ANA und RF meist positiv
- **Morbus Bechterew:** tiefsitzende Kreuzschmerzen durch Sakroileitis mit Ausstrahlung ins Gesäß und untere Extremitäten; Einsteifungstendenz mit reduzierter Beweglichkeit der Wirbelsäule (Schober- und Ott-Zeichen eingeschränkt); Beteiligung der großen Gelenke im Sinne einer Arthritis; im Laborbefund häufig HLA–B27 positiv
- **Psoriasis-Arthritis:** Gelenkbefall im Strahl (Grund-, Mittel- und Endgelenk), gelegentlich symmetrischer Gelenkbefall wie bei der rheumatoiden Arthritis; Sakroileitis und erythematosquamöse Plaques über den Streckseiten der Extremitäten; im Laborbefund evtl. HLA-B27 positiv
- **Reaktive Arthritis:** Beteiligung der großen Gelenke ohne andere Organmanifestation; anamnestisch gastrointestinale und/oder urogenitale Infektionen eruierbar; im Laborbefund Entzündungszeichen ↑ und evtl. HLA-B27 positiv
- **Morbus Reiter:** Arthritis (mit Beteiligung meist der großen Gelenke), Konjunktivitis und Enteritis/Urethritis (Reiter-Trias); gelegentlich Hauterscheinungen u. a. als Balanitis circinata (Entzündung der Eichel) oder unterschiedlich aussehende Hauterscheinungen an Handflächen und Fußsohlen (Reiter-Tetrade); anamnestisch gastrointestinale und/oder urogenitale Infektionen eruierbar; im Laborbefund Entzündungszeichen ↑ und evtl. HLA-B27 positiv

Infektiös

- **Bakterielle Infekte** (z. B. Borreliose, Tuberkulose, Staphylokokken): Symptome der Primärkrankheit; Beteiligung von einem oder mehreren Gelenken möglich; akute lokale Entzündungszeichen (Rötung, Schwellung, Überwärmung, Schmerzen, eingeschränkte Beweglichkeit) typischerweise vorhanden; im Laborbefund Entzündungszeichen ↑, spezifische Antikörper nachweisbar; im Gelenkpunktat Erreger nachweisbar

- **Virale Infekte** (z. B. Hepatitis, Influenza): Symptome der Primärkrankheit; häufig mehrere Gelenke betroffen; mit oder ohne lokale Entzündungszeichen; im Laborbefund Entzündungszeichen und spezifische Antikörper nachweisbar
- **Sepsis:** lebensbedrohliche Organdysfunktion durch eine inadäquate Wirtsantwort auf Infektionen; Bewusstseinsveränderung, Tachypnoe (Atemfrequenz > 22/Min.), Hypotonie (systolischer Blutdruck < 100 mmHg)
- **Osteomyelitis:** gelenknahe Herde verursachen Belastungs- und Ruheschmerzen; z. T. schwere lokale und systemische Entzündungssymptomatik

Degenerativ

- **Arthrose:** betroffen sind v. a. die Gelenke der unteren Extremität; im frühen Stadium Belastungs-, Anlauf- und Ruheschmerz, im späten Stadium Dauerschmerz, nächtlicher Schmerz, Muskelschmerzen
- **Überlastung:** wegweisend sind anamnestische Befunde

Metabolisch

Gicht: asymmetrischer Befall; meist Großzehengrund- oder Daumensattelgelenk betroffen; stark ausgeprägte lokale Entzündungszeichen; im Laborbefund Harnsäure ↑ (kann aber auch ↓ oder im Referenzbereich sein)

Traumatisch

- **Gelenknahe Frakturen:** wegweisend ist der anamnestische Befund; sichere Frakturzeichen wie Fehlstellung, abnorme Beweglichkeit oder sichtbare Knochenfragmente
- **Bänderriss, Meniskusverletzungen (am Knie):** wegweisend ist der anamnestische Traumabefund; lokale Symptome; je nach Verletzung positive Funktionstests (Varus- und Valgusstress, Steinmann I und II, Schubladenphänomen, Lachmann-Test)

Andere

- **Chronisch entzündliche Darmerkrankung:** häufig Beteiligung der großen Gelenke und des ISG, abdominale Schmerzen, Durchfälle (schleimig-blutig bei Colitis ulcerosa, schleimig-eitrig bei Morbus Crohn), Malassimilationssyndrom (Morbus Crohn), Entzündungssymptome
- **Leukämie und andere Neoplasien:** wegweisend sind Symptome des Primärtumors und ggf. B-Symptome; bei einer Leukämie Anämie, Thrombopenie, Immunsuppression und Veränderung des Blutbilds
- **Hämophilie, antikoagulative Therapie:** wegweisend ist der anamnestische Befund; ggf. Blutungsneigung als Hämatome oder Gelenkeinblutungen
- **Akute Bursitis:** prall-elastische Schwellung, Schmerzen, Rötung, Überwärmung, Bewegungseinschränkung
- **Fibromyalgiesyndrom:** chronische Schmerzen in mehreren Körperregionen, Schlafstörungen, Erschöpfung, vegetative Symptome; Laborbefund meist o. B.
- **Polymyalgia rheumatica:** meist symmetrische, nächtliche, reißende muskuläre Schulter- und Beckenschmerzen; im Laborbefund BSG ↑↑, CRP ↑

4.1.3 Gelenkbefall

MERKE Die Differenzialdiagnose des Gelenkbefalls erfolgt nach der **Beteiligung der Gelenke.**

Symmetrischer Befall der kleinen Gelenke

- **Rheumatoide Arthritis:** symmetrischer, zerstörender Gelenkbefall der kleinen Gelenke; Gaenslen-Zeichen positiv, Schwanen- und Knopflochdeformität; im Laborbefund RF und Anti CCP-Ak meist positiv
- **Lupus erythematodes:** symmetrischer Befall der kleinen Gelenke; Hauterscheinungen (Schmetterlingserythem); im Laborbefund ANA und RF meist positiv
- **Sklerodermie:** symmetrischer Befall der kleinen Gelenke; Fingerkuppennekrosen (Rattenbissnekrosen), Puffy Hands, Tabaksbeutelmund, Hautsklerosierung; im Laborbefund ANA und RF und CCP-AK meist positiv
- **Polyarthrose (Heberden- und Bouchard-Arthrose):** Beteiligung der Fingerendgelenke mit häufig radialer Deviation (Heberden-Arthrose) und/oder der Mittelgelenke (Bouchard-Arthrose); keine Beteiligung der Grundgelenke

Befall im Strahl

Psoriasis-Arthritis: typische Hauterscheinungen als silbrig-weiße Schuppung auf entzündlichem Grund, v. a. über den Streckseiten der Gelenke, am Okziput und in der Analfalte

4.1.3 Gelenkbefall

MERKE

Einteilung nach **Beteiligung der Gelenke:**

- **Symmetrischer Befall der kleinen Gelenke:**
  - Rheumatoide Arthritis
  - SLE
  - Sklerodermie
  - Polyarthrose
- **Befall im Strahl:** Psoriasis-Arthritis
- **Sakroileitis:**
  - Morbus Bechterew
  - Reaktive Arthritis
  - Morbus Reiter
  - Enteropathische Arthritiden
  - Psoriasis-Arthritis
- **Beteiligung der großen Gelenke:**
  - Rheumatisches Fieber
  - Reaktive Arthritis
  - Morbus Reiter
  - Morbus Bechterew
  - Psoriasis-Arthritis
  - Septische Arthritis
- **Großzehengrundgelenk:** Gicht

Sakroileitis

Allen Ursachen **gemeinsam** sind ein Steifigkeitsgefühl, tiefsitzende, nächtliche Kreuzschmerzen mit Ausstrahlung ins Gesäß und Oberschenkel, die i. d. R. unter Bewegung von der Schmerzintensität her besser werden. Ferner sind im laborchemischen Befund Entzündungszeichen ↑ und in einem Teil der Fälle auch HLA-B27 positiv.

- **Morbus Bechterew:** Beteiligung der großen Gelenke, zunehmende Versteifung und Kyphosierung der Wirbelsäule von kaudal nach kranial, Achillessehnenansatzschmerz, Iritis
- **Morbus Reiter:** Leitsymptome sind Arthritis, Konjunktivitis, Urethritis oder Enteritis
- **Enteropathische Arthritiden** (Morbus Crohn, Colitis ulcerosa): intestinale Symptome, z. B. Durchfall (eitrig-schleimig, blutig), Bauchschmerzen, (Sub-)Ileussymptomatik; extraintestinale Symptome wie Iritis, Erythema nodosum
- **Psoriasis-Arthritis:** typische Hauterscheinungen als silbrig-weiße Schuppung auf entzündlichem Grund, v. a. über den Streckseiten der Gelenke, am Okziput und in der Analfalte

Beteiligung der großen Gelenke

- **Rheumatisches Fieber:** betroffen sind große Gelenke; Befall springend; in der Anamnese 1–4 Wochen zurückliegende Streptokokkeninfekte; im Laborbefund ASL-Titer ↑
- **Morbus Reiter:** Leitsymptome sind Arthritis, Konjunktivitis, Urethritis oder Enteritis
- **Morbus Bechterew:** Beteiligung der großen Gelenke, zunehmende Versteifung und Kyphosierung der Wirbelsäule von kaudal nach kranial, Achillessehnenansatzschmerz, Iritis
- **Psoriasis-Arthritis:** typische Hauterscheinungen als silbrig-weiße Schuppung auf entzündlichem Grund, v. a. über den Streckseiten der Gelenke, am Okziput und in der Analfalte
- **Septische Arthritiden:** u. a. bei Gonorrhö, Tuberkulose, Infektion mit HiB; akuter Beginn mit starken lokalen und systemischen Entzündungszeichen, Symptome der Grunderkrankung

Großzehengrundgelenk

Gicht: asymmetrischer Befall; meist Großzehengrund- oder Daumensattelgelenk betroffen; starke lokale Entzündungszeichen; im Laborbefund Harnsäure ↑ (kann aber auch ↓ oder im Referenzbereich sein)

4.1.4 Knochenschmerzen

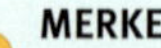

MERKE

Einteilung nach **Lokalisation:**

- **Lokale Knochenschmerzen:**
  - Frakturen
  - Tumoren, lokalisierte Metastasen
  - Morbus Perthes
  - Morbus Paget
  - Osteomyelitis
- **Generalisierte Knochenschmerzen:**
  - Osteoporose
  - Osteomalazie
  - Hyperparathyreoidismus
  - Multiples Myelom (Plasmozytom)
  - Diffuse Metastasierung

4.1.4 Knochenschmerzen

MERKE Die Differenzialdiagnose der Knochenschmerzen kann nach dem Verlauf (akut und chronisch) erfolgen oder nach der **Lokalisation** (lokal und generalisiert), wie nachfolgend beschrieben.

Lokale Knochenschmerzen

- **Frakturen:** wegweisend ist der anamnestische Befund; sichere Frakturzeichen wie Fehlstellung, Stufenbildung, abnorme Beweglichkeit oder sichtbare Knochenfragmente
- **Tumoren, lokalisierte Metastasen:** v. a. bei Prostata-, Bronchial-, Mammakarzinom, multiples Myelom (Plasmozytom); kontinuierliche Schmerzen, auch nachts und in Ruhe; gleichzeitig meist vorhandene B-Symptomatik; Symptome des Primärtumors
- **Morbus Perthes** (aseptische Hüftkopfnekrose): betrifft v. a. Jungen im Schulalter und geht mit Hinken, Knieschmerzen, selten Hüftschmerzen
- **Morbus Paget:** Knochenerkrankung, die zunächst mit einem verstärkten Abbau der Knochensubstanz einhergeht; später entstehen irreguläre und instabile Knochenanbauten; typische Symptome sind umschriebene Knochenschmerzen, Knochenverbiegungen (Säbelscheidentibia); im Laborbefund AP ↑↑ und Kalzium ↑
- **Osteomyelitis:** bakterielle Erkrankung mit Ruhe- und Nachtschmerzen; im Laborbefund CRP ↑, BSG ↑ und Leukozytose

Generalisierte Knochenschmerzen

- **Osteoporose:** Schmerzhaftigkeit bei Sinterung bzw. Fraktur der Wirbelkörper; Abnahme der Körpergröße und Verformungen der Wirbelsäule (v. a. Kyphosierung typisch)
- **Osteomalazie:** Knochenverbiegung (O-Bein-Bildung), Müdigkeit, Antriebsstörungen
- **Hyperparathyreoidismus:** Knochenschmerzen, Magenulzera, Steinbildung in den ableitenden Harnwegen (Stein-, Bein- und Magenpein); im Laborbefund Kalzium ↑, Phosphat ↓, AP ↑, Parathormon ↑
- **Multiples Myelom** (Plasmozytom): Müdigkeit, Schwäche, B-Symptome, Osteolysen oder Osteoporose, Kopfschmerzen, Sehstörungen; im Laborbefund BSG ↑↑, Kalzium ↑, Phosphat ↑, AP ↑, monoklonale Immunglobuline im Plasma (Elektrophorese) oder im Urin (als Bence-Jones-Proteinurie)
- **Diffuse Metastasierung:** Symptome des Primärtumors, B-Symptome, Spontanfrakturen

4.2 Herz

4.2.1 Thoraxschmerzen

MERKE Die Einteilung von Thoraxschmerzen kann nach Ursachen oder Systemursachen vorgenommen werden (kardiovaskulär, respiratorisch, abdominal usw.) oder nach anatomischen Strukturen. Nachfolgend erfolgt die Differenzierung nach **anatomischen Schichten** von **außen nach innen.**

Haut

- **Verbrennung, Verbrühung:** wegweisend sind anamnestische Angaben und der typische Hautbefund, z. B. Rötung, Blasenbildung, Schmerzen
- **Herpes zoster:** entzündliche Hauterscheinungen mit Bläschenbildung, starke z. T. brennende Schmerzen entlang eines Dermatoms

Muskulatur

- **Muskelhartspann (Myogelose) :** umschriebene Schmerzen, die sich unter Bewegung verstärken, typischer Tastbefund (strangförmige Verhärtung)
- **Entzündliche Muskelerkrankung:** Schmerzen in Ruhe; im Laborbefund Entzündungszeichen ↑ und CK ↑

Nerven

- **Interkostalneuralgie:** einschießende Schmerzen entlang eines Nervenverlaufs
- **Bandscheibenvorfall:** plötzliche einschießende, in der Regel gut lokalisierbare Schmerzen entlang eines Spinalnerven, die sich unter Husten, Lachen, Pressen verstärken, thorakale Bereiche selten betroffen

Knöcherne Strukturen und Gelenke

z. B. Wirbel, Bandscheiben, Rippen und Gelenke

- **Fraktur:** meist erinnerliches Trauma, gut lokalisierbare und häufig atemabhängige Schmerzen
- **Tumoren, Metastasen:** v. a. bei Prostata-, Bronchial-, Mammakarzinom, multiples Myelom (Plasmozytom); kontinuierliche Schmerzen, auch nachts und in Ruhe, gleichzeitig meist vorhandene B-Symptomatik, Symptome des Primärtumors
- **Osteoporose, Osteomalazie:** Schmerzhaftigkeit bei Sinterung bzw. Fraktur der Wirbelkörper, Abnahme der Körpergröße und Verformungen der Wirbelsäule (v. a. Kyphosierung typisch)
- **Spondylarthritiden:** entzündlich-rheumatische Wirbelgelenkerkrankungen (u. a. Morbus Bechterew, Morbus Reiter, enteropathische Formen), die mit Ruhe- und Nachtschmerzen einhergehen, Symptome der Grunderkrankung

Lunge und Pleura

- **Pleuritis:** atemabhängige, stechende Schmerzen, begleitend Symptome eines Infektes oder einer Pneumonie; atemabhängige, schabende Reibegeräusche („Lederknarren")
- **Pneumothorax:** plötzliche stechende Schmerzen meist im thorakalen Abschnitt, Dyspnoe, Zyanose; Stimmfremitus ↓, hypersonorer Klopfschall, abgeschwächtes Atemgeräusch

Herz und Gefäße

- **Angina pectoris, Herzinfarkt** (instabile AP und Herzinfarkt werden zum akuten Koronarsyndrom zusammengefasst): akute, drückende retrosternale Schmerzen mit Ausstrahlung in Hals, Achsel, linken Arm bis zu den Fingern, Abdomen oder Rücken, thorakales Engegefühl; bei Angina pectoris Besserung nach Gabe von Nitrospray
- **Lungenembolie:** akute retrosternale Thoraxschmerzen mit Dyspnoe, Zyanose, blutigem Sputum und Rechtsherzbelastung als z. B. Jugularvenenstauung und symmetrischen Ödemen
- **Aortendissektion:** plötzliche, reißende thorakale Schmerzen oder Schmerzen zwischen den Schulterblättern, die sich in das Abdomen und untere Rückenbereiche verlagern, Symptome der Kreislaufinstabilität mit v. a. Blutdruckschwankungen, Herzrhythmusstörungen; in der Anamnese i. d. R. arterielle Hypertonie

Ösophagus

- **Achalasie:** retrosternales Druckgefühl, Dysphagie und Regurgitation von zunächst festen, im Verlauf auch von breiigen Speisen und Flüssigkeiten
- **Refluxkrankheit:** brennende retrosternale Schmerzen, besonders nach üppigen Mahlzeiten, Alkoholkonsum und nachts, begleitende Heiserkeit, v. a. morgens
- **Mallory-Weiß-Syndrom:** Längseinrisse der Schleimhaut am gastroösophagealen Übergang; Auslöser sind Alkoholexzess und Erbrechen; plötzliche retrosternale Schmerzen, Hämatemesis

Auf den Punkt gebracht

4.2 Herz

4.2.1 Thoraxschmerzen

MERKE

Einteilung nach **anatomischen Schichten** von **außen nach innen:**

- **Haut:**
  - Verbrennung
  - Verbrühung
  - Herpes zoster
- **Muskulatur:**
  - Muskelhartspann
  - Entzündliche Muskelerkrankung
- **Nerven:**
  - Interkostalneuralgie
  - Bandscheibenvorfall
- **Knochen und Gelenke:**
  - Fraktur
  - Neubildungen
  - Osteoporose/Osteomalazie
  - Spondylarthritiden
- **Lungen und Pleura:**
  - Pleuritis
  - Pneumothorax
- **Herz und Gefäße:**
  - Akutes Koronarsyndrom
  - Lungenembolie
  - Aortendissektion
- **Ösophagus:**
  - Achalasie
  - Refluxkrankheit
  - Mallory-Weiß-Syndrom
- **Abdominale Nachbarorgane:**
  - Meteorismus
  - Gastritis
  - Ulkuskrankheit
  - Pankreatitis
  - Milzruptur
  - Gallensteinleiden
- **Andere:** funktionelle Herzbeschwerden

Abdominale Nachbarorgane

- **Meteorismus:** thorakales Druckgefühl (Roemheld-Syndrom) mit Besserung nach Abgang von Flatus, begleitend abdominales Völlegefühl
- **Gastritis, Ulkus:** thorakale Schmerzen mit Ausstrahlung in den Rücken (meist thorakolumbaler Übergang) mit Verstärkung nach dem Essen
- **Pankreatitis:** typisch sind gürtelförmige Oberbauchschmerzen, Ausstrahlung in linken Thorax möglich, begleitend Übelkeit, Erbrechen, gerötetes Gesicht, Gummibauch und paralytischer Ileus
- **Milzruptur:** heftige plötzliche Schmerzen im linken Oberbauch bzw. linken Thorax mit Ausstrahlung in die linke Schulter (Kehr-Zeichen); meist Folge eines Traumas
- **Gallensteinleiden:** kolikartige Schmerzen im rechten Oberbauch bzw. rechten Thorax mit Ausstrahlung in die rechte Schulter, das Schulterblatt und BWS-Region, Unverträglichkeit von Fett, Kaffee, gebratenen Speisen, ggf. Stuhlaufhellung und Dunkelfärbung des Urins

Andere Ursachen

Funktionelle Herzbeschwerden: thorakale Schmerzen, die belastungsunabhängig auftreten bzw. unter Belastung besser und in Ruhe stärker werden, meist umschrieben, scharf und stechend; keine morphologische Herzveränderung

4.2.2 Herzgeräusche

MERKE Die Einteilung der Herzgeräusche kann nach organischen und funktionellen sowie nach deren Entstehung im Verlauf des Herzzyklus erfolgen. Organische Herzgeräusche entstehen durch Erkrankungen der Herzklappen. Funktionelle Geräusche sind systolische Geräusche und entstehen durch Veränderungen der Hämodynamik. Nachfolgend erfolgt die Einteilung der Herzgeräusche nach deren **Entstehung** im Verlauf des **Herzzyklus.**

Systolische Herzgeräusche

- Stenose der Taschenklappen:
  - **Aortenklappenstenose:** Systolikum mit p. m. über dem 2. ICR rechts parasternal mit ggf. Fortleitung in die Karotiden
  - **Pulmonalklappenstenose** (selten): Systolikum mit p. m. über dem 2. ICR links parasternal
- Insuffizienz der Segelklappen:
  - **Mitralklappeninsuffizienz:** Systolikum mit p. m. über dem 5. ICR in der MCL mit Fortleitung in die Axilla
  - **Trikuspidalklappeninsuffizienz:** Systolikum mit p. m. über dem 4. ICR rechts parasternal

Diastolische Herzgeräusche

- Insuffizienz der Taschenklappen:
  - **Aortenklappeninsuffizienz:** Diastolikum mit p. m. über dem 2. ICR rechts parasternal
  - **Pulmonalklappeninsuffizienz** (selten): Diastolikum mit p. m. über dem 2. ICR links parasternal
- Stenose der Segelklappen:
  - **Mitralklappenstenose:** Diastolikum mit p. m. über dem 5. ICR in der MCL
  - **Trikuspidalklappenstenose** (selten): Diastolikum mit p. m. über dem 4. ICR rechts parasternal

4.2.2 Herzgeräusche

MERKE

Einteilung nach Entstehung im Verlauf des **Herzzyklus:**

- **Systolika:**
  - Stenose der Taschenklappen (Aorten-, Pulmonalklappenstenose)
  - Insuffizienz der Segelklappen (Mitral-, Trikuspidalklappeninsuffizienz)
- **Diastolika:**
  - Insuffizienz der Taschenklappen (Aorten-, Pulmonalklappeninsuffizienz)
  - Stenose der Segelklappen (Mitral-, Trikuspidalklappenstenose)

4.2.3 Herzrhythmusstörungen

MERKE Herzrhythmusstörungen sind definiert als Abweichungen von der Regelmäßigkeit oder der normalen Frequenz. Sie können zum einen in **Reizbildung- und Reizleitungsstörungen** in Abhängigkeit von deren Entstehung eingeteilt werden und zum anderen in **bradykarde und tachykarde Störungen sowie Extrasystolen,** die nachfolgend beschrieben werden.

Bradykardie

Die Differenzialdiagnostik der Bradykardie erfolgt nach **kardialen** und **extrakardialen Ursachen.** Die Bradykardie ist definiert als Herzfrequenz < 60/Min., die durch eine Störung am Sinusknoten oder im Erregungsleitungssystem entsteht. Die Bradykardie ist bei Sportlern physiologisch.

- **Herzerkrankungen:**
  - **Herzinfarkt:** plötzliche, drückende Thoraxschmerzen mit Beklemmung und Ausstrahlung in den linken Arm, linken Oberbauch, Unterkiefer, Todesangst, Blutdruckschwankungen, Dyspnoe, Zyanose
  - **Myokarditis:** Symptome der Herzinsuffizienz (Schwäche, Dyspnoe, Husten, Zyanose, Beinödeme)
  - **Sick-Sinus-Syndrom:** Schwindel, Schwäche und Synkopen bis hin zur Bewusstlosigkeit
  - **AV-Blockierungen:** Schwindel, Blässe, Schwäche und Synkopen

4.2.3 Herzrhythmusstörungen

MERKE

Bradykardie (Herzfrequenz < 60/Min.):

- **Herzerkrankungen:**
  - Herzinfarkt
  - Myokarditis
  - Sick-Sinus-Syndrom
  - AV-Block
- **Extrakardiale Ursachen:**
  - Hypothyreose
  - Hirndrucksteigerung
  - Unterkühlung
  - Pharmakanebenwirkung (Antiarrythmika)
- Physiologisch bei Sportlern

- **Extrakardiale Erkrankungen bzw. Ursachen:**
  - **Hypothyreose:** Gewichtszunahme, Untertemperatur, depressive Verstimmung, Obstipation, verlangsamte Reflexe, Müdigkeit, trockene Haare und Haut
  - **Hirndrucksteigerung:** Bewusstseinsstörung, Kopfschmerzen, morgendliches Erbrechen im Schwall (häufig ohne Übelkeit), neuro-psychiatrische Ausfälle, abnorme Atmungstypen (Cheyne-Stokes-, Biot-Atmung), Stauungspapille, Hypertonie
  - **Unterkühlung:** je nach Stadium Zittern, Blässe, Frösteln oder Somnolenz bis hin zum Koma, Hypotonie, Bradypnoe; objektivierbar durch rektale Temperaturmessung
  - Nebenwirkung von **Antiarrhythmika** (v. a. Betablocker, Digitalis): können bradykarde, aber auch tachykarde Störungen und Extrasystolen hervorrufen; wegweisend ist die Medikamentenanamnese

Tachykardie

Die Differenzialdiagnostik der Tachykardie erfolgt nach **kardialen** und **extrakardialen Ursachen.** Die Tachykardie ist definiert als Herzfrequenz > 100/Min., die durch eine Störung im Sinusknoten oder Erregungsleitungssystem entsteht. Die Tachykardie ist bei Kindern und Jugendlichen physiologisch.

- **Herzerkrankungen:**
  - Myokarditis ➤ Bradykardie
  - Herzinfarkt ➤ Bradykardie
- **Extrakardiale Erkrankungen bzw. Ursachen:**
  - **Hyperthyreose:** Hypertonie mit großer Blutdruckamplitude, Tremor, Diarrhö, Schwitzen, Nervosität, Schlaflosigkeit, Wärmeunverträglichkeit
  - **Anämie:** Müdigkeit, Konzentrationsstörungen, Blässe der Haut und der Schleimhäute, Belastungsdyspnoe, funktionelle systolische Herzgeräusche
  - **Schock:** Symptome der Grunderkrankung, Hypotonie, Tachykardie, Oligurie, Bewusstseinsstörungen. Hilfreich kann der Schockindex sein (Herzfrequenz geteilt durch den systolischen Blutdruck); Schockindex = 1: drohender Schock, Schockindex > 1: manifester Schock
  - **Fieber:** Tachypnoe, Unruhe, Schwäche, trockene, heiße Haut, glänzende Augen, Appetitlosigkeit und ggf. Schüttelfrost; objektivierbar durch Temperaturmessung
  - **Stress** (physisch und psychisch): wegweisend sind die anamnestischen Angaben
  - **Nikotin-, Alkoholkonsum, Drogenabusus** (u. a. Kokain, Amphetamine, Halluzinogene): wegweisend ist der anamnestische Befund
  - Nebenwirkung von **Antiarrhythmika** ➤ Bradykardie

Extrasystolen

Akzessorische Herzaktion bei sonst regelmäßigem Grundrhythmus. Extrasystolen können je nach Entstehungsort in supraventrikuläre (im Vorhof entstanden) oder ventrikuläre (in der Kammer entstanden) eingeteilt werden.

- **Kardiale Ursachen:**
  - **KHK:** kann asymptomatisch sein oder äußert sich als Herzrhythmusstörung, Angina pectoris-Anfall, Herzinfarkt oder Herzinsuffizienz
  - **Herzinsuffizienz:** Schwäche, Dyspnoe, Husten, Zyanose, Beinödeme, gestaute Jugularvenen
  - **Myokarditis:** ➤ Bradykardie
- **Extrakardiale Erkrankungen bzw. Ursachen:**
  - **Hyperthyreose:** Hypertonie mit großer Blutdruckamplitude, Tremor, Diarrhö, Schwitzen, Nervosität, Schlaflosigkeit, Wärmeintoleranz
  - **Kaliummangel:** u. a. bei Absorptionsstörungen, Anorexie, Therapie mit Diuretika und Laxanzien; Obstipation, Muskelschwäche, verlangsamte Reflexe
  - Nebenwirkung von **Antiarrhythmika:** ➤ Bradykardie

4.2.4 Synkope

MERKE Die Synkope ist definiert als plötzlicher Bewusstseins- und Tonusverlust aufgrund einer zerebralen Minderperfusion. Die Differenzierung der Synkope erfolgt nach den **Ursachen.**

- **Kardiovaskuläre** Synkope: durch Aorten-, Pulmonalstenose, Lungenembolie, Herzinfarkt mit Pumpversagen, Perikardtamponade, Herzrhythmusstörungen (z. B. Adam-Stokes-Anfall, bradykarde und tachykarde Herzrhythmusstörungen); allen Ursachen gemeinsam ist die verminderte Pumpleistung des Herzens, die in der Folge zur Mangelversorgung des Gehirns führt
- **Orthostatische** Synkope: durch autonome Dysregulation durch z. B. Volumenmangel oder endokrine Störungen und fehlende Vasokonstriktion der venösen Gefäße beim Aufstehen; das Blutangebot an das Herz ist meist zu gering, die Folge ist eine Minderversorgung des Gehirns

Auf den Punkt gebracht

Tachykardie (Herzfrequenz > 100/Min.):
- **Herzerkrankungen:** ➤ Bradykardie
- **Extrakardiale Ursachen:**
  - Hyperthyreose
  - Anämie
  - Schock
  - Fieber
  - Stress
  - Noxenabusus
  - Pharmakanebenwirkung (Antiarrythmika)

Extrasystolen:
- **Herzerkrankungen:**
  - KHK
  - Herzinsuffizienz
  - Myokarditis
- **Extrakardiale Erkrankungen:**
  - Hyperthyreose
  - Kaliummangel
  - Pharmakanebenwirkung (Antiarrythmika)

4.2.4 Synkope

MERKE

Einteilung nach **Ursachen:**
- **Kardiovaskulär:** Pumpleistung ↓
  - Lungenembolie
  - Herzinfarkt
- **Orthostatisch:** autonome Dysregulation → Blutangebot an das Herz ↓
- **Vasovagal:** Parasympathikusaktivität ↑
- **Zerebral:** vaskuläre Insuffizienz
- **Karotis-Sinus-Syndrom:** überschießende Vagusaktivierung
- **Vene-cava-Kompressionssysndrom:** im letzten Schwangerschaftsdrittel → Blutangebot an das Herz ↓

- **Vasovagale** (neurokardiogene) Synkope: durch Blutdruckabfall und Bradykardie aufgrund einer Zunahme der Aktivität des Parasympathikus und Abnahme der Aktivität des Sympathikus; Auslöser sind v. a. Angst, Stress, Schmerz
- **Zerebrale** Synkope: vaskuläre Insuffizienz z. B. in Form einer TIA, die mit einer kurzzeitigen Durchblutungsstörung des Gehirns einhergeht
- **Karotis-Sinus-Syndrom:** Überschießende Reaktion der Pressorezeptoren in der A. carotis communis mit nachfolgender Vagusaktivierung
- **Vena-cava-Kompressionssyndrom:** Kompression der V. cava inferior im letzten Schwangerschaftsdrittel v. a. in Rückenlage, die mit einem reduzierten Blutfluss zum Herzen einhergeht

4.3 Gefäße

4.3.1 Ödeme

MERKE Die Differenzialdiagnostik der Ödeme kann nach unterschiedlichen Gesichtspunkten vorgenommen werden, u. a. nach Ursache, Eindrückbarkeit oder Symmetrie. Nachfolgend werden die Ödeme nach der **Ursache** eingeteilt.

Einteilung nach **Ursachen:**
- **Kardiale Ödeme:** Herzinsuffizienz
- **Venenerkrankungen:**
  - CVI
  - Phlebothrombose
  - Thrombophlebitis
- **Lymphgefäßerkrankungen:** Erysipel
- **Erniedrigung des onkotischen Drucks:**
  - Leberzirrhose
  - Nephrotisches Syndrom
  - Unterernährung
- **Störung der Hormonsteuerung:**
  - Myxödem
  - Hyperkortisolismus
  - Schwangerschaft
  - Prämenstruell
- **Metabolische Erkrankungen:** Lipödem
- **Allergien:**
  - Insektenstich
  - Medikamentennebenwirkung

Kardiale Ödeme

Herzinsuffizienz: v. a. Rechtsherzinsuffizienz; entstehen durch erhöhten hydrostatischen Druck; wegweisend sind Symptome der Herzinsuffizienz wie u. a. Dyspnoe, Zyanose, verminderte Belastbarkeit, Nykturie; symmetrische und eindrückbare Ödeme

Erkrankungen der Venen (erhöhter hydrostatischer Druck)

- **Chronisch-venöse Insuffizienz:** symmetrische oder einseitige eindrückbare Ödeme, häufig Varizen sichtbar, Pigmentverschiebungen, Atrophie blanche an den Unterschenkeln; in späten Stadien Ulcus cruris venosum am medialen Knöchel
- **Phlebothrombose:** i. d. R. einseitige Schwellung, Rötung, Schmerzen, Überwärmung der unteren Extremität und sichtbare oberflächliche Venenzeichnung (Pratt-Warnvenen)
- **Thrombophlebitis:** meist lokale Schwellung eines oberflächlichen Venenstrangs mit Entzündungssymptomen; das Ödem findet sich perifokal

Erkrankungen der Lymphgefäße

Lymphbahnschäden (Lymphödem) durch Infektion, Tumor, Z. n. Tumortherapie: Schwellung der betroffenen Region mit zunächst eindrückbarem, dann nicht mehr eindrückbarem Ödem, Zehen immer betroffen, Stemmer-Zeichen positiv; Komplikationen sind v. a. Entwicklung einer Elephantiasis und eines Erysipels

Veränderungen des onkotischen Drucks

- **Leberzirrhose:** Leberhautzeichen wie Ikterus, Palmar-, Plantarerythem, Lackzunge, Lacklippen, Gynäkomastie; Beinödeme eher selten, eine Stauung im portalen System als Aszites ist typisch
- **Nephrotisches Syndrom:** symmetrische Beinödeme, Lidödeme oder je nach Ausprägung auch Körperödeme; Proteinurie > 3,5 g/Tag, Hypoproteinämie, Hyperlipoproteinämie
- **Unterernährung:** wegweisend sind Gewichtsabnahme und Primärerkrankungen wie Morbus Crohn, Zöliakie, Anorexie

Erkrankungen der Hormonsteuerung

- **Myxödem:** entsteht durch Vermehrung des Bindegewebes bei Hypothyreose, v. a. im Gesicht; u. a. depressive Verstimmung, Müdigkeit, Kälteempfindlichkeit, Gewichtszunahme, Hypotonie und Bradykardie; symmetrische und nicht eindrückbare Ödeme
- **Hyperkortisolismus:** Ursache sind hohe Wasser- bzw. Natriumretention; Gewichtsumverteilung, Stiernacken, dünne Extremitäten, gerötetes Gesicht, Hautatrophie und rezidivierende Infekte durch Immunsuppression, symmetrische und eindrückbare Ödeme
- **Schwangerschaft:** Ursache sind hohe Wasser- bzw. Natriumretention; wegweisend ist der anamnestische Befund; symmetrische und eindrückbare Ödeme
- **Zyklische Ödeme:** meist prämenstruell mit Rückgang der Symptome während der Periodenblutung, wegweisend ist der anamnestische Befund

Metabolische Erkrankungen

Lipödem: symmetrische, schmerzhafte oder irreguläre, nicht eindrückbare Fettablagerung an den Beinen, nicht an den Füßen, Neigung zu Hämatomen

Allergische Ursachen

Insektenstich, Medikamente: können zur erhöhten Kapillardurchlässigkeit führen; wegweisend sind anamnestische Angaben; symmetrische oder asymmetrische Ödeme

4.3.2 Ulcus cruris (Ulkus am Bein)

MERKE Die Differenzialdiagnostik der Ulzera erfolgt nach der **Ursache.**

Arterielles Ulkus

- Lokalisation: Endstromgebiet, v. a. Zehen, Füße und lateraler Unterschenkel
- Symptome: starke Ruhe und Nachtschmerzen, Haut atroph, ohne Behaarung, blass-livide, trocken und kühl
- Anamnese: Risikofaktoren der Arteriosklerose, andere arteriosklerotische Folgeerkrankungen

Venöses Ulkus

- Lokalisation: Bereiche, die eine schlechte venöse Versorgung haben, v. a. die innere, selten äußere Fußknöchelregion und medialer Unterschenkel
- Symptome: keine Schmerzen oder nur mäßige, Ödeme, erweiterte oberflächliche Venen, warme, zyanotische und lokal hyperpigmentierte Haut
- Anamnese: meist jahrelange venöse Leiden

Diabetisches Ulkus (polyneuropathisches Ulkus)

- Lokalisation: v. a. Druckstellen der Plantarseite der Füße oder Druckstellen durch z. B. zu enges Schuhwerk
- Symptome: Parästhesien, Dysästhesien, Burning Feet (Polyneuropathie), Reflexe ↓, kaum Schmerzen, Haut trocken, meist warm und haarlos
- Anamnese: jahrelanges Diabetesleiden

Andere

- **Ulzera durch bakterielle Erkrankungen:**
  - Lokalisation: je nach Erregereintritt
  - Symptome: meist akuter Beginn, lokale Entzündungszeichen, ggf. systemische Entzündungszeichen, ggf. lokale Eiterbildung
  - Anamnese: häufig Mazerationen im Bereich des Zehenzwischenraums, bestehende Vorerkrankungen, v. a. Diabetes mellitus, venöse und arterielle Erkrankungen
- **Pyoderma gangraenosum:**
  - Lokalisation: am häufigsten untere Extremität
  - Symptome: Ulcus unterschiedlicher Ausdehnung mit zentraler Nekrose und schmerzhafter Randzone, die wallartig und livide ist
  - Anamnese: häufige Assoziation mit CED, rheumatischen und myeloproliferativen Erkrankungen

4.3.3 Extremitätenrötung

MERKE Die Einteilung der Differenzialdiagnosen der Extremitätenrötung erfolgt nach der **Ursache.**

Entzündlich

Erythema nodosum: schmerzhafte, entzündliche Knoten am Unterschenkel, meist bei Sarkoidose (Löfgren-Syndrom), Streptokokkenerkrankungen oder chronisch entzündlichen Darmerkrankungen

Infektiös

- **Erysipel:** akute bakterielle Entzündung der Kutis, die durch scharf begrenzte, flammende Rötung gekennzeichnet ist; schweres Krankheitsgefühl; im Laborbefund systemische Entzündungszeichen ↑, ASL ↑
- **Phlegmone:** eitrige Infektion der Weichteile (durch Staphylo-, Streptokokken), die sich diffus im Gewebe ausbreitet; starke Schwellung, Schmerzen, Fieber, starkes Krankheitsgefühl; im Laborbefund systemische Entzündungszeichen ↑
- **Thrombophlebitis:** lokale Entzündungssymptome entlang einer oberflächlichen Vene
- **Lymphangitis:** lokale Entzündungssymptome entlang eines Lymphgefäßes

Auf den Punkt gebracht

4.3.2 Ulcus cruris (Ulkus am Bein)

MERKE

Einteilung nach **Ursache:**

- **Arterielles Ulkus:** Zehen, lateraler Unterschenkel, Schmerzen, trophische Störungen
- **Venöses Ulkus:** medialer Knöchel, Ödembildung
- **Diabetisches Ulkus:** druckbelastete Stellen, Symptome der Polyneuropathie
- **Andere:**
  - Ulzera durch bakterielle Erkrankungen: akuter Beginn, lokale Entzündungszeichen, evtl. systemische Entzündungszeichen und Eiterbildung
  - Pyoderma gangraenosum: zentrale Nekrose, schmerzhafte, wallartige, livide Randzone

4.3.3 Extremitätenrötung

MERKE

Einteilung nach **Ursachen:**

- **Entzündlich:** Erythema nodosum
- **Infektiös:**
  - Erysipel
  - Phlegmone
  - Thrombophlebitis
  - Lymphangitis
- **Stauung:**
  - CVI mit Stauungsdermatitis
  - Tiefe Beinvenenthrombose
- **Trauma:** Hämatom
- **Hämorrhagische Diathese:**
  - Petechiale Blutungen
  - Große, scharf begrenzte flächige Blutungen

Auf den Punkt gebracht

Stauung

- **Stauungsdermatitis bei CVI:** eindrückbare Knöchel- oder Unterschenkelödeme, Hyperpigmentierungen am distalen Unterschenkel, ggf. Atrophie blanche, venöse Ulzera, sichtbare Varizen
- **Tiefe Beinvenenthrombose:** i. d. R. einseitige Schwellung, Rötung, Schmerzen, Überwärmung der unteren Extremität, sichtbare oberflächliche Venenzeichnung (Pratt-Warnvenen)

Trauma

Hämatom: wegweisend sind anamnestische Angaben und Inspektionsbefund

Hämorrhagische Diathese

- **Petechiale Blutungen:** häufig am Unterschenkel lokalisiert, u. a. bei Gefäßerkrankungen oder Thrombozytenfunktionsstörungen; wegweisend sind Anamnese, Inspektion und laborchemische Befunde
- **Große, scharf begrenzte Blutungen** z. B. bei Gerinnungsfaktormangel: wegweisend sind anamnestische Angaben über Vorerkrankungen (Leberzirrhose, Hämophilie), medikamentöse Therapie mit Antikoagulanzien und Inspektion

4.3.4 Extremitätenschmerzen

4.3.4 Extremitätenschmerzen

MERKE

Einteilung nach **anatomischen Strukturen:**
- **Haut:**
  - Verbrennungen
  - Verbrühungen
  - Herpes zoster
- **Binde- und Muskelgewebe:**
  - Kompartmentsyndrom
  - Muskelkater
- **Arterien:**
  - Akuter Extremitätenverschluss
  - pAVK
- **Venen:**
  - TVT
  - Thrombophlebitis
- **Lymphgefäße:**
  - Erysipel
  - Lymphödem
- **Nerven:**
  - Bandscheibenvorfall
  - Polyneuropathie
- **Gelenke:**
  - Arthrose
  - Arthritis
- **Knochen:**
  - Fraktur
  - Tumoren, Metastasen

MERKE Die Einteilung der Extremitätenschmerzen erfolgt nach unterschiedlichen Gesichtspunkten, entweder nach anatomischen Strukturen oder nach Ursachen. Nachfolgend wird nach **anatomischen Strukturen** differenziert.

Haut

- **Verbrennungen, Verbrühungen:** wegweisend sind anamnestische Angaben und der typische Hautbefund, z. B. Rötung, Blasenbildung, Schmerzen
- **Herpes zoster:** seltene Manifestation an der unteren Extremität, entzündliche Hauterscheinungen mit Bläschenbildung; starke z. T. brennende Schmerzen entlang eines Dermatoms

Binde- und Muskelgewebe

- **Kompartmentsyndrom:** anamnestisch Trauma, Fraktur, Operation; dumpfe Schmerzen mit Spannungsgefühl, Muskulatur hart und gespannt, Sensibilitätsstörungen, später motorische Schwäche
- **Muskelkater:** starke, ziehende muskuläre Schmerzen, v. a. nach körperlicher Belastung

Arterielle Gefäße

- **Akuter arterieller Extremitätenverschluss:** 6 „P“ nach Pratt mit plötzlich starken Schmerzen distal des Verschlusses (Pain), Pulslosigkeit distal des Verschlusses (Pulslessness), kalte Extremität und blasse Extremität (Paleness), neurologische Defizite als Parästhesie (Paresthesia) und Paralyse (Paralysis), evtl. Schockzeichen (Prostration)
- **pAVK:** meist schleichende Entwicklung der Arteriosklerose und der Symptome; in einem Teil der Fälle Entwicklung eines akuten Extremitätenverschlusses durch Embolie aus arteriosklerotischen Plaques oder arteriellen Thrombosen durch zirkuläres Wachstum; Schmerzen entweder unter Belastung (Stadium IIa und IIb) oder in Ruhe (Stadien III und IV), kühle Extremitäten, Haut blass oder livide-zyanotisch, trophische Störungen (Haut- und Muskelatrophie, Haut trocken, haarlos), Pulse je nach Stadium noch tastbar oder fehlend, Ulkusbildung im Endstromgebiet an den Zehen und/oder am lateralen Knöchel

Venöse Gefäße

- **Tiefe Beinvenenthrombose:** Schwellung, Schmerzen, Rötung und Überwärmung der gesamten Extremität, sichtbare periphere Venen (Pratt-Warnvenen), Pulse meist erhalten, positives Meyer-, Payr-, Bisgaard- und Homanns-Zeichen
- **Thrombophlebitis:** lokale Entzündung einer Vene mit strangförmiger Rötung, Schmerzen, lokaler Schwellung

Lymphgefäße

- **Erysipel:** scharf begrenzte flammende Rötung (Erythem) mit Schwellung und Überwärmung, Schmerzen, hohes Fieber, Schüttelfrost; im Laborbefund BSG ↑, CRP ↑, Leukozytose, ASL-Titer ↑
- **Lymphödem:** Schwellung der betroffenen Region mit zunächst eindrückbarem, dann nicht mehr eindrückbarem Ödem, Zehen immer betroffen, Stemmer-Zeichen positiv, Schmerzen meist kaum oder mäßig vorhanden; Komplikationen sind v. a. Entwicklung einer Elephantiasis und eines Erysipels

Nerven

- **Bandscheibenvorfall:** starke, einschießende Schmerzen vom lumbosakralen Bereich in die Beine ausstrahlend, neurologische Defizite (Sensibilitätsverlust im Dermatom, Ausfall von Kennmuskeln, erloschene Reflexe)

- **Polyneuropathie:** symmetrische, von proximal nach distal sich entwickelnde Parästhesien, Dysästhesien, Burning Feet, Reflexe ↓, Schmerzen in der Regel wenig ausgeprägt, Haut trocken, meist warm und haarlos

Gelenke

- **Arthritis:** entzündliche Gelenkerkrankung bei u. a. rheumatischem Fieber, rheumatoider Arthritis, SLE, Sklerodermie, Morbus Bechterew, Psoriasis-Arthritis, reaktiver Arthritis, Morbus Reiter, bakteriellen (z. B. Borreliose, Tuberkulose) und viralen (z. B. Hepatitis, Influenza) Infekten; Ruhe- und Nachtschmerzen, Steifigkeit, ggf. lokale und systemische Entzündungssymptome
- **Arthrose:** degenerative Gelenkerkrankung; im frühen Stadium Belastungs-, Anlauf- und Ruheschmerz, im späten Stadium Dauerschmerz, nächtlicher Schmerz, Muskelschmerzen

Knochen

- **Fraktur:** meist erinnerliches Trauma, sichere Frakturzeichen (Achsenabweichung, Stufenbildung, sichtbare Knochenfragmente, Krepitation, abnorme Beweglichkeit), unsichere Frakturzeichen (Schwellung, Schmerz, Hämatom)
- **Tumoren, Metastasen**: Ruhe- und nächtliche Schmerzen, Spontanfrakturen, Symptome des Primärtumors

4.3.5 Thrombophlebitis und Phlebothrombose (tiefe Beinvenenthrombose)

MERKE Die Differenzialdiagnostik von Thrombophlebitis und tiefer Beinvenenthrombose erfolgt im Hinblick auf Lokalisation, Symptome und Komplikationen (➤ Tab. 4.1).

Tab. 4.1 Differenzialdiagnostik von Thrombophlebitis und Phlebothrombose

	Thrombophlebitis	Phlebothrombose
Rötung	Geröteter Venenstrang	Gesamte Extremität betroffen
Schwellung	Lokal, im Verlauf des Venenstrangs	Gesamte Extremität betroffen
Schmerz	Lokal, im Verlauf des Venenstrangs	Gesamte Extremität betroffen
Mobilisation	Indiziert	Indiziert (symptomadaptiert)
Komplikationen	• Entzündung der tiefen Beinvenen • Tiefe Beinvenenthrombose • Sepsis	• Lungenembolie • Postthrombotisches Syndrom

4.3.5 Thrombophlebitis und Phlebothrombose (tiefe Beinvenenthrombose)

MERKE

Einteilung nach Lokalisation, Symptomen und Komplikationen

TABELLE 4.1

4.3.6 pAVK und akuter Extremitätenverschluss

MERKE Die Differenzialdiagnostik einer pAVK und eines akuten Extremitätenverschlusses erfolgt im Hinblick auf Ursache, Symptome und Verlauf (➤ Tab. 4.2).

Tab. 4.2 Differenzialdiagnostik von pAVK und akutem Extremitätenverschluss

	pAVK	Akuter Extremitätenverschluss
Ursache	Arteriosklerose	Emboli aus dem linken Herzen oder aus arteriosklerotischen Plaques
Schmerzen	Belastungs- oder Ruheschmerzen je nach Stadium der pAVK	Sehr starke Schmerzen des betroffenen Areals (Pain)
Temperatur	Kühle Extremität	Kalte Extremität
Hautbeschaffenheit	Hautatrophie	Ohne Veränderungen bis zur Atrophie
Neurologische Ausfälle	Je nach Stadium der pAVK und Grunderkrankung	• Parästhesie (Paresthesia) • Paralyse (Paralysis) • Reflexausfall
Hautfarbe	Rötlich-livide (zyanotische) bis blasse Extremität	Blass (Pale)
Pulsstatus	Je nach Stenosegrad tastbar oder nicht	Pulse distal des Verschlusses nicht tastbar (Pulslessness)
Verlauf	Chronisch	• Akut einsetzend • Schock (Prostration) • Notfall → Notruf absetzen, Tieflagerung der Extremität, Watteverband

4.3.6 pAVK und akuter Extremitätenverschluss

MERKE

Einteilung nach Ursachen, Symptomen und Verlauf

TABELLE 4.2

4.3.7 Schock

MERKE Die Differenzierung des Schocks erfolgt nach den **Ursachen.** Der Schock ist gekennzeichnet durch ein Kreislaufversagen, der zur Minderversorgung der Mikrozirkulation mit Sauerstoff (bei zunächst erhaltenem Sauerstoffangebot) und Ansammlung toxischer Metabolite führt. Begleitet wird das Krankheitsbild von Hypotonie, Tachykardie und Tachypnoe. Der **Schockindex** (Puls ÷ systolischen Blutdruck) gibt Hinweise auf ein Schockgeschehen. Ein Schockindex = 1 **kann** einen drohenden Schock, ein Schockindex > 1 einen manifesten Schock anzeigen.

Der septische, anaphylaktische und neurogene Schock wird auch unter dem Begriff des distributiven Schocks subsummiert (Schock durch eine Blutverteilungsstörung).

- **Hypovolämischer Schock (Volumenmangelschock):**
  - Ursachen: u. a. Diarrhö, Erbrechen, Verbrennungen, akute Pankreatitis
  - Symptome: Hautblässe, kühle und schweißige Haut, Durst, Olig- oder Anurie
- **Kardiogener Schock:**
  - Ursachen: Pumpversagen durch u. a. Myokardinfarkt, Lungenembolie, Spannungspneumothorax
  - Symptome: Rhythmusstörungen, Symptome des Lungenödems durch Herzinsuffizienz, gestaute Jugularvenen
- **Anaphylaktischer Schock:**
  - Ursachen: Maximalvariante der allergischen Reaktion Typ I durch u. a. Insektengifte, Lebensmittel
  - Symptome: Hautreaktionen, z. B. Urtikaria, Übelkeit, Erbrechen, Heiserkeit, Juckreiz am Gaumen, Dyspnoe, Asthmaanfall durch Bronchospasmus
- **Septischer Schock:**
  - Ursachen: generalisierte Entzündungsreaktion mit Mikrothrombenbildung durch Infektion mit häufig gramnegativen Bakterien
  - Symptome: (therapieresistente) Hypotonie, rosige, warme Haut, Fieber oder Untertemperatur; im Labor Leukozytose oder Leukopenie, Thrombopenie, Laktat ↑
- **Neurogener Schock:**
  - Ursachen: u. a. Schädel-Hirn-Trauma, Rückenmarktrauma, das letztendlich zur Schädigung der Gefäßinnervation und Vasoparalyse führt
  - Symptome: verminderte oder aufgehobene Fähigkeit zu Schwitzen, eingeschränkte Temperaturregulation

Auf den Punkt gebracht – 4.3.7 Schock

MERKE

Einteilung nach **Ursachen:**
- **Hypovolämischer Schock:** Volumenmangel
- **Kardiogener Schock:**
  - Herzinfarkt
  - Lungenembolie
- **Anaphylaktischer Schock:** Typ-I-Allergie
- **Septischer Schock:** generalisierte Entzündungsreaktion mit Mikrothrombenbildung, v.a. durch bakterielle Überschwemmung des Bluts
- **Neurogener Schock:** Schädigung des ZNS

4.3.8 Obere Einflussstauung

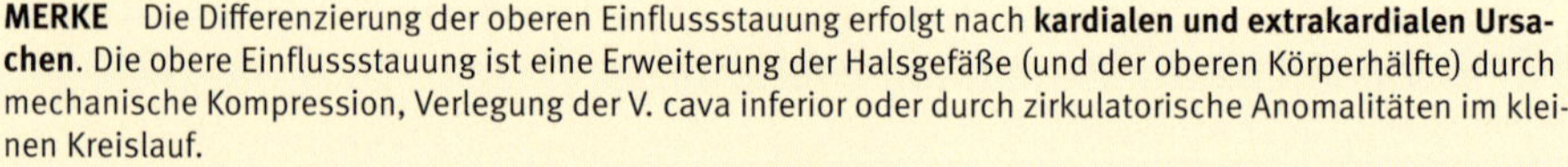

MERKE Die Differenzierung der oberen Einflussstauung erfolgt nach **kardialen und extrakardialen Ursachen**. Die obere Einflussstauung ist eine Erweiterung der Halsgefäße (und der oberen Körperhälfte) durch mechanische Kompression, Verlegung der V. cava inferior oder durch zirkulatorische Anomalitäten im kleinen Kreislauf.

Kardiale Ursachen

- **Rechtsherzinsuffizienz:** Dyspnoe, Zyanose, verminderte Belastbarkeit, Nykturie, symmetrische und eindrückbare Ödeme
- **Cor pulmonale:** Symptome der Rechtsherzinsuffizienz und der Lungenbeteiligung als Dyspnoe, Zyanose, Husten, ggf. Auswurf
- **Perikarditis, Perikarderguss:** stechende retrosternale, atemunabhängige Schmerzen, Dyspnoe bei trockener Perikarditis, thorakales Engegefühl, Symptome der Herzinsuffizienz, leise Herztöne, vergrößerte Herzdämpfung bei feuchter Perikarditis
- **Kardiomyopathie:** Symptome der Herzinsuffizienz, Symptome der Grunderkrankung, z. B. einer rheumatoiden Arthritis, Hypo- oder Hyperthyreose, eines Diabetes mellitus

Extrakardiale Ursachen

- **Retrosternale Struma:** thorakales Engegefühl, Dysphagie, Stridor, je nach Stoffwechsellage Symptome der Hypo- oder Hyperthyreose (bei Ausbildung eines autonomen Adenoms)
- **Thorakale Tumoren, v. a. Bronchialkarzinom, Lymphome:** thorakales Engegefühl, Symptome der Grunderkrankungen, u. a. Husten, Dyspnoe, blutiger Auswurf, Zyanose, B-Symptome bei Bronchialkarzinom; Husten, B-Symptome, extrathorakale Lymphknotenschwellungen, Juckreiz bei Lymphomen
- **Spannungspneumothorax:** plötzliche, stechende Schmerzen, zunehmende Dyspnoe, Tachypnoe, Tachykardie, Hypotonie, Zyanose, Stimmfremitus ↓, hypersonorer Klopfschall, abgeschwächtes Atemgeräusch

Auf den Punkt gebracht – 4.3.8 Obere Einflussstauung

MERKE

Einteilung nach **Ursachen:**
- **Kardiale Ursachen:**
  - Rechtsherzinsuffizienz
  - Cor pulmonale
  - Perikarditis, Perikarderguss
  - Kardiomyopathie
- **Extrakardialen Ursachen:**
  - Retrosternale Struma
  - Thorakale Tumoren (Bronchialkarzinom, Lymphome)
  - Spannungspneumothorax
  - Aortenaneurysma
  - Thrombosen

- **Aortenaneurysma:** thorakale Schmerzen, Husten, Stridor, Dyspnoe, Heiserkeit, Schluckstörungen; symptomarme oder asymptomatische Verläufe möglich; Symptome der Grunderkrankungen z. B. eines Marfan-Syndroms
- **Thrombosen:** Gesichtsödem, Venenstauung an Hals- und Thoraxgefäßen, Armödem, Zyanose, Gesichtsplethora, häufig anamnestisch iatrogene Eingriffe, z. B. Anlage eines zentralvenösen Zugangs, Herzschrittmachers oder Defibrillators

4.4 Atemwege

4.4.1 Dyspnoe

MERKE Die Differenzialdiagnostik der Dyspnoe erfolgt nach **Organsystemen.** Die Dyspnoe ist definiert als erschwerte Atmung. Es kann eine Belastungs-, Ruhedyspnoe und Orthopnoe (Atemnot höchsten Ausmaßes) unterschieden werden.

Bronchopulmonal

- **COPD:** Husten und Auswurf, Belastungsdyspnoe, anamnestisch i. d. R. Nikotinkonsum; FEV_1 ↓
- **Pneumonie** (Lobärpneumonie): akute Symptome wie produktiver Husten mit eitrigem oder pflaumenmusartigem Sputum, Fieber, Zyanose; Stimmfremitus ↑, hyposonorer Klopfschall, feuchte Rasselgeräusche
- **Asthma bronchiale:** im Anfall quälender Husten, zähes Sputum, exspiratorischer Stridor, Zyanose; Stimmfremitus ↓, hypersonorer Klopfschall, trockene Rasselgeräusche
- **Pneumothorax:** plötzlicher, stechender, meist einseitiger Thoraxschmerz, Zyanose; hypersonorer Klopfschall, Stimmfremitus ↓, reduziertes bis aufgehobenes Atemgeräusch
- **Tuberkulose:** chronischer Husten mit Auswurf, Dyspnoe, B-Symptome, Hämoptysen; amphorisches Atmen bei Kavernenbildung
- **Lungenemphysem:** Ruhedyspnoe, Zyanose, Husten, Sputum, Fassthorax; Stimmfremitus ↓, hypersonorer Klopfschall, leises Atemgeräusch, trockene Rasselgeräusche
- **Cor pulmonale:** Zyanose, Husten, symmetrische periphere Ödeme, Leistungsknick, Herzrhythmusstörungen, Stauungsleber, gestaute Jugularvenen
- **Maligne Tumoren:** Zyanose, Husten, blutiges Sputum, B-Symptome

Kardiovaskulär

- **Herzinsuffizienz:** je nach Stadium Belastungs- oder Ruhedyspnoe, Zyanose, weitere Insuffizienzzeichen (u. a. Leistungsknick, symmetrische Ödeme, Jugularvenenstauung)
- **Lungenembolie:** akute Dyspnoe, Husten, evtl. Zyanose, Thoraxschmerzen, Hypotonie, Tachykardie, Synkope; ggf. anamnestisch typische Symptome der Phlebothrombose

Neurologisch

- **Hirndrucksteigerung:** Bewusstseinsstörung, Kopfschmerzen, morgendliches Erbrechen im Schwall (häufig ohne Übelkeit), neuro-psychiatrische Ausfälle, abnorme Atmungstypen (Cheyne-Stokes-, Biot-Atmung), Stauungspapille, Hypertonie, Bradykardie
- **Myasthenia gravis:** belastungsabhängige, muskuläre Schwäche, die stärker am Abend als am Morgen auftritt und typischerweise nach Erholungspausen eine Besserung zeigt, z. B. Extremitäten-, Lidheberschwäche (→ Doppelbilder)

Mechanisch

Verlegung der oberen Atemwege: inspiratorische Stridor

Muskuloskelettal

- **Skoliose:** sichtbare Seitkrümmung der Wirbelsäule, ungleicher Schulter-, Beckenstand, unterschiedliche Taillendreiecke; im Vorbeugetest Rippenbuckel und/oder Lendenwulst
- **Morbus Bechterew:** tief sitzende nächtliche Kreuzschmerzen durch Sakroileitis mit Ausstrahlung ins Gesäß, entzündliche Beteiligung der großen Gelenke, Fersenschmerz

Psychogen

- **Hyperventilation:** hohe Atemfrequenz mit tiefer Atmung, dabei subjektiv empfundene Dyspnoe, Unruhe, Parästhesien, muskuläre Krämpfe durch Abnahme von ionisiertem Kalzium im Serum
- **Angststörung:** Tachypnoe mit flacher oder tiefer Atmung, Globusgefühl, ausgeprägtes Angstgefühl (gerichtet oder ungerichtet), Schweißausbrüche, Tachykardie, Hypertonie

4.4 Atemwege

4.4.1 Dyspnoe

MERKE

Einteilung nach **Organsystemen:**
- **Bronchopulmonal:**
  - COPD
  - Lungenemphysem
  - Pneumonie
  - Asthma bronchiale
  - Pneumothorax
  - Tuberkulose
  - Cor pulmonale
  - Neubildungen
- **Kardiovaskulär:**
  - Herzinsuffizienz
  - Lungenembolie
- **Neurologisch:**
  - Hirndrucksteigerung
  - Myasthenia gravis
- **Mechanisch:** Verlegung der Atemwege
- **Muskuloskelettal:**
  - Skoliose
  - Morbus Bechterew
- **Psychogen:**
  - Hyperventilation
  - Angststörung

Auf den Punkt gebracht

4.4.2 Zyanose

MERKE

Einteilung nach **zentraler** und **peripherer** Zyanose:
- **Zentral:** v. a. Lungenerkrankungen
- **Peripher:**
  - Schock
  - Herzinsuffizienz
  - Kälte

Einteilung nach **Organsystemen:**
- **Bronchopulmonal:**
  - COPD
  - Lungenemphysem
  - Pneumonie
  - Asthma bronchiale
  - Pneumothorax
  - Tuberkulose
  - Cor pulmonale
  - Neubildungen
- **Kardiovaskulär:**
  - Herzinsuffizienz
  - Lungenembolie
- **Neurologisch:** Hypoventilation

4.4.3 Husten

MERKE

Einteilung nach **anatomischen Abschnitten:**
- **Obere Atemwege:**
  - Pharyngitis
  - Angina
  - Laryngitis
  - Pseudokrupp
- **Untere Atemwege:**
  - Akute Bronchitis
  - COPD
  - Bronchiektasen
  - Asthma bronchiale
  - Pneumonie
  - Infektiöse Erkrankungen
  - Lungenödem
  - Lungenembolie
  - Bronchialkarzinom
- **Mediastinal, gastrointestinal:**
  - Ösophagusdivertikel
  - Refluxkrankheit
- **Andere:**
  - Psychogen
  - Pharmakanebenwirkung

4.4.2 Zyanose

MERKE Die Differenzialdiagnostik der Zyanose kann nach zentraler oder peripherer Zyanose, nach Ursache oder Organsystemen eingeteilt werden. Nachfolgend erfolgt die Einteilung nach **zentraler und peripherer Zyanose** sowie nach **Organsystemen.**

Unter Zyanose versteht man die Blaufärbung der Haut. Sie kann an Akren (Lippen, Nase, Ohrläppchen und Fingern) auftreten und ist auf einen Sauerstoffmangel zurückzuführen. Bei einer schweren Anämie kann die Zyanose fehlen, weil die Blaufärbung an das Vorhandensein einer bestimmten Menge an nicht oxygeniertem Hämoglobin gebunden ist (etwa 5 g/dl). Wenn zu wenig Hämoglobin vorhanden ist, kann sich keine Blaufärbung ausbilden (oder erst sehr spät).

Einteilung nach zentraler und peripherer Zyanose

Zentrale und periphere Zyanose

- **Zentrale Zyanose:** entsteht durch verminderte Sättigung der Erythrozyten mit Sauerstoff, z. B. bei Pneumonie, Lungenemphysem, Asthmaanfall, Lungenembolie, Lungenödem, angeborenen Herzfehlern mit Rechts-Links-Shunt, Höhenaufenthalt; Akren und Zungengrundvenen bläulich
- **Periphere Zyanose:** entsteht durch vermehrte Sauerstoffausschöpfung des Blutes in den Kapillaren, z. B. bei Schock (HZV ↓), Herzinsuffizienz (HZV ↓), Kälteexposition, Vasokonstriktion, Erythrozytose (Polyglobulie), Phlebothrombose; Zungengrundvenen rosig, Akren livide

Einteilung nach Organsystemen

Bronchopulmonal

➢ 4.4.1

Kardiovaskulär

➢ 4.4.1

Neurologisch

Hypoventilation durch z. B. Schädigung des Atemzentrums, Medikamente; wegweisend sind Symptome der Primärkrankheit bzw. die Medikamentenanamnese; objektivierbar durch Atemfrequenz

4.4.3 Husten

MERKE Die Differenzialdiagnostik des Hustens erfolgt nach **anatomischen Abschnitten.**

Obere Atemwege

- **Pharyngitis:** Halsschmerzen, Schluckschwierigkeiten, hochroter Rachen, ggf. Eiterbeläge bei bakteriellen Infekten
- **Angina:** entzündlich geschwollene Tonsillen, Schmerzen, Schluckschwierigkeiten, ggf. Eiterbeläge oder -stippchen
- **Laryngitis:** Halsschmerzen, Heiserkeit bis hin zur Aphonie, Symptome eines grippalen Infekts
- **Pseudokrupp:** bellender Husten, v. a. in der Nacht, Heiserkeit, inspiratorischer Stridor

Untere Atemwege

- **Akute Bronchitis:** trockener Husten, wenig zäh-glasiges Sputum, retrosternale Schmerzen, Symptome eines grippalen Infekts
- **COPD:** schleimig-gräulicher oder zäh-weißlicher Auswurf besonders morgens, Belastungsdyspnoe, anamnestisch Nikotinkonsum, FEV_1 ↓
- **Bronchiektasen:** hohe Mengen von dreischichtigem Sputum (Eiter, Schleim, Schaum)
- **Asthma bronchiale:** quälender Husten, glasig-zähes, schwer abhustbares Sputum
- **Pneumonie:** bei typischer Pneumonie reichlich rostrotes, grün-gelbes (eitriges) Sputum, Fieber, Dyspnoe, Tachypnoe; bei atypische Pneumonie wenig schleimiger Auswurf
- **Infektiöse Erkrankungen** wie Influenza, Keuchhusten, Tuberkulose: trockener Husten oder glasiges Sputum, bei Tuberkulose schleimig-eitriges Sputum
- **Lungenödem:** schaumiges, gelegentlich rosiges, dünnflüssiges Sputum; Stimmfremitus ↑, Klopfschall ↓, feuchte Rasselgeräusche
- **Lungenembolie:** unterschiedliche Menge Auswurf, z. T. Hämoptysen; meist akutes Geschehen, anamnestisch Symptome der Phlebothrombose
- **Bronchialkarzinom:** schleimig-eitriges Sputum, Hämoptysen, Hämoptoe, B-Symptome, Zyanose, Dyspnoe

Mediastinal, gastrointestinal

- **Ösophagusdivertikel:** Hustenreiz nach dem Essen, Mundgeruch, Regurgitation
- **Gastroösophagealer Reflux:** Husten häufig nach Mahlzeiten und im Liegen; Heiserkeit, Räusperzwang, Sodbrennen

Weitere Ursachen

- **Medikamentennebenwirkung:** oft bei ACE-Hemmern; wenig Auswurf, trockener Husten, Räusperzwang, Hustenreiz
- **Psychogener Husten:** Husten ohne Auswurf, Räuspern besonders in Konfliktsituationen und ohne organische Ursache

4.4.4 Auswurfarten

MERKE Die Differenzierung des Auswurfs erfolgt nach der **Beschaffenheit bzw. Farbe.**

Mukös-glasig

- **Akute Bronchitis:** trockener Husten, wenig zäh-glasiges Sputum, retrosternale Schmerzen, grippale Symptome
- **Asthma bronchiale:** quälender Husten, glasig-zähes, schwer abhustbares Sputum, Dyspnoe, exspiratorischer Stridor
- **COPD:** schleimig-gräulicher oder zäh-weißlicher Auswurf besonders morgens, Belastungsdyspnoe, anamnestisch Nikotinkonsum
- **Maligne Tumoren, Metastasen:** schleimig-eitriges Sputum, Hämoptysen, Hämoptoe, B-Symptome, Symptome des Primärtumors
- **Interstitielle Pneumonie:** wenig Sputum, starke grippale Symptome, keine typischen Auskultationsbefunde

Gelb-grün (eitrig)

- **Infektexazerbierte chronische Bronchitis:** bekannte Symptome der COPD mit zusätzlich akutem Fieber, ggf. Symptome der respiratorischen Insuffizienz
- **Bakterielle Pneumonie** (Lobärpnuemonie): bei typischer Pneumonie reichlich rostrotes, grün-gelbes (eitriges) Sputum, Fieber, Dyspnoe, Tachypnoe; bei atypischer Pneumonie wenig schleimiger Auswurf

Dreischichtig (Eiter, Schleim, Schaum)

Bronchiektasen: streckenweise Aussackung vom Bronchus, die angeboren oder erworben sein kann; wegweisend sind hohe Sputummenge und Dreischichtigkeit

Braun-rot (rostrot)

Bakterielle Pneumonie (Lobärpneumonie): hohes Fieber mit Schüttelfrost, Dyspnoe, Zyanose; Stimmfremitus ↑, hyposonorer Klopfschall, feuchte Atemgeräusche

Rötlich-schaumig

Lungenödem: dünnflüssiges Sekret, Zunahme von Husten und Dyspnoe im Liegen, Symptome der Grunderkrankung (v. a. Linksherzinsuffizienz, Nierenerkrankungen); Stimmfremitus ↑, hyposonorer Klopfschall, feuchte Atemgeräusche (beidseits basal, mit Ausbreitung nach apikal)

Blutig

➢ 4.4.5

4.4.4 Auswurfarten

MERKE

Einteilung nach **Beschaffenheit** und **Farbe:**

- **Mukös-glasig:**
  - Bronchitis
  - Asthma bronchiale
  - COPD
- **Eitrig:**
  - Lobärpneumonie
  - Exazerbierte COPD
- **Dreischichtig** (Eiter, Schaum, Schleim): Bronchiektasen
- **Braun-rot:** Lobärpnumonie
- **Rötlich-schaumig:** Lungenödem
- **Blutig:**
  - Bronchitis
  - Pneumonie
  - Tuberkulose
  - Neubildungen
  - Lungenembolie
  - Lungeninfarkt
  - Herzinsuffizienz
  - Hämophilie
  - Antikoagulanzien
  - Leberzirrhose
  - Leukämie
  - Vaskulitis

4.4.5 Hämoptyse und Hämoptoe

MERKE Die Differenzialdiagnostik der Hämoptyse erfolgt nach der **Ursache** bzw. nach **Organsystemen.** Unter Hämoptyse versteht man blutig-tingiertes Sputum, wobei die Menge des Blutes sehr gering ist. Hämoptoe (Bluthusten) ist durch eine hohe Blutmenge gekennzeichnet.

4.4.5 Hämoptyse und Hämoptoe

MERKE

Auf den Punkt gebracht

Einteilung nach **Ursache bzw. Organsystem:**
- **Bronchopulmonal:**
  - Bronchitis
  - Pneumonie
  - Tuberkulose
  - Neubildungen
- **Kardiovaskulär:**
  - Lungenembolie
  - Lungeninfarkt
  - Herzinsuffizienz
- **Hämorrhagische Diathese:**
  - Hämophilie
  - Antikoagulanzien
  - Leberzirrhose
  - Leukämie
- **Rheumatisch:** Vaskulitis

Bronchopulmonal
- **Akute Bronchitis:** Hämoptyse meist durch starken Husten hervorgerufen; begleitend grippale Symptome
- **Chronische Bronchitis:** Hämoptyse meist durch starken Husten hervorgerufen; reichlich schleimig-gräulicher oder zäh-weißlicher Auswurf besonders morgens, Belastungsdyspnoe, anamnestisch Nikotinkonsum; Hämoptyse meist durch starken Husten hervorgerufen
- **Pneumonie:** akute Symptome wie produktiver Husten mit eitrigem oder pflaumenmusartigem Sputum, Fieber, Dyspnoe; Stimmfremitus ↑, hyposonorer Klopfschall, feuchte Rasselgeräusche
- **Bronchiektasen:** dreischichtiges Sputum, hohe Sputummenge
- **Tuberkulose:** chronischer Husten, Dyspnoe, B-Symptome, Zyanose; bei Kavernenbildung amphorisches Atmen
- **Bronchialkarzinom, Metastasen:** Dyspnoe, Husten, Zyanose, B-Symptome, bei Metastasen Symptome des Primärtumors

Kardiovaskulär
- **Lungenembolie:** Hämoptysen (in 10 % der Fälle), Thoraxschmerzen, Dyspnoe, Tachypnoe, Zyanose, Blutdruckschwankungen, Desorientierung, Synkope, Symptome der Rechtsherzbelastung, evtl. Symptome der Phlebothrombose
- **Lungeninfarkt:** Ursache ist eine Lungenembolie bei gleichzeitiger Linksherzinsuffizienz; durch die Doppelversorgung der Lunge ergibt sich ein hämorrhagischer Infarkt, der mit Hämoptyse oder Hämoptoe einhergehen kann
- **Linksherzinsuffizienz:** durch Blutrückstau, Lungenödembildung mit Austritt von Erythrozyten in die Alveolen (Herzfehlerzellen); Symptome der Linksherzinsuffizienz, u. a. Zyanose, Dyspnoe, schaumiges Sputum

Hämorrhagische Diathese
- **Marcumar-, Heparintherapie, Hämophilie:** wegweisend ist der anamnestische Befund
- **Leberzirrhose:** Leberhautzeichen, u. a. Ikterus, Lackzunge, Lacklippen, Palmar-, Plantarerythem, Gynäkomastie, Spider naevi, Aszites, Hypotonie
- **Leukämie:** Symptome der Anämie, Immunsuppression und Blutungsneigung durch Verdrängung gesunder Zellpopulation im Knochenmark, ggf. Lymphknoten- und Milzschwellung

Rheumatisch

Vaskulitis (Wegener-Granulomatose): Gefäßentzündung, die v. a. Respirationstrakt und Niere betrifft; lebensbedrohliche Hämoptoe

4.4.6 Atemstörungen

MERKE

Einteilung nach **Abweichung** von physiologischer **Frequenz** und **Rhythmus:**
- **Dyspnoe:** erschwerte Atmung
- **Tachypnoe:** Atemfrequenz > 19/Min.
- **Bradypnoe:** Atemfrequenz < 10/Min.
- **Kussmaul-Atmung:** tiefe, beschleunigte Atmung
- **Cheyne-Stokes-Atmung:** periodisches An- und Abschwellen der Atmung mit Atempausen
- **Biot-Atmung:** tiefe Atmung mit Atempausen
- **Hyperventilation:** beschleunigte und/oder vertiefte Atmung

4.4.6 Atemstörungen

MERKE Pathologische Atemmuster werden nach **Abweichung** von der normalen **Frequenz** und vom normalen **Rhythmus** differenziert. Die normale Atmung wird als Eupnoe (11–18/Min.) bezeichnet.

- **Dyspnoe:** erschwerte Atmung, Atemnot; bei kardiopulmonalen Erkrankungen; Einteilung in Belastungs-, Ruhedyspnoe und Orthopnoe (stärkste Atemnot, die zum aufrechten Sitzen zwingt)
- **Tachypnoe:** beschleunigte Atmung > 19/Min.; bei kardiopulmonalen Erkrankungen, Fieber, Sympathikusaktivierung, Sauerstoffmangel
- **Bradypnoe:** reduzierte Atmung < 10/Min.; im Schlaf physiologisch, bei Störungen des Atemzentrums
- **Kussmaul-Atmung:** tiefe und beschleunigte Atmung; Kompensationsatmung bei Azidose (zur Abatmung saurer Valenzen), z. B. beim ketoazidotischen Koma
- **Cheyne-Stokes-Atmung:** periodisches An- und Abschwellen der Atmung mit Atempausen; bei Linksherzinsuffizienz, chronischen pulmonalen Erkrankungen
- **Biot-Atmung:** tiefe Atmung mit Atempausen; bei Verletzung der Medulla oblongata (z. B. bei Hirndrucksteigerung)
- **Hyperventilation:** ➤ 4.4.7

4.4.7 Hyperventilation

MERKE

4.4.7 Hyperventilation

MERKE Die Differenzialdiagnostik der Hyperventilation erfolgt nach der **Ursache.** Die Hyperventilation ist eine Mehratmung, die den Bedarf des Körpers übersteigt. Sie ist durch eine vertiefte und/oder beschleunigte Atmung gekennzeichnet.

Psychogene Hyperventilation

- Auslösefaktoren: Angst, Panik, Stress.
- Symptome: Entwicklung einer Hypokapnie ($CO_2 \downarrow$) und respiratorischen Alkalose, die zur relativen Kalziumverminderung im Serum führt (durch Bindung freier Kalziumionen an das Albumin). Die Symptome sind Dyspnoe, Thoraxschmerzen, Pfötchenstellung, Parästhesien, Blässe, Schwitzen, Krämpfe.
- Therapie: Aufklärung und Beruhigung des Patienten, evtl. Rückatmung in eine Tüte, Atemschulung.

Somatische Hyperventilation

- Ursache: u. a. Lungenerkrankungen, Hypoxie, metabolische Azidose, hohes Fieber, Intoxikationen
- Symptome und Therapie: abhängig von der Ursache

4.4.8 Krupp-Syndrome

MERKE Krupp-Syndrome umfassen bakterielle, virale und allergische Entzündungen der oberen Atemwege. Allen gemeinsam ist deren Stenosierung. Nachfolgend werden **Pseudokrupp** und **Epiglottitis** abgegrenzt (> Tab. 4.3). Beiden gemeinsam ist ein **inspiratorischer Stridor.**

Bei Verdacht auf **Epiglottitis keine diagnostische Racheninspektion** oder -manipulation vornehmen, da wegen eines reflektorischen Laryngospasmus akute Erstickungsgefahr droht.

Tab. 4.3 Differenzialdiagnostik von Pseudokrupp und Epiglottitis

	Pseudokrupp	Epiglottitis
Ursache	• Viren (Adeno-, Parainfluenza-, RS-, Masernviren) • Allergie	Bakterien (Haemophilus influenzae Typ B, Strepto-, Staphylokokken)
Stimme	Heiser	Kloßig bis hin zur Aphonie
Husten	Bellend	Kaum
Fieber	Mäßig	Sehr hoch
Speichelfluss	Kaum	Stark
Schluckstörung	Kaum	Sehr stark ausgeprägt
Halsschwellung	Gering	Sehr stark ausgeprägt
Beginn	Langsam	Plötzlich
Alter	1.–7. Lebensjahr, Häufung um das 3. Lebensjahr	2.–6. Lebensjahr
Besonderheiten	• Rezidive sehr häufig • Auftreten meist abends/nachts • Erkrankungshäufung im Herbst/Winter	• Rezidive sehr selten • Auftreten meist über den gesamten Tag • Notfall: zügige Verweisung in die Klinik

4.4.9 Heiserkeit

MERKE Die Differenzialdiagnostik der Heiserkeit kann nach dem Verlauf in akute, chronische und rezidivierende Formen oder Ursachen erfolgen. Nachfolgend wird nach **Ursachen** differenziert.

Infektiös

Akute bzw. chronische Laryngitis: akute oder chronische Heiserkeit, Halsschmerzen, ggf. Fieber, inspiratorischer Stridor

Reinke-Ödem

Schwellung der Stimmbänder als Folge von Allergien, Rauch, Überbelastung oder Hitze; tiefe, vibrierende Stimme, chronische oder rezidivierende Heiserkeit

Tumor

Larynxkarzinom: anhaltende Heiserkeit; anamnestisch häufig Nikotin- und Alkoholabusus

Traumatisch

Folge einer Schilddrüsenoperation mit einseitiger Parese des N. laryngeus recurrens durch intraoperative Verletzung; beidseitige Traumen haben stärkste Atemnot zur Folge, akute Heiserkeit

Auf den Punkt gebracht

Einteilung nach **Ursachen:**

- **Psychogen:** $CO_2 \downarrow$ und respiratorische Alkalose → Tetaniesymptome
  - Angst
  - Stress
- **Somatisch:** metabolische Azidose
  - Lungenerkrankungen

4.4.8 Krupp-Syndrome

MERKE

Differenzierung von Pseudokrupp und Epiglottitis

TABELLE 4.3

4.4.9 Heiserkeit

MERKE

Einteilung nach **Ursachen:**

- **Infektiös:** Laryngitis
- **Reinke-Ödem:** Ödem der Stimmbänder
- **Tumor:** Larynxkarzinom
- **Traumatisch:** Z. n. Schilddrüsenoperation
- **Andere:**
  - Nikotinabusus
  - Alkoholabusus
  - Starke Beanspruchung
  - Refluxösophagitis

Auf den Punkt gebracht

4.4.10 Pleuraerguss

MERKE

Einteilung nach **Ursachen:**
- **Kardiovaskulär:**
  - Herzinsuffizienz
  - Lungenembolie
- **Infektiös, entzündlich:**
  - Pneumonie
  - Akute Pankreatitis
- **Neubildungen**
- **Rheumatisch:**
  - Rheumatoide Arthritis
  - SLE
- **Kolloidonkotischer Druck ↓:**
  - Nephrotisches Syndrom
  - Leberzirrhose

Einteilung nach **Ergusszusammensetzung:**
- **Exsudat** (Zellzahl ↑, Eiweiß ↑, LDH ↑):
  - Pneumonie
  - Neubildungen
- **Transsudat** (Zellzahl ↓, Eiweiß ↓, LDH ↓):
  - Herzinsuffizienz
  - Leberzirrhose

Weitere
- **Nikotin, Alkohol:** wegweisend ist die Anamnese; chronische oder rezidivierende Heiserkeit
- **Vermehrte Beanspruchung** bei Sängern, Lehrern, Rednern usw.: wegweisend ist die Anamnese; chronische oder rezidivierende Heiserkeit
- **Refluxösophagitis:** brennende retrosternale Schmerzen, Aufstoßen, Sodbrennen

4.4.10 Pleuraerguss

MERKE Die Einteilung des Pleuraergusses kann nach den **Ursachen** und **Zusammensetzung der Ergussflüssigkeit** erfolgen. Allen Ursachen gemeinsam sind – je nach Größe des Ergusses – Dyspnoe, Zyanose, ggf. Husten und Symptome der Grunderkrankung. Bei der Untersuchung ist der Stimmfremitus reduziert, der Klopfschall hyposonor und das Atemgeräusch reduziert.

Einteilung nach Ursachen

Kardiovaskulär
- **Herzinsuffizienz:** Entwicklung des Pleuraergusses bei Rechtsherz- und Linksherzinsuffizienz möglich; je nach Stadium Belastungs- oder Ruhedyspnoe, Zyanose, weitere Insuffizienzzeichen (u. a. Leistungsknick, symmetrische Ödeme)
- **Lungenembolie:** akute Dyspnoe, evtl. Zyanose, Thoraxschmerzen, Hypotonie, Tachykardie, Synkope; ggf. anamnestisch typische Symptome der Phlebothrombose

Infektiös/entzündlich
- **Pneumonie:** akute Symptome wie produktiver Husten mit eitrigem oder pflaumenmusartigem Sputum, Fieber, Zyanose; Stimmfremitus ↑, hyposonorer Klopfschall, feuchte Rasselgeräusche
- **Subphrenische Abszesse:** Fieber, systemische Entzündungszeichen, Zwerchfellhochstand, atemabhängige Schmerzen
- **Akute Pankreatitis:** gürtelförmige Bauchschmerzen, Gummibauch, gerötetes Gesicht, ausgeprägtes Krankheitsgefühl, Übelkeit und Erbrechen, Fieber; Pleuraerguss links

Maligne Tumoren und Metastasen

Bronchial-, Mamma-, Ovarialkarzinom, Lymphome: Symptome der Grunderkrankung, B-Symptome

Rheumatisch
- **Rheumatoide Arthritis:** symmetrischer, zerstörender Gelenkbefall der kleinen Gelenke, Gaensslen-Zeichen, Knopfloch- und Schwanenhalsdeformität, ulnare Deviation; im Laborbefund RF meist positiv, Anti-CCP-Ak positiv
- **Systemischer Lupus erythematodes:** symmetrischer Befall der kleinen Gelenke; Hauterscheinungen (Schmetterlingserythem); im Laborbefund ANA und RF meist positiv

Reduzierter kolloidonkotischer Druck
- **Nephrotisches Syndrom:** große Proteinurie > 3,5 g/Tag, Hypoproteinämie, Hyperlipoproteinämie, z. T. ausgeprägte, symmetrische Beinödeme, Lidödeme oder je nach Ausprägung auch Körperödeme
- **Leberzirrhose:** Leberhautzeichen (Ikterus, Palmarerythem, Plantarerythem, Hautatrophie, Lackzunge, Lacklippen, Spider naevi, Caput medusae), Aszites, Blutungsneigung, Splenomegalie

Einteilung nach Zusammensetzung der Ergussflüssigkeit

Exsudat
- Gekennzeichnet durch eine hohe Zellzahl, hohen Eiweißgehalt, hohe LDH-Aktivität, hohes spezifisches Gewicht
- Malignes Exsudat: z. B. bei Bronchial-, Mammakarzinom
- Infektiöses Exsudat: z. B. bei Tuberkulose, Pneumonie
- Bei rheumatischen Erkrankungen, z. B. rheumatoide Arthritis, SLE

Transsudat
- Gekennzeichnet durch eine niedrige Zellzahl, geringen Eiweißgehalt, geringe LDH-Aktivität, niedriges spezifisches Gewicht
- Auftreten bei Herzinsuffizienz, Leberzirrhose, nephrotischem Syndrom
- Allen Ursachen gemeinsam ist der geringe kolloidale Druck

4.5 Verdauungstrakt

4.5.1 Appetitlosigkeit

MERKE Die Differenzialdiagnostik der Appetitlosigkeit erfolgt nach **Organsystemen.** Bei der Appetitlosigkeit handelt es sich um eine unspezifische Erscheinung, die bei einer Vielzahl von Erkrankungen auftreten kann.

Erkrankung der Verdauungsorgane

- **Ösophaguserkrankungen:** Dysphagie, Odynophagie, Regurgitation, Sodbrennen, retrosternale Schmerzen, ggf. Husten, Heiserkeit
- **Magenerkrankungen:** epigastrische Schmerzen, Übelkeit, Erbrechen, Sodbrennen
- **Lebererkrankungen:** Ikterus und andere Leberhautzeichen, Blutungsneigung, ggf. Aszites, Bewusstseinsstörung
- **Gallenerkrankungen:** Ikterus, Fettstühle, entfärbter Stuhl, bierbrauner Urin, ggf. Schmerzen im rechten Oberbauch mit Ausstrahlung in die rechte Schulter
- **Pankreaserkrankungen:** gürtelförmige Bauchschmerzen, Maldigestion, Fettstühle, Mangelerscheinungen
- **Darmerkrankungen:** abdominale Schmerzen, Obstipation, Diarrhö, Meteorismus, Flatulenz, Malassimilationssyndrom (bei Dünndarmerkrankungen)

Stoffwechselstörungen

- **Urämie** (Intoxikation des Bluts mit harnpflichtigen Substanzen): u. a. vielfältige neuropsychiatrische Symptome, Gastritis, Aszites, Anämie, Perikarditis, Lungenödem, Pleuritis, Café-au-lait-Flecken, Juckreiz, Knochenschmerzen
- **Diabetisches Koma (Präkoma):** starker Durst, Polyurie, Exsikkose, Schwäche, Tachypnoe, Hypotonie, Tachykardie, Bewusstseinstrübung

Endokrine Erkrankungen

- **Hypophysenvorderlappeninsuffizienz:** pigmentlose, alabasterfarbene Haut (mangelnde MSH-Bildung), Übelkeit, Erbrechen, Hypoglykämie, je nach Hormonausfall z. B. sekundäre Hypothyreose, sekundärer Hypogonadismus
- **Morbus Addison:** Hyperpigmentierung der Haut und Schleimhäute, Hypotonie, Schwäche, Müdigkeit, Gewichtsverlust, Übelkeit, Erbrechen; im Laborbefund: Natrium ↓, Kalium ↑

Chronische Infektionskrankheiten

- **HIV:** mononukleose-ähnliches Bild, persistierende Lymphknotenschwellungen, opportunistische Erkrankungen, neuropsychiatrische Symptome, Malignome (Lymphom, Kaposi-Sarkom, Zervixkarzinom)
- **Tuberkulose:** meist pulmonale Symptome mit Husten und Sputum (auch blutig), B-Symptome

Maligne Erkrankungen

Symptome der Primärkrankheit, Anämie, B-Symptome, Leistungsknick und starkes Krankheitsgefühl, ggf. Lymphknotenschwellung

Fieberhafte Erkrankungen

Häufige Begleiterscheinung, die auf erhöhte Produktion von Entzündungsmediatoren zurückzuführen, u. a. Il-1, TNF-α

Intoxikationen

- **Drogen- und Alkoholintoxikation:** wegweisend ist die Anamnese bzw. Fremdanamnese
- **Medikamentennebenwirkung oder -intoxikation:** wegweisend ist die Anamnese bzw. Fremdanamnese

Psychiatrische Erkrankungen

- **Anorexia nervosa:** Untergewicht, Nahrungsverweigerung, Körperschemastörung, Hypokaliämie, Obstipation, häufig Laxanzien- und Diuretikaabusus
- **Bulimia nervosa:** rezidivierende Ess-Brech-Attacken, andauernde Beschäftigung mit dem Essen, schlechter Zahnstatus, konjunktivale Blutungen, Gewicht meist normal
- **Depression:** Denkverlangsamung, Schuldgefühle, Gefühl der Wertlosigkeit und Gefühllosigkeit, Konzentrations- und Aufmerksamkeitsdefizit, Verminderung des Antriebs, Gewichtsverlust, Suizidgedanken
- **Schizophrenie:** formale und inhaltliche Denkstörungen, Ich-Störungen, Halluzinationen, Störungen der Affektivität, des Antriebs und der Psychomotorik
- **Demenz:** Orientierungs-, Merkfähigkeitsstörungen, Verlust früherer Interessen, Verlust kognitiver Fähigkeiten

4.5 Verdauungstrakt

4.5.1 Appetitlosigkeit

MERKE

Einteilung nach **Organsystemen:**

- **Erkrankung der Verdauungsorgane:**
  - Ösophaguserkrankungen
  - Magenerkrankungen
  - Lebererkrankungen
  - Gallenerkrankungen
  - Pankreaserkrankungen
  - Darmerkrankungen
- **Stoffwechselstörungen:**
  - Urämie
  - Diabetisches Koma (Präkoma)
- **Endokrine Erkrankungen**
  - Hypophysenvorderlappeninsuffizienz
  - Morbus Addison
- **Chronische Infektionskrankheiten:**
  - HIV
  - Tuberkulose
- **Maligne Erkrankungen**
- **Fieberhafte Erkrankungen**
- **Intoxikationen**
- **Psychiatrische Erkrankungen**
  - Anorexia nervosa
  - Bulimia nervosa
  - Depression
  - Schizophrenie
  - Demenz

Auf den Punkt gebracht

4.5.2 Polydipsie

MERKE

Einteilung nach **Ursachen:**
- **Renale Ursachen**
- **Extrarenale Ursachen:**
  - Starkes Schwitzen
  - Durchfallerkrankungen
  - Blutverlust
  - Verlust von Körpersäften
  - Diabetes insipidus
- **Psychogene Polydipsie**
- **Stoffwechselerkrankungen:**
  - Diabetes mellitus
  - Hyperkalzämie
- **Pharmaka, Intoxikation:**
  - Alkohol
  - Medikamente, v. a. Diuretika
  - Arsen-, Quecksilberintoxikation

4.5.2 Polydipsie

MERKE Die Differenzialdiagnostik der Polydipsie erfolgt nach deren **Ursachen.** Unter Polydipsie versteht man ein abnormes Durstgefühl, das mit einer erhöhten Trinkmenge einhergeht.

Renale Ursachen

Nierenerkrankungen, die mit Polyurie einhergehen, u. a. akutes Nierenversagen (im Stadium der Polyurie)

Extrarenale Ursachen

- **Starkes Schwitzen:** bei u. a. hohen Temperaturen und gleichzeitig schwerer körperlicher Arbeit
- **Durchfallerkrankungen:** führen zum starken Wasserverlust und zur Polydipsie, u. a. bei Cholera, Noro-, Rotaviren
- **Blutverlust:** u. a. nach Traumen, Ulkusblutung
- **Verlust von Körpersäften, Ergussdrainage:** z. B. nach Aszites-, Pleurapunktion, starkem Erbrechen; wegweisend ist die Anamnese, Punktionsgebiete
- **Diabetes insipidus:** ADH-Mangel durch Operationen, Gehirntrauma, Infektionen, iatrogene Ursachen; Polyurie, hypoosmolarer Urin, Hyperosmolarität des Bluts

Psychogene Polydipsie

Starkes Durstgefühl, das nachts sistiert, Polyurie; (junge) Frauen häufiger betroffen als Männer

Stoffwechselerkrankungen

- **Diabetes mellitus:** Polyurie, Müdigkeit, Abgeschlagenheit, Muskelkrämpfe, Sehstörungen, Hyperglykämie; bei Typ 1 Neigung zur Ketoazidose
- **Hyperkalzämie:** Übelkeit, Erbrechen, Polyurie, Herzrhythmus-, Bewusstseinsstörungen, psychotische Symptome, Symptome der Grunderkrankung

Pharmaka, Intoxikationen

- **Alkohol:** wegweisend ist die Anamnese, ggf. Foetor und neuropsychiatrische Symptome
- **Medikamente:** u. a. Diuretika, Atropin, Salicylate; wegweisend ist die Anamnese
- **Intoxikationen:** u. a. Arsen, Quecksilber; wegweisend ist die Anamnese

4.5.3 Dysphagie

MERKE

Einteilung nach **anatomischen Strukturen** von **oben nach unten:**
- **Munderkrankungen:**
  - Candidose
  - Neubildungen
- **Halserkrankungen:**
  - Pharyngitis
  - Tonsillitis
  - Larynxerkrankungen
  - Schilddrüsenerkrankungen
- **Ösophaguserkrankungen:**
  - Ösophagitis
  - Ösophagusdivertikel
  - Achalasie
  - Neubildungen
- **Mediastinale Erkrankungen:**
  - Aortenaneurysma
  - Lymphknotenschwellung
- **Andere:**
  - Fremdkörper
  - Sklerodermie
  - Verätzungen
  - Angststörung

4.5.3 Dysphagie

MERKE Die Differenzialdiagnostik der Dysphagie erfolgt im Verlauf des Verdauungstrakts **von oben nach unten** nach anatomischen Strukturen. Unter Dysphagie versteht man erschwertes Schlucken.

Munderkrankungen

- **Candidose:** weißliche, abstreifbare Beläge, entzündlich veränderte Schleimhaut
- **Mundboden-, Zungenkarzinom:** Fremdkörpergefühl, sichtbare Neubildung

Halserkrankungen

- **Pharyngitis, Tonsillitis:** akuter Beginn, hochroter Rachen, Schmerzen, ggf. eitrige Beläge, Fieber, grippale Symptome
- **Larynxerkrankungen:** bei der Laryngitis Schmerzen in Kehlkopfhöhe und Heiserkeit; bei der Epiglottitis stark ausgeprägte Dysphagie, Speichelfluss, starke Schwellung des Halses, Fieber mit Schüttelfrost, starkes Krankheitsgefühl
- **Schilddrüsenerkrankungen:** bei Struma sichtbare Schwellung im Halsbereich, inspiratorischer Stridor, bei thorakaler Struma exspiratorischer Stridor, bei der Hashimoto-Thyreoiditis häufig Globusgefühl

Ösophaguserkrankungen

- **Ösophagitis:** Odynophagie (schmerzhaftes Schlucken), Reflux, brennende retrosternale Schmerzen, Aufstoßen
- **Ösophagusdivertikel:** je nach Lage der Divertikel; Regurgitation, Mundgeruch, Essensreste nach der Nachtruhe auf dem Kopfkissen (besonders beim Zenker-Divertikel), Aspirationspneumonie
- **Achalasie:** Regurgitation, Schwierigkeiten beim Schlucken zunächst von festen Speisen, dann von breiigen und flüssigen, Gewichtsabnahme, Aspirationspneumonie
- **Ösophaguskarzinom:** zunehmende Beschwerden, B-Symptome, blutiges Erbrechen, Regurgitation

Mediastinale Erkrankungen
- **Aortenaneurysma:** mechanische Behinderung der Passage; wegweisend sind bildgebende Verfahren
- **Lymphknotenschwellung:** mechanische Behinderung der Passage durch mediastinale Lymphknotenschwellungen, u. a. bei Lymphom, Leukämie; wegweisend sind Symptome der Primärkrankheit und bildgebende Verfahren

Weitere
- **Fremdkörper:** wegweisend ist die Anamnese, die Klärung erfolgt durch Endoskopie
- **Verätzungen:** wegweisend ist die Anamnese
- **Sklerodermie:** Hautsymptome, z. B. Fingerkuppennekrosen (Rattenbissnekrosen), Fingerschwellung, -kontrakturen, Tabaksbeutelmund, verkürztes Zungenbändchen, Mikrostomie
- **Angststörungen:** Globusgefühl, gerichtete oder ungerichtete Angst, Tachykardie, Hypertonie

4.5.4 Foetor und Halitosis

MERKE Die Differenzialdiagnostik der des Foetors bzw. der Halitosis erfolgt nach deren **Ursachen.** Unter Foetor wird ein auffälliger Mundgeruch verstanden, unter Halitosis ein auffälliger Geruch der Atemluft.

Erkrankungen des Mund-Rachen-Raums
- **Erkrankungen der Zähne und des Zahnhalteapparats:** Gingivitis, Karies, mangelnde Reinigung der Zähne, Interdentalräume und Zahnfleischtaschen
- **Infektionserkrankungen:** u. a. Angina Plaut-Vincenti (einseitig, schmerzlos, ulzerierend, fauliger Geruch), Diphtherie (süßlich-fader Mundgeruch, Pseudomembranen, Cäsarenhals)
- **Tumorerkrankungen:** u. a. Mundbodenkarzinome (sichtbarer Tumor, Blutungen, lokale Lymphknotenschwellungen, Schluckschwierigkeiten)

Erkrankungen des Ösophagus und des Magens
- **Ösophagusdivertikel:** Dysphagie, Regurgitation, gurgelnde Geräusche beim Trinken, Hustenreiz
- **Gastritis:** Schmerzen im Epigastrium, Appetitlosigkeit, Völlegefühl, Übelkeit
- **Tumorerkrankungen:** Dysphagie, Hustenreiz, retrosternale oder epigastrische Schmerzen, B-Symptome

Lungenerkrankungen
- **Bronchiektasen:** dreischichtiges Sputum, hohe Sputummenge, evtl. Hämoptysen, Zyanose
- **Lungenabszess:** Müdigkeit, Appetitlosigkeit, Husten mit Auswurf, B-Symptome
- **Tumoren:** Husten, Hämoptysen, Thoraxschmerzen, B-Symptome, ggf. Horner-Syndrom, Schulter-Arm-Schmerzen, Pleuraerguss, Metastasenbildung

Stoffwechselentgleisungen, -erkrankungen
- **Hepatisches Koma:** Symptome der Leberzirrhose (u. a. Ikterus, Aszites, auffälliger Geruch nach roher Leber), Bewusstseinstrübung
- **Diabetisches Koma:** starker Durst, Polyurie, Exsikkose, Schwäche, Tachypnoe, Hypotonie, Tachykardie, Bewusstseinstrübung, Azetongeruch (bei Diabetes mellitus Typ 1)
- **Urämisches Koma:** u. a. vielfältige neuropsychiatrische Symptome, Gastritis, Aszites, Anämie, Perikarditis, Lungenödem, Pleuritis, Café-au-lait-Flecken, Juckreiz, Knochenschmerzen, Harngeruch
- **Phenylketonurie:** geistiger Entwicklungsrückstand, motorische Behinderung, Epilepsie, Mikrozephalie, Hautveränderungen, auffälliger Geruch nach Mäuseausscheidungen

Intoxikationen
- Mit Phosphorsäureverbindungen (E 605): Knoblauchgeruch, Speichelfluss, Miosis, Bewusstseinsstörung, Bradykardie, Übelkeit, Erbrechen
- Mit Zyaniden: Bittermandelgeruch, Atemnot, Schwindel, Erbrechen, hellrote Schleimhautblutungen

Auf den Punkt gebracht

4.5.4 Foetor und Halitosis

MERKE

Einteilung nach **Ursachen:**
- **Erkrankungen des Mund-Rachen-Raums:**
  - Gingivitis, Parodontose, Karies, mangelnde Hygiene
  - Infektionserkrankungen, u. a. Diphtherie
  - Neubildungen
- **Erkrankungen des Ösophagus und Magens:**
  - Ösophagusdivertikel
  - Gastritis
  - Neubildungen
- **Lungenerkrankungen:**
  - Bronchiektasen
  - Lungenabszesse
  - Neubildungen
- **Stoffwechselentgleisungen:**
  - Hepatisches Koma
  - Diabetisches Koma
  - Urämisches Koma
  - Phenylketonurie
- **Intoxikationen,** u. a. mit Phosphorsäureverbindungen

Auf den Punkt gebracht

4.5.5 Chronische Gastritis

MERKE

Einteilung nach **Ursachen**

TABELLE 4.4

4.5.6 Erbrechen

MERKE

Einteilung nach **Organsystemen:**
- **Gastrointestinal:**
  - Achalasie
  - Gastritis
  - Ulkuskrankheit
  - Ileus
  - Akutes Abdomen
  - Cholezystitis
  - Pankreatitis
  - Appendizitis
- **Kardial:**
  - Herzinfarkt
  - Blutdruckentgleisungen
- **Zentral:**
  - Hirndrucksteigerung
  - Meningitis
  - Enzephalitis
  - Migräne
- **Endokrin/metabolisch:**
  - Urämie
  - Coma diabeticum
  - Diabetische Gastroparese
  - Schwangerschaft
- **Medikamentös:**
  - NSAR
  - Antibiotika
  - Opiate
  - Zytostatika
- **Intoxikation:**
  - Alkohol
  - Drogen
- **Psychisch:**
  - Bulimie
  - Anorexie
  - Angststörung

4.5.5 Chronische Gastritis

MERKE Die Differenzialdiagnostik der chronischen Gastritiden erfolgt nach der **Ursache** (> Tab. 4.4). Die Symptome wie v. a. Schmerzen im Epigastrium, Appetitlosigkeit, Völlegefühl, Übelkeit, Erbrechen treten bei allen Formen auf. Symptomarme Verläufe sind möglich und häufig.

Tab. 4.4 Differenzialdiagnostik der Gastritiden

	Typ A (Autoimmungastritis)	Typ B (bakterielle Gastritis)	Typ C (chemische Gastritis)
Häufigkeit	5 %	80 %	15 %
Ursachen	Autoantikörper gegen die Belegzellen des Magens	Vor allem Helicobacter pylori	• Schmerzmittel, v. a. NSAR (besonders in Kombination mit Glukokortikoiden) • Alkohol, Nikotin • Gallereflux
Folgen	• Schleimhautatrophie • Mangel an Intrinsic Factor	• Ulkusbildung • Gefahr von Magenkarzinomen und Magenlymphomen	Ulkusbildung

4.5.6 Erbrechen

MERKE Die Differenzialdiagnostik des Erbrechens erfolgt nach **Organsystemen.**

Gastrointestinal

- **Achalasie:** Schluckschwierigkeiten zunächst für feste, dann für breiige und flüssige Speisen, Regurgitation von unverdauten Speisen, keine Salzsäurebeimengung
- **Ösophagusvarizen:** blutiges Erbrechen, Symptome der Leberzirrhose
- **Akute Gastritis:** Schmerzen im Epigastrium, Appetitlosigkeit, Völlegefühl, Übelkeit
- **Ulcus ventriculi et duodeni:** postprandiale (nach dem Essen) Schmerzen beim Ulcus ventriculi, Nüchternschmerzen beim Ulcus duodeni
- **Pylorusstenose:** postprandiales saures Erbrechen im Schwall, Gedeihstörung bei Kindern, Pseudoobstipation, gelegentlich sichtbare Peristaltik
- **Akutes Abdomen:** Bauchschmerzen, veränderte Peristaltik, Wind-, Stuhlverhalt; Erbrechen tritt fast immer auf, Stuhlbeimengungen möglich
- **Ileus:** je nach Ileusart starke Schmerzen, Wind-, Stuhlverhalt, Meteorismus, Veränderung der Darmgeräusche (hochgestellte oder fehlende Geräusche)
- **Cholezystitis:** Schmerzen im rechten Oberbauch, Fieber, Unverträglichkeit von fetten oder gebratenen Speisen, evtl. Stuhlentfärbung und Ikterus
- **Pankreatitis:** gürtelförmiger Bauchschmerz, Fieber, paralytischer Ileus mit Obstipation, Gummibauch
- **Appendizitis:** Schmerzen zunächst im Epigastrium, dann periumbilikal, später im rechten Unterbauch; rektal-axillärer Temperaturunterschied, positive Appendizitiszeichen (Psoas-, Blumberg-, Lanz-, McBurney-, Rovsing-Zeichen)

Kardial

- **Herzinfarkt:** bei Hinterwandinfarkten sind Übelkeit und Erbrechen gelegentlich die einzigen Symptome
- **Hypertensive Krise:** Blutdruckerhöhung > 180 mmHg systolisch, > 130 mmHg diastolisch (unterschiedliche Literaturangaben) oder kritischer Blutdruckanstieg; Kopfschmerzen, Ohrensausen, Schwindel; beim hypertensiven Notfall Lungenödem, zerebrale Insuffizienz, akutes Nierenversagen

Zentral

- **Hirndrucksteigerung:** Bewusstseinsstörung, Kopfschmerzen, morgendliches Erbrechen im Schwall (häufig ohne Übelkeit), neuro-psychiatrische Ausfälle, abnorme Atmungstypen (Cheyne-Stokes-, Biot-Atmung) oder Dyspnoe, Stauungspapille, Hypertonie, Bradykardie
- **Meningitis, Enzephalitis:** starke Kopfschmerzen, Fieber, neurologische Ausfälle, positive Meningendehnungszeichen
- **Migräne:** einseitige Kopfschmerzen, Gesichtsblässe, Übelkeit, Lichtempfindlichkeit

Endokrin, metabolisch

- **Urämie:** Oligourie, Anurie, renale Anämie, Knochenschmerzen, Hypertonie, urämischer Geruch, metabolische Azidose, Ödeme

- **Coma diabeticum:** Exsikkose, hohe Blutzuckerspiegel, Polyurie, beim Typ-1-Diabetes Ketoazidose
- **Diabetische Gastroparese:** Erbrechen von unverdauten Speisen, langjährig bestehender Diabetes mellitus, Symptome der Makro- und Mikroangiopathie
- **Morbus Addison:** Müdigkeit, Schwäche, verstärkte Pigmentierung (v. a. Handlinien, Schleimhaut)
- **Schwangerschaft:** Übelkeit und Erbrechen besonders im ersten Schwangerschaftstrimenon

Medikamentös

NSAR, Antibiotika, Opiate, Zytostatika, Digitalis: wegweisend ist die Anamnese

Intoxikation

Alkohol, Drogen: wegweisend ist die Anamnese

Psychisch

- **Bulimia nervosa:** rezidivierende Ess-Brech-Attacken, andauernde Beschäftigung mit dem Essen, schlechter Zahnstatus, konjunktivale Blutungen, Gewicht meist normal
- **Anorexia nervosa:** Untergewicht, Nahrungsverweigerung, Körperschemastörung, Hypokaliämie, Obstipation, häufig Laxanzien- und Diuretikaabusus
- **Angststörung:** plötzliche Angstattacken, die situationsabhängig (Phobien) oder situationsunabhängig (Panikstörung) auftreten; begleitend Herzklopfen, Thoraxschmerzen, Erstickungsgefühl (Globusgefühl), Angst, wahnsinnig zu werden, Furcht vor Kontrollverlust

4.5.7 Diarrhö

MERKE Die Differenzialdiagnostik der Diarrhö kann unter unterschiedlichen Aspekten erfolgen: nach dem Verlauf (akute und chronische Formen), nach dem Aussehen des Stuhls (wässrig, schleimig-eitrig, blutig, Fettstuhl) oder nach der Ursache. Nachfolgend wird nach den wichtigsten **Ursachen** differenziert. Die Diarrhö ist definiert als Stuhlgang, der zu viel, zu häufig und zu flüssig ist.

Infektiös

- **Bakteriell** (u. a. Cholera, ETEC, Salmonellen, EHEC): akute Symptome der Grunderkrankung, Exsikkose, Hypotonie, Tachykardie, ggf. Fieber; bei Cholera Reiswasser-Durchfälle, bei ETEC wässrige Durchfälle, bei Salmonellen erbsbreiartige (eitrige) Stühle, bei EHEC schleimig-blutige Stühle
- **Bakterielle Toxine** (u. a. Staphylococcus aureus): kurze Inkubationszeit, plötzlicher Beginn mit Erbrechen, Bauchschmerzen und Diarrhö, Beschwerden sistieren meist sehr schnell
- **Viren** (u. a. Rota-, Noroviren): akute wässrige Durchfälle, Erbrechen, Bauchschmerzen, ggf. mäßige Temperaturerhöhung, reduziertes Allgemeinbefinden, Exsikkosezeichen; häufig epidemisches Auftreten
- **Protozoen** (u. a. Giardia lamblia, Amöben): akute wässrige Durchfälle, Erbrechen, Aufstoßen nach faulen Eiern bei Giardiasis, himbeergeleeartige Stühle bei Amöben

Malassimilation

- **Zöliakie:** chronischer Verlauf, aufgetriebener Bauch, Blähungen, voluminöse Fettstühle, evtl. Mangelerscheinungen
- **Chronische Pankreatitis:** chronische Fettstühle, Fettunverträglichkeit, übelriechende Stühle, periodische abdominale Schmerzen; häufig Alkoholabusus in der Vorgeschichte

Chronisch entzündliche Darmerkrankungen

- **Morbus Crohn:** schleimig-eitrige Durchfälle, Bauchschmerzen, Stenosesymptomatik, Gewichtsabnahme, Mangelerscheinungen, Entzündungssymptome
- **Colitis ulcerosa:** blutig-schleimige Durchfälle, Tenesmen, Entzündungssymptome

Neoplastisch

- **Kolorektales Karzinom:** Veränderung der Stuhlgewohnheiten, blutige und schleimig-eitrige Stühle, dünnkalibrige Stühle, B-Symptome, evtl. familiäre Belastung
- **Karzinoid** (serotoninbildende Tumoren): wässrige Diarrhö, Flush-Symptome, Asthma bronchiale, Hypertonie, Tachykardie

Medikamentös

- **Laxanzien:** wegweisend ist die Anamnese, Obstipation in der Vorgeschichte; beim Laxanzienabusus findet sich häufig eine Hypokaliämie
- **Antibiotika:** wegweisend ist die Anamnese, in der Vorgeschichte bakterielle Infekte
- **Zytostatika:** wegweisend ist die Anamnese, in der Vorgeschichte Tumorgeschehen

4.5.7 Diarrhö

MERKE

Einteilung nach **Ursachen:**
- **Infektiös:**
  - Bakteriell (EHEC, Salmonellen)
  - Toxinvermittelt (Staphylococcus aureus)
  - Viral (Noro-, Rotaviren)
  - Protozoen (Giardia lamblia, Amöben)
- **Malassimilation:**
  - Zöliakie
  - Chronische Pankreatitis
- **CED:**
  - Morbus Crohn
  - Colitis ulcerosa
- **Neoplastisch:**
  - Kolonkarzinom
  - Karzinoid
- **Medikamentös:**
  - Laxanzien
  - Antibiotika
  - Zytostatika
- **Endokrin:**
  - Diabetes mellitus
  - Hyperthyreose
- **Intoxikation:**
  - Pilze
  - Arsen
- **Andere:**
  - Reizdarmsyndrom
  - Allergien

Auf den Punkt gebracht

Endokrin
- **Diabetes mellitus:** häufig Diarrhö und Obstipation im Wechsel, Übelkeit, Erbrechen, Polyurie, Polydipsie, hohe Blutzuckerwerte, Symptome der Makro- und Mikroangiopathie
- **Hyperthyreose:** Gewichtsabnahme, Schweißneigung, Wärmeintoleranz, Tachykardie, Hypertonie, Haarausfall, Tremor, Nervosität, Schlaflosigkeit; im Laborbefund TSH ↓, T_3 und T_4 ↑

Intoxikationen
Arsen, Quecksilber, Pilze: wegweisend ist die Anamnese

Weitere
- **Reizdarmsyndrom** (funktionell): Diarrhö und Obstipation im Wechsel, Diarrhöen sind nicht blutig und nicht nächtlich, krampfartige Bauchschmerzen, hörbare Darmgeräusche, psychische Verstimmung
- **Allergien und Intoleranzen:** Diarrhö nach Verzehr unverträglicher Lebensmittel, häufig von Bauchschmerzen und Meteorismus begleitet

4.5.8 Obstipation

4.5.8 Obstipation

MERKE

MERKE Die Obstipation ist definiert als erschwerte Entleerung, harter Stuhlgang, < 3 Stühle/Woche und nur unter Laxanzientherapie weicher Stuhl. Die Einteilung kann nach dem Verlauf (akut, chronisch) und nach den **Ursachen** erfolgen, die nachfolgend beschrieben werden.

Einteilung nach **Ursachen:**
- **Ernährung:**
  - Faserarme Kost
  - Reduzierte Trinkmenge
  - Bewegungsmangel
- **Mechanisch/entzündlich:**
  - Kolonkarzinom
  - Divertikulitis
  - Peritonitis
  - Ileus
  - Reizdarm
- **Endokrin:**
  - Diabetes mellitus
  - Hypothyreose
- **Neurogen:**
  - Morbus Parkinson
  - Multiple Sklerose
  - Apoplex
- **Medikamentös:**
  - Opiate
  - Eisen
  - Antidepressiva
- **Andere:**
  - Immobilisation
  - Anorexie
  - Hypokaliämie
  - Depression

Ernährung
Faserarme Kost, geringe Flüssigkeitszufuhr (und Bewegungsmangel): häufige Ursache für chronische Obstipation; wegweisend ist die Anamnese

Mechanisch, entzündlich
- **Kolorektales Karzinom:** Veränderung der Stuhlgewohnheiten, blutige und schleimig-eitrige Stühle, dünnkalibrige Stühle, B-Symptome
- **Divertikulitis:** chronische Obstipation, im Schub Veränderungen der Stuhlgewohnheit, Schmerzen im linken Unterbauch, Fieber mit Schüttelfrost, bei der Palpation tastbare Stuhlwalze, ggf. Pneumaturie
- **Peritonitis:** akute stärkste Bauchschmerzen, brettharte Bauchdecke mit Abwehrspannung, Darmparalyse, systemische Entzündungszeichen, Symptome der Grunderkrankung
- **Ileus:** beim mechanischen Ileus peristaltiksynchrone Bauchschmerzen, hochgestellte Darmgeräusche vor der Stenose; beim paralytischen Ileus wenig Bauchschmerzen und fehlende Darmgeräusche
- **Reizdarmsyndrom:** Diarrhö und Obstipation im Wechsel, krampfartige Bauchschmerzen, hörbare Darmgeräusche, Meteorismus

Endokrin
- **Diabetes mellitus:** häufig Diarrhö und Obstipation im Wechsel, Übelkeit, Erbrechen, Polyurie, Polydipsie, hohe Blutzuckerwerte, Symptome der Makro- und Mikroangiopathie
- **Hypothyreose:** Gewichtszunahme, Kälteempfindlichkeit, depressive Verstimmung, Hypotonie, Bradykardie, trockene Haut; im Laborbefund TSH ↑, T_3 und T_4 ↓

Neurogen
- **Morbus Parkinson:** Rigor, Hypo- oder Akinese, evtl. Tremor, psychische Verstimmung, Masken- und Salbengesicht, vornübergebeugter Gang
- **Multiple Sklerose:** Sehstörungen, Sensibilitätsstörungen, Lähmungserscheinungen, Ataxie, Harninkontinenz, Eigenreflexe gesteigert, Bauchhautreflex typischerweise erloschen
- **Apoplex:** Halbseitensymptomatik, evtl. Wernicke-Mann-Gang, Sprach- und Schluckstörungen

Medikamentös
- **Opiate:** wegweisend sind die Medikamentenanamnese und Schmerzsymptome in der Vorgeschichte
- **Eisenpräparate:** wegweisend sind die Medikamentenanamnese und Eisenmangelanämie in der Vorgeschichte
- **Antidepressiva:** wegweisend sind die Medikamentenanamnese und depressive Symptome in der Vorgeschichte

Weitere
- **Immobilisation:** wegweisend ist die Anamnese
- **Depression:** Denkverlangsamung, Schuldgefühle, Gefühl der Wertlosigkeit und Gefühllosigkeit, Konzentrations- und Aufmerksamkeitsdefizit, Verminderung des Antriebs, Gewichtsverlust, Suizidgedanken

- **Anorexia nervosa:** Untergewicht, Nahrungsverweigerung, Körperschemastörung, Hypokaliämie, Obstipation; häufig Laxanzien- und Diuretikaabusus
- **Hypokaliämie:** Muskelschwäche, reduzierte Eigenreflexe; anamnestisch häufig Diuretika- oder Laxanziengebrauch

4.5.9 Akutes Abdomen

MERKE Das akute Abdomen ist durch plötzliche unklare Bauchschmerzen definiert, die mit Veränderung der Peristaltik, bretthartem Bauch, Abwehrspannung und Störung der Kreislaufregulation bis hin zum Schock einhergehen. Die Differenzialdiagnostik kann u. a. nach der Lokalisation, Ursache und Schmerzcharakteristik eingeteilt werden. Nachfolgend wird nach der **Lokalisation** (> Tab. 4.5) differenziert.

4.5.9 Akutes Abdomen

MERKE

Einteilung nach der Lokalisation

TABELLE 4.5

Tab. 4.5 Differenzialdiagnostik des akuten Abdomens nach der Lokalisation

Lokalisation	Differenzialdiagnosen
Rechter oberer Quadrant	• **Cholezystitis:** Schmerzausstrahlung in die Schulter, Fieber, positives Murphy-Zeichen, Übelkeit, Erbrechen • **Gallensteinabgang:** kolikartige Schmerzen mit Ausstrahlung in die rechte Schulter, Übelkeit, Erbrechen, ggf. Stuhlaufhellung oder Stuhlentfärbung, dunkler Urin und Ikterus • **Ulcus duodeni,** v. a. Perforation: plötzliche, schneidende Schmerzen mit Ausstrahlung in beide Schultern und Schocksymptome • **Leberruptur:** in der Anamnese stumpfes Bauchtrauma, Symptome des hämorrhagischen Schocks • **Appendizitis in der Schwangerschaft:** Fieber (mit rektal-axillärer Differenz), Übelkeit, Erbrechen, Stuhlunregelmäßigkeiten • **Pankreatitis:** gürtelförmige Bauchschmerzen, Gummibauch, gerötetes Gesicht, ausgeprägtes Krankheitsgefühl, Übelkeit und Erbrechen, Fieber • **Nephrolithiasis:** kolikartige, wandernde Schmerzen (von den Flanken in den Ober- bzw. Unterbauch und von dort in die Leiste), unruhige Patienten, ggf. Hämaturie • **Pyelonephritis:** starke Schmerzen in den Nierenlagern, Fieber, Dysurie, Pollakisurie • **Lungenembolie:** plötzliche thorakale Schmerzen, Dyspnoe, Zyanose, Husten, HF ↑, RR ↓, Synkope, ggf. Symptome der tiefen Beinvenenthrombose • **Pleuritis** (trockene): stechende, atemabhängige Schmerzen, in der Auskultation schabende atemabhängige Geräusche • **Basale Pneumonie:** Fieber, Husten und eitriger Auswurf, Stimmfremitus ↑, hyposonorer Klopfschall, feuchte Rasselgeräusche • **Kolonperforation:** Symptome der Peritonitis und der Grunderkrankung • **Herzinfarkt:** akute retrosternale Schmerzen mit Ausstrahlung v. a. in Hals, Achsel, linken Arm bis zu den Fingern, Abdomen oder Rücken; bei Angina pectoris Besserung nach Gabe von Nitrospray, HF ↑ mit Arrhythmien, RR ↓, Blässe, Schwitzen, Übelkeit, Erbrechen
Linker oberer Quadrant	• **Pankreatitis:** s. o. • **Milzruptur:** Schmerzausstrahlung in die linken Schulter, anamnestisch stumpfes Bauchtrauma, Zeichen des hämorrhagischen Schocks • **Herzinfarkt:** s. o. • **Ulcus ventriculi,** v. a. Perforation und Penetration: bei Perforation schneidender Schmerz und Schocksymptome, bei Penetration persistierende Schmerzen mit Ausstrahlung in den Rücken • **Nephrolithiasis, Pyelonephritis:** s. o. • **Lungenembolie, Pleuritis, basale Pneumonie:** s. o. • **Kolitis:** blutig-schleimige Durchfälle, Tenesmen, Fieber • **Kolonperforation:** s. o. • **Subphrenischer Abszess:** Fieber, Schüttelfrost, Zwerchfellhochstand, atemabhängige Schmerzen
Rechter unterer Quadrant	• **Appendizitis:** Schmerzen zunächst im Epigastrium, dann periumbilikal, später im rechten Unterbauch; rektal-axillärer Temperaturunterschied, positive Appendizitiszeichen (Psoas-, Blumberg-, Lanz-, McBurney-, Rovsing-Zeichen) • **Morbus Crohn:** schleimig-eitrige Durchfälle, Stenosesymptomatik, Gewichtsabnahme, Mangelerscheinungen, Entzündungssymptome • **Adnexitis, Salpingitis:** Infektion meist während der Menstruation, akute Unterbauchschmerzen, Fieber, gelblich-grünlicher Fluor, Übelkeit und Erbrechen bei Begleitperitonitis, Portioschiebeschmerz • **Ovarialzysten** (Stieldrehung und Ruptur): plötzliche, einseitige, heftige Schmerzen, Begleitperitonitis • **Tubenruptur durch Extrauteringravidität:** plötzlicher, heftiger Schmerz, Schockzeichen, meist sekundäre Amenorrhö • **Hodentorsion:** akuter Beginn, stärkste Schmerzen, Skrotum oft gerötet, betroffene Seite oft hochgezogen, Prehn-Zeichen negativ • **Invagination:** kolikartige Schmerzen, Erbrechen, peranaler Blutabgang • **Ileus:** beim mechanischen Ileus peristaltiksynchrone Bauchschmerzen, hochgestellte Darmgeräusche vor der Stenose; beim paralytischen Ileus wenig Bauchschmerzen und Darmparalyse (keine Darmgeräusche) • **Hernieninkarzeration:** Symptome des Ileus und der Peritonitis • **Harnleitersteine:** kolikartige, wandernde Schmerzen, unruhige Patienten, ggf. Hämaturie • **Harnverhalt:** Anurie, Oligurie mit starkem Harndrang, Kaltschweißigkeit, Tachykardie, Harnträufeln

TABELLE 4.5

Tab. 4.5 Differenzialdiagnostik des akuten Abdomens nach der Lokalisation *(Forts.)*

Lokalisation	Differenzialdiagnosen
Linker unterer Quadrant	• **Divertikulitis** (v. a. Sigma): chronische Obstipation, im Schub Veränderungen der Stuhlgewohnheit, Schmerzen im linken Unterbauch, Fieber mit Schüttelfrost, bei der Palpation tastbare Stuhlwalze, ggf. Pneumaturie • **Adnexitis:** s. o. • **Hodentorsion:** s. o. • **Hernieninkarzeration:** s. o. • **Harnleitersteine, Harnverhalt:** s. o. • **Kolontumor:** Symptome des Ileus, B-Symptome, veränderte Stuhlgewohnheiten • **Adnexitis, Salpingitis, Ovarialzysten, Extrauteringravidität:** s. o.
Epigastrisch	• **Hiatushernie:** Sodbrennen, Reflux, Völlegefühl • **Ösophagitis:** Dysphagie, Odynophagie, Reflux • **Ösophagusperforation:** Schmerzausstrahlung zwischen die Schulterblätter, Luftemphysem im oberen Thorax • **Ulcus ventriculi und duodeni:** s. o. • **Herzinfarkt, Angina pectoris:** s. o.
Periumbilikal	• **Appendizitis:** s. o. • **Pankreatitis:** s. o. • **Meckel-Divertikulitis:** Symptome der Appendizitis, blutige Stühle • **Aortenaneurysma:** Schmerzausstrahlung in den Rücken, pulsierender abdomineller Tumor • **Mechanischer Ileus:** s. o. • **Mesenteriale Ischämie/Infarkt:** plötzlich stärkste Schmerzen, mitunter kolikartig, freies Intervall, Symptome der Peritonitis und des Schocks
Diffus	• **Gastroenteritis:** Durchfälle (wässrig, schleimig-eitrig oder blutig), ggf. Fieber • **Ileus:** s. o. • **Peritonitis,** Peritonealkarzinose: akute stärkste Bauchschmerzen, bretthharte Bauchdecke, Darmparalyse, systemische Entzündungszeichen, Symptome der Grunderkrankung • **Aortendissektion:** reißende, heftige wandernde Schmerzen, vom Thorax zwischen die Schulterblätter, dann nach unten in den unteren Rücken und Bauch wandernd, Kreislaufinstabilität bis hin zum Schock • **Mesenterialinfarkt:** s. o. • **Diabetes mellitus:** häufig Diarrhö und Obstipation im Wechsel, Übelkeit, Erbrechen, Polyurie, Polydipsie, hohe Blutzuckerwerte, Symptome der Makro- und Mikroangiopathie • **Reizdarmsyndrom (Colon irritabile):** Diarrhö und Obstipation im Wechsel, krampfartige Bauchschmerzen, hörbare Darmgeräusche, psychische Verstimmung

4.5.10 Gastrointestinale Blutungen

4.5.10 Gastrointestinale Blutungen

MERKE

Einteilung in obere und untere gastrointestinale Blutung

MERKE Gastrointestinale Blutungen werden je nach Lokalisation in **obere** (vor dem Ende des Duodenums bzw. Treiz-Bandes) und **untere** Blutungen (distal des Treitz-Bandes) eingeteilt (➢ Tab. 4.6). Blut, das in Kontakt mit Salzsäure kommt, erscheint schwarz oder kaffeesatzartig (Hämatin). Es kann als **Kaffeesatzerbrechen** oder als **Teerstuhl (Meläna)** auftreten. Eine lange Darmpassage kann auch eine Ursache für Teerstühle sein. Blut, das nicht Kontakt mit Salzsäure getreten ist, wird frisch-blutig erbrochen und als **Hämatemesis** bezeichnet. Bei einem peranalen Blutabgang spricht man von der **Hämatochezie.**

TABELLE 4.6

Tab. 4.6 Differenzialdiagnostik obere und untere gastrointestinale Blutung

	Lokalisation	Farbe	Ursachen
Obere gastrointestinale Blutung	• Ösophagus • Magen • Duodenum	• Dunkler Stuhl (Teerstuhl) • Evtl. Bluterbrechen (Hämatemesis) • Kaffeesatzartiges Erbrechen	• Erosive Gastritis • Ulcus ventriculi et duodeni • Refluxösophagitis • Ösophagusvarizen • Mallory-Weiß-Syndrom • Magenkarzinom • Traumen
Untere gastrointestinale Blutung	• Jejunum • Ileum • Kolon • Rektum	Rotes Blut im Stuhl (Hämatochezie)	• Hämorrhoiden • Darmtumoren • Morbus Crohn, Colitis ulcerosa • Mesenterialinfarkt • Ischämische Kolitis • Divertikulitis • Meckel-Divertikel • Invagination

4.5.11 Ileus

MERKE Der Ileus ist eine lebensbedrohliche Abdominalerkrankung, die sich durch einen Stopp der Darmpassage auszeichnet. Die Differenzierung erfolgt nach der **Form.**

Paralytischer Ileus

- Ursache: Entzündungen aller Art, reflektorisch nach Operationen oder durch vaskuläre Störungen, z. B. beim Mesenterialinfarkt
- Leitsymptome: **Stuhl-** und **Windverhalt,** wenig Schmerzen, Übelkeit, Erbrechen, auch Koterbrechen (Miserere), Meteorismus, Fieber, Exsikkose, Schockentwicklung, **fehlende Darmgeräusche** („Totenstille")

Mechanischer Ileus

- Ursachen: Darmeinklemmung, Invagination, Volvulus, Briden (Verwachsungen), Tumoren
- Leitsymptome: stärkste peristaltiksynchrone **Bauchschmerzen,** Abwehrspannung, Stuhl- und Windverhalt, Blähungen, hochgestellte, **mechanisch klingende Darmgeräusche**

4.5.12 Malassimilation

MERKE Unter **Malassimilation** versteht man die Störungen der Digestion (Verdauung) und/oder Resorption. Man unterscheidet das **Maldigestions-** von einem **Malabsorptionssyndrom.** Die Symptome der Malassimilation sind Gewichtsverlust, voluminöse, grau-glänzende Stühle, Fettstühle, Blähungen, Eiweißmangelödem, Vitaminmangel (v. a. der fettlöslichen Vitamine), Anämie durch verminderte Resorption von Eisen, Vitamin B_{12} und Folsäure.

Maldigestionssyndrom

Störung der Verdauungsfunktion: angeboren (z. B. Laktasemangel) oder durch Schädigung der Verdauungsdrüsen erworben (z. B. Pankreasinsuffizienz, Mangel an Gallensäuren durch Leber- bzw. Gallenwegserkrankungen, Magenerkrankungen oder Teilresektion)

Malabsorptionssyndrom

Störung der Resorption der Spaltprodukte aus dem Darm: durch Dünndarmerkrankungen (z. B. Morbus Crohn, Zöliakie, chronische Darminfekte, Darmlymphom), Störung der Durchblutung, Störung des Lymphtransportes, endokrine Störungen (z. B. Diabetes mellitus, Hyperthyreose, Hyperparathyreoidismus) oder Medikamente (u. a. Antibiotika)

4.6 Leber

4.6.1 Ikterus

MERKE Die Differenzierung des Ikterus erfolgt nach der **Ursache** (7.10.7). Der Ikterus ist als Gelbfärbung von Skleren und Haut definiert und entsteht durch Ablagerung von Bilirubin im Gewebe.

Prähepatischer Ikterus

- Ursachen: Hämolyse, ineffektive Hämatopoese
- Laborbefund: unkonjugiertes Bilirubin im Serum ↑, direktes Bilirubin im Normbereich, Bilirubin im Urin normal, Urobilinogen im Urin ↑, Stuhl- und Urinfarbe normal

Intrahepatischer Ikterus

- Ursachen: Hepatitis, Leberzirrhose, Stauungsleber durch Rechtsherzinsuffizienz, malignes Geschehen, Medikamente wie z. B. Paracetamol, Isoniazid
- Laborbefund: unkonjugiertes und konjugiertes Bilirubin im Blut ↑, Stuhl heller oder entfärbt, Urin dunkler

Auf den Punkt gebracht

4.5.11 Ileus

MERKE

Einteilung nach der **Form:**

- **Paralytischer Ileus:** v. a. durch Entzündungen; u. a. Stuhl- und Windverhalt, fehlende Darmgeräusche
- **Mechanischer Ileus:** durch mechanische Hindernisse; u. a. stärkste kolikartige Schmerzen, mechanisch-klingende Darmgeräusche vor der Stenose

4.5.12 Malassimilation

MERKE

Malassimilation:

- **Maldigestion:** Verdauungsstörung durch z. B. Enzymmangel
- **Malabsorption:** Resorptionsstörung durch v. a. Darmerkrankungen

4.6 Leber

4.6.1 Ikterus

MERKE

Einteilung nach **Ursachen:**

- **Prähepatisch:** Hämolyse, Stuhl- und Urinfarbe normal
- **Intrahepatisch:** Lebererkrankungen, Stuhl heller oder entfärbt, Urin dunkler
- **Posthepatisch:** Erkrankungen der ableitenden Gallenwege, Stuhl acholisch, Urin bierbraun

Auf den Punkt gebracht

Posthepatischer Ikterus (Verschlussikterus)
- Ursachen: Abflusshindernisse in den ableitenden Gallenwegen, z. B. Gallensteine, Raumforderung im Bereich des Pankreaskopfes, primär biliäre Leberzirrhose
- Laborbefund: konjugiertes Bilirubin im Blut ↑, Stuhl acholisch, Urin bierbraun

4.6.2 Fettleber

MERKE

Einteilung nach **Ursachen:**
- **Alkoholische** Fettlebererkrankung
- **Nichtalkoholische** Fettlebererkrankung:
  - Diabetes mellitus
  - Adipositas
  - Mangelernährung
  - Toxisch

4.6.2 Fettleber

MERKE Die Differenzialdiagnostik der Fettleber erfolgt nach der **Ursache.** Die Fettleber entsteht durch Einlagerung von Triglyzeriden in die Hepatozyten. Eine Fettleber liegt vor, wenn mehr als 50 % der Zellen betroffen sind. Sind weniger als 50 % der Hepatozyten mit Fett gefüllt, spricht man von Leberzellverfettung.

- **Alkoholische Fettlebererkrankung:** Fettsäuresynthese ↑, Abgabe von Lipoproteinen ↓; wegweisend ist die Anamnese
- **Nichtalkoholische Fettlebererkrankung:**
  - **Diabetes mellitus:** Fettsäuresynthese ↑, Lipolyse im Fettgewebe ↑, Aufnahme von Lipoproteinen im Fettgewebe ↓, hohe Blutzuckerwerte; Polyurie, Polydipsie, Symptome der Makro- und Mikroangiopathie
  - **Adipositas:** Fettsäurenangebot ↑; wegweisend sind Anamnese, Inspektion (Fettverteilung), Bestimmung des BMI
  - **Eiweißmangelernährung:** Lipolyse im Fettgewebe ↑, Lipoproteinsynthese in der Leber ↓; bei Anorexia nervosa, Morbus Crohn, Zöliakie, Erkrankungen, die mit Malassimilation einhergehen; Fettleber, symmetrische Beinödeme durch den reduzierten onkotischen Druck
  - **Toxische Einflüsse:** Lipoproteinsynthese in der Leber ↓; wegweisend ist die Medikamentenanamnese (rezeptpflichtig und rezeptfrei)

4.6.3 Leberveränderungen

MERKE

Einteilung nach **Größen- und Oberflächenveränderungen:**
- **Vergrößerte Leber:** Fettleber, Entzündungen, Tumore, Rechtsherzinsuffizienz (Stauung)
- **Verkleinerte Leber:** Leberzirrhose
- **Höckerige Oberfläche:** Neubildungen, Zysten

4.6.3 Leberveränderungen

MERKE Die Differenzierung der Leberveränderungen erfolgt nach der **Größen- und Oberflächenveränderung.**

Hepatomegalie (Leberhöhe in der MCL > 12 cm)
- **Fettleber** ➤ 4.6.2
- **Entzündung:** akute oder chronische Symptome der Hepatitis
- **Tumoren:** chronische Symptome der Leberinsuffizienz, B-Symptome, bei Metastasen ggf. Symptome des Primärtumors
- **Rechtsherzinsuffizienz:** symmetrische Beinödeme, Dyspnoe, Zyanose, gestaute Jugularvenen; im fortgeschrittenen Stadium Leberzirrhose, Aszites, Splenomegalie

Verminderter Leberdurchmesser

Leberzirrhose: Leberhautzeichen (Ikterus, Palmarerythem, Plantarerythem, Hautatrophie, Lackzunge, Lacklippen, Spider naevi, Caput medusae), Aszites, Blutungsneigung, Splenomegalie

Höckerige Oberfläche
- **Tumoren, Metastasen:** chronische Symptome der Leberinsuffizienz, B-Symptome, bei Metastasen ggf. Symptome des Primärtumors
- **Zysten** (v. a. Echinokokkuszysten): chronische Symptome der Leberinsuffizienz, Eosinophilie, Erhöhung spezifischer IgE-Antikörper

4.6.4 Aszites

MERKE

Einteilung nach **Ursachen:**
- **Lebererkrankungen:** häufigste Ursache, meist Symptome der Leberinsuffizienz
- **Herzerkrankungen:** Rechtsherzinsuffizienz mit Rückstau in die Leber
- **Nierenerkrankungen:** meist durch starken Proteinverlust bedingt
- **Entzündliche Erkrankungen:** v. a. Peritonitis
- **Neubildungen:** v. a. Leber-, Pankreaskarzinom

4.6.4 Aszites

MERKE Die Differenzierung des Aszites erfolgt nach der **Ursache.** Unter Aszites versteht man eine Ansammlung von Flüssigkeit (Transsudat oder Exsudat) in der freien Bauchhöhle.

Lebererkrankungen
- Häufigste Aszitesform, die auf Erhöhung des portalen Drucks zurückzuführen ist
- Symptome: Leberhautzeichen, Symptome der portalen Hypertonie (u. a. Caput medusae, Hämorrhoiden, Splenomegalie), Leberinsuffizienzzeichen (Quick-Wert ↓ bzw. INR ↑, Bilirubin ↑, Albumin ↓, CHE ↓)

Herzerkrankungen
- Folge der Rechtsherzinsuffizienz mit Veränderung der Leber und Rückstau in den portalen Kreislauf
- Symptome: Leberinsuffizienzzeichen, ausgeprägte Symptome der Rechtsherzinsuffizienz, (u. a. symmetrische Beinödeme oder Anasarka, Jugularvenenstauung, Zyanose, Dyspnoe)

Nierenerkrankungen
- Am häufigsten beim nephrotischen Syndrom vorkommend durch starken Albuminverlust über die Niere
- Symptome: Proteinurie, Ödeme, Hypoalbuminämie, Hyperlipoproteinämie

Entzündliche Ursachen
- Häufigste Ursache ist die Peritonitis
- Symptome: stärkste Schmerzen, Abwehrspannung, bretthartes Abdomen, Veränderung der Darmgeräusche, systemische Entzündungszeichen, Symptome der Grundkrankheit

Maligne Ursachen
- Häufigste Tumoren sind Ovarial-, Leberzell-, Pankreaskarzinom
- Symptome: Symptome der Grunderkrankung, B-Symptome; im Laborbefund Tumormarker positiv, im Aszitespunktat häufig Blut (hämorrhagischer Aszites) und Tumorzellen

4.7 Stoffwechsel und Ernährung

4.7.1 Fettstoffwechselstörungen

MERKE Fettstoffwechselstörungen können nach Fredrickson eingeteilt werden, was jedoch im klinischen Alltag wenig Anwendung findet. Relevant für Praxisalltag und Prüfung ist die Differenzierung nach **reaktiv-physiologischen Formen, familiärer Hypercholesterinämie** und **sekundären Hyperlipidämien.** Allen genannten Formen gemeinsam sind die Symptome, v. a. vorzeitige Arteriosklerose mit Folgeerkrankungen, Pankreatitisschübe, Xanthome, Xanthelasmen und Arcus senilis.

Familiäre Hypercholesterinämie
- Ursache: genetische Erkrankung mit Cholesterinerhöhung und meist auch Erhöhung des Triglyzeridspiegels
- Einteilung in polygenetische und monogenetische familiäre Hypercholesterinämie

Sekundäre Hyperlipidämien
- Ursache: Vorerkrankungen, Einnahme von bestimmten Medikamenten, Ernährungsgewohnheiten, genetischer Disposition
- Umfassen die Hypertriglyzerid- und Hypercholesterinämien
- **Hypertriglyzeridämie:**
  - **Adipositas:** äußeres Erscheinungsbild, Messung des BMI
  - **Diabetes mellitus:** Polyurie, Polydipsie, Hyperglykämie, Symptome der Makro- und Mikroangiopathie
  - **Erhöhter Alkoholkonsum:** wegweisend ist die Anamnese
  - **Medikamente:** u. a. Kortisonpräparate, Betablocker, Hormonersatztherapie
- **Hypercholesterinämie:**
  - **Hypothyreose:** Gewichtszunahme, depressive Stimmungslage, Müdigkeit, Antriebslosigkeit, Myxödem
  - **Nephrotisches Syndrom:** Proteinurie > 3,5 g/Tag, Hypoproteinämie, Hyperlipoproteinämie, Ödeme
  - **Diabetes mellitus:** Polyurie, Polydipsie, Hyperglykämie, Symptome der Makro- und Mikroangiopathie
  - **Schwangerschaft:** letzte Periodenblutung, Kindsbewegungen, sonografischer Nachweis
  - **Medikamente:** u. a. Kortisonpräparate

4.7.2 Kachexie

MERKE Die Differenzialdiagnostik der Kachexie wird nach organischen und psychogenen **Ursachen** eingeteilt. Ergänzend werden seltenere Ursachen erfasst. Die Kachexie ist definiert als pathologischer Gewichtsverlust verbunden mit einem Abfall des Body-Mass-Index (BMI) unter 20 kg/m^2 und einem Gewichtsverlust > 2% in den letzten 6 Monaten.

4.7 Stoffwechsel und Ernährung

4.7.1 Fettstoffwechselstörungen

MERKE

Einteilung in:
- **Reaktiv-physiologische Hyperlipidämie:**
  - Hypercholesterinämie: durch u. a. fettreiche Ernährung
  - Hypertriglyzeridämie: durch u. a. zuckerreiche Ernährung, Alkoholkonsum
- **Familiäre Hypercholesterinämie:** starke Erhöhung v. a. des Cholesterins
- **Sekundäre Hyperlipidämien**
  - Hypertriglyzeridämie: Adipositas, Diabetes mellitus, Pharmakanebenwirkung
  - Hypercholesterinämie: Hypothyreose, nephrotisches Syndrom, Diabetes mellitus

4.7.2 Kachexie

MERKE

Auf den Punkt gebracht

Einteilung nach **Ursachen:**
- **Organisch:**
  - Munderkrankungen
  - Pharynxerkrankungen
  - Ösophaguserkrankungen
  - Malassimilation
  - Wurminfektionen
  - Konsumierende Erkrankungen
  - Hormonell
  - Chronische Herzinsuffizienz
  - Chronische Niereninsuffizienz
- **Psychogen:**
  - Anorexie
  - Bulimie
- **Andere:**
  - Abhängigkeiten
  - Extreme Diäten

Organische Ursachen

- **Mund-, Pharynx-, Ösophaguserkrankungen:** bei Mund- und Pharynxerkrankungen Schluckschwierigkeiten, evtl. Mundgeruch, pathologische inspektorische Befunde; bei Ösophaguserkrankungen thorakale Druckschmerzen, Regurgitation, Sodbrennen
- **Malabsorption:** Sammelbezeichnung für Erkrankungen mit einer gestörten Verdauung des Speisebreis
- **Maldigestion:** Sammelbezeichnung für Erkrankungen mit einer erschwerten Resorption des Speisebreis
- **Wurminfektionen des Gastrointestinaltrakts:** abdominale Schmerzen, Stuhlunregelmäßigkeiten, Gewichtsabnahme trotz großer Nahrungsmengen, evtl. sichtbare Wurmfragmente im Stuhl; im Laborbefund Eosinophilie, spezifisches IgE ↑
- **Konsumierende Systemerkrankungen,** u. a. maligne Geschehen, AIDS, Tuberkulose; Symptome der Primärerkrankung, schweres Krankheitsgefühl, B-Symptome
- **Endokrine Störungen,** v. a. Hyperthyreose: Diarrhö, Gewichtsabnahme, Hypertonie, Tachykardie, Schweißneigung, Schlafstörung, Nervosität, Tremor
- **Chronische Herzinsuffizienz:** u. a. Schwäche, Dyspnoe, Husten, Zyanose, Beinödeme, thorakale Schmerzen
- **Chronische Niereninsuffizienz** (chronische Nierenerkrankung): im Laborbefund GFR ↓, Kreatinin ↑; in späteren Stadien u. a. Hypertonie, renale Anämie, Ödeme, Knochenschmerzen, Hyperkaliämie

Psychogene Ursachen

- **Anorexia nervosa:** Untergewicht, Nahrungsverweigerung, Körperschemastörung, Hypokaliämie, Obstipation; häufig Laxanzien- und Diuretikaabusus, subjektiv lange erhaltene körperliche Leistungsfähigkeit
- **Bulimia nervosa:** Untergewicht nicht zwingend vorhanden, andauernde Beschäftigung mit dem Essen, Ess- und Brechattacken, kariöser Zahnstatus, konjunktivale Blutungen; häufig Laxanzien- und Diuretikaabusus

Weitere

- **Intoxikationen und Abhängigkeit:** wegweisend ist die Anamnese hinsichtlich Art, Dauer und Häufigkeit des Konsums
- **Fehlernährung durch extreme Diäten:** wegweisend ist die Ernährungsanamnese

4.7.3 Adipositas

4.7.3 Adipositas

Einteilung nach **primären** und **sekundären** Formen

MERKE

MERKE Die Differenzierung der Adipositas erfolgt nach den **Ursachen** in **primäre** und **sekundäre** Formen (➤ Tab. 4.7). Von einer Adipositas spricht man dann, wenn der Fettanteil bei Frauen um 30 % und bei Männern um 20 % des Körpergewichts übersteigt, oder wenn der BMI über 30 liegt. Die Adipositas ist ein Symptom des metabolischen Syndroms.

TABELLE 4.7

Tab. 4.7 Differenzialdiagnostik der Adipositas

Primäre Adipositas (> 90 %)	Sekundäre Adipositas (< 10 %)
• Genetische Ursachen • Überernährung • Mangelnde körperliche Aktivität • Psychische Faktoren wie Essen als Belohnung, aus Frustration und Kummer	• **Hyperkortisolismus:** Symptome des Cushing-Syndroms, u. a. Stammfettsucht bei dünnen Extremitäten, dünne Haut, Striae, Mondgesicht, Stiernacken • **Hypothyreose:** Kälteempfindlichkeit, depressive Verstimmung, Hypotonie, Bradykardie, Kälteempfindlichkeit, Myxödem • **Hirntumoren:** Symptome der Hirndrucksteigerung, u. a. Bewusstseinsstörung, Kopfschmerzen, Erbrechen im Schwall (häufig ohne Übelkeit), neuro-psychiatrische Ausfälle, abnorme Atmungstypen (Cheyne-Stokes-, Biot-Atmung), Stauungspapille

4.8 Blut

4.8.1 Fieber

MERKE Nachfolgend wird Fieber zum einen nach **Ursachen** und zum anderen nach dem **Fieberverlauf** (➢ Tab. 4.8) differenziert.

Die normale Körpertemperatur schwankt zwischen 36,6 °C und 37,1 °C (rektal gemessen, axilläre Temperaturen liegen 0,5 °C darunter). Durch die zirkadiane Steuerung ist die Temperatur am frühen Morgen (ca. 6 Uhr) am tiefsten und am frühen Abend (ca. 18 Uhr) am höchsten. Bei Frauen sind die präovulatorischen Temperaturen geringer und die postovulatorischen Temperaturen höher. Im Allgemeinen werden Temperaturerhöhungen bis 38 °C als subfebrile Temperaturen bezeichnet, zwischen 38 °C und 39 °C als mäßiges Fieber und > 39 °C als hohes Fieber. Selten steigt die Temperatur über 41 °C. Fieber entsteht durch Einfluss von endogenen (IL-1, Il-6, TNF-α, Interferon) und exogenen (virale Partikel, Exo- und Endotoxine) Pyrogenen und ist auf eine Sollwertverstellung im hypothalamischen Wärmezentrum zurückzuführen.

Tab. 4.8 Fieberverlauf

Fieber	Differenzialdiagnosen
Subfebril (< 38,0 °C rektal)	• Hyperthyreose • Morbus Hodgkin • Non-Hodgkin-Lymphom
Febril (> 38,0 °C rektal) • 38 °C–39 °C = mäßiges Fieber • > 39 °C = hohes Fieber	• **Kontinua:** anhaltendes Fieber mit Tagesschwankungen bis 1 °C, z. B. bei Pneumonie, Typhus, akuter Endokarditis • **Remittierend:** Tagesschwankungen 1–2 °C, z. B. bei Tuberkulose, septischen Prozessen; in der Früh Fieber meist geringer (keine Normalwerte) und steigt im Laufe des Tages an • **Intermittierend:** starke Tagesschwankungen > 2 °C, meist durch periodische Ausschwemmung von Toxinen; meist Entfieberung am Morgen; bei septischen Prozessen • **Zweigipflig:** 2 hohe Fieberpeaks, dazwischen fieberfreie Phase, z. B. bei Masern • **Undulierend:** wellenförmige Fieberkurve, langsam ansteigend, einige Tage Fieber und langsam absteigend, z. B. bei Brucellose, HIV • **Relapsfieber:** Fieberspitzen, tageweise unterbrochen von fieberfreien Intervallen, z. B. bei Malaria

Infektionen

- **Bakteriell:** häufig Fieber mit Schüttelfrost und Symptome, die sich aus dem Herdgeschehen ergeben, z. B. bei Appendizitis abdominale Schmerzen, bei Angina tonsillaris Halsschmerzen und Schluckschwierigkeiten, bei Meningitis Kopfschmerzen, Nackensteifigkeit und Bewusstseinsstörung; bei Tropenerkrankungen positive Auslandsanamnese
- **Viral:** febrile Temperaturen mit oder ohne Schüttelfrost oder subfebrile Temperaturen und Symptome, die sich aus dem Herdgeschehen ergeben, z. B. Lymphknotenschwellungen bei infektiöser Mononukleose, Ikterus bei Hepatitis; bei Tropenerkrankungen Auslandsanamnese
- **Parasitär:** häufig gastrointestinale Symptome wie Bauchschmerzen, Diarrhö, Subileussymptome, analer Juckreiz; bei Echinokokkeninfektionen stehen hepatische Symptome im Vordergrund; bei Tropenerkrankungen Auslandsanamnese

Maligne Erkrankungen

- **Lymphom, Leukämie:** Lymphknoten-, Milzschwellung, Anämie, Juckreiz, B-Symptome
- **Solide Tumoren:** Symptome des Primärtumors, B-Symptome

Kollagenosen, Vaskulitiden

- **Systemscher Lupus erythematodes:** Schmetterlingserythem, symmetrische Arthritis der kleinen Gelenke, Organbeteiligung durch Vaskulitis
- **Sklerodermie:** Schwellung der Finger, Fingerkuppennekrosen (Rattenbissnekrosen), symmetrische Beteiligung der Grundgelenke, Tabaksbeutelmund, Mikrostomie, verkürztes Zungenbändchen
- **Dermatomyositis:** entzündliche Hautveränderung, besonders im Gesicht (Lilaringe v. a. an Augenlidern), am Hals und muskelkaterähnliche Beschwerden; im Laborbefund systemische Entzündungszeichen und CK ↑
- **Rheumatoide Arthritis:** symmetrische, zerstörende Arthritis der kleinen Gelenke, v. a. Grund- und Mittelgelenke, Schwanenhals-, Knopflochdeformität, ulnare Deviation
- **Polymyalgia rheumatica:** nächtliche, reißende Schulter- und Beckenschmerzen, die keine Besserung auf Analgetika zeigen; im Laborbefund Sturzsenkung, CRP ↑
- **Riesenzellarteriitis (Arteriitis temporalis):** verdickte, gerötete und schmerzhafte A. temporalis; im Laborbefund Sturzsenkung, CRP ↑

4.8 Blut

4.8.1 Fieber

MERKE

TABELLE 4.8

Einteilung nach **Ursachen** und **Fieberverlauf:**

- **Bakterielle, virale** und **parasitäre Infektionen**
- **Neubildungen** incl. Leukämien und Lymphomen
- **Vaskulitiden und Kollagenosen:**
  - SLE
  - Sklerodermie
  - Dermatomyositis
  - Rheumatoide Arthritis
  - Polymyalgia rheumatica
  - Arteriitis temporalis
- **Andere:**
  - Pharmakanebenwirkung
  - Hyperthyreose
  - Hämatome
  - Thrombose
  - Lungenembolie
  - Selbstinduziert

Auf den Punkt gebracht

Weitere
- **Medikamente:** allergische oder paraallergische Reaktion auf Arzneimittel, häufig verbunden mit einer Hautreaktion; wegweisend ist die Medikamentenanamnese
- **Hyperthyreose:** Hypertonie mit großer Blutdruckamplitude, Tachykardie, Tremor, Diarrhö, Schwitzen, Nervosität, Schlaflosigkeit
- **Hämatome:** wegweisend ist der Hautbefund
- **Lungenembolie:** plötzliche Dyspnoe, Husten, restrosternale Schmerzen, Zyanose, Synkope; in der Vorgeschichte Symptome der tiefen Beinvenenthrombose
- **Thrombose:** einseitige Schwellung (meist des Beines), Rötung, Überwärmung, Schmerzen, an der Tibia sichtbare Venenzeichnung (Pratt-Warnvenen)
- **Thrombophlebitis:** lokale Entzündung einer Vene mit strangförmiger Rötung, Schmerzen, lokaler Schwellung
- **Selbstinduziert** (artifizielle Störung): durch Manipulationen des Thermometers, Konsum von heißen Getränken vor der Fiebermessung

4.8.2 Hämorrhagische Diathese

4.8.2 Hämorrhagische Diathese

MERKE

MERKE Die hämorrhagische Diathese ist eine pathologische Blutungsneigung, wobei die Blutungen **zu lang, zu stark** und/oder **ohne einen adäquaten Anlass** stattfinden. Die Blutungsneigung wird im Folgenden nach den **Ursachen** (Blutungstyp und Laborbefund) differenziert.

Einteilung nach **Ursachen:**
- **Gefäßerkrankungen:**
  - Vaskulitis
  - Vitamin-C-Mangel
- **Thrombozytenfunktionsstörung:**
  - Splenomegalie
  - HUS
  - Morbus Werlhof
  - ASS-Einnahme
- **Gerinnungsfaktormangel:**
  - Leberzirrhose
  - Hämophilie
  - Cumarin-Einnahme

Petechiale Blutungen sind charakteristisch für Gefäßerkrankungen und Thrombozytenfunktionsstörungen, **großflächige Blutungen** typisch für den Gerinnungsfaktormangel.

Gefäßerkrankungen
- Ursache: Veränderung der Struktur und Funktion der Blutgefäße; u. a. durch Vitamin C-Mangel, Vaskulitis, Medikamente (z. B. lange Kortikosteroidtherapie)
- Leitsymptom: **petechiale Blutungen** v. a. an Unterarmen, Beinen, Handrücken, systemische petechiale Blutungen werden **Purpura** genannt
- Laborbefund: Blutungszeit verlängert, Gerinnungszeit (Quick und PTT) normal

Thrombozytenfunktionsstörung
- Ursache: Mangel an Thrombozyten oder deren reduzierte Funktion; u. a. Bildungsstörung im Knochenmark (z. B. durch Leukämie, Chemikalien), Erhöhung des peripheren Umsatzes bei Splenomegalie, Bildung von Autoantikörpern gegen Thrombozyten (Morbus Werlhof), HUS (hämolytisch-urämisches Syndrom), Medikamente wie ASS
- Leitsymptom: **petechiale Blutungen**
- Laborbefund: Thrombozytenzahl < 140.000/µl oder normal, aber mit reduzierter Funktion der Zellen, Blutungszeit verlängert, Gerinnungszeit (Quick und PTT) normal

Gerinnungsfaktormangel
- Ursache: Mangel von Gerinnungsfaktoren; u. a. Von-Willebrand-Jürgens-Syndrom, Hämophilie, Mangel an Vitamin K, Leberzirrhose, Verbrauchskoagulopathie, Einnahme von Cumarinderivaten
- Leitsymptom: **großflächige Blutungen** (Sugillationen, Ekchymosen, Hämatome)
- Laborbefund: Blutungszeit normal, Gerinnungszeit (Quick und PTT) verlängert

4.8.3 Erythrozytose (Polyglobulie)

4.8.3 Erythrozytose (Polyglobulie)

MERKE

MERKE Die Differenzialdiagnostik der Erythrozytose (Polyglobulie), einer reaktiven Erythrozytenvermehrung ohne Vermehrung der Leukozyten und Thrombozyten, erfolgt nach deren **Ursache.** In der Regel sind keine typischen Symptome vorhanden, außer denen der Grunderkrankung, z. B. im Rahmen eines paraneoplastischen Syndroms. Im Laborbefund BSG ↓, Erythrozytenzahl ↑, Hämoglobin ↑ und Hämatokrit ↑.

Einteilung nach **Ursachen:**
- **Sauerstoffmangel:**
  - Lungenerkrankungen
  - Herzerkrankungen
  - Große Höhe
- **Nierenerkrankungen:** Nierenzellkarzinom
- **Weitere Formen:**
  - Plasmaverlust
  - Familiär

Sauerstoffmangel
- Ursachen: u. a. Aufenthalt in großen Höhen, Lungenerkrankungen, Herzinsuffizienz
- O_2-Mangel führt zu einer verminderten O_2-Sättigung im Blut und zu einer verstärkten Ausschüttung von Erythropoetin aus der Niere und damit zur vermehrten Erythrozytenausschüttung aus dem Knochenmark

Nierenerkrankungen
- Als paraneoplastisches Syndrom beim Nierenzellkarzinom
- Tumor selbst bildet entweder Erythropoetin oder biologisch verwandte Substanzen, welche die Erythropoese stimulieren

Weitere
- **Stresserythrozytose:** betrifft junge Männer; Verminderung des Plasmavolumens, EPO und O_2-Sättigung normal
- **Plasmaverlust:** durch Exsikkose (u. a. bei Erbrechen, Durchfällen, Schwitzen, Verbrennungen) nimmt der Anteil der festen Blutbestandteile zu; wegweisend sind die Symptome der ursächlichen Zustände und Erkrankungen
- **Familiäre Formen:** genetisch bedingte Erythrozytose (Polyglobulie), die je nach Ausprägung asymptomatisch sein oder thromboembolische Erkrankungen produzieren kann

4.8.4 Anämie

MERKE Anämien können unterschiedlich differenziert werden: nach Ursache, nach dem zeitlichen Verlauf (akut und chronisch) oder nach der **Veränderung der Erythrozytenindizes,** die nachfolgend beschrieben werden. Die Anämie ist definiert als Verminderung von Erythrozyten, Hämoglobin und Hämatokrit. Die Grundsymptome sind bei allen Anämien gleich: Kopfschmerzen, Müdigkeit, Konzentrationsstörungen, Blässe der Schleimhäute und der Haut, Dyspnoe und funktionelle Herzgeräusche.

Mikrozytäre (MCV ↓), hypochrome (MCH ↓) Anämie
- **Eisenmangelanämie:** häufigste Anämie; durch Eisenverluste, mangelnde Zufuhr und Resorption und vermehrten Eisenbedarf; charakteristisch sind Mundwinkelrhagaden, blasse, atrophische und brennende Zunge, Plummer-Vinson-Syndrom; im Laborbefund Ferritin ↓, Transferrin ↑
- **Anämie bei chronischen Erkrankungen** (Tumoranämie, Entzündungsanämie): Symptome der entzündlichen Grundkrankheit bzw. Tumor-, B-Symptome; im Laborbefund Ferritin ↑, Transferrin ↓; auch normochrome, normozytäre Anämie
- **Thalassämie:** genetische Erkrankung mit variabler Ausprägung (von asymptomatisch, über ausgeprägte Symptome der hämolytischen Anämie mit Ikterus, Splenomegalie bis hin zu letalen Verläufen); im Laborbefund Ferritin ±/↑, basophile Tüpfelung der Erythrozyten (dunkle Granula bei gesteigerter Erythropoese), Targetzellen (Erythrozyten mit abnormer Farbverteilung; dunkel im Zentrum, hell am Rand)

Normochrome (MCV ±), normozytäre (MCH ±) Anämie
- **Renale Anämie:** Symptome der Niereninsuffizienz; im Laborbefund Erythropoetin ↓, Retikulozyten ↓, GFR ↓, Anstieg der harnpflichtigen Substanzen
- **Aplastische Anämie:** im Laborbefund Retikulozyten ↓, Leukozyten ↓, Thrombozyten ↓
- **Hämolytische Anämie:** Ikterus; im Laborbefund Hämatokrit, Hämoglobin und Erythrozyten ↓, MCV und MCH normal (normochrome, normozytäre Anämie), Retikulozyten ↑, Eisen und Ferritin ↑, Haptoglobin ↓, indirektes Bilirubin ↑, evtl. Nachweis von Autoantikörpern

Makrozytäre (MCV ↑), hyperchrome (MCH ↑) Anämie
- **Vitamin-B_{12}-Mangel:** blasse oder leicht ikterische Haut durch vorzeitigen Abbau der Erythrozyten im Knochenmark, Hunter-Glossitis, Polyneuropathie, ggf. Demenz; im Laborbefund Leukozyten ↓, Thrombozyten ↓, indirektes Bilirubin ↑, Retikulozyten ↓
- **Folsäuremangel:** blasse oder leicht ikterische Haut durch vorzeitigen Abbau der Erythrozyten im Knochenmark; im Laborbefund Leukozyten ↓, Thrombozyten ↓, indirektes Bilirubin ↑, Retikulozyten ↓
- **Alkoholabusus:** begleitend Symptome der Leberschädigung mit Fettleber, Fettleberhepatitis, Leberzirrhose; anamnestische Erhebung der Dauer, Art der alkoholischen Getränke und Menge
- **Myelodysplastisches Syndrom:** heterogene Gruppe von Stammzellerkrankungen mit Anämie, Retikulozyten ↓ und ggf. Leukopenie, Thrombopenie, ggf. blastäre Formen im peripheren Blut; ggf. Hepatosplenomegalie, Lymphome; auch normochrome, selten hypochrome Anämie

4.8.4 Anämie

MERKE

Einteilung nach Veränderung der Erythrozytenindizes:
- **MCV ↓, MCH ↓:**
  - Eisenmangel
  - Chronische Entzündungen
  - Tumorerkrankungen
- **MCV ±, MCH ±:**
  - Renale Anämie
  - Aplastische Anämie
  - Hämolytische Anämie
  - Anämie bei chronischen Entzündungen
- **MCV ↑, MCH ↑:**
  - Vitamin-B_{12}-Mangel
  - Folsäuremangel
  - Alkoholabusus

4.9 Lymphatisches System

4.9.1 Splenomegalie

MERKE Die Differenzialdiagnostik der Splenomegalie erfolgt nach den **Ursachen.** Die Splenomegalie ist definiert als Milzgewicht, das 350 g überschreitet.

Kreislaufstörungen

- Ursachen: portale Stauung, Rechtsherzinsuffizienz, die zu einer Vergrößerung der Milz bis 1000 g führen kann
- Wegweisend sind Symptome der Herzinsuffizienz und/oder portalen Stauung

Infektionserkrankungen

Verschleppte Erreger führen zur numerischen Vermehrung und Aktivitätsvermehrung von Immunzellen; typisch für u. a. Epstein-Baar-Virus, HIV, Tuberkulose, Malaria, Typhus abdominalis, Sepsis

Hämatologische Erkrankungen

- **Hämolytische Anämie:** Ikterus; im Laborbefund Hämatokrit, Hämoglobin und Erythrozyten ↓, MCV und MCH normal (normochrome, normozytäre Anämie), Retikulozyten ↑, Eisen und Ferritin ↑, Haptoglobin ↓, indirektes Bilirubin ↑, evtl. Nachweis von Autoantikörpern
- **Lymphom, Leukämie:** Anämie, Lymphknotenschwellungen, B-Symptome

Milzmetastasen

- In erster Linie bei Bronchial-, Mammakarzinom und malignem Melanom
- Wegweisend sind Symptome des Primärtumors und B-Symptome

4.9.2 Lymphknotenschwellung

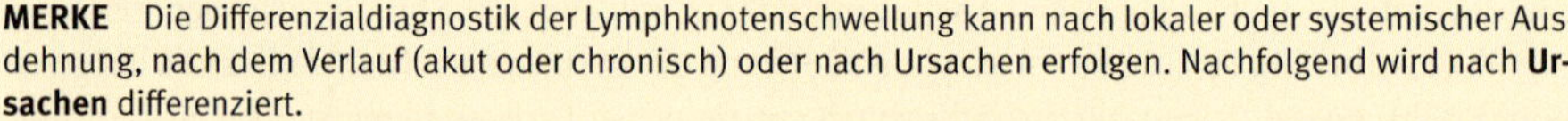

MERKE Die Differenzialdiagnostik der Lymphknotenschwellung kann nach lokaler oder systemischer Ausdehnung, nach dem Verlauf (akut oder chronisch) oder nach Ursachen erfolgen. Nachfolgend wird nach **Ursachen** differenziert.

Schmerzhafte Schwellung und Verschieblichkeit von Lymphknoten weisen oft auf einen entzündlichen Prozess hin, der eine gute Prognose hat. Schmerzlose Schwellung mit verbackenen (nicht verschieblichen) Lymphknoten (Kartoffelsack) zeigen häufig einen tumorösen Prozess an.

Infektiös

- **Toxoplasmose:** bei Immunkompetenten sehr selten symptomatischer Verlauf mit Lymphknotenschwellung, besonders zervikal, grippale Symptome; bei HIV-Erkrankung Beteiligung des Gehirns und septische Streuung
- **Infektiöse Mononukleose:** akute, lokale oder systemische Lymphknotenbeteiligung, Milzschwellung, Angina tonsillaris, im Laborbefund mononukleäre Zellen
- **Zytomegalie:** bei Immunkompetenten selten mononukleose-ähnliches Bild; bei HIV-Erkrankung Organbeteiligung, v. a. interstitielle Pneumonie
- **HIV-Infektion:** mononukleose-ähnliches Bild, persistierende Lymphknotenschwellungen, opportunistische Erkrankungen, neuropsychiatrische Symptome, Malignome (Lymphom, Kaposi-Sarkom, Zervixkarzinom)
- **Tuberkulose:** meist pulmonale Symptome mit Husten und Sputum (auch blutig), B-Symptome, meist chronische Lymphknotenschwellung
- **Lues:** lokale Lymphknotenschwellung im Stadium I neben Ulcus durum, generalisierte im Stadium II neben entzündlichen Organsymptomen, Haut- und Schleimhauterscheinungen (u. a. vielgestaltigen Exantheme, Condylomata lata, Plaque muqueuses, Haarausfall)

Neoplastisch

- **Solide Tumoren, Metastasen:** Symptome der Primärkrankheit, B-Symptome, chronische Lymphknotenschwellung
- **Lymphom, Leukämie:** Anämie, Milzschwellung, B-Symptome, chronische Lymphknotenschwellung

Auf den Punkt gebracht

4.9 Lymphatisches System

4.9.1 Splenomegalie

MERKE

Einteilung nach **Ursachen:**
- **Kreislaufstörungen:** portale Stauung
- **Infektionserkrankungen:**
  - Mononukleose
  - HIV
  - Tuberkulose
  - Malaria
  - Typhus abdominalis
- **Hämatologische Erkrankungen:**
  - Hämolytische Anämie
  - Leukämien
  - Lymphome
- **Metastasen:**
  - Bronchialkarzinom
  - Mammakarzinom
  - Malignes Melanom

4.9.2 Lymphknotenschwellung

MERKE

Einteilung nach **Ursachen:**
- **Infektiös:**
  - Mononukleose
  - HIV
  - CMV-Infektion
  - Tuberkulose
  - Lues
- **Neoplasien,** incl. Lymphomen und Leukämien
- **Systemisch:**
  - Pharmakanebenwirkung
  - Rheumatoide Arthritis
  - Kollagenosen
  - Sarkoidose
  - Impfreaktion

Systemisch
- **Medikamente** (u. a. Allopurinol, Phenytoin, Isoniazid): wegweisend ist die Medikamentenanamnese
- **Rheumatoide Arthritis:** symmetrische Beteiligung der kleinen Gelenke (Grund- und Mittelgelenke, Gelenke der HWS) mit Zerstörungstendenz; Rheumafaktor und Anti-CCP-Ak meist positiv
- **Kollagenosen** (SLE, Sklerodermie): beim SLE symmetrische Beteiligung der kleinen Gelenke (in der Regel ohne Zerstörung), Sonnenunverträglichkeit, Schmetterlingserythem, ANA und Rheumafaktor meist positiv; bei der Sklerodermie symmetrische Beteiligung der kleinen Gelenke (in der Regel ohne Zerstörung), typische Hautzeichen (u. a. Puffy hands, Sklerosierung, Fingerkuppennekrosen (Rattenbissnekrosen), Tabaksbeutelmund, ANA und Rheumafaktor meist positiv, chronische Lymphknotenschwellung
- **Sarkoidose:** akute Form (Löfgren-Syndrom) mit Arthritis (Sprunggelenk), Erythema nodosum, Lymphknotenschwellungen v. a. am Lungenhilus; chronische Formen häufig oligosymptomatisch, später Symptome der Lungenfibrose
- **Impfung** gegen z. B. Pneumokokken, HiB und Meningokokken

4.10 Hormone und endokrine Organe

4.10.1 Coma diabeticum und hypoglykämischer Schock

MERKE Die Differenzialdiagnostik von Coma diabeticum und hypoglykämischem Schock erfolgt nach deren **Ursachen** und **Symptomen** (> Tab. 4.9).

Tab. 4.9 Differenzialdiagnostik von Coma diabeticum und hypoglykämischem Schock

	Coma diabeticum	Hypoglykämischer Schock
Ursache	• Mangelnde Insulinzufuhr • Erhöhter Insulinbedarf: Infekt, Diätfehler, Hyperthyreose, Kortisontherapie	• Überdosierung von Insulin und/oder mangelnde Kohlenhydratzufuhr • Magenentleerungsstörungen (v. a. diabetische Gastroparese) • Alkoholexzess mit Nahrungskarenz • Starke körperliche Belastung • Insulinproduzierende Tumoren (Insulinom)
Symptomentwicklung	Langsam, über Tage	Schnell, innerhalb von Minuten
Hunger	Reduziert	Stark
Durst	Stark	Reduziert
Muskulatur	Hypoton	• Hyperton • Tremor • Krämpfe
Haut	Trocken	Feucht
Atmung	• Kussmaul-Atmung • Azetongeruch	• Durch Sympathikusaktivierung beschleunigt • Kein Azetongeruch
Augenbulbi	Weich und eindrückbar	Normal
Andere Symptome	• Fieber • Bauchschmerzen durch Pseudoperitonitis	• Delirähnliche Symptome • Neurologische Ausfälle • Epileptische Anfälle • Eigenreflexe verstärkt • Pathologische Reflexe positiv

4.10.2 Schilddrüsenvergrößerung (Struma)

MERKE Die Differenzialdiagnostik der Schilddrüsenvergrößerung kann nach Ursachen, nach der Lage in eutope (physiologische Lage)und dystope (z. B. retrosternale) Struma, nach der Beschaffenheit in Struma diffusa (gleichmäßig vergrößert) und Struma nodosa (mit Knotenbildung) und nach der Funktion in euthyreote (mit ausgeglichenem Hormonhaushalt), hypothyreote (mit Hormonmangel) und hyperthyreote (mit Hormonüberschuss) Struma eingeteilt werden. Nachfolgend wird nach **Ursachen** differenziert.

- **Jodmangelstruma:** häufige Ursache, durch Jodidmangel hervorgerufen; kann als euthyreote (am häufigsten), hypothyreote oder hyperthyreote (durch Bildung von autonomen Adenomen) Struma auftreten

Auf den Punkt gebracht

4.10 Hormone und endokrine Organe

4.10.1 Coma diabeticum und hypoglykämischer Schock

Einteilung nach Ursachen und Symptomen

MERKE

TABELLE 4.9

4.10.2 Schilddrüsenvergrößerung (Struma)

MERKE

Einteilung nach **Ursachen:**
- **Jodmangelstruma**
- **Entzündungen**
  - Akute eitrige Thyreoiditis
  - Thyreoiditis de Quervain
  - Hashimoto-Thyreoiditis
  - Morbus Basedow
- **Tumoren**
- **Medikamente,** u. a. Thyreostatika
- Andere, z. B. Pubertät, Schwangerschaft

- **Entzündungen:**
  - Akute eitrige Thyreoiditis: Fieber, lokale Schmerzen, ggf. Lymphknotenschwellungen und systemische Entzündungszeichen (selten)
  - Thyreoiditis de Quervain: Fieber, lokale Schmerzen, keine Lymphknotenschwellungen; im Laborbefund BSG ↑↑ und CRP ↑, Leukozyten normal; anamnestisch abgelaufener Virusinfekt der Atemwege
  - Hashimoto-Thyreoiditis: Symptome der Hypothyreose erst in späten Stadien
  - Morbus Basedow: Symptome der Hyperthyreose und endokrine Orbitopathie, Merseburger-Trias und prätibiales Myxödem
- **Tumoren:** häufig einseitige und harte Struma, regionale Lymphknotenschwellungen, B-Symptome, ggf. Heiserkeit, Horner-Syndrom, obere Einflussstauung
- **Medikamente,** z. B. Thyreostatika, Lithium: wegweisend sind die anamnestischen Angaben
- **Andere:** reaktive Vergrößerung in der Schwangerschaft, Pubertät und im Senium

4.11 Niere und ableitende Harnwege

4.11 Niere und ableitende Harnwege

4.11.1 Oligurie und Anurie

4.11.1 Oligurie und Anurie

MERKE

MERKE Die Differenzialdiagnostik der Oligurie bzw. Anurie erfolgt nach deren **Ursachen.** Die **Anurie** ist definiert als Harnmenge < 100 ml/Tag, die **Oligurie** als Harnmenge < 500 ml/Tag.

Einteilung nach **Ursachen:**
- **Prärenal:**
  - Volumenmangel
  - Schockgeschehen
- **Intrarenal:**
  - Vaskulitis
  - Traumen
  - Pharmakanebenwirkung
- **Postrenal:**
  - Urolithiasis
  - Benignes Prostatasyndrom
  - Urologische und gynäkologische Neubildungen

Prärenal

- **Schockgeschehen:** Hypotonie, Tachykardie (Schockindex > 1), je nach Schockart entweder kühle, blasse und schweißige Haut (z. B. bei hypovolämischem Schock) oder warme und gerötete Haut (z. B. bei septischem Schock)
- **Volumenmangel, Exsikkose:** trockene Haut und Schleimhäute, abhebbare Hautfalten, tief liegende Augen und Symptome der Grunderkrankungen (u. a. Erbrechen, Durchfall, akute Pankreatitis, Verbrennungen)

Intrarenal

- **Niereninsuffizienz:** im Laborbefund GFR ↓, Kreatinin ↑; in späteren Stadien u. a. Hypertonie, renale Anämie, Ödeme, Knochenschmerzen, Hyperkaliämie
- **Glomerulonephritis** (rapid progressive): Hämaturie (mit dysmorphen Erythrozyten), Proteinurie < 3 g/Tag, Hypertonie (Volhard-Trias), Ödeme; im Harnsediment Erythrozytenzylinder
- **Nierenverletzung:** anamnestisch Trauma eruierbar, evtl. sichtbare Hämatome in den Flanken oder am Rücken
- **Gifte, Medikamentennebenwirkungen:** wegweisend ist die Anamnese
- **Vaskulitis:** je nach Art der Vaskulitis und Organbeteiligung Insuffizienzsymptome, Fieber, petechiale Blutungen

Postrenal

- **Urolithiasis:** beim Steinabgang wandernde kolikartige Schmerzen vom Rücken bzw. den Flanken ausgehend, die sich in Unterbauch, Leiste und Genitalien verlagern, häufig Mikro- oder Makrohämaturie, bei großen Nierenbeckensteinen Symptome der Niereninsuffizienz
- **Benignes Prostatasyndrom (Prostatahyperplasie):** Pollakisurie, Nykturie, verlängerte Miktionsdauer mit Restharnbildung
- **Urologische bzw. gynäkologische Tumoren:** Symptome des Primärtumors und B-Symptome; durch Kompression oder Infiltration der ableitenden Harnwege Miktionsstörungen in Form von Dysurie, Pollakisurie, Nykturie, Hämaturie
- **Harnverhalt:** Unfähigkeit zur Miktion (bei häufig prall gefüllter Harnblase), Pollakisurie, Harnträufeln, Unterbauchschmerzen, ggf. Unruhe, Schwitzen, Blässe und akutes Abdomen; urologischer Notfall

4.11.2 Dysurie

4.11.2 Dysurie

MERKE

MERKE Die Differenzialdiagnostik der Dysurie erfolgt nach **anatomischen Abschnitten.** Die Dysurie ist durch schmerzhaften Harndrang und erschwertes Wasserlassen definiert. Häufig ist sie mit einer Pollakisurie vergesellschaftet.

Urethra
- **Urethritis:** Brennen, Juckreiz, Schmerzen, Ausfluss (schleimig, eitrig) aus der Harnröhre, geröteter Urethraeingang
- **Benignes Prostatasyndrom (Prostatahyperplasie):** abgeschwächter Harnstrahl, verlängerte Miktionsdauer, Nykturie, Restharn, Harnverhalt
- **Tumorwachstum:** meist von einem Prostata- oder Blasenkarzinom ausgehend; beim Blasenkarzinom suprapubische Schmerzen und Hämaturie; beim Prostatakarzinom Kreuzschmerzen (Knochenmetastasen), bei der rektalen Untersuchung harte und höckerige Prostata; im Laborbefund PSA ↑

Blase
- **Zystitis:** akute Unterbauchschmerzen, Pollakisurie, Dysurie, Pyurie, Hämaturie; im U-Stix pH alkalisch, Nitrit und Leukozyten positiv
- **Blasensteine:** häufig asymptomatisch; bei symptomatischen Verläufen kolikartige Unterbauchschmerzen, Oligurie bzw. Anurie, Hämaturie, Harnverhalt möglich
- **Tumor:** suprapubische Schmerzen, Hämaturie, B-Symptome in fortgeschrittenen Stadien

Nierenbecken
- **Pyelonephritis:** Fieber, Rücken- und Bauchschmerzen, Pollakisurie, Dysurie, Pyurie; im Laborbefund systemische Entzündungszeichen ↑, im U-Stix pH alkalisch, Nitrit und Leukozyten positiv; im Harnsediment Leukozytenzylinder
- **Tumor:** schmerzlose Hämaturie, unspezifische Rückenschmerzen, B-Symptome

Neurogen
- **Multiple Sklerose:** chronischer oder schubweise auftretender Schwankschwindel, Gangunsicherheit, Intentionstremor, andere neurologische Ausfälle
- **Diabetische (autonome) Neuropathie:** Obstipation und Diarrhö im Wechsel, Übelkeit, Blasen- und Mastdarmsphinkterschwäche, Erektionsstörungen; häufig gleichzeitig Symptome der peripheren sensomotorischen Polyneuropathie vorhanden, u. a. symmetrische Sensibilitätsstörungen, trophische Störungen, motorische Schwäche mit Muskelatrophie, Sehnenreflexe abgeschwächt

Kompression von außen
- **Uterusanomalien (Myome, Descensus uteri):** Blutungsstörungen, Unterbauchschmerzen, Obstipation, evtl. tastbarer Tumor im Unterbauch, Anämie, Sterilität
- **Tumoren des kleinen Beckens:** Unterbauchschmerzen, evtl. tastbarer Tumor im Unterbauch, maligner Aszites, Fluor vaginalis, B-Symptome

Auf den Punkt gebracht

Einteilung nach **anatomischen Abschnitten:**
- **Urethra:**
  - Urethritis
  - Benignes Prostatasyndrom
  - Tumor
- **Blase:**
  - Zystitis
  - Blasensteine
  - Tumor
- **Nierenbecken:**
  - Pyelonephritis
  - Tumor
- **Neurogen:**
  - Multiple Sklerose
  - Diabetes mellitus
- **Kompression von außen:**
  - Uterusanomalien
  - Tumoren des kleinen Beckens

4.11.3 Polyurie

4.11.3 Polyurie

MERKE Die Differenzialdiagnostik der Polyurie erfolgt nach deren **Ursachen.** Die Polyurie ist definiert als Harnmenge von > 2.000 ml/Tag.

MERKE

Polydipsie
- **Idiopathisch:** unklare Polydipsie, die durch andere organische Ursachen nicht geklärt werden kann
- **Psychogen:** Störungen, die mit anderen psychogenen Störungen einhergehen können, z. B. Essattacken oder Medikamentenabusus, i. d. R. keine nächtliche Polydipsie

Endokrin bzw. metabolisch
- **Diabetes mellitus:** neben Polyurie u. a. Polydipsie, rezidivierende Hautinfektionen, Pruritus, Hypoglykämie, in fortgeschrittenen Stadien makro- und mikroangiopathische Begleiterkrankungen; Urin hyperton (hohes spezifisches Gewicht), Blut hyperosmolar
- **Diabetes insipidus:** starke Polyurie, die auf einen ADH-Mangel zurückzuführen ist; Urin hypoton (niedriges spezifisches Gewicht), Blut hyperosmolar
- **Alkoholkonsum:** Polyurie variablen Ausmaßes durch Hemmung der ADH-Wirkung an der Niere
- **Hyperkalzämie:** je nach Ursache (am häufigsten tumoröse osteolytische Prozesse oder primärer Hyperparathyreoidismus) Steinbildung in der Niere, Übelkeit, Erbrechen, Obstipation, Herzrhythmusstörungen, Muskelschwäche, psychotische Symptome

Renal
- **Chronische Niereninsuffizienz** (chronische Nierenerkrankung): meist im Stadium II der Niereninsuffizienz; im Laborbefund Kreatinin ↑, GFR ↓; in späteren Stadien u. a. Hypertonie, renale Anämie, Ödeme, Knochenschmerzen, Hyperkaliämie

Einteilung nach **Ursachen:**
- **Polydipsie:**
  - Idiopathisch
  - Psychogen
- **Endokrin/metabolisch:**
  - Diabetes mellitus
  - Diabetes insipidus
  - Alkohol
  - Hyperkalzämie
- **Renal:**
  - Akutes und chronisches Nierenversagen
  - Diuretika

Auf den Punkt gebracht

- **Akutes Nierenversagen:** kennzeichnend für Stadium III der Niereninsuffizienz nach der anurischen Phase (nicht obligat), Hypotonie; im Laborbefund Kreatinin ↑, GFR ↓
- **Diuretika:** wegweisend ist die Medikamentenanamnese

4.11.4 Hämaturie

MERKE Die Differenzialdiagnostik der Hämaturie erfolgt nach prä-, intra-, und postrenalen **Ursachen.** Die Hämaturie kann als Makrohämaturie (mit bloßem Auge sichtbar) oder als Mikrohämaturie (in der U-Stix-Untersuchung positives Blutfeld) auftreten.

Prärenal

- **Marcumar-Therapie:** wegweisend ist die Medikamentenanamnese, ggf. Vorerkrankungen wie Vorhofflimmern, Phlebothrombose, Lungenembolie
- **Gerinnungsstörung:** Symptome der Grunderkrankung (Leberinsuffizienzsymptome), Nasen- und Zahnfleischbluten, Hämatome, Sugillationen

Intrarenal

- **Glomerulonephritis:** Hämaturie (mit dysmorphen Erythrozyten), Proteinurie < 3 g/Tag, Hypertonie (Volhard-Trias), Ödeme; im Harnsediment Erythrozytenzylinder
- **Nierenzellkarzinom:** schmerzlose Hämaturie, unspezifische Rückenschmerzen, B-Symptome

Postrenal

- **Pyelonephritis:** akut Fieber, Rücken- und Bauchschmerzen, Pollakisurie, Dysurie, Pyurie; im Laborbefund systemische Entzündungszeichen ↑, im U-Stix pH alkalisch, Nitrit und Leukozyten positiv, im Harnsediment Leukozytenzylinder
- **Urolithiasis:** beim Steinabgang wandernde kolikartige Schmerzen vom Rücken in die Flanken, dann in Unterbauch und Genitalien ziehend, begleitend Mikro- oder Makrohämaturie
- **Zystitis:** akute Unterbauchschmerzen, Pollakisurie, Dysurie, Pyurie, Hämaturie; im U-Stix pH alkalisch, Nitrit und Leukozyten positiv
- **Prostatitis:** Schmerzen beim Sitzen (am Damm), Veränderung des Ejakulates (Eiter-, Blutbeimengung), Miktionsbeschwerden
- **Prostatakarzinom:** Dysurie, Pollakisurie, in der rektalen Untersuchung harte und höckerige Prostata; im Laborbefund PSA ↑, Knochenschmerzen durch Metastasenbildung
- **Katheter, Trauma:** wegweisend ist die Anamnese
- **Blasentumor:** schmerzlose Hämaturie, B-Symptome, Veränderung des Harnstrahls

Weitere

Kontamination des Urins mit Menstrualblut: anamnestische Befragung zum Zyklus

4.11.4 Hämaturie

MERKE

Einteilung nach **Ursachen:**
- **Prärenal:** Gerinnungsstörungen
- **Intrarenal:**
  - Glomerulonephritis
  - Neubildungen
- **Postrenal:**
  - Urolithiasis
  - Zystitis
  - Pyelonephritis
  - Prostatitis
  - Trauma
  - Neubildungen
- **Andere:** Menstruation (Kontamination)

4.11.5 Inkontinenz

MERKE Die Differenzierung der Inkontinenz erfolgt nach deren **Ursachen.** Unter Harninkontinenz versteht man einen unwillkürlichen Harnverlust.

- **Belastungsinkontinenz** (Stressinkontinenz): Auftreten bei u. a. Husten, Niesen, Lachen, Pressen (ohne Harndrang); häufig bei Frauen
- **Dranginkontinenz** (Urgeinkontinenz): unwillkürlicher Harnverlust bei nicht unterdrückbarem Harndrang; gelegentlich krampfartige Schmerzen vor dem Harndrang, Nykturie
- **Inkontinenz bei chronischer Harnretention** (Überlaufinkontinenz): bei chronischer Überdehnung der Blase, bei z. B. benignem Prostatasyndrom (Prostatahyperplasie); Harnträufeln ohne Harndrang mit Verstärkung des Harnträufelns beim Druck auf die Blase, keine vollständige Entleerung der Blase bei Harndrang mit Restharn; häufigste Inkontinenzform bei Männern
- **Inkontinenz bei neurogener Detrusoraktivität** (Reflexinkontinenz): unkontrollierter Urinabgang; begleitend neurologische Symptome, u. a. Symptome der Querschnittslähmung oder multiplen Sklerose

4.11.5 Inkontinenz

MERKE

Einteilung nach **Ursachen:**
- **Belastungsinkontinenz** (Stressinkontinenz): u. a. bei Husten, Niesen, Lachen
- **Dranginkontinenz** (Urgeinkontinenz): Harnverlust bei nicht unterdrückbaren Harndrang
- Inkontinenz bei **chronischer Harnretention** (Überlaufinkontinenz): durch chronische Überdehnung der Blase
- Inkontinenz bei **neurogener Detrusoraktivität** (Reflexinkontinenz): unkontrollierter Harnabgang; neurologische Vorerkrankung

4.12 Säure-Basen- und Elektrolythaushalt

4.12.1 Exsikkose und Dehydratation

MERKE Die Differenzialdiagnostik der Exsikkose erfolgt nach deren **Ursachen.** Die Exsikkose ist definiert als Volumenmangel des Organismus. Die Dehydratation beschreibt den Wasserentzug aus Körpergeweben.

Isotone Dehydratation (Verlust von Natrium und Wasser)

Ursachen:
- Renal: Diuretikatherapie, polyurische Phase der Niereninsuffizienz
- Enteral: Diarrhö, Erbrechen
- Kutan: Übermäßiges Schwitzen u. a. bei fiebrigem Infekt
- Volumenverschiebungen bei u. a. Pankreatitis, Ileus, Peritonitis

Symptome:
- Durst, Schwäche Müdigkeit
- Hypotonie, Tachykardie
- Labor: Natrium normal, Osmolarität normal, Hämoglobin ↑, Hämatokrit ↑↑, Eiweiß ↑

Hypotone Dehydratation (starker Natriumverlust mit hoher Zufuhr von Wasser)

Ursachen:
- Wie bei isotoner Dehydratation + erhöhte Zufuhr von freiem Wasser
- Herz-, Leberinsuffizienz, nephrotisches Syndrom

Symptome:
- Durst, Schwäche, trockene Schleimhäute, stehende Hautfalten, Erbrechen, Krämpfe, Verwirrtheit, delirante Symptome, Bewusstseinsstörungen
- Labor: Natrium ↓, Osmolarität ↓, Hämoglobin ↑, Hämatokrit ↑↑, Eiweiß ↑

Hypertone Dehydratation (starker Wasserverlust oder mangelnde Wasserzufuhr)

Ursachen:
- Schwitzen, Durchfall, Polyurie
- Diabetes mellitus und insipidus
- Mangelnde Flüssigkeitszufuhr bei u. a. vermindertem Durstempfinden

Symptome:
- Durst, Oligurie, trockene Schleimhäute, Temperaturanstieg
- Bewusstseinsstörungen, Desorientierung
- Labor: Natrium ↑, Serumosmolarität ↑, Hämoglobin ↑, Hämatokrit (kaum erhöht), Eiweiß erhöht

4.12 Säure-Basen- und Elektrolythaushalt

4.12.1 Exsikkose und Dehydratation

MERKE

Einteilung nach **Ursachen:**
- **Isotone Dehydratation:** durch u. a. Polyurie, Diarrhö, Erbrechen, Schwitzen
- **Hypotone Dehydratation:** durch u. a. Polyurie, Diarrhö, Erbrechen, Schwitzen, hohe Zufuhr von freiem Wasser
- **Hypertone Dehydratation:** durch u. a. Schwitzen, Durchfall, Polyurie, Diabetes mellitus und insipidus, reduzierte Flüssigkeitszufuhr

4.12.2 Azidose

MERKE Die Differenzialdiagnostik der Azidose erfolgt nach deren **Ursachen** (➢ Tab. 4.10). Bei einer Azidose ist der pH-Wert < 7,37. Die Kompensation erfolgt im Körper immer gegensinnig: respiratorische Ursachen werden metabolisch, metabolische Ursachen respiratorisch kompensiert.

Tab. 4.10 Übersicht über Ursachen, Symptome und Kompensationsarten der Azidose (pH < 7,37)

	Respiratorische Azidose (pCO_2 ↑)	Metabolische Azidose (Bikarbonat ↓)
Ursachen	Störung der • Ventilation (Asthma bronchiale, Fremdkörper) • Diffusion (Pneumonie, Emphysem, Lungenödem) • Perfusion (Embolie) • Zentralen Atemregulation	• **Ketoazidose** durch gesteigerten Fettsäureabbau und Bildung von Ketonkörpern • **Laktatazidose** durch anaeroben Glukoseabbau • **Niereninsuffizienz** mit verminderter Ausscheidung von sauren Äquivalenten • Verlust von Pankreassekreten bei Diarrhö • Schock
Symptome	• Dyspnoe, flache Atmung, Zyanose • Durch Hyperkapnie (CO_2 ↑) und Hypoxie (O_2 ↓) Tachykardie, Blutdruckschwankungen, Schweißausbruch • Schwere Hyperkapnie kann über die Dilatation der Hirngefäße ein Hirnödem hervorrufen	• Übelkeit, Erbrechen • HF ↑, RR ↓ • Schwäche, Desorientierung • Hyperkaliämie • Pseudoperitonitis mit Übelkeit, Erbrechen
Kompensation	Erhöhte Ausscheidung der sauren Äquivalente über den Urin	Kussmaul-Atmung (vertiefte und beschleunigte Atmung)

4.12.2 Azidose

Einteilung nach Ursache, Symptomen und Kompensationsarten

MERKE

TABELLE 4.10

Auf den Punkt gebracht

4.12.3 Alkalose

Einteilung nach Ursache, Symptomen und Kompensationsarten

MERKE

TABELLE 4.11

4.12.4 Hyperkaliämie

MERKE

Einteilung nach **Ursachen:**
- **Aufnahme ↑:** v. a. parenteral
- **Ausscheidung ↓:** akutes und chronisches Nierenversagen
- **Azidose**
- **Hypoaldosteronismus**
- **Andere:**
  - Zellzerfall
  - Pharmaka (NSAR, ACE-Hemmer)
  - Unsachgemäße Blutentnahme

4.12.5 Hypokaliämie

MERKE

4.12.3 Alkalose

MERKE Die Differenzialdiagnostik der Alkalose erfolgt nach deren **Ursachen** (➤ Tab. 4.11). Bei einer Alkalose ist der pH-Wert > 7,45. Die Kompensation erfolgt im Körper immer gegensinnig: respiratorische Ursachen werden metabolisch, metabolische Ursachen respiratorisch kompensiert.

Tab. 4.11 Übersicht über Ursachen, Symptome und Kompensationsarten der Alkalose (pH > 7,45)

	Respiratorische Alkalose (pCO_2 ↓)	Metabolische Alkalose (Bikarbonat ↑)
Ursachen	• Hyperventilation durch Schreck, Schmerz, Angst oder bei Anämie durch eine verminderte O_2-Bindung • Zentrale Störung (z. B. Fieber)	• Verlust von Magensaft bei Erbrechen • Erhöhte Bikarbonatzufuhr • Diuretikatherapie
Symptome	• Hyperventilation • Bewusstseinsstörungen durch Vasokonstriktion der Gehirngefäße • Kopfschmerzen • Tetanische Krämpfe • Hypokaliämie	• Flache Atmung • Herzrhythmusstörungen • Hypokaliämie • Tetanische Krämpfe
Kompensation	Erhöhte Ausscheidung von Basen über den Urin	Hypoventilation

4.12.4 Hyperkaliämie

MERKE Die Differenzialdiagnostik der Hyperkaliämie erfolgt nach deren **Ursachen.** Die Hyperkaliämie ist definiert als Serumkaliumspiegel > 5 mmol/l. Die Symptome sind durch Steigerung der neuromuskulären Übertragung gekennzeichnet, u. a. **Parästhesien** um den Mund, Pelzigwerden der Zunge, **Muskelzuckungen, Diarrhö,** Herzrhythmusstörungen bis zu Kammerflimmern oder Asystolie. Bei sehr hohen Konzentrationen treten Lähmungen ein.

Erhöhte Zufuhr

Hohe **orale** Zufuhr (besonders bei Niereninsuffizienz) oder hohe **parenterale** Zufuhr: wegweisend sind anamnestische Angaben über die Zufuhr kaliumreicher Lebensmittel (Obst, Säfte) oder Infusionsbehandlungen mit kaliumreichen Substanzen

Verminderte Ausscheidung

- **Akutes Nierenversagen:** Anurie, Hypertonie, Ödembildung, Anstieg der Retentionsparameter
- **Chronische Niereninsuffizienz** (chronische Nierenerkrankung): Hautzeichen wie u. a. Café-au-lait-Flecken, blass-graues Hautkolorit, Kratzspuren, Bein- und Lidödeme, Anämie, Knochenschmerzen, Anstieg der Retentionsparameter, Foetor uraemicus

pH-Verschiebung

Azidose: Übelkeit, Erbrechen, Bauchschmerzen, Kussmaul-Atmung, Dyspnoe, Bewusstseinsstörungen

Störung der Hormonsteuerung

Hypoaldosteronismus: Symptome der Hypotonie; im Laborbefund Natrium ↓, Kalium ↑, Azidose

Weitere

- **Akuter Zellzerfall:** z. B. bei Chemotherapie, Hämolyse, Verbrennungen, Muskelquetschungen, nach Transfusionen
- **Medikamente,** die das RAAS hemmen (ACE-Hemmer, NSAR): wegweisend ist die Medikamentenanamnese
- **Unsachgemäße Blutentnahme** und Lagerung des entnommenen Materials: bei zu schnellem Aspirieren, warmer Lagerung oder später Verarbeitung kann es zur extrakorporalen Hämolyse und damit zum Austritt von Kalium ins Plasma führen, sodass eine Hyperkaliämie vorgetäuscht wird

4.12.5 Hypokaliämie

MERKE Die Differenzialdiagnostik der Hypokaliämie erfolgt nach deren **Ursachen.** Die Hypokaliämie ist definiert als Serumkaliumspiegel < 3,6 mmol/l. Leitsymptome sind **Paresen,** die als ausgeprägte Schwäche der Muskulatur, abgeschwächte Reflexe, Obstipation bis hin zum paralytischen Ileus, Blasenlähmung oder Herzrhythmusstörungen mit häufigen Extrasystolen in Erscheinung treten können.

Geringe Kaliumaufnahme

- **Malabsorptionssyndrom:** Störung der Resorption u. a. durch unterschiedliche Dünndarmerkrankungen oder Durchblutungsstörungen
- **Anorexia nervosa:** Untergewicht, Nahrungsverweigerung, Körperschemastörung, Obstipation; häufig Laxanzien- und Diuretikaabusus

Hoher Kaliumverlust

- **Nierenerkrankungen:** polyurische Phase des akuten Nierenversagens, Diuretikatherapie; wegweisend sind die anamnestische Befragung zur Vorerkrankungen und Medikamenteneinnahme
- **Darmerkrankungen:** Erbrechen, Diarrhö, Laxanzienabusus; wegweisend sind die anamnestische Befragung zur Vorerkrankungen und Medikamenteneinnahme

Störung der Hormonsteuerung

- **Hyperaldosteronismus:** Hypertonie, metabolische Alkalose
- **Hyperkortisolismus:** Symptome des Cushing-Syndroms, u. a. Stiernacken, Mondgesicht, Stammfettsucht, dünne Extremitäten durch Muskelatrophie, atrophe Haut, Striae, psychische Veränderungen

pH-Verschiebung

Alkalose: Veränderungen der Atmung (Hyper- oder Hypoventilation als Ursache oder Kompensation), Parästhesien, Faszikulationen, Tetanie, Herzrhythmusstörungen, Bewusstseinsstörungen

Auf den Punkt gebracht

Einteilung nach **Ursachen:**
- **Aufnahme ↓:**
  - Malabsorption
  - Anorexia nervosa
- **Verluste ↑:**
  - Polyurie bei Nierenversagen
  - Diuretika
  - Diarrhö
- **Hormonell:**
  - Hyperaldosteronismus
  - Hyperkortisolismus
- **Alkalose**

4.12.6 Hyperkalzämie

MERKE Die Differenzialdiagnostik der Hyperkalzämie erfolgt nach deren **Ursachen.** Die Hyperkalzämie ist definiert als (Gesamt-)Serumkalziumspiegel > 2,7 mmol/l. Bei geringer Erhöhung finden sich häufig keine Symptome. Bei starker Erhöhung sind Polyurie bis zur Exsikkose, Polydipsie, Steinbildung in der Niere, Übelkeit, Erbrechen, Obstipation, Herzrhythmusstörungen, Muskelschwäche, psychotische Symptome und Vigilanzstörungen bis hin zum Koma typisch.

Erhöhte Zufuhr

Erhöhte (unkontrollierte) **parenterale** Zufuhr: selten

Verminderte Ausscheidung

Erhöhte tubuläre Rückresorption: selten

Störung der Hormonsteuerung

- **Primärer Hyperparathyreoidismus:** Knochenschmerzen, rezidivierende Magenulzera, Steinbildung (Kalziumphosphatsteine) in Niere und ableitenden Harnwegen
- **Vitamin A-** oder **Vitamin D-Überdosierung:** wegweisend ist die Anamnese

Knochenumbau

- **Knochentumoren, -metastasen:** verstärkte Mobilisierung aus den Knochen (z. B. Mammakarzinom, multiples Myelom); Symptome des Primärtumors, B-Symptome
- **Paraneoplastisches Syndrom** (durch Bildung parathormonverwandter Hormone z. B. beim Bronchialkarzinom): Symptome des Primärtumors, B-Symptome

Weitere

- **Sarkoidose** (Bildung von Vitamin D in Granulomen): Arthritis, Lymphknotenschwellung, Erythema nodosum, Lungenfibrose
- **Immobilisation:** wegweisend ist die Anamnese

4.12.6 Hyperkalzämie

MERKE

Einteilung nach **Ursachen:**
- **Hormonell:**
  - Primärer Hyperparathyreoidismus
  - Vitamin-D-Intoxikation
- **Knochenumbau:** Neubildungen incl. paraneoplastischer Syndrome
- **Andere:**
  - Sarkoidose
  - Immobilisation

4.12.7 Hypokalzämie

MERKE Die Differenzialdiagnostik der Hypokalzämie erfolgt nach deren **Ursachen.** Die Hypokalzämie ist definiert als (Gesamt-)Serumkalziumspiegel < 2,2 mmol/l. Typische Symptome sind hypokalzämische Tetanie mit Pfötchenstellung, Parästhesien, Krampfanfällen, Chvostek- und Trousseau-Zeichen.

Verminderte Zufuhr

- **Malabsorptionssyndrom:** Störung der Resorption u. a. durch unterschiedliche Dünndarmerkrankungen oder Durchblutungsstörungen
- **Anorexia nervosa:** Untergewicht, Nahrungsverweigerung, Körperschemastörung, Hypokaliämie, Obstipation; häufig Laxanzien- und Diuretikaabusus

4.12.7 Hypokalzämie

MERKE

Einteilung nach **Ursachen:**
- **Aufnahme ↓:**
  - Malabsorption
  - Anorexia nervosa
- **Verluste ↑:** Diuretika
- **Hormonell:**
  - Hypoparathyreoidismus
  - Vitamin-D-Mangel
- **Andere:**
  - Pankreatitis
  - Alkoholabusus

Erhöhte Ausscheidung

Diuretikatherapie oder -abusus: wegweisend ist die Anamnese

Störung der Hormonsteuerung

- **Hypoparathyreoidismus:** Tetanie, positives Chvostek- und Trousseau-Zeichen; im Laborbefund Kalzium ↓, Phosphat ↑, Parathormon ↓
- **Vitamin-D-Mangel:** Knochenweichheit, Knochenschmerzen, Knochenverbiegungen (O-Beine), Muskelschwäche, Neigung zur Tetanie; im Laborbefund Kalzium ↓, AP ↑, Parathormon ↑, Vitamin D_3 ↓

Weitere

- **Pankreatitis:** gürtelförmige Bauchschmerzen, Übelkeit, Erbrechen, prall-elastische Bauchdecke, Obstipation, paralytischer Ileus
- **Alkoholabusus:** je nach Menge und Dauer des Konsums Foetor, Verhaltensstörungen, Gleichgewichtsstörungen, Symptome der Folgeerkrankungen (z. B. Leberzirrhose, Pankreatitis, Polyneuropathie)

4.13 Geschlechtsorgane

4.13.1 Skrotalschwellung

Auf den Punkt gebracht

MERKE

Einteilung nach **Ursachen:**
- **Skrotal:**
  - Hydrozele
  - Varikozele
  - Spermatozele
  - Neubildungen
  - Epididymitis
  - Hodentorsion
  - Ödem
- **Abdominal:**
  - Hernie
  - Skrotalödem

MERKE Die Differenzialdiagnostik der Skrotalschwellung erfolgt nach skrotalen (in Anlehnung an anatomische Strukturen) und abdominalen **Ursachen.**

Urologische, skrotale Ursachen

- **Hydrozele:** schmerzloses prall-elastisches Skrotum, Diaphanoskopie positiv
- **Varikozele:** schmerzlose Schwellung, weite venöse Gefäße, wurmartige Strukturen
- **Spermatozele:** schmerzlose, fluktuierende Schwellung
- **Hodentumor:** schmerzlose, langsam an Größe zunehmende Schwellung, regionale Lymphknotenschwellung (paraaortale Lymphknoten), B-Symptome
- **Hodentorsion:** akuter Beginn, stärkste Schmerzen, Skrotum oft gerötet, betroffene Seite oft hochgezogen, Prehn-Zeichen negativ (keine Schmerzlinderung bei Hochlagerung des Skrotums)
- **Epididymitis:** akuter Beginn, Druckschmerzhaftigkeit, Skrotum oft gerötet, gleichzeitig oft Prostatitis, Prehn-Zeichen positiv (Schmerzlinderung bei Hochlagerung des Skrotums)

Abdominale, extraabdominale Ursachen

- **Hernie:** Hustenanprall am palpierenden Finger, evtl. Darmgeräusche auskultierbar
- **Skrotalödem:** meist bei generalisierten Ödemen bei Herz- oder Niereninsuffizienz, selten durch Filarieninfektion

4.13.2 Unterbauchschmerzen der Frau

MERKE

Einteilung nach **Ursachen:**
- **Gynäkologisch:**
  - Adnexitis
  - Tubenruptur
  - Ovarialumor
  - Ovarialzysten incl. Stieldrehung und Ruptur
- **Abdominal:**
  - Appendizitis
  - Chronisch-entzündliche Darmerkrankungen
  - Ileus
  - Zystitis
  - Pyelonephritis
  - Urolithiasis
  - Hernie
  - Peritonitis

MERKE Die Einteilung der Unterbauchschmerzen bei der Frau erfolgt nach gynäkologischen und abdominalen **Ursachen.**

Gynäkologische Ursachen

- **Adnexitis:** Infektion häufig während der Menstruation, akute Unterbauchschmerzen, Fieber, gelblich-grünlicher Fluor, Übelkeit und Erbrechen bei Begleitperitonitis, Portioschiebeschmerz
- **Tubenruptur durch Extrauteringravidität:** plötzlicher, heftiger Schmerz, Schockzeichen, meist sekundäre Amenorrhö
- **Ovarialtumor:** uncharakteristische Unterbauchschmerzen, Bauchumfangszunahme durch malignen Aszites, Blasenentleerungsstörungen, B-Symptome
- **Ovarialzyste:** je nach Größe meist keine oder leichte ziehende Schmerzen
- **Stielgedrehte Ovarialzyste:** plötzliche, einseitige, heftige Schmerzen, Begleitperitonitis durch Unterbrechung der Blutzufuhr
- **Zystenruptur:** plötzliche, einseitige, heftige Schmerzen

Abdominale, extraabdominale Ursachen

- **Appendizitis:** Schmerzen zunächst im Epigastrium, dann periumbilikal, später im rechten Unterbauch; rektal-axillärer Temperaturunterschied und positive Appendizitiszeichen (Psoas-, Blumberg-, Lanz-, McBurney- und Rovsing-Zeichen)

- **Morbus Crohn:** schleimig-eitrige Durchfälle, Bauchschmerzen, Stenosesymptomatik, Gewichtsabnahme, Mangelerscheinungen, Entzündungssymptome
- **Colitis ulcerosa:** blutig-schleimige Durchfälle, Tenesmen, Entzündungssymptome
- **Ileus:** je nach Ileusart starke Schmerzen, Wind- und Stuhlverhalt, Meteorismus, Veränderung der Darmgeräusche (hochgestellte oder fehlende Geräusche)
- **Zystitis, Pyelonephritis:** bei der Zystitis Dysurie, Algurie, Pollakisurie, ggf. Hämaturie, kein Fieber; im U-Stix pH-Alkalisierung, Nitrit, Leukozyten positiv; bei der Pyelonephritis zusätzlich septische Temperaturen, Rückenschmerzen, starkes Krankheitsgefühl, im Urinsediment Leukozytenzylinder
- **Urolithiasis:** beim Steinabgang wandernde kolikartige Schmerzen vom Rücken bzw. den Flanken ausgehend, die sich in Unterbauch, Leiste und Genitalien verlagern, häufig Mikro- oder Makrohämaturie
- **Hernie:** Hustenanprall am palpierenden Finger, evtl. Darmgeräusche auskultierbar
- **Peritonitis:** akute stärkste Bauchschmerzen, brettharte Bauchdecke, Darmparalyse, systemische Entzündungszeichen, Symptome der Grunderkrankung

4.13.3 Gynäkomastie

MERKE Die Differenzierung der Gynäkomastie erfolgt nach **Ursachen.** Die Gynäkomastie ist definiert als ein- oder beidseitige Vergrößerung der männlichen Brust.

Idiopathisch

Ursache unklar

Hormonelle Verschiebungen

- **Physiologisch:** Neugeborene, Pubertät, Senium; Erfassung des Alters
- **Pharmaka:** Antiandrogene, Spironolacton, Digitalis, Drogen (u. a. Marihuana, Heroin), Hormontherapie bei u. a. Prostatakarzinom; wegweisend ist die Anamnese
- **Organinsuffizienzen,** u. a. Leberzirrhose: Ikterus, Palmar- und Plantarerythem, Spider naevi, Aszites
- **Neubildungen:** Prolaktinom (Libidoverlust, spärlicher Bartwuchs und Sexualbehaarung, Sehstörungen), Mammakarzinom (Einziehung der Haut und der Mamille, Orangenhaut, Hautödem, entzündlich veränderte Haut, tastbarer Knoten, Axillaschwellung, Mamillensekretion)
- **Genetische Aberrationen,** u. a. Klinefelter-Syndrom (Hochwuchs, Infertilität, primäre und sekundäre Geschlechtsmerkmale schwach ausgeprägt, verzögerte Entwicklung)
- **Nebennierentumoren:** meist gutartige Tumoren als Phäochromozytom, Conn- oder Cushing-Syndrom; Symptome abhängig von dem jeweiligen Hormonausstoß

4.13.3 Gynäkomastie

MERKE

Einteilung nach **Ursachen:**
- **Idiopathisch**
- **Hormonelle Verschiebungen:**
  - Physiologisch: u. a. in der Pubertät, im Senium
  - Pharmakanebenwirkung: u.a. Antiandrogene, Spironolacton, Drogen
  - Leberzirrhose
  - Neubildungen: u. a. Prolaktinom, Mammakarzinom
  - Genetisch: u. a. Klinefelter-Syndrom
  - Nebennierentumoren

4.13.4 Libidoverlust und Erektionsstörung

MERKE Die Differenzialdiagnostik des Libidoverlusts und der Erektionsstörung erfolgt nach deren **Ursachen.**

Libidoverlust

Psychogene Ursachen

Mangelndes oder fehlendes sexuelles Verlangen bei u. a. akuten Konflikten, chronischer Stressbelastung, falscher Partnerwahl

Organische Ursachen, z. B.

- **Hypothyreose:** Gewichtszunahme, Kälteempfindlichkeit, trockene Haut, depressive Verstimmung, Myxödem
- **Hyperkortisolismus:** dünne, verletzliche Haut, Teleangiektasien, Purpura, Hirsutismus, Striae, Steroidakne, Fettumverteilung (Stammfettsucht), Mondgesicht, Gesichtsröte, Hypertonie, diabetische Stoffwechsellage, rezidivierende Infekte
- **Diabetes mellitus:** Gesichtsröte, diabetisches Ulkus an den druckbelasteten Fußstellen (Malum perforans), Follikulitis, Erysipel, Candidose, Necrobiosis lipoidica, diabetische Blasenbildung, Pruritus; Polyurie, Polydipsie, Symptome der Mikro- und Makroangiopathie; im Laborbefund Glukose und HbA_{1c} ↑
- **Tumorerkrankungen,** z. B. Hodentumor (schmerzlose, einseitige Hodenschwellung, Schweregefühl im Skrotum, Hydrozele), Ovarialtumoren (Zyklusstörungen, Dysmenorrhö, Unterleibs-, Rückenschmerzen, Bauchumfangszunahme durch malignen Aszites)
- **Depression:** Denkverlangsamung, Schuldgefühle, Gefühl der Wertlosigkeit und Gefühllosigkeit, Konzentrations- und Aufmerksamkeitsdefizit, Verminderung des Antriebs, Gewichtsverlust, Suizidgedanken

4.13.4 Libidoverlust und Erektionsstörung

MERKE

Einteilung nach **Ursachen**
Libidoverlust:
- Psychogene Ursachen
- Organische Ursachen:
  - Hypothyreose
  - Hyperkortisolismus
  - Diabetes mellitus
  - Tumorerkrankungen
  - Depression
  - Pharmaka
  - Schwangerschaft, Wochenbett

Erektionsstörungen:
- Lokale Ursachen
- Innere Erkrankungen:
  - Herzinsuffizienz
  - Arterielle Hypertonie
- Endokrine Erkrankungen:
  - Hypothyreose
  - Diabetes mellitus
- Neurologische Erkrankungen:
  - Multiple Sklerose
  - Querschnittslähmung
- Pharmaka
- Noxen

- **Pharmaka**, z. B. Ovulationshemmer, Blutdrucksenker, Diuretika, Lipidsenker, Antidepressiva, Haarwuchsmittel, Anabolika: wegweisend ist die Anamnese
- **Schwangerschaft und Wochenbett:** u. a. durch hormonelle Verschiebungen verursacht

Störungen der Erektionsfähigkeit

Lokale Ursachen, u. a.

Missbildungen oder Verletzungsfolgen des Penis: wegweisend ist die körperliche Untersuchung

Innere Erkrankungen, u. a.

- **Herzinsuffizienz:** Schwäche, Dyspnoe, Husten, Zyanose, Beinödeme, thorakale Schmerzen, Herzrhythmusstörungen
- **Hypertonie:** häufig keine Symptome, gelegentlich okzipitale Kopfschmerzen, Nasenbluten
- **Akromegalie:** Veränderung, Vergröberung und Verdickung der Gesichtshaut, Vergrößerung des Schädels, der Hände, Füße und innerer Organe, Hypertonie
- **Adipositas**: äußeres Erscheinungsbild, Erfassung des BMI

Endokrine Erkrankungen, u. a.

- **Diabetes mellitus:** Gesichtsröte, diabetisches Ulkus an den druckbelasteten Fußstellen (Malum perforans), Follikulitis, Erysipel, Candidose, Necrobiosis lipoidica, diabetische Blasenbildung, Pruritus; Polyurie, Polydipsie, Symptome der Mikro- und Makroangiopathie; im Laborbefund Glukose und HbA_{1c} ↑
- **Hypothyreose:** Gewichtszunahme, Kälteempfindlichkeit, trockene Haut, depressive Verstimmung, Myxödem; im Laborbefund TSH ↑, fT_3 ↓, fT_4 ↓
- **Morbus Addison:** diffuser Haarausfall, diffuse Hyperpigmentierung mit Verstärkung in den Handlinien

Neurologische Erkrankungen, u. a.

- **Multiple Sklerose:** u. a. Schwankschwindel, Gangunsicherheit, Intentionstremor, Sehstörungen, Sensibilitätsstörungen, motorische Schwäche, chronische Erschöpfung
- **Querschnittslähmung:** je nach Höhe der Verletzung Paraparese oder Paraplegie, Inkontinenz

Pharmaka

u. a. Diuretika, Propanolol, Zytostatika, Anabolika: wegweisend ist die Anamnese

Alkohol-, Nikotin-, Drogenabusus

wegweisend ist die Anamnese; zusätzlich Nikotinspuren, Foetor, schlechter Zahnstatus, neuropsychiatrische Symptome

4.13.5 Amenorrhö

4.13.5 Amenorrhö

MERKE

MERKE Die Differenzierung der Amenorrhö erfolgt nach den **Ursachen.** Die Amenorrhö wird als Ausbleiben der Periodenblutung länger als 3 Monate definiert. Sie kann in primäre (Nichteintreten der Menstruation bis zum 18. Lebensjahr), sekundäre (vorhandene Menstruationsblutung sistiert im geschlechtsreifen Alter) und physiologische (Schwangerschaft und Stillzeit, Menopause) Amenorrhö eingeteilt werden.

Einteilung nach **Ursachen:**
- **Uterine und ovarielle Ursachen:**
  - Uterusaplasie
  - Turner-Syndrom
  - Polyzystische Ovarien
  - Follikelpersistenz
- **Endokrine Erkrankungen:**
  - Hypothyreose
  - Cushing-Syndrom
- **Konsumierende Erkrankungen**
- **Zentrale Erkrankungen:**
  - Meningitis, Enzephalitis
  - Schädel-Hirn-Trauma
- **Psychogene Erkrankungen:**
  - Depression
  - Anorexia nervosa
  - Belastungsstörungen
- **Noxen**

Uterine und ovarielle Ursachen

- **Uterusaplasie:** angeborene Störung; wird meist sonografisch nachgewiesen
- **Turner-Syndrom (XO):** Kleinwuchs, tiefsitzender Haaransatz, Pterygium colli, breiter und flacher Brustkorb (Schildthorax) mit weit auseinanderliegenden Brustwarzen, Ovarien bindegewebig umgewandelt, Herzfehler
- **Polyzystische Ovarien:** Adipositas, Hirsutismus, anovulatorische Sterilität, multiple Ovarialzysten
- **Follikelpersistenz:** durch verlängerte Östrogenbildung zunächst Ausbleiben der Monatsblutung, abgelöst von einer verspäteten Regelblutung (meist lang und stark); sonografischer Nachweis

Endokrine Erkrankungen

- **Sheehan-Syndrom:** Adynamie, Pigmentverlust, Verlust der Schambehaarung, fehlender Milcheinschuss, Libidoverlust
- **Hypothyreose:** Gewichtszunahme, Kälteempfindlichkeit, trockene Haut, depressive Verstimmung, Myxödem; im Laborbefund TSH ↑, fT_3 ↓, fT_4 ↓
- **Morbus Addison:** diffuser Haarausfall, diffuse Hyperpigmentierung mit Verstärkung in den Handlinien

- **Cushing-Syndrom:** dünne, verletzliche Haut, Teleangiektasien, Purpura, Hirsutismus, Striae, Steroidakne, Fettumverteilung (Stammfettsucht), Mondgesicht, Gesichtsröte, Hypertonie, diabetische Stoffwechsellage, rezidivierende Infekte

Schwere konsumierende Erkrankungen

u. a. Tumorerkrankungen: Gewichtsabnahme, Nachtschweiß, Fieber, schweres Krankheitsgefühl, lokale Tumorsymptome wie Husten, blutiger Auswurf, Symptome der Pneumonie bei z. B. Bronchialkarzinom

Zentrale Erkrankungen

- **Hypophysentumor:** Kopfschmerzen, Übelkeit, Erbrechen, Sehstörungen, hormonelle Störungen
- **Meningitis, Enzephalitis:** akut Fieber, Kopfschmerzen, Nackensteifigkeit, positive Meningendehnungszeichen, Bewusstseinsstörung, neurologische Ausfälle
- **Schädel-Hirn-Trauma:** Traumaanamnese, Bewusstlosigkeit (evtl. kurz), Nackensteifigkeit, neurologische Ausfälle

Psychogene Erkrankungen

- **Anorexia nervosa:** Untergewicht, Nahrungsverweigerung, Körperschemastörung, Hypokaliämie, Obstipation, häufig Laxanzien- und Diuretikaabusus
- **Belastungsstörungen:** allgemeine Stress-Symptome mit u. a. Angst, Schwitzen, Nervosität, Flashbacks, eingeschränkte Gefühle mit Gleichgültigkeit und Teilnahmslosigkeit
- **Depression:** Denkverlangsamung, Schuldgefühle, Gefühl der Wertlosigkeit und Gefühllosigkeit, Konzentrations- und Aufmerksamkeitsdefizit, Verminderung des Antriebs, Gewichtsverlust, Suizidgedanken

Toxische Ursachen

u. a. Opiate, Psychopharmaka: wegweisend ist die Anamnese

4.14 Nervensystem

4.14.1 Kopfschmerzen

MERKE Die Differenzialdiagnostik der Kopfschmerzen erfolgt nach der gängigen Klassifikation der **primären** (> Tab. 4.12) und **sekundären** Kopfschmerzen.

Tab. 4.12 Übersicht über die primären Kopfschmerzen

	Migräne	Cluster-Kopfschmerz	Spannungskopfschmerz
Frequenz	Ca. 2–8 ×/Monat	1–8 ×/Tag während der Serie	Variabel
Dauer	Stunden bis Tage	30–90 Min.	Konstant
Beginn	Langsam	• Plötzlich • Erreicht Maximum in den ersten Minuten	Langsam
Schmerz-Lokalisation	Einseitig, kann die Seite wechseln und beidseitig werden	Einseitig, meist hinter dem Auge	Beidseitig
Schmerzcharakter	Pulsierend	Anhaltend schwer, stechend	Dumpf, drückend
Trigger	• Stress • Menses • Alkoholgenuss • Schlafveränderungen • Histaminhaltige Lebensmittel	Alkoholgenuss	• Stress • Alkoholgenuss
Begleitsymptome	• Aura (Flimmerskotom, Gesichtsfeldausfall, Sensibilitäts-, Sprachstörungen) • Lichtscheu • Übelkeit, Erbrechen, Diarrhö	• Auf der betroffenen Seite Horner-Syndrom • Tränenfluss, verstopfte Nase oder Nasenfluss, Augenrötung	In der Regel keine

4.14 Nervensystem

4.14.1 Kopfschmerzen

MERKE

TABELLE 4.12

Auf den Punkt gebracht

Primäre Kopfschmerzen:
- Migräne
- Cluster-Kopfschmerz
- Spannungskopfschmerz

Sekundäre Kopfschmerzen:
- **Infektiös/entzündlich:**
  - Meningitis
  - Enzephalitis
  - Sinusitis
  - Arteriitis temporalis
  - Otitis media
- **Vaskulär:**
  - Subarachnoidalblutung
  - Sinusvenenthrombose
  - Zerebrale Blutung
- **Traumatisch:** Schädel-Hirn-Trauma
- **Noxen:**
  - Alkohol
  - Stoffwechselgifte
- **Andere:**
  - Neubildungen
  - Glaukom
  - Trigeminusneuralgie
  - Hypertonie
  - Hypotonie
  - Hypothyreose
  - Analgetikaabusus

Primäre Kopfschmerzen

➢ Tab. 4.12

- Migräne
- Cluster-Kopfschmerz
- Spannungskopfschmerz

Sekundäre Kopfschmerzen

Infektiös bzw. entzündlich

- **Meningitis:** akut Fieber, Kopfschmerzen, Nackensteifigkeit, positive Meningendehnungszeichen, Bewusstseinsstörung
- **Enzephalitis:** akut Fieber, Kopfschmerzen, Nackensteifigkeit, positive Meningendehnungszeichen, Bewusstseinsstörung, neurologische Ausfälle
- **Sinusitis:** akut oder subakut Gesichtsschmerzen, Druck- und Klopfempfindlichkeit der betroffenen Sinus, Schnupfen, Eiterstraßen entlang der hinteren Rachenwand
- **Riesenzellarteriitis (Arteriitis temporalis):** subakut Schläfenschmerzen, gerötete, geschwollene und schmerzhafte A. temporalis; im Laborbefund BSG ↑, CRP ↑
- **Otitis media:** akut Fieber, Tragusdruckschmerz, ggf. Eiterfluss aus dem äußeren Gehörgang; in der Otoskopie entdifferenziertes und vorgewölbtes Trommelfell

Vaskulär

- **Subarachnoidalblutung:** plötzlich stärkste Kopfschmerzen, Nackensteifigkeit, Erbrechen, Bewusstseinsstörungen
- **Sinusvenenthrombose:** Bewusstseinsstörung, epileptische Anfälle, Protrusio bulbi, evtl. Fieber (bei septischer Thrombose), Hinrnnervenparesen
- **Zerebrale Blutung:** akuter Beginn, Halbseitensymptomtik, Bewusstseinsstörung

Traumatisch

Schädel-Hirn-Trauma (ältere Bezeichnung Commotio, Contusio, Compressio cerebri): Traumaanamnese, Bewusstlosigkeit (evtl. kurz), Nackensteifigkeit, neurologische Ausfälle

Noxen

- **Alkohol:** wegweisend ist die Anamnese; ggf. Hinweise auf alkoholische Begleiterkrankungen, u. a. Leberfunktionsstörungen, Pankreatitis, Polyneuropathie
- **Stoffwechselgifte:** wegweisend ist die Anamnese; Symptome der Primärkrankheit, u. a. Leberzirrhose, Niereninsuffizienz

Weitere

- **Hirntumor, Metastasen:** subakuter Schwankschwindel, Kopfschmerzen, neurologische Ausfälle, Krampfanfälle, Persönlichkeitsveränderungen, Symptome des Primärtumors
- **Glaukom:** akuter Beginn, meist einseitig, steinharter Bulbus, dilatierte konjunktivale Gefäße, Hornhauttrübung
- **Trigeminusneuralgie:** einseitige, paroxysmale, einschießende Schmerzen im Versorgungsgebiet des N. trigeminus (v. a. 2. und 3. Ast), druckschmerzhafte Trigeminusdruckpunkte, Auslöser u. a. Kälte, Kauen, Sprechen
- **Arterielle Hypertonie:** okzipitale Kopfschmerzen, v. a. am Morgen; wegweisend ist die Blutdruckmessung im Tagesprofil
- **Hypotonie:** Benommenheit, Leistungsknick, Konzentrationsschwierigkeiten, kalte Hände und Füße, Schwindel, Herzklopfen; wegweisend ist die Blutdruckmessung im Tagesprofil
- **Hypothyreose:** trockene Haut, generalisiertes Myxödem, trocken-stumpfe Haare, Hypotonie, Kälteempfindlichkeit, Gewichtszunahme, depressive Verstimmung; im Laborbefund TSH ↑, fT_3 ↓, fT_4 ↓
- **Myogelose (Muskelhartspann):** tastbare Muskelverhärtung meist im zervikalen Bereich und zervikothorakalen Übergang, Schmerzverstärkung unter Bewegung des Kopfes
- **Analgetika-Kopfschmerzen:** wegweisend ist die Anamnese, ggf. andere Symptome des Analgetika-Abusus, z. B. Niereninsuffizienz (chronische Nierenerkrankung) durch Analgetikanephropathie

4.14.2 Schwindel

4.14.2 Schwindel

MERKE

MERKE Die Differenzialdiagnostik des Schwindels erfolgt nach dessen **Ursachen.** Grundsätzlich kann zwischen einem Drehschwindel (rotatorischer Schwindel) und Schwankschwindel unterschieden werden. Die Ursachen des **rotatorischen Schwindels** sind meist in Innenohr, Vestibulariskernen oder Kleinhirn zu suchen. Begleitet wird dieser von einem Nystagmus und einer Fallneigung. **Schwankschwindel** kann auf zentrale oder periphere Ursachen zurückgeführt werden.

Zentral (zerebral)

- **Hirntumor:** subakuter Schwankschwindel, Kopfschmerzen, neurologische Ausfälle, Krampfanfälle, Persönlichkeitsveränderungen
- **Multiple Sklerose:** chronischer oder schubweise auftretender Schwankschwindel, Gangunsicherheit, Intentionstremor, neurologische Ausfälle
- **Meningitis, Enzephalitis:** Schwankschwindel, Fieber, Nackensteifigkeit mit positiven Meningendehnungszeichen, Krampfanfälle, neurologische Ausfälle (v. a. Enzephalitis)
- **Alkoholintoxikation:** diffuser Schwankschwindel, Foetor, Gangunsicherheit, Enthemmung

Kleinhirnursachen

Multiple Sklerose: bei Beteiligung des Kleinhirns Drehschwindel und u. a. Charcot-Trias (skandierende Sprache, Intentionstremor, Ataxie)

Kardiovaskulär

- **Orthostatische Dysregulation:** Schwankschwindel, Schwarzwerden vor den Augen, Schweißausbruch, Übelkeit, Erbrechen, Fallneigung, Palpitationen
- **Hypotonie:** Schwankschwindel, wegweisend sind niedrige Blutdruckwerte
- **Aortenklappenstenose:** Schwankschwindel, Angina-pectoris-Anfälle, Lungenödem, Synkopen, Hypotonie mit kleiner Blutdruckamplitude
- **Herzinsuffizienz:** Schwankschwindel, Dyspnoe, Asthma cardiale, Zyanose, symmetrische Beinödeme, gestaute Jugularvenen

Visuell

Kinetose: Dreh- oder Schwankschwindel, Doppelbilder, Übelkeit, Erbrechen

Vestibulär

- **Morbus Menière:** anfallsweise auftretender Drehschwindel, Nystagmus, Fallneigung
- **Benigner paroxysmaler Lagerungsschwindel**: Drehschwindelattacken bei bestimmten Bewegungen oder in bestimmter Kopfposition (Drehen im Bett, Hinsetzen), Nystagmus, ggf. Übelkeit

Psychogen

Angststörungen (Phobie, Panikattacken): Schwankschwindel, Angstattacken entweder gerichtet (Phobie) oder ungerichtet (Panikstörung), Verstärkung bei emotionalen Stress, positive psychiatrische Anamnese; Patienten stürzen meist nicht

Einteilung nach **Ursachen:**
- **Zentral:**
  - Neubildungen
  - Multiple Sklerose
  - Meningitis
  - Enzephalitis
  - Alkoholintoxikation
- **Kleinhirn:** multiple Sklerose
- **Kardiovaskulär:**
  - Orthostatische Dysregulation
  - Hypotonie
  - Aortenklappenstenose
  - Herzinsuffizienz
- **Visuell:** Kinetose
- **Vestibulär:**
  - Morbus Menière
  - Benigner paroxysmaler Lagerungsschwindel
- **Psychogen:**
  - Phobie
  - Panikattacke

4.14.3 Störungen des Gangbilds

MERKE Die Differenzialdiagnostik der Gangbildstörungen erfolgt nach dem **klinischen** Bild und der Ursache.

- **Wernicke-Mann-Gang** *(spastische Hemiparese, Halbseitenlähmung)* : Bein gestreckt, Fuß plantarflektiert, Zirkumduktion (das Bein wird halbkreisförmig nach vorne bewegt), Arme nahe am Körper, Ellbogen und Hand gebeugt; Vorkommen bei Apoplex, intrazerebralen Blutungen, multipler Sklerose, Hirntumoren und Metastasen mit Läsionen der Pyramidenbahn; Spastik wegen der Kreuzung der Pyramidenbahn auf der kontralateralen Seite
- **Scherengang** *(beidseitige Spastik der Beine, spastische Paraplegie):* kleinschrittiger Gang, Beine überkreuzen sich beim Gehen; Auftreten u. a. bei Querschnittslähmung
- **Gebundener Gang:** Anlaufschwierigkeiten, Oberkörper nach vorne geneigt, Schritte kurz, schlurfend, Hypokinesie mit vermindertem Mitschwingen der Arme, Ruhetremor, Rigor; Vorkommen bei Morbus Parkinson
- **Kleinhirnataxie:** schwankender, unsicherer, breitbeiniger Gang mit Fallneigung auch mit offenen Augen; Vorkommen bei multipler Sklerose, Blutungen, Tumoren oder Metastasen im Kleinhirn
- **Peroneuslähmung** (Steppergang, Storchengang): Dorsalextension des Fußes und der Zehen nicht möglich; Beim Gehen wird der gesamte Fuß angehoben und setzt zunächst mit den Zehen und dann mit der Ferse an; Vorkommen bei Läsion des N. peroneus

4.14.3 Störungen des Gangbilds

MERKE

Einteilung nach **klinischem Bild** und **Ursache:**
- **Wernicke-Mann-Gang** (spastische Hemiparese):
  - Apoplex
  - Blutungen
  - Multiple Sklerose
  - Neubildungen
- **Scherengang:** Querschnittslähmung
- **Gebundener Gang:** Morbus Parkinson
- **Kleinhirnataxie:**
  - Multiple Sklerose
  - Kleinhirnerkrankungen
- **Peroneus-Lähmung:** Läsionen des N. peroneus

4.14.4 Bewusstlosigkeit, Koma

MERKE Die Differenzialdiagnostik der Bewusstlosigkeit bzw. des Komas erfolgt nach den **Ursachen** bzw. **Organsystemen.**

4.14.4 Bewusstlosigkeit, Koma

MERKE

Auf den Punkt gebracht

Einteilung nach **Ursachen** bzw. **Organsysteme:**

- **Traumatisch:** Schädel-Hirn-Trauma
- **Zentral:**
  - Blutungen
  - Neubildungen
  - Epilepsie
- **Metabolisch:**
  - Blutzuckerentgleisung
  - Hyponatriämie
  - Hypothyreose
  - Hypoxie
  - Hypothermie
  - Hyperthermie
  - Hepatisches Koma
  - Urämisches Koma
- **Infektiös:**
  - Meningitis
  - Enzephalitis
  - Malaria
  - Typhus
- **Toxisch:**
  - Alkohol
  - Drogen
  - Kohlenmonoxid

Traumatisch

Schädel-Hirn-Trauma: sichtbare Schädelverletzungen, meist akute Kopfschmerzen, neurologische Ausfälle, Krampfanfälle, Nackensteifigkeit, Anisokorie bei einseitiger Blutung

Zentral

- **Blutungen** (epidurale, subdurale, subarachnoidale oder intrazerebral): meist akute Kopfschmerzen (Ausnahme: chronisch subdurales Hämatom), neurologische Ausfälle, Krampfanfälle, Nackensteifigkeit, Anisokorie bei einseitiger Blutung
- **Sinusvenenthrombose:** Kopfschmerzen, epileptische Anfälle, Protrusio bulbi, evtl. Fieber (bei septischer Thrombose), Hirnnervenparesen
- **Epilepsie:** epileptische Anfälle (meist generalisierte tonisch-klonische Anfälle)
- **Hirntumor:** subakuter Schwankschwindel, Kopfschmerzen, neurologische Ausfälle, Krampfanfälle, Persönlichkeitsveränderungen

Metabolisch

- **Hypoglykämie:** schnelle Entwicklung der Symptome, Heißhunger, Tremor, Schweißbildung, feuchte Haut
- **Hyperglykämie** (ketoazidotisches bzw. hyperosmolares Koma): langsame Entwicklung der Symptome, Durst, Exsikkosezeichen, Hypotonie
- **Hyponatriämie:** Übelkeit, Erbrechen, Kopfschmerzen, Adynamie, Krampfanfälle; wegweisend ist der Laborbefund
- **Hypothyreose:** Gewichtszunahme, Kälteempfindlichkeit, depressive Symptome, Hypotonie, Bradykardie, Obstipation, Myxödem
- **Hypothermie:** kalte, blasse, zyanotische Haut, Körperkerntemperatur ↓, Hypotonie, Bewusstseinsstörung, Herzrhythmusstörungen, Muskelzittern, Schmerzen
- **Hyperthermie:** Überwärmung des Körpers, starke Hautrötung, Schwitzen, häufig trockene Schleimhäute, Kopfschmerzen
- **Hypoxie:** Unruhe, Dyspnoe, Zyanose, Tachykardie, Hypertonie
- **Hepatisches Koma:** Symptome der Leberinsuffizienz, v. a. Ikterus, Foetor hepaticus, Blutungsneigung; im Laborbefund NH_3 ↑
- **Urämisches Koma:** Symptome der Niereninsuffizienz (chronische Nierenerkrankung), v. a. Olig- oder Anurie, Ödeme, Hypertonie, Foetor urämicus; im Laborbefund harnpflichtige Substanzen ↑

Infektiös

- **Meningitis, Enzephalitis:** Kopfschmerzen, Fieber, Nackensteifigkeit mit positiven Meningendehnungszeichen, Krampfanfälle, neurologische Ausfälle (v. a. Enzephalitis)
- **Malaria:** je nach Malariaart u. a. rhythmisches Fieber mit Schüttelfrost oder unregelmäßiges Fieber, Bauchschmerzen, Milzschwellung, Ikterus, Anämie; wegweisend ist die Anamnese (Reise in Malariagebiete)
- **Typhus:** treppenförmig ansteigendes Fieber, dann Fieberkontinua, starkes Krankheitsgefühl, Hepatosplenomegalie, zunächst Obstipation dann erbsbreiartige Diarrhö

Toxisch

- **Alkohol, Drogen:** Kopfschmerzen, Foetor, Gangunsicherheit, Enthemmung, Veränderung der Pupillenweite; wegweisend ist die Anamnese
- **Kohlenmonoxid-Intoxikation:** Dyspnoe, rosige Gesichtsfarbe (keine Zyanose), Übelkeit, Kopfschmerzen, Schwindel, Ohrensausen, Flimmerskotome, Herzrhythmusstörungen, Krampfanfälle

4.14.5 Tremor

4.14.5 Tremor

MERKE

MERKE Die Differenzialdiagnostik des Tremors erfolgt nach der **Tremorart** und im Hinblick auf die **syndromatische Einteilung.** Der Tremor ist durch eine rhythmische unwillkürliche Bewegung gekennzeichnet. Der Tremor kann je nach Frequenz in niederfrequenten 2–4 Hz, mittelfrequenten 4–7 Hz und hochfrequenten über 7 Hz Tremor eingeteilt werden.

Einteilung nach Tremorart

Ruhetremor

- Tritt bei vollkommener Muskelentspannung auf und verschwindet zu Beginn oder während einer Muskelbewegung
- Fein- bis mittelschlägiger Tremor
- Vor allem bei Morbus Parkinson und sekundären Parkinson-Syndrom-Formen

Aktionstremor

Tritt während einer willkürlichen Bewegung auf:

- **Haltetremor** (posturaler Tremor): Auftreten bei einer Haltebewegung (tonische Bewegung) gegen die Schwerkraft, z. B. wenn Patient die Arme bis zur Horizontalen nach vorne hebt
- **Kinetischer Tremor:** Auftreten während einer Bewegung
- **Intentionstremor:** niederfrequenter Tremor, der mit Zunahme der Amplitude einhergeht, je näher der Proband am Zielobjekt ist; kann ein- oder beidseitig auftreten; Ursachen sind v. a. Kleinhirnerkrankungen, z. B. multiple Sklerose, Kleinhirntumor

Syndromatische Tremoreinteilung

- **Physiologischer Tremor:** feinschlägiger Tremor in der Regel nur an den Fingern sichtbar; Ursache ist meist ein erhöhte Sympathikotonus, z. B. bei Angst, Schreck
- **Verstärkt physiologischer Tremor:** feinschlägiger Tremor, der v. a. bei Haltebewegung auftritt; mögliche Ursachen sind Stress, Hypoglykämie, Hyperthyreose, Alkoholentzugssyndrom
- **Essenzieller Tremor:** mittel- bis feinschlägiger Tremor; zeigt sich bei Haltebewegungen und in Ruhe; betrifft meist beide Hände und Arme und gelegentlich auch den Kopf; bei einem Teil der Patienten ist eine genetische Übertragung (autosomal dominant) bekannt; Besserung des Tremors nach Alkoholkonsum
- **Parkinson-Tremor:** mittel- bis feinschlägiger Tremor, der v. a. in Ruhe und als Haltetremor auftritt, unter einer Bewegung nachlässt und häufig asymmetrisch ausgeprägt ist
- **Asterixis** (Flapping Tremor): grobschlägiger Tremor bei z. B. Leberzirrhose, Coma hepaticum oder terminaler Niereninsuffizienz
- **Zerebellärer Tremor:** grobschlägiger Tremor, der als Intentionstremor bei Kleinhirnerkrankungen auftritt
- **Psychogener Tremor:** mittel- bis feinschlägiger Tremor; häufig psychiatrische und psychosomatische Erkrankungen vorhanden; inkonsistenter Tremor, der plötzlich auftritt und auch plötzlich enden kann und bei Ablenkung, z. B. Kopfrechnen, nachlässt

Auf den Punkt gebracht

Einteilung nach **Tremorart:**

- Ruhetremor
- Aktionstremor:
  - Haltetremor
  - Kinetischer Tremor
  - Intentionstremor

Einteilung nach **Syndrom:**

- Physiologischer Tremor
- Verstärkter physiologischer Tremor
- Essenzieller Tremor
- Parkinsontremor
- Flapping Tremor
- Zerebellärer Tremor
- Psychogener Tremor

4.14.6 Zentrale und periphere Lähmung

4.14.6 Zentrale und periphere Lähmung

Einteilung nach **zentraler** und **peripherer** Lähmung

MERKE Die zentrale und periphere Lähmung wird im Hinblick auf den **Läsionsort, Reflexe, Muskeltonus, Muskeltrophik** und **Klonus** differenziert (➤ Tab. 4.13).

Tab. 4.13 Differenzialdiagnostik von zentraler und peripherer Lähmung

	Zentrale Lähmung	Periphere Lähmung
Ort der Läsion	1. Motoneuron, Gehirn und Rückenmark	2. Motoneuron, Spinalnerven, periphere Nerven
Tonus	Spastische Lähmung; Manifestation kontralateral	Schlaffe Lähmung; Manifestation ipsilateral
Eigenreflexe	Gesteigert	Abgeschwächt oder erloschen
Fremdreflexe	Zum Teil abgeschwächt	Abgeschwächt oder erloschen
Pathologische Reflexe (Babinski, Oppenheim, Gordon)	Vorhanden	Nicht vorhanden
Klonus	Vorhanden	Nicht vorhanden
Trophik	Normal	Muskelatrophie

4.14.7 Fazialisparese

4.14.7 Fazialisparese

Einteilung nach **peripherer** und **zentraler** Fazialisparese

MERKE Die zentrale und periphere Fazialisparese wird im Hinblick auf **Ursachen** und **Symptome** differenziert (➤ Tab. 4.14).

Tab. 4.14 Differenzialdiagnostik von zentraler und peripherer Fazialisparese

	Periphere Fazialisparese	Zentrale Fazialisparese
Ursachen	• Idiopathisch • Herpes zoster • Borreliose	• Tumor, Metastasen im ZNS • Apoplex
Betroffene Bereiche	Gesamte Gesichtshälfte, ipsilateral	Untere Gesichtshälfte unter Aussparung der Stirnmuskulatur, kontralateral

Tab. 4.14 Differenzialdiagnostik von zentraler und peripherer Fazialisparese *(Forts.)*

	Periphere Fazialisparese	Zentrale Fazialisparese
Stirnrunzeln	Nicht möglich	Wegen der Doppelinnervation (Innervation von beiden Hemisphären) möglich
Lidschluss	• Nicht möglich • Positives Bell-Phänomen (Aufwärtsbewegung des Augapfels beim unvollständigem Lidschluss)	Möglich, aber schwächer

4.14.8 Nervenläsionen

MERKE Die häufigsten Nervenläsionen werden im Hinblick auf **Ursache** und **Symptome** differenziert.

Lähmung des N. medianus

- Ursache: meist Karpaltunnelsyndrom mit Einengung des N. medianus im Lig. carpi transversum; Risikofaktoren sind u. a. rheumatoide Arthritis, Hypothyreose, Schwangerschaft, Handverletzungen, Amyloidose
- Leitsymptom: **Parästhesien** und Schmerzen im Daumen, Zeige- und Mittelfinger (v. a. nachts), positives Flaschenzeichen (Unfähigkeit, einen runden Gegenstand zu umgreifen), Atrophie der Daumenballenmuskulatur. Bei proximalen Läsionen des N. medianus zusätzlich Entwicklung der **Schwurhand** (der Patient kann beim Versuch, eine Faust zu machen, nur die ulnaren Finger beugen, die Finger 1–3 bleiben gestreckt).

Lähmung des N. radialis

- Ursache: meist Oberarmbruch, chronischer Druck in der Axilla
- Leitsymptom: **Fallhand,** wobei weder eine Streckung im Handgelenk noch in den Fingergrundgelenken möglich ist

Lähmung des N. ulnaris

- Ursache: direktes Trauma entweder in der Ellenbogenregion oder im Handgelenk
- Leitsymptome: **Krallenhand** (Handstellung mit Überstreckung der Fingergrundgelenke und Beugung in den Fingermittel- und Fingerendgelenken), Atrophie der Mm. interossei

Lähmung des N. peroneus

- Ursache: Druckschädigung im Bereich des Fibulaköpfchens, z. B. durch eine Gipsanlage
- Leitsymptom: **Steppergang** wegen der Lähmung der Fuß- und Zehenextensoren

Lähmung des N. gluteus superior

- Ursache: am häufigsten durch unsachgemäß durchgeführte intramuskuläre Injektionen
- Leitsymptom: Teile der Glutealmuskulatur insuffizient → beim Einbeinstand auf der kranken Seite sinkt das Becken auf die gesunde Seite (**Trendelenburg-Zeichen** positiv)

Auf den Punkt gebracht

4.14.8 Nervenläsionen

MERKE

Einteilung nach **Läsionsort** und **Symptomen:**
- **N. medianus:** Schwurhand (proximale Läsionen)
- **N. radialis:** Fallhand
- **N. ulnaris:** Krallenhand
- **N. peroneus:** Steppergang
- **N. gluteus superior:** Trendelenburg-Zeichen positiv

4.15 Haut

4.15.1 Hautveränderungen bei ausgewählten internistischen Erkrankungen

MERKE Nachfolgend werden wichtige internistische Erkrankungen und deren kutane Begleitsymptome zusammengefasst.

- **Diabetes mellitus:** Gesichtsröte, diabetisches Ulkus an den druckbelasteten Fußstellen (Malum perforans), Follikulitis, Erysipel, Candidose, Necrobiosis lipoidica, diabetische Blasenbildung, Pruritus; Polyurie, Polydipsie, Symptome der Mikro- und Makroangiopathie; im Laborbefund Glukose und HbA_{1c} ↑
- **Cushing-Syndrom (Hyperkortisolismus):** dünne, verletzliche Haut, Teleangiektasien, Purpura, Hirsutismus, Striae, Steroidakne, Fettumverteilung (Stammfettsucht), Mondgesicht, Gesichtsröte, Hypertonie, diabetische Stoffwechsellage, rezidivierende Infekte
- **Hyperthyreose:** Haarausfall, dünne Haare, prätibiales Ödem, generalisierter Pruritus, Hyperhidrosis
- **Hypothyreose:** trockene Haut, generalisiertes Myxödem, trocken-stumpfe Haare
- **Leberzirrhose:** Spider naevi, Palmar-, Plantarerythem, Bauchglatze, weibliches Behaarungsmuster, Lackzunge, Lacklippen, Ikterus, selten Caput medusae

4.15 Haut

4.15.1 Hautveränderungen bei ausgewählten internistischen Erkrankungen

MERKE

Ausgewählte **internistische Erkrankungen,** die mit Hautveränderungen einhergehen:
- Diabetes mellitus
- Cushing-Syndrom
- Hypo-, Hyperthyreose
- Leberzirrhose
- Morbus Addison
- Polycythaemia vera
- Leukämie, Lymphome
- Niereninsuffizienz
- Pharmakanebenwirkungen

- **Morbus Addison:** diffuser Haarausfall, diffuse Hyperpigmentierung mit Verstärkung in den Handlinien
- **Polycythaemia vera:** Juckreiz (besonders nach warmen Bädern), Plethora
- **Leukämie, Lymphom:** Juckreiz unklarer Ursache
- **Niereninsuffizienz** (chronische Nierenerkrankung): Juckreiz, Kratzexkoriationen, grau-blasse Haut, Café-au-lait-Flecken
- **Weitere:** Arzneimittelreaktionen (wegweisend ist die Medikamentenanamnese), psychogene Ursachen (Verstärkung unter Belastungssituationen)

4.15.2 Juckreiz

MERKE Die Differenzialdiagnostik des Juckreizes erfolgt nach **Haut-** und **internistischen Erkrankungen.**

Hauterkrankungen

- **Neurodermitis:** entzündliche Rötungen, nässende und stark juckende Areale in den Beugeseiten der Extremitäten, chronischer Verlauf; multiple Unverträglichkeiten, IgE ↑, trockene Haut, Kratzexkoriationen
- **Urtikaria:** flüchtige, erhabene und stark juckende papulöse Erscheinungen auf unterschiedliche Reize (z. B. Allergene, Kälte, Wärme, Druck), die nach Stunden wieder verschwinden
- **Exsikkationsekzem:** trockene, schuppende Haut; Symptome der Exsikkose, u. a. stehende Hautfalten, trockene Schleimhäute
- **Parasitäre Infektionen,** z. B. Skabies: Juckreiz v. a. in der Nacht. Prädilektionsstellen sind Schwimmhäute der Hände und Füße, vordere Axilla, Mammae, Genitalregion

Internistische Erkrankungen

- **Akute und chronische Leukämie:** Anämie, petechiale Blutungen durch Thrombopenie, Infektanfälligkeit, ggf. Milz- und Lymphknotenschwellung
- **Lymphom:** Lymphknoten- und Milzschwellung, Anämie, Infektanfälligkeit, B-Symptome
- **Polycythaemia vera:** Gesichts- und Extremitätenrötung, Juckreiz v. a. bei Wärme; im Laborbefund Erythrozyten ↑, Hämatokrit ↑, Hämoglobin ↑, Leukozyten ↑, Thrombozyten ↑, BSG ↓
- **Diabetes mellitus:** Polyurie, Polydipsie, hohe Blutzuckerwerte; je nach Dauer der Erkrankung Symptome der Makro- und Mikroangiopathie; im Laborbefund Glukose und HbA_{1c} ↑
- **Cholestase:** Ikterus, ggf. Fieber, Symptome der Leberinsuffizienz und des Gallensteinleidens
- **Urämie:** Symptome der Niereninsuffizienz (Oligurie, Anurie, renale Anämie, Osteopathie, Hypertonie, urämischer Geruch, metabolische Azidose, Ödeme)

4.15.2 Juckreiz

MERKE

Einteilung nach **Haut-** und **internistischen Erkrankungen:**
- **Hauterkrankungen:**
  - Neurodermitis
  - Urtikaria
  - Exsikkationsekzem
  - Infektionen, u. a. Skabies
- **Internistische Erkrankungen:**
  - Leukämien
  - Lymphome
  - Polycythaemia vera
  - Diabetes mellitus
  - Cholestase
  - Urämie

4.15.3 Exantheme bei dermatologischen Erkrankungen

MERKE Die Differenzialdiagnostik der Exantheme bei dermatologischen Erkrankungen erfolgt nach dem **morphologischen Bild.**

Makulöse, makulopapulöse Exantheme

- **Infektionskrankrankheiten:** Masern, Röteln, Mononukleose, Röteln, HIV, Lues Stadium I
- **Arzneimittelexantheme:** unterschiedliche Befunde, mit oder ohne Juckreiz, häufig von den Extremitäten auf den Stamm übergreifend; wegweisend ist die Medikamentenanamnese
- **Kollagenosen:**
  - **Systemischer Lupus erythematodes:** symmetrische Beteiligung der kleinen Gelenke, in der Regel ohne deren Zerstörung; typische andere Hautzeichen sind eine Sonnenunverträglichkeit und häufig ein Schmetterlingserythem; im Laborbefund ANA und RF meist positiv
  - **Dermatomyositis:** Muskelschmerzen, Muskelschwäche der proximalen Muskulatur, symmetrische Beteiligung der Haut, v. a. der periorbitalen Region als livide Rötung und Schwelung („Lilakrankheit") und des Dekolletés

Papulöse Exantheme

- **Lichen ruber** *(Knötchenflechte):* chronischer Verlauf mit Bildung von entzündlichen Papeln und Plaques, v. a. in den Beugeseiten der Extremitäten; weißliche, nicht abwischbare Streifung (Wickham-Streifung), starker Juckreiz
- **Sarkoidose:** Multisystemerkrankungen mit Granulombildung; typische Erscheinung als Erythema nodosum, das mit roten, schmerzhaften Papeln oder Knoten, v. a. an den Schienbeinen zu finden ist

4.15.3 Exantheme bei dermatologischen Erkrankungen

MERKE

Einteilung nach **morphologischem Bild:**
- **Makulös, makulopapulös:**
  - Infektionskrankheiten
  - Arzneimittelexanthem
  - SLE
  - Dermatomyositis
- **Papulös:**
  - Lichen ruber
  - Sarkoidose
- **Vesikulär, bullös:**
  - Infektionskrankheiten
  - Dermatitis herpetiformis Duhring
  - Pemphiguserkrankungen
- **Urtikariell:**
  - Urtikaria
  - Arzneimittelexanthem
- **Makulosquamös:**
  - Toxisches Ekzem
  - Infektionskrankheiten
  - Psoriasis

Auf den Punkt gebracht

Vesikuläre, bullöse Exantheme

- **Infektionskrankheiten:** u. a. Varizellen, Herpes simplex, Herpes zoster
- **Dermatitis herpetiformis Duhring:** chronischer Verlauf mit Bildung von herpetiform angeordneten Blasen, v. a. an den Streckseiten der Extremitäten; Korrelation mit Jodallergie und glutensensitiven Enteropathie
- **Pemphigus vulgaris:** schlaffe, schmerzhafte Blasen auf entzündlichem Grund an Haut- und Schleimhäuten, positives Nikolski-Phänomen
- **Bullöses Pemphigoid:** chronischer Verlauf mit meist symmetrischer Bildung straffer Blasen

Urtikarielle Exantheme

- **Urtikaria:** unterschiedlich große, z. T. konfluierende, stark juckende Herde; veränderliche Lokalisation; bei systemischer Mastzelldegranulation Symptome des anaphylaktischen Schocks
- **Arzneimittelexanthem:** unterschiedliche Befunde, mit oder ohne Juckreiz, häufig von den Extremitäten auf den Stamm übergreifend; wegweisend ist die Medikamentenanamnese

Makulosquamöse Exantheme

- **Toxisches Ekzem:** dosisabhängige Reaktion, die sofort auftritt und mit der Zeit nachlässt (Decrescendo-Reaktion); Symptome sind Rötung → Bläschen und Erosionen → Kruste
- **Infektionskrankheiten:** Pityriasis rosea, Lues Stadium II
- **Psoriasis:** scharf begrenzte, entzündliche Rötung mit silbrig glänzender Schuppung (erythematosquamöse Herde) unterschiedlicher Größe; Prädilektionsstellen: häufig Streckseiten, okzipitaler Haaransatz, Sakrum und in der Gesäßfalte; Nagelveränderungen: Ölflecke, Tüpfel-, Krümelnägel; Kerzenwachsphänomen, Phänomen des letzten Häutchen, Auspitz-Phänomen, Köbner-Phänomen (isomorpher Reizeffekt)

4.15.4 Malignes Melanom, Naevus

4.15.4 Malignes Melanom, Naevus

Differenzierung nach der **ADCDE-Regel**

MERKE

MERKE Die Differenzialdiagnostik des malignen Melanoms und des Naevus' erfolgt nach der **ABCDE-Regel** (➤ Tab. 4.15).

TABELLE 4.15

Tab. 4.15 Differenzialdiagnostik malignes Melanom und Naevus

Kriterium	Malignes Melanom	Naevus
Asymmetrie	Asymmetrisch	In der Regel symmetrisch
Begrenzung	Unscharf begrenzt	Scharf begrenzt
Colorit	Verschiedenfarbig	In der Regel einfarbig
Durchmesser	≥ 0,5 cm	≤ 0,5 cm
Erhabenheit	Unterschiedlich	Unterschiedlich

4.15.5 Erkrankungen der Nägel

4.15.5 Erkrankungen der Nägel

Einteilung nach der **Art** der Nagelveränderung

MERKE

MERKE Die Differenzialdiagnostik der Erkrankungen der Nägel erfolgt nach der **Art der Nagelveränderung,** deren möglichen Ursachen und Symptomen (➤ Tab. 4.16).

Tab. 4.16 Nagelveränderungen

Nagelveränderung	Symptomatik	Ursachen
Trommelschlägelfinger	• Runde Auftreibung der Endglieder der Finger • Weichteilverdickung • Schwellung des Nagelbetts	• Sauerstoffmangel durch z. B. Lungenerkrankungen • Herzerkrankungen • Chronisch-entzündliche Darmerkrankungen • Leberzirrhose • Paraneoplastisch beim Bronchialkarzinom
Uhrglasnägel	Starke Wölbung in Längs- und Querrichtung durch Schwellung des Nagelbetts	• Lungenerkrankungen • Herzerkrankungen • Colitis ulcerosa
Koilonychie	• Löffelnägel • Konkave Form der Nägel mit abgehobenen Rändern	• Angeboren • Eisenmangelanämie • Akromegalie • Hypothyreose • Pilzinfektionen • Trauma

Tab. 4.16 Nagelveränderungen *(Forts.)*

Nagelveränderung	Symptomatik	Ursachen
Leukonychie	Partielle oder totale Weißfärbung der Nägel	• Angeboren • Verletzungen • Intoxikationen (Thallium, Arsen) • Leberzirrhose • Colitis ulcerosa • Pilzinfektion
Querfurchen (Beau-Reil-Furchen)	Quer angeordnete Rillen, die meist durch einen Wachstumsstopp entstehen	• Abgelaufene schwere systemische Erkrankungen • Chemotherapie • Verletzungen
Onychoschisis	Lamellenartige, schichtweise Aufsplitterung der Nägel	• Häufiges Benutzen von chemischen Externa (Waschpulver) • Verstärkte Beanspruchung
Onychorrhexis	Längseinrisse in der Nagelplatte	• Lebererkrankungen • Anämie • Lichen ruber
Onychogrypose	Wuchernde, verdickte Nägel, meist mit Querrillen	• Mangelnde Hygiene • Verletzungen
Onycholyse	Partielle oder komplette Ablösung der Nagelplatte	• Verletzungen • Nagelinfektionen • Hyperthyreose • Diabetes mellitus
Tüpfelnägel	Punktuelle Einsenkungen in der Nagelplatte	Psoriasis
Ölflecke	Gelbliche Verfärbung der Nagelplatte	Psoriasis
Krümelnägel	Krümelig zerfallender Nagel durch Bildung parakeratotischer Massen	Psoriasis

TABELLE 4.16

4.16 Sinnesorgane

4.16.1 Augenschmerzen

MERKE Die Differenzialdiagnostik der Augenschmerzen erfolgt nach den okulären und extraokulären **Ursachen.**

Okuläre Ursachen

- **Glaukomanfall:** akuter Beginn, in der Regel einseitiger, steinharter Bulbus, Mydriasis, lichtstarre Pupille
- **Infektion** (v. a. Konjunktivitis, Keratitis, Iritis): akute Entzündungszeichen (Rötung, Schwellung, eingeschränkte Sehschärfe), Fieber, Fremdkörper- und Blendungsgefühl
- **Trauma:** wegweisend ist die Anamnese, u. U. okuläre oder periokuläre Blutungen (Monokel- oder Brillenhämatom)

Extraokuläre Ursachen

Riesenzellarteriitis (Arteriitis temporalis): einseitiger Schmerz, A. temporalis gerötet, geschwollen und druckdolent, Sturzsenkung

4.16 Sinnesorgane

4.16.1 Augenschmerzen

MERKE

Einteilung nach **okulären** und **extraokulären** Ursachen:

- **Okuläre Ursachen:**
  - Glaukom
  - Infektion
  - Trauma
- **Extraokuläre Ursachen:** Arteriitis temporalis

4.16.2 Ptosis

MERKE Die Differenzialdiagnostik der Ptosis erfolgt nach den **Ursachen.** Unter Ptosis versteht man das Herabhängen des Oberlids.

- **Angeboren:** meist beidseitig vorhanden, Kopf in Reklinationsstellung, ausgeprägtes Stirnrunzeln
- **Horner-Syndrom:** Miosis, Ptosis, Enophthalmus; Ursache ist meist die Läsion des sympathischen Ganglion stellatum in Höhe des 1. Rippenköpfchens; Auftreten u. a. beim Pancoast-Tumor oder Schilddrüsenkarzinom
- **Okulomotoriusparese:** einseitig, begleitende Mydriasis (Anisokorie), lichtstarre Pupille
- **Myasthenia gravis:** meist beidseitig, Verschlechterung gegen Abend oder nach längeren Anstrengungen (z. B. konzentriertes Lesen), chronischer Verlauf

4.16.2 Ptosis

MERKE

Einteilung nach **Ursachen:**

- **Angeboren**
- **Horner-Syndrom:** Ptosis, Miosis, Enophthalmus
- **Okulomotoriusparese**
- **Myasthenia gravis**
- **Tumoren der Tränendrüse**
- **Botulismus**

- **Tumoren der Tränendrüse:** lokale Schwellung, Sehstörungen (Doppelbilder), ggf. Rötung und Schmerzhaftigkeit
- **Botulismus:** schlaffe Lähmungen, Schluckschwierigkeiten, Atemstörungen, kein Fieber, kein Sensibilitätsverlust

4.16.3 Lidschwellung

4.16.3 Lidschwellung

MERKE

Einteilung nach **Ursachen:**
- **Entzündlich:**
  - Hordeolum
  - Chalazion
  - Abszess
  - Orbitaphlegmone
- **Nicht entzündlich:**
  - Allergie
  - Ödem (renal, kardial, Quincke)
  - Hormonell
  - Trauma
  - Kollagenosen

MERKE Die Differenzialdiagnostik der Lidschwellung erfolgt nach den **Ursachen.**

Entzündliche Ursachen

- **Hordeolum:** akute Staphylokokkeninfektion, schmerzhafte Lidschwellung mit Rötung, Schmerzen, gelblicher Eiterhof
- **Lidabszess:** prallharte Lidschwellung, verengte Lidspalte, Schmerzen und andere lokale Entzündungszeichen
- **Chalazion:** schmerzlose Schwellung, Talgdrüsenretention, wenig entzündliche Symptome
- **Orbitalphlegmone:** pralle Schwellung der Lider und Umgebung, Augenbeweglichkeit eingeschränkt, starke lokale und systemische Entzündungszeichen

Nicht entzündliche Ursachen

- **Allergisch:** Schwellung, Schmerzen, Rötung, Schuppung, Juckreiz; begleitend seröse Rhinitis, Juckreiz am Gaumen, evtl. Asthma-Anfall
- **Ödeme**
  - **Renale Ödeme:** Lidödeme am stärksten am Morgen, graues Hautkolorit, Anstieg der harnpflichtigen Substanzen
  - **Kardiale Ödeme:** Lidödeme nach Bettruhe rückläufig
  - **Quincke-Ödem:** teigige Lid- und Gesichtsschwellung nach Allergenexposition
- **Hormonell:** bei Hypothyreose als Myxödem, bei Morbus Basedow und Exophthalmus als Schwellung besonders der lateralen Lidanteile
- **Trauma:** nach Schädel-Hirn-Trauma, Bulbuskontusion oder Insektenstichen
- **Kollagenosen:** Dermatomyositis mit Schwellung der Lider und livider periorbitaler Verfärbung

4.16.4 Augenbeteiligung bei internistischen Erkrankungen

4.16.4 Augenbeteiligung bei internistischen Erkrankungen

MERKE

Augenbeteiligung bei **internistischen Erkrankungen:**
- Hypertonie
- Diabetes mellitus
- Fettstoffwechselstörungen
- Morbus Wilson
- Morbus Basedow
- Rheumatische Erkrankungen

MERKE Nachfolgend werden wichtige internistische Erkrankungen und deren okuläre Begleitsymptome aufgeführt.

- **Arterielle Hypertonie:** in der Augenhintergrunduntersuchung geschlängelte Arterien, Kaliberschwankungen, punktförmige Netzhautblutungen, geschwollene Papille, Cotton-Wool-Herde
- **Diabetes mellitus:** in der Augenhintergrunduntersuchung Gfäßneubildungen an der Iris, Blutungen an der Netzhaut, Glaskörperblutungen, Ablatio retinae, Cataracta diabetica (grauer Star), Symptome der Mikro- und Makroangiopathie; im Laborbefund HbA_{1c} ↑
- **Fettstoffwechselstörung:** Xanthelasmen an den Lidern, Arcus senilis; im Laborbefund Cholesterin ↑, Triglyzeride ↑
- **Morbus Wilson:** Kayser-Fleischer-Ring (bräunlich-grüner Ring an der Kornea, der durch Kupferablagerung entsteht); im Laborbefund Coeruloplasmin ↓, Kupferausscheidung im Urin ↑
- **Morbus Basedow:** Exophthalmus, Glanzauge, seltener Lidschlag, Konvergenzschwäche, eingeschränkte Bulbusbeweglichkeit, Hyperthyreosesymptome
- **Rheumatische Erkrankungen:** Iritis (Morbus Bechterew, rheumatoide Arthritis), Konjunktivitis (Reiter-Syndrom), Papillenödem und Papillenischämie (Arteriitis temporalis)

4.16.5 Visusverlust

4.16.5 Visusverlust

MERKE

MERKE Die Differenzialdiagnostik des Visusverlusts erfolgt nach dessen **Verlauf.**

Akuter Visusverlust

- **Trauma:** wegweisend ist die Anamnese; begleitend u. U. Monokel-, Brillenhämatom oder konjunktivale Blutung
- **Zentralarterienverschluss:** schmerzloser Visusverlust, meist einseitig, Pupillenstarre, häufig anamnestisch arteriosklerotische Erkrankungen oder Erkrankungen der Mitralklappe
- **Zentralvenenverschluss:** schmerzloser Visusverlust, meist einseitig, häufig bei Polycythaemia vera oder anderen Erkrankungen mit Thromboseneigung
- **Netzhautablösung:** schmerzloser Visusverlust, Rußregen, aufsteigende Mauer von unten, Vorhang von oben
- **Glaskörperblutung:** schmerzloser Visusverlust, häufig bei Diabetes mellitus oder Makuladegeneration
- **Akutes Glaukom:** starke Schmerzen, Mydriasis, hochrotes Auge, Bulbus palpatorisch steinhart
- **Riesenzellarteriitis (Arteriitis temporalis):** schmerzlose Erblindung, Schmerzen beim Kauen, druckschmerzhafte Arterie, Sturzsenkung, Assoziation mit Polymyalgia rheumatica

Chronischer Visusverlust

- **Optikusatrophie:** Kompression durch Tumor, Glaukom, toxische Ursachen, Ischämie; Symptome abhängig von der Primärkrankheit
- **Optikusneuritis:** subakut über Stunden bis Tage, v. a. bei multipler Sklerose
- **Stauungspapille:** Begleitsymptom bei Hirndrucksteigerung
- **Katarakt:** schmerzloser Visusverlust, „Schleier vor Augen", Lichtempfindlichkeit
- **Aderhautmelanom:** Symptome der Ablatio retinae durch Vernarbungsprozesse in Bereich des Tumorwachstums
- **Makuladegeneration:** schmerzloser Visusverlust, graue Schleier im Blickzentrum, meist keine komplette Blindheit
- **Diabetes mellitus:** in der Augenhintergrunduntersuchung Gefäßneubildungen an der Iris, Blutungen an der Netzhaut, Glaskörperblutungen, Ablatio retinae, Cataracta diabetica, Symptome der Mikro- und Makroangiopathie; im Laborbefund HbA_{1c} ↑

4.16.6 Miosis

MERKE Die Differenzialdiagnostik der Miosis (enge Pupillen) erfolgt nach deren **Ursachen.**

Physiologisch

- **Lichteinfall:** reflektorische Kontraktion des M. sphincter pupillae an beiden Augen
- **Parasympathikusaktivierung** (Ruhebedingungen): reflektorische Kontraktion des M. sphincter pupillae

Neurologisch

- **Horner-Syndrom:** Miosis, Ptosis und Enophthalmus durch Schädigung der sympathischen Ganglien, die das Auge versorgen; Ursachen u. a. Pancoast-Tumor, Schilddrüsenkarzinom
- **Sinus-cavernosus-Thrombose:** Bewusstseinsstörung, Protrusio bulbi, epileptische Anfälle, Hirnnervenausfälle, evtl. Fieber (bei septischen Formen)
- **Meningitis:** typisch sind Fieber, Kopfschmerzen, positive Meningendehnungszeichen; im Laborbefund Entzündungszeichen ↑; bei Meningokokkenmeningitis petechiale Blutungen (Waterhouse-Friderichsen-Syndrom)

Pharmakologisch

- **Opiate, Narkotika:** wegweisend ist die Anamnese, bei Bewusstlosigkeit die Fremdanamnese oder Asservate
- **Pilokarpin:** positive Glaukomanamnese

Entzündlich

Argyll-Robertson-Pupille: beidseitige, meist asymmetrische Miosis mit fehlender Lichtmiosis, aber erhaltener Naheinstellungsreaktion, entrundete Pupillen möglich; bei Neurolues, Neuroborreliose, multipler Sklerose

4.16.7 Mydriasis

MERKE Die Differenzialdiagnostik der Mydriasis (weite Pupillen) erfolgt nach deren **Ursachen.**

Auf den Punkt gebracht

Einteilung nach **Verlauf:**

- **Akuter Visusverlust:**
  - Trauma
  - Zentralarterienverschluss
  - Venenverschluss
  - Netzhautablösung
  - Glaskörperblutung
  - Glaukom
  - Arteriitis temporalis
- **Chronischer Visusverlust:**
  - Optikusatrophie
  - Optikusneuritis
  - Stauungspapille
  - Katarakt
  - Aderhautmelanom
  - Makuladegeneration
  - Diabetes mellitus

4.16.6 Miosis

MERKE

Einteilung nach **Ursachen:**

- **Physiologisch:**
  - Lichteinfall
  - Parasympathikusaktivierung
- **Neurologisch:**
  - Horner-Syndrom
  - Meningitis
  - Sinus-cavernosus-Thrombose
- **Pharmakologisch:**
  - Opiate
  - Narkotika
  - Pilocarpin
- **Entzündlich:** Argyll-Robertson-Pupille

4.16.7 Mydriasis

MERKE

Auf den Punkt gebracht

Einteilung nach **Ursachen:**
- **Physiologisch:**
  - Dunkelheit
  - Sympathikusaktivierung
- **Neurologisch:**
  - Koma
  - Migräne
- **Pharmakologisch:**
  - Atropin
  - Trizyklische Antidepressiva
  - Drogen (Kokain, LSD, Amphetamine)
- **Andere:**
  - Glaukom
  - Trauma

Physiologisch
- **Dunkelheit:** reflektorische Aktivierung des M. dilatator pupillae
- **Sympathikusaktivierung** (Schreck, Angst, Erregung, Stress): reflektorische Aktivierung des M. dilatator pupillae

Neurologisch
- **Koma:** Bewusstlosigkeit, fehlende Reaktion auf Schmerzreize
- **Migräne:** meist einseitiger Kopfschmerz, Blässe, Übelkeit, Erbrechen; episodisches Auftreten

Pharmakologisch
- **Atropin, trizyklische Antidepressiva:** lichtstarre Pupillen, keine Naheinstellung; wegweisend ist die Medikamentenanamnese
- **Drogen** (Kokain, LSD, Amphetamine): lichtstarre Pupillen, träge Pupillenreaktion, keine Naheinstellung; Hypertonie, Tachykardie, Tremor, epileptische Anfälle, Hyperthermie, Unruhe, Delir; wegweisend ist die Anamnese

Weitere
- **Glaukomanfall:** plötzliche Augen- und Kopfschmerzen, weite konjunktivale Gefäße, steinharter Bulbus
- **Trauma:** wegweisend ist die Anamnese; begleitend u. U. Monokel-, Brillenhämatom oder konjunktivale Blutung
- **Optikusatrophie:** Kompression durch Tumor, Glaukom, toxische Ursachen, Ischämie; Symptome abhängig von der Primärkrankheit

4.16.8 Anisokorie

4.16.8 Anisokorie

MERKE Die Differenzialdiagnostik der Anisokorie erfolgt nach deren **Ursachen.** Unter Anisokorie versteht man eine seitendifferente Pupillenweite.

Einteilung nach **Ursachen:**
- **Angeboren**
- **Augenerkrankungen:**
  - Glaukomanfall
  - Iritis
- **Neurologisch:**
  - Horner-Syndrom
  - Okulomotoriusparese

Angeboren

Seltene Störung, die meist keinen Krankheitswert hat

Erkrankungen des Auges
- **Akuter Glaukomanfall:** plötzliche Augen- und Kopfschmerzen, weite konjunktivale Gefäße, steinharter Bulbus
- **Iritis:** Lichtscheu, konjunktivale Gefäßdilatation, Schmerzen; häufig Assoziation mit rheumatischen Erkrankungen, u. a. Morbus Bechterew

ZNS-Erkrankungen und Erkrankungen der peripheren Nerven
- **Horner-Syndrom:** Miosis, Ptosis und Enophthalmus durch Schädigung der sympathischen Ganglien, die das Auge versorgen; Ursachen u. a. Pancoast-Tumor, Schilddrüsenkarzinom
- **Okulomotoriusparese** durch einseitige Hämatome innerhalb der Schädelhöhle (z. B. epi- oder subdurale Blutung), Neubildungen (Tumoren, Metastasen) oder Botulismus

4.16.9 Exophthalmus

4.16.9 Exophthalmus

MERKE Die Differenzialdiagnostik des Exophthalmus erfolgt nach den **Ursachen.** Der Exophthalmus ist definiert als ein Hervortreten eines oder beider Augäpfel.

Einteilung nach **Ursachen:**
- Trauma
- Entzündungen:
  - Orbitaphlegmone
  - (Septische) Sinus-cavernosus-Thrombose
- Endokrin
- Neubildungen

Trauma

Wegweisend ist die Anamnese; kann einseitig oder beidseitig auftreten; begleitend u. U. Monokel-, Brillenhämatom oder konjunktivale Blutung

Entzündungen
- **Orbitaphlegmone:** pralle Schwellung der Lider und Umgebung, Augenbeweglichkeit eingeschränkt, starke lokale und systemische Entzündungszeichen
- **Sinus-cavernosus-Thrombose:** Bewusstseinsstörung, Protrusio bulbi, epileptische Anfälle, Hirnnervenausfälle, evtl. Fieber (bei septischen Formen)

Endokrin

Endokrine Orbithopathie; ein- oder beidseitige, häufig asymmetrische Ausprägung; Lidrötung und Lidödem, Lichtscheu, Fremdkörpergefühl, Doppelbilder, schmerzhafte bzw. eingeschränkte Augenbewegungen, Hornhautaustrocknung, Ulzerationen, Erblindung, Symptome der Hyperthyreose

Neubildungen

Meist einseitiges Auftreten bei Orbitatumoren, periorbitalen Tumoren oder intrakranialen Neubildungen; begleitend eingeschränkte Augenbeweglichkeit, Doppelbilder, Kopfschmerzen, neurologische Ausfälle

4.16.10 Doppeltsehen

MERKE Die Differenzialdiagnose des Doppeltsehens (Diplopie) erfolgt nach okulären und zentralen **Ursachen.** Beim Doppeltsehen werden Gegenstände doppelt entweder neben- oder übereinander gesehen.

Okulär

- **Augenmuskelparesen,** u. a. Abduzens-, Trochlearisparese, durch Schädigung des Augenmuskels oder dessen Innervation: asymmetrische Augenbewegungen bei Prüfung der Okulomotorik
- **Orbitabodenfraktur:** wegweisend ist die Anamnese; begleitend Monokel- oder Brillenhämatom

Zentral

Raumforderungen

u. a. Tumoren, Metastasen: Kopfschmerzen, morgendliches Erbrechen mit oder ohne Übelkeit, neurologische Ausfälle, Persönlichkeitsveränderungen

Vaskulär

- **Apoplex:** Hemiparese, Fazialisparese, Bewusstseinsstörungen, Atem- und Kreislaufstörungen, Schluckschwierigkeiten, Dysarthrie
- **Mikroangiopathie:** u. a. Symptome des Diabetes mellitus, z. B. Polyurie, Polydipsie, Symptome der Polyneuropathie, Nephropathie, Hyperglykämie

Infektiös

- **Botulismus:** schlaffe Lähmungen, Schluckschwierigkeiten, Atemstörungen, kein Fieber, kein Sensibilitätsverlust
- **Meningitis, Enzephalitis:** Fieber, Kopfschmerzen, positive Meningendehnungszeichen, neurologische Ausfälle, im Laborbefund Entzündungszeichen ↑
- **Lues:** Symptome der fortgeschrittener Stadien (Neurosyphilis), u. a. Lähmungserscheinungen, Dysarthrie, paranoide Symptome, dementielle Symptome, epileptische Anfälle

Entzündlich

u. a. multiple Sklerose: chronischer oder schubweise auftretender Schwankschwindel, Gangunsicherheit, Intentionstremor, neurologische Ausfälle

Alkoholintoxikation

u. a. Foetor, Gangunsicherheit, Dysarthrie, Enthemmung

4.16.10 Doppeltsehen

MERKE

Einteilung nach **Ursachen:**
Okulär:
- Augenmuskelparesen
- Orbitabodenfraktur

Zentral:
- Neubildungen
- Vaskulär:
  - Apoplex
  - Mikroangiopathie
- Infektiös:
  - Botulismus
  - Meningitis, Enzephalitis
  - Lues
- Entzündlich, u. a. multiple Sklerose
- Alkoholintoxikation

4.16.11 Ohrenschmerzen

MERKE Die Differenzialdiagnostik der Ohrenschmerzen erfolgt nach deren **Ursachen.**

Lokal entzündlich

- **Gehörgangsfurunkel:** akute, lokale Schmerzen und andere Entzündungssymptome im Gehörgang, evtl. sichtbares Furunkel
- **Otitis externa:** akute Schmerzen im Gehörgang, Eiterexsudation
- **Otitis media:** akuter Beginn mit Fieber, hochrotes, vorgewölbtes Trommelfell mit Paukenerguss, eitriges Sekret nach Trommelfellperforation, Schwerhörigkeit
- **Mastoiditis:** Symptome der Otitis media, entzündlich verändertes Mastoid; im Laborbefund systemische Entzündungszeichen ↑
- **Herpes zoster:** Bläschenbildung im Bereich der Ohrmuschel und des Gehörgangs

4.16.11 Ohrenschmerzen

MERKE

Einteilung nach **Ursachen:**
- **Lokal-entzündlich:**
  - Gehörgangsfurunkel
  - Otitis externa
  - Otitis media
  - Mastoiditis
  - Zoster oticus
- **Trauma:**
  - Fraktur
  - Knalltrauma
- **Fortgeleiteter Schmerz:**
  - Parotitis
  - Angina tonsillaris
  - Sinusitis

Trauma

- **Knall- oder Explosionstrauma:** wegweisend ist die Anamnese
- **Fraktur:** wegweisend ist die Anamnese

Fortgeleiteter Schmerz

- **Parotitis:** meist einseitige Parotisschwellung, Schmerzen beim Kauen
- **Angina tonsillaris:** hochroter Rachen und Tonsillen mit eitrigen Belägen, Fieber
- **Myogelose (Muskelhartspann):** tastbare Muskelverhärtung im meist zervikalen Bereich und zervikothorakalen Übergang, Schmerzverstärkung bei Bewegung des Kopfes
- **Sinusitis:** akute oder subakute Gesichtsschmerzen, Druck- und Klopfempfindlichkeit der betroffenen Sinus, Schnupfen, Eiterstraßen entlang der hinteren Rachenwand

4.16.12 Schwerhörigkeit

4.16.12 Schwerhörigkeit

MERKE

MERKE Die Differenzialdiagnostik der Schwerhörigkeit erfolgt nach dem Läsionsort in Schallleitungs- und Schallempfindungsstörungen:

- **Schallleitungsschwerhörigkeit:** Die Schallübertragung zum Innenohr ist behindert. Das äußere Ohr und das Mittelohr sind an der Schallweiterleitung beteiligt. Krankhafte Prozesse in diesen beiden Abschnitten führen zur Schallleitungsschwerhörigkeit.
- **Schallempfindungsschwerhörigkeit:** Sie ist auf Erkrankungen des Innenohrs oder des VIII. Hirnnerven zurückzuführen. Die Hörminderung ist zunächst meist bei höheren Frequenzen feststellbar.

Die Diagnostik erfolgt mit Weber- und Rinne-Versuch.

Einteilung nach **anatomischen Strukturen:**

- **Schallleitungsschwerhörigkeit** (äußeres und Mittelohr):
  - Ohrschmalz
  - Trommelfellverletzung
  - Otitis media
  - Paukenerguss
  - Otosklerose
- **Schallempfindungsschwerhörigkeit** (Innenohr, Hörbahn):
  - Hörsturz
  - Morbus Menière
  - Lärmbelastung
  - Pharmakanebenwirkung
  - Akustikusneurinom

Schallleitungsschwerhörigkeit

- **Ohrenschmalz** oder andere **Fremdkörper** im äußeren Gehörgang: wegweisend ist die Otoskopie
- **Verletzungen** oder Veränderung des **Trommelfells:** wegweisend ist die Otoskopie
- **Tubenbelüftungsstörung** durch u. a. adenoide Vegetationen, allergische Ursachen: neben der Schwerhörigkeit Symptome der Primärkrankheit
- **Otitis media:** akuter Beginn mit Fieber, hochrotes, vorgewölbtes Trommelfell mit Paukenerguss, eitriges Sekret nach Trommelfellperforation
- **Paukenerguss:** Ansammlung von Flüssigkeit im Mittelohr durch mangelnde Belüftung des Mittelohrs
- **Otosklerose:** Fixierung der Steigbügelplatte am ovalen Fenster, Tinnitus
- **Unterbrechung der gelenkigen Verbindung** zwischen Hammer, Amboss und Steigbügel durch z. B. Knalltrauma oder mechanisches Trauma

Schallempfindungsschwerhörigkeit

- **Morbus Menière:** anfallsartiger Drehschwindel, Fallneigung, Nystagmus
- **Hörsturz:** Schwerhörigkeit und Druck auf dem betroffenen Ohr
- **Andauernde Lärmbelastung** (Kopfhörer, regelmäßige Disco-Besuche): wegweisend ist die Anamnese
- **Altersbedingte Degeneration** der Sinneszellen; betroffen ist zunächst der Hochtonbereich, später auch der Sprachbereich
- **Medikamentennebenwirkung,** u. a. Furosemid oder Aminoglykoside: wegweisend ist die Medikamentenanamnese
- **Akustikusneurinom:** Schwindel, Gleichgewichtsstörungen, Tinnitus, Hirnnervenausfälle (v. a. VII und VIII)

4.16.13 Tinnitus

4.16.13 Tinnitus

MERKE

MERKE Die Differenzialdiagnostik des Tinnitus erfolgt nach dessen **Ursachen.** Der Tinnitus ist eine Geräuschwahrnehmung ohne Schallquelle gekennzeichnet.

Einteilung nach **Ursachen:**

- **Otogen:**
  - Lärmbelastung
  - Morbus Menière
  - Otosklerose
  - Otitis media
- **Vaskulär:**
  - Hypotonie
  - Hypertonie
  - Polycythaemia vera
  - Anämie

Otogen

- **Lärmschwerhörigkeit:** wegweisend sind Berufs- und Freizeitanamnese
- **Morbus Menière:** anfallsartiger Drehschwindel, Fallneigung, Nystagmus
- **Otitis media:** akuter Beginn mit Fieber, hochrotes, vorgewölbtes Trommelfell mit Paukenerguss, eitriges Sekret nach Trommelfellperforation
- **Otosklerose:** Schwerhörigkeit durch Fixierung der Steigbügelplatte am ovalen Fenster, Tinnitus

Vaskulär

- **Hypertonie:** okzipitale Kopfschmerzen, v. a. am Morgen; objektivierbar durch Blutdruckmessung
- **Hypotonie:** Schwindel, Schwarzwerden vor den Augen, Kollapsneigung, Müdigkeit; objektivierbar durch Blutdruckmessung

- **Anämie:** Müdigkeit, Schwäche, Blässe, Belastungsdyspnoe, evtl. funktionelles Herzgeräusch; im Laborbefund Hämatokrit ↓, Hämoglobin ↓, Erythrozyten ↓
- **Polycythaemia vera:** Gesichtsrötung (Plethora), Juckreiz, Hypertonie; im Laborbefund Erythrozyten ↑, Hämatokrit ↑, Hämoglobin ↑, Leukozyten ↑, Thrombozyten ↑, BSG ↓

Traumatisch

Schädel-Hirn-Trauma: Traumaanamnese, Bewusstlosigkeit (evtl. kurz), Nackensteifigkeit, neurologische Ausfälle

Neoplastisch

Akustikusneurinom: Schwindel, Gleichgewichtsstörungen, Tinnitus, Hirnnervenausfälle (v. a. VII und VIII)

Toxisch

- **Alkohol:** wegweisend sind die Anamnese und ggf. Hinweise auf alkoholische Begleiterkrankungen, u. a. Leberfunktionsstörungen, Pankreatitis, Polyneuropathie
- **Kohlenmonoxid-Intoxikation:** Dyspnoe, rosige Gesichtsfarbe (keine Zyanose), Übelkeit, Kopfschmerzen, Schwindel, Ohrensausen, Flimmerskotome, Herzrhythmusstörungen, Krampfanfälle
- **Medikamentennebenwirkung:** wegweisend ist die Medikamentenanamnese

Muskulär

Chronische Verspannung: tastbarer muskulärer Hartspann, lokale Schmerzhaftigkeit der Muskulatur

Psychogen

Stress: Verstärkung der Symptome bei Belastungssituationen

Auf den Punkt gebracht

- **Trauma:** Schädel-Hirn-Trauma
- **Neubildungen:** Akustikusneurinom
- **Toxisch:**
  - Alkohol
  - Kohlenmonoxid
  - Pharmakanebenwirkung
- **Muskulär:** Myogelosen
- **Psychogen**

4.17 Psychiatrie

4.17.1 Demenz

MERKE Die Differenzialdiagnostik der Demenz erfolgt nach den **Ursachen.** Unter Demenz werden Erkrankungen des Gehirns zusammengefasst, die mit einem Verlust der kognitiven Fähigkeiten einhergehen.

Vaskulär

Morbus Binswanger: durch Arteriosklerose bedingte Erkrankung, die zu vorübergehenden oder bleibenden kognitiven Defiziten führen kann; schubweiser Verlauf, Affektlabilität mit depressiver Stimmung, Reizbarkeit, paranoide Züge, Gedächtnisstörungen meist in späteren Stadien

Infektiös

- **HIV-Infektion:** Lymphknotenschwellungen, rezidivierende Infekte mit opportunistischen Erregern, Diarrhö, Furunkel, Juckreiz; wegweisend ist der serologische Nachweis
- **Tuberkulose:** chronischer Husten, evtl. blutiges Sputum, B-Symptome; wegweisend ist der Bakteriennachweis (Kultur, PCR) aus Sputum, Magensaft oder – je nach Organmanifestation – aus anderen Körpersäften
- **Neurosyphilis:** neurologische Ausfälle, psychotische Zustände, Schmerzsymptome; wegweisend ist der serologische Nachweis
- **Creutzfeldt-Jakob-Erkrankung:** seltene Erkrankung, die meist familiär auftritt; rasche Ausbildung von Demenzsymptomen und neurologische Störungen in Form von u. a. Ataxie oder Spastik

Neoplastisch

Tumoren, Metastasen: neurologische Ausfälle (Hirndruckzeichen, z. B. Kopfschmerzen, Erbrechen im Schwall, Sensibilitätsstörungen, motorische Ausfälle), B-Symptome, bei Metastasen Symptome des Primärtumors

Endokrin, metabolisch

- **Hypothyreose:** Gewichtszunahme, Kälteempfindlichkeit, depressive Symptome, Hypotonie, Herzfrequenz ↓, Obstipation, Myxödem; im Laborbefund TSH ↑, fT_3 und fT_4 ↓
- **Wernicke-Korsakow-Syndrom** (Vitamin-B_1-Mangel): Merkfähigkeitsstörung, Orientierungsstörung, Konfabulationen, Störung der Okulomotorik, Ataxie, Bewusstseinsveränderungen, Lähmungen, Areflexie
- **Vitamin-B_{12}-Mangel:** Symptome der Polyneuropathie, megaloblastäre Anämie, Demenzsymptome
- **Hypoxie:** Unruhe, Dyspnoe, Zyanose, Tachykardie, Hypertonie

4.17 Psychiatrie

4.17.1 Demenz

MERKE

Einteilung nach **Ursachen:**
- **Vaskulär:** Morbus Binswanger
- **Infektiös:**
  - HIV
  - Tuberkulose
  - Neurosyphilis
  - Creutzfeldt-Jakob-Erkrankung
- **Neubildungen**
- **Endokrin/metabolisch:**
  - Hypothyreose
  - Wernicke-Korsakow-Syndrom
  - Vitamin-B_{12}-Mangel
  - Hypoxie
- **Toxisch:**
  - Alkohol
  - Drogenintoxikation
  - Pharmakanebenwirkung
- **Traumatisch:**
  - Subdurales Hämatom
  - Chronische Kopftraumen
- **Andere:** Morbus Alzheimer (häufigste Ursache)

Toxisch

- **Alkohol, Drogen, Medikamente:** wegweisend sind die anamnestische Angaben
- **Chemikalien:** wegweisend ist die Anamnese u. a. zu Beruf und Freizeitverhalten

Traumatisch

- **Chronisches subdurales Hämatom:** Kopfschmerzen (meist gut lokalisierbar), morgendliches Erbrechen im Schwall, Sensibilitätsstörungen, motorische Ausfälle, epileptische Anfälle
- **Chronisch-rezidivierende Traumen,** z. B. bei Boxern: wegweisend ist die Anamnese zu beruflichen und Freizeitaktivitäten

Weitere

Morbus Alzheimer: häufigste Form der Demenz; schleichender Beginn, Merkfähigkeits-, Orientierungsstörung, Verlust der Urteilsfähigkeit; Ursache unklar

4.17.2 Depression und Demenz

Einteilung nach Beginn und Symptomatik

MERKE

TABELLE 4.17

4.17.2 Depression und Demenz

MERKE Die Differenzialdiagnostik von Depression und Demenz (vom Alzheimer-Typ) erfolgt im Hinblick auf **Beginn** und **Symptome** (> Tab. 4.17).

Tab. 4.17 Differenzialdiagnostik von Depression und Demenz vom Alzheimer-Typ

	Depression	Demenz
Beginn	Erkennbar, relativ schnell	Langsam, schleichend
Orientierung	Erhalten	Gestörte (zunächst zeitliche) Orientierung
Tagesschwankungen	Häufig	Eher selten
Stimmung	Ständig depressiv	Schwankend
Umgang mit Erkrankung	Defizite werden herausgestellt (meist)	Defizite werden eher verborgen

4.18 Infektionskrankheiten

4.18.1 Exantheme

Einteilung nach Erkrankungsart und Besonderheiten

MERKE

TABELLE 4.18

4.18 Infektionskrankheiten

4.18.1 Exantheme

MERKE Die Differenzierung von Exanthemen bei Infektionskrankheiten erfolgt im Hinblick auf die Art der Erkrankung und Besonderheiten (> Tab. 4.18).

Tab. 4.18 Differenzialdiagnostik von Exanthemen bei ausgewählten Infektionskrankheiten

Erkrankung	Beginn	Exanthem	Besonderheit
Masern	• Hohes, zweigipfliges Fieber • Husten • Halsentzündung	• Makulopapulöses Exanthem • Hinter den Ohren beginnend • Von oben nach unten ausbreitend • Konfluierend	Koplik-Wangenflecken
Röteln	• Leichtes Fieber • Mäßiges Krankheitsgefühl	Schwaches, mittelfleckiges nicht-konfluierendes Exanthem v. a. am Stamm	Stark geschwollene nuchale und retroaurikuläre Lymphknoten
Varizellen	• Leichtes Fieber • Mäßiges Krankheitsgefühl	• Beginn überall in Schüben • Auch an Kopfhaut und Schleimhäuten, aber nicht an Handflächen und Fußsohlen • Entwickelt sich über einen Fleck zur Papel, Bläschen und Kruste = Sternenhimmel	• Starker Juckreiz • Abheilung ohne Narbe, außer die Effloreszenzen sind gekratzt worden
Scharlach	• Hohes Fieber • Starkes Krankheitsgefühl • Angina tonsillaris	• Feinfleckiger Ausschlag • In Leisten und Achseln beginnend • Periorale Blässe	• Erdbeerzunge • Himbeerzunge

Tab. 4.18 Differenzialdiagnostik von Exanthemen bei ausgewählten Infektionskrankheiten *(Forts.)*

Erkrankung	Beginn	Exanthem	Besonderheit
Mononukleose	• Fieber • Angina • z. T. starkes Krankheitsgefühl	Masernähnlich	• Petechiale Blutungen am Gaumen • Milzschwellung, evtl. Begleithepatitis
Ringelröteln	• Leichtes Fieber • Mäßiges Krankheitsgefühl	• Schmetterlingsförmiges Exanthem im Gesicht • Girlandenförmiges Exanthem am Körper	Gelegentlich aplastische Anämie
Drei-Tage-Fieber	• Plötzlich Fieber über 3–7 Tage, danach kritische Entfieberung • Krankheitsgefühl	Makulopapulöses, lachsrotes, stammbetontes, flüchtiges Exanthem	
HIV	• Mononukleose-ähnliches Bild	Masernähnliches Exanthem	
Toxoplasmose	• Grippeähnliches Bild • Lymphknotenschwellung v. a. zervikal	Gelegentlich makulopapulöses Exanthem mit Aussparung von Handflächen und Fußsohlen	
Pityriasis rosea (Röschenflechte)	Evtl. leichtes Fieber und mäßiges Krankheitsgefühl	• Beginn mit einem Primärmedallion (solitär stehender Fleck meist am Stamm) • Effloreszenz ist randbetont, zentral zeigt sich eine feine Schuppung • Innerhalb von 1–2 Wochen Entwicklung eines makulopapulösen, seltener urtikariellen Exanthems • Exanthem in den Hautspaltlinien (Stamm und proximale Extremitäten)	
Lues	• Stadium I: Primäraffekt und Lymphknotenschwellung im Abflussgebiet • Stadium II: Organmanifestation durch hämatogene Streuung mit u. a. Hepatitis, Karditis, Nephritis, Gelenkschmerzen mit hoher Kontagiosität • Stadium III: Granulombildung (Gummen) mit Organzerstörung	• Stadium I: flüchtiges, kaum sichtbares Exanthem vorwiegend am Stamm • Stadium II: polymorphes, meist makulopapulöses, generalisiertes Exanthem; Handflächen und Fußsohlen sind häufig betroffen • Stadium III: Lues tuberosa mit braun-roten Papeln, die gyriert, zentrifugal wachsen konnen und ulzerieren können	Stadium II: andere Haut- und Schleimhauterscheinungen: Condylomata lata, Plaques muqueuses, Haarausfall

4.18.2 Rachenbefunde bei Infektionskrankheiten

4.18.2 Rachenbefunde bei Infektionskrankheiten
Differenzierung nach Erregerart bzw. Erkrankung

MERKE Rachenbefunde bei Infektionskrankheiten werden nach Erregerart bzw. Erkrankung differenziert (➢ Tab. 4.19).

MERKE

TABELLE 4.19

Tab. 4.19 Rachenbefunde bei Infektionskrankheiten

Erreger bzw. Erkrankung	Rachenbefund
β-hämolysierende Streptokokken (Scharlach)	Hochrote, geschwollene Tonsillen mit stippchenartigen, wegwischbaren Belägen
Corynebacterium diphtheriae (Diphtherie)	Großflächige grau-weiße Beläge mit Pseudomembranen, nach Ablösung starke Blutungen
EBV (infektiöse Mononukleose)	• Tonsillenschwellung mit grauen Belägen • Petechiale Blutungen am Gaumen
Fusobakterien (Angina Plaut-Vincenti)	Einseitige, schmerzlose, ulzerierende Tonsillitis bei sonst gutem Befinden
Coxsackie-A-Viren (Herpangina)	• Tonsillen wenig geschwollen und gerötet, milchig-weiße, schmerzhafte Bläschen mit Ulzerationen • Gutartiger und schneller Verlauf
Angina agranulocytotica	• Geschwüre und Nekrosen an den Tonsillen und Rachen mit schwarzen Belägen und Speichelfluss • Keine Schwellung der regionalen Lymphknoten • Ursache sind schwerste Schädigung des leukopoetischen Systems durch Medikamente oder sonstige Intoxikationen
Treponema pallidum (Angina specifica= luetica)	• Schleierartiges Exanthem an Tonsillen und Gaumenbögen, die später in dunkelrote Papeln übergehen • Stadium II der Syphilis

LERNZIELKONTROLLE

- Nennen Sie 8 Ursachen für lumbosakrale Rückenschmerzen!
- Nennen Sie 5 Ursachen für Kniegelenkschmerzen!
- Bei welchen Erkrankungen wird eine symmetrische Beteiligung der kleinen Gelenke beobachtet? Welche Gelenkbeteiligungen sind für das rheumatische Fieber und die Gicht typisch?
- Nennen Sie einige Gründe für lokale und generalisierte Knochenschmerzen.
- Nennen Sie 10 Ursachen für Thoraxschmerzen!
- Welche Herzgeräusche kennen Sie? Wie werden sie eingeteilt?
- Wie können Herzrhythmusstörungen klassifiziert werden? Welche Ursachen kommen bei bradykarden und tachykarden Herzrhythmusstörungen in Betracht? Was sind Extrasystolen? Wann haben Extrasystolen einen Krankheitswert?
- Nennen Sie 5 Ursachen für eine Synkope!
- Wie werden Ödeme klassifiziert? Nennen Sie Charakteristika der Ödeme im Hinblick auf Beschaffenheit, Eindrückbarkeit, Verteilung im Körper und Begleitsymptome bei Rechtsherzinsuffizienz, Phlebothrombose, Erysipel, nephrotischem Syndrom, Myx- und Lipödem!
- Welche Ursachen kann ein Ulcus cruris haben? Wie unterscheiden sich arterielle von venösen und diabetischen Ulzera?
- Nennen Sie 5 Ursachen für eine Extremitätenrötung!
- Welche Gemeinsamkeiten und Unterschiede finden sich bei der Thrombophlebitis und der TVT sowie der pAVK und dem akuten arteriellen Verschluss?
- Differenzieren Sie das Schockgeschehen im Hinblick auf Ursachen und Symptome!
- Nennen Sie je 5 Ursachen der Dyspnoe und Zyanose! Was ist kennzeichnend für die zentrale und periphere Zyanose?
- Nennen Sie Charakteristika des Sputums im Hinblick auf Farbe, Menge und Beschaffenheit bei Asthma bronchiale, Lobärpneumonie, Bronchiektasen, Lungenödem, Bronchialkarzinom!
- Nennen Sie 5 Ursachen des blutigen Sputums!
- Welche Gemeinsamkeiten und Unterschiede finden sich beim Pseudokrupp und der Epiglottitis?
- Nennen Sie 5 Ursachen des Pleuraergusses! Wie unterscheidet sich ein Transsudat von einem Exsudat?
- Nennen Sie 5 Ursachen für Dysphagie!
- Nennen Sie 10 Ursachen für Halitosis bzw. Foetor!
- Bei welchen Erkrankungen tritt Erbrechen auf? Auf welche Erkrankungen weist Erbrechen ohne Übelkeit hin?
- Nennen Sie je 6 Ursachen für Diarrhö und Obstipation!
- Differenzieren Sie das akute Abdomen nach Lokalisation des Schmerzes und deren Ursachen!
- Welche Ursachen kann blutiges Erbrechen haben?
- Nennen Sie je 5 Ursachen für Blut im Stuhl und Teerstuhl! Wie entsteht Teerstuhl?
- Welche Gemeinsamkeiten und Unterschiede finden sich beim paralytischen und mechanischen Ileus?
- Nennen Sie Ikterusarten! Welche Stuhl- und Urinveränderungen treten bei den jeweiligen Ikterusarten auf? Welche Veränderungen des indirekten und direkten Bilirubins sowie des Urobilinogens sind für die jeweiligen Ikterusarten typisch?
- Welche Aszitesursachen sind Ihnen bekannt?
- Nennen Sie 5 wichtige Ursachen der Adipositas!
- Nennen Sie 10 Ursachen von Fieber! Welche Fieberverläufe sind Ihnen bekannt?
- Welche Ursachen kommen bei Blutungsneigung in Betracht? Wann finden sich petechiale und wann großflächige Blutungen?
- Welche Anämie kommt am ehesten in Betracht bei folgender Laborkonstellation: Erythrozyten ↓, Hämatokrit ↓, Hämoglobin ↓, MCV ↓, MCH ↓, Ferritin ↑, Transferrin ↓?
- Nennen Sie Ursachen für normozytäre, normochrome Anämien und makrozytäre, hyperchrome Anämien!
- Nennen Sie 5 Ursachen der Milzvergrößerung!
- Nennen Sie Ursachen der Lymphknotenschwellung!
- Welche Ursachen und Symptome finden sich jeweils beim Coma diabeticum und hypoglykämischen Schock?
- Nennen Sie 5 Ursachen einer Schilddrüsenvergrößerung!
- Nennen Sie je 5 Ursachen der Anurie und Polyurie!
- Nennen Sie prä-, intra- und postrenale Ursachen der Hämaturie!
- Differenzieren Sie Azidosen und Alkalosen im Hinblick auf respiratorische und metabolische Ursachen, Symptome und Kompensationsmechanismen!
- Nennen Sie Ursachen für eine Hypokaliämie und Hyperkaliämie!
- Nennen Sie Ursachen für eine Hypokalzämie und Hyperkalzämie!
- Nennen Sie skrotale und abdominale Ursachen der Skrotalschwellung!
- Nennen Sie gynäkologische und abdominale Ursachen für Unterbauschmerzen bei der Frau!
- Nennen Sie einige Ursachen für Libido- und/oder Erektionsverlust!
- Nennen Sie Ursachen und Charakteristika von Kopfschmerzen unter Berücksichtigung der Einteilung in primäre und sekundäre Formen!
- Nennen Sie 5 Ursachen von Schwindel!
- Welche Gangstörungen sind Ihnen bekannt?
- Nennen Sie Ursachen der Bewusstlosigkeit!
- Welche Tremorarten sind Ihnen bekannt?
- Differenzieren Sie zwischen der zentralen und peripheren Lähmung im Hinblick auf den Läsionsort und die Symptome!
- Differenzieren Sie zwischen der zentralen und peripheren Fazialisparese im Hinblick auf den Läsionsort und Symptome!
- Welche Läsionen der peripheren Nerven kennen Sie?
- Nennen Sie 7 internistische Erkrankungen, die Hautsymptome aufweisen, und charakterisieren Sie diese!
- Welche internistischen und Hauterkrankungen werden von Juckreiz begleitet?
- Differenzieren Sie zwischen dem malignen Melanom und einem Naevus nach der ABCDE-Regel!
- Nennen Sie 5 Nagelveränderungen und die dazugehörigen Ursachen!
- Nennen Sie Ursachen für makulopapulöse, vesikulär/bullöse und makulosquamöse Exantheme!
- Nennen Sie je 5 Ursachen von Augenschmerzen und Ptosis!
- Nennen Sie 5 Ursachen der Lidschwellung unter Berücksichtigung der Einteilung in entzündliche und nicht-entzündliche Ursachen!

- Differenzieren Sie zwischen akutem und chronischem Visusverlust unter Berücksichtigung der Ursachen!
- Nennen Sie Ursachen für Miosis, Mydriasis, Doppelbilder und Anisokorie!
- Nennen Sie 5 Ursachen der Ohrschmerzen!
- Differenzieren Sie die Schwerhörigkeiten unter Berücksichtigung der Einteilung in Schallleitungs- und Schallempfindungsschwerhörigkeit!
- Welche Ursachen für Tinnitus kennen Sie?
- Welche Gemeinsamkeiten und Unterschiede finden sich bei der Demenz und Depression?
- Differenzieren Sie Exantheme bei Infektionskrankheiten im Hinblick auf Lokalisation, Aussehen, Verlauf, Ausdehnung und Besonderheiten!
- Differenzieren Sie unterschiedliche Rachenbefunde bei Infektionskrankheiten!

KAPITEL

5 Wichtige Erkrankungen und deren Leitsymptome

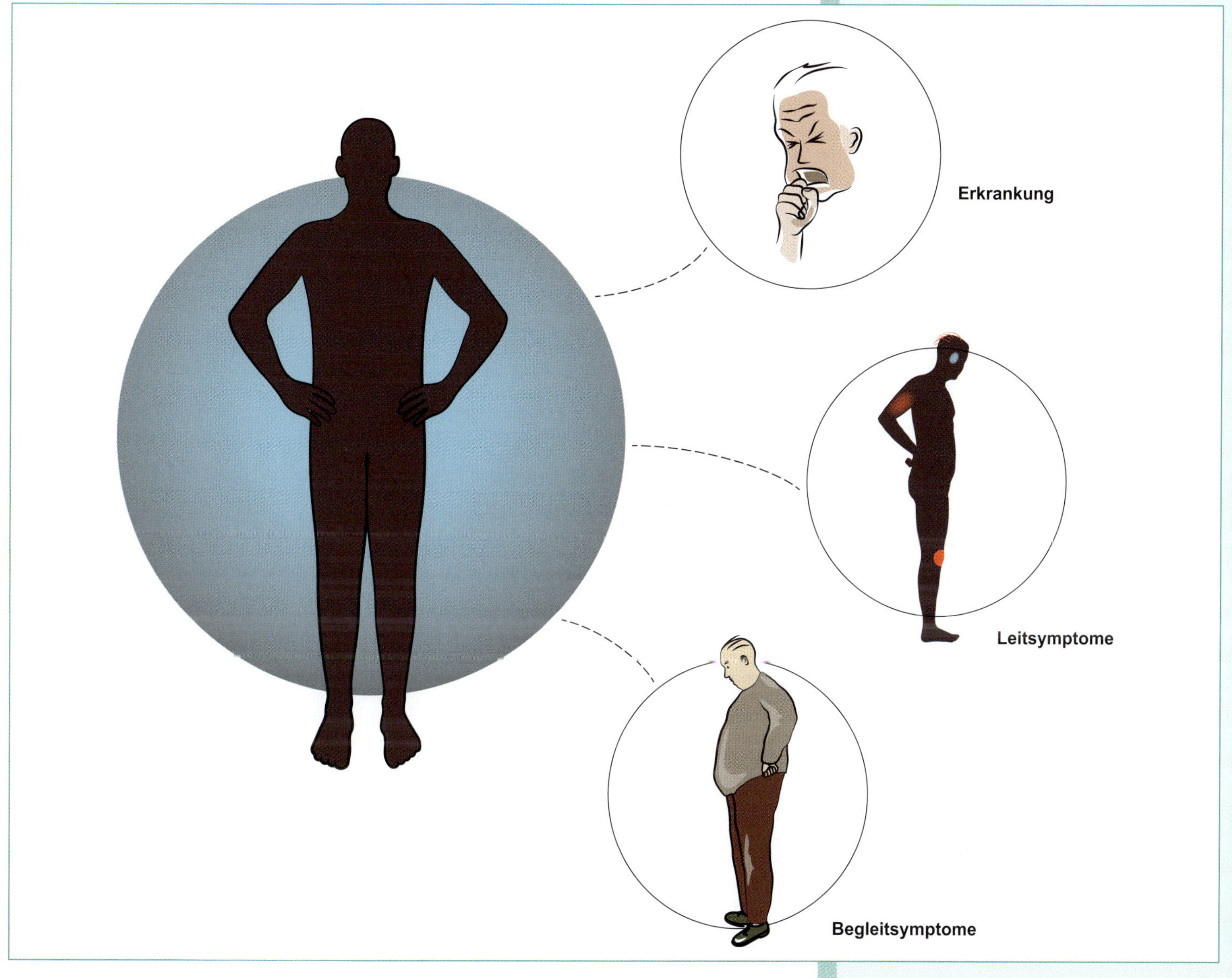

Auf den Punkt gebracht

5.1 Bewegungsapparat

5.1 Bewegungsapparat

LERNZIELE

- Kenntnisse über die Leit- und Begleitsymptome der Arthrose im frühen und späten Stadium.
- Differenzierung der Leitsymptome des akuten spezifischen und nicht spezifischen Rückenschmerzes.
- Benennung der Leitsymptome der Dupuytren-Kontraktur.
- Kenntnisse über die Leit- und Begleitsymptome bei Morbus Bechterew, Morbus Reiter und rheumatoider Arthritis. Benennung der Unterschiede hinsichtlich des Gelenkbefalls bei diesen Erkrankungen.
- Kenntnisse über Leit- und Begleitsymptome der Polymyalgia rheumatica und der Riesenzellarteriitis (Arteriitis temporalis).
- Kenntnisse über die Leitsymptome des Fibromyalgie-Syndroms.
- Kenntnisse über die Leitsymptome der akuten bakteriellen Endokarditis.
- Benennung der Leitsymptome des rheumatischen Fiebers.
- Kenntnisse der Leitsymptome der Myokarditis und Perikarditis.
- Kenntnisse über die Leit- und Begleitsymptome der Angina pectoris.
- Kenntnisse über die Leit-, Begleitsymptome und Komplikationen des Herzinfarkts.
- Kenntnisse der Leit- und Begleitsymptome der Rechts- und Linksherzinsuffizienz.
- Benennung der Leitsymptome bei funktionellen Herzbeschwerden.
- Kenntnisse über die Leit-, Begleitsymptome und Komplikationen der arteriellen Hypotonie.
- Kenntnisse über die Schocksymptome.
- Kenntnisse über die Leit- und Begleitsymptome der pAVK, AVK der Bauchgefäße und des akuten Extremitätenverschlusses.
- Kenntnisse über die Leit- und Begleitsymptome der Varikosis.
- Kenntnisse über die Leit- und Begleitsymptome der CVI.
- Kenntnisse über die Leit- und Begleitsymptome der TVT.
- Kenntnisse über die Leit- und Begleitsymptome des obstruktiven Schlafapnoesyndroms.
- Kenntnisse über die Leit- und Begleitsymptome der akuten und chronischen Bronchitis, insbesondere der COPD.
- Kenntnisse über die Leit- und Begleitsymptome des Emphysems.
- Kenntnisse über die Leit- und Begleitsymptome des Asthma bronchiale sowie Gemeinsamkeiten und Unterschiede im Vergleich zu der COPD.
- Kenntnisse über die Leit- und Begleitsymptome der typischen und atypischen Pneumonie.
- Benennung der Leitsymptome bei Bronchiektasen.
- Kenntnisse über die Leit- und Begleitsymptome des Lungenödems.
- Kenntnisse über die Leit- und Begleitsymptome des Bronchialkarzinoms.
- Kenntnisse über die Leit- und Begleitsymptome des Cor pulmonale.
- Kenntnisse über die Leit- und Begleitsymptome der Lungenembolie.
- Kenntnisse über die Leit- und Begleitsymptome des Pneumothorax.
- Kenntnisse über die Leit- und Begleitsymptome bei der Pleuritis sicca und exsudativa.
- Kenntnisse über die Leitsymptome der Achalasie.
- Benennung der Leit- und Begleitsymptome bei der gastroösophagealen Refluxkrankheit.
- Kenntnisse über die Leit- und Begleitsymptome des Ösophaguskarzinoms.
- Kenntnisse über die Leit- und Begleitsymptome der akuten Gastritis, des Ulcus ventriculi und duodeni.
- Kenntnisse über die Leit- und Begleitsymptome des Magenkarzinoms.
- Kenntnisse über die Leit- und Begleitsymptome der Zöliakie (klassische Form).
- Kenntnisse über die Leit- und Begleitsymptome des Reizdarmsyndroms.
- Kenntnisse über die Leit- und Begleitsymptome bei chronisch-entzündlichen Darmerkrankungen, deren Gemeinsamkeiten und Unterschiede.
- Kenntnisse über die Leit- und Begleitsymptome der Appendizitis.
- Kenntnisse über die Leit- und Begleitsymptome der Sigmadivertikulitis.
- Kenntnisse über die Leit- und Begleitsymptome des Kolonkarzinoms.
- Kenntnisse über die Leit- und Begleitsymptome des mechanischen und paralytischen Ileus'.
- Kenntnisse über die Leit- und Begleitsymptome der Peritonitis.
- Kenntnisse über die Leit- und Begleitsymptome des akuten Leberversagens.
- Kenntnisse über die Leit- und Begleitsymptome der Leberzirrhose.
- Benennung der Leit- und Begleitsymptome der Kupfer- und Eisenspeicherkrankheit.
- Kenntnisse über die Leit- und Begleitsymptome des Gallensteinabgangs, der Cholangitis und der Cholezystitis.
- Kenntnisse über die Leit- und Begleitsymptome der akuten und chronischen Pankreatitis.
- Benennung der Leitsymptome beim Pankreaskarzinom.
- Kenntnisse über die Leit- und Begleitsymptome der Mukoviszidose.
- Kenntnisse über die Leit- und Begleitsymptome des akuten Gichtanfalls und der chronischen Gicht.
- Kenntnisse über die Leit- und Begleitsymptome der Adipositas.
- Kenntnisse über die Leit- und Begleitsymptome der Eisenmangel-, Vitamin-B_{12}-, Folsäure-, hämolytischen und renalen Anämie.
- Benennung der Leitsymptome bei der Polycythaemia vera.
- Kenntnisse über Leit- und Begleitsymptome bei ALL, CLL, AML, CML.
- Kenntnisse über die Leitsymptome der hämorrhagischen Diathese.
- Kenntnisse über die Leit- und Begleitsymptome bei reaktiven Lymphknotenschwellung und Lymphomen (Hodgkin und Non-Hodgkin) mit Benennung der Gemeinsamkeiten und Unterschiede.
- Kenntnisse über die Leit- und Begleitsymptome des multiplen Myeloms (Plasmozytoms).
- Kenntnisse über die Leit- und Begleitsymptome der einzeitigen und zweizeitigen Milzruptur.
- Benennung der Leit- und Begleitsymptome der Akromegalie.
- Kenntnisse über die Leitsymptome des Diabetes insipidus.
- Kenntnisse über die Leit- und Begleitsymptome der euthyreoten Struma.
- Kenntnisse über die Leit- und Begleitsymptome der Hyperthyreose und des Morbus Basedow.
- Kenntnisse über die Leit- und Begleitsymptome der Hypothyreose.
- Kenntnisse über die Leit- und Begleitsymptome des Diabetes mellitus Typ 1 und 2.

- Kenntnisse über die Leit- und Begleitsymptome des Cushing-Syndroms.
- Benennung der Leitsymptome bei Morbus Addison.
- Benennung der Leitsymptome beim Phäochromozytom.
- Kenntnisse über die Leit- und Begleitsymptome des akuten und chronischen Nierenversagens.
- Kenntnisse über die Leit- und Begleitsymptome der Glomerulonephritis und des nephrotischen Syndroms.
- Kenntnisse über die Leitsymptome des Nierenzell- und Blasenkarzinoms.
- Kenntnisse über die Leit- und Begleitsymptome der Zystitis und Pyelonephritis sowie Benennung der Gemeinsamkeiten und Unterschiede.
- Kenntnisse über die Leit- und Begleitsymptome des Nierensteinabgangs.
- Kenntnisse über die Leitsymptome der Präeklampsie.
- Kenntnisse über die Leit- und Begleitsymptome der Prostataerkrankungen, der Prostatitis, des benignen Prostatasyndroms und des Prostatakarzinoms.
- Kenntnisse über die Leit- und Begleitsymptome der Hodentorsion.
- Benennung der Leit- und Begleitsymptome der Orchitis.
- Benennung der Leitsymptome der Hodentumoren.
- Kenntnisse über die Leit- und Begleitsymptome der Adnexitis.
- Benennung der Leit- und Begleitsymptome bei Endometriose und Myomen.
- Kenntnisse über die Leit- und Begleitsymptome des Zervix-, Endometrium- und Ovarialkarzinoms.
- Kenntnisse über die Leit- und Begleitsymptome des Mammakarzinoms.
- Kenntnisse über Leit- und Begleitsymptome der Impetigo contagiosa.
- Kenntnisse über die Leit- und Begleitsymptome des Erysipels und der Phlegmone mit Benennung der Gemeinsamkeiten und Unterschiede.
- Benennung der Leitsymptome bei Candida- und Dermatophyteninfektionen.
- Benennung der Leitsymptome beim Pemphigus vulgaris.
- Kenntnisse über die Leit- und Begleitsymptome des systemischen Lupus erythematodes und der systemischen Sklerodermie.
- Kenntnisse über die Leit- und Begleitsymptome der Neurodermitis.
- Benennung der Leitsymptome bei der Urtikaria und dem Quincke-Ödem.
- Kenntnisse über die Leit- und Begleitsymptome der Psoriasis vulgaris.
- Benennung der Symptome bei der aktinischen Keratose und der Leukoplakie.
- Kenntnisse über die Leit- und Begleitsymptome des Basalioms und malignen Melanoms.
- Kenntnisse über die Leit- und Begleitsymptome des Schädel-Hirn-Traumas.
- Kenntnisse über die Leit- und Begleitsymptome der epiduralen und subduralen Blutung und Nennung der Gemeinsamkeiten und Unterschiede.
- Kenntnisse über die Leit- und Begleitsymptome der subarachnoidalen Blutung.
- Kenntnisse über die Leit- und Begleitsymptome des Apoplex.
- Kenntnisse über die Leit- und Begleitsymptome der Meningitis.
- Kenntnisse über die Leit- und Begleitsymptome der multiplen Sklerose mit Differenzierung in Früh- und Spätsymptome.
- Kenntnisse über die Leit- und Begleitsymptome des Morbus Parkinson.
- Kenntnisse über die Leit- und Begleitsymptome der primären Kopfschmerzen (Migräne, Cluster und Spannungskopfschmerzen) und der Trigeminusneuralgie.
- Kenntnisse über die Leit- und Begleitsymptome der Polyneuropathie.
- Kenntnisse über die Leit- und Begleitsymptome des Karpaltunnelsyndroms.
- Kenntnisse über die Leit- und Begleitsymptome der Wurzelkompressionssyndrome.
- Benennung der Leitsymptome beim Hordeolum.
- Kenntnisse über Leit- und Begleitsymptome bei der viralen und bakteriellen Konjunktivitis.
- Kenntnisse über die Leitsymptome der Katarakt, Netzhautablösung und Makuladegeneration.
- Kenntnisse über die Leit- und Begleitsymptome des akuten Engwinkelglaukoms.
- Kenntnisse über die Leit- und Begleitsymptome der diabetischen Retinopathie.
- Kenntnisse über die Leit- und Begleitsymptome der Otitis media.
- Kenntnisse über die Leit- und Begleitsymptome bei Morbus Menière und beim Hörsturz.
- Kenntnisse über die Leit- und Begleitsymptome bei affektiven Störungen (Depression, Manie, bipolare affektive Störung).
- Kenntnisse über die Leitsymptome der Schizophrenie.
- Kenntnisse über die Leit- und Begleitsymptome der Demenzen (Alzheimer und vaskuläre Demenz).
- Kenntnisse über die Leit- und Begleitsymptome des Delirium tremens.
- Kenntnisse über Leitsymptome der posttraumatischen Belastungsstörung.
- Kenntnisse über die Leit- und Begleitsymptome des ADHS.
- Kenntnisse über die Leit- und Begleitsymptome bei den Kinderkrankheiten Mumps, Masern, Röteln, Diphtherie, Pertussis, Scharlach, Mononukleose, Windpocken und Ringelröteln.
- Kenntnisse über die Leit- und Begleitsymptome bei den zeckenassoziierten Erkrankungen Borreliose und FSME.
- Kenntnisse über Leit- und Begleitsymptome bei den Tropenerkrankungen Malaria und Gelbfieber.
- Kenntnisse über die Leit- und Begleitsymptome der Tuberkulose.
- Kenntnisse über die Leit- und Begleitsymptome der Legionellose.
- Kenntnisse über die Leit- und Begleitsymptome der Influenza.
- Kenntnisse über die Leit- und Begleitsymptome der Covid-19-Erkrankung.
- Kenntnisse über Leit- und Begleitsymptome bei den Geschlechtskrankheiten Gonorrhö, Syphilis und HIV.
- Kenntnisse über die Leit- und Begleitsymptome der Cholera.
- Kenntnisse über die Leit- und Begleitsymptome der Rota- und Norovirus-Infektion.
- Kenntnisse über die Leit- und Begleitsymptome des Typhus abdominalis.
- Kenntnisse über die Leit- und Begleitsymptome des EHEC.
- Kenntnisse über die Leit- und Begleitsymptome der infektiösen Hepatitiden.
- Kenntnisse über die Leit- und Begleitsymptome des Botulismus.
- Kenntnisse über die Leit- und Begleitsymptome der Tollwut.
- Kenntnisse über die Leit- und Begleitsymptome des Tetanus.

Auf den Punkt gebracht

Leitsymptome von Erkrankungen des Bewegungsapparats:

- **Arthrose:**
  - Anlaufschmerz
  - Belastungsschmerz
  - Ruheschmerz
- **Akute lumbale nicht spezifische Schmerzen:**
  - Tiefe, bohrende pseudoradikuläre Schmerzen
  - Kein neurologisches Defizit
- **Akute lumbale spezifische Schmerzen:**
  - Fraktur: lokale Schmerzen und erinnerliches Trauma
  - Infektion: nächtliche Schmerzen, Fieber
  - Neubildungen: Dauerschmerzen, B-Symptome
  - Radikulopathien: radikuläre Schmerzen mit neurologischem Ausfall
- **Nicht wirbelsäulenspezifischer Schmerz:** pseudoradikuläre Schmerzen
- **Skoliose:**
  - S-Krümmung der Wirbelsäule
  - Rippenbuckel
  - Lendenwulst
  - unterschiedlicher Schulter- und Beckenstand
- **Morbus Dupuytren:**
  - Knötchenbildung (Hohlhand)
  - Beugekontraktur der Finger (v. a. IV und V)
- **Morbus Bechterew:**
  - Tiefsitzende nächtliche Kreuzschmerzen
  - Morgensteifigkeit
  - Versteifung der Wirbelsäule
  - Arthritis der großen Gelenke
  - Fersenschmerzen
- **Morbus Reiter:**
  - Arthritis
  - Konjunktivitis
  - Urethritis

  Rheumatoide Arthritis:
  - Symmetrische Arthritis der kleinen Gelenke
  - Steifigkeit
  - Gaensslen-Zeichen
  - Knopfloch-, Schwanenhalsdeformität
  - Ulnare Deviation

  Polymyalgia rheumatica:
  - Symmetrische, reißende Schmerzen
  - Schwäche und Steifigkeit der proximalen Muskulatur

  Riesenzellarteriitis (Arteriitis temporalis):
  - Schläfenschmerzen
  - Sehstörungen
  - Schwindel
  - Lokale Entzündungszeichen
- **Fibromyalgiesyndrom:**
  - Chronische Schmerzen in mehreren Körperregionen
  - Steifigkeit
  - Schlafstörungen
  - Erschöpfungsneigung
- **Fraktur:**
  - Achsenabweichung
  - Abnorme Beweglichkeit
  - Sichtbare Knochenfragmente
  - Krepitation
  - Stufenbildung

Dieses Kapitel bietet eine tabellarische Übersicht über wichtige, prüfungsrelevante Erkrankungen (nach Fachgebieten gegliedert) mit den dazugehörigen Leit- und Begleitsymptomen. Die Erkrankungen, die vitale Notfälle darstellen, sind mit einem roten Dreieck gekennzeichnet. In der Marginalspalte finden sie eine Auswahl an Erkrankungen mit den dazugehörigen wichtigsten Schlagworten (Leitsymptomen), die häufig in der schriftlichen Prüfung erscheinen oder auch in der mündlichen Prüfung abgefragt werden. ➤ Tab. 5.1

Tab. 5.1 Übersicht über die Leitsymptome von Erkrankungen des Bewegungsapparats

Erkrankung	Leitsymptome	Begleitsymptome
Arthrose	• Frühes Stadium: **Anlauf-, Ermüdungs-, Belastungsschmerz** • Spätes Stadium: **Dauer-, nächtlicher Schmerz,** Muskelschmerzen	• Frühes Stadium: – Projektionsschmerzen (in benachbarte Regionen oder Gelenke) – Schonhaltung, Steifigkeitsgefühl • Spätes Stadium: – Muskelverspannungen mit Ausbildung von Kontrakturen, Muskelschmerzen und Muskelsteifigkeit – Instabilität der Gelenke – Gelenkversteifung und -verdickung – Krepitation (Knochenreiben)
Akute lumbale Rückenschmerzen	• **Nicht spezifische Rückenschmerzen:** ein- oder beidseitige tiefe, bohrende **pseudoradikuläre Schmerzen** ohne neurologisches Defizit • **Spezifische Rückenschmerzen:** – Fraktur: **lokale Schmerzen** und erinnerliches **Trauma** – Infektion: **nächtliche Schmerzen, Fieber** – Neubildungen: **Dauerschmerzen, B-Symptome** – Radikulopathien: **radikuläre Schmerzen** mit neurologischem Ausfall • **Nicht wirbelsäulenspezifischer Schmerz: pseudoradikuläre Schmerzen**	• **Nicht spezifische Rückenschmerzen:** – Verschlechterung unter Bewegung – Schonhaltung – Ausbildung von Myogelosen (Muskelhartspann) • **Spezifische Rückenschmerzen:** – Fraktur: ggf. Wurzelirritation, Osteoporose – Infektion: systemische Infektzeichen – Neubildungen: Symptome des Primärtumors – Radikulopathien: Schmerzverstärkung bei Husten, Pressen • **Nicht wirbelsäulenspezifischer Schmerz:** Symptome der Grunderkrankung
Skoliose (➤ 3.9.1)	• Symptome von der Skolioseausprägung abhängig • Sichtbare **S-Krümmung** der Wirbelsäule • **Rippenbuckel** • **Unterschiedliches Niveau von Schultern und Taillendreieck** • Lumbalwulst	Eingeschränkte Lungenfunktion (starke Formen)
Dupuytren-Kontraktur (➤ 3.5.2)	• Schmerzlose **Knötchenbildung in der Hohlhand,** v. a. an den Fingern IV und V • **Beugekontraktur**	• Sensibilitätsstörung • Schmerzen
Osteosarkom	• **Knochenschmerzen** • **Schwellung** • **Pathologische Frakturen** • Labor: AP ↑	• Bei Lokalisation an der Wirbelsäule neurologische Ausfälle • Metastasierung v. a. in die Lungen • B-Symptome
Morbus Bechterew (➤ 3.9.3)	• Schleichender Beginn mit nächtlicher und frühmorgendlicher **Steifheit** • **Tiefsitzende, nächtliche Rückenschmerzen** durch Sakroileitis mit Ausstrahlung in Gesäß und Oberschenkel • **Arthritis** der großer Gelenke • **Fersenschmerzen** • Später Bewegungseinschränkung der Wirbelsäule mit **Kyphosierung und Versteifung** (Röntgen: Bambusstabwirbelsäule) • Schober- und Ott-Zeichen pathologisch, Schüttelschmerzen, Finger-Boden-, Kinn-Jugulum-, Okziput-Wand-Abstand vergrößert • Labor: BSG ↑, CRP ↑, HLA-B27 positiv (in ca. 90 %), RF negativ	• **Iritis** • Im Schub Fieber und reduzierter Allgemeinzustand • Atemexkursionen ↓ • Selten Organbeteiligung (Lungenfibrose, Aortitis)
Morbus Reiter	• **Reiter-Trias: Arthritis, Urethritis, Konjunktivitis bzw. Iritis** • Labor: BSG ↑, CRP ↑, HLA-B27 positiv (in ca. 80 %), RF und ANA negativ	• Hauterscheinungen u. a. als Balanitis circinata, polymorphe Hauterscheinungen an Handflächen und Fußsohlen (Reiter-Tetrade) • Fieber und Krankheitsgefühl • Schmerzen an Sehnenansätzen • Sakroileitis

Tab. 5.1 Übersicht über die Leitsymptome von Erkrankungen des Bewegungsapparats *(Forts.)*

Erkrankung	Leitsymptome	Begleitsymptome
Rheumatoide Arthritis (➢ 3.5.1)	• **Symmetrische Arthritis der kleinen Gelenke** (Finger-, Fußgrund-, Mittelgelenke) • **Morgensteifigkeit** • Begrüßungsschmerz **(Gaenslen-Zeichen)** • Gelenkdestruktionen und Deformitäten (Knopfloch-, Schwanenhalsdeformität, ulnare Deviation) • Labor: BSG ↑, CRP ↑, Leukozytose im Schub, RF in 80 % positiv, Anti-CCP-Ak positiv, Anämie	• Allgemeinsymptome: Fieber, Abgeschlagenheit, Gewichtsverlust, Nachtschweiß • Schwellung und eingeschränkte Funktion der betroffenen Gelenke • Muskelschmerzen, Muskelatrophie • Evtl. Rheumaknoten • HWS-Beteiligung mit Sub- bzw. Luxation • Karpaltunnelsyndrom
Polymyalgia rheumatica	• **Symmetrische, reißende Schmerzen der proximalen Muskulatur, besonders nachts** • Schwäche der Muskulatur, **Morgensteifigkeit** • Besserung durch Glukokortikoide	• Allgemeinsymptome: Schwäche, Krankheitsgefühl, Fieber, Appetitlosigkeit, Gewichtsverlust • Sturzsenkung • Depressive Verstimmung
Riesenzellarteriitis (Arteriitis temporalis, ➢ 3.1.1)	• Augen- und **Kopfschmerzen im Bereich der Schläfen** mit Sehstörungen und Schwindel • Schmerzverstärkung beim Kauen • **A. temporalis überwärmt, druckschmerzhaft** und gut tastbar • **Besserung durch Glukokortikoide**	• Allgemeinsymptome: Schwäche, Krankheitsgefühl, Fieber, Appetitlosigkeit, Gewichtsverlust • Sturzsenkung • Depressive Verstimmung
Fibromyalgie-Syndrom	• **Chronische Schmerzen in mehreren Körperregionen** mit erhöhter Schmerzempfindlichkeit und Steifigkeit • **Schlafstörungen** • **Erschöpfungsneigung**	• Leistungsknick • Depressive Verstimmung • Funktionelle Störungen, u. a. Gelenk-, Kopfschmerzen, gastrointestinale Beschwerden • Vegetative Störungen, u. a. kalte Akren, Tremor, Schweißneigung, Mundtrockenheit • Röntgen und Labor ohne pathologischen Befund
Fraktur (➢ 3.11.9) ⚠	Sichere Frakturzeichen: • **Fehlstellung, Achsenabweichung, Stufenbildung** • **Abnorme Beweglichkeit** • **Offener Bruch**, sichtbare Knochenfragmente • **Krepitation** • Röntgenologischer Nachweis	Unsichere Frakturzeichen: • Schwellung • Schmerzen • Hämatom

5.2 Herz

➢ Tab. 5.2

Tab. 5.2 Übersicht über die Leitsymptome von Herzerkrankungen

Erkrankung	Leitsymptome	Begleitsymptome
Akute Endokarditis ⚠	• Neu aufgetretenes **Herzgeräusch** • Symptome der **Herzinsuffizienz** • **Petechien und Osler-Knötchen** • **Periphere Embolien** • Labor: BSG ↑, CRP ↑, Leukozyten ↑	• Allgemeinsymptome: Schwäche, starkes Krankheitsgefühl, Fieber, Appetitlosigkeit, Gewichtsverlust • Splenomegalie
Rheumatisches Fieber	• **Wandernde Polyarthritis** der großen Gelenke • **Karditis** • **Hauterscheinungen,** z. B. Erythema anulare oder nodosum • **Chorea minor** • Labor: BSG ↑, CRP ↑, Leukozyten ↑, ASL ↑	Allgemeinsymptome: Schwäche, Krankheitsgefühl, Fieber, Appetitlosigkeit, Gewichtsverlust
Myokarditis ⚠ (bei akuten Herzinsuffizienzsymptomen)	• **Herzrhythmusstörungen,** v. a. Tachykardie • Symptome der **Herzinsuffizienz** • **Retrosternale Schmerzen**	• Allgemeinsymptome: Schwäche, starkes Krankheitsgefühl, Fieber, Appetitlosigkeit, Gewichtsverlust • Keine typischen Auskultationszeichen
Kardiomyopathie	Symptome der **Herzinsuffizienz**	Keine typischen Auskultationszeichen
Pericarditis sicca ⚠ (bei akuten Herzinsuffizienzsymptomen)	• Stechende **retrosternale, atemunabhängige Schmerzen** • **Dyspnoe** • Bei der Auskultation schabendes **systolisch-diastolisches Reibegeräusch**	• Allgemeinsymptome: Schwäche, Krankheitsgefühl, Fieber, Abgeschlagenheit, Leistungsminderung • Hypotonie
Perikarderguss ⚠ (bei akuten Herzinsuffizienzsymptomen)	• **Hypotonie** • **Einflussstauung** • **Herzinsuffizienzzeichen** • Thorakales Engegefühl • Vergrößerte Herzdämpfung, bei der Auskultation leise Herztöne	Allgemeinsymptome: Schwäche, Krankheitsgefühl, Fieber, Abgeschlagenheit, Leistungsminderung

Auf den Punkt gebracht

TABELLE 5.1

5.2 Herz

Leitsymptome von Herzerkrankungen:

- **Akute Endokarditis:**
  - Neu aufgetretenes Herzgeräusch
  - Herzinsuffizienzzeichen
  - Osler-Knötchen
- **Rheumatisches Fieber:**
  - Wandernde Polyarthritis der großen Gelenke
  - Karditis
  - Erythema anulare
  - Chorea minor
- **Myokarditis:**
  - Herzrhythmusstörungen
  - Herzinsuffizienzzeichen
  - Thorakale Schmerzen
- **Pericarditis sicca:**
  - Atemunabhängige thorakale Schmerzen
  - Schabende systolisch-diastolische Reibegeräusche
- **Perikarderguss:**
  - Hypotonie
  - Einflussstauung
  - Herzinsuffizienzzeichen
  - Leise Herztöne
- **Angina pectoris:**
  - Retrosternale Schmerzen
  - Engegefühl mit Ausstrahlung in Hals, Unterkiefer, linke Schulter, Arme bis in die Fingerspitzen, Oberbauch
  - Besserung nach Gabe von Nitrospray
- **Herzinfarkt:**
  - Stärkste thorakale Schmerzen wie bei der Angina pectoris
  - Keine Besserung durch Nitropräparate
  - Herzrhythmusstörungen
  - Symptome der Linksherzinsuffizienz
  - Todesangst
  - Troponin T oder I ↑
- **Rechtsherzinsuffizienz:**
  - Eindrückbare symmetrische Ödeme
  - Jugular- und Zungengrundvenenstauung
  - Stauungsleber, -gastritis, -nieren
- **Linksherzinsuffizienz:**
  - Dyspnoe
  - Zyanose
  - Asthma cardiale
  - Lungenödem
- **Funktionelle Herzbeschwerden:** belastungsunabhängige thorakale Beschwerden

Auf den Punkt gebracht

TABELLE 5.2

5.3 Gefäße

Leitsymptome von Gefäßerkrankungen:

- **pAVK:**
  - Belastungsabhängige Schmerzen
  - Ruheschmerzen
  - Nekrose
- **Darminfarkt:**
  - Stärkste Bauchschmerzen
  - Freies Intervall
  - Akutes Abdomen mit Sepsis
- **Akuter Extremitätenverschluss:** 6 „Ps"
  - Schmerzen (Pain)
  - Blässe (Paleness)
  - Pulslosigkeit (Pulslessness)
  - Parästhesie (Paraesthesia)
  - Paralyse (Paralysis)
  - Schock (Prostration)
- **Raynaud-Syndrom:**
  - Blässe
  - Zyanose
  - Erythem
- **Varikosis:**
  - Varizen
  - Ödeme
- **Tiefe Beinvenenthrombose:**
  - Schmerzen
  - Schwellung
  - Überwärmung
  - Rötlich-livide Verfärbung
  - Pratt-Warnvenen
- **Thrombophlebitis:** lokale Entzündungszeichen
- **CVI:**
  - Ödeme
  - Zyanose
  - Hyper- und Depigmentierung
  - Hautsklerose
  - Ulcus cruris
- **Lymphödem:**
  - Quadratische Zehen
  - Positives Stemmer-Zeichen
  - Derbe Konsistenz
- **Hypertonie:** okzipitale morgendliche Kopfschmerzen
- **Hypotonie:**
  - Müdigkeit
  - Schwindel
  - Kopfschmerzen
- **Hypovolämischer Schock:**
  - Feuchte, kühle, blasse Haut
  - Frieren
  - Oligurie
  - Tachypnoe
  - RR ↓, HF ↑
- **Kardiogener Schock:**
  - Hypotonie
  - Herzrhythmusstörungen
  - Lungenödem
- **Neurogener Schock:**
  - RR ↓, HF ↓
  - Warme Haut
- **Septischer Schock**
  - Therapieresistente Hypotonie
  - Fieber
  - Tachypnoe
  - Warme, rosige Haut, später Hautmarmorierung und Einblutungen
- **Anaphylaktischer Schock:** je nach Stadium
  - Lokale allergische Hautreaktion, Urtikaria
  - RR ↓, HF ↓
  - Asthma-Symptome
  - Übelkeit
  - Herz-Kreislauf-Stillstand

Tab. 5.2 Übersicht über die Leitsymptome von Herzerkrankungen *(Forts.)*

Erkrankung	Leitsymptome	Begleitsymptome
Angina pectoris ⚠	• **Retrosternale Schmerzen** • **Thorakales Engegefühl** mit **Ausstrahlung** in Hals, Unterkiefer, Zähne, linke Schulter, Arme bis in die Fingerspitzen, Oberbauch, Rücken • **Besserung** der Symptome nach Gabe von **Nitrospray**	• Kaltschweißigkeit • Blässe • Übelkeit, Erbrechen • Hypotonie
Herzinfarkt ⚠	• Plötzliche, anhaltende **stärkste thorakale Schmerzen**, die durch Ruhe und/oder Nitropräparate nicht oder kaum beeinflusst werden, mit Ausstrahlung wie bei der Angina pectoris • **Hypotonie** • **Herzrhythmusstörungen** • Symptome der **Linksherzinsuffizienz** • **Todesangst**, Unruhe • Labor: Troponin T oder I ↑, GOT ↑, CK gesamt ↑, CK-MB 6–20 % der gesamt CK	• Schwächegefühl • Blässe, Schwitzen • Übelkeit, Erbrechen • Subfebrile Temperatur • Bei älteren Patienten häufig Desorientiertheit
Rechtsherzinsuffizienz ⚠ (bei akuten Herzinsuffizienzsymptomen)	• **Symmetrische**, eindrückbare **Ödeme** der Beine bis hin zur Anasarka • **Jugular- und Zungengrundvenenstauung** • **Stauungsleber** mit Leberschwellung und positivem hepatojugulärem Reflux, später Aszites • **Stauungsgastritis, Stauungsnieren** mit Proteinurie	• Gewichtszunahme • Vorzeitige Ermüdbarkeit • Nykturie • Herzrhythmusstörungen • Pleuraerguss
Linksherzinsuffizienz ⚠ (bei akuten Herzinsuffizienzsymptomen)	• **Dyspnoe, Orthopnoe** • **Zyanose** • **Asthma cardiale**, Herzfehlerzellen im Sputum • Lungenstauung, **Lungenödem** • Funktionsstörungen der Organe, v. a. bei älteren Menschen zerebrale Insuffizienz	• Gewichtszunahme • Vorzeitige Ermüdbarkeit • Nykturie • Herzrhythmusstörungen • Pleuraerguss
Funktionelle Herzbeschwerden	**Belastungsunabhängige thorakale Beschwerden**	• Parästhesien • Angst • Globusgefühl • Schweißattacken • Hoher Therapeutenwechsel („Doctor-Hopping")

5.3 Gefäße

➤ Tab. 5.3

Tab. 5.3 Übersicht über die Leitsymptome von Erkrankungen der Gefäße

Erkrankung	Leitsymptome	Begleitsymptome
pAVK (➤ 3.11.15)	• Symptome abhängig vom Grad des Verschlusses, der Lokalisation der Stenose und Ausbildung von Kollateralgefäßen • Stadium I: keine Symptome • Stadium IIa: **Belastungsschmerz (Claudicatio intermittens)** nach einer Gehstrecke > 200 m • Stadium IIb: Belastungsschmerz (Claudicatio intermittens) nach einer Gehstrecke < 200 m • Stadium III: Ruheschmerzen • Stadium IV: Nekrose (Gangrän)	• Periphere Pulse bis zur einen Einengung von weniger als 90 % tastbar • Trophische Störungen: Muskelatrophie, trockene, dünne, kühle Haut • Beine eher blass oder zyanotisch • Ratschow-Test positiv • Ulcus cruris (lateraler Knöchel, Zehen)
Chronische mesenteriale Ischämie ⚠ (beim Darminfarkt)	• Stadium I: symptomlos • Stadium II: **Angina abdominalis** mit postprandialen Schmerzen • Stadium III: Dauerschmerzen, **Malabsorptionssyndrom, ischämische Kolitis** • Stadium IV: **Darminfarkt**	• Gewichtsabnahme • Durchfall
Akute mesenteriale Ischämie (Darminfarkt) ⚠	• Akute Phase: **stärkste Bauchschmerzen**,erhaltene Peristaltik • **Freies Intervall** („fauler Friede"): symptomarmes Stadium • Spätes Stadium: **akutes Abdomen** mit Peritonitis, Sepsis und Schock, blutigem Stuhl	• Übelkeit • Erbrechen • Fieber

TABELLE 5.3

Tab. 5.3 Übersicht über die Leitsymptome von Erkrankungen der Gefäße *(Forts.)*

Erkrankung	Leitsymptome	Begleitsymptome
Akuter Extremitätenverschluss ⚠	6 „P" (nach Pratt) • **P**ain: Schmerzen • **P**aleness: Blässe • **P**ulslessness: Pulslosigkeit • **P**araesthesia: Parästhesie • **P**aralysis: Paralyse • **P**rostration: Schockgeschehen	
Raynaud-Syndrom (➢ 3.5.8)	• **Blässe** • **Zyanose** • **Erythem**	• Schmerzen • Sensibilitätsstörungen
Varikosis (➢ 3.11.1)	• Erweiterte und geschlängelte Venen **(Varizen)** • **Knöchel- und Unterschenkelödeme,** v. a. abends	• Schweregefühl • Schmerzen und Brennen in den Beinen • Besserung bei Hochlagerung des Beins
Tiefe Beinvenenthrombose (➢ 3.11.3) ⚠	• **Schmerzen** (v. a. beim Gehen und Stehen) • **Schwellung** mit Umfangsdifferenz • Spannungsgefühl im betroffenen Bein • **Überwärmung** und rötlich-livide Verfärbung des Beins • Sichtbare oberflächliche Venen **(Pratt-Warnvenen)**Positives Meyer-, Payr- und Homanns-Zeichen	• Fieber • Abgeschlagenheit und Krankheitsgefühl • Labor: BSG ↑, CRP ↑, Leukozyten ↑, positive D-Dimere
Thrombophlebitis (➢ 3.11.4)	**Lokale Entzündungszeichen** wie Schmerzen, Schwellung, strangartige Rötung über dem betroffenen Gefäß	Systemische Entzündungszeichen
Chronisch-venöse Insuffizienz (CVI, ➢ 3.11.16)	• **Stadium I: Knöchelödeme,** v. a. abends, Zyanose, prominente Venen am lateralen und medialen Knöchel • **Stadium II: Dauerödem, Pigmentierungsstörungen** (Hyper-, Depigmentierung), Hautsklerose, **Zyanose** • **Stadium III: Ulcus cruris venosum,** v. a. in Innenknöchelbereich	• Schweregefühl • Schmerzen und Brennen in den Beinen • Besserung bei Hochlagerung des Beins
Lymphödem (➢ 3.11.13)	• **Schwellung,** zunächst **eindrückbar,** im Verlauf **nicht eindrückbar** • Zehen sind immer betroffen und imponieren als quadratische Zehen **(Kastenzehen)** • **Positives Stemmer-Zeichen** • **Elephantiasis** als Komplikation	Schweregefühl
Hypertonie	• Häufig keine vorhanden • Evtl. **okzipitale morgendliche Kopfschmerzen**	• Schwindel, Ohrensausen • Nasenbluten • Belastungsdyspnoe • Nervosität, Herzklopfen • Schlafstörungen
Hypotonie	• **Primäre Hypotonie:** – Leistungsknick, Müdigkeit – Lange „Anlaufzeit" am Morgen – Kalte Hände und Füße • **Sekundäre Hypotonie:** Symptome der Grundkrankheit • **Orthostatische Hypotonie:** – Schwindel bis hin zur orthostatischen Synkope – Kopfschmerzen, Tinnitus – Herzklopfen, thorakales Beklemmungsgefühl	Ggf. depressive Verstimmung
Schock ⚠	• **Hypovolämischer Schock:** – **Feuchte, kühle, blasse Haut** – Zittern, **Frieren,** Durst – Blutdruck zu Beginn normal oder leicht erniedrigt, später **Hypotonie** – **Olig- und Anurie** – Vigilanzstörungen • **Kardiogener Schock:** – **Hypotonie** – **Herzrhythmusstörungen** – Symptome des **Lungenödems** – Jugularvenenstauung – Feuchte, kühle Haut – Blässe oder Zyanose – Zittern, Frieren, Durst – Olig- und Anurie – Vigilanzstörungen	• Hypovolämischer Schock: Symptome der Grunderkrankung, z.B. Diarrhö, akutes Nierenversagen • Kardiogener Schock: Symptome der akuten Herzinsuffizienz • Anaphylaktischer Schock: Urtikaria, Quincke-Ödem, warme Haut, Übelkeit, Diarrhö, Dyspnoe, Husten • Septischer Schock: Fieber, warme, gerötete Haut • Neurogener Schock: warme Haut, neurologischer Ausfall

Auf den Punkt gebracht

5.4 Atemwege

Leitsymptome von Atemwegserkrankungen:
- **OSAS:**
  - Schnarchen
  - Apnoephasen
  - Müdigkeit
  - Einschlafneigung am Tag
- **Akute Bronchitis:**
  - Trockener Husten
  - Zäh-glasiges Sputum
- **COPD:**
  - Husten
  - Auswurf
  - Belastungsdyspnoe
  - FEV_1 ↓
- **Emphysem:**
  - Ruhedyspnoe
  - Husten
  - Auswurf
- **Asthma bronchiale:**
  - Periodisch Dyspnoe
  - Exspiratorischer Stridor
  - Quälender Husten
  - Glasig-zähes Sputum
- **Lobärpneumonie:**
  - Husten
  - Rotbraunes Sputum
  - Fieber
  - Dyspnoe
  - Tachypnoe
- **Atypische Pneumonie:**
  - Grippale Symptome
  - Trockener Reizhusten
  - Wenig Sputum
- **Bronchiektasen:** reichlich, dreischichtiges Sputum (Schleim, Schaum, Eiter)
- **Lungenödem:**
  - Dyspnoe, Tachypnoe, Orthopnoe
  - Zyanose
  - Husten
  - Schaumig-rötliches Sputum
- **Bronchialkarzinom:**
  - Hämoptysen
  - Dyspnoe
  - Zyanose
  - Thoraxschmerzen
  - Trommelschlägelfinger
  - Uhrglasnägel
- **Pancoast-Tumor:**
  - Horner-Syndrom
  - Einseitige Jugularvenenstauung
  - Schulter-Arm-Schmerzen
- **Cor pulmonale:**
  - Zyanose
  - Dyspnoe
  - Rechtsherzinsuffizienzzeichen
- **Lungenembolie:**
  - Thoraxschmerzen
  - Dyspnoe
  - Zyanose
  - AF ↑, HF ↑, RR ↓
- **Pneumothorax:**
  - Stechende Thoraxschmerzen
  - Dyspnoe
  - Husten
  - AF ↑, HF ↑
- **Pleuritis sicca:**
  - Atemabhängige thorakale Schmerzen
  - Kratzend-schabende atemabhängige Geräusche
- **Pleuraerguss:**
  - Dyspnoe
  - Zyanose

Tab. 5.3 Übersicht über die Leitsymptome von Erkrankungen der Gefäße *(Forts.)*

Erkrankung	Leitsymptome	Begleitsymptome
	• **Neurogener Schock:** – **Hypotonie und Bradykardie** – **Warme Haut** – **Neurologische Ausfälle** – Durst, trockene Schleimhäute – Oligurie, Anurie – Bewusstseinsstörungen • **Anaphylaktischer Schock:** – **Stadium 0:** lokale **allergische Hautreaktion** – **Stadium I:** Schwindel, Kopfschmerzen, Unruhe und Urtikaria – **Stadium II:** Symptome des Stadium I + **Hypotonie, Tachykardie,** Übelkeit, **Dyspnoe** – **Stadium III:** Symptome des Stadium II + Bronchospasmus, Larynxödem – **Stadium IV: Herz-Kreislauf-Stillstand** • **Septischer Schock:** – **Fieber** – **Hypotonie** – **Tachypnoe** – **Warme, rosige Haut,** später Hautmarmorierung und Einblutungen **Schockindex** • Schockindex = Pulsfrequenz ÷ systolischer Blutdruck (Merkhilfe: Pussy) • Schockindex = 1: Schockgefahr • Schockindex > 1,0: manifester Schock	

5.4 Atemwege

➤ Tab. 5.4

Tab. 5.4 Übersicht über die Leitsymptome von Lungenerkrankungen

Erkrankung	Leitsymptome	Begleitsymptome
OSAS	• **Schnarchen** • **Apnoephasen** • **Tagesmüdigkeit** und Einschlafneigung am Tag	• Unruhiger Schlaf und Durchschlafstörung • Morgendliche Kopfschmerzen • Nächtliches Herzrasen und Schwitzen • Depressive Verstimmung • Reduktion der geistigen Leistungsfähigkeit • Libidoverlust • Arterielle Hypertonie
Akute Bronchitis	• Reizhusten und **trockener Husten** mit retrosternalen Schmerzen • **Zäh-glasiger, spärlicher Auswurf,** später produktiver Husten	Grippale Symptome: Kopfschmerzen, mäßiges Fieber, Muskel- und Gelenkschmerzen
Chronische Bronchitis und COPD	• Chronische, nicht obstruktive Bronchitis: **Husten** und v. a. morgendlicher **Auswurf;** reversibles Stadium • Chronische obstruktive Bronchitis (COPD); **Husten, Auswurf, Belastungsdyspnoe** und Leistungsabfall, FEV_1 ↓; irreversibles Stadium	• Leistungsknick • Gewichtsabnahme • Depressive Verstimmung • Zyanose
Emphysem (➤ 3.8.3)	• **Dyspnoe, Husten und Auswurf** • Einteilung in Pink Puffer und Blue Bloater (ältere Klassifikation) • Fassförmiger Thorax, horizontal verlaufende Rippen, geblähte Schlüsselbeingruben, verminderte Differenz zwischen in- und exspiratorischem Brustumfang • Trommelschlägelfinger, Uhrglasnägel • Atemexkursionen ↓, Stimmfremitus ↓, hypersonorer Klopfschall, tiefstehende wenig verschiebliche Atemgrenzen, leise Atemgeräusche, evtl. trockene Rasselgeräusche	• Leistungsminderung • Gewichtsabnahme • Depressive Verstimmung • Zyanose

TABELLE 5.4

Tab. 5.4 Übersicht über die Leitsymptome von Lungenerkrankungen *(Forts.)*

Erkrankung	Leitsymptome	Begleitsymptome
Asthma bronchiale ⚠	• **Periodisch** auftretende **Dyspnoe** • **Exspiratorischer Stridor** und verlängerte Exspirationszeit • Quälender Husten mit **glasig-zähem, schwer abhustbarem Sputum** • Evtl. Halsvenenstauung • Stimmfremitus ↓, hypersonorer Klopfschall, Giemen, Brummen, Pfeifen, Atemgeräusche ↓ bis hin zur Silent Chest	• Tachypnoe, Orthopnoe • Tachykardie • Zyanose • Angst, Unruhe • Schweißigkeit
Typische Pneumonie (Lobärpneumonie)	• **Plötzlicher Beginn** mit hohem **Fieber,** Schüttelfrost und heftigem Krankheitsgefühl • **Husten, rotbraunes Sputum** • **Dyspnoe** (bei Kindern als Nasenflügeln erkennbar), **Tachypnoe** • Stimmfremitus ↑, hyposonorer Klopfschall, klingende feuchte Rasselgeräusche, positive Bronchophonie	• Evtl. Thoraxschmerzen durch Begleitpleuritis • Pleuraerguss • Häufig Herpes labialis • Respiratorische Insuffizienz • Hypotonie, Tachykardie • Sepsis und metastatische Eiterherde
Atypische Pneumonie	• Meist langsamer Beginn mit leichtem Fieber • **Grippale Symptome** mit Kopf-, Muskel- und Gelenkschmerzen • **Trockener Reizhusten** und **wenig Auswurf** • Untersuchung meist ohne pathologischen Befund, wegweisen ist das Röntgenbild	• Evtl. Thoraxschmerzen durch eine Begleitpleuritis • Pleuraerguss • Häufig Herpes labialis • Respiratorische Insuffizienz • Sepsis
Bronchiektasen	• **Dreischichtiges Sputum** mit Schleim, Schaum, Eiter • **Reichliches Sputum** (maulvolle Expektoration)	• Hämoptoe, Hämoptysen • Zyanose
Lungenödem ⚠	**Interstitielles Ödem:** • Dyspnoe, Tachypnoe, Orthopnoe • Husten (Asthma cardiale) **Alveoläres Lungenödem:** • Schwerste Dyspnoe mit Zyanose oder Blässe • Schaumiges (oder schaumig-rötliches) Sputum • Kaltschweißigkeit • Stimmfremitus ↑, hyposonorer Klopfschall v. a. über der Lungenbasis, feuchte Rasselgeräusche bis zum Distanzrasseln	• Tachypnoe, Tachykardie • Angst, Unruhe • Schweißigkeit
Bronchialkarzinom	• Im Frühstadium keine Symptomatik, häufig Zufallsdiagnose • **Hämoptysen** • **Dyspnoe** • **Zyanose** • **Thoraxschmerzen** • Trommelschlägelfinger, Uhrglasnägel • **Pancoast-Tumor:** Horner-Syndrom (Ptosis, Miosis, Enophthalmus), einseitige Jugularvenenstauung, Schulter-Arm-Schmerzen durch Infiltration in den Plexus brachialis	• Rekurrensparese, Phrenikuslähmung • Maligner Pleuraerguss • Paraneoplastische Syndrome wie Cushing Syndrom oder Hyperkalzämie • Metastasenbildung u. a. in Gehirn, Knochen, Leber • B-Symptome
Akute Sarkoidose (Löfgren-Syndrom)	• **Arthritis** • **Erythema nodosum** • **Bihiläre Lymphadenopathie**	• Fieber • Husten • Muskelschmerzen • BSG ↑
Cor pulmonale	• Zu Beginn in der Regel keine oder kaum Symptome • **Zyanose, Belastungsdyspnoe** • In späteren Stadien Symptome der **Rechtsherzinsuffizienz**	• Leistungsknick • Schwindel
Lungenembolie ⚠	• **Plötzliche,** heftige, **Thoraxschmerzen** • **Dyspnoe, Tachypnoe** • **Zyanose** • **Tachykardie, Hypotonie**	• Angstgefühl, Schweißausbruch • Husten, Hämoptysen • Jugularvenenstauung • Schockentwicklung • Symptome der tiefen Beinvenenthrombose • Bei älteren Patienten Orientierungsstörungen • Synkope • Labor: BSG ↑, CRP ↑, Leukozyten ↑, positive D-Dimere

Auf den Punkt gebracht

5.5 Verdauungstrakt

Leitsymptome von Erkrankungen des Verdauungstrakts:

- **Achalasie:**
  - Dysphagie
  - Regurgitation ohne Sodbrennen
- **Gastroösophageale Refluxkrankheit:**
  - Sodbrennen
  - Epigastrische und retrosternale Schmerzen
- **Ösophaguskarzinom:**
  - Dysphagie
  - Regurgitation
  - Mundgeruch
- **Akute Gastritis:** epigastrische Schmerzen
- **Ulcus ventriculi:** postprandiale Schmerzen
- **Ulcus duodeni:** Nüchternschmerzen
- **Magenkarzinom:** Gastritissymptome
- **Zöliakie** (klassische Form)**:**
  - Blähungen
  - Fettstühle
  - Gewichtsabnahme
- **Reizdarmsyndrom:**
  - Bauchschmerzen
  - Blähungen
  - Diarrhö und Obstipation im Wechsel
- **Morbus Crohn:**
  - Bauchschmerzen
  - Schleimig-eitrig-breiige Stühle
  - Malassimilation
- **Colitis ulcerosa:**
  - Blutig-schleimige Durchfälle
  - Tenesmen
- **Appendizitis:**
  - Wandernde Bauchschmerzen (epigastrisch, paraumbilikal, rechter Unterbauch)
  - Positive Appendizitiszeichen
- **Sigmadivertikulitis:**
  - Schmerzen und tastbare Walze im linken Unterbauch
  - Fieber
  - Stuhlunregelmäßigkeiten
- **Kolonkarzinom:**
  - Wechsel zwischen Obstipation und Diarrhö
  - Bleistiftstühle
  - Blut im Stuhl
- **Mechanischer Ileus:**
  - Stärkste kolikartige Schmerzen
  - Abwehrspannung
  - Mechanisch klingende Darmgeräusche
- **Paralytischer Ileus:**
  - Wind- und Stuhlverhalt
  - Keine Darmgeräusche
- **Peritonitis:**
  - Stärkste Bauchschmerzen
  - Abwehrspannung
  - Bretharter Bauch

Tab. 5.4 Übersicht über die Leitsymptome von Lungenerkrankungen *(Forts.)*

Erkrankung	Leitsymptome	Begleitsymptome
Pneumothorax ⚠	• Plötzliche, **stechende Schmerzen** auf der betroffenen Seite • **Dyspnoe, Tachypnoe** • **Husten** • **Tachykardie** • Asymmetrische Thoraxbewegung, nachschleppende Atmung, Stimmfremitus ↓, hypersonorer Klopfschall, abgeschwächtes Atemgeräusch	• Hypotonie • Zyanose
Pleuritis	• **Pleuritis sicca:** stechende, **atemabhängige thorakale Schmerzen;** kratzend-schabendes **atemabhängiges Auskultationsgeräusch** • **Pleuritis exsudativa:** bei kleinen Ergüssen keine bzw. diskrete Symptome, bei großen Ergüssen **Dyspnoe, Zyanose**	• Allgemeinsymptome: Schwäche, Krankheitsgefühl, Fieber • Husten

5.5 Verdauungstrakt

➢ Tab. 5.5

Tab. 5.5 Übersicht über die Leitsymptome von Magen-Darm-Erkrankungen

Erkrankung	Leitsymptome	Begleitsymptome
Achalasie	• **Dysphagie** zunächst für feste, dann für breiige und flüssige Speisen • **Regurgitation ohne Sodbrennen**	• Mundgeruch • Retrosternale Schmerzen
Gastroösophageale Refluxkrankheit	• **Sodbrennen** und **retrosternale Schmerzen,** v. a. im Liegen und nach Mahlzeiten • **Epigastrische Schmerzen** • Schluckbeschwerden • Regurgitation	• Übelkeit, Erbrechen • Luftaufstoßen • Gewichtsverlust • Heiserkeit • Räusperzwang, Husten
Ösophaguskarzinom	• Frühsymptome sind uncharakteristisch • Bei signifikanter Lumeneinengung **Dysphagie** • **Retrosternale Schmerzen** • Übelriechender **Mundgeruch,** Regurgitation von unverdauter Nahrung	• Rückenschmerzen • B-Symptomatik • Frühe lymphogene und späte hämatogene Metastasierung (Leber, Lunge, Knochen)
Akute Gastritis	**Schmerzen** und Druckgefühl im **Epigastrium**	• Appetitlosigkeit • Übelkeit, Erbrechen • Sodbrennen, Aufstoßen • Mundgeruch
Ulcus ventriculi	**Postprandiale Schmerzen** (unmittelbar nach Nahrungsaufnahme)	• Übelkeit, Erbrechen • Hämatemesis, Teerstühle
Ulcus duodeni	• **Nüchternschmerzen,** nächtliche Schmerzen • Besserung nach Nahrungsaufnahme	• Übelkeit, Erbrechen • Hämatemesis, Teerstühle
Magenkarzinom	• Frühsymptome finden sich häufig nicht • Uncharakteristische Oberbauchbeschwerden oder **Gastritissymptome**	• Appetitlosigkeit, Übelkeit, Erbrechen • Abneigung gegen Fleisch (nicht spezifisch) • B-Symptomatik • Sichtbare Virchow-Lymphknoten • Hepatomegalie, Aszites • Blutungen • Metastasierung über die V. portae in die Leber oder per continuitatem in die Bauchhöhle

Zöliakie	• Unterschiediche Verläufe
	• **Klassischer Verlauf:**
	  – Aufgetriebener Bauch, **Blähungen**
	  – Voluminöse **Fettstühle**
	  – **Gewichtsverlust**
		Klassischer Verlauf:
		• Bauchschmerzen
		• Eisenmangelanämie
		• Osteoporose
		• Vitaminmangel (Vitamin A, D, E, K)
		• Entwicklungsstörungen bei Kindern

Reizdarmsyndrom	• **Bauchschmerzen** • **Blähungen** • **Obstipation und/oder Diarrhö,** aber nicht nachts und unblutig • Hörbare Darmgeräusche • Psychische Verstimmung	Leistungsknick

Tab. 5.5 Übersicht über die Leitsymptome von Magen-Darm-Erkrankungen *(Forts.)*

Erkrankung	Leitsymptome	Begleitsymptome
Morbus Crohn	• **Bauchschmerzen** • **Schleimig-eitrig-breiige Stühle** • **Malassimilationssyndrom**	• Fieber, Abgeschlagenheit, Leistungsknick • Gewichtsabnahme **Extraintestinale Symptome:** • Erythema nodosum • Iritis, Uveitis • Arthritis • Anämie
Colitis ulcerosa	• **Blutig-schleimige Durchfälle** • **Tenesmen**	• Fieber, Abgeschlagenheit, Leistungsknick • Gewichtsabnahme **Extraintestinale Symptome:** • Erythema nodosum • Iritis, Uveitis • Arthritis • Anämie
Appendizitis ⚠	• **Bauchschmerzen,** zunächst im Epigastrium, dann periumbilikal, dann im rechten Unterbauch • **Fieber** mit **rektal-axillärer Differenz** • **Positive Appendizitiszeichen:** Psoas-, McBurney-, Lanz-, Blumberg- und Rovsing-Zeichen und schmerzhafte rektale Untersuchung • Labor: CRP ↑, BSG ↑, Leukozyten ↑	• Übelkeit • Erbrechen • Wind- und Stuhlverhalt
Sigmadivertikulitis	• **Schmerzen im linken Unterbauch** (Linksappendizitis) • **Fieber** und systemische Entzündungsreaktionen • **Stuhlunregelmäßigkeiten** mit Obstipation und Diarrhö im Wechsel • **Tastbare Stuhlwalze** im linken Unterbauch	• Blutbeimengungen im Stuhl • Blähungen
Kolonkarzinom	• **Veränderung der Stuhlgewohnheiten** • Wechsel zwischen **Obstipation und Diarrhö** • Dünnkalibrige Stühle **(Bleistiftstühle)** • **Blut im Stuhl**	• Mikrozytäre, hypochrome Anämie • B-Symptomatik • Evtl. tastbarer Tumor • Metastasierung entweder in die Leber oder bei tiefsitzendem Rektumkarzinom in die Lunge
Mechanischer Ileus ⚠	• **Stärkste kolikartige Schmerzen** • **Abwehrspannung** • Rege, **hochgestellte** (mechanisch klingende) **Darmgeräusche** vor der Stenose	• Übelkeit, Erbrechen • Schluckauf • Exsikkose
Paralytischer Ileus ⚠	• **Wind- und Stuhlverhalt** • **Keine Darmgeräusche,** „Totenstille" • Kaum Schmerzen	• Übelkeit, Erbrechen • Schluckauf • Exsikkose
Peritonitis ⚠	• **Stärkste Bauchschmerzen** • **Abwehrspannung** • **Bretttharte** und extrem druckempfindliche **Bauchdecke**	• Meteorismus • Übelkeit, Erbrechen • Fieber

5.6 Leber, Gallenwege und Pankreas

➢ Tab. 5.6

Tab. 5.6 Übersicht über die Leitsymptome von Erkrankungen von Leber, Gallenwegen und Pankreas

Erkrankung	Leitsymptome	Begleitsymptome
Akutes Leberversagen ⚠	• **Ikterus** • **Gerinnungsstörungen** • **Bewusstseinsstörung** • Foetor hepaticus • Labor: GOT, GPT und γ-GT ↑, Bilirubin und AP ↑, Ammoniak ↑, Gerinnungsfaktoren und Quick ↓/INR ↑, Thrombozyten ↓	• Flapping Tremor • Abnehmende Lebergröße
Leberzirrhose (➢ 3.2.10, ➢ 3.10.1, ➢ 3.10.2)	• **Leberhautzeichen:** Ikterus, Palmar- und Plantarerythem, Hautatrophie, Weißnägel, Lackzunge, Lacklippen, Spider naevi, Caput medusae, Bauchglatze und Gynäkomastie beim Mann • **Hypotonie** • Kleine, feste Leber • Laborbefund: Quick, ChE und Albumin ↓, GOT, GPT und γ-GT ↑, Bilirubin und AP ↑, Ammoniak ↑, Thrombozyten ↓, Hypokaliämie	• Abgeschlagenheit, Leistungsknick • Müdigkeit („Müdigkeit ist der Schmerz der Leber"; häufigstes Symptom, aber unspezifisch)

Auf den Punkt gebracht

TABELLE 5.5

5.6 Leber, Gallenwege und Pankreas

Leitsymptome von Leber-, Gallenwegs- und Pankreaserkrankungen:

- **Akutes Leberversagen:**
  - Ikterus
  - Gerinnungsstörungen
  - Bewusstseinsstörung
- **Leberzirrhose:**
  - Leberhautzeichen
  - Hypotonie
- **Morbus Wilson:**
  - Symptome der Leberzirrhose
  - Kayser-Fleischer-Kornealring
  - Neurologische Ausfälle
- **Hämochromatose:**
  - Symptome der Leberzirrhose
  - Bronzediabetes
- **Gallensteinabgang:** kolikartige Oberbauchschmerzen mit Ausstrahlung in rechte Schulter und Rücken
- **Cholangitis:**
  - Fieber
  - Oberbauchschmerzen
  - Ikterus
- **Cholezystitis:**
  - Schmerzen im rechten Oberbauch
  - Positives Murphy-Zeichen
- **Akute Pankreatitis:**
  - Gürtelförmige Oberbauchschmerzen
  - Gerötetes Gesicht
  - Gummibauch
  - Paralytischer Ileus
- **Chronische Pankreatitis:**
  - Rezidivierende gürtelförmige Oberbauchschmerzen
  - Malassimilation
  - Unverträglichkeit von Fett
  - Fettstühle
- **Pankreaskopfkarzinom:**
  - Schmerzloser Ikterus
  - Positives Courvoisier-Zeichen
- **Mukoviszidose:**
  - Mekoniumileus
  - Symptome der chronischen Pankreatitis
  - Gewichtsverlust (Gedeihstörung)
  - Zähe Sekrete
  - Salziger Schweiß
  - Rezidivierende bronchopulmonale Infekte

TABELLE 5.6

Tab. 5.6 Übersicht über die Leitsymptome von Erkrankungen von Leber, Gallenwegen und Pankreas *(Forts.)*

Erkrankung	Leitsymptome	Begleitsymptome
Morbus Wilson (➤ 3.2.6)	• **Symptome der Leberzirrhose** • **Neurologische Ausfälle:** Sprach-, Schreibstörungen, Tremor, Gangunsicherheit, Psychosen • **Kayser-Fleischer-Kornealring** • Labor: Coeruloplasmin ↓, Kupferausscheidung im Urin ↑, Kupfergehalt der Leber ↑, GOT, GPT, γ-GT ↑, Bilirubin und AP ↑	• Müdigkeit • Leistungsknick
Hämochromatose	• **Symptome der Leberzirrhose** • Dunkle Hautverfärbung und Diabetes mellitus **(Bronzediabetes)** • Labor: Quick, ChE und Albumin ↓, GOT, GPT und γ-GT ↑, Bilirubin und AP ↑, Ammoniak ↑, Thrombozyten ↓, Hypokaliämie, Serumeisen, Serumtransferrin und Transferrinsättigung ↑, Eisenausscheidung im Urin ↑, Lebereisengehalt ↑	• Gelenkschmerzen • Herzbeschwerden durch mögliche Kardiomyopathie • Libidoverlust beim Befall der Gonaden • Müdigkeit • Leistungsknick
Gallensteinabgang ⚠	• **Kolikartige Oberbauchschmerzen** rechts, die in rechte Schulter und Rücken ausstrahlen • Begleitcholezystitis: positives Murphy-Zeichen • Labor: – Verlegung des Ductus choledochus: Bilirubin, AP, γ-GT↑, bei begleitender Entzündung CRP und BSG ↑, Leukozyten ↑ – Begleitende (biliäre) Pankreatitis: Lipase, Amylase, pankreatische Elastase 1 ↑	• Evtl. Ikterus • Darmparalyse • Aufstoßen • Übelkeit, Erbrechen
Cholangitis ⚠	• Charcot-Trias: **Fieber, Oberbauchschmerzen, Ikterus** • Labor: Leukozyten ↑, BSG und CRP ↑, γ-GT, AP und Bilirubin ↑	• Übelkeit, Erbrechen • Aufstoßen
Cholezystitis ⚠	• (Druck-)**Schmerzen im rechten Oberbauch** • **Positives Murphy-Zeichen** • Labor: Leukozyten ↑, BSG und CRP ↑	• Übelkeit, Erbrechen • Aufstoßen
Akute Pankreatitis ⚠	• **Gürtelförmige Oberbauchschmerzen** • **Gerötetes Gesicht** • Prall-elastische Abwehrspannung (Gummibauch) • **Paralytischer Ileus** • Tachykardie, Hypotonie • Fieber • Labor: Leukozyten ↑, BSG und CRP ↑, Lipase, Amylase, pankreatische Elastase 1 ↑, Hypokalziämie, LDH ↑	• Übelkeit, Erbrechen • Eventuell Ikterus • Eventuell hypovolämischer Schock
Chronische Pankreatitis	• **Rezidivierende gürtelförmige Oberbauchschmerzen** • **Malassimilation** • Unverträglichkeit von Fett, **Fettstühle** und Blähungen • Labor: Chymotrypsin und Pankreaselastase im Stuhl ↓	• Ikterus • Übelkeit, Erbrechen • Im Spätstadium Entwicklung eines Diabetes mellitus
Pankreaskopfkarzinom	• **Schmerzloser Ikterus** • **Positives Courvoisier-Zeichen** • Symptome der chronischen Pankreatitis	• B-Symptomatik • Rezidivierende Thrombosen als paraneoplastisches Syndrom
Mukoviszidose	• **Mekoniumileus** im Neugeborenenalter • Symptome der **chronischen Pankreatitis** • **Gedeihstörungen, Gewichtsverlust** • **Erhöhte Viskosität des Sekrets** • Rezidivierende bronchopulmonale Infekte • **Salziger Schweiß**	• Osteoporose • Leberzirrhose • Pankreasinsuffizienz • Infertilität

5.7 Stoffwechsel und Ernährung

➢ Tab. 5.7

Tab. 5.7 Übersicht über die Leitsymptome von Stoffwechselerkrankungen

Erkrankung	Leitsymptome	Begleitsymptome
Akuter Gichtanfall (➢ 3.11.19)	• **Lokale Entzündungszeichen:** stärkste Schmerzen, Rötung, Schwellung, Überwärmung, Funktionseinschränkung des Gelenks • Meist **Großzehengrundgelenk** betroffen (Podagra) • Typische Auslöser: purinreiche, alkoholreiche Mahlzeiten oder Fastenkuren • Labor: BSG, CRP ↑, Harnsäure ↑, ± oder ↓	• Fieber • Krankheitsgefühl
Chronische Gicht	• **Gichttophi** an Ohren, Händen, Füßen • **Arthritis urica** mit Gelenkzerstörung • Nephro- und Urolithiasis **(Uratsteine)** • Niereninsuffizienz durch chronische Harnsäurebelastung	Eingeschränkte Beweglichkeit der betroffenen Gelenke
Adipositas	• Sichtbar vergrößertes **Körpervolumen** • **Dyspnoe** und **Tachykardie** bei Belastung • **Gelenkbeschwerden** • Schnelle Ermüdbarkeit • Schwitzen	• Evtl. psychische Schwankungen • Metabolisches Syndrom • OSAS • Fettleber • Hernien • Arthrose • Candida-Besiedlung der Haut • Hohes Unfall-, Narkose- und Operationsrisiko • Höheres Karzinomrisiko, u. a. für Mamma, Endometrium, Kolon, Prostata, Pankreas

5.8 Blut

➢ Tab. 5.8

Tab. 5.8 Übersicht über die Leitsymptome von Bluterkrankungen

Erkrankung	Leitsymptome	Begleitsymptome
Eisenmangelanämie (➢ 3.2.2)	• **Allgemeine Anämiesymptome:** – Müdigkeit, Konzentrationsstörungen – Kopfschmerzen – Belastungsdyspnoe – Evtl. systolische Herzgeräusche – Blasse, trockene, rissige Haut und Schleimhäute • **Labor:** Hk ↓, Hb ↓, Ery ↓, MCV ↓, MCH ↓, Ferritin ↓, Transferrin ↑	• Brüchige Haare und Nägel, Löffelnägel • Mundwinkelrhagaden • Blasse, atrophische und brennende Zunge • Plummer-Vinson-Syndrom: Schleimhautveränderungen im Ösophagus, Dysphagie und/oder Odynophagie
Anämie bei chronischen Krankheiten	• **Allgemeine Anämiesymptome:** ➢ Eisenmangelanämie • **Labor:** Hk ↓, Hb ↓, Ery ↓, MCV ↓ oder ±, MCH ↓ oder ±, Ferritin ↓, Transferrin ↑	Symptome der Grunderkrankung
Anämie bei Vitamin-B_{12}-Mangel	• **Allgemeine Anämiesymptome:** ➢ Eisenmangelanämie • **Ikterus** • **Labor:** Hk ↓, Hb ↓, Ery ↓, MCV ↑, MCH ↑, Leukozyten ↓, Thrombozyten ↓, indirektes Bilirubin ↑	• Übelkeit, Appetitlosigkeit • Blähungen • Hunter-Glossitis • Neurologische Symptome (funikuläre Myelose): Sensibilitätsverlust, motorische Schwäche, Reflexausfall, Parästhesie, Verlust des Vibrationsempfindens, Demenz • Ggf. Antikörper gegen Parietalzellen
Anämie bei Folsäure-Mangel	• **Allgemeine Anämiesymptome:** ➢ Eisenmangelanämie • **Ikterus** • **Labor:** Hk ↓, Hb ↓, Ery ↓, MCV ↑, MCH ↑, Leukozyten ↓, Thrombozyten ↓, indirektes Bilirubin ↑	• Übelkeit, Appetitlosigkeit • Blähungen • Neuralrohrdefekte bei Neugeborenen

Auf den Punkt gebracht

5.7 Stoffwechsel und Ernährung

Leitsymptome von Stoffwechsel- und Ernährungskrankheiten:

- **Akuter Gichtanfall:** starke lokale Entzündungszeichen, v. a. am Großzehengrundgelenk
- **Chronische Gicht:**
  - Gichttophi
  - Gelenkbeteiligung
  - Steinbildung
  - Niereninsuffizienz
- **Adipositas:**
  - Dyspnoe
  - Tachykardie
  - Gelenkschmerzen

TABELLE 5.7

5.8 Blut

Leitsymptome von Bluterkrankungen:

- **Eisenmangelanämie:**
  - Mikrozytäre, hypochrome Anämie
  - Ferritin ↓
  - Transferrin ↑
- **Anämie bei chronischen Krankheiten:**
  - Mikrozytäre/normozytäre, hypochrome/normochrome Anämie
  - Ferritin ↑
  - Transferrin ↓
- **Anämie bei Vitamin-B_{12}-Mangel:**
  - Makrozytäre, hyperchrome Anämie
  - Ikterus
  - Thrombo-, Leukopenie
  - Neurologischer Ausfall
- **Anämie bei Folsäure-Mangel:**
  - Makrozytäre, hyperchrome Anämie
  - Ikterus
  - Thrombo-, Leukopenie
- **Hämolytische Anämie:**
  - Normochrome, normozytäre Anämie
  - Ikterus
- **Renale Anämie:**
  - Normochrome, normozytäre Anämie
  - Erythropoetin ↓
  - Retentionsparameter ↑
- **Polycythaemia vera:**
  - Plethora
  - BSG ↓, HK ↑, Hb ↑, Ery ↑, Leukozyten ↑, Thrombozyten ↑
- **ALL:**
  - Allgemeine Leukämiesymptome
  - ZNS-Befall
  - Knochenschmerzen
- **CLL:**
  - Allgemeine Leukämiesymptome
  - Lymphknotenschwellung
  - Lymphozytose mit Gumprecht-Kernschatten
- **AML:**
  - Allgemeine Leukämiesymptome
  - Zahnfleischwucherung
  - Intravasale Gerinnung
- **CML:**
  - Allgemeine Leukämiesymptome
  - Milzschwellug
  - Starke Leukozytose
  - Blastenkrise
- **Hämorrhagische Diathese:** petechiale (Gefäß- und Thrombozytenerkrankungen) und großflächige (Gerinnungsfaktorenmangel) Blutungen

Auf den Punkt gebracht

TABELLE 5.8

Tab. 5.8 Übersicht über die Leitsymptome von Bluterkrankungen *(Forts.)*

Erkrankung	Leitsymptome	Begleitsymptome
Hämolytische Anämie	• **Allgemeine Anämiesymptome:** ➤ Eisenmangelanämie • **Ikterus** • **Labor:** Hk ↓, Hb ↓, Ery ↓, MCV ±, MCH ±, Retikulozyten ↑, Eisen und Ferritin ↑, Haptoglobin ↓, indirektes Bilirubin ↑, evtl. Nachweis von Autoantikörpern	Organinfarkte durch thrombotische Verschlüsse, v. a. bei Sichelzellenanämie
Renale Anämie	• **Allgemeine Anämiesymptome:** ➤ Eisenmangelanämie • **Café-au-lait-Flecken** der Haut durch Ablagerung von Urochromen • **Labor:** Hk ↓, Hb ↓, Ery ↓, MCV ±, MCH ±, Retikulozyten ↓, Erythropoetin ↓, Retentionsparameter ↑ (Kreatinin, Harnstoff, Harnsäure, Kalium, Natrium, Phosphat)	Symptome der Niereninsuffizienz (chronische Nierenerkrankung)
Polycythaemia vera (➤ 3.2.13)	• Gesichtsrötung **(Plethora)** und Extremitätenrötung • Heftiger **Juckreiz** • Hypertonie • **Labor:** BSG ↓, HK ↑, Hb ↑, Ery ↑, Leukozyten ↑, Thrombozyten ↑	• Schwindel • Sehschwäche • Nasenbluten • Kopfschmerzen
Akute lymphatische Leukämie (ALL)	• **Allgemeine Leukämiesymptome:** – Anämiesymptome ➤ Eisenmangelanämie – Infektanfälligkeit – Blutungsneigung • B-Symptome • **Befall des ZNS** (Meningitis leucaemica) • **Knochenschmerzen** • Knochenmarkbefall durch unreife Formen • Labor: Leukozyten ↑, normal oder ↓, Granulozyten ↓, Hiatus leucaemicus, Anämie, Thrombopenie, BSG ↑, Harnsäure und LDH ↑	Ggf. Lymphknoten- und Milzschwellung
Chronische lymphatische Leukämie (CLL)	• **Allgemeine Leukämiesymptome:** ➤ ALL • Anfänglich u. U. Leistungsminderung und Nachtschweiß, später symmetrische **Lymphknotenschwellungen** • Splenomegalie • Labor: Leukozyten ↑ mit Vermehrung der Lymphozyten (70–95 %) mit **Gumprecht-Kernschatten,** γ-Globuline ↓	• Leukämische Hautinfiltrate (selten, aber typisch) • Pruritus • Herpes- und Pilzinfektionen
Akute myeloische Leukämie (AML)	• **Allgemeine Leukämiesymptome:** ➤ ALL • **Zahnfleischwucherung** • **Intravasale Gerinnung** • Labor: Leukozyten ↑, Granulozyten ↓, Anämie, Thrombozyten ↓, BSG ↑, Harnsäure und LDH ↑	• Lymphknotenschwellungen • Milz- und Leberschwellung • Knochenschmerzen
Chronische myeloische Leukämie (CML)	• Beginn oft unmerklich, über Jahre stabil • Später Zunahme der Symptome bis zum **Blastenschub:** Blastenkrise mit Erhöhung der Myeloblasten und -zyten, die i. d. R. zum Tode führt • Leber- und **Milzvergrößerung** • Labor: Leukozyten ↑ mit 30000–700000/µl, Anämie, Thrombozyten ↑ (anfangs) bzw. Thrombozyten ↓ (später), LDH und Harnsäure ↑	Knochenschmerzen
Hämorrhagische Diathese (➤ 3.11.2, ➤ 3.11.5)	• Petechiale Blutungen bei Gefäßveränderungen und Thrombozytenveränderungen • Hämatome, Gelenkeinblutungen bei Veränderungen der Gerinnungsfaktoren	Symptome der Grunderkrankung

5.9 Lymphatisches System

➤ Tab. 5.9

Tab. 5.9 Übersicht über die Leitsymptome von lymphatischen Erkrankungen

Erkrankung	Leitsymptome	Begleitsymptome
Reaktive Lymphknotenveränderung	• **Schmerzhafte, weiche, verschiebliche Lymphknoten** • **Lokale Entzündungszeichen**	Symptome der Grunderkrankung, z. B. bakterielle, virale Infekte oder Autoimmungeschehen

5.9 Lymphatisches System

Leitsymptome von Erkrankungen des lymphatischen Systems:

- **Reaktive Lymphknotenveränderung:**
  - Schmerzhafte, weiche, verschiebliche Lymphknoten
  - Lokale Entzündungszeichen
- **Hodgkin-Lymphom:**
  - Schmerzlose, verbackene, nicht-verschiebliche Lymphknoten
  - B-Symptome
  - Hodgkin- und Sternberg-Reed-Zellen
- **Non-Hodgkin-Lymphom:**
  - Schmerzlose, verbackene, nicht verschiebliche Lymphknoten
  - B-Symptome
- **Multiples Myelom (Plasmozytom):**
  - Knochenschmerzen
  - Osteolysen (Schrotschussschädel)
  - B-Symptome
  - Monoklonale Immunglobuline
- **Einzeitige Milzruptur:**
  - Akutes Abdomen mit Schmerzen im linken Oberbauch, ausstrahlend in die linke Schulter
  - Meist Traumafolge
- **Zweizeitige Milzruptur:** Symptome wie bei der einzeitigen Milzruptur, Tage nach einem Trauma auftretend

Tab. 5.9 Übersicht über die Leitsymptome von lymphatischen Erkrankungen *(Forts.)*

Erkrankung	Leitsymptome	Begleitsymptome
Hodgkin-Lymphom (➤ 3.7.2)	• **Lymphknotenschwellung:** zunächst lokalisiert, v. a. am Hals, dann generalisiert • Lymphknoten sind verbacken, schmerzlos und nicht verschieblich **(„Kartoffelsack")** • Abgeschlagenheit, Müdigkeit, Leistungsknick, B-Symptome • In der histologischen Untersuchung (Lymphknoten) Nachweis von **Hodgkin- und Sternberg-Reed-Zellen**	• Juckreiz • Hepatosplenomegalie • Lymphknotenschmerzen nach Alkoholgenuss (sehr selten) • Opportunistische Erkrankungen mit Candida, Herpes-Viren, Mykobakterien
Non-Hodgkin-Lymphom	• Indolente, vergrößerte und **verbackene Lymphknoten** • Allgemein- und B-Symptome • Bei Infiltration des Knochenmarks: Zeichen der Anämie, Blutungs-, Infektneigung • **Milzschwellung** • In der histologischen Untersuchung (Lymphknoten) **kein Nachweis** von Hodgkin- und Sternberg-Reed-Zellen	• Eventuell Hauterscheinungen • Leberschwellung • Befall von anderen Organen wie ZNS oder Gastrointestinaltrakt
Multiples Myelom (Plasmozytom)	• **Knochenschmerzen** durch **Osteolysen** (Schrotschussschädel), **Osteoporose** und pathologische Frakturen • B-Symptome • **Hyperviskositätssyndrom** mit Kopfschmerzen, Sehstörungen, Synkopen, Taubheit, Ohrgeräuschen • **Labor:** BSG ↑↑, Kalzium ↑, Phosphat ↑, AP ↑, Monoklonale Immunglobuline im Plasma oder Urin (als Bence-Jones-Proteinurie)	• Infektanfälligkeit • Niereninsuffizienz
Einzeitige Milzruptur ⚠	• **Akutes Abdomen** mit Schmerzmaximum im linken Oberbauch, ausstrahlend in die linke Schulter • Zeichen des hypovolämischen Schocks • Direkte Folge eines **stumpfen Bauchtraumas**	• Schonatmung • Übelkeit, Erbrechen
Zweizeitige Milzruptur ⚠	• **Akutes Abdomen** mit Schmerzmaximum im linken Oberbauch, ausstrahlend in die linke Schulter • Zeichen des hypovolämischen Schocks • **Tage nach Bauchtrauma** auftretend	• Schonatmung • Übelkeit, Erbrechen

TABELLE 5.9

5.10 Hormone und endokrine Organe

➤ Tab. 5.10

Tab. 5.10 Übersicht über die Leitsymptome von endokrinologischen Erkrankungen

Erkrankung	Leitsymptome	Begleitsymptome
Akromegalie (➤ 3.1.3)	• **Veränderung, Vergröberung und Verdickung der Gesichtshaut** • **Vergrößerung** des **Schädels** und der **Zunge** mit Auseinanderweichen der Zähne • **Vergrößerung** der **Hände, Füße, Nase, Lippen,** inneren Organe	• Schleichender Krankheitsbeginn (Vergleich mit alten Fotografien) • Kopfschmerzen • Hypertonie • Herzinsuffizienz • Gesichtsfeldeinschränkungen, Sehstörungen • Arthropathien • Karpaltunnelsyndrom • Obstruktives Schlafapnoesyndrom • Evtl. Entwicklung eines sekundären Diabetes mellitus
Diabetes insipidus	• **Polyurie** (5–25 l/Tag) • Durst und **Polydipsie** • **Asthenurie** (fehlende Konzentrationsfähigkeit des Harns), **Urinosmolarität** ↓↓ • **Blutosmolarität** ↑	• Symptome der Exsikkose • Bei Kindern Diarrhö
Euthyreote Struma (➤ 3.7.1)	• Tastbare und sichtbare **Struma** • Erhaltene Beweglichkeit beim Schlucken • **Labor:** TSH ±, fT_3 ±, fT_4 ±	Je nach Lokalisation (zervikal oder mediastinal): • Ex- oder inspiratorischer Stridor • Obere Einflussstauung • Dyspnoe • Dysphagie

5.10 Hormone und endokrine Organe

Leitsymptome von endokrinologischen Erkrankungen:

- **Akromegalie:**
  - Vergröberung der Gesichtshaut
  - Vergrößerung des Schädels, Zunge, Akren, inneren Organe
- **Diabetes insipidus:**
  - Polyurie
  - Polydipsie
  - Asthenurie
  - Urinosmolarität ↓↓
  - Blutosmolarität ↑
- **Euthyreote Struma:**
  - Tastbare, sichtbare Struma
  - TSH ±, fT_3 ±, fT_4 ±
- **Hyperthyreose:**
  - Tremor
  - Nervosität
  - RR ↑, HF ↑
  - Gewichtsverlust
  - Diarrhö
  - Wärmeintoleranz
  - Haarausfall
  - TSH ↓, fT_3 und fT_4 ↑,
- **Morbus Basedow:**
  - Symptome wie bei der Hyperthyreose
  - Merseburger Trias (Struma, Exophthalmus, Tachykardie)
  - Prätibiales Myxödem
  - TRAK positiv

Auf den Punkt gebracht

- **Hypothyreose:**
  - Depressive Verstimmung
  - Körpertemperatur ↓
  - Kälteintoleranz
  - Obstipation
  - Gewichtszunahme
  - Trockene Haut und Haare
  - Polyneuropathie
  - RR ↓, HF ↓
  - TSH ↑, fT_3, fT_4 ↓
- **Hyperparathyreoidismus:** „Stein-, Bein-, Magenpein"
  - Knochenschmerzen
  - Ulcus ventriculi
  - Nephrolithiasis
- **Hypoparathyreoidismus:**
  - Hypokalzämische Tetanie
  - Chvostek- und Trousseau-Zeichen positiv
- **Diabetes mellitus Typ 1:**
  - Schneller Beginn
  - Polyurie
  - Polydipsie
  - Gewichtsverlust
  - Ketoazidose
  - Hyperglykämie
  - Glukosurie
  - Ketonurie
- **Diabetes mellitus Typ 2:**
  - Langsamer Beginn
  - Adipositas
  - Polyurie
  - Polydipsie
  - Hyperglykämie
  - Glukosurie
- **Cushing-Syndrom:**
  - Stammfettsucht
  - Stiernacken
  - Vollmondgesicht
  - Dünne Extremitäten
  - Osteoporose
  - RR ↑
  - Hyperglykämie
  - Striae
  - Hautatrophie
  - Ödeme
  - Petechiale Blutungen
- **Nebennierenrindeninsuffizienz** (brauner Addison):
  - Hyperpigmentierung der Haut/Schleimhaut
  - RR ↓
  - Schwäche
  - Gewicht ↓
- **Conn-Syndrom:**
  - Hypertonie
  - Hypokaliämie
  - Metabolische Alkalose
- **Phäochromozytom:**
  - RR ↑ mit Hautblässe
  - HF ↑
- **Osteoporose:**
  - Knochenschmerzen
  - Rundrücken, Tannenbaumphänomen
  - Körpergröße ↓

Tab. 5.10 Übersicht über die Leitsymptome von endokrinologischen Erkrankungen *(Forts.)*

Erkrankung	Leitsymptome	Begleitsymptome
Hyperthyreose	• **Tremor, Unruhe, Nervosität, Schlaflosigkeit** • **Hypertonie** (große Blutdruckamplitude), **Tachykardie,** Herzrhythmusstörungen • **Gewichtsverlust** • **Diarrhö** • **Wärmeintoleranz** mit warmer und feuchter Haut • Weiches, dünnes Haar, **Haarausfall** • **Labor:** fT_3 und fT_4 ↑, TSH ↓	• Struma mit hörbarem Schwirren über der Schilddrüse • Zyklusstörungen • Fettleber • Osteoporose
Morbus Basedow (➢ 3.2.1, 3.11.7)	• Symptome der ➢ Hyperthyreose • **Merseburger Trias:** – Struma – Exophthalmus – Tachykardie • **Prätibiales Myxödem** • **Labor:** fT_3 und fT_4 ↑, TSH ↓, TRAK positiv	Zusätzlich zu den Begleitsymptomen der ➢ Hyperthyreose endokrine Orbitopathie mit: • Lidrötung, Lidödem • Lichtscheu, Fremdkörpergefühl im Auge, Doppelbilder • Schmerzhafte bzw. eingeschränkte Augenbewegungen • Hornhautaustrocknung, Ulzerationen, Erblindung
Hypothyreose (➢ 3.1.5)	• Leistungsabfall, **Antriebsarmut, Müdigkeit** • **Depressive Verstimmung** • Erniedrigte Körpertemperatur, **Kälteempfindlichkeit** • **Obstipation** • Gewichtszunahme • Trockene, kühle, **schuppende Haut** und trockenes, brüchiges Haar • Eigenreflexe reduziert, v. a. Achillessehnenreflex • **Hypotonie, Bradykardie,** Herzvergrößerung • Bei angeborener Hypothyreose: Apathie, Ikterus prolongatus, Obstipation, Trinkfaulheit • **Labor:** fT_3 und fT_4 ↓, TSH ↑; bei Hashimoto-Thyreoiditis evtl. Nachweis von TPO-AK und Tg-AK	• Generalisiertes Myxödem • Vorzeitige Arterioskleroseentwicklung
Hyperparathyreoidismus	• **Stein-, Bein- und Magenpein:** – Steinbildung in den Harnorganen – Knochenschmerzen – Ulcera ventriculi und duodeni • **Labor:** Kalzium ↑, Phosphat ↓, AP ↑, Parathormon ↑	• Appetitlosigkeit, Übelkeit, Erbrechen • Pankreatitis • Gallensteinleiden • Muskelschwäche • Spontanfrakturen • Psychiatrische Symptome
Hypoparathyreoidismus	• Hypokalzämische **Tetanie** • **Chvostek- und Trousseau-Zeichen positiv**	• Reizbarkeit • Depressive Verstimmung
Diabetes mellitus Typ 1	• **Schnelle Manifestation der Symptome** • **Polyurie, Polydipsie, Gewichtsverlust** • Starke Neigung zur **Ketoazidose** durch erhöhten Fettsäureabbau • Meist junge Patienten betroffen • **Labor:** Hyperglykämie (nüchtern > 126 mg/dl, unabhängig von den Mahlzeiten > 200 mg/dl), HbA_{1c} ↑ (> 6,5 %), Glukosurie (Nierenschwelle > 180 mg/dl), Ketonurie	• Allgemeinsymptome wie Müdigkeit, Abgeschlagenheit • Übelkeit, Erbrechen • Wadenkrämpfe, Sehstörungen durch Elektrolyt- und Wasserverschiebungen • Juckreiz, Candida-Infektionen, Furunkel durch Staphylokokkenbesiedlung und reduzierte Immunitätslage • Amenorrhö, Potenzstörungen
Diabetes mellitus Typ 2 (➢ 3.11.8)	• Langsamer, **schleichender Beginn,** meist über viele Jahre symptomarm • Meist begleitende **Adipositas** • **Hyperglykämie** mit **Polyurie, Polydipsie** • Meist ältere Patienten • **Labor:** Hyperglykämie (nüchtern > 126 mg/dl, unabhängig von den Mahlzeiten > 200 mg/dl), HbA_{1c} ↑ (> 6,5 %), Glukosurie (Nierenschwelle > 180 mg/dl)	• Allgemeinsymptome wie Müdigkeit, Abgeschlagenheit • Wadenkrämpfe und Sehstörungen durch Elektrolyt- und Wasserverschiebungen • Gerötetes Gesicht, Juckreiz, Candida-Infektionen, Furunkel durch Staphylokokkenbesiedlung und reduzierte Immunitätslage • Fettleber
Cushing-Syndrom (➢ 3.1.4, ➢ 3.10.4)	• **Stammfettsucht, Stiernacken, Vollmondgesicht** durch Fettumverteilung • Muskelschwund, Muskelschwäche, dünne Extremitäten (**„Spatzenbeine"**) • **Osteoporose** • **Hypertonie** • **Hyperglykämie,** u. U. mit Entwicklung eines steroidinduzierten Diabetes mellitus • **Hauterscheinungen:** Akne, Furunkel, Striae, dünne Haut, schlechte Wundheilung • **Ödeme** und **petechiale Blutungen**	• Atrophie des lymphatischen Systems • Bei Kindern verzögertes Wachstum und Kleinwuchs • Depression, Psychosen • Virilisierung, Amenorrhö

Tab. 5.10 Übersicht über die Leitsymptome von endokrinologischen Erkrankungen *(Forts.)*

Erkrankung	Leitsymptome	Begleitsymptome
Nebennierenrindeninsuffizienz (Morbus Addison; brauner Addison)	• **Hyperpigmentierung** der Haut und Schleimhaut • **Hypotonie** • Schwäche, Müdigkeit • Gewichtsverlust	• Übelkeit, Erbrechen • Exsikkose • Hypoglykämie • Bei Frauen Verlust der Sekundärbehaarung durch Androgenmangel
Conn-Syndrom	**Conn-Trias:** • **Hypertonie** • **Hypokaliämie** • **Metabolische Alkalose**	
Phäochromozytom	• **Hypertonie** mit **Blässe** des Gesichts (weißer Hypertonus) • **Tachykardie** • Kopfschmerzen • Schwitzen, Tremor, Unruhe	• Hyperglykämie • Gewichtsverlust
Osteoporose (➢ Abb. 2.5)	• **Knochenschmerzen,** besonders im Rücken • **Rundrücken,** Gibbusbildung, **Tannenbaumphänomen** am Rücken • **Abnahme der Körpergröße,** Arme imponieren überlang	Spontanfrakturen

TABELLE 5.10

5.11 Niere und ableitende Harnwege

➢ Tab. 5.11

Tab. 5.11 Übersicht über die Leitsymptome von Erkrankungen der Niere und ableitenden Harnwege

Erkrankung	Leitsymptome	Begleitsymptome
Akutes Nierenversagen ⚠	• Stadium I: asymptomatisch • Stadium II: **GFR ↓, harnpflichtige Substanzen** (Kreatinin, Harnstoff, Kalium) **↑, Oligurie bzw. Anurie, metabolische Azidose,** Linksherzinsuffizienz, **Lungenödem,** Hirnödem, Hypertonie • Stadium III: **Polyurie, Hypokaliämie, Hypotonie**	Symptome der Grunderkrankung
Chronische Nierenerkrankung (chronische Niereninsuffizienz)	• Stadium I: GFR ≥ 90 ml/Min., normale Nierenfunktion • Stadium II: GFR ≥ 90 ml/Min., normale Nierenfunktion bei nachgewiesenem Organschaden, Retentionsparameter im Blut normal • Stadium III: GFR 30–59 ml/Min. (mittelschwere Organinsuffizienz); zusätzlich zum Stadium II: **Anstieg der harnpflichtigen Substanzen im Blut,** renale **Hypertonie** • Stadium IV: GFR 15–29 ml/Min (schwere Organinsuffizienz); zusätzlich zum Stadium III: **Olig- und Anurie, Juckreiz, Knochenschmerzen, Anämie** • Stadium V: GFR < 15/Min. (dialysepflichtiges Nierenversagen); zusätzlich zum Stadium IV: **Foetor uraemicus,** Enzephalopathie, Blutungsneigung, Perikarditis, Pleuritis, Blutdruckschwankungen	• Stadium I: Symptome der Grunderkrankung, z. B. Diabetes mellitus • Stadium II: ggf. Mikroalbuminurie, Ödemneigung, Isosthenurie, Polyurie, Nykturie • Stadium III: Leistungsabfall, rasche Ermüdbarkeit, ggf. Oligurie • Stadium IV: (Belastungs-)Dyspnoe, Frakturen, Kopfschmerzen, Diarrhö, Erbrechen, Herzrhythmusstörungen • Stadium V: Verwirrtheitszustände, Krämpfe
Glomerulonephritis	• Volhard-Trias: – **Hypertonie** – **Hämaturie** – **Ödeme** • **Proteinurie** < 3,5 g/Tag • Urin: Erythrozyturie (dysmorph), **Erythrozytenzylinder**	• Flankenschmerzen (Schmerzen in den Nierenlagern) • Appetitlosigkeit, Übelkeit, Erbrechen • Ggf. Fieber und Kopfschmerzen
Nephrotisches Syndrom	• **Proteinurie** > 3,5 g/Tag • **Hypoalbuminämie** • **Hyperlipoproteinämie** mit Erhöhung von Cholesterin und Triglyzeriden • **Ödeme**	• Symptome der Grunderkrankung • Infektanfälligkeit durch Immunglobulinmangel • Thromboseneigung durch AT III-Verlust
Nierenzellkarzinom	• **Schmerzlose Hämaturie** durch Einbruch ins Nierenbecken • Flanken-, Rückenschmerzen • **Varikozele** v. a. des linken Hodens • Frühzeitige Metastasierung in Lunge, Knochen, Leber, Gehirn	• B-Symptome • Paraneoplastische Symptome • Labor: Entzündungszeichen ↑, Anämie

5.11 Niere und ableitende Harnwege

Leitsymptome von Erkrankungen der Niere und ableitenden Harnwege:

- **Akutes Nierenversagen:**
  - GFR ↓
  - Olig-, Anurie, Polyurie
  - RR-Schwankungen
  - Ödeme
  - Anstieg der harnpflichtigen Substanzen
- **Chronische Nierenerkrankung (chronische Niereninsuffizienz):**
  - GFR ↓
  - Anstieg der harnpflichtigen Substanzen
  - Renale Hypertonie
  - Rrenale Anämie
  - Olig- und Anurie
  - Knochenschmerzen
  - Foetor uraemicus
  - Juckreiz
  - Enzephalopathie
  - Blutungsneigung
  - Perikarditis, Pleuritis
- **Glomerulonephritis:**
  - Volhard-Trias: Hypertonie, Hämaturie, Ödeme
  - Proteinurie < 3,5 g/Tag
- **Nephrotisches Syndrom:**
  - Proteinurie > 3,5 g/Tag
  - Hypoalbuminämie
  - Hyperlipoproteinämie
  - Ödeme
- **Nierenzellkarzinom:**
  - Schmerzlose Hämaturie
  - Varikozele v. a. des linken Hodens
- **Blasenkarzinom:**
  - Schmerzlose Hämaturie
  - Dysurie, Pollakisurie
  - Suprapubische Schmerzen
- **Zystitis:**
  - Suprapubische Schmerzen
  - Dysurie, Pollakisurie, Nykturie, Algurie
  - Urin: Leukozyt- und Bakteriurie, pH-Alkalisierung, Nitrit positiv
- **Akute Pyelonephritis:**
  - Flankenschmerzen
  - Dys- und Oligurie
  - Labor: Leukozyt- und Bakteriurie, Nitrit positiv, Leukozytenzylinder
  - Systemische Entzündungszeichen ↑

Auf den Punkt gebracht

TABELLE 5.11

- **Urolithiasis:**
  - Kolikartige, stärkste Schmerzen in der Nierengegend, dann in die Leiste und ins Skrotum bzw. in die großen Labien ausstrahlend
  - Starke Unruhe
- **Präeklampsie:** (alt: EPH-Gestose):
  - Hypertonie
  - Proteinurie
  - Organmanifestationen

5.12 Geschlechtsorgane

Leitsymptome von Erkrankungen der Geschlechtsorgane:
- **Akute Prostatitis:**
  - Schmerzen im Dammbereich bei der Defäkation
  - Dysurie, Pollakisurie, Nykturie
  - Pyo-, Hämatospermie
  - Systemische Entzündungszeichen ↑
- **Benignes Protstatasyndrom:**
  - Abgeschwächter Harnstrahl
  - Verlängerte Miktionsdauer
  - Dysurie, Nykturie, Restharn
- **Prostatakarzinom:**
  - Hämaturie
  - Miktionsstörungen
  - Kreuzschmerzen durch Knochenmetastasen (Spätstadium)
- **Hodentorsion:**
  - Akute skrotale Schmerzen
  - Schwellung
  - Rötung
  - Hodenhochstand
  - Prehn-Zeichen negativ
- **Orchitis:**
  - Akute, heftige skrotale Schmerzen
  - Lokale und systemische Entzündungszeichen
  - Prehn-Zeichen positiv
- **Hodentumoren:**
  - Schmerzlose, einseitige Hodenschwellung
  - Schweregefühl
  - Hydrozele
- **Adnexitis:**
  - Schmerzen im Unterbauch
  - Dysurie
  - Eitriger Ausfluss
  - Portioschiebeschmerz
  - Systemische Entzündungszeichen ↑
- **Endometriose:**
  - Unterbauchschmerzen perimenstruell
  - Kreuzschmerzen
  - Defäkationsbeschwerden
  - Kohabitationsschmerzen

Tab. 5.11 Übersicht über die Leitsymptome von Erkrankungen der Niere und ableitenden Harnwege *(Forts.)*

Erkrankung	Leitsymptome	Begleitsymptome
Blasenkarzinom	• **Schmerzlose Hämaturie,** Dysurie, Pollakisurie • Suprapubische Schmerzen • Metastasierung in Lunge und Knochen	• B-Symptome • Schwellung der unteren Extremität durch gestörten Lymphabfluss • Labor: Entzündungszeichen ↑, Anämie
Zystitis	• **Unterbauchschmerzen** • **Dysurie, Pollakisurie, Nykturie, Algurie** • Labor: Leukozyturie, Bakteriurie, pH-Alkalisierung, Nitrit positiv	Evtl. Hämaturie
Akute Pyelonephritis	• **Fieber** mit Schüttelfrost • **Flankenschmerzen** • **Dys- und Oligurie** • Labor Urin: Leukozyturie, Bakteriurie, Nitrit positiv, **Leukozytenzylinder** • Labor Blut: CRP ↑, BSG ↑, Leukozyten ↑	• Übelkeit, Erbrechen • Kopfschmerzen • Paralytischer Ileus
Urolithiasis	• Asymptomatisch, solange sich die Steine nicht bewegen • **Steinabgang: kolikartige, stärkste Schmerzen,** zunächst in der Nierengegend, dann in die Leiste und ins Skrotum bzw. in die großen Labien ausstrahlend und mit starker Unruhe verbunden	• Subileus mit Übelkeit, Erbrechen • Blasentenesmen • Hämaturie
Präeklampsie (alte Bezeichnung EPH-Gestose) ⚠	• **Proteinurie** • **Hypertonie** • **Organmanifestationen**	• Ödeme • Ohrensausen • Kopfschmerzen • Sehstörungen • Übelkeit, Erbrechen • Benommenheit

5.12 Geschlechtsorgane

➢ Tab. 5.12

Tab. 5.12 Übersicht über die Leitsymptome von Erkrankungen der Geschlechtsorgane

Erkrankung	Leitsymptome	Begleitsymptome
Akute Prostatitis	• **Schmerzen** im **Dammbereich,** in der Leistenregion • **Schmerzen** bei der **Defäkation** • **Dysurie,** Pollakisurie, Nykturie • **Pyo-, Hämatospermie** • Schmerzhafte rektale Untersuchung • Labor: CRP ↑, Leukozyten ↑, PSA ↑	• Krankheitsgefühl • Fieber, Schüttelfrost
Benignes Prostatasyndrom	• **Abgeschwächter Harnstrahl** • **Verlängerte Miktionsdauer** • **Dysurie, Nykturie** • **Restharn**	• Überlaufblase • Unterbauchschmerzen bzw. Druckgefühl
Prostatakarzinom	• Frühstadium: keine Symptome, häufig Zufallsbefund • Spätstadium: **Hämaturie, Miktionsstörungen, Kreuzschmerzen** durch Knochenmetastasen	B-Symptome
Hodentorsion (➢ 3.10.7) ⚠	• Plötzlicher **skrotaler Schmerz,** der in Leiste und Unterbauch zieht • **Schwellung, Rötung, Hodenhochstand** • **Prehn-Zeichen negativ** (keine Schmerzlinderung beim Anheben des Hodens)	• Schocksymptome • Übelkeit, Erbrechen
Orchitis	• Akute, heftige **skrotale Schmerzen** mit Ausstrahlung in Leiste und/oder Rücken • **Lokale Entzündungszeichen:** Schwellung, Rötung, Überwärmung • **Fieber** • **Prehn-Zeichen positiv** • Labor: CRP ↑, BSG ↑, Leukozyten ↑	Begleitende Symptome der Prostatitis und Epididymitis
Hodentumor	• **Schmerzlose,** einseitige **Hodenschwellung** • **Schweregefühl** im Skrotum • **Begleithydrozele** um den Tumor	• B-Symptome • Gynäkomastie bei hormonproduzierendem Tumor
Adnexitis	• **Schmerzen** im **Unterbauch** • Peritoneale Reizung • **Dysurie** • **Eitriger Ausfluss** (Fluor vaginalis) • **Portioschiebeschmerz** • **Fieber** • Labor: CRP ↑, BSG ↑, Leukozyten ↑	• Darmkoliken und Stuhlveränderungen bei Darmbeteiligung • Übelkeit, Erbrechen • Unspezifische Symptome bei chronischem Verlauf

Tab. 5.12 Übersicht über die Leitsymptome von Erkrankungen der Geschlechtsorgane *(Forts.)*		
Erkrankung	**Leitsymptome**	**Begleitsymptome**
Endometriose	• **Unterbauchschmerzen perimenstruell** • Kreuzschmerzen • **Defäkationsbeschwerden** • **Kohabitationsschmerzen**	• Zyklusabhängige Hämaturie • Dysurie bei Herden in der Harnblase • Verlängerte Menstruation
Uterusmyome	• **Blutungsstörungen** • **Unterbauchschmerzen** • Miktionsstörungen **(Pollakisurie)** • Obstipation	• Erschwerte Konzeption oder Sterilität • Evtl. tastbarer Tumor im Unterbauch • Rücken- und Beinschmerzen • Anämie
Zervixkarzinom	• Bräunlicher Fluor und/oder **unregelmäßige Blutabgänge** • **Kontaktblutung** beim Geschlechtsverkehr	• Lymphabflussstörungen • B-Symptome
Endometriumkarzinom	• Postmenopausal: **vaginaler Blutabgang** • Prämenopausal: **verlängerte, Zwischen-, Dauer-, Schmierblutung** • Wehenartige Unterbauchschmerzen • Dunkler, übelriechender Fluor	B-Symptome
Ovarialkarzinom	• Keine charakteristischen Frühsymptome • **Zyklusstörungen, Dysmenorrhö** • Unterleibs-, Rückenschmerzen • **Zunahme des Bauchumfangs**	• Bei testosteronproduzierendem Tumor: Hirsutismus oder Virilisierung • B-Symptome
Mammakarzinom	• In 50 % ist der obere, äußere Quadrant betroffen • Keine direkten Frühsymptome, evtl. **tastbarer Knoten** • Spätzeichen: **Einziehung der Haut und der Mamille, Orangenhaut, Hautödem,** entzündlich veränderte Haut, **Größenveränderung** der Brust, Axillaschwellung	• B-Symptome • Juckreiz • Mamillensekretion

5.13 Nervensystem

➤ Tab. 5.13

Tab. 5.13 Übersicht über die Leitsymptome bei neurologischen Erkrankungen		
Erkrankung	**Leitsymptome**	
Leichtes Schädel-Hirn-Trauma (alte Bezeichnung Commotio cerebri) ⚠	• Evtl. kurze **Bewusstlosigkeit** (wenige Minuten) • **Kopfschmerzen, Nackensteifigkeit** • **Amnesie**	• Übelkeit, Erbrechen • Schwindel • Gedächtnisschwäche
Mittelschweres und schweres Schädel-Hirn-Trauma (alte Bezeichnung Contusio, Compressio cerebri) ⚠	• **Bewusstlosigkeit** (deutlich ausgeprägt) • **Kopfschmerzen, Nackensteifigkeit** • **Amnesie** • **Gehirnhämatome** • (Bleibende) **neurologische Ausfälle,** u. a. epileptische Anfälle, Lähmungen, Hirnnervenausfälle	• Organische Wesensänderung • Schwindel • Gedächtnisschwäche
Epiduralblutung ⚠	• Rasche Entwicklung der Symptome nach einem **Trauma** • **Kopfschmerzen** • **Bewusstlosigkeit** gefolgt von einem **freien Intervall,** in dem die Patienten das Bewusstsein wieder erlangen	• Weite Pupille (Anisokorie) auf der betroffenen Seite • Kontralaterale Hemiparese • Übelkeit, Erbrechen als Zeichen der Hirndrucksteigerung • Sekundäres Koma, das unbehandelt zum Tod führt
Subduralblutung ⚠	• Langsame Entwicklung der Symptome nach einem **Trauma** • **Kopfschmerzen** • **Bewusstseinsstörungen**	• Übelkeit, Erbrechen • Anisokorie • Epileptische Anfälle • Neurologische Ausfälle
Subarachnoidalblutung ⚠	• **Plötzliche stärkste Kopfschmerzen** • **Nackensteifigkeit** mit **positiven Meningen-Dehnungszeichen**	• Übelkeit, Erbrechen • Somnolenz, Koma
Schlaganfall ⚠	• **Bewusstseinsstörung** • **Plötzliche Halbseitenlähmung** (kontralateral) • **Zentrale Fazialisparese** (kontralateral) • Gangunsicherheit • Sensibilitätsstörungen • Im akuten Stadium **schlaffe Lähmung, verminderte Eigenreflexe** • Nach Wochen bzw. Monaten **Spastik** mit **Wernicke-Mann-Gang,** Eigenreflexe gesteigert, pathologische Reflexe nachweisbar	• Schluckschwierigkeiten • Kopfschmerzen, Sehstörungen • Epileptische Anfälle • Sprech-, Sprachstörungen im Sinne einer sensorischen oder motorischen Aphasie • Kreislauf- und Atemstörungen

Auf den Punkt gebracht

- **Uterusmyome:**
  - Blutungsstörungen
  - Unterbauchschmerzen
  - Pollakisurie
  - Obstipation
- **Zervixkarzinom:**
  - Bräunlicher Fluor
  - Unregelmäßige Blutabgänge
  - Kontaktblutungen
- **Endometriumkarzinom**
  - Postmenopausal vaginaler Blutabgang
  - Prämenopausal verlängerte, Zwischen-, Dauer-, Schmierblutung
  - Wehenartige Unterbauchschmerzen
  - Übelriechender Fluor
- **Ovarialkarzinom:**
  - Zyklusstörungen
  - Dysmenorrhö
  - Unterleibschmerzen
  - Zunahme des Bauchumfangs
- **Mammakarzinom:**
  - Einziehung der Haut und der Mamille
  - Orangenhaut
  - Hautödem
  - Entzündlich veränderte Haut
  - Größenveränderung der Brust
  - Axillaschwellung

5.13 Nervensystem

Leitsymptome von Erkrankungen des Nervensystems:

- **Leichtes Schädel-Hirn-Trauma:**
  - Kurze Bewusstlosigkeit
  - Kopfschmerzen
  - Nackensteifigkeit
  - Amnesie
- **Mittelschweres und schweres Schädel-Hirn-Trauma:**
  - Bewusstlosigkeit (deutlich ausgeprägt)
  - Kopfschmerzen
  - Nackensteifigkeit
  - Amnesie
  - Gehirnhämatome
  - (Bleibende) neurologische Ausfälle
- **Epiduralblutung:**
  - Posttraumatische, akute Kopfschmerzen
  - Bewusstlosigkeit
  - Freies Intervall
- **Subduralblutung:**
  - Posttraumatische, subakute Kopfschmerzen
  - Bewusstseinsstörungen
- **Subarachnoidalblutung:**
  - Perkaute stärkste Kopfschmerzen
  - Nackensteifigkeit
  - Positive Meningen-Dehnungszeichen
- **Schlaganfall:**
  - Bewusstseinsstörung
  - Akute kontralaterale Halbseitenlähmung
  - Zentrale Fazialisparese
  - Gangunsicherheit
  - Sensibilitätsstörungen
  - Im akuten Stadium schlaffe Lähmung, verminderte Eigenreflexe
- **Meningitis:**
  - Kopfschmerzen
  - Nackensteifigkeit
  - Opisthotonus
  - Positive Meningendehnungszeichen
  - Systemische Entzündungszeichen ↑
  - Erregernachweis im Liquor

Auf den Punkt gebracht

- **Multiple Sklerose:**
  - **Frühsymptome:**
    - Sehstörungen
    - Sensibilitätsstörungen
    - Motorische Störung bis hin zu Lähmungen
    - Blasen-, Mastdarm-Dysregulation
    - Trigeminusneuralgie
    - Positives Lhermitte-Zeichen
  - **Spätsymptome:**
    - Spastische Lähmungen
    - Eigenreflexe gesteigert
    - Positive pathologische Reflexe
    - Fehlender Bauchhautreflex
    - Charcot-Trias (skandierende Sprache, Nystagmus, Intentionstremor)
- **Morbus Parkinson:**
  - Rigor
  - Tremor
  - Akinese
- **Migräne:**
  - Einseitige Kopfschmerzen
  - Blässe
  - Übelkeit, Erbrechen
  - Lichtscheu
  - Geruchs-, Lärmempfindlichkeit
- **Cluster-Kopfschmerz:**
  - Akute einseitige Schmerzen
  - Schweißneigung im Gesicht
  - Augentränen, Nasenfluss, Speichelfluss
  - Horner-Syndrom (ipsilateral)
- **Spannungskopfschmerzen:** beidseitige dumpf-drückende Schmerzen
- **Trigeminusneuralgie:** kurze, blitzartig einschießende Schmerzen im Nervenverlauf (2. und 3. Trigeminusast)
- **Polyneuropathie:**
  - **Sensomotorisch:**
    - Symmetrische Sensibilitätsstörungen (sockenförmig, strumpfförmig)
    - Burning Feet
    - Trophische Störung
    - Muskelatrophie
    - Eigenreflexe ↓
  - **Autonom:**
    - Obstipation und Diarrhö im Wechsel
    - Übelkeit
    - Blasen- und Mastdarmsphinkterschwäche
    - Erektionsstörungen
- **Karpaltunnelsyndrom:**
  - Parästhesien im Daumen, Zeige- und Mittelfinger
  - Thenaratrophie
- **Wurzelkompression:**
  - Akute radikuläre Schmerzen
  - Positive Nervendehnungszeichen
  - Sensible und motorische Ausfälle
  - Reflexausfall

Tab. 5.13 Übersicht über die Leitsymptome bei neurologischen Erkrankungen *(Forts.)*

Erkrankung	Leitsymptome	
Meningitis ⚠	• **Kopfschmerzen** • **Nackensteifigkeit** (Meningismus), Opisthotonus • **Positive Meningendehnungszeichen** (Brudzinski, Lasegue, Kernig) • **Fieber** mit Schüttelfrost • Labor: Leukozyten ↑, BSG ↑, CRP ↑ • Liquor: Erregernachweis, Zellzahl ↑, Eiweiß ↑, Glukose ↓ (bei bakteriellen Infektionen)	• Lichtscheu • Bewusstseinsstörungen • Übelkeit, Erbrechen • Petechiale Blutungen (Waterhouse-Friedrichsen-Syndrom, v. a. bei Meningokokken-Meningitis)
Multiple Sklerose	**Frühsymptome:** • **Sehstörungen** (u. a. Verschwommensehen, mangelnde Farberkennung, Doppelbilder) durch Neuritis des N. opticus • **Sensibilitätsstörungen** • **Motorische Störung** bis hin zu Lähmungen • **Blasen-, Mastdarm-Dysregulation** • **Trigeminusneuralgie** • Lhermitte-Zeichen positiv **Spätsymptome:** • **Spastische Lähmungen** • **Gesteigerte Eigenreflexe, positive pathologische Reflexe,** fehlender Bauchhautreflex (beweist die Erkrankung nicht) • **Charcot-Trias:** skandierende Sprache, Nystagmus, Intentionstremor bei Kleinhirnbeteiligung	• Psychiatrische Symptome meist in Form von Stimmungsschwankungen wie dysphorischen und euphorischen Zuständen • Invalidität • Erschöpfung (Fatigue) und starkes Krankheitsgefühl
Morbus Parkinson	• **Rigor** mit ausgeprägter Steifigkeit der Muskulatur • Feinschlägiger **Tremor,** der auch einseitig beginnen kann • Hypokinese bzw. **Akinese** • Anlauf-, Stoppschwierigkeiten • Kleinschrittiger und vornübergebeugter Gang • Reduziertes Mitschwingen der Arme • Fallneigung • Salben-, Maskengesicht • Mikrografie • Seltener Lidschlag	• Schulter-, Gelenkschmerzen • Schwitzen, Speichelfluss • Verlangsamte Denkabläufe, später Demenz-, psychotische Symptome, Stimmungsschwankungen
Migräne	• **Einseitige Kopfschmerzen** • Verschlechterung bei Belastung • **Gesichtsblässe** • **Übelkeit, Erbrechen** • **Lichtscheu, Geruchs-, Lärmempfindlichkeit**	• Aura • Depressive Verstimmung oder Erregbarkeit • Gesichtsfeldausfälle • Nasensekret
Cluster-Kopfschmerz	• **Plötzliche**s Auftreten der **Schmerzen** (häufig in der Nacht) • Streng **einseitige Schmerzen,** meist hinter dem Auge lokalisiert • Schweißneigung im Gesicht, **Augentränen** (mit Rötung des Konjunktiven), **Nasenfluss,** Speichelfluss, **Horner-Syndrom** (ipsilateral)	• Extreme Schmerzintensität • Motorische Unruhe • Besserung nach O_2-Gabe
Spannungskopfschmerz	• Beidseitige dumpf-drückende Schmerzen • Intensität leicht bis mäßig	
Trigeminusneuralgie	• Kurze, aber häufige, einseitige, **blitzartig einschießende Schmerzen im Nervenverlauf** (2. und 3. Trigeminusast) • **Auslöser:** Kauen, Trinken, Sprechen, Zähneputzen	Sensibilitätsstörungen im betroffenen Gebiet
Polyneuropathie	**Sensomotorische Neuropathie:** • Distale Körperregionen betroffen, v. a. die untere Extremität • **Symmetrische Sensibilitätsstörungen** zunächst sockenförmig (handschuhförmig), dann strumpfförmig als Parästhesien, Burning Feet oder Schmerzen; **Vibrationsempfinden reduziert** oder aufgehoben • **Verminderte Schweißsekretion, trockene Haut, Ulzera** • **Extremität warm und rosig** • **Motorische Schwäche,** Muskelatrophie • **Sehnenreflexe** (ASR, PSR) **abgeschwächt** oder erloschen • **Reduzierte Nervenleitgeschwindigkeit** **Autonome Neuropathie:** • **Obstipation und Diarrhö** im Wechsel • Übelkeit • **Blasen- und Mastdarmsphinkterschwäche** • **Erektionsstörungen**	Symptome der Grunderkrankung, z. B. Diabetes mellitus, Hypothyreose

Tab. 5.13 Übersicht über die Leitsymptome bei neurologischen Erkrankungen *(Forts.)*

Erkrankung	Leitsymptome	
Karpaltunnelsyndrom	• **Parästhesien im Daumen, Zeige- und Mittelfinger,** besonders in der Nacht, die durch Händeschütteln gebessert werden • **Flaschenzeichen positiv** • Unfähigkeit, die Daumenkuppe mit der Kleinfingerkuppe zusammenzuführen • **Atrophie der Thenarmuskulatur**	Schmerzausstrahlung bis in den Oberarm
Wurzelkompressionssyndrom ⚠	• **Akute radikuläre Rückenschmerzen** mit Projektion weit in das sensible Innervationsgebiet, meist bis zum Fuß/Zehen • **Positive Nervendehnungszeichen** • **Sensible und motorische Ausfälle** • **Reflexausfall**	Verschlimmerung beim Pressen, Niesen, Husten

5.14 Haut

➢ Tab. 5.14

Tab. 5.14 Übersicht über die Leitsymptome von Hauterkrankungen

Erkrankung	Leitsymptome	Begleitsymptome
Impetigo contagiosa (➢ 3.12.13)	• Kleinblasige Impetigo (Streptokokken): rote Flecken und wassergefüllte Bläschen, später **honiggelbe Krusten auf gerötetem Grund** • Großblasige Impetigo (Staphylokokken): **schlaffe Blasen auf gerötetem Grund,** anfangs wasserklar, dann eitrig	• Fieber • Lymphknotenschwellung
Erysipel (➢ 3.12.14)	• **Akute** Symptomentwicklung • **Scharf begrenzte flammende Rötung** (Erythem) mit Schwellung, Schmerzen, Überwärmung • Hohes **Fieber,** Schüttelfrost • Labor: BSG ↑, CRP ↑, Leukozyten ↑, ASL-Titer ↑	• Schweres Krankheitsgefühl • Lymphknotenschwellung • Juckreiz
Phlegmone (➢ 3.12.15)	• **Unscharf begrenzte, livide Verfärbung der Haut** • **Starke Schwellung,** Schmerzen • **Fieber,** Schüttelfrost • Labor: BSG ↑, CRP ↑, Leukozyten ↑, ggf. ASL-Titer ↑	Starkes Krankheitsgefühl, reduzierter Allgemeinzustand
Pilzinfektionen (➢ 3.12.10, ➢ 3.6.5, ➢ 3.4.9)	• **Candida:** – Flächige Rötung mit kleinen Papeln am Rand (Satellitenherde) – Mazerierte (aufgeweichte und gerötete) Haut oder Schleimhaut mit **weißlichen, abstreifbaren Belägen** – Vorkommen meist in intertriginösen Räumen (axillar, inguinal) • **Dermatophyten:** – Tinea corporis: **scharf begrenzte Herde mit Randbetonung** und feiner Schuppung – Tinea pedis: Mazeration des Zehenzwischenraums mit Erosionen und Rhagaden, Hyperkeratosen mit Schuppung, Rötung, ggf. Bläschenbildung – Tinea unguium: Verdickung, gelbliche, grau-bräunliche Verfärbung der Nägel, später Abhebung der Nagelplatte und Krümelnagelbildung	• Ggf. Krankheitsgefühl bei ausgedehnten Formen • Juckreiz
Pemphigus vulgaris (➢ 3.12.1)	• **Schlaffe Blasenbildung auf entzündlichem Grund** an Haut und Schleimhäuten • Schmerzhaftigkeit • Positives Nikolsky-Phänomen I und II positiv	Krankheitsgefühl, reduzierter Allgemeinzustand
Bullöses Pemphigoid	• Meist symmetrische Bildung **straffer Blasen** • Chronischer Verlauf • Nikolski-Phänomen II positiv	• Juckreiz • Ggf. Symptome anderer Krankheiten, z. B. rheumatoide Arthritis, CED, Tumorerkrankung

Auf den Punkt gebracht

TABELLE 5.13

5.14 Haut

Leitsymptome von Hauterkrankungen:

- **Impetigo contagiosa:**
  - Kleinblasige Impetigo (Streptokokken): wassergefüllte Bläschen, später honiggelbe Krusten auf gerötetem Grund
  - Großblasige Impetigo (Staphylokokken): schlaffe Blasen auf gerötetem Grund
- **Erysipel:**
  - Scharf begrenzte flammende Rötung
  - Lokale und systemische Entzündungszeichen ↑
  - ASL-Titer ↑
- **Phlegmone:**
  - Unscharf begrenzte, livide Verfärbung und starke Schwellung der Haut
  - Lokale und systemische Entzündungszeichen ↑
- **Pilzinfektionen:**
  - **Candida:** flächige Rötung mit Satellitenherden, Mazerationen und weißen abstreifbaren Belägen
  - **Dermatophyten:**
    - Haut: scharf begrenzte Herde mit Randbetonung
    - Nägel: Verdickung, gelbliche, graubräunliche Verfärbung der Nägel, Onycholyse, Krümelnagel
- **Pemphigus vulgaris:**
  - Schlaffe Blasen auf entzündlichem Grund
  - Positives Nikolski-Phänomen I und II
- **Systemischer Lupus erythematodes:**
  - Arthritis
  - Muskelschmerzen
  - Schmetterlingserythem
  - Sonnenunverträglichkeit
  - Vaskulitis
  - Systemische Entzündungszeichen ↑, ANA positiv
- **Systemische Sklerodermie:**
  - Schwellung der Finger
  - Kontrakturen
  - Fingerkuppennekrosen
  - Mikrostomie, Tabaksbeutelmund
  - Teleangiektasien
  - Reduzierte Mimik
  - Gespannte Haut
  - Raynaud-Symptomatik
  - Systemische Entzündungszeichen ↑, ANA positiv
- **Neurodermitis:**
  - Hautentzündung
  - Starker Juckreiz, Kratzspuren
  - Trockene Haut
  - Urtikaria
  - Lichenifizierung

  - Gesicht, Bauch, Windelbereich (Kleinkinder), Beugeseiten (Kinder, Jugendliche) betroffen
- **Urtikaria:**
  - Quaddeln
  - Juckreiz
- **Quincke-Ödem:** schmerzhafte Schwellung v. a. im Gesicht
- **Psoriasis:**
  - Scharf begrenzte erythematosquamöse Herde an Streckseiten, okzipitalem Haaransatz, Sakrum und Gesäßfalte
  - Nagelveränderungen (Ölflecke, Tüpfel-, Krümelnägel)
  - Kerzenwachsphänomen, Phänomen des letzten Häutchens, Auspitz- und Köbnerphänomen
- **Aktinische Keratose:** gerötete Herde mit Teleangiektasien, starker Verhornung, atropher Haut, Pigmentierungsstörung
- **Leukoplakie:** nicht abwischbare Beläge an Schleimhäuten
- **Basaliom:**
  - Hautfarbenes, glänzendes Knötchen mit perlschnurartigem Rand
  - Teleangiektasien
  - Zentrale Einsenkung oder Ulzeration
- **Malignes Melanom:** asymmetrische, unscharf begrenzte, verschiedenfarbige (Schleim-)Hauterscheinung mit subjektivem Aktivitätsgefühl

TABELLE 5.14

Tab. 5.14 Übersicht über die Leitsymptome von Hauterkrankungen *(Forts.)*

Erkrankung	Leitsymptome	Begleitsymptome
Systemischer Lupus erythematodes (SLE, ➤ 3.1.9)	• **Arthritis:** Befall der kleinen Gelenke an Händen und Füßen meist ohne Destruktion • **Muskelschmerzen** • **Schmetterlingserythem, Sonnenunverträglichkeit** • Beteiligung innerer Organe durch **Vaskulitis:** am häufigsten Nieren (Lupusnephritis), Gehirn (neuropsychiatrische Symptome) und Herz (Karditis) betroffen • Labor: ANA positiv (in 95 %), BSG und CRP ↑	• Fieber • Schwäche • Gewichtsverlust
Systemische Sklerodermie (➤ 3.4.4, ➤ 3.5.8)	• **Schwellung der Finger, Kontrakturen, Nekrose der Fingerkuppen** (Rattenbissnekrosen) • **Mikrostomie, Tabaksbeutelmund** • **Teleangiektasien** • **Reduzierte Mimik,** gespannte Haut • **Raynaud-Symptomatik** • Labor: ANA positiv, BSG und CRP ↑	• Fieber, Schwäche, Gewichtsverlust • Arthritis • Muskelschmerzen • Beteiligung innerer Organe: Magen-Darm-Trakt (Sklerosierung des Zungenbändchens, Schluckbeschwerden), Lunge (Lungenfibrose), Herz (Myokarditis), Nieren (renale Hypertonie)
Neurodermitis (➤ 3.12.5)	• Kleinkinder: Befall im **Gesicht, Bauch, Windelbereich** mit akut **nässenden** und/oder **verkrusteten Hautveränderungen;** Haut ist entzündlich gerötet, mit Erosionen und Bläschen • Kinder, Jugendliche, Erwachsene: Befall der **Beugeseiten,** chronische Hautveränderungen • Starker **Juckreiz,** Kratzspuren • **Trockene Haut**	• Herthoge-Zeichen: Ausfall der lateralen Augenbrauen • Dennie-Morgan-Infraorbitalfalte: doppelte Unterlidfalte • Weißer Dermographismus • Wolleunverträglichkeit • Lichenifizierung • Starke Allergiebereitschaft
Urtikaria (➤ 3.12.6)	• **Quaddelbildung** • **Juckreiz**	Krankheitsgefühl
Quincke-Ödem (➤ 3.12.9)	Subkutane, **schmerzhafte Schwellung** v. a. im Gesicht (Lider, Lippen, Zunge), aber auch an Handflächen, Fußsohlen	• Sprech-, Schluckschwierigkeiten • Bauchschmerzen, Übelkeit, Erbrechen • Krankheitsgefühl
Psoriasis (➤ 3.5.9)	• Scharf begrenzte, entzündliche Rötung mit silbrig glänzender Schuppung **(erythematosquamöse Herde)** unterschiedlicher Größe • Befallene Stellen: häufig an den **Streckseiten,** am **okzipitalen Haaransatz, Sakrum,** in der **Gesäßfalte** • Nagelveränderungen: **Ölflecke, Tüpfel-, Krümelnägel** • Kerzenwachsphänomen • Phänomen des letzten Häutchens • Auspitz-Phänomen • Köbner-Phänomen (isomorpher Reizeffekt)	• Ggf. Gelenkbeteiligung im Strahl (Grund-, Mittel- und Endgelenk) • Ggf. Krankheitsgefühl bei ausgedehnten Herden
Aktinische Keratose (➤ 3.1.2)	• **Gerötete Herde mit Teleangiektasien,** starker **Verhornung, atropher Haut, Pigmentierungsstörung** • Vorkommen an Stirn, Kopf, Nase, Ohren, Unterlippe	• Juckreiz • Aktivitätsgefühl
Leukoplakie (➤ 3.4.7)	Schleimhautveränderung, die durch **nicht abwischbare,** scharf abgegrenzte **Beläge** gekennzeichnet ist	Ggf. Fremdkörpergefühl
Basaliom (➤ 3.12.7)	• Knotiges Basaliom: hautfarbenes, glänzendes **Knötchen** mit **perlschnurartigem Rand,** mit **Teleangiektasien** durchzogen, **zentraler Einsenkung** oder Ulzeration • Ulzerierendes Basaliom (Ulcus rodens): primär ulzerativ wachsend • Sklerodermiformes Basaliom: imponiert als vernarbte Stelle, im Randbereich knotige Anteile und Gefäßzeichnungen • Planes Basaliom: flache oder knötchenförmige Hauterscheinung, die gelegentlich eine Pigmentierung zeigt, sehr langsam wächst und narbenartig erscheint • Pigmentiertes Basaliom: makroskopisch schwer vom malignen Melanom unterscheiden • Destruiernedes Basaliom (Ulcus terebrans): ulzerativ wachsendes Basaliom, das infiltrativ in die Tiefe wächst	• Aktivitätsgefühl • Blutungen
Malignes Melanom (➤ 3.12.8)	• **Asymmetrisches Wachstum** • **Unscharfe Randbegrenzung** • **Verschiedenfarbig** • Subjektives Aktivitätsgefühl • Häufig **erhaben**	B-Symptome

5.15 Sinnesorgane

➤ Tab. 5.15

Tab. 5.15 Übersicht über die Leitsymptome bei Erkrankungen der Augen und Ohren

Erkrankung	Leitsymptome	Begleitsymptome
Hordeolum (Gerstenkorn, ➤ 3.2.9)	• **Lokale Entzündungszeichen** am Lidrand • Gelber Eiterhof	Fremdkörpergefühl
Chalazion (Hagelkorn)	**Schmerzlose,** chronische **Talgretention**	Fremdkörpergefühl
Konjunktivitis (➤ 3.2.8, ➤ 3.2.12)	• Virale und nicht-infektiöse Konjunktivitis: **hochrote Schwellung, Bindehautödem** (Chemosis), Tränenträufeln, **wässriges Sekret** • Bakterielle Konjunktivitis: **eitriges** oder **blutiges Sekret, Lidschwellung,** Schmerzen	• Lichtempfindlichkeit • Fremdkörpergefühl • Häufiger Lidschlag
Katarakt (grauer Star)	• **Verschwommensehen** • **Blendungsgefühl** • **Reduziertes Sehvermögen** in Dämmerung oder Dunkelheit • **Reduziertes Farberkennen** • Langsamer Visusverlust	
Netzhautablösung ⚠	• **Rußregen** • **Schmerzloser Visusverlust** als aufsteigende Mauer von unten oder herabfallender Vorhang von oben	
Makuladegeneration	**Schmerzlose, eingeschränkte Sehfähigkeit** bis hin zur Erblindung **im Zentralfeld**	
Akutes Engwinkelglaukom (grüner Star) ⚠	• **Heftige Kopf-, Augen-, Bauchschmerzen** • **Steinharter Bulbus** • **Mydriasis,** u. U. entrundete, lichtstarre Pupille • Hyperämie der konjunktivalen Gefäße • Nebelsehen • (Grüne) **Farbringe um Lichtquellen**	• Ggf. Fieber • Übelkeit, Erbrechen • Hornhauttrübung
Diabetische Retinopathie	• **Schmerzlose Visusminderung** • Verzerrt- und **Verschwommensehen** bis hin zur Erblindung	• Netzhautblutungen • Cotton-Wool-Flecke • Symptome und andere Komplikationen (Makro-, Mikroangiopathie) des Diabetes mellitus
Otitis media	• Säuglinge und Kleinkinder: häufig unspezifische Beschwerden wie Bauchweh, Übelkeit, Erbrechen, Durchfall • **Ohren-, Kopfschmerzen** • **Hohes Fieber** • **Hörminderung** • **Hochrotes,** vorgewölbtes **Trommelfell, Paukenerguss** • **Eitriges Sekret** aus dem Gehörgang nach Trommelfellperforation	Eitriges Sekret aus Nase und an der Rachenhinterwand
Morbus Menière	• **Anfallsartiger Drehschwindel** • **Tinnitus** • **Schwerhörigkeit** (v. a. tiefe Frequenzen)	• Spontannystagmus • Fallneigung • Übelkeit, Erbrechen
Hörsturz ⚠	• **Akute Schwerhörigkeit** • Druckgefühl	• Tinnitus • Schwindel
Benigner paroxysmaler Lagerungsschwindel	**Drehschwindelattacken** bei Lagewechsel oder in bestimmter Kopfposition (Drehen im Bett, Hinsetzen) ohne Hörminderung und Tinnitus	• Nystagmus • Übelkeit

5.16 Psychiatrie

➤ Tab. 5.16

Tab. 5.16 Übersicht über die Leitsymptome bei psychiatrischen Erkrankungen

Erkrankung	Leitsymptome	Begleitsymptome
Depression	• Psychische **Verstimmung** bis hin zum **Gefühl der Gefühllosigkeit** • **Denkverlangsamung** • **Antriebshemmung** • **Schlafstörungen, Morgentief** • **Konzentrationsstörungen** • **Ermüdbarkeit** • **Vermindertes Selbstwertgefühl**	• Innere Unruhe • Verlust von Initiative und Entscheidungsfähigkeit • Angst, Hoffnungslosigkeit • Somatisches Syndrom • Suizidgedanken • Selten Wahnerleben

Auf den Punkt gebracht

5.15 Sinnesorgane

Leitsymptome von Erkrankungen der Augen und Ohren:
- **Hordeolum:** lokale Entzündungssymptome
- **Konjunktivitis:**
  - Viral, nichtinfektiös: lokale Entzündungszeichen und wässriges Sekret
  - Bakteriell: lokale Entzündungszeichen, eitriges oder blutiges Sekret
- **Katarakt:**
  - Verschwommensehen
  - Blendungsgefühl
  - Sehvermögen in der Dämmerung ↓
  - Farberkennung ↓
- **Netzhautablösung:**
  - Rußregen
  - Schmerzloser Visusverlust („aufsteigende Mauer", „herabfallender Vorhang")
- **Makuladegeneration:** schmerzlose Visusminderung im zentralen Blickfeld
- **Akutes Engwinkelglaukom:**
  - Starke Kopf-, Augenschmerzen
  - Steinharter Bulbus
  - Mydriasis
  - Nebelsehen und (grüne) Farbringe um Lichtquellen
- **Diabetische Retinopathie:** schmerzlose Visusminderung
- **Otitis media:**
  - Ohren-, Kopfschmerzen
  - Fieber
  - Hörminderung
  - Hochrotes, vorgewölbtes Trommelfell
- **Morbus Menière:**
  - Anfallsartiger Drehschwindel
  - Tinnitus
  - Schwerhörigkeit
- **Hörsturz:**
  - Akute Schwerhörigkeit
  - Druckgefühl
- **Benigner paroxysmaler Lagerungsschwindel:** Drehschwindelattacken bei Lagewechsel

5.16 Psychiatrie

Leitsymptome von psychiatrischen Erkrankungen:
- **Depression:**
  - Affektarmut bis hin zum Gefühl der Gefühllosigkeit
  - Denkverlangsamung
  - Antriebshemmung
  - Schlaf-, Konzentrationsstörung
  - Vermindertes Selbstwertgefühl
- **Manie:**
  - Antriebssteigerung
  - Gehobene Stimmung
  - Ideenflucht
  - Selbstüberschätzung
  - Fehlende Krankheitseinsicht

Auf den Punkt gebracht

- **Bipolare affektive Störung:** Wechsel zwischen depressiven und manischen Symptomen
- **Schizophrenie:**
  - Formale Denkstörungen
  - Affektstörungen (Parathymie, Misstrauen)
  - Wahn (Verfolgungs-, Beziehungswahn)
  - Halluzinationen (v.a. akustische)
  - Ich-Störung mit Fremdbeeinflussungserlebnissen
  - Störung der Psychomotorik mit Trägheit, Mutismus, Stupor
- **Morbus Alzheimer:**
  - Schleichender Beginn mit Störung des Gedächtnisses und der Orientierung
  - Kognitive Einbußen
- **Vaskuläre Demenz:**
  - Verlauf in Schüben
  - Reizbarkeit
  - Affektlabilität
- **Delir:**
  - Bewusstseins- und Orientierungsstörung
  - Optische Halluzinationen
  - Psychomotorische Unruhe
  - Vegetative Symptome
  - RR ↑, HF ↑
- **Posttraumatische Belastungsstörung:** nach Wochen bis Monaten Flashbacks, Ängstlichkeit, Schwitzen, Nervosität, soziale Isolation
- **ADHS:**
  - Aufmerksamkeitsstörungen
  - Konzentrationsdefizite
  - Impulsivität
  - Hyperaktivität (kann fehlen)

5.17 Infektionskrankheiten

Leitsymptome von Infektionskrankheiten:
- **Mumps:** schmerzhafte Parotisschwellung
- **Masern:**
  - „Verheult, verrotzt, verschwollen"
  - Koplik-Flecken
  - Makulopapulöses Exanthem, konfluierend, von kranial nach kaudal
- **Röteln:**
  - Makulopapulöses, mittelfleckiges Exanthem, nicht-konfluierend, von kranial nach kaudal, raue Schuppung
  - Lymphknotenschwellung
- **Diphtherie:**
  - Akut Halsschmerzen, Pseudomembranen, Rachenbräune
  - Halsschwellung (Cäsarenhals)

Tab. 5.16 Übersicht über die Leitsymptome bei psychiatrischen Erkrankungen *(Forts.)*

Erkrankung	Leitsymptome	Begleitsymptome
Manie	• **Antriebssteigerung** • **Gehobene Stimmung** • **Ideenflucht** • **Selbstüberschätzung** • **Fehlende Krankheitseinsicht**	• Logorrhö • Hyperaktivität • Größenwahn
Bipolare affektive Störung	Wechsel zwischen depressiven und manischen Symptomen	
Schizophrenie	• **Formale Denkstörungen** mit u. a. Denkzerfahrenheit • **Affektstörungen** mit u. a. Apathie, Parathymie, Misstrauen • **Wahn:** u. a. Verfolgungs-, Beziehungswahn • **Halluzinationen,** v. a. akustische • **Ich-Störungen** mit Fremdbeeinflussungserlebnissen • **Störung der Psychomotorik** mit Trägheit, Mutismus, Stupor • Positivsymptome: Wahn, Halluzinationen, Ich-Störungen • Negativsymptome: Affektarmut, -verflachung, Sprachverarmung, Apathie, Anhedonie	
Morbus Alzheimer	• **Schleichend**er, langsamer Beginn mit **Störung des Gedächtnisses** • **Störung der Orientierung** • **Kognitive Einbußen** in Bezug auf Sprache, Urteilsfähigkeit, Rechnen • Progredienter Verlauf	
Vaskuläre Demenz	• Schnelles Auftreten der Symptome und **schubförmiger Verlauf** • **Reizbarkeit** • **Affektlabilität**	• Kardiovaskuläre Risikofaktoren, Hypertonie, Diabetes mellitus, Dyslipoproteinämie, Adipositas, Nikotinabusus • Andere kardiovaskuläre Erkrankungen wie KHK, pAVK
Delir ⚠	• **Bewusstseinsstörung** • **Orientierungsstörung** • **Optische Halluzinationen** • **Psychomotorische Unruhe** • Affektive Störungen • **Vegetative Symptome:** Fieber, Schwitzen, Durchfall • Tachykardie, Hypertonie	• Krampfanfälle • Angst
Posttraumatische Belastungsstörung	• Auftreten der **Symptome Wochen bis Monate nach einem Ereignis** • Wiedererleben des Traumas (**Flashbacks,** Angstträume, ständige Erinnerung) • Ängstlichkeit, Schwitzen, Nervosität, depressive Verstimmung • Soziale Isolation	• Ggf. Alkohol- und Medikamentenabusus • Depressive Verstimmung
ADHS	• **Aufmerksamkeitsstörungen, Konzentrationsdefizite** • **Impulsivität** • **Hyperaktivität** (kann fehlen)	• Desorganisiertheit • Emotionale Instabilität • Stimmungsschwankungen • Lese-Rechtschreib-Schwäche (Legasthenie), Rechenstörung (Dyskalkulie), Angststörungen

5.17 Infektionskrankheiten

➤ Tab. 5.17

Tab. 5.17 Übersicht über die Leitsymptome von Infektionskrankheiten

Erkrankung	Leitsymptome	Begleitsymptome
Mumps	Einseitige oder beidseitige schmerzhafte **Parotisschwellung**	• Evtl. Beteiligung der übrigen Speicheldrüsen • Subfebrile Temperaturen • Kopf- und Ohrenschmerzen
Masern (➤ 3.13.3)	• **„Verheult, verrotzt, verschwollen"** • **Koplik-Flecken** • **Makulopapulöses Exanthem, konfluierend,** von kranial nach kaudal • Biphasisches Fieber	• Husten • Halsschmerzen • Konjunktivitis • Lymphknotenschwellung

Tab. 5.17 Übersicht über die Leitsymptome von Infektionskrankheiten *(Forts.)*

Erkrankung	Leitsymptome	Begleitsymptome
Röteln (➢ 3.13.4)	• **Makulopapulöses,** mittelfleckiges **Exanthem, nicht-konfluierend,** von kranial nach kaudal • Raue Schuppung • Generalisierte **Lymphknotenschwellung,** besonders im Kopf-Hals-Gebiet („Röteln diagnostiziert man im Dunkeln") • Embryopathie durch Infektion mit Röteln im 1. Schwangerschaftsdrittel: Herzseptumdefekte, Katarakt, Schwerhörigkeit (Gregg-Trias)	• Splenomegalie • Grippale Symptome
Diphtherie (➢ 3.13.7)	• Akute Halsschmerzen, Schluckbeschwerden, schweres Krankheitsgefühl • Hochrote, geschwollene Schleimhaut mit **Pseudomembranen;** beim Versuch, diese abzulösen, kommt es zu Blutungen **(Rachenbräune)** • Starke teigige Schwellung des Halses **(Cäsarenhals)** • Fad-süßlicher **Mundgeruch** • **Kloßige Sprache** • Echter Krupp bei Beteiligung des Kehlkopfes	• Speichelfluß • Erbrechen • Diarrhö • Myokarditis, Nephritis nach Toxinschaden
Pertussis	• **Stakkatoartige Hustenanfälle** mit einem ziehenden Inspirium am Ende, meist nachts bis zum Erbrechen • Einblutungen in den Konjunktiven	• Grippale Symptome, sehr hohe Kontagiosität (1–3 Wochen) • Zyanose
Scharlach (➢ 3.13.8)	• Akut hohes Fieber und Krankheitsgefühl • **Erdbeerzunge,** dann **Himbeerzunge** • Halsschmerzen, **Angina tonsillaris** mit **eitrigen, abwischbaren Eiterstippchen** • Stecknadelkopfgroßen **Exanthem in Leisten und Achseln** beginnend und nach kranial wandernd unter Aussparung des Munddreiecks **(periorale Blässe)** • Grobe **Hautschuppung** an Hand- und Fußsohlen nach ca. 2–4 Wochen	• Erbrechen • Diarrhö
Infektiöse Mononukleose	• Fieber • **Generalisierte Lymphknotenschwellung** • Angina tonsillaris **(Monozytenangina)** mit graugelben Belägen • **Hepatosplenomegalie**	• Petechiales Enanthem am harten Gaumen • Selten masernähnliches Exanthem • Krankheitsgefühl mit Hepatitis, Meningitis, Myalgie, Polyneuritis
Windpocken (➢ 3.13.5)	• Stark **juckendes Exanthem** mit Roseolen, Papeln, Bläschen, Krusten in unterschiedlichen Stadien (**Sternenhimmel,** Heubner-Sternenkarte) • **Gesamte behaarte Haut** und Schleimhäute befallen • Handflächen und Fußsohlen ausgespart • Effloreszenzen heilen ohne Narben ab, es sei denn, sie werden zerkratzt	Milde grippale Symptome
Polio	Keine (asymptomatischer Verlauf in > 95 % der Fälle)	• Grippale Symptomatik • Durchfall
Ringelröteln (➢ 3.13.9)	• **Schmetterlingsförmiges Erythem** • **Girlandenförmiges Exanthem**	Milde grippale Symptomatik
Borreliose (➢ 3.13.6)	• Stadium I: **Erythema migrans** (Wanderröte) mit zentrifugalem Wachstum • Stadium II: – **Bannwarth-Syndrom:** radikuläre Schmerzen mit neurologischen Ausfällen, Hirnnervenausfälle (periphere Fazialisparese), Meningitis – **Lyme-Arthritis** der Knie- und Sprunggelenke – Herzrhythmusstörungen, Herzinsuffizienz, Hypertonie – **Lymphozytom** meist an Ohrläppchen oder Mamillen • Stadium III: – Polyneuropathie – Neuroborreliose = Enzephalomyelitis mit zentralen neurologischen Ausfällen – **Hautatrophie** (Acrodermatitis chronica atrophicans) – Gelenkentzündungen (Lyme-Arthritis)	• Stadium I: ggf. lokale Entzündungssymptome, grippale Symptome • Stadium II: Deutliches Krankheitsgefühl, Lymphknotenschwellungen • Stadium III: starkes Krankheitsgefühl
FSME	• Primärstadium: keine, unspezifische grippale Symptome • Sekundärstadium: Symptome der Meningitis, Enzephalitis	Diarrhö

Auf den Punkt gebracht

- Fad-süßlicher Mundgeruch
- Kloßige Sprache
- Schweres Krankheitsgefühl

- **Pertussis:** stakkatoartige Hustenanfälle mit einem ziehenden Inspirium am Ende
- **Scharlach:**
  - Angina tonsillaris mit eitrigen, abwischbaren Eiterstippchen
  - Erdbeer-, Himbeerzunge
  - Stecknadelkopfgroßes Exanthem in Leisten und Achseln und nach kranial wandernd mit perioraler Blässe
  - Grobe Hautschuppung an Hand- und Fußsohlen
- **Infektiöse Mononukleose:**
  - Angina tonsillaris (Monozytenangina) mit graugelben Belägen
  - Generalisierte Lymphknotenschwellung
  - Hepatosplenomegalie
- **Windpocken:** stark juckendes Exanthem mit Roseolen, Papeln, Bläschen, Krusten in unterschiedlichen Stadien (Sternenhimmel, Heubner-Sternenkarte)
- **Polio:** keine
- **Ringelröteln:**
  - Schmetterlingförmiges Erythem
  - Girlandenförmiges Exanthem
- **Borreliose:**
  - Erythema migrans
  - Bannwarth-Syndrom
  - Lyme-Arthritis
  - Lymphozytom
  - Acrodermatitis chronica atrophicans
- **FSME:** keine bzw. Symptome der Meningitis oder Enzephalitis
- **Gelbfieber:**
  - Fieber, Schüttelfrost
  - Starke Grippesymptome
  - Konjunktivitis
  - Relative Bradykardie
- **Malaria:**
  - Fieber mit Schüttelfrost in bestimmten Rhythmen (je nach Erreger)
  - Bauchschmerzen
  - Hepatosplenomegalie
  - Hämolytische Anämie
  - Hypoglykämie
- **Tuberkulose:**
  - Husten, Dyspnoe, Hämoptysen
  - B-Symptome
  - Kavernenbildung
- **Legionellose:** atypische Pneumonie
- **Influenza:**
  - Hohes Fieber, Schüttelfrost
  - Kopf-, Muskel-, Gelenkschmerzen
  - Reizhusten
  - Dyspnoe
  - Schwäche
  - Neigung zum Kollaps
- **Covid-19:**
  - Fieber
  - Husten
  - Dyspnoe
- **Gonorrhö:** eitriger Ausfluss aus der Urethra bzw. Vagina
- **Syphilis:**
  - Ulcus durum
  - Schmerzlose Lymphknotenschwellung
  - Condylomata lata
  - Plaques muqueuses
  - Haarausfall
  - Vielgestaltige Exantheme
  - Gummenbildung
  - Aortenaneurysma
  - Symptome der Meningitis, Enzephalitis, Demenz, Tabes dorsalis

Auf den Punkt gebracht

- **HIV:**
  - Mononukleoseähnliches Bild
  - Generalisierte, rezidivierende opportunistische Infektionen
  - Diarrhö
  - Polyneuropathie
  - Orale Haarleukoplakie
  - B-Symptome
  - Wasting-Syndrom
  - Enzephalopathie
  - Malignome (Kaposi-Sarkom, ZNS-Lymphom, Non-Hodgkin-Lymphom, Zervixkarzinom)
- **Cholera:**
  - Reiswasserdurchfall
  - Starkes Erbrechen
- **Rotavireninfektion:**
  - Wässrige Durchfälle
  - Erbrechen
- **Norovireninfektion:**
  - Wässrige Durchfälle
  - Erbrechen
  - Starkes Krankheitsgefühl
- **Typhus:**
  - Langsam ansteigendes Fieber
  - Fieberkontinua
  - Obstipation, dann eitrige (erbsbreiartige) Diarrhö
  - Kopfschmerzen
  - Somnolenz
  - Husten, Dyspnoe
  - Relative Bradykardie
  - Hepatosplenomegalie
  - Roseolen
- **EHEC:** erst wässrige, dann blutige Diarrhö
- **Infektiöse Hepatitiden:**
  - Gelenk- und Muskelschmerzen
  - Intrahepatischer Ikterus
  - Druckschmerz im rechten Oberbauch
- **Botulismus:**
  - Symmetrische, schlaffe Lähmungen mit Doppelbildern, Mydriasis, Schluckbeschwerden;
  - Kein Fieber, keine sensiblen Ausfälle
  - Bewusstsein erhalten
- **Tollwut:**
  - Lokale und systemische Entzündungssymptome
  - Verwirrtheit
  - Speichelfluss
  - Halluzinationen
  - Hydrophobiekrämpfe der Schlundmuskulatur
  - Depressiv-aggressive Stimmung
  - Lähmungen
  - Koma
- **Tetanus:**
  - Opisthotonus
  - Risus sardonicus
  - Trismus

Tab. 5.17 Übersicht über die Leitsymptome von Infektionskrankheiten *(Forts.)*

Erkrankung	Leitsymptome	Begleitsymptome
Gelbfieber	• Hohes Fieber, Schüttelfrost, starke **Grippesymptome** • **Konjunktivitis** • **Relative Bradykardie**	• Übelkeit, Erbrechen • Hepatorenale Schädigung • Hämorrhagische Diathese
Malaria	• **Fieber mit Schüttelfrost** in bestimmten Rhythmen (je nach Erreger) nach Tropenaufenthalt • Schmerzen im rechten Oberbauch • **Hepatosplenomegalie** • **Hämolytische Anämie** mit **Ikterus, Thrombopenie** • Hypoglykämie	• Starkes Krankheitsgefühl mit Kopf-, Gliederschmerzen und Schwäche • Durchfall, Erbrechen • Organbeteiligung
Tuberkulose	**Primärtuberkulose** (Erstinfektion): • **Husten, Dyspnoe** • B-Symptome • **Kavernenbildung** im Lungengewebe **Postprimärtuberkulose** (Reaktivierung): • Bei Beteiligung der Lunge (85 %): – Blutiges Sputum, Dyspnoe, Zyanose – Kavernenbildung – Lungenblutung – Spontanpneumothorax – Kavernenkarzinom – Pleuraerguss	• Primärtuberkulose: grippale Symptome • Postprimärtuberkulose: Bei Beteiligung anderer Organe (15 %): – Urogenitaltrakt: sterile Leukozyturie, Zeichen der Niereninsuffizienz, Ausfluss – Haut: vernarbende Erscheinungen als Lupus vulgaris – Darm: Malassimilationssyndrom – Knochen: Knochenschmerzen, Spontanfrakturen – Meningen: Hirnnervenausfälle
Legionellose	**Atypische Pneumonie** mit trockenem Husten, Fieber, Schüttelfrost, Kopf-, Thoraxschmerzen	• Durchfall • Verwirrtheitszustand, Apathie
Influenza	• Plötzliches **hohes Fieber** mit Schüttelfrost • Starke **Kopf-, Muskel-, Gelenkschmerzen** • **Reizhusten, Dyspnoe** • Schwäche • **Neigung zum Kollaps**	• Störungen des Geruch- und Geschmacksempfindens • Nasenbluten, Konjunktivitis
Covid-19	• **Fieber** • **Husten** • **Dyspnoe**	• Kopf-, Hals-, Muskel- und Gelenkschmerzen • Störungen des Geruchs- und Geschmacksempfindens • Übelkeit, Erbrechen • Diarrhö
Gonorrhö (> 3.13.13)	• Eitriger Ausfluss aus der Urethra beim Mann **(Bonjour-Tropfen)** • Eitriger **vaginaler Ausfluss** bei der Frau	• Juckreiz in der Urethra, Dysurie • Je nach Erregereintritt gonorrhoische Pharyngitis, Konjunktivitis, Proktitis
Syphilis (> 3.13.12)	• Primärstadium: – Harte, schmerzlosen Papel, später schmerzloses **Ulcus durum** mit hartem Rand – Schmerzlose **Lymphknotenschwellung** • Sekundärstadium: – **Organmanifestation** durch hämatogene Streuung: Hepatitis, Karditis, Nephritis, Gelenkschmerzen – **Hauterscheinungen:** Condylomata lata, Plaques muqueuses, Haarausfall, vielgestaltige Exantheme • Tertiärstadium: – **Gummenbildung:** am häufigsten in Knochen, Haut, Schleimhaut – Aortenaneurysma – Lues tuberosa: braun-rote Papeln bis Tumoren • **Neurosyphilis:** – Symptome der Meningitis, Enzephalitis und Demenz – Tabes dorsalis: lanzierende Schmerzen, Verlust des Sensibilität	• Primärstadium: hochkontagiös • Sekundärstadium: hochkontagiös, Fieber, generalisierte Lymphknotenschwellung • Tertiärstadium: nicht-kontagiös, Organinsuffizienz • Neurosyphilis: nicht-kontagiös
HIV (> 3.12.11)	• Kategorie A: – **Mononukleose-ähnliches Bild** – Dann asymptomatische Infektion (Latenzphase), jahrelang – Generalisierte, persistierende **Lymphknotenschwellung** • Kategorie B: – **Rezidivierende** bakterielle, Candida-, Herpes-zoster-**Infektionen** – Rezidivierende Diarrhö – **Polyneuropathie** – **Orale Haarleukoplakie** (EBV-assoziiert)	In allen Stadien Krankheitsgefühl und Fieberschübe

Tab. 5.17 Übersicht über die Leitsymptome von Infektionskrankheiten *(Forts.)*

Erkrankung	Leitsymptome	Begleitsymptome
	• Kategorie C (AIDS-definierende Erkrankungen): – Starke Gewichtsabnahme, chronische Diarrhö mit Krankheitsgefühl (**Wasting-Syndrom**) – HIV-assoziierte **Enzephalopathie** – **Opportunistische Infektionen:** zerebrale Toxoplasmose, Pneumozystis-jirovecii-Pneumonie, invasive Candidose, Lungentuberkulose, typische Mykobakteriose, Zytomegalie, Herpes-simplex- und -zoster-Rezidive – **Malignome** (Kaposi-Sarkom, ZNS-Lymphom, Non-Hodgkin-Lymphom, invasives Zervixkarzinom)	
Cholera	• Inapparente und symptomarme (Cholerine) Verläufe häufig • Schwere Verläufe mit starkem **wässrigen Durchfall** mit kleinen Schleimflocken **(Reiswasserdurchfall)** und starkem Erbrechen	• Toxische Cholera mit Herz-Kreislauf-Versagen durch Toxinwirkung • Stark reduzierter Hautturgor • Untertemperatur
Rotaviren-Gastroenteritis	• **Wässrige Durchfälle** • Erbrechen	Grippale Symptome
Norovirus-Gastroenteritis	• Übelkeit, Erbrechen • **Wässrige Durchfälle**	Starkes Krankheitsgefühl
Typhus	• **Langsamer Beginn** der Symptome und des Fieberanstiegs • **Fieberkontinua** • Zunächst Obstipation, dann eitrige **(erbsbreiartige) Diarrhö** • Kopfschmerzen mit Somnolenz durch Begleitmeningitis • Husten, Dyspnoe durch Begleitpneumonie • Relative Bradykardie durch Begleitmyokarditis • **Hepatosplenomegalie** • **Roseolen** • Labor: Leukopenie, Eosinopenie	• Sehr starkes Krankheitsgefühl • Generalisierte Lymphknotenschwellung
EHEC	• Bei Erwachsenen häufig asymptomatisch • Zunächst Darmkoliken mit wässrigem Durchfall, leichtem Fieber, Erbrechen, dann **blutige Diarrhö**	• Fieber • Hämolytisch-urämisches Syndrom mit akutem Nierenversagen, Thrombopenie und Splenomegalie
Infektiöse Hepatitiden	• **Grippale Symptome,** wobei der Gelenkschmerz häufig im Vordergrund steht • **Intrahepatischer Ikterus** (Dunkelfärbung des Urins, Stuhlentfärbung) • Druckschmerz im rechten Oberbauch • Labor: Transaminasen ↑, Cholestaseparameter ↑, ggf. Syntheseparameter ↓	• Appetitlosigkeit • Übelkeit, ggf. Erbrechen
Botulismus	• **Symmetrische,** schlaffe **Lähmungen** mit **Doppelbildern,** Mydriasis, Schluckbeschwerden • Kein Fieber, keine sensiblen Ausfälle, Bewusstsein erhalten	• Übelkeit, Erbrechen • Durchfall
Tollwut	• Prodromalstadium: Parästhesien und **lokale Entzündungssymptome** an der Bissstelle • Exzitationsstadium: **Verwirrtheit, Speichelfluss, Halluzinationen, Hydrophobiekrämpfe der Schlundmuskulatur,** depressiv-aggressive Stimmung, hohes Fieber • Paralysestadium: Lähmungen, Koma; Tod nach maximal einer Woche nach dem Auftreten der ersten Symptome	Grippale Symptome
Tetanus	• **Opisthotonus** • **Risus sardonicus** • **Trismus**	• Erhaltenes Bewusstsein • Kein Fieber

LERNZIELKONTROLLE

- Ein 70-jähriger Patient stellt sich mit Anlaufschmerzen im rechten Knie vor, die im Laufe des Vormittags besser werden. Nach langen Wanderungen nehmen die Schmerzen an Intensität zu. Nächtliche Schmerzen werden verneint. Welche ist die wahrscheinlichste Diagnose?
- Welche Symptome finden sich bei den spezifischen und bei den nicht spezifischen Rückenschmerzen?
- Ein 70-jähriger Patient mit bekannter CLL (derzeit asymptomatisch) und prädiabetischer Stoffwechsellage klagt über harte, schmerzlose Knötchen in der Hohlhand am Ringfinger. Die Streckung ist am Ringfinger nicht vollständig möglich. Welche Erkrankung nehmen Sie am ehesten an?
- Welche rheumatischen Erkrankungen gehen mit Beteiligung des ISG einher? Welche Unterschiede und Gemeinsamkeiten sind bei Morbus Bechterew und Morbus Reiter zu nennen? Welche Gelenke sind typischerweise bei der rheumatoiden Artiritis betroffen? Nennen Sie detailliert Leit- und Begleitsymptome der genannten rheumatischen Erkrankungen!
- Benennen Sie die Leit- und Begleitsymptome der Polymyalgia rheumatica und der Riesenzellarteriitis (Arteriitis temporalis)!
- Welche Leitsymptome sind für das Fibromyalgiesyndrom charakteristisch?
- Für welche Erkrankungen sprechen folgende Symptome: Fieber mit Schüttelfrost, neu aufgetretenes Diastolikum mit p.m. im 2. ICR rechts parasternal, Osler-Knötchen und subunguale Blutungen?
- Nennen Sie Leitsymptome des rheumatischen Fiebers!
- Welche Leitsymptome finden sich bei der Myokarditis und trockenen Perikarditis?
- Nennen Sie die Leit- und Begleitsymptome der Angina pectoris!
- Ein 69-jähriger Patient beklagt akute retrosternale Schmerzen mit Ausstrahlung in den linken Ober- und Unterarm, Übelkeit und Schwindel. In der Vorgeschichte ist eine arterielle Hypertonie und Nikotinabusus bekannt. Aktuell RR 110/70 mmHg, HF 88/Min. arrhythmisch. Für welche Erkrankung sprechen die Symptome?
- Welche Leit- und Begleitsymptome sind für die Rechts- und Linksherzinsuffizienz typisch?
- Nennen Sie die Leitsymptome der arteriellen Hypotonie und Hypertonie!
- Nennen Sie die Leitsymptome der funktionellen Herzbeschwerden! Nennen Sie Unterschiede zu Symptomen von Angina pectoris und Herzinfarkt!
- Eine 62-jährige Patientin entwickelt nach einer tagelangen Diarrhö eine Hypotonie, Tachykardie, Schwäche uns Schwindel. Die Haut ist kühl und feucht, die Patientin zittert und friert. Die letzte Miktion erfolgte gestern. Welche Erkrankung/Zustand kommt am ehesten in Betracht?
- Ein 72-jähriger Patient beklagt belastungsabhängige Schmerzen in den Beinen nach ca. 150 m. Die Extremität ist dünn, die Haut atroph und zyanotisch. Welche Erkrankung ist am ehesten wahrscheinlich?
- Nennen Sie Leitsymptome des akuten Extremitätenverschlusses!
- Für welche Erkrankung sprechen folgende Symptome: akuter Bauchschmerz mit zunächst erhaltener Peristaltik, freies Intervall und akutes Abdomen mit blutigen Durchfällen und septischem Krankheitsbild?
- Nennen Sie Leitsymptome der Varikosis!
- Welche Leitsymptome finden sich bei der chronisch-venösen Insuffizienz?
- Nennen Sie die Leit- und Begleitsymptome der tiefen Beinvenenthrombose!
- Für welche Erkrankungen sind die Symptome nächtliches Schnarchen, Apnoephasen, Tagesmüdigkeit und Einschlafneigung am Tag charakteristisch?
- Nennen Sie Leit- und Begleitsymptome der akuten Bronchitis und der COPD!
- Eine 58-jährige Patientin stellt sich mit folgenden Symptomen vor: Ruhedyspnoe, Husten, Auswurf und Lippenzyanose. Bei der Untersuchung finden sich ein Fassthorax, horizontal stehende Rippen, Sahlischer Venenkranz, Trommelschlägelfinger und Uhrglasnägel. Der Klopfschall über beiden Lungen ist hypersonor, das Atemgeräusch reduziert. Für welche Erkrankungen sind diese Symptome charakteristisch?
- Benennen Sie die Leit- und Begleitsymptome des Asthma bronchiale. Welche Gemeinsamkeiten und Unterschiede finden sich im Vergleich zur COPD?
- Nennen Sie detailliert die Leit- und Begleitsymptome der typischen und atypischen Pneumonien!
- Für welche Erkrankung ist folgende Symptomenkonstellation typisch: maulvolle Expektoration mit dreischichtigem Sputum?
- Eine 65-jährige Patientin mit bekannter Linksherzinsuffizienz entwickelt akut eine Dyspnoe, schaumiges Sputum und eine Zyanose. Bei der Untersuchung sind über den basalen Lungenabschnitten feuchte Rasselgeräusche zu hören. Welche Erkrankung ist am wahrscheinlichsten?
- Ein 54-jähriger Patient mit langjähriger Nikotinanamnese stellt sich mit Zyanose, Dyspnoe, blutigem Auswurf (seit ca. 3 Monaten), B-Symptomen und Schulterschmerzen rechts vor. Bei der Untersuchung fallen ein Horner-Syndrom rechts, eine rechtsseitige Jugularvenenstauung und über dem rechten Oberlappen eine Klopfschalldämpfung und ein abgeschwächtes Atemgeräusch auf. Welche Erkrankung ist am wahrscheinlichsten?
- Eine 64-jährige Patientin entwickelt bei bekannter Lungenfibrose symmetrische Beinödeme und eine symmetrische Jugularvenenstauung. Auf welche Erkrankung sind die neu aufgetretenen Symptome am ehesten zurückzuführen?
- Eine 34-Patientin entwickelt 5 Tage nach einer Meniskusoperation akute thorakale Schmerzen, Dyspnoe, Hypotonie und Tachykardie. Für welche Erkrankung sprechen die neu aufgetretenen Symptome am ehesten?
- Nennen Sie die Leit- und Begleitsymptome des Pneumothorax!
- Eine 42-jährige Patientin mit bekannter rheumatoider Arthritis beklagt atemabhängige thorakale Schmerzen. In der Auskultation ist ein atemabhängiges schabendes Geräusch über den Lungen zu hören. Welche Diagnose ist am wahrscheinlichsten?
- Für welche Erkrankung sprechen folgende Symptome: Dysphagie zunächst für feste, dann für flüssige Nahrung und Regurgitation ohne Sodbrennen?
- Ein 53-jähriger, adipöser Patient beklagt Sodbrennen und retrosternale Schmerzen, v.a. im Liegen und nach Mahlzeiten, epigastrische Schmerzen, Schluckbeschwerden, Heiserkeit und Räusperzwang. Welche Erkrankung ist am wahrscheinlichsten?
- Nennen Sie Leit- und Begleitsymptome des Ösophaguskarzinoms!
- Nennen Sie Leit- und Begleitsymptome der akuten Gastritis!
- Welche Leitsymptome finden sich beim Ulcus ventriculi und duodeni?
- Nennen Sie Leit- und Begleitsymptome des Magenkarzinoms!
- Benennen Sie die Leit- und Begleitsymptome der Zöliakie (klassischer Verlauf)!

- Für welche Erkrankung sind die Symptome Bauchschmerzen, Blähungen, Obstipation und/oder (nicht blutige) Diarrhö, hörbare Darmgeräusche, psychische Verstimmung und unauffällige apparative Befunde typisch?
- Nennen Sie die Leit- und Begleitsymptome bei Morbus Crohn und Colitis ulcerosa!
- Nennen Sie detailliert Leit- und Begleitsymptome der Appendizitis!
- Für welche Erkrankung sprechen folgende Symptome: akute linksseitige Unterbauchschmerzen, Fieber mit Schüttelfrost, Wechsel zwischen Obstipation und Diarrhö und tastbare Walze im linken Unterbauch?
- Ein 70-jähriger Patient stellt sich mit Veränderungen der Stuhlgewohnheiten, mitunter blutigen Stühlen, Fieberschüben, Nachtschweiß und Gewichtsabnahme vor. Eine positive Familienanamnese für Kolonkarzinome liegt vor. Welche Erkrankung ist wahrscheinlich?
- Nennen Sie die Leit- und Begleitsymptome des mechanischen und paralytischen Ileus.
- Für welche Erkrankung sprechen folgende Symptome: stärkste Bauchschmerzen, Abwehrspannung, brettharte Bauchdecke, Fieber und Schüttelfrost?
- Für welche Erkrankung sprechen die Symptome Ikterus, Gerinnungsstörungen, Bewusstseinsstörung und Foetor hepaticus?
- Nennen Sie die Leit- und Begleitsymptome der Leberzirrhose!
- Benennen Sie die Leit- und Begleitsymptome der Kupfer- und Eisenspeicherkrankheit!
- Benennen Sie die Leit- und Begleitsymptome des Gallensteinabgangs, der Cholangitis und der Cholezystitis!
- Für welche Erkrankung sprechen folgende Symptome: gürtelförmiger Oberbauchschmerz, gerötetes Gesicht, Gummibauch, paralytischer Ileus, Tachykardie, Hypotonie und Fieber?
- Ein 63-jähriger Patient mit bekanntem Alkoholabusus äußert folgende Symptome: rezidivierende gürtelförmige Oberbauchschmerzen, Blähungen, Fettstühle und Gewichtsabnahme. Welche Erkrankung kommt am ehesten in Betracht?
- Für welche Erkrankung sprechen die Symptome schmerzloser Ikterus, positives Courvoisier-Zeichen, Gewichtsabnahme, Fettstühle und Blähungen?
- Nennen Sie Leit- und Begleitsymptome der Mukoviszidose!
- Ein 62-jähriger, adipöser Patient stellt sich mit akuten stärksten Schmerzen und starken lokalen Entzündungszeichen im rechten Großzehengrundgelenk vor. Diese Symptome sind nach einer Feier mit üppigen Essen und reichlich Alkohol aufgetreten. Welche Erkrankung ist wahrscheinlich?
- Nennen Sie Leit- und Begleitsymptome der chronischen Gicht!
- Nennen Sie die Leit- und Begleitsymptome der Adipositas!
- Nennen Sie die Leit- und Begleitsymptome der Eisenmangel-, Vitamin B_{12}-, Folsäure-, hämolytischen und renalen Anämie!
- Für welche Erkrankung sprechen die Symptome Plethora, Extremitätenrötung, Juckreiz, Hypertonie, Erythrozyten ↑, Hk und Hb ↑, Leukozyten und Thrombozyten ↑, BSG ↓, LDH und Harnsäure ↑?
- Nennen Sie die Leit- und Begleitsymptome bei der ALL, CLL, AML und CML!
- Welche Leitsymptome sind für die hämorrhagische Diathese bei Thrombozytenerkrankungen und Mangel der Gerinnungsfaktoren typisch?
- Nennen Sie die Leit- und Begleitsymptome bei reaktiver Lymphknotenschwellung!
- Ein 32-jähriger Patient äußert folgende Symptome: zervikale Lymphknotenschwellungen, Juckreiz und B-Symptome. In der histologischen Untersuchung des Lymphknotens finden sich Hodgkin-Zellen und Sternberg-Reed-Zellen. Für welche Erkrankung ist die Symptomkonstellation typisch?
- Nennen Sie die Leit- und Begleitsymptome des multiplen Myeloms (Plasmozytoms)!
- Ein junger Patient entwickelt ca. 1 Woche nach einem stumpfen Oberbauchtrauma akute Oberbauchschmerzen mit Ausstrahlung in die linke Schulter, Hypotonie und Tachykardie. Welche Diagnose ist am wahrscheinlichsten?
- Nennen Sie die Leit- und Begleitsymptome der Akromegalie!
- Nennen Sie die Leitsymptome des Diabetes insipidus!
- Bei einer 28-jährigen Patientin ist eine vergrößerte, schluckverschiebliche Schilddrüse getastet worden. TSH, fT_3 und fT_4 liegen im Referenzbereich. Welche Erkrankung liegt vor?
- Nennen Sie die Leit- und Begleitsymptome der Hyperthyreose und des Morbus Basedow!
- Nennen Sie die Leit- und Begleitsymptome der Hypothyreose!
- Nennen Sie die Leit- und Begleitsymptome des Diabetes mellitus Typ 1 und 2!
- Für welche Erkrankung sprechen folgende Symptome: Stammfettsucht, Stiernacken, Vollmondgesicht, Muskelschwäche, Hypertonie, Diabetes mellitus und dünne Haut?
- Für welche Erkrankung sprechen die Symptome Hyperpigmentierung der Haut und Schleimhaut, Hypotonie, Schwäche und Gewichtsabnahme?
- Welche Erkrankung geht mit Hypertonie mit auffallender Blässe einher?
- Für welche Erkrankung sprechen die Symptome Anurie, GFR ↓, Anstieg der harnpflichtigen Substanzen und Hypertonie?
- Nennen Sie die Leit- und Begleitsymptome der chronischen Nierenerkrankung (Niereninsuffizienz)!
- Bei einer Patientin mit systemischen Lupus erythematodes treten folgende Symptome auf: Hämaturie, Proteinurie, Hypertonie und Ödeme auf. Für welche Erkrankung ist die Symptomkonstellation typisch?
- Nennen Sie die Leit- und Begleitsymptome des nephrotischen Syndroms!
- Nennen Sie die Leitsymptome des Nierenzell- und Blasenkarzinoms!
- Nennen Sie die Leit- und Begleitsymptome der Zystitis und Pyelonephritis, deren Gemeinsamkeiten und Unterschiede!
- Für welche Erkrankung sprechen folgende Symptome: akute stärkste kolikartige Flankenschmerzen mit Ausstrahlung in die Leiste und Hämaturie?
- Nennen Sie die Leitsymptome der Präeklampsie (EPH-Gestose)!
- Ein 48-jähriger Patient beklagt Fieber mit Schüttelfrost, Schmerzen am Damm besonders im Sitzen, eitrigen Ausfluss aus der Urethra und blutiges Ejakulat. Welche Diagnose ist wahrscheinlich?
- Nennen Sie Leit- und Begleitsymptome des benignen Prostatasyndroms!
- Ein 68-jähriger Patient beklagt Rückenschmerzen, B-Symptome und Miktionsprobleme. Bei der rektalen Untersuchung ist die Prostata hart und inhomogen. In der Laboruntersuchung ist das PSA stark erhöht. Welche Verdachtsdiagnose ist am wahrscheinlichsten?
- Nennen Sie die Leit- und Begleitsymptome der Hodentorsion!
- Nennen Sie die Leit- und Begleitsymptome der Orchitis!

- Nennen Sie die Leitsymptome der Hodentumoren!
- Für welche Erkrankung sind folgende Symptome typisch: rechtsseitige Unterbauchschmerzen, Fieber, eitriger Ausfluss und Portioschiebeschmerz?
- Nennen Sie Leit- und Begleitsymptome bei der Endometriose und Uterusmyomen!
- Nennen Sie Leit- und Begleitsymptome des Zervix- und Endometriumkarzinoms!
- Eine 64-jährige Patientin beklagt abdominale Schmerzen, Bauchumfangszunahme, Gewichtsabnahme, Nachtschweiß und eine verstärkte männliche Behaarung im Gesicht. Für welche Erkrankung ist diese Symptomkonstellation typisch?
- Nennen Sie die Leit- und Begleitsymptome des Mammakarzinoms!
- Nennen Sie Leitsymptome der klein- und großblasigen Impetigo contagiosa!
- Nennen Sie Leit- und Begleitsymptome des Erysipels und der Phlegmone, Gemeinsamkeiten und Unterschiede!
- Welche Erkrankung ist am wahrscheinlichsten bei folgenden Symptomen: mazerierte Haut mit Rötungen und weißlichen abstreifbaren Belägen?
- Nennen Sie die Leitsymptome bei Dermatophyteninfektionen der Haut und der Nägel!
- Welche Erkrankung ist am wahrscheinlichsten bei den Symptomen: schlaffe Blasen auf entzündlichem Grund an Haut- und Schleimhäuten, positives Nikolski-Phänomen I und II?
- Eine 28-jährige Patientin stellt sich mit einer schmetterlingsförmigen Rötung im Gesicht, Sonnenunverträglichkeit, symmetrischen Gelenkschmerzen der kleinen Gelenke und allgemeinem Krankheitsgefühl vor. Für welche Erkrankung sprechen die Symptome?
- Nennen Sie die Leit- und Begleitsymptome der systemischen Sklerodermie!
- Nennen Sie die Leit- und Begleitsymptome der Neurodermitis!
- Nennen Sie die Leitsymptome bei der Urtikaria und dem Quincke-Ödem!
- Ein 18-jähriger Patient stellt sich mit folgenden Symptomen vor: scharf begrenzte Erytheme mit silbrigweißer Schuppung über den Streckseiten der Ellenbogen und der Kniegelenke, retroaurikulär und am Sakrum. Ferner sind Nagelveränderungen als grübchenförmige Substanzdefekte und gelblich-bräunliche Verfärbungen sichtbar. Welche Erkrankung ist wahrscheinlich?
- Nennen Sie die Symptome bei der aktinischen Keratose!
- Welche Erkrankung ist wahrscheinlich bei den Symptomen: scharf begrenzte weißliche, nicht abstreifbare Beläge an Schleimhäuten?
- Nennen Sie Leit- und Begleitsymptome des Basalioms und malignen Melanoms!
- Nennen Sie Leit- und Begleitsymptome des leichten und schweren Schädel-Hirn-Traumas!
- Bei einem 68-jährigen Patienten mit Antikoagulation treten nach einem Kopftrauma folgende Symptome auf: plötzliche Kopfschmerzen, Bewusstseinsstörung, freies Intervall und eine Anisokorie. Welche Erkrankung kommt vorrangig in Betracht?
- Bei einem 44-jährigen Patienten treten ca. 8 Wochen nach einem Kopftrauma unter Alkoholeinfluss zunehmende Kopfschmerzen, morgendliches Erbrechen im Schwall, Anisokorie und epileptische Anfälle auf. Welche Erkrankung ist wahrscheinlich?
- Ein 22-jähriger Patient klagt nach dem Toilettengang über schlagartige, stärkste noch nie da gewesene Kopfschmerzen, Nackensteifigkeit und Übelkeit. Für welche Erkrankung sprechen diese Angaben?
- Ein 73-jähriger Patient mit bekannter Hypertonie, Dyslipoproteinämie, Nikotinabusus und Diabetes mellitus entwickelt eine akute Halbseitenlähmung, Fazialisparese und Sprachstörung. An welche Erkrankung müssen Sie vorrangig denken?
- Nennen Sie Leit- und Begleitsymptome der Meningitis!
- Nennen Sie Leit- und Begleitsymptome der multiplen Sklerose mit Differenzierung in Früh- und Spätsymptome!
- Für welche Erkrankung sprechen die Leitsymptome Rigor, Tremor und Akinese?
- Benennen Sie die Leit- und Begleitsymptome der primären Kopfschmerzen (Migräne, Cluster- und Spannungskopfschmerzen)!
- Nennen Sie die Leitsymptome der Trigeminusneuralgie!
- Nennen Sie Leit- und Begleitsymptome der Polyneuropathie!
- Eine 44-jährige Patientin berichtet über nächtliche Schmerzen und Parästhesien im Daumen, Zeige- und Mittelfinger der dominanten Hand, besonders nach schweren körperlichen Tätigkeiten. Welche Erkrankung ist wahrscheinlich?
- Eine 34-jährige Patientin berichtet über folgende Symptome: akute, stärkste, elektrisierende Rückenschmerzen mit Ausstrahlung bis in den großen Zeh mit Verstärkung beim Husten und Niesen sowie nach Heben eines Koffers. Ferner bestehen Sensibilitätsstörungen am Vorfuß und die Unfähigkeit, auf der Ferse zu stehen. Welche Erkrankung muss angenommen werden?
- Nennen Sie die Leitsymptome des Hordeolums!
- Nennen Sie Leit- und Begleitsymptome bei der viralen und bakteriellen Konjunktivitis!
- Nennen Sie Leitsymptome der Katarakt, Netzhautablösung und Makuladegeneration!
- Ein Patient entwickelt akut stärkste Augen- und Kopfschmerzen. Die Pupille auf dem betroffenen Auge ist weit und regiert nicht auf Licht, die konjunktivalen Gefäße sind hyperämisch. Der Bulbus ist steinhart. Welche Erkrankung ist am wahrscheinlichsten?
- Nennen Sie Leit- und Begleitsymptome der diabetischen Retinopathie!
- Nennen Sie Leit- und Begleitsymptome der Otitis media!
- Für welche Erkrankung sprechen die Symptome anfallsartiger Drehschwindel, Tinnitus und Schwerhörigkeit?
- Für welche Erkrankung sprechen die Symptome akute Schwerhörigkeit, Druckgefühl auf dem Ohr und Tinnitus?
- Nennen Sie Leit- und Begleitsymptome bei affektiven Störungen (Depression, Manie, bipolare affektive Störung)!
- Nennen Sie die Leitsymptome der Schizophrenie!
- Nennen Sie Leit- und Begleitsymptome der Alzheimer-Demenz und der vaskulären Demenz!
- Ein 41-jähriger Mann entwickelt ca. 3 Tage nach Alkoholabstinenz folgende Symptome: optische Halluzinationen, psychomotorischer Unruhe mit Nesteln und starke vegetative Symptome. Ein kurzer generalisierter Krampfanfall ist hinzugetreten. Welche Erkrankung muss angenommen werden?
- Nennen Sie Leitsymptome der posttraumatischen Belastungsstörung!
- Nennen Sie die Leit- und Begleitsymptome des ADHS!

- Nennen Sie Leit- und Begleitsymptome bei Kinderkrankheiten: Mumps, Masern, Röteln, Diphtherie, Pertussis, Scharlach, Mononukleose, Windpocken und Ringelröteln!
- Ein Patient entwickelt nach einem Zeckenbiss eine unscharf begrenzte, zentrifugal wachsende Rötung, die in der Mitte wieder abblasst. Für welche Erkrankung spricht dieser Hautbefund? Nennen Sie die Leitsymptome der Folgestadien!
- Ein 30-jähriger Patient entwickelt nach einem Tropenaufenthalt periodisches Fieber mit Schüttelfrost, Bauchschmerzen, Diarrhö, Ikterus, eine hämolytische Anämie und Hypoglykämien. Welche Erkrankung muss vorrangig in Betracht gezogen werden?
- Nennen Sie Leitsymptome des Gelbfiebers!
- Nennen Sie Leit- und Begleitsymptome der Tuberkulose!
- Ein 62-jähriger Patient mit bekanntem Diabetes mellitus entwickelt nach Aufenthalt in einem Wellnesshotel hohes Fieber, trockenen Husten, Diarrhö und Verwirrtheitszustände. Die Lungenauskultation ist ohne Befund. Welche Erkrankung ist wahrscheinlich?
- Nennen Sie detailliert Leit- und Begleitsymptome der Influenza!
- Nennen Sie Leit- und Begleitsymptome der Covid-19-Erkrankung!
- Ein 24-jähriger Patient entwickelt ca. 1 Woche nach einem ungeschützten Geschlechtsverkehr (Zufallsbegegnung) einen eitrigen Ausfluss aus der Urethra, vor allem am Morgen und Dysurie. Welche Erkrankung ist wahrscheinlich?
- Nennen Sie Leit- und Begleitsymptome der Syphilis!
- Nennen Sie die Leitsymptome der HIV-Erkrankung!
- Welche Leit- und Begleitsymptome sind für die Cholera typisch?
- Nennen Sie Leit- und Begleitsymptome der Rota- und Norovirus-Infektion!
- Eine 33-jährige Patientin entwickelt nach Aufenthalt in Indien ein langsam ansteigendes Fieber mit Fieberkontinua und stärkste grippale Symptome. Es besteht eine Obstipation, die von eitrigen Diarrhöen abgelöst wird. Welche Erkrankung muss angenommen werden?
- Ein 4-jähriges Kind entwickelt nach Verzehr von roher Kuhmilch zunächst eine wässrige, dann blutige Diarrhö und abdominale Schmerzen. Es bestehen eine Anämie, Symptome des akuten Nierenversagens und Thrombopenie. An welche Erkrankung müssen Sie vorrangig denken?
- Nennen Sie Leit- und Begleitsymptome der infektiösen Hepatitiden!
- Für welche Erkrankung sprechen folgende Symptome: symmetrische, schlaffe Lähmungen mit Doppelbildern, Mydriasis, Schluckbeschwerden und Diarrhö? Das Bewusstsein ist erhalten, Fieber, oder sensible Ausfälle finden sich nicht.
- Nennen Sie die Leitsymptome der Tollwut!
- Für welche Erkrankung sind die Symptome Opisthotonus, Risus sardonicus und Trismus charakteristisch?

KAPITEL

6 Hygiene und Injektionen

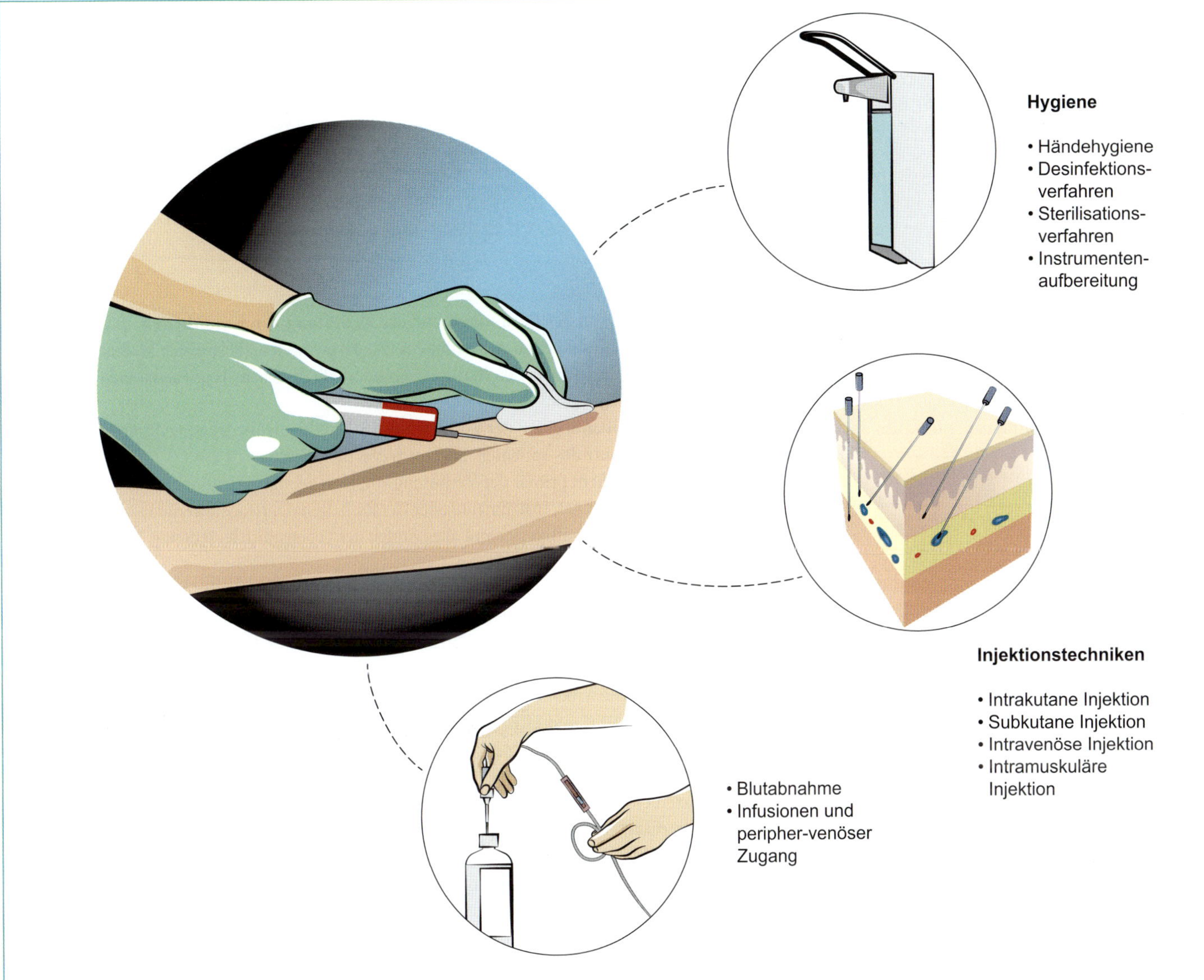

LERNZIELE

- Definition der Begriffe Desinfektion und Sterilisation.
- Kenntnisse über die verschiedenen Hautdesinfektionskategorien.
- Kenntnisse über die Desinfektionsverfahren.
- Unterscheidung zwischen hygienischer und chirurgischer Händedesinfektion.
- Unterscheidung zwischen sterilisierten und sterilen Tupfern.
- Kenntnisse über die Unterschiede zwischen Haut- und Händedesinfizienzien.
- Kenntnisse über die verschiedenen Arten der Sterilisation.
- Kenntnisse über die Möglichkeiten der Kontrolle des Sterilisationserfolgs.
- Kenntnisse über die Inhalte des Hygieneplans.
- Kenntnisse über das Procedere bei Nadelstichverletzung.
- Kenntnisse über Hygienemaßnahmen in Pandemiezeiten.
- Kenntnisse über die Vorteile und Nachteile der Injektionen.
- Fähigkeit zur Erhebung einer Injektionsanamnese.
- Kenntnisse über die 6-R-Regel.
- Fähigkeit zur Durchführung einer subkutanen, intravenösen und intramuskulären Injektion unter strenger Beachtung der Asepsis.
- Kenntnisse über Auswirkungen einer langen Stauung und schnellen Aspiration während der Blutentnahme und Auswirkungen einer inadäquaten Lagerung von Blutproben.
- Fähigkeit zur Zubereitung einer Infusion und Anlage eines peripher venösen Zugangs unter strenger Beachtung der Asepsis.

6.1 Hygiene

6.1.1 Allgemeines

Die Hygiene ist die Lehre von der **Gesundheit** und der **Verhütung von Krankheiten** mit dem Ziel, Gesundheit zu erhalten und Krankheiten zu verhindern. Die Hygiene ist an bestimmte Maßnahmen gekoppelt, z. B. Aufklärung, Desinfektion oder Sterilisation. Innerhalb des Fachs Hygiene können spezielle Bereiche unterschieden werden, u. a.

- **Praxishygiene:** Der Fokus liegt auf der Vorbeugung der Krankheitsübertragung durch Erreger und sorgt somit für den Schutz des Patienten, aber auch des Therapeuten.
- **Krankenhaushygiene** dient primär der Verhütung von Krankenhausinfektionen (nosokomiale Infektionen), die über das Personal, Instrumente oder Gerätschaften übertragen werden können.
- **Lebensmittelhygiene** beschäftigt sich mit allen Stufen der Lebensmittelerzeugung, Verarbeitung und Abgabe.

Der Schwerpunkt dieses Kapitels liegt auf der Praxishygiene. Die Vorgaben für die Praxishygiene liefern das IfSG (§§ 23, 28 und 28a), das Robert-Koch-Institut (RKI) in Anlehnung an die Empfehlungen der Kommission für Krankenhaushygiene und Infektionsprävention (KRINKO) und die Bundesanstalt für Arbeitsschutz und Arbeitsmedizin, Ausschuss für Biologische Arbeitsstoffe, insbesondere mit der Technischen Regel für Biologische Arbeitsstoffe (TRBA 250).

Die Vorgaben der KRINKO und TRBA 250 beziehen sich u. a. auf Hygienemaßnahmen bei Problemkeimen (MRSA, VRE, ESBL), Händehygiene, Desinfektion, Sterilisation, Erstellung und Einhaltung der Vorgaben im Hygieneplan und Aufbereitung von Medizinprodukten. Sie sind auch für die Praxishygiene in Heilpraktikerpraxen bindend. § 23 IfSG verpflichtet Leiter medizinischer Einrichtungen, also auch Leiter von Heilpraktikerpraxen, Maßnahmen zu treffen, „nosokomiale Infektionen zu verhüten und die Weiterverbreitung von Krankheitserregern, insbesondere solcher mit Resistenzen, zu vermeiden". Darüber hinaus sind Leiter medizinischer Einrichtungen dazu verpflichtet, interne Verfahrensweisen zur Infektionshygiene festzulegen und im Hygieneplan festzuhalten (➤ 6.1.16).

> **6.1 Hygiene**
>
> **6.1.1 Allgemeines**
>
> Die Hygiene ist die Lehre von der Gesundheit und der Verhütung von Krankheiten mit dem Ziel, Gesundheit zu erhalten und Krankheiten zu verhindern.
> Bei der Praxishygiene liegt der Fokus in der Vorbeugung der Erregerübertragung. Die Vorgaben geben das IfSG (§§ 23, 28 und 28a), das RKI, Empfehlungen der KRINKO und TRBA 250.

6.1.2 Infektionsquellen und Übertragungswege

Die Kenntnis der Infektionsquellen und Übertragungswege sind wichtige Bestandteile der Praxishygiene, denn nur dann kann die Wahrscheinlichkeit der Infektionen minimiert oder gar unterbunden werden. Infektionsquellen können Lebewesen oder Materialien sein und werden als **Erregerreservoire** bezeichnet. Man unterscheidet:

- Belebte Infektionsquellen: Mensch und Tier
- Unbelebte Infektionsquellen: z. B. Wasser, Luft, Abfälle, Gase, Textilien (Bettwäsche oder Handtücher), Türklinken

Erreger können

- **Direkt** übertragen werden, z. B. durch Tröpfcheninfektion (aerogen) wie Tuberkulose, COVID-19, Kontakt- bzw. Schmierinfektion (fäkal-oral) wie Madenwurminfektionen bei Kindern, über den Blutweg (parenteral) wie Hepatitis B, HIV
- **Indirekt** übertragen werden, z. B. über Nahrungsmittel und Wasser (alimentär) wie Salmonellen, Hepatitis A, über Zwischenwirte (Vektoren) wie Malaria, FSME, Borreliose

> **6.1.2 Infektionsquellen und Übertragungswege**
>
> Als **Erregerreservoir** können Lebewesen (Mensch, Tier) oder Materialien (Wasser, Textilien) fungieren.
> **Übertragungswege:**
> - Direkt: Tröpfchen, Kontakt-, Schmierinfektion, parenteral
> - Indirekt: Wasser, Nahrungsmittel

MERKE Die wichtigste Infektionsquelle in der Praxis sind die Hände.

Einige Patientengruppen sind durch Erkrankungen, welche die Immunität reduzieren, besonders empfänglich für Keime. Empfänger mit erhöhtem Infektionsrisiko sind:

- Patienten mit Stoffwechselstörungen, z. B. Diabetes mellitus, Leber- und Nierenkrankheiten
- Patienten mit konsumierenden Erkrankungen, v. a. Tumorkranke
- Patienten nach Operationen
- Immunsupprimierte Patienten, z. B. nach Transplantation oder HIV-Kranke
- Frühgeborene
- Schwangere
- Alte Menschen

6.1.3 Allgemeine Hygieneregeln und Mindestschutzmaßnahmen

Die Einhaltung von allgemeinen Hygieneregeln ist ein wichtiger Aspekt, die eigene Gesundheit und die der Patienten nicht zu gefährden. Zu den Maßnahmen für den **Selbstschutz** und den **Schutz der Patienten** zählen:

- Behandlung der Patienten nur in entsprechenden Räumen
- Eigene Infektionen abklären, um andere Personen nicht zu gefährden
- Aktive Schutzimpfungen überprüfen und ggf. auffrischen (Hepatitis B, Tetanus, Polio, Diphtherie, Pertussis, Masern, Influenza)
- Vermeidung jeder Verletzung an Kanülen und sonstigen spitzen oder scharfen Gegenständen durch u. a. Verwendung von Safety-Kanülen, Entsorgung in entsprechenden stichfesten Behältern und sorgfältige Organisation des Praxisablaufs (➢ 6.1.6)
- Tragen von Schutzkleidung, v. a. Handschuhen, Kittel und ggf. Mundschutz
- Händedesinfektion (➢ 6.1.5)
- Korrekte Abfallentsorgung (➢ 6.1.13)

Invasive Arbeitsmethoden sind an bestimmte räumliche Voraussetzungen gekoppelt. Folgende **hygienische Anforderungen** an einen Praxisraum sollten beachtet werden:

- In den Behandlungsräumen sollten sich Waschbecken mit fließendem Wasser (warm und kalt), Spender für Seife und Desinfektionsmittel sowie Einmalhandtücher und Einmalhandschuhe befinden. Das Waschbecken sollte eine Armatur mit verlängertem Hebel haben, sodass sie auch mit dem Handgelenk oder Ellenbogen bedient werden kann.
- Die Böden müssen abwischbar sein und einer Flächendesinfektion standhalten. Teppiche sind unhygienisch.
- Die Untersuchungsliegen müssen abwischbar sein. Der Bezug muss ebenfalls einer Flächendesinfektion standhalten.
- Zum Arbeitsbereich angrenzende Wandflächen müssen desinfektionsmittelbeständig sein.
- Gefordert werden 2 Toiletten: die eine für Patienten, die andere für das Praxispersonal. In den Toiletten sollten sich ein schnell verfügbares Desinfektionsmittel, Waschbecken mit Seifen- und Desinfektionsmittelspender, Einmalhandtücher (Papiertücher) und ein Abwurfkorb befinden. Sie müssen täglich gereinigt werden.
- Das Wartezimmer darf auch mit einem Boden ausgestattet sein, der abwischbar ist.
- Pausenbereiche oder -räume sind einzurichten. Die Lagerung und der Verzehr von Lebensmitteln und Genussmitteln sind in Behandlungsräumen nicht gestattet.
- Haustiere sind in der Praxis verboten.

6.1.4 Desinfektion

Definition

Die Desinfektion ist ein Verfahren zur gezielten, aber nicht zuverlässig vollständigen Abtötung bzw. Inaktivierung pathogener Keime, z. B. auf Händen, Hautflächen oder Materialien. Der Desinfektionsvorgang **reduziert** die Keimzahl um den Faktor 10^5. Der Sinn der Desinfektion besteht in der **Unterbrechung der Infektkette** (Seuchenkette). Die Infektkette beschreibt die Übertragung von (pathogenen) Keimen von einem Wirt zum anderen.

Bei der Desinfektion können unterschieden werden:

- Händedesinfektion (➢ 6.1.5)
- Hautdesinfektion (➢ 6.1.6)
- Flächendesinfektion (➢ 6.1.7)
- Instrumentendesinfektion (➢ 6.1.12)
- Wäschedesinfektion (➢ 6.1.8)
- Raumdesinfektion (➢ 6.1.9)

Auf den Punkt gebracht

MERKE

6.1.3 Allgemeine Hygieneregeln und Mindestschutzmaßnahmen

- Behandlung nur in entsprechenden Räumen
- Eigene Infektionen und den Impfstatus abklären, ggf. ergänzen
- Vermeidung von Verletzungen
- Tragen von Schutzkleidung
- Händedesinfektion
- Korrekte Abfallentsorgung
- Behandlungsräume und Toiletten mit Waschbecken, Seifen-, Desinfektionsspender und Papiertücher
- Abwischbare Flächen
- Verbot von Haustieren

6.1.4 Desinfektion

Die Desinfektion reduziert die Keimzahl und dient der Unterbrechung der Infektkette.

Auf den Punkt gebracht

Desinfektionsverfahren und **Wirkungsbereiche:**
- Grundsätzlich kann zwischen physikalischer (Hitze) und chemischer Desinfektion unterschieden werden.
- In der Praxis müssen Desinfektionsmittel den Wirkungsbereich AB haben; sie müssen bakterizid, levurozid und begrenzt viruzid sein. Sie müssen entweder vom RKI oder VAH zugelassen sein.

Der **Erfolg** der Desinfektion ist abhängig von:
- Ausgangskeimzahl
- Temperatur
- Einwirkzeit
- Vollständiger Benetzung
- Eindringvermögen und Schutz der Mikroorganismen
- Eiweiß- und Seifenfehler
- Richtiger Dosierung

TABELLE 6.1

TABELLE 6.2

Desinfektionsverfahren und Wirkungsbereiche

Grundsätzlich kann zwischen einer physikalischen und chemischen Desinfektion unterschieden werden. Die **physikalische Desinfektion** beruht auf **Hitzeeinwirkung.** Sie ist zuverlässig sowie umwelt- und hautschonend. Dieses Verfahren kommt in Betracht bei der Desinfektion von Säuglingsartikeln, z. B. Fläschchen, Instrumenten oder Wäsche. Die Desinfektionswirkung wird durch das Kochen bei 100 °C über 3 Minuten erreicht.

Die **chemische Desinfektion** erfolgt durch **Desinfektionsmittel** *(Antiseptika).* Die Verwendung solcher Mittel in der Praxis (➤ Tab. 6.2) ist unverzichtbar. Sie dienen v. a. der Desinfektion der Haut (v. a. Hände) und Schleimhäute. Ferner können Instrumente, Wäsche, Flächen, Luft, Räume und Wasser chemisch desinfiziert werden.

In der Praxis verwendete Desinfektionsmittel müssen den Wirkungsbereich AB beinhalten (➤ Tab. 6.1). Eine andere Bezeichnung, die sich auf Desinfektionsmittelflaschen findet, ist die Einteilung in

- Bakterizid: wirksam gegen v. a. Staphylokokkus aureus, Pseudomonas aeruginosa, Escherichia coli, Proteus mirabilis
- Levurozid (fungizid): wirksam gegen Candida albicans
- Begrenzt viruzid: wirksam gegen behüllte Viren, z. B. Influenza, HIV, Hepatitis-B- und -C-Viren
- Begrenzt viruzid Plus: wirksam gegen behüllte Viren sowie Adeno-, Noro- und Rotaviren
- Viruzid: wirksam gegen behüllte und unbehüllte Viren, z. B. auch gegen Entero-, Coxsackie- und Polyomaviren

Tab. 6.1 Wirkungsbereiche und Desinfektionsverfahren

Wirkungsbereich	Effekt	Geeignetes Physikalisches Verfahren
A	Abtötung von vegetativen bakteriellen Keimen einschließlich Mykobakterien (Tuberkulose) sowie von Pilzen und Sporen	Kochen mit Wasser mit einer Temperatur von 100 °C über mindestens 3 Minuten
B (= AB)	Inaktivierung von Viren	Kochen mit Wasser mit einer Temperatur von 100 °C über mindestens 3 Minuten
C (= ABC)	Abtötung von bakteriellen Sporen bis zur Resistenzstufe des Erregers des Milzbrandes	Kochen mit Wasser mit einer Temperatur von 100 °C über mindestens 15 Minuten
D (= ABCD)	Abtötung bakterieller Sporen der Erreger von Wundinfektionen wie Gasbrand und Wundstarrkrampf	Abtötung nativer Sporen (Erdsporen) in gespanntem, gesättigtem Wasserdampf bei 121 °C in 5–20 Minuten

Tab. 6.2 Chemische Desinfektionsverfahren

Substanzklasse	Anwendungsbereiche	Besonderheiten
Alkohole (z. B. Ethanol, Propanol; Sterilium®, Spitacid®, Desderman N®)	• Händedesinfektion • Hautdesinfektion • Kleine Flächen	• Wirkungsspektrum A • Nur begrenzt viruzid wirksam • Wirken entfettend und ätzend • Evtl. Explosionsgefahr • Die gängigen alkoholischen Desinfektionsmittel beinhalten 70–80 % Alkohol. In diesen Konzentrationen kann der Alkohol in die Zelle eindringen und Proteine denaturieren. 100 % kann nicht zur Anwendung kommen, weil er nicht in die Bakterienzelle eindringt, Bakterien Wasser entzieht und in die Sporenbildung fördert.
Aldehyde (z. B. Formaldehyd; Incidin perfekt®, Sekusept forte S®)	• Flächendesinfektion • Instrumentendesinfektion • Raumdesinfektion	Wirkungsbereich AB
Phenolderivate (z. B. Chlorkresol; Gevisol®)	• Flächendesinfektion • Wäschedesinfektion • Instrumentendesinfektion	Wirkungsbereich A
Halogene (z. B. Brom, Jod, Chlor; Betaisodona®)	• Chlor: für Trink-, Schwimmbaddesinfektion • Jod: Schleimhausdesinfektion, Wunddesinfektion	• Wirkungsspektrum A, z. T. AB • Wirkstoffverlust bei Eiweiß- und Blutverunreinigungen
Oxidationsmittel (z. B. Ozon, H_2O_2, Kaliumpermanganat; Perform)	• Ozon: Wasserdesinfektion • H_2O_2 und Kaliumpermanganat: Wund-, Rachenspülung	Wirkungsbereich A
Oberflächenaktive Substanzen (z. B. Ammoniumverbindungen, Amphotenside; Incidin plus®, Sekusept plus®, Octenisept®)	• Flächendesinfektion • Haut • Schleimhaut	Wirkungsbereich A

In der Praxis müssen also (analog zur AB-Wirkung) Desinfektionsmittel bakterizid, levurozid und zumindest begrenzt viruzid sein. Alkohollösungen wirken nicht gegen Sporen. Bei einem Übertragungsrisiko für Bakteriensporen werden Schutzhandschuhe getragen. Nach Durchführung der Tätigkeit werden die Handschuhe abgestreift, die Hände desinfiziert und zusätzlich gründlich mit Seife gewaschen.

Alle gültigen Desinfektionsmittel müssen in der Liste des **Robert-Koch-Instituts** (RKI) oder dem **Verbund für angewandte Hygiene** (VAH) gelistet sein. Die RKI-Liste stellt höhere Anforderungen an die Keimelimination, da sie sich an der Seuchenbekämpfung nach § 18 IfSG orientiert. Durch deutlich wirksamere Mittel steigt jedoch auch die Toxizität der Desinifizienzien. Die VAH-Liste orientiert sich an der Anwendung zur Keimelimination in Krankenhaus und Praxis, sodass für den ambulanten Bereich die Anforderungen der VAH-Liste genügen.

Die Verwendung von Desinfektionsmitteln ist an die richtige Handhabung gekoppelt, damit das Desinfektionsmittel die volle Wirksamkeit entfalten kann. Bei richtiger Anwendung zerstören chemische Desinfektionsmittel die Zellwände bzw. die Hüllen der pathogenen Keime und gelangen ins Zellinnere, wo sie weiter ihre Toxizität entfalten. Der **Erfolg** der Desinfektion hängt von verschiedenen Faktoren ab:

- **Ausgangskeimzahl:** Je weniger Keime vorhanden sind, umso schneller ist der Desinfektionserfolg erreicht.
- **Temperatur:** Bei chemischen Desinfektionsverfahren können die Stoffe in die Gasphase übergehen und evtl. toxische Wirkungen entfalten. Bei geringen Temperaturen < 10 °C kann die Wirksamkeit reduziert sein („Kältefehler“).
- **Einwirkzeit:** Je länger die Einwirkzeit ist, desto sicherer ist der Erfolg. Die Einwirkzeit variiert geringfügig von Präparat zu Präparat, die Beachtung der Herstellerangaben ist wichtig. Bei den gängigen Händedesinfektionsmitteln liegt die Einwirkzeit bei etwa 30 Sekunden. Wird die Zeit der Desinfektion unterschritten, kann davon ausgegangen werden, dass die Desinfektion unwirksam war.
- **Vollständige Benetzung:** Ein Desinfektionsmittel kann nur dort wirken, wo es angebracht ist.
- **Eindringungsvermögen** und **Schutz der Mikroorganismen:** Mikroorganismen können durch Schmutz und Kristalle geschützt sein, in denen sie vorliegen. Desinfektionsmittel wirken umso besser (bzw. nur), wenn sie gut dort eindringen und damit bis zu den Erregern vordringen können. Dies gilt z. B. für Wasser und Aldehyde.
- **Eiweiß- und Seifenfehler:** Desinfektionsmittel können durch Reaktion mit Eiweiß und Seifen inaktiviert werden. Daher nie Desinfektionsmittel und Seifen (Reinigungsmittel) mischen, außer wenn es von den Herstellern ausdrücklich (schriftlich!) erlaubt ist.
- **Richtige Dosierung:** Bei einigen Desinfektionsmitteln, v. a. für die Flächen- oder Instrumentendesinfektion, muss zwischen Konzentraten und gebrauchsfertigen Lösungen unterschieden werden. Das Konzentrat muss verdünnt werden, damit eine richtige Anwendungskonzentration entsteht. Diese ist den Herstellerangaben zu entnehmen. Bei einer Unterdosierung werden Erreger nur insuffizient erfasst, bei Überdosierung kann das Material geschädigt werden.

6.1.5 Hygiene der Hände

Grundlagen

Die Hände sind unser wichtigstes Werkzeug. Sie sollten daher immer in gutem Zustand gehalten werden. Im Praxisalltag sind folgende Empfehlungen (in Anlehnung an TRBA 250 und Empfehlungen der KRINKO) zu beachten:

- Die Hände sollten warm sein.
- Die Nägel kurz halten, sodass sie die Fingerkuppe nicht überragen. Der subunguale Raum lässt sich so besser reinigen und das Risiko einer Handschuhperforation wird minimiert.
- Fingernägel nicht lackieren, da Nagellack zum einen mehrfacher Desinfektion nicht standhält und zum anderen die bakterielle Besiedlung auf lackierten (oder künstlichen Nägeln) höher ist. Ferner besteht Verletzungsgefahr für den Patienten und den Therapeuten selbst.
- Schmuck, z. B. Ehe- und Schmuckringe, Uhren, Armbänder, Freundschaftsbändchen dürfen im privaten Leben zum Einsatz kommen, sind aber beim Umgang mit Patienten nicht angebracht. Das Gleiche betrifft Piercings an exponierten Stellen (v. a. Händen und Unterarmen) und im Gesicht (wegen Eigengefährdung bei z. B. desorientierten Patienten); sie sollten beim Umgang mit dem Patienten entfernt werden. Piercings, die unter der Kleidung verborgen sind, z. B. ein Nabelpiercing, dürfen verbleiben, außer sie zeigen entzündliche Hautreaktionen. Schmuck behindert eine sachgerechte Desinfektion und stellt ein Erregerreservoir sowie Verletzungsrisiko dar.
- Hände regelmäßig eincremen. Trockene Haut neigt zu Läsionen, deren Wundsekret Nährmedium für Mikroorganismen ist und Infektionen begünstigt.
- Bei Infektionen diese behandeln und eitrige Wunden keimdicht verschließen.
- Die Händedesinfektion muss immer vor einer Tätigkeit mit hohen antiseptischen Anforderungen erfolgen und immer nach einer Tätigkeit, bei der die Hände kontaminiert wurden oder sein könnten.

6.1.5 Hygiene der Hände

Grundlagen:
- Fingernägel kurz halten und nicht lackieren
- Hände regelmäßig eincremen
- Infektionen der Haut behandeln
- Eitrige Wunden keimdicht verschließen
- Verzicht auf Schmuck, Uhren, Armbänder und Piercings

Auf den Punkt gebracht

Die **Händewaschung** ist der Händedesinfektion hinsichtlich der Keimelimination unterlegen und wird zur Beseitigung von groben Verschmutzungen empfohlen.

Die **hygienische Händedesinfektion** reduziert die Keimzahl und erfasst die **transiente Flora.** Bei groben Verschmutzungen zunächst die Partikel mit einem Papiertuch entfernen, danach desinfizieren, dann ggf. waschen.

Durchführung der Händedesinfektion:
- 3–5 ml (2 Hübe) Desinfektionsmittel auf der trockenen Haut bis über die Handgelenke verteilen
- Handflächen gegeneinander reiben
- Fingerkuppen benetzen
- Fingerzwischenräume und Daumen erfassen
- Desinfektionsdauer: 30 Sekunden; während dieser Zeit die Haut feucht halten

ABBILDUNG 6.1A

Händewaschung

Die **Händewaschung** ist der Hautdesinfektion deutlich unterlegen. Sie dient der Beseitigung grober Verschmutzungen und hat keine keimreduzierenden Eigenschaften; im Gegenteil, Keime werden eher verschleppt. Die Händewaschung sollte vor Arbeitsbeginn, nach Arbeitsende und nach Toilettenbenutzung erfolgen. Verwendet wird möglichst kühles oder lauwarmes Wasser, das die Haut nicht so stark entfettet wie warmes Wasser. Die Waschlotion (aus dem Spender) sollte alkali- und seifenfrei sein und einen hautneutralen pH-Wert haben; so wird der Säureschutzmantel geschont. Die Verwendung von Stückseifen ist untersagt. Subunguale Räume sollten gründlich gereinigt werden. Nach dem Waschvorgang muss die Waschlotion gründlich abgespült werden und mit einem Einmaltuch sorgfältig abgetrocknet werden. Der Wasserhahn sollte entweder mit dem Ellenbogen oder mit dem gebrauchten Einmalhandtuch geschlossen werden.

Hygienische Händedesinfektion

Die **hygienische Händedesinfektion** hat einen sehr hohen Stellenwert in der Händehygiene. Schätzungen zufolge werden 80 % der Infektionen durch Hände übertragen. Im Umkehrschluss bedeutet dies, dass durch diese einfache, 30 Sekunden andauernde Maßnahme die Anzahl der nosokomialen Infektionen (ca. 600 000/Jahr) und der damit verbundenen Todesfälle (ca. 15 000/Jahr) deutlich gesenkt werden könnte. Es ist die wirksamste Maßnahme, Infektketten zu unterbrechen.

Bei der hygienischen Händedesinfektion werden die **Anflugkeime** *(transiente Flora)* der Haut eliminiert. Bei starken Verschmutzungen werden grobe Partikel mit einem Tuch entfernt, danach werden die Hände **desinfiziert** und dann ggf. **gewaschen.** Werden die Hände vor der Desinfektion gewaschen, werden in der Regel Keime durch den Waschvorgang verschleppt und nicht eliminiert. Die hygienische Händedesinfektion **reduziert die Keimzahl** um den Faktor 10^5.

Händedesinfektionsmittel sind meist alkoholische Präparate, die rückfettende Substanzen enthalten (im Gegensatz zu Hautdesinfektionsmitteln). Die gängigen alkoholischen Händedesinfektionspräparate sind i. d. R. gebrauchsfertige Lösungen und dürfen direkt aus dem Spender entnommen werden. Eine Verdünnung mit Wasser ist nicht zulässig.

Durchführung

Die hygienische Händedesinfektion kann nach folgendem Schema durchgeführt werden:
- Mindestens 3–5 ml (2 Hübe) zertifiziertes Desinfektionsmittel auf den trockenen Händen bis über die Handgelenke verteilen. Die Handflächen 5-mal gegeneinander reiben.
- Die Fingerkuppen in der Hohlhand der anderen Hand mit Desinfektionsmittel gut benetzen und einreiben. Die Fingerkuppen zählen zu den besonders kontaminierten Bereichen.
- Im Anschluss das Desinfektionsmittel in den Fingerzwischenräumen verteilen. Dabei die Handfläche an den Handrücken legen und die Desinfektionslösung ebenfalls 5-mal verreiben.
- Finger im „Hackengriff" verschränken und 5-mal öffnen und schließen.
- Den Daumen der linken Hand mit den Fingern der rechten Hand umschließen und 5-mal kreisende Bewegungen ausführen, dann den Daumen der rechten Hand mit den Fingern der linken Hand umschließen und 5-mal kreisende Bewegungen ausführen.

Inzwischen zeigen Studien, dass das oben beschriebene Schema der Händedesinfektion nicht immer zu der gewünschten Keimreduktion führt. Vielmehr wird die **eigenverantwortliche Einreibemethode** propagiert, welche die gleichen bzw. sogar bessere Ergebnisse vorweist. Ein bestimmtes Schema muss dabei nicht eingehalten werden. Zu achten ist auf eine ausreichende Aufnahme des Desinfektionsmittels in die Hohlhand, satte Benetzung aller Hautpartien, besonders der Fingerkuppen und Daumen (➤ Abb. 6.1a, ➤ Abb. 6.1b). Die Einreibezeit muss 30 Sekunden betragen.

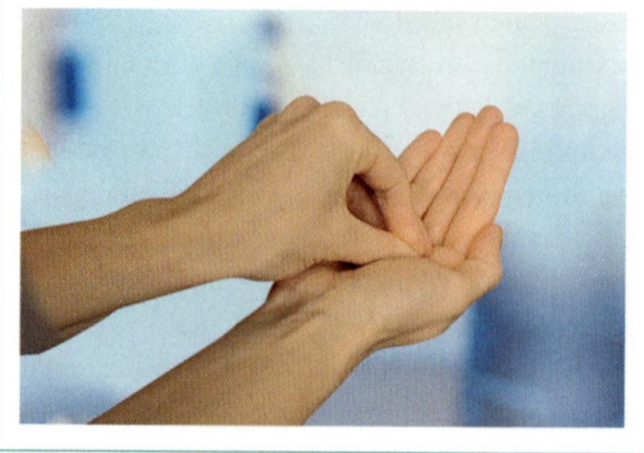

Abb. 6.1a Ausreichend Desinfektionsmittel in die Hohlhand aufnehmen, die Fingerkuppen und alle übrigen Hautpartien satt benetzen. [U120]

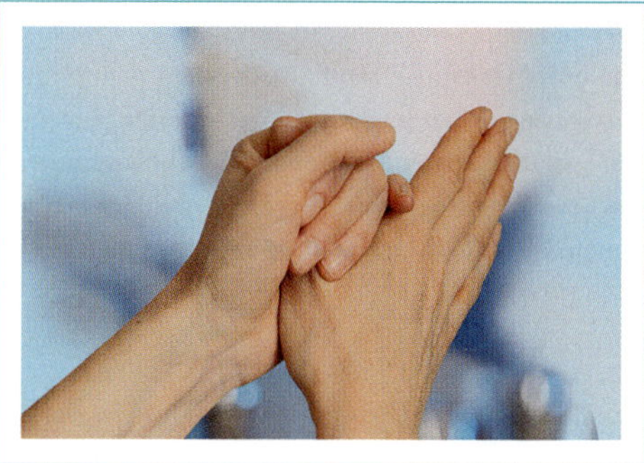

Abb. 6.1b Daumen umfassen und das Desinfektionsmittel einreiben. [U120]

MERKE

- Die Mindesteinwirkzeit von 30 Sekunden beachten.
- Desinfektionsmittel nur in trockene Hände verreiben. Wasserrückstände verdünnen das Desinfektionsmittel, Seifenreste inaktivieren es.
- Ausreichend Desinfektionsmittel in die Hohlhand aufnehmen.
- Alle Hautpartien (besonders Fingerkuppen und Daumen) satt benetzen.

Indikationen nach WHO

Die Durchführung der hygienischen Händedesinfektion ist indiziert:

- Vor und nach Patientenkontakt, z. B. körperlicher Untersuchung.
- Vor und nach jeder aseptischen Tätigkeit, z. B. Wundversorgung, Injektionen. Nach Kontakt mit potenziell infektiösem Material oder Gegenständen, z. B. nach Kontakt mit Körperöffnungen, Schleimhäuten, Blut, Urin. Hier zunächst die Handschuhe abstreifen, danach die Hände desinfizieren.
- Nach Kontakt mit direkter Patientenumgebung, z. B. Kleidung, Bettwäsche, persönlichen Gegenständen.
- Vor Essenszubereitung und nach -verteilung.
- Nach sonstiger Kontamination der Hände.
- Nach Toilettenbenutzung.
- Nach dem Naseputzen, Niesen oder Kontakt mit eigenen Wunden.
- Vor dem Überstreifen und nach dem Ausziehen der Einmalhandschuhe, wobei Schutzhandschuhe so kurz wie möglich getragen werden sollten, weil sie die Hände aufweichen.

ACHTUNG Bei Kontakt oder potenziellem Kontakt mit Clostridium difficile und anderen Sporen wird aufgrund von Resistenzen bzw. Toleranz der Sporen gegenüber alkoholischen Händedesinfektionsmitteln eine zusätzliche gründliche Händewaschung mit Seife empfohlen, die nach der Händedesinfektion erfolgen sollte. Die Maßnahme sollte grundsätzlich erfolgen, insbesondere aber vor Zubereitung von Speisen oder Sondenkost, um eine Weiterausbreitung zu unterbinden.

Chirurgische Händedesinfektion

Die chirurgische Händedesinfektion spielt in der Heilpraktikerpraxis eine untergeordnete Rolle. Neben der transienten Hautflora werden bei der chirurgischen Händedesinfektion auch die Keime der **residenten Hautflora** beseitigt. Im Gegensatz zur hygienischen Händedesinfektion werden die Hände zunächst ggf. **gewaschen, dann desinfiziert.** Die Händewaschung ist inzwischen kein fester Bestandteil der chirurgischen Desinfektion mehr. Diese sollte vor Arbeitsbeginn stattfinden. Bei groben Verschmutzungen empfiehlt sich eine Händewaschung im Abstand von mehr als 10 Minuten zur Händedesinfektion, damit die Restfeuchte in der Haut verdampfen kann und es zu keinem Verdünnungseffekt des alkoholischen Desinfektionsmittels kommt. Der Einsatz von Bürsten kommt nur bei schwer lösbaren Verschmutzungen in Betracht. Die Hände werden dann mit einem keimarmen Papierhandtuch abgetrocknet.

- Die chirurgische Händedesinfektion beginnt mit der Benetzung der Hände und der Unterarme bis einschließlich der Ellenbogen, wobei Hände und Unterarme vollständig und satt benetzt werden müssen und die Mindesteinwirkzeit von 3–5 Minuten (je nach Eingriff) beachtet werden muss.
- Im Anschluss werden die Hände noch einmal desinfiziert, wobei Arme, Hände und Fingerkuppen nach oben zeigen. Es dürfen keine Lücken in der Benetzung der Haut entstehen. Zu achten ist auf eine gründliche Benetzung der Fingerkuppen, Nagelfalze und Fingerzwischenräume.
- Nach erfolgter Desinfektion Hände in Brusthöhe halten und nicht mehr berühren. Alkohol verdunsten lassen, Hände nicht abtrocknen.
- Sterile Handschuhe erst dann überziehen, wenn die Hände komplett trocken sind.

Indikationen

- Operation
- Punktion von sterilen Körperhöhlen

Auf den Punkt gebracht

ABBILDUNG 6.1B

MERKE

Indikationen nach WHO:

- Vor und nach Patientenkontakt
- Vor und nach Kontakt mit Wunden, Körpersekreten und potenziell kontaminierten Gegenständen
- Vor Essenszubereitung und -verteilung
- Nach Toilettenbenutzung
- Nach Naseputzen, Niesen
- Nach Ausziehen der Handschuhe

ACHTUNG

Die **chirurgische Händedesinfektion** erfasst die **residente Hautflora** und muss vor Operationen und Punktionen von Körperhöhlen durchgeführt werden. Die Hände werden zunächst ggf. gewaschen (mit mindestens 10 Minuten Abstand zur Desinfektion) und dann desinfiziert.

6.1.6 Hautdesinfektion

Vor jeder invasiven Maßnahme am Patienten wird eine prophylaktische Hautantiseptik vorgenommen. Bei alkoholischen Lösungen beträgt die Einwirkzeit 30–60 Sekunden (evtl. auch kürzer oder länger, je nach Herstellerangaben), in talgdrüsenreichen Arealen verlängert sich die Einwirkzeit auf mindestens 5 Minuten.

Die Risikoabschätzung einer Injektion und das geeignete Desinfektionsverfahren müssen im Hygieneplan festgehalten werden.

Risikogruppe I (geringes Infektionsrisiko)

Nach den Empfehlungen des RKI (Anforderungen an die Hygiene bei Punktionen und Injektionen, Empfehlung der Kommission für Krankenhaushygiene und Infektionsprävention beim RKI, Bundesgesundheitsblatt 2011, 54: 1.135–1.144) sind eine Sprühdesinfektion und eine Wischdesinfektion mit einem alkoholgetränkten Tupfer gleichwertig. Das Hautdesinfektionsmittel wird mit einem Spray oder mittels Tupfer aufgetragen. Die Mindesteinwirkzeit muss abgewartet werden, je nach Präparat dauert das zwischen 30 Sekunden und 1 Minute. An desinfizierten Stellen darf nicht mehr nachpalpiert werden.

Indikationen

- Blutentnahme
- Intra-, subkutane und intravenöse Injektion
- Lanzettenblutentnahme
- Intramuskuläre Injektion bei Nichtrisikopatienten

Risikogruppe II (mittleres Infektionsrisiko)

Das Hautdesinfektionsmittel wird mit einem Spray aufgetragen und nach 30 Sekunden mit einem **sterilen Tupfer** abgewischt. Danach wird das Hautdesinfektionsmittel erneut aufgetragen. Die Zeit (mindestens 30 Sekunden) muss abgewartet werden, bis die Haut trocken ist.

Indikationen

- Intravenöse Verweilkanüle
- Intramuskuläre Injektion bei Risikopatienten, z. B. bei Patienten mit Diabetes mellitus
- Blutkultur (nicht in der Heilpraktikerpraxis)

Risikogruppe III (hohes Infektionsrisiko)

Die Haut wird zunächst gereinigt, enthaart und entfettet. Danach wird das Hautdesinfektionsmittel über je 2,5 Minuten aufgetragen. Die Gesamteinwirkzeit beträgt 5 Minuten. Der Arzt bzw. Heilpraktiker muss sterile Handschuhe, Mundschutz und sterilen Kittel tragen.

Indikationen

- Operation
- Punktion von Körperhöhlen, insbesondere Gelenkpunktion

Risikogruppe IV (sehr hohes Infektionsrisiko)

Punktionen mit sehr hohem Infektionsrisiko sind z. B. die Anlage einer PEG (perkutanen endoskopischen Gastrostomie). Sie zählen nicht zum Tätigkeitsgebiet des Heilpraktikers und werden nicht weiter ausgeführt.

6.1.6 Hautdesinfektion

Die **Hautdesinfektion** erfolgt vor jeder invasiven Maßnahme. Die Einwirkzeit von alkoholischen Lösungen beträgt 30–60 Sekunden, bzw. ist je nach Herstellerangaben, in talgdrüsenreichen Arealen länger.
Desinfizierte Stellen nicht mehr anfassen.

Risikogruppe I:
- Sprühen oder mit alkoholischen Tupfer wischen und trocknen lassen (Einwirkzeit beachten)
- Bei Blutentnahme, i.c., s.c., i.v., i.m. (Nichtrisikopatient), Lanzettenblutentnahme

Risikogruppe II:
- Sprühen, Einwirkzeit beachten, mit sterilem Tupfer abwischen, nochmal sprühen
- Bei i.v.-Verweilkanüle, i.m. (Risikopatienten)

Risikogruppe III:
- Reinigung, Enthaarung, Entfettung, Desinfektion über 5 Minuten
- Bei Operationen, Punktionen von Gelenkhöhlen

MERKE

MERKE **Sterilisierte Tupfer** sind Tupfer, die meist in großer Menge abgepackt sind, z. B. Purzelline®-Tupfer. In der Originalpackung sind diese Tupfer vor dem Öffnen steril, nach dem Öffnen werden sie in Tupferboxen gelagert und unterliegen einer sekundären Kontamination aus der Luft, über Hände usw. Sie sind bei Benutzung also nicht steril. Besonders ist darauf zu achten, dass Boxen mit sterilisierten Tupfer nach Entnahme von Tupfern immer geschlossen sind.

Sterile Tupfer sind doppelt verpackt (Folie und Papier) und keimfrei. Hier muss jeder einzelne Tupfer aus der sterilen Verpackung entnommen werden.

6.1.7 Flächendesinfektion

Die **Flächendesinfektion** umfasst die Desinfektion von Böden und anderen Flächen. Sie kann als Sprüh- oder Wischdesinfektion erfolgen, wobei der Wischdesinfektion der Vorzug gegeben wird. Die Sprühdesinfektion sollte nur solchen Flächen vorbehalten sein, die mit einer Wischdesinfektion nicht erreichbar sind. Für kleine Flächen können alkoholische Lösungen eingesetzt werden, für große Flächen Aldehyde, quarternäre oder Peroxidverbindungen. Bei den Flächendesinfektionsmitteln handelt es sich meist um Konzentrate, die in einem bestimmten Verhältnis verdünnt werden müssen, um eine

6.1.7 Flächendesinfektion

Durchführung bei **kleinen Flächen** mit alkoholischen Lösungen, bei **großen Flächen** u. a. mit Aldehyden und Peroxidverbindungen. Das Konzentrat muss nach Herstellerangaben zur Gebrauchslösung verdünnt werden.

Gebrauchslösung zu erhalten. Diese Angaben sind aus den Herstellerangaben zu entnehmen. Gebrauchslösungen dürfen nicht aufbewahrt werden und müssen nach Zubereitung und Benutzung am gleichen Tag entsorgt werden.

Die Flächendesinfektion sollte regelmäßig auf Untersuchungsliegen, im sanitären Bereich, an Türgriffen, auf Arbeitsflächen mit aseptischen Tätigkeiten und bei medizinischen Geräten wie z. B. Stethoskop, Blutdruckmanschette, Infusionsständer durchgeführt werden. Die Fläche muss mit einem leichten Druck abgerieben, die Einwirkzeit muss eingehalten werden. Die Fläche kann wieder benutzt werden, sobald sie abgetrocknet ist. Der gesamte Vorgang (u. a. verwendetes Produkt, Mischungsverhältnis, welche Flächen, wann, wie oft) muss im Hygieneplan festgehalten werden.

6.1.8 Wäschedesinfektion

Die **Wäschedesinfektion** muss i. d. R. Bakterien und Viren (v. a. Hepatitis-Viren und HIV) erfassen und inaktivieren (Wirkungsbereich AB). Bei physikalischen Verfahren reichen Temperaturen von 85 °C über 15 Minuten oder 90 °C über 10 Minuten, um eine Wirkung zu erzielen. Bei Verwendung von chemischen Zusätzen (Chlor- und Peroxidverbindungen), die RKI oder VAH gelistet sein müssen, sind Temperaturen zwischen 40 und 85 °C empfohlen.

6.1.9 Raumdesinfektion

Eine **Raumdesinfektion** erfolgt durch Begasung oder Vernebeln. Sie ist als Schlussdesinfektion bei bestimmten Erkrankungen indiziert, z. B. viralen hämorrhagischen Fiebern, Pest oder Lungenmilzbrand. Raumdesinfektionen werden in der Regel durch zuständige Behörden (Gesundheitsamt) begleitet, dokumentiert und genehmigt. Sie spielen in der Heilpraktikerpraxis eine untergeordnete Rolle.

6.1.10 Arbeits- und Schutzkleidung

Arbeitskleidung (Berufskleidung, Dienstkleidung) wird als Ergänzung oder anstatt der privaten Kleidung getragen. Sie darf nur in der Praxis getragen werden und hat keine speziellen Funktionen. Sie sollte bei 60 °C waschbar sein. Empfohlen wird eine helle Kleidung ohne besondere Extravaganzen. Die Arbeitskleidung sollte mindestens 2-mal wöchentlich, bei stärkeren Verschmutzungen täglich gewechselt werden.

Schutzkleidung dient als mechanische Barriere zwischen dem Therapeuten und der Umgebung. Der Heilpraktiker ist verpflichtet, Schutzkleidung zu tragen, wenn mit einer Kontamination der Arbeitskleidung gerechnet werden muss. Dazu gehören:

- Schutzkittel
- Mund-Nasen-Schutz
- Haarschutz
- Schutzbrille
- Schutzhandschuhe

Schutzhandschuhe dienen dem Eigenschutz und werden grundsätzlich empfohlen, insbesondere bei Kontakt mit Körperflüssigkeiten und -ausscheidungen, um das Risiko einer Übertragung einer Infektionskrankheit über den Blutweg oder andere Sekrete auszuschließen bzw. zu vermindern. Sie sollten bei allen invasiven Maßnahmen (Injektionen und Punktionen), wahrscheinlichem Kontakt mit Erregern oder bei Reinigungsarbeiten getragen werden.

Schutzkittel, Mund-Nasen-Schutz oder Schutzbrille müssen nicht grundsätzlich getragen werden, sondern nur, wenn es erforderlich ist. Sie dienen dem Eigenschutz und dem Schutz anderer Patienten. Der Mund-Nasen-Schutz sollte z. B. bei Punktion von Gelenkhöhlen, Operation, Bluthusten, spritzende Blutung, Influenza, Corona-Viren (hier stehen besondere Masken zur Verfügung, sog. FFP2- bzw. FFP3-Atemschutzmasken, ➢ 2.2.2) und MRSA-Träger getragen werden. Schutzkleidung muss getrennt aufbewahrt und darf nicht nach Hause mitgenommen werden. Essens- oder Pausenräume dürfen in Schutzkleidung nicht betreten werden.

6.1.11 Sterilisation

Die **Sterilisation** ist ein Verfahren zur Abtötung bzw. irreversiblen Schädigung sämtlicher an und in einem Objekt vorhandenen Mikroorganismen einschließlich ihrer Dauerformen (Sporen) und Viren. Die Sterilisation ist an einige Voraussetzungen gekoppelt:

- Sterilisationsgut muss frei von grober Verschmutzung und trocken sein. Es muss daher vorher, gereinigt, desinfiziert, gespült und getrocknet werden.
- Geräte müssen so weit wie möglich zerlegt sein.
- Sterilgutcontainer dürfen nicht überfüllt sein.

> **MERKE** Die gesetzlichen Vorschriften hinsichtlich der Anforderungen an Sterilisationsverfahren, die in Praxen eingesetzt werden dürfen, orientieren sich an den Richtlinien des RKI sowie den Hygiene-Verordnungen der einzelnen Bundesländer.

6.1.8 Wäschedesinfektion

6.1.9 Raumdesinfektion

6.1.10 Arbeits- und Schutzkleidung

Arbeitskleidung hat keine speziellen Funktionen und sollte mind. 2-mal/Woche gewechselt werden.

Schutzkleidung hat eine Schutzfunktion. Dazu zählen:

- Schutzkittel
- Mund-Nasen-Schutz
- Schutzbrille
- Schutzhandschuhe

Schutzhandschuhe müssen getragen werden bei:

- Allen invasiven Maßnahmen (Injektionen, Punktionen)
- Beim wahrscheinlichen Kontakt mit Erregern
- Kontakt mit Sekreten, z. B. Wundsekreten, oder Körperausscheidungen
- Reinigungsarbeiten

6.1.11 Sterilisation

Die **Sterilisation** führt zur **Abtötung** bzw. irreversiblen Schädigung sämtlicher Mikroorganismen einschließlich ihrer Dauerformen (Sporen) und Viren.

MERKE

Auf den Punkt gebracht

Physikalische Sterilisation:
- **Heißluftsterilisation:** keine Empfehlung für die Heilpraktikerpraxis
- **Dampfsterilisation** (Autoklav): Methode der Wahl in der Heilpraktikerpraxis
- **Ionisierende Strahlen:** Methode der Wahl bei industrieller Sterilisation

Physikalische Sterilisationsmethoden

Zu den physikalischen Sterilisationsverfahren zählen die Heißluftsterilisation, die Dampfsterilisation und die Sterilisation mit ionisierenden Strahlen (➤ Tab. 6.3). Bei der **Heißluftsterilisation** handelt es sich um ein thermisches Verfahren, das keine Feuchtigkeit benötigt, sondern Luft als Wärmeträger verwendet. Luft ist ein schlechter Wärmeleiter (im Vergleich zum gesättigten Dampf). Es sind deutlich höhere Temperaturen und längere Einwirkzeiten für die Sterilisation nötig. Ferner werden Proteine im wasserarmen Zustand sehr viel problematischer denaturiert als in feuchter Hitze (Dampfsterilisation). Die Heißluftsterilisation kann in der Heilpraktikerpraxis allenfalls für Schröpfköpfe (unblutig) in Betracht kommen.

Die **Dampfsterilisation** (Autoklavierung) ist ebenfalls ein thermisches Verfahren, das feuchte Hitze verwendet. In der Regel wird dabei gleichzeitig ein Überdruck erzeugt. Sie ist das sicherste Verfahren bei der Aufbereitung der Instrumente in Krankenhaus und Praxis und ist allen anderen Methoden vorzuziehen.

Ionisierende Strahlen, v. a. Gamma und Betastrahlen werden in der Industrie verwendet zur Sterilisation von Einwegartikeln, z. B. Kanülen oder Spritzen. Sie haben in der Heilpraktikerpraxis keine Bedeutung im Sinne der Anwendung solcher Sterilisationsverfahren.

TABELLE 6.3

Tab. 6.3 Physikalische Sterilisationsverfahren

Sterilisationsverfahren	Sterilisationswirkung	Anwendung
Dampfsterilisation (feuchte Hitze, Autoklav)	• 121 °C bei 2 bar für 20 Minuten • 134 °C bei 3 bar für 5 Minuten	• Instrumente • Wäsche • Glas • Verbandmaterialien
Heißluftsterilisation (trockene Hitze)	• 160 °C für mindestens 200 Minuten • 180 °C für mindestens 30 Minuten	Thermostabile Stoffe wie • Metalle • Glas • Porzellan • Kein brennbares Material
Ionisierende Strahlen, z. B. Gamma, Beta- und Röntgenstrahlen	Industrielles Verfahren	• Einwegartikel aus Kunststoff, Latex • Verbände • Nahtmaterial

Chemische Sterilisationsverfahren:
- Anwendung bei thermolabilen Stoffen
- Einsatz von kritischen Mitteln, u. a. Formaldehyd, Ethylenoxid mit u. a. toxischer und krebserregender Wirkung

Chemische Sterilisationsverfahren

Chemische Sterilisationsverfahren kommen nur bei thermolabilen Stoffen zur Anwendung. Zu den verwendeten Stoffen gehören z. B. Ethylenoxidgas, Formaldehydgas oder Ozon. **Formaldehydgas** ist wirksam gegen Bakterien und Bakteriensporen, durchdringt PVC und Gummi und denaturiert Proteine. **Ethylenoxid** ist wirksam gegen Pilze, Bakterien und Viren, ist geruchlos und ist ein starker Radikalbildner (reagiert mit Aminosäuren, DNA und RNA) und bildet mit Luft explosive Gemische. **Ozon** ist wirksam gegen Pilze, Bakterien und Viren und wird v. a. bei der Aufbereitung von Trink- und Badewasser verwendet.

Nachteile der chemischen Sterilisationsverfahren:
- Toxisch bzw. krebserregend, besonders Formaldehyd
- Starker Geruch, besonders bei Formaldehyd und Ozon
- Ethylenoxidgas bildet explosive Gasgemische
- Ausgaszeit muss beachtet werden
- Spezielle Ausbildung der Mitarbeiter
- Verbunden mit hohen Auflagen im Hinblick auf Umweltschutz, Betreiber (Genehmigungspflicht, Kontrollen, Anzeigepflicht) und Betriebssicherheit

Kontrolle des Sterilisationseffekts:
- Bioindikatoren
- Sichtkontrolle mit Farbumschlag nach dem Sterilisationsvorgang

Kontrolle des Sterilisationseffekts

Der **Sterilisationseffekt** muss laufend kontrolliert und validiert werden. In der Heilpraktikerpraxis ist die Verwendung von Kleinsterilisatoren üblich. Die Kontrolle der Sterilisation ist in der DIN EN 13060 erfasst. Darin werden Anforderungen für die Betreibung von Sterilisatoren genannt, wobei die relevanten Parameter in konstanter, prüfbarer und gesicherter Qualität erfolgen und auch dokumentiert werden müssen.

Zu den anderen wichtigen Methoden, die der Überprüfung des Sterilisationserfolges dienen, zählen:
- **Bioindikatoren:** Sporenerdepäckchen werden in bestimmten Zeitabständen autoklaviert und anschließend 10–14 Tage bebrütet. Zeigt sich kein Wachstum, ist davon auszugehen, dass kein Erreger das Autoklavieren überlebt hat. Wegen der langen Bebrütungszeit eignet sich das Verfahren nicht für Routinekontrollen.
- **Thermische Messungen:** Ungenaues Verfahren, bei dem ein Thermometer das Erreichen der Maximaltemperatur zeigt, aber nicht die Dauer der einwirkenden Temperatur.
- **Sichtkontrolle:** Mit Farbindikatoren wird routinemäßig der Erfolg der Sterilisation überprüft.

6.1.12 Instrumentenaufbereitung

Risikobewertung

Instrumente, die in ein Gewebe eingebracht werden sollen oder bei Verwendung Haut oder Schleimhaut verletzen, müssen nach der Hygieneverordnung, Medizinproduktegesetz (MPG), Medizinprodukte-Betreiberverordnung (MPBetreibV) nach einem validiertem Verfahren sterilisiert werden und dürfen nur in diesem Zustand verwendet werden. Zunächst muss eine Risikobewertung und Einstufung der Medizinprodukte (Instrumente) erfolgen. Die **Risikobewertung** nach Art der Anwendung erfolgt in:

- **Unkritische Instrumente:** Sie kommen nur mit intakter Haut in Berührung, z. B. Verbandsschere oder Stethoskop. Sie müssen nur gereinigt und desinfiziert werden.
- **Semikritische Instrumente:** Sie kommen mit Schleimhaut oder krankhaft veränderter Haut in Berührung, z. B. Mundpflegeutensilien, Nagelzangen oder Tuben.
- **Kritische Instrumente:** Sie durchdringen die Haut oder Schleimhäute und kommen dabei in Kontakt mit Blut oder Geweben, z. B. Akupunkturnadel aus Gold (keine Einmalartikel) oder chirurgische Pinzetten.

Semikritische und kritische Instrumente werden weiterhin nach den Anforderungen, die sie an die Aufbereitung stellen, eingeteilt in:

- Gruppe-A-Medizinprodukte (Instrumente) ohne besondere Anforderungen an die Aufbereitung, z. B. Beißkeile, Ohrtrichter
- Gruppe-B-Medizinprodukte mit erhöhten Anforderungen an die Aufbereitung, z. B. Endoskope oder Kolon-Hydro-Therapiegeräte
- Gruppe-C-Medizinprodukte mit sehr hohen Anforderungen an die Aufbereitung

Schlussendlich wird eine Einstufung in den Gruppen B und C bezüglich der Dampfsterilisierbarkeit vorgenommen in:

- Thermostabile Instrumente: sind bei 134 °C dampfsterilisierbar
- Thermolabile Instrumente: sind nicht dampfsterilisierbar

Bei unkritischen Instrumenten entfällt die Sterilisation, ebenso bei semikritischen Instrumenten, die der Gruppe A zugeordnet werden können. Kritische Instrumente müssen autoklaviert und ggf. vorgereinigt werden.

Durchführung

Nach Gebrauch müssen die Instrumente so weit wie möglich zerlegt werden. Grobe Verschmutzungen müssen abgebürstet werden, bis sie makroskopisch frei von Verunreinigungen sind. Es gibt keinen „sterilen Dreck". Im Anschluss werden die Instrumente in eine spezielle Desinfektionslösung oder Reinigungslösung eingelegt (nicht eingeworfen). Dabei müssen alle Oberflächen benetzt und die Einwirkzeit beachtet werden. Die Reinigungslösungen sind der RKI- oder der DGHM-Liste zu entnehmen.

Nach der Desinfektion werden die Instrumente mit kaltem Wasser abgespült. Warmes oder heißes Wasser eignet sich nicht, weil reizende (Aldehyd-)Gase flüchtig werden und zu Irritationen der Atemwege führen können. Sind dann immer noch grobe Verschmutzungen vorhanden, muss das Instrument manuell gereinigt werden, bis makroskopisch keine Verunreinigung zu sehen ist. Danach müssen die Instrumente erneut in die Desinfektionslösung eingelegt werden. Nach der Einwirkzeit werden sie erneut kalt abgespült, makroskopisch beurteilt, luftgetrocknet und im Anschluss verpackt und sterilisiert. Dabei ist zu beachten, dass kleine Packungseinheiten hergestellt werden; der Sterilgutcontainer darf nicht überfüllt sein.

Wenn der Heilpraktiker die Instrumentenaufbereitung selbst durchführt, ist eine detaillierte schriftliche Beschreibung des Aufbereitungsverfahrens im Hygieneplan erforderlich.

Lagerung des Sterilguts

Das Verfallsdatum des Sterilguts bezieht sich auf eine trockene, staubdichte Lagerung und eine unbeschädigte Verpackung. Sterilgut sollte im Aufbewahrungsschrank hinten einsortiert und vorne entnommen werden. Für die Sterilität durch korrekte Lagerung **haftet** der **Anwender** und nicht der Hersteller oder die Sterilisationsabteilung.

6.1.13 Praxisabfälle

Die rechtliche Grundlage für Praxisabfälle stellen die „Richtlinie zur Krankenhaushygiene und Infektionsprävention des Robert-Koch-Instituts", die Hygieneverordnungen der Länder sowie die Unfallverhütungsvorschriften. Für den Heilpraktiker sind folgende **Richtlinien** bindend, soweit keine anderen Regelungen in den kommunalen Abfallsatzungen Anwendung finden:

- Praxisabfälle in verschließbaren Behältern sammeln.
- Tupfer, Handschuhe, Kompressen, Einmalauflagen in einem nicht zerreißbaren Plastiksack sammeln und im Hausmüll entsorgen.
- Spitze, scharfe und fragile Gegenstände in stabilen (blickdichten und säurefesten) Boxen sammeln, gebrauchte Kanülen im Sharps-Container. Fest verschlossen dürfen diese Boxen im Hausmüll entsorgt werden.

Auf den Punkt gebracht

6.1.12 Instrumentenaufbereitung

1. Nach Gebrauch Instrumente zerlegen
2. Reinigen, bis makroskopisch sauber
3. In eine Desinfektionsmittellösung für Instrumente einlegen
4. Danach mit kaltem Wasser abspülen und lufttrocknen
5. Bei makroskopischen Verunreinigungen Schritte 2–4 wiederholen
6. Verpackung, Sterilisation und sachgemäße Lagerung

6.1.13 Praxisabfälle

- Abfälle in verschließbaren Boxen sammeln
- Spitze, scharfe und fragile Gegenstände in stabilen Boxen sammeln, gebrauchte Kanülen im Sharps-Container, die fest verschlossen im Hausmüll entsorgt werden
- Infektiöses Material im sog. gelben Sack sammeln (Sondermüll)

- Altpapier und Glasflaschen trennen.
- Batterien nicht im Hausmüll entsorgen.
- Infektiöses Material im sog. gelben Sack sammeln und als Sondermüll betrachten, dessen Entsorgung länderspezifisch geregelt ist.
- Alte Medikamente nicht in der Toilette entsorgen, sondern in Apotheken abgeben oder kenntlich im Hausmüll entsorgen.

6.1.14 Hygienemaßnahmen bei MRSA

Staphylococcus aureus, als fakultativ pathogener Keim, ist sowohl auf der Haut als auf der Schleimhaut jedes Menschen zu finden. Infektionen mit Staphylokokken sind i.d.R. gut behandelbar. Unter bestimmten Bedingungen, z. B. bei einer Hautverletzung, können sich Infektionen entwickeln, z. B. Furunkel, Abszesse, Wundinfektionen, Mastitis, Meningitis, Sepsis. Seit den 70er-Jahren des 20. Jahrhunderts haben sich Resistenzen entwickelt, sowohl gegen Oxacillin (ORSA) als auch gegen Methicillin (MRSA = methicillinresistenter Staphylococcus aureus). Schätzungen zufolge sind bis zu 30 % der Bevölkerung MRSA-Träger, wobei die Keime v. a. in der **Nase,** an der **Haut** und im **Rachenraum** vorkommen. Zu beachten ist, dass MRSA-Träger keine Gefahr für gesunde Kontaktpersonen darstellen (Ausnahme offene Wunden). Wesentlich problematischer ist die Infektion für kranke, immunsupprimierte Patienten. Die Übertragung des MRSA erfolgt in den meisten Fällen in Kliniken und anderen medizinischen Einrichtungen über Hände des Personals. Andere Infektquellen sind Stoffe und diverse Gegenstände, z. B. Nachttische oder auch Tiere, u. a. Hunde, Katzen und Schweine.

Die Behandlung ist schwierig, langwierig und auch nicht immer von Erfolg gekrönt. Zusätzlich zur antibiotischen Therapie sind besondere **hygienische Maßnahmen** notwendig, um die Infektkette zu unterbrechen:

- Unter stationären Bedingungen Isolierung des betroffenen Patienten in einem Einzelzimmer
- Verwendung von Schutzkitteln, Handschuhen, Mundschutz und ggf. Haarschutz bei jedem, der das Zimmer betritt
- Wichtigste Maßnahme ist die konsequente Durchführung der hygienischen Händedesinfektion
- Konsequente Anwendung von antiseptischen Waschlotionen, Mundspüllösungen und Nasensalben beim betroffenen Patienten.
- Information von Besuchern, Therapeuten und andere Kontaktpersonen über die MRSA-Besiedlung bzw. -Infektion und deren Teilnahme an den Schutzmaßnahmen
- Waschen der Wäsche bei mindestens 60 °C
- In der Heilpraktikerpraxis (und auch in anderen Praxen) Behandlung der Patienten am Programmende, weil anschließend eine Flächendesinfektion notwendig ist

6.1.14 Hygienemaßnahmen bei MRSA

- Konsequente Durchführung der hygienischen Händedesinfektion
- Unter stationären Bedingungen Isolierung des Patienten in einem Einzelzimmer
- Verwendung von Schutzkitteln, Handschuhen, Mundschutz und ggf. Haarschutz bei jedem, der das Zimmer betritt
- Konsequente Anwendung von antiseptischen Waschlotionen, Mundspüllösungen und Nasensalben beim Patienten
- Alle Kontaktpersonen müssen an den Schutzmaßnahmen teilnehmen
- Wäsche mit mind. 60 °C waschen
- Behandlung der Patienten am Programmende
- Flächendesinfektion

6.1.15 Hygiene in Pandemiezeiten

➢ 2.2.2

6.1.15 Hygiene in Pandemiezeiten

➢ 2.2.2

6.1.16 Hygieneplan

In einer Heilpraktikerpraxis ist die Erstellung eines Hygieneplans unerlässlich. Die **rechtlichen Grundlagen** sind v. a.

- im Infektionsschutzgesetz,
- in der Hygieneverordnung der einzelnen Länder,
- im Medizinproduktegesetz und in der Medizinprodukte-Betreiberverordnung,
- im TRBA 250,
- in der Empfehlungen der Kommission für Krankenhaushygiene und
- in der Infektionsprävention (KRINKO) am RKI

verankert.

Über den **aktuellen Stand** der Länderverordnungen können Informationen beim **Gesundheitsamt** oder bei **Heilpraktikerverbänden** eingeholt werden.

Der **Hygieneplan** ist für alle Mitarbeiter der Praxis verbindlich. Er beinhaltet u. a.

- Allgemeine Personalhygiene mit Händedesinfektion und der Verwendung gelisteter (RKI- und VAH-zugelassener) Mittel
- Allgemeine Desinfektionsmaßnahmen
- Schutzmaßnahmen (Tragen von Handschuhen, Mundschutz usw.)
- Verhalten bei Schnittverletzungen und Kontamination mit Blut
- Abfallentsorgung
- Beschreibung der Arbeitsabläufe bei speziellen Verfahren, z. B. Injektion, Akupunktur
- Beschreibung der Arbeitsabläufe bei Instrumentenaufbereitung, Sterilisation, Flächenreinigung, Flächendesinfektion, Umgang mit Laborproben usw.

Darüber hinaus werden **bauliche Anforderungen** an eine Praxis, in der invasive Methoden durchgeführt werden, erfasst, z. B. abwischbare Böden und Wände, Waschbecken mit fließendem Wasser in Behandlungsräumen.

6.1.16 Hygieneplan

- Heilpraktikerpraxen unterliegen der Hygieneverordnung.
- Die Erstellung eines Hygieneplans ist unerlässlich. Er beinhaltet u. a.:
  - Allgemeine Personalhygiene mit Händedesinfektion und der Verwendung gelisteter (RKI- und VAH-zugelassener) Mittel
  - Allgemeine Desinfektionsmaßnahmen
  - Schutzmaßnahmen
  - Verhalten bei Schnittverletzungen und Kontamination mit Blut
  - Abfallentsorgung
  - Beschreibung der Arbeitsabläufe bei speziellen Verfahren, z. B. Injektion, Akupunktur
- Erfassung baulicher Voraussetzungen einer Praxis, in der invasive Methoden durchgeführt werden

6.1.17 Nadelstichverletzung

Allgemeines

Nadelstichverletzungen sind auf Verletzungen mit spitzen oder scharfen medizinischen Instrumenten zurückzuführen. In ca. 50 % der Fälle erfolgt die Verletzung bei der Entsorgung der Materialien, etwa beim Recapping oder beim Abstreifen von Kanülen in übervollen Abwurfboxen (Sharps-Containern).

Durch Nadelstichverletzungen können Infektionskrankheiten übertragen werden, allen voran die Hepatitiden B und C, gefolgt von HIV.

Die häufigste Transmissionsrate wird bei Hepatitis B beobachtet, gefolgt von der Hepatitis C. Die Wahrscheinlichkeit, das HI-Virus zu übertragen, ist statistisch gesehen sehr gering, jedoch gegeben.

Verhütungsmaßnahmen

Um die Wahrscheinlichkeit der Nadelstichverletzungen zu senken, sind folgende Punkte zu beachten:

- Übersichtliche, saubere und ordentliche Organisation der Praxis
- Optimale Beleuchtung in Risikobereichen
- Vernünftiges Zeitmanagement bei Patienten mit invasiven Therapien, optimaler Weise ruhig und konzentriert und ohne nervöse Hektik
- Einsatz sicherer medizinischer Instrumente (Regelung in der Technischen Regel für Biologische Arbeitsstoffe 250/TRBA 250 und der Biostoffverordnung)
- Sichere Entsorgung von spitzen und scharfen Materialien direkt in stichfesten Behältern vom Therapeuten selbst und nicht vom Hilfspersonal
- Verwendung von Schutzhandschuhen, Schutzbrillen usw.
- Persönlichen Schutz v. a. hinsichtlich der Hepatitis-B-Impfung überdenken

Erste-Hilfe-Maßnahmen

Arbeitsunfälle, v. a. Nadelstichverletzungen, setzen meist eine starke emotionale Reaktionskaskade in Gang. Nichtsdestotrotz ist eine nüchterne, schnelle und wirkungsvolle Reaktion vonnöten. Nach einer Nadelstichverletzung empfiehlt sich folgendes **Procedere:**

- Handschuhe abstreifen.
- Wunde manuell zum Bluten anregen.
- Großzügige Hautdesinfektion mit einer 70%igen alkoholischen Lösung durchführen.
- Sterilen Verband anlegen.
- Patientendaten sichern, bekannte Infektionserkrankungen, insbesondere Hepatitis B, C und HIV.
- Unverzüglich beim D-Arzt (Durchgangsarzt) bzw. Betriebsarzt vorstellen. Dabei erfolgt zum einen die Meldung des Arbeitsunfalls an die Berufsgenossenschaft, zum anderen wird beim Verletzten das Blut auf Hepatitis B, C und HIV untersucht. Wiederholungsuntersuchungen erfolgen nach 6, 12 und 26 Wochen. Indexpatienten werden ebenfalls in Hinblick auf eine Infektion mit Hepatitis B, C und HIV untersucht, sofern eine Erkrankung nicht sicher ausgeschlossen werden kann oder andere Labordaten vorliegen. Therapiemaßnahmen wie Impfungen (bei einer Hepatitis B), Postexpositionsprophylaxe (im Falle von HIV) oder eine Ribavirin-Frühtherapie (bei einer Hepatitis C) erfolgen je nach serologischen Ergebnissen beim Verletzten und Indexpatienten.

LERNZIELKONTROLLE

- Definieren Sie die Begriffe Desinfektion und Sterilisation!
- Welche Hautdesinfektionskategorien sind Ihnen bekannt? Nennen Sie jeweils 2 Indikationen!
- Welche Wirkungsbereiche der Desinfektion sollte ein Hautdesinfektionsmittel haben?
- Welche Desinfektionsverfahren sind Ihnen bekannt?
- Wie unterscheidet sich die chirurgische von der hygienischen Händedesinfektion?
- Was ist der Unterschied zwischen sterilisierten und sterilen Tupfern?
- Wie unterscheidet sich ein Händedesinfektionsmittel von einem Hautdesinfektionsmittel?
- Führen Sie eine korrekte hygienische Händedesinfektion durch!
- Welche Arten der Sterilisation kennen Sie? Welcher Sterilisationsart soll Vorzug gegeben werden?
- Mit welchen Methoden kann der Erfolg der Sterilisation kontrolliert werden?
- Über welche Möglichkeiten lässt sich ein Sterilisationserfolg kontrollieren?
- Was ist ein Hygieneplan? Nennen Sie einige Punkte, die im Hygieneplan erfasst werden müssen!
- Welche Hygienemaßnahmen müssen Sie in Pandemiezeiten einhalten?
- Welche Maßnehmen ergreifen Sie bei einer Nadelstichverletzung?

6.1.17 Nadelstichverletzung

Allgemeines:

- Verletzung mit scharfen und spitzen Instrumenten
- In 50 % der Fälle bei Entsorgung der Materialien
- Transmissionsrate bei Hepatitis B am höchsten

Verhütungsmaßnahmen:

- Ordentliche Praxisorganisation
- Optimale Beleuchtung
- Konzentriertes Arbeiten
- Einsatz sicherer medizinischer Instrumente
- Sichere Entsorgung
- Schutzkleidung
- Aktive Impfmaßnahmen, v. a. Hepatitis B

Erste-Hilfe-Maßnahmen:

- Handschuhe abstreifen
- Wunde manuell zum Bluten anregen
- Großzügige Hautdesinfektion mit einer 70%igen alkoholischen Lösung
- Steriler Verband
- Patientendaten sichern, ggf. Infektionserkrankungen, v. a. Hepatitis B, C, HIV
- Unverzügliche Vorstellung beim D-Arzt (Durchgangsarzt) bzw. Betriebsarzt
- Meldung des Arbeitsunfalls an die Berufsgenossenschaft

Auf den Punkt gebracht

6.2 Allgemeines zu Injektionen und Vorbereitung

6.2.1 Allgemeines

6.2.2 Vorteile von Injektionen
- Schneller Wirkungseintritt
- Umgehung des Verdauungstrakts
- Gute Dosierungsmöglichkeit
- Lokale Wirkungen bei i. c.-Injektionen
- Einsatz in der Notfallmedizin

6.2.3 Injektionsformen und Eindringtiefe
- i. c.: Lederhaut
- s. c.: Subkutis
- i. m.: Muskel
- i. v.: Vene

MERKE

ABBILDUNG 6.2

6.2.4 Komplikationen bei Injektionen
- Falsche Dosierung
- Falscher Patient
- Falsche Applikationsart
- Schnelle Applikation
- Unhygienische Applikation
- Allergische Reaktionen
- Missachtung von Kontraindikationen und Wechselwirkungen
- Übertragung von Infektionskrankheiten

6.2 Allgemeines zu Injektionen und Vorbereitung

6.2.1 Allgemeines

Jede Injektion erfüllt den Bestand der Körperverletzung. Es ist daher ratsam, die Injektionstechniken zunächst am Phantom zu üben, bis Ablauf und Handhabung der Materialien sicher beherrscht werden. Erst dann sollten Injektionen am Menschen erfolgen. Dabei sind bei jeder Injektion die Hygieneregeln und Kontraindikationen sehr streng zu beachten, will man zusätzliche Schäden vom Patienten abwenden. Die zahlreich vorhandenen Abbildungen sollen Ihnen eine Hilfestellung im Umgang mit Injektionsmaterialien und den unterschiedlichen Injektionstechniken geben.

Die Applikation von Injektionen hat viele Vorteile, birgt jedoch auch Nachteile und Komplikationen. Um unerwünschte Wirkungen und Komplikationen auf das absolute Minimum zu reduzieren, ist die Beachtung der allgemeinen Regeln von großer Bedeutung.

6.2.2 Vorteile von Injektionen

Injektionen haben folgende **Vorteile:**

- Injizierte Medikamente haben meist einen schnellen Wirkungseintritt: Bei der i. v.-Injektion nach Minuten, bei der i. m.-Injektion innerhalb von 10–15 Minuten, bei der s. c.-Injektion innerhalb ½ Stunde.
- Die parenterale Injektion schließt Wirkungsverluste durch Störungen im gastrointestinalen Trakt aus (z. B. bei einer Zöliakie, Pankreasinsuffizienz oder Durchfall) und ist i. d. R. gut verträglich.
- Es besteht eine bessere Möglichkeit der Dosierung im Vergleich zur peroralen Gabe.
- Mit i. c.-Injektionen können lokale Wirkungen erzielt werden.
- Der Einsatz in der Notfallmedizin, z. B. bei Bewusstlosen, ist möglich.

6.2.3 Injektionsformen und Eindringtiefe

Es werden folgende Injektionsformen mit unterschiedlichen Eindringtiefe (➤ Abb. 6.2) unterschieden:

- Intrakutan (i. c.): Lederhaut (Korium)
- Subkutan (s. c.): Unterhautfettgewebe (Subkutis)
- Intramuskulär (i. m.): Muskulatur
- Intravenös (i. v.): Venen
- Intraarteriell (i. a.): Arterien
- Intraossär: Knochenmark des proximalen Unterschenkels (Notfallzugang bei Säuglingen und Kleinkindern bis zum 6. Lebensjahr)

MERKE Intraarterielle und intraossäre Injektionen sollten Ärzten vorbehalten sein.

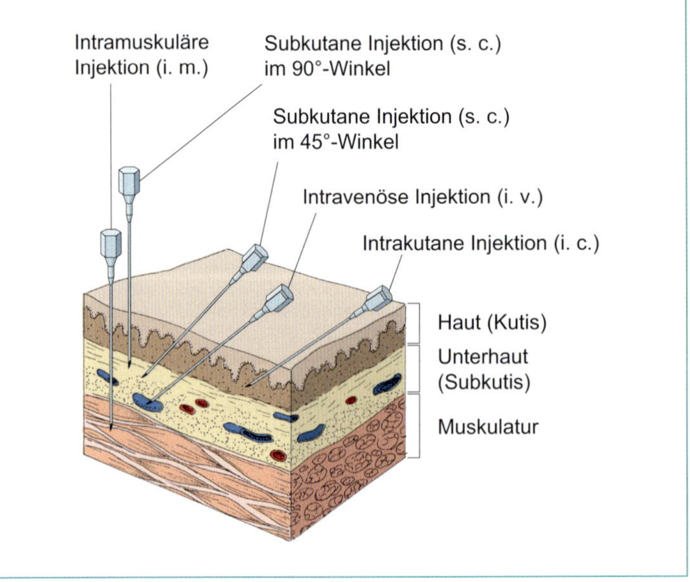

Abb. 6.2 Injektionsformen und deren Eindringtiefe [L190]

6.2.4 Komplikationen bei Injektionen

Zu den wichtigsten **Komplikationen** bei Injektionen zählen:

- Unsachgemäße Injektion durch vermeidbare Fehler: zu schnelle Applikation, falsche Dosierung, falscher Patient, falsche Applikationsart, Missachtung der Hygieneregeln, z. B. durch Nachtasten des zuvor desinfizierten Bereichs

- Missachtung von Kontraindikationen und Wechselwirkungen mit anderen Medikamenten
- Allergische Reaktion und Unverträglichkeit
- Schmerzhafte Injektion
- Hämatombildung
- Nervenverletzung
- Gewebeschädigung
- Spritzenabszess
- Übertragung von Infektionskrankheiten

6.2.5 Wichtige Regeln

Folgende allgemeine **Regeln** sollten verinnerlicht werden:

- Vor jedem Patientenkontakt die **Hände desinfizieren.**
- Vor jeder Injektion den Patienten über Wirkung und Nebenwirkung der Medikamente informieren und das **Einverständnis** zur Injektion einholen.
- Ferner muss man sich über Vorerkrankungen, Medikamenteneinnahme und **Allergien** des Patienten erfragen, um unnötige Risiken auszuschließen.
- Vor jeder Injektion das benötigte Arbeitsmaterial auf ein desinfiziertes Tablett legen und einen Abwurfbehälter bereitstellen.
- Vor jeder Injektion Medikamente und Tupfer im Hinblick auf **Verfallsdaten** kontrollieren und Medikamenteninformation am Beipackzettel beachten.
- Vor jeder Injektion an die **6-R-Regel** denken.
- Vor der Punktion das entsprechende Hautareal **desinfizieren** und die desinfizierte Stelle nicht mehr berühren.
- Bei jeder Injektion **Schutzhandschuhe** tragen.
- Injektionen immer **am liegenden Patienten** durchführen, selbst wenn Patienten eine Injektion im Sitzen oder gar Stehen bevorzugen und wünschen.
- Schmerzhafte Injektionen abbrechen.
- Keine Injektionen in Hautgebieten mit Ödem, Hämatom, Narbe, Tätowierung oder lokaler Infektion durchführen.
- Sorgfältige **Dokumentation** über Medikamentenart, Dosis, Ort der Applikation und mögliche Reaktionen.
- Bei Blutentnahme Laborröhrchen mit Name, Geburtsdatum und Abnahmedatum kennzeichnen.
- Nach durchgeführter Injektion die Punktionsstelle auf Blutung, Rötung, allergische Reaktion o. ä. überprüfen.

6.2.5 Wichtige Regeln

- Hygienische Händedesinfektion
- Aufklärung über Wirkung und Nebenwirkung
- Anamnese erheben, besonders Allergien
- Einverständnis einholen
- Prüfung des Verfallsdatums am Medikament
- 6-R-Regel beachten
- Desinfizierte Stellen nicht mehr berühren
- Schutzhandschuhe tragen
- Injektionen am liegenden Patienten applizieren
- Injektionen nur an gesunden Stellen
- Dokumentation

MERKE

6-R-Regel:

1. Richtiger Patient
2. Richtiges Medikament
3. Richtige Dosierung
4. Richtige Applikation
5. Richtiger Zeitpunkt
6. Richtige Dokumentation

MERKE

6.2.6 Injektionsanamnese

Vor jeder Injektion muss eine **Injektionsanamnese** durchgeführt werden. Sie umfasst folgende Punkte:

- **Informationen** über Wirkung und Nebenwirkung des Medikaments und den therapeutischen Sinn der Injektion.
- **Einverständnis** zur Injektion einholen.
- **Arzneimittelanamnese:** Sie ist besonders wichtig wegen möglicher Wechselwirkungen der Pharmaka untereinander. So darf ein digitalisierter Patient niemals Kalzium i. v. erhalten. Die Folge kann ein plötzlicher Herzstillstand sein. Patienten mit Dauereinnahme von Antikoagulantien (ASS, Heparin oder Marcumar®) dürfen wegen einer unkontrollierten Hämatom- und Nekrosebildung im Injektionsgebiet keine i. m.-Injektionen erhalten.
- **Allergien** und **Unverträglichkeiten,** anaphylaktische Schockreaktionen in der Vorgeschichte erfragen, ggf. vorhandenen Allergiepass einsehen.
- **Infektiöse Erkrankungen** des Patienten erfragen, falls diese noch unbekannt sind. Wenn keine infektiösen Erkrankungen bekannt sind, muss der Patient trotzdem als potenziell infektiös betrachtet werden.

6.2.6 Injektionsanamnese

- Information über Wirkung und Nebenwirkung
- Einverständnis einholen
- Arzneimittelanamnese
- Allergien
- Infektiöse Erkrankungen

Auf den Punkt gebracht

6.2.7 Vorbereitung der Materialien

Für jede Injektion werden folgende **Materialien** benötigt:

- Desinfiziertes Ablagetablett
- Spritzen unterschiedlicher Größe
- Kanülen (Aufzieh- und Injektionskanüle)
- Sterile oder sterilisierte Tupfer
- Medikament
- Pflaster
- Hautdesinfektionsmittel
- Handschuhe
- Staubinde
- Abfallbehälter und Kanülenabwurf (Sharps-Container)

ABBILDUNG 6.3

MERKE

6.2.8 Aufziehen des Medikaments

MERKE

6.2.7 Vorbereitung der Materialien

Für jede Injektionsart werden benötigt:

- Desinfiziertes Ablagetablett.
- Spritze, ja nach Bedarf 2 ml, 5 ml, 10 ml oder 20 ml.
- Kanülen (Aufzieh- und Injektionskanüle): Grundsätzlich wird für das Aufziehen des Medikaments eine separate, meist engerlumige Kanüle verwendet. Diese wird nach dem Aufziehen des Medikaments verworfen. Die Injektion erfolgt mit einer zweiten, größerlumigen Kanüle.
- Tupfer: je nach Injektionsart sterile oder sterilisierte (➤ 6.1.6).
- Medikament.
- Pflaster.
- Hautdesinfektionsmittel.
- Handschuhe.
- Staubinde.
- Abfallbehälter und Kanülenabwurf (Sharps-Container).

Eine **Kanüle** besteht aus Kanülenansatz, -schaft und -spitze mit Anschliff. Je nach Verwendungszweck gibt es Kanülen unterschiedlicher Länge und mit einem unterschiedlichen Lumen (➤ Abb. 6.3). Sie sind farbkodiert.

Farbkodierung von Verweilkanülen							
Größenangabe [Gauge]	24 G	22 G	20 G	18 G	17 G	16 G	14 G
Farbe	Gelb	Blau	Rosa	Grün	Weiß	Grau	Orange-braun
Außendurchmesser [mm]	0,7	0,9	1,1	1,3	1,5	1,7	2,1
Innendurchmesser [mm]	0,4	0,6	0,8	1,0	1,1	1,3	1,7
Durchfluss [ml/min]	22	35	60	95	125	195	330
Strichlänge [mm]	19	25	33	33/45	45	50	50
Verwendung	Kinder						
		Erwachsene					
		Dünne Venen		Infusionen, Transfusion		Notfälle, Schnellinfusionen	

Abb. 6.3 Kanülen unterschiedlicher Größe und deren Farbcodierung [V492]

Spritzen bestehen aus Kolben, Zylinder und Konus. Der Konus kann 2 Varianten zeigen: einen Luer-Steckansatz und einen Luer-Lockansatz. Die Größe der Spritze orientiert sich an der Menge des zu applizierenden Medikaments. Die gängigsten Größen sind 2 ml-, 5 ml-, 10 ml- und 20 ml-Spritzen.

MERKE Alle Materialien auf Verfallsdatum, das Medikament auf makroskopische Trübungen oder Ausflockungen hin prüfen.

6.2.8 Aufziehen des Medikaments

In der **naturheilkundlichen Praxis** werden grundsätzlich rezeptfreie Medikamente appliziert, die i. d. R. keine Toxizität aufweisen. Für das Aufziehen des Medikaments ist das Tragen von **Schutzhandschuhen nicht unbedingt nötig,** es sei denn, der Therapeut ist gegen das Medikament allergisch oder weist Hautverletzungen auf.

Im **Krankenhaus** ist auch beim Aufziehen des Medikaments das Tragen von **Schutzhandschuhen grundsätzlich empfohlen,** weil Medikamenten-, Patienten- und Keimspektrum völlig anders sind. Bei den Medikamenten handelt es sich meist um parenterale Ernährung, Antibiotika oder Chemotherapeutika.

Die Hygieneregeln müssen unabhängig davon, ob man Schutzhandschuhe trägt oder nicht, immer eingehalten werden.

MERKE Die Zubereitung und Verabreichung von Zytostatika sollten Ärzten vorbehalten bleiben. Diese Medikamente müssen unter einem Abzug vorbereitet werden, um keine giftigen Dämpfe zu inhalieren.

Durchführung

- Nach der Händedesinfektion und Überprüfung des zu applizierenden Medikaments nach der 6-R-Regel kann das Medikament aufgezogen werden.
- Zunächst die Metallfolie oder den **Flip-Off-Verschluss** der Medikamentenampulle **abziehen.** Die linke Hand umfasst und stabilisiert die Ampulle, mit dem Daumen und dem Zeigefinger der anderen Hand kann der Verschluss geöffnet werden. Die Finger sollten dabei die Gummimembran nicht berühren (➢ Abb. 6.4a).
- Als nächsten Schritt die Gummimembran mit einem Hautdesinfektionsmittel **desinfizieren,** es sei denn, der Hersteller garantiert die Sterilität (➢ Abb. 6.4b). Die Einwirkzeit des Desinfektionsmittels muss abgewartet werden.
- Die sterile **Spritze an der vorgesehenen Stelle öffnen** und noch in der Packung belassen. Beachten Sie, dass das Sterilgut an der vorgesehenen Lasche geöffnet wird. Mit beiden Daumen an der vorgesehenen Lasche fassen und auseinanderziehen (➢ Abb. 6.4c). Danach auf dem desinfizierten Tablett ablegen. Das Durchdrücken des Stempels durch die Papierverpackung ist nicht hygienisch und auch nicht zulässig.
- Die sterile **Aufziehkanüle öffnen** und noch in der Verpackung belassen. Auch die Kanüle an der vorgesehenen Lasche öffnen (➢ Abb. 6.4d).
- **Spritze** aus der Verpackung entnehmen (➢ Abb. 6.4e) und dann mit der **Aufziehkanüle** fest **verbinden** (➢ Abb. 6.4f). Beachten Sie, dass weder der Kanülenansatz noch der Spritzenkonus angefasst werden und auch mit sonst nichts in Berührung kommen. Diese Bereiche müssen steril bleiben.
- **Kanülenkappe abziehen** (➢ Abb. 6.4g) und senkrecht in die **Ampulle einstechen** (➢ Abb. 6.4h).
- Die Ampulle kippen und die gewünschte Menge der zu **injizierenden Substanz aufziehen** (➢ Abb. 6.4i). Es empfiehlt sich, etwas mehr aufzuziehen, um eventuell vorhandene Blasen im nächsten Schritt zu entlüften. Beim Aufziehen des Medikaments aus der Ampulle fassen Daumen und Mittelfinger den Kolbenansatz, der Zeigefinger den Zylinderansatz. Daumen und Mittelfinger führen einen Zug nach unten aus, der Zeigefinger einen Druck nach oben. Der gesamte Kolben sollte nicht angefasst bzw. umfasst werden. Die Spritze wird ausschließlich zum einmaligen Gebrauch verwendet. Während des Aufziehen und der Injektion werden der Kolben und Zylinder verformt, sodass es zur Kontamination der Innenseite des Zylinders kommen kann. In die sterile Ampulle keine Raumluft einspritzen, um das Medikament leichter aspirieren zu können.
- In einem weiteren Schritt werden eventuell vorhandene Luftblasen **entlüftet** und die überschüssige Menge des Medikaments entfernt (➢ Abb. 6.4j). Dazu die Spritze mit der Kanüle nach oben positionieren. Beim exzentrischen Konus muss die Spritze leicht gekippt werden, sodass der Konus den höchsten Punkt erreicht und die Luftblase zum Konus zeigt. Ist der Konus zentrisch, die Spritze senkrecht positionieren. Im Anschluss einen sterilisierten Tupfer an das Kanülenende halten, die Spritze entlüften und die überschüssige Menge des Medikaments aus dem Spritzenzylinder entlassen. Sollten Luftblasen an der Zylinderwand haften, kann leicht gegen die Spritzenwand geklopft werden. Damit lösen sich die Bläschen, steigen nach oben und können problemlos entlüftet werden.
- **Aufziehkanüle** ohne Recapping mit den Fingern **abziehen** (➢ Abb. 6.4k). Dabei mit den Fingern den Spritzenkonus nicht berühren. Die Kanüle in den Sharps-Container **entsorgen,** ohne den Container zu berühren (➢ Abb. 6.4l).
- Die Spritze nicht ablegen, sondern in der Hand behalten, während die **Injektionskanüle geöffnet** (➢ Abb. 6.4m) und mit der Spritze **verbunden** wird (➢ Abb. 6.4n).
- Die mit der Kanüle konnektierte Spritze am desinfizierten Ablagetablett deponieren.

MERKE

- Medikamente direkt vor der Injektion aufziehen. Eine längerfristige Vorbereitung ist nicht zulässig.
- Nach Medikamentenentnahme aus einer Mehrfachampulle die Ampulle mit Datum und Uhrzeit beschriften. Der Inhalt der Ampulle kann meist weitere 24 Stunden gelagert und verwendet werden, vorausgesetzt, die Ampulle enthält Konservierungsstoffe und der Hersteller macht keine anderen Angaben über Lagerung und Haltbarkeit.

MERKE

Auf den Punkt gebracht

Bildstrecke Aufziehen des Medikaments

ABBILDUNG 6.4A

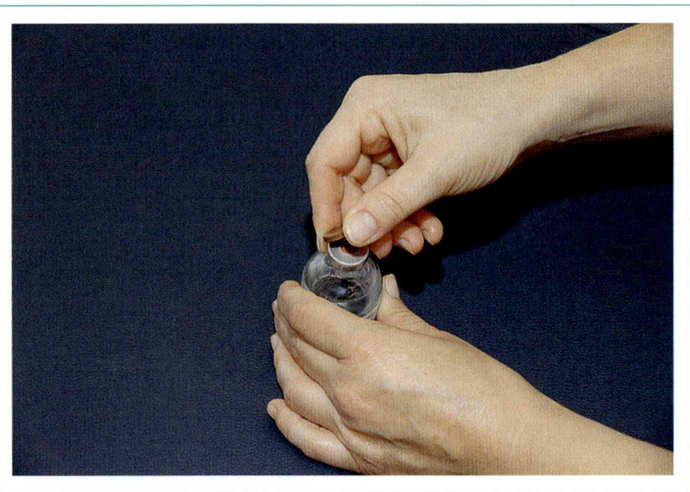

Abb. 6.4a Flip-off-Verschluss öffnen. Dabei die Gummimembran nicht berühren. [K330]

ABBILDUNG 6.4B

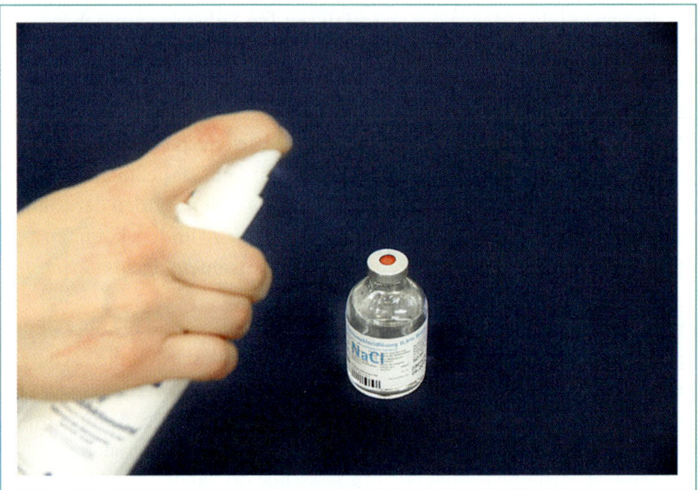

Abb. 6.4b Gummimembran desinfizieren. [K330]

ABBILDUNG 6.4C

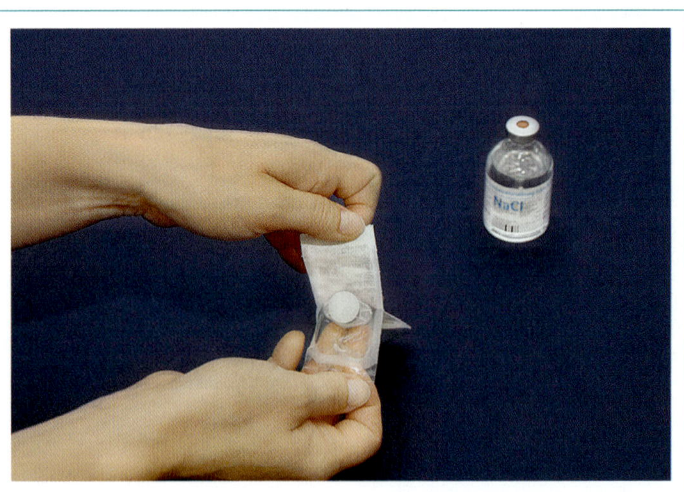

Abb. 6.4c Spritze an der vorgesehenen Lasche öffnen und die Spritzenverpackung auseinanderziehen. [K330]

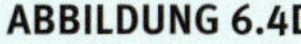

Auf den Punkt gebracht

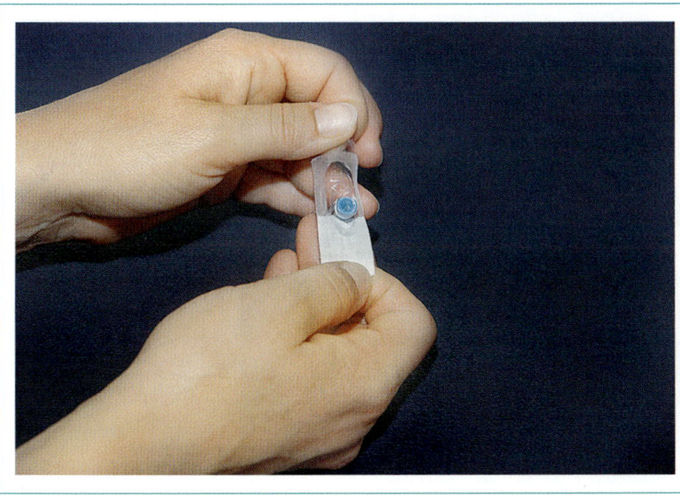

Abb. 6.4d Aufziehkanüle an der vorgesehenen Lasche öffnen und Kanülenverpackung auseinanderziehen. [K330]

ABBILDUNG 6.4D

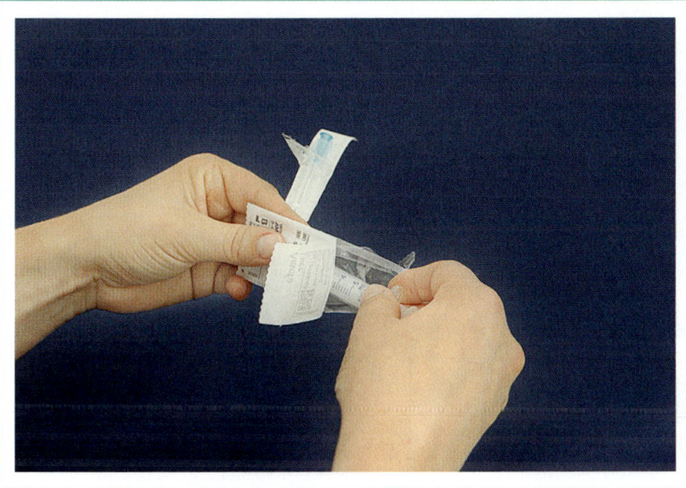

Abb. 6.4e Spritze aus der Verpackung entnehmen. [K330]

ABBILDUNG 6.4E

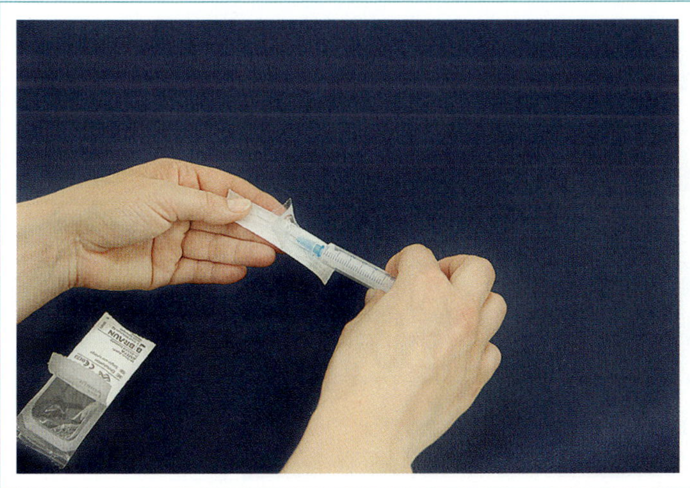

Abb. 6.4f Spritze und Aufziehkanüle fest verbinden. [K330]

ABBILDUNG 6.4F

ABBILDUNG 6.4G

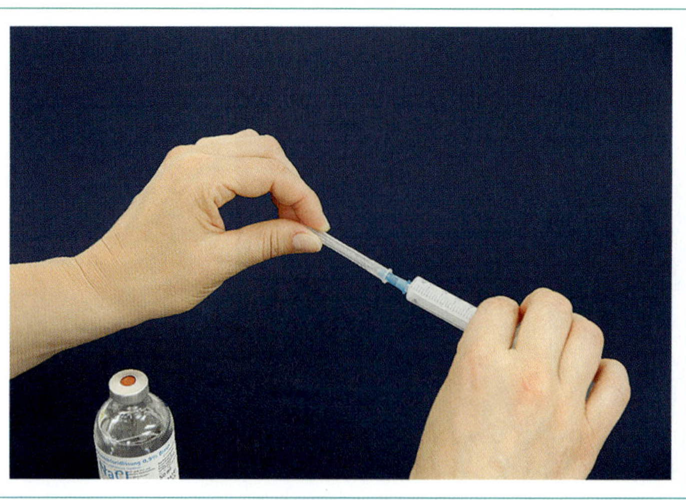

Abb. 6.4g Die Kanülenkappe abziehen. [K330]

ABBILDUNG 6.4H

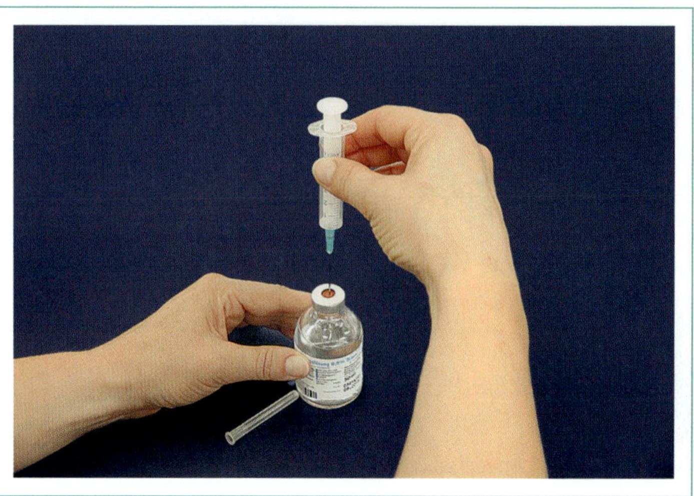

Abb. 6.4h Die Kanüle senkrecht in die Ampulle einstechen. [K330]

ABBILDUNG 6.4I

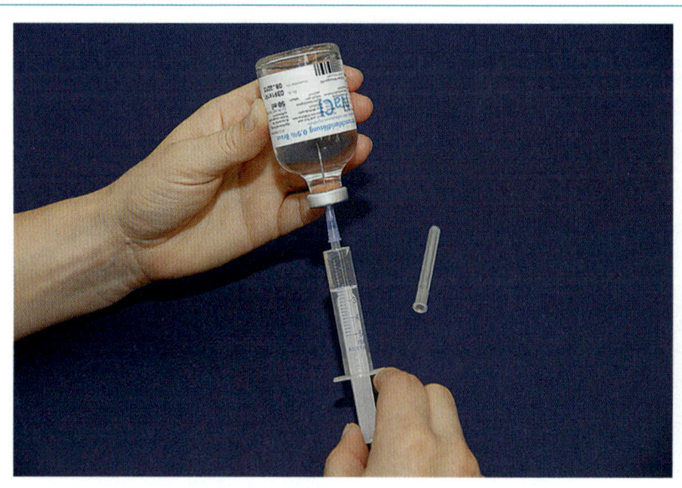

Abb. 6.4i Die Ampulle kippen und die gewünschte Menge durch Zurückziehen des Kolbens aufziehen. [K330]

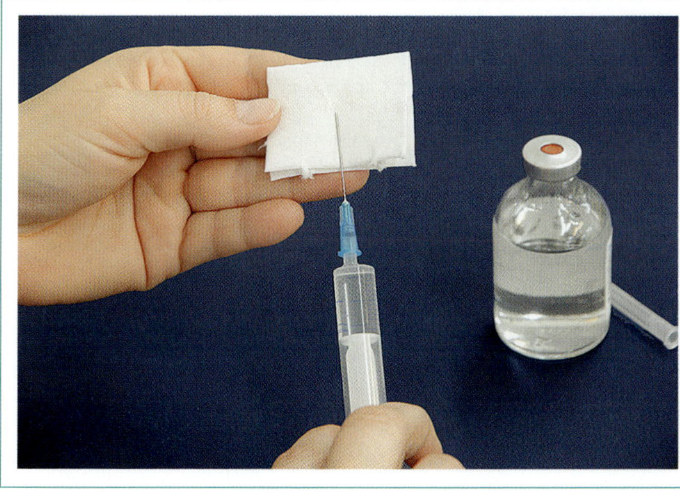

Abb. 6.4j Luftblasen entlüften und die überschüssige Menge des Medikaments entfernen. [K330]

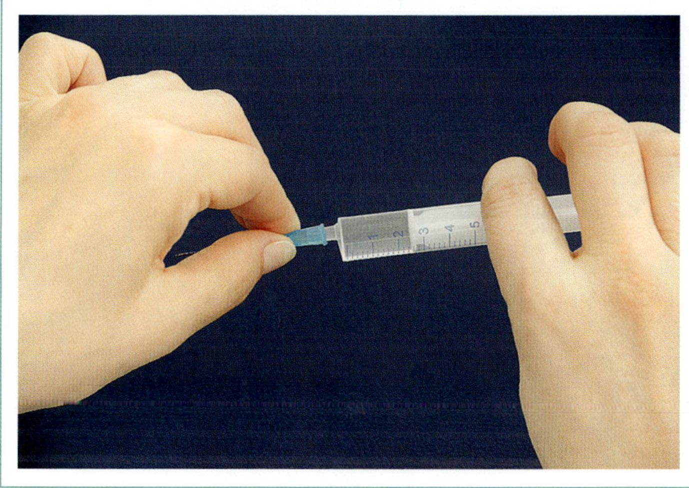

Abb. 6.4k Aufziehkanüle am Ansatz der blauen Markierung fassen und abziehen. [K330]

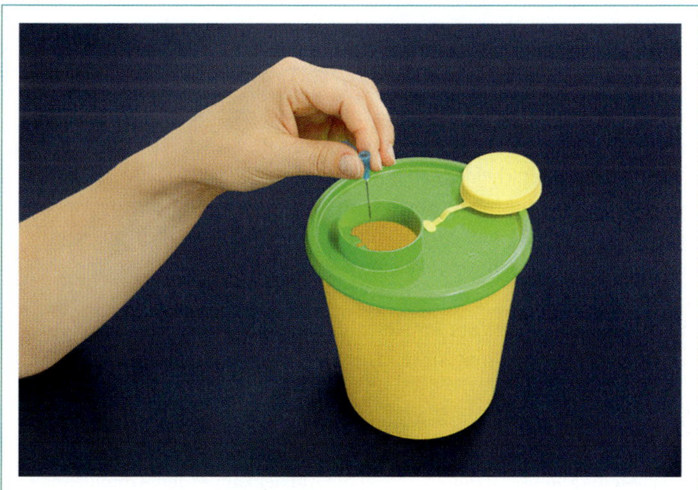

Abb. 6.4l Aufziehkanüle in den Sharps-Container werfen, dabei den Abwurf nicht berühren. [K330]

Auf den Punkt gebracht

ABBILDUNG 6.4J

ABBILDUNG 6.4K

ABBILDUNG 6.4L

ABBILDUNG 6.4M

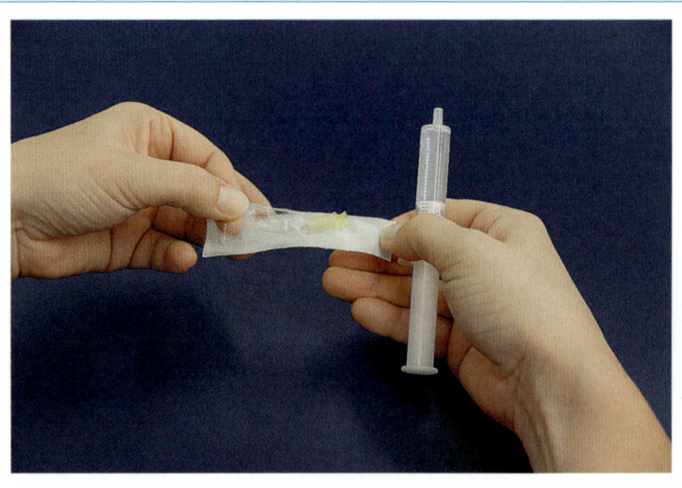

Abb. 6.4m Injektionskanüle an der vorgesehenen Lasche öffnen. [K330]

ABBILDUNG 6.4N

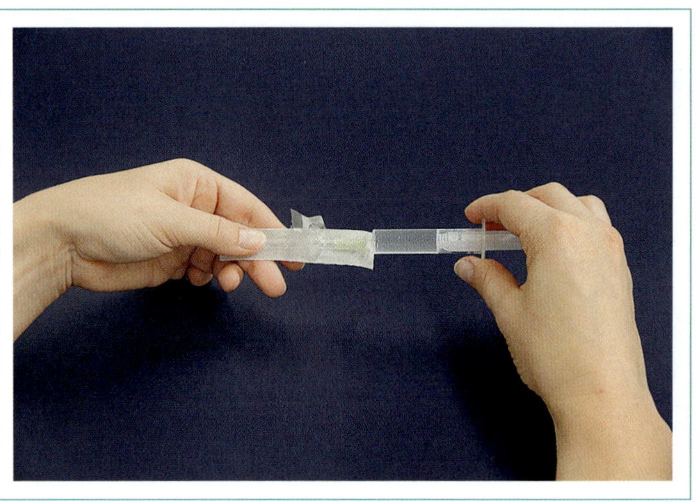

Abb. 6.4n Spritze und Injektionskanüle fest verbinden. [K330]

6.2.9 Durchführung bei Glasampullen

Aufziehen eines Medikaments aus einer **Glasampulle** erfolgt wie bei einer Mehrfachentnahmeampulle. Allerdings muss man den Ampullenkopf nicht desinfizieren.

6.2.9 Durchführung bei Glasampullen

Die Technik der Medikamentenentnahme aus einer Glasampulle ist grundsätzlich die gleiche: Das Öffnen der Spritze, Aufziehkanüle und Injektionskanüle, die Verbindung beider Komponenten, die Entlüftung von Blasen und das Abwerfen der Aufziehkanüle im Sharps-Container gleichen den beschriebenen Schritten. Die Verwendung einer Glasampulle unterscheidet sich nur in folgenden Schritten:

- Zunächst sicherstellen, dass sich der **Lösungsinhalt** gänzlich im **Glaskörper** und nichts im Ampullenkopf befindet. Ein Beklopfen der Ampulle oder ein schwungvolles Herunterschütteln aus dem Handgelenk können Lösungsrückstände in den Ampullenkorpus transferieren.
- Den Ampullenhals **nicht desinfizieren.**
- Die **Sollbruchstelle** ist mit einem farbigen Ring am Ampullenhals oder durch einen Punkt am Ampullenköpfchen markiert. Die Punkte müssen zum Anwender zeigen, die Bruchrichtung geht vom Anwender weg.
- Den **Ampullenkopf** mit einem **Tupfer** umfassen (➤ Abb. 6.5a), vom Anwender weg **brechen** und im Kanülenabwurf entsorgen.
- In einem weiteren Schritt das **Medikament aufziehen,** wobei die Aufziehkanüle den Ampullenhals nicht berühren darf. Die Ampulle muss meist gekippt werden, um den gesamten Inhalt entnehmen zu können (➤ Abb. 6.5b).

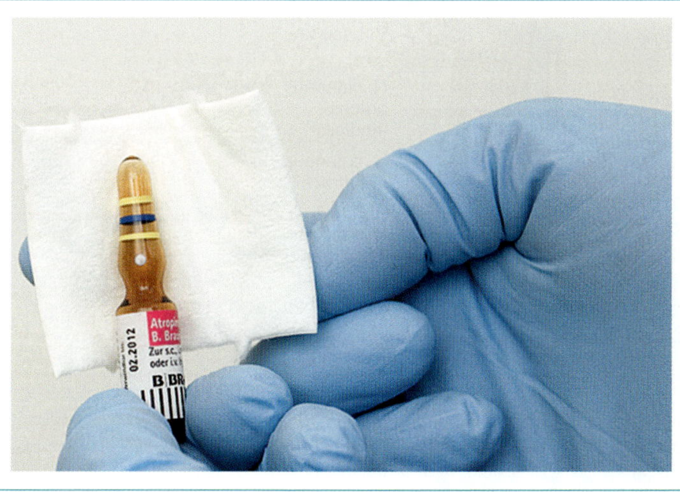

Abb. 6.5a Den Ampullenkopf mit einem Tupfer umfassen und an der Sollbruchstelle vom Anwender weg aufbrechen. [K115]

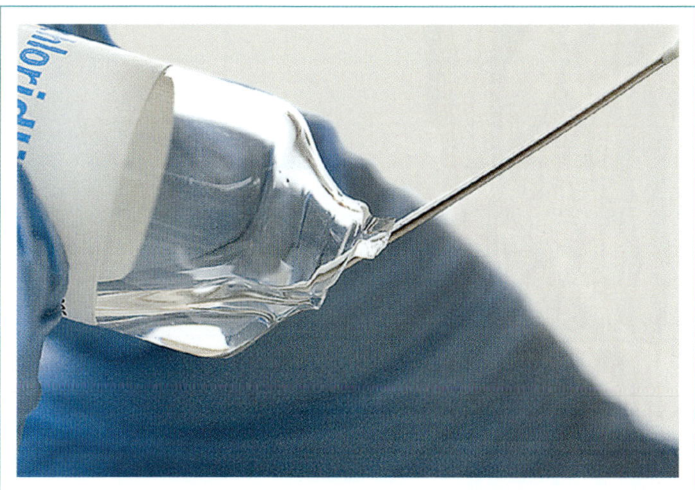

Abb. 6.5b Das Medikament aufziehen und dabei den Ampullenhals nicht berühren. [K115]

6.3 Intravenöse Injektion

HINWEIS PRÜFUNG Die i. v.-Injektion wird im mündlich-praktischen Teil der Heilpraktikerüberprüfung häufig abgefragt. Sie muss dann am Phantomarm demonstriert werden. Diese Injektionsart ist deswegen auch an einem Phantomarm dargestellt.

6.3.1 Anwendungsbereiche und Applikationsorte

Die intravenöse Injektion dient der Applikation von Medikamenten direkt in die **Vene.** Der Wirkungseintritt erfolgt nach Sekunden. Die Injektion erfolgt beim liegenden Patienten.

Anwendungsbereiche

Die wichtigsten Anwendungsbereiche in der Heilpraktikerpraxis sind:

- Naturheilkundliche Medikamente
- Antiallergika
- Vitaminpräparate
- Notfallmedikamente

Applikationsorte

Für die intravenöse Injektion kommen primär folgende Applikationsorte in Betracht (➤ Abb. 6.6):

- Ellenbeuge: V. mediana cubiti, V. cephalica, letzte Wahl ist wegen der Nachbarschaftsbeziehungen zur Arterie und Nerven die V. basilica
- Unterarm: V. cephalica, V. mediana cubiti
- Handrücken: das Venennetz wird allerdings als sehr schmerzhaft empfunden

Auf den Punkt gebracht

ABBILDUNG 6.5A

ABBILDUNG 6.5B

6.3 Intravenöse Injektion

6.3.1 Anwendungsbereiche und Applikationsorte

- Applikationsort: Vene
- Applikation von naturheilkundlichen Medikamenten, Antiallergika, Vitaminpräparaten
- Applikation in v. a. V. cephalica und V. mediana cubiti

Auf den Punkt gebracht

ABBILDUNG 6.6

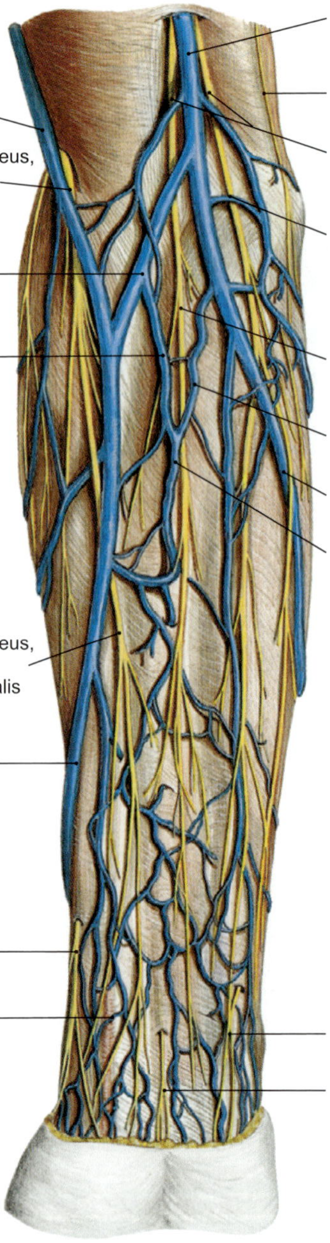

Abb. 6.6 Anatomische Darstellung von Venen und Nerven am Arm [S007-1-22]

Tipps und Tricks

- Bei einer einmaligen intravenösen Injektion kann eine große, sichere Vene gewählt werden. Am besten eignen sich in der Ellenbeuge die **V. cephalica** oder **V. mediana cubiti.**
- Sind mehrere Injektionen vorgesehen, empfiehlt sich die Wahl einer distal gelegenen Vene, sodass bei Folgeinjektionen eine proximal gelegene Injektionsstelle gewählt werden kann.
- Bei mehrmaligen Punktionen bzw. Injektionen am Tag empfiehlt sich die Anlage eines periphervenösen Zugangs.

6.3.2 Kontraindikationen

6.3.2 Kontraindikationen

Kontraindikationen:

- Entzündliche und sonstige Hautveränderungen
- Lymphödem
- Shunt-Arm
- Paretischer Arm
- Allergie
- Keine Zulassung für i. v.-Applikation
- Distal eines Paravasats
- Kein Einverständnis

Vor der geplanten Injektion empfiehlt es sich, den Hautbereich genau zu inspizieren. Folgende Kriterien bzw. Erkrankungen stellen eine Kontraindikation für die intravenöse Injektion dar:

- Entzündliche und sonstige Hautveränderungen, inkl. Narbenbildung, Tätowierung und Schwellung.
- Lymphödem, Z. n. Lymphknotenresektion in der Axilla im Rahmen der Ablatio mammae.
- Dialyse-Shunt am gleichen Arm.
- Paretischer Arm.
- Bekannte allergische Reaktionen gegen das zu applizierende Medikament.
- Keine Zulassung des Medikaments für i. v.-Injektionen.
- Injektion distal einer Paravasatbildung. Das Paravasat entsteht durch das Heraustreten einer Injektions- oder Infusionsflüssigkeit in das paravasale Gewebe unter Bildung eines teigigen, schmerzhaften Ödems.
- Fehlendes Einverständnis des Patienten.

Auf den Punkt gebracht

6.3.3 Vorbereitung
- Injektionsanamnese
- Aufklärung über Wirkung und Nebenwirkung
- Sharps-Container
- Händedesinfektion
- Injektionsmaterialien

6.3.3 Vorbereitung

Vor der geplanten Injektion sollten die **Vorbereitungsmaßnahmen** sowohl am Patienten als auch im Hinblick auf die Zusammenstellung der Materialien getroffen worden sein. Folgendes Schema kann zum Einsatz kommen:

- Zunächst die Injektionsanamnese erheben (➤ 6.2.6).
- Ferner den Patienten über Wirkungen, Nebenwirkungen und Wechselwirkungen des Medikaments informieren und sein Einverständnis zur Injektion einholen.
- Die kontaminierten Gegenstände wie Abwurf und Kanülenabwurfbehälter (Medibox oder Sharps-Container) in Reichweite, aber nicht auf der desinfizierten Ablagefläche bereitstellen.
- Danach erfolgt die Händedesinfektion.
- Auf einem desinfizierten Ablagetablett Folgendes bereitlegen (➤ Abb. 6.7):
  - Sterile Aufziehkanüle
  - Sterile Applikationskanüle
  - Sterile Einmalspritze
  - Sterilisierte Tupfer
  - Hautdesinfektionsmittel
  - Handschuhe
  - Medikament zur Applikation
  - Pflaster
  - Staubinde

ABBILDUNG 6.7

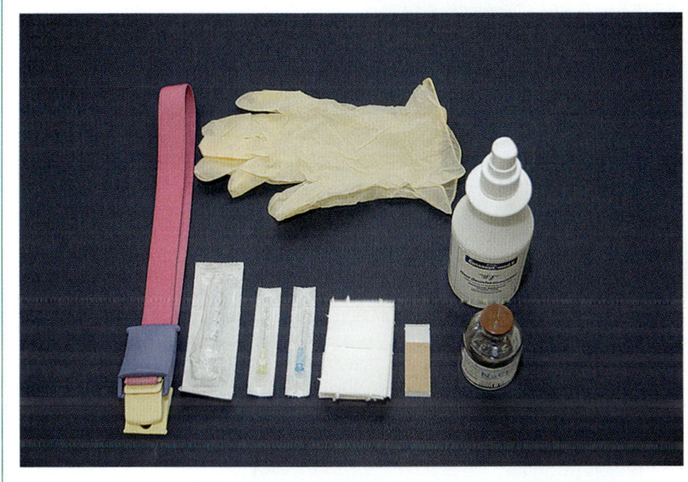

Abb. 6.7 Für eine i.v.-Injektion benötigte Utensilien [K330]

6.3.4 Durchführung

6.3.4 Durchführung

Nachfolgend werden die Technik und der Ablauf der i.v.-Injektion beschrieben. Es empfiehlt sich, den gesamten Ablauf konzentriert und ohne Ablenkung durchzuführen.

- Vorbereitetes Material am Arbeitsplatz abstellen.
- Falls keine geeignete Vene sichtbar ist, eine Stauung anlegen, wobei der Puls tastbar sein muss (Druck ca. 50–100 mmHg). Wenn die Venen gut sichtbar sind, diese betrachten und tasten, um den Verlauf der Vene zu bestimmen. Eine geeignete **Vene lokalisieren** (➤ Abb. 6.8a) und danach ggf. die Stauung lösen.
- Eine hygienische Händedesinfektion durchführen, wenn die Zeit zwischen Anamneseerhebung und Bereitlegung von Materialien unterbrochen werden musste oder wenn die Hände kontaminiert wurden, z. B. um die Haare zusammenzubinden.
- **Medikament** mit Aufziehkanüle **aufziehen,** Spritze entlüften, Aufziehkanüle abziehen und verwerfen, danach die Injektionskanüle aufsetzen (➤ 6.2.8).
- Als nächstes die **Haut** über dem Punktionsareal **desinfizieren** (➤ Abb. 6.8b). Die Einwirkzeit muss abgewartet werden. Bei gröberen Verschmutzungen das Hautareal mit einem sterilisierten Tupfer abwischen und erneut Hautdesinfektionsmittel aufbringen und trocknen lassen. Auch beim zweiten Vorgang die Einwirkzeit beachten. Das Punktionsareal nicht mehr nachpalpieren.
- Während der Einwirkzeit die **Schutzhandschuhe anziehen** (➤ Abb. 6.8c).
- Den **Stauschlauch** proximal der Injektionsstelle **anlegen** (➤ Abb. 6.8d). Beim Schließen des Stauschlauchs mit der linken Hand den Stauschlauch sanft anziehen, der Zeigefinger der rechten Hand fasst dabei unter den Stauschlauch. Damit können Einklemmungen von Hautfalten vermieden werden. Bei neuen Stauschläuchen vor Gebrauch den Verschlussmechanismus prüfen und die Handhabung sicher beherrschen. Das bereits desinfizierte Areal sollte nicht vom Stauschlauch, Blusenärmel usw. berührt werden.

- An der vorbereiteten Spritze die **Kanülenkappe abziehen** (➢ Abb. 6.8e).
- Die umliegende Haut kann mit ausreichender Distanz zum Punktionsareal leicht gespannt werden. Die **Einstich** erfolgt im Winkel von **30°** zur Haut mit dem Anschliff nach oben (➢ Abb. 6.8f). Danach die **Kanüle** ca. 1 cm **vorschieben** und den **Winkel abflachen** (➢ Abb. 6.8g).
- Im nächsten Schritt erfolgt die **Aspiration.** Die korrekte Lage der Kanüle in der Vene wird durch Rückfluss von Blut sichtbar (➢ Abb. 6.8h).
- Die **Staubinde lösen** (➢ Abb. 6.8i) und das Medikament langsam **injizieren** (➢ Abb. 6.8j).
- Nach der Medikamentenapplikation die **Kanüle** vollständig aus der Vene **herausziehen** (➢ Abb. 6.8k). Erst dann das Punktionsareal mit einem sterilisierten Tupfer **komprimieren** (➢ Abb. 6.8l).
- Die **Kanüle** ohne Recapping im Abwurfbehälter **entsorgen** (➢ Abb. 6.8m).
- Ein **Pflaster** auf die Punktionsstelle kleben (➢ Abb. 6.8n).
- Den Patienten auf mögliche allergische Reaktionen hin beobachten und die Injektion **dokumentieren.**

Bildstrecke intravenöse Injektion

ABBILDUNG 6.8A

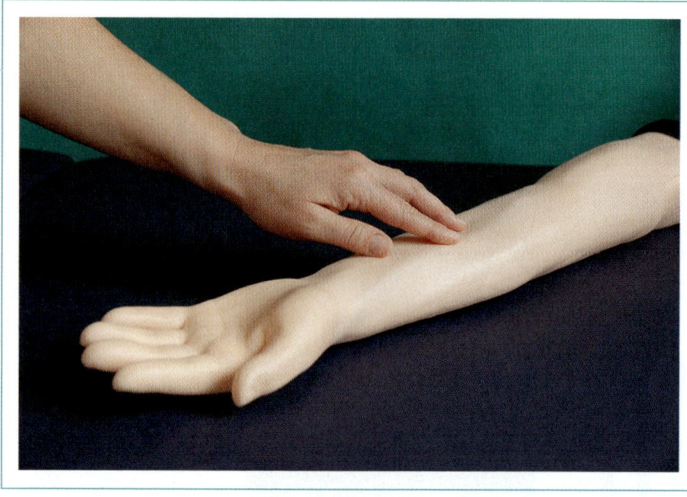

Abb. 6.8a Eine geeignete Vene lokalisieren. [K330]

ABBILDUNG 6.8B

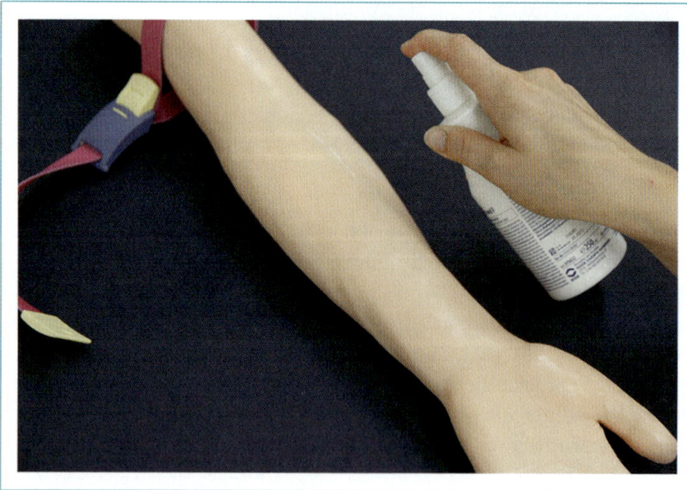

Abb. 6.8b Großzügig die Punktionsstelle desinfizieren. [K330]

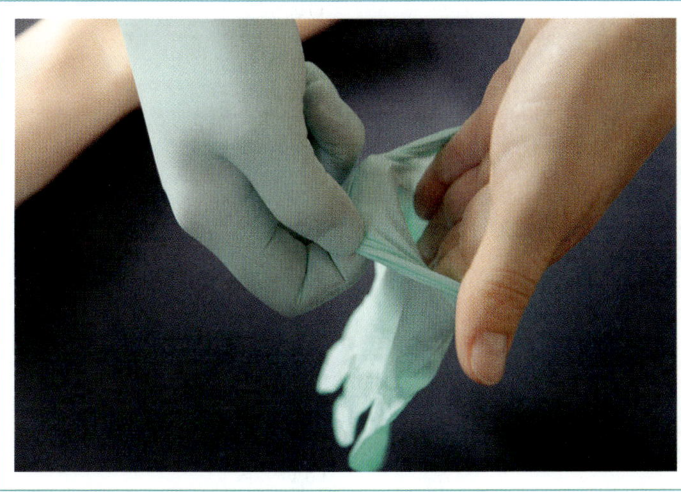

Abb. 6.8c Die Schutzhandschuhe überziehen. [K330]

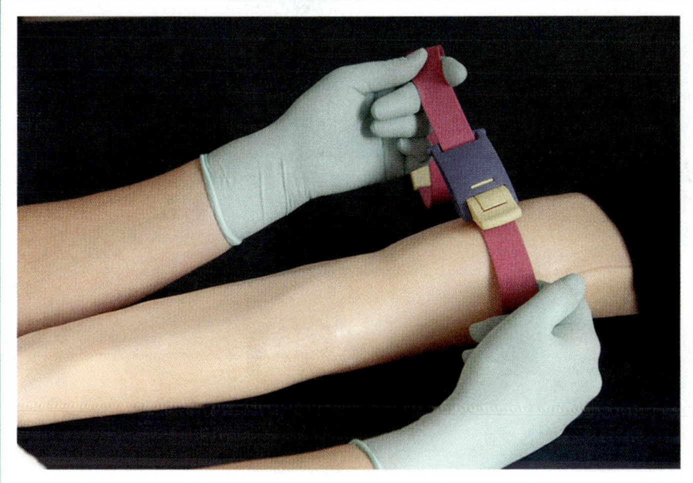

Abb. 6.8d Den Stauschlauch anlegen. [K330]

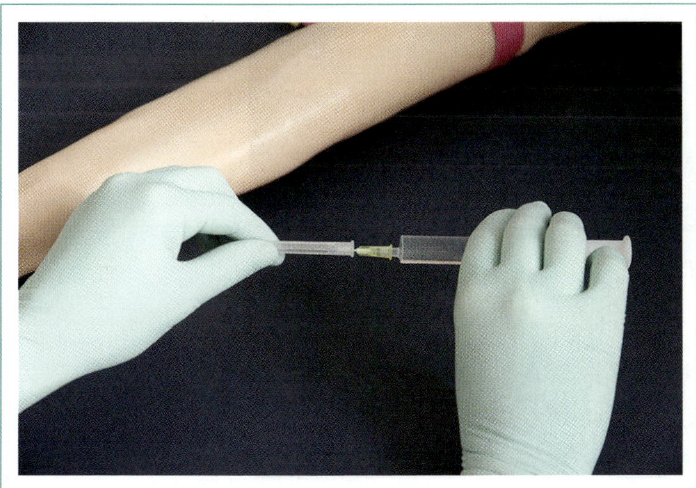

Abb. 6.8e Die Kanülenkappe abziehen. [K330]

ABBILDUNG 6.8C

ABBILDUNG 6.8D

ABBILDUNG 6.8E

ABBILDUNG 6.8F

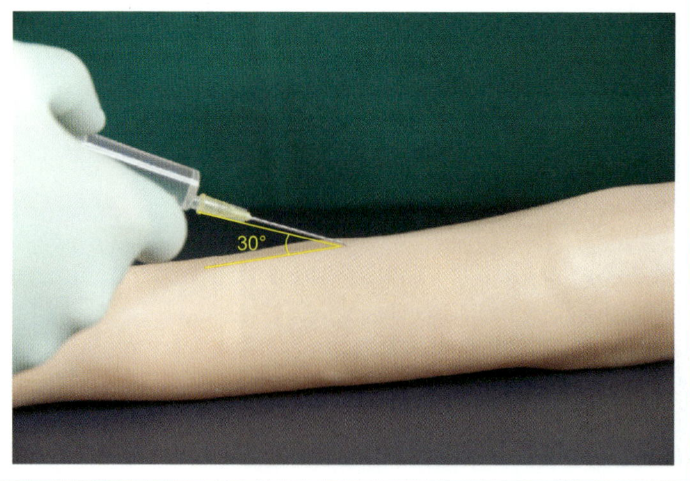

Abb. 6.8f Die Kanüle im Winkel von 30° mit dem Anschliff nach oben in die Haut einstechen. [K330]

ABBILDUNG 6.8G

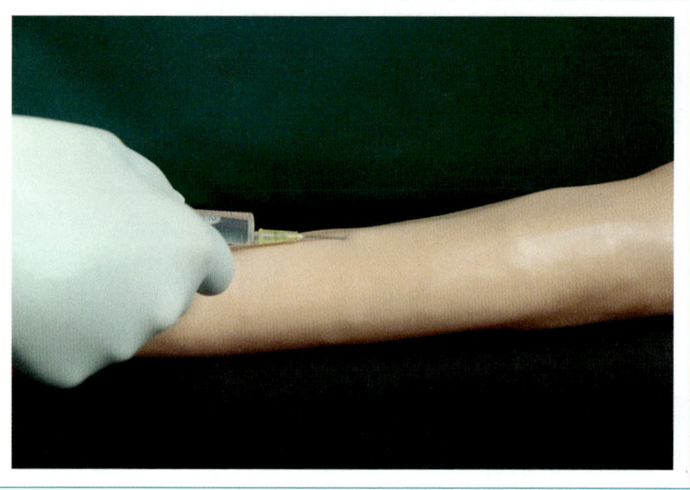

Abb. 6.8g Nach Platzierung der Kanüle in der Vene den Winkel abflachen. [K330]

ABBILDUNG 6.8H

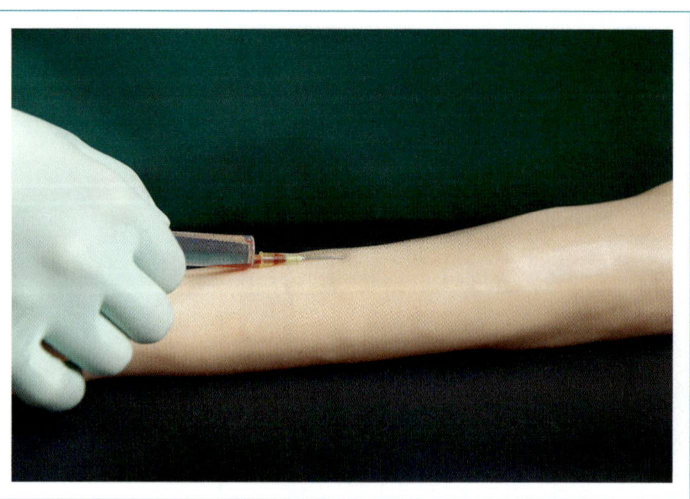

Abb. 6.8h Aspiration zur Lagekontrolle durchführen. [K330]

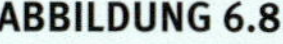

Auf den Punkt gebracht

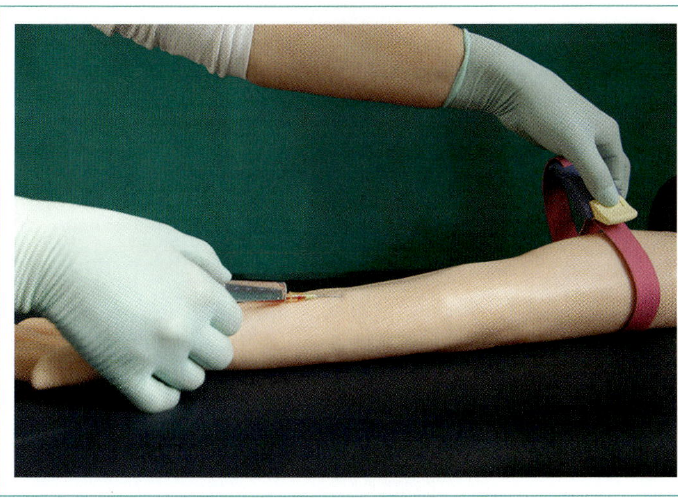

Abb. 6.8i Den Stauschlauch lösen. [K330]

ABBILDUNG 6.8I

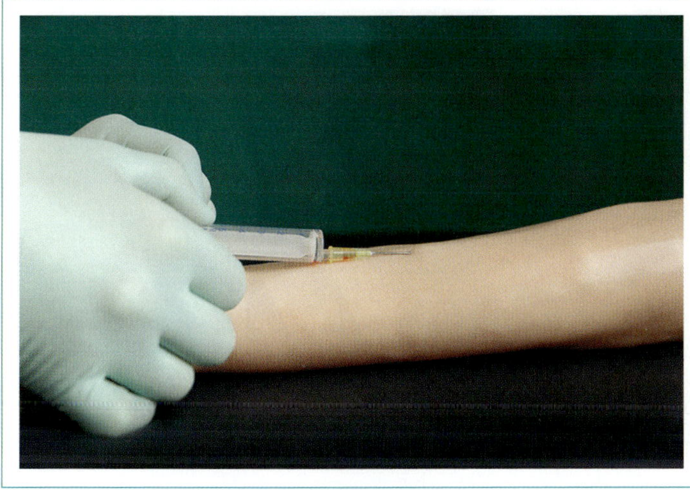

Abb. 6.8j Das Medikament langsam injizieren. [K330]

ABBILDUNG 6.8J

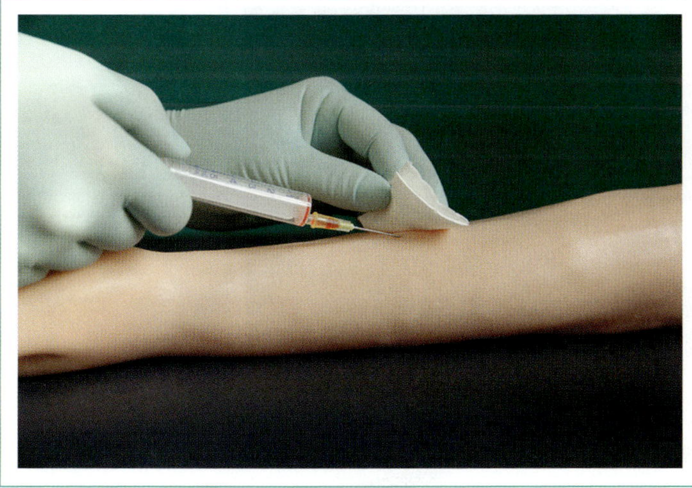

Abb. 6.8k Nach erfolgter Injektion Tupfer bereithalten und die Kanüle vollständig entfernen. [K330]

ABBILDUNG 6.8K

ABBILDUNG 6.8L

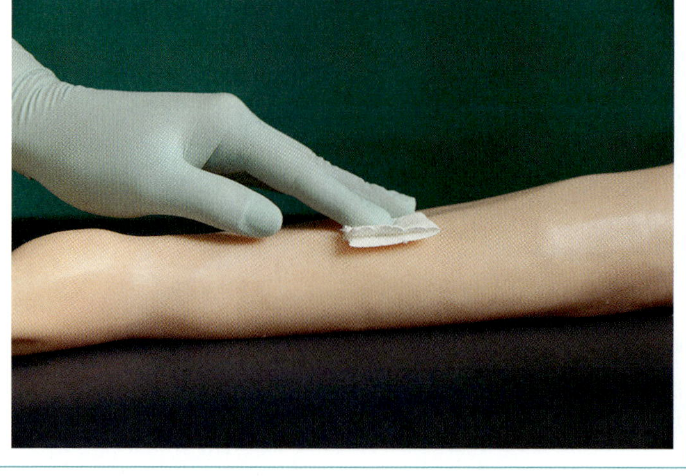

Abb. 6.8l Erst dann mit der Kompression beginnen. [K330]

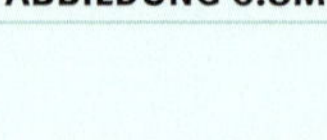

ABBILDUNG 6.8M

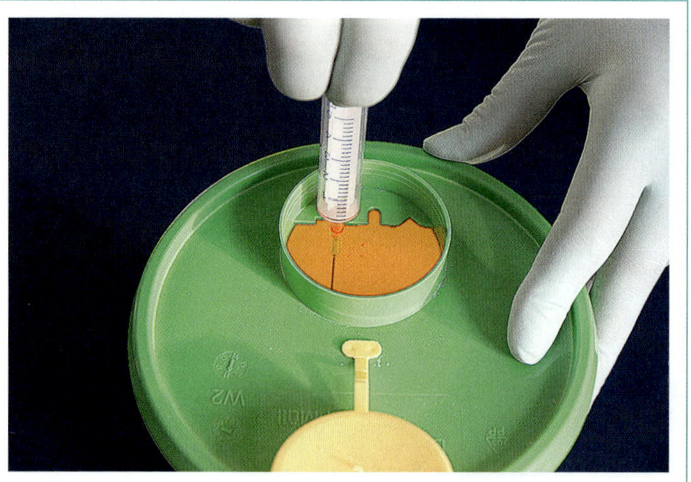

Abb. 6.8m Die Injektionskanüle im Sharps-Container entsorgen. [K330]

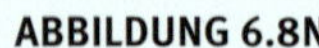

ABBILDUNG 6.8N

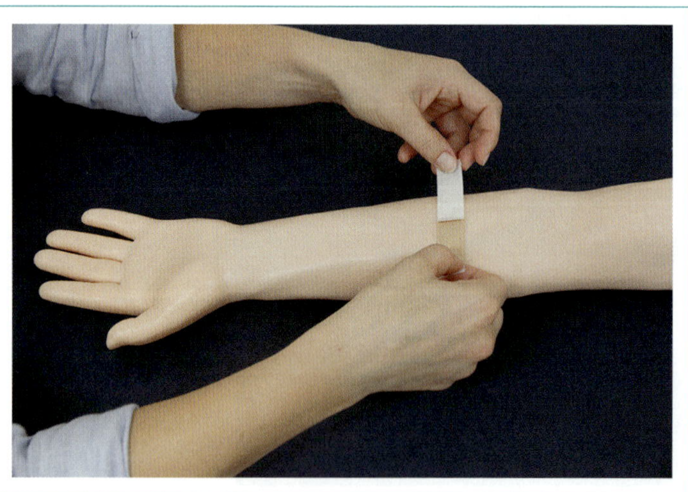

Abb. 6.8n Ein Pflaster aufkleben. [K330]

Auf den Punkt gebracht

6.3.5 Komplikationen und Maßnahmen

Während einer intravenösen Injektionen können Komplikationen auftreten, auf die Sie reagieren müssen. Die unterschiedlichen Komplikationen und dazugehörigen Maßnahmen können der ➤ Tab. 6.4 entnommen werden.

Tab. 6.4 Komplikationen bei i. v.-Injektionen und Maßnahmen

Komplikation	Maßnahmen
Schmerzen beim Einstechen u. a. durch • Desinfektionsmittelreste • Flachen Einstichwinkel • Langsames Einstechen	• Desinfektionsmittel muss abgetrocknet sein, Haut sollte nicht glänzen • 30°-Einstichwinkel beachten • Zügig in die Haut einstechen
Perforation der Vene	• Stauung lösen • Kanüle entfernen • Gefäß für einige Minuten komprimieren • Ggf. erneute Injektion proximal der ursprünglichen Injektion oder an der anderen Extremität
Arterielle Punktion (sichtbar am hellen Blut und der Pulsation)	• Injektion stoppen • Notruf absetzen • Druckverband anlegen • Großlumigen periphervenösen Zugang am anderen Arm legen
Punktion eines Nervs (Schmerzen und Parästhesien im Innervationsgebiet)	• Injektion stoppen • Notruf absetzen • Großlumigen periphervenösen Zugang legen
Allergische bzw. anaphylaktische Reaktion	• Injektion stoppen, Kanüle belassen und fixieren • Stauschlauch schließen • Gegebenenfalls Blut aspirieren • Notruf absetzen • Großlumigen periphervenösen Zugang proximal der liegenden Kanüle legen • NaCl 0,9 % 1.000 ml oder Ringer-Lösung und 1 Ampulle Tavegil i. v. applizieren • Falls vorhanden, Sauerstoff verabreichen
Infektion im Punktionsgebiet	• Ggf. vorhandene Dauerverweilkanüle entfernen • Lokal kühlen • Zum Arzt verweisen

6.3.5 Komplikationen und Maßnahmen

TABELLE 6.4

6.4 Intramuskuläre Injektion

HINWEIS PRÜFUNG Die i. m.-Injektion wird im mündlich-praktischen Teil der Heilpraktikerüberprüfung häufig abgefragt und muss dann am Phantom demonstriert werden. Wichtig ist das korrekte Aufsuchen des Injektionspunkts nach von Hochstetter.

6.4 Intramuskuläre Injektion

6.4.1 Anwendungsbereiche und Applikationsorte

Diese Injektionsart ist eine Technik, bei der kleinere Arzneimengen mit Depotwirkung in den **Muskel** verabreicht werden. Mit dieser Art der Applikation wird ein verzögerter Wirkungseintritt erreicht. Geeignet für diese Injektionsart sind am besten wässrige und isotone Lösungen.

Anwendungsbereiche

Die wichtigsten Anwendungsbereiche in der Heilpraktikerpraxis sind:

- Naturheilkundliche Medikamente
- Vitaminpräparate
- Eigenbluttherapie

  Impfungen und Depot-Neuroleptika werden ebenfalls i. m. appliziert, wobei diese Injektionen den Ärzten vorbehalten sein sollten.

Applikationsorte

- M. deltoideus: ca. 5 cm unterhalb des Akromion (➤ Abb. 6.9a)
- M. gluteus medius und minimus: Dreieck zwischen Spina iliaca anterior superior, Crista iliaca und Trochanter major (➤ Abb. 6.9b)
- M. vastus lateralis: im Bereich von ca. einer Handbreit unterhalb des Trochanter major und einer Handbreit über der Patella bei Kindern (➤ Abb. 6.9c)

6.4.1 Anwendungsbereiche und Applikationsorte

- Applikationsort: Muskel
- Applikation von naturheilkundlichen Medikamenten, Antiallergika, Vitaminpräparaten
- Applikation in v. a. M. deltoideus, Mm. gluteus medius und minimus

ABBILDUNG 6.9A

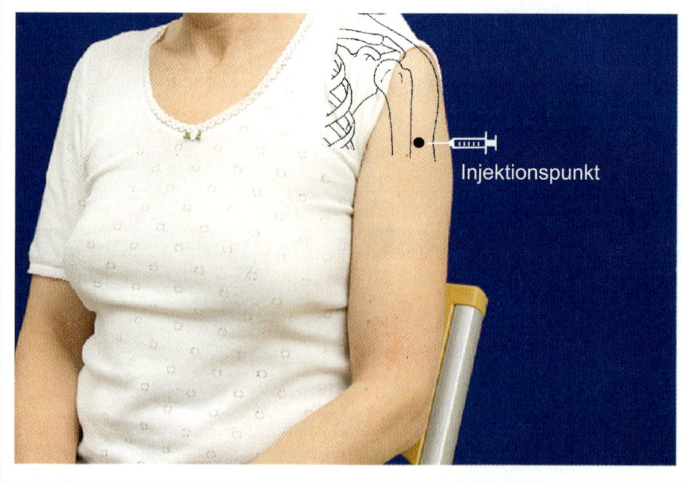

Abb. 6.9a Intramuskuläre Injektion: Punktionsort am Oberarm [K115]

ABBILDUNG 6.9B

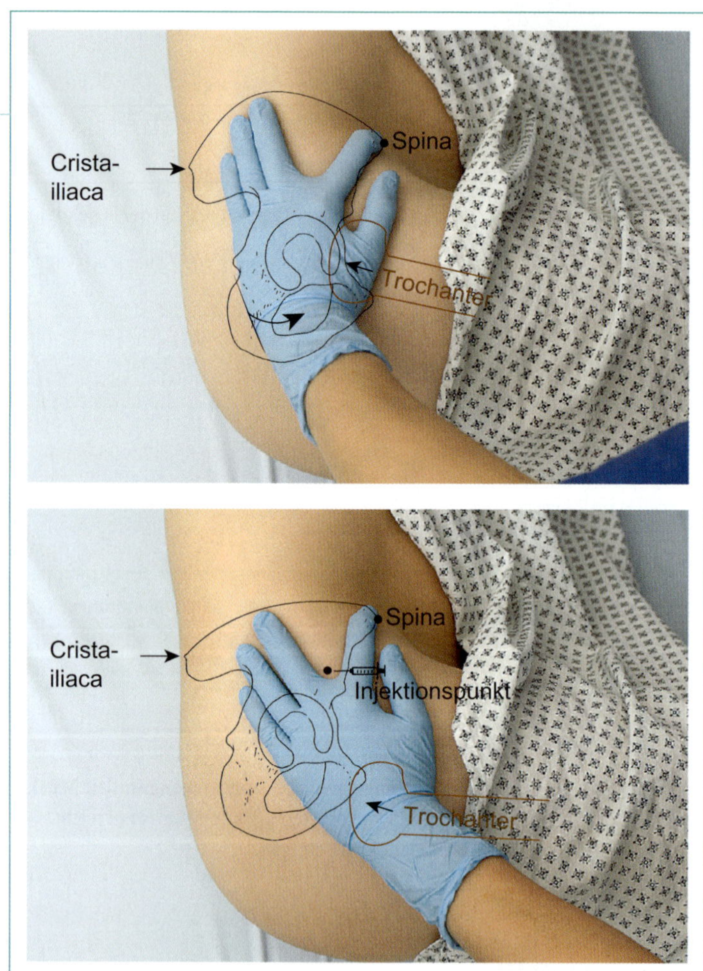

Abb. 6.9b Intramuskuläre Injektion: Ventroglutealer Punktionsort nach von Hochstetter [K115]

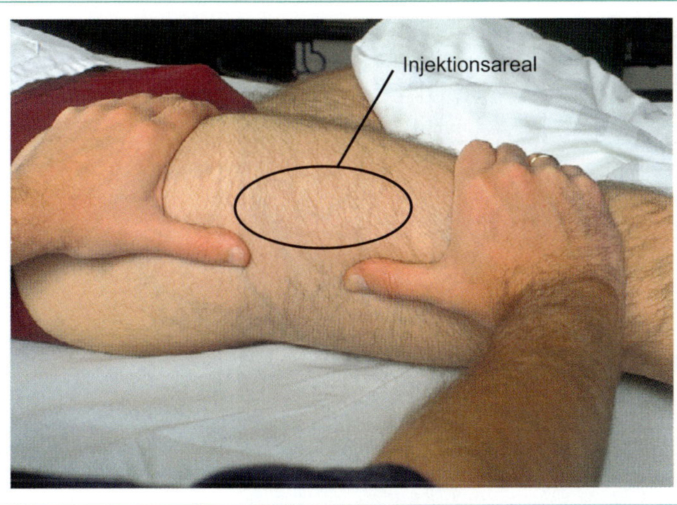

Abb. 6.9c Intramuskuläre Injektion: Punktionsort am Oberschenkel [K183]

ABBILDUNG 6.9C

6.4.2 Kontraindikationen

Vor der geplanten Injektion empfiehlt es sich, den Hautbereich genau zu inspizieren. Folgende Kriterien bzw. Erkrankungen stellen eine **Kontraindikation** für die intramuskuläre Injektion dar:

- Einnahme von Antikoagulanzien wie Marcumar®, ASS oder Heparin, eine Hämophilie oder sonstige Erkrankungen mit hämorrhagischer Diathese: i. m.-Injektionen können schwere Muskelblutungen und -nekrosen hervorrufen.
- Thrombembolische Erkrankungen, die eine therapeutische Lysetherapie erfordern, z. B. Lungenembolie, Herzinfarkt, Apoplex. Im Zuge der Lysetherapie wird die Gerinnungsfähigkeit des Bluts sehr stark herabgesetzt. Vorangegangene Gefäßschäden, die bei einer i. m.-Injektion unvermeidbar sind, führen zu unkontrollierten Blutungen in den Muskel. Sie stellen eine Kontraindikation für eine Lysetherapie dar. Mit anderen Worten: Man hat den Patienten mit einer i. m.-Injektion um eine wirkungsvolle Therapieoption gebracht.
- Schockgeschehen: Beim Schock ist die Mikrozirkulation gestört, sodass das Pharmakon aller Voraussicht nach nicht resorbiert wird. Das Schockgeschehen kann in fortgeschrittenen Stadien mit einer Verbrauchskoagulopathie einhergehen und Gefäßverletzungen können unkontrollierte Blutungen verursachen.
- Entzündliche und sonstige Hautveränderungen, inkl. Narbenbildung, Tätowierung und Schwellung.
- Paretische Gliedmaße.
- Bekannte allergische Reaktion gegen das zu applizierende Medikament.
- Keine Zulassung des Medikaments für i. m.-Injektionen.
- Fehlendes Einverständnis des Patienten.

6.4.2 Kontraindikationen

- Einnahme von Antikoagulanzien
- Hämorrhagische Diathese
- Thrombembolische Erkrankungen
- Schock
- Entzündliche und sonstige Hautveränderungen
- Paretische Gliedmaße
- Allergie
- Keine Zulassung für i. m.-Applikation
- Kein Einverständnis

6.4.3 Vorbereitung

Vor der geplanten Injektion sollten die Vorbereitungsmaßnahmen sowohl am Patienten als auch im Hinblick auf die Zusammenstellung der Materialien getroffen worden sein. Folgendes Schema kann zum Einsatz kommen:

- Zunächst die Injektionsanamnese erheben (> 6.2.6).
- Ferner den Patienten über Wirkungen, Nebenwirkungen und Wechselwirkungen des Medikaments informieren und sein Einverständnis zur Injektion einholen.
- Die kontaminierten Gegenstände wie Abwurf und Kanülenabwurfbehälter (Medibox oder Sharps-Container) in Reichweite, aber nicht auf der desinfizierten Ablagefläche bereitstellen.
- Danach erfolgt die Händedesinfektion.
- Auf einem desinfizierten Ablagetablett Folgendes bereitlegen (> Abb. 6.10):
  - Aufziehkanüle
  - Sterile Applikationskanüle
  - Sterile Einmalspritze
  - **Sterile** Tupfer
  - Hautdesinfektionsmittel
  - Handschuhe
  - Medikament zur Applikation
  - Pflaster

6.4.3 Vorbereitung

- Injektionsanamnese
- Aufklärung über Wirkung und Nebenwirkungen
- Sharps-Container
- Händedesinfektion
- Injektionsmaterialien

ABBILDUNG 6.10

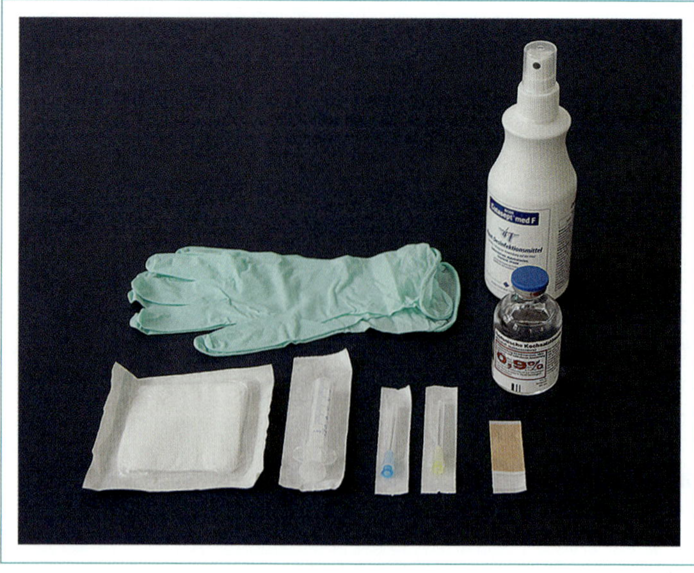

Abb. 6.10 Für eine i. m.-Injektion benötigte Utensilien [K330]

6.4.4 Durchführung

6.4.4 Durchführung

Nachfolgend werden die Technik und der Ablauf der i. m.-Injektion beschrieben. Es empfiehlt sich, den gesamten Ablauf konzentriert und ohne Ablenkung durchzuführen.

- Vorbereitetes Material am Arbeitsplatz abstellen.
- **Medikament** mit Aufziehkanüle **aufziehen,** Spritze entlüften, Aufziehkanüle abziehen und verwerfen, danach die Injektionskanüle aufsetzen (➤ 6.2.8). Hier empfiehlt es sich, die Kappe der Aufziehkanüle nicht zu verwerfen, weil sie zur Markierung des Injektionspunkts verwendet werden kann.
- Den Patienten seitlich lagern und die Knie leicht beugen.
- Zum **Aufsuchen der Injektionsstelle** bei der ventroglutealen i. m.-Injektion nach **von Hochstetter** sind 3 Markierungspunkte zu beachten: Der vordere obere Darmbeinstachel (Spina iliaca anterior superior), der Darmbeinkamm (Crista iliaca) und der große Rollhügel (Trochanter major). Liegt der Patient auf der linken Seite, mit dem Zeigefinger der linken Hand den vorderen oberen Darmbeinstachel aufsuchen und palpieren. Mit dem Mittelfinger der linken Hand den Darmbeinkamm palpieren, wobei Zeige- und Mittelfinger maximal gespreizt werden. Danach die Hand nach distal verschieben, bis der große Rollhügel unter dem Handballen tastbar wird. Der Zeigefinger bleibt während der Drehung an der ursprünglichen Position. Die Injektionsstelle liegt nun im unteren Drittel zwischen Zeige- und Mittelfinger und kann mit der Kanülenkappe markiert werden (➤ Abb. 6.9b).
- An dieser Stelle empfiehlt sich, noch einmal das Gewebe zu betasten, um die Sicherheit zu haben, dass unter dem gedachten Punktionsort auch genügend Muskulatur liegt. Die ventrogluteale Injektion nach von Hochstetter wird nur bei Erwachsenen angewendet.
- Als nächstes die **Haut** über dem Punktionsareal **desinfizieren** (➤ Abb. 6.11a). Die Einwirkzeit muss abgewartet werden.
- Danach einen **sterilen Tupfer öffnen** (➤ Abb. 6.11b), an einer Ecke fassen und über das desinfizierte Punktionsareal einmal **wischen** (➤ Abb. 6.11c).
- Im Anschluss die Haut **erneut desinfizieren** und die Einwirkzeit abwarten (➤ Abb. 6.11a).
- In der Zwischenzeit die **Handschuhe** überziehen (➤ Abb. 6.11d).
- Im nächsten Schritt die Kanülenkappe abziehen, die Haut leicht spannen und die Kanüle im Winkel von 90° zur Haut **einstechen** (➤ Abb. 6.11e). Dabei rasch durch die Haut stechen und langsam beim Durchtritt durch die Subkutis und die Muskulatur. Bei normalgewichtigen Patienten beträgt die Eindringtiefe in die Glutealmuskulatur bis zu 4 cm (➤ Abb. 6.11f).
- Zur Lagekontrolle muss eine **Aspiration** erfolgen (➤ Abb. 6.11g). Es darf kein Blut in der Kanüle bzw. Spritze sichtbar sein.
- Erst danach das Medikament **langsam injizieren.**
- Nach der Injektion die **Kanüle** langsam **herausziehen** (➤ Abb. 6.11h) und die Injektionsstelle mit einem **sterilen Tupfer** abdecken und leicht **komprimieren** (➤ Abb. 6.11i). Nicht massieren und keine kreisenden Bewegungen ausführen.
- Die **Kanüle** ohne Recapping im Abwurfbehälter **entsorgen** (➤ Abb. 6.11j).
- Ein **Pflaster** auf die Punktionsstelle kleben.
- Die Injektion **dokumentieren.**

Tipps und Tricks

- Bei adipösen Patienten eine längere Kanüle (70 mm) wählen, um bis zum Muskel zu gelangen. Sollte auch diese Kanüle zu kurz sein, entweder einen anderen Ort für die Applikation oder eine andere Applikationsart wählen.
- Bei Injektionen in den M. deltoideus nur kleine Mengen (1–2 ml) applizieren. Das Muskelvolumen ist relativ klein, sodass größere Injektionsmengen nicht resorbiert werden oder Nekrosen zur Folge haben können.
- Bei Injektionen in den Glutealmuskel nicht mehr als max. 5 ml applizieren. Die Glutealmuskulatur ist zwar voluminöser als der M. deltoideus, Mengen über 5 ml überschreiten aber auch die Resorptionskapazität dieses Muskels. Nekrosen, Granulome und Abszesse können in der Folge auftreten.
- Ölige Lösungen nicht intramuskulär applizieren. Sie sind schwer resorbierbar und fördern die Nekrosebildung.

Bildstrecke intramuskuläre Injektion

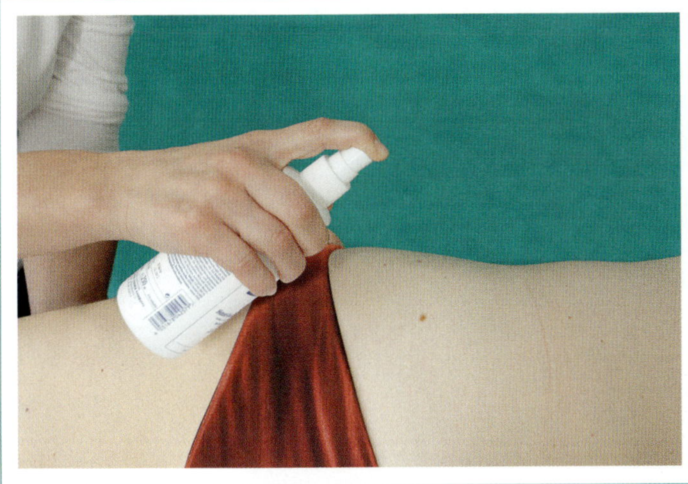

Abb. 6.11a Das Punktionsareal desinfizieren. [K330]

ABBILDUNG 6.11A

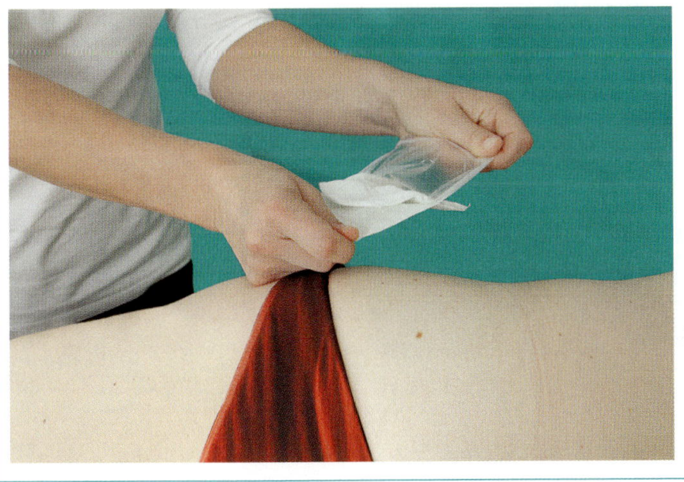

Abb. 6.11b Die sterile Kompresse an der vorgesehenen Lasche öffnen. [K330]

ABBILDUNG 6.11B

ABBILDUNG 6.11C

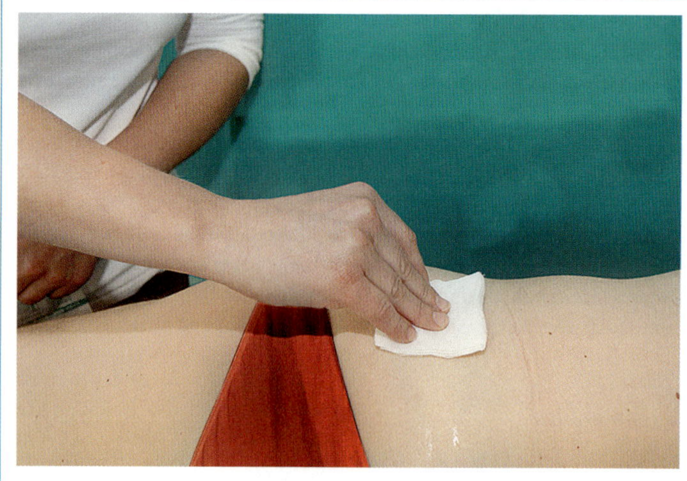

Abb. 6.11c Den Punktionsort nach Einwirkzeit des Desinfektionsmittels einmal abwischen. [K330]

ABBILDUNG 6.11D

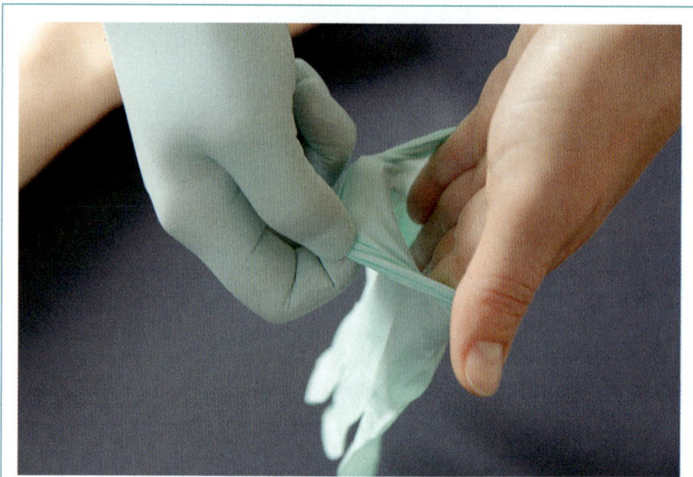

Abb. 6.11d Die Handschuhe überziehen. [K330]

ABBILDUNG 6.11E

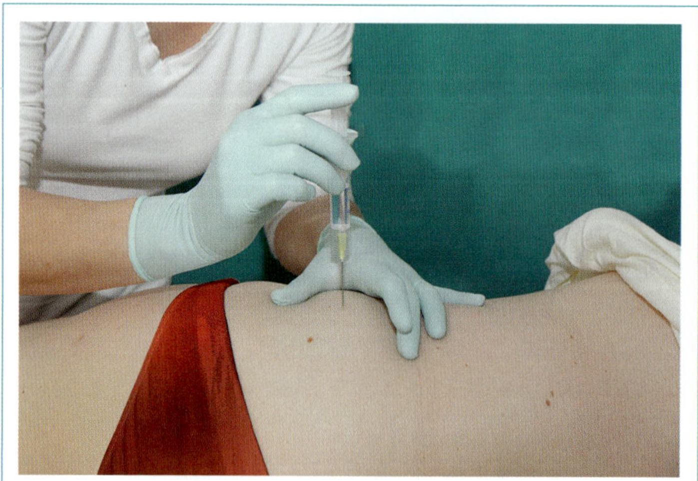

Abb. 6.11e Die Haut leicht spannen und im Winkel von 90° in die Haut einstechen. [K330]

Auf den Punkt gebracht

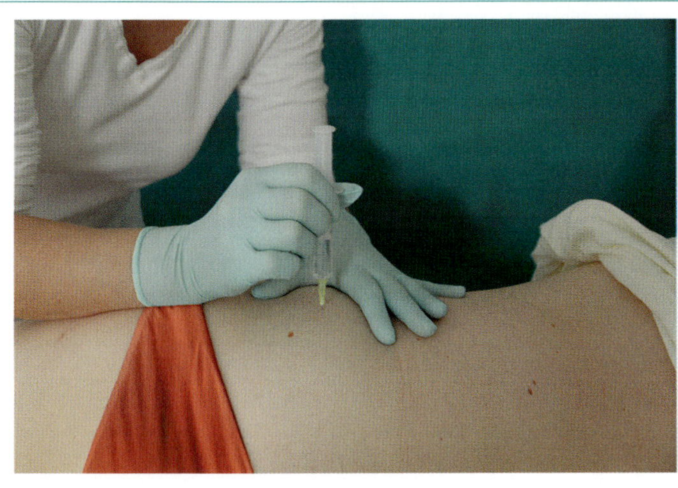

Abb. 6.11f Die Kanüle bis in den Muskel vorschieben. [K330]

ABBILDUNG 6.11F

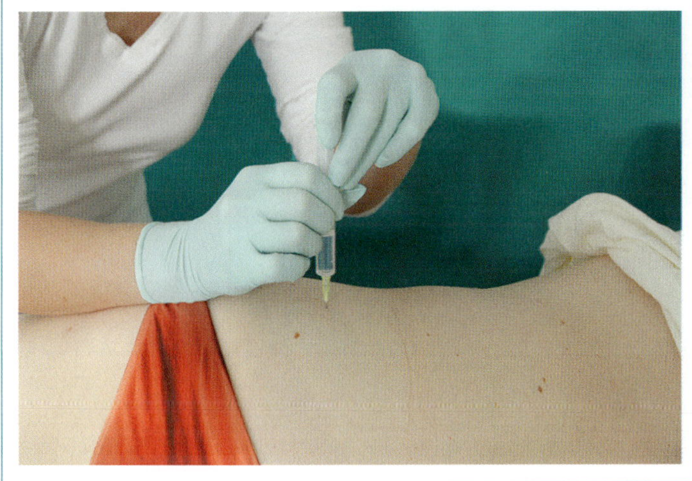

Abb. 6.11g Die korrekte Kanülenlage durch Aspiration kontrollieren. Dabei die Position der Kanüle nicht ändern. Dann das Medikament applizieren. [K330]

ABBILDUNG 6.11G

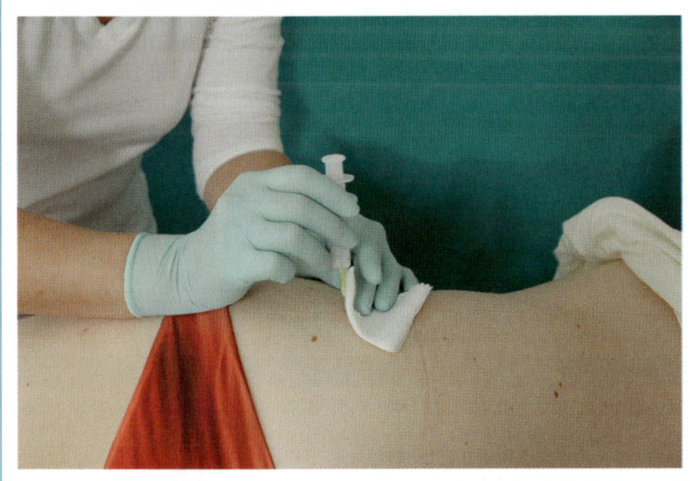

Abb. 6.11h Die Kanüle langsam herausziehen. [K330]

ABBILDUNG 6.11H

ABBILDUNG 6.11I

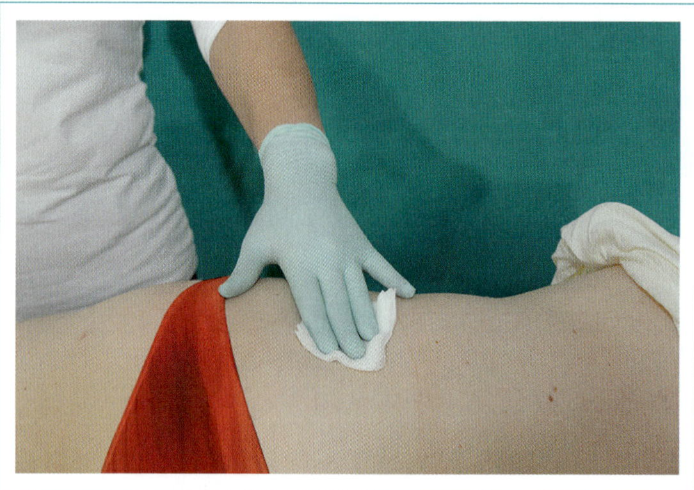

Abb. 6.11i Die Punktionsstelle mit einem sterilen Tupfer leicht komprimieren. [K330]

ABBILDUNG 6.11J

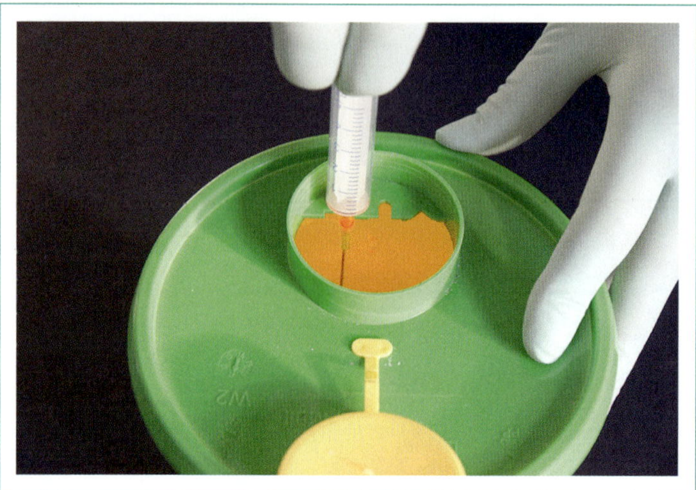

Abb. 6.11j Die Injektionskanüle im Sharps-Container entsorgen. [K330]

6.4.5 Komplikationen und Maßnahmen

6.4.5 Komplikationen und Maßnahmen

Die intramuskuläre Injektion ist eine Injektionsart, die mit unterschiedlichsten **Komplikationen** einhergehen kann (➤ Tab. 6.5). Die so häufig und gerne verwendete Methode, Medikamente i. m. zu applizieren, muss sehr kritisch hinterfragt werden, wenn auch die Möglichkeit der z. B. peroralen Gabe besteht. Wählen Sie immer die Medikamenten-Applikationsart, die mit dem geringsten Risiko für den Patienten einhergeht.

Das **Nicolau-Syndrom** ist eine seltene Nebenwirkung nach i. m.-Injektion in den Glutealmuskel. Sie geht mit großen Nekrosen am Injektionsort einher. Die Ursache ist meist eine Embolie im arteriellen Gefäßbereich. Nach der Injektion treten heftige, stechende Schmerzen auf. Es zeichnet sich ein livides, netzartiges Erythem auf der Haut ab, das sich innerhalb von Tagen bis Wochen zu einer aseptischen Nekrose ausdehnt. Die Heilung bedarf mehrerer Monate.

TABELLE 6.5

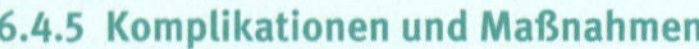

Tab. 6.5 Komplikationen bei i. m.-Injektionen und Maßnahmen

Komplikation	Maßnahmen
Schmerzen beim Einstechen u. a. durch • Desinfektionsmittelreste • Falschen Einstichwinkel • Langsames Einstechen	• Desinfektionsmittel muss abgetrocknet sein, Haut sollte nicht glänzen • Einstichwinkel beachten • Zügig in die Haut einstechen
Punktion eines Nervs (Schmerzen und Parästhesien im Innervationsgebiet)	• Präventiv: Punktionsort exakt aufsuchen • Injektion stoppen • Notruf absetzen • Großlumigen periphervenösen Zugang legen
Punktion von Gefäßen (sichtbar durch Blutaspiration)	• Präventiv immer aspirieren • Injektion stoppen • Spritze und Kanüle verwerfen • Injektion an anderer Stelle durchführen
Periostale Reizung	• Kanüle ca. 1 cm zurückziehen • Erneut aspirieren • Injektion setzen

Tab. 6.5 Komplikationen bei i. m.-Injektionen und Maßnahmen *(Forts.)*

Komplikation	Maßnahmen
Abbrechen der Kanüle	• Sehr seltene Komplikation • Sichtbare Kanüle sofort entfernen • Bei nicht sichtbarer Kanüle: Patienten ruhig liegen lassen, Feld markieren, Notruf absetzen und Vorstellung beim Arzt
Allergische bzw. anaphylaktische Reaktion	• Injektion stoppen • Notruf absetzen • Großlumigen periphervenösen Zugang legen • NaCl 0,9 % 1.000 ml oder Ringer-Lösung und 1 Ampulle Tavegil i. v. applizieren • Falls vorhanden, Sauerstoff verabreichen
Infektion im Punktionsgebiet (Spritzenabszess)	• Lokal kühlen • Zum Arzt verweisen

6.5 Subkutane Injektion

HINWEIS PRÜFUNG Die s. c.-Injektion wird im mündlich-praktischen Teil der Heilpraktikerüberprüfung häufig abgefragt und muss dann am Phantomarm demonstriert werden.

6.5.1 Anwendungsbereiche und Applikationsorte

Die Subkutis enthält fast den gesamten Fettanteil der Haut mit Blutgefäßen und kleinsten Nerven. Bei der subkutanen Injektion wird das Medikament in das **Unterhautfettgewebe** injiziert. Mit dieser Art der Applikation wird ein verzögerter Wirkungseintritt erreicht. Geeignet für diese Injektionsart sind am besten wässrige und isotone Lösungen. Ölige Lösungen werden nie s. c. verabreicht, weil schmerzhafte Nekrosen entstehen können.

Anwendungsbereiche

Folgende Pharmaka werden subkutan appliziert:

- Naturheilkundliche Medikamente
- Insulin
- Heparin

Applikationsorte

Die gängigen Applikationsorte bei der subkutanen Injektion sind (➤ Abb. 6.12):

- Bauchhaut: Unterhalb vom Bauchnabel zwischen den Spinae iliacae anteriores superiores. In diesem Bereich wird das Medikament am schnellsten resorbiert. 2 cm um den Nabel herum sollten frei von Einstichen bleiben, weil die Haut dort stärker kontaminiert ist.

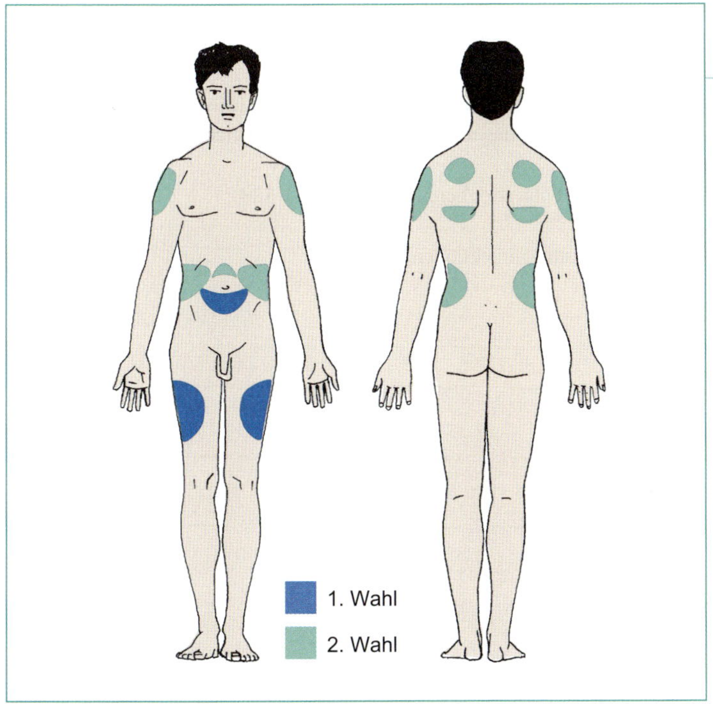

Abb. 6.12 Orte für subkutane Injektionen [L190]

6.5 Subkutane Injektion

6.5.1 Anwendungsbereiche und Applikationsorte

- Applikationsort: Subkutis
- Applikation von naturheilkundlichen Medikamenten, Insulin, Heparin
- Applikation v. a. in Bauchhaut, Außen- und Vorderseite der Oberschenkel, Außenseite der Oberarme

ABBILDUNG 6.12

- Außen- und Vorderseite der Oberschenkel: Eine Hand breit über dem Knie sollte von Einstichen frei bleiben.
- Außenseite der Oberarme.
- Bezirke ober- und unterhalb der Skapula.
- Rotationsschema bei häufigen Injektionen beachten (➤ Abb. 6.13).

ABBILDUNG 6.13

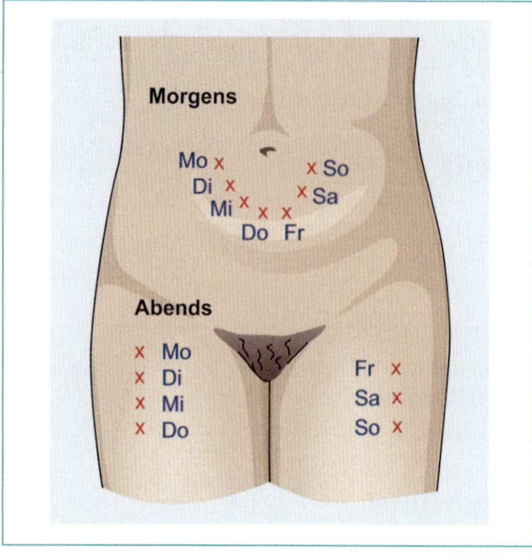

Abb. 6.13 Rotationsschema bei häufigen subkutanen Injektionen [L157]

6.5.2 Kontraindikationen
- Durchblutungsstörung
- Schock
- Entzündliche und sonstige Hautveränderungen
- Paretische Gliedmaße
- Allergie
- Keine Zulassung für s.c.-Applikation
- Kein Einverständnis

6.5.2 Kontraindikationen

Vor der geplanten subkutanen Injektion den betroffenen Hautbereich genau inspizieren. Folgende Kriterien bzw. Erkrankungen stellen eine **Kontraindikation** für die s. c.-Injektion dar:

- Durchblutungsstörungen
- Schockgeschehen
- Entzündliche und sonstige Hautveränderungen, inkl. Narbenbildung, Tätowierung und Schwellung
- Paretische Körperteile
- Bekannte allergische Reaktionen gegen das zu applizierende Medikament
- Keine Zulassung des Medikaments für s. c.-Injektionen
- Fehlendes Einverständnis des Patienten

6.5.3 Vorbereitung
- Injektionsanamnese
- Aufklärung über Wirkung und Nebenwirkung
- Sharps-Container
- Händedesinfektion
- Injektionsmaterialien

6.5.3 Vorbereitung

Vor der geplanten Injektion sollten die **Vorbereitungsmaßnahmen** sowohl am Patienten als auch im Hinblick auf die Zusammenstellung der Materialien getroffen worden sein. Folgendes Schema kann zum Einsatz kommen:

- Zunächst die Injektionsanamnese erheben (➤ 6.2.6).
- Ferner den Patienten über Wirkungen, Nebenwirkungen und Wechselwirkungen des Medikaments informieren und sein Einverständnis zur Injektion einholen.
- Die kontaminierten Gegenstände wie Abwurf und Kanülenabwurfbehälter (Medibox oder Sharps-Container) in Reichweite, aber nicht auf der desinfizierten Ablagefläche bereitstellen.
- Danach erfolgt die Händedesinfektion.
- Auf einem desinfizierten Ablagetablett Folgendes bereitlegen (➤ Abb. 6.14):
  - Sterile Aufziehkanüle
  - Sterile Applikationskanüle für subkutane Injektionen
  - Sterile Einmalspritze
  - Sterilisierte Tupfer
  - Hautdesinfektionsmittel
  - Handschuhe
  - Medikament zur Applikation
  - Pflaster

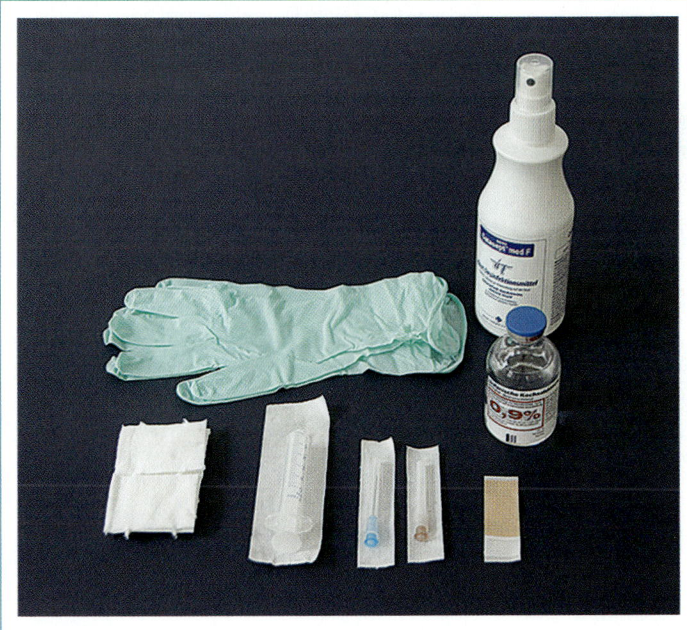

Abb. 6.14 Für eine s.c.-Injektion benötigte Utensilien [K330]

ABBILDUNG 6.14

6.5.4 Durchführung

Nachfolgend werden die Technik und der Ablauf der s.c.-Injektion beschrieben. Die Injektion wird sowohl am Oberschenkel als auch an der Bauchhaut beschrieben. Es empfiehlt sich, den gesamten Ablauf konzentriert und ohne Ablenkung durchzuführen.

- Vorbereitetes Material am Arbeitsplatz abstellen.
- **Medikament** mit Aufziehkanüle **aufziehen,** Spritze entlüften, Aufziehkanüle abziehen und verwerfen, danach die Injektionskanüle aufsetzen (➤ 6.2.8). Hier empfiehlt es sich, die Kappe der Aufziehkanüle nicht zu verwerfen, weil sie zur Markierung des Injektionspunktes verwendet werden kann.
- Die Punktionsstelle **desinfizieren,** die Einwirkzeit von mindestens 30 Sekunden abwarten und nicht mehr nachtasten (➤ Abb. 6.15a).
- Während der Einwirkzeit die **Handschuhe** überziehen (➤ Abb. 6.15b).
- Mit Daumen und Zeigefinger die Haut in einer 2–3 cm starken Falte abheben und eine **Hautfalte bilden.** Somit wird gewährleistet, dass die Injektion subkutan und nicht in den Muskel erfolgt (➤ Abb. 6.15c, ➤ Abb. 6.16a).
- Im Winkel von 45–90° in Abhängigkeit von der Dicke der Subkutis die Kanüle knapp 1 cm durch die Haut **einstechen** (➤ Abb. 6.15d, ➤ Abb. 6.16b) und langsam das **Medikament applizieren** (➤ Abb. 6.15e, ➤ Abb. 6.16c).
- Nach erfolgter Injektion die **Hautfalte loslassen** (➤ Abb. 6.15f, ➤ Abb. 6.16d) und die **Kanüle entfernen** (➤ Abb. 6.15g, ➤ Abb. 6.16e). Beim Loslassen der Hautfalte genau darauf achten, dass die **Kanüle nicht die Position verändert** und in tiefere Schichten eindringt. Bei sehr schlanken Patienten mit wenig Fettgewebe empfiehlt es sich, erst dann die Falte loszulassen, nachdem die Kanüle entfernt wurde.
- Mit einem sterilisierten Tupfer die Einstichstelle kurz komprimieren (➤ Abb. 6.15h, ➤ Abb. 6.16f). Keine kreisenden Bewegungen ausführen, weil dies die Hämatombildung fördert.
- Die **Kanüle** ohne Recapping im Abwurfbehälter **entsorgen** (➤ Abb. 6.15i).
- Ein **Pflaster** auf die Punktionsstelle kleben.
- Die Injektion **dokumentieren.**

6.5.4 Durchführung

Tipps und Tricks

- Eine Aspiration bei der subkutanen Injektion wird nicht empfohlen. Sie begünstigt Gewebeschäden und fördert die Hämatombildung durch Zerstörung bzw. Läsion der Kapillaren.
- Bei hageren Patienten mit wenig Subkutis kann meist ein Einstichwinkel von 45–90° nicht beibehalten werden, weil sonst die Injektion in den Muskel gesetzt wird. Hier empfiehlt sich ein Einstichwinkel von 20–30°. Falls makroskopisch nicht genügend subkutanes Fettgewebe vorhanden ist, muss eine andere Applikationsart gewählt werden.

Bildstrecke subkutane Injektion am Oberschenkel

ABBILDUNG 6.15A

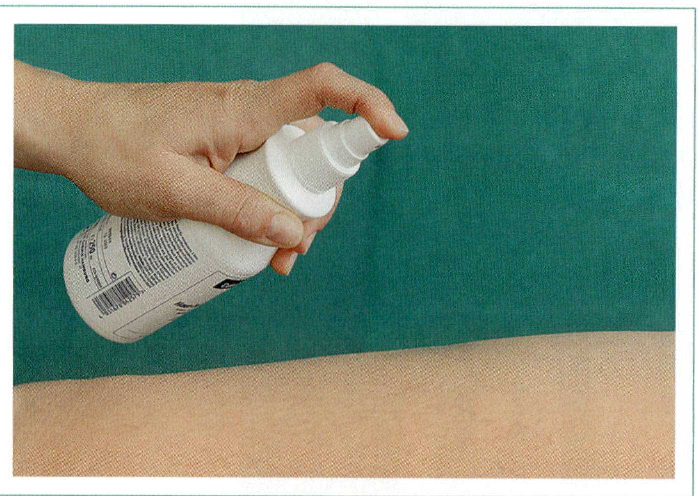

Abb. 6.15a Das Punktionsareal desinfizieren. [K330]

ABBILDUNG 6.15B

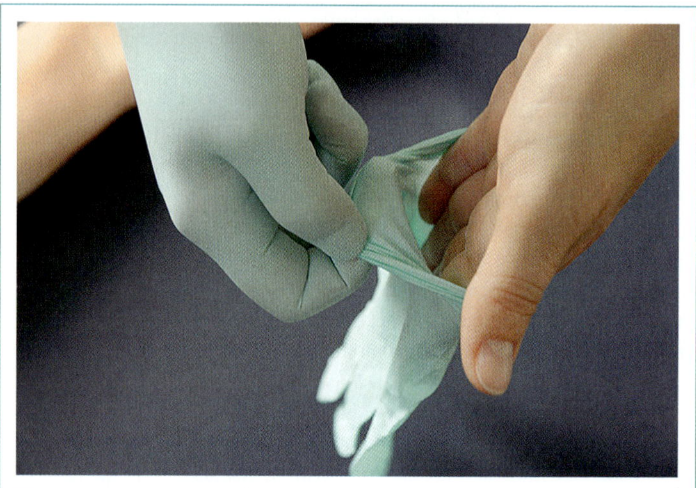

Abb. 6.15b Die Handschuhe anziehen. [K330]

ABBILDUNG 6.15C

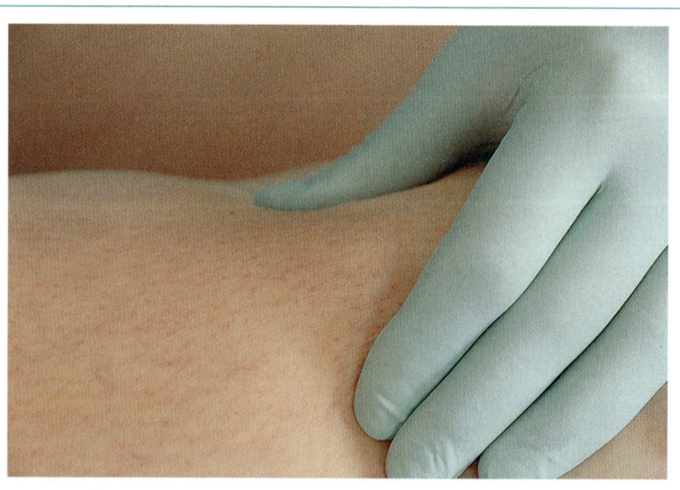

Abb. 6.15c Mit Daumen und Zeigefinger eine Hautfalte am Oberschenkel fassen. [K330]

Auf den Punkt gebracht

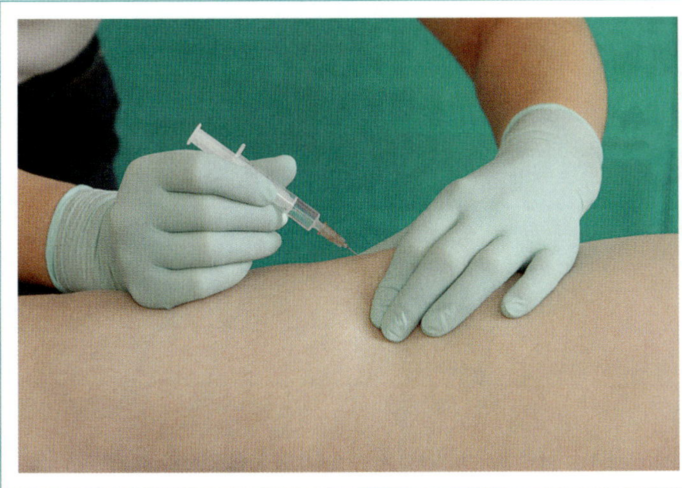

Abb. 6.15d Mit einem Einstichwinkel von 45–90° die Kanüle in die Haut einstechen. [K330]

ABBILDUNG 6.15D

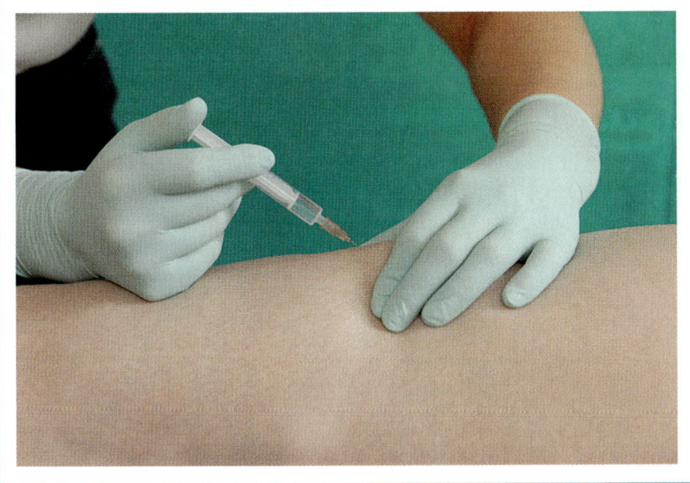

Abb. 6.15e Langsam das Medikament injizieren. [K330]

ABBILDUNG 6.15E

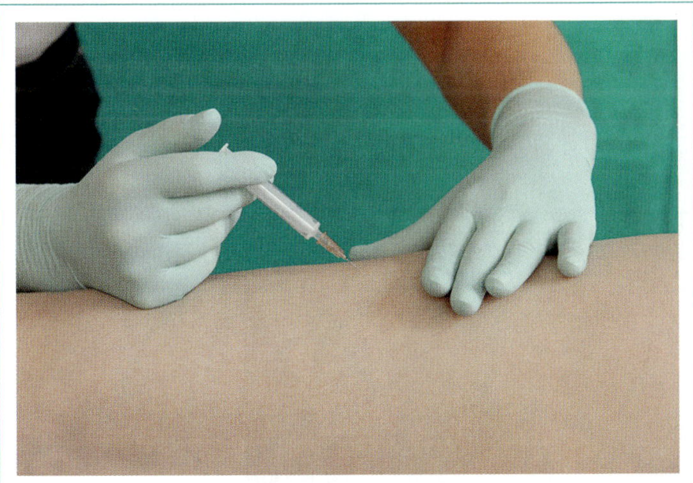

Abb. 6.15f Die Oberschenkelhautfalte loslassen und dabei die Position der Kanüle nicht verändern. [K330]

ABBILDUNG 6.15F

ABBILDUNG 6.15G

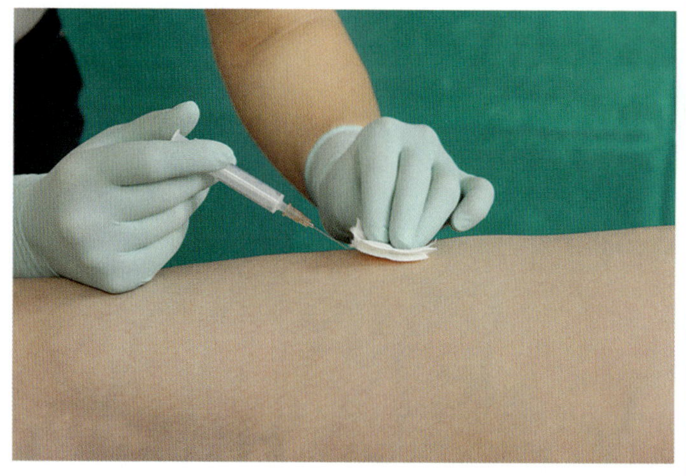

Abb. 6.15g Die Kanüle entfernen und einen Tupfer auf die Punktionsstelle legen. [K330]

ABBILDUNG 6.15H

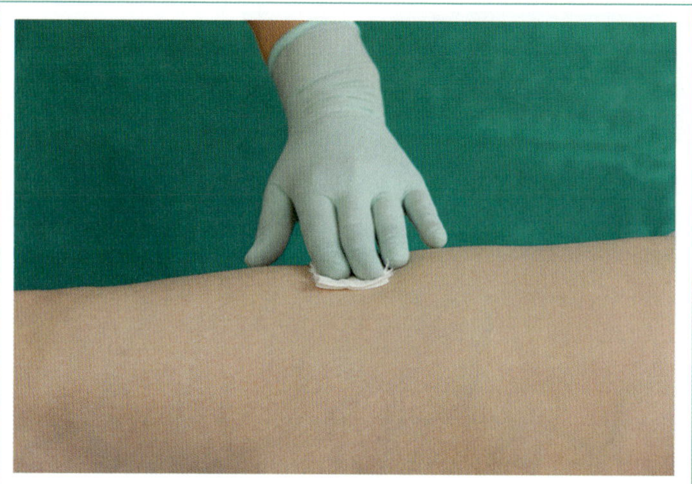

Abb. 6.15h Die Punktionsstelle leicht komprimieren. [K330]

ABBILDUNG 6.15I

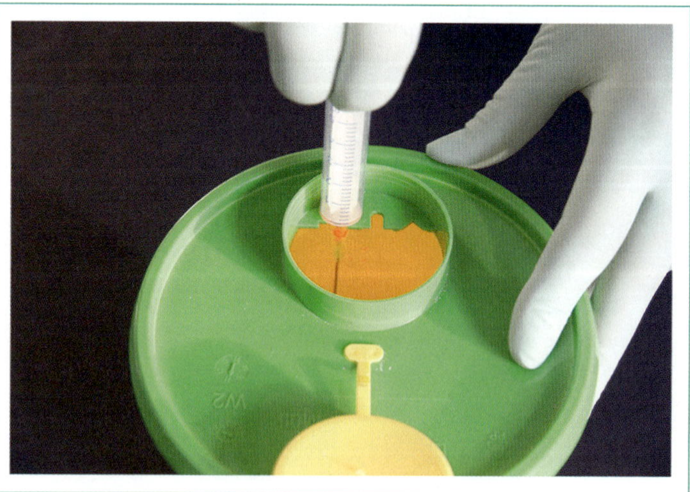

Abb. 6.15i Die Injektionskanüle im Sharps-Container entsorgen. [K330]

Bildstrecke subkutane Injektion an der Bauchhaut

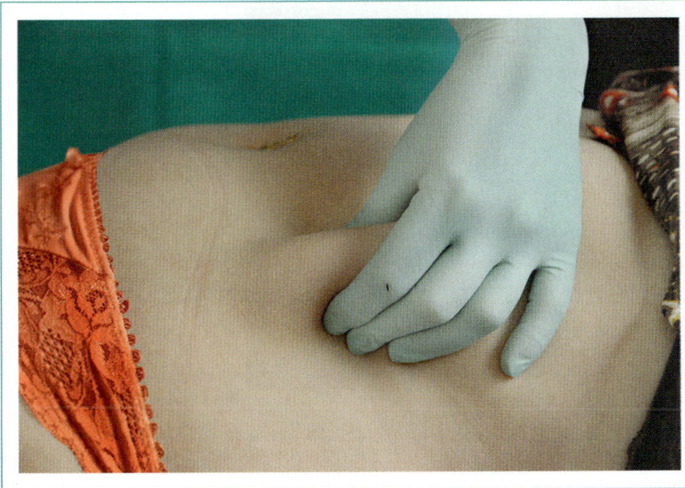

Abb. 6.16a Mit Daumen und Zeigefinger eine Hautfalte am Bauch fassen. [K330]

ABBILDUNG 6.16A

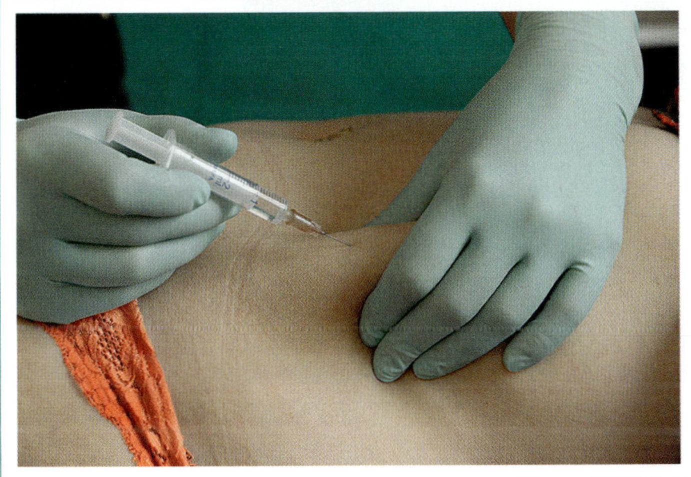

Abb. 6.16b Mit einem Einstichwinkel von 45–90° die Kanüle in die Haut einstechen. [K330]

ABBILDUNG 6.16B

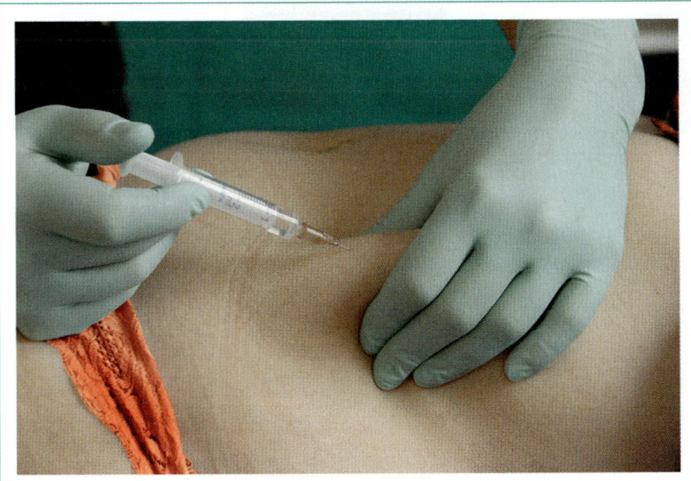

Abb. 6.16c Langsam das Medikament injizieren. [K330]

ABBILDUNG 6.16C

ABBILDUNG 6.16D

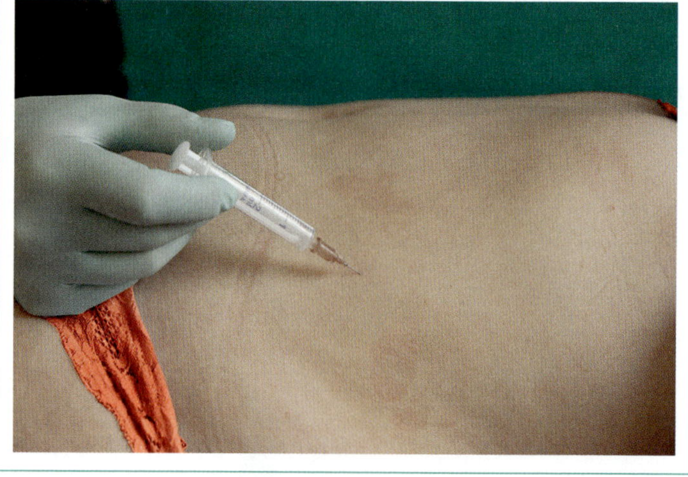

Abb. 6.16d Die Bauchhautfalte loslassen und dabei die Position der Kanüle nicht verändern. [K330]

ABBILDUNG 6.16E

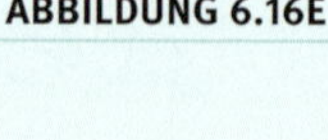

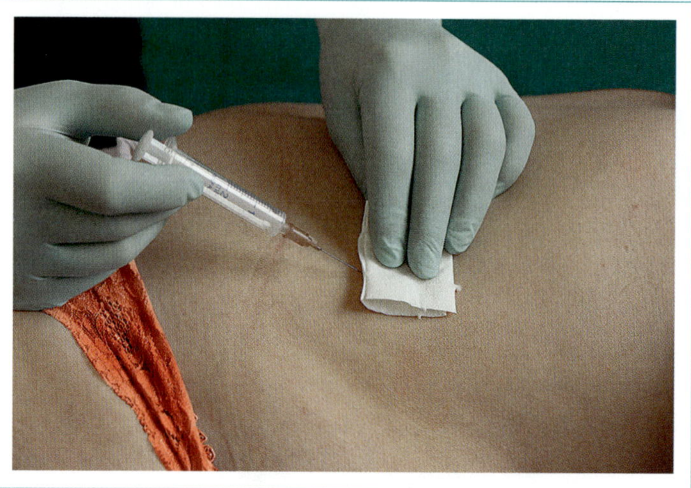

Abb. 6.16e Die Kanüle entfernen und einen Tupfer auf die Punktionsstelle legen. [K330]

ABBILDUNG 6.16F

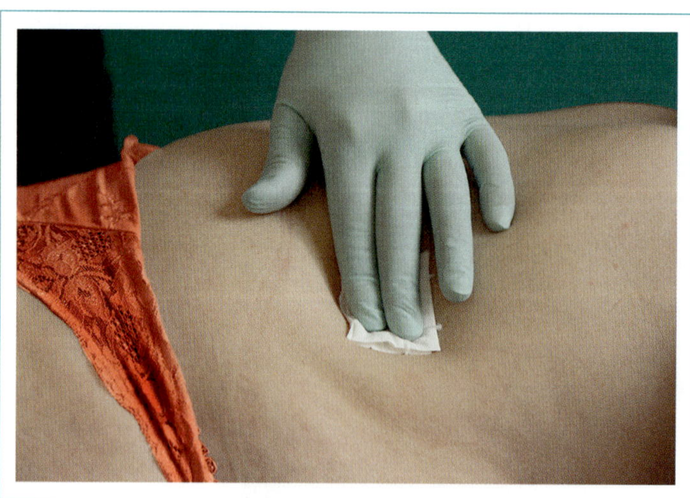

Abb. 6.16f Die Punktionsstelle leicht komprimieren. [K330]

6.5.5 Komplikationen und Maßnahmen

Während einer subkutanen Injektion können Komplikationen auftreten, die gezielte Maßnahmen erfordern. Sie sind ➤ Tab. 6.6 zu entnehmen.

Tab. 6.6 Komplikationen bei s. c.-Injektionen und Maßnahmen

Komplikation	Maßnahmen
Schmerzen während der Injektion	• Bei Verletzung des Hautnervs Injektion abbrechen • Ansonsten Kanüle zügig einstechen und das Medikament langsam applizieren
Brennen am Injektionsort	Desinfektionsmittel vollständig trocknen lassen
Nachblutung	• Punktionsstelle komprimieren • Steriles Pflaster aufkleben • Injektionsareal kontrollieren
Hämatombildung	• Injektionsort wechseln • Ggf. mit Umschlägen kühlen
Allergische Reaktion (selten)	• Injektion stoppen • Notruf absetzen • Großlumigen peripherenvösen Zugang legen • NaCl 0,9 % 1.000 ml oder Ringer-Lösung und 1 Ampulle Tavegil i. v. applizieren • Falls vorhanden, Sauerstoff verabreichen
Verhärtung an der Punktionsstelle	Injektionsort wechseln
Lokale Infektion	• Injektionsort wechseln • Ggf. beim Arzt vorstellen

6.5.5 Komplikationen und Maßnahmen

TABELLE 6.6

6.6 Intrakutane Injektion

HINWEIS PRÜFUNG Die i. c.-Injektion wird im mündlich-praktischen Teil der Heilpraktikerüberprüfung eher selten abgefragt. Die Demonstration erfolgt ggf. am Phantomarm.

6.6 Intrakutane Injektion

6.6.1 Anwendungsbereiche und Applikationsorte

Die i. c.-Injektion, auch intradermale Injektion genannt, ist eine Injektionstechnik, die es ermöglicht, kleine Medikamentenmengen direkt **unter die Haut** (Lederhaut) zu applizieren.

Anwendungsbereiche

Folgende Pharmaka werden intrakutan appliziert:

- „Quaddeln" in der Neuraltherapie
- Durchführung von Sensibilisierungstests, z. B. bei Allergien
- Verabreichung von Impfstoffen (vom Arzt)

Applikationsorte

Die gängigen Applikationsorte bei der subcutanen Inkektion sind:

- Außenseite des Oberschenkels im proximalen Abschnitt
- Streckseite des Oberarms
- Oberer Abschnitt der Beugeseite des Unterarms

6.6.1 Anwendungsbereiche und Applikationsorte

- Applikationsort: Lederhaut
- Anwendungsbereich: Neuraltherapie
- Applikation v. a. in Außenseite des proximalen Oberschenkels, Streckseite des Oberarms, proximalen Unterarm

6.6.2 Kontraindikationen

Vor der geplanten intrakutanen Injektion empfiehlt es sich, den betroffenen Hautbereich genau zu inspizieren. Folgende Kriterien bzw. Erkrankungen stellen eine Kontraindikation für die intrakutane Injektion dar:

- Entzündliche und sonstige Hautveränderungen, inkl. Narbenbildung, Tätowierung und Schwellung
- Paretische Gliedmaße
- Bekannte allergische Reaktion gegen das zu applizierende Medikament
- Keine Zulassung des Medikaments für i. c.-Injektionen
- Fehlendes Einverständnis des Patienten

6.6.2 Kontraindikationen

- Entzündliche und sonstige Hautveränderungen
- Paretische Gliedmaße
- Allergie
- Keine Zulassung für i. c.-Applikation
- Kein Einverständnis

6.6.3 Vorbereitung

Vor der geplanten Injektion sollten die Vorbereitungsmaßnahmen sowohl am Patienten als auch im Hinblick auf die Zusammenstellung der Materialien getroffen worden sein. Folgendes Schema kann zum Einsatz kommen:

- Zunächst die Injektionsanamnese erheben (➤ 6.2.6).

6.6.3 Vorbereitung

- Injektionsanamnese
- Aufklärung über Wirkung und Nebenwirkung
- Sharps-Container
- Händedesinfektion
- Injektionsmaterialien

ABBILDUNG 6.17

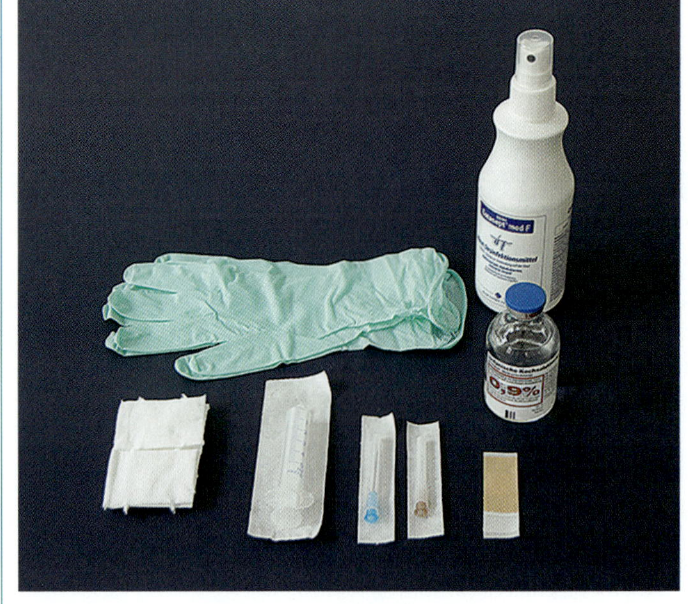

Abb. 6.17 Für eine i.c.-Injektion benötigte Utensilien [K330]

- Ferner den Patienten über Wirkungen, Nebenwirkungen und Wechselwirkungen des Medikaments informieren und sein Einverständnis zur Injektion einholen.
- Die kontaminierten Gegenstände wie Abwurf und Kanülenabwurfbehälter (Medibox oder Sharps-Container) in Reichweite, aber nicht auf der desinfizierten Ablagefläche bereitstellen.
- Danach erfolgt die Händedesinfektion.
- Auf einem desinfizierten Ablagetablett Folgendes bereitlegen (➤ Abb. 6.17):
  - Sterile Aufziehkanüle
  - Sterile Applikationskanülen
  - Sterile Einmalspritze
  - Sterilisierte Tupfer
  - Hautdesinfektionsmittel
  - Handschuhe
  - Medikament zur Applikation
  - Pflaster

6.6.4 Durchführung

6.6.4 Durchführung

Nachfolgend werden die Technik und der Ablauf der i.c.-Injektion beschrieben. Die Injektion wird am Unterarm dargestellt. Es empfiehlt sich, den gesamten Ablauf konzentriert und ohne Ablenkung durchzuführen.

- Vorbereitetes Material am Arbeitsplatz abstellen.
- **Medikament** mit Aufziehkanüle **aufziehen,** Spritze entlüften, Aufziehkanüle abziehen und verwerfen, danach die Injektionskanüle aufsetzen (➤ 6.2.8). Hier empfiehlt es sich, die Kappe der Aufziehkanüle nicht zu verwerfen, weil sie zur Markierung des Injektionspunktes verwendet werden kann.
- Die Punktionsstelle **desinfizieren** und die Einwirkzeit von mindestens 30 Sekunden abwarten (➤ Abb. 6.18a). Die Punktionsstelle dann nicht mehr nachtasten.
- In der Zwischenzeit die **Handschuhe** überziehen (➤ Abb. 6.18b).
- Mit Daumen und Zeigefinger ca. 4 mm der **Haut** fassen und diese **straff** spannen. Im flachen Winkel von **10°** mit nach oben gerichteter Nadelöffnung in die Haut **einstechen** (➤ Abb. 6.18c).
- Circa 0,1 ml der Flüssigkeitsmenge injizieren und die **Quaddelbildung** beobachten (➤ Abb. 6.18d). Fehlt die Quaddelbildung, ist die Kanüle nicht in der Lederhaut, sondern in der Subkutis platziert.
- Nach erfolgter Injektion Tupfer bereitlegen und die **Injektionsnadel herausziehen** (➤ Abb. 6.18e). Erst dann mit dem Tupfer die Punktionsstelle **leicht komprimieren,** aber nicht drücken und keine kreisenden Bewegungen durchführen (➤ Abb. 6.18f).
- Die **Kanüle** ohne Recapping im Abwurfbehälter **entsorgen** (➤ Abb. 6.18g).
- Gegebenenfalls ein **Pflaster** auf die Punktionsstelle kleben.
- Die Injektion **dokumentieren.**

Tipps und Tricks

- Es darf nur eine Quaddel pro sterile Nadel gesetzt werden.
- Bei fehlender Quaddelbildung ist das Medikament subkutan gespritzt worden; die Injektion muss wiederholt werden.

Bildstrecke intrakutane Injektion

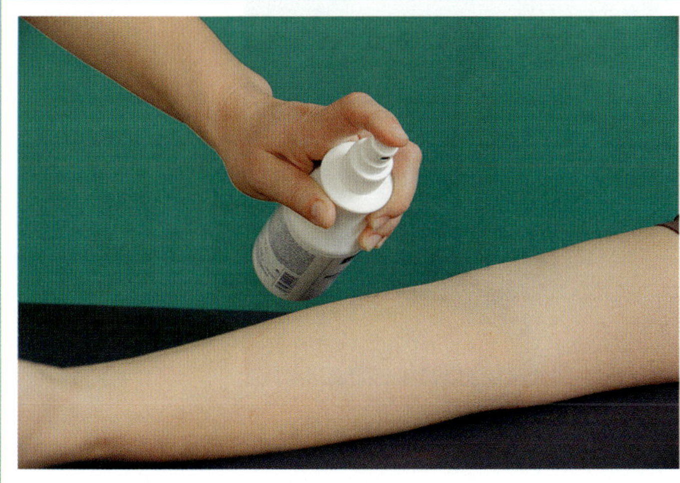

Abb. 6.18a Das Punktionsareal desinfizieren. [K330]

ABBILDUNG 6.18A

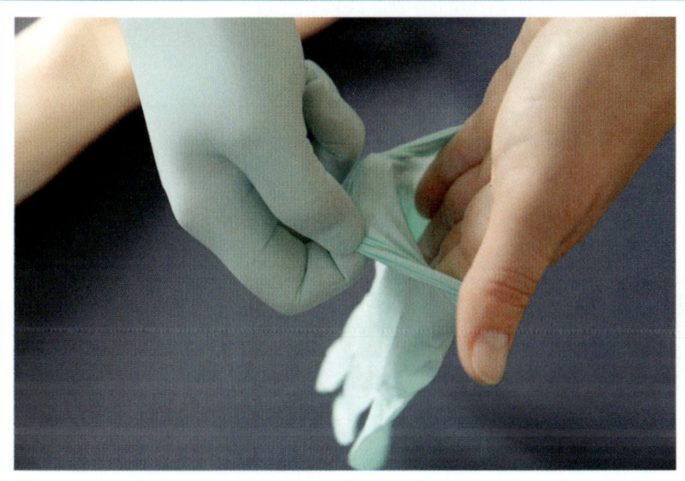

Abb. 6.18b Die Handschuhe anziehen. [K330]

ABBILDUNG 6.18B

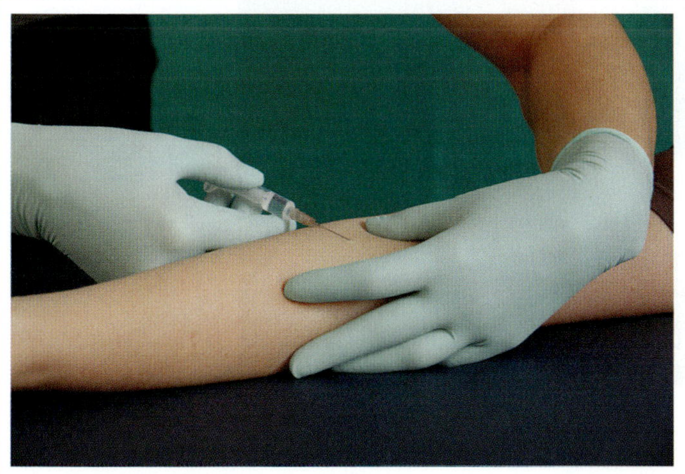

Abb. 6.18c Die Haut spannen und im flachen Winkel von 10° mit dem Anschliff nach oben in die Haut einstechen. [K330]

ABBILDUNG 6.18C

ABBILDUNG 6.18D

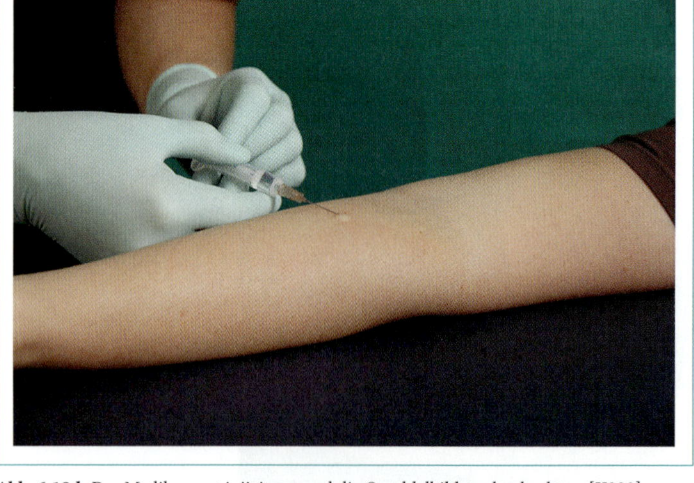

Abb. 6.18d Das Medikament injizieren und die Quaddelbildung beobachten. [K330]

ABBILDUNG 6.18E

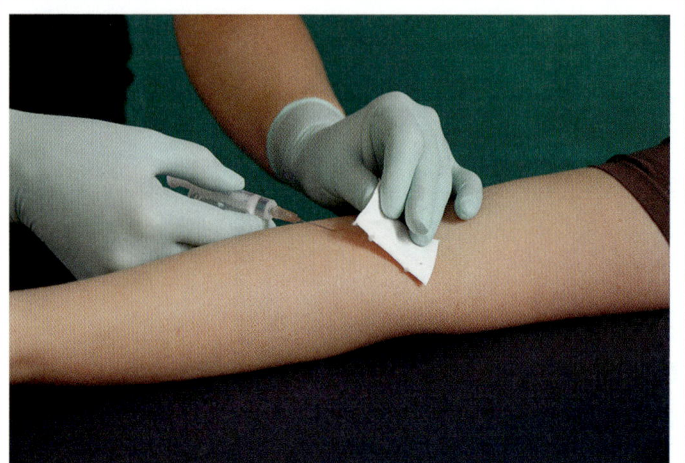

Abb. 6.18e Nach erfolgter Injektion Tupfer bereitlegen und die Kanüle entfernen. [K330]

ABBILDUNG 6.18F

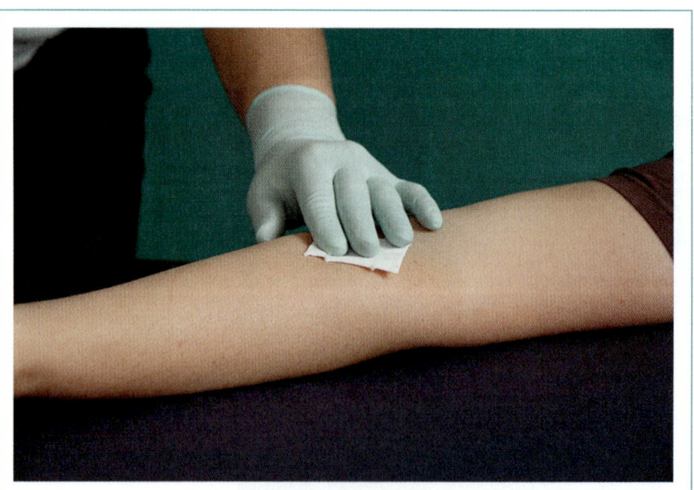

Abb. 6.18f Die Punktionsstelle leicht komprimieren. [K330]

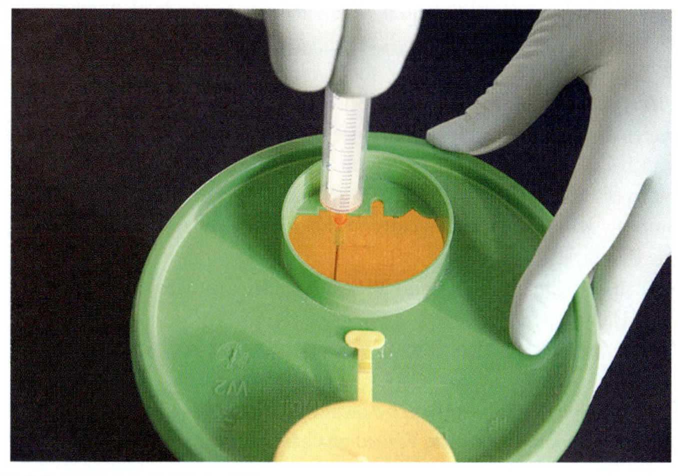

Abb. 6.18g Die Injektionskanüle im Sharps-Container entsorgen. [K330]

6.6.5 Komplikationen und Maßnahmen

Während einer intrakutanen Injektion können Komplikationen auftreten, die gezielte Maßnahmen erfordern. Sie sind der ➤ Tab. 6.7 zu entnehmen.

Tab. 6.7 Komplikationen bei i. c.-Injektionen und Maßnahmen

Komplikation	Maßnahmen
Schmerzen während der Injektion	• Bei Verletzung des Hautnervs Injektion abbrechen • Ansonsten Kanüle zügig in die Haut einstechen und das Medikament langsam applizieren
Brennen am Injektionsort	Desinfektionsmittel vollständig trocknen lassen
Nachblutung	• Punktionsstelle komprimieren • Steriles Pflaster aufkleben • Injektionsareal kontrollieren
Hämatombildung	• Injektionsort wechseln • Ggf. mit Umschlägen kühlen
Allergische Reaktion (selten)	• Injektion stoppen • Notruf absetzen • Großlumigen periphervenösen Zugang legen • NaCl 0,9 % 1.000 ml oder Ringer-Lösung und 1 Ampulle Tavegil i. v. applizieren • Falls vorhanden, Sauerstoff verabreichen
Verhärtung an der Punktionsstelle	Injektionsort wechseln
Lokale Infektion	• Injektionsort wechseln • Ggf. beim Arzt vorstellen

6.7 Blutentnahme

HINWEIS PRÜFUNG Die Blutentnahme wird im mündlich-praktischen Teil der Heilpraktikerüberprüfung häufig mit einer einfachen Spritze abgefragt, die dann am Phantomarm demonstriert werden muss. Die nachfolgenden Darstellungen beziehen sich auf die Blutentnahme zum einen mit einer einfachen Spritze und zum anderen mit gängigen Laborröhrchen für den Praxisalltag.

6.7.1 Allgemeine Hinweise und Punktionsstellen

Diese Methode dient der Entnahme von Blut zu diagnostischen Zwecken. Die Punktion erfolgt beim liegenden Patienten.

Allgemeine Hinweise

- Die Blutentnahmen sollten morgens zwischen 7 und 9 Uhr erfolgen.
- Der Patient sollte nüchtern sein und in den letzten 3 Tagen keine übermäßige körperliche Aktivität betrieben haben.
- Der Patient sollte in den letzten Tagen keine Alkoholexzesse gehabt haben. Insbesondere bei Bestimmung der Blutfette ist eine Alkoholkarenz von mindestens 24 Stunden nötig.
- Unmittelbar vor der Blutentnahme sollte der Patient mindestens 10 Minuten ruhen.
- Die unveränderlichen Variablen wie Geschlecht, Alter, Erbfaktoren oder Rasse beachten.

Auf den Punkt gebracht

ABBILDUNG 6.18G

6.6.5 Komplikationen und Maßnahmen

TABELLE 6.7

6.7 Blutentnahme

6.7.1 Allgemeine Hinweise und Punktionsstellen

Allgemeine Hinweise:
- Blutentnahme zwischen 7–9 Uhr
- Nüchterner Patient, keine Alkoholexzesse in den Vortagen
- Vor Blutentnahme 10 Minuten ruhen
- Blutabnahme im Liegen
- Größtmögliche Kanüle verwenden
- Stauung vor Blutentnahme < 30 Sekunden

- Die veränderlichen Größen wie Ernährungsgewohnheiten, Alkoholkonsum, zirkadiane Rhythmen, Medikamente, körperliche Aktivität oder seelischen Stress beachten.
- Eine Blutentnahme sollte immer im Liegen erfolgen.
- Für die Punktion eine möglichst große Kanüle wählen. Sie sollte bei Erwachsenen nicht enger als Nr. 12 sein. Dünne Kanülen reduzieren den Blutfluss, was meist mit einer stärkeren Aspiration kompensiert wird. Sowohl die enge Kanüle als auch das schnelle Anziehen führen zur Zerstörung der Erythrozyten (extrakorporale Hämolyse) und damit zu falschen Ergebnissen bei Erythrozytenzahl, LDH usw. (➤ 7.1, ➤ 6.7.5).
- Nach Möglichkeit keine Butterfly-Kanülen mit einem langen Schlauch verwenden. Sie begünstigen ebenfalls die extrakorporale Hämolyse.
- Die Stauung vor der Blutentnahme sollte nicht länger als 30 Sekunden andauern. Eine lange Stauung begünstigt die extrakorporale Hämolyse.

Punktionsstellen: V. cephalica und V. mediana cubiti bevorzugen

Punktionsstellen

Für die Blutentnahme kommen folgende Punktionsorte in Betracht (➤ Abb. 6.6):
- Ellenbeuge: V. mediana cubiti, V. mediana cephalica, V. mediana basilica
- Unterarm: V. cephalica, V. mediana
- Handrücken: das Venennetz wird allerdings als sehr schmerzhaft empfunden
- Säuglinge: Venen an Stirn- und Scheitelbein → diese Maßnahme ist Ärzten vorbehalten
  Bei einmaliger Blutentnahme empfiehlt es sich, eine große, sichere Vene zu wählen.

6.7.2 Kontraindikationen
- Oberhalb eines liegenden Katheters
- Fehlendes Einverständnis
- Lymphödem
- Dialyse-Shunt
- Paretischer Arm

6.7.2 Kontraindikationen

Folgende Kriterien bzw. Erkrankungen stellen **Kontraindikationen** für die Blutentnahme dar:
- Entzündliche und sonstige Hautveränderungen, inkl. Narbenbildung, Tätowierung und Schwellung
- Lymphödem, Z. n. Axillaresektion im Rahmen der Ablatio mammae
- Dialyse-Shunt am Arm
- Paretischer Arm
- Keine Blutentnahme oberhalb eines liegenden Katheters
- Fehlendes Einverständnis des Patienten

6.7.3 Vorbereitung
- Injektionsanamnese
- Aufklärung über den Zweck der Blutentnahme
- Sharps-Container
- Händedesinfektion
- Injektionsmaterialien

6.7.3 Vorbereitung

Vor der geplanten Blutentnahme sollten die Vorbereitungsmaßnahmen sowohl am Patienten als auch im Hinblick auf die Zusammenstellung der Materialien getroffen worden sein. Folgendes Schema kann zum Einsatz kommen:
- Zunächst die Injektionsanamnese erheben (➤ 6.2.6).
- Ferner den Patienten über Zweck der Blutentnahme, die zu untersuchenden Parameter und die Kosten informieren und sein Einverständnis einholen.
- Die kontaminierten Gegenstände wie Abwurf und Kanülenabwurfbehälter (Medibox oder Sharps-Container) in Reichweite, aber nicht auf der desinfizierten Ablagefläche bereitstellen.
- Danach erfolgt die Händedesinfektion.
- Auf einem desinfizierten Ablagetablett Folgendes bereitlegen (➤ Abb. 6.19, ➤ Abb. 6.20):
  - Stauschlauch
  - Hautdesinfektionsmittel

ABBILDUNG 6.19

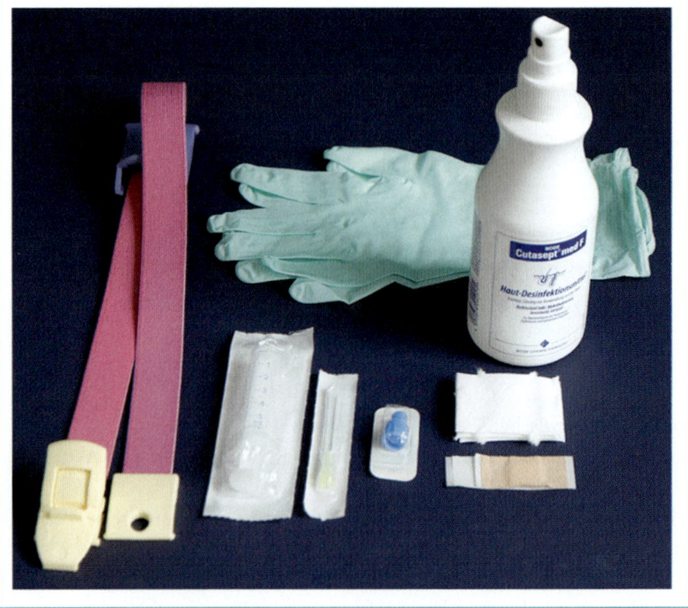

Abb. 6.19 Für eine Blutentnahme benötigte Utensilien [K330]

ABBILDUNG 6.20

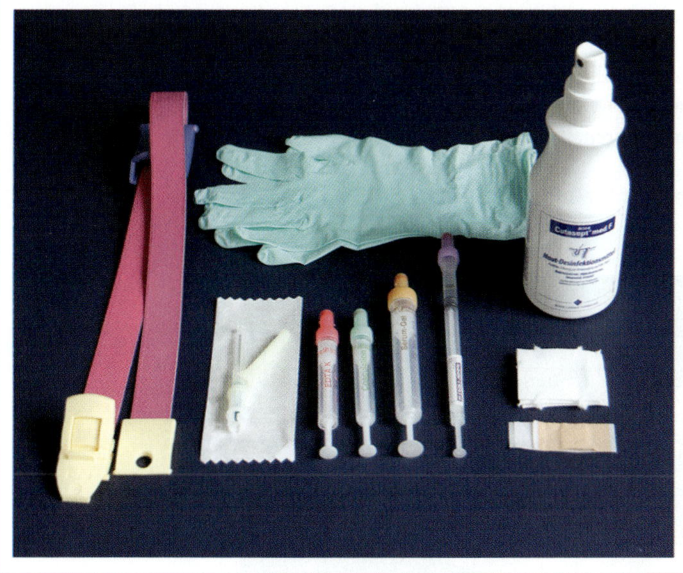

Abb. 6.20 Für eine Blutentnahme mit Blutröhrchen benötigte Utensilien [K330]

- Pflaster
- Handschuhe
- Sterilisierte Tupfer
- Saugfähige Unterlage
- Verschlusskonus
- Sterile Einmalspritze und sterile Kanüle oder Blutentnahmekanüle und Blutröhrchen

6.7.4 Durchführung mit einfacher Spritze

6.7.4 Durchführung mit einfacher Spritze

Nachfolgend werden die Technik und der Ablauf der Blutentnahme mit einer einfachen Spritze beschrieben. Es empfiehlt sich, den gesamten Ablauf konzentriert und ohne Ablenkung durchzuführen.

- Vorbereitetes Material am Arbeitsplatz abstellen.
- Die saugfähige Unterlage unter dem Patientenarm platzieren.
- Die Venen betrachten, deren Verlauf betasten und eine geeignete **Vene lokalisieren** (➤ Abb. 6.21a).
- Falls keine geeignete Vene sichtbar ist, kann eine Stauung angelegt werden, wobei der Puls tastbar sein muss (Druck ca. 50–100 mmHg). Sollte auch diese Maßnahme keinen Erfolg bringen, empfiehlt sich ein feucht-warmer Wickel.
- Das Punktionsareal **desinfizieren** und die Einwirkzeit abwarten (➤ Abb. 6.21b). Bei gröberen Verschmutzungen mit einem sterilisierten Tupfer das Hautareal abwischen und erneut das Hautdesinfektionsmittel aufbringen. Auch beim zweiten Vorgang die Einwirkzeit beachten. Das Punktionsareal nicht mehr nachpalpieren.
- Während der Einwirkzeit die **Handschuhe** überziehen (➤ Abb. 6.21c).
- Im nächsten Schritt die **Spritze** und die (weitlumige) sterile **Kanüle** an der vorgesehenen Lasche öffnen und miteinander **konnektieren.**
- Den **Stauschlauch** proximal der Injektionsstelle **anlegen** (➤ Abb. 6.21d). Beim Schließen des Stauschlauchs mit der linken Hand den Stauschlauch sanft anziehen, der Zeigefinger der rechten Hand fasst dabei unter den Stauschlauch. Damit können Einklemmungen von Hautfalten vermieden werden. Bei neuen Stauschläuchen vor Gebrauch den Verschlussmechanismus prüfen und die Handhabung sicher beherrschen. Das bereits desinfizierte Areal sollte nicht vom Stauschlauch, Blusenärmel usw. berührt werden. Die Stauung sollte vor der Blutentnahme nicht länger als 30 Sekunden andauern.
- Die **Kanülenkappe abziehen** (➤ Abb. 6.21e).
- Die **Kanüle** in einem Winkel von **30°** mit dem Anschliff nach oben in die Haut **einstechen** und ca. **1 cm vorschieben** (➤ Abb. 6.21f).
- Befindet sich die Kanüle in der Vene, den **Winkel abflachen** (➤ Abb. 6.21g).
- Langsam aspirieren und **Blut abnehmen** (➤ Abb. 6.21h). Die Stauung kann gelöst werden, sobald das Blut fließt. Ist der Fluss des Blutes allerdings träge, kann die Stauung beibehalten werden. Die Füllung der Spritze geduldig abwarten.
- Nach erfolgter Blutentnahme zunächst den **Stauschlauch lösen** (➤ Abb. 6.21i), dann **Tupfer** für die nachfolgende Kompression **bereitlegen** (➤ Abb. 6.21j). Anschließend die **Kanüle** vollständig **entfernen** (➤ Abb. 6.21k) und erst danach die Punktionsstelle für 2–3 Minuten bei gestrecktem Arm **komprimieren** (➤ Abb. 6.21l). Nach einer Blutentnahme in der Ellenbeuge den Ellenbogen gestreckt lassen und nicht abwinkeln, weil dies sonst die Hämatombildung fördert.
- Die **Kanüle** ohne Recapping im Abwurfbehälter **entsorgen** (➤ Abb. 6.21m).

- Den sterilen **Verschlusskonus** öffnen (> Abb. 6.21n) und die Spritze damit abdecken (> Abb. 6.21o).
- Ein **Pflaster** auf die Punktionsstelle kleben.
- Das entnommen Material kann weiter verarbeitet werden.
- Die Blutentnahme **dokumentieren.**

Bildstrecke Blutentnahme mit einfacher Spritze

ABBILDUNG 6.21A

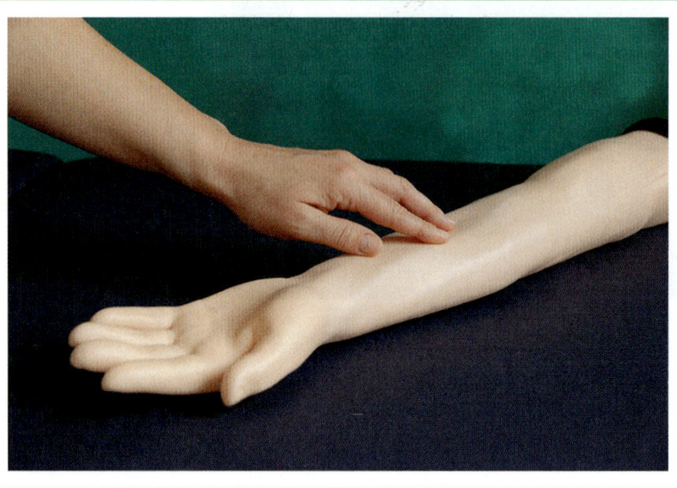

Abb. 6.21a Eine geeignete Vene lokalisieren. [K330]

ABBILDUNG 6.21B

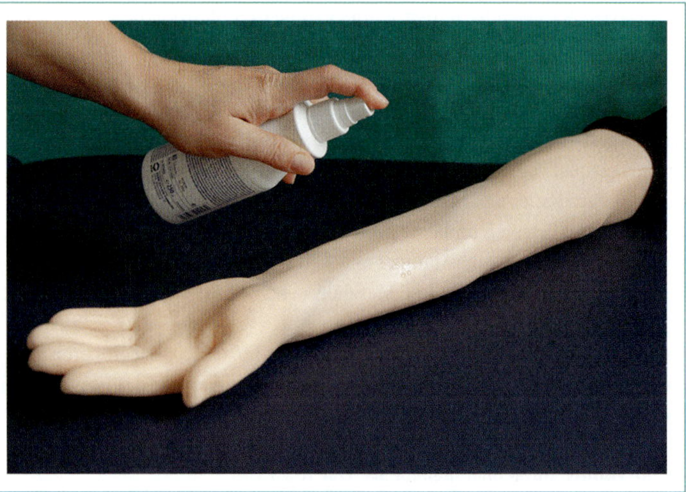

Abb. 6.21b Die Punktionsstelle großzügig desinfizieren. [K330]

ABBILDUNG 6.21C

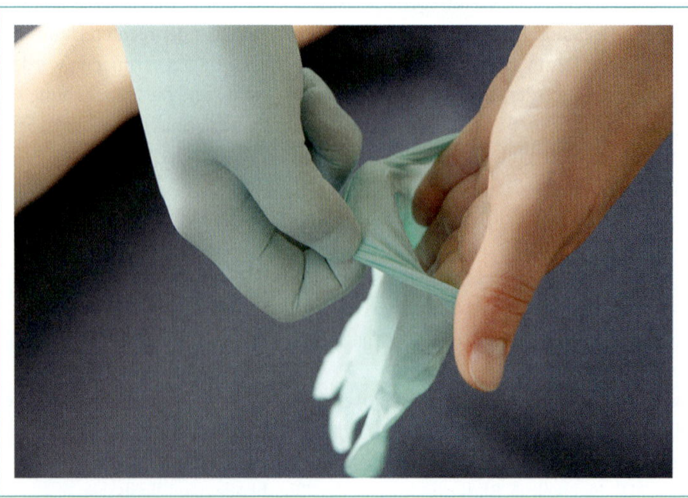

Abb. 6.21c Die Handschuhe überziehen. [K330]

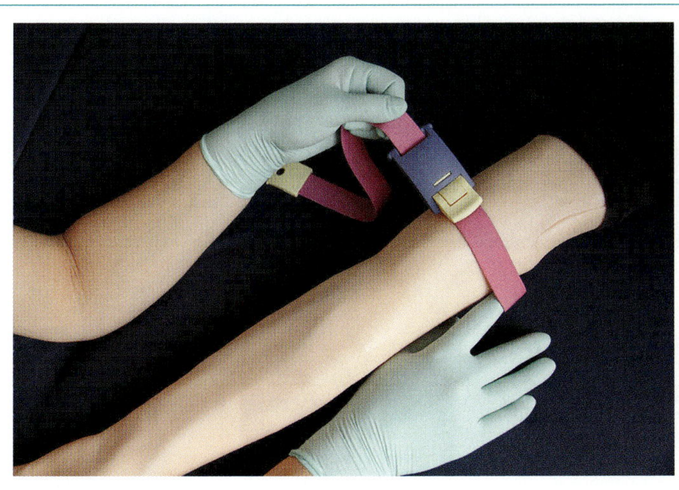

Abb. 6.21d Den Stauschlauch schließen. [K330]

ABBILDUNG 6.21D

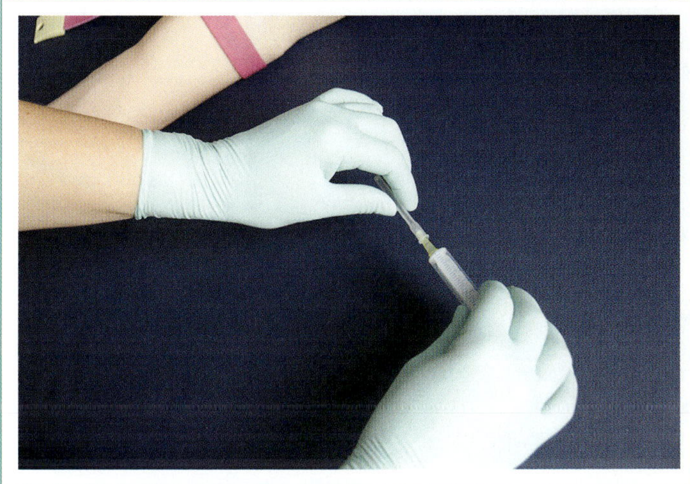

Abb. 6.21e Die Kanülenkappe abziehen. [K330]

ABBILDUNG 6.21E

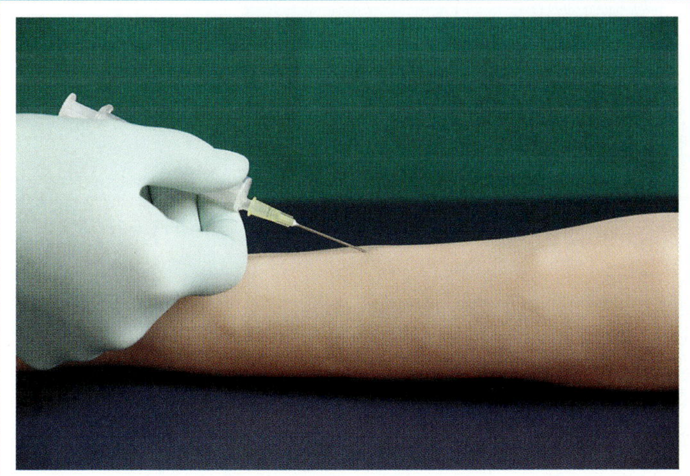

Abb. 6.21f Die Kanüle in die Haut einstechen und ca. 1 cm vorschieben. [K330]

ABBILDUNG 6.21F

ABBILDUNG 6.21G

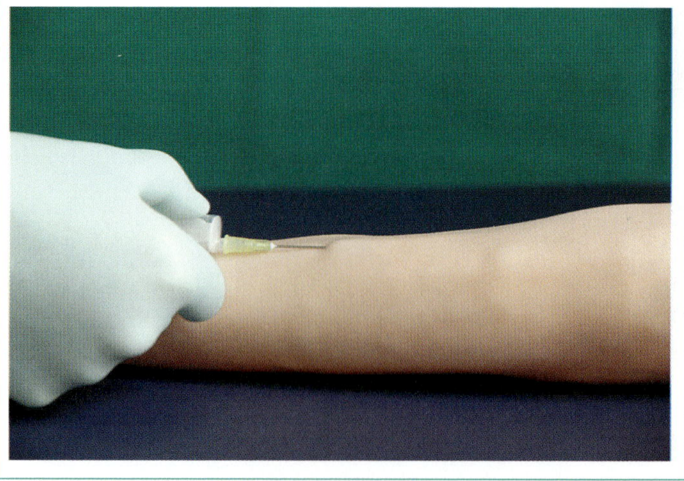

Abb. 6.21g Nach Platzierung der Kanüle in der Vene den Winkel abflachen. [K330]

ABBILDUNG 6.21H

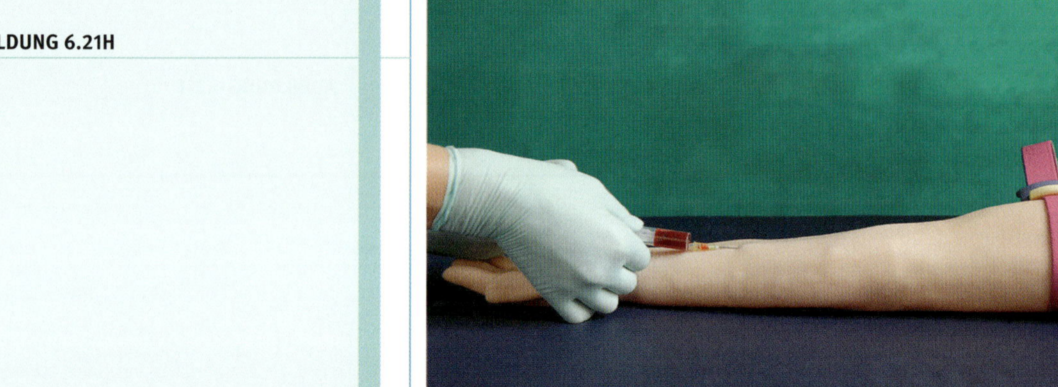

Abb. 6.21h Die benötigte Menge Blut abnehmen. [K330]

ABBILDUNG 6.21I

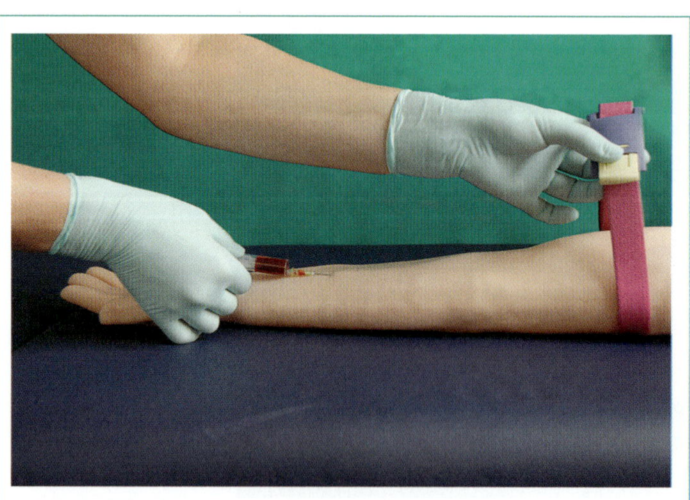

Abb. 6.21i Den Stauschlauch lösen. [K330]

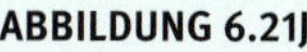

Auf den Punkt gebracht

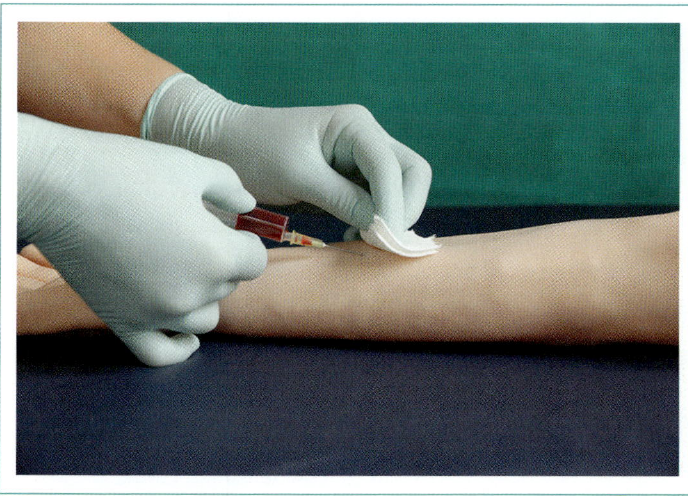

Abb. 6.21j Tupfer bereithalten, aber noch nicht komprimieren. [K330]

ABBILDUNG 6.21J

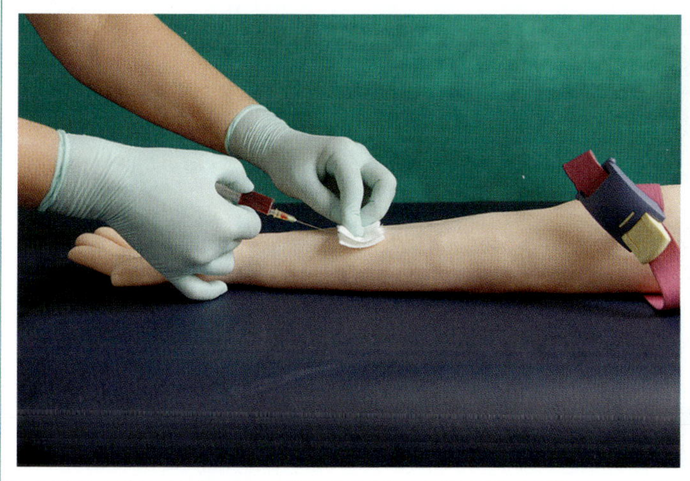

Abb. 6.21k Die Kanüle entfernen. [K330]

ABBILDUNG 6.21K

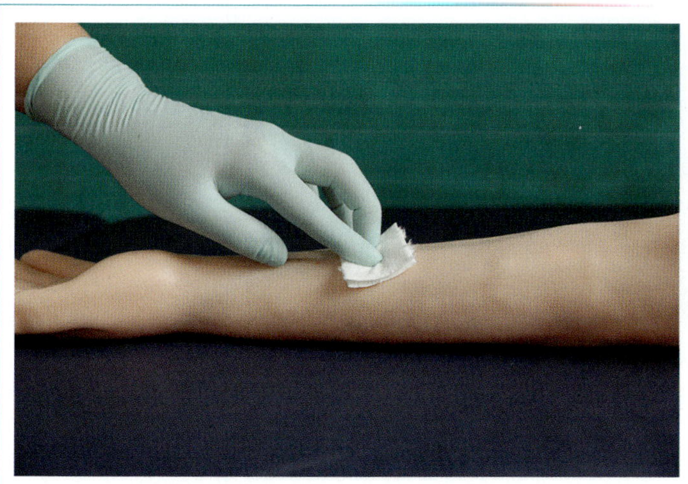

Abb. 6.21l Erst dann mit der Kompression beginnen. [K330]

ABBILDUNG 6.21L

Auf den Punkt gebracht

ABBILDUNG 6.21M

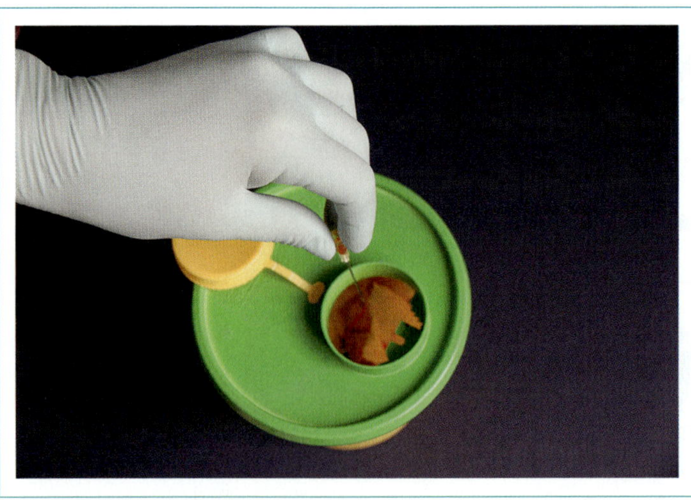

Abb. 6.21m Die Kanüle abziehen und im Abwurfbehälter entsorgen. [K330]

ABBILDUNG 6.21N

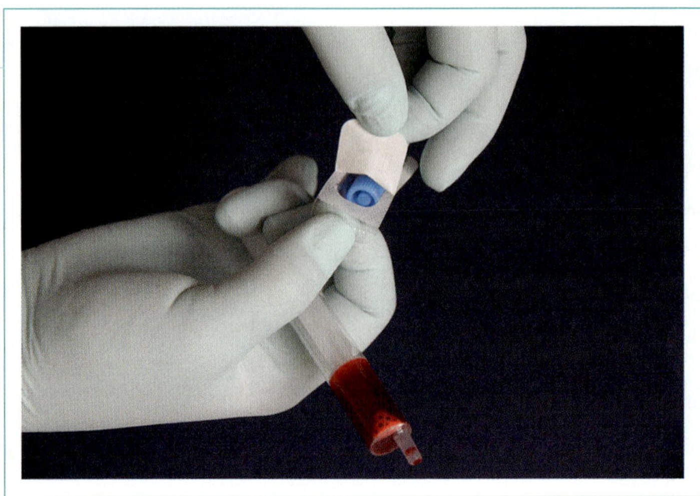

Abb. 6.21n Den Verschlusskonus öffnen. [K330]

ABBILDUNG 6.21O

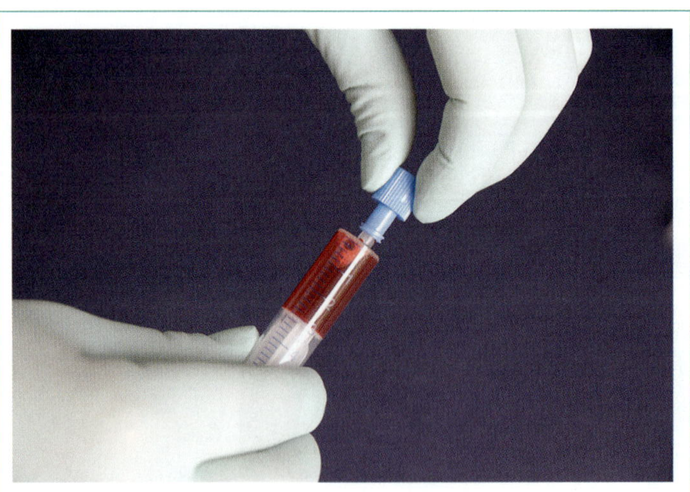

Abb. 6.21o Den Verschlusskonus auf die Spritzenöffnung stecken. [K330]

6.7.5 Durchführung mit Blutröhrchen

1. Serum-Röhrchen
2. Zitrat-Plasma-Röhrchen (Koagulation)
3. Heparin-Röhrchen
4. BSG-Röhrchen
5. EDTA-Röhrchen
6. NaF-Röhrchen

6.7.5 Durchführung mit Blutröhrchen

Nachfolgend werden die Technik und der Ablauf der Blutentnahme mit Monovettenröhrchen beschrieben. Es empfiehlt sich, den gesamten Ablauf konzentriert und ohne Ablenkung durchzuführen.

- Vorbereitetes Material am Arbeitsplatz abstellen.
- Die saugfähige Unterlage unter dem Patientenarm platzieren.
- Die **Blutröhrchen** am besten in der richtigen Reihenfolge bereitlegen, die unbedingt eingehalten werden muss:

a) Serum-Röhrchen
b) Zitrat-Plasma-Röhrchen (Koagulation)
c) Heparin-Röhrchen
d) BSG-Röhrchen
e) EDTA-Röhrchen
f) NaF-Röhrchen

- Die Venen betrachten, deren Verlauf betasten und eine geeignete **Vene lokalisieren** (> Abb. 6.22a).
- Falls keine geeignete Vene sichtbar ist, kann eine Stauung angelegt werden, wobei der Puls tastbar sein muss (Druck ca. 50–100 mmHg). Sollte auch diese Maßnahme keinen Erfolg bringen, empfiehlt sich ein feucht-warmer Wickel.
- Das Punktionsareal **desinfizieren** und die Einwirkzeit abwarten (> Abb. 6.22b). Bei gröberen Verschmutzungen mit einem sterilisierten Tupfer das Hautareal abwischen und erneut das Hautdesinfektionsmittel aufbringen. Auch beim zweiten Vorgang die Einwirkzeit beachten. Das Punktionsareal nicht mehr nachpalpieren.
- Während der Einwirkzeit die **Schutzhandschuhe** überziehen (> Abb. 6.22c).
- Die **Monovette** (das Serumröhrchen) mit der **Blutentnahmekanüle verbinden** (> Abb. 6.22d).
- Den **Stauschlauch** proximal der Injektionsstelle **anlegen** (> Abb. 6.22e). Beim Schließen des Stauschlauchs mit der linken Hand den Stauschlauch sanft anziehen, der Zeigefinger der rechten Hand fasst dabei unter den Stauschlauch. Damit können Einklemmungen von Hautfalten vermieden werden. Bei neuen Stauschläuchen vor Gebrauch den Verschlussmechanismus prüfen und die Handhabung sicher beherrschen. Das bereits desinfizierte Areal sollte nicht vom Stauschlauch, Blusenärmel usw. berührt werden. Die Stauung sollte bei Blutentnahmen nicht länger als 30 Sekunden andauern.
- Die **Kanülenkappe abziehen** (> Abb. 6.22f).
- Die **Kanüle** in einem Winkel von **30°** mit dem Anschliff nach oben in die Haut **einstechen** und ca. **1 cm vorschieben** (> Abb. 6.22g).
- Befindet sich die Kanüle in der Vene, den **Winkel abflachen** (> Abb. 6.22h).
- Langsam aspirieren und das **Serumröhrchen** mit **Blut** füllen lassen (> Abb. 6.22i).
- Für den **Monovettenwechsel** mit der einen Hand die Kanüle festhalten, damit es nicht zu einer Dislokation in der Vene kommt, und mit der anderen Hand die Monovette herausdrehen (> Abb. 6.22j) und die nächste, noch leere BSG-Monovette hineindrehen (> Abb. 6.22k).
- Die **BSG-Monovette** muss komplett mit Blut gefüllt sein, um keinen falschen Wert zu erhalten (> Abb. 6.22l).
- Im Anschluss die BSG-Monovette herausdrehen und das **Gerinnungsröhrchen** hineindrehen und mit Blut füllen lassen (> Abb. 6.22m). Diese Monovette muss ebenfalls vollgefüllt sein.
- Zum Schluss das **EDTA-Blut** abnehmen (> Abb. 6.22n).
- Nach erfolgter Blutentnahme zunächst den **Stauschlauch lösen** (> Abb. 6.22o), dann **Tupfer** für die nachfolgende Kompression **bereitlegen** (> Abb. 6.22p).
- Anschließend die **Kanüle** vollständig **entfernen** und erst danach die Punktionsstelle für 2–3 Minuten bei gestrecktem Arm **komprimieren** (> Abb. 6.22q). Nach einer Blutentnahme in der Ellenbeuge den Ellenbogen gestreckt lassen und nicht abwinkeln, weil dies sonst die Hämatombildung fördert. Gleichzeitig kann an der Entnahmekanüle die **Stechschutzkappe über die Kanüle** gezogen werden.
- Die **Kanüle** von der Monovette lösen und im Sharps-Container **entsorgen** (> Abb. 6.22r).
- Ein **Pflaster** auf die Punktionsstelle kleben.
- Die Blutproben vorsichtig **schwenken** (nicht schütteln!), mit den **Patientendaten** (Name, Vorname, Geburtsdatum, Adresse) und dem Abnahmedatum versehen.
- Infektiöses Material kennzeichnen.
- Die Blutentnahme in der Patientenkartei und im Laborbuch **dokumentieren.**

MERKE Im Praxisalltag sollte man die Fehlerquellen genau kennen. Die Nichtbeachtung ist für den Patienten teuer und für beide Seiten (Patient und Therapeut) extrem ärgerlich.

MERKE

Fehler bei der Blutabnahme

Folgende **Fehler** bei der Blutentnahme können auftreten:

- Öffnen und Schließen der Faust („Pumpen") führt zum Kalium-Anstieg (durch Hämolyse) und damit zu falsch hohen Kalium-Werten.
- Eine lange Stauung führt zu falsch hohen Werten u. a. von Proteinen, Zellzahl, Lipiden, Bilirubin, Eisen und Kalium.
- Starke Aspiration, langes Stehen der Blutprobe, warme Lagerung, plötzliche Abkühlung oder Erwärmung des Bluts oder starkes Schütteln der Probengefäße führen zur Hämolyse und damit zu falsch hohen Werte von LDH, Glukose, GOT, Kalium, Bilirubin und Magnesium. Die zellulären Bestandteile werden falsch niedrig gemessen.

Fehler bei der Blutentnahme:

- „Pumpen", starke und schnelle Aspiration, lange, warme Lagerung oder Schütteln der Probe führen zur Hämolyse und zu falsch hohen Werten bei Kalium, LDH, Glukose, GOT, Magnesium
- Abnahme von Glukose, LDL, HDL, Triglyzeriden und Cholesterin muss nüchtern erfolgen

- Die Abnahme von Glukose, LDL, HDL, Triglyzeriden und Cholesterin muss am nüchternen Patienten erfolgen. Unmittelbar vor der Blutentnahme eingenommene Mahlzeiten liefern falsch hohe Werte.
- Eine Blutentnahme aus einem liegenden Katheter oder einer Kanüle nach einer Infusion führt zu einem Verdünnungseffekt. Die Folge sind falsch niedrige Elektrolyt- und Zellzahlwerte.
- Falsche Beschriftung der Monovetten.

Bildstrecke Blutentnahme mit Blutröhrchen

ABBILDUNG 6.22A

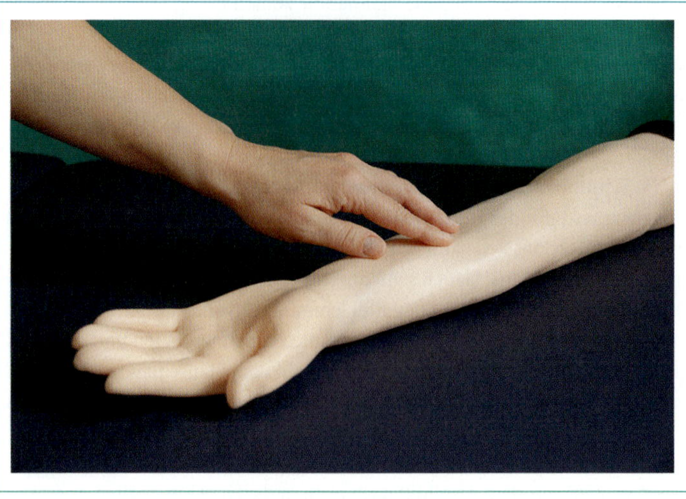

Abb. 6.22a Eine geeignete Vene lokalisieren. [K330]

ABBILDUNG 6.22B

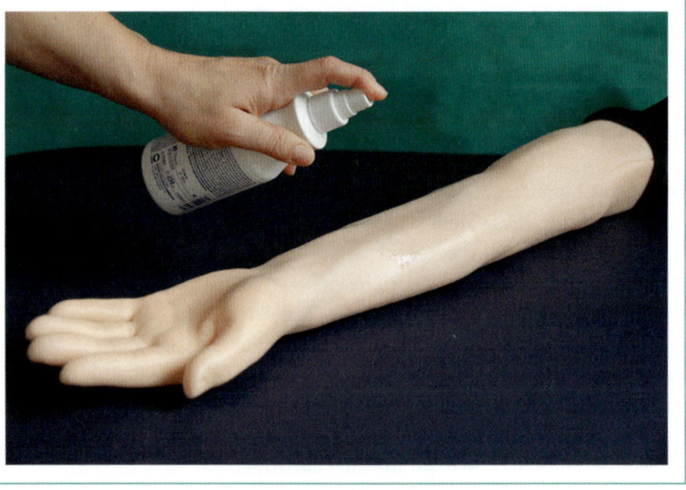

Abb. 6.22b Die Punktionsstelle großzügig desinfizieren. [K330]

ABBILDUNG 6.22C

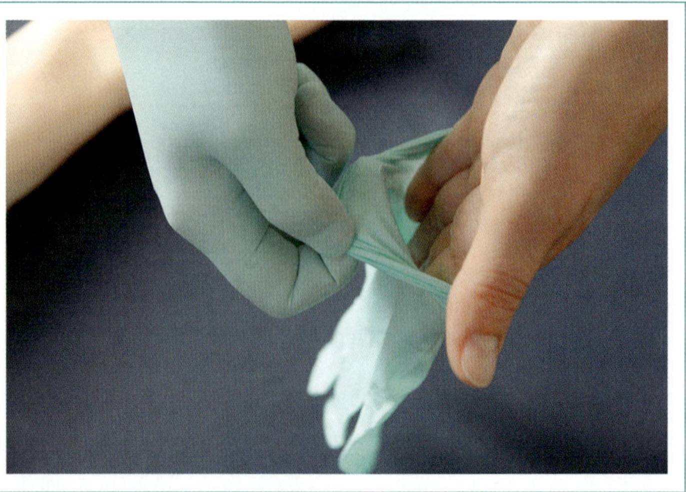

Abb. 6.22c Die Handschuhe überziehen. [K330]

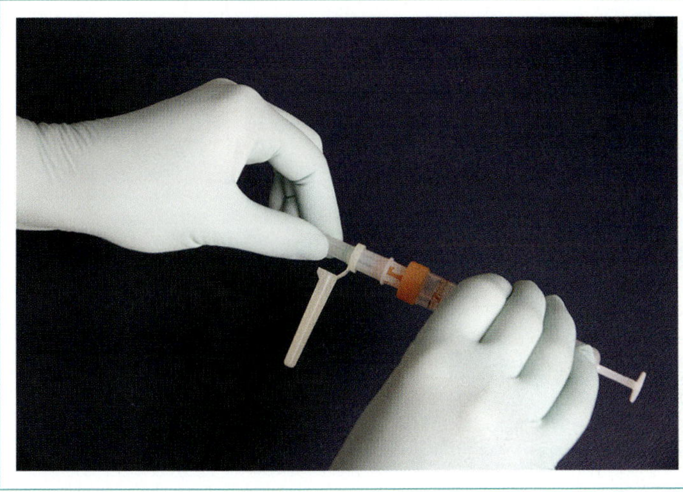

Abb. 6.22d Das Serumröhrchen mit der Blutentnahmekanüle verbinden. [K330]

ABBILDUNG 6.22D

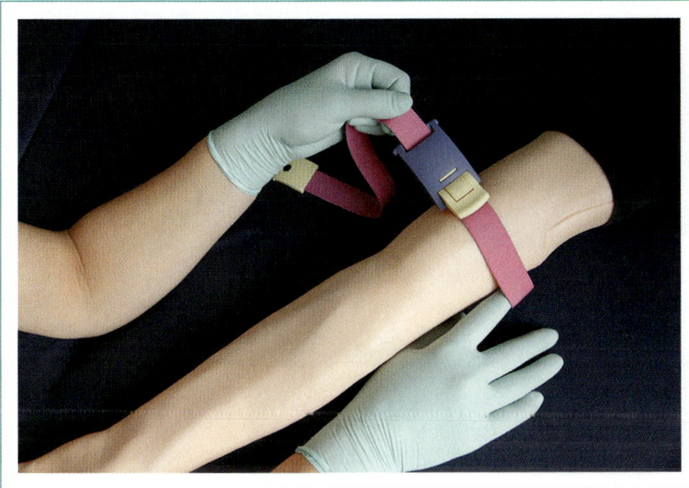

Abb. 6.22e Den Stauschlauch schließen. [K330]

ABBILDUNG 6.22E

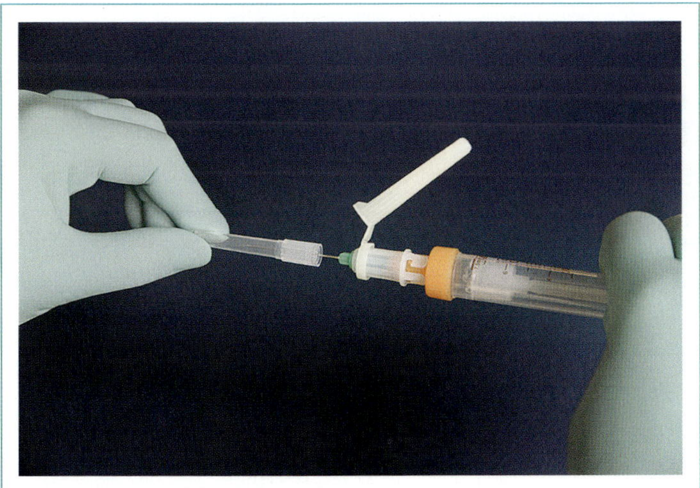

Abb. 6.22f Die Kanülenkappe abziehen. [K330]

ABBILDUNG 6.22F

ABBILDUNG 6.22G

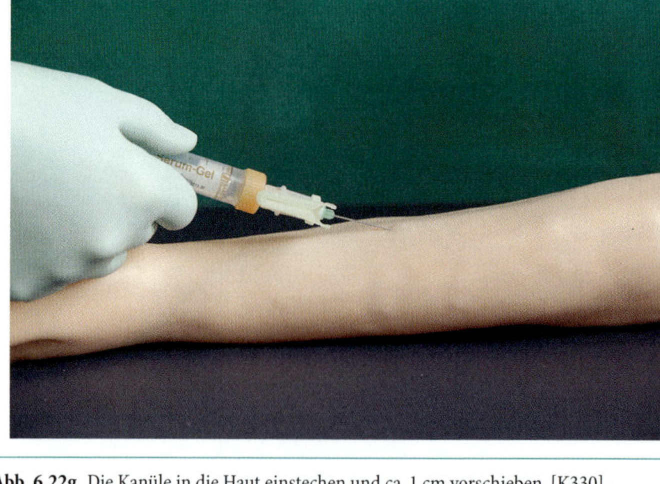

Abb. 6.22g Die Kanüle in die Haut einstechen und ca. 1 cm vorschieben. [K330]

ABBILDUNG 6.22H

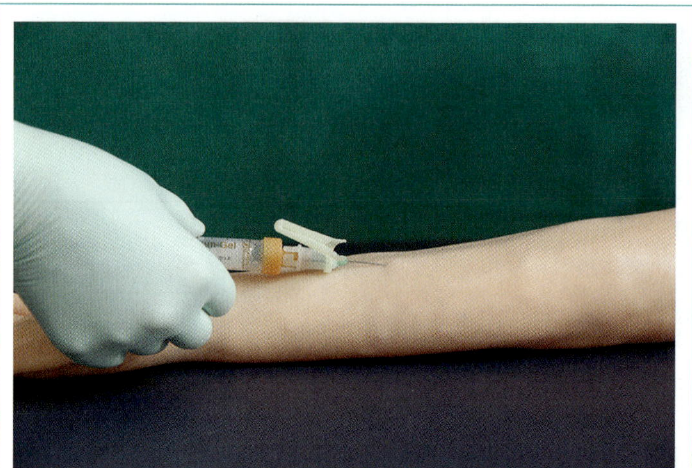

Abb. 6.22h Nach Platzierung der Kanüle in der Vene den Winkel abflachen. [K330]

ABBILDUNG 6.22I

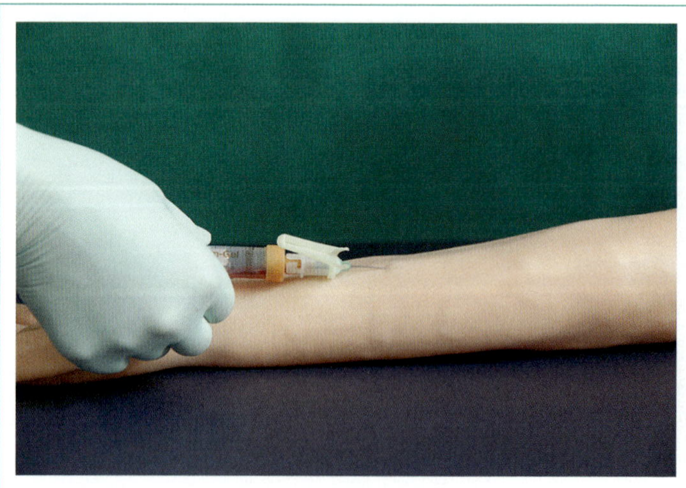

Abb. 6.22i Das erste Röhrchen mit Blut volllaufen lassen. [K330]

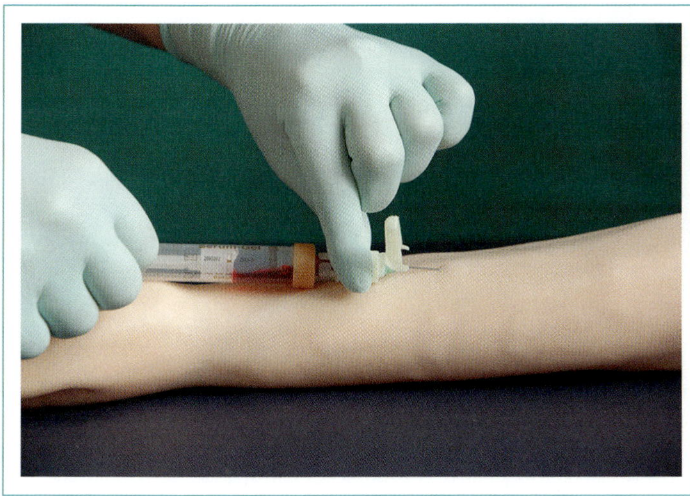

Abb. 6.22j Die Serum-Monovette herausdrehen. [K330]

ABBILDUNG 6.22J

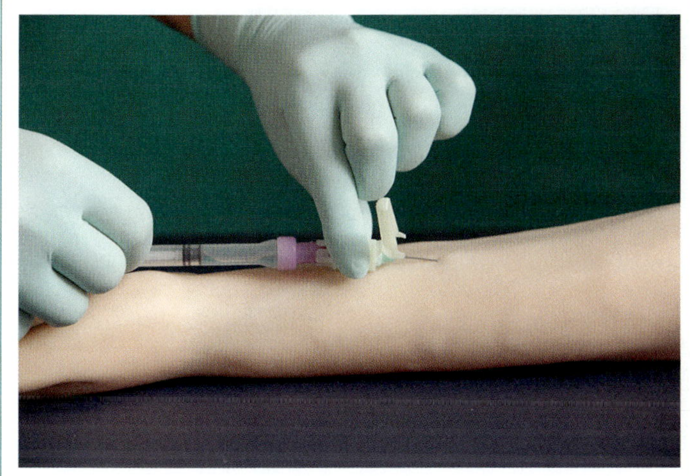

Abb. 6.22k Die BSG-Monovette eindrehen. [K330]

ABBILDUNG 6.22K

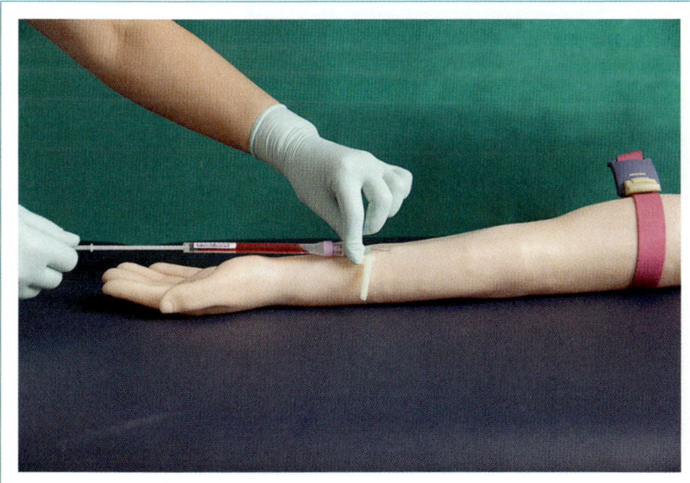

Abb. 6.22l Die BSG-Monovette vollständig mit Blut füllen. [K330]

ABBILDUNG 6.22L

ABBILDUNG 6.22M

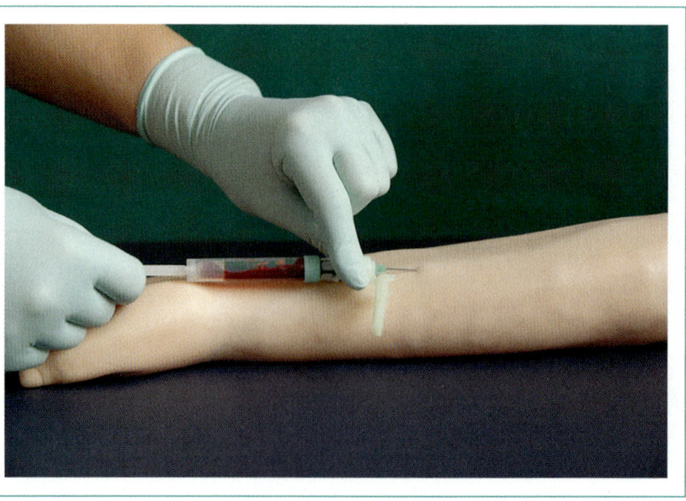

Abb. 6.22m Das Gerinnungsröhrchen vollständig mit Blut füllen. [K330]

ABBILDUNG 6.22N

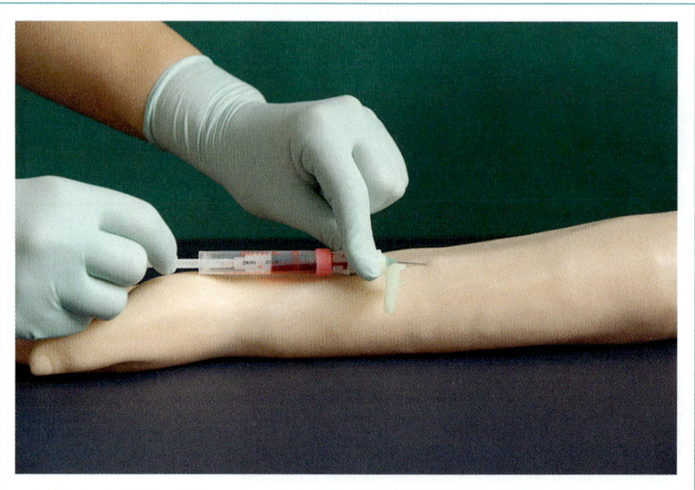

Abb. 6.22n Das EDTA-Röhrchen mit Blut füllen. [K330]

ABBILDUNG 6.22O

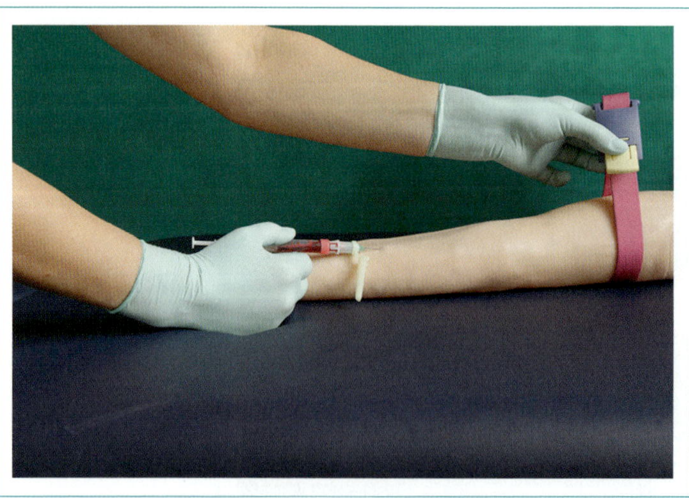

Abb. 6.22o Den Stauschlauch lösen. [K330]

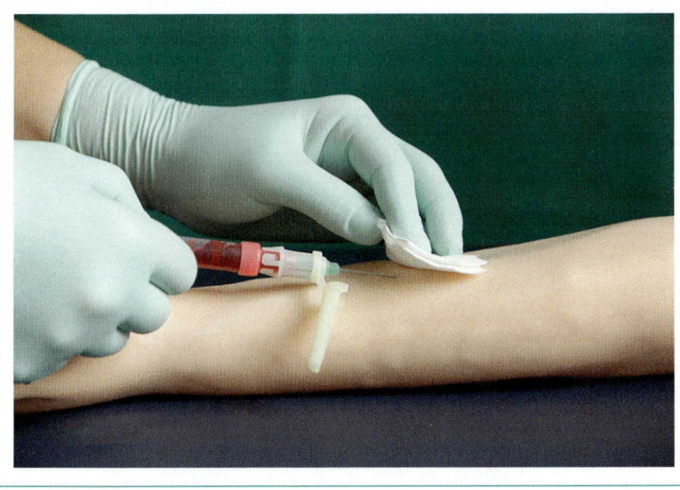

Abb. 6.22p Tupfer bereithalten, aber noch nicht komprimieren. [K330]

ABBILDUNG 6.22P

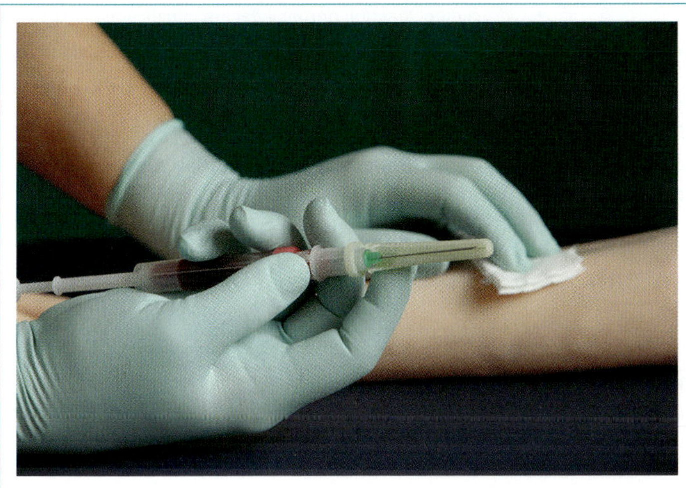

Abb. 6.22q Nach dem Entfernen der Kanüle die Punktionsstelle komprimieren und gleichzeitig die Sicherheitskappe verschließen. [K330]

ABBILDUNG 6.22Q

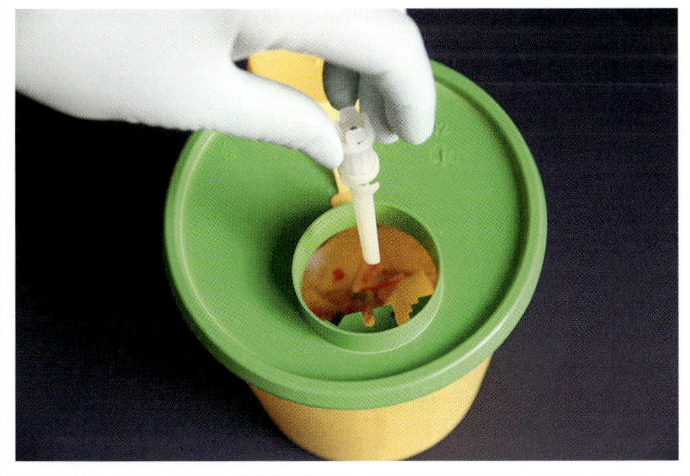

Abb. 6.22r Die Kanüle im Sharps-Container entsorgen. [K330]

ABBILDUNG 6.22R

Auf den Punkt gebracht

TABELLE 6.8

6.7.6 Komplikationen und Maßnahmen

6.8 Kapillarblutentnahme

6.8.1 Indikationen und Punktionsstellen

Indikationen: Untersuchung von
- Glukose
- Erythrozyten
- Hämoglobin
- Hämatokrit
- Laktat

Punktionsstellen:
- Fingerkuppe
- Ohrläppchen

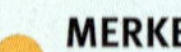
MERKE

6.8.2 Kontraindikationen
- Entzündliche und sonstige Hautveränderungen
- Kein Einverständnis

6.8.3 Vorbereitung
- Injektionsanamnese
- Aufklärung über Zweck der Untersuchung
- Sharps-Container
- Händedesinfektion
- Injektionsmaterialien

Tab. 6.8 Komplikationen bei einer Blutentnahme und Maßnahmen

Komplikation	Maßnahmen
Schmerzen beim Einstechen u. a. durch • Desinfektionsmittelreste • Flachen Einstichwinkel • Langsames Einstechen	• Desinfektionsmittel muss abgetrocknet sein, Haut sollte nicht glänzen • 30°-Einstichwinkel beachten • Zügig über die Haut einstechen
Perforation der Vene	• Stauung lösen • Kanüle entfernen • Gefäß für einige Minuten komprimieren • Ggf. erneute Injektion proximal der ursprünglichen Injektion oder am anderen Arm
Arterielle Punktion (sichtbar am hellen Blut und der Pulsation)	• Injektion stoppen • Notruf absetzen • Druckverband anlegen • Großlumigen periphervenösen Zugang am anderen Arm legen
Punktion eines Nervs (Schmerzen und Parästhesien im Innervationsgebiet)	• Injektion stoppen • Notruf absetzen • Großlumigen periphervenösen Zugang legen
Dislokation der Kanüle beim Monovettenwechsel mit extravasalen Lage	• Stauung lösen • Kanüle entfernen • Gefäß für einige Minuten komprimieren • Ggf. erneute Punktion proximal der ursprünglichen Punktionsstelle oder am anderen Arm

6.7.6 Komplikationen und Maßnahmen

Während einer Blutentnahme können Komplikationen auftreten, die gezielte Maßnahmen erfordern. Sie sind der ➤ Tab. 6.8 zu entnehmen.

6.8 Kapillarblutentnahme

HINWEIS PRÜFUNG Die Kapillarblutentnahme wird im mündlich-praktischen Teil der Heilpraktikerüberprüfung selten abgefragt. Die Demonstration erfolgt ggf. am Phantomarm oder muss theoretisch erläutert werden.

6.8.1 Indikationen und Punktionsstellen

Indikationen

Kapilläre Blutentnahmen kommen für wenige Untersuchungen in Betracht, z. B.
- Glukose
- Erythrozyten
- Hämoglobin
- Hämatokrit
- Laktat

Punktionsstellen

Die gängigsten Punktionsstellen für die Kapillarblutentnahme sind:
- Ohrläppchen
- Fingerkuppe

MERKE Die Blutproben müssen sofort nach Blutentnahme untersucht werden.

6.8.2 Kontraindikationen

Folgende Kriterien bzw. Erkrankungen stellen **Kontraindikationen** für die Kapillarblutentnahme dar:
- Entzündliche und sonstige Hautveränderungen, inkl. Narbenbildung, Tätowierung und Schwellung
- Fehlendes Einverständnis des Patienten

6.8.3 Vorbereitung

Die nachfolgende Kapillarblutentnahme wird am Beispiel der Glukosebestimmung beschrieben.
- Zunächst die Injektionsanamnese erheben (➤ 6.2.6).
- Ferner den Patienten über den Zweck der Kapillarblutentnahme und die zu untersuchenden Parameter informieren und sein Einverständnis einholen.

- Die kontaminierten Gegenstände wie Abwurf und Kanülenabwurfbehälter (Medibox oder Sharps-Container) in Reichweite, aber nicht auf der desinfizierten Ablagefläche bereitstellen.
- Danach erfolgt die Händedesinfektion.
- Auf einem desinfizierten Ablagetablett Folgendes bereitlegen (➢ Abb. 6.23):
  - Hautdesinfektionsmittel
  - Sterilisierte Tupfer
  - Lanzetten
  - Messstäbchen und Blutzuckermessgerät bzw. standardisierte Glaskapillaren, Glaskapillarenkitt und Zentrifuge zur z. B. Erythrozyten-, Hämoglobin- und Hämatokritbestimmung
  - Schutzhandschuhe
  - Evtl. Pflaster

ABBILDUNG 6.23

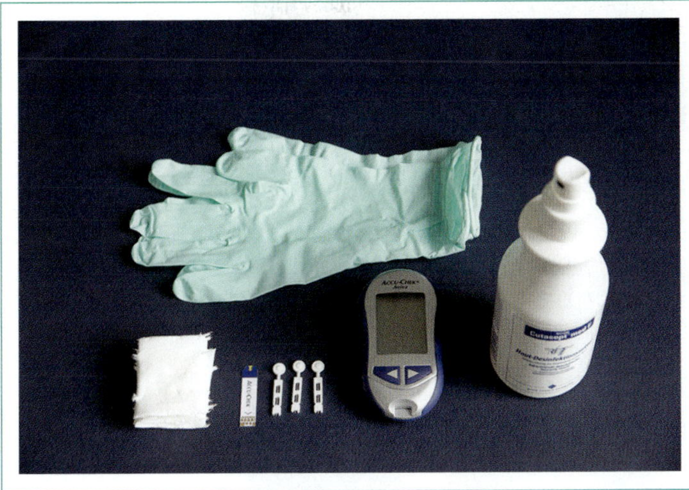

Abb. 6.23 Für eine Kapillarblutentnahme benötigte Utensilien [K330]

6.8.4 Durchführung

6.8.4 Durchführung

Nachfolgend werden der Ablauf der Kapillarblutentnahme am Ohrläppchen und an der Fingerbeere beschrieben und dargestellt. Es empfiehlt sich, den gesamten Ablauf konzentriert und ohne Ablenkung durchzuführen.

- Vorbereitetes Material am Arbeitsplatz abstellen.
- Das Punktionsareal **desinfizieren** und die Einwirkzeit abwarten (➢ Abb. 6.24a, ➢ Abb. 6.25a). Bei gröberen Verschmutzungen mit einem sterilisierten Tupfer das Hautareal abwischen und erneut das Hautdesinfektionsmittel aufbringen. Auch beim zweiten Vorgang die Einwirkzeit beachten. Das Punktionsareal nicht mehr nachpalpieren.
- Während der Einwirkzeit das **Blutzuckermessgerät in Betrieb nehmen** und das Messstäbchen in die vorgesehene Öffnung am Gerät einführen. Im Anschluss die **Schutzhandschuhe** überziehen (➢ Abb. 6.24b, ➢ Abb. 6.25b).
- Danach die Lanzette fassen und die **Stichkanüle freilegen** (➢ Abb. 6.24c, ➢ Abb. 6.25c).
- Mit der Lanzette im Winkel von 60–90° in die **Haut einstechen** (➢ Abb. 6.24d, ➢ Abb. 6.25d).
- Als Nächstes die Punktionsstelle sanft komprimieren, bis **ein Tropfen Blut** austritt (➢ Abb. 6.24e, ➢ Abb. 6.25e).
- Das Messstäbchen an den Blutstropfen heranführen, bis das **Testfeld** vollständig mit Blut benetzt ist (➢ Abb. 6.24f, ➢ Abb. 6.25e).
- Bei einer stärkeren Nachblutung die Kompression wenige Minuten beibehalten und ggf. ein Pflaster aufkleben.
- Als weiteren Schritt die Lanzette im Abwurfbehälter entsorgen.
- Das Ergebnis **dokumentieren.**
- Das Blutzuckermessgerät ablegen und das Ergebnis abwarten.
- Das überschüssige Blut mit einem sterilisiertem Tupfer auffangen und leicht **komprimieren** (➢ Abb. 6.24g, ➢ Abb. 6.25f).

Tipps und Tricks

Für die Eigenmessung zu Hause die Patienten darauf hinweisen, vor jeder Blutzuckermessung die Hände zu waschen. Bei z. B. Obstverzehr und Rückständen von Glukose an den Finger werden sonst falsch hohe Werte gemessen.

Bildstrecke Kapillarblutentnahme am Ohrläppchen

ABBILDUNG 6.24A

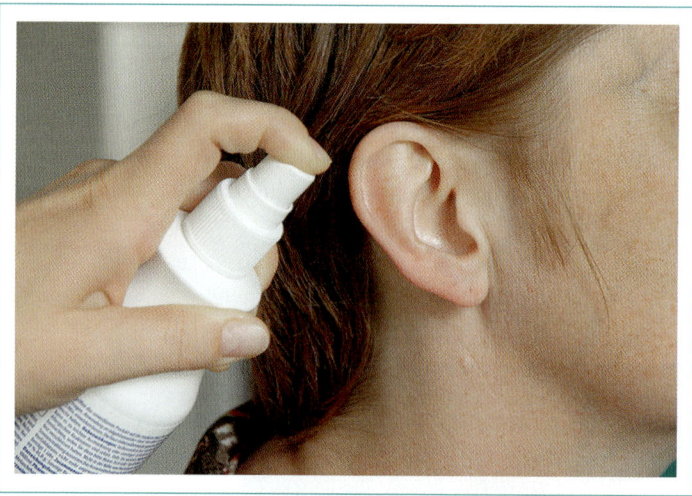

Abb. 6.24a Das Punktionsareal desinfizieren. [K330]

ABBILDUNG 6.24B

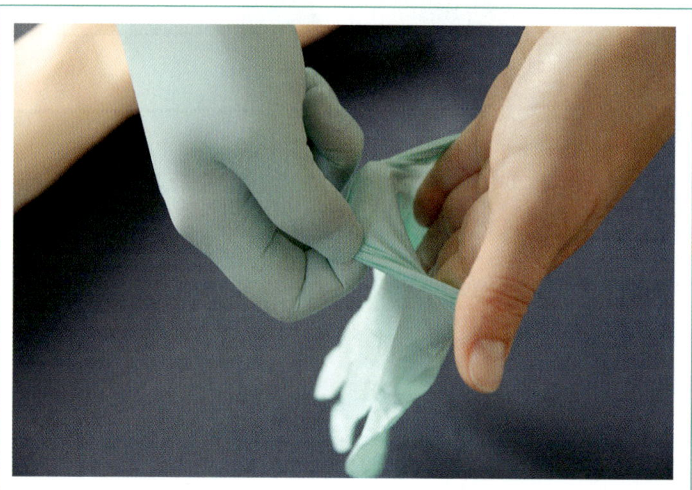

Abb. 6.24b Die Handschuhe überziehen. [K330]

ABBILDUNG 6.24C

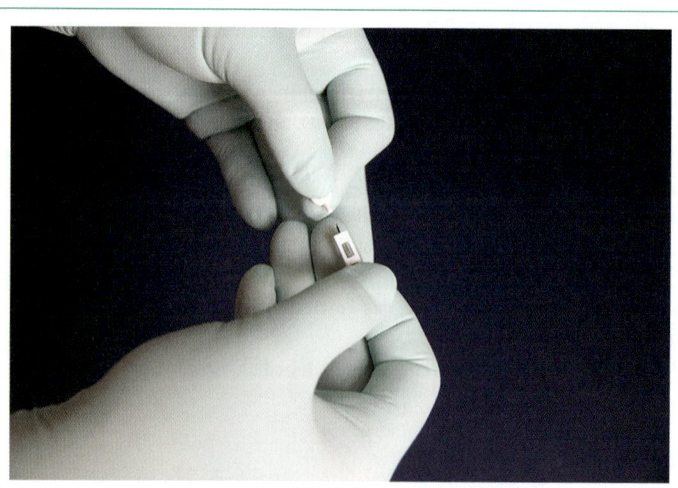

Abb. 6.24c Die Stichkanüle der Lanzette freilegen. [K330]

Auf den Punkt gebracht

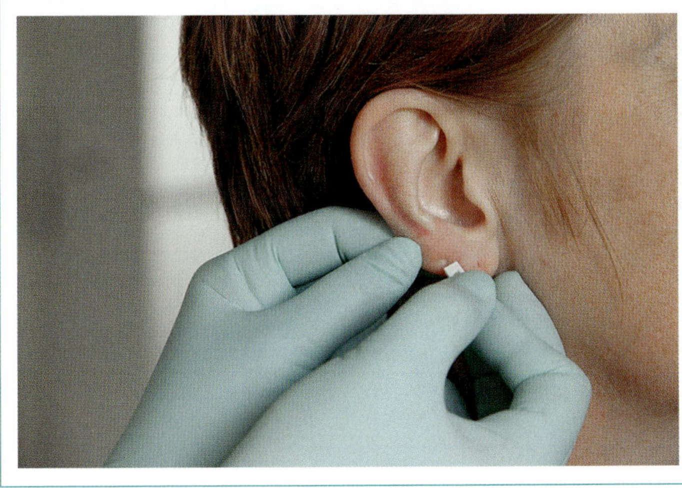

Abb. 6.24d Lanzette in die Haut einstechen. [K330]

ABBILDUNG 6.24D

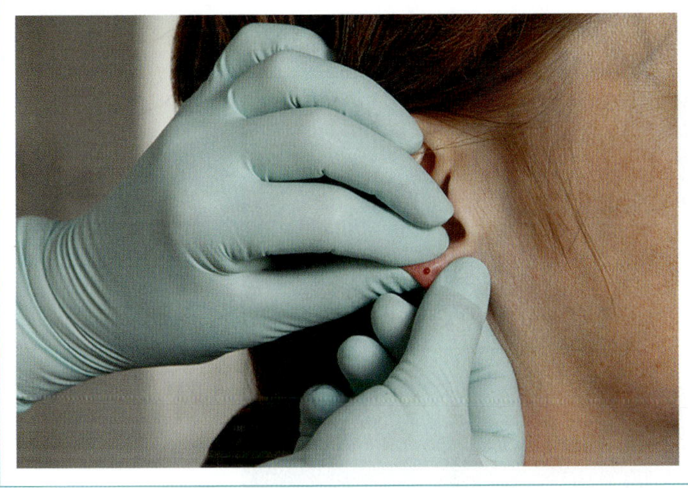

Abb. 6.24e Das Ohrläppchen sanft komprimieren. [K330]

ABBILDUNG 6.24E

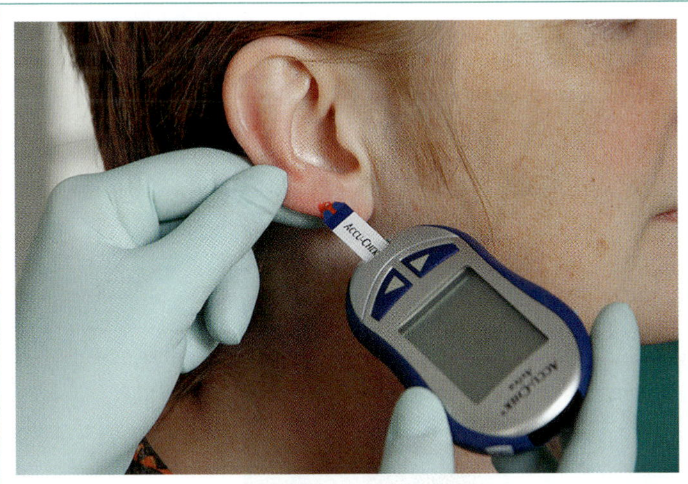

Abb. 6.24f Das Messstäbchen an den Blutstropfen heranführen und das Testfeld vollständig mit Blut befüllen. [K330]

ABBILDUNG 6.24F

ABBILDUNG 6.24G

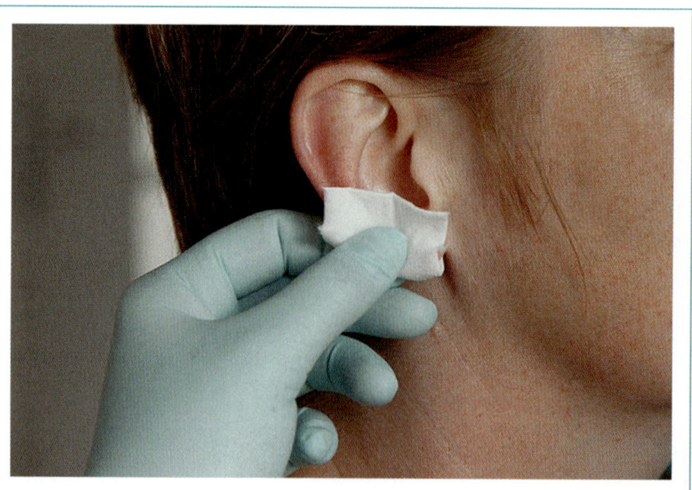

Abb. 6.24g Einen Tupfer auflegen und die Punktionsstelle leicht komprimieren. [K330]

Bildstrecke Kapillarblutentnahme an der Fingerbeere

ABBILDUNG 6.25A

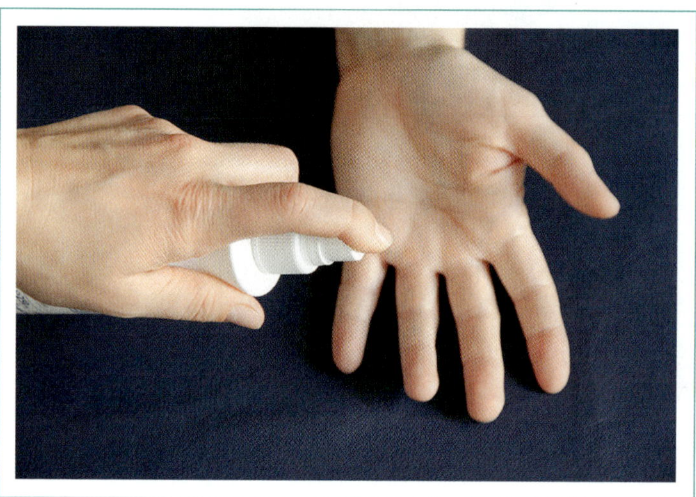

Abb. 6.25a Das Punktionsareal desinfizieren. [K330]

ABBILDUNG 6.25B

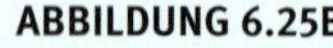

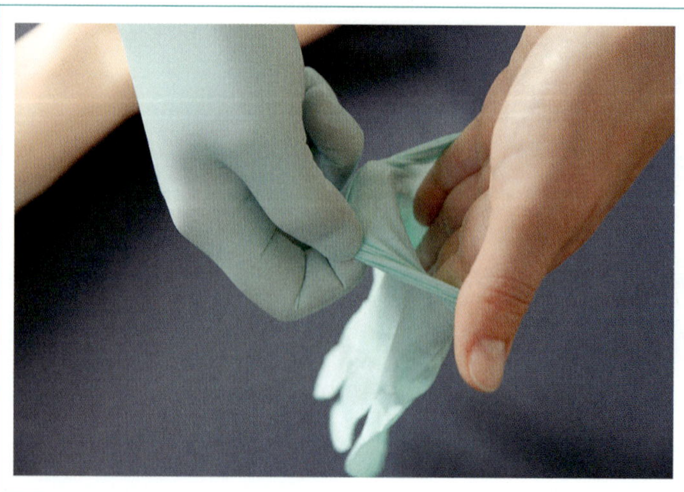

Abb. 6.25b Die Handschuhe überziehen. [K330]

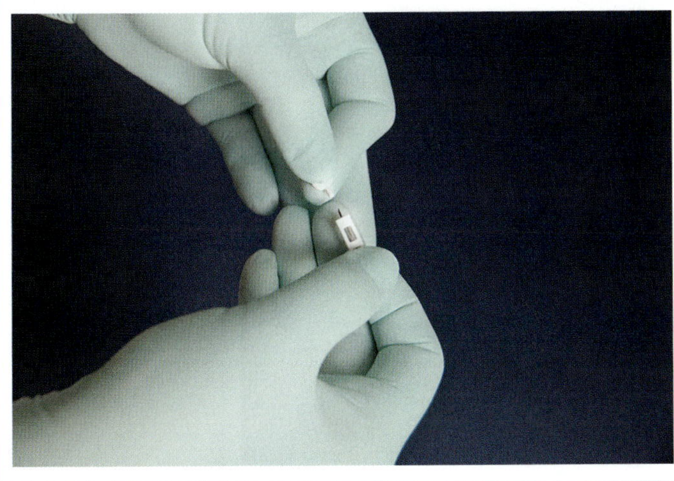

Abb. 6.25c Die Stichkanüle der Lanzette freilegen. [K330]

ABBILDUNG 6.25C

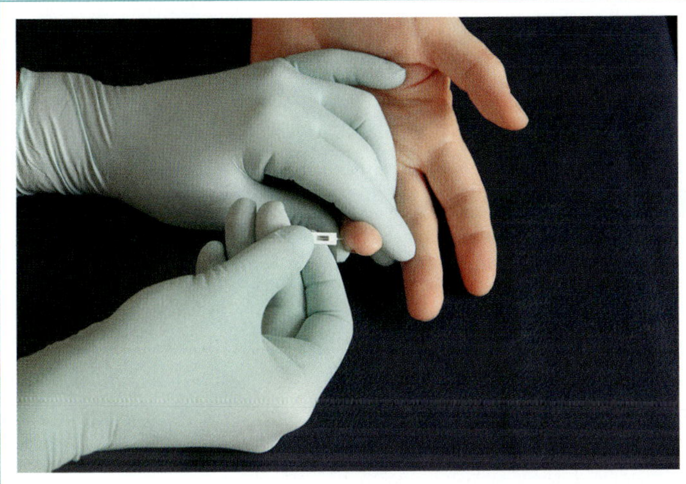

Abb. 6.25d Lanzette in die laterale Fingerkuppe einstechen. [K330]

ABBILDUNG 6.25D

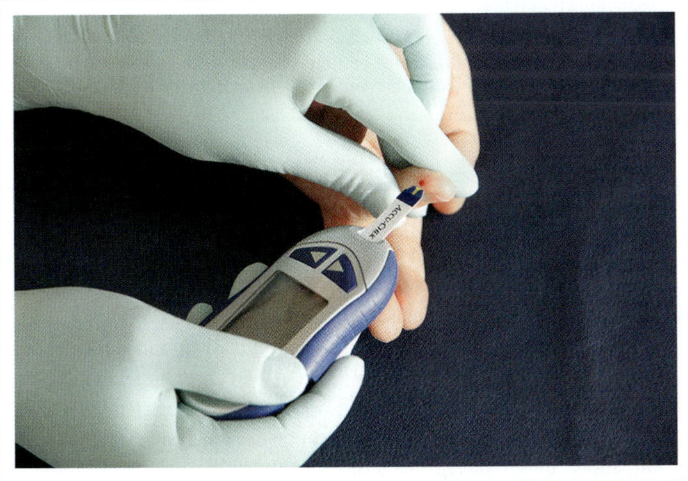

Abb. 6.25e Die Fingerbeere sanft komprimieren, das Messstäbchen an den Blutstropfen heranführen und das Testfeld mit Blut befüllen. [K330]

ABBILDUNG 6.25E

ABBILDUNG 6.25F

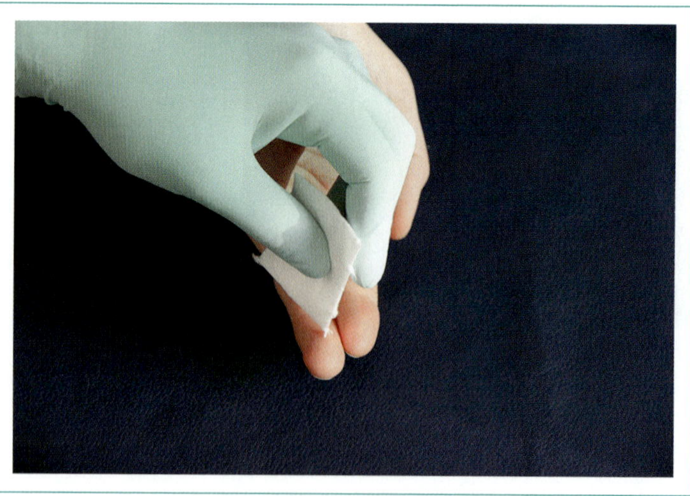

Abb. 6.25f Einen Tupfer auflegen und die Punktionsstelle leicht komprimieren. [K330]

6.8.5 Komplikationen und Maßnahmen

6.8.5 Komplikationen und Maßnahmen

Während einer Blutentnahme können Komplikationen auftreten, die gezielte Maßnahmen erfordern. Sie sind der ➤ Tab. 6.9 zu entnehmen.

TABELLE 6.9

Tab. 6.9 Komplikationen bei einer Kapillarblutentnahme und Maßnahmen

Komplikation	Maßnahmen
Schmerzen bei Einstechen	• Desinfektionsmittel muss abgetrocknet sein • Schneller einstechen • Zu nah am Nagelbett oder zu zentral in die Fingerbeere eingestochen → möglichst lateral punktieren
Lokale Infektion	• Punktionsort wechseln • Ggf. beim Arzt vorstellen

6.9 Infusion und periphervenöser Zugang

6.9 Infusion und periphervenöser Zugang

HINWEIS PRÜFUNG Die Anlage eines periphervenösen Zugangs und die Vorbereitung einer Infusion werden gelegentlich im Rahmen des mündlich-praktischen Teils der Heilpraktikerüberprüfung abgefragt, die dann am Phantomarm demonstriert werden müssen.

Im praktischen Alltag sollte jeder Heilpraktiker die Anlage eines periphervenösen Zugangs und der Infusion sicher beherrschen. Im Notfall sind diese Fähigkeiten unter Umständen lebensrettend.

6.9.1 Anwendungsbereiche und Applikationsorte

- Applikation größerer Mengen an Flüssigkeiten, parenterale Ernährung
- Unabdingbare Vorrichtung im Notfallgeschehen
- Zunächst Infusion vorbereiten, danach den Verweilkatheter legen. Dieser besteht aus:
  - Hohlnadel (mit Stechschutz),
  - Plastikhülle
  - Blutauffangkammer
  - Verschlusskappe
  - Griffplatte
  - Luer-Lock-Ansatz
  - Zuspritzpforte
- Anlageorte der Venenverweilkanüle:
  - Handrücken
  - Unterarm (V. cephalica, V. mediana)
  - Ellenbeuge (V. cephalica, V. mediana cubiti)

6.9.1 Anwendungsbereiche und Applikationsorte

Infusionen dienen der Applikation von größeren Mengen an Flüssigkeit, Elektrolyten oder höhermolekularer Stoffe (z. B. Glukose-, Fett- oder Aminosäure-Lösungen) in die Vene. Zunächst muss die Infusion vorbereitet werden, bevor der **Venenverweilkatheter,** ein periphervenöse Zugang gelegt wird, über den dann die Versorgung mit Nährlösungen und Medikamenten stattfinden kann.

Venenverweilkatheter bestehen aus einer Hohlnadel, die als Punktionshilfe dient und von einer Plastikhülle umgeben ist, die letzten Endes in der Vene verbleibt (➤ Abb. 6.26). Ferner besteht er aus Blutauffangkammer mit Verschlusskappe, Griffplatte und einem Luer-Lock-Ansatz. Die meisten Modelle verfügen über eine Zuspritzpforte, einige verfügen über einen Stechschutz, der am Hohlnadelanschliff zu finden ist. Venenverweilkatheter sind in unterschiedlichen Größen erhältlich. Sie sind farblich kodiert. ➤ Abb. 6.27 zeigt verschiedene Verweilkanülen mit u. a. Größe, Durchflussrate und Indikation.

Auf den Punkt gebracht

ABBILDUNG 6.26

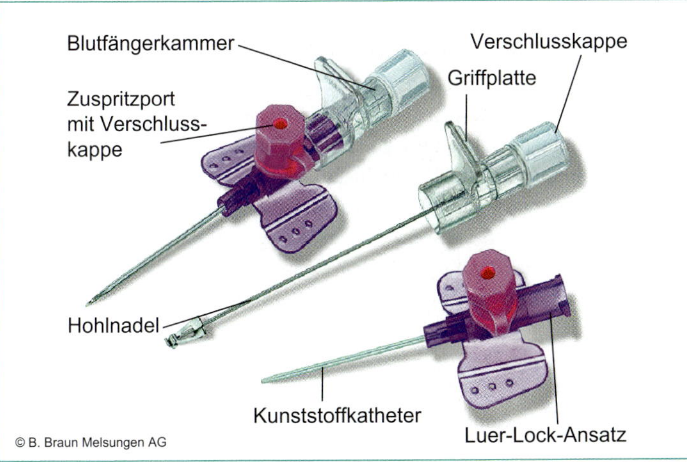

Abb. 6.26 Aufbau einer Vasofix Safety® Venenverweilkanüle [U243]

ABBILDUNG 6.27

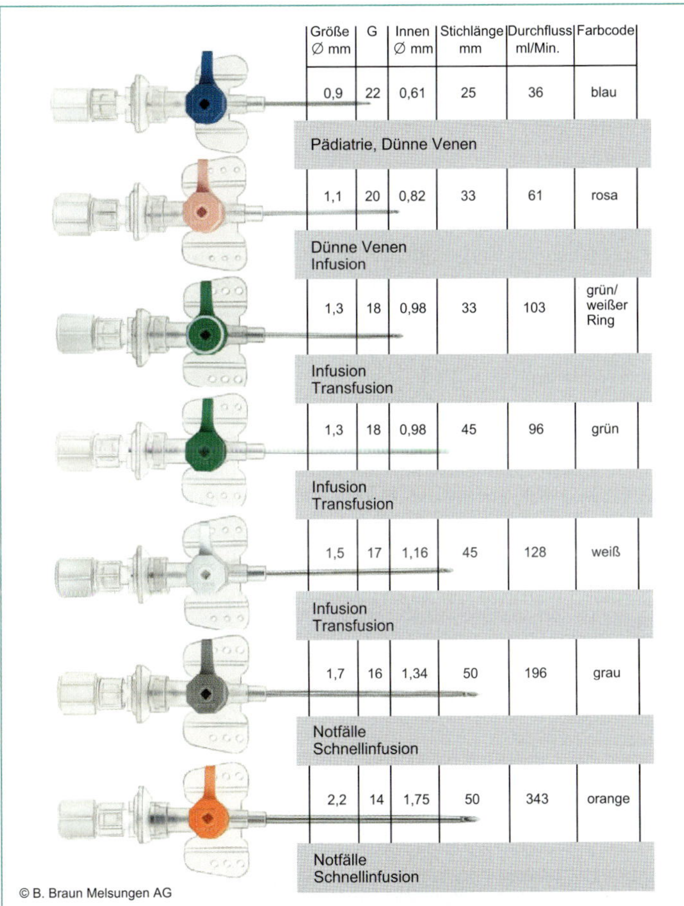

Größe ∅ mm	G	Innen ∅ mm	Stichlänge mm	Durchfluss ml/Min.	Farbcode
0,9	22	0,61	25	36	blau
Pädiatrie, Dünne Venen					
1,1	20	0,82	33	61	rosa
Dünne Venen Infusion					
1,3	18	0,98	33	103	grün/ weißer Ring
Infusion Transfusion					
1,3	18	0,98	45	96	grün
Infusion Transfusion					
1,5	17	1,16	45	128	weiß
Infusion Transfusion					
1,7	16	1,34	50	196	grau
Notfälle Schnellinfusion					
2,2	14	1,75	50	343	orange
Notfälle Schnellinfusion					

Abb. 6.27 Übersicht über verschiedene Größen und Farben von Venenverweilkanülen [U243]

Anwendungsbereiche

Zu den Indikationen der Anlage eines periphervenösen Zugangs und Infusionen sind:

- Substitution von Flüssigkeit, Elektrolyten, Vitaminen
- Parenterale Ernährung
- In der Notfallmedizin: Anlage des periphervenösen Zugangs ist bei allen Notfällen wichtig und notwendig

Applikationsorte

Für die Anlage eines periphervenösen Zugangs kommen folgende Punktionsorte in Betracht (➤ Abb. 6.6):

- Handrücken: das Venennetz wird allerdings als sehr schmerzhaft empfunden und für Anfänger ungeeignet
- Unterarm: V. cephalica, V. mediana
- Ellenbeuge: V. mediana cubiti, V. cephalica, letzte Wahl ist wegen der Nachbarschaftsbeziehungen zur Arterie und Nerven die V. basilica
- Säuglinge: Venen an Stirn- und Scheitelbein → diese Maßnahme ist Ärzten vorbehalten

Tipps und Tricks

- Bei einer einmaligen intravenösen Injektion kann eine große, sichere Vene gewählt werden. Am besten eignen sich am Unterarm die **V. cephalica** und deren Zuflüsse.
- Sind mehrere Injektionen vorgesehen, empfiehlt sich die Wahl einer distal gelegenen Vene, sodass bei Folgeinjektionen eine proximal gelegene Injektionsstelle gewählt werden kann.
- Bei mehrmaligen Punktionen bzw. Injektionen am Tag empfiehlt sich die Anlage eines periphervenösen Zugangs. Im Notfall (bei Anfängern und Unerfahrenheit) sollten große, sichere Venen in der Ellenbeuge und am Unterarm gewählt werden. Bei ausreichend Erfahrung und Übung kann ein Zugang distal gewählt werden. Wichtig ist, dass bei Notfallpatienten ein periphervenöser Zugang sicher (intravasal) angelegt ist, über den Medikamente und Flüssigkeiten zur Substitution des Volumenhaushalts appliziert werden können.

6.9.2 Kontraindikationen

- Entzündliche und sonstige Hautveränderungen
- Lymphödem
- Shunt-Arm
- Paretischer Arm
- Allergie
- Keine Zulassung für i. v.-Applikation
- Distal eines Paravasats
- Kein Einverständnis

6.9.2 Kontraindikationen

Folgende Kriterien bzw. Erkrankungen stellen **Kontraindikationen** für die Anlage eines periphervenösen Zugangs dar:

- Entzündliche und sonstige Hautveränderungen, inkl. Narbenbildung, Tätowierung und Schwellung
- Lymphödem, Z. n. Axillaresektion im Rahmen der Ablatio mammae
- Dialyse-Shunt am Arm
- Paretischer Arm
- Bekannte allergische Reaktionen gegen das zu applizierende Medikament bzw. die Infusion
- Keine Zulassung des Medikaments bzw. der Infusion für i. v.-Injektionen
- Punktion distal einer Paravasatbildung
- Fehlendes Einverständnis des Patienten

6.9.3 Vorbereitung

- Injektionsanamnese
- Aufklärung über den therapeutischen Zweck, Wirkung und Nebenwirkung
- Sharps-Container
- Händedesinfektion
- Injektionsmaterialien

6.9.3 Vorbereitung

Vor der geplanten Infusionstherapie sollten die Vorbereitungsmaßnahmen sowohl am Patienten als auch im Hinblick auf die Zusammenstellung der Materialien getroffen worden sein. Bei elektiven Infusionstherapien wird zunächst die Infusion vorbereitet, danach erfolgt die Anlage eines periphervenösen Zugangs. Folgendes Schema kann zum Einsatz kommen:

- Zunächst die Injektionsanamnese erheben (➤ 6.2.6).
- Ferner den Patienten über Wirkungen, Nebenwirkungen und Wechselwirkungen des Medikaments bzw. der Infusion informieren und sein Einverständnis einholen.
- Die kontaminierten Gegenstände wie Abwurf und Kanülenabwurfbehälter (Medibox oder Sharps-Container) in Reichweite, aber nicht auf der desinfizierten Ablagefläche bereitstellen.
- Danach erfolgt die Händedesinfektion.
- Auf einem desinfizierten Ablagetablett Folgendes bereitlegen (➤ Abb. 6.28):
  - Infusionslösung
  - Schwerkraftinfusionsleitung
  - Hautdesinfektionsmittel
  - Stauschlauch
  - Schutzhandschuhe
  - Sterile Tupfer
  - Venenverweilkanüle
  - Fixierpflaster

ABBILDUNG 6.28

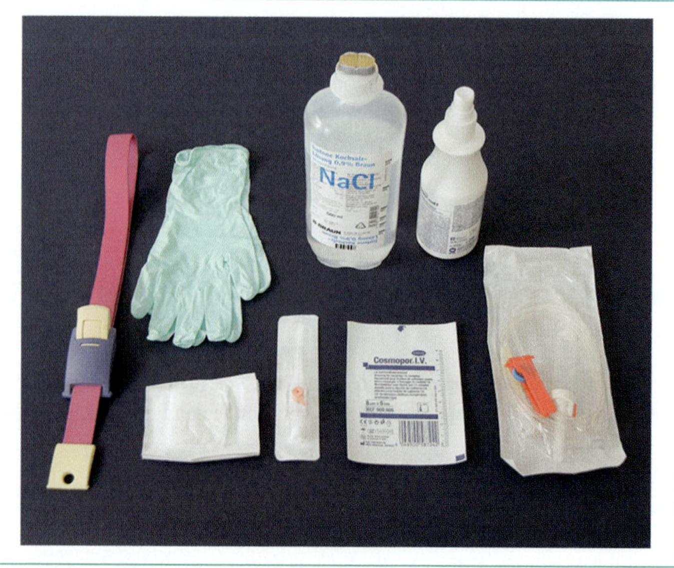

Abb. 6.28 Für eine Infusion und einen periphervenösen Zugang benötigte Utensilien [K330]

Im Notfall wird so schnell wie möglich zunächst der periphervenöse Zugang gelegt, dann werden lebenswichtige Medikamente appliziert und erst danach wird die Infusion vorbereitet und angeschlossen.

6.9.4 Durchführung Infusionsvorbereitung

Nachfolgend werden die Technik und der Ablauf der Bereitstellung von Infusionslösungen beschrieben. Es empfiehlt sich, den gesamten Ablauf konzentriert und ohne Ablenkung durchzuführen.

- Vorbereitetes Material am Arbeitsplatz abstellen.
- Eine hygienische Händedesinfektion durchführen, wenn die Zeit zwischen Anamneseerhebung und Bereitlegung von Materialien unterbrochen werden musste oder wenn die Hände kontaminiert wurden, z. B. um die Haare zusammenzubinden.
- Den **Verschlussdeckel** der Infusionsflasche **entfernen** (> Abb. 6.29a). Die Gummimembran **desinfizieren** und dabei die Einwirkzeit beachten (> Abb. 6.29b).
- In der Zwischenzeit die sterile **Schwerkraftinfusionsleitung** an der vorgesehenen Lasche **öffnen** und aus der Verpackung herausnehmen (> Abb. 6.29c).
- In Nächsten Schritt die **Rollenklemme verschließen,** indem das Rädchen nach unten gedreht wird (> Abb. 6.29d). Die Infusionsleitung ist damit verschlossen.
- Als Nächstes die Schutzkappe des Einstichdornes abziehen und den **Dorn** in die stehende Infusionsflasche über die Gummimembran **einstechen** (> Abb. 6.29e). Mit einer leichten Drehung überwindet man mühelos den Widerstand. Sowohl der Einstichdorn als auch die Gummimembran der Infusionsflasche dürfen nicht berührt werden.
- Danach das Infusionssystem **aufhängen,** den **Filter öffnen** und die **Tropfkammer** durch ggf. mehrmalige Kompression zur Hälfte mit Infusionslösung **befüllen** (> Abb. 6.29f).
- Anschließend die **Infusionsleitung entlüften.** Das erreicht man durch das Öffnen der Rollenklemme (> Abb. 6.29g). Ist die Leitung komplett mit Infusionslösung befüllt, die Rollenklemme wieder verschließen. Nun muss die Leitung in ihrer gesamten Länge auf kleine oder größere **Luftbläschen** bzw. Blasen hin überprüft werden. Sofern welche vorhanden sind, diese aus der Leitung **entfernen.** Dazu die Leitungsöffnung über das Flüssigkeitsniveau nach oben positionieren (Luft steigt nach oben) und die Infusionsleitung beklopfen, bis alle Bläschen entwichen sind. Der Infusionsschlauch kann dann in der Haltevorrichtung hinter der Rollenklemme eingehängt werden.

6.9.4 Durchführung Infusionsvorbereitung

Bildstrecke Infusionsvorbereitung

ABBILDUNG 6.29A

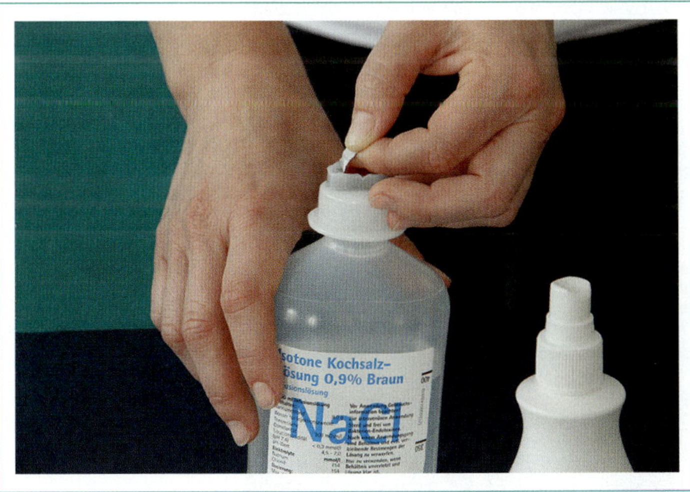

Abb. 6.29a Die Verschlusskappe der Infusion abziehen. [K330]

ABBILDUNG 6.29B

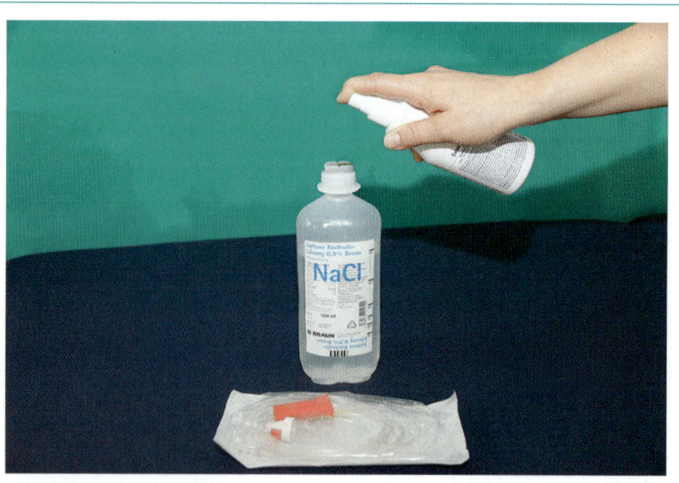

Abb. 6.29b Die Gummimembran desinfizieren. [K330]

ABBILDUNG 6.29C

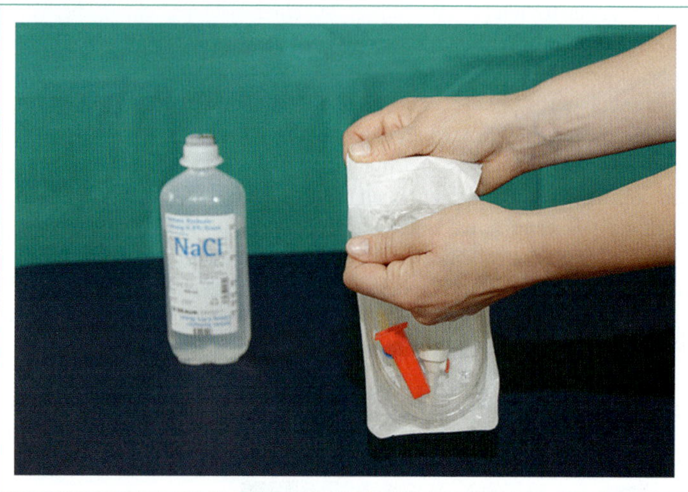

Abb. 6.29c Die Verpackung der Infusionsleitung öffnen. [K330]

ABBILDUNG 6.29D

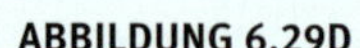

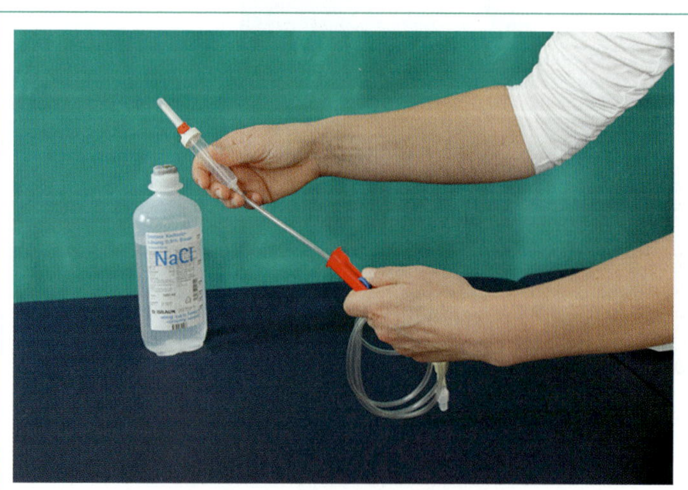

Abb. 6.29d Die Rollenklemme schließen. [K330]

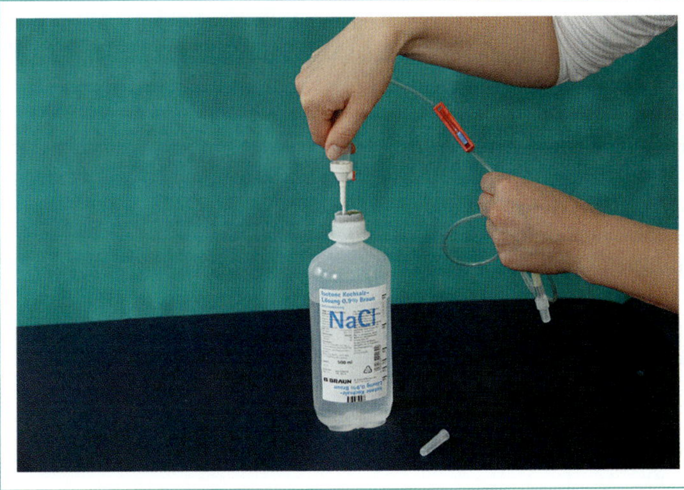

Abb. 6.29e Den Dorn über die Gummimembran in die Infusionsflasche einstechen. [K330]

ABBILDUNG 6.29E

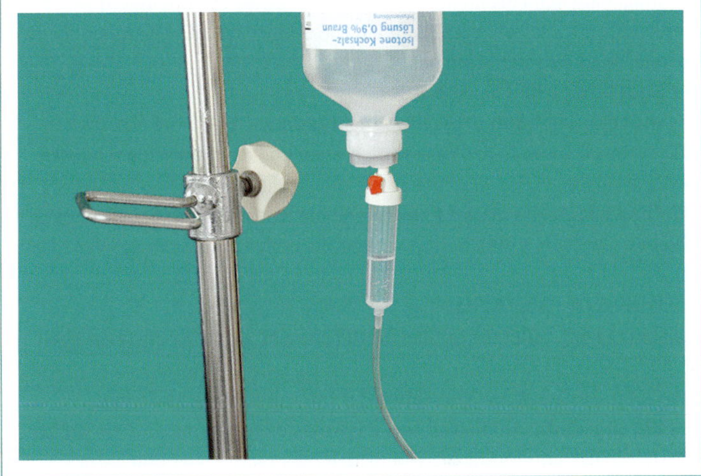

Abb. 6.29f Das Infusionssystem aufhängen, den Filter öffnen und die Tropfkammer mit Infusionslösung befüllen. [K330]

ABBILDUNG 6.29F

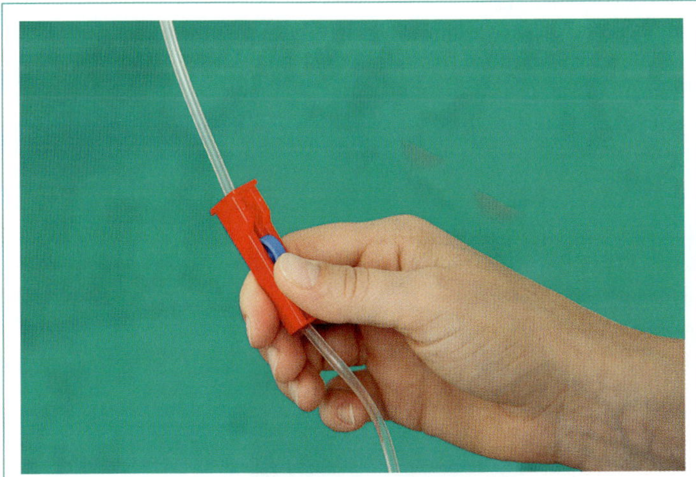

Abb. 6.29g Die Leitung durch Öffnung der Rollenklemme entlüften. [K330]

ABBILDUNG 6.29G

6.9.5 Durchführung Anlage des Venenverweilkatheters

Nachfolgend werden die Technik und der Ablauf der Anlage eines periphervenösen Zugangs beschrieben. Es empfiehlt sich, den gesamten Ablauf konzentriert und ohne Ablenkung durchzuführen.

- Eine hygienische Händedesinfektion durchführen.
- Die Venenverhältnisse inspizieren und eine gute **Vene** am distalen Unterarm (radialseitig), am Handrücken oder in der Ellenbeuge **auswählen** (➤ Abb. 6.30a). In der Nähe eines Gelenks kann die Verweilkanüle leicht abknicken oder durch Bewegungen des Patienten dislozieren. Auf dem Handrücken

6.9.5 Durchführung Anlage des Venenverweilkatheters

eignen sich besonders gut Y-Verzweigungen von Venen (Punktion in der Gabelung); der Patient sollte dazu die Hand zur Faust schließen. Meist ist aber eine Punktion am Handrücken sehr schmerzhaft. Falls keine geeignete Vene sichtbar ist, eine Stauung am Ober- oder Unterarm anlegen. Ist eine Vene gefunden, den Stauschlauch lockern.

- Das Punktionsareal großzügig **desinfizieren** und die Einwirkzeit abwarten (➢ Abb. 6.30b). Eine **sterile Kompresse** öffnen und damit das Punktionsareal einmal **abwischen** (➢ Abb. 6.30c). Erneut die Punktionsstelle **desinfizieren** und das Punktionsareal nicht mehr berühren (➢ Abb. 6.30b).
- In der Zwischenzeit die **Schutzhandschuhe überziehen** (➢ Abb. 6.30d).
- Den **Stauschlauch** proximal der Injektionsstelle **anlegen** (➢ Abb. 6.30e). Beim Schließen des Stauschlauchs mit der linken Hand den Stauschlauch sanft anziehen, der Zeigefinger der rechten Hand fasst dabei unter den Stauschlauch. Damit können Einklemmungen von Hautfalten vermieden werden. Bei neuen Stauschläuchen vor Gebrauch den Verschlussmechanismus prüfen und die Handhabung sicher beherrschen. Das bereits desinfizierte Areal sollte nicht vom Stauschlauch, Blusenärmel usw. berührt werden.
- Die Verpackung der **Verweilkanüle** an der vorgesehenen Lasche **öffnen** und aus der Verpackung herausnehmen (➢ Abb. 6.30f).
- Von der Kanüle die **Schutzkappe entfernen** (➢ Abb. 6.30g).
- Mit der Punktionshand die **Verweilkanüle** so **greifen,** dass der Daumen auf dem Blutfängerstopfen sowie der Zeige- und Mittelfinger auf den Flügeln nach dem farbigen Zuspritzventil und so weit wie möglich von der Kunststoffkanüle entfernt zu liegen kommen (➢ Abb. 6.30h). Die Kunststoffkanüle verbleibt in der Patientenvene, muss also steril bleiben.
- Der **Einstichwinkel** in die Haut beträgt **30°** (➢ Abb. 6.30i).
- Sobald die Kanüle in der Vene liegt, fließt **Blut** in die **Blutfängerkammer.** Den Winkel abflachen (➢ Abb. 6.30j), die Kanüle noch ca. **5 mm** in die Vene **vorschieben** und den **Stauschlauch lösen** (➢ Abb. 6.30k).
- Als nächsten Schritt die **Hohlnadel** mit einer Hand **fixieren** und die **Kunststoffkanüle** gleichzeitig weiter in die Vene **vorschieben** (➢ Abb. 6.30l), bis die Kunststoffkanüle komplett in der Vene platziert ist (➢ Abb. 6.30m).
- Dann ein **Fixierpflaster** aufkleben (➢ Abb. 6.30n).
- Bevor die Infusion angeschlossen wird, unter die Konnektionsfläche eine sterile **Kompresse** legen (➢ Abb. 6.30o).
- Danach die Infusion anschließen. Zunächst den **Verschluss** der Infusionsleitung **abdrehen** (➢ Abb. 6.30p) und den **Führungsdraht** (Hohlnadel) aus der Kussstoffkanüle mit einer Hand **herausziehen** (➢ Abb. 6.30q). Nach der Entfernung der Hohlnadel fließt meist etwas Blut zurück, was nicht irritieren sollte. Mit dem Mittelfinger der anderen Hand kann die Vene proximal der Verweilkanüle komprimiert werden.
- Das Ende der **Infusionsleitung** mit dem periphervenösen Zugang **verbinden** (➢ Abb. 6.30r).
- Die **Hohlnadel** im Sharps-Container **entsorgen** (➢ Abb. 6.30s).
- Die **Rollenklemme öffnen,** sodass der Inhalt der Infusion in die Vene hineinfließen kann. Die blutige **Kompresse wechseln** (➢ Abb. 6.30t). Gegebenenfalls die Infusionsleitung in Kringel legen und alles mit einem Pflaster befestigen.

Bildstrecke Anlage Venenverweilkatheter

ABBILDUNG 6.30A

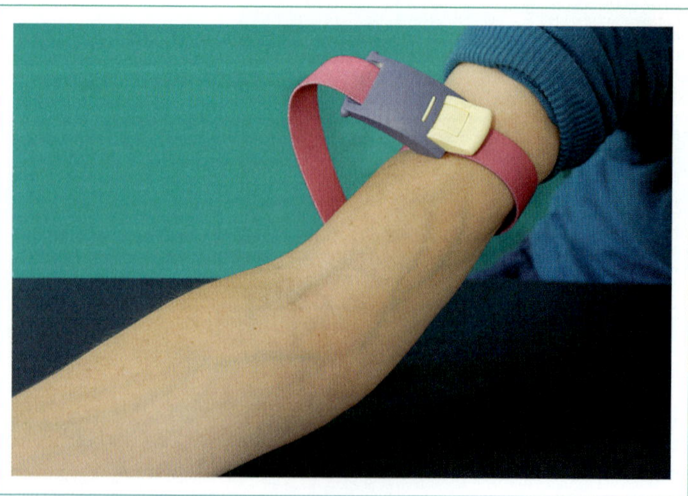

Abb. 6.30a Eine geeignete Vene suchen. [K330]

Auf den Punkt gebracht

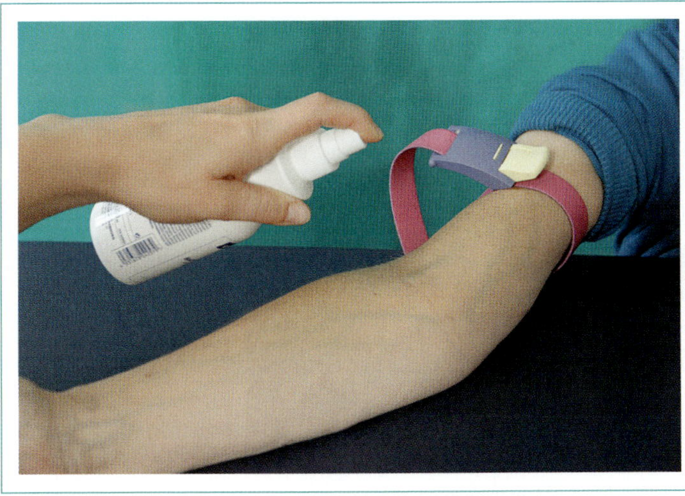

Abb. 6.30b Die Punktionsstelle großzügig desinfizieren. [K330]

ABBILDUNG 6.30B

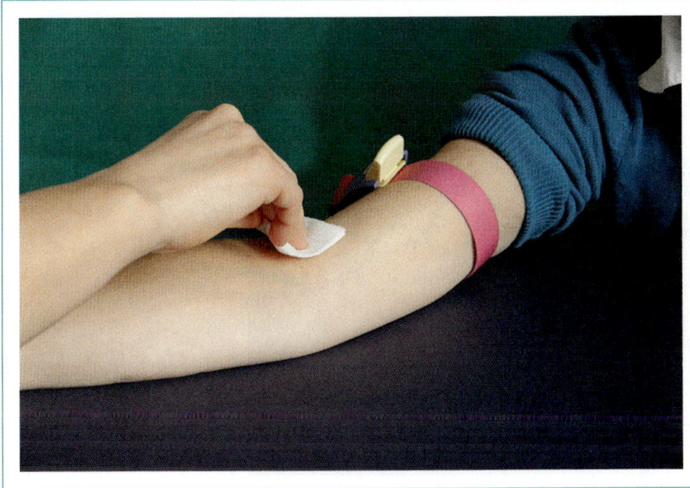

Abb. 6.30c Das Punktionsgebiet mit einer sterilen Kompresse abwischen und anschließend erneut desinfizieren. [K330]

ABBILDUNG 6.30C

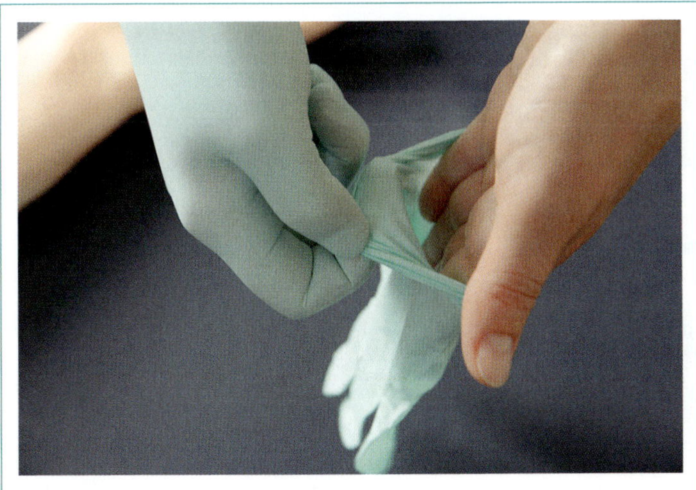

Abb. 6.30d Die Schutzhandschuhe überziehen. [K330]

ABBILDUNG 6.30D

ABBILDUNG 6.30E

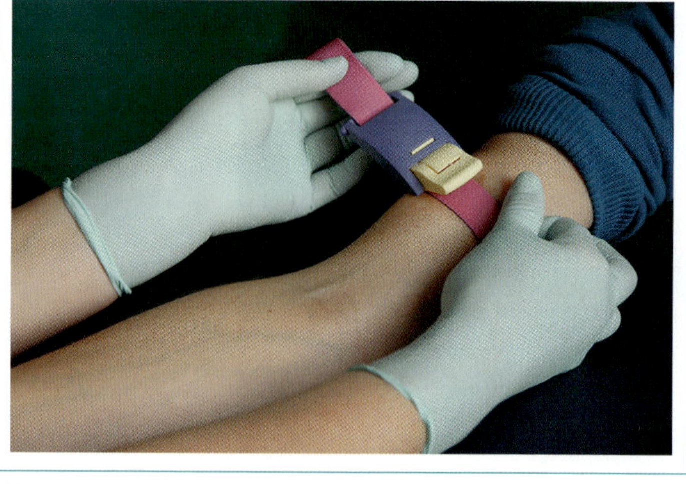

Abb. 6.30e Den Stauschlauch anlegen. [K330]

ABBILDUNG 6.30F

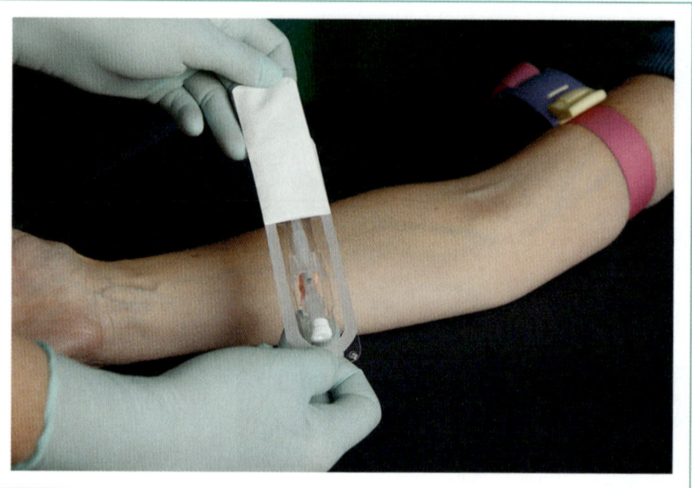

Abb. 6.30f Die Venenverweilkanüle öffnen. [K330]

ABBILDUNG 6.30G

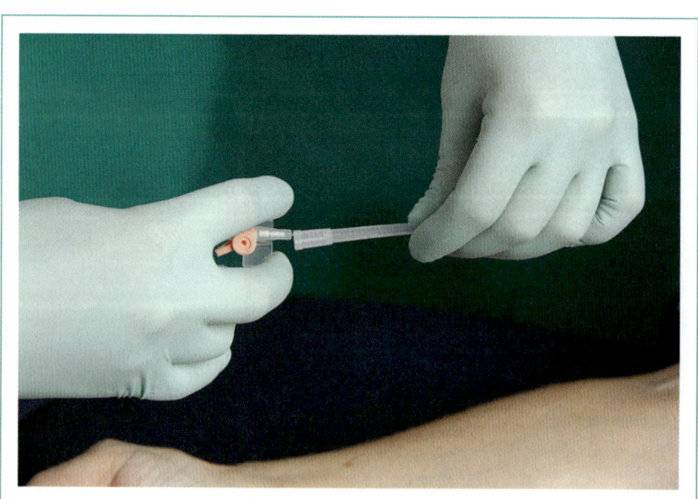

Abb. 6.30g Die Schutzkappe der Kanüle entfernen. [K330]

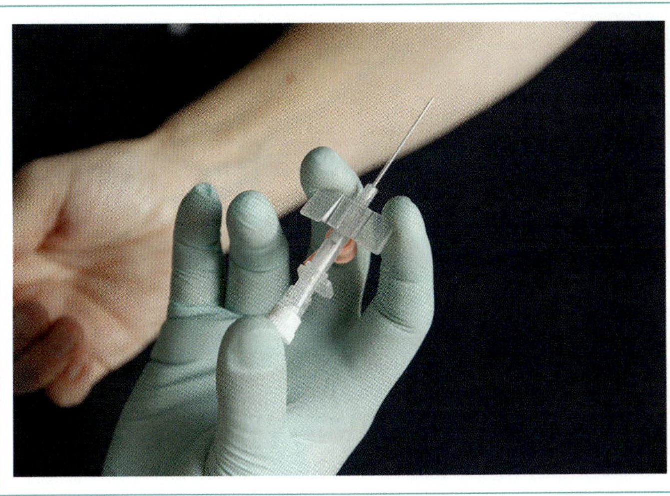

Abb. 6.30h Haltegriff der Kanüle [K330]

ABBILDUNG 6.30H

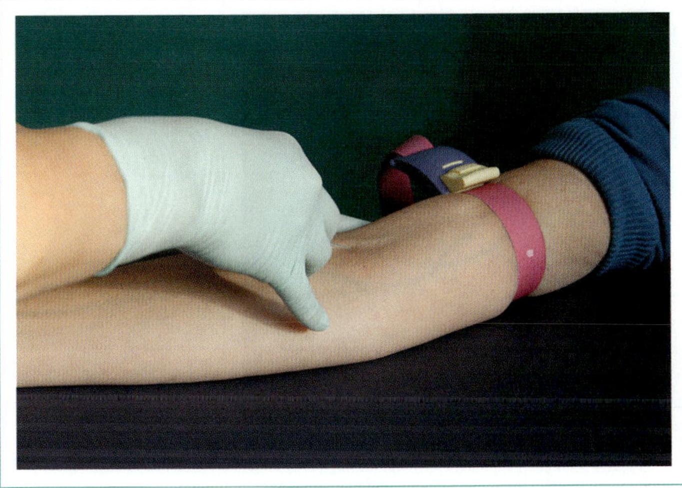

Abb. 6.30i Kanüle in die Haut einstechen. [K330]

ABBILDUNG 6.30I

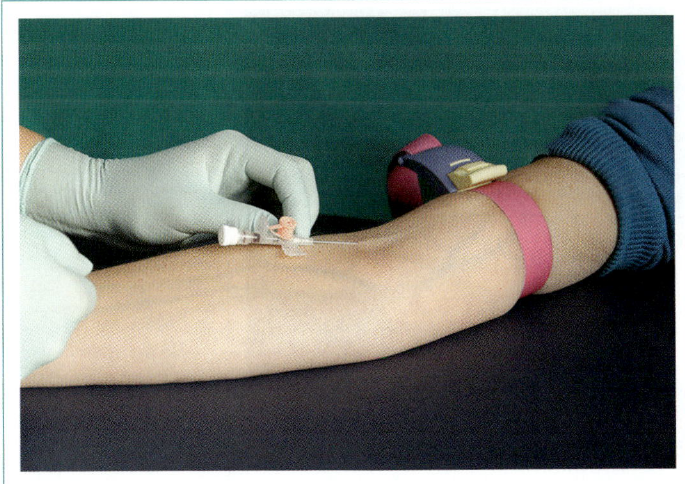

Abb. 6.30j Die Kanüle vorschieben, bis Blut in der Blutfängerkammer sichtbar ist. Den Winkel abflachen und die Kanüle noch ca. 5 mm in der Vene vorschieben. [K330]

ABBILDUNG 6.30J

ABBILDUNG 6.30K

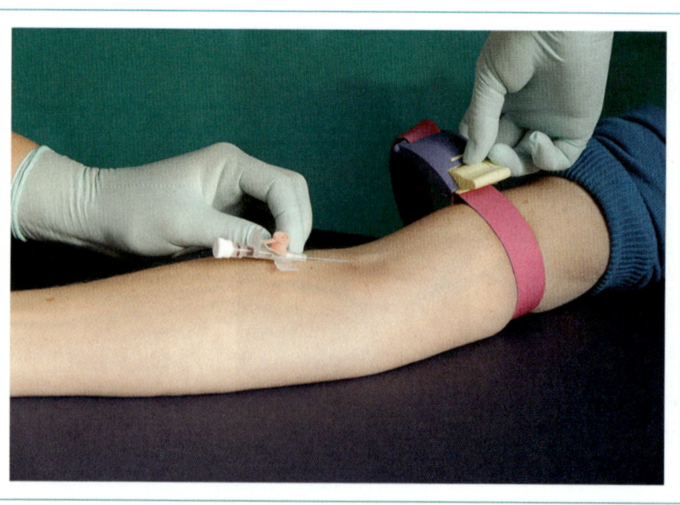

Abb. 6.30k Den Stauschlauch lösen. [K330]

ABBILDUNG 6.30L

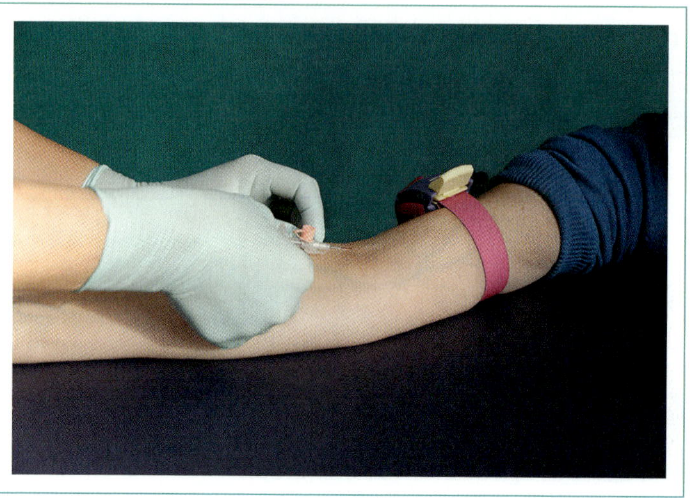

Abb. 6.30l Die Kunststoffkanüle vorschieben und dabei die Hohlnadel mit der anderen Hand festhalten. [K330]

ABBILDUNG 6.30M

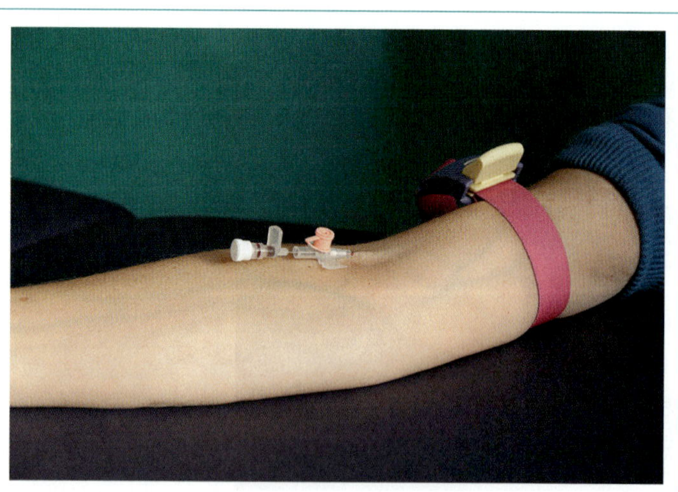

Abb. 6.30m Korrekte Lage der Verweilkanüle in der Vene. [K330]

Auf den Punkt gebracht

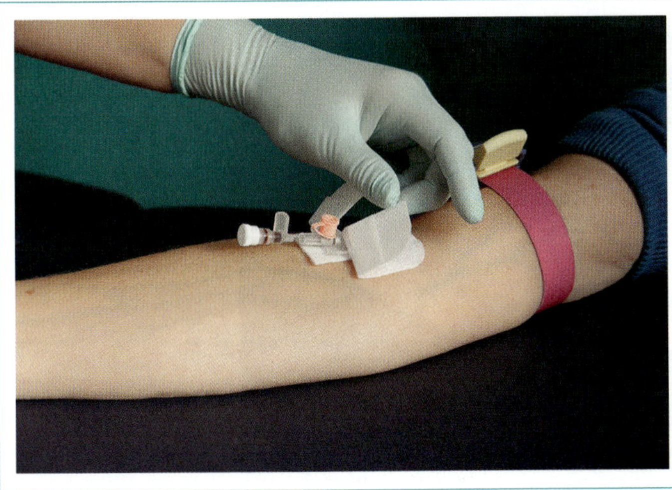

Abb. 6.30n Ein Fixierpflaster aufkleben. [K330]

ABBILDUNG 6.30N

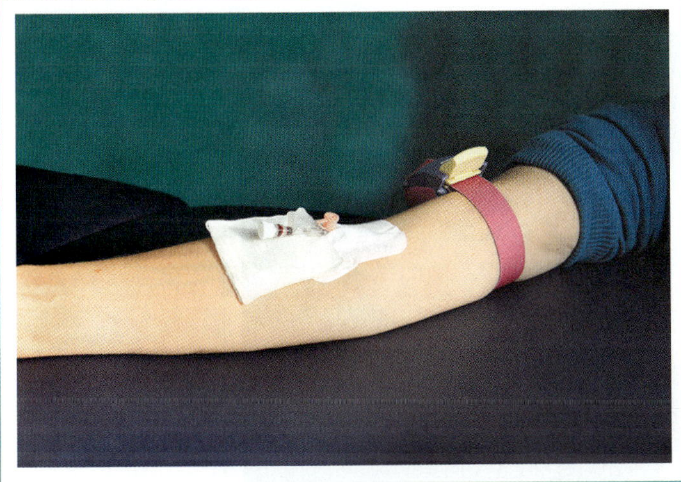

Abb. 6.30o Eine sterile Kompresse unter das Konnektionsfeld legen. [K330]

ABBILDUNG 6.30O

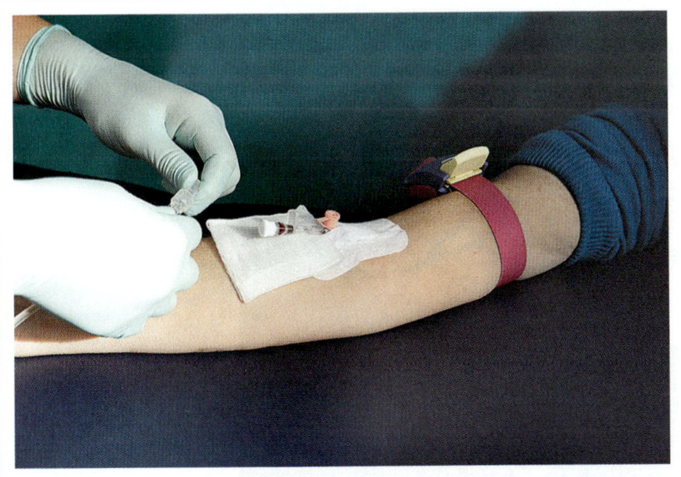

Abb. 6.30p Den Verschluss der Infusionsleitung abdrehen. [K330]

ABBILDUNG 6.30P

ABBILDUNG 6.30Q

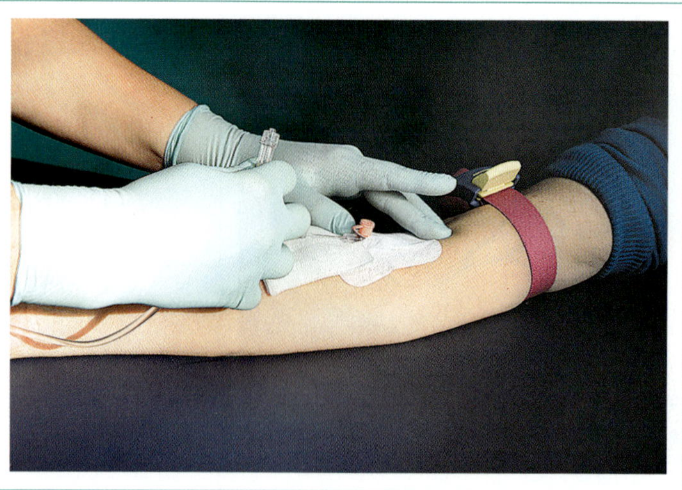

Abb. 6.30q Die Hohlnadel herausziehen und mit dem Mittelfinger der anderen Hand die Vene proximal komprimieren. [K330]

ABBILDUNG 6.30R

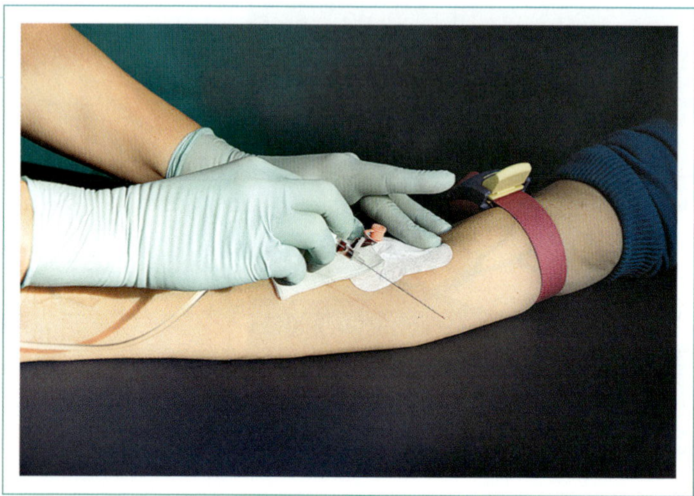

Abb. 6.30r Die Infusionsleitung mit der Venenverweilkanüle konnektieren. [K330]

ABBILDUNG 6.30S

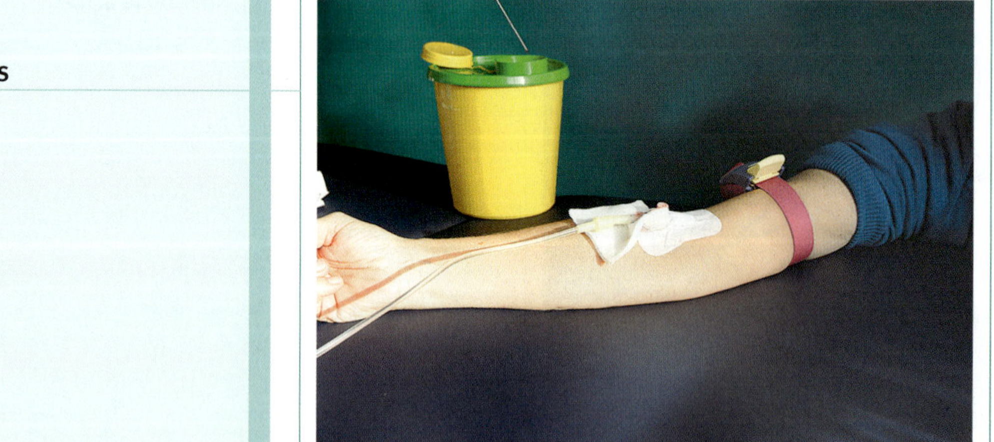

Abb. 6.30s Die Hohlnadel im Sharps-Container entsorgen. [K330]

ABBILDUNG 6.30T

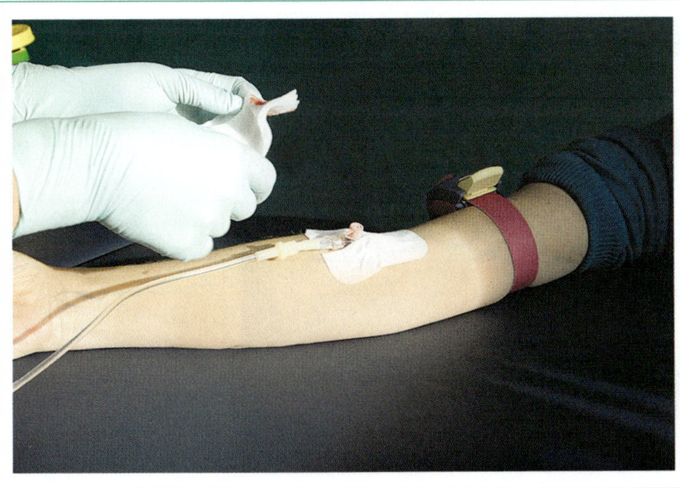

Abb. 6.30t Die blutige Kompresse wechseln und die Rollklemme öffnen. [K330]

Tipps und Tricks

- Lässt sich das Plastikteil der Venenverweilkanüle trotz korrekter Lage nicht vorschieben, könnten Venenklappen oder ein ungerader Venenverlauf hinderlich sein. In diesem Fall ist es hilfreich, das Vorschieben unter Spülen mit NaCl vorzunehmen.
- Liegt die Venenverweilkanüle paravasal, kann die Infusion Schmerzen verursachen; es bildet sich ein Paravasat, das durch Ödembildung sichtbar wird. Die Kanüle dann umgehend entfernen und den Arm hochlagern.
- Ist die Venenverweilkanüle nicht rückläufig, aber gut durchgängig, kann die Spitze an der Venenwand oder Venenklappe anliegen. Die Verweilkanüle dann einfach wenige Millimeter zurückziehen und neu fixieren.
- Wenn eine Punktion nicht erfolgreich war, muss man bei einem neuen Versuch proximal davon stechen, da sonst Infusionsflüssigkeit über die verletzte Venenstelle austreten kann.

6.9.6 Durchführung Entfernung des Venenverweilkatheters

6.9.6 Durchführung Entfernung des Venenverweilkatheters

Nach erfolgter Infusionstherapie kann der periphervenöse Zugang entfernt werden:

- Das Pflaster mit Desinfektionsmittel einsprühen und warten, damit sich der Kleber vom Pflaster lösen kann.
- Das Pflaster vorsichtig vollständig von der Haut ablösen (➤ Abb. 6.31a)
- Einige sterilisierte Tupfer bereitlegen und die Verweilkanüle rasch herausziehen (➤ Abb. 6.31b).
- Die Einstichstelle fest komprimieren (➤ Abb. 6.31c) und die Tupfer ggf. mit Pflaster fixieren. Nach Entfernung der Kanüle aus der Ellenbeuge den Ellenbogen gestreckt lassen und nicht abwinkeln, weil dies sonst die Hämatombildung fördert.
- Die Verweilkanüle im Sharps-Container entsorgen.

Bildstrecke Entfernen des Venenverweilkatheters

ABBILDUNG 6.31A

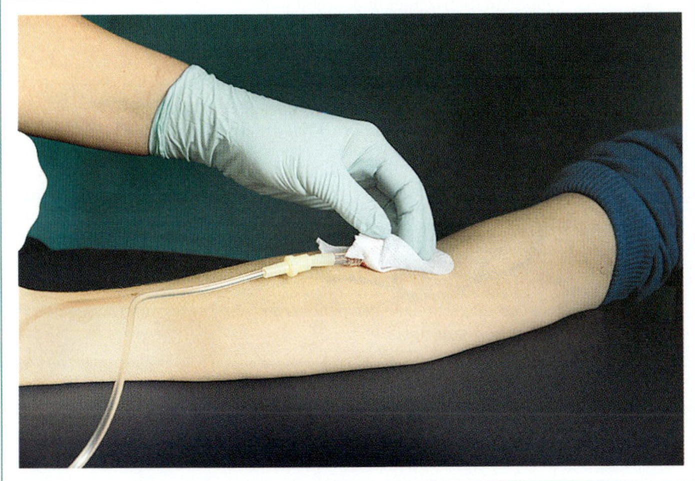

Abb. 6.31a Das Pflaster von der Haut komplett ablösen. [K330]

ABBILDUNG 6.31B

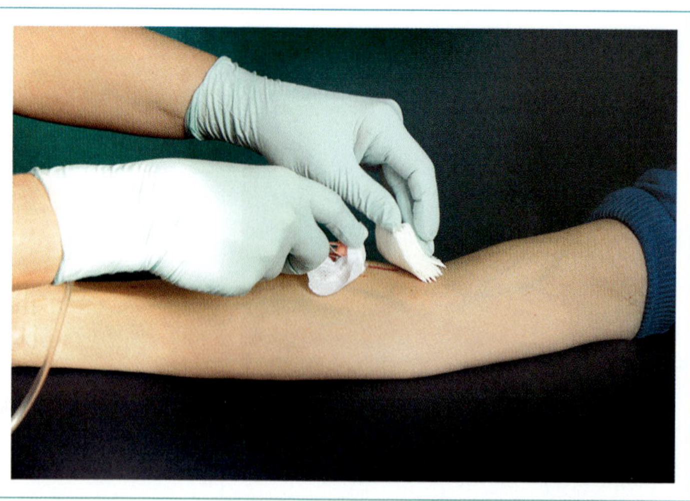

Abb. 6.31b Sterilisierte Tupfer bereitlegen und die Verweilkanüle entfernen. [K330]

ABBILDUNG 6.31C

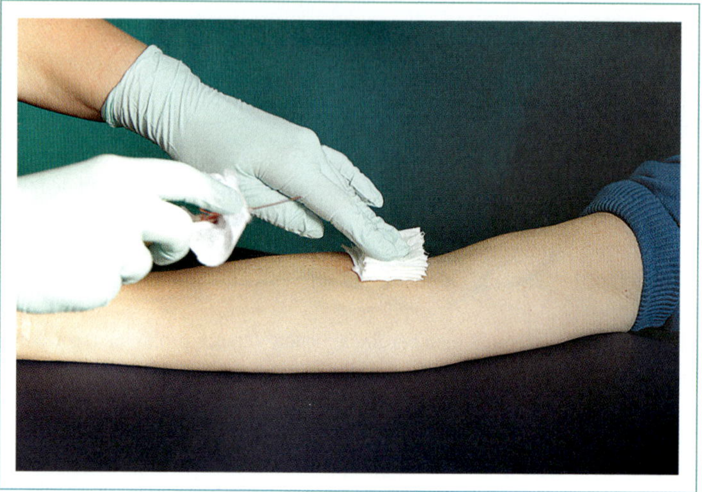

Abb. 6.31c Die Einstichstelle komprimieren. [K330]

6.9.7 Komplikationen und Maßnahmen

6.9.7 Komplikationen und Maßnahmen

Während einer Anlage des periphervenösen Zugangs können Komplikationen auftreten, die gezielte Maßnahmen erfordern. Sie sind der ➤ Tab. 6.10 zu entnehmen.

TABELLE 6.10

Tab. 6.10 Komplikation bei der Anlage eines periphervenösen Zugangs und Maßnahmen

Komplikation	Maßnahmen
Schmerzen beim Einstechen, u. a. durch • Desinfektionsmittelreste • flacher Einstichwinkel • langsames Einstechen	• Desinfektionsmittel muss abgetrocknet sein, Haut sollte nicht glänzen • 30°-Einstichwinkel beachten • Zügig in die Haut einstechen
Perforation der Vene	• Stauung lösen • Kanüle entfernen • Gefäß für einige Minuten komprimieren • Ggf. erneute Injektion proximal der ursprünglichen Injektion
Arterielle Punktion (sichtbar am hellen Blut und der Pulsation)	• Procedere abbrechen • Notruf absetzen • Druckverband anlegen • Großlumigen periphervenösen Zugang am anderen Arm legen
Punktion eines Nervs (Schmerzen und Parästhesien im Innervationsgebiet)	• Procedere abbrechen • Notruf absetzen • Anlage eines großlumigen periphervenösen Zugangs (am anderen Arm) • Injektion stoppen • Notruf absetzen • Großlumigen periphervenösen Zugang am anderen Arm legen
Infektion im Punktionsgebiet	• Keine Anlage von periphervenösen Zugängen • Ggf. vorhandene Dauerverweilkanüle entfernen • Lokal kühlen • Zum Arzt verweisen
Paravasatbildung	• Infusion stoppen • Verweilkanüle entfernen • Punktionsstelle komprimieren, Arm hochlagern • Ggf. am anderen Arm einen periphervenösen Zugang legen

6.9.8 Wissenswertes zu Infusionen

Infusion: Einstellbeispiele

Infusionsmenge [ml]	Infusionszeit [Std.]	Infusionsgeschwindigkeit [ml/Std.]	Infusionsgeschwindigkeit [Tropfen/Min.]
50	0,5	100	33
100	0,5	200	67
250	0,5	500	167
250	1	250	83
500	1	500	167
500	2	250	83
500	3	166	55
500	6	84	28
500	9	55	19
500	12	42	14
500	18	28	9
500	24	21	7
1000	3	333	111
1000	6	166	56
1000	12	84	28
1000	18	55	19
1000	24	42	14
1500	12	126	42
1500	24	64	21
2000	12	166	56
2000	24	84	28

Berechnung der Infusionsgeschwindigkeit

Grundlage:

- 1 ml = 20 Tropfen
- 1 Tropfen/Min. = 3 ml/Std.

Berechnung der Tropfenzahl pro Minute bei angeordneter Gesamtmenge der Infusionen und Infusionszeit (➤ Formel 6.1):

$$\frac{\text{Infusionsmenge in ml} \times 20\ \text{Tropfen/ml}}{\text{Infusionsdauer in Std.} \times 60\ \text{Min./Std.}} = \frac{\text{Gesamttropfenzahl}}{\text{Infusionsdauer in Min.}} = \frac{\text{Tropfen}}{\text{Min.}} \quad |\ \text{Formel 6.1}$$

Beispiel: 500 ml Infusionslösung sollen in 12 Std. durchlaufen (➤ Formel 6.2, ➤ Formel 6.3).

$$\frac{500 \times 20\ \text{Tropfen/ml}}{12 \times 60\ \text{Min./Std.}} = \frac{10000\ \text{Tropfen}}{720\ \text{Min.}} = \frac{13{,}88\ \text{Tropfen}}{\text{Min.}} \quad |\ \text{Formel 6.2}$$

$$\frac{60\ \text{Sek./Min.}}{13{,}88\ \text{Tropfen/Min.}} = 4{,}32\ \text{Sek./Tropfen} \quad |\ \text{Formel 6.3}$$

→ Ungefähr alle 4 Sekunden muss ein Tropfen fallen.

Berechnung der Infusionsdauer bei gegebener Tropfenzahl pro Minute und Gesamtinfusionsmenge

➤ Formel 6.4, ➤ Formel 6.5

$$\frac{\text{Infusionsmenge in ml} \times 20\ \text{Tropfen/ml}}{\text{Tropfenzahl/Min.} \times 60\ \text{Min./Std.}} = \text{Einlaufzeit in Std.} \quad |\ \text{Formel 6.4}$$

$$\frac{\text{Infusionsmenge in ml} \times 20\ \text{Tropfen/ml}}{\text{Tropfenzahl/Min.}} = \text{Einlaufzeit in Min.} \quad |\ \text{Formel 6.5}$$

6.9.8 Wissenswertes zu Infusionen

Beispiel: Eine Kurzinfusion mit einem Gesamtvolumen von 100 ml soll mit einer Tropfenzahl von 30 Tropfen/Minute einlaufen (➤ Formel 6.6, ➤ Formel 6.7).

$$\frac{100\,\text{ml} \times 20\,\text{Tropfen/ml}}{30\,\text{Tropfen/Min.} \times 60\,\text{Min./Std.}} = \frac{2000}{1800} = 1{,}1\,\text{Std.} \qquad |\,\text{Formel 6.6}$$

$$\frac{100\,\text{ml} \times 20\,\text{Tropfen/ml}}{30\,\text{Tropfen/Min.}} = \frac{2000}{30} = 66{,}6\,\text{Min.} \qquad |\,\text{Formel 6.7}$$

→ Die Infusion läuft etwas länger als eine Stunde.

Infusionskonzentration berechnen

Gegeben

- Gesamtdosis des Medikaments
- Dosierung des Medikaments [mg/h]

Gesucht

Konzentration [ml/h]

Lösung

➤ Formel 6.8

$$\text{Konzentration [ml/h]} = \frac{\text{Gesamtinhalt in Spritze [ml]} \times \text{Dosis des Medikaments [mg/h]}}{\text{Gesamtdosis des aufgezogenen Medikaments [mg]}} \qquad |\,\text{Formel 6.8}$$

NÜTZLICHE LINKS

- www.baua.de/de/Themen-von-A-Z/Biologische-Arbeitsstoffe/TRBA/TRBA-250.html
- www.hygienewissen.de/pages/
- www.krankenhaushygiene.de/
- www.bgw-online.de
- www.rki.de
- www.nadelstichverletzung.de

LERNZIELKONTROLLE

- Welche Vorteile und Nachteile haben Injektionen?
- Welche anamnestischen Angaben sind vor Injektionen zu erheben?
- Was ist die 6-R-Regel?
- Demonstrieren Sie eine subkutane, intravenöse und eine intramuskuläre Injektion!
- Welche Auswirkungen kann eine lange Stauung, eine zu schnelle Aspiration oder inadäquate Lagerung (z. B. nicht gekühlt, eingefroren oder warm gelagert) von entnommenem Blut haben?
- Demonstrieren Sie die Zubereitung einer Infusion und die Anlage eines periphervenösen Zugangs!

KAPITEL

7 Labor

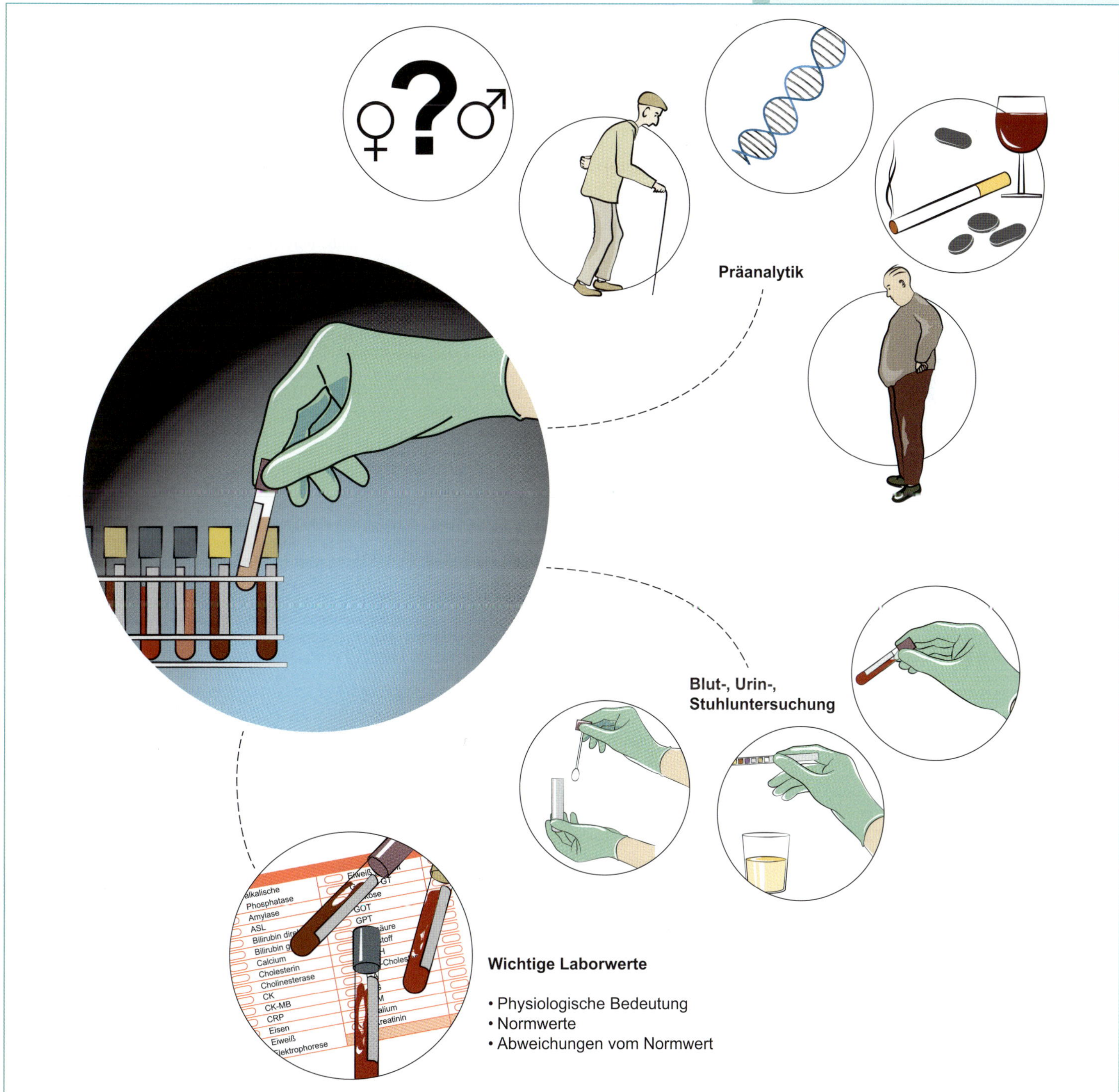

Auf den Punkt gebracht

LERNZIELE

- Kenntnisse über die in der Präanalytik vorhandenen Einfluss- und Störgrößen und die Auswirkungen auf die Laborbefunde.
- Kenntnisse über die physiologische Bedeutung von Kalium sowie Ursachen und Symptome der Hyper- und Hypokaliämie.
- Fähigkeit zur Unterscheidung zwischen dem kleinen und großen Blutbild.
- Kenntnisse über die Definition des Hämatokrits und Hämoglobins, Normwerte und Ursachen für erhöhte und erniedrigte Hämatokrit- und Hämoglobinwerte.
- Kenntnisse über die physiologische Bedeutung, Normwerte und Ursachen für erhöhte und erniedrigte Erythrozytenzahlen inklusive der Erythrozytenindizes MCV, MCH und die Interpretation deren Veränderungen.
- Kenntnisse über die die physiologische Bedeutung der Leukozyten, Normwerte und Ursachen der Leukozytose und Leukopenie.
- Kenntnisse über die physiologische Bedeutung der neutrophilen Granulozyten, Normwerte und Ursachen der Neutrophilie, Neutropenie, Agranulozytose und Linksverschiebung.
- Kenntnisse über die physiologische Bedeutung der Thrombozyten, Normwerte und Ursachen für Thrombozytose und Thrombopenie.
- Benennung der Laborparameter des Eisenhaushalts, deren physiologische Bedeutung und Ursachen der Erhöhung und Erniedrigung im Blut.
- Benennung der Normwerte des Quick-Wertes bzw. des INR-Wertes und Ursachen für die Abweichungen vom Normwert.
- Kenntnisse über die physiologische Bedeutung und pathologische Abweichungen der Albumine und γ-Globuline.
- Benennung der Fettstoffwechselparameter und der Ursachen für die Abweichung vom Normwert. Beschreibung der Folgekrankheiten, die mit hohen Cholesterinwerten assoziiert sind.
- Kenntnisse über den Glukosestoffwechsel und die damit zusammenhängenden Laborparameter Glukose und HbA_{1c} mit Benennung der Normwerte.
- Kenntnisse über die Durchführung des oGTT und die Kontraindikationen.
- Kenntnisse über die physiologische Bedeutung, Normwerte, beschleunigte, verlangsamte und Sturzsenkung.
- Kenntnisse über die physiologische Bedeutung des CRP und Veränderungen bei bakteriellen und viralen Infekten.
- Kenntnisse über die Indikation zur Bestimmung von Tumorfaktoren.
- Benennung der Parameter, die der Leberdiagnostik dienen, unter Berücksichtigung der Einteilung in Syntheseparameter, Transaminasen/Transferasen und Cholestaseparameter.
- Kenntnisse über die Laborparameter, die der Pankreasdiagnostik dienen.
- Kenntnisse über die physiologische Bedeutung des Kreatinins und Ursachen für eine Kreatinin-Erhöhung.
- Kenntnisse über die physiologische Bedeutung des Harnstoffs und der Harnsäure und Ursachen für die Harnstoff- und Harnsäureerhöhung und -erniedrigung.
- Kenntnisse über Parameter, die der Herzinfarktdiagnostik dienen.
- Kenntnisse über die physiologische Bedeutung von TSH, T_3 und T_4 und Benennung der Ursachen für deren Erhöhung und Erniedrigung.
- Benennung der Laborparameter, die der Beurteilung des Knochenstoffwechsels dienen.
- Benennung von Laborparametern, die Hinweise auf einen chronischen Alkoholkonsum geben.
- Fähigkeit zur Urinuntersuchung mit Beurteilung von Farbe, Geruch, Menge, Drei-Gläser-Probe und Interpretation der Befunde
- Fähigkeit zur Durchführung einer Urin-Schnelltestuntersuchung und sichere Interpretation der Befunde.
- Benennung der Normwerte und die jeweiligen Veränderungen der Sedimentuntersuchung des Urins.
- Fähigkeit zur Durchführung eines Tests auf okkultes Blut und sichere Interpretation der Befunde.

7.1 Präanalytik

Laboruntersuchungen sollen v. a. der Aufdeckung von Risikofaktoren und der Bestätigung oder dem Ausschluss von Diagnosen bzw. Krankheiten dienen. Ferner sollen sie Prognosen und den Verlauf einer Erkrankung anzeigen.

Die **Präanalytik** umfasst alle Prozesse, die **vor** der eigentlichen **Laboranalyse** ablaufen. Dabei gibt es eine Reihe von Faktoren, die das Ergebnis beeinflussen. Sie werden als Störgrößen und Einflussgrößen bezeichnet. Zu den Einflussgrößen zählen z. B. Geschlecht, Alter, Rasse, also Größen, die nur zum Teil oder gar nicht beeinflussbar sind. Störgrößen sind In-vitro-Vorgänge, die mit dem formalen Ablauf der Blutentnahme, der Lagerung des Materials oder dem zeitgerechten Versand zusammenhängen.

Einflussgrößen

Zu den wichtigsten Einflussgrößen zählen:

- **Geschlecht:** Bei einigen Parametern findet man unterschiedliche Referenzwerte für Männer und Frauen. Sie betreffen v. a. Kreatinin, Blutbildparameter, Harnsäure und Geschlechtshormone. Die Referenzwerte für Kreatinin, Blutbildparameter, Harnsäure sind bei Frauen niedriger angesetzt, bei Östrogen und Progesteron dagegen höher, während bei Männern der Testosteronwert höher liegt und dementsprechend auch der Referenzbereich höher angesiedelt ist.
- **Alter:** Das Alter spielt bei körperlichen Funktionen eine große Rolle. Diese spiegeln sich in den Referenzwerten wider, u. a. bei Gesamt- und LDL-Cholesterin, das mit zunehmendem Alter steigt und daher auch höhere Referenzwerte hat. Weiterhin können Unterschiede bei der alkalischen Phosphatase gesehen werden; im Wachstumsalter und bei starkem Knochenwachstum sind die Referenzwerte

7.1 Präanalytik

Die **Präanalytik** umfasst alle Prozesse vor der eigentlichen Laboranalyse. Folgende Faktoren können das Ergebnis beeinflussen:

- **Einflussgrößen:**
  - Geschlecht
  - Alter
  - Körpergewicht
  - Ernährungsgewohnheiten
  - Alkohol
  - Nikotin
  - Pharmaka
  - Starke körperliche Aktivität
- **Störgrößen:**
  - Extrakorporale Hämolyse durch lange Stauung
  - Zu dünne Nadel
  - Starke Aspiration
  - Inadäquate Lagerung (zu lange, zu kalt zu warm, zu lange Transportzeit)
  - Nicht ausreichend befüllte Röhrchen

deutlich höher als im fortgeschrittenen Alter. Die Referenzwerte für Hormone sind ebenfalls altersabhängig; im geschlechtsreifen Alter sind die Referenzwerte höher anzusiedeln als im Senium.

- **Genetische Einflüsse:** Sie sind unabänderliche Variablen. Sie sind bei den Blutgruppen oder der genetisch bedingten geringeren Aktivität der Alkoholdehydrogenase bei Japanern und Chinesen zu beobachten.
- **Körpergewicht:** Die Zunahme des Körpergewichts führt zum Anstieg von Triglyzeriden, Gesamtcholesterin, Harnsäure, Kortisol und Insulin.
- **Ernährungsgewohnheiten:** Je nach Zusammensetzung der Ernährung können unterschiedliche Parameter Erhöhungen oder Erniedrigungen zeigen:
  - Eiweißreiche Ernährung führt zum Anstieg von Albumin, Harnstoff, Harnsäure, Transaminasen und Ammoniak.
  - Kohlenhydratreiche Ernährung führt zum Anstieg von Triglyzeriden.
  - Fasten führt zum Abfall von Albuminen, γ-GT und Triglyzeriden, während Harnsäure und Kreatinin steigen.
- **Nikotin:** Bei Nikotinkonsum steigen u. a. Kortisol, Aldosteron, Adrenalin und CRP.
- **Alkohol:** Chronischer Alkoholkonsum führt zum Anstieg von γ-GT, GOT, GPT, MCV und CDT und zum Abfall von Vitaminen, v. a. Folsäure und Vitamin B_{12}.
- **Zirkadiane Rhythmik:** Einige Parameter, v. a. Kortisol, zeigen im starke Schwankungen im Tagesverlauf. Den niedrigsten Wert erreicht das Hormon um Mitternacht, den höchsten in den frühen Morgenstunden.
- **Starke körperliche Aktivität:** Sie hat eine Flüssigkeitsverschiebung von den Gefäßen in den interstitiellen Raum zur Folge und damit einen Einfluss auf die korpuskulären Bestandteile des Bluts und große Proteine wie Immunglobuline und LDL und führt zum Anstieg dieser Parameter. Mikroläsionen von Muskeln führen zum Anstieg von CK, LDH und GOT.
- **Pharmaka:** Sie haben einen z. T. großen Einfluss auf die Laborwerte. Von Pharmakon zu Pharmakon sind die Wirkungen unterschiedlich. So kann z. B. eine Erhöhung der Transaminasen u. a. bei Einnahme von ASS, Kontrazeptiva, Valproinsäure oder Amiodaron kommen.

Störgrößen

Störfaktoren entstehen während oder nach der Blutentnahme. Sie führen zu falsch positiven (hohen) oder negativen (niedrigen) Werten. Zu den wichtigen Störgrößen zählen:

- **Extrakorporale Hämolyse:** Sie entsteht durch lange Stauung, eine zu dünne Nadel (kleiner als Nr. 12), starke Aspiration oder inadäquate Lagerung (zu lange, zu kalt, zu warm, zu lange Transportzeit). Kalium, LDH, GOT und Magnesium werden falsch hoch gemessen, während Hämoglobin, Hämatokrit und Zellzahl falsch niedrig gemessen werden.
- **Nicht ausreichend befülltes Röhrchen** bei der Bestimmung des Quick-Werts und der PTT. Ist zu wenig Blut im Röhrchen, verschiebt sich das Verhältnis zwischen Blut und Zitrat. Das Ergebnis sind falsch niedrige Quick-Werte und falsch hohe PTT-Werte.

7.1.1 Reagenzien

Für die Blutuntersuchung werden unterschiedliche Röhrchen in der Regel vom Labor gestellt. Diese **Blutröhrchen** sind mit unterschiedlichen **Zusätzen** versehen. Im Praxisalltag sollte man genaue Kenntnisse über die unterschiedlichen Zusätze haben, um Fehlerquellen zu eliminieren. Die Röhrchen sollten nicht geöffnet werden und eine Umfüllung des Bluts sollte vermieden werden. Zu den gängigen Röhrchen zählen, die auch in diese Reihenfolge abgenommen werden sollten:

1. **Serum-Röhrchen:** Sie beinhalten einen Gerinnungsaktivator. Aus dem Serum-Röhrchen können sehr viele Parameter bestimmt werden, u. a. Leberenzyme, harnpflichtige Substanzen, Herzenzyme, Proteine, Elektrolyte und Antikörper.
2. **Zitrat-Plasma-Röhrchen:** Gepuffertes Zitrat bindet Kalzium und wirkt gerinnungshemmend. Die Zitrat-Röhrchen werden für Gerinnungsuntersuchungen verwendet, z. B. Quick und PTT. Die Röhrchen müssen exakt mit Blut befüllt werden, ansonsten ist eine zuverlässige Gerinnungsdiagnostik nicht möglich.
3. **Heparin-Röhrchen:** Sie enthalten Heparin als Natrium-, Kalium oder Lithiumsalz. Dieses Röhrchen ist für die Bestimmung von Spurenelementen wie z. B. Blei, Cadmium, Kupfer, Selen oder Quecksilber geeignet.
4. **EDTA-Röhrchen:** EDTA (Ethylendiamidtetraacetat) wirkt gerinnungshemmend. Dieses Röhrchen eignet sich für ein Blutbild oder auch HbA_{1c}.
5. **Natriumfluorid (NaF)-Röhrchen:** Natriumfluorid wirkt als Antikoagulans und hemmt die Glykolyse. Es ist für die Glukosebestimmung geeignet.
6. **BSG-Röhrchen:** Es beinhaltet Natriumcitrat als gerinnungshemmenden Stoff. Dieses Röhrchen muss exakt mit Blut befüllt werden, weil eine zuverlässige BSG-Bestimmung sonst nicht möglich ist.

7.1.1 Reagenzien

Blutröhrchen sind mit unterschiedlichen Zusätzen versehen. Sie sollten in folgender Reihenfolge entnommen werden:

1. Serum: u. a. Enzyme, Elektrolyte, harnpflichtige Substanzen
2. Zitrat-Plasma: Gerinnung
3. Heparin-Blut: u. a. Spurenelemente
4. EDTA-Blut: Blutbild, HbA_{1c}
5. NaF-Plasma: Glukose
6. BSG-Röhrchen

Auf den Punkt gebracht

7.1.2 Abnahmesysteme

Zu den wichtigsten **Abnahmesystemen** zählen:
- Aspirationssystem
- Unterdrucksystem

7.1.2 Abnahmesysteme

Es gibt zwei Blutentnahmetechniken und Blutentnahmesysteme: die Aspirationstechnik (z. B. S-Monovette®, Firma Sarstedt) und die Vakuumtechnik (z. B. Vacutainer® Röhrchen, Firma Becton-Dickinson; Vacuette®, Firma Greiner; S-Monovette®, Firma Sarstedt).

Bei der **Aspirationtechnik** werden die Kanüle mit integriertem Halter und die S-Monovette® als Blutentnahmeröhrchen direkt miteinander verbunden (➢ Abb. 7.1). Durch das kontrollierte Zurückziehen der Kolbenstange erfolgt eine schonende Befüllung der S-Monovette® mit Blut. Der Blutfluss endet automatisch, sobald die S-Monovette® dem Nennvolumen entsprechend mit Blut gefüllt ist. Die Aspirationstechnik gilt als die schonendste Entnahmetechnik und ist selbst bei schwierigen Venenverhältnissen anwendbar.

Für die **Vakuumtechnik** werden z. B. das Vacutainer®-Röhrchen, eine Kanüle und ein Halter benötigt (➢ Abb. 7.2). Kanüle und Halter müssen vorab miteinander verschraubt werden. Das Vakuumröhrchen hat ein vordefiniertes Vakuum, sodass das Blut bis zum Nennvolumen (Schwankungsbreite des Nennvolumens ± 10 % in Abhängigkeit der Haltbarkeit) in das Vakuumröhrchen fließt. Bei der Verwendung der S-Monovette® wird ein frisches Vakuum direkt vor der Blutentnahme erzeugt.

Zur Befüllung weiterer Röhrchen werden diese, unabhängig von der Entnahmetechnik, nacheinander in die Halter gebracht. Es kann eine Kanüle oder eine Flügelkanüle verwendet werden. Die unterschiedlichen Farbkappen weisen auf die verschiedenen Zusätze in den Blutentnahmeröhrchen hin.

ABBILDUNG 7.1

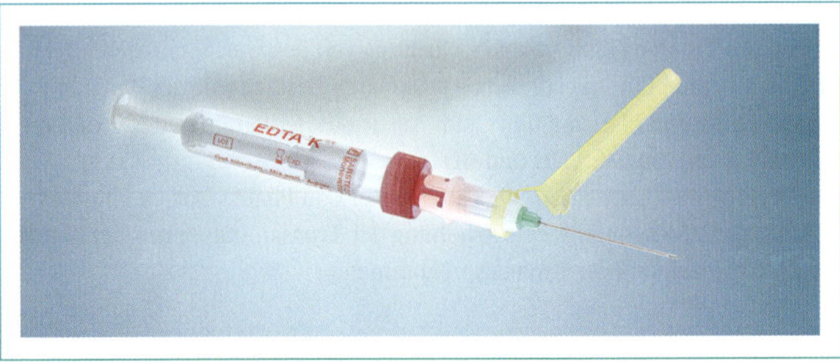

Abb. 7.1 Monovetten® (Firma Sarstedt) [V153]

ABBILDUNG 7.2

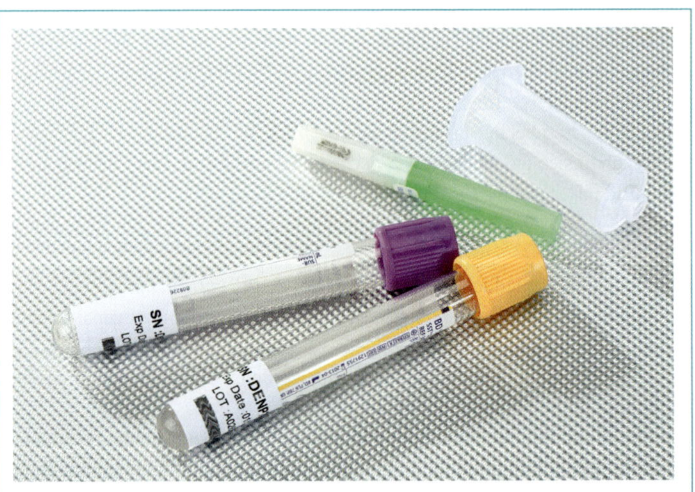

Abb. 7.2 Vacutainer® (Firma Becton-Dickinson) [J787]

7.1.3 Blutentnahme

7.1.3 Blutentnahme

Kurz-Anamnese, Technik der Blutabnahme, Fehlerquellen bei der Blutentnahme ➢ 6.7

7.1.4 Interpretation der Befunde

- Laborbefunde liefern Informationen über den Ist-Zustand
- Abweichungen vom Normwert müssen noch keine Erkrankung anzeigen
- Normale Werte schließen eine Erkrankung nicht immer aus

7.1.4 Interpretation der Befunde

Laborbefunde liefern in den meisten Fällen Informationen über den **Ist-Zustand** und geben in der Regel keine Auskünfte über einen Verlauf.

Werte, die von der Normabweichen, werden in den meisten Fällen mit „+" (für Erhöhung) und „-" (für Erniedrigung) gekennzeichnet. **Abweichungen von Referenzwerten** sind nicht automatisch gleichbedeutend mit einer Erkrankung und auch völlig gesunde Patienten können auffällige Parameter zeigen. Die Interpretation der Befunde bedarf einiger Übung, will man Erkrankungen nicht übersehen oder durch Überinterpretation der Befunde dem Patienten eine Erkrankung zuschreiben, die möglicherweise gar nicht vorhanden ist.

Die **Referenzwerte** schwanken von Labor zu Labor und auch die Ergebnisse von einer Patientenprobe, die in 2 unterschiedliche Labore geschickt wird, liefern meist andere Werte. Diese Tatsachen führen zu einer gelegentlich heftigen Verunsicherung bei Patient und Therapeut. Wichtig zu wissen ist, dass Labore unterschiedliche Geräte, unterschiedliche Reagenzien und z. T. unterschiedliche Methoden benutzen, um definierte Werte zu bestimmen.

Von eminenter Bedeutung sind im praktischen Alltag die sorgfältige Erhebung der Anamnese und des körperlichen Untersuchungsbefunds. In den meisten Fällen sind eine Verdachts- und Differenzialdiagnosen möglich, die dann über Laboranalysen und apparative Untersuchungen bestätigt werden können oder verworfen werden müssen.

Laborparameter werden nach Sensitivität und Spezifität beurteilt. Eine hohe **Sensitivität** besagt, dass die Wahrscheinlichkeit, an einer Erkrankung zu leiden, hoch ist; so ist z. B. eine Sensitivität von 100 % für eine bestimmte Erkrankung beweisend. Eine 100%ige **Spezifität** besagt, dass jeder Patient mit einem Wert, der sich im Referenzbereich bewegt, auch tatsächlich gesund ist.

7.1.5 Uringewinnung

Gewinnungsarten

Für die Urinuntersuchung werden je nach Fragestellung folgende **Gewinnungsarten** unterschieden:

- **Spontanurin:** Uringewinnung ohne spezielle Vorkehrungen zum beliebigen Zeitpunkt. Er kann für U-Stix-Untersuchungen verwendet werden. Für mikrobiologische Untersuchungen (nicht in der Heilpraktikerpraxis) und Untersuchungen des Harnsediments eignet sich der Spontanurin nicht. Der Urin muss in einem sauberen Gefäß aufgefangen werden. Bei Frauen kann die Untersuchung falsch positiv Leukozyten durch Fluorbeimengung oder Erythrozyten durch Menstruationsblut anzeigen.
- **Mittelstrahlurin:** Am häufigsten für die Urinuntersuchung verwendet. Der Genitalbereich muss vor der Entnahme gründlich gereinigt werden. Im Anschluss wird die erste Harnportion verworfen und die zweite in einem sterilen Gefäß aufgefangen, wobei der Urinstrahl nicht unterbrochen werden sollte.
- **Morgenurin:** Erster Urin am Tag. Er ist höher konzentriert, weil die Verweildauer des Urins in der Blase meist lang war. Er eignet sich zur Bestimmung des Harnsediments, Proteinbestimmung oder auch für mikrobiologische Untersuchungen (nicht in der Heilpraktikerpraxis).
- **24-Stunden-Sammelurin:** Dient der Bestimmung der Harntagesmenge und chemischer Beschaffenheit. Die Sammelzeit beginnt, nachdem der erste Morgenurin verworfen wurde. Anschließend werden alle Urinausscheidungen in einem speziellen Sammelbehälter gesammelt, der je nach Untersuchung auch Zusätze enthalten kann. Die Sammelzeit endet am Folgetag mit der Aufnahme des Morgenurins.

7.1.5 Uringewinnung

Gewinnungsarten:
- Spontanurin: Entnahme zum beliebigen Zeitpunkt
- Mittelstrahlurin: Verwendung der zweiten Urinportion
- Morgenurin: Verwendung von erstem Urin
- 24-Stunden-Sammelurin: u. a. zur Bestimmung der Gesamtmenge

Allgemeine Empfehlungen

Bei der **Urinuntersuchung** sind folgende Empfehlungen zu beachten:

- Urin sofort, spätestens 4 Stunden nach Entnahme untersuchen. Zeitverzögerungen führen zu bakterieller Vermehrung, Zerfall von Leuko- und Erythrozyten.
- Bei der Teststreifen-Untersuchung den Urin im Kühlschrank lagern, wenn er nicht sofort untersucht werden kann.
- Bei der Sammlung des 24-Stunden-Urins diesen kühl lagern.

Allgemeine Empfehlungen und Störgrößen:
- Urin sofort untersuchen (Liegedauer < 4 Stunden) oder kühl lagern
- Unsaubere Gefäße, Reste von Desinfektionsmitteln, abgelaufene Teststreifen und lange Liegedauer liefern falsche Befunde

Beeinflussende Faktoren

Zu den beeinflussenden Faktoren zählen:

- Unsaubere Sammelgefäße: Sie können falsch positive Befunde liefern.
- Reste von Reinigungs- oder Desinfektionsmitteln: Sie stören die Bestimmung von Blut und Glukose.
- Verwendung von Teststreifen außerhalb der Haltbarkeitsdauer: Sie liefern falsch positive und negative Befunde.
- Hohe Mengen von Vitamin C: Sie beeinflussen Glukosebestimmung.
- Lange Lagerung des Urins: Sie führt zur Zelllyse und falsch negativen Befunden für Leuko- und Erythrozyten.

7.1.6 Stuhlgewinnung

Beeinflussende Faktoren bei der Bestimmung des okkulten Bluts

Zu den beeinflussenden Faktoren zählen:

- Die Bestimmung von okkultem Blut sollte nicht zum Zeitpunkt der Menstruation erfolgen. Es liefert in der Regel falsch positive Befunde.
- Verzehr von rohem Fleisch und Wurstwaren ergeben falsch positive Befunde bei der Guajak-Untersuchung.
- Die Einnahme von ASS, NSAR oder Antikoagulanzien kann falsch positive Resultate ergeben.
- Die Einnahme von Vitamin C kann falsch negative Befunde liefern.
- Durchfall kann einen Verdünnungseffekt herbeiführen, der falsch negative Befunde liefert.

7.1.6 Stuhlgewinnung

Beeinflussende Faktoren bei der Bestimmung des okkulten Bluts:
- Falsch positive Befunde durch:
  - Entnahme zum Zeitpunkt der Menstruation
  - Verzehr von rohem Fleisch
  - NSAR, Antikoagulanzien
- Falsch negative Befunde:
  - Vitamin C
  - Diarrhö

Beeinflussende Faktoren bei Bestimmung der Darm-Mikroökologie

Zu den beeinflussenden Faktoren zählen:

- Die Einnahme von Mikroorganismen-Präparaten sollte mindestens 3 Tage vor der Stuhluntersuchung gestoppt werden.
- Der Stuhl sollte nicht in Kontakt mit Toiletten-Spülwasser, Toilettenpapier oder Urin kommen.
- Das Stuhlröhrchen sollte mit einem haselnussgroßen Stück Stuhl befüllt werden, wobei der Stuhl als ein zusammenhängendes Stück in das Gefäß eingebracht werden sollte.
- Eine Probenverschickung kurz vor Feiertagen oder Wochenenden ist zu vermeiden.
- Der Versand sollte in den vom Labor vorgesehenen Gefäßen erfolgen.
- Die gewohnte Ernährung sollte beibehalten werden.

7.1.7 Maßeinheiten der klinischen Chemie

7.1.7 Maßeinheiten der klinischen Chemie

Laboranalysen müssen in bestimmten Maßeinheiten ausgedrückt werden. Sie orientieren sich an den SI-Einheiten (Systém International d'Unités). Die Basisgrößen des SI-Systems zeigt ➢ Tab. 7.1.

TABELLE 7.1

Tab. 7.1 Basisgrößen des SI-Systems

Größe	Basiseinheit	Symbol
Länge	Meter	m
Masse	Kilogramm	kg
Zeit	Sekunden	s
Elektrische Stromstärke	Ampère	A
Temperatur	Kelvin, Celsius	K, °C
Lichtintensität	Candela	cd
Stoffmenge oder Substanzmenge	Mol	mol

Ferner geben die Laboranalysen die Ergebnisse in extrem kleinen Mengen an. Die Abkürzungstabelle ➢ Tab. 7.2 soll eine Hilfe darstellen.

TABELLE 7.2

Tab. 7.2 Vorsilben bei Maßeinheiten

Vorsilbe	Symbol/Abkürzung	Faktor
dezi-	d	10^{-1}
zenti-	c	10^{-2}
milli-	m	10^{-3}
mikro-	μ	10^{-6}
nano-	n	10^{-9}
pico-	p	10^{-12}
femto-	f	10^{-15}

7.2 Elektrolyte

7.2.1 Natrium

- **Normwert:** 135–145 mmol/l
- **Hyponatriämie:**
  - Herz-, Nieren-, Leberinsuffizienz
  - Erbrechen, Diarrhö
  - Diuretikatherapie
  - SIADH
- **Hypernatriämie:**
  - Schwitzen
  - Polyurie
  - Geringe Wasseraufnahme
  - Morbus Conn

7.2 Elektrolyte

7.2.1 Natrium

Benötigtes Material

0,5 ml Serum

Physiologische Bedeutung

Natrium (Na^+) findet sich in großen Mengen im extrazellulären Raum, in geringen Mengen in der Zelle. Es wird als Begleit- und Verlaufsparameter bei allen Störungen des Wasserhaushalts, insbesondere bei Durchfällen, Verbrennungen oder Erbrechen bestimmt, ferner bei Nieren-, Herzinsuffizienz, Diabetes insipidus und endokrinen Störungen, die sich auf den Natriumhaushalt auswirken (z. B. Hyperaldosteronismus).

Normwert

135–145 mmol/l

Abweichungen vom Normwert

Hyponatriämie

- Herz-, Nieren- und Leberinsuffizienz
- Syndrom der inadäquaten ADH-Sekretion (SIADH), als Begleitsymptom u. a. bei Hirntumoren, Hirnblutungen, Meningitis, Enzephalitis

- Erbrechen, Durchfall
- Verbrennungen
- Morbus Addison (Unterfunktion der Nebennierenrinde, Hypoaldosteronismus)
- Diuretikatherapie

Hypernatriämie

- Wassermangel durch z. B. Schwitzen, ungenügende Wasseraufnahme oder Polyurie
- Diabetes insipidus
- Salzüberschuss durch vermehrte Aufnahme von Kochsalz
- Morbus Conn (primärer Hyperaldosteronismus)

7.2.2 Kalium

Benötigtes Material

1 ml Serum

Physiologische Bedeutung

Kalium (K^+) findet sich zu 98 % in den Zellen und zu 2 % im Extrazellulärraum. Es ist maßgeblich an der Ausbildung des Ruhemembranpotenzials zuständig. Täglich werden ca. 50–100 mmol aufgenommen, der größte Teil wird über den Urin ausgeschieden. Kalium hat enge Referenzwerte, sodass sich Kaliumverschiebungen rasch z. B. als Herzrhythmusstörungen manifestieren. Der Kaliumhaushalt wird u. a. hormonell reguliert, z. B. über Aldosteron, Insulin und Adrenalin.

Praktische Tipps

- Die Lagerung des Bluts sollte so kurz wie möglich sein und das Blut sollte nach spätestens 3 Stunden im Labor sein. Jede lange, warme Lagerung führt zur extrakorporalen Hämolyse und damit zur Erhöhung der Kaliumwerte. Ebenso sind die Werte bei schneller, starker Aspiration und langer Stauung erhöht. Daher sollte das Blutröhrchen nie als letztes entnommen werden.
- Eine Hypokaliämie findet sich deutlich häufiger als eine Hyperkaliämie.
- Eine Hypokaliämie führt zu einer reduzierten neuromuskulären Erregbarkeit. Die Symptome sind abgeschwächte Reflexe, Muskelschwäche, Lähmungen, Herzrhythmusstörungen und Obstipation.
- Eine Hyperkaliämie führt zu einer verstärkten neuromuskulären Erregbarkeit. Die Symptome sind u. a. Parästhesien, Faszikulationen, Diarrhö und Herzrhythmusstörungen.

Normwert

3,6–5,0 mmol/l

Abweichungen vom Normwert

Hypokaliämie

- Erhöhte renale Verluste durch z. B. Diuretikatherapie, in der polyurischen Phase des akuten Nierenversagens
- Erhöhte gastrointestinale Verluste, z. B. durch Laxantienabusus, Erbrechen, Diarrhö
- Hyperaldosteronismus
- Hyperkortisolismus
- Alkalose
- Hohe Insulinspiegel (Insulin befördert Glukose und Kalium in die Zelle)

Hyperkaliämie

- Niereninsuffizienz
- Morbus Addison
- Erhöhte Kaliumzufuhr
- Azidose
- Diabetes mellitus
- Zellschäden z. B. bei Zytostatikatherapie, hämolytische Krisen, Verbrennungen
- **Falsch hohe Werte** durch lange Stauung und extrakorporale Hämolyse, z. B. durch schnelle Aspiration, unsachgemäße (zu lange, zu warm) Probenlagerung

7.2.2 Kalium

- **Normwert:** 3,6–5,0 mmol/l
- **Hypokaliämie:**
  - Hohe Verluste durch Diarrhö, Laxanzien, Polyurie, Diuretika
  - Alkalose
  - Hyperaldosteronismus
  - Hyperkortisolismus
- **Hyperkaliämie:**
  - Niereninsuffizienz
  - Azidose
  - Diabetes mellitus
  - Morbus Addison
  - Zellzerfall (Hämolyse, Chemotherapie)
  - **Falsch hoch** durch lange Stauung, starke Aspiration, lange Probenlagerung

7.2.3 Magnesium

Benötigtes Material

1 ml Serum

Physiologische Bedeutung

Magnesium (Mg^{2+}) findet sich v. a. im Intrazellulärraum, im Knochen und in der Muskulatur. Es wird über die Niere ausgeschieden. Magnesium hat zahlreiche Funktionen im Körper, ist u. a. ein physiologi-

7.2.3 Magnesium

- **Normwert:** 0,75–1,05 mmol/l
- **Hypomagnesiämie:**
  - Alkoholkonsum
  - Malabsorption
  - Diuretika, Laxanzien
- **Hypermagnesieämie:**
  - Niereninsuffizienz
  - Magnesiumhaltige Antazida
  - **Falsch hoch** durch lange Stauung, starke Aspiration, lange Probenlagerung

scher Kalziumantagonist, hat einen hemmenden Einfluss auf die Erregungsübertragung und dient als Aktivator zahlreicher Enzyme.

Praktische Tipps

- Die Lagerung des Bluts sollte so kurz wie möglich sein. Jede lange, warme Lagerung führt zur extrakorporalen Hämolyse und damit zur Erhöhung der Magnesiumwerte, ferner jede schnelle, starke Aspiration und lange Stauung. Daher sollte das Blutröhrchen nie als letztes entnommen werden.
- Niedrige Magnesiumspiegel können Ursache von niedrigen Kalziumspiegeln sein. Die Bestimmung beider Parameter ist sinnvoll.
- Eine Hypomagnesiämie führt zu Darmspasmen, Reizbarkeit, depressiven Zuständen und Herzrhythmusstörungen.
- Eine Hypermagnesiämie führt zu Muskelschwäche, Somnolenz und Herzrhythmusstörungen.

Normwert

0,75–1,05 mmol/l

Abweichungen vom Normwert

Hypomagnesiämie

- Mangelnde Zufuhr, Alkoholismus
- Vermehrter Bedarf: Schwangerschaft und Stillperiode
- Verminderte Resorption, z. B. bei Malabsorptionssyndrom
- Erhöhte Ausscheidung über die Niere z. B. bei Diabetes mellitus, Diuretikatherapie oder über den Darm, z. B. bei Laxantienabusus

Hypermagnesiämie

- Chronische Niereninsuffizienz
- Selten erhöhte (parenterale) Zufuhr, magnesiumhaltige Antazida
- **Falsch hohe Werte** bei extrakorporaler Hämolyse, durch z. B. lange, warme Lagerung, starke Stauung oder Aspiration

7.2.4 Chlorid

Auf den Punkt gebracht

7.2.4 Chlorid

- **Normwert:** 97–108 mmol/l
- **Hypochlorämie:**
  - Verlust über Magensaft, Erbrechen oder Urin
  - Metabolische Alkalose
- **Hyperchlorämie:**
  - Dehydratation
  - Durchfall
  - Metabolische Azidose
  - Chronische Hyperventilation

Benötigtes Material

0,5 ml Serum

Physiologische Bedeutung

Chlorid (Cl^-) findet sich in großen Mengen im extrazellulären Raum, in geringeren Mengen in der Zelle. Es ist, ähnlich wie Natrium, für die Ausbildung und Aufrechterhaltung des osmotischen Drucks und des Säure-Basen-Haushalts zuständig. Ein hoher Chloridgehalt findet sich in den Belegzellen der Magenschleimhaut und in den Epithelien der Schweißdrüsen.

Veränderungen von Natrium und Chlorid verhalten sich häufig gleichsinnig.

Normwert

97–108 mmol/l

Abweichungen vom Normwert

Hypochlorämie

- Hoher intestinaler Verlust von Magensaft, z. B. durch Erbrechen, Magensaftdrainage
- Hoher renaler Verlust, z. B. durch Diuretikaeinnahme
- Metabolische Alkalose

Hyperchlorämie

- Durchfall
- Dehydratation
- Dünndarm- und Pankreasfisteln
- (Hyperchlorämische) metabolische Azidose, z. B. bei Nierenversagen
- Hyperventilation (chronisch) bei Erkrankungen des ZNS oder Fieber

7.3 Hämatologie

HINWEIS PRÜFUNG Die Kenntnisse der hämatologischen Parameter sind in der Prüfung (aber auch im praktischen Alltag) von eminenter Bedeutung.

Grundsätzlich muss zwischen dem kleinen und großen Blutbild unterschieden werden:

- Beim **kleinen Blutbild** werden Hämatokrit (Hk), Hämoglobin (Hb), Erythrozyten mit MCV und MCH, Thrombozyten und Leukozyten bestimmt.
- Im **großen Blutbild** werden zusätzlich die Leukozyten in Granulozyten (basophile, eosinophile und neutrophile), Monozyten und Lymphozyten differenziert. Die Verteilung der einzelnen weißen Zellen kann man sich grob mit **BEMLN** (**B**asophile, **E**osinophile, **M**onozyten, **L**ymphozyten, **N**eutrophile) 1–3–6–30–60 (Mittelwerte in %) merken.

7.3.1 Hämatokrit

Benötigtes Material

4 ml EDTA-Blut

Physiologische Bedeutung

Der Hämatokrit (Hkt, HK) stellt den prozentualen Anteil der korpuskulären Bestandteile (Erythrozyten, Leukozyten, Thrombozyten) im Blut dar. Die Erythrozyten stellen zahlenmäßig die wichtigste Fraktion dar und sind der Hauptbestandteil des Hämatokrits.

Normwert

- ♀: 38–44 %
- ♂: 42–50 %

Abweichungen vom Normwert

Erhöhter Hämatokrit

- Erythrozytose (Polyglobulie)
- Polycythaemia vera
- Erythropoetin (EPO)-produzierende Tumoren
- Verwendung von Erythropoetin (EPO), z. B. zu Dopingzwecken
- Dehydratation
- **Falsch hoch** bei Leukämien

Erniedrigter Hämatokrit

- Anämien
- Hyperhydration
- **Falsch niedrig** bei hämolytischen Proben

7.3.2 Hämoglobin

Benötigtes Material

2 ml EDTA-Blut

Physiologische Bedeutung

Das Hämoglobin (Hb) stellt das Transportmedium für Sauerstoff und Kohlendioxid dar. Es besteht aus Häm, das ein Eisenmolekül trägt, und dem Globinanteil. Durch die besondere Struktur des Häms fungiert es auch als Blutfarbstoff. Die Gründe für die Erhöhung bzw. Erniedrigung entsprechen denen des Hämatokrits.

Normwert

- ♀: 12–16 g/dl
- ♂: 13–17 g/dl

Abweichungen vom Normwert

Erhöhter Hämoglobinwert

- Erythrozytose (Polyglobulie)
- Polycythaemia vera
- Erythropoetin (EPO)-produzierende Tumoren
- Verwendung von Erythropoetin (EPO), z. B. zu Dopingzwecken
- Dehydratation
- **Falsch hohe Werte** bei Rauchern, körperlicher Anstrengung, Einnahme bestimmter Medikamente (z. B. Carbamazepin)

7.3 Hämatologie

7.3.1 Hämatokrit

- **Normwert:**
  - ♀ 38–44 %
  - ♂ 42–50 %
- **Hämatokrit ↑:**
  - Erythrozytose (Polyglobulie)
  - Polycythaemia vera
  - Dehydratation
  - EPO-produzierende Tumoren
  - Doping mit EPO
  - **Falsch hoch** bei Leukämien
- **Hämatokrit ↓:**
  - Anämien
  - Hyperhydratation
  - **Falsch niedrig** bei hämolytischen Proben

7.3.2 Hämoglobin

- **Normwerte:**
  - ♀ 12–16 g/dl
  - ♂ 13–17 g/dl
- **Hämoglobin ↑:**
  - Erythrozytose (Polyglobulie)
  - Polycythaemia vera
  - EPO-produzierende Tumoren
  - Doping mit EPO
  - Dehydratation
  - **Falsch hoch** bei Rauchern
- **Hämoglobin ↓:**
  - Anämien
  - Hyperhydratation
  - **Falsch niedrig** bei hämolytischen Proben

Auf den Punkt gebracht

Erniedrigter Hämoglobinwert

- Anämien
- Hyperhydration
- **Falsch niedrige Werte** bei hämolytischen Proben

7.3.3 Erythrozyten

7.3.3 Erythrozyten

- **Normwerte:**
  - ♀ 4,0–5,4 Mio/µl
  - ♂ 4,3–5,6 Mio/µl
- **Erythrozyten ↑:**
  - Polyglobulie
  - Polycythaemia vera
  - EPO-produzierende Tumoren
  - Doping mit EPO
  - Dehydratation
- **Erythrozyten ↓:**
  - Anämien
  - Hyperhydratation
  - **Falsch niedrig** bei hämolytischen Proben

Benötigtes Material

2 ml EDTA-Blut

Physiologische Bedeutung

Erythrozyten werden im Knochenmark gebildet. Sie transportieren Sauerstoff und Kohlendioxid im Organismus. Angeregt wird die Produktion durch das Hormon Erythropoetin, das in der Niere synthetisiert wird. Zur Bildung der Erythrozyten werden v. a. Eisen, Vitamin B_{12} und Folsäure benötigt. Die jugendlichen Erythrozyten nennt man Retikulozyten, die ähnlich wie die Erythrozyten kernlos sind, aber noch Reste des endoplasmatischen Retikulums enthalten.

Praktische Tipps

Proben sollten nicht geschüttelt werden, lediglich vorsichtig geschwenkt werden, weil es zur Zerstörung der Zellen (Hämolyse) führt und somit zur **falsch niedrigen** Werten.

Normwert

- ♀: 4,0–5,4 Mio/µl
- ♂: 4,3–5,6 Mio/µl

Abweichungen vom Normwert

Erhöhte Erythrozytenzahl

- Polyglobulie
- Polycythaemia vera
- Durch ektope Erythropoetinbildung bei paraneoplastischen Syndromen
- Verwendung von Erythropoetin (EPO), z. B. zu Dopingzwecken
- Dehydratation

Erniedrigte Erythrozytenzahl

- Anämie: Hämatopoesestörung z. B. bei aplastischer, Eisenmangel-, megaloblastärer, renaler Anämie, durch entzündliche Prozesse, v. a. bei Autoimmunerkrankungen, Infektionen und Tumorerkrankungen, oder durch Hämolyse oder Blutung
- Hyperhydration
- **Falsch niedrige** Werte durch hämolytische Proben

7.3.4 MCV, MCH und MCHC

7.3.4 MCV, MCH und MCHC

Normwerte:

- **MCV:** 85–98 fl
- **MCH:** 28–34 pg
- **MCHC:** 31–37 g/dl
- **RDW:** 12–14,5 %

Benötigtes Material

4 ml EDTA-Blut

Physiologische Bedeutung

Das **MCV** (mittleres korpuskuläres Volumen) gibt die Größe/Volumen des Erythrozyten an. Erythrozyten können zu groß (makrozytär, > 98 fl), normal groß (normozytär, 85–98 fl) oder zu klein (mikrozytär, < 85 fl) sein.

Das **MCH** (mittleres korpuskuläres Hämoglobin) gibt die Menge des Hämoglobins in einem Erythrozyten an (und auch die Färbung). Erythrozyten können blass (hypochrom, < 28 pg), normal gefärbt (normochrom, 28–34 pg) oder zu stark gefärbt (hyperchrom, > 34 pg) sein. Zwischen MCH und MCV besteht eine lineare Beziehung, sodass die Veränderungen meist gleichsinnig sind und die gleiche Aussage haben.

Die **MCHC** (mittlere korpuskuläre Hämoglobinkonzentration) gibt die mittlere Hämoglobinkonzentration des einzelnen Erythrozyten an. Berechnet wird die MCHC aus dem Quotienten aus Hämoglobin und Hämatokrit. Der MCHC ist ein weniger empfindlicher Parameter verglichen mit MCV und MCH (weil eben zwischen MCV und MCH eine lineare Beziehung besteht); er verändert sich erst bei fortgeschrittenen Pathologien.

Der **RDW-Wert** (Red Cell Distribution Width) oder EVB-Wert (Erythrozytenverteilungsbreite) gibt die Abweichung der Erythrozyten von der normalen Größe an und wird anhand des MCV berechnet. Dabei sind Werte 12–14,5 % physiologisch, das bedeutet, dass die Erythrozyten relativ gleich groß (homogen) sind. Sind gleichzeitig Makrozyten und Mikrozyten vorhanden (wobei die Form gleich bzw. normal ist), spricht man von einer Anisozytose. Mit anderen Worten ist der RDW-Wert das Maß der Anisozytose. Dieser Parameter wird im Zusammenhang mit den anderen Erythrozytenindizes bestimmt und beurteilt.

Die Bestimmung der Erythrozytenindizes dient der Diagnostik einer Anämie. Neben den Indizes ist die Bestimmung von Hämatokrit, Hämoglobin und Erythrozytenzahl unabdingbar.

Normwert

- MCV 85–98 fl
- MCH 28–34 pg
- MCHC 31–37 g/dl
- RDW 12–14,5 %

Abweichungen vom Normwert

➢ Tab. 7.3

Tab. 7.3 Ursachen veränderter Erythrozytenindizes

MCV ± (normozytär) MCH ± (normochrom)	MCV ↓ (mikrozytär) MCH ↓ (hypochrom)	MCV ↑ (makrozytär) MCH ↑ (hyperchrom)	RDW
• Akute Blutung • Renale Anämie durch Niereninsuffizienz und Erythropoetinmangel • Hämolytische Anämie • Aplastische Anämie	• Eisenmangelanämie durch geringe Zufuhr, geringe Resorption, erhöhte Verluste und erhöhten Bedarf an Eisen • Anämie bei chronischen Erkrankungen (auch normochrome, normozytäre Anämie) • Thalassämie	• Vitamin-B_{12}-Mangel und/oder Mangel an Intrinsic-Faktor • Folsäuremangel • Alkoholabusus • Myelodysplastisches Syndrom (auch normochrome, selten hypochrome Anämie)	**RDW ↑:** • Anämien • Osteomyelofibrose • Infektionen **RDW ↓:** • Knochenmarkerkrankungen • Autoimmunerkrankungen

TABELLE 7.3

7.3.5 Retikulozyten

Benötigtes Material

4 ml EDTA-Blut

Physiologische Bedeutung

Retikulozyten sind jugendliche Erythrozyten, die ähnlich wie die Erythrozyten kernlos sind, aber noch Reste des endoplasmatischen Retikulums enthalten. Die Höhe der Retikulozyten im Blut gibt Auskunft über die Neubildungsrate der Erythrozyten und wird im Verhältnis zu den Erythrozyten angegeben.

Praktische Tipps

Vor der Blutentnahme sollte der Patient kein Eisen, Folsäure oder Vitamin B_{12} eingenommen haben.

Normwert

5–20 ‰ oder 0,5–2 %

Abweichungen vom Normwert

Retikulozytose

- Akuter Blutverlust
- Akute Hämolyse oder hämolytische Anämien
- Sauerstoffmangelzustand (Hypoxie)
- Erfolgreiche Anämiebehandlung (verstärkte Erythropoese) mit Eisen-, Folsäure- und/oder Vitamin-B_{12}-Substitution

Retikulopenie

- Verminderte Erythropoese bei Eisenmangelanämie, megaloblastärer Anämie, aplastischer Anämie, Anämie bei chronischen Erkrankungen
- Erythropoetinmangel, z. B. bei renaler Anämie
- Nach Radio- und Chemotherapie durch meist toxische Einwirkung auf das Knochenmark

7.3.5 Retikulozyten

- **Normwert:** 50.000–100.000/µl oder 5–20 ‰
- **Retikulozytose:**
  - Akute Blutung
  - Hämolyse
  - Sauerstoffmangel
  - Behandelte Anämien
- **Retikulopenie:**
  - Alle Anämien (außer hämolytischen Anämien)
  - Radio-Chemo-Therapie

7.3.6 Leukozyten

Benötigtes Material

4 ml EDTA-Blut

Physiologische Bedeutung

Leukozyten werden im Knochenmark gebildet und stellen eine heterogene Gruppe von Zellen dar. Sie gliedern sich in Granulozyten (eosinophile, neutrophile und basophile), Monozyten und Lymphozyten. Die Zellen dienen der Immunabwehr.

Neben der Gesamtleukozytenzahl kann die Anfertigung des Differenzialblutbilds wichtig sein. Im Differenzialblutbild werden die einzelnen Fraktionen der Leukozyten prozentual angegeben.

Normwert

3800–10500/µl

7.3.6 Leukozyten

- **Normwert:** 3800–10500/µl
- **Leukozytose:**
  - Bakterielle und Pilzinfektionen
  - Chronische Entzündungen
  - Rheumatische Erkrankungen
  - Hyperkortisolismus
  - Tumorerkrankungen (solide Tumoren)
  - Stress
  - Schock
  - Verbrennung
  - Allergie
  - Nikotinabusus
- **Leukopenie:**
  - Verbrauch bei septischen Prozessen
  - Virusinfektionen
  - Autoimmunerkrankungen
  - Splenomegalie
  - Bildungsstörung (Vitamin-B_{12}-Mangel)
  - Knochenmarksschäden

Abweichungen vom Normwert

Leukozytose

- Bakterielle Infektionen, z. B. Endokarditis, Appendizitis, Peritonitis
- Pilzinfektionen
- Chronische Entzündungen, z. B. Colitis ulcerosa, Morbus Crohn
- Rheumatische Erkrankungen, z. B. rheumatisches Fieber oder rheumatoide Arthritis
- Myeloproliferative Erkrankungen und solide Tumorerkrankungen
- Morbus Cushing, Therapie mit Kortikosteroiden
- Stress
- Trauma, Verbrennung, Schock
- Allergie
- Nikotinkonsum

Leukopenie

- Massiver Verbrauch von Leukozyten bei septischen Erkrankungen, z. B. Typhus abdominalis
- Autoimmunprozesse, z. B. systemischer Lupus erythematodes
- Bildungsstörung durch z. B. Vitamin-B_{12}- oder Folsäuremangel
- Virusinfektionen, z. B. Röteln, Masern
- Splenomegalie
- Hodgkin-Lymphom
- Knochenmarksdepressive Substanzen oder medikamentös induziert (z. B. durch Analgetika, Antibiotika, Diuretika, Thyreostatika)

7.3.7 Neutrophile Granulozyten

- **Normwert:** 1830–7250/µl
- **Neutrophilie:**
  - Akute bakterielle Infektionen
  - Stress
  - Rauchen
  - CML
  - Polycythaemia vera
  - Hyperkortisolismus
- **Neutropenie:**
  - Knochenmarkerkrankungen (durch z. B. Radio-Chemo-Therapie, maligne Infiltration)
  - Infektionen, u. a. Typhus, Masern, Influenza
- **Agaranulozytose:**
  - < 500/µl
  - Medikamentös (u. a. Metamizol, Thyreostatika) oder toxisch (Zytostatika) bedingt
  - **Leitsymptome:** Fieber, Angina tonsillaris und Stomatitis aphthosa

7.3.7 Neutrophile Granulozyten

Benötigtes Material

4 ml EDTA-Blut

Physiologische Bedeutung

Neutrophile Granulozyten dienen der unspezifischen Abwehr. Sie besitzen eine hohe Phagozytosefähigkeit. Der Kern der reifen Granulozyten ist segmentiert. Noch nicht vollständig ausgereifte Granulozyten haben einen stabkernigen Kern. Bei bakteriellen Infekten und großem Verbrauch segmentierter Granulozyten werden kompensatorisch aus dem Knochenmark stabkernige Granulozyten ausgeschieden. Dies wird im Differenzialblutbild als **Linksverschiebung** bezeichnet. Von einer pathologischen Linksverschiebung spricht man, wenn blastäre Vorstufen der Granulozyten im Blut erscheinen; sie sind Hinweis auf eine maligne Knochenmarkerkrankung.

Normwert

- 1830–7250/µl
- Agranulozytose < 500/µl
- Stabkernige Granulozyten: 0–5 %
- Segmentkernige Granulozyten: 30–80 %

Abweichungen vom Normwert

Neutrophilie

- Akute v. a. bakterielle Infektionen, z. B. Pneumonie, Cholezystitis, Divertikulitis, Peritonitis
- Schwere körperlicher Belastung, Stress, Rauchen
- Autoimmunerkrankungen, z. B. rheumatoide Arthritis
- CML, Polycythaemia vera, Myelofibrose
- Einnahme von Kortikosteroiden, Kontrazeptiva, Lithium

Neutropenie

- Knochenmarkdepressive Zustände, z. B. nach einer Radio-, Chemotherapie oder durch Nebenwirkungen von z. B. Phenothiazinen, Thyreostatika, Chloramphenicol
- Knochenmarkinfiltration bei Leukämie, malignen Lymphomen, Karzinomen
- Infektionen, z. B. Typhus, Tuberkulose, Masern, Mumps, Grippe

Agranulozytose

Die Agranulozytose ist v. a. medikamentös induziert. Die auslösenden Medikamente sind häufig Metamizol, NSAR, Thyreostatika, Sulfonamide und Clozapin, wobei die Reaktion allergischer Natur ist. Eine andere Ursache ist die Therapie mit Zytostatika, wobei die Verminderung der Granulozyten durch toxische Einflüsse auf das Knochenmark entsteht. Die Symptome entwickeln sich akut und gehen mit Fieber und Schüttelfrost, Tonsillitis, Stomatitis aphthosa und Lymphknotenschwellung einher. Eine Eiterbildung findet sich nicht.

7.3.8 Basophile Granulozyten

Benötigtes Material

4 ml EDTA

Physiologische Bedeutung

Basophile Granulozyten enthalten Heparin und Histamin. Im Rahmen entzündlicher und v. a. allergischer Reaktionen degranulieren die Zellen. Histamin hat eine vasodilatierende, bronchokonstriktorische Wirkung und beschleunigt die Peristaltik. Bei v. a. akuten bakteriellen Infekten geht die Basophilie der Eosinophilie voraus. Basophile Granulozyten, die ins Gewebe ausgewandert sind, werden Mastzellen genannt.

Normwert

0–2 %

Abweichungen vom Normwert

Basophilie

- Entzündliche Erkrankungen, z. B. Sinusitis oder Windpocken
- Rekonvaleszenzphase
- Polycythaemia vera, CML
- Leberzirrhose
- Östrogeneinnahme

Basopenie

- Akute allergische Reaktionen
- Hyperkortisolismus, u. a. durch Therapie mit Kortikosteroiden, oder Cushing-Syndrom durch NNR-Adenom oder Morbus Cushing durch ein Hypophysenadenom
- Hyperthyreose
- Radio-Chemotherapie und damit verbundene Knochenmarkschädigung

Auf den Punkt gebracht

7.3.8 Basophile Granulozyten

- **Normwert:** 0–2 %
- **Basophilie:**
  - CML
  - Polycythaemia vera
  - Entzündliche Erkrankungen (z. B. Sinusitis)
- **Basopenie:**
  - Akute Allergie
  - Hyperkortisolismus
  - Hyperthyreose

7.3.9 Eosinophile Granulozyten

Benötigtes Material

4 ml EDTA-Blut

Physiologische Bedeutung

Eosinophile Granulozyten haben eine eingeschränkte Phagozytosefähigkeit, die sich auf Immunkomplexe beschränkt. Immunkomplexe werden in der letzten Phase der Entzündungsreaktionen abgeräumt, sodass das Entzündungsgeschehen und die damit verbundenen Symptome rückläufig sind. Diese Erhöhung der Eosinophilen wird auch als „Morgenröte der Genesung" bezeichnet.

Eosinophile Granulozyten enthalten Histamin, das vasodilatierend, bronchokonstriktorisch und peristaltikanregend wirkt. Sie wirken toxisch auf Parasiten.

Normwert

0–6 %

Abweichungen vom Normwert

Eosinophilie

- Allergische Reaktionen
- Wurminfektionen
- Infektionskrankheiten, z. B. Scharlach, Masern oder Gonorrhö, insbesondere in der letzten Phase der Erkrankung (Rekonvaleszenzphase)
- Solide Tumoren und Lymphome
- Entzündlichen Hauterkrankungen wie Neurodermitis, Psoriasis vulgaris, Pemphiguserkrankungen, Dermatomyositis

Eosinopenie

- Akute Phase von Infektionskrankheiten
- Typhus abdominalis, Sepsis, Peritonitis
- Hormonelle Verschiebungen, z. B. Hyperkortisolismus durch Cushing-Syndrom oder Therapie mit Glukokortikoiden
- Radio-Chemo-Therapie und damit verbundene Knochenmarkschädigung

7.3.9 Eosinophile Granulozyten

- **Normwert:** 0–6 %
- **Eosinophilie:**
  - Allergien
  - Wurminfektionen
  - Letzte Phase der entzündlichen Reaktion („Morgenröte der Genesung")
  - Entzündliche Hauterkrankungen
  - Solide Tumoren und Lymphome
- **Eosinopenie:**
  - Akute Phase der Infektionskrankheiten (Typhus abdominalis)
  - Hyperkortisolismus
  - Radio-Chemo-Therapie

7.3.10 Monozyten

- **Normwert:** 1–12 %
- **Monozytose:**
  - V. a. akute bakterielle Infekte
  - CML
  - Lymphome
  - Sarkoidose
  - Kollagenosen
- **Monozytopenie:**
  - Knochenmarkerkrankungen
  - Solide Tumoren und Leukämien

7.3.10 Monozyten

Benötigtes Material

4 ml EDTA-Blut

Physiologische Bedeutung

Monozyten sind Zellen der unspezifischen Abwehr, die eine ausgeprägte Fähigkeit zur Phagozytose und Antigenpräsentation besitzen. Monozyten, die ins Gewebe ausgewandert sind, nennt man Makrophagen.

Normwert

1–12 %

Abweichungen vom Normwert

Monozytose

- Akute v. a. bakterielle Infektionen, z. B. Tuberkulose, Endokarditis, Scharlach, Typhus
- Virale und parasitäre Belastungen, wenn auch nicht so ausgeprägt wie bei bakteriellen Infekten, z. B. bei Malaria, Hepatitis oder Mumps
- Hämatologische Erkrankungen, z. B. CML oder andere myeloproliferative Erkrankungen
- Hodgkin- und Non-Hodgkin-Lymphome
- Sarkoidose
- Kollagenosen

Monozytopenie

- Knochenmarkdepressive Zustände, z. B. nach einer Radio-, Chemotherapie
- Solide Tumoren, Leukämien und Lymphome mit Drosselung der Monozytenproduktion durch meist infiltrative Prozesse.

7.3.11 Lymphozyten

- **Normwert:** 15–50 %
- **Lymphozytose:**
  - Akute v. a. virale Infektionen (EBV, CMV)
  - (Chronische) bakterielle Erkrankungen, u. a. Tuberkulose, Pertussis
  - Lymphatische Leukämien
  - Rheumatische Erkrankungen
  - Hormonverschiebungen, u. a. Hyperthyreose
- **Lymphopenie:**
  - Stress
  - Hyperkortisolismus
  - Myeloische Leukämien
  - Hodgkin-Lymphom

7.3.11 Lymphozyten

Benötigtes Material

4 ml EDTA-Blut

Physiologische Bedeutung

Lymphozyten sind Zellen der spezifischen Abwehr und gliedern sich in T-Zellen, B-Zellen und NK (Natürliche Killerzellen oder Nullzellen). Alle Zellen werden im Knochenmark gebildet. T-Zellen werden im Thymus geprägt und werden in T_4-Helferzellen, T-zytotoxische Zellen, T-Suppressorzellen und T-Memory-Zellen unterteilt. B-Zellen werden im Knochenmark geprägt (B = bone marrow); nach Kontakt mit einem Antigen transformieren sie zu Plasmazellen, die Antikörper (IgA, IgE, IgM, IgE, IgD) bilden.

Normwert

15–50 %

Abweichungen vom Normwert

Lymphozytose

- Akute, v. a. virale Infektionen, EBV, CMV, Virushepatitiden
- (Chronische) bakterielle Infektionen, z. B. Pertussis, Tuberkulose, Lues oder Brucellose
- Lymphatische Leukämien und solide Tumoren
- Rheumatische Erkrankungen
- Endokrine Störungen, z. B. Hypophysenvorderlappen-, Nebenniereninsuffizienz, Hyperthyreose

Lymphopenie

- Körperliche und emotionale Stressbelastung
- Vitamin- und Spurenelementemangel, z. B. Vitamin B_{12}, B_6, Zink, Magnesium
- Myeloische Leukämien, maligne Lymphome (Hodgkin-Lymphom)
- Knochenmarksdepressive Zustände, z. B. nach einer Radio-, Chemotherapie
- Hyperkortisolismus durch Cushing-Syndrom oder Therapie mit Glukokortikoiden

7.3.12 Thrombozyten

- **Normwert:** 140000–345000/µl
- **Thrombozytose:**
  - Essenzielle Thrombozythämie
  - Polycythaemia vera
  - CML
  - Splenektomie
  - Hämolytische Anämie
  - Postoperativ
  - **Falsch hoch** durch Zelltrümmer oder starke körperliche Belastung vor Blutentnahme
- **Thrombopenie:**
  - Zytostatika
  - Hoher Verbrauch (DIC)
  - Splenomegalie
  - Immunthrombozytopenie
  - **Falsch niedrig** durch Aggregation im EDTA-Röhrchen

7.3.12 Thrombozyten

Benötigtes Material

4 ml EDTA-Blut

Physiologische Bedeutung

Thrombozyten sind Zytoplasmaabschnürungen von Megakaryozyten. Sie haben keinen Zellkern, entstehen im Knochenmark und sind zusammen mit der Gefäßreaktion für die primäre Hämostase (Blutstillung) zuständig. Die Lebensdauer beträgt ca. 10 Tage. Der Abbau erfolgt v. a. in der Milz, in geringen Mengen auch in der Leber und im Knochenmark.

Normwert

- 140 000–345 000/µl
- Bei < 20000/µl muss mit schweren Blutungen gerechnet werden

Abweichung vom Normwert

Thrombozytose

- Lymphatischen Erkrankungen, z. B. essenzielle Thrombozythämie, Polycythaemia vera, CML, Morbus Hodgkin
- Nach Splenektomie
- Infektionskrankheiten, z. B. Tuberkulose
- Hämolytische Anämien
- Reaktiv nach Operationen, Blutungen
- Maligne Tumoren
- **Falsch hohe** Ergebnisse durch körperliche Anstrengung vor der Blutentnahme, Schmutzpartikel oder Zelltrümmer

Thrombopenie

- Knochenmarkdepressive Substanzen, die zu einer erschwerten Bildung führen, z. B. Zytostatika
- Splenomegalie (erhöhte Speicherung von Thrombozyten)
- Erhöhter Verbrauch der Thrombozyten, z. B. bei disseminierter intravaskulärer Koagulation (DIC, Verbrauchskoagulopathie)
- Immunthrombozytopenie: idiopathisch (Morbus Werlhof), Heparin-induziert, medikamentös induziert, maligne Lymphome
- **Falsch niedrige** Werte durch eine Thrombozytenaggregation (in vitro im EDTA-Röhrchen); alternativ können Thrombozyten aus Zitratblut bestimmt werden

7.4 Eisenhaushalt

7.4.1 Eisen

Benötigtes Material

1 ml Serum

Physiologische Bedeutung

Eisen wird mit der Nahrung zugeführt und im Dünndarm resorbiert. Die Resorption erfolgt in zweiwertiger Form, wobei eine gleichzeitige Vitamin-C-Zufuhr die Resorption begünstigt. Im Blut wird Eisen an Transferrin gebunden und zu den Zielorganen transportiert. Nur ein kleiner Teil liegt in freier Form vor. Eisen ist u. a. ein essenzieller Bestandteil des Häms, zuständig für den Sauerstofftransport und Bestandteil zahlreicher Enzyme. Der Tagesbedarf liegt bei Männern bei 12 mg, bei Frauen bei 15 mg, in der Schwangerschaft bei 30 mg und bei Stillenden bei 20 mg.

Praktische Tipps

Bei der Bestimmung des Eisens sollten gleichzeitig Transferrin, Ferritin und Blutbild bestimmt werden. Eine isolierte Eisenbestimmung ist therapeutisch nutzlos; die Aussagekraft über die Höhe der Eisenspeicher lässt sich aus diesem Parameter nicht herleiten, zumal es erhebliche Tagesschwankungen gibt. Um den Eisenspeicher zu beurteilen, muss Ferritin bestimmt werden.

Normwert

- ♀: 50–150 µg/dl
- ♂: 50–160 µg/dl

Abweichungen vom Normwert

Eisenerhöhung

- Hämochromatose
- Bleivergiftung
- Hämolytische Anämie
- Häufige Transfusionen

7.4 Eisenhaushalt

7.4.1 Eisen

- **Normwert:**
  - ♀ 50–150 µg/dl
  - ♂ 50–160 µg/dl
- **Eisen ↑:**
  - Hämochromatose
  - Hämolytische Anämie
  - Häufige Transfusionen
  - Leberzellnekrosen
  - **Falsch hoch** bei hämolytischen Proben
- **Eisen ↓:**
  - Geringe Zufuhr
  - Hohe Verluste (Menstruation, gastrointestinale Blutungen)
  - Hoher Bedarf (Schwangerschaft, Stillzeit)
  - Chronische Entzündungen

- Leberzellnekrosen, z. B. bei akuter Hepatitis
- **Falsch hohe Werte** bei hämolytischen Proben

Eisenerniedrigung
- Mangelnde Zufuhr oder Resorptionsstörungen (Malassimilation), z. B. Magenresektion, chronisch entzündliche Darmerkrankungen, Zöliakie
- Erhöhte Verluste, z. B. durch Blutung bei Menstruation oder aus dem Gastrointestinaltrakt (häufigste Ursache bei Männern)
- Erhöhter Bedarf, z. B. in der Schwangerschaft, Stillzeit, Wachstum
- Chronische Infektionen bzw. Entzündungen und Tumorerkrankungen (gleichzeitig ist Ferritin erhöht und Transferrin erniedrigt)

7.4.2 Transferrin

Normwert: 20–360 mg/dl oder 2,0–3,6 g/l
- **Transferrin ↑:**
  - Eisenmangel
  - Schwangerschaft
  - Antikonzeptiva
- **Transferrin ↓:**
  - Akute Infektionen
  - Chronische Entzündungen, Tumorerkrankungen
  - Hämochromatose (Transferrinsättigung ↑)
  - Leberzirrhose
  - Nephrotisches Syndrom

7.4.2 Transferrin

Benötigtes Material
1 ml Serum

Physiologische Bedeutung
Transferrin ist das Transportprotein für Eisen, wobei das Eisen in dreiwertiger Form gebunden wird.

Praktische Tipps
Transferrin sollte zusammen mit Eisenspiegel und Ferritin bestimmt werden (➢ 7.4.1, ➢ 7.4.3).

Normwert
20–360 mg/dl oder 2,0–3,6 g/l

Abweichungen vom Normwert
Transferrinerhöhung
- Eisenmangelzustände
- Schwangerschaft
- Einnahme oraler Kontrazeptiva

Transferrinerniedrigung
- Eisenüberladung, z. B. bei Hämochromatose, bei gleichzeitig erhöhter Transferrinsättigung
- Akute Infektionen
- Chronisch-entzündliche, infektiöse und Tumorerkrankungen
- Erhöhter Proteinverlust, z. B. beim nephrotischen Syndrom
- Verminderte Proteinsynthese in der Leber, z. B. bei Leberzirrhose

7.4.3 Ferritin

- **Normwert:**
  - ♀ 18.–45. Lj.: 6–70 µg/l
  - ♀ > 46. Lj.: 18–120 µg/l
  - ♂ 18.–45. Lj.: 10–220 µg/l
  - ♂ > 46. Lj.: 15–400 µg/l
- **Ferritin ↑:**
  - Hämochromatose
  - Hämolytische Anämie
  - Häufige Transfusionen
  - Entzündungen
- **Ferritin ↓:**
  - Eisenmangel durch geringe Zufuhr, hohe Verluste (Menstruation, gastrointestinale Blutungen)
  - Hoher Bedarf (Schwangerschaft, Stillzeit)
  - Chronische Entzündungen

7.4.3 Ferritin

Benötigtes Material
1 ml Serum

Physiologische Bedeutung
Ferritin stellt die Speicherform des Eisens dar, das in der Milz, Leber und im Knochenmark vorzufinden ist. In geringen Konzentrationen zirkuliert es frei im Plasma. Es zählt zu den Akute-Phase-Proteinen und ist die wichtigste Größe zur Beurteilung des Eisenstatus'.

Normwert
- Kinder und Jugendliche zwischen dem 2. und 17. Lebensjahr: 7–142 µg/l
- ♀ 18.–45. Lebensjahr: 6–70 µg/l
- ♀ > 46. Lebensjahr: 18–120 µg/l
- ♂ 18.–45. Lebensjahr: 10–220 µg/l
- ♂ > 46. Lebensjahr: 15–400 µg/l

Abweichungen vom Normwert
Ferritinerhöhung
- Eisenüberladung, z. B. bei Hämochromatose
- Hämolytische Anämie
- Häufige Transfusionen
- Lebererkrankungen
- Chronische Entzündungen durch Bakterien, Viren
- Solide Tumoren und Lymphome

- Eisenverwertungsstörungen durch z. B. Störungen der Hämoglobinsynthese, Vitamin-B_{12}- und Folsäuremangel

Ferritinerniedrigung

Eisenmangel durch z. B.

- Erhöhten Verlust: Menstruationsblutung, gastrointestinale Blutung, Blutspenden
- Geringe Zufuhr: Fehlernährung, Alkoholismus, Vegetarier
- Geringe Aufnahme im Darm: Sprue
- Erhöhten Bedarf: Schwangerschaft, Stillzeit, Wachstum

7.5 Gerinnung

7.5.1 Partielle Thromboplastinzeit (PTT)

Benötigtes Material

1 ml Zitratplasma

Physiologische Bedeutung

Die partielle Thromboplastinzeit (PTT) dient der Überprüfung der Gerinnungsfaktoren I, II, V, VIII–XII. Gemessen wird die Gerinnungsfähigkeit in Sekunden. Neben der Diagnostik verschiedener Erkrankungen kommt die Bestimmung der PTT vor Operationen und zur Kontrolle bei Antikoagulanzien-Therapie mit Heparin und Hirudin zum Einsatz.

Praktische Tipps

- Blutröhrchen (grüne Monovette) muss voll sein.
- Lange und starke Stauung sollte vermieden werden.
- Blut muss innerhalb von 5 Stunden im Labor verarbeitet worden sein.
- Bei Verlängerung der PTT sollte der Quick-Wert bestimmt werden. Bei Verdacht auf Leberfunktionsstörungen sollte die Bestimmung von GOT, GPT, γ-GT, Bilirubin, alkalischer Phosphatase, Albumin und der Cholinesterase nicht fehlen.
- Keine i. m.-Injektionen bei Patienten mit Gerinnungsstörungen (verlängerte PTT).

Normwert

20–35 Sek.

Abweichungen vom Normwert

PTT-Verlängerung

- Heparin- oder Hirudin-Therapie; eine Verlängerung der PTT-Zeit auf das 1,5–2,0-Fache wird angestrebt
- Hämophilie A oder B
- Von-Willebrand-Jürgens-Syndrom
- Mangel an Gerinnungsfaktoren, z. B. bei Leberfunktionsstörung
- Erhöhter Verbrauch von Gerinnungsfaktoren, z. B. bei Verbrauchskoagulopathie

PTT-Verkürzung

Gesteigerte Gerinnungsaktivität, z. B. bei Entzündungen, postoperativ, bei Thrombosen oder Einnahme von Kontrazeptiva

7.5 Gerinnung

7.5.1 Partielle Thromboplastinzeit (PTT)

- **Normwert:** 20–35 Sek.
- **PTT ↑:**
  - Verminderte Gerinnungsaktivität u. a. durch Heparin- oder Hirudin-Therapie
  - Hämophilie A/B
  - Von-Willebrand-Jürgens-Syndrom
  - Gerinnungsfaktormangel
- **PTT ↓:** gesteigerte Gerinnungsaktivität, u. a. durch Entzündungen, postoperativ, Thrombosen, Kontrazeptiva

7.5.2 Quick-Wert und INR

Benötigtes Material

1 ml Zitratplasma

Physiologische Bedeutung

Der **Quick-Wert (Thromboplastinzeit)** dient der Beurteilung des extrinsischen Schenkels der Gerinnungskaskade unter besonderer Berücksichtigung der Gerinnungsfaktoren II, V, VII, X und des Fibrinogens. Die Synthese der Faktoren II, VII, (IX), und X erfolgt nur bei ausreichender Versorgung des Organismus mit Vitamin K.

Von Labor zu Labor kann es z. T. beträchtliche Schwankungen bei der Messung des Quick-Werts geben. Der Grund liegt in den unterschiedlichen Reagenzien, die verwendet werden. Nach Auflage der WHO sollte ein offizielles Standardserum für die Untersuchung verwendet werden, die Ergebnisse werden durch die **INR (International Normalized Ratio)** ausgedrückt. Dabei verhalten sich der Quick-Wert und INR gegenläufig.

7.5.2 Quick-Wert und INR

- **Normwert:**
  - Quick 70–120 %
  - INR 1
- **Quick ↑/INR ↓:** meist ohne klinische Bedeutung
- **Quick ↓/INR ↑:**
  - Therapie mit Cumarin-Derivaten
  - Vitamin-K-Mangel, Leberinsuffizienz
  - Verbrauchskoagulopathie

Die Indikation zur Bestimmung des Quick-Wertes bzw. der INR dient der Diagnostik verschiedener Erkrankungen sowie der Kontrolle einer Therapie mit Antikoagulantien, v. a. Cumarin-Derivaten.

Praktische Tipps

- Blutröhrchen (grüne Monovette) muss voll sein.
- Lange und starke Stauung sollte vermieden werden.
- Blut muss innerhalb von 5 Stunden im Labor verarbeitet worden sein.
- Keine i. m.-Injektionen bei Patienten mit Gerinnungsstörungen.

Normwert

- Quick-Wert: 70–120 %
- INR:
  - Normal (untherapiert): um 1
  - Bei einfachem Risiko (z. B. Beinvenenthrombose, Lungenembolie, Vorhofflimmern): 2–3
  - Bei höherem Risiko (z. B. mechanische Herzklappe): bis 4

Abweichungen vom Normwert

Quick-Wert-Erhöhung/niedrige INR

Meist ohne krankhafte Bedeutung

Quick-Wert-Erniedrigung/hohe INR

- Vitamin-K-Mangel: Leberinsuffizienz, intestinale Malassimilation
- Angeborener oder erworbener Faktorenmangel
- Therapie mit Vitamin-K-Antagonisten (Cumarin-Derivate)
- Verbrauchskoagulopathie

7.5.3 D-Dimere

- **Normwert:** < 0,5 µg/ml
- **D-Dimere ↑:**
  - Lungenembolie
  - Tiefe Beinvenenthrombose
  - Herzinfarkt
  - DIC

7.5.3 D-Dimere

Benötigtes Material

2 ml Zitrat-Blut

Physiologische Bedeutung

Syn. FSP (Fibrinogenspaltprodukte). D-Dimere sind Spaltprodukte von Fibrin. Sie entstehen im Körper, wenn unter Aktivierung von Plasmin Thromben aufgelöst werden. Sie werden bestimmt, wenn Hinweise auf eine thrombembolische Erkrankung bestehen oder wenn diese ausgeschlossen werden soll, u. a. Lungenembolie, tiefe Beinvenenthrombose oder eine Verbrauchskoagulopathie.

Normwert

< 0,5 µg/ml

Abweichungen vom Normwert

D-Dimer-Erhöhung

- Tiefe Beinvenenthrombose
- Lungenembolie
- Herzinfarkt
- Postoperativ
- Pfortaderthrombose
- Posttraumatisch
- Verbrauchskoagulopathie (DIC)
- Tumoren
- Schwangerschaft
- Autoimmunerkrankungen, z. B. beim systemischen Lupus erythematodes, Arteriitis temporalis

D-Dimer-Erniedrigung

Ohne klinische Bedeutung

7.6 Proteinstoffwechsel

7.6.1 Gesamtprotein

Benötigtes Material

0,5 ml Serum

Physiologische Bedeutung

Die Proteine im Blut stellen eine heterogene Gruppe dar. Sie setzen sich aus Albuminen und Globulinen zusammen. Serumproteine werden mit Ausnahme der Immunglobuline in der Leber gebildet und haben folgende Funktionen:

- Pufferwirkung
- Bindungs- und Transportfunktion
- Humorale Infektabwehr
- Spezifische Aufgaben als Enzyme oder Hormone

Die Proteine im Blut können mittels Elektrophorese (➤ 7.6.2) in Albumine, α_1-, α_2-, β- und γ-Globuline aufgetrennt werden.

Normwert

- Gesamtprotein: 6,6–8,3 g/dl
- Albumin: 54–65 %
- α_1-Globuline: 2–5 %
- α_2-Globuline: 7–13 %
- β-Globuline: 8–15 %
- γ-Globuline: 11–22 %

Abweichungen vom Normwert

Hypoproteinämie

- Nierenerkrankungen, die zu einem erhöhten Verlust führen, z. B. nephrotisches Syndrom
- Malabsorption, z. B. Zöliakie, chronische Durchfälle
- Synthesestörungen, z. B. Antikörpermangelsyndrom, Leberinsuffizienz, Mangelernährung, z. B. bei Anorexia nervosa
- Verbrennungen, die erhöhte Verluste über die Haut nach sich ziehen
- Schwangerschaft

Hyperproteinämie

- Multiples Myelom (Plasmozytom)
- Chronisch entzündliche Erkrankungen
- Leberzirrhose, mit Anstieg der γ-Globuline und Erniedrigung von Albumin
- Schwere Dehydratation

7.6.2 Eiweiß-Elektrophorese

Benötigtes Material

0,5 ml Serum

Physiologische Bedeutung

In der Eiweiß-Elektrophorese werden Serumeiweiße in 5 Fraktionen nach Ladung und Dichte aufgetrennt und graphisch dargestellt. Die Fraktionen enthalten unterschiedliche Eiweiße:

- Albumin
- α_1-Globuline (u. a. α1-Antitrypsin, HDL)
- α_2-Globuline (u. a. Haptoglobin, Coeruloplasmin)
- β-Globuline (u. a. Transferrin, Fibrinogen, LDL, Komplementfaktoren)
- γ-Globuline (IgM, IgG, z. T. IgA, CRP)

Die Elektrophorese ermöglicht Diagnostik und Verlauf von u. a. akuten und chronischen Entzündungen, Leber- und Nierenkrankheiten, Gammopathien und Antikörpermangelsyndromen.

Normwert

- Albumin: 54–65 %
- α_1-Globuline: 2–5 %
- α_2-Globuline: 7–13 %
- β-Globuline: 8–15 %
- γ-Globuline: 11–22 %

Auf den Punkt gebracht

7.6 Proteinstoffwechsel

7.6.1 Gesamtprotein

- **Normwert:** 6,6–8,3 g/dl
- **Hypoproteinämie:**
  - Erhöhter Verlust bei Nierenerkrankungen, Verbrennungen, Malabsorption
  - Synthesestörungen, u. a. bei Leberinsuffizienz
  - Anorexia nervosa
  - Schwangerschaft
- **Hyperproteinämie:**
  - Multiples Myelom (Plasmozytom)
  - Chronische Entzündungen
  - Leberzirrhose

7.6.2 Eiweiß-Elektrophorese

- **α_1-, α_2-Globuline ↑:** Frühstadium akuter Entzündungen
- **γ-Globuline** ↑ (polyklonale Gammopathie): Spätstadium akuter Entzündungen
  - Leberzirrhose
  - Chronische Entzündungen
- **γ-Globuline** ↑ (monoklonale Gammopathie):
  - Plasmozytom
  - Morbus Waldenström

Abweichungen vom Normwert

- Erhöhung der α_1- und α_2-Globuline: Frühstadium akuter Entzündungen
- Erhöhung der γ-Globuline (polyklonale Gammopathie): Spätstadium akuter Entzündungen, Leberzirrhose (mit Albumin-Erniedrigung), chronische Entzündungen
- Erhöhung der γ-Globuline (monoklonale Gammopathie): multiples Myelom (Plasmozytom), Morbus Waldenström
- Erniedrigung der γ -Fraktion: Antikörpermangelsyndromen

7.6.3 Albumin

- **Normwert:** 3,5–5,2 g/dl
- **Hyperalbuminämie:** Dehydratation
- **Hypoalbuminämie:**
- Leberzirrhose
- Nephrotisches Syndrom
- Verbrennungen
- Hohe Verluste über den Darm
- Akute Entzündungen

7.6.3 Albumin

Benötigtes Material

1 ml Serum

Physiologische Bedeutung

Albumin wird in der Leber synthetisiert. Die Produktion ist u. a. von der Nahrungszufuhr abhängig. Albumin hat vielfältige Wirkungen im Körper, z. B. Aufrechterhaltung des onkotischen Drucks, Transport und Bindung von Bilirubin, freien Fettsäuren, Aminosäuren, Hormonen, Medikamenten oder Elektrolyten sowie als mobiles Eiweißdepot. Eine verminderte Albuminkonzentration im Serum hat u. a. symmetrische, eindrückbare Ödeme zur Folge.

Normwert

3,5–5,2 g/dl

Abweichungen vom Normwert

Hyperalbuminämie

Dehydratation

Hypalbuminämie

- Leberzirrhose im dekompensierten Stadium, chronische Lebererkrankungen
- Nephrotisches Syndrom (gleichzeitige Erhöhung der α_2- und β-Fraktion)
- Verbrennungen (gleichzeitige Erhöhung der α_1-, α_2- und β-Fraktion)
- Gastrointestinale Störungen, z. B. Malnutrition, hohe gastrointestinale Verluste
- Akute Entzündungen

7.7 Fettstoffwechsel

7.7.1 Triglyzeride

- **Normwert:** < 150 mg/dl (< 1,7 mmol/l)
- **Triglyzeride ↑:**
  - Familiäre Formen
  - Diabetes mellitus
  - Adipositas
  - Alkoholabusus
  - Leber-, Nierenerkrankungen
  - Hypothyreose
  - Hyperkortisolismus
- **Triglyzeride ↓:** Unterernährung

7.7 Fettstoffwechsel

7.7.1 Triglyzeride

Benötigtes Material

1 ml Serum

Physiologische Bedeutung

Triglyzeride (Neutralfette) bestehen aus Glyzerin und Fettsäuren. Sie werden zum einen mit der Nahrung aufgenommen, zum anderen können sie in der Leber und im Darm synthetisiert werden. Im Körperkreislauf werden sie in Chylomikronen und v. a. in VLDL transportiert. Endogen hergestellte Fettsäuren werden an Albumin gekoppelt transportiert. Sie werden im Fettgewebe des Körpers gespeichert und stellen eine wichtige Energiereserve dar. Die Bestimmung der Triglyzeride dient der Beurteilung des Risikos der Arteriosklerose sowie der Kontrolle diätetischer und medikamentöser lipidsenkender Maßnahmen.

Praktische Tipps

- Die Konzentration der Triglyzeride ist 2–6 Stunden nach Nahrungsaufnahme am höchsten, die Blutentnahme sollte daher nüchtern (nach 12–14 Stunden Nahrungskarenz) erfolgen. Postprandiale Triglyzeridbestimmungen sind nutzlos.
- Bei erhöhten Werten empfiehlt sich die Bestimmung von Gesamtcholesterin, LDL, HDL, Lipoprotein (a) und ggf. Homocystein.
- Falsch niedrige Werte kommen bei Vitamin-C-Einnahme und hohem Bilirubinspiegel vor.
- Sehr hohe Werte > 800 mg/dl können eine akute Pankreatitis hervorrufen.

Normwert

< 150 mg/dl oder 1,7 mmol/l

Abweichungen vom Normwert

Triglyzerid-Erhöhung

- Familiäre Hypertriglyzeridämie
- Erworbene Hypertriglyzeridämie, z. B. bei Diabetes mellitus, Adipositas, Alkoholabusus, Leber- und Nierenerkrankungen
- Hypothyreose, Cushing-Syndrom
- Medikamentennebenwirkung, z. B. Glukokortikoide, Kontrazeptiva, Thiazide, Betablocker

Triglyzerid-Erniedrigung

Unterernährung

7.7.2 Cholesterin

Benötigtes Material

1 ml Serum

Physiologische Bedeutung

Cholesterin wird mit der Nahrung aufgenommen und in hohen Mengen v. a. in Leber produziert. Es wird im Körperkreislauf v. a. in den Lipoptoteinen LDL transportiert, ferner in HDL und VLDL. Es wird im Körper zur Erneuerung bzw. Neubildung von Membranen und Lipoproteinen benötigt, darüber hinaus zur Herstellung von Hormonen wie Aldosteron, Kortisol und Geschlechtshormonen sowie Vitamin D und Gallensäuren.

Praktische Tipps

- Bei erhöhten Werten empfiehlt sich die Bestimmung von Triglyzeriden, LDL, HDL, Lipoprotein (a) und ggf. Homocystein.
- Hämolytische Blutproben liefern falsch niedrige Werte.
- Mit steigenden Cholesterinspiegeln erhöht sich das Risiko einer Arteriosklerose und den damit verbundenen Folgekrankheiten wie z. B. Herzinfarkt, Apoplex, pAVK.

Normwert

< 200 mg/dl oder 5,2 mmol/l

Abweichungen vom Normwert

Hypercholesterinämie

- Familiäre Hypercholesterinämie
- Erworbene Hypercholesterinämie, z. B. durch hohe Zufuhr, Lebererkrankungen, Hypothyreose, chronische Niereninsuffizienz, nephrotisches Syndrom
- Medikamente: Glukokortikoide, Kontrazeptiva, Thiazide, Betablocker

Hypocholesterinämie

- Hyperthyreose
- Schwere konsumierende Erkrankungen, z. B. Malignome, Polytrauma
- Medikamentöse lipidsenkende Therapie

7.7.2 Cholesterin

- **Normwert:** < 200 mg/dl (< 5,2 mmol/l)
- **Hypercholesterinämie:**
  - Familiäre Formen
  - Hohe Zufuhr
  - Lebererkrankungen
  - Hypothyreose
  - Chronische Niereninsuffizienz, nephrotisches Syndrom
  - Glukokortikoide, Betablocker
- **Hypocholesterinämie:**
  - Hyperthyreose
  - Konsumierende Erkrankungen
  - Cholesterinsenkende Therapie

7.7.3 LDL-Cholesterin

Benötigtes Material

1 ml Serum

Physiologische Bedeutung

LDL (Low Density Lipoprotein) entsteht in der Leber aus VLDL und beinhaltet die höchsten Mengen von Cholesterin. LDL-Cholesterin gilt als wichtiger arteriogener Faktor, insbesondere dann, wenn gleichzeitig das HDL erniedrigt und das Lp(a) erhöht sind.

Praktische Tipps

- Die Bestimmung von LDL dient der Beurteilung des Risikos der Arteriosklerose sowie der Kontrolle diätetischer und medikamentöser lipidsenkender Maßnahmen.
- Die Bestimmung muss aus dem „Nüchternblut" erfolgen; postprandiale Werte sind nicht verwertbar.
- Bei erhöhten Werten empfiehlt sich die Bestimmung von Gesamtcholesterin, Triglyzeriden, HDL, Lipoprotein (a) und ggf. Homocystein.
- Das Risiko eines arteriogenen Geschehens steigt bei gleichzeitig vorhandenen anderen Risikofaktoren wie Diabetes mellitus, Nikotinabusus, Bluthochdruck, Adipositas und familiäre Disposition.

7.7.3 LDL-Cholesterin

- **Normwert:** < 150 mg/dl (< 3,88 mmol/l)
- **LDL ↑:**
  - Familiäre Formen
  - Nephrotisches Syndrom
  - Bewegungsmangel
  - Überernährung
  - Fettreiche Kost
  - Hypothyreose
  - Glukokortikoide
  - Kontrazeptiva, Betablocker
- **LDL ↓:**
  - Hyperthyreose
  - Cholesterinsenkende Therapie

Normwert

< 150 mg/dl oder < 3,88 mmol/l

Die Zielwerte bei erhöhtem kardiovaskulären Risiko werden deutlich geringer angesetzt:

- < 115 mg/dl (oder 2,97 mmol/l) bei Vorliegen von einem Risikofaktor (u. a. arterielle Hypertonie, Nikotinabusus, Diabetes mellitus, familiäre Belastung)
- < 100 mg/dl (oder 2,59 mmol/l) bei Vorliegen von 2 oder mehreren Risikofaktoren
- < 70 mg/dl (oder 1,81 mmol/l) bei vorhandener KHK

Abweichungen vom Normwert

LDL-Erhöhung

- Familiäre Hypercholesterinämie, die z. B. mit einer Mutation des LDL-Rezeptors einhergehen kann
- Chronische Niereninsuffizienz, nephrotisches Syndrom
- Chronische Leber- und Gallenwegserkrankungen
- Lebensstil: Bewegungsmangel, Überernährung, fettreiche Kost
- Hypothyreose
- Medikamente: Glukokortikoide, Kontrazeptiva, Thiazide, Betablocker

LDL-Erniedrigung

- Hyperthyreose
- Schwere konsumierende Erkrankungen z. B. Malignome, Polytrauma
- Medikamentöse Therapie

7.7.4 HDL-Cholesterin

- **Normwert:**
  - ♀ > 45 mg/dl
  - ♂ > 35 mg/dl
- **HDL ↑:**
  - Körperliche Aktivität
  - Antiarteriogene Wirkung
- **HDL ↓:**
  - Adipositas
  - Diabetes mellitus

7.7.4 HDL-Cholesterin

Benötigtes Material

1 ml Serum

Physiologische Bedeutung

HDL (High Density Lipoprotein) entsteht in der Leber und in der Darmmukosa. Es transportiert freies Cholesterin von den peripheren Zellen zurück zur Leber. HDL wirkt sich protektiv im Hinblick auf die Entstehung und die Progredienz der Arteriosklerose aus. Jede HDL-Erhöhung ist wünschenswert, da das Risiko der Arteriosklerose reduziert wird.

Normwert

- HDL-Cholesterin:
  - ♀: > 45 mg/dl
  - ♂: > 35 mg/dl
- Der LDL-/HDL-Quotient kann zur Abschätzung des KHK-Risikos verwendet werden:
  - < 2: niedriges Risiko
  - 3–4: mittleres Risiko
  - > 4: hohes Risiko

Abweichungen vom Normwert

HDL-Erhöhung

Körperliche Bewegung

HDL-Erniedrigung

- Adipositas, metabolisches Syndrom
- Diabetes mellitus
- HDL-Erniedrigung, insbesondere in Kombination mit einer Erhöhung von LDL, Lipoprotein (a) und Homocystein erhöht das Risiko einer arteriosklerotischen Erkrankung.

7.7.5 Lipoprotein (a)

- **Normwert:** < 30 mg/dl
- **Lp (a) ↑:**
  - Niereninsuffizienz
  - Infektionen
  - Herzinfarkt

7.7.5 Lipoprotein (a)

Benötigtes Material

1 ml Serum

Physiologische Bedeutung

Lipoprotein (a) bzw. Lp (a) ist ein cholesterinreiches Lipoprotein. Es wird in der Leber gebildet, ist in erster Linie von genetischen Faktoren abhängig und wird als der stärkste arteriogene Parameter angesehen (eigenständiger Risikofaktor). Strukturell hat Lp (a) Ähnlichkeit mit Plasminogen, das eine fibrinolytische und thrombolytische Funktion hat, ohne aber dessen Funktion zu haben. Die Folge bei hohen Konzentrationen ist die Verdrängung des Plasminogens vom Rezeptor und damit ein erhöhtes Risiko für thrombotische und arteriogene Folgeschäden. Die Lp (a)-Konzentration lässt sich gezielt (diätetisch und medikamentös) nur schwer bis gar nicht beeinflussen.

Normwert
< 30 mg/dl

Abweichungen vom Normwert
Lp (a)-Erhöhung
- Niereninsuffizienz
- Infektionen, Herzinfarkt, da Lp (a) ein Akute-Phase-Protein ist

7.7.6 Homocystein

Benötigtes Material
2 ml NaF-Plasma

Physiologische Bedeutung
Homocystein ist ein körpereigenes Zwischenprodukt, das aus der schwefelhaltigen Aminosäure Methionin entsteht und unter normalen Umständen rasch zu Cystein oder zu Methionin umgebaut wird. Dabei werden die Vitamine B_6, B_2, B_{12}, Folsäure und Vitamin C benötigt. Homocystein zeigt ausgedehnte Reaktionen mit den Gefäßwänden, die in der letzten Konsequenz arteriosklerotische Plaques zur Folge haben. Es ist ein unabhängiger Risikofaktor für Arteriosklerose und thrombembolische Erkrankungen.

Praktische Tipps
- Die Blutentnahme sollte nüchtern erfolgen.
- Die entnommene Probe sollte schnellstmöglich zentrifugiert und das Plasma pipettiert werden. Wenn keine Zentrifuge vorhanden ist, sollten spezielle Röhrchen (Natriumfluorid-Röhrchen) verwendet werden.
- **Falsch hohe Werte** können durch eine lange Lagerung der Probe auftreten.

Normwert
< 12,4 µmol/l

Abweichungen vom Normwert
Homocystein-Erhöhung
- Vitaminmangel (Vitamin B_6, Vitamin B_{12}, Folsäure)
- Heterozygote oder homozygote Homocysteinämie
- Homocystinurie
- Hypothyreose

7.7.6 Homocystein

- **Normwert:** < 12,4 µmol/l
- **Homocystein ↑:**
  - Vitaminmangelzustände (B_6, B_{12}, Folsäure)
  - Genetische Ursachen
  - Hypothyreose

7.8 Kohlenhydratstoffwechsel

7.8.1 Glukose

Benötigtes Material
4 ml NaF-Blut oder 4 ml NaF-Plasma

Physiologische Bedeutung
Glukose ist ein wichtiger Energielieferant, v. a. für die Versorgung der Gehirn- und Muskelzellen. Der Glukosespiegel wird hormonell reguliert. Beteiligt an der Regulation sind Insulin, Glukagon, Katecholamine, Kortisol und Wachstumshormone. Insulin senkt den Glukosespiegel, indem es die Glukose in die Zelle einschleust. Alle anderen genannten Hormone führen zu einer Erhöhung des Glukosespiegels.

Die Glukosebestimmung erfolgt zum Ausschluss einer diabetogenen Stoffwechsellage, Hypoglykämien, Verlaufskontrolle des Diabetes mellitus und bei Neugeborenen.

Praktische Tipps
- Der Glukosespiegel und das HbA_{1c} sollte bei Patienten mit Adipositas in regelmäßigen Abständen kontrolliert werden.
- Glukose sollte aus speziellen Röhrchen (Natriumfluorid-Röhrchen) bestimmt werden. Eine Bestimmung aus Serumröhrchen kann wegen des Glukoseabbaus in vitro falsch niedrige Werte liefern.

Normwert
< 100 mg/dl aus venösem Plasma (Nüchternwert < 5 mmol/l)

7.8 Kohlenhydratstoffwechsel

7.8.1 Glukose

- **Normwert:** < 100 mg/dl aus venösem Plasma (Nüchternwert < 5 mmol/l)
- **Hypoglykämie:**
  - Überdosierung von Antidiabetika oder Insulin
  - Kohlenhydratzufuhr ↓
  - Sport
  - Alkoholismus
  - Leberzirrhose
  - Anorexie
  - Insulinom
- **Hyperglykämie:** Diabetes mellitus

Abweichungen vom Normwert

Hypoglykämie

- Überdosierung von Antidiabetika oder Insulin
- Geringe Kohlenhydratzufuhr, sportliche Aktivität
- Alkoholismus, Leberzirrhose
- Anorexie
- Katecholaminmangel
- Insulinom

Hyperglykämie

- Diabetes mellitus Typ 1 und 2
- Diabetes mellitus Typ 3: Pankreatitis, Pankreaskarzinom, Hämochromatose, Mukoviszidose, Hyperkortisolismus, Phäochromozytom, Akromegalie
- Diabetes mellitus Typ 4: Schwangerschaftsdiabetes

7.8.2 HbA_{1c}

- **Normwert:** < 5,7 % oder < 39 mmol/mol Hb
- **HbA_{1c} ↑:** diabetische Stoffwechsellage
- **HbA_{1c} ↓:**
  - Hämolyse
  - Erythrozytenverlust

7.8.2 HbA_{1c}

Benötigtes Material

4 ml EDTA-Blut

Physiologische Bedeutung

HbA_{1c} ist ein glykiertes Hämoglobin, das bei jedem Menschen im Blut vorzufinden ist. Der Anteil der Glykierung korreliert mit der Höhe und Dauer der hyperglykämischen Zustände. Es fungiert als ein „Blutzuckergedächtnis" und erlaubt die Beurteilung der Stoffwechsellage des Patienten in den letzten 8–9 Wochen.

Erythrozyten leben ca. 16 Wochen, daher muss man einige Wochen abziehen, um die Reaktion der Glykierung, die Zeit benötigt, in etwa miteinzurechnen. Die Glykierung ist ein nicht-enzymatischer Prozess.

Praktische Tipps

- Die regelmäßige Bestimmung des HbA_{1c} empfiehlt sich bei diabetischen Patienten (Typ-2-Diabetes) etwa alle 3 Monate, bei Patienten mit Typ-1-Diabetes unter intensivierten Insulintherapie alle 6–8 Wochen.
- HBA_{1c}-Bestimmung und Durchführung eines oGTT bei Patienten mit Adipositas, um frühzeitig eine diabetische Stoffwechsellage zu erkennen.
- **Falsch hohe Werte** finden sich bei Alkoholabusus, Eisenmangelanämie, Leberzirrhose.

Normwert

- < 5,7 % oder < 39 mmol/mol Hb
- Therapieziel bei diabetischen Patienten < 6,5 % (Diabetes Typ 1), bzw. <7 % (Diabetes Typ 2)

Abweichungen vom Normwert

Erhöhtes HbA1c

Diabetische Stoffwechsellage

Erniedrigtes HbA1c

- Hämolyse mit verkürzter Lebensdauer
- Erythrozytenverlust bei chronischen Blutungen

7.8.3 Oraler Glukosetoleranztest (oGTT)

7.8.3 Oraler Glukosetoleranztest (oGTT)

Benötigtes Material

4 ml NaF-Blut oder 4 ml NaF-Plasma

Physiologische Bedeutung

Der orale Glukosetoleranztest (oGTT) wird bei Patienten durchgeführt, die eine grenzwertig erhöhte Plasma-Glukose aufweisen und/oder als Suchtest bei erhöhtem Diabetesrisiko, z. B. bei Adipositas.

Durchführung:

- Messung des Glukosespiegels im Nüchternzustand
- Gabe von 75 g Glukose oral
- Messung des Glukosespiegels nach 2 Stunden

Praktische Tipps

- Störende Medikamente sollten nach Möglichkeit 3 Tage vorher abgesetzt worden sein, z. B. Betablocker, Glukokortikoide, orale Kontrazeptiva, NSAR.
- Während des oGTT sollte der Patient 2 Stunden ruhig sitzen, damit eine insulinunabhängige Glukoseeinschleusung in die Muskelzellen unterbunden wird.
- Kontraindikationen für die Durchführung des oGTT sind u. a. fieberhafte Infekte, Lebererkrankungen, bei Frauen Zeitpunkt der Menstruation, manifester Diabetes mellitus (Nüchtern-Glukose eindeutig pathologisch) und V. a. oder bekannter Diabetes mellitus Typ 1. Der Diabetes mellitus Typ 1 geht mit absolutem Insulinmangel einher. Die Zufuhr von 75 g Glukose kann ein ketoazidotisches diabetisches Koma zur Folge haben.

Normwerte und Abweichungen vom Normwert

➤ Tab. 7.4

Tab. 7.4 Normwerte und Abweichungen vom Normwert bei der Durchführung des oralen Glukosetoleranztests

Stadium	Nüchtern-Glukose im venösen Plasma	Gelegenheitsglukose	Oraler-Glukosetoleranztest
Normal	< 100 mg/dl (< 5,6 mmol/l)		2 Std.-Wert < 140 mg/dl (< 7,8 mmol/l)
Pathologische Glukosetoleranz	> 100 mg/dl und < 126 mg/dl (> 5,6–< 6,9 mmol/l)		2 Std.-Wert > 140 mg/dl < 200 mg/dl (7,8–11,0 mmol/l)
Manifester Diabetes	> 126 mg/dl (≥ 6,9 mmol/l)	> 200 mg/dl (≥ 11,1 mmol/l)	2 Std.-Wert > 200 mg/dl (≥ 11,1 mmol/l)

TABELLE 7.4

Bei Schwangeren wird zwischen der 24.–28. Schwangerschaftswoche ein oraler Glukosetoleranztest durchgeführt, der einen Schwangerschaftsdiabetes aufdecken soll. Zunächst erfolgt ein Suchtest mit 50 g Glukose, wobei die Patientinnen nicht nüchtern sein müssen. Bei einem 2-Stunden-Wert im Bereich von 135–200 mg/dl sollte ein oraler Glukosetoleranztest mit 75 g Glukose folgen, der unter Nüchternbedingungen erfolgt. Die pathologischen Grenzwerte unterscheiden sich zum herkömmlichen Test wie folgt:

- Nüchtern-Glukose: > 91 mg/dl
- 1 Std.-Wert: > 179 md/dl
- 2 Std.-Wert: > 152 mg/dl

Finden sich ein oder mehrere pathologische Werte, liegt ein Gestationsdiabetes vor.

7.9 Entzündungsparameter und Tumormarker

7.9.1 BSG (Blutsenkungsgeschwindigkeit)

Benötigtes Material

2 ml Zitratblut 3,8 %

Physiologische Bedeutung

Die Blutsenkungsgeschwindigkeit (BSG) ist ein unspezifischer Test, der bei entzündlichen Erkrankungen als Suchtest und Verlaufsparameter eingesetzt wird. Die Beschleunigung der BSG erfolgt frühestens 24 Stunden nach Beginn einer Entzündung. Die Werte normalisieren sich Wochen nach Ende der Entzündung.

Praktische Tipps

Bei einer manuellen Aufbereitung des Bluts werden 1,6 ml Blut mit 0,4 ml 3,8-prozentiger Natrium-Zitrat-Lösung aufgezogen und vorsichtig gemischt (geschwenkt). Das Gemisch wird in ein 20 cm langes Glasröhrchen mit 2 mm Durchmesser bis zur oberen Marke gefüllt. Nach einer Stunde wird der Wert der Senkung abgelesen und dokumentiert. Das Verhältnis 1 : 4 (Natrium-Zitrat-Lösung : Blut) muss dabei unbedingt eingehalten werden, will man Fehlerquellen vermeiden. Bei einem fertig präparierten BSG-Röhrchen muss darauf geachtet werden, das Röhrchen vollständig zu befüllen.

Normwert

- ♀ < 50 Jahre < 20 mm nach einer Stunde, nach dem 50. Lebensjahr < 30 mm nach einer Stunde
- ♂ < 50 Jahre < 15 mm nach einer Stunde, nach dem 50. Lebensjahr < 20 mm nach einer Stunde

7.9 Entzündungsparameter und Tumormarker

7.9.1 BSG (Blutsenkungsgeschwindigkeit)

- **Normwert:**
  - ♀ < 50 Jahre < 20 mm 1. Std., > 50 Jahre < 30 mm 1. Std.
  - ♂ < 50 Jahre < 15 mm 1. Std., > 50 Jahre < 20 mm 1. Std.
- **BSG-Beschleunigung:**
  - Entzündungen
  - Tumorerkrankungen
  - Nephrotisches Syndrom
- **Sturzsenkung:**
  - Riesenzellarteriitis (Arteriitis temporalis)
  - Polymyalgia rheumatica
  - Plasmozytom
- **BSG-Verlangsamung:**
  - Polyglobulie
  - Polycythaemia vera
  - Exsikkose

Abweichungen vom Normwert

BSG-Beschleunigung

- Entzündungsprozesse jeglicher Art
- Tumorerkrankungen
- Dysproteinämien, z. B. Plasmozytom, nephrotisches Syndrom
- Leichte Erhöhungen zum Zeitpunkt der Menstruation, Einnahme von Ovulationshemmern und Schwangerschaft, Anämie

Sturzsenkung

Von einer Sturzsenkung spricht man, wenn der feste Bestandteil des Bluts nach einer Stunde mehr als 100 mm abgesunken ist. Einige Autoren favorisieren die Grenze bei 80–90 mm nach der ersten Stunde. Die Sturzsenkung kommt vor z. B. bei

- Riesenzellarteriitis (Arteriitis temporalis)
- Polymyalgia rheumatica
- Plasmozytom
- Schweren bakteriellen Entzündungen
- Rheumatischen Erkrankungen

BSG-Verlangsamung

- Polyglobulie
- Polycythaemia vera
- Exsikkose
- Nach Untersuchung mit jodhaltigen Kontrastmitteln (i. v.)

7.9.2 CRP (C-reaktives Protein)

- **Normwert:** < 5 mg/l
- **CRP ↑:**
  - Bakterielle Infektionen
  - Postoperative Komplikationen
  - Chronisch entzündliche Erkrankungen
  - Akutes Koronarsyndrom
  - Tumorerkrankungen

7.9.2 CRP (C-reaktives Protein)

Benötigtes Material

1 ml Serum

Physiologische Bedeutung

Das CRP (C-reaktives Protein) gehört zu den Akute-Phase-Proteinen (Plasmaproteine, deren Konzentration bei entzündlichen Reaktionen ansteigt). Benannt ist das CRP nach dem C-Polysaccharid der Pneumokokken, das durch das reaktive Protein gespalten werden kann. Der Anstieg des CRP erfolgt ca. 6–12 Stunden nach Infektionsbeginn, die Halbwertszeit liegt zwischen 8–12 Stunden; somit sinkt der Parameter schnell bei Genesung bzw. nach erfolgreicher antibiotischer Therapie. Der CRP-Wert erlaubt keine Aussage bezüglich des erkrankten Organs.

Der CRP-Wert ist der beste Marker für die Diagnostik und den Therapieverlauf bakterieller Erkrankungen und der BSG-Bestimmung deutlich überlegen.

Normwert

< 5 mg/l

Abweichungen vom Normwert

CRP-Erhöhung

- Bakterielle Infektionen
- Nekrosen
- Postoperative Komplikationen
- Rheumatische Erkrankungen
- Chronisch-entzündliche Darmerkrankungen
- Akute Pankreatitis
- Akutes Koronarsyndrom (Myokardinfarkt, instabile Angina pectoris)
- Entzündliche Reaktionen bei arteriosklerotischen Veränderungen an Gefäßen
- Tumorerkrankungen

CRP-Erniedrigung

Ohne Krankheitswert

7.9.3 Anti-Streptolysin (ASL)

- **Normwert:** < 200 IE/ml
- **ASL ↑:**
  - Akute Streptokokkeninfektionen
  - Streptokokkenallergische Zweiterkrankungen

7.9.3 Anti-Streptolysin (ASL)

Benötigtes Material

2 ml Serum

Physiologische Bedeutung

Das Anti-Streptolysin (ASL) ist ein Antikörper, der von den B-Zellen bei Infektionen mit β-hämolysierenden Streptokokken der Gruppe A gebildet wird.

ASL hat eine relativ geringe Sensitivität und Spezifität, sodass gleichzeitig auch die Antikörper anti-DNAse B und anti-Hyaluronidase bestimmt werden sollten, um die Diagnose zu sichern. Bei akuten Streptokokkeninfekten ist ein bakteriologischer Nachweis zuverlässiger. Dieser kann nach § 24 IfSG nicht vom Heilpraktiker vorgenommen werden.

Normwert

< 200 IE/ml; ein Titeranstieg weist auf akute Infektion hin

Abweichungen vom Normwert

ASL-Erhöhung

- Infektion mit β-hämolysierenden Streptokokken der Gruppe A, z. B. Scharlach
- Streptokokken-allergische Zweiterkrankungen, z. B. rheumatisches Fieber (Arthritis der großen Gelenke, Karditis, Erythema anulare, Chorea minor) oder Poststreptokokken-Glomerulonephritis

7.9.4 Rheumafaktor (RF)

Benötigtes Material

1 ml Serum

Physiologische Bedeutung

Unter dem Rheumafaktor versteht man einen Autoantikörper (meist der Klasse IgM), der sich gegen den Fc-Anteil des IgG richtet. Die beiden Antikörper verbinden sich miteinander und bilden einen zirkulierenden Immunkomplex.

Der Rheumafaktor kann als Diagnose- und Verlaufsparameter bei Kollagenosen eingesetzt werden. Allerdings beweist das Vorhandensein des Rheumafaktors eine rheumatische Erkrankung nicht. Patienten mit rheumatoider Arthritis haben i. d. R. positive Titer (seropositiv), ein kleiner Teil der Patienten ist seronegativ.

Bei Verdacht auf eine rheumatoide Arthritis empfiehlt sich neben der Bestimmung des Rheumafaktors auch die Bestimmung der cyclischen Citrullin-Peptid-Antikörper (anti-CCP-Ak), die spezifischer als der Rheumafaktor sind.

Normwert

< 20 IE/ml

Abweichungen vom Normwert

Rheumafaktor-Erhöhung

- Rheumatoide Arthritis
- Systemischer Lupus erythematodes
- Sjögren-Syndrom
- Sklerodermie
- Mixed connective tissue diseases (Sharp-Syndrom)
- Chronische Lebererkrankungen, z. B. Hepatitis B, primäre biliäre Leberzirrhose
- Infektionskrankheiten, z. B. Tuberkulose, Lues, Malaria oder Mononukleose
- Lymphome
- Sarkoidose
- Gelegentlich auch bei Gesunden

7.9.4 Rheumafaktor (RF)

- **Normwert:** < 20 IE/ml
- **Rheumafaktor ↑:**
  - Rheumatoide Arthritis
  - SLE
  - Sjögren-Syndrom
  - Sklerodermie
  - Sharp-Syndrom
  - Hepatitis B
  - Tuberkulose, Malaria, Mononukleose
  - Lymphom
  - Sarkoidose
  - Gelegentlich auch bei Gesunden

7.9.5 CCP-Ak (Antikörper gegen zyklisches citrulliniertes Peptid)

Benötigtes Material

0,5 ml Serum

Physiologische Bedeutung

CCP-Ak richten sich gegen das Strukturprotein Fillagrin, insbesondere dann, wenn es enzymatisch verändert (citrulliniert) ist. Bei der Citrullinierung wird im Fillagrin die Aminosäure Arginin in Citrullin umgewandelt. Es handelt sich dabei zunächst um einen physiologischen Prozess, der bei der Keratinisierung von Hautzellen und bei der Apoptose eine Rolle spielt. Bei Patienten mit rheumatoider Arthritis richten sich die CCP-Ak gegen diese citrullinierten Proteine, die von Synovialhäuten der betroffenen Gelenke exprimiert werden. Die Folge ist eine Knorpel- und Knochenzerstörung.

7.9.5 CCP-Ak (Antikörper gegen zyklisches citrulliniertes Peptid)

- **Normwert:** < 17 IU/ml
- **CCP-Ak ↑:** Rheumatoide Arthritis

Praktische Tipps

- Bei der Diagnostik der RA erweisen sich CCP-Ak spezifischer als Rheumafaktoren. Sie sind im frühen Erkrankungsstadium und meist bei seronegativen Verläufen nachweisbar.
- CCP-Ak besitzen eine hohe prognostische Bedeutung: Ihr Nachweis geht mit einem hohen Risiko für eine Gelenkzerstörung einher.
- CCP-Ak sind als Verlaufsparameter weniger geeignet (unklare Korrelation mit der Krankheitsaktivität).

Normwert

< 17 IU/ml

Abweichungen vom Normwert

CCP-Ak-Nachweis bzw. -Erhöhung bei rheumatoider Arthritis (RA)

7.9.6 HLA-B27-Antigen

- **Normwert:** negativ
- **HLA-B27 positiv:**
  - Morbus Bechterew
  - Reaktive Arthritis
  - Morbus Reiter
  - Arthritis psoriatica
  - Chronisch-entzündliche Darmerkrankung
  - Akute Uveitis

7.9.6 HLA-B27-Antigen

Benötigtes Material

4 ml EDTA-Blut

Physiologische Bedeutung

Die HLA (Humane Leukozyten Antigene) sind bestimmte Antigene, die sich auf fast allen Zellen des menschlichen Körpers finden. Sie sind ein Zelloberflächenmarker, der sich bei ca. 6–9 % der europäischen, gesunden Population findet. Sie sind zuständig für die Erkennung von „selbst" und „fremd", fungieren also wie der „Personalausweis" einer Zelle. Fremde Antigene lösen eine Immunreaktion aus, z. B. bei Abstoßungsreaktionen nach Transplantationen. Bei einigen Antigenen ist der positive Nachweis mit einer erhöhten Wahrscheinlichkeit einer Erkrankung aus dem rheumatischen Formenkreis assoziiert, der negative Nachweis schließt sie jedoch nicht aus.

Praktische Tipps

- Die Bestimmung des HLA-B27 eignet sich nicht als Suchtest, sondern als Bestätigungstest bei vorhandenen Symptomen.
- Ein positives HLA-B27 beweist die genannten Erkrankungen nicht, das Risiko, daran zu erkranken, ist lediglich erhöht. Patienten, die an einer der dieser Erkrankungen leiden, sind nicht automatisch HLA-B27 positiv.

Normwert

Negativ

Abweichungen vom Normwert

HLA-B27 Antigen findet sich gehäuft bei bestimmten rheumatischen Erkrankungen, z. B.

- Morbus Bechterew
- Reaktive Arthritis und Morbus Reiter
- Arthritis psoriatica
- Morbus Crohn
- Colitis ulcerosa
- Akute Uveitis

7.9.7 Antinukleäre Antikörper (ANA)

- **Normwert:** Titer < 1 : 80
- **ANA ↑:**
  - SLE
  - Sharp-Syndrom
  - Dermato-, Polymyositis
  - Sklerodermie
  - Sjögren-Syndrom
  - Rheumatoide Arthritis
  - Primär biliäre Zirrhose
  - Alter > 60 Jahre

7.9.7 Antinukleäre Antikörper (ANA)

Benötigtes Material

1 ml Serum

Physiologische Bedeutung

Antinukleäre Antikörper (ANA) sind eine heterogene Gruppe von Proteinen, die sich gegen den Zellkern und Zellkernbestandteile, z. B. Histone, DNA, RNA richten (Autoantikörper). Durch die Bindung der Antikörper wird die Zelle in den meisten Fällen unter Bildung einer Entzündungsreaktion zerstört.

Zu den ANA gehören u. a.

- dsDNA-Ak: Antikörper gegen DNA (Doppelstrang)
- ssDNA-Ak: Antikörper gegen DNA (Einzelstrang)
- rRNP-Ak: Antikörper gegen Ribosomen
- Scl-70-Ak: Antikörper gegen DNA-Topoisomerase I
- CENP-Antikörper: Antikörper gegen Zentromer

Praktische Tipps

- ANA eignen sich zur Bestimmung und als Verlaufsparameter bei Kollagenosen.
- ANA finden sich auch bei Autoimmunkrankheiten, chronischen persistierenden Infektionen und im Alter.

Normwert

Titer < 1 : 80

Abweichungen vom Normwert

ANA-Erhöhung

- Systemischer Lupus erythematodes
- Mixed Connective Tissue Diseases (Sharp-Syndrom)
- Dermatomyositis, Polymyositis
- Sklerodermie
- Sjögren-Syndrom
- Rheumatoide Arthritis
- Alkoholtoxische Leberzirrhose, Virushepatitis, primär biliäre Zirrhose
- Thyreoiditis
- Alveolitis, Lungenfibrose
- Alter > 60 Jahre

7.9.8 Tumormarker

7.9.8 Tumormarker

Tumormarker: (Glyko-)Proteine, die von Tumorzellen oder benachbarten Zellen sezerniert werden

Benötigtes Material

0,5 ml Serum/Tumormarker

Physiologische Bedeutung

Tumormarker sind Proteine oder Glykoproteine, die entweder von den Tumorzellen selbst oder von benachbarten, gesunden Zellen als Reaktion auf ein Tumorgeschehen ausgeschüttet werden. Sie sind weder tumor- noch organspezifisch. Eine Ausnahme sind AFP und β-HCG die (relativ) spezifisch auf bestimmte Neubildungen hindeuten. Bei einem Teil der Patienten können Tumormarker erhöht sein, ohne dass eine Tumorerkrankung vorliegt. Umgekehrt zeigen nicht alle Patienten mit einem Tumorleiden positive Tumormarker. Nachfolgend werden einige ausgewählte Tumormarker beschrieben.

MERKE Tumormarker eignen sich zur Beurteilung des Verlaufs einer Tumorerkrankung, nicht aber als Suchparameter in der Diagnostik. Eine Ausnahme wird häufig beim PSA gemacht, das ohne Verdacht auf eine Neubildung als Suchtest verwendet wird.

MERKE

Normwerte ausgewählter Tumormarker

- CEA (carcinoembryonales Antigen) < 5 ng/ml
- CA 125 (Cancer Antigen 125) < 35 U/ml
- CA 19–9 (Cancer Antigen 19–9) < 37 U/ml
- AFP (α-Fetoprotein) < 8,5 U/ml
- HCG (humanes Choriongonadotropin) < 10 U/l
- NSE (neuronenspezifische Enolase) < 12,5 μg/l
- PSA (prostataspezifisches Antigen) < 4,0 ng/ml
  - Bis 49 Jahre: < 2,0 ng/ml
  - 50–59 Jahre: < 3,0 ng/ml
  - Bei Werten > 4,0 ng/ml wird eine Prostatabiopsie empfohlen
  - Nach Prostatektomie: < 0,01 ng/ml

Abweichungen vom Normwert

➤ Tab. 7.5

Auf den Punkt gebracht

TABELLE 7.5

7.10 Leber- und Pankreasdiagnostik

7.10.1 Allgemeines

7.10.2 GOT (AST)

- **Normwert:**
  - ♀ < 35 U/l
  - ♂ < 50 U/l
- **GOT ↑:**
  - Leberschädigung durch Medikamente oder bei systemischen Infektionen
  - Neubildungen
  - Akute Stauungsleber
  - Herzmuskelschädigung
  - **Falsch hoch** bei Hämolyse
- **GOT ↑↑:**
  - Akutes Leberversagen jeder Genese
  - Chronische Hepatitis
  - Ausgedehnter Herzinfarkt

Tab. 7.5 Tumormarker und Ursachen für deren Erhöhung

Tumormarker ↑	Ursachen
CEA	• Kolon-, Pankreas-, Mamma-, Bronchialkarzinom • Entzündungen von Leber, Pankreas, Magen, Darm, Lunge • Nikotinabusus
CA 125	• Ovarialkarzinom • Leberzirrhose, Pankreatitis, Peritonitis • Endometriose
CA 19–9	• Pankreas-, Gallengangs-, Magen-, Kolonkarzinom • Cholestase, akute Pankreatitis
PSA	• Prostatakarzinom • Manipulationen an der Prostata, rektale Untersuchung in den letzten 2 Tagen vor Bestimmung • Hyperplasie der Prostata • Prostatitis
AFP	• Leberzellkarzinom, Keimzelltumoren (Hodentumor, Ovarialkarzinom) • Virale Hepatitis, Leberzirrhose • Schwangerschaft, Neugeborene
HCG	• Keimzelltumoren (Hodentumor, Ovarialkarzinom) • Physiologisch in der Schwangerschaft
NSE	• Kleinzelliges Bronchialkarzinom, Neuroblastome • Bronchopneumonie, Lungenfibrose

7.10 Leber- und Pankreasdiagnostik

7.10.1 Allgemeines

Die Leber kann unterschiedliche Störungen aufweisen, die mittels unterschiedlicher Parameter überprüft werden können:

- **Störungen in den Leberzellen:** Lassen sich mit Transaminasen (GOT, GPT), Transferase (γ-GT) und GLDH (Glutamatdehydrogenase) erfassen.
- **Störungen der Ausscheidungsleistung:** Führen zu Veränderungen von Bilirubin, AP und γ-GT.
- **Syntheseleistung der Leber:** Wird über Quick-Wert, PTT, Albumin und Cholinesterase bestimmt.

7.10.2 GOT (AST)

Benötigtes Material

0,5 ml Serum

Physiologische Bedeutung

GOT (Glutamat-Oxalacetat-Transaminase) oder AST (Aspartat-Aminotransferase) befindet sich im Zytoplasma und in den Mitochondrien der Leberzellen, Herzmuskelzellen und Zellen der quergestreiften Muskulatur. Dieses Enzym ist nicht leberspezifisch, in Verbindung mit der GPT, GLDH und γ-GT gibt sie jedoch Hinweise auf Leberzellschädigungen.

Praktische Tipps

Bei erhöhten GOT-Werten sollten gleichzeitig GPT, γ-GT, GLDH, Troponin T und LDH bestimmt werden.

Normwert

- ♀ < 35 U/l
- ♂ < 50 U/l

Abweichungen vom Normwert

Leichte GOT-Erhöhung

- Leberschädigung durch Medikamente
- Leberbeteiligung bei systemischen Infektionen
- Lebertumoren, Lebermetastasen
- Akute Stauungsleber
- Herzmuskelschädigung (ohne GPT-/ALT-Anstieg)
- Unspezifisch, ohne Hinweis auf eine Erkrankung
- **Falsch hohe Werte** durch extrakorporale Hämolyse und lange Stauung vor der Blutentnahme oder starke körperliche Belastung

Starke GOT-Erhöhung

- Akutes Leberversagen
- Akute Virushepatitis

- Leberzirrhose
- Chronische Hepatitis
- Ausgedehnter Untergang des Herzmuskelgewebes beim Herzinfarkt

7.10.3 GPT (ALT)

Benötigtes Material

0,5 ml Serum

Physiologische Bedeutung

Die GPT (Glutamat-Pyruvat-Transaminase) oder ALT (Alanin-Aminotransferase) ist ein weitgehend leberspezifisches Enzym und v.a. im Zytoplasma, in geringen Mengen auch in den Mitochondrien der Hepatozyten lokalisiert. Anstiege der GPT im Serum sind ein Hinweis auf eine gestörte bzw. erhöhte Permeabilität der Leberzellmembran und eine Leberzellschädigung.

Praktische Tipps

- Bei hohen GPT-Werten sollten gleichzeitig GOT, γ-GT, GLDH, AP, Bilirubin und die Syntheseparameter der Leber Albumin, Quick-Wert und Cholinesterase bestimmt werden.
- Der Schweregrad einer Leberzellschädigung kann mit dem GOT/GPT-Quotienten (de-Ritis-Quotient) abgeschätzt werden. Bei leichten Leberzellschädigungen liegt der de-Ritis-Quotient < 1, bei schweren Schädigungen und nicht hepatischen Schädigungen (Trauma, Herzinfarkt) > 1.

Normwert

- ♀ < 35 U/l
- ♂ < 50 U/l

Abweichungen vom Normwert

Leichte GPT/ALT-Erhöhung

- Fettleber
- Lebertumoren, Lebermetastasen
- Chronischer Alkoholkonsum
- Cholangitis
- **Falsch hohe Werte** bei Hämolyse und starker Muskelarbeit

Starke GPT/ALT-Erhöhung

- Akutes Leberversagen
- Akute Virushepatitis
- Chronische Hepatitis, Alkoholhepatitis
- Stauungsleber
- Leberzirrhose
- Extrahepatische Cholestase

7.10.3 GPT (ALT)

- **Normwert:**
  - ♀ < 35 U/l
  - ♂ < 50 U/l
- **GPT ↑:**
  - Fettleber
  - Neubildungen
  - Chronischer Alkoholkonsum
  - Cholangitis
- **GPT ↑↑:**
  - Akutes Leberversagen
  - Virushepatitis
  - Alkoholhepatitis
  - Stauungsleber
  - Leberzirrhose

7.10.4 γ-Glutamyltransferase (γ-GT)

Benötigtes Material

0,5 ml Serum

Physiologische Bedeutung

Die γ-GT (Gamma-Glutamyltransferase) ist ein zellmembrangebundenes Enzym, das in den höchsten Konzentrationen in den Leber- und Gallenwegszellen vorkommt. Sie ist der empfindlichste Indikator bei Störungen der Leber und der Gallenwege.

Praktische Tipps

- Bei hohen γ-GT-Werten sollten gleichzeitig GOT, GPT, AP, Bilirubin und die Syntheseparameter der Leber Albumin, Quick-Wert und Cholinesterase bestimmt werden.
- Die Höhe des Enzymanstiegs korreliert mit dem Ausmaß der Leberzellschädigung. Leichte Leberschäden führen zu einem Anstieg der zellmembrangebundenen γ-GT und der zytosolischen Enzyme GPT und z.T. der GOT. Schwere Leberzellschädigungen führen zusätzlich zum Anstieg der mitochondrialen Enzyme GLDH und z.T. der GOT sowie einem Abfall der Syntheseparameter der Leber (Albumin, Quick-Wert, Cholinesterase).

Normwert

- ♀ < 40 U/l
- ♂ < 60 U/l

7.10.4 γ-Glutamyltransferase (γ-GT)

- **Normwert:**
  - ♀ < 40 U/l
  - ♂ < 60 U/l
- **γ-GT ↑:**
  - Fettleber
  - Alkoholabusus
  - Mononukleose
  - Pharmaka
- **γ-GT ↑↑:**
  - Akutes Leberversagen
  - Alkoholtoxische und virale Hepatitis
  - Pharmaka
  - Cholestase
  - Leberzirrhose
  - Neubildungen

Abweichungen vom Normwert

Leichte γ-GT-Erhöhung

- Fettleber
- Chronischer Alkoholabusus
- Infektiöse Mononukleose (EBV)
- Leberschädigung durch Pharmaka

Starke γ-GT-Erhöhung

- Akutes Leberversagen
- Alkoholtoxische Hepatitis
- Leberschädigung durch Pharmaka
- Cholestase
- Chronische Hepatitis
- Leberzirrhose
- Lebertumore, Lebermetastasen
- Akute und chronische Pankreatitis

7.10.5 Glutamatdehydrogenase (GLDH)

Benötigtes Material

1 ml Serum

Physiologische Bedeutung

Die Glutamatdehydrogenase (GLDH) ist ein mitochondriales Enzym, das in sehr hohen Konzentrationen in Hepatozyten vorkommen. Es kann als ein leberspezifisches Enzym angesehen werden und verhindert letztlich die Ammoniakanhäufung und -erhöhung im Körper. Anstiege der GLDH im Serum sind immer ein Hinweis auf eine massive, nekrotisierende Leberzellschädigung.

Praktische Tipps

Bei hohen GLDH-Werten sollten gleichzeitig GOT, GPT, γ-GT, AP, Bilirubin und die Syntheseparameter Albumin, Quick-Wert sowie Cholinesterase bestimmt werden.

Normwert

- ♀ < 5 U/l
- ♂ < 7 U/l

Abweichungen vom Normwert

GLDH-Erhöhung

- Nekrotisierende Leberzellschädigung durch z. B. Pilze oder akute Virushepatitis
- Verschlussikterus
- Leberzirrhose
- Stauungsleber durch z. B. akutes Rechtsherzversagen, Cor pulmonale nach Lungenembolie

Auf den Punkt gebracht

7.10.5 Glutamatdehydrogenase (GLDH)

- **Normwert:**
  - ♀ < 5 U/l
  - ♂ < 7 U/l
- **GLDH ↑:**
  - Nekrotisierende Leberzellschädigung
  - Akute Virushepatitis
  - Verschlussikterus
  - Leberzirrhose
  - Stauungsleber

7.10.6 Cholinesterase (ChE)

Benötigtes Material

1 ml Serum

Physiologische Bedeutung

Die Cholinesterasen (ChE) sind Enzyme, die Cholinester spalten. Sie werden in der Leber gebildet und dienen der Beurteilung der Synthesefunktion der Leber.

Praktische Tipps

Bei Erniedrigung der ChE ist die Bestimmung von Albumin, Quick-Wert, PTT, GOT, GPT, γ-GT, GLDH, AP und Bilirubin sinnvoll.

Normwert

- ♀ 4300–11300 U/l
- ♂ 5300–12900 U/l

Abweichungen vom Normwert

ChE-Erhöhung

- Diabetes mellitus
- Fettstoffwechselstörungen

7.10.6 Cholinesterase (ChE)

- **Normwert:**
  - ♀4.300–11.300 U/l
  - ♂5.300–12.900 U/l
- **ChE ↑:**
  - Diabetes mellitus
  - Fettstoffwechselstörungen
  - KHK
  - Eiweißverlust
- **ChE ↓:**
  - Hepatitis
  - Leberzirrhose
  - Toxische Leberschäden durch u. a. Vergiftungen mit Organophosphaten
  - Colitis ulcerosa
  - Unterernährung
  - Medikamente (ChE-Inhibitoren)

- KHK
- Renaler oder enteraler Eiweißverlust
- **Falsch hohe** Werte bei starker Stauung und extrakorporaler Hämolyse

ChE-Erniedrigung
- Lebererkrankungen mit verminderter Syntheseleistung der Leber, z. B. Hepatitis, Leberzirrhose oder toxische Leberschäden durch u. a. Vergiftungen mit Organophosphaten (E605, E600)
- Colitis ulcerosa
- Unterernährung
- Herzinfarkt
- Medikamente (ChE-Inhibitoren), z. B. Neostigmin, Physostigmin, Pyridostigmin
- **Falsch negative** Werte in der Schwangerschaft, besonders ab dem 2. Trimenon

7.10.7 Bilirubin

Benötigtes Material
1 ml Serum

Physiologische Bedeutung
Bilirubin ist ein Abbauprodukt des Häms. Konjugation und Exkretion in die Gallengänge erfolgen in der Leber (konjugiertes bzw. direktes Bilirubin). Störungen bei der Konjugation, Ausschleusung in die Gallengänge oder ein erhöhtes Angebot an unkonjugiertem bzw. indirektem Bilirubin manifestieren sich als Ikterus.

Praktische Tipps
- Hämolytisches Serum ergibt falsch hohe Werte.
- Die Bilirubinkonzentration unterliegt Tagesschwankungen, wobei morgens höhere Werte als abends gemessen werden.
- Bei hohen Bilirubin-Werten im Serum empfehlen sich die Bestimmungen von Bilirubin und Urobilinogen im Urin.
- Die Probe muss dunkel gelagert werden.
- Bei V. a. eine Lebererkrankung sollte die Messung von AP, GOT, GPT, γ-GT, GLDH und der Syntheseparameter der Leber Albumin, Quick-Wert und Cholinesterase erfolgen.

Normwert
- Gesamt-Bilirubin < 1,1 mg/dl
- Direktes Bilirubin < 0,3 mg/dl
- Indirektes Bilirubin < 0,8 mg/dl

Abweichungen vom Normwert
➢ Tab. 7.6

Tab. 7.6 Veränderungen von Laborparametern, Stuhl- und Urinfarbe bei den Ikterusarten

	Prähepatischer Ikterus	Intrahepatischer Ikterus	Posthepatischer Ikterus
Ursachen	Hämolyse, Myolyse	Lebererkrankungen	Gallenwegserkrankungen
Indirektes Bilirubin (Serum)	↑↑	↑	↔
Direktes Bilirubin (Serum)	↔	↑	↑↑
Urinfarbe	Normal	Dunkler	Bierbraun
Urobilinogen (Urin)	↑↑	↑	↔
Bilirubin (Urin)	↔	↑	↑↑
Stuhlfarbe	Normal	Normal bis heller	Hell (acholisch)
Andere Parameter	• Haptoglobin ↓ • Retikulozyten ↑↑ • LDH ↑	• GPT ↑↑ • GOT ↑↑ • γ-GT ↑ • AP ↑	• GPT ↑ • GOT ↑ • γ-GT ↑↑ • AP ↑↑
Juckreiz	Kaum oder nicht vorhanden	Mäßig	Stark

7.10.7 Bilirubin

- **Normwert:** Gesamt-Bilirubin < 1,1 mg/dl
- Abweichungen vom Normwert je nach Ikterusursache

TABELLE 7.6

Auf den Punkt gebracht

7.10.8 Alkalische Phosphatase (AP)

- **Normwert:**
  - ♀ 35–105 U/l
  - ♂ 40–130 U/l
- **AP ↑:**
  - Cholestatische Leber- und Gallenwegserkrankungen
  - Knochenerkrankungen, u. a. Rachitis, Osteomalazie, Morbus Paget
  - Neubildungen
  - Hyperparathyreoidismus
  - Niereninsuffizienz
  - Sarkoidose
  - Antikonvulsiva
- **AP ↓:** Hypothyreose

7.10.8 Alkalische Phosphatase (AP)

Benötigtes Material

1 ml Serum

Physiologische Bedeutung

Die alkalische Phosphatase (AP) ist ein gewebeunspezifisches Isoenzym, das sich zellmembrangebunden im Knochen, in der Niere, in der Leber und in den Gallengangsepithelien findet. Sie hydrolysiert Phosphatester im alkalischen Milieu.

Praktische Tipps

- Bei hohen AP-Werten sollte an Leber- bzw. Gallenwegserkrankungen und an Knochenerkrankungen gedacht werden. Die Bestimmung von GOT, GPT, γ-GT, Bilirubin, Kalzium und Phosphat erlaubt eine Verdachtsäußerung bezüglich des erkrankten Organsystems.
- Die AP fungiert bei Osteosarkomen als Tumormarker (Verlaufsparameter).

Normwert

- ♀ 35–105 U/l
- ♂ 40–130 U/l

Abweichungen vom Normwert

AP-Erhöhung

- Cholestatische Verläufe bei Leber- bzw. Gallenwegserkrankungen, z. B. akutem Leberversagen, akuter Hepatitis, Leberzellkarzinomen oder Metastasen, Okklusion des Ductus choledochus durch Gallensteine, papillärem oder Pankreaskopfkarzinom, chronischer Hepatitis, Leberzirrhose
- Osteopathische Erhöhung bei deutlichen Umbauprozessen am Knochen, z. B. Rachitis, Osteomalazie, Morbus Paget, multiples Myelom (Plasmozytom), Osteosarkom, Knochenmetastasen, Knochenfrakturen, Hyperparathyreoidismus
- Andere Ursachen, z. B. Niereninsuffizienz (mit verminderten Bildung von Vitamin D), Sarkoidose, Einnahme von Antikonvulsiva
- Schwangerschaft, besonders im letzten Trimenon
- **Falsch hohe** Werte bei hämolytischen Proben

AP-Erniedrigung

Hypothyreose

Auf den Punkt gebracht

7.10.9 Lipase

- **Normwert:** 13–60 U/l
- **Lipase ↑:**
  - Akute Pankreatitis
  - Akuter Schub bei chronischer Pankreatitis
  - Neubildungen

7.10.9 Lipase

Benötigtes Material

1 ml Serum

Physiologische Bedeutung

Die Lipase spaltet Triglyzeride in Glyzerin und Fettsäuren und stammt aus dem exokrinen Teil des Pankreas. Das Enzym ist als pankreasspezifisch anzusehen.

Praktische Tipps

- Die Empfindlichkeit der Lipase ist deutlich höher als die Bestimmung der Amylase bei V. a. eine akute Pankreatitis oder einen akuten Schub einer chronischen Pankreatitis. Auf die Bestimmung der Amylase wird häufig verzichtet, weil dieser Parameter keinen zusätzlichen Nutzen erbringt.
- Nach diagnostisch-therapeutischen Eingriffen im Bereich des Sphincter Oddi (z. B. ERCP) erhöhen sich die Lipase-Werte.
- Bei V. a. eine akute Pankreatitis ist die gleichzeitige Bestimmung von v. a. pankreatischer Elastase 1, (α-Amylase), LDH, CRP, Blutbild, Leber- und Nierenparametern, Glukose und Kalzium empfehlenswert. Der Anstieg der Lipase gibt in der Regel keine Auskunft über die Schwere der Pankreatitis.

Normwert

13–60 U/l

Abweichungen vom Normwert

Lipase-Erhöhung

- Akute Pankreatitis
- Akuter Schub einer chronischen Pankreatitis
- Pankreastumoren im Spätstadium
- Geringe Lipaseerhöhungen bei Niereninsuffizienz, Hepatitis oder diabetischer Ketoazidose

7.10.10 Pankreatische Elastase 1

Benötigtes Material

2 ml Serum

Physiologische Bedeutung

Die pankreatische Elastase 1 wird nur aus der Bauchspeicheldrüse ins Duodenum abgegeben und kann als organspezifischer Marker angesehen werden. Die Elastase ist ein proteinspaltendes Enzym. Ferner ist es an der Cholesterinresorption beteiligt.

Im Rahmen einer akuten Pankreatitis wird das Enzym im Serum, durch Zelluntergang und Freisetzung ins Blut erhöht nachgewiesen. Die Halbwertszeit ist relativ lang und beträgt bis zu 4 Tage.

Praktische Tipps

Bei V. a. akute Pankreatitis wird dieser Marker im Blut bestimmt. Die Bestimmung der pankreatischen Elastase 1 aus dem Stuhl wird bei einer chronischen Pankreatitis zur Beurteilung der exokrinen Organfunktion bzw. der Krankheitsprogredienz verwendet.

Normwert

< 3,5 ng/ml

Abweichungen vom Normwert

Erhöhung der pankreatischen Elastase 1 im Serum

- Akute Pankreatitis
- Akuter Schub einer chronischen Pankreatitis

7.10.11 α-Amylase und Pankreas-Amylase

Benötigtes Material

1 ml Serum

Physiologische Bedeutung

Die α-Amylase ist ein kohlenhydratspaltendes Enzym, das in den Speicheldrüsen und im Pankreas vorkommt. Das Enzym ist also nicht pankreasspezifisch.

Praktische Tipps

- Medikamente, welche die Kontraktion am Sphincter Oddi beeinflussen (z. B. Opiate), oder diagnostisch-therapeutische Eingriffe (z. B. ERCP) führen zu einer α-Amylase-Erhöhung.
- Bei V. a. eine akute Pankreatitis ist die gleichzeitige Bestimmung von v. a. pankreatischer Elastase 1, Lipase, LDH, CRP, Blutbild, Leber- und Nierenparametern, Glukose und Kalzium empfehlenswert.

Normwert

- α-Amylase < 110 U/l
- Pankreas-Amylase 28–100 U/I

Abweichungen vom Normwert

α-Amylase-Erhöhung

- Akute Pankreatitis
- Akute Schübe einer chronischen Pankreatitis
- Pankreaskarzinom
- Parotitis
- Erbrechen
- Niereninsuffizienz (renale Retention)

7.11 Nierendiagnostik

7.11.1 Kreatinin

Benötigtes Material

1 ml Serum

Physiologische Bedeutung

Kreatinin entsteht im Muskelstoffwechsel aus Kreatin und Kreatinphosphat und ist ein wichtiger Parameter zur Beurteilung der glomerulären Filtrationsleitung der Niere. Er ist abhängig von der

Auf den Punkt gebracht

7.10.10 Pankreatische Elastase 1

- **Normwert:** < 3,5 ng/ml
- **Pankreatische Elastase 1 ↑:**
  - Akute Pankreatitis
  - Akuter Schub einer chronischen Pankreatitis

7.10.11 α-Amylase und Pankreas-Amylase

- **Normwert:**
  - α-Amylase < 110 U/l
  - Pankreas-Amylase 28–100 U/l
- **α-Amylase ↑:**
  - Akute Pankreatitis
  - Akuter Schub einer chronischen Pankreatitis
  - Pankreaskarzinom
  - Parotitis
  - Erbrechen

7.11 Nierendiagnostik

7.11.1 Kreatinin

- **Normwert:**
  - ♀< 0,9 mg/dl
  - ♂ < 1,1 mg/dl
- **Kreatinin ↑:**
  - Akute und chronische Niereninsuffizienz (u. a. durch Volumenverluste, Glomerulonephritis, arterielle Hypertonie, Diabetes mellitus, Hyperurikämie)
  - Verbrennungen
  - Muskelquetschungen
  - Exsikkose
  - Akromegalie
  - Bodybuilding
- **Kreatinin ↓:**
  - Muskelmasse ↓
  - Schwangerschaft

Muskelmasse und dem Lebensalter des Patienten. Normale Kreatininwerte schließen eine Nierenfunktionsstörung nicht aus. Der Kreatininwert erhöht sich im Serum erst dann, wenn die Nieren über 50 % ihrer Funktion verloren haben. Bei V. a. auf leichtgradige Nierenfunktionsstörungen sollte zusätzlich die Kreatinin-Clearance bestimmt werden.

Praktische Tipps

- Der Kreatininwert sollte bei Patienten mit Diabetes mellitus und Hypertonie regelmäßig bestimmt werden, um frühzeitig Spätkomplikationen (diabetische und hypertensive Nephropathie) zu erkennen, ferner bei Nephrolithiasis und Muskelerkrankungen.
- Bei V. a. eine Nierenfunktionsstörung sind die Bestimmung von Harnstoff, Harnsäure, Kreatinin-Clearance, evtl. Cystatin C angebracht und ebenso eine Urinuntersuchung.

Normwert

- ♀ < 0,9 mg/dl
- ♂ < 1,1 mg/dl

Abweichungen vom Normwert

Kreatinin-Erhöhung

- Akute und chronische Niereninsuffizienz, durch Volumenverluste, Nierenerkrankungen, arterielle Hypertonie, Diabetes mellitus, Hyperurikämie oder Abflusshindernisse
- Glomerulonephritis bei z. B. rheumatoiden Arthritis, SLE und anderen systemischen Erkrankungen
- Verbrennungen
- Muskelquetschungen
- Exsikkose (häufig bei älteren Menschen)
- Akromegalie aufgrund der vermehrten Muskelmasse
- Bodybuilding
- **Falsch hohe Werte** bei körperlicher Anstrengung, Hämolyse, Hyperglykämie oder Medikamenteneinnahme wie ASS oder Ciclosporin A

Kreatinin-Erniedrigung

- Verminderte Muskelmasse
- Schwangerschaft

7.11.2 Kreatinin-Clearance

- **Normwert:**
  - ♀ (bis 30. Lj.) > 95 ml/Min.,
  - ♂ (bis 30. Lj.) > 110 ml/Min.
  - Nach dem 30. Lebensjahr pro Jahrzehnt 10 ml/Min. subtrahieren
- **Kreatinin-Clearance ↓:** geringfügige Nierenfunktionseinschränkungen

7.11.2 Kreatinin-Clearance

Benötigtes Material

2 ml Serum und 10 ml des 24-Stunden-Sammelurins

Physiologische Bedeutung

Unter der Clearance versteht man die Plasmamenge, die von einem bestimmten Stoff gereinigt worden ist. Die Kreatinin-Clearance ist ein sehr empfindlicher Parameter, um bereits leichte Funktionsstörungen der Niere festzustellen. Sie wird aus dem 24-Stunden-Sammelurin und dem Serum-Kreatinin bestimmt und berechnet sich nach ➢ Formel 7.1.

$$C\ (\text{ml/Min.}) = U \times UV/S \times t \qquad \text{Formel 7.1}$$

(C = Kreatinin-Clearance, U = Kreatinin-Konzentration im Urin, V = Urinvolumen in 24 Stunden, P = Kreatinin-Konzentration im Serum)

Durchführung

- Urinsammlung erfolgt in einem entsprechend großen, sauberen Behälter.
- Die Blase sollte morgens nach dem Aufstehen wie gewöhnlich komplett entleert werden. Danach beginnt die Sammelzeit des Urins über 24 Stunden.
- Am darauffolgenden Tag sollte der erste Morgenurin noch im Sammelbehälter aufgefangen werden. Die Gesamtmenge muss ins Labor gebracht werden. Gleichzeitig erfolgt eine Blutentnahme zur Bestimmung des Kreatinins.

Praktische Tipps

- Eine exakte Information an den Patienten zur Urinsammlung ist von essenzieller Bedeutung.
- Kaffee und Alkohol sollten in der Sammelphase nicht getrunken werden. Starke körperlicher Anstrengung sollte gemieden werden.
- Eine Trinkmenge von 1,5–2,0 l wird empfohlen.
- Die Zeitspanne von 24 Stunden sollte in jedem Fall eingehalten werden.

- Urinverluste müssen vermieden werden, ansonsten wird eine falsch niedrige Clearance gemessen.
- Falsch hohe Werte ergeben sich bei Proteinurie.
- Der Sammelurin sollte kühl gelagert werden.
- Wenn das Serum-Kreatinin erhöht ist, ist eine zusätzliche Bestimmung der Kreatinin-Clearance nicht notwendig.

Normwert

- ♀ > 95 ml/Min.
- ♂ > 110 ml/Min.

Die Kreatinin-Clearance nimmt mit dem Alter ab. Pro Jahrzehnt werden 10 ml/Min. subtrahiert.

Abweichungen vom Normwert

Erniedrigung der Kreatinin-Clearance

Erfassung leichter Nierenfunktionseinschränkungen

7.11.3 Cystatin C

Benötigtes Material

1 ml Serum

Physiologische Bedeutung

Cystatin C schützt Cystein vor proteolytischen Enzymen. Dieses Protein gilt als sensitiver Marker zur Beurteilung der Nierenfunktion und erfasst auch leichte glomeruläre Funktionsstörungen. Die Konzentration im Serum hängt nur von der glomerulären Filtrationsleistung der Nieren ab.

Praktische Tipps

- Die Blutentnahme sollte nüchtern erfolgen.
- Cystatin C ist im Gegensatz zum Kreatinin unbeeinflusst von Alter, Geschlecht, Hyperglykämien und Medikamenteneinnahme.
- Der Parameter kann auch bei normalen Kreatininwerten erhöht sein und zeigt bereits eine beginnende Nierenschädigung an (höhere Sensitivität als Kreatinin).
- Bei erhöhtem Cystatin-C-Spiegel ist eine Fahndung nach den Ursachen erstrebenswert: Ausschluss u. a. von Diabetes mellitus, Hypertonie oder Medikamentenabusus.

Normwert

0,50–0,96 mg/l

Abweichung vom Normwert

Cystatin C-Erhöhung

Reduzierte glomeruläre Filtrationsleistung

Cystatin C-Erniedrigung

Glomeruläre Hyperperfusion im Frühstadium der diabetischen oder hypertensiven Nephropathie

7.11.4 Harnstoff

Benötigtes Material

0,5 ml Serum

Physiologische Bedeutung

Harnstoff entsteht in der Leber aus Ammoniak und Kohlendioxid und ist ein Endprodukt des Aminosäurestoffwechsels. Harnstoff wird über die Niere ausgeschieden.

Praktische Tipps

- Harnstoffwerte werden nicht nur von der Nierenfunktion beeinflusst, sondern auch von der exogenen Zufuhr an Proteinen.
- Kreatinin ist wesentlich spezifischer und sensitiver bei der Beurteilung der glomerulären Funktionseinschränkung als Harnstoff.

Normwert

12–50 mg/dl

Auf den Punkt gebracht

7.11.3 Cystatin C

- **Normwert:** 0,50–0,96 mg/l
- **Cystatin C ↑:** Filtrationsleistung ↓
- **Cystatin C ↓:** Hyperperfusion der Niere (Frühstadium diabetische bzw. hypertensive Nephropathie)

7.11.4 Harnstoff

- **Normwert:** 12–50 mg/dl
- **Harnstoff ↑:**
  - Eingeschränkte Nierenfunktion
  - Katabole Stoffwechsellage
  - Hohe Proteinzufuhr
  - Dehydratation
- **Harnstoff ↓:**
  - Hungerzustände
  - Leberinsuffizienz

Abweichungen vom Normwert

Harnstoff-Erhöhung

- Akute und chronische Niereninsuffizienz
- Katabole Stoffwechsellage (Fieber, Verbrennungen)
- Hohe Proteinzufuhr
- Dehydratation
- **Falsch hohe** Werte bei Einnahme hoher Dosen von Ascorbinsäure

Harnstoff-Erniedrigung

- Hungerzustände, z. B. extreme Diäten, Anorexia nervosa
- Leberfunktionsstörungen

7.11.5 Harnsäure

- **Normwert:**
  - ♀< 6,0 mg/dl
  - ♂< 7,0 mg/dl
- **Harnsäure ↑:**
  - Hyperurikämie bzw. Gicht
  - Niereninsuffizienz
  - Zellzerfall
  - Myeloproliferative Erkrankungen
  - Fastenkuren
  - Alkoholkonsum
  - Pharmaka
- **Harnsäure ↓:**
  - Hungerzustände (chronisch)
  - Akuter Gichtanfall
  - Leberinsuffizienz
  - Allopurinoltherapie

7.11.5 Harnsäure

Benötigtes Material

0,5 ml Serum

Physiologische Bedeutung

Harnsäure entsteht in der Leber aus dem Purinstoffwechsel und wird über die Niere ausgeschieden. Akute Harnsäure-Erhöhungen können einen akuten Gichtanfall oder eine akute Uratnephropathie hervorrufen, chronische Harnsäure-Erhöhungen können zur chronischen Gicht und/oder chronischen Niereninsuffizienz führen.

Im akuten Gichtanfall kann die Harnsäure erhöht, normal oder erniedrigt sein.

Normwert

- ♀ < 6,0 mg/dl
- ♂ < 7,0 mg/dl

Abweichungen vom Normwert

Harnsäure-Erhöhung

- Hyperurikämie bzw. Gicht durch u. a. hohe Purinzufuhr, mangelnde Ausscheidung
- Akute und chronische Niereninsuffizienz
- Tumorzerfall, Zytostatika-, Strahlentherapie
- Myeloproliferative Erkrankungen
- Nahrungskarenz (Fastenkuren) mit Ausbildung einer Ketoazidose
- Alkoholkonsum
- Medikamente, z. B. Propanolol, Furosemid, Levodopa, Ethambutol

Harnsäure-Erniedrigung

- Akuter Gichtanfall
- Chronische Hungerzustände
- Leberinsuffizienz
- Medikamentöse Therapie mit Allopurinol, Östrogenen

7.12 Herzdiagnostik

7.12.1 Myoglobin

- **Normwert:**
  - ♀< 35 µg/l
  - ♂< 55 µg/l
- **Myoglobin ↑:**
  - Myokardinfarkt
  - Myokarditis
  - i. m.-Injektionen
  - Operationen
  - Traumen
  - Starke körperliche Anstrengung
  - Epileptische Anfälle
  - Muskelerkrankungen

7.12 Herzdiagnostik

7.12.1 Myoglobin

Benötigtes Material

2 ml Serum

Physiologische Bedeutung

Myoglobin wird als struktureller Bestandteil der Muskelzelle der quergestreiften Muskulatur und der Herzmuskulatur nach einem schädigenden Ereignis freigesetzt und ist im Serum bestimmbar. Myoglobin ist der erste Parameter, der nach einer Myokardschädigung ansteigt. Es ist allerdings wenig kardiospezifisch.

Praktische Tipps

- Der Anstieg erfolgt 2–4 Stunden nach Myokardinfarkt. Dieser Parameter ist für die Frühdiagnostik geeignet.
- Die Bestimmung des herzmuskelspezifischen Troponin T oder I ist in der Praxis gängiger als die Bestimmung des unspezifischen Myoglobins.
- Die weiterführende Diagnostik des Myokardinfarkts erfolgt neben der Bestimmung der Laborparameter u. a. über das EKG.

Normwert

- ♀ < 35 µg/l
- ♂ < 55 µg/l

Abweichungen vom Normwert

Myoglobin-Erhöhung

- Myokardinfarkt und Myokarditis
- i. m.-Injektionen
- Operationen, Traumen
- Starke körperliche Anstrengung
- Epileptische Anfälle
- Entzündliche, toxische, genetische oder metabolische Muskelerkrankungen

7.12.2 Troponin T und Troponin I

Benötigtes Material

1 ml Serum

Physiologische Bedeutung

Troponin T und Troponin I sind strukturelle Bestandteile der Herzmuskelzellen. Sie werden ins Blut freigesetzt, wenn Herzmuskelgewebe untergeht. Die Indikation zur Bestimmung erstreckt sich auf das akute Koronarsyndrom und die Diagnostik von Myokardinfarkten. Dieser Marker ist in der Regel 4 Stunden nach Herzzelltod positiv, eine Normalisierung der Werte erfolgt nach 1–2 Wochen.

Praktische Tipps

- Schnelltestungen stehen zur Verfügung.
- Troponin T und Troponin I sind die wichtigsten laborchemischen Marker bei der Diagnostik des Myokardinfarkts.
- Andere Labormarker, die beim Myokardinfarkt bestimmt werden, sind v.a. Myoglobin, GOT, LDH, BSG, CRP, Leukozyten, BNP, Glukose, CK und CK-MB. Die Bestimmung der CK und der CK-MB ist in den Hintergrund getreten; die CK ist ein unspezifisches Enzym, das bei zahlreichen anderen Erkrankungen erhöht ist (➢ 7.14.5), die CK-MB ist herzmuskelspezifisch und korreliert mit der Infarktgröße.

Normwert

- < 14,0 pg/ml
- 14,0–50 pg/ml Beobachtungsbereich
- > 50 pg/ml pathologisch erhöht

Abweichungen vom Normwert

Troponin T-Erhöhung

- Akutes Koronarsyndrom (instabile Angina pectoris und Herzinfarkt)
- Mikroinfarkte
- Myokarditis
- Invasive Eingriffe am Herzen oder an den Koronarien, z. B. PTCA
- Hypertensive Krise
- Schwere Lungenembolie

7.12.3 BNP (B-natriuretisches Peptid)

Benötigtes Material

1 ml EDTA

Physiologische Bedeutung

BNP (Brain Natriuretic Peptide) ist ein Protein, das von Herzzellen gebildet wird, besonders dann, wenn die Dehnung der Ventrikelmuskulatur übermäßig stark ist. Es besitzt eine Hormonwirkung, indem es an der Niere natriuretisch (natriumausscheidend und damit auch wasserausscheidend) wirkt. Darüber wirkt BNP vasodilatierend, was mit einer Senkung der Vor- und Nachlast einhergeht.

Praktische Tipps

- Die Blutentnahme sollte morgens nüchtern erfolgen.
- Der Patient sollte keine körperlichen Tätigkeiten vor der Blutentnahme verrichtet haben.

Auf den Punkt gebracht

7.12.2 Troponin T und Troponin I

- **Normwert:** < 14,0 pg/ml
- **Troponin T und I ↑:**
  - Akutes Koronarsyndrom (Herzinfarkt, instabile Angina pectoris)
  - Mikroinfarkte
  - Myokarditis
  - Schwere Lungenembolie

7.12.3 BNP (B-natriuretisches Peptid)

- **Normwert:** < 100 pg/ml
- **BNP ↑:**
  - Herzinsuffizienz
  - Akutes Koronarsyndrom

Normwert
< 100 pg/ml

Abweichungen vom Normwert
Erhöhung des BNP
- Herzinsuffizienz: wichtiger Parameter bei der Diagnostik und Bestimmung des Schweregrads der Herzinsuffizienz
- Akutes Koronarsyndrom (instabile Angina pectoris und Herzinfarkt)

7.12.4 Lactatdehydrogenase (LDH)

- **Normwert:** < 250 U/l
- **LDH ↑:**
  - Herzinfarkt
  - Myokarditis
  - Hämolytische Anämie
  - Muskel-, Lebererkrankungen
  - Lungenembolie
  - Zellzerfall
  - **Falsch hoch** bei körperlicher Anstrengung, hämolytischen Proben

7.12.4 Lactatdehydrogenase (LDH)

Benötigtes Material
1 ml Serum

Physiologische Bedeutung
Die LDH (Lactatdehydrogenase) katalysiert die reversible Umwandlung von Pyruvat (Brenztraubensäure) zu Laktat (Milchsäure). Dieses Enzym findet sich im Zytoplasma jeder Zelle. Die LDH besteht aus 2 Untereinheiten, dem H-Anteil und dem M-Anteil, die in 5 unterschiedlichen Kombinationen vorliegen (Isoenzyme). Im Herzmuskel und den Erythrozyten findet sich v. a. die LDH Isoenzyme 1 und 2. Das LDH Isoenzym 3 findet sich in Milz, Lunge und Thrombozyten. In der Leber und im Skelettmuskel sind die LDH Isoenzyme 4 und 5 lokalisiert. Die LDH ist bei der Spätdiagnostik der Herzinfarkte relevant, weil eine Normalisierung erst nach 1–2 Wochen erfolgt.

Normwert
< 250 U/l

Abweichungen vom Normwert
LDH-Erhöhung
- Herzmuskelerkrankungen, z. B. Herzinfarkt, Myokarditis
- Hämolytische Anämien
- Muskelerkrankungen, z. B. Trauma, Entzündung oder Speicherkrankheiten
- Lebererkrankungen, z. B. Hepatitis oder Intoxikationen
- Lungenembolie
- Zerfall maligner Tumore
- **Falsch hohe** Werte bei körperlicher Anstrengung und hämolytischen Proben

7.13 Schilddrüsendiagnostik

7.13.1 Thyreoidea-stimulierendes Hormon (TSH)

- **Normwert:** 0,4–4,0 mU/l
- **TSH ↑:** primäre Hypothyreose (betrifft die Schilddrüse und geht mit erniedrigten T_3- und T_4-Werten einher) jeder Genese
- **TSH ↓:** Hyperthyreose durch u. a. autonomes Adenom oder Morbus Basedow, Substitution der Schilddrüsenhormone

7.13 Schilddrüsendiagnostik

7.13.1 Thyreoidea-stimulierendes Hormon (TSH)

Benötigtes Material
1 ml Serum

Physiologische Bedeutung
Thyroidea-stimulierendes Hormon (TSH) wird im Hypophysenvorderlappen produziert und stimuliert in der Schilddrüse die Produktion der Hormone T_3 und T_4. Die Konzentration im Serum unterliegt einer negativen Rückkopplung. Je höher das T_3, T_4 im Serum ist, desto geringer ist das TSH. Je niedriger die Konzentrationen von T_3, T_4 ist, desto höher ist der TSH-Spiegel. Das TSH ist der wichtigste Parameter in der Schilddrüsendiagnostik.

Praktische Tipps
Einige Autoren favorisieren die Senkung des oberen Werts auf 2,5 mU/l. Der Bereich 2,5–4,0 mU/l wird auch als Grenzbereich bezeichnet.

Normwert
0,4–4,0 mU/l

Abweichungen vom Normwert
TSH-Erhöhung
- Primäre Hypothyreose (betrifft die Schilddrüse und geht mit erniedrigten T_3- und T_4-Werten einher)
- Sekundäre Hyperthyreose mit Ursachen in der Hypophyse (sehr selten)
- Autoimmunthyreoiditis Hashimoto bei hypothyreoter Stoffwechsellage

TSH-Erniedrigung
- Hyperthyreose durch ein autonomes Adenom
- Immunogene Hyperthyreose durch Morbus Basedow
- Substitution der Schilddrüsenhormone
- Sekundäre Hypothyreose (Hypophyseninsuffizienz)

7.13.2 T_3 (Trijodthyronin) und T_4 (Thyroxin)

Benötigtes Material
1 ml Serum

Physiologische Bedeutung
T_3 (Trijodthyronin) und T_4 (Thyroxin) werden in der Schilddrüse produziert und ins Blut abgegeben. Ein Teil ist an Transportproteine gebunden und nicht wirksam, ein anderer Teil zirkuliert frei und stellt die wirksame Fraktion dar. T_3 ist die eigentlich wirksame Form, T_4 stellt eine zirkulierende Depotform dar und kann durch Dejodierung in T_3 umgewandelt werden. Empfohlen wird die Bestimmung der freien Hormonfraktion fT_3 und fT_4.

Praktische Tipps
- Schilddrüsenhormone sind von essenzieller Bedeutung für Körperwachstum, Grundumsatz und Hirnreifung.
- Die Steuerung der Hormonbildung erfolgt über den Hypothalamus mit TRH sowie den Hypophysenvorderlappen mit TSH.
- Die Bestimmung der freien Fraktion (fT3, fT4) sollte bevorzugt bestimmt werden.

Normwert
- T_3: 1,30–3,10 nmol/l
- Freies T_3 (fT_3): 2,0–4,4 pg/ml
- T_4: 65–160 nmol/l
- Freies T_4 (fT_4) 0,93–1,7 ng/dl

Abweichungen vom Normwert
T_3- und T_4-Erhöhung

Hyperthyreose durch z. B. Morbus Basedow, autonomes Adenom, Hashimoto-Thyreoiditis (Frühstadium)

T_3- und T_4-Erniedrigung
- Hypothyreose durch z. B. Hashimoto-Thyreoiditis (Spätstadium), nach Strumektomie, Radiojodtherapie der Schilddrüse oder thyreostatische Therapie
- Reduzierte Stoffwechsellage

7.13.2 T_3 (Trijodthyronin) und T_4 (Thyroxin)

- **Normwert:**
  - Freies T_3 (fT_3): 2,0–4,4 pg/ml
  - Freies T_4 (fT_4) 0,93–1,7 ng/dl
- **T_3/T_4 ↑:** Hyperthyreose jeder Genese
- **T_3/T_4 ↓:** Hypothyreose jeder Genese

7.13.3 Schilddrüsen-Antikörper

Benötigtes Material
1 ml Serum

Physiologische Bedeutung
Thyreoperoxidase-Antikörper (TPO-Ak) richten sich gegen das Enzam Thyreoperoxidase, das ein integrales Membranprotein der Schilddrüsenzellen darstellt. Es fungiert als ein wichtiges Enzym in der Synthese von T_3 und T_4. Langfristige Einwirkung der Autoantikörper führt zur mangelnden Bildung von Schilddrüsenhormonen und zur Ausbildung einer Hypothyreose.

TSH-Rezeptor-Antikörper (TRAK) sind stimulierende Autoantikörper, die beim Morbus Basedow gebildet werden. Sie besitzen eine stimulierende Wirkung im Hinblick auf die Schilddrüsenfunktion und die Produktion der Hormone T_3 und T_4 und auch im Hinblick auf die Wachstumsfunktion an den Schilddrüsenzellen, Zellen des retroorbitalen Fettgewebes und der Schienbeinvorderkante. Sie korrelieren nicht mit dem Grad der Überfunktion der Schilddrüse, aber mit der Wachstumsfunktion an den Zellen, sodass v. a. die Aktivität der endokrinen Orbitopathie beurteilt werden kann.

Normwerte
- TPO-Ak (MAK): < 35 IU/ml
- TRAK: < 1,75 IU/ml

7.13.3 Schilddrüsen-Antikörper

- **Normwert:**
  - TPO-Ak: < 35 IU/ml
  - TRAK: < 1,75 IU/ml
- **TPO-Ak ↑:**
  - Hashimoto-Thyreoiditis
  - Primäres Myxödem
  - Morbus Basedow
- **TRAK ↑:** Morbus Basedow

Abweichung vom Normwert

TPO-Ak (MAK)-Erhöhung

- Hashimoto-Thyreoiditis
- Primäres Myxödem
- Morbus Basedow
- Postpartale Thyreoiditis

TRAK-Erhöhung

- Morbus Basedow
- Postpartale Thyreoiditis
- In wenigen Fällen Hashimoto-Thyreoiditis

7.14 Knochen- und Muskelstoffwechsel

7.14.1 Kalzium

- **Normwert:**
  - Gesamtkalzium 2,2–2,6 mmol/l
  - Ionisiertes Kalzium 1,1–1,3 mmol/l
- **Hyperkalzämie:**
  - Knochentumoren
  - Osteolytische Knochenmetastasen
  - Primärer Hyperparathyreoidismus
  - Sarkoidose
  - Multiples Myelom (Plasmozytom)
  - Hyperthyreose
  - NNR-Insuffizienz
  - Immobilisation
  - Vitamin-D- und A-Intoxikation
- **Hypokalzämie:**
  - Hypoparathyreoidismus
  - Darmerkrankungen
  - Vitamin-D-Mangel
  - Nierenerkrankungen
  - Hyperventilation

7.14.2 Phosphat

- **Normwert:** 0,84–1,45 mmol/l
- **Hyperphosphatämie:**
  - Niereninsuffizienz
  - Knochenmetastasen
  - Hypoparathyreoidismus
  - Akromegalie
- **Hypophosphatämie:**
  - Primärer und sekundärer Hyperparathyreoidismus
  - Vitamin-D-Mangel

7.14 Knochen- und Muskelstoffwechsel

7.14.1 Kalzium

Benötigtes Material

1 ml Serum

Physiologische Bedeutung

Kalzium ist ein sehr wichtiges Elektrolyt im Knochen- und Muskelstoffwechsel. In jeder Muskelzelle wird es zur Kontraktion benötigt. Ferner ist Kalzium an der Gerinnung (Faktor IV) beteiligt. Im Knochen finden sich die größten Vorkommen. Der Tagesbedarf liegt bei Erwachsenen bei 1 g/Tag. Die Serumkalziumkonzentration wird über Hormone reguliert, u. a. Kalzitonin, Parathormon und Vitamin D. Ein Teil des Kalziums liegt in freier Form vor (wirksame Form), ein anderer Teil ist an Albumin gebunden. Die freie Form (ionisierte Fraktion) kann durch pH-Verschiebungen beeinflusst werden. Eine Alkalose führt zur Senkung, eine Azidose zur Erhöhung der ionisierten Fraktion.

Praktische Tipps

- Hyperkalzämie führt zu einer reduzierten Erregbarkeit der Zellen. Die Symptome sind u. a. Paresen, Obstipation, Herzrhythmusstörungen und Verwirrtheitszustände.
- Hypokalzämie führt zu einer gesteigerten neuromuskulären Erregbarkeit. Die Symptome sind u. a. Parästhesien, Pfötchenstellung (Karpopedalspasmen) und Herzrhythmusstörungen.

Normwert

- Gesamtkalzium 2,2–2,6 mmol/l
- Ionisiertes Kalzium 1,1–1,3 mmol/l

Abweichungen vom Normwert

Hyperkalzämie

- Knochentumoren und osteolytische Knochenmetastasen
- Primärer Hyperparathyreoidismus
- Sarkoidose, multiples Myelom (Plasmozytom), Hyperthyreose, Nebennierenrindeninsuffizienz
- Knochenabbau bei Immobilisation
- Vitamin-D- und -A-Intoxikation

Hypokalzämie

- Hypoparathyreoidismus
- Resorptionsstörungen im Rahmen von Darmerkrankungen, z. B. Zöliakie
- Hypalbuminämie bei Leberzirrhose, nephrotischem Syndrom
- Vitamin-D-Mangel, durch geringe Synthese und Zufuhr
- Diuretikatherapie
- Nierenerkrankungen mit verminderter Bildung von Vitamin D
- Hyperventilation: geht mit Ausbildung einer respiratorischen Alkalose und einer erhöhten Bindung von freien Kalziumionen an Albumin einher → relativer Kalziummangel, der tetanische Krämpfe auslösen kann (normokalzämische Tetanie)

7.14.2 Phosphat

Benötigtes Material

1 ml Serum

Physiologische Bedeutung

Phosphat ist wichtig für Stoffwechselvorgänge, die Nukleinsäuresynthese und den Energiehaushalt. Der größte Anteil findet sich in Knochen und Zähnen, wo es neben Kalzium einen strukturellen Bestandteil darstellt. Die Regulation erfolgt hormonell über Parathormon und Vitamin D. Phosphat wird über die Niere ausgeschieden.

Praktische Tipps

Die diagnostische Bewertung des Phosphats sollte immer im Zusammenhang mit Kalzium erfolgen, da Störungen der regulierenden Hormone (Vitamin D und Parathormon) immer beide Stoffe betreffen. Bei hohen Werten sollten die Nierenretentionswerte bestimmt werden (Kreatinin, Harnstoff, Harnsäure).

Normwert

0,84–1,45 mmol/l

Abweichungen vom Normwert

Hyperphosphatämie

- Fortgeschrittene Niereninsuffizienz
- Knochenmetastasen
- Hypoparathyreoidismus
- Akromegalie

Hypophosphatämie

- Primärer Hyperparathyreoidismus
- Sekundärer Hyperparathyreoidismus: Hypokalzämie, Vitamin-D-Mangel, Malabsorptionssyndrom, Alkoholismus
- Rachitis, Osteomalazie
- Angeborene Nierenerkrankungen

7.14.3 Vitamin D

Benötigtes Material

2 ml Serum

Physiologische Bedeutung

Vitamin D ist an der Regulation des Kalzium-Phosphat-Stoffwechsels beteiligt und essenziell für die Knochenmineralisierung. Ferner sind extraossäre Wirkungen bekannt wie z. B. günstige Auswirkung auf das kardiovaskuläre System, die Gesamtmortalität bei älteren Menschen und vermutlich über immunmodulatorische Effekte eine tumorprotektive Wirkung. Vitamin D kann mit Nahrungsmitteln zugeführt oder vom Organismus aus Cholesterin hergestellt werden. Cholesterin wird unter UV-Bestrahlung in der Haut zu Cholecalciferol umgebaut, gelangt zur Leber und wird zu 25-Hydroxycholecalciferol aktiviert. Im Anschluss gelangt 25-Hydroxycholecalciferol in die Niere, in der es zum biologisch aktiven Vitamin D umgewandelt wird (1,25-Dihydroxycholecalciferol). Das Vitamin D ist ein Vitamin mit Hormonfunktion. Der Tagesbedarf beträgt 1000 IE/Tag bzw. 5 µg (bei Frauen > 65. Lebensjahr 10 µg).

Praktische Tipps

- Bei pathologischen Befunden ist die Bestimmung von Kalzium, Phosphat, AP und Parathormon empfehlenswert.
- Blutproben müssen lichtgeschützt gelagert werden.

Normwert

- Vitamin D (15-OH): 23–113 nmol/l
- Vitamin D (1,25-OH): 25–86,5 pg/ml

Abweichungen vom Normwert

Vitamin-D-Erniedrigung

- Mangelnde Zufuhr
- Mangelnde Lichtexposition
- Erhöhter Bedarf bei Kindern, in der Schwangerschaft, Stillzeit, nach der Menopause und bei älteren Menschen
- Mangelnde Resorption z. B. bei Sprue, Pankreasinsuffizienz, Morbus Crohn
- Niereninsuffizienz
- Primär biliäre Zirrhose
- Einnahme von Antikonvulsiva

7.14.3 Vitamin D

- **Normwert:**
  - Vitamin D (15-OH): 23–113 nmol/l
  - Vitamin D (1,25-OH): 25–86,5 pg/ml
- **Vitamin D ↓:**
  - Mangelnde Zufuhr
  - Mangelnde Lichtexposition
  - Erhöhter Bedarf bei Kindern, in der Schwangerschaft, Stillzeit, postmenopausal, Alter
  - Mangelnde Resorption, Niereninsuffizienz
- **Vitamin D ↑:**
  - Substitution
  - Sarkoidose
  - Tuberkulose

Vitamin-D-Erhöhung
- Hohe Dosierungen bei Substitution
- Granulomatöse Erkrankungen, z. B. Sarkoidose, Tuberkulose

7.14.4 Parathormon

Auf den Punkt gebracht

7.14.4 Parathormon

- **Normwert:** 15–65 pg/ml
- **Parathormon ↑:**
  - Primärer und sekundärer Hyperparathyreoidismus
  - Niereninsuffizienz
  - Malabsorptionssyndrom
  - Vitamin-D-Mangel
- **Parathormon ↓:** Hyperkalzämie, u. a. durch maligne Tumoren, Vitamin-D-Intoxikation, Sarkoidose, Hypoparathyreoidismus

Benötigtes Material
1 ml Serum

Physiologische Bedeutung
Parathormon wird in den Nebenschilddrüsen produziert und ist am Knochenstoffwechsel beteiligt. Es besteht aus 84 Aminosäuren, wobei die ersten 34 biologisch aktiv sind, und den Parathormon-Fragmenten. Parathormon erhöht den Serumkalziumspiegel durch:
- Erhöhte Freisetzung aus dem Knochen
- Erhöhung der Kalziumresorption im Darm
- Steigerung der Kalziumreabsorption in der Niere

Praktische Tipps
Die Blutentnahme sollte nüchtern erfolgen. Der Probenversand muss wegen des schnellen Abbaus durch Proteasen und damit einer kurzen Halbwertszeit schnell erfolgen. Bei Verzögerungen kann die Probe tiefgefroren werden oder das Blut muss direkt im Labor entnommen werden.

Normwert
15–65 pg/ml

Abweichungen vom Normwert
Parathormon-Erhöhung
- Primärer und sekundärer Hyperparathyreoidismus
- Niereninsuffizienz
- Malabsorptionssyndrom (verminderte Kalziumaufnahme)
- Vitamin-D-Mangel mit den Folgekrankheiten Rachitis und Osteomalazie
- Paraneoplastisches Syndrom mit ektoper Bildung von Parathormon und parathormonähnlichen Substanzen

Parathormon-Erniedrigung
- Hyperkalzämie, u. a. durch maligne Tumoren
- Vitamin-D-Intoxikation
- Sarkoidose
- Hypoparathyreoidismus

7.14.5 CK (Kreatinkinase)

7.14.5 CK (Kreatinkinase)

- **Normwert:**
  - **CK (gesamt):** ♀< 170 U/l, ♂< 190 U/l
  - **CK-MB:** < 25 U/l (< 6 % der Gesamt-CK)
- **CK (gesamt) ↑:**
  - Myokardinfarkt, Myokarditis
  - i. m.-Injektionen
  - Operationen
  - Traumen
  - Körperliche Anstrengung
  - Epileptischer Anfall
  - Muskelerkrankungen
  - Zerebrale Erkrankungen
  - **Falsch hoch** bei hämolytischen Proben
- **CK-MB ↑:** Herzinfarkt

Benötigtes Material
1 ml Serum

Physiologische Bedeutung
Die CK (Kreatinkinase) ist ein Dimer, das sich aus zwei Untereinheiten zusammensetzt: M (Muscle) und B (Brain). In der quergestreiften Muskulatur kommt die Variante CK-MM vor, in der Herzmuskulatur die Variante CK-MB und im Gehirn und anderen Organen die Variante CK-BB. Die CK wandelt das Protein Kreatin in Kreatinin um. Die Isoenzyme der CK werden bei Zelluntergang frei und sind dann (erhöht) im Serum nachweisbar.

Die CK-MB ist ein empfindlicher Marker für eine Myokardschädigung, wenn der Anteil der CK-MB zwischen 6–20 % der Gesamt-CK ausmacht. Der Anstieg der CK-MB korreliert dabei mit der Infarktgröße. Niedrigere Werte sprechen eher für eine Enzymfreisetzung aus der Muskulatur.

Praktische Tipps
CK und CK-MB waren früher wichtige Parameter in der Herzinfarktdiagnostik. Heute ist das Troponin T/I der wichtigste Marker in der Diagnostik des Herzinfarktes. Die Bestimmung der CK und der CK-MB ist nachrangig (➤ 7.12.2).

Normwert
- Gesamt-CK: ♀ < 170 U/l, ♂ < 190 U/l
- CK-MB: < 25 U/l (< 6 % der Gesamt-CK)

Abweichungen vom Normwert

Erhöhung der Gesamt-CK

- Myokardinfarkt, Myokarditis
- i. m.-Injektionen
- Operationen, Traumen
- Körperliche Anstrengung
- Epileptischer Anfall
- Muskelerkrankungen, z. B. Poly- und Dermatomyositis
- Schädel-Hirn-Trauma, Subarachnoidalblutung
- Medikamenteneinnahme, insbesondere Statine, Diazepam, Lidocain und Procain
- **Falsch hohe** Werte bei Hämolyse und hämolytischen Proben

Erhöhung der CK-MB

Herzinfarkt (CK-MB Anteil von 6–20 % der Gesamt-CK spricht für ein kardiales Geschehen)

7.15 Laborbefunde bei Alkoholabusus

7.15.1 CDT (Carbohydrate Deficient Transferrin)

Benötigtes Material

1 ml Serum

Physiologische Bedeutung

Das CDT (Carbohydrate Deficient Transferrin) ist ein Transferrin, das bei chronischem Alkoholabusus mit unvollständigen Kohlenhydratanteilen in der Leber gebildet wird. Die Funktion des Transferrins ist der Transport von Eisen. CDT ist ein sensitiver und spezifischer Marker bei Männern für einen hohen Alkoholkonsum (ab ca. 60 g/Tag). Bei Frauen erweist sich die Sensitivität als insuffizient. Die Normalisierung des Werts erfolgt innerhalb von 2–4 Wochen. Das CDT fungiert also als ein „Alkoholgedächtnis".

Praktische Tipps

- Bestimmung ist möglich bei V. a. chronischen Alkoholabusus trotz negativer Auskunft des Patienten oder V. a. Rückfall unter Entzugstherapie.
- Eine gleichzeitige Bestimmung von γ-GT, Blutbild mit MCV und MCH ist sinnvoll.

Normwert

< 1,7 % (starke Schwankungen von Labor zu Labor)

Abweichungen vom Normwert

CDT-Erhöhung

- Chronischer Alkoholkonsum
- **Falsch positive** Werte bei chronischer Hepatitis oder primär biliärer Zirrhose

7.15 Laborbefunde bei Alkoholabusus

7.15.1 CDT (Carbohydrate Deficient Transferrin)

- **Normwert:** < 1,7 % (starke Schwankungen von Labor zu Labor)
- **CDT ↑:** chronischer Alkoholkonsum

7.15.2 Vitamin B_{12} und Folsäure

Benötigtes Material

2 ml Serum (Vitamin B_{12}) bzw. 2 ml EDTA-Blut (Folsäure)

Physiologische Bedeutung

Vitamin B_{12} (Cobalamin) gelangt in den menschliche Körper v. a. über tierische Lebensmittel. Zur Resorption ist der Intrinsic-Faktor aus den Belegzellen des Magens notwendig. Der Komplex aus Intrinsic-Faktor und Vitamin B_{12} wird dann im terminalen Ileum resorbiert und in der Leber gespeichert. Folsäure gelangt v. a. über Gemüse in den menschlichen Körper. Beide Vitamine werden zur Zellerneuerung benötigt, Vitamin B_{12} wird ferner im neuronalen Stoffwechsel.

Bei chronischem Alkoholkonsum entwickeln sich oft Mangelzustände, die durch eine verminderte Zufuhr entstehen.

Praktische Tipps

- Mangel an Vitamin B_{12} und/oder Folsäure führt u. a. zur Veränderung des Blutbilds mit Entstehung einer makrozytären (MCV ↑), hyperchromen (MCH ↑) Anämie und medullärer Hämolyse. Der Vitamin-B_{12}-Mangel kann zusätzlich eine Polyneuropathie und funikuläre Myelose mit Markscheidenschwund verursachen.
- Die Bestimmung der Folsäure sollte nüchtern erfolgen.

7.15.2 Vitamin B_{12} und Folsäure

- **Normwerte:**
  - Vitamin B_{12}: 210–911 pg/ml
  - Folsäure: 7–36 nmol/l
- **Vitamin B_{12} und Folsäure ↓:**
  - Mangelnde Zufuhr und/oder Resorption
  - Chronischer Alkoholabusus
  - Mangel an Intrinsic-Faktor
  - Antiepileptika
  - Folsäure-Antagonisten
  - Erhöhter Bedarf in der Schwangerschaft

- Folsäuremangel erhöht bei Schwangeren das Risiko für embryonale Neuralrohrdefekte. Daher erfolgt während der Schwangerschaft eine Substitution.

Normwert

- Vitamin B_{12}: 210–911 pg/ml
- Folsäure: 7–36 nmol/l

Abweichungen vom Normwert

Vitamin-B_{12}- und Folsäure-Erniedrigung

- Mangelnde Zufuhr
- Chronisch-entzündliche Darmerkrankungen aufgrund Malabsorption
- Chronischer Alkoholabusus
- Vitamin-B_{12}-Mangel: Intrinsic-Faktor Mangel bei chronisch atrophischer Gastritis oder Magen(teil)resektion
- Folsäure-Mangel:
  - Therapie mit Antiepileptika oder Folsäure-Antagonisten (Zytostatika, Antibiotika)
  - Vermehrter Bedarf in der Schwangerschaft

7.16 Urindiagnostik

7.16.1 Allgemeines

Vor der Teststreifenuntersuchung wird der Urin makroskopisch beurteilt; er sollte klar und hellgelb sein, der Geruch aromatisch.

7.16 Urindiagnostik

7.16.1 Allgemeines

Die Urindiagnostik ist ein sehr altes Verfahren zur Beurteilung der Nierenfunktion. Der Urin wird zunächst makroskopisch beurteilt im Hinblick auf Menge, Farbe, Beimengungen und Geruch. In der Folge kann eine Schnelltestung mit der Teststreifenmethode durchgeführt werden und/oder der Urin ins Labor eingeschickt werden. Der Vorteil der Schnelltestung ist die schnelle Verfügbarkeit in der Praxis, der Nachteil ist das ungenaue quantitative Ergebnis. Falsch positive oder falsch negative Ergebnisse kommen ebenso häufig vor und können z. B. dadurch entstehen, dass andere im Urin vorhandene Stoffe mit den Reaktionsfenstern interagieren. Nichtsdestotrotz ist die Teststreifenmethode ein wichtiges diagnostisches Mittel, das von jedem Heilpraktiker beherrscht werden sollte.

Die Vorteile einer Urinuntersuchung im Labor sind zum einen eine genaue quantitative Erfassung der einzelnen Parameter und zum anderen deutlich weniger falsch positive und negative Befunde. Der Nachteil ist, dass der Patient am Morgen mit voller Blase in der Praxis erscheinen muss, weil die Untersuchung des Morgen- und Mittelstrahlurins am günstigsten ist und das Untersuchungsergebnis nicht gleich vorliegt.

7.16.2 Makroskopische Beurteilung

- **Normwert Urinmenge:**
  - ♀ 600–1600 ml/Tag
  - ♂ 800–1800 ml/Tag
- **Normwert Urinfarbe:** klar und goldgelb
- **Normwert Geruch:** aromatisch

7.16.2 Makroskopische Beurteilung

Benötigtes Material

10 ml Mittelstrahlurin

Physiologische Bedeutung

Bei der makroskopischen Beurteilung werden primär Farbe, Beimengungen und Geruch aus dem Spontanurin beurteilt. Die Beurteilung der Tagesmenge erfordert eine Sammelzeit von 24 Stunden in einem speziellen Urinbehälter. Dabei wird am Sammeltag der erste Morgenurin wie üblich in die Toilette entlassen, ab dann beginnt die Sammelzeit. Am Folgetag wird der Morgenurin im Sammelgefäß aufgefangen und erst danach wird die Gesamtmenge bestimmt.

Normwert

Urinmenge

- ♀ 600–1 600 ml/Tag
- ♂ 800–1 800 ml/Tag

Urinfarbe

Klar und goldgelb

Abweichungen vom Normwert

Störungen von Diurese und Miktion

➢ Tab. 7.7

Urinfarbe

➢ Tab. 7.8

Tab. 7.7 Störungen der Diurese und Miktion und mögliche Ursachen

Urinmenge	ml/Tag	Ursachen
Oligurie	< 500	• Dehydratation • Nierenerkrankungen • Erkrankungen der ableitenden Harnwege
Anurie	< 100	• Dehydratation • Nierenerkrankungen • Erkrankungen der ableitenden Harnwege
Polyurie	> 2500	• Nierenerkrankungen • Stoffwechselerkrankungen • ADH-Mangel
Nykturie	Nächtliches Wasserlassen mit normaler Urinmenge	• Herzinsuffizienz • Nierenerkrankungen • Prostataerkrankungen
Pollakisurie	Häufiges Wasserlassen in kleinen Portionen bei unveränderter Tagesmenge	• Harnwegsinfekte • Blasentumoren

Tab. 7.8 Veränderungen der Urinfarbe und mögliche Ursachen

Urinfarbe	Interpretation
Hell bis farblos	• Hohe Trinkmenge • Diabetes insipidus
Dunkelgelb	Konzentrierter Urin durch: • Geringe Trinkmenge • Schwitzen • Fieber
Graue Trübung	Pyurie durch Beimengung von Eiweiß, Leukozyten, Bakterien
Rotfärbung	• Blutbeimengung: Einnahme von Antikoagulanzien, Glomerulonephritis, Nephrolithiasis, Karzinome, Zystitis, Kontamination mit Menstrualblut, Porphyrie • Nahrungsmittel wie rote Bete, Medikamente
Braunfärbung	• Lebererkrankungen • Gallenwegserkrankungen
Schaumentwicklung	• Proteinurie • Bilirubinausscheidung bei brauner Verfärbung des Schaums

Geruch

➢ Tab. 7.9

Tab. 7.9 Veränderungen des Uringeruchs und mögliche Ursachen

Geruch	Interpretation
Obstartig	Ketonurie (z. B. bei Diabetes mellitus, Fastenkuren)
Nach Ammoniak	Infektionen der Harnwege und bakterielle Zersetzung von Harnstoff
Nach Nahrungsmitteln	Genuss von Spargel, Zwiebel, Knoblauch, tropischen Früchten
Nach bitteren Mandeln	Intoxikation mit Zyaniden
Mäusekotartig	Phenylketonurie

7.16.3 Dreigläserprobe

Die Dreigläserprobe kann bei Makrohämaturie durchgeführt werden und gibt grobe Anhaltspunkte über den Ort der Blutung.

Durchführung

Die gesamte Urinmenge wird in 3 Gefäßen aufgefangen, wobei diese nacheinander befüllt werden.

Normalbefund

In allen 3 Gefäßen klarer, hellgelber Urin.

Pathologische Befunde

- Die erste Portion ist blutig verfärbt, die 2 darauf folgenden Proben sind heller bzw. klar: tief liegende Blutung (Urethralbereich, Prostata)
- Die beiden ersten Portionen sind blutig verfärbt und die dritte Probe ist heller: Blutungen im Blasenbereich
- Alle Portionen sind blutig verfärbt: Blutungen aus höher gelegenen Strukturen (Ureter, Nierenbecken, Niere)

Auf den Punkt gebracht

TABELLE 7.7

TABELLE 7.8

TABELLE 7.9

7.16.3 Dreigläserprobe

Die **Dreigläserprobe** kann bei Makrohämaturie Hinweise auf den Blutungsort geben.
- Urethrablutung: erste Portion blutig
- Blasenblutung: ersten 2 Portionen blutig
- Blutung aus höher gelegenen Strukturen: alle Portionen blutig

7.16.4 Teststreifenuntersuchung

7.16.4 Teststreifenuntersuchung

- Teststreifenbehälter sofort nach Entnahme eines Teststreifens wieder verschließen.
- Streifen nur ca. 1 Sekunde in den Urin eintauchen, da sonst die Reagenzien ausgespült werden.
- Überschüssigen Urin abstreifen.
- Unterschiedliche Reaktionszeiten beachten.
- Teststreifen ablesen: Farbumschläge gemäß Farbskala des Röhrchens deuten.

MERKE

MERKE Eine Merkhilfe für die erfassten Parameter (nach den ersten Buchstaben der einzelnen Parameter) beim Urinteststreifentest ist „GELENKBUSS".

Glukose:
- **Normwert:** negativ
- **Glukose ↑:**
  - Diabetes mellitus
  - Renale Glukosurie

Glukose

Physiologische Bedeutung

Glukose erscheint dann im Urin, wenn der Serumglukosespiegel 160–180 mg/dl (Nierenschwelle) übersteigt. Die Nierenschwelle steigt im Alter und bei Niereninsuffizienz.

Praktische Tipps

- Bei einer diabetischen Nephropathie kann die Nierenschwelle für Glukose erhöht sein, sodass es selbst bei hohen Glukosewerten im Serum zu keiner Glukosurie kommt.
- Bei älteren Menschen und bei Niereninsuffizienz wird die Glukose im Urin erst ab Werten zwischen 250 und 300 mg/dl der Serumglukose nachgewiesen.

Normwert

Negativ

Pathologische Befunde

- Glukosurie: Diabetes mellitus, renale Glukosurie, Morbus Wilson, interstitielle Nephritis
- **Falsch negative** Befunde: Einnahme von Ascorbinsäure (Vitamin C)
- **Falsch positive** Befunde: Vorhandensein von Peroxiden (Desinfektionsmittel)

Erythrozyten:
- **Normwert:** < 3/µl, negativ in der Teststreifenuntersuchung
- **Erythrozyten ↑:**
  - Antikoagulanzien
  - Glomerulonephritis
  - Steileiden
  - Zystitis
  - Karzinome

Erythrozyten

Physiologische Bedeutung

Erythrozyten im Urin können eine Makrohämaturie (sichtbar blutiger Urin) oder eine Mikrohämaturie (Urinfarbe normal) hervorrufen. Eine Mikrohämaturie kann entweder mikroskopisch oder chemisch mit der Teststreifenuntersuchung nachgewiesen werden.

Praktische Tipps

- Auch eine Hämoglobinurie färbt das „Blut-Fenster" in der Teststreifen-Untersuchung positiv und ist auf eine Hämolyse zurückzuführen, während die Hämaturie durch Ausscheidung von Erythrozyten gekennzeichnet ist.
- Die Differenzierung der Hämaturie kann im Sediment erfolgen, wobei dysmorphe Erythrozyten und/oder Erythrozytenzylinder ein Hinweis auf glomeruläre Ursachen liefern, eumorphe Erythrozyten sind ein Hinweis auf eine Störung in den ableitenden Harnwegen.

MERKE

MERKE Bei jeder schmerzlosen Hämaturie sollte ein malignes Geschehen in der Niere und den ableitenden Harnwegen ausgeschlossen werden.

Normwert

- < 3/µl
- Negativ in der Teststreifenuntersuchung

Pathologische Befunde

- Prärenale Hämaturie: Einnahme von Antikoagulanzien, hämorrhagische Diathese, Infektionskrankheiten
- Intrarenale Hämaturie: Glomerulonephritis, Nierenzellkarzinom, Niereninfarkt, Nephrolithiasis, Papillennekrose
- Postrenale Hämaturie: Zystitis, Prostatitis, Harnleiter- und Blasensteine, Blasenkarzinom
- Marschhämaturie bzw. Marschmyoglobinurie: durch starke körperliche Belastung

Leukozyten

Physiologische Bedeutung

Leukozyten im Urin sind ein Hinweis auf entzündliche Erkrankungen der Nieren und der ableitenden Harnwege.

Praktische Tipps

- Falsch positive Befunde ergeben sich bei Kontamination des Urins durch Fluor vaginalis oder aus dem Präputium. Zu achten ist auf die vorherige Reinigung der Genitalien und die Entnahme des Mittelstrahlurins.
- Bei positivem Leukozytenbefund sollte das Sediment, Bakterienkulturen (auch Tuberkulose) und die Nierenfunktionsparameter im Blut untersucht werden.

Normwert

- < 10 Leukozyten/µl
- Negativ in der Teststreifenuntersuchung

Pathologische Befunde

- Leukozyturie: Infektionen der ableitenden Harnwege, z. B. Zystitis, akute und chronische Pyelonephritis (bei der chronischen Pyelonephritis gelegentlich einziger pathologischer Befund), Prostatitis
- **Falsch positive** Befunde: Kontamination des Urins durch Fluor vaginalis oder Material aus dem Präputium, Einnahme von Antibiotika
- **Falsch negative** Befunde: Einwirkung von Desinfektionsmitteln oder Ascorbinsäure, Einnahme von Antibiotika

MERKE Bei rezidivierender Leukozyturie empfehlen sich eine Sedimentuntersuchung, Anzüchtung von Bakterienkulturen aus dem Urin und die Prüfung der Nierenfunktionsparameter.

Bei Leukozyturie ohne Keimnachweis (sterile Leukozyturie) auch an das Vorliegen einer Urogenitaltuberkulose, Gonorrhö, eines Reiter-Syndroms und Analgetika-Nephropathie denken.

Eiweiß

Physiologische Bedeutung

Eiweiß im Urin kann dann nachgewiesen werden, wenn entweder die glomeruläre Permeabilität erhöht ist und/oder die tubuläre Rückresorption insuffizient ist. Beim Schütteln schäumt der Urin bei Proteinurie (➤ Abb. 7.3).

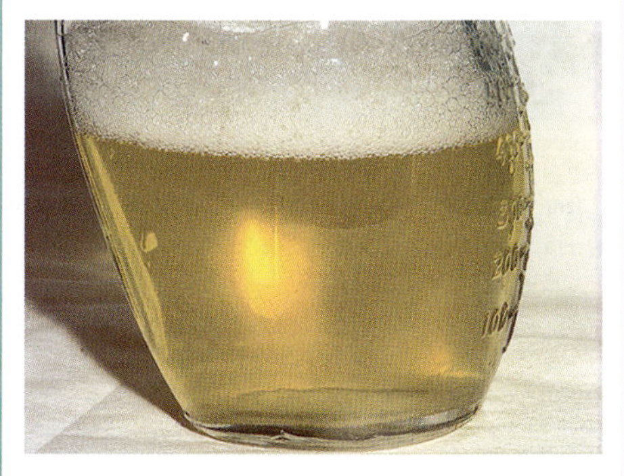

Abb. 7.3 Schüttelschaum bei Proteinurie [E426]

Praktische Tipps

- Die Eiweißbestimmung im Urin sollte im Morgenurin erfolgen.
- Die Bestimmung der Albumine im Urin ist ein wichtiger Parameter bei Abschätzung der diabetischen Nephropathie und der hypertensiven Nephropathie. Eine Albumin-Ausscheidung von 30–300 mg/Tag (Mikroalbuminurie) ist ein Hinweis auf eine Nierenschädigung und sollte fachärztlich abgeklärt werden.

Normwert

- Albumin < 30 mg/24 Std.
- Eiweiß < 150 mg/24 Std.
- In der Teststreifenuntersuchung negativ

Auf den Punkt gebracht

Leukozyten:
- **Normwert:** < 10 Leukozyten/µl, negativ in der Teststreifenuntersuchung
- **Leukozyten ↑:** Infektionen der ableitenden Harnwege

MERKE

Eiweiß:
- **Normwert:**
  - Albumin < 30 mg/24 Std.
  - Eiweiß < 150 mg/24 Std.
  - Teststreifenuntersuchung negativ
- **Eiweiß ↑:**
  - Nephrotisches Syndrom
  - Glomerulonephritis
  - Fiebrige Infekte
  - Präeklampsie (EPH-Gestose)

Pathologische Befunde

- Eiweiß positiv:
  - Nierenerkrankungen, z. B. Glomerulonephritis (< 3,5 g/Tag) oder nephrotisches Syndrom (> 3,5 g/Tag), Pyelonephritis
  - Herzinsuffizienz
  - Fieberhafte Infektionen
  - Harnwegsinfekte
  - In der Schwangerschaft Hinweis auf eine Präeklampsie (EPH-Gestose)
  - Körperliche Anstrengung, Unterkühlung, Erhitzung, Stress
- **Falsch positive** Befunde: Urin-Alkalisierung

MERKE Bence-Jones-Proteine beim Plasmozytom sind über die Teststreifenuntersuchung nicht nachweisbar.

Nitrit

Nitrit:
- **Normwert:** negativ
- **Nitrit ↑:** Infekte der ableitenden Harnwege mit nitritbildenden Bakterien

Physiologische Bedeutung

Nitrit im Urin ist ein Hinweis auf eine bakterielle Besiedlung der ableitenden Harnwege mit nitritbildenden Bakterien, z. B. Escherichia coli, Proteus mirabilis, Klebsiellen oder Citrobacter. Dabei wandeln die Bakterien Nitrat in Nitrit um. Jede noch so dezente Verfärbung des Nitritfensters im Teststreifen muss als verdächtig angesehen werden.

Praktische Tipps

Bei Verdacht auf eine Infektion sollten immer das pH-Fenster in der Teststreifenuntersuchung sowie Leukozyten und Bakterien im Sediment bestimmt werden.

Normwert

Negativ

Pathologische Befunde

- Positiv: Infektionen der ableitenden Harnwege, z. B. Zystitis, Pyelonephritis, Prostatitis
- **Falsch positive** Befunde: Untersuchung von abgestandenem Urin
- **Falsch negative** Befunde: zu kurze Verweildauer des Urins in der Blase (→ bestes Untersuchungsmaterial ist der Morgenurin), mangelnde Zufuhr nitratreicher Nahrung (→ vor der Nitrituntersuchung Gemüse verzehren)

MERKE Negative Befunde schließen eine Harnwegsinfektion nicht aus. Eine Infektion mit nicht nitritbildenden Bakterien, z. B. Chlamydien, Mykoplasmen, ist immer noch möglich.

Ketonkörper

Ketonkörper:
- **Normwert:** negativ
- **Ketone ↑:**
  - Diabetes Typ 1
  - Fastenkuren (Lipolyse)

Physiologische Bedeutung

Ketone entstehen im Körper aus dem Fettsäureabbau (Lipolyse). Ketone werden teils über den Urin ausgeschieden, teils über die Lunge abgeatmet und über die Haut ausgeschieden.

Normwert

Negativ

Pathologische Befunde

- Diabetes mellitus Typ 1: der absolute Insulinmangel führt zur ungehemmten Lipolyse und durch Fettsäureabbau zur Bildung von Ketonkörpern
- Fastenkuren mit Mobilisierung des Fettgewebes
- Schwangerschaftsgestose

Bilirubin und Urobilinogen

Bilirubin und Urobilinogen:
- **Normwert:**
  - Bilirubin negativ
  - Urobilinogen Spuren
- **Bilirubin ↑:** Leber-, Gallenwegserkrankungen
- **Urobilinogen ↑:** Hämolyse

Physiologische Bedeutung

Bilirubin ist ein Abbauprodukt des Häms, das an Albumin gebunden zur Leber transportiert wird und dort zu wasserlöslichem, konjugiertem Bilirubin verestert wird. Dann wird es über die Gallengänge in den Darm ausgeschleust. Im Darm entsteht aus Bilirubin u. a. Urobilinogen, das auch wasserlöslich ist und ebenfalls über den Urin ausgeschieden werden kann. Bilirubin färbt den Urin dunkel.

Urobilinogen erscheint in geringen Mengen im Urin. Der größte Teil des zirkulierenden Urobilinogens wird über den enterohepatischen Kreislauf wieder in der Leber aufgenommen. Bei einer Hämolyse oder Einschränkung der Leberleistung wird Urobilinogen vermehrt über den Urin ausgeschieden.

Normwerte

- Bilirubin negativ
- Urobilinogen Spuren

Pathologische Befunde

Bilirubinurie

- Lebererkrankungen (z. B. Hepatitis, Leberzirrhose), die mit einem Rückstau des konjugierten Bilirubins ins Blut einhergehen. Das konjugierte, wasserlösliche Bilirubin wird dann über die Niere mit dem Harn ausgeschieden.
- Postrenale Ursachen (z. B. Verschluss des Ductus choledochus), die mit einem Galleabflussproblem einhergehen.

Urobilinogenurie

- Gesteigerter Bilirubinabbau, z. B. bei hämolytischer Anämie
- Leberfunktionsstörungen mit mangelnder Resorption in der Leber

Spezifisches Gewicht

Physiologische Bedeutung

Das spezifische Gewicht beschreibt die Menge der gelösten Teilchen pro Volumeneinheit Urin und gibt Auskünfte über die Tubulusfunktion, in dem die Konzentrierung des Harns erfolgt. Die Messung des spezifischen Gewichts erfolgt mithilfe des Urometers.

Normwert

- 1001–1040 g/l
- Morgenurin 1025–1040 g/l

Pathologische Befunde

- Hyposthenurie (1001–1010 g/l): Die Konzentrationsfähigkeit der Niere ist beeinträchtigt, sodass ein spezifisches Gewicht von maximal 1010 g/l erreicht wird.
- Isosthenurie (1010–1012 g/l): Harnstarre bei deutlicher Funktionseinschränkung und mangelnder Konzentrationsfähigkeit der Niere.
- Asthenurie (1001 g/l): Die Niere ist nicht in der Lage, den Harn zu konzentrieren, das spezifische Gewicht liegt bei 1001 g/l. Möglich bei Diabetes insipidus.

Spezifisches Gewicht:
- **Normwert:**
  - 1001–1040 g/l
  - Morgenurin 1025–1040 g/l
- **Hyposthenurie:** (1001–1010 g/l) Nierenerkrankungen
- **Isosthenurie:** (1010–1012 g/l) chronische Niereninsuffizienz,
- **Asthenurie:** (1001 g/l) Diabetes insipidus

Säure (pH-Wert)

Physiologische Bedeutung

Die Niere scheidet kontinuierlich (mit Tagesschwankungen) Saureäquivalente, die aus dem Stoffwechsel anfallen, über den Urin aus, sodass der pH-Wert des Urins auch physiologischen Tagesschwankungen unterliegt. Die tiefsten Werte werden in der Nacht und am frühen Morgen gemessen. Nach Mahlzeiten steigt der pH-Wert an.

Normwert

pH 4,9–7,4

Pathologische Befunde

- pH-Wert-Erhöhung (Alkalisierung): vegetarische Ernährung, Medikamenteneinnahme, (z. B. Carboanhydrasehemmer), Harnwegsinfekte durch Harnstoff spaltende Bakterien (z. B. Escherichia coli), Alkalose
- pH-Wert-Erniedrigung: fleischreiche Kost, Gicht, maligne Erkrankungen, Ketoazidose bei Diabetes mellitus Typ 1, Fastenkuren

Säure (pH-Wert):
- **Normwert:** pH 4,9–7,4
- **pH ↑:**
  - Vegetarische Ernährung
  - Harnwegsinfekte
  - Medikamente
  - Alkalose
- **pH ↓:**
  - Fleischreiche Kost
  - Gicht
  - Maligne Erkrankungen
  - Azidose

7.16.5 Harnsediment

Bei der Sedimentuntersuchung werden organische und anorganische feste Bestandteile untersucht, die sich nach dem Zentrifugieren des Urins auf dem Boden absetzen. Danach wird der Überstand verworfen, der Rückstand auf einem Objektträger ausgestrichen, ggf. gefärbt und unter dem Mikroskop mit einem 40er Objektiv untersucht und beurteilt.

7.16.5 Harnsediment

Die **Harnsedimentuntersuchung** dient der Erfassung der festen Bestandteile des Urins.

Normwert

➤ Tab. 7.10

TABELLE 7.10

Tab. 7.10 Normwerte Sedimentuntersuchung des Urins

Parameter	Referenzwerte
Erythrozyten	Bis 2 pro Gesichtsfeld
Leukozyten	Bis 5 Pro Gesichtsfeld
Epithelien	Vereinzelt Plattenepithelien
Kristalle	Vereinzelt
Zylinder (zylinderartige Ausgüsse, die in den Nierentubuli entstehen)	Vereinzelt hyaline Zylinder (bestehen aus Mukoproteinen; finden sich auch bei Gesunden)

Abweichungen vom Normwert

➤ Tab. 7.11

TABELLE 7.11

Tab. 7.11 Pathologische Befunde in der Sedimentuntersuchung

Parameter	Pathologische Befunde
Erythrozyten	• Glomerulonephritis (mit dysformen Erythrozyten) • Tumoren der Niere und ableitenden Harnwege • Nieren- und Blasensteine
Leukozyten	• Zystitis • Pyelonephritis • Prostatitis
Epithelien	Übergangsepithelien: Tumoren und entzündliche Reaktionen in den ableitenden Harnwegen
Nieren- oder Tubulusepithelien	• Pyelonephritis • Akutes Nierenversagen • Steinleiden
Kristalle	• Hinweise auf ein Steinleiden • Man unterscheidet u. a. Urat-, Kalziumoxalat-, Ammonium-Magnesium-Phosphat- oder Kalziumkarbonat-Kristalle
Zylinder (zylinderartige Ausgüsse, die in den Nierentubuli entstehen)	• Erythrozytenzylinder: Aggregate aus Erythrozyten; Hinweis auf Glomerulonephritis • Leukozytenzylinder: Aggregate aus Leukozyten; Hinweis auf Pyelonephritis • Epithelzylinder: Aggregation aus Tubuluszellen bei Glomerulonephritis, nephrotischem Syndrom, Pyelonephritis, nach akutem Nierenversagen • Wachszylinder: Aggregate aus v. a. Plasmaproteinen und einem geringen Anteil von Tubulusepithelien; Hinweis auf massive Nierenschädigung, v. a. bei diabetischer Nephropathie, nephrotischem Syndrom und chronisch parenchymatösen Erkrankungen

7.16.6 Urinkultur

Urinkulturen werden bei bakteriellen Harnwegsinfekten angelegt, um Erregerart, Keimzahl und Empfindlichkeit gegenüber Antibiotika zu untersuchen.

7.16.6 Urinkultur

Bei bakteriellen Harnwegsinfektionen, insbesondere bei rezidivierenden Harnwegsinfekten, werden Bakterienkulturen angelegt, um Erregerart, Keimzahl und Empfindlichkeit gegenüber Antibiotika und Resistenzspektrum (Antibiogramm) zu bestimmen. Verwendet wird der Mittelstrahlurin, der so sauber wie möglich gewonnen werden soll. Dazu wird das Waschen des Genitalbereiches empfohlen. Die Beimpfung sollte sofort nach der Urinentnahme erfolgen, um eine Vermehrung der Keime im Urin während des Transports zu unterbinden. Ist eine sofortige Beimpfung bzw. Labortransport nicht möglich, muss der Urin kühl gelagert werden. Jede Keimzahl $\geq 10^5$/ml (Kass-Zahl) wird als signifikante Bakteriurie bezeichnet und ist therapiebedürftig.

ACHTUNG

ACHTUNG Ein direkter oder indirekter Erregernachweis sowie die Erregeranzucht sind dem Heilpraktiker nach § 24 und § 44 IfSG nicht gestattet.

7.17 Stuhldiagnostik

Der Stuhl besteht aus Wasser, abgestoßenen Schleimhautzellen, Bakterien und Nahrungsresten. Die Beschaffenheit gibt Auskunft über den Zustand des Gastrointestinaltrakts. Es können unterschiedliche Untersuchungen durchgeführt werden, u. a. bakteriologische Untersuchungen, Bestimmung der Darmflora, Fettsäuren, Enzyme (v. a. pankreatische Elastase 1) und des okkultes Bluts.

7.17.1 Okkultes Blut

Physiologische Bedeutung

Die Untersuchung des Stuhls auf okkultes Blut ist ein empfohlener Test (bei Nicht-Risikopatienten) im Rahmen der Tumorvorsorgeuntersuchung (kolorektales Karzinom) nach dem 45. Lebensjahr. Es stehen unterschiedliche Tests zur Verfügung, u. a. der Guajak-Test, die Hämoglobin-Haptoglobin-Bestimmung oder andere immunhistochemische Testverfahren.

Durchführung Guajak-Tests

- Der Patient erhält 3 Testbriefchen, die über eine Patientenseite und eine Arztseite verfügen.
- Auf der Patientenseite werden an 3 verschiedenen Tagen ein Fester geöffnet, eine geringe Menge Stuhl aufgetragen und das Fenster wieder verschlossen.
- Auf der Arztseite wird das Fenster geöffnet und die Entwicklerlösung aufgetragen.
- Bei einer Blaufärbung ist Blut im Stuhl vorhanden. Ist kein Blut vorhanden, bleibt das Fenster weiß.

Praktische Tipps

- Ein positiver Test ist nicht gleichzusetzen mit einer Tumorerkrankung, ein negativer Test schließt eine Tumorerkrankung nicht aus.
- Bei positiven Ergebnissen sollten eine Koloskopie und Gastroskopie durchgeführt werden.

Normwert

negativ

Abweichungen vom Normwert

- Positive Befunde: Blutungen im Gastrointestinaltrakt
- **Falsch positive** Befunde: Kontamination mit Menstrualblut, Hämorrhoidalblut, Medikamenteneinnahme, z. B. ASS oder Cumarinderivate, Verzehr von rohem Fleisch
- **Falsch negative** Befunde: erhöhte Aufnahme von Vitamin C

7.17.2 Pankreatische Elastase 1

Physiologische Bedeutung

Die pankreatische Elastase 1 wird nur aus der Bauchspeicheldrüse ins Duodenum abgegeben und kann als organspezifischer Marker angesehen werden. Das Enzym unterliegt keiner Spaltung während der Darmpassage, die Ausscheidung im Stuhl korreliert proportional mit der Konzentration im Duodenum. Die pankreatische Elastase 1 ist ein proteinspaltendes Enzym und an der Cholesterinresorption beteiligt.

Praktische Tipps

- Die Bestimmung der pankreatischen Elastase 1 aus dem Blut wird bei der chronischen Pankreatitis zur Beurteilung der exokrinen Organfunktion bzw. der Krankheitsprogredienz verwendet.
- Eine Elastase-Erniedrigung im Stuhl < 100 µg/g Stuhl ist ein Hinweis auf eine deutlich gestörte Funktion des exokrinen Pankreas'.

Normwert

> 200 µg/g Stuhl

Abweichungen vom Normwert

Elastase-Erniedrigung im Stuhl

Pankreasinsuffizienz

Auf den Punkt gebracht

7.17 Stuhldiagnostik

7.17.1 Okkultes Blut

- **Normwert:** negativ
- **Positiv:**
  - Blutungen aus dem Gatrointestinaltrakt
  - Kontamination mit Menstrualblut
  - ASS-, Marcumar®-Einnahme

7.17.2 Pankreatische Elastase 1

- **Normwert:** > 200 µg/g Stuhl
- **Pankreatische Elastase 1 ↓:** Pankreasinsuffizienz

LERNZIELKONTROLLE

- Nennen Sie 4 Einfluss- und 2 Störgrößen, die sich auf das Ergebnis der Laboranalyse auswirken!
- Welche Ursachen kommen in Betracht für eine Hyper- und Hypokaliämie? Nennen Sie je 5 Ursachen!
- Welche Parameter werden im großen und kleinen Blutbild bestimmt?
- Wie ist der Hämatokrit definiert? Welche Aufgabe hat das Hämoglobin? Nennen Sie die Referenzwerte für Männer und Frauen! Welche Ursachen kommen bei einer Erhöhung und Erniedrigung der Parameter in Betracht?
- Welche Parameter sind zur Beurteilung einer Anämie wichtig?
- Welche physiologische Bedeutung haben Leukozyten? Nennen Sie den Referenzbereich für die Gesamtleukozytenzahl! Was versteht man unter Neutrophilie, Neutropenie, Agranulozytose und Linksverschiebung und was sind deren Ursachen?
- Welche physiologische Bedeutung haben Thrombozyten? Nennen Sie den Referenzbereich und die Ursachen für eine Thrombozytose und Thrombopenie!
- Welche Parameter müssen bestimmt werden, um den Eisenhaushalt (etwa bei V. a. auf Eisenmangelanämie) beurteilen zu können?
- Definieren Sie die Normwerte des Quick-Werts bzw. des INR-Wertes und benennen sie Ursachen für die Abweichungen vom Normwert.
- Wann können erhöhte und erniedrigte Albumin- und γ-Globulinwerte gesehen werden?
- Welche Parameter müssen bestimmt werden, um Fettstoffwechselstörungen aufdecken zu können? Warum müssen die Patienten zur Blutentnahme nüchtern sein? Welche Folgekrankheiten treten begünstigt bei erhöhten Cholesterinwerten auf?
- Welche Informationen liefert die Untersuchung auf okkultes Blut im Stuhl? Was muss beachtet werden?
- Bennen Sie die Normwerte für Glukose!
- Was ist der HbA_{1c}-Wert? Über welchen Zeitraum lässt sich die Blutzuckereinstellung beurteilen?
- Wann ist ein oraler Glukosetoleranztest indiziert? Wie führen Sie diesen Test durch? Nennen Sie physiologische und diabetische Werte! In welchem Bereich spricht man von einer pathologischen Glukosetoleranz? Warum darf dieser Test nicht bei einem Typ-1-Diabetiker durchgeführt werden?
- Nennen Sie Referenzwerte für die Blutsenkungsgeschwindigkeit in Abhängigkeit vom Geschlecht und Alter! Was versteht man unter einer Sturzsenkung und wann kann diese auftreten?
- Wie verändert sich das CRP bei viralen und bakteriellen Infekten?
- Wann macht die Bestimmung der Tumorfaktoren Sinn?
- Welche Parameter werden bestimmt, um die Leberleistung zu beurteilen? Welche Parameter werden bestimmt, um das Ausmaß des Leberzellzerfalls und der Cholestase zu beurteilen?
- Nennen Sie Parameter, die der Pankreasdiagnostik dienen!
- Aus welchem Stoff entsteht Kreatinin? Weshalb ist Kreatinin ein wichtiger Wert, um die Nierenfunktion zu beurteilen?
- Wo entstehen Harnstoff und Harnsäure? Wann können eine Erhöhung und Erniedrigung der beiden Stoffe verzeichnet werden?
- Nennen Sie Parameter, die der Herzinfarktdiagnostik dienen! Was ist das Troponin I/T und warum ist es ein spezifischer Herzmuskelparameter?
- Welche Parameter ist der wichtigste in der Beurteilung der Schilddrüsenfunktion? Wie verändern sich TSH, T_3 und T_4 bei der Hypo- und Hyperthyreose?
- Nennen Sie Laborparameter, die der Beurteilung des Knochenstoffwechsels dienen!
- Welche Parameter geben Hinweise auf einen chronischen Alkoholkonsum?
- Nennen Sie die Befunde, die bei einer makroskopischen Urinbeurteilung ins Gewicht fallen! Was versteht man unter der Dreigläserprobe und wann ist diese indiziert?
- Beschreiben Sie die Urinuntersuchung mit einem Schnelltest! Welche Parameter können im Schnelltest beurteilt werden? Welche Ursachen kommen bei Erhöhung folgender Parameter im Urin in Betracht: Glukose, pH-Alkalisierung, Nitrit, Leukozyten, Erythrozyten, Ketonkörper, Urobilinogen, Bilirubin, Proteine?
- Was kann mit der Sedimentuntersuchung beurteilt werden?

NÜTZLICHE LINKS http://laborlexikon.de/

KAPITEL

8 Fallbeispiele aus der mündlichen Prüfung

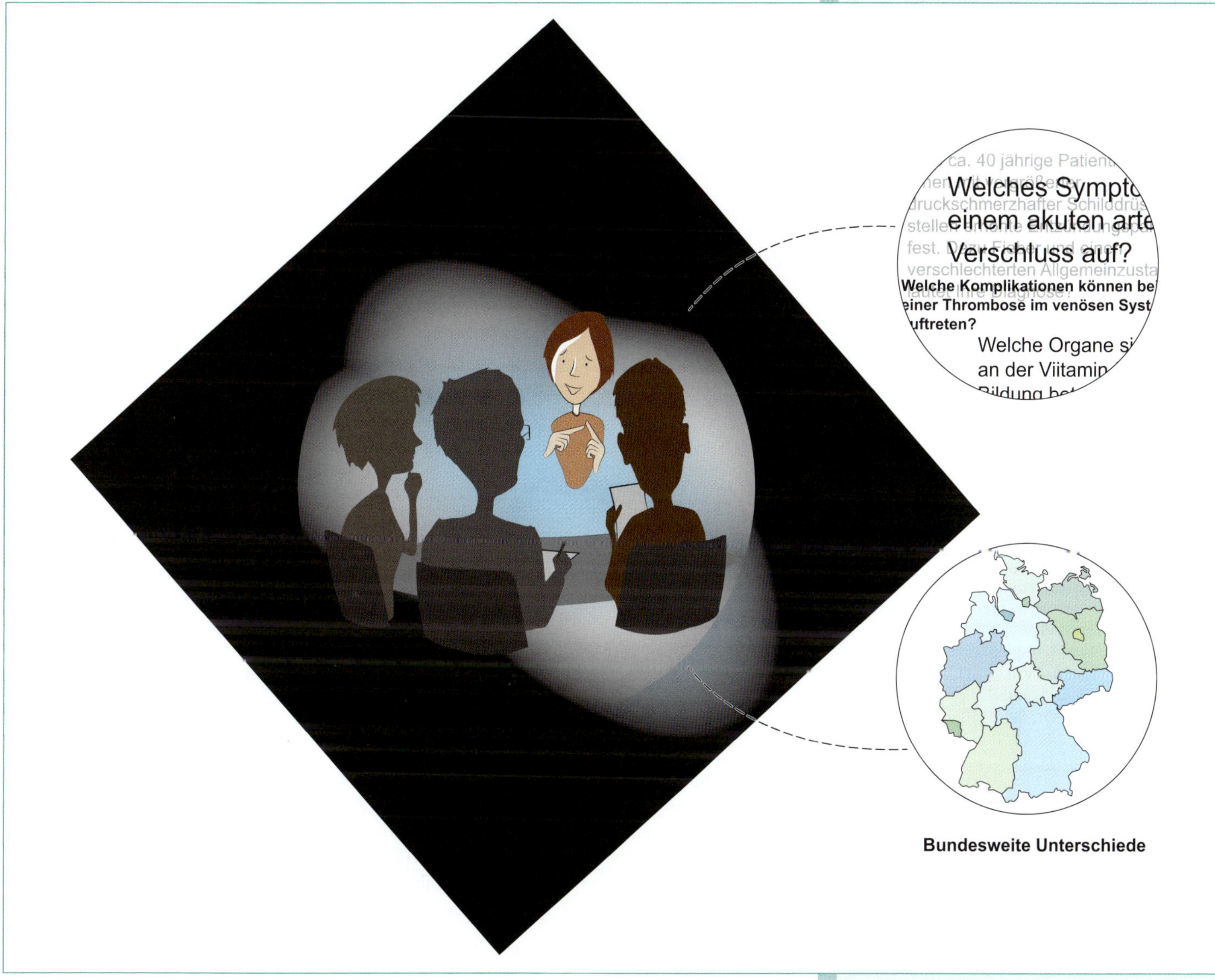

Auf den Punkt gebracht

8.1 Allgemeines

8.2 Prüfung 1

- Wie werden lumbosakrale Schmerzen klassifiziert?
- Was ist die häufigste Ursache für wirbelsäulenspezifische Schmerzen?
- Welche Therapie ist bei funktionellen Rückenschmerzen indiziert?
- Was sind spezifische Rückenschmerzen?
- Wie unterscheiden sich die Symptome der spezifischen Rückenschmerzen von nicht spezifischen Rückenschmerzen?
- Welche Ursachen kommen bei spezifischen Rückenschmerzen in Betracht?
- Was sind nicht wirbelsäulenspezifische Rückenschmerzen?
- Wie können Sie Rückenschmerzen durch Metastasen im Wirbelkörper von z. B. einem Nierensteinabgang unterscheiden?
- Wie werden Frakturen diagnostiziert?
- Welche Medikamente werden bei der Herzinsuffizienz verwendet?
- Nennen Sie Phytotherapeutika mit sedierender und schlafinduzierender Wirkung!
- Was ist eine Konjunktivitis?
- Nennen Sie Ursachen der Konjunktivitis!

8.1 Allgemeines

Nachfolgend finden Sie eine kleine Auswahl von Prüfungsbeispielen. Diese orientieren sich an den Gedächtnisprotokollen aus unterschiedlichen Regionen Deutschlands. Es sei an dieser Stelle darauf hingewiesen, dass sich die Inhalte der mündlichen Prüfungen, bundesweit gesehen, im Hinblick auf Art, Themenwahl, Schweregrad, Umfang, praktische Demonstrationen von Untersuchungstechniken und Injektionen usw. von Prüfer zu Prüfer sehr stark unterscheiden können und an dieser Stelle nicht alle Inhalte erfasst werden können.

Grundsätzlich wird in der mündlichen Überprüfung nicht nur ein Thema abgefragt, sondern mehrere. Die Fragen des Prüfers leiten sich dabei häufig aus den vorherigen Antworten des Prüflings ab. Gelegentlich kommt es vor, dass der Prüfling einen Briefumschlag aus vielen wählen darf, in dem sich die Fragen befinden, die es dann zu beantworten gilt.

- *P* = Prüfer
- **HPA** = Heilpraktikeranwärter

8.2 Prüfung 1

P: Wie können Kreuzschmerzen klassifiziert werden?

HPA: Kreuzschmerzen werden auch als lumbale oder lumbosakrale Schmerzen bezeichnet. Sie können je nach Verlauf in akute, subakute und chronische Rückenschmerzen eingeteilt werden.

P: Wann spricht man von akuten Rückenschmerzen?

HPA: Wenn die Schmerzen nicht länger als 6 Wochen andauern.

P: Wie können Rückenschmerzen noch eingeteilt werden?

HPA: Sie können in wirbelsäulenspezifische und nicht wirbelsäulenspezifische Rückenschmerzen eingeteilt werden.

P: Korrekt. Was ist die häufigste Ursache für wirbelsäulenspezifische Schmerzen?

HPA: Die wirbelsäulenspezifischen Ursachen können unterteilt werden in nicht spezifische und spezifische Rückenschmerzen, wobei die nicht spezifischen Rückenschmerzen ca. 80–90 % der Fälle ausmachen. Sie sind v. a. auf Funktionsstörungen zurückzuführen, ein anatomisches Korrelat findet sich häufig nicht. Ursachen sind Verhebetraumen, Reizung der Facettengelenke, Veränderungen der Wirbelsäulenstatik, Muskelverspannungen, Muskelverkürzungen und längere Schonhaltung.

P: Welche Therapie schlagen Sie vor, falls es sich bei einem Patienten um funktionelle Störungen handelt?

HPA: Wenn durch die klinische, bildgebende und laborchemische Diagnostik spezifische Rückenschmerzen oder nicht wirbelsäulenspezifische Rückenschmerzen ausgeschlossen sind, sollte der Patient über die Gutartigkeit aufgeklärt werden. Darüber hinaus ist Bewegung eine wichtige Säule der Therapie. Bettruhe oder Schonhaltung sollten vermieden werden und Alltagsaktivitäten so schnell wie möglich wieder aufgenommen werden. Physiotherapie, Osteopathie und regelmäßige sportliche Aktivitäten stehen im Vordergrund der Therapie.

P: Was sind spezifische Rückenschmerzen?

HPA: Spezifische Rückenschmerzen sind auf strukturelle Veränderungen von Wirbelkörpern, Gelenken oder Nerven zurückzuführen. Typische Ursachen sind Wirbelfrakturen, Infektionen, Tumoren oder häufiger Metastasen, Bandscheibenvorfälle oder entzündlich-rheumatische Erkrankungen.

P: Wie unterscheiden sich die Symptome der spezifischen Rückenschmerzen von nicht spezifischen Rückenschmerzen?

HPA: Bei funktionellen Störungen handelt es sich häufig um lokale, ein- oder beidseitige Schmerzen, die bohrend und pseudoradikulär sind. Neurologische Ausfallsymptome wie Sensibilitätsverlust, motorischer Verlust oder Reflexausfall sind nicht vorhanden. Begleitsymptome wie Fieber, Nachtschweiß oder Gewichtsabnahme sprechen für einen spezifischen Rückenschmerz.

P: Welche Ursachen kommen bei spezifischen Rückenschmerzen in Betracht?

HPA: Es kann sich um Wirbelfrakturen, Bandscheibenvorfälle, Tumorgeschehen oder eine Spinalkanalstenose handeln. Weiter kommen Infektionen mit Abszedierung, entzündlich-rheumatische Erkrankungen oder ein Wirbelgleiten in Betracht.

P: Was sind nun nicht wirbelsäulenspezifische Rückenschmerzen?

HPA: Nicht wirbelsäulenspezifische Schmerzen rühren von anderen Organpathologien her, strahlen aber in den Rückenbereich aus. Mögliche Ursachen sind gynäkologische Erkrankungen, z. B. eine Endometriose oder große Myome, Erkrankungen der Niere und der ableitenden Harnwege, z. B. eine Pyelonephritis oder ein Steinabgang, Erkrankungen im abdominalen Bereich, z. B. eine Divertikulitis, ein Gallensteinleiden oder Aortenaneurysma.

P: Wie können Sie Rückenschmerzen durch Metastasen im Wirbelkörper von z. B. einem Nierensteinabgang unterscheiden?

HPA: Rückenschmerzen, die durch Metastasen im Wirbelkörper bedingt sind, entwickeln sich meist über Wochen. Es handelt sich meist um bohrende, kontinuierliche, lokalisierbare Schmerzen, die in der Nacht stärker sind. Gleichzeitig bestehen häufig Symptome des Primärtumors und B-Symptome. Bei invasivem Wachstum in Nachbarstrukturen können radikuläre Schmerzen im Verlauf der Erkrankung auftreten. Rückenschmerzen, die durch einen Nierensteinabgang entstehen, entwickeln sich meist akut, wellenförmig (kolikartig) und sind wandernd. Je nach Steinlage sind sie zunächst im Rücken vorhanden und wandern über die Flanken in den Unterbauch. Häufig strahlt der Schmerz auch ins Genitale aus. Zusätzlich finden sich Miktionsschwierigkeiten (Dysurie). In der Urinuntersuchung findet sich meist auch eine Hämaturie, entweder als Makro- oder Mikrohämaturie. Wenn der Stein abgegangen ist, beruhigt sich die Schmerzsymptomatik.

P: An welche Ursache der Rückenschmerzen würden Sie am ehesten denken, wenn es sich um eine 78-jährige Patientin mit bekannter Osteoporose handelt?

HPA: Am ehesten würde ich an eine osteoporotische Fraktur denken, wobei die Symptome, die Auslöser und Befunde der klinischen Untersuchung übereinstimmen müssten.

P: Ja. Wie werden Frakturen diagnostiziert?

HPA: Über sichere Frakturzeichen wie Achsenabweichung, Krepitation, sichtbare Fragmente und abnorme Beweglichkeit.

P: Auch bei Wirbelkörperfrakturen?

HPA: In diesem Fall steht die bildgebende Diagnostik, z. B. Röntgen, im Vordergrund.

P: Nennen Sie einige gängige Pharmaka, die zur Behandlung von Herzinsuffizienz eingesetzt werden!

HPA: Typische Pharmaka bei Herzinsuffizienz sind Betablocker, ACE-Hemmer, Diuretika und Digitalisglykoside.

P: Können Sie jeweils was zur Funktionsweise der Pharmaka sagen?

HPA: ACE-Hemmer senken den Blutdruck und wirken sich günstig auf Remodellierungsprozesse am Herzen aus. Sie verzögern das Fortschreiten der Herzinsuffizienz.

P: Wissen Sie was eine typische Nebenwirkung der ACE-Hemmer ist?

HPA: Reizhusten.

P: Ja, fahren Sie fort.

HPA: Betablocker haben eine negative inotrope, chronotrope, bathmotrope und dromotrope Wirkung und reduzieren den Sauerstoffverbrauch am Herzen.

P: Was bedeutet inotrop, chronotrop, bathmotrop und dromotrop?

HPA: Inotropie bezieht sich auf die Kontraktionskraft, Chronotropie bezieht sich auf die Herzfrequenz, Dromotropie auf die Erregungsleitung und Bathmotropie auf die Erregbarkeit der Zelle.

P: Welche Nebenwirkungen können bei der Einnahme von Betablockern auftreten?

HPA: Nebenwirkungen der Betablocker sind Herzrhythmusstörungen, Asthma bronchiale, Schlafstörungen und Blutzuckerschwankungen, v. a. eine Hypoglykämie und besonders bei Diabetikern.

P: Korrekt. Was ist mit den Diuretika?

HPA: Diuretika haben eine harntreibende (diuretische) Wirkung. Daneben führen sie zur Senkung des Blutdrucks.

P: Kennen Sie einige Phytotherapeutika, die eine beruhigende und schlafinduzierende Wirkungen haben?

HPA: Eine beruhigende und schlafinduzierende Wirkung haben Melissenblätter, Pfefferminzblätter, Baldrianwurzel, Hopfenzapfen und Passionsblumenkraut. Melissenblätter besitzen eine sedierende und spasmolytische Wirkung und können auch bei funktionellen Magen-Darm-Beschwerden, Migräne und Neuralgien angewendet werden. Pfefferminzblätter haben eine ähnliche Wirkung. Baldrianwurzel wirkt schlafinduzierend und verbessert die Schlafqualität. Andere Anwendungsgebiete sind nervöse Erregungszustände, Angstzustände und krampfartige Schmerzen im Verdauungstrakt. Hopfenzapfen werden bei Schlafstörungen, nervösen Erregungszuständen, Angstzuständen und Unruhe angewendet. Passionsblumenkraut kann ebenfalls bei Neuralgien und Kopfschmerzen eingesetzt werden.

P: Was ist eine Konjunktivitis?

HPA: Eine Konjunktivitis ist eine Bindehautentzündung.

P: Welche Ursachen kann eine Konjunktivitis haben?

HPA: Eine Konjunktivitis kann infektiöse und nicht infektiöse Ursachen haben. Infektiöse Ursachen sind viraler und bakterieller Natur, wobei bei den Viren Herpes-, Coxsackie- und Adenoviren eine Rolle spielen. Bei bakteriellen Infekten sind Pneumokokken, Staphylo- und Streptokokken sowie Chlamydien und Gonokokken relevant. Die nicht infektiösen Formen können unterschiedliche Ursachen haben, z. B. Allergien, UV-Licht, Staub, Fremdkörper, Tränenmangel oder mangelnde Hygiene bei Kontaktlinsenträgern.

P: Welche Ursachen kommen noch in Betracht? Denken Sie dabei an rheumatische Erkrankungen!

HPA: Ja, eine Konjunktivitis kann auch bei rheumatischen Erkrankungen, etwa beim Reiter-Syndrom, auftreten oder bei anderen Krankheiten, z. B. der Sarkoidose oder der Rosazea.

P: Geht jede Konjunktivitis mit Eiterbildung einher?

HPA: Nein. In der Regel findet sich bei bakteriellen Infektionen ein eitriges Sekret. Bei viralen, allergischen oder physikalischen Ursachen findet sich seröses Sekret.

P: Welche anderen Symptome sind kennzeichnend?

HPA: Bei einer viralen Konjunktivitis sind das eine hochrote Schwellung der Konjunktiven mit Bindehautödem, Lichtempfindlichkeit und Fremdkörpergefühl. Bei bakteriellen Formen, besonders bei Pneumokokken, kann das Sekret blutig sein. Chlamydieninfektionen führen zur Ausbildung von Follikeln, die zur Vernarbung neigen. Die Folge ist die Erblindung.

P: Welche Erreger sind Ursache einer Neugeborenen-Konjunktivitis?

HPA: Die Neugeborenen-Konjunktivitis kann durch Gonokokken oder Chlamydien verursacht werden. Bei beiden Infektionen handelt es sich um eine Schmierinfektion. Sie können zur Erblindung führen.

8.3 Prüfung 2

8.3 Prüfung 2

FALLBEISPIEL

FALLBEISPIEL Eine Mutter stellt Ihnen ihr 9-jähriges Kind vor, das unter Fettstühlen und Blähungen leidet.

P: Welche Verdachtsdiagnose haben Sie in Anbetracht des Alters und der Symptome?

HPA: In diesem Alter kommt als Verdachtsdiagnose am ehesten eine Zöliakie infrage. Differenzialdiagnostisch sind Erkrankungen des exokrinen Pankreas', z. B. eine chronische Pankreatitis, Mukoviszidose oder Erkrankungen der Gallenwege zu bedenken.

P: Beschreiben Sie das Bild der Zöliakie!

HPA: Die Zöliakie ist eine immunologische Erkrankung, die den oberen Dünndarm betrifft. Dabei reagieren die Zotten unter Glutenexposition mit Atrophie und die Krypten mit Hyperplasie. Die Folge ist eine reduzierte Oberfläche, die zur verminderten Resorption von Fett, fettlöslichen Vitaminen, Eisen und anderen Mineralien führt. Verlauf und klinisches Bild können sehr unterschiedlich sein. Typisch für den klassischen Verlauf sind Meteorismus, aufgetriebener Bauch und voluminöse Fettstühle.

P: Wie kann die Zöliakie behandelt werden?

HPA: Mit glutenfreier Kost. Zu den glutenfreien Getreiden zählen Mais, Reis, Quinoa, Tapioka, Amaranth und Buchweizen. Gemieden werden sollten Weizen, Roggen, Hafer, Gerste, Dinkel, Grünkern und Kamut. Hafer wird gelegentlich in geringen Mengen vertragen. Bei Mangelerscheinungen ist eine Substitution von Vitaminen und/oder Mineralien empfehlenswert.

P: Beschreiben Sie kurz die Wirkungen der fettlöslichen Vitamine!

HPA: Vitamin A ist im menschlichen Körper für Sehprozesse und die Epithelregeneration wichtig. Vitamin D kann zugeführt werden, kann aber auch vom Organismus hergestellt werden und besitzt eine Hormonfunktion. Es ist für die Kalzium-Phosphat-Regulation und Knochenfestigkeit zuständig und nach neueren Untersuchungen besitzt es offenbar eine tumorprotektive Wirkung. Die Wirkungen von Vitamin E sind nicht restlos geklärt; allerdings ist von einer antioxidativen Wirkung auszugehen. Vitamin K ist für die Bildung der Gerinnungsfaktoren II, VII, IX und X zuständig.

P: Wo werden die Gerinnungsfaktoren gebildet?

HPA: Gerinnungsfaktoren werden mit Ausnahme des Faktors IV (Kalzium) in der Leber gebildet.

P: Welche anderen Funktionen erfüllt die Leber noch?

HPA: Die Leber ist für die Synthese von z. B. Albuminen, Bilirubin, Akute-Phase-Proteinen, Lipoproteinen, Cholesterin, Harnsäure und Harnstoff zuständig. Sie hat eine starke entgiftende Funktion, z. B. von Ammoniak, Alkohol, Medikamenten und anderen mitunter auch toxischen Stoffen. Die Leber speichert Vitamin B_{12}, Blut, Eisen und Kupfer. Die letzte wichtige Funktion ist die Stoffwechselfunktion: Sie ist am Kohlenhydrat-, Lipid- und Eiweißstoffwechsel beteiligt.

P: Was versteht man unter dem großen Blutbild? Welche Erkrankungen können mit dieser Laboruntersuchung diagnostiziert werden?

HPA: Das große Blutbild setzt sich zusammen aus
- Hämatokrit
- Hämoglobin
- Erythrozyten mit den Indizes MCV, MCH und MCHC
- Thrombozyten
- Leukozyten mit der Differenzierung der Subpopulationen der neutrophilen, eosinophilen, basophilen Granulozyten, Monozyten und Lymphozyten

Das große Blutbild kann zur Diagnostik bei Anämie, Leukämie, Blutungsneigung oder Infektionen bzw. entzündlichen Prozessen herangezogen werden.

P: Beschreiben Sie Veränderungen des Blutbilds, die sich bei einer akuten bakteriellen und viralen Infektion entwickeln!

HPA: Bei bakteriellen Infektionen steigt in der Regel die Gesamtleukozytenzahl, wobei im Differenzialblutbild die neutrophilen Granulozyten den größten Anstieg zeigen. Meist findet sich auch eine Linksverschiebung; das bedeutet, dass das Verhältnis von stabkernigen (jugendlichen) zu den normosegmentierten Granulozyten zugunsten der stabkernigen steigt. Virale Infekte können mit einer Leukopenie einhergehen, wobei im Differenzialblutbild die Anzahl der Lymphozyten steigt.

P: Welche Blutbildveränderungen finden sich bei Anämien?

HPA: Grundsätzlich sind Hämatokrit, Hämoglobin und die Erythrozytenzahl erniedrigt.
- Bei der Eisenmangelanämie und Anämie bei chronischen Erkrankungen (Tumor- oder Entzündungsanämie) finden sich mikrozytäre (MCV ↓) und hypochrome (MCH ↓) Erythrozyten, bei der Entzündungsanämie auch normochrome, normozytäre Erythrozyten. Die Unterscheidung der beiden Anämieformen ist im großen Blutbild nicht möglich. Zusätzlich ist eine Untersuchung von Ferritin und Transferrin im Serum notwendig. Ferritin ist beim Eisenmangel erniedrigt und Transferrin erhöht. Bei der Tumor- oder Anämie bei chronischen Erkrankungen verhalten sich die beiden Marker gegenläufig.
- Die renale Anämie ist durch normozytäre und normochrome Erythrozyten gekennzeichnet. Bei der Untersuchung des Serums finden sich erhöhte Retentionsparameter und eine reduzierte glomeruläre Filtrationsrate.
- Hämolytische Anämien sind durch normochrome, normozytäre oder hypochrome, mikrozytäre Erythrozyten gekennzeichnet.
- Die megaloblastären Anämien gehen mit makrozytären (MCV ↑) und hyperchromen (MCH ↑) Erythrozyten einher. Die Ursachen dieser liegen in einem Vitamin B_{12}- und/oder Folsäuremangel.

Auf den Punkt gebracht

- Stellen Sie eine Verdachtsdiagnose zum Fallbeispiel!
- Beschreiben Sie das Bild der Zöliakie!
- Wie wird die Zöliakie behandelt?
- Beschreiben Sie kurz die Wirkungen der fettlöslichen Vitamine!
- Wo werden Gerinnungsfaktoren gebildet?
- Nennen Sie die Funktionen der Leber!
- Was versteht man unter dem großen Blutbild? Welche Erkrankungen können mit dieser Laboruntersuchung diagnostiziert werden?
- Beschreiben Sie Veränderungen des Blutbilds, die sich bei einer akuten bakteriellen und viralen Infektion entwickeln!
- Welche Blutbildveränderungen finden sich bei Anämien?
- Nennen Sie die Funktionen von Vitamin B_{12}!
- Welche Ursachen und Symptome sind für die Polyneuropathie charakteristisch?
- Benennen Sie Knochen der freien unteren Extremität incl. der Fußknochen!
- Benennen Sie einige Gesetze, die Sie in der Tätigkeit als Heilpraktiker einschränken!

P: Nennen Sie die Funktionen von Vitamin B_{12}!

HPA: Vitamin B_{12} ist an der Zellkernteilung beteiligt und wichtig für den Stoffwechsel der Nervenzellen.

P: Welche Ursachen kann eine Polyneuropathie haben?

HPA: Eine Polyneuropathie kann im Rahmen von Stoffwechselstörungen entstehen, u. a. bei Diabetes mellitus, Hypothyreose, Alkoholabusus oder Vitamin-B-Mangel.

P: Welche Symptome sind für die Polyneuropathie kennzeichnend?

HPA: Die Polyneuropathie kann in eine sensomotorische und eine autonome Polyneuropathie eingeteilt werden. Die Symptome der sensomotorischen Form betreffen v. a. die Extremitäten und imponieren zunächst als symmetrische socken- bzw. später strumpfförmige Par-, Dys- und Hypästhesie. An der oberen Extremität finden sich handschuhförmige Ausfälle. Begleitet werden die Symptome vom allmählichen Verlust des Vibrationsempfindens. Im Verlauf der Erkrankung kommen trophische Störungen (Hautatrophie, trockene Haut, Haarausfall) hinzu, gefolgt von motorischen Ausfällen (Muskelatrophie mit Muskelschwäche, abgeschwächte oder erloschene Reflexe besonders Achillessehnen-, danach Patellarsehnenreflex). Die autonome Polyneuropathie betrifft das autonome oder vegetative Nervensystem. Die Symptome können sich u. a. am Gastrointestinaltrakt mit Schluckschwierigkeiten, Übelkeit, Obstipation und Diarrhö im Wechsel oder auch eine Mastdarmsphinkterschwäche bemerkbar machen. Am Urogenitalsystem kann eine Blasensphinkterschwäche mit u. a. Inkontinenz, Harnverhalt auftreten, ferner Erektionsstörungen. Das Herz-Kreislauf-System kann ebenfalls betroffen sein; dies kann sich mit Synkopen bemerkbar machen.

P: Benennen Sie Knochen der freien unteren Extremität!

HPA: Die untere Extremität besitzt von proximal nach distal folgende Knochen: Femur (Oberschenkelknochen), Tibia (Schienbein) und Fibula (Wadenbein) als Unterschenkelknochen. Der Fuß besteht aus Tarsus (Fußwurzelknochen), Metatarsus (Mittelfußknochen) und den Phalangen (Zehen).

P: Welche Knochen bilden die Fußwurzelknochen?

HPA: Zu den Fußwurzelknochen zählt Calcaneus (Fersenbein), Os naviculare (Kahnbein), 3 Ossa cuneiforma (Keilbeine) und das Os cuboideum (Würfelbein).

P: Benennen Sie einige Gesetze, die Sie in der Tätigkeit als Heilpraktiker einschränken!

HPA: Das Heilpraktikergesetz (§ 3), Infektionsschutzgesetz, Zahnheilkundegesetz, Hebammengesetz, Arzneimittelgesetz, Röntgenschutzverordnung, Strahlenschutzverordnung und Embryonenschutzgesetz

8.4 Prüfung 3

FALLBEISPIEL Ein 23-jähriger Patient stellt sich in Ihrer Praxis mit Kreuzschmerzen vor, die links stärker als rechts ausgeprägt sind, über die Gesäßbacken bis in die Oberschenkel ausstrahlen und aktuell seit 2 Wochen persistieren. Sie treten episodisch auf und in unterschiedlicher Intensität, wobei ein Grundschmerz seit dem 16. Lebensjahr besteht. Am stärksten ist der Schmerz am frühen Morgen. Unter Bewegung erfährt der Patient eine Besserung, obgleich der Schmerz nicht komplett verschwunden ist.

P: Welche anamnestischen Fragen sind zu erheben?

HPA: Zunächst ist es nötig zu beurteilen, ob es sich um ein Notfallgeschehen handelt: Da die Beschwerden seit langer Zeit persistieren, keine Angaben über z. B. neurologische Ausfälle oder Trauma vorhanden sind, ist ein Notfall unwahrscheinlich.

P: Es handelt sich um keinen Notfall.

HPA: In der Angabe finden sich Informationen zur aktuellen Anamnese. Daneben müssen noch andere anamnestische Punkte erhoben werden, z. B. Begleitsymptome: gastrointestinale Symptome wie Durchfall, Meteorismus, Übelkeit, urologische Symptome wie z. B. Rötungen der Harnröhrenöffnung und Miktionsprobleme oder neurologische Ausfälle, Hauterscheinungen und Augensymptome, v. a. eine Konjunktivitis oder Iritis.

8.4 Prüfung 3

FALLBEISPIEL

- Welche anamnestischen Fragen erheben Sie zum Fallbeispiel und warum?
- Wie lauten die Verdachts- und Differenzialdiagnosen?
- Welche Befunde erwarten Sie bei der körperlichen Untersuchung beim Morbus Bechterew?
- Welche anderen Untersuchungen können durchgeführt werden, um die Diagnose zu sichern?
- Beschreiben Sie die Therapie!

P: Warum wollen Sie das wissen?

HPA: Für die Symptome in dem Fallbeispiel kommt am ehesten der Morbus Bechterew in Betracht. Differenzialdiagnosen sind ein Bandscheibenvorfall, Morbus Reiter, Psoriasis-Arthritis, Morbus Crohn oder Colitis ulcerosa. Die Angabe der Begleitsymptome ist im Hinblick auf die Diagnosestellung hilfreich.

P: Die von Ihnen erfragten Begleitsymptome sind nicht vorhanden. Fahren Sie fort!

HPA: Der nächste wichtige Punkt ist die Erhebung der medizinischen Vorgeschichte. Hier wäre es sinnvoll zu wissen, welche anderen Beschwerden vorhanden sind oder waren oder ob es Krankenhausaufenthalte oder Operationen gegeben hat.

P: Der Patient berichtet Ihnen von rezidivierenden Fersen-, Sprunggelenkschmerzen und rezidivierende Episoden von Augenentzündungen, die er in Eigenregie erfolgreich mit Diclofenac und Ibuprofen behandelt hat.

HPA: Welche Medikamente nimmt der Patient aktuell ein?

P: Ibuprofen 600 mg.

HPA: Nimmt der Patient auch einen Protonenpumpeninhibitor (PPI)?

P: Warum ist das wichtig?

HPA: Weil unter der Einnahme von NSAR die Bildung des schützenden Magenschleims reduziert ist und sich eine Gastritis mit Ulkusbildung entwickeln kann.

P: Der Patient nimmt keine PPI ein. Wie können Sie erfragen, ob eine mögliche Ulkusbildung vorhanden ist?

HPA: Zum einen könnten Teerstühle auftreten, zum anderen könnte der Patient blutig erbrochen haben. Magenschmerzen treten in der Regel nicht auf, weil Ibuprofen neben der entzündlichen Wirkung auch eine analgetische besitzt und der Patient den Schmerz nicht wahrnimmt. Bei chronischen Blutungen könnten Symptome der Eisenmangelanämie auftreten.

P: Danke, fahren Sie mit der Anamnese fort!

HPA: Als Nächstes werden die B-Symptome abgefragt und andere vegetative Symptome wie Appetit, Durst, Stuhlgang, Miktion. Ferner werden Allergien und die Sozialanamnese erhoben, darüber hinaus die Genussanamnese mit Beurteilung des Nikotin- und Alkoholkonsums und weiterhin die Familienanamnese. Sie ist wichtig, weil rheumatische Erkrankungen eine genetische Disposition und eine familiäre Häufung zeigen.

P: B-Symptome treten nicht auf, Nikotin- und Alkoholanamnese sind leer. Der Vater des Patienten leidet ebenfalls an chronischen Rückenschmerzen, Mutter und Geschwister sind gesund. Wie lautet Ihre Verdachtsdiagnose?

HPA: Die Verdachtsdiagnose lautet Morbus Bechterew. Für diese Erkrankung sprechen die Schmerzlokalisation, Ausstrahlung, morgendliche Schmerzen, die unter Bewegung besser werden, Beteiligung der peripheren Gelenke, Iritis und der chronisch rezidivierende Verlauf. Die Erkrankung des Vaters spricht ebenfalls für diese Erkrankung.

P: Warum sind die zuvor erwähnten Differenzialdiagnosen unwahrscheinlich?

HPA: Das Reiter-Syndrom ist unwahrscheinlich, da urologische und gastroenterologische Symptome fehlen. Die Psoriasis-Arthritis ist wegen fehlender Hauterscheinungen zunächst nicht wahrscheinlich, kann aber nicht ausgeschlossen werden. Gelegentlich treten die Hauterscheinungen spät auf. Die enteropathische Sakroilcitis im Rahmen eines Morbus Crohn und einer Colitis ulcerosa ist deshalb unwahrscheinlich, weil gastroenterologische Symptome fehlen. Der Bandscheibenvorfall ist durch radikuläre Schmerzen gekennzeichnet, die sich bis zum Endstromgebiet, also bis zum Fuß und Zehen, ziehen. Andere Symptome sind Sensibilitätsausfälle im Dermatom und andere neurologische Ausfälle. Weiterhin ist ein akuter Verlauf typisch.

P: Welche Befunde erwarten Sie bei der körperlichen Untersuchung?

HPA: Bei der Untersuchung der Wirbelsäule dürften die Dornfortsätze der LWS und des Sakrums bei Perkussion schmerzhaft sein. Die Beweglichkeit der Wirbelsäule nach der Neutral-Null-Methode dürfte eingeschränkt sein, ebenfalls das Schober- und Ott-Zeichen und der Finger-Boden-Abstand. Das Mennell-Zeichen beidseits dürfte schmerzhaft positiv sein. Bei der Lungenuntersuchung könnte die Atemverschieblichkeit reduziert sein.

P: Wie gehen Sie weiter vor?

HPA: Zur Sicherung der Diagnose können das HLA-B27 bestimmt werden, was allerdings nicht beweisend ist. Weiterhin ist eine Röntgenuntersuchung des Beckens und der Wirbelsäule nötig. Darin kann eine entzündliche Symptomatik am ISG und an der Wirbelsäule gesehen werden. Am ISG ist typischerweise ein verwaschener Gelenkspalt sichtbar und an der Wirbelsäule im späten Stadium eine Bambusstabwirbelsäule mit Bildung von Knochenspangen von kaudal nach kranial.

P: Dürfen Sie ein Röntgenbild anfertigen?

HPA: Nein, das ist dem Heilpraktiker nach der Röntgenschutzverordnung nicht gestattet. Diese Untersuchungen machen Radiologen. Grundsätzlich verweise ich den Patienten zum Rheumatologen, um das weitere diagnostische Procedere und auch die Therapie festzulegen.

P: Wie therapiert man die Erkrankung?

HPA: Verwendet werden Antiphlogistika und PPI. Im Schub werden Glukokortikoide verabreicht.

P: Welche Therapieform steht bei der Behandlung der Erkrankung an erster Stelle?

HPA: Die regelmäßige Physiotherapie, welche die muskuläre Kraft und die Gelenkbeweglichkeit erhalten soll.

8.5 Prüfung 4

- Was ist der Unterschied zwischen einer Hyperplasie und Hypertrophie?
- Was bedeutet STD?
- Nennen Sie Beispiele für STD!
- Nennen Sie Differenzialdiagnosen bei Kopfschmerzen!
- Nennen Sie primäre und sekundäre Kopfschmerzen!

8.5 Prüfung 4

P: Erklären Sie den Unterschied zwischen einer Hypertrophie und Hyperplasie!

HPA: Bei der Hypertrophie handelt es sich um eine Vergrößerung von Zellen, ohne dass es zu einer numerischen Zunahme kommt. Bei einer Hyperplasie finden eine numerische Vermehrung und eine Vergrößerung der Zellen statt.

P: Können Sie jeweils ein Beispiel nennen?

HPA: Eine Hypertrophie kann bei Sportlern am Herzen entstehen. Sie entsteht durch eine vermehrte Belastung. Die Hyperplasie ist an der Prostata typisch. Gleichzeitig sind die Zellen aber auch hypertrophiert.

P: Wie kann man diagnostizieren, ob es sich um eine Hyperplasie oder Hypertrophie handelt?

HPA: Durch eine mikroskopische Untersuchung.

P: Was sind STD?

HPA: STD bedeutet „Sexually Transmitted Diseases", meint also sexuell übertragbare Erkrankungen, z. B. Gonorrhö, Lues, Hepatitis B, Feigwarzen, HIV.

P: Dürfen Sie diese Erkrankungen behandeln?

HPA: Nein, die Behandlung der STD ist dem Heilpraktiker nach dem § 24 IfSG nicht gestattet.

P: Gehen wir zum anderen Thema über. Nennen Sie Differenzialdiagnosen für Kopfschmerzen!

HPA: Kopfschmerzen können in primäre und sekundäre Kopfschmerzen eingeteilt werden. Zu den primären Kopfschmerzen zählen die Migräne, der Cluster-Kopfschmerz und der Spannungskopfschmerz. Sekundäre Kopfschmerzen können als Begleitsymptom bei z. B. Blutungen oder Tumoren innerhalb der Kalotte entstehen, bei Meningitis, Enzephalitis, beim Glaukom, bei Hyper- und Hypotonie, beim Schädel-Hirn-Trauma oder nach Noxenkonsum.

P: Nun ein Fallbeispiel.

FALLBEISPIEL

FALLBEISPIEL Bei Ihnen erscheint eine 40-jährige Frau, die über Kopfschmerzen klagt. Die Kopfschmerzen bestehen seit insgesamt etwa 5 Wochen, sind temporal rechts lokalisiert und haben einen pochenden Charakter. Die Kopfschmerzattacken dauern etwa einen Tag an. Begleitend treten Übelkeit und Erbrechen auf. Die Patientin gibt an, geräusch- und lichtempfindlich zu sein. Flimmerskotome oder Lichtblitze treten nicht auf. Vorerkrankungen sind nicht bekannt.

P: An welche Erkrankung denken Sie am ehesten?

HPA: Die Angaben sprechen am ehesten für eine Migräne ohne Aura.

P: Wie gehen Sie diagnostisch vor?

HPA: Zunächst müsste ich eine komplette Anamnese und im Anschluss eine körperliche Untersuchung inklusive Neurostatus erheben. Hier wären Angaben über Auslöser, Häufigkeit der Anfälle, Begleitsymptome und den Verlauf wichtig. Informationen zur Medikamenteneinnahme und Noxen sind ebenfalls relevant. Danach wäre eine Konsultation eines Neurologen zu empfehlen. Gegebenenfalls muss eine bildgebende Diagnostik veranlasst werden, um eventuelle Neubildungen im Gehirn auszuschließen.

P: Welche Untersuchungen zählen zum Neurostatus?

HPA: Meningendehnungszeichen, Prüfung der Sensibilität, Motorik, Hirnnerven, Kleinhirnzeichen und Reflexe.

P: Danke. Die Patientin hat tatsächlich Migräne. Was können Sie empfehlen?

HPA: Zunächst würde ich die Patientin über die Triggerfaktoren informieren, die es zu meiden gilt. Das sind v. a. Stress, physisch wie psychisch, Alkohol- und Nikotinkonsum, Schlafveränderungen oder unregelmäßige Schlafzeiten, hormonelle Schwankungen oder auch bestimmte Nahrungsmittel, wie Käse, Rotwein, Schokolade, wobei hier eine individuelle Empfindlichkeit vorliegen kann. Unregelmäßige Mahlzeiten, die mit Hypoglykämien einhergehen, können Migräneattacken ebenfalls triggern. Ein ungeregelter Tagesablauf ist ebenfalls ein Triggerfaktor. Als medikamentöse Therapie kommen Analgetika in Betracht, kombiniert mit einem Antiemetikum oder auch Anfallsprophylaktika, v. a. Triptane und Betablocker.

P: Dürfen Sie Triptane verordnen?

HPA: Nein, das sind rezeptpflichtige Medikamente, die ein Arzt verordnen muss.

P: Auf welche Risiken müssen Sie hinweisen, wenn die Patientin über Wochen Ibuprofen oder andere Analgetika einnimmt?

HPA: Zum einen kann sich ein Magenulkus entwickeln, zum anderen können Schmerzmittel auch Kopfschmerzen auslösen, sie werden dann Analgetika-Kopfschmerzen genannt. Darüber hinaus kann ein chronischer Analgetikagebrauch Niere und Leber schädigen, sodass Funktionseinschränkungen entstehen.

P: Können Sie noch andere Empfehlungen geben?

HPA: Ausdauersport, z. B. Schwimmen, Walken, Radfahren, wirkt sich günstig aus. Bei manchen Patienten kann eine klassische Massage eine Erleichterung bringen, einige Patienten profitieren von Akupunktur.

P: Was ist eine Borderline-Störung?

HPA: Die Borderline-Störung oder auch emotional instabile Persönlichkeitsstörung ist eine schwere psychiatrische Erkrankung, die durch eine Störung der affektiven Kontrolle mit Impulsivität, launenhafter Stimmung, Ausbrüchen mit intensivem Ärger und gewalttätigem, explosiven Verhalten gekennzeichnet ist. Typisch sind ausgeprägte Spannungsgefühle, die mit selbstschädigenden Handlungen einhergehen, z. B. Ritzen oder Drogenkonsum. Die Patienten neigen zu sehr intensiven und sehr unbeständigen Beziehungen und haben eine dramatische Angst verlassen zu werden. Häufig ist das Krankheitsbild mit anderen psychiatrischen Erkrankungen kombiniert, z. B. Depressionen oder Angststörungen und Suchterkrankungen.

P: Dürfen Sie Patienten mit einer Borderline-Störung behandeln?

HPA: Theoretisch ja, weil kein Gesetz es verbietet. Praktisch bzw. aufgrund der Sorgfaltspflicht gehört die Therapie einer Borderline-Störung in Hände der Psychotherapeuten und Psychiater.

P: Das ist vernünftig. Wissen Sie, wie so eine Therapie aussieht?

HPA: Es können unterschiedliche Therapien angewendet werden. Wichtigste Therapieform ist die Psychotherapie, die meist als Einzel- oder Kombinationstherapie, je nach Art der Probleme, aus Verhaltenstherapie, Hypnotherapie, Gestalttherapie und kognitiver Therapie besteht. Ziele sind das Erlernen der Verhaltens- und Impulskontrolle, Körperwahrnehmung, Umgang mit zwischenmenschlichen Konflikten, Steigerung des Selbstwerts, Umgang mit Emotionen und Modulierung der Lebensführung. Zusätzlich können die Patienten medikamentös unterstützt werden, v. a. mit Antidepressiva.

P: Können Sie noch etwas zur posttraumatischen Belastungsstörung sagen?

HPA: Die posttraumatische Belastungsstörung (PTSD) zählt zu den Anpassungsstörungen. Es handelt sich um eine schwerwiegende Reaktion auf extrem traumatische Erlebnisse, z.B. Naturkatastrophen, schwere Unfälle, sexuelle Gewalt. Die Symptome treten verzögert nach Wochen und Monaten nach dem schädigenden Ereignis aus. Typisch sind Flashbacks, in denen der Patient das Trauma wieder und wieder erlebt. Typische Stresssymptome sind ebenfalls vorhanden, u. a. Schwitzen, Nervosität, Zittern, Schwindel und Übelkeit. Das affektive Erleben ist reduziert, es besteht eine Freudlosigkeit. Ferner ist ein Vermeidungsverhalten häufig. Dabei meiden die Patienten die Orte, Situationen und Gedanken, die an das Trauma erinnern.

8.6 Prüfung 5

8.6 Prüfung 5

FALLBEISPIEL

- Welche Erkrankung kommt am ehesten in Betracht?
- Was können Sie bei einer Migräne empfehlen?
- Dürfen Sie Triptane verordnen?
- Nennen Sie Risiken bei chronischem Gebrauch von Analgetika!
- Was ist eine Borderline-Störung?
- Wie wird die Erkrankung therapiert?
- Nennen Sie Differenzialdiagnosen!
- Was sind die Ursachen, Symptome und Komplikationen der TIA?
- Welche Symptome treten bei der Glaskörperblutung und der Netzhautablösung auf?
- Wodurch ist das Glaukom gekennzeichnet?
- Welche Untersuchungsbefunde lassen sich beim Glaukom erheben?
- Wie ist der normale Augeninnendruck?
- Charakterisieren Sie das Krankheitsbild der Riesenzellarteriitis (Arteriitis temporalis)!
- Welche Ursachen kann eine Meningitis haben?
- Welche Symptome zeigt eine Meningitis und welche eine Enzephalitis?
- Was wissen Sie zur FSME?
- Worauf ist nach einer Zeckenentfernung zu achten?
- Was sind die Symptome der Borreliose im Stadium II?

FALLBEISPIEL Ein 52-jähriger Patient kommt zu Ihnen in die Praxis und beklagt einen plötzlichen Visusverlust auf einem Auge.

P: An was denken Sie?

HPA: Zunächst ist ein plötzlicher Visusverlust als Notfall anzusehen. Der Patient muss schnellstmöglich fachärztlich versorgt werden. Eine der möglichen Ursachen wäre eine Amaurosis fugax im Rahmen einer TIA.

P: Was sind die Ursachen, Symptome und Gefahren der TIA?

HPA: Die TIA (transitorisch ischämische Attacke) ist als Vorstadium vom Schlaganfall anzusehen und auf eine Mikroembolisierung der A. centralis retinae zurückzuführen. Die Embolien stammen aus arteriosklerotischen Plaques oder aus dem linken Vorhof z. B. bei Mitralklappenfehlern. Typisch für die TIA sind neben der plötzlichen Erblindung oder Sehstörung eine Arm- und Beinschwäche, Sprachstörung oder Schwindelanfälle. Die Hauptgefahr ist die Ausbildung eines kompletten Apoplexes und einer bleibenden Blindheit.

P: Gehen Sie davon aus, dass der Visusverlust irreversibel ist für den Fall, dass es sich um eine TIA handelt?

HPA: Nein, im Rahmen der TIA sind die neurologischen Ausfälle innerhalb von 24 Stunden reversibel.

P: Dann könnte der Patient ja erst am nächsten Tag zum Arzt gehen?

HPA: Nein, der Patient muss zeitnah von einem Arzt gesehen werden, denn es kommen noch andere Ursachen in Betracht, die einen irreversiblen Visusverlust nach sich ziehen.

P: Welche Erkrankungen sind das?

HPA: Eine Netzhautablösung oder eine Glaskörperblutung.

P: Wie entstehen die Erkrankungen und welche Symptome treten auf?

HPA: Eine Netzhautablösung ist durch einen schmerzlosen Visusverlust, Rußregen, eine aufsteigende Mauer von unten oder einen Vorhang von oben gekennzeichnet. Das bedeutet, dass je nachdem, wo die Netzhaut abgelöst wird, Visusausfälle auftreten. Die Netzhautablösung kann bei starker Kurzsichtigkeit oder Narbenbildung am Augenhintergrund auftreten. Eine Glaskörperblutung geht ebenfalls mit einer schmerzlosen Erblindung einher, häufig sind Erkrankungen des Augenhintergrunds die Ursache, z. B. eine diabetische Retinopathie oder eine Makuladegeneration.

P: Worauf ist ein einseitiger Visusverlust noch zurückzuführen?

HPA: Eine andere Möglichkeit ist die Zentralvenenthrombose. Häufig sind Erkrankungen vorhanden, die mit einer erhöhten Thromboseneigung einhergehen, z. B. die Polycythaemia vera.

P: Welche anderen Differenzialdiagnosen sind Ihnen bekannt?

HPA: Ein Glaukom. Diese Erkrankung geht allerdings mit stärksten Schmerzen einher.

P: Charakterisieren Sie die Erkrankung!

HPA: Das Glaukom ist ein Sammelbegriff für Augenerkrankungen, die v. a. durch eine intraokuläre Drucksteigerung (> 21 mmHg) zur Schädigung des N. opticus führen. Beim Engwinkelglaukom kann das Kammerwasser nicht abfließen, verbleibt im Bulbus und führt zum erhöhten Augeninnendruck, was wiederum Druckschäden am Sehnerv, aber auch eine Kompression des arteriellen Zuflusses verursachen kann.

P: Wo fließt das Kammerwasser hin?

HPA: Der Abfluss des Kammerwassers erfolgt über dem Schlemm-Kanal. Das sind venöse Gefäße, die sich in der vorderen Augenkammer befinden.

P: Welche Untersuchungsbefunde können beim akuten Glaukomanfall erhoben werden?

HPA: Bei der Untersuchung ist eine weite, mydriatische Pupille sichtbar. Sie kann entrundet sein und reagiert nicht auf Licht, sie ist lichtstarr. Bei der Palpation der Bulbi im seitenvergleich ist der Bulbus auf der betroffenen Seite steinhart. Die Hornhaut zeigt häufig Trübungen, die konjunktivalen Gefäße sind prall gefüllt (hyperämisch). Der Augeninnendruck ist hoch, bei der Begutachtung des Augenhintergrunds ist die Papille ausgehöhlt.

P: Wie ist der normale Augeninnendruck?

HPA: < 21 mmHg.

P: Kennen Sie eine Glaukomform, die mit einem schmerzlosen Visusverlust einhergeht?

HPA: Das Offenwinkelglaukom verläuft chronisch und bietet vergleichsweise wenige Beschwerden. Eine schmerzlose, progrediente Erblindung kann auftreten.

P: Danke. Wenden wir uns weiteren Differenzialdiagnosen des akuten Visusverlusts zu. Welche anderen Erkrankungen kommen in Betracht?

HPA: Ein Trauma wäre möglich.

P: Ja, welche Ursachen sind Ihnen noch bekannt?

HPA: Tumorerkrankungen, die einen Druck auf den N. opticus ausüben. Der Visusverlust wäre allerdings chronisch.

P: Die Angaben sind noch unvollständig. Welche Differenzialdiagnosen kennen Sie noch?

HPA: In Betracht kommen eine Meningitis und eine Riesenzellarteriitis (Arteriitis temporalis). Die multiple Sklerose kommt ebenfalls in Frage, typisch ist allerdings ein subakuter oder chronischer Visusverlust.

P: Charakterisieren Sie das Krankheitsbild der Arteriitis temporalis!

HPA: Die Arteriitis temporalis ist eine entzündliche Erkrankung der Arterien des Kopfes, v. a. der A. temporalis, und zählt zu den Vaskulitiden. In einem Teil der Fälle ist gleichzeitig eine Polymyalgia rheumatica vorhanden. Die Symptome sind Kopfschmerzen, besonders im Schläfenbereich. Die Schmerzen verstärken sich beim Kauen. Die A. temporalis ist überwärmt, druckschmerzhaft, gut tastbar und auch meist gut sichtbar. Augenschmerzen können auftreten, weiter auch Sehstörungen, die durch einen Verschluss der A. centralis retinae bedingt sind. Die BSG ist stark beschleunigt.

P: Welche Therapie ist bei dieser Erkrankung wirksam?

HPA: Kortison.

P: Welche Ursachen kann eine Meningitis haben?

HPA: Die Meningitis kann durch unterschiedliche Erreger hervorgerufen werden, v. a. Meningokokken, Streptokokken, HiB und FSME.

P: Tritt eine Meningitis bei der FSME oft auf?

HPA: Nein, die Meningitis oder Meningoenzephalitis sind eher seltene Komplikationen.

P: Was wissen Sie noch zur FSME?

HPA: Die FSME ist eine virale Erkrankung, die durch Zecken übertragen wird. Nach einer Inkubationszeit von etwa 1–4 Wochen treten grippale Symptome auf, die durch Kopf- und Gliederschmerzen sowie allgemeines Krankheitsgefühl gekennzeichnet sind. Durchfall kann auch auftreten. Die Symptome dauern meist eine Woche an und gehen dann zurück. In den meisten Fällen endet hier die Erkrankung. In wenigen Fällen werden die Viren nicht eliminiert und rufen eine Meningitis oder Enzephalitis oder Meningoenzephalitis hervor.

P: Welche Symptome bietet eine Meningitis und welche die Enzephalitis?
HPA: Die Meningitis ist durch starke Kopfschmerzen, Nackensteifigkeit, Lichtscheu, Übelkeit, Erbrechen und Fieber gekennzeichnet. Bei der Enzephalitis treten diese Symptome eher abgemildert auch auf, aber zusätzlich neurologische Ausfälle, z. B. Lähmungserscheinungen oder epileptische Anfälle. Die Prognose nach abgelaufener Meningitis ist besser als nach einer Enzephalitis; ein neurologisches Defizit kann nach letzterer bestehen bleiben.
P: Gibt es eine Form der Prophylaxe?
HPA: Ja, zum einen ist eine Impfung verfügbar, zum anderen ist der Schutz vor Zeckenbissen mit langer Kleidung von Vorteil. Nach möglicher Exposition sollte die Haut inspiziert werden und vorhandene Zecken sollten sofort entfernt werden.
P: Angenommen, ein Patient hat sich am Vortag selbst eine Zecke entfernt. Worauf müssen Sie als Heilpraktiker achten und worauf sollte der Patient achten?
HPA: Ich als Heilpraktiker würde die betroffene Stelle inspizieren und prüfen, ob die Zecke im Ganzen entfernt worden ist oder Anteile des Kopfes noch innerhalb der Haut stecken. Der Patient sollte die Stelle sorgfältig beobachten und auf mögliche Rötungen achten.
P: Wie lange soll er die Stelle beobachten?
HPA: Eine Rötung kann sich innerhalb von Tagen, aber auch nach Wochen oder gar nicht entwickeln.
P: Für welche Erkrankung würde dann eine Rötung an der Bissstelle sprechen?
HPA: Für eine Borreliose, die deutlich häufiger als eine FSME vorkommt. Die Rötung, das Erythema migrans, ist ein Symptom der Borreliose im Stadium I. Daneben können grippale Symptome auftreten.
P: Wieso heißt die Rötung Erythema migrans?
HPA: Die Rötung entsteht an der Stichstelle und wächst, wandert oder breitet sich zentrifugal aus.
P: Welche Stadien gibt es bei der Borreliose?
HPA: 3.
P: Welche Symptome finden sich im Stadium II?
HPA: Das Stadium II kann sich nach Wochen und Monaten entwickeln und ist durch ein deutliches Krankheitsgefühl, Gelenkschmerzen v. a. der Knie- und Sprunggelenke gekennzeichnet. Es wird auch Lyme-Arthritis genannt. Daneben kann das Bannwarth-Syndrom auftreten, das durch radikuläre Schmerzen mit neurologischen Ausfällen, Hirnnervenausfällen, v. a. der peripheren Fazialisparese, oder Symptomen der Meningitis gekennzeichnet ist. Andere Symptome sind Herzrhythmusstörungen, Herzinsuffizienz und Hypertonie.
P: Wie wird die Borreliose behandelt?
HPA: Antibiotisch, in jedem Stadium

8.7 Prüfung 6

8.7 Prüfung 6

FALLBEISPIEL

FALLBEISPIEL Eine 64-jährige Patientin im guten Ernährungszustand (EZ) und reduziertem Allgemeinzustand (AZ) stellt sich wegen einer Belastungsdyspnoe vor, die vor 2 Jahren begonnen und sich seit dieser Zeit deutlich verschlechtert hat. Leichte Wanderungen und inzwischen auch ein größerer Einkauf fallen der Patientin schwer. Ferner klagt die Patienten über nächtlichen Husten ohne Auswurf, der fast immer in der ersten Nachthälfte auftritt. Eine Besserung tritt nach dem Wasserlassen ein. Des Weiteren berichtet die Patientin über gelegentliches Herzstolpern, das spontan wieder sistiert. Thorakale Schmerzen oder Druckgefühl werden von der Patientin verneint. Die Medikamenten- und Nikotinanamnese sind leer. Gelegentlich konsumiert sie Alkohol. Allergien sind nicht bekannt.

P: Welche Ursachen kommen im Hinblick auf die Belastungsdyspnoe in Betracht?

HPA: Die Belastungsdyspnoe kann folgende Ursachen haben:

- Sie kann durch bronchopulmonale Erkrankungen entstehen, u. a. durch COPD, Lungenemphysem, Pneumonie, Asthma bronchiale, Pneumothorax, Tuberkulose, Cor pulmonale oder Neubildungen der Lunge.
- Sie kann kardiovaskuläre Ursachen haben, z. B. im Rahmen einer Herzinsuffizienz oder Lungenembolie.
- Sie kann neurologische Ursachen haben, z. B. im Rahmen einer Hirndrucksteigerung oder Myasthenia gravis.
- Sie kann durch Verlegung der Atemwege entstehen, durch skelettale Anomalien oder eine Angststörung.

P: Welche der Differenzialdiagnosen passt am ehesten zum vorliegenden Beispiel?

HPA: Am ehesten vermute ich eine chronische Herzinsuffizienz.

P: Warum?

HPA: Typisch für die chronische Herzinsuffizienz ist die langsame Zunahme der Symptome. Der nächtliche Husten, der in der ersten Nachthälfte auftritt und nach dem Wasserlassen besser wird, spricht am ehesten für ein Asthma cardiale. Die Patientin berichtet auch über Herzstolpern, was ein Hinweis auf Herzrhythmusstörungen sein kann.

P: Können Lungenerkrankungen wie die COPD, das Asthma bronchiale, eine Pneumonie oder ein Pneumothorax ausgeschlossen werden?

HPA: Die Erkrankung können nicht ausgeschlossen werden, erscheinen allerdings unwahrscheinlich.

P: Begründen Sie das!

HPA: Die COPD ist meist Folge eines Nikotinkonsums und ist durch Husten und Auswurf gekennzeichnet. Im vorliegenden Fall wird der Nikotinkonsum verneint, der Auswurf ebenso. Das Asthma bronchiale ist durch periodisch auftretende Atemnot, Husten mit zähem Schleim, Zyanose und erschwerter Exspiration gekennzeichnet. Allergien werden von der Patientin zwar verneint, ein intrinsisches Asthma käme allerdings noch in Frage. In der Regel erfährt ein Patient mit Asthma bronchiale keine Besserung der Beschwerden nach dem Wasserlassen, der mit einem Asthma cardiale hingegen schon. Eine Pneumonie ist ein akutes Krankheitsbild, das mit Fieber, Husten, Auswurf und starkem Krankheitsgefühl einhergeht. Im vorliegenden Fall handelt es sich um ein chronisches Geschehen. Bei der Lungenuntersuchung finden sich dann ein hyposonorer Klopfschall, verstarkter Stimmfremitus und feuchte Rasselgeräusche. Der Pneumothorax ist ebenfalls ein akutes Geschehen, das durch Belastungs- oder Ruhedyspnoe, stechende Brustschmerzen, Husten und Zyanose gekennzeichnet ist. Er betrifft eher junge Menschen.

P: Welche Angaben benötigen Sie noch, um zu einer Diagnose zu kommen?

HPA: Hilfreich wäre die Angabe über die medizinische Vorgeschichte, B-Symptome und die Ergebnisse der körperlichen Untersuchung.

P: In der medizinischen Vorgeschichte werden rezidivierende Anginen und Gelenkschmerzen beschrieben. Darüber hinaus erfolgte eine Cholezystektomie bei Steinleiden.

HPA: Die rezidivierenden Anginen und die Gelenkschmerzen lassen sich mit einem abgelaufenen rheumatischen Fieber vereinbaren, das Schäden am Herzen hinterlassen kann.

P: Welche Schäden können auftreten?

HPA: Beim rheumatischen Fieber kann eine Endo-, Myo- oder Perikarditis auftreten. Die Endokarditis heilt narbig ab und hinterlässt Klappenfehler, die eine Ursache für die Herzinsuffizienz sein kann. Die Beteiligung des Myokards kann ebenfalls Symptome der Herzinsuffizienz, aber auch Herzrhythmusstörungen hervorrufen. An dieser Stelle wären die Ergebnisse v. a. der Herz- und Lungenuntersuchung sowie der Untersuchung der Beine und des Bauchraums hilfreich.

P: Wie würden Sie eine Untersuchung des Herzens und der Lungen durchführen?

Auf den Punkt gebracht

- Nennen Sie Differenzialdiagnosen zur Belastungsdyspnoe!
- Welche Diagnose passt zum vorliegenden Fallbeispiel?
- Nennen Sie Differenzialdiagnosen!
- Nennen Sie Charakteristika der COPD, des Asthma bronchiale und der Pneumonie!
- Welche Symptome und Komplikationen entstehen beim rheumatischen Fieber?
- Wie würden Sie eine Untersuchung des Herzens und der Lungen durchführen?

HPA: Die Herzuntersuchung erfolgt am liegenden Patienten mit 30° Oberkörperhochlagerung. Ich beginne mit der Inspektion und suche nach äußeren Symptomen der Herzerkrankung, z. B. Zyanose, Jugularvenenstauung und symmetrischen peripheren Ödemen. Bei der Palpation wird der Herzspitzenstoß beurteilt, bei gesunden findet sich dieser im 5. ICR in der MCL. Darüber hinaus wird der periphere Puls getastet und die Frequenz und Rhythmus' beurteilt. Bei der Perkussion können die relative und absolute Herzgrenze grob beurteilt werden; es handelt sich allerdings um ein ungenaues Verfahren. Bei der Auskultation lassen sich die Herztöne und evtl. vorhandene Herzgeräusche beurteilen. Am Erb-Punkt hört man alle Klappen, im 2. ICR rechts parasternal wird die Aortenklappe auskultiert, im 2. ICR links parasternal die Pulmonalklappe, im 4. ICR rechts parasternal die Trikuspidalklappe und im 5. ICR in der MCL die Mitralklappe. Im Anschluss wird der Blutdruck gemessen.
Die Lungenuntersuchung erfolgt am sitzenden Patienten. Ich beginne auch mit der Inspektion und suche nach äußeren Symptomen der Lungenerkrankungen, z. B. Fassthorax, geblähten Schlüsselbeingruben, Zyanose, Trommelschlägelfinger und Uhrglasnägel. Bei der Palpation werden die Atemexkursionen und der Stimmfremitus geprüft. Bei der Perkussion wird der Klopfschall der Lunge beurteilt. Unter physiologischen Umständen ist dieser sonor. Bei der Auskultation werden Atemgeräusche und mögliche Rasselgeräusche beurteilt.

P: Danke.

HINWEIS PRÜFUNG Die Untersuchung des Herzens muss beschrieben oder praktisch demonstriert werden.

FALLBEISPIEL

FALLBEISPIEL Die körperliche Untersuchung ergibt folgende Befunde:

- Dezente Lippenzyanose. Herzspitzenstoß im 6. ICR in der vorderen Axillarlinie. Perkutorisch relative Herzdämpfung vergrößert. Systolikum über dem Erb-Punkt deutlich hörbar, ebenfalls über dem 2. ICR rechts parasternal und über dem 5. ICR in der MCL. RR 130/80 mmHg, Herzfrequenz 72/Min., rhythmisch.
- Stimmfremitus beidseits basal verstärkt, Klopfschall über den basalen Lungenabschnitten gedämpft, bei der Lungenauskultation feuchte Rasselgeräusche beidseits basal hörbar.
- An den Beinen beidseits dezente Knöchelödeme, periphere Pulse regelrecht und seitengleich tastbar, keine Varikosis. Kein Hinweis auf Aszites (negatives Undulationsphänomen), keine Lebervergrößerung.

- Interpretieren Sie die Befunde der körperlichen Untersuchung!
- Nennen Sie Ursachen der Herzinsuffizienz!
- Welche diagnostischen Verfahren werden bei der Herzinsuffizienz angewendet?
- Wie ist die Therapie der Herzinsuffizienz?
- Wie viele Stadien lassen sich bei der Herzinsuffizienz unterscheiden?

P: Interpretieren Sie die Befunde der körperlichen Untersuchung!

HPA: Die Lage des Herzspitzenstoßes und die vergrößerte relative Herzdämpfung sprechen für eine Herzvergrößerung. Die Auskultationsbefunde sprechen für eine Aortenstenose und eine Mitralinsuffizienz. Die Ergebnisse der Lungenuntersuchung deuten auf eine basale Lungenstauung hin, die am ehesten Ausdruck einer Linksherzinsuffizienz ist. Dezente Knöchelödeme sprechen für eine periphere Stauung und eine Beteiligung des rechten Herzens im Sinne einer Insuffizienz.

P: Kann die Herzinsuffizienz andere Ursachen haben?

HPA: Ja, sie kann die Folge einer KHK sein. Sie kann nicht ausgeschlossen werden, erscheint allerdings wegen der fehlenden kardiovaskulären Risikofaktoren unwahrscheinlich.

P: Welche Empfehlungen geben Sie ab?

HPA: Die Patientin sollte sich beim Kardiologen vorstellen. Eine Herzinsuffizienz kann gut medikamentös behandelt werden.

P: Erfolgt vor der Therapie noch eine Diagnostik?

HPA: Ja, im Zuge der Diagnostik werden folgende Untersuchungen durchgeführt: EKG, Röntgen-Thorax, Echokardiografie, Laboruntersuchung und ggf. eine Herzkatheteruntersuchung.

P: Was wird im EKG beurteilt? Dürfen Sie das in der Praxis durchführen?

HPA: Der Heilpraktiker darf ein EKG zu diagnostischen Zwecken verwenden. Im EKG werden folgende Parameter beurteilt: Frequenz, Rhythmus und Erregungspathologien.

P: Kann man die Klappenfunktion im EKG beurteilen?

HPA: Nein, das lässt sich mit der Echokardiografie beurteilen.

P: Wie wird eine Herzinsuffizienz behandelt?

HPA: Die Herzinsuffizienz wird v. a. medikamentös mit u. a. Betablockern, ACE-Hemmern, Diuretika und Digitalisglykosiden behandelt. Bei den allgemeinen Empfehlungen wird eine dosierte Belastung je nach Stadium der Herzinsuffizienz empfohlen. Eine kaliumreiche und kochsalzarme Kost ist von Vorteil.

P: Wie viele Stadien lassen sich bei der Herzinsuffizienz unterscheiden?

HPA: Die Stadien I–IV. Stadium I bedeutet Beschwerdefreiheit, eine normale körperliche Belastung ist möglich. Im Stadium II treten die Beschwerden bei starker körperlicher Anstrengung auf, im Stadium III bereits bei leichter körperlicher Anstrengung und im Stadium IV in Ruhe.

8.8 Prüfung 7

P: Beginnen wir mit den Gesetzen. Welche Gesetze kennen Sie, die Sie in Ihrer Tätigkeit als Heilpraktiker einschränken?

HPA: Es existieren eine ganze Reihe von Gesetzen und Verordnungen, die den Heilpraktiker in der Tätigkeit einschränken, u. a.:

- Heilpraktikergesetz, § 3 mit dem Verbot, im Umherziehen zu arbeiten
- IfSG, mit den §§ 24, 6, 7, 34
- Hebammengesetz
- Zahnheilkundegesetz
- Arzneimittelgesetz
- Strahlenschutzverordnung

P: Was sind die Kernaussagen der einzelnen Gesetze?

HPA:

- Das Heilpraktikergesetz besagt, dass die Ausübung der Heilkunde an eine staatliche Zulassung geknüpft ist. Der § 3 des Heilpraktikergesetzes besagt, dass die Ausübung der Heilkunde im Umherziehen nicht gestattet ist. Die Ausübung der Tätigkeit ist an eine angemeldete Praxis gebunden.
- Das IfSG mit dem zentralen § 24 regelt Einschränkungen bei der Behandlung von Infektionskrankheiten, die in den §§ 6, 7 und 34 Abs. 1 genannt sind. Darüber hinaus darf ein Heilpraktiker keine Geschlechtskrankheiten behandeln. Unter Behandlung fällt auch die Diagnostik, der direkte und indirekte Erregernachweis. Ferner ist dem Heilpraktiker der Umgang mit Erregern nicht gestattet.
- Das Hebammengesetz besagt, dass die Begleitung des Geburtsvorgangs dem Heilpraktiker, außer im Notfall, nicht gestattet ist. Die Geburt wird von Hebammen, Ärzten und Entbindungshelfern begleitet. Schwangere Frauen dürfen vom Heilpraktiker behandelt werden, außer bei Beschwerden, die mit dem Geburtsvorgang zusammenhängen.
- Die Zahnheilkunde darf nach dem Zahnheilkundegesetz nur von approbierten Zahnärzten erfolgen. Dem Heilpraktiker ist es nicht gestattet, Diagnosen zu stellen, Zahn-, Mund- und Kieferkrankheiten zu behandeln, z. B. Soor, Aphthen und sonstige entzündliche Krankheiten. Inspektionen der Mundhöhle sind erlaubt.
- Das Arzneimittelgesetz regelt u. a. den Arzneimittelbegriff, Anforderungen an Arzneimittel, Herstellung und Inverkehrbringen. Dem Heilpraktiker ist es nicht gestattet, rezeptpflichtige Medikamente zu verschreiben. Darüber hinaus dürfen Heilpraktiker apothekenpflichtige Arzneimittel in der Praxis nicht verkaufen.
- Dem Heilpraktiker ist die Anwendung der Röntgenstrahlung, radioaktiver Stoffe oder ionisierenden Strahlung nach der Strahlenschutzverordnung nicht gestattet.

P: Was ist die Hygieneverordnung?

HPA: Die Hygieneverordnung gilt für alle Berufe, bei denen es zu Verletzungen der Haut und somit zu Infektionen mit durch Blut übertragbaren Krankheitserregern (v. a. Hepatitis B, C und HIV) kommen kann, insbesondere für berufs- oder gewerbsmäßiges Rasieren, Maniküre, Pediküre, Tätowieren, Piercing, Ohrlochstechen und Akupunktur. Heilpraktikerpraxen unterliegen der Hygieneverordnung. Sie gibt Vorgaben über hygienische Maßnahmen und Schutzmaßnahmen in diesen Einrichtungen. Eine Erstellung eines Hygieneplans ist unerlässlich. Er beinhaltet u. a. allgemeine Personalhygiene mit Händedesinfektion und der Verwendung gelisteter (RKI- und VAH-zugelassener) Mittel, allgemeine Desinfektionsmaßnahmen, Schutzmaßnahmen, Verhalten bei Schnittverletzungen und Kontamination mit Blut, Abfallentsorgung und Beschreibung der Arbeitsabläufe bei speziellen Verfahren, z. B. Injektion, Akupunktur.

8.8 Prüfung 7

- Nennen Sie Gesetze, die Ihre Tätigkeit als Heilpraktiker einschränken, und charakterisieren diese!
- Was ist die Hygieneverordnung?
- Wie bereiten Sie medizinische Instrumente auf?
- Wie lässt sich der Sterilisationserfolg kontrollieren?
- Was wissen Sie zu Influenza- und Noroviren?
- Was bedeuten die Abkürzungen H und N bei der Bezeichnung der Influenzaviren?
- Warum muss eine Influenzaimpfung jährlich wiederholt werden?
- Wie viele Menschen sterben jährlich schätzungsweise an der Grippe?
- Kennen Sie Prophylaxemaßnahmen bei der Influenza?
- Welche Institution empfiehlt Impfungen?
- Wie lange sind Patienten bei der Noro-Virus-Erkrankung infektiös?
- Zeigen Sie am Torso die Lage des Pankreas' und erzählen Sie, was Sie über das Organ wissen!
- Welche Funktion haben Trypsin, Lipase und Amylase?
- Was machen Sie, wenn ein Patient in Ihrer Praxis plötzlich zu Boden geht und leblos daliegt?
- Demonstrieren Sie eine kardiopulmonale Reanimation!
- Demonstrieren Sie eine i. v.-Injektion und kommentieren Sie, was Sie tun!
- Was ist die 6-R-Regel?
- Was bedeutet „richtige Applikationsart"?

P: Sie haben eine gerade benutzte Akupunkturnadel, die Sie wiederverwenden möchten. Wie gehen Sie vor?
HPA: Akupunkturnadeln sind Einmalartikel und werden nach der Anwendung im Sharps-Container entsorgt.
P: Das ist richtig. Angenommen, Sie haben eine goldene Akupunkturnadel, die Sie wiederverwenden möchten?
HPA: Die Nadel muss aufbereitet und sterilisiert werden.
P: Beschreiben Sie das Procedere.
HPA: Nach Gebrauch wird die Nadel in einer Desinfektionsmittellösung eingelegt. Die Einwirkzeit muss beachtet werden. Danach wird die Nadel mit kaltem Wasser abgespült und getrocknet. Wenn keine makroskopischen Verunreinigungen vorhanden sind, wird die Nadel verpackt und sterilisiert.
P: Woher wissen Sie, dass die Nadel danach steril ist?
HPA: Jedes Instrument, jede Nadel wird mit einem Farbumschlagindikator versehen. Wenn der Vorgang der Sterilisation regelrecht war, findet ein Farbumschlag statt.
P: Was machen Sie mit Instrumenten, die sterilisiert werden müssen?
HPA: Das Vorgehen ist im Prinzip das gleiche. Wichtig ist, dass die Instrumente zerlegt sind, bevor sie in die Desinfektionslösung eingelegt werden. Sie werden auch im zerlegten Zustand sterilisiert.
P: Müssen Sie bei der Aufbereitung von Instrumenten Schutzmaßnahmen beachten, und wenn ja, welche?
HPA: Ich trage Handschuhe, sorge für ausreichend Platz und gute Beleuchtung. Eine Plastikschürze kann von Vorteil sein.
P: Verwenden Sie einen Heißluftsterilisator oder einen Autoklaven?
HPA: Einen Autoklaven.
P: Danke, das genügt. Lassen Sie uns zum anderen Thema kommen. Im Moment ist Winter, die Zeit der Influenza- und der Noroviren. Was wissen Sie darüber?
HPA: Influenzaviren sind Erreger der echten Grippe. Die Inkubationszeit ist kurz, die Symptome sind plötzliches hohes Fieber mit Schüttelfrost, Kopf-, Muskel- und Gelenkschmerzen, starkes Krankheitsgefühl, Reizhusten, gelegentlich auch Atemnot. Es können sich Komplikationen entwickeln, besonders bei Patienten mit kardiopulmonalen Erkrankungen und immunsupprimierten Patienten. Die Komplikationen sind Pneumonie, Myokarditis, Meningitis und Enzephalitis.
P: Was bedeutet die Abkürzung H und N bei der Bezeichnung der Viren?
HPA: Influenzaviren werden grundsätzlich in die Typen A, B und C eingeteilt. Bei der Influenza Typ A können die Oberflächenmoleküle Hämagglutinin (H oder HA) und Neuraminidase (N oder NA) unterschieden werden. Das HA induziert die Immunantwort des Organismus, die NA ist an der Freisetzung der Viren aus der Wirtszelle beteiligt.
P: Warum muss eine Influenzaimpfung jährlich wiederholt werden?
HPA: Die Oberflächenmoleküle Hämagglutinin (HA) und Neuraminidase (NA) ändern sich geringfügig, sodass eine Anpassung des Impfstoffs erfolgen muss.
P: Wie viele Menschen sterben jährlich schätzungsweise an der Grippe?
HPA: Die Fallzahl ist hoch, Schätzungen zufolge versterben jährlich ca. 20000 Menschen.
P: Kennen Sie Prophylaxemaßnahmen?
HPA: Zum einen kann die Impfung zur Anwendung kommen. Dann ist es wichtig, dass Patienten, die an Grippe erkrankt sind, zu Hause oder in einer medizinischen Einrichtung bleiben. Wichtig ist das regelmäßige Händewaschen für 20–30 Sekunden, Niesen in die Ellenbeuge und nicht in die Hände und die Verwendung von Einmaltaschentüchern.
P: Wer empfiehlt die Impfung?
HPA: Die STIKO.
P: Was ist das für eine Abkürzung?
HPA: STIKO ist eine Abkürzung für die Ständige Impfkommission am Robert-Koch-Institut.

P: Nun zu den Noroviren!

HPA: Noroviren sind Durchfallerreger, die besonders in den Wintermonaten für epidemische Ausbrüche sorgen, v. a. in Gemeinschaftseinrichtungen. Sie werden über Schmierinfektion übertragen, aber auch über Tröpfchen. Die Symptome entwickeln sich nach kurzer Inkubationszeit mit heftigem Erbrechen und Durchfällen. Ein Krankheitsgefühl ist vorhanden, die Patienten klagen über abdominale Schmerzen, Übelkeit, Kopf- und Muskelschmerzen und Mattigkeit. Fieber findet sich in der Regel nicht.

P: Wie lange sind die Patienten infektiös?

HPA: Die Patienten sind während der ersten Erkrankungstage am stärksten infektiös, später nimmt die Infektiosität ab. Das Virus wird noch 1–2 Wochen ausgeschieden und kann so weitere Infektionen bedingen. Auch bei Patienten, die nur wenige oder asymptomatische Verläufe zeigen, ist die Infektiosität gegeben.

P: Danke, nun gehen Sie bitte zum Torso, zerlegen Sie den Bauchraum und erzählen Sie, was Ihnen zum Pankreas einfällt.

HPA: Um zum Pankreas zu gelangen, müssen Magen, Leber, Colon transversum und Dünndarm entfernt werden. Das Pankreas liegt retroperitoneal. Es besteht aus einem Kopf, dem Körper und dem Schwanz. Der Kopf ist im duodenalen „C" eingebettet, der Körper zieht über die die großen Gefäße und die Wirbelsäule zur linken Seite, der Schwanz reicht bis zur Milz.

P: Wie heißen die großen Gefäße?

HPA: Das sind die Aorta abdominalis und die V. cava inferior. Das Pankreas ist eine exokrine und eine endokrine Drüse. Im exokrinen Teil werden basische Verdauungssekrete mit den Enzymen Trypsin, Lipase und Amylase gebildet. Sie werden ins Duodenum über den Ductus pancreaticus abgegeben, der bei den meisten Menschen zusammen mit dem Ductus choledochus an der Papilla Vateri mündet. Im endokrinen Teil werden Hormone gebildet, das Insulin und Glukagon. Der endokrine Teil liegt in Langerhans-Inseln eingebettet. Die Hormone werden ins Blut abgegeben. Die Abgabe der exokrinen Sekrete wird über den N. vagus, Sekretin und CCK gesteuert.

P: Welche Funktion haben Trypsin, Lipase und Amylase?

HPA: Trypsin spaltet Eiweiße, die Lipase spaltet Triglyzeride in Glyzerin und Fettsäuren und die Amylase spaltet Kohlenhydrate.

P: Was machen Sie, wenn ein Patient in Ihrer Praxis plötzlich zu Boden geht und leblos ist?

HPA: Zunächst überprüfe ich das Bewusstsein durch Ansprechen, Anfassen und das Setzen von Schmerzreizen.

P: Der Patient reagiert nicht.

HPA: Dann drehe ich den Patienten in Rückenlage und prüfe die Atmung. Dabei öffne ich den Mund, kontrolliere die Atemwege und mache sie frei, danach wird der Kopf überstreckt. Die Atemkontrolle erfolgt durch Hören von Atemgeräuschen, Sehen von Brustkorbbewegungen und Fühlen von Luftstrom auf der Wange.

P: Ja, wie lange machen Sie das?

HPA: Nicht länger als 10 Sekunden.

P: Der Patient atmet nicht.

HPA: Wenn ich alleine in der Praxis bin, setze ich den Notruf ab und beginne mit der kardiopulmonalen Reanimation.

P: Und wenn sie nicht alleine sind?

HPA: Dann lasse ich den Notruf absetzen und beginne gleich mit der kardiopulmonalen Reanimation.

P: Wie geht das?

HPA: Der Druckpunkt liegt in der Mitte der Brust in der unteren Hälfte des Sternums. Der Handballen einer Hand wird auf diesen Punkt gelegt, die andere Hand darauf gelegt, die Finger werden verschränkt. Die Finger werden vom Thorax abgespreizt, damit sie keinen parasternalen Druck ausüben. Der Druck erfolgt mit gestreckten Armen senkrecht von oben durch „Beugen" des Helfers in der Hüfte. Die Frequenz beträgt 100–120/Min., die Kompressionstiefe 5–6 cm und das Verhältnis von Kompression und Beatmung 30 : 2. Der Kopf muss bei der Atemspende überstreckt werden.

P: Falls der Patient wieder atmet, wie gehen Sie weiter vor?

HPA: Wenn der Patient atmet, aber bewusstlos ist, bringe ich den Patienten in die stabile Seitenlage

HINWEIS PRÜFUNG Es kann vorkommen, dass Sie die kardiopulmonale Reanimation und die stabile Seitenlagerung an einer Puppe demonstrieren müssen.

P: Demonstrieren Sie eine i. v.-Injektion und kommentieren Sie, was Sie tun!

HPA: Zunächst erhebe ich eine Anamnese, informiere den Patienten über den Sinn und mögliche Nebenwirkungen der Injektion. Ferner befrage ich den Patienten, ob er Medikamente einnimmt, Allergien bekannt sind oder infektiöse Erkrankungen. Danach muss der Patient der Injektion zustimmen. Dann stelle ich den Sharps-Container bereit und einen Abfallbehälter, desinfiziere meine Hände und ein Ablagetablett, auf das ich alle Materialien lege, die ich brauche. Ich überprüfe die Materialien auf Unversehrtheit und Gültigkeitsdatum. Das Medikament prüfe ich nach der 6-R-Regel.

P: Was ist die 6-R-Regel?

HPA: Richtiger Patient, richtiges Medikament, richtige Dosierung, richtige Applikationsart, richtiger Zeitpunkt, richtige Dokumentation.

P: Was bedeutet „richtige Applikationsart"?

HPA: Das Medikament muss für i. v.-Applikation zugelassen sein.

P: Danke, fahren Sie fort.

HPA: Auf dem desinfizierten Spritzentablett lege ich folgende Materialien ab: Sterile Aufziehkanüle, sterile Applikationskanüle, sterile Einmalspritze, sterilisierte Tupfer, Hautdesinfektionsmittel, Handschuhe, Medikament zur Applikation, Pflaster und Staubinde. Danach sehe ich mit die Venenverhältnisse an und wähle eine geeignete Vene. Am besten geeignet sind die V. cephalica und die V. mediana cubiti. Falls ich die Venen nicht sehe, lege ich eine Stauung proximal des Injektionsorten an und betrachte und betaste die Venen erneut. Nach Aufsuchen einer Vene löse ich den Stauschlauch. Im Anschluss wird das Medikament aufgezogen und auf dem Spritzentablett abgelegt. Dann wird die Injektion am liegenden Patienten verabreicht.

P: Beschreiben Sie das!

HPA: Das Medikament wird zunächst mit der Aufziehkanüle aufgezogen, die Spritze entlüftet, dann die Aufziehkanüle abgezogen und im Sharps-Container entsorgt und die Injektionskanüle aufgesetzt. Das Punktionsareal wird desinfiziert, die Einwirkzeit wird abgewartet und nicht mehr nachpalpiert. Während der Einwirkzeit ziehe ich Handschuhe über. Der Stauschlauch wird angelegt und geschlossen, sodass der periphere Puls tastbar ist. Danach wird die Kanülenkappe der Spritze abgezogen, die Haut etwas gespannt und im 30°-Winkel zur Haut mit dem Anschliff nach oben punktiert. Danach wird die Kanüle ca. 1 cm vorgeschoben, der Winkel abgeflacht und aspiriert. Bei korrekter Lage fließt Blut zurück. Danach wird die Staubinde gelöst und das Medikament langsam injiziert. Nach der Injektion wird die Kanüle vollständig aus der Vene entfernt und erst danach die Punktionsstelle mit einem sterilisierten Tupfer komprimiert. Die Kanüle wird ohne Recapping im Abwurfbehälter entsorgt. Dann wird ein Pflaster auf die Punktionsstelle geklebt, der Patient noch auf mögliche Reaktionen hin beobachtet und danach die Injektion dokumentiert.

HINWEIS PRÜFUNG Die Injektionstechniken werden entweder mündlich abgefragt, wobei man das Vorgehen detailliert beschreiben muss, oder man muss sie an einem Phantomarm demonstrieren.

8.9 Prüfung 8

P: *Nennen Sie die Strukturen auf der Abbildung (*➤ Abb. 8.1*)!*

HPA: 1 = Ösophagus, 2 = V. cava inferior, 3 = linke Niere, 4 = V. renalis, 5 = A. mesenterica superior, 6 = A. testicularis/A. ovarica, 7 = A. iliaca communis, 8 = A. iliaca externa, 9 = A. iliaca interna, 10 = A. femoralis, 11 = V. femoralis, 12 = Aorta abdominalis, 13 = V. femoralis, 14 = A. femoralis, 15 = N. femoralis, 16 = Lig. inguinale, 17 = A. testicularis/A. ovarica, 18 = rechte Niere.

P: *Wie heißt der Raum, in dem diese Strukturen, zumindest die meisten, beherbergt sind?*

HPA: Es handelt sich um den Retroperitonealraum.

P: *Was ist das für ein Raum?*

HPA: Die Bauchhöhle kann in einen Intraperitonealraum und einen Extraperitonealraum gegliedert werden, wobei der extraperitoneale Raum in einen retroperitonealen Raum und einen subperitonealen Raum unterteilt werden kann. Die Bauchorgane können je nach Lage entweder innerhalb des Bauchfells (intraperitoneal) oder außerhalb (extraperitoneal) liegen.

P: *Was ist das wichtigste Charakteristikum für ein intraperitoneales Organ?*

HPA: Das wichtigste Charakteristikum ist, dass das Organ über ein Aufhängeband (Meso) an der dorsalen Wand befestigt ist und die gesamte Fläche einen peritonealen Überzug hat.

P: *Welche Organe liegen intraperitoneal?*

HPA: Magen, Leber, Milz, Jejunum, Ileum, Zäkum mit der Appendix, Colon transversum und Sigma.

P: *Nennen Sie einige retroperitoneale Organe!*

HPA: Retroperitoneal liegen die Niere mit den Nebennieren, Ureteren wie in der Abbildung dargestellt, V. cava inferior, Aorta abdominalis, Ductus thoracicus.

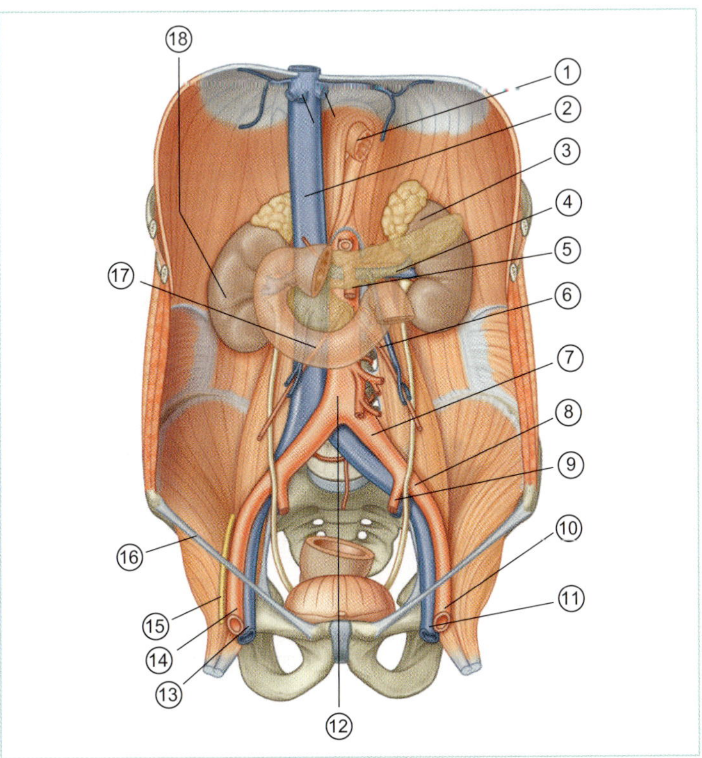

Abb. 8.1 Retroperitoneum und dessen Strukturen [E460]

Auf den Punkt gebracht

8.9 Prüfung 8

- Nennen Sie die Strukturen auf der Abbildung!
- Was ist das Charakteristikum für intraperitoneale Organe?
- Welche Organe liegen intra- und retroperitoneal?
- Beschreiben Sie den Aufbau und die Funktion der Nieren!
- Wo wird der Primärharn gebildet?
- Welche Erkrankungen der Niere sind Ihnen bekannt?
- Welche Leitsymptome sind bei einer Nierenerkrankung zu erwarten?
- Was ist der Unterschied zwischen einer stabilen und einer instabilen Angina pectoris?
- Was ist das akute Koronarsyndrom?
- Beschreiben Sie das Vorgehen bei Verdacht auf eine Erkrankung aus dem § 6 Abs. 1 IfSG!
- Dürfen Sie den Patienten untersuchen?
- Welche Angaben müssen auf dem Meldebogen erfasst werden? Nennen Sie einige!
- Welche Ursachen kann eine Hyperkalzämie haben?

P: Beschreiben Sie den Aufbau der Nieren!

HPA: Die Nieren liegen rechts und links neben der Wirbelsäule unter dem Zwerchfell im Retroperitoneum. Sie haben eine bohnenförmige Gestalt und wiegen 150–250 g. Die rechte Niere liegt wegen der Leber i.d.R. etwas tiefer. Auf dem oberen Pol sitzen die Nebennieren, die gemeinsam mit den Nieren in einer Fettkapsel eingeschlossen sind. Umgeben sind die Nieren von einer bindegewebigen Kapsel. An der medialen Seite findet sich eine Einsenkung, über die Blutgefäße, Ureter und Nerven ein- bzw. austreten. Dieser Bereich wird als Nierenhilum bezeichnet.
Die Nieren sind von außen nach innen von Hüllen umgeben: Der Fasziensack umschließt Niere und Nebenniere mit der umhüllenden Fettkapsel nach außen hin. Die Fettkapsel bildet das Nierenlager, in dem die Niere und die Nebenniere eingebettet liegen. Darunter liegt die Organkapsel, die als derbe kollagenreiche Kapsel um die Niere herum liegt.
Im Inneren können Nierenrinde, Nierenmark und Nierenbecken unterschieden werden. In der Rinde befinden sich die Glomeruli, die den Primärharn bilden. Im Nierenmark finden sich Tubuli und Sammelrohre, die für die Bildung des Sekundärharns zuständig sind. Die Sammelrohre der Niere münden in die Nierenkelche. Diese wiederum bilden in der Vereinigung das Nierenbecken. Aus dem Nierenbecken geht auf jeder Seite ein Harnleiter hervor, der den Sekundärharn zur Harnblase transportiert.

P: Wo genau wird der Primärharn gebildet?

HPA: Die Nierenkörperchen sind die eigentlichen Filterorgane der Niere und produzieren den Primärharn. Sie bestehen aus den Kapillarschlingen, die den Glomerulus bilden und eine Filterstation darstellen, und der Glomeruluskapsel (Bowman-Kapsel). Sie bildet die Wand der Nierenkörperchen. Zwischen den Kapillarschlingen finden sich Mesangiumzellen. Am Gefäßpol gelangt das Blut über das Vas afferens in das Nierenkörperchen und verlässt es nach dem Filtrationsprozess durch das Vas efferens. Am Harnpol wird der Primärharn in das Tubulussystem geleitet, wo der Sekundärharn entsteht.

P: Danke. Welche Erkrankungen der Niere sind Ihnen bekannt?

HPA: Nierenerkrankungen können angeboren oder erworben sein. Sie können in Funktionseinschränkungen, entzündliche Erkrankungen und maligne Erkrankungen eingeteilt werden. Funktionseinschränkungen können in akutes und chronisches Nierenversagen unterteilt werden. Zu den entzündlichen Erkrankungen zählen die Glomerulonephritiden und zu den malignen Erkrankungen das Nierenzellkarzinom.

P: Welche Leitsymptome sind bei einer Nierenerkrankung zu erwarten?

HPA: Leitsymptome der Nierenerkrankungen sind zum einen Veränderungen des Urins, in Hinblick auf die Urinzusammensetzung und Urinmenge. Das kann als Anurie, Polyurie, Hämaturie, Proteinurie in Erscheinung treten. Zum anderen entstehen Symptome, die aus der Funktionseinschränkung resultieren, z. B.

- Hypertonie, Ödeme, Hyperkaliämie (seltener Hypokaliämie) durch Störung der Regulation des Wasser- und Elektrolythaushalts
- Metabolische Azidose mit Übelkeit, Erbrechen, Symptomen der Pseudoperitonitis und Kußmaul-Atmung durch Störung im Säure-Basen-Haushalt
- Erhöhung der harnpflichtigen Stoffe im Blut, v. a. Kreatinin, Harnstoff und Harnsäure
- Renale Osteopathie und renale Anämie durch mangelhafte Hormonbildung

P: Danke. Wechseln wir das Thema. Was ist der Unterschied zwischen der stabilen und instabilen Angina pectoris?

HPA: Die stabile Angina pectoris tritt regelmäßig durch körperliche oder psychische Anstrengung auf und nimmt in Ruhe an Intensität ab oder verschwindet ganz. Sie lässt sich gut mit Nitropräparaten behandeln. Die instabile Angina pectoris ist jede Erstangina, jede Angina, die an Schwere, Dauer und Häufigkeit der Schmerzanfälle zunimmt, jede Ruhe-Angina und jede Angina, die mit einem zunehmenden Bedarf an Medikamenten verbunden ist.

P: Ja, danke. Die instabile Angina wird zu einem Syndrom gezählt. Wissen Sie, um welches Syndrom es sich handelt?

HPA: Es ist das akute Koronarsyndrom, zu dem auch der Herzinfarkt zählt.

P: Was ist das akute Koronarsyndrom?

HPA: Das akute Koronarsyndrom ist eine Sammelbezeichnung für Zustände, die mit stärksten thorakalen Schmerzen einhergehen und durch eine Koronarinsuffizienz entstehen. Durch die klinischen Symptome lässt sich eine Differenzierung in instabile Angina und Myokardinfarkt nicht vornehmen. Es handelt sich mit dieser Bezeichnung mehr um eine Arbeitsdiagnose.

P: Nun ein anderes Beispiel. Angenommen, Sie haben einen Patienten in der Praxis, bei dem Sie den Verdacht auf eine Erkrankung aus dem § 6 Abs. 1 IfSG haben. Was tun Sie?

HPA: Ich habe Behandlungsverbot nach § 24 IfSG und muss den Verdacht an das zuständige Gesundheitsamt melden.

P: Dürfen Sie den Patienten untersuchen?

HPA: Ja, eine allgemeine klinische Untersuchung darf ich durchführen, denn ich muss irgendwie zu meinem Verdacht kommen. Nicht gestattet sind Labortestungen, z. B. Keimnachweis oder Antikörpernachweis.

P: Und wenn Sie eine Erkrankung melden? Wie machen Sie das konkret? Welche Angaben müssen gemacht werden?

HPA: Ich verwende ein Meldeformular, das ich über die Webseite des Gesundheitsamts oder beim RKI herunterladen kann. Dieses ist vollständig auszufüllen und innerhalb der nächsten 24 Stunden an das Gesundheitsamt zu schicken.

P: An welches Gesundheitsamt schicken Sie die Informationen?

HPA: An das Gesundheitsamt, das für den Aufenthaltsort des Patienten zuständig ist.

P: Welche Angaben müssen auf dem Bogen enthalten sein? Nennen Sie einige! Welcher Paragraf regelt das?

HPA: Es handelt sich um die namentliche Meldung, die im § 9 IfSG zusammengefasst ist. Im Meldebogen müssen u. a. folgende Angaben enthalten sein:

- Persönliche Daten wie Name, Vorname, Geschlecht, Geburtsdatum, Anschrift und sonstige Kontaktdaten
- Angaben für die meldende Person, mit Name, Vorname, Berufsbezeichnung, Anschrift und sonstigen Kontaktdaten
- Klinische Informationen zur Erkrankung und aktuellen Symptomen
- Epidemiologische Daten im Hinblick auf Angaben über Betreuungseirichtung, Informationen bezüglich der Tätigkeit im Lebensmittelbereich

P: Ja, das ist richtig. Noch eine Abschlussfrage: Welche Ursachen kann eine Hyperkalzämie haben?

HPA: Eine Hyperkalzämie kann bei Knochentumoren und osteolytischen Knochenmetastasen als Ausdruck eines Knochenabbaus auftreten. Darüber hinaus kann das Kalzium bei primärem Hyperparathyreoidismus, Sarkoidose, Plasmozytom oder Vitamin-A- und -D-Intoxikationen erhöht sein. Bei Immobilisation und damit verbundenem Knochenabbau ist das Kalzium im Serum ebenfalls erhöht messbar.

8.10 Prüfung 9

8.10 Prüfung 9

FALLBEISPIEL Ein 65-jähriger adipöser Patient stellt sich wegen Beinschmerzen vor, die v. a. in beiden Waden (rechts stärker als links) seit über einem halben Jahr persistieren und an Dauer und Intensität zunehmen. Die Schmerzen treten vorwiegend unter Belastung auf, z. B. bei einem längeren Spaziergang. Nach einer Pause lassen die Schmerzen nach. In Ruhe und in der Nacht ist der Patient symptomfrei. Zeitgleich berichtet der Patient über Kraftlosigkeit in den Beinen. Sensibilitätsstörungen werden verneint. Der Patient ist ein starker Raucher; er konsumiert seit 40 Jahren 1–2 Schachteln pro Tag und konsumiert regelmäßig Alkohol.

FALLBEISPIEL

P: Welche Diagnose ist am wahrscheinlichsten?

HPA: Am ehesten denke ich an eine pAVK.

P: Können Sie das begründen?

HPA: Typisch für die pAVK sind die belastungsabhängigen Schmerzen, die sich in Ruhe bessern, die Kraftlosigkeit und der chronische Verlauf. Der Nikotinkonsum ist einer der Risikofaktoren für die Erkrankung.

Auf den Punkt gebracht

- Welche Diagnose ist bei diesem Patienten am wahrscheinlichsten und warum?
- Beschreiben Sie die pAVK!
- Welche Befunde können bei der Palpation bei einer pAVK erhoben werden?
- Wie erheben Sie den Pulsstatus?
- Welche Gefäßuntersuchungen können bei der pAVK durchgeführt werden?
- Wie entstehen die Schmerzen bei der pAVK?
- Gibt es ein Organ, wo trotz Ischämie keine Schmerzen auftreten?
- Kennen Sie Gehirninfarkte, die schmerzen?
- Nennen Sie die Risikofaktoren der pAVK!
- Was ist eine Dyslipoproteinämie?
- Nennen Sie zum Fallbeispiel Differenzialdiagnosen!
- Welche allgemeinen Empfehlungen können Sie bei der pAVK geben?
- Welche Erkrankungen sind im § 6 Abs. 1 IfSG genannt?
- Welche Maßnahmen ergreifen Sie, wenn Sie bei einem Patienten eine Vermutung auf eine Erkrankung haben, die im § 6 Abs. 1 IfSG genannt ist?
- Wo ist geregelt, dass Sie zur Meldung verpflichtet sind?
- Nennen Sie 6 Erkrankungen aus dem § 6 Abs. 1 IfSG, die eine Meningitis oder Enzephalitis hervorrufen können!
- Was ist eine aktive und eine passive Impfung?
- Welche Impfungen sind Lebendimpfungen?
- Wie sieht das Exanthem bei Masern, Röteln und Varizellen aus?
- Wie wird eine Hauterscheinung medizinisch genannt?

P: Was ist die pAVK für eine Erkrankung?

HPA: Die pAVK ist eine Erkrankung der Arterien, die durch Arteriosklerose entsteht, wobei das Lumen der Gefäße langsam kleiner wird. Die Folge ist eine Durchblutungsstörung des Fußes oder Beins je nach Lokalisation der Stenose.

P: Welche anderen Symptome außer den belastungsabhängigen Schmerzen treten auf?

HPA: Die Symptome sind abhängig vom Stadium der Erkrankung. Es gibt die Stadien I–IV, wobei beim Stadium II noch die Stadien a und b unterschieden werden. Im Stadium I finden sich keine Symptome, eine Stenose ist allerdings nachweisbar. Für das Stadium IIa sind Belastungsschmerzen typisch, die nach einer Gehstrecke > 200 m auftreten. Im Stadium IIb treten die Schmerzen bei einer Gehstrecke < 200 m auf. Das Stadium II wird auch als Schaufensterkrankheit (Claudicatio intermittens) bezeichnet. Im Stadium III treten Ruheschmerzen auf und im Stadium IV sind Nekrosen sichtbar.

P: Ja, wie sieht die Extremität im Stadium IV aus?

HPA: Der Unterschenkel ist aufgrund der Muskelatrophie dünn und es finden sich keine Ödeme. Die Haut ist trocken, blass oder zyanotisch, die Behaarung fehlt, an den Zehennägeln ist häufig ein Nagelpilz zu erkennen. In fortgeschrittenen Stadien sind die Nekrosen entweder an den Zehenkuppen oder am lateralen Knöchel sichtbar.

P: Welche Befunde können bei der Palpation festgestellt werden?

HPA: Die Extremität ist kühl oder mäßig warm, bei der Erhebung des Pulsstatus' können die Fußpulse fehlen.

P: Wie erheben Sie den Pulsstatus?

HPA: Beim Pulsstatus werden alle zugänglichen Arterien palpiert und der Puls und die Seitendifferenz beurteilt. Palpiert werden von oben nach unten A. temporalis, A. carotis communis, A. subclavia, A. axillaris, A. brachialis, A. radialis, A. ulnaris, Aorta, A. femoralis, A. poplitea, A. tibialis posterior und A. dorsalis pedis.

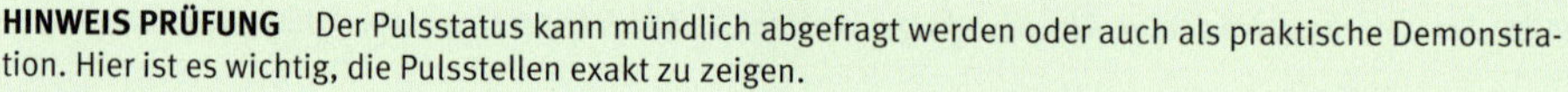

HINWEIS PRÜFUNG Der Pulsstatus kann mündlich abgefragt werden oder auch als praktische Demonstration. Hier ist es wichtig, die Pulsstellen exakt zu zeigen.

P: Welche Gefäßuntersuchungen können Sie noch durchführen?

HPA: Den Ratschow-Test und einen Lauftest, bei dem die schmerzfreie Gehstrecke bestimmt wird. Beim Ratschow-Test liegt der Patient mit senkrecht angehobenen Beinen auf dem Rücken und führt 2–5 Minuten lang kreisende Bewegungen mit den Füßen durch. Anschließend setzt sich der Patient mit herabhängenden Beinen auf. Bei einer pAVK ist ein Kreisen nicht oder nur unter Schmerzen möglich, beim Herabhängen der Beine fehlt die reaktive Hyperämie oder sie ist deutlich verzögert. Die Schmerzhaftigkeit bleibt i. d. R. noch eine Zeit bestehen.

P: Wie entstehen die Schmerzen?

HPA: Sie entstehen durch die Minderdurchblutung, also Sauerstoffmangel oder Ischämie, und eine Ansammlung von Stoffwechselendprodukten. Dabei werden sensible Nervenfasern gereizt und Schmerzen erzeugt.

P: Ist jede Ischämie schmerzhaft?

HPA: Ja.

P: Gibt es ein Organ, wo trotz Ischämie keine Schmerzen auftreten?

HPA: Ja, das Gehirn. Das Gehirn ist nicht sensibel innerviert, sodass ischämische Infarkte primär nicht schmerzen.

P: Kennen Sie Gehirninfarkte, die schmerzen?

HPA: Blutige Infarkte schmerzen in der Regel. Der Schmerz entsteht durch die Volumenzunahme und Reizung der Hirnhäute, die über eine gute sensible Innervation verfügen.

P: Beschäftigen wir uns noch mit dem Fall. Welche Risikofaktoren kennen Sie für die pAVK?

HPA: Die Risikofaktoren entsprechen denen der Arteriosklerose, also der vorher erwähnte Nikotinkonsum, Diabetes mellitus, arterielle Hypertonie, Dyslipoproteinämie und die familiäre Belastung.

P: Was ist eine Dyslipoproteinämie?

HPA: Die Dyslipoproteinämie ist definiert als Erhöhung des Gesamtcholesterins, des LDL und der Triglyzeride bei gleichzeitig erniedrigtem HDL.

P: Welche Differenzialdiagnosen kommen bei diesem Patienten in Betracht?

HPA:
- Claudicatio spinosa durch Spinalkanalstenose: Diese Diagnose ist aber unwahrscheinlich, weil die Schmerzhaftigkeit und Kraftlosigkeit eher nicht streckenabhängig sind.
- Veneninsuffizienz: Typisch wären eine Varikosis und Ödembildung.
- Tiefe Beinvenenthrombose: Es handelt sich um eine akutes Geschehen, das meist einseitig ist. Die typischen Veränderungen sind Schwellung, Überwärmung, Schmerzen, prominente Hautvenen, Verstärkung der Schmerzen beim Stehen und Gehen und eine Besserung beim Liegen bzw. beim angehobenen Bein.
- Wurzelreizsyndrome: Typisch sind meist belastungsunabhängige Schmerzen, die sich beim Pressen, Niesen und Husten verstärken, sensible Ausfälle im Dermatom, motorische Schwäche und Reflexausfall auf der betroffenen Seite und im betroffenen Segment.
- Polyneuropathie: Charakteristisch sind socken- und strumpfförmige Parästhesien, abgeschwächte Achillessehnenreflexe beidseits, motorische Schwäche und trophische Störungen der unteren Extremität. Die motorischen und trophischen Störungen bilden eine Schnittmenge zwischen der pAVK und der Polyneuropathie. Sensibilitätsstörungen sind eher untypisch für die pAVK, belastungsabhängige Schmerzen sind untypisch für die Polyneuropathie. Die Extremitäten sind bei der Polyneuropathie warm und rosig, während die bei der pAVK kühl und zyanotisch oder blass sind.

P: Welche allgemeinen Empfehlungen können Sie geben?

HPA: Wichtig ist die Senkung der Risikofaktoren der Arteriosklerose, v. a. durch Gewichtsabnahme, Nikotinverzicht, Blutdrucknormalisierung, medikamentöse und konservative Senkung von Blutfetten, Behandlung eines möglichen Diabetes mellitus sowie Gabe von ASS. Die Fußpflege ist ebenfalls wichtig. Empfohlen werden weiches, angepasstes Schuhwerk und regelmäßige podologische Kontrollen. Darüber hinaus wird ein Gehtraining bis zur Schmerzgrenze empfohlen.

P: Danke. Wechseln wir das Thema. Welche Erkrankungen sind im § 6 Abs. 1 IfSG **genannt***?*

HPA:
- Botulismus
- Cholera
- Diphtherie
- Humane spongiforme Enzephalopathie, außer familiär-hereditärer Formen
- Akute Virushepatitis
- Enteropathisches hämolytisch-urämisches Syndrom (HUS)
- Virusbedingtes hämorrhagisches Fieber
- Keuchhusten
- Masern
- Meningokokken-Meningitis oder -Sepsis
- Milzbrand
- Mumps
- Pest
- Poliomyelitis
- Röteln einschließlich Rötelnembryopathie
- Tollwut
- Typhus abdominalis oder Paratyphus
- Windpocken
- Zoonotische Influenza
- Coronavirus-Krankheit-2019 (COVID-19)
- darüber hinaus die behandlungsbedürftige Tuberkulose und Clostridium-difficile-Infektionen

P: Was bedeutet das für Sie als Heilpraktiker, wenn Sie bei einem Patienten eine der oben genannten Erkrankungen vermuten?

HPA: Die Erkrankungen, die im § 6 Abs. 1 IfSG genannt werden, dürfen vom Heilpraktiker nicht behandelt werden und müssen bei Verdacht, Erkrankung und Tod innerhalb von 24 Stunden an das zuständige Gesundheitsamt gemeldet werden. Ausnahmen sind die Tuberkulose und Clostridium-difficile-Infektionen, die bei Erkrankung und Tod gemeldet werden.

P: Wo steht, dass Sie zur Meldung verpflichtet sind?

HPA: Das steht im § 8 IfSG.

P: Nennen Sie 6 Erkrankungen aus dem § 6 Abs. 1 IfSG, die eine Meningitis oder Enzephalitis hervorrufen können!

HPA: Meningokokkenmeningitis, Masern, Typhus abdominalis, Mumps, Polio und Tollwut.

P: Danke. Was ist eine aktive und passive Impfung?

HPA: Bei der passiven Immunisierung werden Antikörper verabreicht. Das Immunsystem des Patienten kann „passiv" bleiben und es müssen und können keine Antikörper produziert werden. Der Vorteil der Impfung ist, dass der Schutz sofort da ist, der Nachteil ist, dass der Impfschutz nur 4 wenige Wochen anhält.

P: Warum, wo verschwinden die Antikörper hin?

HPA: Nach Bindung an Antigene werden die Antikörper verbraucht und werden auch nicht nachproduziert, weil das Immunsystem „passiv" geblieben ist.

P: Ja. Was ist mit den aktiven Impfungen?

HPA: Bei der aktiven Immunisierung werden dem Organismus Antigene verabreicht und dabei wird das spezifische Immunsystem des Geimpften aktiviert. Der Organismus produziert daraufhin Antikörper, sodass ein Erreger effektiv abgewehrt werden kann und meist keine weiteren Krankheitszeichen entstehen. Der Vorteil ist, dass der Schutz lange anhält, manchmal lebenslang. Der Nachteil ist, dass der Schutz erst nach ungefähr 3 Wochen vorhanden ist. Bei den aktiven Impfungen wird zwischen Tot- und Lebendimpfungen unterschieden. Bei Totimpfungen müssen i. d. R. Auffrischimpfungen erfolgen, bei Lebendimpfungen ist das meist nicht nötig.

P: Welche Impfungen sind Lebendimpfungen?

HPA: Zu den Lebendimpfungen zählen die Impfungen gegen Mumps, Masern, Röteln und Varizellen.

P: Sprechen wir noch über einige Exantheme bei Kinderkrankheiten. Wie sieht das Exanthem bei Masern, Röteln und Varizellen aus?

HPA: Bei Masern beginnt das Exanthem hinter den Ohren und breitet sich nach kaudal aus. Es ist grobfleckig, makulopapulös und konfluierend. Bei Röteln beginnt das Exanthem auch hinter den Ohren und breitet sich nach kaudal aus. Es ist auch makulopapulös, konfluiert aber nicht und die Erscheinungen sind kleiner als bei Masern. Es ist rau und schuppt. Das Varizellenexanthem tritt auf der gesamten behaarten Haut und auf Schleimhäuten auf, nicht aber an Handflächen und Fußsohlen. Die Hauterscheinungen durchlaufen Stadien, zunächst ist es eine Makula, dann eine Papel, abgelöst von der Vesikula und Kruste. Es finden sich gleichzeitig alle Stadien, deswegen wird es auch als „Sternenhimmel" bezeichnet. Es juckt stark, und wenn es gekratzt wird, hinterlässt es Narben. An Schleimhäuten sind aphthenähnliche Erscheinungen sichtbar.

P: Wie wird eine Hauterscheinung medizinisch bezeichnet?

HPA: Sie wird als Effloreszenz bezeichnet.

8.11 Prüfung 10

8.11 Prüfung 10

FALLBEISPIEL

FALLBEISPIEL Eine 44-jährige Patientin stellt sich bei Ihnen mit nächtlichen Schmerzen und Parästhesien im Daumen, Zeigefinger, Mittelfinger und Teilen des Ringfingers vor. Die Schmerzen bestehen seit 4 Monaten, sind am stärksten zwischen dem Mittel- und Ringfinger und treten vorzugsweise in der Nacht auf. Nach körperlicher Arbeit treten die Schmerzen verstärkt auf und ziehen bis in den Oberarm. Eine Besserung tritt nach Schütteln und Massieren der Hände ein. Motorische Ausfälle sind nicht vorhanden. Es sind keine Vorerkrankungen bekannt, keine Medikamenteneinnahme. Die Mutter der Patientin leidet unter ähnlichen Beschwerden.

P: Welche Verdachtsdiagnose stellen Sie?

HPA: Die Symptome sind am ehesten mit einem Karpaltunnelsyndrom vereinbar.

P: Was ist die wichtigste Differenzialdiagnose?

HPA: Eine Reizung der Nervenwurzel im Halswirbelbereich.

P: In welchem Bereich genau?

HPA: Am ehesten würde der Bereich C6 und C7 betroffen sein.

P: Welche Ursachen kann ein Karpaltunnelsyndrom haben?

HPA: Die Entstehung des Karpaltunnelsyndroms wird durch u. a. eine Hypothyreose, rheumatoide Arthritis, Schwangerschaft, Diabetes mellitus oder Amyloidose in der Entstehung begünstigt.

P: Was ist der Karpaltunnel?

HPA: Der Karpaltunnel ist ein röhrenartiger Gang an der Volarfläche der Hand zwischen dem Daumenballen und der Kleinfingermuskulatur. Durch diesen Gang ziehen der N. medianus und die Sehnen der Beugesehnen der Finger. Quer dazu verläuft ein Band, das Retinaculum flexorum. Beim Karpaltunnelsyndrom ist der röhrenartige Gang eingeengt, sodass der N. medianus komprimiert wird.

P: Wie diagnostiziert man die Erkrankung?

HPA: Die Erkrankung wird durch die klinischen Symptome und apparative Tests diagnostiziert. Einer der Tests ist das Hofmann-Tinel-Zeichen. Dabei wird der Karpaltunnel beklopft. Beim positiven Test treten einschießende Schmerzen im Versorgungsgebiet des N. medianus auf. Der andere Test ist der Phalen-Test. Dabei wird die Hand in Dorsalextension gebracht. Bei einem positiven Test treten Schmerzen und Parästhesien im Versorgungsgebiet des N. medianus auf. Die andere Untersuchung ist die Messung der Nervenleitgeschwindigkeit, die bei einer Kompression des Nervs verzögert ist.

P: Welche Therapie schlagen Sie vor?

HPA: Zunächst kann das Karpaltunnelsyndrom konservativ behandelt werden. Zum Einsatz kommen Schienen, die zur Nacht eingesetzt werden. Eine Überlastung der Hand sollte vermieden werden. Wenn die Therapie nicht erfolgreich ist, sollte die Erkrankung operativ behandelt werden. Dabei wird das Retinaculum flexorum gespalten und der Nerv dekomprimiert.

P: Wissen Sie, welche Komplikationen bei einer Operation entstehen können?

HPA: Es kann u. a. eine Nervenverletzung oder Infektion auftreten. In einem kleinen Prozentsatz der Fälle kann sich ein komplexes regionales Schmerzsyndrom entwickeln.

P: Angenommen, die Operation verläuft ohne Komplikationen. Kann davon ausgegangen werden, dass die Symptome völlig verschwinden?

HPA: In den meisten Fällen sind die Symptome rückläufig, bei etwa 10 % der Patienten persistieren sie. Wenn die Nervenschädigung fortgeschritten ist, sind die Beschwerden häufig auch nicht reversibel.

P: Danke. Nun wollen wir über Hygiene sprechen: Wann nehmen Sie eine hygienische Händedesinfektion vor?

HPA: Die Indikationen nach WHO sind:

- Vor und nach Patientenkontakt
- Vor und nach Kontakt mit Wunden, Körpersekreten und potenziell kontaminierten Gegenständen
- Vor Essenszubereitung und -verteilung
- Nach Toilettenbenutzung
- Nach Naseputzen, Niesen
- Nach Ausziehen der Handschuhe

P: Wenn im Spender das Händedesinfektionsmittel leer ist, wie füllen Sie es auf?

HPA: Ich bestücke Desinfektionsmittelspender mit Einmalflaschen.

P: Dürfen Sie das Desinfektionsmittel aus größeren Behältern umfüllen?

HPA: Unter bestimmten Voraussetzungen ist das Umfüllen erlaubt. Das regelt § 4 Abs. 14 AMG. Nach § 13 Abs. 1 ist allerdings eine Herstellererlaubnis von der zuständigen Behörde nötig, weil der Umfüllende zum Hersteller nach dem AMG wird. Durch das Umfüllen können Bakteriensporen in das Händedesinfektionsmittel eingebracht werden, die in alkoholischen Präparaten überleben und zur Infektion von Wunden führen können. Im Falle einer Infektion kann das Umfüllen von Händedesinfektionsmitteln haftungsrechtlich relevant werden. Der andere Punkt ist, dass Händedesinfektionsmittel alkoholhaltige Substanzen sind und Brandschutzauflagen erfüllt sein müssen.

P: Wann waschen Sie die Hände?

HPA: Die Hände sollten am Anfang des Arbeitstages, nach Toilettenbenutzung, nach Entfernung von Schmutz und bei groben Verunreinigungen durch Stuhl, Blut und sonstige Körperflüssigkeiten gewaschen werden.

Auf den Punkt gebracht

- Welche Verdachtsdiagnose haben Sie?
- Nennen Sie eine wichtige Differenzialdiagnose!
- Nennen Sie Ursachen des Karpaltunnelsyndroms!
- Was ist der Karpaltunnel?
- Nennen Sie Diagnosemöglichkeiten!
- Welche Therapie kommt in Betracht?
- Welche Komplikationen können beim operativen Eingriff entstehen?
- Wann nehmen Sie eine hygienische Händedesinfektion vor?
- Darf das Händedesinfektionsmittel umgefüllt werden?
- Wann waschen Sie die Hände?
- Welche Keime werden bei der hygienischen Händedesinfektion abgetötet?
- Wie ist das Vorgehen bei potenziellem Kontakt mit z.B. Clostridiensporen?
- Nennen Sie mindestens 10 nikotinassoziierte Erkrankungen!
- Was ist die Parodontose und wie behandeln Sie diese?
- Wie lagern Sie Patienten mit:
  - Lungenerkrankungen
  - Abdominalen Erkrankungen
  - Schädel-Hirn-Erkrankung
  - Akutem Extremitätenverschluss
  - Volumenmangelschock
  - Bewusstlosigkeit

P: Ist es besser, in der Praxis die Hände zu waschen oder zu desinfizieren?

HPA: Es ist besser, die Hände zu desinfizieren. Alkoholische Händedesinfektionsmittel sind wirksamer als die Händewaschung, die Hautverträglichkeit ist besser und Alkohole besitzen eine sehr geringe oder keine sensibilisierende Potenz. Darüber hinaus besitzen alkoholische Händedesinfektionsmittel rückfettende Substanzen, welche die Haut des Benutzers schützen.

P: Welche Keime werden bei der hygienischen Händedesinfektion erfasst?

HPA: Es werden Bakterien und Hefepilze erfasst. Bei Viren ist die Wirkung von dem jeweiligen Händedesinfektionsmittel abhängig. Begrenzt viruzide Händedesinfektionsmittel wirken gegen behüllte Viren, z. B. HIV, Hepatitis C und B. Begrenzt viruzide Plus-Desinfektionsmittel sind auch gegen Rota-, Noro- und Adenoviren wirksam. Viruzide Desinfektionsmittel wirken gegen alle Viren.

P: Wissen Sie etwas zur Wirksamkeit gegen Sporen, z. B. Clostridiensporen?

HPA: Bei Sporen, z. B. von Clostridium difficile, ist die Händedesinfektion mit einem alkoholischen Händedesinfektionsmittel nicht ausreichend, weil die Sporen weitgehend nicht erfasst werden. Zusätzlich zur hygienischen Händedesinfektion muss eine Händewaschung durchgeführt werden.

P: Nennen Sie mindestens 10 Erkrankungen, die nikotinassoziiert sind!

HPA: Rauchen kann eine Vielzahl von Erkrankungen begünstigen: Erkrankungen der Lunge, Tumorerkrankungen und kardiovaskuläre Erkrankungen. Im Einzelnen sind das: Karzinome der Mundhöhle, Bronchial-, Ösophagus-, Magen-, Mamma- und Prostatakarzinome. Die COPD ist eine Erkrankung, die v. a. durch Nikotin entsteht. Bei kardiovaskulären Erkrankungen stehen die KHK, pAVK, Hypertonie und der Apoplex im Vordergrund. Andere Erkrankungen wie Diabetes mellitus, Infektionen, Wundheilungsstörungen oder eine Parodontitis werden ebenfalls in der Entstehung begünstigt.

P: Wie behandeln Sie die Parodontitis?

HPA: Gar nicht. Die Behandlung der Parodontitis obliegt dem Zahnarzt.

P: Welches Gesetz regelt das?

HPA: Das Zahnheilkundegesetz.

P: Was wissen Sie zur Parodontose?

HPA: Die Parodontose oder Parodontitis ist eine häufige, chronische, multifaktorielle Erkrankung, die bakteriell bedingt ist. Wichtigstes Kennzeichen ist eine schmerzlose Entzündung des Zahnhalteapparats, die ohne Therapie zum Zahnverlust führt. Im Alter nimmt die Häufigkeit der Erkrankung zu. Mitbeteiligt sind genetische Faktoren, reduzierte Immunität, Medikamenteneinnahme, die den Speichelfluss reduzieren (u. a. Anti-Parkinson-Mittel, Diuretika, Antihypertensiva, Psychopharmaka), Begleiterkrankungen wie Diabetes mellitus, Nikotinabusus oder schlechte Mundhygiene. Typische Symptome sind Zahnfleischbluten, lockere Zähne, Mundgeruch und lokale Abszedierung.

P: Sprechen wir noch kurz über verschiedene Lagerungsarten. Wie lagern Sie Patienten mit Lungenerkrankungen, z. B. einem akuten Asthmaanfall?

HPA: Sitzend oder zumindest mit erhöhtem Oberkörper.

P: Ja. Wie lagern Sie Patienten mit Baucherkrankungen, z. B. Peritonitis oder Gallenkolik?

HPA: Hier wird der Oberkörper leicht erhöht gelagert und die Beine werden etwas angewinkelt, z. B. mit einer Knierolle.

P: Wie lagern Sie Patienten mit einer Schädel-Hirn-Erkrankung?

HPA: In 30° Oberkörperhochlagerung.

P: Wie lagern Sie einen Patienten bei Verdacht auf einen akuten Extremitätenverschluss?

HPA: Das betroffene Bein wird tief gelagert.

P: Wie lagern Sie Patienten im Volumenmangelschock?

HPA: Die Beine werden erhöht gelagert, um eine Autotransfusion zu ermöglichen.

P: Wie werden bewusstlose Patienten mit erhaltener Atmung gelagert?

HPA: In der stabilen Seitenlage.

8.12 Prüfung 11

HINWEIS PRÜFUNG Gelegentlich können Sie auch Laborbefunde vorgelegt bekommen, die keine Referenzwerte und auch keine Angaben zu Veränderungen der einzelnen Faktoren enthalten.

P: Interpretieren Sie die Laborbefunde (➤ Tab. 8.1)! Lässt sich aus diesem Befund eine Diagnose stellen?

HPA: Im vorliegenden Befund sind zunächst der Hämatokrit, das Hämoglobin und die Erythrozyten erniedrigt. Das erfüllt die Kriterien der Anämie. Das MCV und MCH sind im Normbereich, sodass man von einer normozytären, normochromen Anämie ausgehen kann. Die Leukozyten sind geringfügig erhöht, die Thrombozyten sind erniedrigt. Weiterhin sind das Kalium und die alkalische Phosphatase erhöht. Die alkalische Phosphatase ist bei Erkrankungen der Gallenwege erhöht, das Bilirubin ist aber normal.

P: Auf welche Erkrankungen oder Prozesse weist eine erhöhte alkalische Phosphatase noch hin?

HPA: Auf Knochenerkrankungen.

P: Fahren Sie fort.

HPA: Kreatinin, Harnstoff und Harnsäure sind erhöht, ebenso das Phosphat. Es handelt sich zusammen mit Kalium um harnpflichtige Substanzen. Die Glukose ist etwas erhöht, wobei unklar ist, ob das Blut im Nüchternzustand abgenommen wurde oder postprandial. Das CRP ist ebenfalls erhöht, was zusammen mit den Leukozyten ein Hinweis auf einen entzündlichen Prozess ist.

Tab. 8.1 Laborbeispiel 1

Parameter	Aktueller Wert	Referenzbereich
Hämatokrit	36 (–)	42–50 %
Hämoglobin	10,6 (–)	13–17 g/dl
Erythrozyten	3,2 (–)	4,3–5,6 Mio/µl
MCV	90	85–98 fl
MCH	30	28–34 pg
Leukozyten	11 000 (+)	3800–10 500/µl
Thrombozyten	100 000 (–)	140 000–345 000/µl
Natrium	142	135–145 mmol/l
Kalium	5,1 (+)	3,5–5,0 mmol/l
Kalzium, gesamt	2,4	2,2–2,6 mmol/l
GOT	50	< 50 U/l
GPT	40	< 50 U/l
Gamma-GT	58	< 60 U/l
AP	180 (+)	40–130 U/l
Bilirubin	0,9	< 1,1 mg/dl
Lipase	50	13–60 U/l
Kreatinin	2,1 (+)	< 1,1 mg/dl
Harnsäure	8,1 (+)	< 7,0 mg/dl
Harnstoff	60 (+)	12–50 mg/dl
Phosphat	1,50 (+)	0,84–1,45 mmol/l
Gesamt-Eiweiß	8,0	6,6–8,3 g/dl
Quick	100	Quick 70–120 %
INR	1	INR 1
PTT	30	20–35 Sek.
Glukose	110 (+)	< 100 mg/dl
TSH	2,1	0,4–2,5 mU/l
CRP	7 (+)	< 5 mg/l

8.12 Prüfung 11

- Interpretieren Sie die Befunde!
- Lässt sich mit diesem Befund eine Diagnose stellen?
- Auf welche Erkrankungen oder Prozesse weist eine erhöhte alkalische Phosphatase hin?
- Wie kommen eine renale Osteopathie und renale Anämie zustande?
- Die Retikulozyten erscheinen nicht im Laborblatt. Was schätzen Sie, sind die Retikulozyten erhöht oder erniedrigt?
- Wieso sind die Thrombozyten so niedrig?
- Handelt es sich um einen männlichen oder weiblichen Patienten?

TABELLE 8.1

P: Welche Diagnose kann jetzt gestellt werden?

HPA: Es kann von einer Niereninsuffizienz ausgegangen werden, die mit einem Anstieg der harnpflichtigen Substanzen einhergeht. Die Erhöhung der AP und des Phosphats ist ein Hinweis auf eine renale Osteopathie. Die normozytäre, normochrome Anämie kann ebenfalls auf eine Niereninsuffizienz zurückzuführen sein. Sie wird auch als renale Anämie bezeichnet.

P: Wie kommen eine renale Osteopathie und renale Anämie zustande?

HPA: An der renalen Osteopathie sind 2 Mechanismen beteiligt: Zum einen besteht ein Vitamin-D-Mangel, weil die Niere das aktive Vitamin D herstellt bzw. die insuffiziente Niere das Hormon nicht herstellen kann, zum anderen entwickelt sich ein sekundärer Hyperparathyreoidismus durch das chronisch erhöhte Phosphat, das als harnpflichtige Substanz nicht über die insuffiziente Niere ausgeschieden werden kann. Ein Mangel an Vitamin D führt zu einer mangelnden Mineralisation der Knochen und über das chronisch erhöhte Parathormon wird der Knochen abgebaut. Die Knochenumbauprozesse schlagen sich in der erhöhten AP nieder. Die renale Anämie ist Folge eines Erythropoetinmangels, das ebenfalls in der Niere gebildet wie. Bei einer Niereninsuffizienz kann es nicht ausreichend gebildet werden.

P: Die Retikulozyten erscheinen nicht im Laborblatt. Was schätzen Sie, sind die Retikulozyten erhöht oder erniedrigt?

HPA: Erniedrigt.

P: Wieso sind die Thrombozyten so niedrig?

HPA: In der Niere wird neben Erythropoetin auch Thrombopoetin gebildet. Bei einer Niereninsuffizienz ist auch diese Leistung reduziert.

P: Handelt es sich um einen männlichen oder weiblichen Patienten?

HPA: Es muss ein männlicher Patient sein, denn die Referenzwerte entsprechen denen für Männer.

P: Welche Werte betrifft das?

HPA: Hämatokrit, Hämoglobin, Erythrozyten, Kreatinin, Harnsäure.

P: Jetzt noch ein anderes Beispiel (➤ Tab. 8.2*).*

Tab. 8.2 Laborbeispiel 2

Parameter	Aktueller Wert	Referenzwert
Hämatokrit	32 (-)	38–44 %
Hämoglobin	10,9 (-)	12–16 g/dl
Erythrozyten	3,1 (-)	4,0–5,4 Mio/µl
MCV	71 (-)	85–98 fl
MCH	24 (-)	28–34 pg
Thrombozyten	298 000	140 000–345 000/µl
Leukozyten	5400	3800–10500/µl
Eisen	15 (-)	50–150 µg/dl
Transferrin	820 (+)	20–360 mg/dl
Ferritin	2 (-)	6–70 µg/l

P: Interpretieren Sie die Befunde!

HPA: Im Laborblatt finden sich die Ergebnisse vom kleinen Blutbild und dem Eisenstoffwechsel. Hämatokrit, Hämoglobin und Erythrozyten sind vermindert, das MCV und MCH niedrig. Diese Konstellation spricht für eine mikrozytäre hypochrome Anämie. Eisen ist erniedrigt, Transferrin erhöht und Ferritin ist erniedrigt, sodass man von einer Eisenmangelanämie ausgehen kann.

P: Handelt es sich um einen männlichen oder weiblichen Patienten?

HPA: In diesem Fall handelt es sich um eine Frau.

P: Welche Ursache der Eisenmangelanämie ist die häufigste bei Frauen?

HPA: In den meisten Fällen entwickelt sich die Anämie durch eine verstärkte und verlängerte Periodenblutung, etwa bei Myomen.

Auf den Punkt gebracht

TABELLE 8.2

- Interpretieren Sie die Befunde!
- Handelt es sich um einen männlichen oder weiblichen Patienten?
- Welche Ursache der Eisenmangelanämie ist die häufigste bei Frauen?
- Bluten alle Myome stark?
- Kann ein Mann auch eine Eisenmangelanämie entwickeln?
- An welchen Symptomen lässt sich eine Blutung im Gastrointestinaltrakt erkennen?
- Wie entstehen Teerstühle?
- Ist jeder Teerstuhl auf eine Blutung zurückzuführen?
- Was empfehlen Sie einer Frau und einem Mann bei einer Eisenmangelanämie?
- Dürfen Sie eine gynäkologische Untersuchung durchführen?
- Wie lange dauert eine diagnostische Gastroskopie?
- Welche Überlegungen stellen Sie an, wenn bei einer Patientin der Bauchhautreflex nicht auslösbar ist?
- Welche Symptome würden Sie erfragen, wenn Sie einen Verdacht auf eine multiple Sklerose hätten?
- Was ist der Unterschied zwischen einer Hämoptyse und einer Hämoptoe?
- Welche Differenzialdiagnosen kennen Sie für blutiges Sputum?
- Nennen Sie die Symptome der Aortenklappenstenose!
- Dürfen Sie Legionellen behandeln?

P: Bluten alle Myome stark?
HPA: Bei den Myomen werden submuköse, intramurale und subseröse Myome unterschieden. Die Myome, die Kontakt zur Uterusschleimhaut haben, also die submukösen, bluten auch verstärkt. Die intramuralen und subserösen bluten nicht.
P: Kann ein Mann auch eine Eisenmangelanämie entwickeln?
HPA: Das ist ebenso möglich, wobei meist chronische Sickerblutungen aus dem Gastrointestinaltrakt vorhanden sind.
P: Wie kommen diese zustande?
HPA: Eine Möglichkeit ist die regelmäßige Einnahme von ASS oder anderen nichtsteroidalen Antirheumatika, eine chronische Gastritis oder eine Ulkuserkrankung.
P: Könnte der Patient an irgendwelchen Symptomen eine Blutung bemerken?
HPA: Die Symptome könnten beispielsweise epigastrische Schmerzen sein oder Teerstühle. Bei Patienten, die regelmäßig Analgetika einnehmen, sind die Schmerzen häufig nicht vorhanden. Ein anderes Symptom könnte blutiges Erbrechen sein.
P: Wie entstehen Teerstühle?
HPA: Teerstühle entstehen dann, wenn Blut in Kontakt mit Salzsäure kommt.
P: Ist jeder Teerstuhl auf eine Blutung zurückzuführen?
HPA: Nein, selten kann auch eine lange Darmpassage Ursache des Teerstuhls sein oder Einnahme von Eisenpräparaten.
P: Was empfehlen Sie einer Frau und einem Mann bei einer Eisenmangelanämie?
HPA: Bei beiden Geschlechtern muss eine Eisensubstitution über längere Zeit erfolgen. Wichtig ist auch, der Ursache auf den Grund zu gehen. Frauen sollten sich beim Gynäkologen vorstellen, damit v. a. der Uterus untersucht werden kann, und bei Männern müssten eine Gastroskopie und Koloskopie erfolgen.
P: Dürfen Sie die Frau nicht gynäkologisch untersuchen?
HPA: Ich kann die Frau untersuchen. Um den Uterus beurteilen zu können, muss man eine Sonografie durchführen, um eventuell vorhandene Myome zu lokalisieren, aber auch maligne Geschehen auszuschließen.
P: Wie lange dauert eine diagnostische Gastroskopie.
HPA: Die Untersuchung dauert nicht lange, in der Regel 5–10 Minuten.
P: Danke. Wechseln wir das Thema. Bei einer Patientin ist der Bauchhautreflex nicht auslösbar. Was tun Sie?
HPA: Ein fehlender Bauchhautreflex muss nicht pathologisch sein. Er kann nach Schwangerschaften, bei Adipositas oder bei älteren Menschen nicht auslösbar sein. Er ist aber auch bei der multiplen Sklerose nicht auslösbar. Ich würde die Patientin nach Symptomen der multiplen Sklerose befragen.
P: Welche Symptome würden Sie erfragen?
HPA: Sehstörungen, z. B. Doppelbilder, Visuseinschränkungen, sensible und motorische Störungen, Blasen- und Mastdarmregulation, Trigeminusneuralgie, Tremor, Stimmungsschwankungen und Erschöpfungssymptome.
P: Nun eine andere Frage. Was ist der Unterschied zwischen einer Hämoptyse und einer Hämoptoe?
HPA: Die Hämoptyse ist durch ein blutig tingiertes Sputum gekennzeichnet, die Blutmenge ist gering. Häufig sind blutige Fäden sichtbar. Bei der Hämoptoe werden größere Mengen ausgeworfen. Das Sputum ist blutig.
P: Welche Differenzialdiagnosen kennen Sie für blutiges Sputum?
HPA: Blutiges Sputum kann beim Bronchialkarzinom, Pneumonie, Bronchiektasen, Tuberkulose, Lungeninfarkt, Therapie mit Antikoagulanzien, angeborenen hämorrhagischen Diathesen oder der Leberzirrhose vorkommen.

P: Nennen Sie Leitsymptome der Aortenklappenstenose!
HPA: Schwindel oder Synkope, Angina-pectoris-Anfälle und Symptome des Lungenödems.
P: Dürfen Sie Legionellen behandeln?
HPA: Nein, Legionellen sind im § 7 IfSG erfasst. Alle Erkrankungen, die durch Erreger aus dem § 7 IfSG hervorgerufen werden, dürfen vom Heilpraktiker nicht behandelt werden.

8.13 Prüfung 12

- Wie untersuchen Sie die Wirbelsäule?
- Bei welchen Erkrankungen tritt eine verstärkte Kyphosierung auf?
- Welche Symptome deuten auf einen Notfall hin?
- Auf welche Befunde achten Sie bei der Inspektion, Palpation, Perkussion und Funktionsprüfung?
- Wie prüfen Sie das Schober-Zeichen?
- Welche weiteren Untersuchungen müssen Sie veranlassen, wenn Sie bei der körperlichen Untersuchung den Verdacht auf Osteoporose haben?
- Welche Empfehlungen geben Sie bei Osteoporose?
- Wie wird die Osteoporose behandelt?
- Was wissen Sie über Botulismus?
- Warum stehen Lähmungen im Vordergrund?
- Was ist die motorische Endplatte?
- Wie kann das Botulinumtoxin inaktiviert werden?
- Wird Botulismus von Mensch zu Mensch übertragen?
- Welche Formen des Botulismus kennen Sie?

8.13 Prüfung 12

P: Wie untersuchen Sie die Wirbelsäule?
HPA: Die Untersuchung der Wirbelsäule beginnt mit dem ersten Eindruck vom Patienten und dem Ausschluss eines Notfalls. Beim ersten Eindruck werden offensichtliche körperliche Veränderungen wahrgenommen.
P: Welche Veränderungen können Sie bei der Wirbelsäulenuntersuchung erheben?
HPA: Es können z. B. eine Kyphosierung der Wirbelsäule, ein ungleicher Beckenstand und eine Beinlängendifferenz oder ein ungleicher Schulterstand wahrgenommen werden.
P: Bei welchen Erkrankungen tritt eine verstärkte Kyphosierung der Wirbelsäule auf?
HPA: Eine verstärkte Kyphosierung imponiert als Buckel und kann beim Morbus Bechterew, Morbus Scheuermann oder bei der Osteoporose auftreten.
P: Fahren Sie fort.
HPA: Danach werden Notfälle ausgeschlossen. Das können im Bereich der Wirbelsäule z. B. ein Bandscheibenvorfall, ein Conus-Kauda-Syndrom oder eine Wirbelkörperfraktur sein.
P: Welche Symptome müssen Sie beachten?
HPA: Ein Bandscheibenvorfall geht mit plötzlichen, starken radikulären Schmerzen und einem neurologischen Ausfall einher. Es treten v. a. Sensibilitätsausfälle im Dermatom auf, die motorische Kraft in den Kennmuskeln ist vermindert oder erloschen, die Reflexe sind abgeschwächt oder erloschen. Bandscheibenvorfälle sind meist einseitig. Beim Conus-Kauda-Syndrom treten starke Rückenschmerzen, Sensibilitätsstörungen und motorische Störungen auf. Typisch sind eine Reithosenanästhesie sowie Blasen- und Mastdarmstörungen. Bei Wirbelsäulenfrakturen sind häufig lokalisierte Schmerzen typisch, die im Nervenverlauf ausstrahlen können, meist ist ein Trauma eruierbar und bei osteoporotischen Frakturen typische Zeichen der Osteoporose wie Rundrückenbildung, Tannenbaumphänomen, Abnahme der Körpergröße.
P: Das genügt. Wie untersuchen Sie jetzt die Wirbelsäule genau?
HPA: Die Untersuchung der Wirbelsäule beinhaltet Inspektion, Palpation, Perkussion und Funktionsprüfung. Bei der Inspektion wird die Wirbelsäule wird von hinten und von der Seite am aufrecht stehenden, entkleideten Patienten vorgenommen. Dabei können die Symmetrie des Stamms, der Schulterstand, Taillendreiecke, Beckenstand, eventuelle Verkrümmungen der Wirbelsäule und Anomalitäten der paravertebralen Muskulatur beurteilt werden. Im Anschluss betrachtet man die Wirbelsäule von lateral und achtet besonders auf die physiologischen Krümmungen, eine Lordose im Hals- und Lendenbereich sowie eine Kyphose im Brust- und Sakralbereich der Wirbelsäule. Auf die Inspektion folgt die Palpation, die im Stehen erfolgt. Dabei wird auf die Schmerzhaftigkeit der Dornfortsätze und paravertebralen Muskulatur geachtet. Bei der Perkussion werden die Dornfortsätze beklopft und dabei wird auf Schmerzhaftigkeit geachtet.
P: Worauf schließen Sie, wenn die Dornfortsätze schmerzhaft sind?
HPA: Schmerzhafte Dornfortsätze können auf degenerative, entzündliche oder tumoröse Prozesse hinweisen.

P: Wie geht es weiter?

HPA: Zum Schluss erfolgt die Funktionsprüfung. Dabei wird die Dehnungsfähigkeit der Wirbelsäule beurteilt. Dazu wird zunächst nach der Neutral-Null-Methode der Bewegungsumfang der Wirbelsäule bestimmt. Geprüft werden die Flexion und Extension, die Rotation und die Seitneigung. Danach werden Schober- und Ott-Zeichen geprüft, der Finger-Boden-, Okzipitum-Wand- und Kinn-Jugulum-Abstand. Mit dem Schober-Zeichen prüft man die Dehnungsfähigkeit der LWS, mit dem Ott-Zeichen die Dehnungsfähigkeit der BWS, der Kinn-Jugulum- und Okzipitum-Wand-Abstand dienen der Beurteilung der HWS und der Finger-Boden-Abstand der Beurteilung der gesamten Wirbelsäule. Zum Schluss wird das Menell-Zeichen geprüft. Das erfolgt am liegenden Patienten und dient der Beurteilung des ISG.

P: Wie prüfen Sie genau das Schober-Zeichen?

HPA: Zunächst wird am gerade stehenden Patienten der Dornfortsatz S1 aufgesucht und markiert. Mit einem Maßband wird eine 10 cm lange Strecke nach kranial abgemessen und markiert. Danach wird der Patient aufgefordert, sich so weit wie möglich nach vorne zu beugen. Die zuvor markierte Strecke wird nochmals gemessen. Unter physiologischen Bedingungen vergrößert sich die Strecke um etwa 4–6 cm.

P: Das ist ausreichend. Nun haben Sie Ihre Patientin untersucht und haben nach der Untersuchung den Verdacht auf eine Osteoporose. Welche Untersuchung müssen Sie veranlassen, damit die Diagnose gesichert wird?

HPA: Für die Diagnose der Osteoporose müssen eine ausführliche Anamnese erhoben und danach eine Reihe von Untersuchungen durchgeführt werden, v. a. eine Knochendichtemessung, Röntgenuntersuchung der Wirbelsäule und Blutabnahme mit Bestimmung von u. a. CRP, BSG, Differenzialblutbild, Elektrophorese, TSH, Phosphat, Ca^{2+}, AP, γ-GT, Kreatinin, Vitamin D_3, Östrogen, Testosteron und Parathormon.

P: Warum wollen Sie so viele Laborparameter bestimmen?

HPA: Die Osteoporose kann in eine primäre und sekundäre Osteoporose unterteilt werden. Die primäre Osteoporose ist die häufigere Form. Die sekundäre Osteoporose ist weniger häufig und u. a. durch endokrine Erkrankungen bedingt, z. B. eine Hyperthyreose, einen Hyperkostisolismus oder Hyperparathyreoidismus. Es gilt, sekundäre Formen auszuschließen.

P: Warum sollen CRP, BSG, Differenzialblutbild und die Elektrophorese bestimmt werden?

HPA: Um entzündlich-rheumatische oder maligne Erkrankungen nicht zu übersehen.

P: Einverstanden. Welche Empfehlungen können Sie einer Patientin mit Osteoporose geben und wie wird die Osteoporose behandelt?

HPA: Die medikamentöse Behandlung der Osteoporose muss beim Arzt erfolgen. Dazu kommen v. a. Vitamin D_3, Kalzium und Bisphosphonate in Frage. Ich kann Empfehlungen in Hinblick auf allgemeine Lebensführung, Ernährung und Sturzprophylaxe abgeben.

P: Was genau wollen Sie der Patientin empfehlen?

HPA: Wichtig ist es, den Alkohol- und Nikotinkonsum zu reduzieren bzw. einzustellen, weil beide Substanzen die Osteoklastenaktivität fördern. Ein Untergewicht sollte korrigiert werden. Wichtig sind regelmäßige, tägliche Bewegung und angepasstes Muskeltraining, besonders bei Supplementierung von Vitamin D_3 und Kalzium. Bei der Ernährung werden folgende Lebensmittel empfohlen: täglich fettreduzierte Milchprodukte, Obst und Gemüse (u. a. Brokkoli, Fenchel). Fleisch und Fleischprodukte sollten etwa 1–2 in der Woche verzehrt werden, auf phosphatreiche Lebensmittel sollte gänzlich verzichtet werden, z. B. Cola, Schmelzkäse, Fertigprodukte und Fast-Food. Oxalreiche Lebensmittel wie Spinat, Rote Bete, Rhabarber, Kakao sollten eingeschränkt werden. Das gleiche gilt für phytinreiche Lebensmittel. Hohe Zuckermengen sollten gemieden werden. Besonders wichtig ist die Sturzprophylaxe. Hier kann es sinnvoll sein, Teppiche und sonstige Stolperfallen zu entfernen. Weiterhin ist das Tragen von Hüftprotektoren ratsam. Medikamente, die den Knochenabbau fördern, z. B. Glukokortikoide, PPI, Heparin, sollten nach Rücksprache mit dem behandelnden Arzt reduziert oder durch andere Pharmaka ersetzt werden. Sedierende Medikamente, die das Sturzrisiko erhöhen, sind kontraproduktiv.

P: Das ist ausreichend. Was wissen Sie über den Botulismus?

HPA: Botulismus wird durch das Toxin des Bakteriums Clostridium botulinum hervorgerufen. Es handelt sich um eine Intoxikation. Das Bakterium bildet das Botulinumtoxin, das neurotoxisch wirkt. Es wird meist über Konserven übertragen. Die Symptome sind zunächst unspezifisch und machen sich als Mundtrockenheit, Übelkeit, Erbrechen, Diarrhö oder Schwindel bemerkbar. Später treten symmetrische, schlaffe Lähmungen mit Doppelbildern, Mydriasis und Schluckbeschwerden auf. Bei Beteiligung des Zwerchfells kann der Verlauf auch tödlich sein. Die Erkrankung ist nach § 6 Abs. 1 IfSG meldepflichtig, für den Heilpraktiker besteht ein Behandlungsverbot.

P: Wann genau tritt das Fieber auf?

HPA: In der Regel tritt kein Fieber auf, auch keine sensiblen Ausfälle. Das Bewusstsein ist erhalten.

P: Warum treten „nur" Lähmungen auf?

HPA: Das Botulinumtoxin wirkt nur an der motorischen Endplatte. Es behindert die Acetylcholinfreisetzung an der motorischen Endplatte.

P: Was ist die motorische Endplatte?

HPA: Die motorische Endplatte besteht aus der Synapse eines Neurons und einer Muskelfaser. In dem Bereich der motorischen Endplatte werden Impulse von einer Nervenzelle auf eine Muskelzelle übertragen.

P: Gibt es eine Möglichkeit, den Inhalt einer kontaminierten Konserve zu verzehren?

HPA: Das ist theoretisch möglich. Der Inhalt der Konserve müsste ausreichend lange gekocht werden. Das Botulinumtoxin ist ein hitzelabiles Toxin und wird über Hitzeexposition inaktiviert.

P: Wie lange müsste man das kochen? Einen halben Tag?

HPA: Nach den Empfehlungen des RKI sind 5–10 Minuten ausreichend, um das Toxin zu denaturieren.

P: Wird Botulismus auch von Mensch zu Mensch übertragen?

HPA: Nein, eine Mensch-zu-Mensch-Übertragung ist nicht gegeben.

P: Kennen Sie noch andere Formen von Botulismus?

HPA: Neben dem Lebensmittelbotulismus können noch ein Wundbotulismus, Säuglingsbotulismus und Inhalationsbotulismus unterschieden werden. Wundbotulismus entsteht durch Wundinfektionen mit Clostridium botulinum unter Luftabschluss. Gehäuft wird die Art die Form bei intramuskulärem und subkutanem Drogengebrauch beobachtet. Beim Säuglingsbotulismus können nicht ausreichend erhitzte Lebensmittel eine Infektion hervorrufen, wobei die unvollständig entwickelte Darmflora des Kindes eine große Rolle spielt. Beim Inhalationsbotulismus wird das Toxin inhaliert und über Schleimhäute bzw. die Lunge aufgenommen.

8.14 Prüfung 13

8.14 Prüfung 13

FALLBEISPIEL

FALLBEISPIEL Sie werden zu einem Ihnen bekannten 44-jährigen Patienten zum Hausbesuch gerufen, der akut über thorakale Schmerzen mit Ausstrahlung in die linke Achsel, Druckgefühl über der Brust, Dyspnoe, Brechreiz, Schwäche und Schweißneigung klagt. Die Symptome haben vor ca. 30 Minuten begonnen und werden in der Intensität stärker. Vorausgegangen ist ein heftiger telefonischer Disput mit einem Vorgesetzten. Auf Nachfrage sind die Schmerzen persistierend und nicht atemabhängig.

In der jüngsten Vorgeschichte (in den letzten 3 Monaten) sind bereits 2 ähnliche Schmerzepisoden aufgetreten, die spontan nach wenigen Minuten unter Ruhebedingungen nachgelassen haben. Starker Nikotinabusus mit ca. 30 Zigaretten/Tag seit 25 Jahren vorhanden. Die Medikamenten- und Drogenanamnese (illegale Drogen) sind leer.

- Wie gehen Sie bei dem Patienten im Fallbeispiel vor?
- Wie kann ein Herzinfarkt diagnostiziert werden?
- Gibt es Infarkte ohne EKG-Veränderungen?
- Was bedeutet STEMI und NSTEMI?
- Welche Komplikationen können beim Herzinfarkt auftreten?
- Welcher Differenzialdiagnosen kommen bei dem Patienten im Fallbeispiel in Betracht?
- Was ist ein Schock und welche Schockarten kennen Sie?
- Beschreiben Sie die Pathogenese des hypovolämischen Schocks!
- Was ist der Schockindex?
- Wie lagern Sie einen Patienten im hypovolämischen und im kardiogenen Schock?
- Wie unterscheidet sich der anaphylaktische vom hypovolämischen Schock?
- Benennen Sie die 12 Hirnnerven!

P: Was tun Sie?

HPA: Die Symptome sind mit einem Herzinfarkt vereinbar. Es handelt sich daher um einen Notfall und ich setze den Notruf ab. Der Patient muss sofort ins Krankenhaus.

P: Was tun Sie noch?

HPA: Ich lagere den Patienten mit erhöhtem Oberkörper, sorge für Ruhe, indem ich Angehörige nach draußen bitte. Ich messe Puls, Blutdruck und Atemfrequenz. Falls ich Sauerstoff dabei habe, verabreiche ist ihn dem Patienten, falls ich Materialien dabei habe, um einen i. v.-Zugang zu legen, dann würde ich dies tun und den Zugang mit sehr wenig Ringer-Lösung offen halten.

P: Wie kann ein Herzinfarkt diagnostiziert werden?

HPA: Die wichtigsten diagnostischen Mittel in der Diagnostik des Herzinfarkts sind der Blutbefund und das EKG. Im Blut ist das Troponin T/I der wichtigste Marker und kann inzwischen mit einem Schnelltest bestimmt werden. Im EKG können Rhythmus, Lokalisation und Ausdehnung des Infarkts und eine ST-Streckenhebung gesehen werden.

P: Gibt es Infarkte ohne EKG-Veränderungen?

HPA: Ja, wenn die typische ST-Streckenhebung nicht sichtbar ist, werden die Herzinfarkte als NSTEMI bezeichnet.

P: Was bedeuten STEMI und NSTEMI?

HPA: STEMI ist eine Abkürzung für ST-Segment Elevation Myocardial Infarction und NSTEMI für Non ST-Segment Elevation Myocardial Infarction.

P: Welche Komplikationen können beim Herzinfarkt auftreten?

HPA: Die Komplikationen werden in Früh- und Spätkomplikationen eingeteilt. Die Frühkomplikationen sind die, die innerhalb der ersten 48 Stunden auftreten, die Spätkomplikationen, die danach auftreten. Mögliche Frühkomplikationen sind nicht beherrschbare Herzrhythmusstörungen – sie sind sehr häufig –, weiterhin akute Linksherzinsuffizienz und kardiogener Schock, Herzwandruptur und Papillarmuskelabriss. Zu den Spätkomplikationen zählen Herzinsuffizienz, Ausbildung eines Herzwandaneurysmas, bleibende Herzrhythmusstörungen und Perikarditis.

P: Welcher Differenzialdiagnosen kommen bei diesem Patienten in Betracht?

HPA:
- Lungenembolie: Die Diagnose ist unwahrscheinlich wegen fehlender typischer Thrombosezeichen, kann aber nicht ausgeschlossen werden und muss laborchemisch bzw. durch bildgebende Verfahren, u. a. CT-Thorax oder Angiografie, ausgeschlossen oder bestätigt werden.
- Pneumothorax: Die Diagnose ist unwahrscheinlich wegen fehlender typischer Symptome wie der Atemabhängigkeit und zunehmenden Dyspnoe. Bei der Lungenuntersuchung ließen sich ein hypersonorer Klopfschall, reduzierter Stimmfremitus und ein abgeschwächtes Atemgeräusch feststellen.

P: Was ist ein Schock und welche Schockarten kennen Sie?

HPA: Der Schock ist ein peripheres Kreislaufversagen mit Verminderung der Sauerstoffversorgung lebenswichtiger Organe bei erhaltenem Sauerstoffangebot und Ansammlung toxischer Metabolite. Es werden folgende Schockarten unterschieden:
- Hypovolämischer Schock
- Kardiogener Schock
- Septischer Schock
- Anaphylaktischer Schock
- Neurogener Schock

P: Beschreiben Sie genau, was bei einem hypovolämischen Schock passiert!

HPA: Durch Volumenverluste kommt es zum Blutdruckabfall, der eine Stressreaktion im Körper ausgelöst. Das führt zur Ausschüttung von Katecholaminen (Adrenalin und Noradrenalin) und gleichzeitig zur Aktivierung des sympathischen Systems. Katecholamine und die Sympathikusaktivierung erhöhen die Herzfrequenz und führen zur Verengung präkapillären Arteriolen und der postkapillären Venolen. Der Blutdruck steigt. Diese Phase wird auch als Zentralisation bezeichnet.

P: Wie machen das die Katecholamine?

HPA: Sie vermitteln ihre Wirkung über Rezeptoren an der Zelloberfläche.

P: Fahren Sie fort.

HPA: Durch die Konstriktion der prä- und postkapillären Gefäße wird das Kapillargebiet hypoxisch, die Energiegewinnung kann nur anaerob ablaufen und es sammeln sich toxische, saure Metabolite, Laktat und andere Stoffwechselendprodukte an. Sie schädigen die Zellen und verdrängen die Katecholamine vom Rezeptor des präkapillären Sphinkters. Die Folge ist eine Vasodilatation, während am postkapillären Sphincter noch eine Konstriktion vorhanden ist. Das Blut strömt in das Kapillargebiet hinein, der Blutdruck sinkt. Diese Phase wird auch als Dezentralisation bezeichnet. Die Endothelien des Kapillargebiets gehen zugrunde, bilden Lücken im Zellverbund und die Basalmembran wird sichtbar, was als Thrombozytenlockstoff fungiert. In der Kapillare ordnen sich die Erythrozyten zur Geldrollen, es entwickelt sich ein Sludge-Phänomen und es entstehen Mikrothromben. Sie führen zum Verbrauch von Gerinnungsfaktoren. Dieser Zustand wird auch als Verbrauchskoagulopathie bezeichnet. Sie führt unbehandelt zum Multiorganversagen.

P: Danke. Was ist der Schockindex?

HPA: Der Schockindex wird aus dem Quotienten von Pulsfrequenz und dem systolischen Blutdruck gebildet. Ein Schockindex von 1 bedeutet Schockgefahr, ein Schockindex > 1,0 spricht für einen manifesten Schock.

P: Immer?

HPA: Der Schockindex ist primär eine Zahl, die einen Hinweis auf ein Schockgeschehen geben kann. Entsprechende Symptome oder Risikofaktoren oder Vorerkrankungen müssen vorhanden sein. Ein Schockindex > 1 ist nicht in jedem Fall mit einem Schock gleichzusetzen, auf der anderen Seite schließt ein Schockindex < 1 ein Schockgeschehen nicht aus.

P: Wie lagern Sie einen Patienten im hypovolämischen Schock?

HPA: Der Patient wird auf dem Rücken liegend gelagert, die Beine werden erhöht gelagert.

P: Wie lagern Sie einen Patienten mit kardiogenem Schock?

HPA: Der Patient wird mit erhöhtem Oberkörper gelagert.

P: Lassen Sie uns über den anaphylaktischen Schock sprechen. Wie unterscheidet sich diese Schockart vom hypovolämischen Schock?

HPA: Der anaphylaktische Schock ist die Maximalvariante der Typ-I-Allergie. Er kommt durch eine generalisierte, überschießende Histaminausschüttung aus Mastzellen zustande. Histamin führt zur generalisierten Vasodilatation, auch am präkapillären Sphinkter, und einer Erhöhung der Kapillarpermeabilität. Am postkapillären Sphinkter kommt es bei der weiteren Schockentwicklung zur Vasokonstriktion. Das Blut versackt im Kapillargebiet, der Blutdruck sinkt und die Herzfrequenz steigt. Die Phase der Zentralisation fehlt, das System wird primär dezentralisiert. Die Vorgänge, die zur Ausbildung einer Verbrauchskoagulopathie führen, sind die gleichen wie beim hypovolämischen Schock.
Neben den Schocksymptomen entwickeln sich durch die bronchokonstriktorische Wirkung zusätzlich Dyspnoe, Zyanose und Husten. Durch die Wirkungen auf den Gastrointestinaltrakt mit Beschleunigung der Peristaltik treten Übelkeit, Erbrechen und Diarrhö hinzu. Die Symptome beim anaphylaktischen Schock entwickeln sich schnell, meist innerhalb der ersten halben Stunde nach Antigenkontakt.

P: Das genügt. Noch eine Abschlussfrage: Benennen Sie die 12 Hirnnerven!

HPA: N. olfactorius, N. opticus, N. oculomotorius, N. trochlearis, N. trigeminus, N. abducens, N. facialis, N. vestibulocochlearis, N. glossopharyngeus, N. vagus, N. accessorius und N. hypoglossus.

8.15 Prüfung 14

8.15 Prüfung 14

- Wie entstehen Ösophagusvarizen?
- Welche anderen Symptome entstehen durch die portale Hypertonie?
- Kann die γ-GT bei einer akuten Pankreatitis und einem Magenkarzinom erhöht sein?
- Welche Tumoren bilden bevorzugt Knochenmetastasen?
- Erläutern Sie die Ikterusarten!

P: Wie entstehen Ösophagusvarizen?

HPA: Ösophagusvarizen entstehen im Rahmen der portalen Hypertonie. Der Druck steigt dabei auf Werte > 10 mmHg. Das Blut, das die Leber nicht passieren kann, staut sich in den Venen davor und sucht retrograd Wege, um in die V. cava zu gelangen. Das Blut fließt über die Magenvenen in die Ösophagusvenen, die miteinander anastomosieren, dann über die V. azygos auf der rechten Seite und hemiazygos auf der linken Seite in die V. cava superior. Die Venen dilatieren dabei und werden zu Varizen. Unter physiologischen Umständen fließt das Blut der Magenvenen in die V. portae, das aus den Ösophagusvenen in die V. cava inferior. Ösophagusvarizen können letale Blutungen hervorrufen.

P: Welche anderen Symptome entstehen durch den portalen Druck?

HPA: Es entstehen andere venöse Umgehungskreisläufe, das Caput medusae und Hämorrhoiden. Dann entsteht durch den venösen Rückfluss eine Milzschwellung. Das dritte wichtige Symptom ist die Bildung von Aszites. Bei der Aszitesbildung ist neben der portalen Erhöhung des hydrostatischen Drucks der kolloidale Druck erniedrigt, der ebenfalls zur Aszitesentstehung beiträgt.

P: Ja. Nun eine andere Frage. Kann die γ-GT bei einer akuten Pankreatitis erhöht sein?

HPA: Sie kann erhöht sein, wenn es sich um eine biliäre Pankreatitis handelt. Dabei ist der akuten Pankreatitis ein Steinabgang vorausgegangen, der eine präpapilläre Lage einnimmt und den Ductus pancreaticus verlegt, sodass die Sekrete der Bauchspeicheldrüse nicht ins Duodenum abfließen können. Die präpapilläre Steinlage führt zu einer Cholestase. Die Cholestase kann auch am erhöhten Bilirubin und der erhöhten alkalischen Phosphatase erkannt werden.

P: Kann die γ-GT bei einem Magenkarzinom erhöht sein?

HPA: Das ist möglich, wenn das Karzinom in die Leber metastasiert hat.

P: Welche Tumoren bilden bevorzugt Knochenmetastasen?

HPA: Das Bronchialkarzinom, Mammakarzinom, Prostatakarzinom und Schilddrüsenkarzinom.

P: Erläutern sie die Ikterusarten!

HPA: Der Ikterus ist eine Gelbfärbung der Haut. Es lassen sich 3 Ikterusarten unterscheiden: der prähepatische, intrahepatische und posthepatische.
Die Ursache des prähepatischen Ikterus' ist eine Hämolyse. Die Stuhl- und Urinfarbe sind normal. Im Laborbefund sind das unkonjugierte Bilirubin im Serum erhöht, das direkte Bilirubin im Normbereich, Bilirubin im Urin normal und das Urobilinogen im Urin erhöht. Die Ursachen des intrahepatischen Ikterus' liegen in der Leber und können durch Hepatitis, Leberzirrhose, Stauungsleber durch Rechtsherzinsuffizienz, malignes Geschehen oder Medikamente, wie z. B. Paracetamol und Isoniazid, zustande kommen. Der Stuhl ist heller oder entfärbt, der Urin dunkler. Im Laborbefund sind das unkonjugierte und konjugierte Bilirubin im Blut erhöht. Die Ursachen des posthepatischen Ikterus' sind Abflusshindernisse in den ableitenden Gallenwegen, z. B. Gallensteine oder Raumforderung im Bereich des Pankreaskopfs. Der Stuhl ist acholisch, der Urin bierbraun. Im Laborbefund ist das konjugierte Bilirubin im Blut erhöht.

P: Jetzt zum Fallbeispiel.

FALLBEISPIEL Eine 39-jährige schwangere Patientin (30. Schwangerschaftswoche, Erstgravidität, Nullipara) stellt sich mit okzipitalen Kopfschmerzen, Ohrensausen und Nasenbluten seit 4 Tagen vor. Seit gestern besteht starke Übelkeit. Auf Nachfrage wird Erbrechen verneint. Ferner berichtet die Patientin über neu entstandene Knöchel- und Unterschenkelödeme seit 2 Wochen. Die Miktion ist tagsüber regelmäßig, nachts muss sie 2-mal die Toilette aufsuchen. In der Frühschwangerschaft in den ersten 14 Wochen bestanden starke Übelkeit und Erbrechen mit 2 Wochen stationärem Aufenthalt wegen Dehydrierung (Hyperemesis gravidarum), seitdem gutes Wohlbefinden. Ansonsten keine Vorerkrankungen bekannt.

Bei der Untersuchung können Sie folgende Befunde erheben: Haut und Schleimhäute ohne pathologischen Befund. Lungen- und Herzuntersuchung ohne Befund. RR 170/100 mmHg, Herzfrequenz 92/Min., rhythmisch. Nierenlager frei. In der U-Stix-Untersuchung Proteine 3-fach positiv. Die Untersuchung der unteren Extremitäten ergibt symmetrische, eindrückbare Ödeme an den Füßen und Unterschenkeln. Fußpulse regelrecht tastbar. Orientierende neurologische Untersuchung ohne Befund.

FALLBEISPIEL

- Welche Verdachtsdiagnose kommt im Fallbeispiel Infrage?
- Was bedeutet EPH?
- Nennen Sie Komplikationen der Präeklampsie!
- Was bedeutet HELLP?
- Wie sehen Neugeborene schlecht eingestellter diabetischer Mütter aus und warum?
- Welche mütterlichen Infektionen in der Schwangerschaft können zu Schäden beim Kind führen?

P: Was hat die Frau?

HPA: Am ehesten kommt eine Präeklampsie, früher EPH-Gestose genannt in Betracht. Dieses Bild zählt zu den schwangerschaftsbedingten Hypertonien. Das ist ein Notfall. Ich setze den Notruf ab, bis zum Eintreffen des Notarztes schirme ich die Patientin von äußeren Reizen ab. Ich lagere die Frau mit erhöhtem Oberkörper und lege einen i. v.-Zugang, der durch Ringer-Lösung oder 0,9 % NaCl offen gehalten wird.

P: Was bedeutet EPH?

HPA: E steht für Ödeme, englisch edema, P für Proteinurie und H für Hypertonie.

P: Fahren Sie fort.

HPA: Die Hypertonie mit v. a. okzipitalen Kopfschmerzen, Ohrensausen, Nasenbluten, Ödeme (nicht obligat) und Proteinurie sind Leitsymptome der Präeklampsie. Begünstigend und verdachtsdiagnosestützend sind die späte Erstgravidität und die Hyperemesis gravidarum in den ersten 14 Schwangerschaftswochen.

P. Welche Komplikation kann sich einstellen?

HPA: Als Komplikation können eine Eklampsie und ein HELLP-Syndrom auftreten.

P: Was bedeutet HELLP?

HPA: Es ist wiederum eine Abkürzung. H steht für Hämolyse, EL für Elevated Liver Enzymes und LP für Low Platelets.

P: Danke. Andere Frage: Eine Patientin mit bekanntem und schlecht eingestelltem Diabetes mellitus bekommt ein Kind. Wie sieht das Kind wohl aus und warum?

HPA: Die Kinder werden mit einem meist sehr hohem Geburtsgewicht > 4500 g geboren und werden als Riesenbabys bezeichnet. Dies kommt durch hohe intrauterine Glukosekonzentrationen zustande. Der Fetus reagiert darauf mit einer Hyperinsulinämie, die aber die Reifung der Leber und Lunge verzögert. Ferner führen hohe Glukosekonzentrationen zur Permeabilitätsstörung der Plazenta, was einen Sauerstoffmangel nach sich zieht sowie eine erhöhte Fruchtwassermenge, was die Frühgeburtlichkeit fördert. Nach der Geburt reagieren die Kinder häufiger mit Atemnot und Hypoglykämien, die wenig Symptome zeigen, aber eine Hirnschädigung bedingen können. Andere Symptome sind eine Polyglobulie und nach der Geburt verstärkte Ikterussymptome.

P: Danke. Welche mütterlichen Infektionen in der Schwangerschaft können zu Schäden beim Kind führen?

HPA: Mütterliche Erkrankungen können Embryo- oder Fetopathie hervorrufen. Die Toxoplasmose kann beim Kind neurologische Symptome wie Hydrozephalus, Verkalkungen, geistige Retardierung, Krampfanfälle oder Augensymptome wie Entzündung der Ader- und Netzhaut oder Katarakt verursachen. Die Röteln können eine Embryopathie hervorrufen. Sie werden unter den Gregg-Trias geführt. Die Symptome sind Katarakt, Innenohrschwerhörigkeit und Herzschäden, z. B. als Pulmonalstenose, persistierender Ductus Botalli. Das Geburtsgewicht ist niedrig, eine geistige Behinderung kann vorhanden sein. Die Zytomegalie kann beim Kind Hydrozephalus, Mikrozephalus, intrazerebrale Verkalkungen, geistige und motorische Retardierung oder eine Hepatitis mit Ikterus hervorrufen. Herpesviren können eine Enzephalitis verursachen. Die Listeriose kann ein septisches Krankheitsbild beim Kind hervorrufen, das unter dem Begriff der Granulomatosis infantiseptica geführt wird. Die Symptome sind Hepatosplenomegalie, Pneumonie, Meningoenzephalitis und Hauterscheinungen. Die angeborene Lues kann mit der Hutchinson-Trias in Erscheinung als Keratitis, Hörstörungen und Zahnmissbildungen treten.

8.16 Prüfung 15

8.16 Prüfung 15

FALLBEISPIEL Ein 40-jähriger Patient kommt zu Ihnen und beklagt Übelkeit, Erbrechen, Druckschmerzen im rechten Oberbauch, Fieber von 38,7 °C und starke Gelenk- und Gliederschmerzen. Der Patient hat 2 Wochen Ferien in der Türkei gemacht, ist seit 3 Wochen wieder zurück. Im Urlaub hat er vor allem Meeresfrüchte gegessen.

- Welche Verdachtsdiagnose kommt infrage und warum?
- Welches wichtige Symptom der Hepatitis gibt der Patient nicht an?
- Welche Ikterusart kommt bei der Hepatitis vor?
- Ab welchem Serumwert ist der Ikterus sichtbar?
- Welche anderen Laborparameter sind bei einer Hepatitis verändert?
- Wie interpretieren Sie eine sehr starke GOT und GPT Erhöhung?
- Wie kommen die Schmerzen im rechten Oberbauch zustande?
- Wie können nachweisen, ob es sich um eine Hepatitis A oder E handelt?
- Dürfen Sie Patienten mit einer chronischen Hepatitis C behandeln? Wenn nein, warum?
- Angenommen, der Patient ist Koch, was ist zu tun?
- Wiese sind Muscheln so häufig mit Hepatitis-A-Viren infiziert?
- Wer sagt dem Patienten, wann er wieder arbeiten gehen kann?
- Können Sie dem Patienten allgemeine Empfehlungen geben?

P: An welche Erkrankung denken Sie?

HPA: Am ehesten denke ich an eine Hepatitis.

P: Welche Hepatitis kann es sein?

HPA: Am ehesten Hepatitis A oder E.

P: Warum?

HPA: Die Symptome und der Übertragungsmodus über kontaminierte Lebensmittel, v. a. Meeresfrüchte zu denen auch Muscheln zählen, sprechen für eine Hepatitis. Die Inkubationszeit von 2–6 Wochen spricht am ehesten für die Hepatitiden A und E. Die Hepatitiden B, C und D haben längere Inkubationszeiten. Hilfreich wären Angaben über den Impfstatus, über ungeschützte sexuelle Kontakte oder über Zahnbehandlungen, Krankenhausaufenthalte oder gar Transfusionen im Urlaubsland.

P: Warum wollen Sie das wissen?

HPA: Die Hepatitis B wird v. a. durch sexuelle Kontakte übertragen, die Hepatitis C parenteral und der Übertragungsmodus der Hepatitis D entspricht der Hepatitis B. Falls die Kriterien nicht erfüllt sind, sind die Hepatitiden A und E wahrscheinlich. Eine Impfung gegen Hepatitis A und B schließt die Erkrankung zwar nicht aus, macht sie allerdings unwahrscheinlich.

P: Ja. Welches wichtige Symptom der Hepatitis gibt der Patient nicht an?

HPA: Der Ikterus wird in den Symptomen nicht erwähnt. Er ist bei einer infektiösen Hepatitis nicht obligat und tritt in ca. 30–40 % der Fälle auf.

P: Von welcher Ikterusart sprechen wir?
HPA: Bei Erkrankungen des Leberparenchyms handelt es sich um einen intrahepatischen Ikterus. Sichtbar wird er als eine Gelbfärbung der Skleren und der Haut.
P: Ab welchem Serumwert ist die Gelbfärbung sichtbar?
HPA: Ab ca. 2 mg/dl.
P: Welche anderen Laborparameter sind bei einer Hepatitis verändert?
HPA: Je nach Schwere der Hepatitis sind GOT, GPT, γ-GT, AP, Bilirubin unterschiedlich stark erhöht, Albumine, Cholinesterase, Quick-Wert unterschiedlich stark erniedrigt. Das CRP und Leukozyten sind geringfügig erhöht.
P: Wie interpretieren Sie eine sehr starke GOT- und GPT-Erhöhung?
HPA: Bei einer sehr starken Erhöhung der Transaminasen muss man von einem starken Leberzellzerfall ausgehen.
P: Wie kommen die Schmerzen im rechten Oberbauch zustande?
HPA: Sie ergeben sich aus der entzündlichen Organschwellung, die mit einer Kapseldehnung einhergeht. Die Leberkapsel ist innerviert, sodass Schmerzen entstehen.
P: Wie können Sie jetzt nachweisen, ob es sich um eine Hepatitis A oder E handelt?
HPA: Um eine der genannten Hepatitiden zu diagnostizieren, muss ein Hepatitis-Suchtest erfolgen, bei dem Antikörper gegen die einzelnen Hepatitisformen bestimmt werden. Bei einer akuten Erkrankung an einer Hepatitis A sind dann die Anti-HAV-IgM positiv, bei einer Hepatitis E die Anti-HEV-IgM. Der indirekte Erregernachweis ist dem Heilpraktiker nicht gestattet, der Patient muss zum Arzt gehen. Eine Behandlung der akuten Hepatitis muss auch beim Arzt erfolgen; sie ist dem Heilpraktiker ebenfalls nicht gestattet.
P: Wo steht das?
HPA: Das Verbot des indirekten Erregernachweises im § 24 IfSG. Der Behandlungsverbot der akuten Hepatitiden werden ebenfalls im § 24 IfSG geregelt, in Verbindung mit den §§ 6 und 7 IfSG.
P: Dürfen Sie Patienten mit einer chronischen Hepatitis C behandeln?
HPA: Nein.
P: Wo wird diese Tatsache geregelt?
HPA: Im § 7 IfSG.
P: Aber im § 7 IfSG steht, dass die Erreger namentlich ans Gesundheitsamt gemeldet werden müssen, nicht dass Sie die Erkrankungen nicht behandeln dürfen.
HPA: Das ist richtig. Der § 24 IfSG besagt, dass die Behandlung von Personen, die an einer der in § 6 Abs. 1 Satz 1 Nr. 1, 2 und 5 IfSG oder § 34 Abs. 1 IfSG genannten übertragbaren Krankheiten erkrankt oder dessen verdächtig sind oder die mit einem Krankheitserreger nach § 7 IFSG infiziert sind, nur Ärzten gestattet ist. Die Hepatitis C bzw. der Erreger ist im § 7 IfSG genannt, die Erkrankung darf also nicht vom Heilpraktiker behandelt werden. Der § 7 IfSG regelt die Meldepflicht.
P: Danke. Angenommen, der Patient ist Koch, was ist zu tun?
HPA: Grundsätzlich muss eine Meldung nach § 6 IfSG an das zuständige Gesundheitsamt innerhalb von 24 Stunden erfolgen, weil die akute Hepatitis bereits bei Verdacht meldepflichtig ist. Zusätzlich kommt der § 42 IfSG zum Tragen, der Tätigkeits- und Beschäftigungsverbote regelt. Der Patient darf nicht arbeiten.
P: Der Patient arbeitet in einem bayerischen Wirtshaus, da stehen Muscheln nicht auf dem Speiseplan.
HPA: Das ist unerheblich. Das Virus wird fäkal-oral übertragen und kann über jede kontaminierte Nahrung zum nächsten Menschen gelangen.
P: Wieso sind Muscheln so häufig infiziert?
HPA: Das hängt mit hygienischen Gegebenheiten zusammen. Wenn Abwässer mit Ausscheidungen kontaminiert sind und direkt ins Meer geleitet werden und in örtlicher Nachbarschaft eine Muschelzucht vorhanden ist, kann eine Transmission erfolgen, sodass bei Muschelverzehr eine Infektion erfolgen kann, insbesondere wenn kein ausreichender, also ca. 10-minütiger Kochvorgang eingehalten worden ist.

P: Wer sagt dem Patienten, wann er wieder arbeiten gehen kann?

HPA: Das Gesundheitsamt.

P: Können Sie dem Patienten noch irgendwelche Empfehlungen geben?

HPA: Wichtig wäre, dass der Patient, wenn möglich, eine separate Toilette benutzt und nach dem Toilettengang die Hände sorgfältig mit Seife wäscht. Noch besser wäre eine Händedesinfektion. Das andere ist, dass der Patient so viel wie möglich liegen soll, was die Leberdurchblutung verbessert und sich positiv auf den Krankheitsverlauf wirkt. Darüber hinaus sollte der Patient auf Alkohol und lebertoxische Medikamente verzichten, z. B. Paracetamol.

P: Danke, machen wir mit einem anderen Thema weiter.

FALLBEISPIEL

FALLBEISPIEL Ein Ihnen bekannter junger Patient mit Diabetes mellitus Typ 1 wartet unruhig im Wartezimmer. Er schwitzt und hat einen Tremor, schließlich wird er bewusstlos. Der Patient atmet und hat eine Frequenz von 100/Min.

- Wie deuten Sie die Symptome im Fallbeispiel?
- Welche Maßnahmen ergreifen Sie im hypoglykämischen Schock?
- Wie hoch ist der Blutzucker, wenn bei einer Blutzuckermessung das Gerät „low" anzeigt?
- Welches Organ reagiert am empfindlichsten bei der Hypoglykämie?
- Welche anderen Symptome sind bei der Hypoglykämie noch typisch?
- Wie sind die COPD und das Emphysem jeweils definiert?
- Wie unterscheiden sich die COPD und das Asthma bronchiale in den Symptomen?
- Welche Untersuchungsbefunde lassen sich beim Emphysem erheben?
- Für welche Erkrankung sprechen die Leitsymptome Arthritis, Konjunktivitis und Urethritis?
- Für welche Erkrankung sprechen die Leitsymptome Schmetterlingserythem, Arthritis der kleinen Gelenke und Vaskulitis?
- Für welche Erkrankung sprechen die Leitsymptome Schwindel, Synkope, Tachykardie, Hypotonie und Dyspnoe bei einer Schwangeren im letzten Trimenon?
- Für welche Erkrankung sprechen die Leitsymptome hämolytische Anämie, akutes Nierenversagen, Thrombopenie und Fieber?
- Wann tritt ein HUS auf?
- Wie infiziert man sich mit EHEC?
- Dürfen Sie ein HUS behandeln?

P: Was ist passiert?

HPA: Am ehesten gehe ich von einem hypoglykämischen Schock aus. Drogen kommen allerdings auch in Betracht.

P: Es sind keine Drogen im Spiel. Was machen Sie beim hypoglykämischen Schock?

HPA: Es handelt sich um einen Notfall, ich setze den Notruf ab. Den Patienten bringe ich in die stabile Seitenlage und lege einen i. v.-Zugang über den 5 % Glukoselösung infundiert wird. Ich messe den Blutzucker.

P: Am Gerät erscheint als Wert „low". Was bedeutet das?

HPA: Das bedeutet, dass der Blutzucker niedrig ist, von Gerät zu Gerät ist der Wert unterschiedlich, aber meist unter 40 mg/dl.

P: Welches Organ reagiert am empfindlichsten?

HPA: Das Gehirn.

P: Welche anderen Symptome sind bei der Hypoglykämie noch typisch?

HPA: Die Symptome sind Heißhunger, Übelkeit, Reizbarkeit, Tachykardie, Hypertonie, Kopfschmerzen, Desorientierung, Halluzinationen, Koordinationsschwäche, epileptische Anfälle, gesteigerte Eigenreflexe und ein positives Babinski-Zeichen.

P: Was sind die Ursachen der Hypoglykämie?

HPA: Die Ursachen können eine Überdosierung von Insulin, mangelnde Kohlenhydratzufuhr, Alkoholexzesse mit Nahrungskarenz oder starke körperliche Belastung sein.

P: Warum starke körperliche Belastung?

HPA: Weil unter Muskelbelastung die Glukose insulinunabhängig in die Zellen aufgenommen wird.

P: Ja. Sprechen wir noch über die COPD und das Emphysem. Wie sind die Erkrankungen jeweils definiert?

HPA: Die COPD kann als das Folgestadium der chronischen nicht obstruktiven Bronchitis angesehen werden. Von einer chronischen Bronchitis spricht man dann, wenn in 2 aufeinanderfolgenden Jahren während mindestens 3 aufeinander folgender Monate pro Jahr Husten und Auswurf bestehen. Die chronische nicht obstruktive Bronchitis ist reversibel, die COPD ist irreversibel. Es ist eine häufige Erkrankung und die dritthäufigste Todesursache nach KHK und Schlaganfällen. Ein Emphysem kann als Komplikation der COPD auftreten, ist ebenfalls irreversibel und durch Erweiterung der Lufträume distal der Bronchioli terminales gekennzeichnet. Es kommt durch Zerstörung der Alveolen und der Alveolarsepten zustande. Das Emphysem kann auch bei einem Asthma bronchiale auftreten oder durch rezidivierende bronchopulmonale Infekte.

P: Wie unterscheiden sich die COPD und das Asthma bronchiale in den Symptomen?

HPA: Zunächst sind beide Erkrankungen entzündlicher Natur. Das Asthma bronchiale ist eine rezidivierende Erkrankung der Atemwege, die mit bronchialer Hyperreaktivität, übermäßiger Produktion an zähem Schleim und Bronchokonstriktion einhergeht. Die Anfälle kommen meist in Schüben, wobei kalte Luft, Allergene, Medikamente und Infekte als Provokationsfaktoren angesehen werden können. Zwischen den Anfällen ist die Lungenfunktion normal. Die Symptome des Asthma bronchiale sind periodisch auftretende Dyspnoe, exspiratorischer Stridor und verlängerte Exspirationszeit. Husten tritt ebenfalls auf, dieser ist glasig zäh und lässt sich schwer abhusten. Bei der COPD bestehen die Symptome Husten, Auswurf und Belastungsdyspnoe kontinuierlich. Nach Abhusten des Sputums geht es den Patienten meist besser, während sich ein Patient mit Asthma bronchiale auch in einen Anfall hineinhusten kann. Typisch für die COPD sind weiterhin die reduzierte körperliche Leistungsfähigkeit und die Gewichtsabnahme mit Verlust der Muskelmasse. Depressive Symptome sind ebenfalls möglich. Diese Symptome können beim Asthma auch auftreten, aber insgesamt gesehen seltener.

P: Welche Untersuchungsbefunde lassen sich beim Emphysem erheben?

HPA: Bei der Inspektion können neben Husten und Auswurf andere Symptome wie Zyanose, Fassthorax, horizontal stehende Rippen, breiter epigastrischer Winkel, geblähte Schlüsselbeingruben, Trommelschlägelfinger und Uhrglasnägel gesehen werden. Bei der Palpation sind die Atemexkursionen vermindert, der Stimmfremitus ist abgeschwächt. Der Klopfschall ist durch die Luftfülle hypersonor. Bei der Auskultation ist ein reduziertes Atemgeräusch wahrnehmbar. Trockene Rasselgeräusche wie Giemen, Brummen und Pfeifen können ebenfalls auskultiert werden.

P: Ja. Jetzt nenne ich Ihnen Leitsymptome von Erkrankungen und Sie benennen die jeweiligen Erkrankungen. Zunächst beschäftigen wir uns mit der Trias Arthritis, Konjunktivitis und Urethritis. Für welche Erkrankung trifft das zu?

HPA: Damit wird das Reiter-Syndrom beschrieben.

P: Ja. Weiter geht es mit den Symptomen Schmetterlingserythem, Arthritis der kleinen Gelenke und Vaskulitis.

HPA: Die Symptome treffen für den systemischen Lupus erythematodes zu.

P: Ja. Für welche Erkrankung sprechen die Symptome Schwindel, Synkope, Tachykardie, Hypotonie und Dyspnoe bei einer Schwangeren im letzten Trimenon?

HPA: Die Symptome sprechen für das Vena-cava-Kompressionssyndrom.

P: Ja. Noch eine andere Symptomkonstellation: hämolytische Anämie, akutes Nierenversagen, Thrombopenie und Fieber

HPA: Die Angaben sprechen für ein hämolytisch-urämisches Syndrom oder HUS.

P: Wann tritt die Erkrankung auf?

HPA: Das HUS ist eine schwere Komplikation nach Durchfallerkrankungen. Es wird entweder durch Shigellen oder häufiger durch EHEC hervorgerufen. Die Bakterien bilden Toxine. Sie werden als Shiga- oder Shiga-like-Toxine bezeichnet. Diese Toxine haben eine zytotoxische Wirkung an den Kolonepithelien, weswegen blutige Stühle entstehen. Im Blut angelangt, sind sie in der Lage, Erythrozyten zu zerstören. Sie schädigen außerdem die Endothelien und Nierenepithelien.

P: Wie infiziert man sich mit EHEC?

HPA: EHEC wird über kontaminierte Lebensmittel, v. a. rohe Milch und rohes oder nicht ausreichend durchgegartes Fleisch und Wasser, übertragen. Ausscheider können auch eine Infektquelle sein.

P: Dürfen Sie ein HUS behandeln?

HPA: Nein, das HUS ist im § 6 IfSG erfasst. Die Behandlung ist dem Heilpraktiker nicht gestattet, darüber hinaus muss der Heilpraktiker die Erkrankung namentlich bei Verdacht, Erkrankung und Tod melden.

FALLBEISPIEL

- Erarbeiten Sie anhand des oben genannten Fallbeispiels die Verdachtsdiagnose und begründen Sie diese!
- Nennen Sie weiterhin Differenzialdiagnosen, das diagnostische Vorgehen und die Therapie, ohne dass das Prüfungsgremium Ihre Angaben kommentiert.

8.17 Prüfung 16

FALLBEISPIEL Eine 23-jährige Patientin stellt sich in Ihrer Praxis mit stärksten Rücken- und Bauchschmerzen vor. Die Beschwerden bestehen seit einem Tag. Hinzu kommen Übelkeit, Erbrechen, hohes Fieber (39,6 °C) mit Schüttelfrost, eine allgemeine Schwäche und ausgeprägtes Krankheitsgefühl.

Vor einer Woche sind Blasenbeschwerden aufgetreten in Form von Dysurie, Pollakisurie und Unterbauchschmerzen, die allerdings nach 4 Tagen spontan reversibel waren und seit gestern wieder vorhanden sind. Fieber bestand zum Zeitpunkt der Blasenbeschwerden nicht, das Allgemeinbefinden war nicht gestört.
Auf Nachfrage ist keine Episode einer Zystitis oder Pyelonephritis in der Vorgeschichte erhebbar. Eine Schwangerschaft ist nicht auszuschließen, aber unwahrscheinlich (regelmäßige und zuverlässige Einnahme von Ovulationshemmern). Seit 4 Wochen regelmäßige sexuelle Kontakte mit einem neuen Lebenspartner. Fluor vaginalis besteht nicht.
Die Untersuchung ergibt folgende Befunde: Druck- und klopfdolente Nierenlager links stärker als rechts. Spärliche Darmgeräusche über allen 4 Quadranten, Perkussion und Palpation über dem gesamten Abdomen schmerzhaft mit leichter Abwehrspannung. Rektale Untersuchung ohne pathologischen Befund. In der Urin-Stix-Untersuchung pH-Alkalisierung, Leukozyten +++, Nitrit +++, Blut +. RR 130/80 mmHg, Herzfrequenz 100/Min., Temperatur rektal 39,7 °C.

P: Erarbeiten Sie anhand des oben genannten Fallbeispiels die Verdachtsdiagnose und begründen Sie diese. Nennen Sie weiterhin Differenzialdiagnosen, das diagnostische Vorgehen und die Therapie, ohne dass das Prüfungsgremium Ihre Angaben kommentiert.

HPA: Die Angaben sprechen für eine akute Pyelonephritis auf dem Boden einer Zystitis. Typisch sind die akuten Rücken- und Bauchschmerzen, verbunden mit hohem Fieber und ausgeprägtem Krankheitsgefühl. Die Blasenbeschwerden in Form von Dysurie, Pollakisurie und Unterbauchschmerzen sprechen für eine zuvor abgelaufene Zystitis und geben Hinweise auf eine aufsteigende Infektion. Die regelmäßigen sexuellen Kontakte begünstigen das Auftreten der Zystitis, sie wird dann als Honeymoon-Zystitis bezeichnet. Andere Risikofaktoren sind das weibliche Geschlecht, kurze Harnröhre, falsche Wischrichtung oder chronisch kalte Füße, darüber hinaus Diabetes mellitus oder Inkontinenz, wobei hier im vorliegenden Fallbeispiel keine Hinweise zu finden sind. Die druck- und klopfdolenten Nierenlager sowie die Befunde der Urinuntersuchung sprechen für eine bakterielle Infektion der unteren Harnwege. Die spärlichen Darmgeräusche und die leichte Abwehrspannung können als Zeichen einer Begleitperitonitis gewertet werden, die sich aus dem septischen Krankheitsbild entwickelt.
Folgende Differenzialdiagnosen können in Betracht gezogen werden:

- Rückenschmerzen anderer Genese, z. B. durch funktionelle Störungen oder eine Wurzelkompression: Wegen des Fiebers, der Miktionsbeschwerden und des Urinbefunds ist dies aber eher unwahrscheinlich. Außerdem finden sich keine neurologischen Ausfälle in der Angabe.
- Eine Appendizitis kann nicht ausgeschlossen werden, wegen der untypischen Schmerzlokalisation und der Miktionsbeschwerden ist die Erkrankung eher unwahrscheinlich. Typisch für die Appendizitis ist der Schmerzbeginn im Epigastrium, der sich nach paraumbilikal und dann in den rechten Unterbauch verlagert. Bei der abdominalen Untersuchung könnten Darmgeräusche spärlich sein, eine leichte Abwehrspannung könnte wie im vorliegenden Beispiel vorhanden sein. Zusätzlich wären allerdings die Appendizitiszeichen McBurney-, Psoas-, Lanz- und Blumberg-Zeichen positiv, die rektale Untersuchung schmerzhaft. Diese Angaben sind nicht erwähnt.
- Eine Adnexitis kann nicht ausgeschlossen werden, erscheint aber unwahrscheinlich, da Miktionsbeschwerden und Urinbefund eher für eine Erkrankung der ableitenden Harnwege sprechen und kein Fluor vaginalis besteht.

Die Diagnose könnte gesichert werden durch eine Urin-Sedimentuntersuchung. Hier wäre der Nachweis von Leukozytenzylindern, Bakterien, Leukozyten, evtl. Erythrozyten positiv. Im Labor sind die Entzündungszeichen, Leukozyten, CRP, BSG erhöht zu erwarten. Im Falle einer Nierenschädigung wären die harnpflichtigen Substanzen, Natrium, Kalium, Kreatinin, Harnstoff, Harnsäure und Phosphat, erhöht. Zur Bestimmung des Keimspektrums könnten vom Arzt Blutkulturen angefertigt werden. Die Sonografie der Nieren kann Auskünfte über Größe, Lage und Form der Niere und ggf. Stauungszeichen geben.
Die Patientin muss sich zeitnah beim Arzt vorstellen bzw. wird mit dem Krankenwagen in die Klinik gebracht. Die akute Pyelonephritis wird mit Antibiotika behandelt, welche die Patientin auch einnehmen muss. Die allgemeinen Empfehlungen wie Bettruhe, reichliche Flüssigkeitszufuhr, Verzicht auf alle nephrotoxischen Medikamente sollten von der Patientin eingehalten werden.

P. Danke. Nun ein anderes Fallbeispiel.

FALLBEISPIEL Ein 23-jähriger Patient im guten Allgemein- und Ernährungszustand stellt sich bei Ihnen wegen rezidivierender blutiger Durchfälle vor.

P: Wie gehen Sie vor?

HPA: Seit wann bestehen die Beschwerden und wie sieht der Stuhl aus?

P: Die Beschwerden sind vor 2 Jahren aufgetreten. Die blutigen Durchfälle treten in Episoden auf, die ca. 4 Wochen andauern. Der Stuhl ist dann weich oder breiig oder flüssig, schleimig-blutig, riecht sehr streng.

HPA: Danke. Welche Begleiterscheinungen hat der Patient?

P: Der Patient weiß nicht, was Begleiterscheinungen sind.

HPA: Beklagt der Patient Bauchschmerzen, Blähungen, Übelkeit, Erbrechen? Gibt es einen zeitlichen Zusammenhang mit der Nahrungsaufnahme? Sind Allgemeinsymptome wie Fieber oder Krankheitsgefühl vorhanden? Sind andere Symptome, z. B. Gelenkschmerzen, Augensymptome, Hautsymptome, vorhanden oder sind sie jemals aufgetreten? Hat der Patient an Gewicht abgenommen oder schwitzt der Patient?

P: Bauchschmerzen sind vorhanden, ebenso Blähungen. Einen Zusammenhang mit der Nahrungsaufnahme ist nicht erkennbar. Im Schub ist Fieber vorhanden, das zwischen 38,0 °C und 38,7 °C schwankt. Müdigkeit, Abgeschlagenheit und Krankheitsgefühl sind ebenfalls vorhanden. Gelenkschmerzen bestehen ebenso, v. a. Kreuz- und Knieschmerzen. Augensymptome werden verneint. Der Patient hat nicht abgenommen, nächtliches Schwitzen tritt während der Krankheitsepisoden auf.

HPA: Was hat der Patient bei den früheren Krankheitsepisoden gemacht? Sind die Symptome spontan zurückgegangen?

P: Der Patient hat Kamille-Sitzbäder gemacht.

HPA: Weiterhin wären Angaben in Hinblick auf die Medikation, Familienanamnese und die Reiseanamnese wichtig.

P: Der Patient nimmt keine Medikamente ein, die Reiseanamnese ist leer. Der Vater des Patienten hat ein Kolonkarzinom. Haben Sie eine Verdachtsdiagnose?

HPA: In Anbetracht der beschriebenen Symptome besteht der Verdacht auf eine Colitis ulcerosa. Gleichzeitig muss in Anbetracht der positiven Familienanamnese ein Kolonkarzinom ausgeschlossen werden. Ein Hämorrhoidalleiden kommt ebenfalls in Betracht, es verursacht aber kein Fieber. Eine Sigmadivertikulitis kann in Erwägung gezogen werden, es ist allerdings eine Erkrankung des älteren Menschen.

P: Betrifft das Kolonkarzinom nicht auch ältere und alte Menschen?

HPA: In den meisten Fällen ja. Es gibt aber auch Kolonkarzinome, die junge Menschen betreffen. Sie treten zwischen dem 20. und 30. Lebensjahr auf, sind im Kolon ascendens lokalisiert und werden als HNPCC bezeichnet.

P: Was ist das für eine Abkürzung?

HPA: HNPCC steht für hereditäres nicht-Polyposis-assoziiertes kolorektales Karzinom. Die meisten Kolonkarzinome gehen aus Polypen oder Adenomen hervor, ein HNPCC hingegen zeigt eine sehr starke genetische Komponente und geht nicht von Adenomen aus.

P: Wie kommen Sie jetzt zur Diagnose?

HPA: Wichtig für die Diagnose sind die körperliche Untersuchung mit der rektalen Palpation, eine Koloskopie und dann auch eine Gastroskopie.

P: In welcher Reihenfolge untersuchen Sie den Bauchraum?

HPA: Zunächst mittels Inspektion, dann Auskultation, Perkussion und Palpation. Zum Schluss erfolgt die rektale Untersuchung.

P: Warum wird zunächst auskultiert?

HPA: Die Auskultation dient der Erfassung der Darmgeräusche und deren pathologischen Veränderungen, z. B. bei einem Ileus. Darmgeräusche sind nach der Palpation immer zu hören, auch wenn sie eigentlich nicht vorhanden sind, weil der Darm von außen bewegt wurde.

FALLBEISPIEL

- Wie gehen Sie bei diesem Fallbeispiel vor?
- Wie erheben Sie die Anamnese?
- Nennen Sie Differenzialdiagnosen!
- Was bedeutet HNPCC?
- In welcher Reihenfolge untersuchen Sie den Bauchraum?
- Warum wird zunächst auskultiert?
- Angenommen, der Patient hat einen malignen Tumor im Colon ascendens. Wo muss man nach Metastasen suchen?
- Was sind Grey- und Cullen-Zeichen?

P: Angenommen, die rektale Untersuchung ist völlig unauffällig. Sind damit die Erkrankungen ausgeschlossen?

HPA: Nein. Grundsätzlich beginnt die Colitis ulcerosa im Rektum. Im floriden Stadium ist in der Regel Blut am Handschuh zu sehen, weil das Rektum immer betroffen ist. Im schubfreien Stadium kann die entzündliche Reaktion zurückgegangen sein, sodass ein unauffälliger Befund erhoben werden kann. Bei den HNPCC kann bei Lokalisation des Tumors im Colon ascendens das Rektum ebenso frei sein. Die beste Untersuchungsmethode ist die Koloskopie, weil der gesamte Dickdarm eingesehen werden kann. Es können Gewebeproben entnommen werden, die dann histologisch beurteilt werden können.

P: Angenommen, der Patient hat einen malignen Tumor im Colon ascendens. Wo muss man nach Metastasen suchen?

HPA: Der venöse Abfluss erfolgt über die V. portae in die Leber, sodass hier nach Metastasen gesucht werden muss.

P: Kommt eigentlich auch ein Morbus Crohn für diese Symptome in Betracht?

HPA: Ja. Ein Morbus Crohn kann nicht ausgeschlossen werden, zumal die Erkrankung alle Bereiche des Verdauungstrakts betreffen und auch blutige Diarrhöen hervorrufen kann. Typisch für den Morbus Crohn wären allerdings eine Beteiligung des terminalen Ileums, schleimig eitrige Durchfälle, Fistelbildung, Gewichtsabnahme und Verstärkung der Symptome nach Nahrungsaufnahme. Die Colitis ulcerosa oder ein malignes Geschehen erscheinen wahrscheinlicher.

P: Eine andere Frage: Was sind Grey- und Cullen-Zeichen?

HPA: Die beiden Zeichen sind Symptome der akuten hämorrhagischen Pankreatitis. Das Cullen-Zeichen ist durch eine bräunlich-grünliche periumbilikale Verfärbung gekennzeichnet, das Grey-Zeichen eine bräunlich-grünliche Verfärbung in der Flankenregion. Die beiden Zeichen entstehen durch eine retroperitoneale Blutung.

8.18 Prüfung 17

- Was ist eine Gynäkomastie?
- Welche Ursachen hat eine Gynäkomastie?

8.18 Prüfung 17

P: Was ist eine Gynäkomastie?

HPA: Die Gynäkomastie ist eine Vergrößerung der männlichen Brust. Sie kann einseitig oder beidseitig auftreten.

P: Welche Ursachen kennen Sie?

HPA: Die Gynäkomastie tritt physiologisch im Alter, bei Neugeborenen und in der Pubertät auf. Sie kann aber auch pathologische Hintergründe haben. Sie kann im Rahmen der Leberzirrhose auftreten, beim Mammakarzinom oder Prolaktinom. Ebenfalls kann sie auf eine Medikamentennebenwirkung zurückzuführen sein.

P: Kennen Sie Medikamente, die eine Gynäkomastie hervorrufen können?

HPA: Digitalis, Opiate, Spironolacton und Antiandrogene können als Nebenwirkung eine Gynäkomastie hervorrufen.

P: Jetzt ein Fallbeispiel.

FALLBEISPIEL

FALLBEISPIEL Sie sehen einen 42-jährigen Patienten, der sich mit einer Hautveränderung am rechten Oberarm vorstellt. Der Patient hat diese, die als ein bräunlicher Fleck aufgetreten ist, vor 1 Jahr bemerkt. Dieser bräunlich veränderte Hautbereich ist in den Folgemonaten von stecknadelkopfgroß bis zur Größe einer 1-Euro-Münze gewachsen, hat immer wieder genässt und geblutet und ist dann wieder spontan abgeheilt. Dieser Bereich juckt und brennt gelegentlich. Dermatologische und internistische Vorerkrankungen sind nicht bekannt. Auf Nachfrage berichtet der Patient von guten Wohlbefinden. Bei der Inspektion ist ein etwa 1 Euro großer veränderter Bereich erkennbar. Es sind bräunlich-schwarze Hautareale und depigmentierte, atrophe Hautareale sichtbar. Der Hautbereich ist unscharf begrenzt, leicht erhaben und asymmetrisch. Der Lymphknotenstatus ist ohne pathologischen Befund.

P: Welche Verdachtsdiagnose stellen Sie?

HPA: Die anamnestischen Angaben und der inspektorische Hautbefund sprechen für eine maligne Hauterkrankung, am ehesten für das Vorliegen eines malignen Melanoms.

P: Welche Differenzialdiagnosen kommen in Betracht?

HPA: Als Differenzialdiagnose kommen das Basaliom und Plattenepithelkarzinom (Spinaliom) in Betracht?

P: Erörtern Sie, welche Symptome für das maligne Melanom und welche Symptome für das Basaliom bzw. Plattenepithelkarzinom sprechen!

HPA: Für das maligne Melanom spricht das Aussehen der Hautveränderung. Sie ist asymmetrisch, unscharf begrenzt, hat ein „buntes" Aussehen, ist leicht erhaben und größer als 5 mm im Durchmesser. Das entspricht allen Kriterien für ein malignes Melanom nach der ABCDE-Regel. Das eher schnelle Wachstum, Aktivitätsgefühl und Bluten sprechen ebenfalls für diese Diagnose.

P: Haben Sie eine Idee, warum der Bereich atrophe, depigmentierte Areale zeigt?

HPA: Eine Möglichkeit sind entzündliche und vernarbende Prozesse im betroffenen Bereich.

P: Was spricht für oder gegen ein Basaliom oder Plattenepithelkarzinom?

HPA: Ein Basaliom ist theoretisch möglich, weil auch pigmentierte Basaliome vorkommen. Die Lokalisation ist eher untypisch, weil die meisten Basaliome im Gesicht auftreten. Das ist ein semimaligner Tumor, der sehr selten metastasiert. Ein Plattenepithelkarzinom tritt auf v. a. im Gesicht, besonders an der Lippe oder am Kopf, auf und zeigt ein knotiges Wachstum. Häufig finden sich auf der Oberfläche verhornte Stellen. Bei allen 3 Tumorarten ist die Sonnenexposition, besonders bei gleichzeitig hellem Hauttypus als wichtigster Risikofaktor anzusehen.

P: Wie lässt sich sicher klären, was für ein Hauttumor das ist?

HPA: Dazu muss die Hautveränderung entfernt und histologisch beurteilt werden.

P: Dürfen Sie das machen?

HPA: Aus Sorgfaltspflicht kann ich das nicht machen. Der Patient muss von Dermatologen gesehen werden.

P: Was wissen Sie über das maligne Melanom?

HPA: Das maligne Melanom ist eine bösartige Neubildung der Melanozyten. Die Häufigkeit hat in den letzten Jahren stark zugenommen. Dieser Tumor neigt zur frühen lymphogenen und hämatogenen Metastasierung. 80 % der Melanome entstehen auf klinisch gesunder Haut, der Rest aus bestehenden Naevi (Muttermalen). Maligne Melanome können auch auf Schleimhäuten auftreten. Sie werden je nach Aussehen unterteilt in:

- Superfiziell spreitende Melanome: Sie sind die häufigste Form. Typisch ist ein horizontales Wachstum, die Prädilektionsstellen sind die Unterschenkel bei Frauen und der Rücken bei Männern.
- Knotige Melanome: Sie wachsen primär in die Tiefe und treten bei Frauen an den Beinen und bei Männern am Stamm auf.
- Akrolentiginöse Melanome: Sie treten an den Akren und Schleimhäuten auf.
- Lentigo maligna Melanome: Sie treten insbesondere im Gesicht auf.

P: Welche Prognose hat ein malignes Melanom?

HPA: Die Prognose ist von mehreren Faktoren abhängig, v. a. aber von der Dicke des Tumors, also vom Wachstum in die Tiefe. Je tiefer der Tumor eingewachsen ist, desto schlechter die Prognose, weil die Wahrscheinlichkeit der Metastasierung stark erhöht ist.

P: Wissen Sie, wohin das Melanom metastasiert?

HPA: Das maligne Melanom kann Satellitenmetastasen in der Haut bilden, Lymphknotenmetastasen und hämatogene Metastasen, z. B. im Knochen, Leber und Gehirn.

P: Das ist ausreichend. Kennen Sie noch andere häufige Hautkrankheiten?

HPA: Häufige Hautkrankheiten sind z. B. Pilzerkrankungen der Haut und Nägel, Psoriasis, Neurodermitis besonders bei Kindern, Akne, Kupferfinne und Urtikaria.

Auf den Punkt gebracht

- Welche Verdachtsdiagnose und Differenzialdiagnosen stellen Sie?
- Welche Symptome sprechen für ein malignes Melanom?
- Welche Symptome treten beim Basaliom und Plattenepithelkarzinom auf?
- Mit welchem Verfahren lässt sich die Tumorart klären?
- Beschreiben Sie das Krankheitsbild des malignen Melanoms!
- Welche Prognose hat das maligne Melanom?
- Wohin metastasiert das maligne Melanom?
- Welche anderen Hauterkrankungen kennen Sie?
- Nennen Sie die Strukturen auf der Abbildung!
- Beschreiben Sie den Blutfluss durch das Herz!
- Nennen Sie Ursachen, Symptome und Therapie der Hyperventilation!

P: Danke. Benennen Sie die Strukturen auf der Abbildung (➤ Abb. 8.2)!

HPA: 1 = Aorta, 2 = Lig. Botalli, 3 = Truncus pulmonalis, 4 = R. interventricularis anterior, 5 = V. cordis magna, 6 = Sulcus interventricularis anterior, 7 = linker Ventrikel, 8 = Herzspitze, 9 = V. cava inferior, 10 = rechter Ventrikel, 11 = rechter Vorhof, 12 = A. coronaria dextra, 13 = V. cava superior.

P: Danke. Beschreiben Sie nun den Blutfluss durch das Herz!

HPA: Das venöse, sauerstoffarme Blut wird über die beiden Hohlvenen, die V. cava superior und V. cava inferior, zum rechten Vorhof drainiert. Es passiert die Trikuspidalklappe, fließt in die rechte Kammer und von dort wird es über die Pulmonalklappen in den Truncus pulmonalis und dann die Aa. pulmonales ausgeworfen. In der Lunge wird das Blut mit Sauerstoff angereichert, Kohlendioxid gelangt in die Alveolen und wird abgeatmet. Nach Oxygenierung des Bluts gelangt das Blut über die Lungenvenen zum linken Vorhof. Es passiert die Mitralklappe und gelangt in die linke Kammer. Von dort wird das Blut über die Aortenklappe in die Aorta ausgeworfen und über den gesamten Körper bis hin zum Kapillargebiet verteilt.

P: Zum Abschluss noch ein anderes Thema. Was versteht man unter Hyperventilation?

HPA: Die Hyperventilation ist durch eine hohe Atemfrequenz mit tiefer Atmung gekennzeichnet. Dabei empfinden die Menschen eine Dyspnoe, Unruhe, Parästhesien, besonders perioral, und muskuläre Krämpfe. Es kann zwischen psychogener und somatischer Hyperventilation unterschieden werden.

P: Was ist häufiger?

HPA: Die psychogene Hyperventilation.

P: Woher kommt so etwas?

HPA: Auslöser sind Angst, Panik, Stress.

P: Was ist zu tun?

HPA: Der Patient solle beruhigt werden, evtl. kann man den Patienten in eine Tüte atmen lassen, aus der wieder die Rückatmung erfolgt.

P: Warum ist das sinnvoll?

HPA: Durch die Mehratmung verlieren die Patienten sehr viel CO_2, es entsteht eine Hypokapnie und respiratorische Alkalose, die auch zur Kalziumverschiebungen im Serum führt. Damit sich der Blut-pH normalisiert, kann diese Maßnahme ergriffen werden.

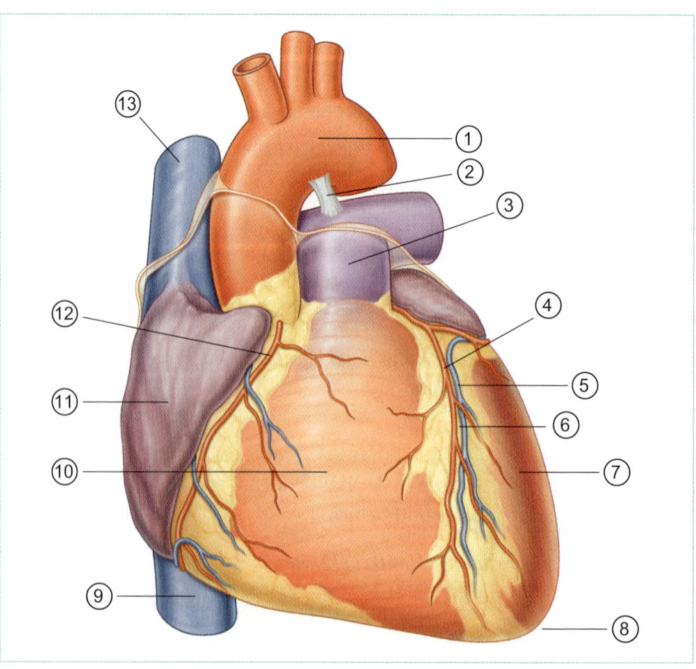

Abb. 8.2 Herzstrukturen [E460]

8.19 Prüfung 18

FALLBEISPIEL Eine 60-jährige adipöse Patientin kommt zu Ihnen in die Praxis und berichtet von einem starken Durst. Die Patientin trinkt 3 Liter Wasser am Tag, aber der Durst bleibt.

P: An welche Erkrankung denken Sie?

HPA: In Anbetracht der Adipositas könnte die Patientin könnte unter Diabetes mellitus Typ 2 leiden. Wie adipös ist die Patientin?

P: Die Patientin hat einen BMI von 35. Wie errechnet sich der BMI?

HPA: Der BMI errechnet sich aus dem Körpergewicht in Kilogramm geteilt durch die Größe in Metern im Quadrat.

P: Welche Erkrankungen könnte die Patientin noch haben?

HPA: Die Patientin könnte unter dem metabolischen Syndrom leiden. Dazu zählen Adipositas vom Apfeltyp mit einer Zunahme des Bauchumfangs bei Frauen ≥ 80 cm und bei Männern ≥ 94 cm, Dyslipoproteinämie, arterielle Hypertonie und eben Diabetes mellitus Typ 2 oder pathologische Glukosetoleranz.

P: Wie kann ein Diabetes mellitus diagnostiziert werden?

HPA: Durch eine Blutzuckerbestimmung, die Bestimmung von HbA_{1c} und den Nachweis von Glukose im Urin.

P: Was ist mit dem oralen Glukosetoleranztest?

HPA: Der oGTT wird bei Patienten mit einem manifesten Diabetes nicht durchgeführt. Die manifeste Erkrankung ist eine Kontraindikation.

P: Warum ist das so?

HPA: Die Belastung eines Organismus mit 75 g Glukose würde den Blutzucker stark ansteigen lassen, die Gefahr des Coma diabeticum wäre hoch. Außerdem muss man einen Diabetes nicht nochmal diagnostizieren, wenn er schon bekannt, also diagnostiziert, ist.

P: Wie führen Sie einen oralen Glukosetoleranztest durch?

HPA: Der Patient wird gebeten, im Nüchternzustand morgens in die Praxis zu kommen. Zunächst wird der Glukosespiegel im Nüchternzustand gemessen. Werte unter 100 mg/dl gelten als normal, Werte zwischen 100 und 125 mg/dl sprechen für eine pathologische Glukosetoleranz und Werte > 126 mg/dl gelten als Beweis für einen Diabetes. Danach werden 75 g Glukose oral verabreicht. Der Patient bleibt 2 Stunden ruhig sitzen. Nach 2 Stunden wird die Glukose wieder gemessen. Werte < 140 mg/dl sind normal, Werte zwischen 140 und 200 mg/dl sprechen für eine pathologische Glukosetoleranz und Werte > 200 mg/dl sind für einen Diabetes beweisend.
Die Patientin würde zum oGTT nochmals einbestellt werden. Aktuell ließe sich ein Gelegenheitsblutzuckerspiegel bestimmen.

P: Der liegt bei 260 mg/dl. Was machen Sie damit?

HPA: Das beweist einen Diabetes mellitus, ein oGTT liefert keine zusätzlichen Informationen. Der Diabetes muss behandelt werden, die Patientin muss zum Arzt.

P: Was passiert beim Diabetes mellitus Typ 2? Wieso haben die Menschen so viel Durst?

HPA: Im Fokus der Pathogenese stehen die gestörte Insulin- und Glukagonsekretion sowie die reduzierte Insulinunempfindlichkeit der peripheren Zellen. Sie tritt besonders bei adipösen Personen auf. Daraus resultiert ein erhöhter Blutzuckerspiegel, der wiederum zu einer gesteigerten Insulinsekretion aus dem Pankreas führt. Die hohe Insulinkonzentration im Blut führt zum einen an den peripheren Zellen dazu, dass die Empfindlichkeit gegenüber Insulin noch weiter abnimmt und Insulinrezeptoren an der Oberfläche der Zellen reduziert werden (Down-Regulation). Zum anderen ist der Appetit bei Hyperinsulinämie gesteigert, was zur Nähstoffzufuhr und ggf. weiterer Gewichtszunahme führt. So entsteht ein Teufelskreis, der letztlich nach Jahren der Erkrankung zur Erschöpfung der Pankreassekretion und dadurch zum absoluten Insulinmangel führt.

8.19 Prüfung 18

FALLBEISPIEL

- An welche Erkrankung(en) denken Sie?
- Wie errechnet sich der BMI?
- Wie kann ein Diabetes mellitus diagnostiziert werden?
- Wie führen Sie einen oralen Glukosetoleranztest durch?
- Der Gelegenheitsblutzucker liegt bei 260 mg/dl. Wie ist dieser Befund zu werten?
- Was passiert beim Diabetes mellitus Typ 2? Wieso haben die Menschen so viel Durst?
- Welche Komplikationen treten beim Diabetes mellitus auf?
- Können Sie das HbA_{1c} bestimmen?
- Welches Röhrchen wird dazu verwendet?
- Über welchen Zeitraum lässt sich eine Aussage treffen?
- Was können Sie der Patientin im Hinblick auf einen Diabetes mellitus empfehlen?
- Ab wann spricht man von einer arteriellen Hypertonie?
- Wie viele Messungen sind nötig, um eine arterielle Hypertonie zu diagnostizieren?
- Welche Allgemeinmaßnahmen können einem Patienten mit Bluthochdruck empfohlen werden?
- Welchen Sinn hat der § 34 IfSG?
- Was versteht man unter einem akuten Abdomen und welche Differenzierungskriterien können herangezogen werden?
- Nennen Sie Differenzialdiagnosen für Schmerzen im rechten Unterbauch und charakterisieren Sie diese!

Die Glukose ist eine osmotische Substanz. Die Glukoseerhöhung geht mit einer Osmolaritätserhöhung des Bluts einher. Das wiederum macht Durst. Neben dem starken Durst besteht eine Polyurie, weil die hohen Glukosewerte im Primärharn erscheinen. Wenn die Kapazität der Niere im Hinblick auf die Rückresorption (bei Serumspiegeln > 180 mg/dl) überschritten ist, wird Glukose über den Urin ausgeschieden, was auch als Glukosurie bezeichnet wird. Glukose wirkt auch hier osmotisch, sie zieht Wasser an, das ebenfalls ausgeschieden wird und als Polyurie in Erscheinung tritt. Dadurch können zum einen Symptome der Exsikkose auftreten, z. B. geringer Hautturgor, Blutdruckschwankungen, Sehstörungen durch Volumenschwankungen des Augenbulbus. Zum anderen werden weitere Elektrolyte, v. a. Magnesium, ausgeschieden, was sich in Form von Wadenkrämpfen äußern kann.

P: Ja, danke. Welche Komplikationen treten beim Diabetes mellitus auf?

HPA: Die Komplikationen können sich aus Blutzuckerschwankungen nach oben oder nach unten ergeben, also als Coma diabeticum oder als hypoglykämischer Schock. Weiterhin können sich Symptome der Mikro- und Makroangiopathie entwickeln. Die Makroangiopathie ist durch arteriosklerotische Ablagerungen in den Arterien gekennzeichnet, die Folgeerkrankungen sind KHK, Apoplex und pAVK. Die Mikroangiopathie betrifft die kleinsten Gefäße. Typisch ist eine Verdickung der Basalmembran, die mit einer reduzierten Versorgung der Gewebe mit Sauerstoff und Nährstoffen einhergeht. Gleichzeitig können Stoffwechselendprodukte nur insuffizient abtransportiert werden, was den Zelltod nach sich zieht. Die Entwicklung ist von der Dauer der Erkrankung und der Stoffwechsellage abhängig. Die Mikroangiopathie kann als diabetische Nephropathie, Neuropathie, Retinopathie oder Angiopathie der kleinen Koronargefäße in Erscheinung treten.

P: Was raten Sie jetzt der Patientin im Hinblick auf den Diabetes mellitus?

HPA: Zunächst müssen die anderen Erkrankungen des metabolischen Syndroms, also die Dyslipoproteinämie und die arterielle Hypertonie, untersucht werden.

P: Über diese Erkrankungen sprechen wir später. Was raten Sie jetzt der Patientin im Hinblick auf den Diabetes mellitus?

HPA: Die Patientin sollte sich beim Arzt vorstellen, um das HbA_{1c} bestimmen und eine Therapie festlegen zu lassen.

P: Können Sie das HbA_{1c} nicht bestimmen?

HPA: Doch, das kann ein Heilpraktiker machen.

P: Welches Röhrchen wird dazu verwendet?

HPA: Das EDTA-Röhrchen.

P: Über welchen Zeitraum lässt sich eine Aussage treffen?

HPA: Das HbA_{1c} ist ein Blutzuckergedächtnis. Es lassen sich Aussagen über die letzten 8–10 Wochen treffen. Die Normalwerte liegen < 6 %, ein gut eingestellter Diabetiker sollte zwischen 6,5–7 % liegen.

P: Können Sie der Patientin jetzt irgendwelche Empfehlungen geben?

HPA: Die Therapie des Diabetes Typ 2 bestehe aus mehreren Punkten: Wichtig ist eine Gewichtsnormalisierung oder zumindest eine Gewichtsabnahme. Diese hat einen günstigen Einfluss auf den Blutdruck und HDL-Wert. Ferner ist das körperliche Training wichtig. Die regelmäßige Bewegung führt zur Senkung des Blutzuckerspiegels, weil die Muskelzellen dann die Glukose insulinunabhängig aufnehmen.
Eine Ernährungsumstellung ist ebenso wichtig. Eine Reduktion der Gesamtkalorienzahl bei adipösen Patienten ist meist nötig. Dann ist die Reduktion von Einfachkohlenhydraten in Form von v. a. Kuchen, Säften, Weißbrot wichtig. Komplexe Kohlenhydrate sind wegen der langsameren Glukoseanflutung im Blut günstiger und sollten bevorzugt werden, ferner 5 kleine Mahlzeiten am Tag anstatt 3 großer, gemüsereiche (ballaststoffreiche) Kost mit Reduktion von tierischen Fetten zugunsten von pflanzlichen und Fischfetten. Alkoholische Getränke sollten nur gelegentlich konsumiert werden. Die Trinkmenge sollte ca. 2 Liter/Tag betragen.
Wichtig ist eine Patientenschulung, die dem Patienten Informationen über die Erkrankungen, mögliche Komplikationen und den Sinn der Therapie geben soll.
Neben diesen Maßnahmen muss eine medikamentöse Therapie erfolgen. Besonders wichtig sind die regelmäßigen Untersuchungen, die als Komplikationsprophylaxe angesehen werden, u. a. Urinuntersuchungen auf Mikroalbuminurie oder U-Stix, Spieglung des Augenhintergrunds, neurologische Untersuchung, Gefäßdarstellung und die regelmäßige podologische Inspektion der Füße.

P: Danke. Nun zur arteriellen Hypertonie. Ab wann spricht man von einer arteriellen Hypertonie?

HPA: Von einer arteriellen Hypertonie spricht man bei einer Blutdruckerhöhung von ≥ 140/90 mmHg.

P: Auch nach einer einmaligen Messung?

HPA: Die Blutdruckmessung muss mindestens 1 × an beiden Armen erfolgen. Es müssen mindestens 3 Messungen an 2 aufeinanderfolgenden Tagen durchgeführt werden.

P: Welche Allgemeinmaßnahmen können einem Patienten mit Bluthochdruck empfohlen werden?

HPA: Zu den Allgemeinmaßnahmen zählen vor allem die Gewichtsnormalisierung, Bevorzugung einer salzarmen und kaliumreichen, mediterranen Kost mit viel Gemüse, Obst, Nüssen, Vollkornprodukten und wenig tierischem Fett (DASH-Diät). Auf Nikotin-, Kaffee-, Alkoholkonsum sollte verzichtet werden. Regelmäßige körperliche Bewegung wirkt sich günstig aus. Diese sollte täglich erfolgen und Ausdauersportarten sollten bevorzugt werden. Weiterhin sollte eine Stressreduktion angestrebt werden. Die Glukosewerte oder ein vorhandener Diabetes sollten optimal eingestellt werden, ebenso erhöhte Blutfette. Bestimmte blutdrucksteigernde Pharmaka, v. a. Diclofenac, Ibuprofen, Östrogene und Glukokortikoide, sollten gemieden werden.

P: Danke, das ist zunächst ausreichend. Bitte erläutern Sie, welchen Sinn der § 34 IfSG hat!

HPA: Im § 34 IfSG sind Erkrankungen genannt, bei deren Verdacht oder Erkrankung ein Besuch von Gemeinschaftseinrichtungen verboten ist, damit die Ausbreitung einer bestimmten Erkrankung unterbunden wird.

P: Danke. Was versteht man unter einem akuten Abdomen und welche Differenzierungskriterien können herangezogen werden?

HPA: Das akute Abdomen ist durch plötzliche unklare Bauchschmerzen definiert, die mit Veränderung der Peristaltik und meist bretthartem Bauch einhergehen. Die Differenzialdiagnostik kann u. a. nach der Lokalisation, Ursache und Schmerzcharakteristik vorgenommen werden.

P. Nennen Sie Differenzialdiagnosen für Schmerzen im rechten Unterbauch und charakterisieren Sie diese!

HPA: Für Schmerzen im rechten Unterbauch kommen folgende Erkrankungen in Betracht:

- Appendizitis: Die Schmerzen beginnen zunächst im Epigastrium, verlagern sich nach periumbilikal, später in den rechten Unterbauch. Es besteht ein rektal-axillärer Temperaturunterschied. Die Appendizitiszeichen Psoas-, Blumberg-, Lanz-, McBurney-, Rovsing-Zeichen sind positiv.
- Morbus Crohn: Charakteristisch sind schleimig-eitrige Durchfälle, Stenosesymptomatik, Gewichtsabnahme, Mangelerscheinungen und Entzündungssymptome.
- Adnexitis, Salpingitis: Die Infektion erfolgt meist während der Menstruation. Typisch sind akute Unterbauchschmerzen, Fieber, gelblich-grünlicher Fluor, Übelkeit und Erbrechen bei Begleitperitonitis sowie Portioschiebeschmerz.
- Ovarialzysten (Stieldrehung und Ruptur): Typisch sind plötzliche, einseitige, heftige Schmerzen und Begleitperitonitis.
- Tubenruptur durch Extrauteringravidität: Typisch sind plötzliche, heftige Schmerzen, Schockzeichen und meist eine sekundäre Amenorrhö.
- Hodentorsion: Charakteristisch ist ein akuter Beginn mit stärksten Schmerzen. Das Skrotum ist oft gerötet, die betroffene Seite oft hochgezogen, das Prehn-Zeichen ist negativ.
- Invagination: Typisch sind kolikartige Schmerzen, Erbrechen und peranaler Blutabgang.
- Ileus: Beim mechanischen Ileus finden sich peristaltiksynchrone Bauchschmerzen und hochgestellte Darmgeräusche vor der Stenose. Beim paralytischen Ileus treten wenig Bauchschmerzen und Darmparalyse (keine Darmgeräusche) auf.
- Hernieninkarzeration: Sie sind charakterisiert durch Symptome des Ileus und der Peritonitis.
- Harnleitersteine: Typisch sind kolikartige, wandernde Schmerzen und ggf. eine Hämaturie. Die Patienten sind sehr unruhig.
- Harnverhalt: Typische Symptome sind Anurie, Oligurie mit starkem Harndrang, Kaltschweißigkeit, Tachykardie und Harnträufeln.

8.20 Prüfung 19

8.20 Prüfung 19

FALLBEISPIEL Ein 68-jähriger, adipöser Patient (BMI 32) stellt sich wegen akuter, sehr starker Schmerzen im rechten Vorfuß vor. Die Schmerzen haben in der Nacht plötzlich gegen 4.00 Uhr begonnen, sodass ein weiterer Schlaf nicht möglich war. Jede Berührung wird als unerträglich geschildert. Auf Nachfrage gibt der Patient an, am Abend zuvor mit seinem Sohn einen erfolgreichen Geschäftsabschluss gefeiert zu haben. Der Patient hat eine bekannte Hypertonie und Hypercholesterinämie.

Eine ähnliche Episode, wenn auch deutlich leichter hinsichtlich Schmerzverlauf und -stärke, hat sich vor 2 Monaten nach einer Familienfeierlichkeit zugetragen.
Die derzeitige Medikation sind Statine, Betablocker, ACE-Hemmer und ein Diuretikum.

FALLBEISPIEL

Auf den Punkt gebracht

- Welche Diagnose ist im obigen Fallbeispiel wahrscheinlich?
- Wie kann man einen Gichtanfall diagnostizieren?
- Welche Empfehlungen geben Sie dem Patienten?
- In welchen Lebensmitteln sind Purine enthalten?
- Was sollte der Patient meiden?
- Worauf ist der Gichtanfall zurückzuführen, wenn der Patient eine Tumorerkrankung und 10 Zyklen einer Chemotherapie erhalten hat?
- Demonstrieren Sie eine i. m.-Injektion und kommentieren Sie, was Sie tun!
- Welche Kanülenlänge verwenden Sie beim adipösen Patienten?
- Welche Informationen kann man aus der Roten und Gelben Liste entnehmen?
- Nennen Sie Kontraindikationen für eine i. m.-Injektion!
- Wie viel Milliliter applizieren Sie in die Glutealmuskulatur und wie viel in den M. deltoideus?
- Was tun sie, wenn Sie Blut aspirieren?
- Was kann passieren, wenn die Injektion unhygienisch durchgeführt wird?

P: Was vermuten Sie?

HPA: Ich vermute einen Gichtanfall, würde aber gerne den Vorfuß sehen.

P: Das Großzehengrundgelenk ist stark gerötet, überwärmt und geschwollen. Die Beweglichkeitsprüfung ist wegen der Schmerzen nicht möglich.

HPA: Sind noch andere Gelenke betroffen?

P: Nein, nur dieses.

HPA: Ich gehe am ehesten von einem Gichtanfall aus. Typisch sind der akute, meist nächtliche Beginn und die Lokalisation am Großzehengrundgelenk. Vorgeschichte, Auslöser und auch Befunde der körperlichen Untersuchung sprechen für diese Diagnose. Differenzialdiagnostisch muss man an eine aktivierte Arthrose und andere entzündliche bzw. infektiöse Ursachen, u. a. Lyme-Borreliose, denken. Die aktivierte Arthrose ist unwahrscheinlich, da keine Hinweise auf ein Arthrosegeschehen in der Vorgeschichte vorhanden sind. Andere entzündliche Geschehen sind wegen der Plötzlichkeit der Beschwerden und typischen Auslösefaktoren unwahrscheinlich.

P: Wie kann man einen Gichtanfall diagnostizieren?

HPA: Zum einen anhand der klinischen Symptome, zum anderen über den Harnsäurewert im Blut, der aber im akuten Abfall nicht erhöht sein muss. Der Harnsäurespiegel kann normal oder gar erniedrigt sein.

P: Was soll der Patient jetzt machen?

HPA: Der Patient sollte sich wegen einer Medikation grundsätzlich beim Arzt vorstellen. Die konservative Behandlung besteht aus Ruhigstellung und Kühlung des betroffenen Gelenks. Langfristig sollte das Gewicht reduziert werden und der Patient sollte eine purinarme Kost bevorzugen.

P: In welchen Lebensmitteln sind Purine enthalten?

HPA: Zu den purinreichen Lebensmitteln zählen Innereien, Schalentiere, Hülsenfrüchte, Fertigsuppen mit Fleischextrakten, Spargel, Sprotten, Thunfisch, Makrele, Sardellen, Mohn, Sonnenblumenkerne, Sojabohnenmehl, Sojafleisch, Sojapulver, Hefe.

P: Was sollte der Patient noch meiden?

HPA: Fastenkuren und Alkohol. Beide gelten als Auslöser des Gichtanfalls.

P: Angenommen, der Patient hat eine Tumorerkrankung und bekommt nach 10 Zyklen einer Chemotherapie einen Gichtanfall. Worauf ist der Gichtanfall dann zurückzuführen?

HPA: Auf einen Zellzerfall. Harnsäure ist das Endprodukt der Purine, Purine sind wiederum Zellkernbestandteile. Wenn Zellen zerfallen, fallen sehr viele Purine und damit sehr viel Harnsäure aus. Wenn die Ausscheidungskapazität der Niere überschritten ist, wird die Harnsäure im Gelenk abgelagert.

P: Das genügt. Bitte demonstrieren Sie eine i. m.-Injektion und kommentieren Sie, was Sie tun!

HPA: Die i. m.-Injektion erfolgt in einen Muskel, vorzugsweise in den M. gluteus medius und minimus im Dreieck zwischen Spina iliaca anterior superior, Crista iliaca und Trochanter major oder auch in den M. deltoideus ca. 5 cm unterhalb des Akromions. Der Wirkungseintritt ist verzögert, die Injektionsart eignet sich für Präparate mit Depotwirkung.
Vor der eigentlichen Injektion erhebe ich eine Injektionsanamnese. Zunächst kläre ich den Patienten über die Wirkung und Nebenwirkung des Medikaments auf, erfrage Vorerkrankungen und die Medikation, insbesondere die Einnahme von Antikoagulanzien, also z. B. Marcumar, Heparin oder ASS. Ich erfrage mögliche Allergien und die Reaktionen und hole das Einverständnis ein. Danach werden der Abwurf und der Sharps-Container bereitgestellt und die Hände desinfiziert. Danach richte ich alle Materialien auf einem desinfizierten Tablett her, die für eine i. m.-Injektion benötigt werden:

- Aufziehkanüle
- Sterile Applikationskanüle
- Sterile Einmalspritze
- Sterile Tupfer
- Hautdesinfektionsmittel
- Handschuhe
- Medikament zur Applikation
- Pflaster

P: Wenn der Patient adipös ist, welche Kanüle verwenden Sie dann?

HPA: Ich verwende eine Applikationskanüle, die 70 mm lang ist.

P: Und falls die Kanüle immer noch zu kurz ist?

HPA: Dann kann keine i. m.-Injektion erfolgen. Das Medikament muss anders appliziert werden.

P: Auf der Medikamentenampulle steht aber „Ausschließlich für intramuskuläre Applikation"!

HPA: In dem Fall muss ich nach einem Medikament mit den gleichen Inhaltsstoffen suchen, das aber für i. v.- oder s. c.-Injektionen zugelassen ist.

P: Wo suchen Sie?

HPA: Beim Hersteller, in der Roten Liste oder in der Gelben Liste.

P: Welche Informationen kann man aus der Roten und Gelben Liste entnehmen?

HPA: Die Rote Liste ist ein Arzneimittelverzeichnis. Bei jedem Pharmakon werden bestimmte Merkmale angegeben, u. a. Handelsname, Darreichungsform, Hersteller, Abgabestatus (apothekenpflichtig, rezeptpflichtig oder Betäubungsmittel), Zusammensetzung, Indikationen, Gegenanzeigen, Wechselwirkungen, Nebenwirkungen, Intoxikationen, Einnahme während der Schwangerschaft und Stillzeit. Die Gelbe Liste ist ebenfalls ein Arzneimittelverzeichnis. Ähnlich wie bei der Roten Listen werden zu jedem Pharmakon angegeben: u. a. Anwendungsgebiet, Gegenanzeigen, Wechselwirkungen, Nebenwirkungen. Zusätzlich liefert die Gelbe Liste Informationen über u. a. Indikationen, die Applikationsform (Kapsel, Tablette, Dragee) und die Teilbarkeit von Tabletten.

P: Sagen Sie uns noch, was Kontraindikationen für eine i. m.-Injektion sind?

HPA: Kontraindikationen für intramuskuläre Injektionen sind:
- Einnahme von Antikoagulanzien wie Marcumar ®, ASS, Heparin, Hämophilie oder sonstige Erkrankungen mit hämorrhagischer Diathese. Intramuskuläre Injektionen können schwere Muskelblutungen und Muskelnekrosen hervorrufen.
- Thrombembolische Erkrankungen, die eine therapeutische Lysetherapie erfordern, z. B. Lungenembolie, Herzinfarkt, Apoplex. Bei der Lysetherapie wird die Gerinnungsfähigkeit des Bluts sehr stark herabgesetzt. Vorangegangene Gefäßschäden, die unter einer i. m.-Injektion unvermeidbar sind, führen zur unkontrollierten Blutungen in den Muskel. Sie stellen eine Kontraindikation für eine Lysetherapie.
- Schockgeschehen: Beim Schock ist die Mikrozirkulation gestört, sodass das Pharmakon aller Voraussicht nach nicht resorbiert wird. Das Schockgeschehen kann in fortgeschrittenen Stadien mit einer Verbrauchskoagulopathie einhergehen, Gefäßverletzungen können unkontrollierte Blutungen verursachen.
- Entzündliche und sonstige Hautveränderungen, inkl. Narbenbildung, Tätowierung und Schwellung.
- Paretische Gliedmaßen.
- Bekannte allergische Reaktion gegen das zu applizierende Medikament.
- Keine Zulassung des Medikaments für i. m.-Injektionen.
- Fehlendes Einverständnis des Patienten.

P: Fahren Sie mit der Durchführung fort.

HPA:
- Das vorbereitete Material wird am Arbeitsplatz abgestellt.
- Danach wird das Medikament mit der Aufziehkanüle aufgezogen, die Spritze entlüftet, die Aufziehkanüle abgezogen und gleich im Sharps-Container verworfen. Die Kappe wird behalten, um später den Injektionsort zu markieren.
- Bei der Injektion in die Glutealmuskulatur wird der Patient seitlich gelagert und die Knie werden leicht gebeugt.
- Danach wird die Injektionsstelle nach von Hochstetter aufgesucht. Es müssen zunächst 3 Punkte aufgesucht werden: der vordere obere Darmbeinstachel (Spina iliaca anterior superior), der Darmbeinkamm (Crista iliaca) und der große Rollhügel (Trochanter major). Wenn der Patient auf der linken Seite liegt, wird mit dem Zeigefinger der linken Hand der vordere obere Darmbeinstachel palpiert. Mit dem Mittelfinger der linken Hand wird der Darmbeinkamm palpiert, wobei Zeige- und Mittelfinger maximal gespreizt werden. Danach wird die Hand nach distal verschoben, bis der große Rollhügel unter dem Handballen tastbar wird. Der Zeigefinger bleibt während der Drehung an der ursprünglichen Position. Die Injektionsstelle liegt nun im unteren Drittel zwischen Zeige- und Mittelfinger und kann mit der Kanülenkappe markiert werden.
- Die Injektionsstelle wird betastet. Wichtig ist, dass ausreichend Muskulatur im Punktionsgebiet vorhanden ist.
- Als nächstes wird die Haut über dem Punktionsareal desinfiziert und die Einwirkzeit abgewartet.
- Danach wird die Injektionsstelle mit einem sterilen Tupfer einmal abgewischt und dann wird erneut desinfiziert und ebenfalls die Einwirkzeit beachtet, wobei in der Zwischenzeit Handschuhe übergezogen werden können.

- Im nächsten Schritt wird die Kanülenkappe abgezogen, die Haut leicht gespannt und die Kanüle im Winkel von 90° zur Haut eingestochen. Zur Lagekontrolle erfolgt eine Aspiration. Es darf kein Blut in der Kanüle bzw. Spritze sichtbar sein. Danach wird das Medikament langsam injiziert.
- Nach der Injektion wird die Kanüle langsam herausgezogen und die Injektionsstelle mit einem sterilen Tupfer abgedeckt und sanft komprimiert.
- Die Kanüle wird ohne Recapping im Abwurfbehälter entsorgt.

Ein Pflaster wird auf die Punktionsstelle aufgeklebt, die Injektion dokumentiert.

HINWEIS PRÜFUNG Manchmal muss die Injektion detailliert beschrieben werden, manchmal praktisch am Phantom demonstriert werden.

P: Wie viel Milliliter applizieren Sie in die Glutealmuskulatur?

HPA: Maximal 5 ml.

P: Wie viel Milliliter können Sie in den M. deltoideus spritzen?

HPA: Maximal 1–2 ml.

P: Was tun Sie, wenn Sie Blut aspirieren?

HPA: Die Injektion muss abgebrochen werden, das Medikament wird neu aufgezogen und auf der kontralateralen Seite gespritzt.

P: Was kann passieren, wenn die Injektion unhygienisch durchgeführt wird?

HPA: Es kann sich eine Entzündung am Injektionsort ausbilden, was als Spritzenabszess oder Nekrose in Erscheinungen treten kann.

8.21 Prüfung 20

8.21 Prüfung 20

- Nennen Sie konservative Therapiestrategien beim Reizdarmsyndrom!
- Welche Ursachen hat die Erkrankung?
- Welche Arten von Sportverletzungen kennen Sie?
- Was ist die PECH-Regel?
- Wie ist ein Kniegelenk aufgebaut?
- Welche Untersuchungsmöglichkeiten des Kniegelenks kennen Sie?

P: Bei Ihnen erscheint eine Patientin mit einem Reizdarmsyndrom. Sie möchte Informationen bezüglich der Erkrankung und der Therapie. Was raten Sie der Patientin?

HPA: Zunächst würde ich eine Anamnese erheben und fragen, was der Schwerpunkt der Symptome ist.

P: Der Verlauf ist klassisch, alle Leitsymptome sind vorhanden. Die Frage ist, welche konservativen Therapieansätze möglich sind?

HPA: Ich würde die Patientin vorab über die Gutartigkeit der Erkrankung aufklären und im Anschluss über Allgemeinmaßnahmen informieren. Wichtig ist, auf Noxen wie Alkohol und Nikotin zu verzichten. Regelmäßige körperliche Bewegung wirkt sich günstig auf die Erkrankung und das Wohlbefinden aus. In Hinblick auf die Ernährung sind kleine, leichte und warme Mahlzeiten zu bevorzugen, die gründliche gekaut werden. Rohkost sollte kurz erhitzt werden, weil das die Verträglichkeit erhöht. Stressabbau, geregelter Tagesablauf, regelmäßige Schlaf- und Ruhezeiten wirken sich günstig aus. Lebensmittel, die nicht vertragen werden, sollten weggelassen werden. Fast-Food, Fertiggerichte, blähende Lebensmittel wie Hülsenfrüchte, frisches Brot oder Vollkornprodukte sollten gemieden werden. Zusätzlich können Phytotherapeutika zum Einsatz kommen, z. B. Flohsamen oder Leinsamen, die stuhlregulierend sind. Weiterhin können Tees aus Pfefferminz-, Melissenblättern, Anis-, Fenchel- und Kümmelfrüchten zur Anwendung kommen. Sie wirken spasmolytisch, karminativ und motilitätsmodulierend. Lavendelblüten und Kalmuswurzel haben ebenfalls eine positive Wirkung. Die Einnahme von Probiotika kann zur Erleichterung der Symptome führen.

P: Sehr gut. Was ist das für eine Erkrankung?

HPA: Die Ursachen des Reizdarmsyndroms sind nicht geklärt. Vermutet werden eine genetische Belastung, eine erhöhte Empfindlichkeit des Darms, Motilitätsstörungen, Darmdysbiose, abgelaufene Infekte und psychosoziale Faktoren.

P: Danke. Was wissen Sie über Sportverletzungen?

HPA: Sportverletzungen können als Prellungen, Zerrungen, Verstauchungen, Muskelkater, Muskelfaserrisse, Bänderrisse, Platz-, Schürfwunden, Knochenbrüche oder Schädel-Hirn-Trauma auftreten.

P: Was ist eine Prellung, was eine Zerrung und was eine Verstauchung?
HPA: Eine Prellung entsteht durch stumpfe Gewalteinwirkung. Die Folge ist eine Verletzung von Blut- und Lymphgefäßen. Dabei treten Blut und Lymphe ins Gewebe über, sodass ein Hämatom entsteht. Eine Zerrung ist auf eine Überdehnung eines Muskels oder einer Muskelgruppe zurückzuführen. Es entstehen Mikrorisse, die sehr schmerzhaft sind. Die Verstauchung betrifft Gelenke, die über das physiologische Maß gedehnt worden sind. Charakteristisch sind Schmerzen, Schwellung, eingeschränkte Beweglichkeit und Hämatome. Bei starken Verstauchungen können auch Bänder oder die Gelenkkapseln geschädigt werden.
P: Es gibt eine Regel, wie man Sportverletzungen behandelt. Kennen Sie diese?
HPA: Sportverletzungen werden nach der PECH-Regel behandelt. P für Pause, E für Eis, C für Kompression und H für Hochlagerung.
P: Richtig. Wie ist ein Kniegelenk aufgebaut?
HPA: Das Kniegelenk ist ein Dreh-Scharnier-Gelenk und verbindet den Oberschenkelknochen mit der Tibia. Es besteht wie jedes Gelenk aus zwei artikulierenden Flächen, einem Gelenkspalt mit Gelenkschmiere und einer Gelenkkapsel. Zusätzlich finden sich zwischen den Gelenkflächen, die nicht ganz eben sind, ein Innen- und ein Außenmeniskus. Sie gleichen die unebenen Gelenkflächen aus und fungieren als Stoßdämpfer. Weiterhin finden sich im Kniegelenk Kreuzbänder, das vordere und das hintere Kreuzband, die das Knie nach vorne und hinten stabilisieren. Die Seitenbänder, das Innen- und Außenband, stabilisieren das Gelenk zur Seite und lagern sich an die äußere Gelenkkapsel an. Vor dem Gelenk findet sich ein Fettkörper, der Reibungskräfte am Knochen bei den Bewegungen reduziert. An besonderen Reibungspunkten finden sich Schleimbeutel, die ein reibungsloses Gleiten der Sehnen erlauben. Vor dem Kniegelenk liegt die Patella, die in die Sehne des M. quadriceps femoris eingelagert ist. Im Kniegelenk sind Flexion und Extension sowie eine geringfüge Rotation möglich.
P: Wie kann man das Knie untersuchen?
HPA: Das Knie kann mittels der Inspektion, Palpation, Perkussion und Funktionsprüfung untersucht werden.
P: Welche spezifischen Tests kennen Sie?
HPA: Neben der Erhebung der Bewegungsausmaße nach der Neutral-Null-Methode können Funktionsprüfungen durchgeführt werden, z. B. das Böhler-Zeichen, das Steinmann-I- und -II-Zeichen, das Payr-Zeichen, das vordere und hintere Schubladenphänomen sowie der Lachmann-Test.
P: Was wird bei den einzelnen Zeichen alles geprüft?
HPA: Beim Böhler-Zeichen werden eventuelle Innen- oder Außenmeniskusschäden festgestellt. Dabei erfährt das Kniegelenk einen Varus- oder Valgusstress. Gleichzeitig werden mit dem Test die Seitenstabilität und Aufklappbarkeit getestet. Die Steinmann-I- und -II-Zeichen sind ebenfalls Meniskustests. Das Payr-Zeichen ist ebenfalls ein Meniskustest, das v. a. den Innenmeniskus prüft. Die Kreuzbänder werden mit dem vorderen und hinteren Schubladenphänomen geprüft. Mit dem Lachmann-Test lässt sich das vordere Kreuzband testen.
P: Welche apparativen Möglichkeiten gibt es?
HPA: Die Röntgenuntersuchung, die Computertomografie und die Magnetresonanztomografie sind wichtige Verfahren, mit denen das Kniegelenk und die angrenzenden Strukturen untersucht werden können.
P: Wissen Sie noch Genaueres?
HPA: Bei der Röntgenuntersuchung lassen sich Knochen hinsichtlich Struktur und Aufbau gut darstellen. Der Gelenkspalt und eventuelle arthrotische Veränderungen können gut beurteilt werden, knorperlige Strukturen und Bänder jedoch nicht. Die Computertomografie und Magnetresonanztomografie (MRT) liefert Aufnahmen in Schichten oder Schnitten. Bei der MRT können Weichteile, also Bänder, Sehnen und die Gelenkkapsel, gut dargestellt werden.
P: Dürfen Sie ein Röntgenbild machen?
HPA: Nein.
P: Warum nicht?
HPA: Das ist nach der Strahlenschutzverordnung Heilpraktikern nicht gestattet.
P: Wer macht die Untersuchungen?
HPA: Ein Radiologe.
P: Nun ein kurzes Fallbeispiel.

FALLBEISPIEL

- Was ist die Verdachtsdiagnose?
- Wie entwickelt sich ein Dekubitus?
- Was sind die Prädilektionsstellen?
- Nennen Sie Therapiemöglichkeiten!

FALLBEISPIEL Sie kommen zum Hausbesuch zu einer 82-jährigen Patientin, die nach einem Oberschenkelhalsbruch bettlägerig ist. Die Patientin hat zahlreiche internistische Vorerkrankungen. Sie werden jetzt von der Tochter der Patientin gerufen, weil die Patientin am Sakrum und Steiß ein handtellergroßes Geschwür hat, das vor einer Woche nicht da gewesen ist. Allerdings war zu dem Zeitpunkt eine Rötung im betroffenen Bereich zu sehen. Schmerzen werden verneint. Die Patientin ist inkontinent und mit Erwachsenenwindeln versorgt. Bei der Inspektion ist ein handtellergroßer Hautdefekt sichtbar, die betroffene Stelle ist zum Teil fibrinbelegt und zum Teil nässt sie. Die angrenzende Haut ist gerötet und weich. Die Rötung ist nicht wegdrückbar.

P: Haben Sie eine Idee, was es sein könnte?

HPA: Am ehesten handelt es sich um ein Druckgeschwür. Dazu passen das Aussehen des Substanzdefekts, die Lokalisation und die Vorgeschichte.

P: Wie heißt ein Druckgeschwür in der Fachsprache?

HPA: Dekubitus.

P: Wie entwickelt sich ein Dekubitus?

HPA: Ein Dekubitus entwickelt sich durch eine längere Druckbelastung. Durch die Druckbelastung entsteht im betroffenen Gebiet eine Ischämie, die in eine Nekrose übergeht. In dem Fall war die Patientin wahrscheinlich zu lange und zu oft am Rücken gelegen und ist zu wenig umgelagert worden. Die Urin- und Stuhlinkontinenz wirken sich begünstigend aus, Hautmazerationen entstehen, die eine druckbedingte Hautschädigung fördern. Erkrankungen, welche die Durchblutung stören, z. B. Herzinsuffizienz, Diabetes mellitus oder Polyneuropathie, erhöhen das Risiko der Dekubitusentstehung zusätzlich.

P: Nennen Sie andere Prädilektionsstellen!

HPA: Andere Prädilektionsstellen sind Fersen, Trochanteren, Schulterblätter, Dornfortsätze v. a. bei kachektischen Patienten, Fußknöchel und Ellenbogen.

P: Wie wird ein Dekubitus behandelt?

HPA: Die wichtigste Maßnahme ist eine Druckentlastung. Die Patientin muss alle 2 Stunden umgelagert werden, damit die betroffene Stelle abheilen kann und keine neuen Druckgeschwüre entstehen. Günstig sind auch spezielle Dekubitusmatratzen. Eine fachgerechte Wundversorgung muss gewehrleistet werden.

P: Danke

8.22 Prüfung 21

- Welche Infektionskrankheiten verursachen typische Rachenbefunde?
- Was ist die Erdbeer- und Himbeerzunge?
- Wie heißen die Diphtheriebakterien?
- Wie heißen die Erreger der Lues?

8.22 Prüfung 21

P: Welche Infektionskrankheiten verursachen typische Rachenbefunde? Nennen Sie die Infektionskrankheiten und beschreiben Sie die Kennzeichen!

HPA: Folgende Infektionskrankheiten können spezifische Rachenbefunde hervorrufen: β-hämolysierende Streptokokken, also Scharlacherreger, führen zu hochroten, geschwollen Tonsillen. Es finden sich stippchenartige, wegwischbare Beläge. Die Zunge kann ebenfalls Veränderungen als Erdbeerzunge und Himbeerzunge zeigen.

P: Was ist die Erdbeer- und Himbeerzunge?

HPA: Bei der Erdbeerzunge findet sich ein weißlicher Belag, bei der Himbeerzunge schwellen die Zungenpapillen an und die Oberfläche sieht einer Himbeere ähnlich.

P: Ja, machen Sie weiter.

HPA: Die Diphtheriebakterien verursachen großflächige grau-weiße Beläge mit Pseudomembranen, die nach Ablösung stark bluten.

P: Wie heißen die Diphtheriebakterien?

HPA: Corynebacterium diphtheriae.

P: Ja, fahren Sie fort.

HPA: Das Ebstein-Barr-Virus, der Erreger der infektiösen Mononukleose, verursacht eine Tonsillenschwellung. Auf den Tonsillen finden sich graue Beläge und am Gaumen petechiale Blutungen. Weiterhin können Fusobakterien, Erreger der Angina Plaut-Vincenti eine einseitige, schmerzlose, ulzerierende Tonsillitis hervorrufen, wobei das Allgemeinbefinden typischerweise nicht gestört ist. Coxsackie-A-Viren, die Erreger der Herpangina, führen zu einer mäßige Schwellung und Rötung der Tonsillen und es finden sich milchig-weiße, schmerzhafte Bläschen mit Ulzerationen. Die Lues im Stadium II kann mit einer Angina specifica oder luetica einhergehen. Typisch ist ein schleierartiges Enanthem an Tonsillen und Gaumenbögen, das später in dunkelrote Papeln übergeht.

P: Wie heißt der Erreger der Lues?

HPA: Treponema pallidum.

P: Ja, danke. Nun ein Fallbeispiel.

FALLBEISPIEL Eine 44-jährige Patientin stellt sich mit Unruhe, Schlaflosigkeit, Tremor, starker Schweißneigung, Wärmeintoleranz, Durchfällen und Gewichtsabnahme von 6 kg seit ca. 4 Wochen vor. Ferner berichtet sie über pulssynchrone Schläfenkopfschmerzen. Auf Nachfrage berichtet sie von einem extrem guten Appetit. Die Patientin klagt über eine neu aufgetretene Reizbarkeit, Nervosität und Ungeduld, sodass es inzwischen zu diversen innerfamiliären Streitigkeiten gekommen ist. Die Medikamentenanamnese ist leer. Täglicher Alkoholkonsum von 1–2 Gläsern Wein, kein Nikotinkonsum oder illegale Drogen. Eine euthyreote Struma ist seit dem 25. Lebensjahr bekannt.

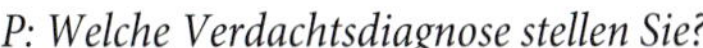

P: Welche Verdachtsdiagnose stellen Sie?

HPA: Ich denke am ehesten an eine Hyperthyreose. Genannt werden typische Symptome wie Unruhe, Schlaflosigkeit, Tremor, starke Schweißneigung, Wärmeintoleranz, Durchfälle, Gewichtsabnahme bei gutem Appetit, Nervosität und Reizbarkeit. Die bekannte euthyreote Struma lässt ein autonomes Adenom vermuten.

P: Welche Befunde erwarten Sie bei der körperlichen Untersuchung?

HPA: Ich erwarte folgende Befunde:

- Haut warm, rosig und schweißig. Bei einem Morbus Basedow könnte ein prätibiales Myxödem gesehen werden.
- Bei der Schilddrüsenuntersuchung könnte eine Struma sichtbar oder palpabel sein, es könnten Knoten tastbar sein. Die Schluckverschieblichkeit ist erhalten. Beim Morbus Basedow könnte ein Exophthalmus sichtbar sein.
- Bei malignen Prozessen könnten zervikale Lymphknoten geschwollen sein.
- Bei der Herzuntersuchung wären eine Tachykardie oder sogar Herzrhythmusstörungen möglich, die Blutdruckamplitude ist typischerweise erhöht.
- Die Körpertemperatur ist erhöht.
- Bei der abdominalen Untersuchung sind möglicherweise rege Darmgeräusche feststellbar.
- Bei der neurologischen Untersuchung könnte ein feinschlägiger Tremor gesehen werden, die Eigenreflexe sind häufig lebhaft.

P. Wie kann man die Diagnose der Hyperthyreose sichern?

HPA: Zunächst wird eine Blutuntersuchung veranlasst. Wichtige Parameter, die der Schilddrüsendiagnostik dienen, sind TSH, T_3, T_4, TRAK, TPO. TSH, T_3 und T_4 liefern Informationen über die Stoffwechsellage. Bei einer Hyperthyreose sind T_3 und T_4 erhöht sowie das TSH supprimiert. TRAK und TPO sind Autoantikörper, die beim Morbus Basedow bzw. bei der Hashimoto-Thyreoiditis nachweisbar sind.

P: Was bedeutet TRAK und TPO?

HPA: TRAK steht für TSH-Rezeptor-Antikörper und TPO für Thyreoperoxidase-Antikörper.

P: Ja. Angenommen, das TSH ist supprimiert, T_3 und T_4 sind hoch, die Antikörper negativ. Wie muss man weiter verfahren?

HPA: Als nächstes muss eine Sonografie der Schilddrüse erfolgen. Dabei lassen sich Lage, Größe und Volumen bestimmen. Eine Knotenbildung und Homogenität des Gewebes können ebenfalls beurteilt werden.

Auf den Punkt gebracht

FALLBEISPIEL

- Welche Verdachtsdiagnose stellen Sie?
- Welche Befunde erwarten Sie bei der körperlichen Untersuchung bei einer Hyperthyreose?
- Wie kann man die Diagnose der Hyperthyreose sichern?
- Was bedeutet TRAK und TPO?
- Angenommen, das TSH ist supprimiert, T_3 und T_4 sind hoch, die Antikörper negativ. Wie muss man weiter verfahren?
- Kann man in der Sonografie auch zwischen heißen und kalten Knoten unterscheiden?
- Wie ist die Therapie beim autonomen Adenom?
- Welche Symptomunterschiede finden Sie bei der Phlebothrombose und der Thrombophlebitis?
- Wie entstehen Pratt-Warnvenen?
- Beschreiben Sie die Anatomie des Herzens!
- Beschreiben Sie die Auswirkungen einer Aortenklappenstenose auf die Herzanatomie und Physiologie!
- Welche Hinweise auf eine Aortenklappenstenose erhalten Sie bei der Herzuntersuchung?

P: Kann man mit der Sonografie auch zwischen heißen und kalten Knoten unterscheiden?
HPA: Nein, das lässt sich mit einer Schilddrüsen-Szintigrafie beurteilen.
P: Was kann man tun, wenn die Patientin autonome Adenome hat?
HPA: Man kann die Adenome operativ entfernen oder die Patientin kann Thyreostatika einnehmen.
P: Verschwinden die Adenome durch eine thyreostatische Therapie?
HPA: In der Regel nicht.
P: Danke. Machen wir mit einem anderen Thema weiter. Welche Symptomunterschiede finden Sie bei der Phlebothrombose und der Thrombophlebitis?
HPA: Bei der Thrombophlebitis findet sich ein geröteter, schmerzhafter Strang entlang einer Vene. Das übrige Gewebe ist nicht geschwollen oder von entzündlichen Erscheinungen betroffen. Bei der tiefen Beinvenenthrombose ist das gesamte Bein geschwollen, gerötet oder zyanotisch verfärbt, schmerzhaft und überwärmt. Die oberflächlichen Venen sind dilatiert und werden als Pratt-Warnvenen bezeichnet.
P: Warum sind diese Venen dilatiert?
HPA: Bei der tiefen Beinvenenthrombose sind die tiefen Beinvenen verlegt und es entwickelt sich eine Stauung. Das Blut, das über die tiefen Beinvenen nicht zum Herzen abfließen kann, sucht sich andere vorbestehende Gefäße. Durch die Blutfülle dilatieren die Gefäße.
P: Beschreiben Sie die Anatomie des Herzens!
HPA: Das Herz liegt im Mediastinum. Der größte Anteil des Herzens liegt in der linken Brustkorbhälfte, ca. ⅓ in der rechten. Das Herz hat die Form eines Kegels und liegt schräg im Brustkorb: die Herzbasis liegt rechts hinten oben und die Herzspitze links unten. Das Herz ist ein muskuläres Hohlorgan und besteht aus 4 Höhlen. Es ist durch das Septum in zwei Hälften geteilt und durch Klappen in 2 Vorhöfe und Kammern. Die Herzklappen liegen in der Ventilebene und sind am Herzskelett fixiert. Segelklappen trennen die Vorhöfe von den Kammern, Taschenklappen trennen die Kammern von den großen Gefäßen. Das Herz ist in Schichten aufgebaut. Innen ist das Endokard, daran schließt sich das Arbeitsmyokard an und nach außen wird das Herz von Epi- und Perikard umgeben. Die Ernährung des Herzens erfolgt über die Koronarien, die A. coronaria dextra und A. coronaria sinistra mit den Ästen Ramus interventricularis anterior und Ramus circumflexus.
P: Das genügt, danke. Beschreiben Sie jetzt, welche Auswirkungen eine Aortenklappenstenose auf die Herzanatomie und die Physiologie hat!
HPA: Die Aortenklappenstenose geht mit einer verengten Klappenöffnungsfläche einher. In der Auswurfphase muss das Blut das Stenosehindernis an der Taschenklappe überwinden. Der linke Ventrikel baut einen immer höheren Druck auf, um das Blut über die Stenose zu befördern. Dadurch hypertrophiert der linke Ventrikel. Das Problem ist, dass mit der Ventrikelhypertrophie auch der Sauerstoffbedarf des Myokards steigt, aber die Koronarien nicht mitwachsen. Ischämien sind vorprogrammiert. Später dilatiert der linke Ventrikel und dehnt den Klappenring. Deswegen bildet sich auch eine relative Mitralinsuffizienz, die wiederum eine Stauung im kleinen Kreislauf begünstigt. Die Symptome ergeben sich aus einem vermindertem Auswurf und einer verstärkten Stauung. Typisch sind Schwindel, Synkopen, kleine Blutdruckamplitude und Angina-pectoris-Anfälle. Diese Symptome entstehen aus einem verminderten Auswurf. Die Symptome der Lungenstauung oder des Lungenödems entstehen durch einen Rückstau.
P: Welche Hinweise auf eine Aortenklappenstenose erhalten Sie bei der Herzuntersuchung?
HPA: Die kleine Blutdruckamplitude spricht für eine Aortenklappenstenose und bei der Auskultation kann ein Systolikum mit p. m. über dem 2. ICR rechts parasternal mit Fortleitung in die Karotiden gehört werden.

8.23 Prüfung 22

P: Was ist das CRP?

HPA: Das CRP ist eine Abkürzung für das C-reaktive Protein. Es ist ein Akute-Phase-Protein, das bei entzündlichen Reaktionen im Serum steigt. Ein Anstieg kann wenige Stunden nach Infektionsbeginn registriert werden. Der Parameter hat eine kurze Halbwertszeit, d. h., dass der Parameter schnell bei Abklingen der Infektion absinkt.

P: Bei welchen Erkrankungen steigt der CRP-Wert?

HPA: Das CRP steigt v. a. bei bakteriellen Infektionen. Eine Erhöhung des CRP findet sich aber auch bei rheumatischen Erkrankungen, chronisch-entzündlichen Darmerkrankungen, abdominalen Erkrankungen wie der Sigmadivertikulitis oder akuten Pankreatitis, bei Tumorerkrankungen oder auch beim Herzinfarkt.

P: Kann man aufgrund der CRP-Bestimmung auch sagen, welches Organ betroffen ist?

HPA: Nein. Der Anstieg ist nur ein Hinweis auf ein entzündliches Geschehen.

P: Welche anderen Blutparameter kennen Sie noch, die bei einer Entzündung ansteigen?

HPA: Das sind die Blutsenkungsgeschwindigkeit, die Leukozytenzahl und bei rheumatischen Erkrankungen z. B. der Rheumafaktor, die antinukleären Antikörper oder der ASL-Titer.

P: Was ist die Blutsenkungsgeschwindigkeit?

HPA: Die Blutsenkungsgeschwindigkeit (BSG) ist ein unspezifischer Test, der bei entzündlichen Erkrankungen als Such- und Verlaufsparameter eingesetzt wird. Die BSG verändert sich mit einer Zeitverzögerung von etwa 1–3 Tagen nach Entzündungsbeginn und normalisiert sich erst Wochen nach Abheilung.

P: Was ist eine Sturzsenkung?

HPA: Bei einer Sturzsenkung senken sich die festen Bestandteile des Bluts nach einer Stunde um mehr als 100 mm. Manchmal werden Größen von 70–90 mm als Sturzsenkung angegeben.

P: Bei welchen Erkrankungen kann eine Sturzsenkung beobachtet werden?

HPA: Bei der Polymyalgia rheumatica, Riesenzellarteriitis, beim Plasmozytom oder bei schweren bakteriellen Infektionen.

P: Warum senken sich die festen Bestandteile so schnell ab?

HPA: Unter physiologischen Umständen tragen Erythrozyten auf der Oberfläche negative Ladungen. Bei einem Entzündungsprozess werden Akute-Phase-Proteine und Antikörper gebildet, die positive Ladungen tragen. Diese heften sich an die Oberfläche der Erythrozyten und neutralisieren partiell die negativen Ladungen, sodass sich die Erythrozyten anziehen und Aggregate höherer Dichte bilden. Durch die höhere Dichte sinken sie schneller.

P: Ja, danke. Gibt es denn auch Erkrankungen, die mit einer verzögerten Blutsenkungsgeschwindigkeit einhergehen?

HPA: Ja, das kann bei der Erythrozytose oder der Polycythämia vera auftreten.

P: Gut. Nun dürfen Sie berichten, welche Erkrankungen mit Übelkeit und Erbrechen einhergehen!

HPA: Übelkeit und Erbrechen können sehr viele unterschiedliche Erkrankungen begleiten. Gastrointestinale Ursachen sind z. B. Gastritiden, Ulkuserkrankungen, Cholezystitis, akute Pankreatitis, Ileus, Appendizitis oder eine Pylorusstenose. Herz-Kreislauf-Erkrankungen können ebenfalls Erbrechen hervorrufen, z. B. eine hypertensive Krise oder ein Herzinfarkt. Bei Hirnerkrankungen, z. B. Meningitis, Enzephalitis oder Hirndrucksteigerung, tritt Erbrechen ebenfalls auch. Stoffwechselbedingte Störungen, z. B. ein Coma diabeticum oder eine Urämie, können mit Erbrechen einhergehen. Medikamentennebenwirkungen können zu Übelkeit und Erbrechen führen, z. B. NSAR, einige Antibiotika, Opiate oder Chemotherapeutika. Intoxikationen können Ursache sein, aber auch psychiatrische Erkrankungen wie Bulimie oder Anorexia nervosa.

P: Kennen Sie Ursachen für Erbrechen ohne Übelkeit?

HPA: Hirndrucksteigerungen können Erbrechen ohne Übelkeit hervorrufen. Die Patienten erbrechen dann häufig im Schwall und v.a. am Morgen.

Auf den Punkt gebracht

8.23 Prüfung 22

- Was ist das CRP?
- Bei welchen Erkrankungen steigt das CRP?
- Kann der CRP-Wert einen Hinweis auf das erkrankte Organ geben?
- Nennen Sie andere Entzündungsparameter!
- Was ist die Blutsenkungsgeschwindigkeit?
- Was ist eine Sturzsenkung?
- Bei welchen Erkrankungen tritt eine Sturzsenkung auf?
- Erklären Sie den Pathomechanismus!
- Bei welchen Erkrankungen ist die Blutsenkungsgeschwindigkeit erniedrigt?
- Nennen Sie Erkrankungen, die mit Übelkeit und Erbrechen einhergehen!
- Bei welchen Erkrankungen tritt Erbrechen ohne Übelkeit auf?
- Wie unterscheidet sich das Erbrechen bei der Achalasie, der Pylorusstenose und beim Ileus?
- Nennen Sie die Leitsymptome der chronischen Pyelonephritis!
- Welche Symptome treten bei chronischer Nierenerkrankung auf?
- Was sind die Risikofaktoren für die Entstehung der chronischen Pyelonephritis?
- Wie diagnostiziert man die Erkrankung?
- Wie wird die chronische Pyelonephritis behandelt?
- Was steht im § 24 IfSG?
- Nennen Sie einige Erkrankungen aus dem § 34 IfSG! Welche Erkrankungen sind bakteriell und welche viral bedingt?

P: Warum am Morgen?

HPA: Weil der Hirndruck im Liegen steigt, also über Nacht bei flacher Lage steigt.

P: Ok. Wie unterscheidet sich das Erbrechen bei der Achalasie, der Pylorusstenose und beim Ileus?

HPA: Das Erbrechen bei Achalasie resultiert aus einem Stau des Nahrungsbreis im unteren Ösophagus. Es ist nicht sauer, weil es nicht in Kontakt mit Magensaft gekommen ist. Das Erbrechen bei der Pylorusstenose betrifft junge Säuglinge. Die Ursache ist ein Passagestopp am Pylorus. Die Kinder erbrechen v. a. nach Mahlzeiten im Schwall, das Erbrochene ist sauer, aber nicht gallig. Beim Ileus können sehr große Mengen erbrochen werden, wobei hier auch der Darminhalt retrograd entleert wird. Das wird auch als Miserere bezeichnet.

P: Gut. Beschäftigen wir uns noch mit der chronischen Pyelonephritis. Nennen Sie Leitsymptome!

HPA: Leitsymptome sind häufig gar keine vorhanden. Im frühen Stadium sind die Symptome uncharakteristisch und treten als Kopf, dumpfe Rückenschmerzen, Müdigkeit, Gewichtsabnahme, Übelkeit oder Anämie auf. Fieberschübe können vorkommen. Im Blut sind häufig Entzündungsparameter, also CRP, BSG und die Leukozyten, leicht erhöht. Im Verlauf der Erkrankung entwickelt sich durch vernarbende Prozesse eine chronische Nierenerkrankung (chronische Niereninsuffizienz). Eine Abszessbildung kann ebenfalls auftreten.

P: Welche Symptome treten bei der chronischen Nierenerkrankung auf?

HPA: Die Symptome sind stadiumabhängig. Es können 5 Stadien unterschieden werden, die sich an der glomerulären Filtrationsrate und den Symptomen orientieren.

P: Die Stadien lassen wir weg. Woran können Sie sehen, dass ein Patient eine chronische Nierenerkrankung hat?

HPA: Typisch ist eine blass-graue Hautfarbe, Kratzspuren durch Juckreiz und symmetrische Ödeme sowohl an den Extremitäten als auch periorbital. In späten Stadien entwickelt sich ein Foetor uraemicus.

P: Das ist richtig. Welche anderen Symptome sind typisch?

HPA: Typisch sind eine arterielle Hypertonie, Knochenschmerzen, eine Anämie, Blutungsneigung sowie qualitative und quantitative Veränderungen des Urins.

P: Das ist ausreichend. An welche Risikofaktoren ist die Ausbildung der chronischen Pyelonephritis gebunden?

HPA: Die Erkrankung ist an einen gestörten Harnfluss gebunden, d. h., dass in den ableitenden Harnwegen eine Obstruktion vorhanden ist, die eine Infektion oder Reinfektion begünstigt oder eine Entzündung unterhält. Ursachen können z. B. Steine sein, die den Harnfluss behindern oder auch ein vesikoureterorenale Reflux.

P: Mit welchen Untersuchungsverfahren lässt sich eine chronische Pyelonephritis diagnostizieren, optimalerweise vor dem Auftreten der chronischen Niereninsuffizienz?

HPA: Ein diagnostisches Mittel ist die Urinuntersuchung. Auffallend sind eine Leukozyturie und Proteinurie. Bei der Sedimentuntersuchung können Nierenepithelzellen, granuläre Zylinder und manchmal Leukozytenzylinder gesehen werden. Andere Verfahren sind die Sonografie der Nieren oder die CT-Untersuchung.

P: Wie behandeln Sie die Erkrankung?

HPA: Die chronische Pyelonephritis muss vom Arzt behandelt werden. Zum einen ist es wichtig, die Obstruktion zu beseitigen, zum anderen müssen die Patienten längere Zeit ein Antibiotikum einnehmen. Beides kann ich als Heilpraktiker nicht machen.

P: Welche Kernaussage hat der § 24 IfSG?

HPA: Der § 24 IfSG bezieht sich auf die Verhütung und Bekämpfung von Infektionskrankheiten beim Menschen und besagt, dass die Feststellung oder die Heilbehandlung einer in § 6 Abs. 1 Satz 1 Nr. 1, 2 und 5 oder in § 34 Abs. 1 Satz 1 genannten Krankheit oder einer Infektion mit einem in § 7 genannten Krankheitserreger oder einer sonstigen sexuell übertragbaren Krankheit nur durch einen Arzt erfolgen darf. Das bedeutet, dass die Feststellung und Behandlung der genannten Erkrankungen dem Heilpraktiker nicht gestattet ist. Satz 1 gilt nicht für die Anwendung von In-vitro-Diagnostika, die für patientennahe Schnelltests bei Testung auf HIV, Hepatitis-C-Virus, Severe-Acute-Respiratory-Syndrome-Coronavirus-2 (SARS-CoV-2) und Treponema pallidum verwendet werden.

P: Nennen Sie ein paar Erkrankungen, die im § 34 IfSG verzeichnet sind!

HPA: Das sind u. a. Diphtherie, Impetigo contagiosa, Pertussis, Masern, Mumps, Röteln, Poliomyelitis, Windpocken, Scharlach und andere Streptokokkus-pyogenes-Infektionen.

P: Welche der von Ihnen genannten Erkrankungen sind bakteriell und welche viral?

HPA: Bakterielle Erkrankungen sind die Diphtherie, Impetigo contagiosa, Pertussis und Scharlach, der Rest ist viral bedingt.

8.24 Prüfung 23

FALLBEISPIEL Ein Patient kommt zu Ihnen mit geschwollenen Lymphknoten.

P: Was wollen Sie beurteilen?

HPA: Zunächst möchte ich eine Anamnese erheben, also seit wann die Schwellung besteht, ob es andere Symptome oder Erkrankungen gibt.

P: Ich unterbreche Sie. Lassen Sie uns nicht über die Anamnese sprechen, sondern darüber, welche Veränderungen an den Lymphknoten auftreten können und über die Differenzialdiagnosen.

HPA: Ok. Zunächst können Lymphknoten lokal oder systemisch von der Schwellung betroffen sein. Sie können akut oder chronisch geschwollen sein. Sie können schmerzhaft und verschieblich sein, was meist auf einen entzündlichen Prozess hinweist, oder sie können schmerzlos, verbacken und nicht verschieblich sein, was auf einen tumorösen Prozess hinweist.

P: Ja. Nennen Sie Differenzialdiagnosen!

HPA: Lymphknoten können durch infektiöse Prozesse geschwollen sein, z. B. im Rahmen der Toxoplasmose, Mononukleose, Zytomegalie, HIV-Infektion, Tuberkulose oder Lues. Sie können durch bösartige Geschehen geschwollen sein, etwa bei soliden Tumoren mit Lymphknotenmetastasierung oder Lymphomen. Systemische Erkrankungen, wie rheumatoide Arthritis, Sklerodermie, Lupus erythematodes oder Sarkoidose, können ebenfalls eine Lymphknotenschwellung hervorrufen.

P: Danke, das genügt. Wie untersuchen Sie den Urin mit dem Schnelltest?

HPA: Untersucht wird der Mittelstrahlurin. Der Patient bekommt ein steriles Gefäß, das er mit der zweiten Harnportion füllt. Der Patient sollte in das Gefäß nicht hineingreifen. Der Genitalbereich sollte vor der Uringewinnung gründlich gereinigt worden sein. Gleich im Anschluss wird der Urin untersucht. Der Teststreifen wird für ca. 1 Sekunde in den Urin eingetaucht, der übrige Urin wird abgestreift und nach einer definierten Zeit, also je nach Herstellerangaben, abgelesen.

P: Welche Parameter können Sie untersuchen?

HPA: In den Standardtests können folgende Parameter untersucht werden: der pH-Wert, Glukose, Erythrozyten, Leukozyten, Eiweiß, Nitrit, Ketonkörper, Bilirubin und Urobilinogen.

P: Was kommt für eine Hämaturie infrage?

HPA: Die Hämaturie kann prä-, intra- oder postrenale Ursachen haben. Eine prärenale Hämaturie kann bei Gerinnungsstörungen oder einer Marcumar®-Therapie auftreten.

P: Wann bekommen Patienten Marcumar®?

HPA: Patienten werden immer dann markumarisiert, wenn in der Vorgeschichte thrombembolische Erkrankungen aufgetreten sind, z. B. eine tiefe Beinvenenthrombose, Lungenembolie, Vorhofflimmern oder Apoplex.

P: Ja. Nennen Sie jetzt intrarenale Ursachen der Hämaturie!

HPA: Eine intrarenale Hämaturie kann bei einer Glomerulonephritis oder bei einem Nierenzellkarzinom auftreten.

8.24 Prüfung 23

FALLBEISPIEL

- Wie werden Lymphknoten im Hinblick auf ihre Dignität beurteilt?
- Nennen Sie Differenzialdiagnosen für Lymphknotenschwellungen!
- Wie untersuchen Sie den Urin mit dem Schnelltest?
- Welche Parameter können mit dem Schelltest untersuchen werden?
- Was kommt für eine Hämaturie in Frage?
- Wann bekommen Patienten Marcumar®?
- Nennen Sie die Symptome der Glomerulonephritis!
- Wo sind die Ödeme bei Nierenerkrankungen lokalisiert?
- Sind diese eindrückbar?
- Welche Ödeme sind nicht eindrückbar?
- Was sind die Leitsymptome des Nierensteinabgangs?
- Welche Symptome charakterisieren die akute Prostatitis?
- Was sind Makro und Mikrohämaturie?
- Was ist die häufigste Ursache einer Hämaturie bei Frauen?
- Ist die Kontamination mit Menstruationsblut eine prärenale, intrarenale oder postrenale Ursache?

P: Welche anderen Symptome finden sich bei der Glomerulonephritis noch?

HPA: Neben der der Hämaturie findet sich eine Proteinurie < 3,5 g/Tag, Hypertonie (Volhard-Trias) und Ödeme.

P: Wo sind die Ödeme lokalisiert?

HPA: Je nach Ausprägung an den unteren Extremitäten, symmetrisch oder auch generalisiert und periorbital.

P: Sind die Ödeme eindrückbar?

HPA: Ja.

P: Welche Ödeme sind nicht eindrückbar?

HPA: Das Myxödem, das Lymphödem und das Lipödem.

P: Jetzt zu der postrenalen Hämaturie.

HPA: Eine postrenale Hämaturie kann beim Nierensteinleiden, einer Zystitis, Pyelonephritis, Prostatitis oder nach einem Trauma oder bei Blasentumoren auftreten.

P: Was sind die Leitsymptome des Nierensteinabgangs?

HPA: Wandernde, kolikartige, stärkste Schmerzen, die vom Rücken meist einseitig in die Flanken, den Unterbauch und zu den Genitalien ziehen. Zusätzlich ist eine starke Unruhe der Patienten vorhanden.

P: Welche Symptome charakterisieren die akute Prostatitis?

HPA: Typisch sind Schmerzen am Damm, besonders beim Sitzen, Veränderung des Ejakulates im Sinne einer Eiter- und Blutbeimengung und Miktionsbeschwerden.

P: Was sind eine Makro- und Mikrohämaturie?

HPA: Bei der Makrohämaturie ist der Urin makroskopisch, also mit bloßem Auge, sichtbar blutig. Bei der Mikrohämaturie erscheint der Urin makroskopisch normal, bei der Teststreifenuntersuchung finden sich jedoch Erythrozyten.

P: Was ist die häufigste Ursache einer Hämaturie bei Frauen?

HPA: Die häufigste Ursache ist eine Kontamination mit Menstrualblut.

P: Ist das eine prä-, intra- oder postrenale Ursache?

HPA: Das ist eine extrarenale Ursache, weil das Blut nicht über die Harnwege fließt.

P: Und nun noch ein Fallbeispiel.

FALLBEISPIEL

FALLBEISPIEL Ein 68-jähriger adipöser Patient stellt sich mit starken Schmerzen im linken Unterbauch, Fieber und Schüttelfrost seit 2 Tagen vor. Eine ähnliche Symptomepisode ist bereits von 4 Monaten aufgetreten, die nach selbst verordneter Nahrungskarenz spontan reversibel war. Auf Nachfrage berichtet der Patient von chronischer Obstipation und in jüngster Zeit von Stuhlunregelmäßigkeiten in Form von Obstipation und Diarrhö im Wechsel, dünnkalibrigen Stühlen, Flatulenz, Meteorismus und Blutbeimengungen. Nachtschweiß und Gewichtsabnahme werden verneint. In der Vorgeschichte sind rezidivierende Gichtanfälle aufgetreten und es besteht eine arterielle Hypertonie.

Untersuchungsbefund: Bauchdecke adipös. Darmgeräusche rege und hochfrequent, insbesondere im Verlauf des Kolonrahmens bis zum linken Unterbauch. Ausgeprägter tympanitischer Klopfschall über dem Abdomen, im linken Unterbauch strangförmige Resistenz schmerzhaft tastbar. Bei der rektalen Untersuchung regelrechter Sphinktertonus, Schleimhaut in der gesamten Zirkumferenz glatt. Am Finger finden sich blutig-eitrige Reste. Prostata unauffällig tastbar. Nierenlager nicht klopfdolent, U-Stix ohne pathologischen Befund.

- Was vermuten Sie?
- Wie entsteht eine Sigmadivertikulitis?
- Finden sich die Divertikel an der mesenterialen oder an der antimesenterialen Seite?
- Wie kommt es zur Entzündung?
- Was sind eine Peridivertikulitis und eine Perikolitis?
- Was sind die Komplikationen der Sigmadivertikulitis?
- Wie erkennen Sie eine Perforation?
- Wie lagern Sie den Patienten?
- Wie wird eine Darmperforation behandelt?

P: Was vermuten Sie?

HPA: Die Symptome sprechen für eine Sigmadivertikulitis. Typisch sind akute Schmerzen im linken Unterbauch, verbunden mit Fieber und Stuhlunregelmäßigkeiten und die in der Vorgeschichte beschriebene Obstipation. Die Befunde der körperlichen Untersuchung sprechen ebenfalls für eine Divertikulitis, v. a. die tastbare Resistenz und blutig-eitrige Beimengungen bei der rektalen Untersuchung. Die hochfrequenten Darmgeräusche sprechen für ein stenosierendes Geschehen, das durch Schwellung bzw. Vernarbung erklärt werden kann. Ein Kolonkarzinom kann allerdings nicht ausgeschlossen werden.

P: Wie entsteht eine Sigmadivertikulitis?

HPA: Die Divertikulitis entwickelt sich auf dem Boden einer Divertikulose. Divertikel entstehen durch eine Druckerhöhung im Darmlumen und werden in der Entstehung durch eine Obstipation begünstigt. Die Schleimhaut stülpt sich an präformierten Schwachstellen durch die Muskularis nach außen. Die Divertikulose ist asymptomatisch.

P: Finden sich die Divertikel an der mesenterialen oder an der antimesenterialen Seite?

HPA: Sie finden sich v. a. an der mesenterialen Seite, weil von dieser Seite Gefäße in die Kolonwand ziehen und präformierte Schwachstellen bilden.

P: Wie kommt es jetzt zur Entzündung?

HPA: Die Entzündung kann durch Kotreste entstehen, besonders dann, wenn die Divertikel nicht regelmäßig entleert werden, wie das bei Obstipation der Fall ist. Dies verursacht die oben beschrieben Symptome.

P: Was sind eine Peridivertikulitis und eine Perikolitis?

HPA: Bei der Peridivertikulitis greift die Entzündung auf das direkt benachbarte Gewebe. Bei der Perikolitis breitet sich die Entzündung phlegmonös weiter aus und umfasst größere Darmbereiche.

P: Was sind die Komplikationen der Sigmadivertikulitis?

HPA: Die Perikolitis ist schon eine Komplikation. Andere Komplikationen sind die Divertikelperforation, eine Abszessbildung, Fistelbildung in die Blase oder eine Darmstenose.

P: Wie erkennen Sie eine Perforation?

HPA: Bei der Perforation verteilen sich der Stuhl und die Darmbakterien im Bauchraum und rufen eine Peritonitis hervor. Die Symptome der Peritonitis sind stärkste abdominale Schmerzen, ein paralytischer Ileus, wobei Darmgeräusche nicht hörbar sind, und ein brettharter Bauch mit Abwehrspannung. Es handelt sich dabei um einen Notfall.

P: Wie lagern Sie den Patienten?

HPA: Auf dem Rücken liegend mit leicht erhöhtem Oberkörper und mit angezogenen Beinen, wobei eine Knierolle zur Verwendung kommt.

P: Wie wird eine Darmperforation behandelt?

HPA: Operativ.

8.25 Prüfung 24

P: Beginnen wir die Prüfung mit einigen Fallbeispielen.

FALLBEISPIEL Sie sehen eine 49-jährige Patientin, die seit 3 Monaten eine Hormonsubstitutionstherapie bekommt. Nun hat die Patientin Schmerzen im Bein. Das betroffene Bein ist geschwollen, livide verfärbt, die Pulse sind tastbar.

P: Was vermuten Sie?

HPA: Eine Phlebothrombose.

P: Was ist die wichtigste Komplikation?

HPA: Eine Lungenembolie.

P. Gut. Nächstes Fallbeispiel.

FALLBEISPIEL Ein 79-jähriger Patient stellt sich bei Ihnen in Begleitung seiner Ehefrau vor. Der Patient ist in der letzten Zeit mehrfach gestürzt. Darüber hinaus sind der Ehefrau ein leichter Ruhetremor sowie ein kleinschrittiger und vornübergebeugter Gang aufgefallen. Der Patient hat Schwierigkeiten, vom Sofa aufzustehen.

8.25 Prüfung 24

FALLBEISPIEL

- Was ist Ihre Verdachtsdiagnose?
- Was ist die wichtigste Komplikation?

FALLBEISPIEL

Welche Verdachtsdiagnose haben Sie?

P: Was vermuten Sie?

HPA: Die genannten Symptome sind mit einem Parkinson-Syndrom vereinbar.

P: Gut. Fahren wir fort.

FALLBEISPIEL

FALLBEISPIEL Ein 56-jähriger Patient berichtet über Schwindelanfälle, Ohrensausen und Hörstörungen auf dem rechten Ohr. Beim Schwindel handelt es sich um einen Drehschwindel. Im Anfall sind Übelkeit, Fallneigung und ein Druckgefühl auf dem Ohr vorhanden. Die Anfälle ereignen sich lageunabhängig.

- Welche Verdachtsdiagnose haben Sie?
- Welche Differenzialdiagnose kommt Betracht, wenn der Schwindel lageabhängig wäre?

P: Was meinen Sie?

HPA: Es könnte sich um einen Morbus Menière handeln.

P: Welche Differenzialdiagnose käme in Betracht, v. a. wenn der Schwindel lageabhängig wäre?

HPA: Dann kommt am ehesten ein benigner paroxysmaler Lagerungsschwindel in Betracht.

P: Ok. Nächster Fall.

FALLBEISPIEL

FALLBEISPIEL Bei Ihnen stellt sich ein 35-jähriger Mann vor, der über Fieberschübe mit Temperaturen über 39 °C, Krankheitsgefühl, Kopf-, Gliederschmerzen, Bauchschmerzen und Durchfall klagt. Die Symptome bestehen seit etwa 2 Wochen und kommen schubweise. Dazwischen ist das Wohlbefinden kaum gestört. Der Patient ist 3 Wochen in Afrika im Urlaub gewesen und seit 3 Wochen zurück.

An welche Erkrankung denken Sie?

P: An was denken Sie?

HPA: Ich nehme eine Tropenerkrankung an.

P: Welche?

HPA: Es kommen einige Erkrankungen in Betracht, am ehesten eine Malaria. Dafür spricht der Verlauf in Schüben.

P: Ok. Weiterer Fall.

FALLBEISPIEL

FALLBEISPIEL Ein 28-jähriger Patient stellt sich bei Ihnen mit starkem Juckreiz am Urethraeingang und Pollakisurie vor. Während der Miktion treten starke stechende Schmerzen in der Urethra auf. Besonders am Morgen tritt gelbrahmiger Eiter aus der Urethra aus.

Für welche Erkrankung sprechen die Angaben?

P: An was denken Sie?

HPA: An die Gonorrhö.

P: Gut.

FALLBEISPIEL

FALLBEISPIEL Ihnen wird ein 16-jähriger Patient vorgestellt, der seit etwa 1 Woche über Hals-, Kopfschmerzen, Fieber und Schluckbeschwerden klagt. Bei der körperlichen Untersuchung können Sie eine Lymphknotenschwellung zervikal und nuchal feststellen. Die Lymphknoten sind schmerzhaft, weich und verschieblich. Bei der Inspektion des Rachens sehen Sie geschwollene Tonsillen, die einen weißlichen Belag haben. Am Gaumen sind petechiale Blutungen zu finden. Die Milz ist geschwollen.

Auf den Punkt gebracht

P: An was denken Sie?

HPA: Die Angaben sind mit einer Mononukleose vereinbar, wobei differenzialdiagnostisch u. a. eine Toxoplasmose oder Zytomegalie in Betracht kommen.

P: Ok.

An welche Erkrankung denken Sie?

FALLBEISPIEL Nun kommen wir zu einer 52-jährigen Frau, die seit etwa 1 Woche Schmerzen in der linken Thoraxseite hat. Die Schmerzen sind stechend-brennend und ziehen wie ein Streifen von der Wirbelsäule über die Rippen bis zum Brustbein. Seit 2 Tagen hat sich eine streifenförmige Rötung entwickelt und innerhalb der Rötung sind kleine Bläschen entstanden, die gruppiert lokalisiert und ebenfalls sehr empfindlich sind. Die regionalen Lymphknoten sind schmerzhaft geschwollen und verschieblich.

FALLBEISPIEL

P: Um was handelt es sich am ehesten?

HPA: Ich gehe von einem Herpes zoster aus.

P: Gut. Nächstes Beispiel

Welche Erkrankung liegt wahrscheinlich vor?

FALLBEISPIEL Ein 20-jähriger, schlanker Mann berichtet über plötzlich aufgetretene Dyspnoe, stechende thorakale Schmerzen rechts, Husten und eine Belastungsdyspnoe. Die Beschwerden bestehen seit gestern früh. Bei der Untersuchung der Lunge stellen Sie einen hypersonoren Klopfschall und verminderten Stimmfremitus fest. Die Atemgeräusche sind über dem rechten Oberlappen nicht zu hören.

FALLBEISPIEL

P: Was könnte es sein?

HPA: Am wahrscheinlichsten handelt es sich um einen Spontanpneumothorax.

P: Ok.

Für welche Erkrankung sind die genannten Symptome und Befunde typisch?

FALLBEISPIEL Ihnen wird ein 5-jähriges Kind vorgestellt, das eine Hauterscheinung am Bein hat. Es handelt sich um eine Rötung, die seit etwa 1 Woche zentrifugal gewachsen ist, nicht juckt und nicht schmerz. Das Kind geht in einen Waldkindergarten.

FALLBEISPIEL

P: An was müssen Sie denken?

HPA: An eine Borreliose.

P: Das Kind ist aber gegen Zecken geimpft.

HPA: Ja, es handelt sich wahrscheinlich um eine FSME-Impfung. Eine Impfung gegen Borrelien steht nicht zur Verfügung.

P: Korrekt. Was sind Red Flags?

HPA: Das sind Warn- oder Alarmsymptome, die einer zügigen ärztlichen Abklärung bedürfen. Dabei handelt es sich meist um Leitsymptome einer Erkrankung und meist auch um Notfälle.

P: Nennen Sie ein Beispiel!

HPA: Starke Kopfschmerzen, Nackensteifigkeit, hohes Fieber und ein Exanthem sind Red Flags bei einer Meningitis.

P: Anderes Thema. Was wissen Sie über das Delir?

HPA: Das Delir zählt zu den organischen psychischen Störungen. Das sind Erkrankungen, die entweder auf eine Hirnerkrankung oder eine systemische Erkrankung, die zur gestörten Hirnfunktion führt, zurückzuführen sind. Das Delir tritt akut auf und geht mit einer Bewusstseinstrübung einher. Ferner sind Orientierungsstörungen, optische Halluzinationen, Angst, Unruhe, depressive Verstimmung, Störungen des Schlaf-Wach-Rhythmus, Kreislauf-, Magen-Darm- und neurologische Störungen charakteristisch.

- An welche Erkrankung müssen Sie denken?
- Was sind Red Flags? Nennen Sie ein Beispiel!
- Nennen Sie Ursachen und Symptome des Delirs!
- Was ist ein Delirium tremens?
- Wie unterscheidet sich die Demenz vom Delir?
- Welche Formen der Demenz kennen Sie?
- Nennen Sie die Besonderheiten der vaskulären Demenz!

P: Welche Ursachen kennen Sie?
HPA: Die Ursachen sind sehr unterschiedlich. Es kann sich um einen Substanzabusus handeln, aber auch Infektionen, z. B. HIV, oder Stoffwechselentgleisungen, z. B. Hypo-, Hyperglykämie, Hyperthyreose, Hyponatriämie oder Hyperkalzämie. Neurologische Erkrankungen, z. B. Hirntumoren, können auch ein Delir verursachen. Andere Ursachen sind Vaskulitiden, Hypertonie mit der Komplikation der hypertensiven Enzephalopathie oder Vitamin-B-Mangelzustände.
P: Ist diese Erkrankung heilbar?
HPA: Ein Delir ist grundsätzlich reversibel, vorausgesetzt, es wird behandelt.
P: Was ist das Delirium tremens?
HPA: Mit dem Delirium tremens wird häufig das Entzugsdelir beschrieben.
P: Wie unterscheidet sich die Demenz vom Delir?
HPA: Bei der Demenz handelt es sich um eine schwere und irreversible Gehirnerkrankung. Der Verlauf ist chronisch. Im Vordergrund stehen der Verlust kognitiver Fähigkeiten, Gedächtnis-, Orientierungsstörungen, Störungen des Antriebs und des Affekts.
P: Nennen Sie einige Formen der Demenz!
HPA: Die häufigste Form ist die Demenz vom Alzheimer-Typ. Andere Formen sind die vaskuläre Demenz oder eine Demenz durch toxische Einwirkungen auf das Gehirn, z. B. durch langjährigen Alkoholkonsum.
P: Welche Besonderheiten treten bei der vaskulären Demenz auf?
HPA: Die Symptomausprägung ist unterschiedlich. Meist treten die Symptome akut oder subakut auf und zeigen einen schubförmigen Verlauf. Charakteristisch sind allgemeine Verlangsamung, Apathie, sozialer Rückzug, Persönlichkeitsveränderungen, Affekt- und Konzentrationsstörungen. Neurologische Ausfälle können das Krankheitsbild begleiten. Gedächtnisstörungen, wie sie für die Alzheimer-Demenz kennzeichnend sind, treten erst sehr spät im Verlauf der Erkrankung auf.

8.26 Prüfung 25

8.26 Prüfung 25

FALLBEISPIEL

FALLBEISPIEL Bei Ihnen stellt sich ein 26-jähriger Entwicklungshelfer mit z. T. blutigem Husten, Krankheitsgefühl, Gewichtsabnahme, Nachtschweiß und Schwellung der Halslymphknoten vor. Die Beschwerden persistieren seit ca. 6 Monaten. Der Patient war zuletzt in Afrika tätig und ist Nichtraucher. Ein Bronchialkarzinom ist ausgeschlossen.

- An welche Erkrankungen denken Sie?
- Was wissen Sie über die Tuberkulose?
- Entwickelt jeder Mensch nach Infektion das Symptombild der Tuberkulose?
- Was passiert bei der Infektion?
- Welche anderen Organe können betroffen sein?
- Was ist die Miliartuberkulose?
- Was müssen Sie in Ihrer Praxis machen, wenn ein Patient mit Tuberkulose bei Ihnen gewesen ist?
- Muss die Praxis mit Formaldehyd bedampft werden?
- Wie wird die Tuberkulose diagnostiziert?
- Warum wird Magensaft entnommen?
- Ein Patient nimmt Tuberkulostatika, setzt auf die Naturheilkunde und nimmt täglich Tuberculinum C200 ein. Wie gehen Sie damit um?
- Wie ist das Vorgehen des Gesundheitsamts bei Therapieverweigerung?

P: An welche andere wichtige Erkrankung müssen Sie denken?
HPA: Ich denke primär an die Lungentuberkulose, die sich durch die genannten Symptome bemerkbar macht.
P: Was wissen Sie zu dieser Infektionserkrankung?
HPA: Die Tuberkulose wird durch das Mycobacterium tuberculosis, ein säurefestes Stäbchen, verursacht. Das Bakterium wird v. a. über Tröpfcheninfektion übertragen. Das Mykobacterium bovis, das über rohe Milch übertragen wird, spielt eine untergeordnete Rolle. Die Risikogruppen gelten Obdachlose, Drogenabhängige, Alkoholkranke und ältere Menschen. Die Inkubationszeit ist unterschiedlich. Sie kann zwischen 1 und 6 Monaten betragen. Bei der Tuberkulose werden eine primäre und eine postprimäre Form unterschieden. Die Primärtuberkulose umfasst alle Krankheitserscheinungen im Rahmen der Erstinfektion. Die Postprimärtuberkulose umfasst die Organtuberkulose bei einer endogenen Aktivierung oder selten einer Reinfektion. Diese Infektionserkrankung betrifft in den meisten Fällen die Lunge. Dem Heilpraktiker ist die Behandlung nach § 24 IfSG, in Verbindung mit den §§ 6 und 7 IfSG verboten. Eine Meldepflicht besteht bei Erkrankung und Tod nach § 6 Abs. 1 IfSG.
P: Entwickelt jeder Mensch nach der Infektion das Symptombild der Tuberkulose?
HPA: Nein. Der Verlauf der Infektion ist sehr stark von der Immunlage des Patienten abhängig. Jede Reduktion der Immunität begünstigt die Weiterausbreitung der Bakterien.

P: Was passiert bei der Infektion?

HPA: Die Bakterien gelangen in die Lunge und setzen sich an der Lungenspitze fest.

P: Nicht an der Lungenbasis?

HPA: Nein, in der Regel an der Lungenspitze. Die Keime sind obligate Aerobier und an der Lungenspitze ist die Sauerstoffversorgung besser. Die Keime werden zunächst von Makrophagen phagozytiert. Die Bakterien besitzen allerdings eine Wachsschicht, die es den Makrophagen unmöglich macht, diese zu verdauen. Der Makrophage platzt, die Bakterien werden wieder frei. Im Verlauf bildet sich ein Granulom aus Riesenzellen, welche die Bakterien umschließen. Gleichzeitig kann es zur entzündlichen Reaktion an den Hiluslymphknoten kommen. Diese wird als Ghon-Komplex bezeichnet. Im Granulom werden die Mykobakterien entweder vollständig verdaut, woraus Eiter entsteht, wobei der Eiter ein käsiges Aussehen hat und Verkäsung genannt wird, oder erfolgreich an der Vermehrung gehemmt. Bei diesem Verlauf spricht man von geschlossener Tuberkulose.
Bei immunsupprimierten Menschen ist die Leistung des Immunsystems nicht ausreichend, um die Bakterien bei der Vermehrung zu bremsen. Diese können sich stark vermehren und unterschiedliche Manifestationen hervorrufen. Es kann zur käsigen Einschmelzung bzw. Destruktion des Lungengewebes kommen, was mit Symptomen einer Pneumonie einhergeht. Es kann die Pleura betroffen sein, was eine Pleuritis nach sich zieht. Es kann zur Hiluslymphknoten-Tuberkulose kommen. Sie ist von außen nicht sichtbar, sondern nur im Röntgenbild zu sehen. Weiterhin können die Bakterien systemisch in andere Organe streuen, über den lymphogenen, hämatogenen und/oder bronchogenen Weg. Immer dann, wenn die Bakterien Anschluss an den Bronchus bekommen, werden die Bakterien ausgehustet und verschluckt und es entwickelt sich eine offene Tuberkulose.

P: Welche anderen Organe können betroffen sein?

HPA: Knochen, Haut, Niere, Darm, Meningen.

P: Was ist die Miliartuberkulose?

HPA: Die Miliartuberkulose kann sich bei stark immungeschwächten Menschen entwickeln, etwa bei der HIV-Krankheit. Es kommt zur systemischen Streuung ohne Bildung von Granulomen. Betroffen sind v. a. Lunge, Leber, Meningen und Niere. Die Absiedlungen sind hirsekorngroß. Bei Beteiligung der Lunge werden sie im Röntgen als „Schneegestöber" bezeichnet bzw. dargestellt und imponieren als feine körnige Strukturen.

P: Was müssen Sie in Ihrer Praxis machen, wenn ein Patient mit Tuberkulose bei Ihnen gewesen ist?

HPA: Wichtig sind hygienische Maßnahmen. Es muss ausgiebig gelüftet werden. Weiterhin muss eine Flächendesinfektion vorgenommen werden. Instrumente, die bei diesem Patienten verwendet worden sind, müssen thermisch oder chemisch-thermisch aufbereitet werden.

P: Muss die Praxis nicht mit Formaldehyd bedampft werden?

HPA: Das ist nach den Richtlinien des RKI nicht nötig.

P: Wie wird die Tuberkulose diagnostiziert?

HPA: In der Regel werden Sputum und Magensaft an 3 aufeinanderfolgenden Tagen entnommen und mikrobiologisch untersucht. Eine Bronchoskopie mit Sputumentnahme kann auch durchgeführt werden. Zusätzlich wird ein Röntgenbild, ggf. ein CT zum Nachweis einer Kaverne bzw. eines Infiltrats gemacht.

P: Wieso wird Magensaft entnommen?

HPA: Bakterien, die hochgehustet werden, werden auch verschluckt. Sie sind säurefest, das bedeutet, dass sie durch den Magensaft nicht zerstört werden und dort nachgewiesen werden können.

P: Angenommen, ein Patient kommt zu Ihnen und berichtet, dass er die tuberkulostatische Medikation nicht einnimmt. Er setzt voll auf die Naturheilkunde und nimmt täglich Tuberculinum in C200 ein. Wie gehen Sie damit um?

HPA: Nach § 6 IfSG müssen Patienten, welche die Therapie verweigern oder die Behandlung abbrechen, namentlich an das Gesundheitsamt gemeldet werden.

P: Was passiert dann mit den Patienten?

HPA: Sie werden in ein Krankenhaus zwangseingewiesen.

P: Darf man das?

Auf den Punkt gebracht

HPA: Es ist ein richterlicher Beschluss nötig. Die rechtliche Grundlage ist im § 30 IfSG begründet. In solchen speziellen Fällen erlaubt der Gesetzgeber eine Einschränkung des Grundrechts der Freiheit der Person.

P: Danke, schauen wir uns noch ein Fall an.

FALLBEISPIEL

FALLBEISPIEL Eine Mutter bittet Sie um einen Hausbesuch. Ihr 3-jähriger Sohn ist aktuell kaum ansprechbar und hoch fiebrig. Gestern am Abend hat er erbrochen und über Kopf- und Bauchschmerzen geklagt. Heute findet die Mutter ein Ausschlag im Windelbereich. Es handelt sich dabei um Punktblutungen. Das Kind ist nicht geimpft. Es ist aus völligem Wohlbefinden erkrankt.

- Welche Erkrankung vermuten Sie?
- Wie entsteht das petechiale Exanthem bei einer Meningokokkeninfektion?
- Mit welchen diagnostischen Verfahren kann nachgewiesen werden, dass es sich um eine Meningokokkenmeningitis handelt?
- Was sind Meningendehnungszeichen?
- Welche Materialien können für die laborchemische Untersuchung zur Diagnosestellung verwendet werden?
- Warum ist die Glukose im Liquor bei einer bakteriellen Meningitis erniedrigt?
- Wie hoch ist die Glukose normalerweise im Liquor?
- Welche prophylaktischen Maßnahmen müssen bei Kontaktpersonen ergriffen werden?

P: Wie schätzen Sie die Lage ein? Welche Erkrankung vermuten Sie?

HPA: Bei dieser Anamnese kommen einige Infektionserkrankungen in Betracht, zumal das Kind nicht geimpft ist. Der schnelle Krankheitsbeginn und das petechiale Exanthem lassen mich primär an eine Meningokokkenmeningitis denken. Es handelt sich um einen Notfall, das Kind muss unverzüglich in die Klinik gebracht werden.

P: Wie entsteht das petechiale Exanthem bei einer Meningokokkeninfektion?

HPA: Das petechiale Exanthem ist die Folge eines septischen Schocks und wird auch als Waterhouse-Friderichsen-Syndrom bezeichnet. Durch die Überschwemmung des Bluts mit Bakterien und Endotoxinen entwickelt sich eine starke entzündliche Reaktion, wobei die Körperantwort fehlreguliert ist. Typisch ist eine therapieresistente Hypotonie. Durch Störung der Mikrozirkulation kommt es zu einer Gewebehypoxie und Ansammlung toxischer Metabolite, v. a. von Laktat. Darüber hinaus entstehen Mikrothromben und es entwickelt sich eine Verbrauchskoagulopathie, die schlussendlich mit Blutungen einhergeht, die äußerlich als Hautblutungen sichtbar sind.

P: Wie kann diagnostiziert werden, dass es sich um eine Meningokokkenmeningitis handelt?

HPA: Zunächst wird eine klinische Untersuchung durchgeführt. Typisch sind dabei die positiven Meningendehnungszeichen. Die müssen aber nicht vorhanden sein.

P: Was sind Meningendehnungszeichen?

HPA: Zu den Meningendehnungszeichen zählen das Brudzinski-, Lasègue- und Kernig-Zeichen. Das Brudzinski-Zeichen wird am liegenden Patienten geprüft. Bei passiver Beugung des Kopfes, also bei Dehnung der Meningen, entstehen starke Kopfschmerzen und auch Rückenschmerzen.

P: Ich unterbreche Sie an dieser Stelle. Fahren Sie mit der weiteren Diagnostik fort!

HPA: In der Blutuntersuchung sind das CRP und BSG stark erhöht, es findet sich eine starke Leukozytose mit Linksverschiebung. Bei Verdacht auf eine Meningitis wird der Liquor untersucht. Bei einer Meningokokkeninfektion ist der Liquor trüb, eitrig, das Eiweiß und die Zellzahl sind durch bakterielle Bestandteile und Granulozytose erhöht, die Glukose erniedrigt und es lassen sich Meningokokken nachweisen.

P: Warum ist die Glukose erniedrigt?

HPA: Die Bakterien benötigen ebenfalls Glukose und beziehen diese aus dem Liquor.

P: Wie hoch ist denn die Glukose normalerweise im Liquor?

HPA: Normalerweise ⅓ der Blutglukose.

P: Angenommen, das Kind hat wirklich eine Meningokokkenmeningitis. Gestern waren Kinder zum Spielen da. Welche prophylaktischen Maßnahmen müssen ergriffen werden?

HPA: Zunächst muss die Erkrankung – auch schon bei Verdacht – an das zuständige Gesundheitsamt gemeldet werden. Enge Kontaktpersonen werden vom Gesundheitsamt ebenfalls erfasst. Die Einleitung einer Chemoprophylaxe ist bei den Kontaktpersonen sinnvoll. Außerdem muss der Impfschutz überdacht werden.

P: Zum Abschluss noch ein Fallbeispiel.

FALLBEISPIEL Bei Ihnen erscheint ein 42-jähriger Patient und beklagt gürtelförmige Oberbauchschmerzen, er hat Fieber von 39,2 °C. Die Beschwerden bestehen seit gestern. Begleitend klagt der Patient akut über Übelkeit, Obstipation, Windverhalt und starkes Krankheitsgefühl. Nach dem Frühstück (Toastbrot mit Butter und Marmelade) kam es zu einer heftigen Schmerzverstärkung und Erbrechen. Auf Nachfrage gibt der Patient an, an 2 folgenden Abenden im Rahmen von Festivitäten vermehrt Alkohol konsumiert zu haben. Ansonsten konsumiert der Patient regelmäßig 1–2 Liter Bier täglich. Ähnliche Schmerzepisoden sind dem Patienten unbekannt. Die Medikamentenanamnese ist leer. Herzfrequenz 100/Min., RR 125/75 mmHg, Temperatur rektal 39,2 °C.

P: Für welche Erkrankung spricht die Anamnese?

HPA: Die Symptome sprechen für eine akute Pankreatitis. Typisch sind die akuten, gürtelförmige Oberbauchschmerzen, Fieber, Schmerzverstärkung nach Nahrungsaufnahme und ein erhöhter Alkoholkonsum in der jüngsten Vorgeschichte. Es handelt sich um einen Notfall, der Patient muss ins Krankenhaus gebracht werden.

P: Welche Befunde erwarten Sie bei der körperlichen Untersuchung?

HPA: Typisch für die akute Pankreatitis ist ein aufgetriebener Bauch. Bei einer hämorrhagischen Pankreatitis sind das Grey- und Cullen-Zeichen sichtbar, also Hämatome in den Flanken und paraumbilikal. Die Darmgeräusche sind entweder nur spärlich vorhanden oder es finden sich keine Darmgeräusche im Sinne eines paralytischen Ileus. Die Bauchdecke ist bei der Palpation prall-elastisch, der gesamte Oberbauch druckschmerzhaft. Die rektale Untersuchung zeigt keine pathologischen Befunde.

P: Danke. An welche Differenzialdiagnosen müssen Sie denken?

HPA: Folgende Differenzialdiagnosen kommen in Betracht:

- Akute Gastritis: Sie kann nicht ausgeschlossen werden. Fieber, Windverhalt, Obstipation und starkes Krankheitsgefühl sind jedoch eher untypisch.
- Herzinfarkt: Kann nicht ausgeschlossen werden, allerdings wegen u. a. fehlender Herzinsuffizienzsymptome und/oder Herzrhythmusstörungen eher unwahrscheinlich.
- Gallenkolik und Cholezystitis sind eher unwahrscheinlich. Der Schmerz bei der Kolik ist zu- und abnehmend mit Projektion in die rechte Schulter bzw. Schulterblatt. Bei der Cholezystitis findet sich der Schmerz im rechten Oberbauch, das positive Murphy-Zeichen fehlt.
- Die Appendizitis kann nicht ausgeschlossen werden, ist wegen der untypischen Schmerzlokalisation aber eher unwahrscheinlich. Typisch für die Appendizitis ist der Schmerzbeginn im Epigastrium, der sich nach paraumbilikal und dann in den rechten Unterbauch verlagert.
- Nierensteinabgang: Wegen fehlender typischer Schmerzausstrahlung (kolikartiger Schmerz, vom Rücken über Flanken in die Leiste und Genitalien ziehend) und des unauffälligen Urinbefunds eher unwahrscheinlich.

P: Wie lässt sich die akute Pankreatitis diagnostizieren?

HPA: Zum einen über eine Blutentnahme und Bestimmung von Lipase, Elastase, Amylase, Kalzium, CRP, Blutbild und Elektrolyten.

P: Wie sinnvoll ist es, die Amylase zu bestimmen?

HPA: Die Amylase ist nicht organspezifisch, die Aussage über eine Veränderung ist über die Bestimmung der Lipase gedeckt.

P: Fahren Sie fort.

HPA: Um die oben genannten differenzialdiagnostischen Überlegungen miteinzuschließen, macht die Bestimmung von Leberenzymen, Cholestaseparametern, Herzenzymen und Kreatinin ebenfalls Sinn. Weiterhin ist die Abdomen-Sonografie mit Bestimmung von Pankreasgröße und pathologischen Veränderungen wichtig. Weiterhin können die Gallenblase, abdominale Flüssigkeit oder ein Pleuraerguss dargestellt werden.

P: Wieso soll ein Pleuraerguss dargestellt werden?

HPA: Bei einer akuten Pankreatitis kann sich ein linksseitiger Pleuraerguss ausbilden.

P: Danke, das ist ausreichend.

FALLBEISPIEL

- Für welche Erkrankung spricht die Anamnese?
- Welche Befunde bei der körperlichen Untersuchung erwarten Sie bei einer akuten Pankreatitis?
- An welche Differenzialdiagnosen müssen Sie denken?
- Wie lässt sich eine akute Pankreatitis diagnostizieren?
- Wie sinnvoll ist es, die Amylase zu bestimmen?

8.27 Prüfung 26

FALLBEISPIEL

- Welche Verdachtsdiagnose kann gestellt werden und warum?
- Durch welche Untersuchung werden Leukämien diagnostiziert?
- Welche Leukämien sind Ihnen bekannt?
- Was versteht man unter „akuter" und „chronischer" Leukämie?
- Wie wird die CLL behandelt?
- Kommt das multiple Myelom (Plasmozytom) differenzialdiagnostisch in Betracht?
- Welche Gemeinsamkeiten und Unterschiede gibt es bei der CLL und dem multiplen Myelom (Plasmozytom)?
- Welcher Blutbefund ist beim multiplen Myelom (Plasmozytom) typisch?
- Durch welche Untersuchung erfolgt die Diagnosesicherung?
- Welche anderen hormonbedingten Erkrankungen können mit Knochenschmerzen einhergehen?
- Was ist die häufigste Ursache eines Ulcus duodeni?

8.27 Prüfung 26

FALLBEISPIEL Ein 75-jähriger Patient stellt sich wegen rezidivierender Erkältungssymptome, generalisierter Lymphknotenschwellungen und allgemeinen Krankheitsgefühls vor. Im Blutbild werden 42 000/µl Leukozyten gezählt, im Differenzialblutbild dominieren mit 90 % Lymphozyten mit massenhaft Gumprecht-Kernschatten. Erythrozyten ↓, Hämoglobin ↓, Hämatokrit ↓, Thrombozyten ↓, MCV und MCH im Normbereich. An welche Erkrankung denken Sie?

P: Können Sie eine Verdachtsdiagnose stellen?

HPA: Die Symptome sprechen für eine Leukämie.

P: Wie kommen Sie darauf?

HPA: Die Leukämie ist eine bösartige Vermehrung von weißen Blutzellen (Leukämie = weißes Blut). Diese Tumorzellen verdrängen die Erythrozytenbildung und auch die Thrombopoese. Dadurch entstehen eine Anämie und Thrombopenie. Die Erythrozyten sind normochrom und normozytär. Die Leukozyten sind deutlich vermehrt und Lymphozyten dominieren, was auf eine chronische lymphatische Leukämie hindeutet. Die Gumprecht-Kernschatten sind für die CLL ebenfalls typisch. Normale, funktionstüchtige weiße Zellen werden vermindert gebildet, weshalb es zu einer Infektanfälligkeit kommt.

P: Ja. Steht die Diagnose schon fest?

HPA: Die Diagnose ist wahrscheinlich. Um die Diagnose zu sichern, muss noch eine Knochenmarkpunktion durchgeführt werden, die dann histologisch bzw. zytologisch beurteilt wird.

P: Welche anderen Leukämien kennen Sie noch?

HPA: Grundsätzlich kann zwischen akuten und chronischen Formen und zwischen lymphatischen und myeloischen Formen unterschieden werden. Es können die ALL und CLL sowie die AML und CML unterschieden werden.

P: Was bedeutet „akut"?

HPA: „Akut" bedeutet, dass die Krankheitsentwicklung akut ist. Die akuten Leukämien sind durch unreife Vorstufen charakterisiert, also durch Blasten.

P: Und „chronisch"?

HPA: „Chronisch" bezieht sich auf den Krankheitsverlauf, er ist schleichend. Bei chronischen Leukämien findet sich eine Vermehrung reifer Zellen.

P: Wie wird die CLL behandelt?

HPA: Sie wird in den meisten Fällen gar nicht behandelt, weil der Verlauf i. d. R. gutartig ist. Bei starker Symptomprogredienz ist eine Therapie indiziert.

P: Kommt das multiple Myelom (Plasmozytom) differenzialdiagnostisch in Betracht?

HPA: Differenzialdiagnostisch ja, denn es handelt sich auch um eine Erkrankung des Knochenmarks. Dabei kommt es zur Plasmazellvermehrung. Die Symptome unterscheiden sich insofern, als dass Knochenschmerzen durch Osteolysen vorkommen, keine Lymphknotenschwellungen und auch keine Milzschwellung auftritt. Die gemeinsamen Symptome sind Anämie, Thrombopenie und B-Symptome.

P: Welche Unterschiede gibt es noch?

HPA: Beim multiplen Myelom (Plasmozytom) tritt ein Hyperviskositätssyndrom mit Kopfschmerzen, Sehstörungen, Synkopen, Taubheit und Ohrgeräuschen auf.

P: Wodurch kommt die erhöhte Viskosität zustande?

HPA: Im Zuge des multiplen Myeloms (Plasmozytoms) werden Antikörperfragmente gebildet, welche die Viskosität des Bluts erhöhen.

P: Welcher Blutbefund ist typisch?

HPA: Charakteristisch sind beim multiplen Myelom (Plasmozytom) die monokonale Gammopathie und die Bence-Jones-Proteinurie.

P: Welchen Marker muss man dafür auf dem Laborzettel ankreuzen, um die monoklonale Gammopathie zu sehen?

HPA: Die Elektrophorese. Darin werden Proteine nach Ladung und Dichte aufgetrennt und grafisch dargestellt. Proteine gleicher Ladung und Dichte wie die Antikörperfragmente bilden eine Spitze im Bereich der Gamma-Fraktion.

P: Kann die Spitze auch in der Beta-Fraktion vorhanden sein?

HPA: Ja, weil nicht alle Antikörper in der Gamma-Fraktion „laufen".

P: Wissen Sie, wie man einen Befund nennt, bei dem eine monoklonale Gammopathie vorkommt, die Patienten aber keine Symptome haben und im Knochenmark keine Vermehrung der Plasmazellen zu verzeichnen ist?

HPA: Nein, tut mir Leid.

P: Es wird als monoklonale Gammopathie unklarer Signifikanz bezeichnet. Das ist ein nicht seltener Befund. Es ist allerdings sehr speziell. Machen wir weiter: Welche andere hormonbedingte Erkrankung kann mit Knochenschmerzen einhergehen?

HPA: Ich denke an die Osteoporose – besonders bei Frakturen.

P: An was noch?

HPA: An die renale Osteopathie und den primären Hyperparathyreoidismus.

P: Was sind die Leitsymptome des primären Hyperparathyreoidismus?

HPA: Die Symptome lassen sich mit der Trias „Stein-, Bein- und Magenpein" beschreiben.

P: Und was bedeutet das jetzt?

HPA: Durch den hohen Parathormonspiegel werden verstärkt Kalzium und Phosphat aus dem Knochen mobilisiert, was die Festigkeit reduziert. Die Folge sind Knochenschmerzen, also die Beinpein. Die Herauslösung der Salze kann eine Steinbildung in der Niere und den ableitenden Harnwegen nach sich ziehen, was als Steinpein bezeichnet wird. Hohe Kalziumspiegel erhöhen die Gastrinausschüttung; Folge ist eine erhöhte Salzsauresekretion mit Ulcera ventriculi und duodeni, also die Magenpein.

P: Ja. Wechseln wir das Thema. Falls ein Patient ein Ulcus duodeni hat, denken sie an erster Stelle an eine Hyperparathyreoidismus?

HPA: Nein, die häufigste Ursache ist eine Infektion des Magens mit Helicobacter pylori und die Typ-B-Gastritis.

8.28 Prüfung 27

P: Nennen Sie die Symptome der Hypothyreose!

HPA: Die Symptome der Hypothyreose sind:
- Leistungsabfall, Antriebsarmut, Müdigkeit
- Depressive Verstimmung
- Erniedrigte Körpertemperatur, Kälteempfindlichkeit
- Obstipation
- Gewichtszunahme
- Trockene, kühle, schuppende Haut und trockenes, brüchiges Haar
- Eigenreflexe reduziert, v. a. der Achillessehnenreflex
- Hypotonie, Bradykardie, Herzvergrößerung
- Generalisiertes Myxödem

P: Warum ist der Achillessehnenreflex reduziert?

HPA: Weil sich bei der Hypothyreose eine Polyneuropathie entwickeln kann.

P: Was sind die Ursachen einer Hypothyreose?

HPA: Die häufigste Ursache ist die Hashimoto-Thyreoiditis. Andere Ursachen sind eine Strumektomie und eine unzureichende hormonelle Substitution.

8.28 Prüfung 27

- Nennen Sie die Symptome der Hypothyreose!
- Warum ist der Achillessehnenreflex reduziert?
- Was sind die Ursachen einer Hypothyreose?
- Welches der Schilddrüsenhormone ist das wirksame Hormon?
- Was sind die Symptome einer Depression?
- Beschreiben Sie die Pathogenese der Masern!
- Wie hoch ist die Infektiosität noch, wenn das Exanthem aufgetreten ist?
- Gibt es ein Symptom im Prodromalstadium, das sehr typisch für Masern ist?
- Können Masern auch ohne Symptome verlaufen?
- Wie ansteckend sind Masern?
- Was ist die häufigste Komplikation der Masern?
- Welche Formen der Enzephalitiden können bei Masern auftreten?
- Welche Erreger aus dem § 7 IfSG verursachen Durchfall? Nennen Sie 10 Erreger!

P: Wie ist die Laborkonstellation bei der Hypothyreose?

HPA: Das TSH ist erhöht, T_3 und T_4 sind erniedrigt.

P: Welches ist das wirksame Hormon?

HPA: Das T_3.

P: Was sind die Symptome einer Depression?

HPA: Die typischen Symptome einer Depression sind:
- Psychische Verstimmung bis hin zum Gefühl der Gefühllosigkeit
- Denkverlangsamung
- Antriebshemmung
- Schlafstörungen
- Innere Unruhe
- Verlust von Initiative und Entscheidungsfähigkeit
- Angst, Hoffnungslosigkeit
- Somatisches Syndrom
- Suizidgedanken
- Selten Wahnerleben

P: Danke. Beschreiben Sie jetzt die Pathogenese der Masern!

HPA: Das Masern-Virus dringt aerogen in den Respirationstrakt ein und vermehrt sich zunächst in dessen Epithelien. Nach Vermehrung der Viren werden sie aus den geschädigten Zellen nach außen und auch ins Blut abgegeben, verursachen so die Prodromalsymptome mit dem ersten Fiebergipfel und die hohe Infektiosität. Gleichzeitig breiten sie sich weiter per continuitatem in den Bronchialbaum und auf dem Lymphweg in die Lymphknoten aus, die reaktiv anschwellen. Während der Prodromalphase werden Viren vom Immunsystem als fremd erkannt und die Produktion der Antikörper beginnt. Die Bindung an virale Antigene führt zur Ablagerung von Immunkomplexen in Gefäßen (Immunkomplexvaskulitis). Im Bereich der Hautkapillaren führt die Entzündung zur Dilatation und erhöhten Permeabilität, was bei der Inspektion als makulopapulöses Exanthem imponiert. Während des Exanthems kommt es zum zweiten Fiebergipfel.

P: Wie hoch ist die Infektiosität noch, wenn das Exanthem aufgetreten ist?

HPA: Die Infektiosität sinkt rapide, weil durch die Bildung von spezifischen Antikörpern die Viren zu Immunkomplexen gebunden werden. Die höchste Infektiosität besteht während des Prodromalstadiums, wenn unspezifische Symptome vorherrschen und der Verdacht auf Masern gar nicht gestellt wird.

P: Gibt es ein Symptom im Prodromalstadium, das sehr typisch für Masern ist?

HPA: Das sind die Koplik-Flecken. Sie befinden sich in den Backentaschen und sind als weißliche Herde sichtbar.

P: Können Masern auch ohne Symptome verlaufen?

HPA: Das ist unwahrscheinlich. Krankheitstypische Symptome finden sich auch in nahezu 100 %.

P: Wie ansteckend sind Masern?

HPA: Sehr ansteckend. Die Ansteckungsfähigkeit wird mit dem Kontagiositätsindex beschrieben, der bei nahezu 100 % liegt.

P: Was ist die häufigste Komplikation der Masern?

HPA: Das ist die Otitis media. Sie entsteht sekundär-bakteriell.

P: Und was ist die schwerste Komplikation?

HPA: Die Masernenzephalitis und die SSPE.

P: SSPE?

HPA: Die subakute sklerosierende Panenzephalitis.

P: Können Sie noch was zu den Enzephalitiden sagen?

HPA: Die Masernenzephalitis tritt mit einer Wahrscheinlichkeit von 1 : 1000 auf und ist eine schwerwiegende Komplikation, die letal verlaufen oder bleibende Schäden hinterlassen kann. Die SSPE ist eine sehr seltene Komplikation, aber immer letal. Der Beginn liegt nach ca. 6–8 Jahren post infectionem. Die Erkrankung ist auf eine Viruspersistenz im Gehirn (Slow-Virus-Infektion) zurückzuführen. Die Symptome sind neuropsychiatrischer Natur, u. a. Veränderung der Persönlichkeit, Demenzsymptome, epileptische Anfälle.

P: Und noch eine Abschlussfrage. Welche Erreger aus dem § 7 IfSG verursachen Durchfall? Nennen Sie 10 Erreger!

HPA:
- Campylobacter
- EHEC
- Giardia lamblia
- Norovirus
- Polio
- Rotavirus
- Salmonella typhi, paratyphi und enteritidis
- Shigellen
- Cholera-Vibrionen
- Yersinia enterocolitica

8.29 Prüfung 28

FALLBEISPIEL Eine Mutter stellt ihr 3-jähriges Kind mit Fieber von 39,4 °C, Schüttelfrost, Kopfschmerzen, Erbrechen und Diarrhö vor. Das Fieber besteht seit gestern Abend, Erbrechen und Diarrhö sind heute hinzugetreten. Vor einer Woche ist die Familie von einem Badeurlaub zurückgekehrt. Zu dem Zeitpunkt bestanden Schnupfen und wenig trockener Husten. In der Vorgeschichte sind keine nennenswerten Erkrankungen bekannt. Der Impfstatus ist komplett, das Kind ist regelrecht entwickelt.

P: Welche Erkrankungen kommen hier in Betracht?

HPA: Bei diesen Symptomen kommen Erkrankungen wie Meningitis, Angina tonsillaris, Pneumonie, Appendizitis oder Pyelonephritis in Betracht. Infektionskrankheiten wie Masern, Röteln, Varizellen sind unwahrscheinlich, weil das Kind geimpft ist. Die Symptome 39,4 °C Fieber, Schüttelfrost, Kopfschmerzen, Erbrechen und Diarrhö kommen bei allen genannten Erkrankungen vor. Am ehesten gehe ich von einem Infekt der oberen Atemwege aus, der sich auf die Lunge ausgebreitet hat. Dies könnte man durch Untersuchung der Lunge bestätigen.

P: Welche Befunde erwarten Sie bei einer Pneumonie?

HPA: Bei der typischen Pneumonie ist der Stimmfremitus bei der Palpation über dem infiltrierten Bereich verstärkt, der Klopfschall hyposonor und bei der Auskultation hört man feuchte Rasselgeräusche.

P: Was würden Sie bei den Angaben und Differenzialdiagnosen noch untersuchen?

HPA: Die Meningendehnungszeichen, wobei sie bei Kindern auch bei vorhandener Meningitis nicht zwingend vorhanden sein müssen. Dann sind die abdominale Untersuchung mit den Appendizitispunkten wichtig, die Urinuntersuchung und die Inspektion des Rachens.

P: Die Herz- und Lungenuntersuchung sind ohne pathologischen Befund. Die Darmgeräusche sind regelrecht, ebenso die Perkussion des Abdomens. Die Bauchdecke ist weich, ohne Resistenzen, ohne Druckschmerzhaftigkeit, die Appendizitispunkte sind negativ. Die U-Stix-Untersuchung ist unauffällig. Meningendehnungszeichen und übriger neurologischer Status sind ohne Befund. Welche Untersuchung muss bei Kindern in diesem Alter bei diesen Symptomen grundsätzlich durchgeführt werden?

HPA: Eine Otoskopie, denn das Kind kann auch eine Mittelohrentzündung haben.

P: Wie führen Sie eine Otoskopie durch? Was wollen Sie beurteilen und welchen Befund erwarten Sie?

HPA: Vor der eigentlichen Otoskopie müssen noch die Inspektion, Palpation und Perkussion erfolgen. Inspiziert werden die Ohrmuschel und das Mastoid auf entzündliche Veränderungen hin. Das Mastoid wird palpiert und perkutiert. Bei einer Mastoiditis sind sowohl die Palpation als auch die Perkussion schmerzhaft. Ferner wird der Tragus palpiert. Bei einer Otitis externa und media fällt eine Schmerzhaftigkeit auf. Bei der Otoskopie werden der äußere Gehörgang und das Trommelfell untersucht.

8.29 Prüfung 28

FALLBEISPIEL

- Welche Erkrankungen kommen in Betracht? Nennen Sie Differenzialdiagnosen!
- Welche Befunde erwarten Sie bei einer Pneumonie?
- Was würden Sie in Hinsicht auf die Verdachtsdiagnose und Differenzialdiagnosen untersuchen?
- Welche Untersuchung muss bei Kindern in diesem Alter bei diesen Symptomen grundsätzlich durchgeführt werden?
- Wie führen Sie eine Otoskopie durch? Was wollen Sie beurteilen und welchen Befund erwarten Sie?
- Wie entsteht eine Otitis media?
- Was empfehlen Sie der Mutter?
- Welche Ursachen kommen bei Thoraxschmerzen infrage?
- Wie unterscheidet sich der Schmerz bei der Refluxösophagitis vom Herzinfarkt?
- Wie messen Sie den Blutdruck? Demonstrieren Sie dies bitte am Beisitzer!
- Müssen Sie vorab noch etwas beachten?
- Wie soll der normale Blutdruck sein?
- Ab wann spricht man von einer hypertensiven Krise?
- Wie ist die maligne Hypertonie definiert?

Bevor der Trichter des Otoskops in den Gehörgang eingeführt wird, wird die Ohrmuschel bei Kindern nach unten hinten gezogen, um den Gehörgang zu „strecken" und damit den Gehörgang besser einsehen zu können. Ist der Trichter in den Gehörgang eingeführt, kann man das Trommelfell problemlos einsehen, sofern es nicht vollständig von Zerumen verlegt ist. Unter physiologischen Umständen ist das Trommelfell perlmuttfarbig und zeigt im vorderen unteren Quadranten einen Lichtreflex, der kegelartig ist. Die Spitze zeigt in Richtung des Hammergriffs, der in das Trommelfell eingelassen ist.
Bei der Otitis externa ist der äußere Gehörgang entzündlich geschwollen und die Untersuchung ist schmerzhaft. Gelegentlich ist der äußere Gehörgang bei einer sehr starken Schwellung gar nicht einsehbar. Typisch für die Otitis media ist ein durch Eitermassen vorgewölbtes Trommelfell. Der Lichtreflex fehlt und es findet sich eine starke Gefäßzeichnung.

P: Wie entsteht eine Otitis media?

HPA: Die Mittelohrenzündung ist v. a. auf bakterielle Infekte mit Pneumokokken, Streptokokken, HiB, oder virale Infekte durch z. B. Influenza- oder Rhinoviren zurückzuführen. Häufig geht der bakteriellen Otitis media eine, wie im Beispiel beschrieben, Virusinfektion des oberen Atemtrakts voraus, die zu einer Minderbelüftung des Mittelohrs führt. Die Keimaszension erfolgt meist über die Tuba auditiva.
Die akute Form ist durch Entzündungszeichen und Eiteransammlung in der Paukenhöhle charakterisiert. Eine Ausbreitung der Entzündung auf benachbarte Strukturen, v. a. Mastoid und Hirnhäute, ist möglich, besonders dann, wenn der Eiter nicht abfließen kann. Die Ausbreitung kann dann eine Mastoiditis oder Meningitis zur Folge haben.

P: Was empfehlen Sie der Mutter?

HPA: Die Mutter muss das Kind beim Kinderarzt oder HNO-Arzt vorstellen. Die Therapie besteht in der Gabe von Analgetika und ggf. Antibiotika. Zusätzlich kann die Mutter allgemeine Maßnahmen anwenden, z. B. das Kind warm, aber nicht überwärmt halten, für ausreichend Ruhe sorgen, Zwiebelsäckchen auf das betroffene Ohr auflegen, Rotlicht anwenden und für ausreichend Flüssigkeitszufuhr sorgen.

P: Ja, das ist richtig. Wenn das Kind keine Zwiebelsäckchen auf dem Ohr toleriert, kann man die Zwiebeln in einem Stoffbeutel am Bett aufhängen, sodass das Kind die Dämpfe inhalieren kann. Wenden wir uns einem anderen Thema zu. Welche Ursachen kommen bei Thoraxschmerzen in Frage?

HPA: Thoraxschmerzen können unterschiedliche Ursachen haben:

- Kardiovaskuläre Ursache, z. B. das akute Koronarsyndrom mit der Angina pectoris und dem Herzinfarkt, Lungenembolie oder Aortendissektion
- Lungenerkrankungen, z. B. Pleuritis oder Pneumothorax
- Ösophaguserkrankungen, z. B. Achalasie, Refluxkrankheit, Mallory-Weiß-Syndrom
- Muskuloskelettale Ursachen, z. B. Muskelhartspann, entzündliche Muskelerkrankung, Frakturen, Neubildungen, Osteoporose/Osteomalazie, Spondylarthritiden
- Neurogen durch z. B. Interkostalneuralgie, Bandscheibenvorfall, der allerdings im thorakalen Bereich nicht üblich ist
- Abdominale Ursachen, z. B. Meteorismus, Gastritis, Ulkuskrankheit, Pankreatitis, Milzruptur, Gallensteinleiden
- Hauterkrankungen, z. B. Verbrennung, Verbrühung, Herpes zoster

P: Wie unterscheidet sich der Schmerz bei der Refluxösophagitis von dem beim Herzinfarkt?

HPA: Beim Herzinfarkt finden sich akute, drückende retrosternale Schmerzen mit Ausstrahlung in Hals, Achsel, linken Arm bis zu den Fingern, Abdomen oder Rücken. Begleitend tritt ein thorakales Engegefühl auf. Die Refluxösophagitis ist durch brennende retrosternale Schmerzen, besonders nach üppigen Mahlzeiten, Alkoholkonsum und nachts charakterisiert. Begleitend treten Heiserkeit oder chronischer Husten durch Mikroaspirationen auf. Sodbrennen kann vorhanden sein, muss aber nicht.

P: Wie messen Sie den Blutdruck? Demonstrieren Sie uns das bitte am Beisitzer!

HPA: Die Blutdruckmessung erfolgt in der Praxis als unblutige Messung nach Riva-Rocci mit Manschette und Stethoskop. Bei der ersten Messung wird an beiden Armen gemessen. Verwendet wird eine Manschette, die an den Armumfang angepasst ist. Die Blutdruckmessung erfolgt am sitzenden oder liegenden Patienten. Dabei sollte die Messstelle in Herzhöhe liegen. Die Manschette wird 2–3 cm oberhalb des Ellenbogengelenks angelegt und zunächst der Radialispuls palpiert. Dann wird die Manschette gleichzeitig so lange aufgepumpt, bis dieser nicht mehr tastbar ist. Dann noch ca. 30 mmHg weiter aufpumpen. Im Anschluss wird das Stethoskop in der Ellenbeuge über der A. brachialis oder A. cubitalis aufgelegt und die Luft langsam mit ca. 2–3 mmHg/Sek. abgelassen. Vermindert sich der Manschettendruck, hört man innerhalb bestimmter Druckwerte laute Geräusche. Das erste hörbare Geräusch entspricht dabei dem systolischen Blutdruck, das letzte dem diastolischen Druck. Die Geräusche entstehen durch Turbulenzen und werden Korotkow-Geräusche genannt.

P: Müssen Sie vorab noch etwas beachten?

HPA: Ja, das Stethoskop und die Manschette müssen sauber sein, die Manschette geeicht. Der Blutdruck wird nicht an den Armen gemessen, an denen ein Dialyse-Shunt vorhanden ist oder Verletzungen sichtbar sind oder die Lymphknoten in der Axilla, z. B. bei einem Mammakarzinom, entfernt wurden.

P: Wie soll der normale Blutdruck sein?

HPA: < 140/< 90 mmHg.

P: Ab wann spricht man von einer hypertensiven Krise?

HPA: Bei einem Blutdruckanstieg von > 230/> 130 mmHg.

P: Und wann sagen Sie maligne Hypertonie?

HPA: Wenn die diastolischen Werte kontinuierlich zwischen 120–130 mmHg liegen.

8.30 Prüfung 29

P: Welche Nebenwirkung können Glukokortikoide verursachen, besonders wenn Sie langfristig und hochdosiert eingenommen werden?

HPA: Es kann zur Ausbildung eines Cushing-Syndroms kommen.

P: Welche Symptome entstehen dabei?

HPA: Kortison hat viele Auswirkungen auf unterschiedliche Systeme, z. B. Stoffwechsel, Bindegewebe, Herz, Wasser- und Elektrolythaushalt, Immunsystem, Blutzusammensetzung und Nervensystem. Eine Überdosierung des Hormons führt zu folgenden Symptomen: Muskelschwund, Muskelschwäche, dünne Extremitäten („Spatzenbeine") durch erhöhten Proteinabbau, Lipolyse mit Fettumverteilung (Stammfettsucht, Stiernacken, Vollmondgesicht), Hyperglykämie mit Ausbildung eine Diabetes mellitus (steroidinduzierter Diabetes) und Osteoporosebildung. Weiterhin entwickelt sich dünne Haut, Striae, schlechte Wundheilung, brüchige Gefäße mit Ausbildung petechialer Blutungen. Es treten Hypertonie und Ödeme auf. Die Infektanfälligkeit ist erhöht. Das Thromboserisiko ist durch verstärkte Bildung von Thrombozyten erhöht. Es können Depressionen entstehen.

P: Welche Nebenwirkungen zeigen Protonenpumpeninhibitoren bei Langzeiteinnahme?

HPA: Unter dem Einfluss der PPI kann sich z. B. eine Niereninsuffizienz und Osteoporose entwickeln. Das Risiko der Besiedlung des Darms mit pathogenen Keimen ist erhöht. Das Herzinfarktrisiko scheint ebenfalls erhöht zu sein.

P: Ja, danke. Welche Leitsymptome kennzeichnen den Schlaganfall?

HPA: Die Leitsymptome sind Bewusstseinsstörung, z. B. Somnolenz, Verwirrtheitszustände bis hin zum Koma, plötzliche Halbseitenlähmung, die durch Kreuzung der Pyramidenbahnen kontralateral auftritt, zentrale Fazialisparese, Sprech- und Sprachstörungen, Gangunsicherheit, Gleichgewichtsstörungen, Kreislaufinstabilität und Atemstörungen, Schluckschwierigkeiten, Sehstörungen und epileptische Anfälle. Bei einem blutigen Apoplex treten Kopfschmerzen auf.

P: Welche Blutungen innerhalb der Hirnhäute sind traumatisch und welche atraumatisch verursacht?

HPA: Die epi- und subdurale Blutung sind traumatisch, die subarachnoidale Blutung in den meisten Fällen atraumatisch verursacht.

P: Charakterisieren Sie die subarachnoidale Blutung!

HPA: Subarachnoidalblutungen sind meist auf die Ruptur eines Aneurysmas zurückzuführen, das an der A. communicans anterior, A. cerebri anterior oder A. cerebri media zu finden und meist angeboren ist. Allerdings rupturiert nicht jedes Aneurysma. Erworbene, arteriosklerotische Aneurysmen können an der A. basilaris lokalisiert sein. Traumatische Subarachnoidalblutungen kommen z. B. durch eine Arteriendissektion im Rahmen eines Schleudertraumas zustande. Durch die Ruptur des Aneurysmas verteilt sich die Blutung im subarachnoidalen Raum, manchmal führt sie zur Raumforderung und zum Hirnödem. Als Folgekomplikation kann es zur Ischämie des Gehirns kommen, das durch den Vasospasmus des geöffneten Gefäßes erklärt werden kann. Selten, bei intrakranial lokalisierten Aneurysmen, können Hirnblutungen entstehen; die Symptome gleichen denen des blutigen Apoplex. Die Leitsymptome sind heftigster, unerträglicher Kopfschmerz, Nackensteifigkeit mit positiven Meningendehnungszeichen. Erbrechen kann auftreten und auch eine Bewusstseinsstörung. Dieses Krankheitsbild ist ein Notfall.

8.30 Prüfung 29

- Welche Nebenwirkung können Glukokortikoide verursachen, besonders wenn Sie langfristig und hochdosiert eingenommen werden?
- Welche Symptome entstehen beim Cushing-Syndrom?
- Welche Nebenwirkungen zeigen Protonenpumpeninhibitoren bei Langzeiteinnahme?
- Welche Leitsymptome kennzeichnen den Schlaganfall?
- Welche Blutungen innerhalb der Hirnhäute sind traumatisch und welche atraumatisch?
- Charakterisieren Sie die subarachnoidale Blutung!
- Wie lagern Sie Patienten mit einer Subarachnoidalblutung?
- Was können Sie zur Skabies sagen?
- Dürfen Sie die Krätze behandeln?
- Beschreiben Sie die Pathogenese des Erysipels!
- Kann man einen Hautabstrich zur Diagnostik des Erysipels machen?
- Wie unterscheidet sich die Schwellung beim Erysipel von der bei der Phlegmone?
- Nennen Sie 10 Erkrankungen, die durch einen chronischen Alkoholabusus auftreten!

P: Wie lagern Sie Patienten mit einer Subarachnoidalblutung?
HPA: Wache und ansprechbare Patienten werden mit erhöhtem Oberkörper gelagert, bewusstlose Personen in der stabilen Seitenlage.
P: Was können Sie zur Skabies sagen?
HPA: Krätzmilben sind Parasiten. Sie sind ständig auf einen Wirt angewiesen und ohne ihn auf Dauer nicht lebensfähig sind. Außerhalb des menschlichen Körpers überleben Krätzmilben 24–36 Stunden in Bettwäsche, Kleidung und Teppichen. Die Erkrankung bleibt auf die Epidermis beschränkt (Epizoonose). Die Übertragung erfolgt über engen Hautkontakt. Nach einer Inkubationszeit von 2–6 Wochen haben die Milben in der Epidermis Gänge gegraben, in denen der Milbenkot deponiert wird, der für den typischen nächtlichen Juckreiz verantwortlich ist. Prädilektionsstellen sind die Hautbezirke, die eine dünne Hornschicht tragen: Schwimmhäute der Hände und Füße, vordere Axilla, Mammae, Genitalregion und Nabelbereich. Typische Symptome sind nächtlicher, sehr starker Juckreiz und brennende Schmerzen an den Prädilektionsstellen. Im Hautbefund sind entzündliche Hautläsionen als kommaförmige Rötungen, Papeln, Vesikeln und Krusten sichtbar.
P: Dürfen Sie die Krätze behandeln?
HPA: Nein. Es besteht ein Behandlungsverbot nach § 34 IfSG.
P: Danke. Können Sie die Pathogenese des Erysipels beschreiben?
HPA: Das Erysipel ist eine Entzündung der dermalen Lymphgefäße mit β-hämolysierenden Streptokokken. Der Erregereintritt erfolgt meist an mazerierten Stellen, etwa im Zehenzwischenraum durch Pilzinfektionen oder an Mundwinkelrhagaden, nach mechanischen Hautverletzungen oder auch nach Insektenstichen. Andere Risikofaktoren sind venöse Abflussstörungen und ein Ulcus cruris, Lymphabflussstörungen, Adipositas und Diabetes mellitus. Die Erreger breiten sich in Lymphgefäßen der Dermis aus und gelangen darüber in den gesamten Körper. Die Symptome sind eine scharf begrenzte, flammende Rötung, Schmerzen, Überwärmung und eine Schwellung. Systemische Symptome sind ebenfalls als hohes Fieber mit Schüttelfrost, starkes Krankheitsgefühl und Lymphknotenschwellung vorhanden.
P: Kann man einen Hautabstrich zur Diagnostik machen?
HPA: Der Heilpraktiker darf keine Diagnostik vornehmen, es besteht ein Behandlungsverbot nach § 34 IfSG. Im Hautabstrich würden sich allerdings keine Keime finden, denn sie sind in der Haut und nicht auf der Haut zu finden.
P: Wie unterscheidet sich die Schwellung beim Erysipel von der bei der Phlegmone?
HPA: Die Schwellung bei der Phlegmone ist deutlich stärker ausgeprägt.
P: Nennen Sie 10 Erkrankungen, die durch einen chronischen Alkoholabusus auftreten!
HPA: Ösophagitis, Refluxkrankheit, Gastritis Typ C, Leberzirrhose, akute und chronische Pankreatitis, Kardiomyopathie, Herzrhythmusstörungen, arterielle Hypertonie, Polyneuropathie, Wernicke-Korsakow-Syndrom, Alkoholdemenz.

8.31 Prüfung 30

8.31 Prüfung 30

P: Was ist eine Lungenembolie?
HPA: Die Lungenembolie ist durch den Verschluss einer Lungenarterie durch einen Embolus definiert.
P: Wie kann es dazu kommen? Erläutern Sie den Pathomechanismus!
HPA: In den meisten Fällen ist die Lungenembolie Folge einer tiefen Bein- oder Beckenventhrombose, seltener einer Armvenenthrombose. Dabei kommt es zur Loslösung des Thrombus. Auf dem Blutweg erreicht der Embolus die Pulmonalarterien und bleibt je nach Größe in unterschiedlichen Bereichen des Gefäßes stecken.

P: Beschreiben Sie den Weg des Embolus bei einer tiefen Beinvenenthrombose! Welche Gefäße passiert der Embolus?
HPA: Die tiefe Beinvenenthrombose nimmt häufig ihren Ausgang aus den tiefen Wadenvenen, den Vv. tibiales anteriores und posteriores, die sich zur V. poplitea vereinigen. Der Embolus gelangt also von der V. poplitea oder den genannten Zuflüssen über die V. femoralis, V. iliaca externa und V. cava inferior zum rechten Vorhof. Von dort passiert der Embolus die Trikuspidalklappe, gelangt zur rechten Kammer und von dort über die Pulmonalklappe in die Lungenarterie.
P: Welche Symptome können bei einer Lungenembolie auftreten?
HPA: Die Symptome sind sehr unterschiedlich und abhängig von der Größe des Embolus. Kleine Embolien können asymptomatisch verlaufen oder mit uncharakteristischen Symptomen einhergehen, z. B. Schwindel, Fieberschüben, Synkopen und Herzrhythmusstörungen. Große Emboli in der A. pulmonalis führen zum Druckanstieg in den Pulmonalarterien und im rechten Herzen. Es handelt sich um ein akutes Cor pulmonale. Die Symptome sind eine Hypotonie und Tachykardie, die sich bis zum Schockzustand entwickeln können. Häufig treten Thoraxschmerzen, Dyspnoe, Tachypnoe, Zyanose oder blutiges Sputum auf. Eine Jugularvenenstauung kann durch die Rechtsherzbelastung gesehen werden.
P: Welche Symptome treten bei älteren Menschen auf?
HPA: Bei älteren Menschen können die Symptome der Lungenembolie als Blutdruckschwankungen oder Orientierungsstörungen auftreten.
P: Ja. Sie haben vorher das Cor pulmonale erwähnt. Was ist das?
HPA: Unter einem Cor pulmonale versteht man die Hypertrophie bzw. Dilatation des rechten Ventrikels als Folge einer pulmonalen arteriellen Hypertonie. Es kann eine akute von einer chronischen Form unterschieden werden. Die akute Form ist meist Folge einer Lungenembolie, das chronische Cor pulmonale kann unterschiedliche Ursachen haben.
P: Welche?
HPA: Das sind z. B. Lungenkrankheiten wie COPD, Emphysem oder Lungenfibrose. Andere Ursachen sind z. B. die Sarkoidose oder Pharmakanebenwirkung. Bei einem Teil lässt sich keine Ursache feststellen, man spricht dann von idiopatischen Formen.
P: Welche Symptome treten beim chronischen Cor pulmonale auf?
HPA: Die Symptome sind in Frühstadien nur diskret vorhanden. Im Verlauf der Erkrankung entwickeln sich Dyspnoe, als Belastungsdyspnoe und später Ruhedyspnoe, Zyanose, Schwindel und Symptome der Rechtsherzinsuffizienz.
P: Welche sind das?
HPA: Leistungsknick, symmetrischen Ödeme an den Beinen, Gewichtszunahme, gestaute Jugularvenen, Stauungsleber, Stauungsgastritis, Stauungsnieren, Nykturie, Herzrhythmusstörungen und Plauraergüsse.
P: Das ist ausreichend. Was ist die Pfortader?
HPA: Die Pfortader oder V. portae ist eine Vene, welche die unpaaren Bauchorgane drainiert und das Blut der Leber zuführt.
P: Können Sie das detaillierter beschreiben?
HPA: Die V. portae geht aus der Vereinigung der V. mesenterica superior und der V. lienalis hervor.
P: Was ist mit der V. mesenterica inferior?
HPA: Diese mündet meist in die V. lienalis.
P: Ja. Fahren Sie fort.
HPA: Die Pfortader führt nährstoffreiches und sauerstoffarmes Blut in die Leber.
P: Nennen Sie die unpaaren Bauchorgane, die von der V. portae drainiert werden!
HPA: Die unpaaren Bauchorgane sind Bauchspeicheldrüse, Magen, Duodenum, Jejunum, Ileum, Zäkum, Appendix, Kolon und Milz.
P: Ok. Was ist eine Agranulozytose?
HPA: Die Agranulozytose geht mit einer Verminderung der neutrophilen Granulozyten unter 500/µl einher.

Auf den Punkt gebracht

- Was ist eine Lungenembolie?
- Erläutern Sie den Pathomechanismus der Lungenembolie!
- Beschreiben Sie den Weg des Embolus von den tiefen Unterschenkelvenen bis hin zur A. pulmonalis!
- Welche Symptome treten bei einer Lungenembolie auf?
- Welche Symptome treten bei älteren Menschen auf?
- Wie ist das Cor pulmonale definiert?
- Was sind die Ursachen?
- Welche Symptome treten beim Cor pulmonale auf?
- Was ist die Pfortader?
- Welche Bauchorgane werden von der Pfortader drainiert?
- Was ist eine Agranulozytose?
- Nennen Sie Ursachen und Symptome der Agranulozytose!
- Nennen Sie die Funktion der neutrophilen Granulozyten!
- Was ist eine Linksverschiebung?

P: Welche Ursachen stehen dahinter?

HPA: Die Agranulozytose ist meist medikamentös induziert, z. B. durch Metamizol, NSAR, Thyreostatika oder Sulfonamide.

P: Welche Symptome treten auf?

HPA: Die Symptome sind Fieber und Schüttelfrost, Tonsillitis, Lymphknotenschwellung und Stomatitis aphthosa. Eine Eiterbildung findet sich nicht.

P: Warum?

HPA: Weil für die Eiterbildung neutrophile Granulozyten benötigt werden und diese fehlen.

P: Was wissen Sie über die neutrophilen Granulozyten?

HPA: Neutrophile Granulozyten zählen zu den weißen Blutkörperchen (Leukozyten) und sind Bestandteil der unspezifischen Abwehr. Der Kern der reifen Granulozyten ist segmentiert, die Granula lassen sich nicht anfärben. Nicht ganz ausgereifte neutrophile Granulozyten haben einen stabkernigen Kern, sehr alte Formen einen übersegmentierten Kern. Neutrophile Granulozyten haben die Fähigkeit zur Phagozytose.

P: Was ist eine Linksverschiebung?

HPA: Eine Linksverschiebung kann bei bakteriellen Infektionen gesehen werden. Bei bakteriellen Infekten und großem Verbrauch segmentierter Granulozyten werden kompensatorisch aus dem Knochenmark stabkernige Granulozyten ausgeschieden.

P: Dürfen auch Blasten im Blut erscheinen?

HPA: Nein, das würde sich dann pathologische Linksverschiebung nennen und ist auf maligne Prozesse zurückzuführen.

P: Ja. Welche Blutzellen kennen Sie noch?

HPA: Die roten Blutkörperchen (Erythrozyten), die für den Sauerstofftransport zuständig sind. Die Thrombozyten dienen der Blutstillung. Die weißen Blutkörperchen sind eine heterogene Gruppen von Zellen. Dazu zählen die Granulozyten (neutrophile, eosinophile, basophile), Monozyten und Lymphozyten.

P: Danke.

Register

M

N

Q

R

S

T

U

V